国家卫生健康委员会"十四五"规划教材
全国高等学校器官-系统整合教材

Organ-system-based Curriculum
供临床医学及相关专业用

U0276289

儿童生长发育与疾病
Children's Growth, Development and Disorders

第 **2** 版

OSBC

器官-系统
整合教材
OSBC

主　编　孙　锟　母得志
副主编　罗小平　舒　强　李　秋　张　明　莫绪明

编　者　（以姓氏笔画为序）

于　洁（重庆医科大学附属儿童医院）

母得志（四川大学华西第二医院）

刘春峰（中国医科大学附属盛京医院）

江米足（浙江大学医学院附属儿童医院）

汤绍涛（华中科技大学同济医学院附属
　　　　协和医院）

孙　锟（上海交通大学医学院附属新华医院）

李　秋（重庆医科大学附属儿童医院）

李玉梅（吉林大学第一医院）

李昌崇（温州医科大学附属育英儿童医院）

李彩凤（国家儿童医学中心/首都医科大学
　　　　附属北京儿童医院）

杨　凡（四川大学华西第二医院）

肖　昕（中山大学附属第六医院）

吴晔明（上海交通大学医学院附属新华医院）

沈　淳（国家儿童医学中心/复旦大学附属
　　　　儿科医院）

张　明（西安交通大学第一附属医院）

张潍平（国家儿童医学中心/首都医科大学
　　　　附属北京儿童医院）

罗小平（华中科技大学同济医学院附属
　　　　同济医院）

俞　松（贵州中医药大学）

姜玉武（北京大学第一医院）

姜红堃（中国医科大学附属第一医院）

莫绪明（南京医科大学附属儿童医院）

钱继红（上海交通大学医学院附属新华医院）

黄燕萍（西安交通大学第一附属医院）

舒　强（浙江大学医学院附属儿童医院）

詹江华（天津大学儿童医院）

褚茂平（温州医科大学附属育英儿童医院）

翟　瑄（重庆医科大学附属儿童医院）

潘爱华（中南大学）

编写秘书　陈怡绮（上海交通大学）

人民卫生出版社
·北京·

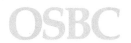

图书在版编目（CIP）数据

儿童生长发育与疾病 / 孙锟，母得志主编 . —2 版
. —北京：人民卫生出版社，2021.11
全国高等学校临床医学专业第二轮器官 – 系统整合规
划教材
ISBN 978–7–117–31806–8

Ⅰ. ①儿… Ⅱ. ①孙…②母… Ⅲ. ①儿童 —生长发
育 —医学院校 —教材②小儿疾病 —诊疗 —医学院校 —教材
Ⅳ. ①R179②R72

中国版本图书馆 CIP 数据核字（2021）第 138512 号

人卫智网	www.ipmph.com	医学教育、学术、考试、健康，购书智慧智能综合服务平台
人卫官网	www.pmph.com	人卫官方资讯发布平台

儿童生长发育与疾病
Ertong Shengzhang Fayu yu Jibing
第 2 版

主　　编：孙　锟　母得志
出版发行：人民卫生出版社（中继线 010-59780011）
地　　址：北京市朝阳区潘家园南里 19 号
邮　　编：100021
E - mail：pmph @ pmph.com
购书热线：010-59787592　010-59787584　010-65264830
印　　刷：北京盛通印刷股份有限公司
经　　销：新华书店
开　　本：850×1168　1/16　　印张：49
字　　数：1450 千字
版　　次：2015 年 6 月第 1 版　　2021 年 11 月第 2 版
印　　次：2021 年 12 月第 1 次印刷
标准书号：ISBN 978-7-117-31806-8
定　　价：156.00 元

打击盗版举报电话：010-59787491　E-mail：WQ @ pmph.com
质量问题联系电话：010-59787234　E-mail：zhiliang @ pmph.com

20 世纪 50 年代，美国凯斯西储大学(Case Western Reserve University)率先开展以器官 - 系统为基础的多学科综合性课程(organ-system-based curriculum,OSBC)改革,继而遍及世界许多国家和地区,如加拿大、澳大利亚和日本等国的医学院校。1969 年,加拿大麦克马斯特大学(McMaster University)首次将以问题为导向的教学方法(problem-based learning,PBL)应用于医学课程教学实践,且取得了巨大的成功。随后的医学教育改革不断将 OSBC 与 PBL 紧密结合,出现了不同形式的整合课程与 PBL 结合的典范,如 1985 年哈佛大学建立的"New Pathway Curriculum"课程计划,2003 年约翰斯·霍普金斯大学医学院开始的"Gene to Society Curriculum"新课程体系等。

20 世纪 50 年代起,西安医学院(现西安交通大学医学部)等部分医药院校即开始 OSBC 教学实践。20 世纪 80 年代,西安医科大学(现西安交通大学医学部)和上海第二医科大学(现上海交通大学医学院)开始 PBL 教学。20 世纪 90 年代,我国整合课程教学与 PBL 教学模式得到了快速的发展,北京医科大学(现北京大学医学部)、上海医科大学(现复旦大学上海医学院)、浙江医科大学(现浙江大学医学院)、华西医科大学(现四川大学华西医学中心)、中国医科大学、哈尔滨医科大学、汕头大学医学院以及锦州医学院(现锦州医科大学)等一大批医药院校开始尝试不同模式的 OSBC 和 PBL 教学。

2015 年 10 月,全国高等学校临床医学及相关专业首轮器官 - 系统整合规划教材出版。全国 62 所院校参与编写。教材旨在适应现代医学教育改革模式,加强学生自主学习能力,服务医疗卫生改革,培养创新卓越医生。教材编写仍然遵循"三基""五性""三特定"的教材编写特点,同时坚持"淡化学科,注重整合"的原则,不仅注重学科间知识内容的整合,同时也注重了基础医学与临床医学的整合,以及临床医学与人文社会科学、预防医学的整合。首轮教材分为三类共 28 种,分别是导论与技能类 5 种,基础医学与临床医学整合教材类 21 种,PBL 案例教材类 2 种。主要适应基础与临床"双循环"器官 - 系统整合教学,同时兼顾基础与临床打通的"单循环"器官 - 系统整合教学。

2015 年 10 月,西安交通大学、人民卫生出版社、国家医学考试中心以及全国 62 所高等院校共同成立了"中国医学整合课程联盟"(下称联盟)。联盟对全国整合医学教学及首轮教材的使用情况进行了多次调研。调研结果显示,首轮教材的出版为我国器官 - 系统整合教学奠定了基础;器官 - 系统整合教学已成为我国医学教育改革的重要方向;以器官 - 系统为中心的整合教材与传统的以学科为中心的"干细胞"教材共同构建了我国临床医学专业教材体系。

经过 4 年的院校使用及多次调研论证,人民卫生出版社于 2019 年 4 月正式启动国家卫生健康委员会"十四五"规划临床医学专业第二轮器官 - 系统整合教材修订工作。第二轮教材指导思想是,贯彻《关于深化医教协同进一步推进医学教育改革与发展的意见》(国办发〔2017〕63 号)文件精神,进一步落实教育部、国家卫生健康委员会、国家中医药管理局《关于加强医教协同实施卓越医生教育培养计划 2.0 的意见》,适应以岗位胜任力为导向的医学整合课程教学改革发展需要,深入推进以学生自主学习为导向的教学方式方法改革,开展基于器官 - 系统的整合教学和基于问题导向的小组讨论式教学。

第二轮教材的主要特点是：

1. 以立德树人为根本任务，落实"以本为本"和"四个回归"，即回归常识、回归本分、回归初心和回归梦想，以"新医科"建设为抓手，以学生为中心，打造我国精品 OSBC 教材，以高质量教材建设促进医学教育高质量发展。

2. 坚持"纵向到底，横向到边"的整合思想。基础、临床全面彻底整合打通，学科间全面彻底融合衔接。加强基础医学与临床医学的整合，做到前后期全面打通，整而不乱、合而不重、融而创新；弥合临床医学与公共卫生的裂痕，加强疾病治疗与预防的全程整合；加强医学人文和临床医学的整合，将人文思政教育贯穿医学教育的全过程；强调医科和其他学科门类的结合，促进"医学 + X"的快速发展。

3. 遵循"四个符合""四个参照""五个不断"教材编写原则。"四个符合"即符合对疾病的认识规律、符合医学教育规律、符合医学人才成长规律、符合对医学人才培养岗位胜任力的要求；"四个参照"即参照中国本科医学教育标准（临床医学专业）、执业医师资格考试大纲、全国高等学校五年制本科临床医学专业规划教材内容的深度广度以及首轮器官 - 系统整合规划教材；"五个不断"即课程思政不断、医学人文不断、临床贯穿不断、临床实践和技能不断、临床案例不断。

4. 纸数融合，加强数字化，精炼纸质教材内容，拓展数字平台内容，增强现实（AR）技术在本轮教材中首次大范围、全面铺开，成为新型立体化医学教材的精品。

5. 规范 PBL 案例教学，建设与整合课程配套的在线医学教育 PBL 案例库，为各院校实践 PBL 案例教学提供充足的教学资源，并逐年更新补充。

6. 适应国内器官 - 系统整合教育"单循环"教学导向，同时兼顾"双循环"教学实际需要。

7. 教材适用对象为临床医学及相关专业五年制、"5+3"一体化本科阶段，兼顾临床医学八年制。

第二轮教材根据以上编写指导思想与原则规划为"20+1"模式，即 20 种器官 - 系统整合教材，1 种在线数字化 PBL 案例库。20 种教材采用"单循环"器官 - 系统整合模式，实现基础与临床的一轮打通。导论和概论部分重新整合为《医学导论》（第 2 版）、《人体分子与细胞》（第 2 版）、《人体形态学》（第 2 版）和《人体功能学》（第 2 版）等 7 种。将第一轮教材各系统基础与临床两种教材整合为一种，包括《心血管系统与疾病》（第 2 版）等教材 13 种，其中新增《皮肤与感官系统疾病》。1 种 PBL 综合在线案例库，即中国医学教育 PBL 案例库，案例范围全面覆盖教材相应内容。

第二轮教材有全国 94 所院校参与编写。编写过程中正值新冠肺炎疫情肆虐之际，参编专家多为临床一线工作者，更有很多专家身处援鄂抗疫一线奋战。主编、副主编、编委一手抓抗疫，一手抓教材编写，并通过线上召开审稿会和定稿会，确保了教材的质量与出版进度。百年未遇之大疫情必然推动百年未有之大变局，新冠肺炎疫情给我们带来了对医学教育深层次的反思，带来了对医学教材建设、人才队伍培养的深刻反思。这些反思和器官 - 系统整合教材的培养目标不谋而合，也印证了我们教材建设的前瞻性。

第二轮教材包括 20 种纸数融合教材和在线数字化中国医学教育 PBL 案例库，均为**国家卫生健康委员会"十四五"规划教材**。全套教材于 2021 年出版发行，数字内容也将同步上线。希望广大院校在使用过程中能够多提宝贵意见，反馈使用信息，以逐步修改和完善教材内容，提高教材质量，为第三轮教材的修订工作建言献策。

OSBC 主编简介

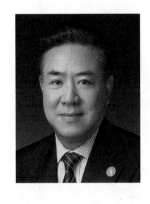

孙 锟

　　医学博士,主任医师,教授,博士生导师,国务院政府特殊津贴专家。现任上海交通大学医学院附属新华医院院长,新华儿童医院院长,上海交通大学医学院儿科学院院长。担任第六届亚太儿童心脏病学会(APPCS)主席、中华医学会儿科学分会候任主任委员、中国医师协会儿科医师分会名誉会长、中国医师协会儿科医师分会先天性心脏病专业委员会名誉主任委员、教育部高等学校儿科学专业教学指导委员会副主任委员。

　　从事教学工作 30 余年,为"儿科学"国家级精品课程及国家级精品课程资源共享课程负责人。为高等教育本科国家级规划教材《小儿内科学》第 4 版、第 5 版、第 6 版主编,国家卫生健康委员会临床医学专业器官 - 系统整合教材《儿童疾病与生长发育》第 1 版主编,中科院教材建设专家委员会规划教材、医学英文原版改编双语教材《儿科学》第 2 版主编,另外主编多部专著。担任多种国内外期刊主编、副主编、编委。先后获得上海市育才奖、宋庆龄儿科医学奖、宝钢优秀教师奖等多项奖项。其负责的教学项目"基于新型教学模式的儿科多元化英语教学平台构建和实践"以及"全面二孩政策形势下儿科医学生培养体系的重构和探索",分别获得 2014 年及 2017 年上海市级教学成果奖二等奖。长期从事关于胎儿和小儿先天性心脏病诊治方面的研究,并取得突出成绩。先后承担国家自然科学基金国际(地区)合作重点项目、面上项目、国家科技攻关项目、国家重点基础研究发展规划 973 项目、863 计划、科技部重大专项、上海市教委优秀学科带头人计划及科研创新计划等 30 余项。迄今发表论文 216 篇,其中 SCI 收录 62 篇,总影响因子 140.09 分。获多项科研成果奖励。

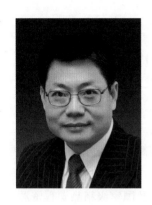

母得志

博士,博士生导师,四川大学二级教授/主任医师,四川大学华西第二医院常务副院长。国家杰出青年科学基金获得者、国家卫生健康突出贡献中青年专家、国家临床重点专科带头人、教育部长江学者创新团队带头人、首届国之名医优秀风范奖获得者、中国儿科医师奖获得者、天府名医获得者。中华医学会儿科学分会副主任委员、围产医学分会副主任委员、中国医师协会儿科医师分会副会长、新生儿科医师分会副会长、四川省医学会儿科学专业委员会主任委员、四川省医师协会儿科医师分会会长。现任《中华妇幼临床医学杂志》总编辑,《中国当代儿科杂志》《中华新生儿科杂志》《中华围产医学杂志》《中华实用儿科临床杂志》等副总编辑。主编、主译《儿科学》教材及专著 20 余部,培养研究生 70 余名。

从事儿科学临床、科研和教学工作 35 年,主持国家杰出青年科学基金、国家自然科学基金重点项目、面上项目 9 项,主持科技部、四川省科技厅重点研发项目 2 项等研究。获国家科学技术进步奖二等奖及部省级科技进步奖 7 项。

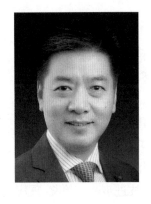

罗小平

华中科技大学二级教授,同济医学院暨附属同济医院儿科学系主任,医学博士,博士生导师,国家杰出青年科学基金获得者。亚洲遗传代谢病学会理事,生长激素研究学会理事;中华医学会儿科学分会副主任委员及内分泌遗传代谢学组名誉组长,中国医师协会儿科医师分会常务委员及青春期医学专业委员会副主任委员,湖北省医学会儿科学分会名誉主任委员,湖北省医学会围产医学分会主任委员等。

从事教学工作30余年。研究领域为儿童遗传代谢内分泌学及围产医学。主持国家和省部级项目40余项,发表论文470余篇,主编、参编、参译教材专著60余部,担任国际、国内40余种专业杂志主编、副主编和编委。获国家科学技术进步奖二等奖、湖北省科技进步奖一等奖、湖北省自然科学奖一等奖、湖北省教学成果奖一等奖、首届中国儿科医师奖和首届国之名医。获评"卫生部有突出贡献中青年专家""享受国务院政府特殊津贴专家""新世纪百千万人才工程"国家级人选。

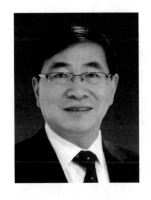

舒 强

主任医师,教授,博士生导师,享受国务院政府特殊津贴专家,国家卫生计生突出贡献中青年专家,浙江省突出贡献中青年专家。现任浙江大学医学院附属儿童医院党委书记、浙江大学医学院儿科学院院长、国家儿童健康与疾病临床医学研究中心主任、小儿心脏中心主任。担任中华医学会小儿外科学分会副主任委员、中国医师协会小儿外科医师分会常务委员、浙江省医学会小儿外科学分会主任委员。担任 *World Journal of Pediatrics*(SCI)共同主编、*World Journal of Pediatric Surgery* 主编,《中华小儿外科杂志》副总编,《临床小儿外科杂志》副主编。

从事小儿先天性心脏病外科治疗、小儿外科围术期管理和出生缺陷防治工作30余年。在国内外权威杂志发表论文100余篇,其中SCI收录论文70余篇。承担和完成国家重点研发计划、"十二五"科技支撑计划、国家自然科学基金和省部级项目15项。获得国家科学技术进步奖二等奖2项,浙江省科技进步奖一等奖2项及其他科技奖近20项。

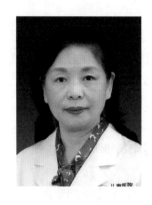

李　秋

博士、二级教授/主任医师、博士生导师、国务院政府特殊津贴专家、国家卫生健康委员会中青年骨干专家,全国人大代表。重庆医科大学附属儿童医院院长,国家"儿童健康与疾病"临床医学研究中心主任。

担任中华医学会儿科学分会常务委员、秘书长,《儿科药学杂志》主编。重庆市首届医学领军人才,主持国家自然科学基金项目资助 7 项及国家重大研发项目子课题。主编、参编国家卫生健康委员会规划教材及著作 20 余部,发表论文近 200 篇。主研项目获教育部科技进步奖二等奖、重庆市科技进步奖一等奖、重庆市政府教学成果奖一等奖、第十届宋庆龄儿科医学奖。培养硕士、博士研究生 80 余名。

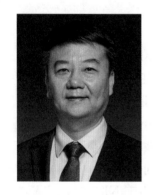

张　明

医学博士、博士后,教授/主任医师,西安交通大学医学影像与核医学、康复医学及法医学博士生导师,陕西省普通本科高等学校"教学名师奖"、宝钢教育基金会"优秀教师"奖获得者。现任西安交通大学医学部人才培养处处长,兼任教育部医学技术类教学指导委员会副主任委员,陕西省高等学校教学指导委员会(专业共同体建设委员会)医学类工作委员会副主任及咨询专家委员会委员。中华医学会放射学分会磁共振学组委员,中国医师协会放射医师分会神经影像专业委员会委员,陕西省及西安市放射学会副主任委员。担任《实用放射学杂志》主编。

主持国家精品课程"脑科学与影像新技术"。主持国家自然科学基金 6 项,发表论文 200 余篇,主编及参编学术专著及教材 12 部,培养硕士、博士研究生百余名。主持获得 2019 年陕西省教学成果奖特等奖,西安交通大学第十六届教学成果奖特等奖,参与获得国家教学成果奖二等奖。

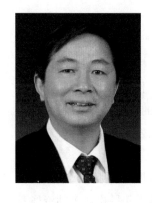

莫绪明

　　二级教授,南京医科大学及南京大学博士生导师,南京医科大学儿科学院副院长、附属儿童医院副院长、小儿心胸外科主任。享受国务院政府特殊津贴。中华医学会小儿外科学分会常务委员兼心胸外科学组组长、亚洲小儿心脏外科学会第一副主席、江苏省医学会小儿外科学分会主任委员等。《中华小儿外科杂志》和《临床小儿外科杂志》副主编。南京市科技功臣、中国医师奖获得者等。

　　在 *Nature Genetics* 等期刊发表论文 200 余篇,国家科学技术进步奖二等奖获得者。中国先天性心脏病镶嵌技术的最早践行者,国际上首例经皮胸前穿刺心脏缺损封堵术完成者。中国百强医生,从事教学工作 35 年,主持并完成了多项中国小儿心胸外科专家共识的制定与发布,其带领的学科一直保持全国儿童医院心脏外科手术前三名。中国小儿心胸外科行业规范的主要制定者及中国小儿普胸器械平台的主要创始人。

OSBC 前 言

当今,医学科学迅速发展,临床医学专业教学改革与发展更是需要与时俱进。在教育部临床医学综合改革项目的支持下,人民卫生出版社组织第二轮"器官-系统"整合教材的编写工作。"器官-系统"整合教学强调医学教育的整体性,培养学生按"器官-系统"学习疾病的发展和转归过程。

《儿童生长发育与疾病》为本轮20本"器官-系统"整合教材之一。本轮修订工作在第1版编写及使用反馈的基础上,进行更为细致的编写修订,力求充分体现"器官-系统"整合式教学的特点,体现儿科特点的"三基"和"五性",即基本理论、基本知识、基本技能,以及思想性、科学性、先进性、启发性和适用性。教材内容及时反映国内外最新的理论、成熟的防治经验。教材内部"淡化学科,注重整合"。

《儿童生长发育与疾病》的编写兼顾五年制和长学制临床医学专业以及五年制儿科学专业教学大纲和培养目标。内容的深度和广度基本控制在五年制和长学制教学要求的范畴,适当考虑儿科执业医师资格考试的需要。注重教材的整体优化,处理好不同教材内容的联系与衔接,避免遗漏和不必要的重复,也避免观点的不一致。教材内容基本和教学大纲相符,不重复叙述内科学和外科学的内容。

与其他同类教材不同,首先,《儿童生长发育与疾病》教材除小儿内科学的内容外,还包含了儿童保健学和小儿外科学的主要内容。其次,教材编写按器官-系统整合,并强调儿童与成人的区别,儿童不是成人的缩影,每章节之前均介绍该系统的解剖生理特点,在疾病的病因、发病机制、临床表现及治疗等方面均突出儿童的特点。另外,为便于学生复习,更好地掌握知识点,教材在每章后都附有小结与思考题。

《儿童生长发育与疾病》经过不断修订,教材将更加适应国家卓越医生培养计划和"5+3"人才培养模式。为了进一步提高本书质量,以供再版时修改,诚恳地希望各位读者、专家提出宝贵意见。

主编
2021 年 6 月

OSBC 目 录

第一章

绪　论

第一节　小儿年龄分期及儿科学的范围和任务

儿科学是研究小儿生长发育规律及其影响因素、小儿疾病的诊治与预防以及小儿疾病康复方法，尽可能使患儿恢复健康的学科。

一、小儿年龄分期

从受精卵开始到生长发育停止可分为七个时期。

（一）胎儿期

受精后前 8 周称为胚胎期（embryonic period）。此期各系统器官发育非常迅速，以心脏发育为例，受精后 2 周心脏即开始形成，4 周时开始有血液循环，8 周时心脏四腔结构就已经形成。此时胚胎平均重 9g，长 5cm。如果此阶段受到外界任何干扰，容易引发严重胎儿畸形甚至死亡、流产。至第 8 周末胎儿已经基本成形。

从受精后第 9 周开始到出生这个阶段为胎儿期（fetal period），该阶段各器官进一步增大并逐渐发育成熟。从母亲末次月经第 1 天算起到出生，胎儿期共 40 孕周，但从受精开始计算到出生为 38 周。

整个妊娠过程分为 3 个时期。①妊娠早期：妊娠后 12 周内。这个时期胎儿及其各脏器均已初步发育成形，此期最易受到干扰而形成各种先天性畸形，原因包括基因及染色体异常（包括突变）及孕母的各种感染等。②妊娠中期：妊娠 13~28 周。这个时期各器官迅速生长，但器官的成熟过程有所不同，如孕 20 周原始肺泡形成，肺表面活性物质开始生成，此前娩出的胎儿将不能成活；妊娠 28 周后，肺泡结构及功能已比较成熟，娩出的婴儿经过精心护理可以存活。③妊娠后期：妊娠 29~40 周。这个时期以肌肉及脂肪迅速生长为主，胎儿体重增加迅速，各器官功能更趋成熟。妊娠中、后期导致胎儿发育异常的因素主要是缺氧（胎盘、脐带的异常）、感染、免疫性溶血及孕母的营养障碍等。

整个妊娠过程的孕母保健应包括：孕前咨询，孕母感染的预防（尤其是弓形虫、巨细胞病毒、风疹病毒及梅毒感染），孕母营养的合理指导，定期产前检查、高危妊娠的监测及早期处理，孕期合理用药及某些遗传性疾病的早期筛查。

（二）新生儿期

自胎儿娩出、脐带结扎至生后 28d 为新生儿期（neonatal period），此期实际包含在婴儿期内，也可称为新生婴儿（neonatal infant）。新生儿期是婴儿最脆弱的时期，此时婴儿须完成宫外生存所需的许多重大生理调整，患病率和死亡率均较高，占婴儿死亡率的 1/3~1/2，尤其在出生后 24h 内死亡率最高，多与窒息、早产、先天畸形或分娩时的不良影响有关。《中华人民共和国母婴保健法》规定：在新生儿期应进行苯丙酮尿症、先天性甲状腺功能减退症及先天性听力障碍等疾病筛查，以期做到早发现、早治疗。

围生期（perinatal period）我国定义为从妊娠第 28 周至出生后第 7 天。包括妊娠后期、分娩过程和新生儿早期 3 个阶段。围生期死亡率(perinatal mortality)是衡量一个国家和地区的卫生水平,产科和新生儿科医疗质量的重要指标。围生期死亡原因主要是宫内发育不良、呼吸窘迫综合征、窒息、产伤等。

(三) 婴儿期

从出生后至 1 周岁之前称为婴儿期(infant period)。此期生长发育极其旺盛,对热量及蛋白质的需求量大,但由于此期消化功能尚未发育完善,易发生消化功能紊乱及营养障碍而导致贫血、佝偻病、营养不良和腹泻等。由于来自母体的免疫抗体逐渐消失而自身免疫系统尚未成熟,产生抗体能力有限,对疾病的抵御能力较差,容易罹患感染性疾病。婴儿期死亡的主要原因除了宫内发育不良、窒息及产伤外,还有先天性畸形、婴儿猝死综合征、肺炎和消化道疾病等。

婴儿死亡率(infant mortality)是指每 1 000 个活产婴儿中从出生到 1 岁之间的死亡率,是考察一个国家和地区医疗卫生状况的重要指标之一。

(四) 幼儿期

从 1 周岁后至 3 周岁之前为幼儿期(toddler period)。此期生长发育速度较婴儿期有所放缓,而智能发育迅速。小儿已能独走,活动范围明显扩大,能用语言表达自己的想法与要求,好奇心强,但认识危险的能力不足,容易引起意外伤害及罹患传染性和感染性疾病。

(五) 学龄前期

3 岁后至入小学(6~7 岁)前为学龄前期(preschool period)。此期体格生长速度减慢,语言及思维发展迅速,好奇多问,求知欲强,模仿性强。

此期应该合理营养,防止意外伤害发生。同时须针对年龄特点,正确对待第一阶段的心理违拗期,加强教养,培养良好的卫生、学习、劳动和生活习惯。

(六) 学龄期

从入小学(6~7 岁)至青春期(女 12 岁、男 13 岁)开始之前为学龄期(school period)。此期身高及体重稳定增长,除生殖系统外,其他系统的发育均接近成人,认知能力加强,社会心理进一步发育,是接受各方面教育的重要时期,应该进行德、智、体、美、劳教育。

(七) 青春期

女孩从 11~12 岁开始到 17~18 岁,男孩从 13~14 岁开始到 18~20 岁为青春期(adolescence)。个体差异较大,此期的特点主要是生殖系统的发育,女孩出现月经,男孩有遗精现象。在性激素的作用下,体格发育出现第二次高峰,体重、身高明显增长直到身高停止增长,青春期末生殖系统发育成熟,第二性征出现。此阶段儿童身心发育逐渐趋向成熟,将出现第二次的心理违拗期。

二、儿科学的范围和任务

随着现代医学的发展,儿科学研究范围逐渐扩大及深入,儿科学研究对象延伸为自受精卵到 18 岁的青春期儿童。儿科学在儿科专科医院中也不断细分,目前儿科专业化发展具有几种分化方式,如针对儿童疾病的不同系统和器官,分化为心血管、血液肿瘤、神经、肾脏、内分泌和遗传代谢、呼吸、消化、感染、急救、新生儿及儿童保健等学科;针对儿童不同年龄阶段,开创了围生期儿科学及青春期医学;同时,儿科学与其他学科交叉又派生出许多亚专业,如发育行为儿科学、儿童心理学、环境儿科学、儿童康复学、预防儿科学、灾害儿科学及儿童教育学等学科。

小儿外科学中的细化专业除了普通外科、新生儿外科,还有骨科、心胸外科、泌尿外科、肿瘤外科、急症外科、神经外科和整形外科等。因小儿处于迅速发展变化的年龄段,现代小儿外科学已把胎儿外科和青春期的各种外科疾病也列入其中,这是因为青春期在很多情况下不同于成年人,特别是从社会医学角度出发,有其显著特点。小儿外科疾病主要归纳为先天性畸形、实体肿瘤、炎症和创伤四大类。

儿科学的主要任务是不断探索有关基础理论和总结临床实践经验,提高对发育中小儿各系统疾病的防治质量及对精神或情感疾病进行预防、诊断及治疗,保障和促进儿童获得生理、心理和社会能力的健康与全面发展。

(孙　锟)

第二节　儿科学的特点

儿童不是成人的缩影,与成人的差异不仅仅是体格上的大小。儿科学与其他临床学科相比有其不同特点,主要表现在以下 3 方面。①儿童有别于成人的最大特点是具有成长性:儿童从出生到发育成熟,是一种连续但也具有明显阶段性特点的成长过程。在这个过程中,儿童全身各系统、器官及组织不仅在体积、重量上不断增大,更重要的是其功能不断发育成熟。在生长发育过程中,其各项生理指标具有个体差异和年龄差异,因此在评价健康状态和诊断疾病时不能用单一标准。②对疾病造成损伤的恢复能力较强:儿童在生长发育过程中,机体对损伤常能自然改善或修复,因此只要度过危重期,恢复常较理想,辅以康复治疗常事半功倍。③儿童身心发育不成熟,较易受外界不良因素的影响,一旦造成伤害常影响终身:因此,在儿科学中提倡预防为主,重视生活和社会环境因素对儿童身心的影响。另外,儿童在发育过程中,在解剖、生理、免疫、病理等方面具有其特点,在疾病的病因、临床表现和预后等方面也有别于成人。尤为突出的是在连续而又"脉冲式"的发育过程中,不同阶段身心保健重点各有不同,年龄越小,与成人的差别越大。下面从基础和临床两方面具体说明其特点。

(一)基础医学方面

1. **解剖**　随着体格的生长发育,身体各部位逐渐长大,头、躯干和四肢比例发生改变,内脏位置也随年龄增长而不同。如 3 岁前,肝脏下缘在右肋缘下 2cm 内,3 岁后逐渐上移,6~7 岁后正常右肋缘下不能触及。同样,小儿心脏呈横位,心胸比例大,与成人明显不同。在体格检查时必须熟悉各年龄儿童的体格生长发育规律,才能正确判断和处理临床问题。

2. **功能**　各系统器官的功能随年龄增长逐渐发育成熟,不同年龄儿童生理、生化正常值各有不同,如心率、呼吸频率、血压、血清和其他体液的生化检验值等。此外,某年龄段的功能不成熟常是疾病发生的内在因素,如婴幼儿期代谢旺盛,营养需求量相对较高,但此时胃肠消化吸收功能尚不完善,因此易发生消化不良。掌握各年龄儿童的功能变化特点是儿科临床工作的基本要求。

3. **病理**　对同一致病因素,儿童与成人的病理反应和过程会有相当大的差异,即或是不同年龄儿童之间也存在差异,如肺炎球菌所致的肺部感染,婴儿常表现为支气管肺炎,而成人和年长儿则表现为大叶性肺炎。

4. **免疫**　年幼儿非特异性免疫、体液免疫和细胞免疫功能都不成熟,因此抗感染免疫能力比成人和年长儿低下,如婴幼儿时期 SIgA 和 IgG 水平均较低,容易导致呼吸道和消化道感染。因此,适当的预防措施对年幼儿特别重要。

5. **心理和行为**　儿童时期是心理、行为形成的基础阶段,可塑性强。及时发现小儿的天赋气质特点,可通过训练予以调适;根据不同年龄儿童的心理特点,通过学习和改变环境,给予正确的引导和培养,以塑造儿童良好的个性和行为习惯。同样,熟知儿童不同阶段心理、行为特点,也可早期发现孩子异常,做到"早发现、早干预"。

(二)临床疾病方面

1. **疾病种类**　儿童期疾病发生的种类与成人有很大不同,小儿以先天性畸形、感染性疾病、遗传代谢性疾病较多见,易发生肝脾大,气道狭窄、容易梗阻。但婴儿期鼻窦炎少见。儿童心血管疾病以先天性心脏病为主,成人则多为冠状动脉性心脏病;儿童白血病中以急性淋巴细胞白血病占多数,而成人则以粒细胞白血病居多。此外,不同年龄儿童中的疾病种类也有差异,如新生儿疾病常与先天遗传和围生期因素有关,婴幼儿疾病中以感染性疾病占多数等。

2. **临床表现**　临床表现的特殊性主要集中在年幼儿。年幼体弱儿对疾病的反应差,往往表现为体温不升、不哭、纳呆、表情淡漠,且无明显定位症状和体征;婴幼儿易患急性感染性疾病,由于免疫功能不完善,感染容易扩散甚至发展成脓毒血症,水、电解质紊乱,导致其他器官功能衰竭,病情进展快。而且病程中可表现为易反复、易波动、易突然变化,需要医生细致观察,及时处理。

3. **诊断**　儿童病情往往来自家长的陈述,对冗杂的陈述必须进行鉴别。其次,全面准确的体格检查对于临床诊断非常重要,有时甚至是关键性的。不同年龄儿童的检验正常值也常不相同。另外,同一种临床表现的不同年龄段病因可能迥异,如抽搐,在新生儿多考虑围生期的颅内出血、感染或电解质紊乱,婴幼儿多考虑为手足搐搦症或神经系统感染;年长儿伴随发热多考虑为神经系统感染,如无发热则考虑为癫痫等。

4. **治疗**　小儿的药物剂量必须按体重或体表面积仔细计算,并且要重视适当的液体出入量和液体疗法。细致的护理和有效的辅助治疗,有时对病情恢复至关重要。

5. **预后**　儿童疾病往往起病急,来势凶,变化快,但是如能及时处理,度过危重期后恢复也较快,很少转成慢性或留下后遗症。因此,临床早期诊断和治疗特别重要,适时正确地处理不仅有助于患儿转危为安,也有益于病情转化与预后。

6. **预防**　加强对疾病的预防可有效降低儿童发病率和死亡率,许多严重的急性传染病通过预防接种得以避免,儿童时期需接受全程、规范的预防接种。目前许多成人疾病或老年性疾病的儿童期预防已经受到重视,如动脉粥样硬化引起的冠状动脉性心脏病、高血压和糖尿病等都与儿童时期的饮食有关;成人的心理问题也与儿童时期的环境条件和心理卫生有关。

由于儿科的鲜明特点,儿科专业医师在疾病的诊治过程中更应充分重视小儿的特点。

小儿是社会中最为弱势的群体,从出生至青少年阶段的生长发育过程中,来自社会、家庭、环境的不利因素时刻影响其身心健康。因此,儿科医师必须同时关注患儿的社会、家庭及环境等因素。儿科医师在临床诊治过程中必须具备 3 种品质。第一,对儿童疾病的认知知识要不断更新,要掌握最新的诊疗信息,同时通过积累的临床经验,为患儿制订个体化的治疗方案。第二,要有较强的沟通和动手能力。如能够针对儿童的特点进行有效的病史采集,正确的体格检查,规范的常规操作,以及对危重患儿作出准确判断,并具有急救的能力等。第三,具有无私奉献的精神,从"一切为了孩子"及其家庭的利益出发,最大限度地发挥自己的专业知识和技能,在诊治过程中能体察和关注患儿及家长的心情,给予人文关爱。

（孙　锟）

第三节　我国儿科学的发展和展望

早在 2400 年前,中国古代的大医家扁鹊即为"小儿医"。至唐代,已在太医署正规培养 5 年制少小科专科医师。19 世纪西方儿科学进入我国,至 20 世纪 40 年代我国儿科临床医疗初具规模。1943年,随着诸福棠教授主编的《实用儿科学》问世,标志着我国现代儿科学正式建立。

中华人民共和国成立以后,党和政府在城乡各地建立和完善了儿科的医疗机构及儿童保健机构,对于保障我国儿童的健康和提高儿童的生命质量起到了至关重要的作用。儿童的生长发育监测、先天性遗传性疾病的筛查、疫苗接种等得以落实,儿童中常见病、多发病能够得到及时的诊治。

改革开放以来,我国儿科事业在全国近 7 万多名儿科医务工作者的无私奉献下取得了快速的发展。近年来,我国儿童主要健康指标总体位居发展中国家前列。2019 年《中国儿童发展纲要(2011—2020 年)》(以下简称《纲要》)统计监测报告指出,目前我国儿童健康水平不断提高。2010 年以来,全国婴儿死亡率和 5 岁以下儿童死亡率继续稳步下降。2019 年,全国婴儿死亡率为 6.1‰,5 岁以下儿童死亡率为 8.4‰,均比上年下降 0.7‰,明显低于 10‰ 和 13‰ 的《纲要》目标。其次,报告还指出,目前我国儿童健康状况保持良好。2019 年,全国儿童低出生体重儿发生率为 3.13%,0~6 个月婴儿纯母乳喂养率达 74.9%,5 岁以下儿童贫血患病率、生长迟缓率及低体重率分别为 5.44%、1.11% 和 1.43%,比上年分别减少 0.02%、0.02% 和 0.03%,优于《纲要》目标。

但是,近年来少数曾经绝迹的传染病有死灰复燃的迹象。儿童健康水平仍存在明显的城乡差异,农村 5 岁以下儿童死亡率是城市的 2.7 倍。如何做好农村地区儿童的医疗保健工作,提高基层儿科医师队伍的质量至关重要。早产及低出生体重、肺炎、出生窒息、先天性心脏病仍是 5 岁以下儿童的主要死因,先天性畸形仍是需要解决的重大问题。我国每年出生新生儿约 2 000 万,出生数个月或几年后发现其中有 80 万~120 万存在先天畸形,主要为唇裂、神经管缺陷、多指(趾)、心血管畸形、脑积水等,对小儿的健康造成很大的威胁。

小儿外科近年来也有了巨大的进展,主要表现在新生儿外科产前诊断及早期干预。如胎儿外科,自 1981 年 Harrison 报道首例后尿道瓣膜行宫内膀胱造口术后,现胎儿外科已在先天性膈疝、双胎输血综合征(twin-twin transfusion syndrome,TTTs)等畸形纠治方面取得一定效果。产时外科技术(ex utero intrapartum treatment procedure,EXIT)在国内数个妇幼中心成功开展。随着肿瘤多中心研究的广泛开展,小儿实体瘤诊治效果显著提升。

小儿微创外科技术近年也得到普及。自新生儿期、胎儿期(胎儿镜,FETENDO)到其他各年龄段,除了腹腔镜、胸腔镜手术,还开展了肾盂镜、关节镜、脑室镜等微创腔镜手术。诊治疾病范围包括新生儿食管闭锁、高位无肛、脊柱侧弯、脑积水、脑室 - 腹腔引流术及肿瘤外科等。

儿童移植外科,如肾移植、肝移植、小肠移植等取得飞速发展。1961 年,美国 Starzl 首次进行小儿肝移植获得成功,现已作为肝脏终末期病变的有效治疗手段。新的历史时期,儿童健康面临新的挑战,突出表现在环境因素、社会因素、人们的行为和生活方式等,均对儿童生长发育产生影响。尽管我国儿童目前主要的健康问题还集中在感染性和营养性疾病等疾病,但发病率和严重性大大降低;在某些发达地区,严重的营养不良和急性传染病已经少见。这些变化显示我国儿科学的任务不能仅限于降低疾病的发病率和死亡率,更应该着眼于促进儿童的体格生长、心理健康、智能发育和社会适应能力上,使儿童得到全面均衡的发展。

目前,我国 18 岁以下的儿童近 4 亿,如何保障这部分人群的健康事关祖国和民族的未来。《中国儿童发展纲要(2011—2020 年)》要求到 2020 年,全国婴儿和 5 岁以下儿童死亡率分别下降到 10‰ 和 13‰,经过全国儿科医师的努力,这个目标已经圆满实现。

在 21 世纪,儿科医师面临的最大挑战或工作的重点将是控制感染性疾病、关注孩子心理行为健康、对意外伤害进行有效预防、防治先天性畸形以及重大公共事件中儿童健康保护等问题;同时,我们也要关注成人疾病的儿童期预防(DOHaD 理论,developmental origins of health and disease,健康和疾病的发育起源)。2019 年末,最早报道于武汉的新型冠状病毒性肺炎对我国公共卫生防疫体系提出了更高的要求,我们儿科同仁也及时颁布了《儿童 2019 冠状病毒病(COVID-19)诊疗指南》。虽然疫情得到及时控制,但疫情的溯源、临床表现、诊治和预防等问题使我们意识到疾病的预防有时大于治疗,公共卫生安全是时刻摆在我们面前的问题。

在未来,儿科医学的模式必将向生物 - 社会 - 医学的模式转变,循证医学将会更加得到重视,转化医学将成为儿科诊治的创新动力。分子生物学的进展将为临床诊断和治疗开辟一条新的道路;重大疾病基因组学、蛋白质组学和表观遗传学的研究将在遗传性、代谢性等疾病的防治方面产生重大突破；医学信息学的进展将会在医学影像学方面引起革命性的飞跃。

进一步加强卫生服务体系建设，加强儿童医疗卫生服务网络建设，增加儿童医院数量，加强儿童卫生人才队伍建设，提高服务能力是当务之急。儿科医学不仅提供儿童保健服务、医疗服务、康复服务，还要发展以机构为中心、以社区为中心及以父母为中心的儿童健康管理模式，将育儿知识普及父母，并变成父母的行动。所以，儿科医师未来不仅承担儿科疾病的治疗角色，还将走出医院，进入社会，在社区中加强儿童疾病宣传和预防，实现儿科医师的社会角色和对服务儿童健康的承诺。

（孙 锟）

小结

1. 小儿从受精卵开始到生长发育停止可分为胎儿期、新生儿期、婴儿期、幼儿期、学龄前期、学龄期、青春期七个时期。

2. 儿童不是成人的缩影，小儿与成人的差异不仅表现在体格上。儿科学与其他临床学科相比，在基础医学和临床疾病方面均有不同特点。

3. 我国儿童健康状况得到不断改善，主要健康指标总体位居发展中国家前列。但儿童健康水平仍存在明显的城乡差异。先天性畸形是儿科医师面临的重要研究课题。公共卫生安全需要时刻面对，儿科医师要转变自己的社会角色。

思考题

1. 儿科学的研究范围？

2. 儿科学与其他临床学科相比有哪些特点？

3. 目前我国儿童的主要健康问题是什么？

第二章
生 长 发 育

儿童所特有的生长发育过程是区别于成人的重要特点。生长(growth)是指随着年龄的增长,身体各组织、器官的不断长大,是量的变化,如体重、身高等。发育(development)是组织、器官功能的不断成熟,是质变的过程,如性的成熟。生长和发育是个体成长过程中不可分割的两方面。随着年龄的增长,生长的同时伴随着发育的成熟,两者共同诠释机体连续渐进的动态变化过程。

第一节　体　格　生　长

儿童的生长发育是一个连续的过程,但在生命的不同阶段,由于调控生长的主要机制不同而呈现出一定的差异性。

一、体格生长的总规律

(一) 生长的连续性、非匀速性、阶段性
生长是一个连续过程,但并不匀速,各年龄的生长速率各不相同,年龄越小,生长越快。在整个生长期有两个生长高峰,一是婴儿期,以后体格生长趋于平稳,到青春期开始时又出现第 2 个生长高峰。

(二) 身体各系统生长不平衡
身体各系统的生长发育先后和快慢各不相同,如神经系统发育较早,生长速度快,淋巴系统则先快后回缩,生殖系统发育最晚。

(三) 体格生长有个体差异
小儿的生长发育受到遗传和环境的复杂交互影响,呈现明显的个体差异。因此,儿童的生长发育水平有一定正常范围,所谓的"正常值"不是绝对的,评价时必须考虑个体不同的影响因素,才能作出正确的判断。

二、出生至青春期前体格生长规律

出生至青春期前主要包括新生儿期、婴儿期、幼儿期、学龄前期和学龄期。这期间体格生长速度经历了一个由高峰逐渐降低并保持相对平稳的动态变化,再到另一个高峰的过程。婴儿期是人生的第一个生长高峰。第一年体重增加约 6kg,身高增长约 25cm,至 2 岁时体重增长为出生时的 4 倍,身高第 2 年增长 10~12cm。

2 岁后生长速度逐渐下降,如身高的生长速度相对稳定于每年 5~7cm。但生长速率并非持续均质

性,可呈快慢波动,同时一年内的速度也可以波动。生长调控模式也由营养调控为主逐渐过渡至促生长轴调控(下丘脑 - 垂体 - 生长激素轴),并受遗传、营养、心理等影响。

三、青春期体格生长规律

青春期是人一生的第 2 个生长高峰。青春发育启动后,以身高的快速增长为特点。也可以分为起点、身高突增、减速 3 个阶段。

在身高突增前可出现暂时生长变慢,部分儿童生长速率甚至可降至每年 4~5cm,随后进入快速增长阶段。女孩快速增长一般在 Tanner Ⅱ~ Ⅲ 期呈现(一般指乳房发育),幅度每年 7~8cm,持续 1~3 年,其中 80% 持续 1~2 年。男孩快速增高比女孩晚 2 年左右,幅度每年 9~11cm。女孩初潮后,身高增长进入衰减阶段,通常情况下初潮后还能增长 5~7.5cm,但存在个体差异。男孩剩余身高(遗精后)会比女孩少 1~1.5cm。从青春期开始至骨骺闭合(停止生长),女孩可长 25~26cm,男孩可长 28~30cm。这一期间,促生长轴和下丘脑 - 垂体 - 性腺轴协同调控生长模式。主要相关激素有生长激素、促性腺激素、性激素和甲状腺激素等。此外,心理、营养、遗传等因素也影响着此期的生长发育。

四、影响生长发育的因素

影响儿童体格生长发育的因素众多,概括起来可分为生物因素和环境因素。生物因素包括遗传、性别、内分泌等;环境因素包括营养、疾病和理化因素等。研究显示遗传潜力决定了生长发育水平,同时这种潜力受环境因素的调节。生长发育是遗传与环境因素共同作用的结果。

（一）生物因素

1. 遗传 小儿生长发育的"轨迹"(trajectory)或特征、潜能、趋势等,由父母双方的遗传因素共同决定。种族、家族的遗传信息影响广泛且深远,如皮肤、头发的颜色、面容特征、身材高矮、性发育启动的早迟甚至对营养素的需要量等。染色体异常的患儿往往都伴随有生长发育的障碍,更反映了遗传对生长的直接影响。

2. 性别 男孩和女孩的生长发育各有其规律与特点,因此,在评价儿童生长发育时,男女有各自相应的标准。如女孩的平均身高、体重较同龄男孩小,女孩青春期启动的年龄较男孩早约 2 年,此时体格生长突增,其身高、体重超过男孩。男孩青春期开始时间晚于女孩,但持续时间较长,最终的体格还是超过女孩。

3. 内分泌 胰岛素、生长激素、甲状腺激素和性激素等,通过调节物质代谢,调控骨骼的生长和成熟直接影响生长发育。

（二）环境因素

1. 营养 营养是保证儿童正常生长发育最重要的因素。其作用从胎儿期持续至青春期。宫内营养不良的胎儿不仅体格生长落后,大量的流行病学资料显示其成年期罹患高血压、糖尿病、肥胖等代谢性疾病的危险性高于正常出生体重儿。生后营养不良,特别是关键期严重营养不良,可影响体格生长、神经发育等。

2. 疾病 疾病对生长发育的影响非常明显。如妊娠早期的特殊病原微生物 TORCH 感染是导致出生缺陷发生的主要生物因素之一。T 代表弓形虫(toxoplasma);R 代表风疹(rubella);C 指巨细胞病毒(CMV);H 代表疱疹病毒(herpesvirus);O 指其他病原如梅毒等(others)。妊娠期感染不仅危害母体,往往还对胎儿产生严重不良后果,如流产、早产、死胎或胎儿生长迟缓、发育畸形等,而且通过产道和母乳还可以引起新生儿感染,如果累及神经系统,可造成不同程度的智力障碍以及各种瘫痪、失明等后遗症,严重影响人口素质。先天性疾病,如先天性心脏病常伴随生长迟缓;先天性甲状腺功能减退症引起体格生长和神经系统发育迟缓。急性感染可致体重减轻;长期慢性疾病则使体重和身高的生长均受影响。

3. 物理、化学因素 环境污染可以影响儿童的生长发育。环境污染物按其理化性质可分为生物性污染、化学性污染和物理性污染三大类。以化学污染物的威胁最大,如铅、镉污染等。空气中的某些化学物质(二氧化碳、一氧化碳、二氧化硫、氮氧化物和可吸入颗粒物等)与儿童肺炎、支气管炎、哮喘的发病率显著相关,当污染严重时,儿童的生长发育可受影响。

4. 其他因素 生活环境对儿童健康的重要作用容易被忽视。良好的自然环境配合好的生活习惯、科学护理、良好教养、体育锻炼、完善的医疗保健服务等都是促进儿童生长发育达最佳状态的重要因素。反之,则带来不良影响。家庭环境对儿童生长发育的影响也不容忽视,如父母的职业、受教育程度、家庭经济状况和家庭氛围等。已有大量的调查资料显示,贫穷、家庭破裂、药物滥用以及酗酒等许多社会因素能直接或间接阻碍儿童的生长发育。儿童虐待(child abuse)和忽视(neglect)在世界范围内都是有害儿童身心健康的社会问题。

五、体格生长常用指标及评价

(一) 体格生长常用指标

1. 体重 是身体各器官、骨骼、肌肉、脂肪等组织及体液重量的总和,是反映近期营养状况和评价生长发育的重要指标。尤其在婴儿期,体重(weight)对判断生长发育水平特别重要。我国 2005 年九市城区调查结果显示,正常足月男婴平均出生体重为(3.3 ± 0.4)kg,女婴为(3.2 ± 0.4)kg,与世界卫生组织的参考值一致。生后最初 2~3d 由于摄入少、水分丧失、胎粪及小便排出与胎脂的脱落等,体重可减轻 3%~9%,至 7~10d 可恢复到出生时体重,称为"生理性体重下降"(physiological weight loss)。正常情况下,婴儿期前 3 个月体重增长速度最快,正常足月婴儿生后第 1 个月体重增加 1~1.7kg,3~4 个月体重约为出生时的 2 倍,与后 9 个月的增加值几乎相等,1 岁末已增至出生时的 3 倍(10kg)。由于儿童体重增长并非等速增长,评价时应以其体重的增长变化(测量体重)为依据。如果不能获得具体体重,在计算用药量和液体量时,可参照以下公式进行推算:

$$1~6 \text{ 个月体重}(kg) = \text{出生体重}(kg) + \text{月龄} \times 0.7(kg)$$
$$7~12 \text{ 个月体重}(kg) = \text{出生体重}(kg) + 6 \times 0.7(kg) + (\text{月龄} -6) \times 0.3(kg)$$
$$2 \text{ 岁} \sim \text{青春前期体重}(kg) = \text{年龄}(\text{岁}) \times 2(kg) + 8(kg)$$

体重的测量应在空腹、排尽大小便、裸体或穿背心、短裤情况下进行。冬季注意调节室温,最好让儿童脱成单衣、裤。如果不能测量裸重,则应设法扣除衣服、尿布等的重量。每次测量体重前须校正磅秤零点。新生儿期称体重可用婴儿磅秤或特制的杠杆秤,最大载重为 6~10kg。1 个月 ~7 岁称重应用杠杆式磅秤或木杆式钩秤,最大载重为 30~35kg,误差不超过 25g 或 50g。7 岁以上用磅秤,最大载重为 100kg,误差不超过 100g。婴儿取卧位,1~3 岁幼儿可取坐位,3 岁以上站立,两手自然下垂,家长不可扶着儿童,儿童也不能接触其他物体,以免影响准确性。体重测量以 kg 为单位,记录至小数点后 2 位。如果有以往记录,要注意比较,发现可疑时应重新测量。

2. 身长 / 身高 代表头部、脊柱和下肢长度的总和。3 岁以下小儿测量时采用仰卧位为身长(length);3 岁以上采用站立位测量,称为身高(height),是反映长期营养状况和骨骼发育的较好指标。身高的增长规律和体重相似,婴儿期和青春期出现 2 个生长高峰。足月新生儿身长平均为 50cm;生后第 1 年内增长最快,约增加 25cm,前 3 个月增长 11~12cm,大约等于后 9 个月的总增长值;以后逐渐减慢,第 2 年增长 10~12cm,2 岁末身长为 85~87cm;2 岁后身长(高)的增长较稳定,平均每年增长 5~7cm。因此,2~12 岁儿童的身高可按公式推算:身高(cm) = 年龄(岁) × 7(cm) + 75(cm)。儿童的终身高与遗传、性别、营养、内分泌、宫内发育水平等因素密切相关,短期的疾病与营养波动对身高的影响不大。

3 岁前测量身长用标准的量床或量板,3 岁后用身高计或固定于墙壁上的立尺或软尺。3 岁前婴幼儿测身长时应脱去帽、鞋、袜,穿单衣裤仰卧于量床中央,助手将头扶正,头顶接触头板,儿童面向上,两耳在同一水平。测量者立于儿童右侧,左手握住儿童两膝,使腿伸直,右手移动足板使其接触双脚跟部,注意量床两侧的读数应该一致,然后读取刻度值,记录精确到 0.1cm。3 岁以后量身高时,要取立正姿势,两眼直视正前方,胸部挺起,两臂自然下垂,脚跟并拢,脚尖分开约 60°,脚跟、臀部与两肩胛间 3 个点同时靠着立柱,头部保持正中位置,使量板与头顶点接触,同时观察被测者姿势是否符合要求,再读测量板垂直交于立柱上刻度的数字,记录精确至 0.1cm。

3. **顶 - 臀长 / 坐高**   是头顶至坐骨结节的长度。3 岁以下婴幼儿取仰卧位量顶 - 臀长(crumb-up length),3 岁以上取坐位,测量值为坐高(sitting height)。代表脊柱和头的发育,可间接反映下肢与躯干的比例。不同的年龄阶段,头、脊柱和下肢的增长速度及所占身高的比例也不同。婴儿期头部生长最快,脊柱次之;到青春期时,下肢生长最快。由于下肢随着年龄的增长其生长速度加快,因此坐高占身高的比例也随之下降。出生时坐高占身长的 66%;4 岁时占身长的 60%;6 岁以后则小于 60%。一些遗传、内分泌疾病可使身体的某些部分比例失常,因此测量上部量(头顶到耻骨联合上缘的长度)和下部量(耻骨联合上缘至足底)对诊断有参考价值。新生儿上部量占 60%,下部量占 40%,身高(长)的中点在脐上;1 岁时中点在脐下;6 岁时中点下移至脐与耻骨联合之间;12 岁左右上、下部量相等,中点恰好在耻骨联合上缘。

3 岁以下儿童测量顶 - 臀长。取卧位,头部位置与测身长时要求相同,测量者左手提起小儿两腿,膝关节弯曲,同时使骶骨紧贴底板,大腿与底板垂直,然后移动足板,使其贴紧臀部,读数至 0.1cm。3 岁以上取坐位测量坐高,被测者坐在高度适中的板凳上,先使身体前倾,使骶部紧靠立柱或墙壁,然后坐直,两大腿伸直面与身体呈直角,与地面平行,膝关节屈曲呈直角,两脚向前平放在地面上,头与肩部的位置与量身高时的要求相同。

4. **头围**   头围(head circumference)是自眉弓上缘经枕骨枕外隆凸最高点绕头 1 周的最大周径,反映脑和颅骨的发育。新生儿的头围平均为 34cm;1 岁时平均为 46cm;2 岁时 48cm;5 岁时约为 50cm;15 岁时 53~54cm,与成人相近。2 岁以内测量最有价值。头围小于同年龄、同性别的均值减 2 个标准差(头围 $<\bar{x}-2s$),称为小头畸形(microcephaly),应警惕是否存在大脑发育不良;头围过大伴随过快增长提示脑积水的可能。

被测者取坐位、立位或仰卧位,测量者位于小儿右侧或前方,用左手拇指将软尺零点固定于头部右侧眉弓上缘处,软尺经枕骨粗隆及左侧眉弓上缘回至零点,读至 0.1cm。

5. **胸围**   胸围(chest circumference)是指经乳头下缘和两肩胛下角水平绕体 1 周的围度。胸围代表胸廓与肺的发育。胸廓在婴儿期呈圆筒形,前后径与左右径相等;2 岁以后其左右径逐渐增大。在婴儿期增长最快,1 岁末胸围与头围相等,约为 46cm;第 2 年约增加 3cm;3~12 岁胸围平均每年增加 1cm,胸围超过头围的厘米数约等于周岁数减 1;到青春期增长又加速。

3 岁以下小儿取卧位或立位,3 岁以上取立位,被测者两手自然下垂,双眼平视。测量者位于小儿前方或右侧,用左手拇指固定软尺零点于被测者胸前乳头下缘(乳腺已发育的女孩,可以胸骨中线第 4 肋间高度为固定点),右手拉软尺使其绕经背部右侧,过两肩胛骨下缘,经身体左侧回至零点,取平静呼吸时的中间读数至 0.1cm。

(二)体格生长的评价

评价儿童体格生长的目的是了解个体或群体儿童体格生长发育现状及今后发展趋势,并对部分体格生长发生偏离的儿童采取干预措施,以促进其健康成长。全面的生长评价应包括生长水平、生长趋势、生长速度等方面。

1. **评价内容及方法**

(1)评价标准:要对小儿体格生长进行客观、正确的评价,必须采用具有代表性人群的体格生长测量值作为参考。评价时可根据不同目的和卫生资源来选择参照标准(reference standard)。

(2)常用统计学方法:目前,我国常用体格生长评价方法有均值离差法(标准差法)、百分位法(中位数百分位法)、曲线图法、指数法和相关法,可根据评价内容选用。

(3)界值点的选取:应根据工作目的和资源确定界值点(cut-off points)。从统计学角度比较群体儿童体格发育时,可采用P_3~P_{97}或$<\bar{x}\pm2s$作为界值点(正常范围)。在常规工作中可根据具体情况进行选择,如某地区的医疗资源有限,需要选用更低的界值点来筛查最需要保护或健康服务的对象。

(4)评价内容及表示方法:体格生长评价包括发育水平、生长速度和身体匀称度3方面的内容。应注意的是,在评价儿童体格生长时,不能仅凭某次测量结果得出结论,应动态随访体格生长指标,才能对儿童的生长发育作出客观、正确的评价。

1)评价内容

A.发育水平(横断面评价):指某一年龄时点儿童的某一体格生长指标与该人群参考值比较所达到的程度。可了解群体儿童体格生长发育状况和个体儿童体格生长所达到的水平,通常用均值离差法表示。

B.生长速度(纵向评价):通过定期、连续测量某项生长指标,获得该项指标在某一年龄段增长情况与参考人群值进行比较,多用于评价个体儿童。通常用百分位数和曲线图表示。当变量值的分布呈非正态分布时,用百分位数法表示比均值离差法更能准确地反映实际情况。用曲线图连续观察儿童生长速度,方法简便,不但能准确地反映儿童的发育水平,还能对儿童某项指标的发育速度进行准确、连续动态的追踪观察。

C.身体匀称度:反映体重、身高、胸围、上臂围等指标之间的关系。可用指数法表示。指数法可根据不同目的和要求进行,如判断是否有超重、肥胖的倾向。

2)评价方法

A.均值离差法:适用于常态分布状况,以均值($\bar{x}$)为基值,以标准差(s)为离散值,通常$\bar{x}\pm s$包含68.3%的总体,$\bar{x}\pm2s$包含95.4%,$\bar{x}\pm3s$包含总体的99.7%。根据离差范围的不同分成三等级或五等级进行评价(表2-1)。评价为"中"或"中上"正常;"中下"可为正常,也可为轻度营养不良;"上"要与肥胖区别;"下"要与营养不良区别。

表2-1　均值离差法的等级评价

分等级	$\bar{x}-2s$以下	$\bar{x}-(1s\sim2s)$	$\bar{x}\pm1s$	$\bar{x}+(1s\sim2s)$	$\bar{x}+2s$以上
五级	下	中下	中	中上	上
三级	下		正常		上

B.百分位法:适用于正态和非正态分布状况,通常是把某一组变量从小到大按顺序排列,并计算出某一百分位的相应数值,以第3、10、25、50、75、90、97这七个百分位(percentile,P)的数值来划分等级。P_3代表第3百分位数值(相当于离差法的均值减2个标准差),P_{97}代表第97百分位数值(相当于离差法的均值加2个标准差)。从P_3到P_{97}包括全部样本的95%,P_{50}为中位数,约与均值离差法的均值相当。

C.线图法:经过定期、连续对身高和体重进行测量,以观察、分析身高和体重的增长情况。常用生长图,根据不同性别的各年龄组正常儿童横断面的体格生长(体重或身高)调查资料标记在体重、身高图上制成参考曲线。通常在坐标图中绘制出第3、10、25、50、75、90和97百分位数7条曲线(图2-1)。这是儿童系统管理中常用的方法,简单、直观。定期将个体儿童所测体格生长指标数值绘制成一条曲线,与标准曲线比较,即可看出儿童的发育水平、速度及趋势。利用生长发育曲线图做生长发育监测是联合国儿童基金会为改善世界营养状况、预防营养不良、保护儿童生存倡导的四项适宜技术(GOBI)之一。在评价某个儿童的体格生长时,要按照不同的遗传学潜力来定位,即某个儿童的体重曲线只要是持续与图中参考标准曲线平行,其体重生长速度就是正常的。在连续的生长观察中,如小儿体重下降、不增或增长不足,应分析原因,尽早发现生长迟缓,及时采取措施,促进生长发育。

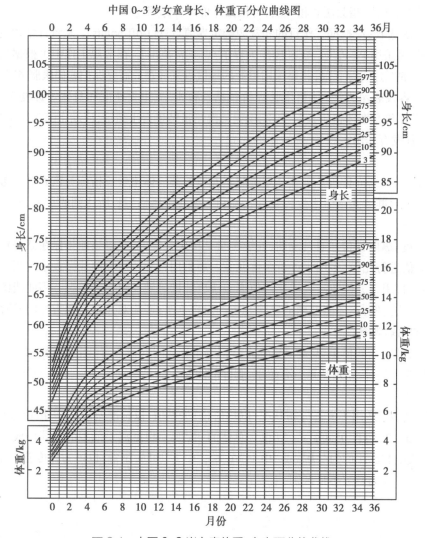

中国 0~3 岁女童身长、体重百分位曲线图

图 2-1　中国 0~3 岁女童体重、身高百分位曲线

D. 指数法：用数学公式将人体体格生长的几项指标联系起来判断各部分之间的比例，从而反映体格生长、营养状况、体型和体质。常用体重指数（body mass index，BMI）。BMI= 体重（kg）/［身高（m）］²。

该指标是国际上推荐为确定肥胖症最适用指标。小儿 BMI 随年龄、性别而有差别，评价时须查阅图表，如 BMI 值在第 85 百分位与第 95 百分位之间为超重，超过第 95 百分位为肥胖。

目前 WHO 积极推荐使用年龄别体重（weight for age）、年龄别身高（height for age）和身高别体重（weight for height）对儿童的生长进行评价，最常用于评价群体儿童生长发育和营养状况。①年龄别体重：是反映和评价儿童体格发育与营养状况的最敏感、最可靠也是最易获得的指标，主要反映目前或近期的营养状况。年龄别体重过低，超过一定的界值点为低体重；年龄别体重过大，超过一定的界值点为超重。在群体水平上，该指标单独使用不能准确反映存在的营养问题，需要与其他指标联合使用。②年龄别身高：是反映和评价儿童个体发育状况和营养水平的较为稳定的指标，主要反映过去、长期、慢性的营养状况。年龄别身高低于一定的界值点称为生长迟缓（stunting）。③身高别体重：是反映近期急性营养状况的敏感指标。身高别体重过小，超过一定的界值点称为消瘦（wasting）；身高别体重过大，超过一定的界值点称为肥胖。

单一指标的运用都具有一定的局限性，最全面、最科学的评价方法是将上述 3 个指标综合运用，才能得到比较全面、客观的结果。

六、与体格生长有关的其他系统发育

(一)骨骼的生长发育

1. 头颅的生长发育 头颅骨主要由额骨、顶骨、颞骨和枕骨组成。颅骨间的缝隙称为骨缝。颅骨骨缝在出生时稍分开,至3~4个月时完全闭合。额骨和顶骨形成的菱形间隙为前囟。出生时对边的中点连线为1.5~2.0cm,随着颅骨的发育前囟稍为增大,6个月以后逐渐骨化而变小,多在1~1.5岁闭合,少数儿童在2岁左右闭合。前囟大小、闭合时间有很大的个体差异,判断异常与否应结合临床全面分析。前囟大小与儿科临床疾病有关,如小头畸形前囟小、闭合也较早;严重活动期佝偻病、脑积水或甲状腺功能减退患儿,前囟大、闭合常常延迟。值得注意的是,前囟大小的临床价值应结合头围、神经精神发育等表现综合评估。前囟张力也是重要的临床体征之一,如颅内压升高时前囟饱满,张力增加;脱水或极度消瘦时前囟凹陷。后囟是由两块顶骨和枕骨形成的三角形间隙,出生时已近闭合或残留很小,一般在生后6~8周完全闭合。测量头围、观察囟门及骨缝的变化可以衡量颅骨的生长发育。

2. 脊柱 脊柱由椎骨和连接椎骨的肌肉与韧带组成,是躯体的主要支架。生后第1年,脊柱的生长比四肢快,以后四肢的增长快于脊柱。新生儿脊柱是直的,生后2~3个月,小儿会抬头时,颈段脊椎前凸出现第1个生理弯曲;6个月会坐时,胸段脊柱后凸,出现第2个生理弯曲;1岁左右能站立和行走时,腰段脊柱前凸,出现第3个生理弯曲。到6~7岁时脊柱的自然弯曲才被韧带所固定。这既有利于保持身体平衡,又能减少在活动时对脑部的震动。当坐、立、走或写字、背书包的姿势不正确时,可影响脊柱的正常形态,发生脊柱侧弯。

3. 长骨 长骨的生长主要是由于干骺端软骨和骨骺逐步骨化,长骨生长结束的标志是干骺端骨骼融合;扁骨的生长主要是扁骨周围骨膜的逐步骨化。通过X线检查长骨骨骺端骨化中心出现的时间、数目及干骺端融合的情况,可判断骨骼发育年龄,即骨龄(bone age)。骨龄是一个独立的生长指标,不依赖年龄和生长速度的变化,反映儿童发育成熟度较实际年龄更为准确。同时与体格及性发育相一致,可作为判断性成熟的重要指标。临床上动态观察骨龄的变化对评价个体的生长态势及小儿内分泌疾病疗效有重要意义。如甲状腺功能减退症、生长激素缺乏症、肾小管酸中毒时骨龄落后;中枢性性早熟、先天性肾上腺皮质增生症时骨龄明显超前。骨化中心按年龄出现,并按年龄融合,但出现的年龄差异较大。骨龄可通过腕骨骨化中心粗略计算,还可通过骨龄百分计数法和TW2成骨中心图谱相对照进行评定更为精确。

左手腕部是骨龄检查常选的部位,出生时无骨化中心。生后3个月左右出现头状骨、钩骨;约1岁出现下桡骨骺;2~3岁出现三角骨;3~5岁出现月骨及大、小多角骨;5~6岁出现舟骨;6~7岁出现下尺骨骺;9~10岁出现豆状骨。腕部骨化中心共10个,9岁前腕部骨化中心数约为其年龄加1。上肢桡骨远端骨化中心于10个月时出现,尺骨远端到6~8岁时才出现。新生儿或婴儿早期由于股骨远端和胫骨近端骨化中心已形成,如怀疑甲状腺功能减退症,可检查此骨化中心帮助诊断。

(二)牙齿

人一生有两副牙齿,即20颗乳牙和28~32颗恒牙。牙齿的发育包括矿化、萌出和脱落3个阶段。出生时乳牙隐在颌骨中,被牙龈遮盖,故新生儿无牙。出牙时间的个体差异较大,多在生后4~10个月乳牙开始萌出,12个月以后出牙者为萌牙延迟,全副乳牙在2~2.5岁出齐。6岁左右萌出第一恒磨牙,7~8岁时乳牙一般开始脱落而代之以恒牙,恒牙一般在20~30岁时出齐。

(三)生殖系统的发育

生殖系统的发育从胚胎期即已开始,主要为性决定和性分化阶段。正常的性分化发育是一有序的过程,涉及受精时合子内染色体(遗传)性别的成功确立、由遗传性别确立的性腺(原发)性别、由性腺性别分泌性激素并通过受体调控的生殖器官及表型性别。性分化的每个关键期都依赖于机体的内环境(如某些特异基因的表达、激素水平等)和外环境(如种群结构、外界温度等)的影响。任何一个环节出现异常,即可形成性发育异常(disorders of sexual development,DSD)。人胚胎在受精后 6 周开始出现性别的分化。若生殖芽基的髓质增生,便形成睾丸,其中的原始生殖细胞发育成精子;若髓质退化,皮质增生,便形成卵巢,其中的原始生殖细胞则发育成卵子。在生殖腺分化的同时,胚胎体腔内还有两对平行发展的简单管道系统:华氏管和苗勒管。雄性胚胎华氏管分化为附睾管、输精管和贮精囊,而苗勒管退化;雌性胚胎则相反,苗勒管分化为输卵管、子宫和阴道上部,同时华氏管退化。

从出生到青春期前期生殖系统处于静止状态。青春期发动后,在一系列神经 - 内分泌调控因子的交互作用下引起下丘脑 - 垂体 - 性腺轴的发动,性腺发育,性激素分泌,体格生长突增,最终成为具有不同性别特征的有生育能力的男性或女性个体。从外观上可见男、女孩体格生长都明显加速,为生长发育第二个高峰;性器官也迅速增大,出现第二性征。按 Tanner 分期,男性、女性第二性征的发育分 5 个阶段(图 2-2 至图 2-4)。

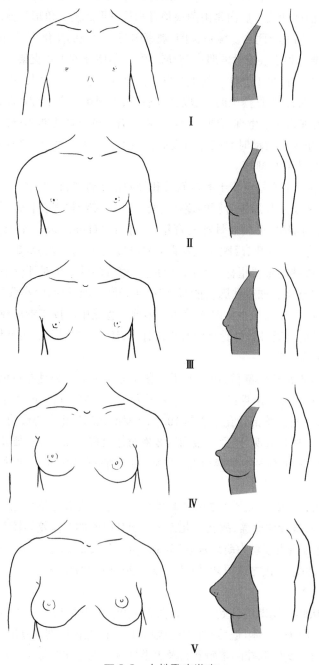

图 2-2 女性乳房发育

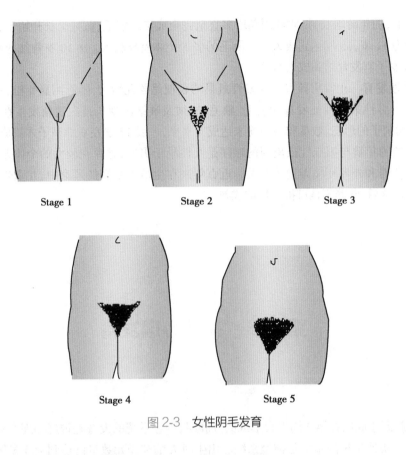

图2-3　女性阴毛发育

图2-4　男性阴毛发育

1. **女性的性发育**　主要表现在乳房发育、阴毛和腋毛的生长以及骨盆加宽、体态丰满等。正常乳房开始发育的时期在9~14岁。月经初潮有提前的趋势，通常发生于乳房开始发育后2年左右，是女性成熟的标志之一，但并不意味生殖器官已经发育成熟，一般在初潮后1~3年内约半数的月经周期可以是非排卵性的,随年龄增长,排卵性周期增多直至完全成熟。阴毛、腋毛生长开始于乳房发育不久,长出时间平均为 11 岁,15 岁达到成人型。阴毛的多少个体差异较大。9~10 岁骨盆开始加宽,子宫逐渐增大,15~16 岁子宫发育达到成人水平。

2. **男性的性发育**　正常男孩青春期发育最早的表现是睾丸增大,随后阴囊变松、着色,阴茎增长以及阴毛呈现。男性第二性征发育为阴毛、腋毛、胡须及喉结出现。首次遗精发生在青春期发动后3~4 年。青春期精子的形态、数量和活力均未达成人水平,一般 17 岁左右的精子才具成年形态。

青春期开始的年龄与第二性征出现的顺序是女性早于男性,并存在较大的个体差异。性成熟的早晚,与遗传、营养和外界环境因素等有关。近百年来在生活水平高的国家中,儿童生长发育速度有明显提高。发育落后、营养不良可推迟性的成熟。

（杨　凡）

第二节　神经心理发育

一、神经系统发育

神经系统起源于胚胎在第 2 周发育形成的外胚层,神经系统的发育是神经心理发育的物质基础,刚出生后婴儿最快速生长的系统是神经系统。出生时人脑神经元数量已达到 100 多亿个,新生儿脑重为 350~400g,1 岁时的脑重大约为 900g,7 岁儿童的脑重 1 280g,达到成人脑重的 90%。大脑重量增加的同时,功能也在不断完善,大脑神经细胞的数量在生后继续增加,一直到 12 个月左右,细胞的体积也在继续增大,突起增多,轴突变长,髓鞘化不断完善,神经纤维分支增多加长,有利于神经元联系的形成。婴幼儿期髓鞘化程度低,分化差,兴奋传导容易泛化。6 岁左右大脑半球的一切神经传导通路几乎都短路化,身体在接受刺激后,可以快速、准确地由感官沿着神经通路传导到大脑皮质高级中枢。7~8 岁的儿童神经细胞分化基本完成,神经细胞的突起分支更加密集,出现了许多新的神经通路。9~16 岁的儿童青少年,脑重量增加不多,主要进行脑细胞内部的结构和功能的复杂化及效率提升过程。神经系统对刺激的反应过程称为反射,早期婴儿神经反射分为原始反射和姿势反应。通过后天学习与强化形成条件反射有利于儿童适应自然,而操作性条件反射的建立是儿童行为培养的重要方法。

二、感知觉发育

感觉是人脑对直接作用于感觉器官的客观事物的个别属性的反映。感觉是一种直接反映,它要求客观事物直接作用于人的感官,感觉所反映的是客观事物的个别属性,而不是事物整体和全貌。知觉是人脑对直接作用于感觉器官的事物的整体(或综合)的反映。根据信息的来源不同,可把感觉分为视觉、听觉、嗅觉、味觉、皮肤觉等外部感觉和运动觉、平衡觉、内脏觉等内部感觉。根据所反映的事物特性,将知觉分为空间知觉、时间知觉和运动知觉。

（一）视感知

人的一生中,多达 80% 以上的信息是通过视觉获得的。胎儿期对光照具有明显的反应,新生儿能看见的距离约为 60cm,视物最清楚的距离为 15~20cm。新生儿对光的反应敏感,出生时已有瞳孔对光反射,出生 12~48h,60% 以上婴儿两眼能追踪缓慢移动的红色物品,3~4 个月能辨别彩色和非彩色,对明亮、鲜艳的色彩特别是红、黄、绿感兴趣,对黑白条纹分明的图案也很敏感。新生儿能区分人脸和非人脸,出生后2周可区分妈妈与爸爸的脸。出生3~5周的婴儿,视觉集中时间仅为5s,3个月时达7~10min。4~12周的婴儿两眼随物体移动180°,12~20周看自己的手,能看见放于75cm远的物体(表2-2)。

表2-2 视觉及视感知发育进程

年龄	视感知
新生儿	15~20cm 距离视物最清楚
1个月	头眼协调,头可跟随移动的物体在水平方向转动90°
3~4个月	头随物体水平转动180°,喜欢看自己的手
6~7个月	目光随上下移动的物体垂直方向转动,能看到下落的物体,喜红色
8~9个月	看到小物体
18个月	区别各种形状
2岁	区别垂直线与水平线
5岁	区别各种颜色
6岁	视深度充分发育

(二)听感知

听觉通路能够给人提供大约10%的信息。胎儿期即对声音有反应,新生儿对声音反应灵敏,经常被突然的较大声音引发惊吓表现或听到声音时停止身体扭动,部分新生儿在出生后1周以内因为耳道残留羊水而表现出对声音不敏感,1周以后即会明显改善。新生儿能区分200Hz和1 000Hz的声音。婴幼儿能听到25dB以下的响度,如果只能听到25dB以上的响度,则表明听觉障碍的可能性就很大(表2-3)。

表2-3 听觉及听感知发育进程

年龄	听感知
新生儿	区别声音高低
2个月	辨别不同的语音
3~4个月	听到声音,头转向声源
6个月	区别父母声音,叫他(她)名字有反应
8个月	听到声音,眼和头转向声源
10个月	听到声音,两眼迅速转向声源
18个月	区别不同响度的声音
2岁	区别不同响度的声音更准确
3岁	能辨别"i"与"e"
4岁	能辨别"f"与"s"

(三) 味觉、嗅觉和皮肤感知觉

新生儿的嗅觉和味觉发育已经很完善,对不同的味道、不同的气味有反应。出生 2h 的新生儿饮用糖水明显快于柠檬汁。4~5 个月婴儿对食物的改变表现出敏锐的反应。哺乳时,新生儿闻到乳香就会转头寻找平时熟悉的乳头,3~4 个月时能区别愉快和不愉快的气味,7~8 个月时开始分辨出芳香的刺激。

皮肤感觉包括触觉、痛觉、温度觉和深感觉。新生儿触觉有高度灵敏性,尤其在眼、前额、口周、手掌、足底等部位,而大腿、前臂、躯干处比较迟钝。温度觉也较敏锐,冷刺激比热刺激更能引发明显的反应,能区别牛奶温度太高或太低,会对突然变化温度的洗澡水出现明显的反应。新生儿痛觉敏感性较差,并出现延迟反应的现象,在躯干、眼、腋下部位,痛刺激后出现泛化现象。

(四) 知觉发育

4 个多月婴儿开始伸手抓物的时候,空间知觉就已经激发了,小儿 1 岁末开始有空间和时间知觉,3 岁能辨上下,4 岁能辨前后,4~5 岁开始有时间概念,5 岁能辨自身的左右。

三、运动发育

儿童运动与神经系统和骨骼、肌肉发育水平相关,运动扩大了儿童身体内外的联系,促进感知觉和思维的发育,与儿童心理发育密不可分。原始反射和姿势反应随着大脑功能的增强而逐渐被抑制,某些原始反射消失之后,婴儿才会发展出下一步的动作,如抓握反射消退以后婴儿才会用手捏弄小物品。儿童运动发育包括大肌群发育的粗大运动(gross motor)和手抓握等精细操作的精细运动(fine motor)。儿童运动发育的规律性如下。①头尾规律:儿童运动发育首先表现为头运动的发育,然后是躯干的运动发育,最后是下肢的运动发育。儿童粗大运动发育表现出的顺序是先抬头、翻身,逐渐能坐、爬、站、走、跑、跳。②近端先行:以躯干为中心,接近躯干的肌群先发育,远离躯干的肢端动作后发育,如上肢发育沿着肩部、上臂、肘、腕、手、手指的顺序发育。③由粗到细:粗大运动先发育,精细运动后发育。如 3 个月以前的婴儿高兴时出现“手舞足蹈”,4、5 个月婴儿取眼前玩具用整个手臂,6 个月左右婴儿可用拇指和其余四指指端取物,9 个月婴儿可用拇指和示指拿物品。④先正后反:婴儿手的运动表现为先抓后放,3~4 个月婴儿能用手握住棍状物品,但不能主动放下,6 个月以后的婴儿会把一个手的玩具换到另一个手中;8 个月左右儿童起坐是先从坐位站起,后从立位坐下;儿童走路是先学会向前走,而后才会向后退。

在遗传和环境因素的共同作用下,某种运动功能实现的年龄具有相似性,同时个体又具有差异性。

儿童粗大运动包括抬头、翻身、坐、爬、站、走、跑和跳,新生儿能够竖头数秒钟,1 个月俯卧能稍抬头,3 个月俯卧抬头达到 45°,4 个月能抬头达到 90° 并能抬胸,接近 3 个月的孩子喜欢竖抱,竖抱时头转动自如。5 个月扶坐时能竖直躯干部,独坐时身体前倾,能扶腋下站立,7 个月左右能够独自坐稳,7~8 个月能够匍匐爬行,8 个月扶双手能站,10 个月扶一只手能站,能够跪膝爬行,扶着双手能走步,1 岁能够独站片刻,扶一只手能走步,1 岁 2 个月左右能够独自走稳。精细运动主要体现在手的动作发育。3 个月时抓握反射消退,手能够握住放到手里的小物品或棍状玩具;4 个月能用手主动追随碰到手的物品;5 个月能够伸手抓取面前的物品;6 个月能够用离物体最近的手灵活抓取,能够将物体从一只手换到另一只手;8 个月用拇、示指平夹取物;9~10 个月用拇、示指指端取物;10 个月能放掉手中的物品;1 岁时物品给人不放手;1 岁 2 个月物品给人能放手;1 岁 3 个月喜欢用匙取物,并能多页翻书;1 岁 6 个月能叠 2~3 块方木;2 岁能叠 6~7 块方木,一页一页地翻书,能自己端着杯子喝水,能用匙自己进食;3 岁能叠 9~10 块方木,在帮助下能够穿衣服,能用筷子进食;4 岁能够自己穿衣服(表 2-4)。

表 2-4 儿童标志性运动能力发育进程

粗大运动		精细运动	
3 个月	俯卧抬头稳	新生儿	握拳
4~5 个月	翻身,穿衣多的季节推迟 2 个月	3 个月	有意识用手碰触物体
4~5 个月	拉坐时上肢用力并能跟头	4 个月	胸前玩弄双手
5~6 个月	被扶站立姿势能跳跃	5 个月	抓物体、放入口中
7~8 个月	坐	6 个月	把物体从一只手转移到另一只
9 个月	扶站	9 个月	拇、示指取物
10 个月	手膝爬	10 个月	把手中的物体放掉
13~15 个月	独走	15 个月	用匙取食物、蜡笔纸上乱涂
16~18 个月	跑	18 个月	叠 2~3 块积木
2 岁	双足并跳	2 岁	叠 6~7 块积木,一页一页翻书
3 岁	单足跳	3 岁	叠 9~10 块积木,帮助下穿衣,临摹简单图形
		4 岁	基本能自己穿衣,临摹正方形
		5 岁	学习写字

四、语言发育

语言包括语音、语义和语法 3 部分,是人类最重要的交流工具,分为口头语言、书面语言和肢体语言。语言发育进程要经历发音、理解和表达的三个阶段,需要人类语言环境促成。语言发展是从儿童在 1 岁左右说出第一个真正的单词开始的,通常以此为界,将整个过程划分为语言准备期和语言发展期两大阶段。语言准备期又称前语言期,主要包括语言产生和语言理解两方面。语言产生的准备可以粗分为两个小阶段。①反射性发声:哭是新生儿第一个反射性的发声,1 个月以内的婴儿哭叫声未分化,1 个月后,随着带养人的应答方式不同,婴儿会将哭声与不同的需要如饥饿、不适、疼痛相联系,并根据需要发出不同的哭声。婴儿开始出现非哭叫声,发声器官反射性出现 a、o、u、e 等元音,进而出现 n、k、p、m 等辅音,不具有信号意义。约从第 5 个月开始,发出非哭叫的反射性发声。先是发音器官的偶然动作,随后发出许多非哭叫的声音。②咿呀学语:5 个月左右,婴儿出现咿呀学语,以重复的音节出现,如 ba-ba、ma-ma 等类似"爸爸""妈妈"等单音节语音,但无实际意义,婴儿以发声做游戏从而得到快感。此时婴儿能发出的声音很多,而且不同种族、不同社会文化环境下生长的所有婴儿发出的声音都很相似。婴儿约自第 9 个月开始,咿呀学语的出现频率达到高峰,已能重复不同音节的发音,还能发出同一音节的不同音调。从咿呀学语期开始,儿童在发音方面逐步增加符合所接触语言的声音,同时逐步淘汰环境中用不着的声音,最终达到会说出第一个能被理解的单词。10~12 个月,婴儿开始出现第一个有意义的词,如"爸爸""妈妈"等。1.5~2 岁出现双词句或 3 词句,如"妈妈抱"。2.5 岁出现自创性词句即所称的乱语,3 岁出现多词句和简单复合句,词汇量急剧增加。4~5 岁词汇和表达能力加强,句子中代词使用量增加,但人称代词的正确使用还要到 6 岁以后。7 岁左右出现内部语言,如默读、默想(表 2-5)。

五、心理活动的发育

心理活动是由心理过程和个性心理特征组成的。心理过程主要包括感觉、知觉、注意、记忆、思维、想象、情感以及意志行为过程等,而个性心理特征主要包括人的能力、气质和性格等。

表 2-5　语言发育进程

年龄	语言
出生	啼哭表示需要
2~3 个月	眼神交流
4~5 个月	玩弄发声
7 个月	发 mama 等声、欢叫声、尖叫声
12 个月	有意识叫妈妈,说出物品名称,如灯、手、眼
18 个月	0~160 个词汇,出现短语
2 岁	50~550 个词汇,说短句
3 岁	说短的歌谣,900~1 000 个词汇
4 岁	能唱歌,1 600 词汇,爱提问
5 岁	2 100~2 200 个词汇,叙述事情
6 岁	2 500~3 000 个词汇,读句、拼字

(一) 注意的发展

注意是人们心理活动指向并集中于一定对象的过程,能维持某种心理活动的指向性,是一切认知活动的开始。注意可分无意注意、有意注意和有意后注意。无意注意是自然发生的,不需要任何努力的注意;有意注意是自觉的,有目的的注意,有时需要一定的努力;有意后注意是在有意注意的基础上产生的有预定目的、不需要意志努力的注意。新生儿不存在有意注意,强烈的声光刺激,红色物体的刺激,可引起无意注意。2~3 个月婴儿对人脸、活动的物体感兴趣。5~6 个月开始出现集中注意。1 岁儿童可出现 10~15s 的随意注意,鲜明、新颖、变化的事物能引起儿童的注意。趣味和新奇的刺激可使 2~3 岁儿童集中注意 10~20min,5~7 岁儿童可主动注意 15min,7~10 岁可集中注意 20min。

(二) 记忆的发展

记忆是过去经历过的事物在头脑中的反映,是人脑对所输入的信息进行编码、贮存和提取的过程,包括识记、保持、再认和回忆 4 个环节。记忆可分为短时记忆和长时记忆两种。短时记忆储存的信息在 30s 左右丧失,而长时记忆则能储存数个月、数年甚至更久。记忆的进程是从感觉输入开始,然后到短时记忆,再到长时记忆。对于年幼儿童来说,一旦信息进入长时记忆,记住它十分容易。婴幼儿的记忆特点是记得快,忘得快,是片段的、不完整的,而且是非本质的内容。学龄前期儿童的记忆大多属于无意识的或机械性的记忆。随着年龄的增长,逐渐出现有意识的、理解的和逻辑的记忆。

2~3 个月婴儿对从眼前突然消失的玩具出现短暂的惊讶,表明婴儿有短时记忆,3~4 个月区别熟人和陌生人,9~12 个月明显惧怕陌生人。1 岁对人或物的再认大约数天,2 岁可达数周,3 岁时延长至数个月。

(三) 思维的发展

思维是人应用理解、记忆和综合分析能力来认识事物的本质、掌握事物发展规律的一种心理活动。思维的过程需要进行分析与综合、比较、抽象以及具体化。思维的发展过程经过直觉行动思维、具体形象思维再到抽象逻辑思维 3 个阶段。1~3 岁,幼儿出现直觉行动思维,是思维的初级形式,通过运动和感觉的学习进行思维,带有明显的自我中心性质。3~7 岁为具体思维前期,使用语言、游戏进行学习,此期儿童思维还以自己的生活经历、认识、愿望等来代替事物的实质。8~11 岁属于具体形象思维,懂得具体事物的分类、相互关系等,出现体积、重量和数量守恒的概念,12 岁以上为抽象逻辑思维,能够充分应用思维过程的分析与综合、比较、抽象以及具体化。

(四) 想象的发展

想象是人脑对已有表象进行加工改造,形成新形象的心理过程。新生儿缺乏素材因而无想象,1~2 岁开始有想象的萌芽,3 岁时想象还很零散,4~6 岁时想象多变,仍然与现实分不开,6 岁以后出现有意想象和创造性想象。

(五) 情绪和情感的发展

情绪和情感是指人对客观事物是否符合自己的需要而产生的态度体验。情绪发生得较早,为人类和动物所共有,而情感发生得较晚,是人类所特有的,是个体发展到一定阶段才产生的。情感是人对事物、情景或观念所产生的主观体验和表达,是一种比较高级、复杂的情绪,常与社会需要相联系。情绪一般发生得迅速、强烈而短暂,有强烈的生理变化,有明显的外部表现,并具有情境性、冲动性、易变性;而情感是经过多次情感体验概括化的结果,不受情境的影响,并能控制情绪,具有较大的稳定性。情绪和情感相互联系、相互依存,是人感情活动过程的不同侧面。需要是情感产生的中介,需要能否满足决定于情感的性质是正性还是负性,起主导作用的情感往往与人的最基本需要相联系。情绪和情感的发展见表 2-6。

表 2-6 情绪和情感的发展

年龄	情绪	情感
新生儿	痛苦、厌恶、感兴趣、微笑	
3~6 周	社会性微笑(看到人脸)	
3~4 个月	伤心	
7 个月	悲伤、害怕	
1 岁	惊奇	简单的同情感
1.5 岁	害羞、内疚、不安	
2~3 岁	沮丧	简单的道德感
5~6 岁	社会退缩、焦虑	行为与道德规则比较后形成动机
>6 岁	抑郁	道德感内容增多,如集体感、荣誉感、自尊感、责任感、爱国感

(六) 个性的发展

个性心理特征是个人身上经常表现出来的本质的、稳定的心理特征,主要包括能力、气质和性格,其中以性格为核心。能力是人们顺利地完成某种活动所必备的个性心理特征,包含智力因素和非智力因素。智力是人们顺利完成各种活动所不可缺少的认知因素的总和,以抽象思维能力为核心。非智力因素主要指动机、兴趣、情感、意志、性格等心理因素。气质是指一个人心理活动典型而稳定的动力特征,气质具有先天性,遗传因素占据主导作用,因而可塑性较小,变化较难、较慢,后天训练能有一定改变。气质本身无好坏之分,气质不能决定一个人的社会价值与成就的高低,对人在不同性质的活动中的适应性以及活动效率有一定的影响。性格是人们在对现实稳定的态度以及与之相适应的习惯了的行为方式中所表现出来的个性心理特征。性格是先天与后天的结合体,是在社会生活实践中逐渐形成,主要是后天性质,因而可塑性较大,变化较易、较快。年幼儿童的个性结构中,性格特征还未完全成熟,气质特点起着重要作用,随着年龄增长,气质成分的作用渐减,性格特征逐渐起核心作用。Erikson 描述了儿童个性发展的 5 个阶段,每个阶段都有积极的或消极的个性,见表 2-7。

表 2-7 儿童个性发展 5 阶段

年龄	个性
婴儿期	信任感 - 不信任感
幼儿期	自主感 - 羞愧和怀疑感
学龄前期	主动感 - 内疚感
学龄期	勤奋感 - 自卑感
青春期	身份感 - 身份混淆

（七）社会交往的发展

由于安全需要和自我肯定的需要，人与人之间通过动态的相互作用形成起来的情感联系为人际交往。婴儿与母亲形成和发展了积极的情感联系，是人类个体最早形成的社会性交往形式。初生婴儿从与母亲进行眼神交流、识别母亲父亲的脸就已经开始进行社会交往了。儿童社会交往的发展见表2-8。

表 2-8　儿童交往的发展

年龄	社会交往
初生~2 个月	调节生理需要，对外在刺激有初步反应
2~8 个月	与抚育者的感情交流为凝视、发声、微笑
8~12 个月	高兴与抚育者和家人接触，参与交流游戏
1~2 岁	留意和模仿周围的人，用笑、亲吻、搂抱表达感情
2~3 岁	在假扮性游戏中作角色的探索
3~6 岁	参与集体、喜欢交友、帮助别人、分享物品和感受

六、儿童神经心理发育的评价

儿童心理行为发育评价可采用测验法、访谈法、观察法和问卷法。与儿童的父母、带养者、老师等知情者或儿童本人进行晤谈，可了解儿童的发育表现特点和心理活动状况；在自然或实验条件下观察儿童活动，可评价儿童的行为特征；问卷法以儿童行为表现或心理症状作为项目构成问卷，由知情者评定或自己评定，可作为判断行为问题或其他行为特征的筛查工具；运用标准化的测量工具进行标准化测试评估，更能准确评价儿童的发育水平和发展潜力。

测试评估工具分为筛查性和诊断性两种。筛查工具能简单、快速地筛选出可疑病例，以帮助早期诊断和早期干预。筛查工具要有可靠的信度和效度，能区分正常和异常，并为诊断所证实；操作简单、耗时少，适合于被试人群年龄特点和当地的文化背景，为被试者和主试者所接受；适合于普查。在我国广泛使用的儿童心理发育筛查测试工具有丹佛发育筛查试验（DDST）、50 项智能筛查量表、绘人试验、图片词汇测验（PPVT）以及 CDCC 婴幼儿智能发育量表、0~6 岁儿童智能发育筛查测验（DST）。丹佛发育筛查试验修订版本 Denver-Ⅱ 也在使用。发育筛查工具用于对临床上无明显症状而在发育上可能有问题的儿童进行筛查，对可疑儿童进行初步判定，对有高危因素的儿童进行发育监测，追踪观察早期治疗和干预训练的效果。诊断性的测试评估工具能够较准确地反映儿童的能力及发育水平，测评所花费的时间较长，对测试人员的要求更高，所得结果更可靠。这类工具包括新生儿行为神经评定（NBNA）、贝利婴幼儿发育量表、Gesell 发育量表、韦氏学前儿童智力量表（WPPSI）、韦氏儿童智力量表（WISC）、斯坦福 - 比奈量表、0~4 岁小儿神经心理发育量表（儿心量表）等。筛查性和诊断性测评工具的区别见表2-9。

表 2-9　筛查性和诊断性测评工具的区别

区别点	筛查性测评工具	诊断性测评工具
测验结果表示	定性：正常、可疑、异常	定量：如发育商（DQ）或智商（IQ） 定量资料有时转换为定性结论
方法特性	快速、简单、时间短，用于基层单位	内容多、较复杂、时间长、测试技能要求较高
筛查与诊断的关系	异常者应采用诊断性测验确诊	确诊筛查异常结果后作病因诊断和早期干预

测试结果的表达方式有定性的,也有定量的。定性结果一般分为正常、异常和可疑,有些量表是按等级定性。

由于测试过程受到主试者与受试者的关系、主试者的水平和经验、情绪动机、受试者或其父母教育程度、职业和社会经济以及受试者的合作程度等较多因素的影响,在判断一个儿童的能力及发育水平时一定要明确,心理测验有不精确、不稳定和受多种因素影响等局限性,必须进行综合分析才能得出结论。

(一) 能力测验

从心理测验的观点将其分为实际能力与潜在能力。实际能力是指个人已有的知识、经验与技能,是正式与非正式学习或训练的结果。潜在能力是指个人将来可能实现的,是在给予一定的学习锻炼机会时,某种行为可能达到的水平。潜在能力的测验又称为能力倾向测验。能力测验又可分为普通能力测验与特殊能力测验。普通能力测验即通常所说的智力测验,特殊能力测验多用于测量个人在音乐、美术、体育、机械、飞行等方面的特殊才能。

1. 丹佛发育筛查试验(DDST)　美国 Colorado 大学医学院 William K.Frankerburg 等通过对美国丹佛 0~6 岁儿童智能发育研究,编制出丹佛发育筛查试验(Denver developmental screening test, DDST),并于 1967 年公开发表。我国亦于 20 世纪 70 年代末由北京和上海的儿科学工作者进行了修订,随后成为筛查儿童发育迟缓的重要工具之一。

(1)DDST 结构:DDST 由个人与社会行为、精细动作与适应行为、语言和大运动这四个分测验组成,在发育儿科学上把上述四个具有某一共同特征的能力称之为能区。DDST 四个能区反映的内容见表 2-10。

表 2-10　DDST 内容与项目举例

能区	意义	项目举例
个人与社会行为	反映儿童对周围人应答能力和日常生活自理能力	应答性微笑、开始认生、用杯子喝水、脱外衣、容易与母亲分开、会扣扣子
精细动作与适应行为	反映儿童的精细运动能力与儿童对外界事物分析和综合能力	视线跟踪、两手在一起、拇指与示指钳小丸、自发乱涂、模仿画垂直线、模仿搭桥
语言	反映儿童听觉、发声、理解和语言表达能力	对铃声有应答、学样发音、有意识地叫爸爸妈妈、说出姓名、理解介词、说反义词
大运动	反映儿童头的控制、坐、爬、站、走、跑、跳、独足站立及身体平衡能力	俯卧抬头、翻身、自己坐、独站、倒退走、踢球、独脚跳、脚跟对着脚尖走

(2)DDST 适用范围:适用于 0~6 岁儿童,但在实际应用中,4 岁以上项目明显不足。DDST 主要用于筛查临床上无明显症状而在发育上可能有问题的儿童,对可疑儿童进行初步判定,对有高危因素儿童进行发育监测以及用于观察早期治疗和干预训练的效果。

(3)DDST 结果判断:先在记录表上准确画上年龄线,在年龄线上的项目均应进行测验,然后测试小于实际年龄的条目,直至每个能区至少有 3 个项目通过(通过的项目用"P"标记),然后转向大于实际年龄的条目,直至每个能区有 3 项失败(用"F"在该项目的横条上标记)后停测。在年龄线左侧的 3 个项目不通过时,用"F"记录的同时,用红笔醒目地标记出,表示该项目发育迟缓;通过年龄线的项目不能通过时,仅用"F"表示,不必用红笔标记,不能认为发育迟缓;如有些项目检查时婴儿拒绝不肯表演,用"R"标记;儿童无机会或无条件的项目(如没骑过三轮车),用"NO"标记。结果判断如下:

1)异常:两个或更多能区具有两个或更多项目迟缓,或一个能区具有两项或更多项目迟缓,加上一个或更多能区具有一项迟缓和同能区通过年龄的项目都失败。符合上述两个条件之一者即可判断。

2)可疑:一个能区具有两项或多项迟缓,或一个或更多能区具有一项迟缓和同能区通过年龄线的项目都失败。对异常及可疑有发育障碍者需在 2~3 周后复试,必要时作诊断性发育测验。

3）无法解释：评定为"NO"项目太多，最后的结果无法评定。

4）正常：无上述情况。

（4）DDST 注释

筛查者逗引儿童笑：检查者自己向儿童微笑或交谈挥手，但不要接触儿童，儿童做出微笑答应。

当儿童正在高兴地玩着玩具时，检查者硬把他（她）手里的玩具拿开，他（她）若表示抵抗算通过。

自己穿鞋时不要求系带，穿衣时不要求自己扣背部纽扣。

把一线团慢慢地按照一个弧形从一边移到另一边，距儿童的脸15cm，如果（在不同项目要求下）儿童眼睛跟踪90°到中线、跟过中线、跟踪180°，算通过。

把拨浪鼓接触儿童指尖或手指的背部，他（她）能握住它。

儿童视线会跟随线团，好像在追逐它，或想看

它究竟到哪里去了（检查者松手放线团时，应敏捷地使线团落下，勿挥臂）。

儿童用拇指和另一指捏小丸。

用示指、拇指端捏小丸，捏时腕部离桌面，从上面捏。

临摹画圆，不可示范，不说出名称。要求画线的头尾连接成封闭圆即可。

先给看长、短2条线，然后问哪一条线长些？（不要问大一些），然后把纸旋转180°，再问哪条长？ 3试3成。

能临摹画成"+"字形便通过（2条线交叉），不要求指定角度。

先嘱儿童照样临摹，要求图案具有4个角度便通过，不要说出式样。

评分时对称部分每对算一处（两臂、两腿、两眼等仅算一处）。

指点画，令儿童说出名称（仅作声而未叫出名称，不通过）。

检查者嘱儿童："把积木给妈妈""把积木放在桌上""把积木放在地上"，3试3成（注意：检查者不要指点，也不用头、眼示意）。

检查者问儿童：①冷了怎么办？②饿了怎么办？③累了怎么办？ 3问2次答对算通过。

检查者嘱儿童执行以下命令：①把积木放在桌面上；②把积木放在桌子下；③把积木放在椅子前；④把积木放在椅子后（注意：检查者不用手指点或用头、眼示意）。4试3成算通过。

检查者问下列问题，嘱儿童回答：①火是热的，冰是 ××；②妈妈是女人，爸爸是 ××；③马是大的，老鼠是 ××。3问2次答对算通过。

嘱儿童解释下列9个字中的6个字的意义：球，（湖）河，香蕉（苹果），桌子，房子，天花板，窗帘，篱笆（围墙），人行道。能说出用途、结构、成分或分类都算通过。

检查者问儿童："勺子是什么做的？""鞋是什么做的？""门是什么做的？"不准问其他事物代替。3试3对算通过。

儿童俯卧，用双侧前臂或用双手撑起胸部离开桌面。

检查者握住儿童双手轻轻拉他（她），从仰卧位到坐位，这时儿童头不后垂，算通过。

儿童上台阶时允许手扶墙壁或栏杆，但不准成人搀扶或爬行。

儿童举手过肩扔球给90cm以外的检查者。

能并足跳约21cm远（跳过一张纸）。

嘱儿童向前步行，前脚跟与后脚尖的距离不超过2.5cm。检查者可示范，要求儿童连续走4步。3试2次成功即通过。

检查者在90cm处，把球拍给儿童，要求儿童能用手接球，不准用臂抱球。3试2次成功即通过。

嘱儿童后退走，前脚跟与后脚尖的距离不超过2.5cm。检查者可示范。要求儿童连续退4步。3试2次成功即通过。

行为观察：测查时观察儿童反应情况、与检查者配合情况、注意力持续时间长短、语言表达情况、自信心等。

（5）Denver-Ⅱ：1990年，Frankenburg等又对DDST作了大幅度修订并进行标准化，称之为Denver-Ⅱ。修订后的Denver-Ⅱ有如下特点。①选用项目易于操作与评分：Denver-Ⅱ由125个项目组成，比DDST增加20个项目，不含难以指导和解释的项目，减少了20%由家长汇报可以通过的项目；②修订了较多的语言能区项目：经修订和增加的项目共39条，比DDST多了12条，各项目定义明确；③新增了项目的警告性评价：即被试未通过的项目是75%~90%儿童能通过的项目，则评定为C，以引起家长重视；④制订了新的常模；⑤增加了行为评定量表：包括4方面，即顺从性、对周围环境的兴趣、恐惧性和注意持久度；⑥提供新的指导训练手册。

2. 0~6岁儿童智能发育筛查测验　适用于0~6岁儿童智能发育筛查测验，该测验具有较好的信度和效度。

（1）测验的结构：该测验由120个项目组成，采用运动、社会适应和智力3个分测验，以语言和操作作为反映儿童智力的内容。在项目编排上，以1:1:2分属于0~96个月、30个年龄组，克服了DDST对4岁以上儿童筛查项目不足的缺点。

（2）结果分析：以每通过1题计原始分为1分，分别计算3个分测验原始分，总和为原始总分。原始总分及智力分测验的原始分可转换为发育商（DQ）和智力指数（MI），可定性、定量地反映儿童发育状况。

3. 绘人试验　绘人试验（human figure drawing，HFD）是最简单的智力筛查测验，无需语言表达，适用于各种不同语言背景的儿童。仅需1张白纸、1支铅笔和1块橡皮。首都儿科研究所修订本根据改进的日本小林重雄50分评分法，适用于5~12岁儿童。根据儿童所画人像的完整性、协调性和各部位的组合，对50项内容评分，粗分转换成智商，可反映儿童视觉、听觉、动作协调、思维、理解记忆、空间能力等方面的能力。

4. Peabody图片词汇测验　Peabody图片词汇测验（Peabody picture vocabulary test，PPVT）适用于2~18岁儿童和青少年。由175张图片组成，每张图片有4幅画，当主试者读一词，被试者即指出相应的图片。PPVT所需时间短，不需要言语功能，可适用于特殊儿童。测验成绩与标准的智力测验所测定的智商高度相关。

5. 盖塞尔发育量表　盖塞尔发育量表（Gesell development schedules，GDS）是最经典的儿童心理测验量表之一。GDS测验内容包括适应行为、大运动、精细运动、语言和个人-社会性行为5方面，测查儿童神经发育功能的成熟程度和心理发育水平。GDS适用于出生至6岁的儿童，根据儿童在4周以内、4周、8周、16周、28周、40周、52周、15个月、18个月、2岁、3岁、4岁、5岁、6岁这14个关键年龄的发育状况，计算发育商（developmental quotient，DQ）。

6. 贝利婴幼儿发育量表　贝利婴幼儿发育量表（Bayley scale of infant development，BSID）是标准化程度最好的儿童发育测验之一，适用于2个月~2.5岁的婴幼儿。BSID由心理量表、运动量表和行为记录3部分组成，其中心理量表测查儿童感知觉的准确性、语言功能、记忆和简单的解决问题的能力。运动量表由粗大运动和精细运动项目组成。

7. 韦氏学龄前与学龄初期智力量表和韦氏儿童智力量表　韦氏学龄前与学龄初期智力量表（Wechsler preschool and primary scale of intelligence，WPPSI）和韦氏儿童智力量表（Wechsler intelligence scale for children，WISC），前者适用于4~6.5岁儿童，后者适用于6~16岁儿童。这两套智力量表结构相同，即都由言语分量表和操作分量表组成，每个分量表由5~6个分测验组成（如WPPSI言语分测验由常识、词汇、算术、理解、背诵、类同测验组成；操作分测验由动物房、图画补缺、迷津、几何图形、木块图案测验组成），可以评定学龄前和学龄儿童总智商、言语智商、操作智商，分析不同分测验的量表分，比较言语智商和操作智商的差异。

（二）适应行为测试

适应行为应包括以下3方面的技能：①概念性技能，包括语言的理解和表达、钱的概念、自我定向等；②社会性技能，包括处理人际关系、责任心、自尊、遵守规则、服从法律、自我保护等；③实践性技能,包括个人日常生活技能如吃饭、穿衣、大小便、做家务、使用交通工具等和职业技能。适应行为包含 3 个本质特征:①适应行为是指个人保持生活独立并承担一定社会责任的行为;②适应行为是具有年龄特征的;③生活条件、文化背景的不同,社会对个人提出的要求也不同,在评估儿童的适应行为时必须考虑其所处在的环境和文化背景。适应行为评估的方法包括结构性访谈法和评定法,多采用结构性访谈法。

1. 儿童适应行为量表　儿童适应行为量表(child adaptive behavior scale,CABS)可评估受测者的一般适应能力和不良的适应行为,适用于 3~16 岁儿童、青少年。

(1)量表结构与内容:该量表由两部分组成。第一部分主要评估一般适应能力,由动作发展、语言发展、生活自理能力、居家与工作能力、自我管理和社会化 6 个分量表组成;第二部分主要评估不良的适应行为,由攻击行为、反社会行为、对抗行为、不可信赖行为、退缩、刻板与自伤行为、不适当的人际交往方式、不良的说话习惯、不良的口腔习惯、古怪的行为、多动和情绪不稳定等 12 个分量表组成。

(2)施测说明:主试者把题目逐条念给受测者的父母或老师听,在他们报告有关情况之后,对受测者的行为表现作出评定。在解释测验结果时,评估人员需将总分及各领域的原始分数转换成百分等级和标准分数,以便判断受测者在各领域能力的高低。受测者在各条目上的得分情况也可以作为制订个别化教学计划的依据。

(3)常模:量表提供 3 套常模,即弱智儿童常模、城市儿童常模与农村儿童常模。

2. 婴儿 - 初中生社会生活能力量表(infant-middle school social life ability table)

(1)内容:132 条项目,按不同年龄段分 7 部分,每个年龄段项目不同。各年龄段包括 6 个行为能力:独立生活能力、运动能力、作业、交往、参加集体活动、自我管理。

(2)适用于出生 6 个月 ~14 岁的儿童。

(3)适应行为指人适应外界环境赖以生存的能力,其评定标准包括:个人独立的程度、满足个人和社会义务及要求的程度。评分:受检儿童每通过 1 项计 1 分,根据年龄与总分查表得标准分。按标准分将儿童适应行为分为:极重度低下、重度低下、中度低下、轻度低下、边缘、正常、高常、优秀、非常优秀。

(4)特点:适用于 6 个月 ~14 岁初中学生社会生活能力的评定。可用于临床智力低下的诊断,凡标准分 ≤ 9 分者再做智力测验。

(5)由熟知儿童情况的父母及主要带养者评定。

七、发育行为与心理异常

行为(behavior)是人和动物对刺激的复杂反应,是心理活动的外在表现。人的生物行为受到社会的影响而与动物行为有着本质的区别,社会行为是人所特有的。从出生时每个个体即有各种行为表现,最初主要是本能行为如觅食等。新生儿对环境刺激即能作出选择性的反应,随着神经系统的快速发育,各种较复杂的行为相继出现。在行为发育过程中,由于生理功能或教育环境等原因造成一些异常。

(一)儿童行为问题

儿童行为问题涉及以下几方面:①生物功能行为问题,如睡眠不安稳、夜惊、梦魇、遗尿、遗便、厌食、挑食、偏食等;②运动行为问题,如咬指甲、吸吮手指、夜磨牙、咬衣物、咬嘴唇、活动过度和儿童擦腿综合征等;③社会行为问题,如说谎、攻击、破坏、偷窃;④性格行为问题,如惊恐、违拗、胆怯、害羞、忧郁、社交退缩、过分依赖、敏感、嫉妒、易发脾气、屏气发作等;⑤语言问题,如口吃、缄默症等。男孩的行为问题多于女孩,男孩多表现为运动与社会行为问题,女孩多表现为性格行为问题。多数儿童行为问题可在发育过程中自行消失。

1. 厌食　厌食是指儿童对食物缺乏兴趣和需求,表现为没有饥饿感、不主动找食、吃迷糊奶、见了食物逃避甚至哭闹、进食过程中不专心、拖延进食时间、进食时长时间不咽下食物、到了就餐时间叫腹痛等。多数是因为带养人否定孩子的进食能力、过度喂养、劝食所致，少数是因为身体对食物的需求量少或其他疾病引起。厌食可导致儿童营养不良。儿童厌食发生的年龄有逐渐小化的趋势，这与家庭人力过剩、爱心过剩和对儿童生存能力认识不足有关。为了预防儿童厌食，必须充分认识到儿童具有强大的生存本能，无特殊状况的婴儿能够采用多种方式表达自己的需求，婴儿早期按需哺乳，每餐都在真正饥饿时提供，让胃肠道得到足够的休息时间，到4个月以后的婴儿会根据自身需求和带养方法调整出相对固定的进餐时间和食量。一旦厌食形成，需要及时矫治。劝食导致的厌食家庭应更改喂养方法，让孩子有感受饥饿的机会，缩短每餐就餐时间。已经形成营养不良者以及其他疾病所致者可配合药物治疗。

2. **屏气发作**　屏气发作是呼吸运动暂停的一种异常行为，多发于6~18个月的婴幼儿，绝大多数在5岁前逐渐自然消失。多在发怒、恐惧、剧烈叫喊等情绪激动时出现，表现为过度换气，使呼吸中枢受抑制，哭喊时屏气，可出现晕厥、意识丧失、口唇青紫、躯干和四肢强直甚至抽动，持续数十秒钟后呼吸恢复，症状缓解，口唇恢复正常颜色，全身肌肉松弛而入睡，一天中可发作数次。这类婴儿性格多暴躁、任性，做到合理需求在发作之前解决，不合理需求发作也不能妥协的行为引导，避免粗暴打骂的教育方式。

3. **吮指癖、咬指甲癖**　吮指癖是儿童吮吸手指才能安定或入睡的表现，不吮吸手指就会哭闹不安或难以入睡。正常儿童出生3~4个月后生理上有吮吸要求，常吸吮手指尤其是拇指来安抚自己。这种行为常发生在饥饿和睡前，随年龄增长在1岁以前几乎都自然消失。有些婴儿因使用安抚奶嘴、吸吮母亲乳头或吮吸手指才能入睡，长期未注意引导训练脱离吸吮物品和培养自我安定的能力，到1岁以后仍然需要吸吮物才能安定或入睡。长期吸吮手指可影响手指、牙齿、牙龈及下颌发育，导致手指瘦小、下颌前突、齿列不齐。

咬指甲癖是儿童长期啃咬指（趾）甲导致指（趾）甲前段不整齐、长期不能长出指（趾）甲尖的现象。多见于学龄前期和学龄期关注不够或过度关注的儿童，关注不够的孩子内心孤独抑郁，过度关注的孩子缺乏自主性，因失去自我而感受到内心的压抑。这类儿童咬指甲时自知，但难以自控，经提醒可以自我控制。通过分散其注意力，鼓励孩子改正不良习惯，强化与消退相结合的行为治疗可逐渐改善。

4. **遗尿症**　正常幼儿在2~3岁已能控制排尿，如在5岁仍发生不随意排尿称为遗尿症，因多发生在夜间熟睡时，又称为夜间遗尿症。遗尿症分为原发性和继发性两类。原发性遗尿症较多见，多半有家族史，男性多于女性，无器质性病变，多因控制排尿的能力发育延迟所致。继发性遗尿症大多由于全身性或泌尿系疾病如糖尿病、尿崩症等引起，其他如智力低下、神经精神创伤、泌尿道畸形、感染（如膀胱炎、尿道炎、会阴部炎症）等也可引起继发性遗尿现象。继发性遗尿症在处理原发疾病后症状即可消失。

原发性遗尿多发生在夜间，偶见白天午睡或清醒时。发生频率不一，每周1~2次至每夜1次甚至数次不等。健康状况欠佳、疲乏、过度兴奋、紧张、情绪波动等都可使症状加重。有时症状会自动减轻或消失，亦可复发。约50%患儿可于3~4年内发作次数逐渐减少而自愈，也有一部分患儿持续遗尿至青春期，造成严重的心理负担。影响正常生活与学习。

对遗尿症患儿，必须首先除外能引起继发性遗尿的全身或局部疾病。详细询问病史，有无尿频、尿急、尿痛等泌尿系感染症状，家庭、个人情况及有关的学校和社会情况，训练小儿排尿的过程等。全身和会阴部检查也很重要。应做的检查项目包括尿常规、尿糖，疑尿路感染者须作中段尿培养。

原发性遗尿症的治疗首先要取得家长和患儿的合作。医师应指导家长安排适宜的生活制度和坚持排尿训练，绝对不能在小儿发生遗尿时加以责骂、讽刺、处罚等，否则会加重患儿心理负担。应训练患儿将排尿间隔逐渐延长，每次排尿务必排尽；晚餐后应控制入水量，睡前不宜过度兴奋；睡熟后父母可在其经常遗尿时间之前唤醒，使其习惯于觉醒时主动排尿，必要时亦可采用警报器协助训练。行为治疗效果不佳者可用药物治疗,常用抗利尿的醋酸去氨加压素 0.1~0.2mg/ 次,晚饭前口服,疗程 3~6个月。

5. 儿童擦腿综合征　是儿童通过擦腿引起兴奋、出汗而获得快感的一种行为障碍,多随年龄增长而逐渐自行缓解,女孩与幼儿更多见。多在入睡前、醒后或玩耍时发作,可因分散注意力而终止,发作时神志清醒,女孩喜坐硬物,手按腿或下腹部,双下肢伸直交叉夹紧,手握拳或抓住东西使劲;男孩多表现为俯卧位在床上来回蹭,或与女孩类似表现。女孩发作后外阴充血,分泌物增多或阴唇色素加深;男孩阴茎勃起,尿道口稍充血,有轻度水肿。目前本病病因未明,可在发作时分散其注意力而终止,让儿童多进行体力活动消耗体力,使入睡更快,醒后及时叫起孩子,减少孩子在床上无所事事的时间而减少发作。切忌打骂儿童。

6. 注意缺陷多动障碍　注意缺陷多动障碍(attention deficit hyperactivity disorder,ADHD)是儿童青少年时期常见的精神疾病,主要表现为与年龄不相称的注意易分散,注意广度缩小,不分场合的过度活动,并伴有认知障碍和学习困难,智力正常或接近正常。本病男童发生率明显高于女童。其核心症状为注意力不集中、多动和冲动,注意力易于分散又是造成多动的根本原因。ADHD 作为一种慢性疾病,可影响到患者生活的各方面如学习困难、社交困难、亲子关系紧张等,部分患者症状可持续到成年,造成终身不利影响。

遗传因素在儿童多动症的病因学中起着重要作用,遗传方式可能为多基因遗传。脑损伤或脑发育不成熟导致的脑功能轻微失调、大脑发育迟缓、脑神经递质数量不足或与神经递质代谢异常有关。环境与教育对注意缺陷障碍也有一定影响,心理社会因素可能是重要诱因。铅等重金属也可能影响脑功能引起相关症状。

诊断 ADHD 一般参照美国精神病学协会《精神疾病诊断与统计手册》(The Diagnostic and Statistical Manual of Mental Disorders,DSM)中的标准或根据此标准修订的我国标准。DSM-V 提出 4 岁以上即可诊断,应从密切接触的带养人和教师处获取信息。诊断 ADHD 不仅要了解有无相关症状,还要评估有无社会功能损害,同时排除其他任何可能的病因,还应评估其他可能与 ADHD 共存的疾病,包括:情绪或行为方面如焦虑、抑郁、对立违抗和品行障碍等;发育方面如学习和语言障碍或其他神经发育障碍;生理方面如抽动和睡眠呼吸暂停方面的疾病等。

(1)诊断标准

1)症状标准

A. 注意缺陷症状:符合以下至少 6 项,持续至少 6 个月,并影响患者的适应性,且与发育水平不相称:①经常不注意细节或在作业、工作或其他活动中粗心大意;②完成任务或玩耍时常常难以维持注意力;③与人交流时常常难以倾听,心不在焉,似听非听;④常常无法按指令行事,无法完成作业、家务或工作中的任务(并非因对抗性行为或无法理解指令);⑤常常难以组织任务或活动;⑥常常逃避、不喜欢或不愿从事需要长时间集中精神才能完成的事情(如学校或家庭作业);⑦常常在完成任务或活动时丢三落四(如玩具、学校作业、铅笔、书籍或工具);⑧常常很容易被外来刺激分散精力;⑨日常活动中常常健忘。

B. 多动 - 冲动症状:符合以下至少 6 项,持续至少 6 个月,并影响到患者的适应性,且与发育水平不相称:

a. 多动症状:①在座位上常常手脚多动;②在课堂或其他要求保持坐位的场合常常离开座位;③常常在不适当的场合四处跑动或攀爬(青少年或成人患者可能仅出现想动的主观愿望);④常常难以安静地玩耍或从事安静的娱乐活动;⑤常常非常忙碌,像"装了马达一样"忙碌不停;⑥常常言语过多。

b. 冲动症状:⑦常常问话未完即抢先做出未经思考的回答;⑧常常难以等待按顺序做事情;⑨常常干扰或强迫他人(如强行加入谈话或游戏)。

2)病程标准:12 岁之前即产生上述影响适应功能的多动 - 冲动或注意力缺陷症状。

3）某些症状至少在两种环境中出现（如学校、工作场所或家中）。

4）有可以证明对社会、学校或职业功能产生损害的明确证据。

5）排除标准：要排除广泛性发育障碍、精神分裂症或其他精神疾病的多动或注意缺陷症状，且不能用情绪障碍、焦虑症、分离性人格障碍等精神疾病解释。

（2）治疗：对于 6 岁以前的儿童 ADHD，首选家庭与幼儿园密切结合的行为治疗方法，如果治疗效果不明显，中重度的 ADHD 需要增加药物治疗。对于 6 岁以上的 ADHD 儿童，则直接采用药物治疗和行为治疗相结合的方案。常用的药物有：

1）精神兴奋剂：精神兴奋剂目前仍然是 ADHD 的首选药物，在减少大多数 ADHD 儿童的核心症状方面非常有效。哌甲酯是最常用的药物。它通过促进多巴胺的释放、减少多巴胺再摄取及抑制单胺氧化酶活性而起作用。哌甲酯能增强 ADHD 患儿行为的计划性、精确度和持久性。

短效哌甲酯每次 5mg，1 天 2 次，早餐及午餐前服用，之后根据疗效调整剂量，可每周递增 5~10mg，单日最大剂量 40mg。控释剂型起始剂量 18mg，1 天 1 次，早餐前服用，根据疗效可 1 周调整 1 次剂量，每次增加 18mg，最大剂量 54mg。

2）选择性去甲肾上腺素再摄取抑制剂：托莫西汀，起始每天总剂量 0.5mg/kg，在 3d 的最低用量之后增加给药量，至每天总剂量为 1.2mg/kg，每天早晨单次服药或早晨和傍晚平均分 2 次服用。每天最大剂量不超过 1.4mg/kg 或 100mg，两者取小值。

3）选择性的 α_2 肾上腺素能激动剂：胍法辛缓释剂和可乐定缓释剂亦可有效减少核心症状。

7. 学习障碍 学习障碍是指有适当学习机会的儿童由于中枢神经系统功能不全导致学习技能的获得或发展障碍，表现为听、说、读、写、计算、思考等学习能力的某一方面或某几方面显著困难。这类儿童的智商基本处于正常范围内、少数偏低或偏高，其大多数伴有社会交往和自我行为调节方面的障碍，需要排除由于智力低下、视觉障碍、听觉障碍、情绪障碍等或由于受经济、文化水平的影响，未能接受正规教育的原因所产生的学习方面的障碍。男童发生率是女童的 2 倍。

年龄较小儿童发生的学习障碍，通常是基本学习技能的获得困难，患者学习技能发育障碍的可能性较大。年龄较大出现学习障碍的儿童，之前已掌握了基本学习技能，主要是因为学习动机损害和基本技能的应用障碍引起，也有少数儿童是因为认知能力的潜在特殊缺陷，导致学习内容性质发生改变时发生学习困难。各门功课、学习技能的普遍落后，多因学习动机损害，导致学习技能的发展和应用障碍的结果。个别科目和学习技能的局限性障碍及智力结构异常者，则常见于特殊学习技能发育障碍。

评定儿童学习困难常常采用智力测验和学业成就测验来综合判断。智力测验通常采用韦氏幼儿/儿童智力测验，可评定儿童总智商、言语智商和操作智商水平，以及分析各分项以判断智力结构是否均衡和缺陷所在。学业成就测验常用的有广泛成就测验和 Peabody 个人成就测验，可评定儿童学业成就和学习技能所达到的水平。学习困难儿童的智商正常或接近正常，但成就测验结果明显低于其相应的年龄和学龄水平。

加强围生期卫生保健，做到优生优育，防止烟、酒、毒品等有害物质的侵害，以减少儿童大脑功能受损的机会，正确开展婴幼儿早期教育可促进获取良好的学习技能。发现儿童有学习问题和语言发育问题时，应指导家长改进育儿条件与方法，尽早接受心理保健与咨询，纠正发育偏差，防止病情发展。

学习动机缺失的儿童，通过培养学习兴趣，增强自信心和学习动机，改进学习方法等支持性心理治疗方法进行治疗。对于学习技能障碍和发展缓慢的儿童，通过针对性的基本技能训练课程，配合学校开展特殊教育和强化训练可有效改善。对于合并其他心理行为问题者，需要相应的治疗方案，必要时可使用药物治疗。

（杨 凡）

第三节　青春期健康与疾病

一、青春期发育有关问题

(一) 痤疮

又称粉刺,是青春期常见的毛囊、皮脂腺的慢性炎症。本病男性多于女性,损害好发于面颊、额部、颏部和鼻颊沟等多脂区,其次是胸部、背部及肩部。本病有自限性,开始时多有黑头粉刺及油性皮脂溢出,还常有丘疹、结节、脓疱、脓肿、窦道或瘢痕。绝大多数患者青春期后逐渐减轻,以致消失。注意饮食有益于痤疮的防治。少吃辛辣、富含油脂的食物及甜食,多吃新鲜蔬菜及水果,调整消化道功能。保持皮肤清洁,用温水、香皂洗涤患部,避免用手挤压。如有感染可使用抗生素,也可选用复合维生素 B、维生素 A、锌制剂等,或进行局部理疗,减轻皮损。

(二) 月经不调

青春期月经不调一般是由于卵巢功能发育不全引起的,表现为月经周期紊乱、出血期延长或缩短、出血量增多或减少,甚至月经闭止。在此期间,应注意加强营养,增强体质,避免学习负担过重和过于疲劳,同时应让患者消除对月经的恐惧、紧张心理,注意经期的保暖及休息,月经会变得逐渐规律。

(三) 乳房发育

女性第二性征发育是以乳房发育为最早的信号。在发育过程中可能出现乳房过小或过大、双侧乳房发育不均、乳房畸形和乳房包块等。若出现这些情况,应在医师指导下进行恰当的锻炼和治疗。一般少女要到身体发育定型、性完全成熟才能确定乳房是否发育不良,不要过早下结论。

(四) 遗精

在没有手淫或性交的情况下射精称为遗精,它是男性中学生中常见的一种正常生理现象。在青春发育期,睾丸不断分泌大量的雄激素,同时产生大量精子,精子和精浆组成精液。精液不断产生并不断积聚在输精管内,当达饱和状态时便通过遗精的方式排出体外。遗精虽然是一种正常的生理现象,但过于频繁,尤其是梦遗,可能会扰乱睡眠,引起心理紧张、头痛、头晕、无精打采、浑身无力等症状。

(五) 手淫

是指通过自我抚弄或刺激性器官而产生性兴奋或性高潮的一种行为。在青春期是一个较普遍的性行为问题。男女均可发生。有手淫习惯的男性比女性多,国外调查 80% 左右的男性和 30% 以上的女性有过手淫。有研究表明,手淫是青春期一种解除性紧张的方式。但青少年对手淫问题有许多不正确的看法,这些看法在不同程度上影响了他们的身心健康。

二、青春期常见心理行为问题

青春期是个体由儿童向成年人过渡的特殊时期,生殖系统迅速发育而达到性成熟,而心理和社会适应能力的发展相对落后,容易在心理上出现波动和困扰,形成青春期心理卫生问题。这些问题通过正确的引导和帮助,绝大多数能得到解决;但若不及时干预解决,长时间持续则可能造成心理疾病,影响学习,严重者可危及家庭和社会。

（一）青春期综合征

青春期综合征是青少年特有的生理失衡和由此引发的心理失衡病症，分为脑神经功能失衡、性神经功能失衡和心理功能失衡三方面。常见的表现有注意力不集中、不由自主的胡思乱想、记忆力差和思维迟钝等，影响学习。睡眠不规律，白天精神不振，易瞌睡；夜晚卧床后，大脑却兴奋起来，浮想联翩，难以入眠，乱梦纷纭，醒后大脑特别疲困，提不起精神。性冲动频繁，形成不良的性习惯，过度手淫。由于上述种种生理失衡症状困扰着青少年，极易造成青少年心理失衡，出现忧虑、紧张、抑郁、烦躁、消极、敏感、多疑、自卑自责、厌学、逃学、离家出走、早恋、未婚性行为、性犯罪，甚至自虐、轻生。

尽管青春期综合征不是严重的心理异常，但对青少年心理的发展和人格的健全十分有害，必须迅速从这种状态中解脱出来。加强引导、教育和沟通，让青少年能正确评价自我；了解生理卫生知识并能正确处理可能出现的性方面的问题，使自己健康、平稳地度过青春期。

（二）青春期焦虑症

焦虑症即焦虑性神经病，是指持续性精神紧张或发作性惊恐状态，常伴有自主神经功能障碍。青春期焦虑症是指处于青春期的孩子显现这种状态，是常见的情绪障碍。主要表现有焦虑情绪、因焦虑而引发的不安行为和自主神经系统功能紊乱等三方面症状。如恐惧、紧张、羞涩、孤独、自卑和烦恼，还可伴有头晕、头痛、失眠、多梦、神经过敏、情绪不稳、体重下降和焦虑不安等。青春期焦虑症的治疗是综合治疗，心理治疗为主，辅以药物治疗和生物反馈治疗。

（三）青春期抑郁症

青春期抑郁症（adolescent depression）属于儿童青少年情感性障碍范畴，是以持久、显著的情绪异常（高涨或低落）为基本症状的一种精神疾病。表现为长期抑郁伴有言语思维和行为改变。在缓解期间精神活动正常，有反复发作的倾向。女性较男性多见。表现为自责、自怨自艾、表面淡漠，整天心情不畅、郁郁寡欢，感觉周围事物都是灰色的。

青春期抑郁症轻症者居多，重症患者可对前途和未来悲观失望，有轻生念头，如不及时治疗可产生严重后果，应积极防治。

（四）饮食障碍

1. **神经性厌食症**（anorexia nervosa）　是一种由不良心理社会因素引起的饮食障碍，早期为主动节食、厌食，进而食欲缺乏、消瘦、内分泌代谢紊乱，如不及时治疗可导致死亡。多见于女性青少年。明显的厌食是本病的突出症状，此外可见恶心、呕吐及顽固性便秘。由于长期进食过少，患者可出现营养不良及低代谢症状，如体温低、畏寒、低血压等。已有月经的女孩，可出现继发性闭经。多数病例尚能支持一般室内活动、上学念书等，但容易疲乏无力，少数病例精神抑郁，反应淡漠。神经性厌食症的治疗没有特效药物，主要依靠心理治疗和行为矫正。

2. **神经性贪食症**（bulimia nervosa）　是指一种无法控制的多食、暴食症。可反复发作，多见于女性青少年，可与神经性厌食症伴发。患儿有强烈的进食冲动，发作时食量惊人。采用暴食缓解内心紧张，继而自行催吐，有的甚至滥用导泻药。人为导泻的患者常常出现低钾血症、低氯性碱中毒等并发症。治疗主要通过心理治疗和使用抗抑郁药物。

（五）网瘾

网瘾（即网络成瘾），又称网络过度使用症，主要是指长时间沉迷于网络，对之外的事情都没有过多的兴趣，从而影响身心健康的一种病症。分为网络游戏成瘾、网络色情成瘾、网络关系成瘾、网络信息成瘾、网络交易成瘾5类。网瘾的高发人群多为12~18岁的青少年，以男性居多，男女比例为2：1。表现为对网络的使用有强烈的渴求或冲动感，减少或停止上网时会出现全身不适、烦躁、易激惹、注意力不集中、睡眠障碍等戒断反应。严重危害青少年的身心健康，部分青少年甚至因此走上吸毒、偷窃等违法犯罪道路。

对于网瘾的治疗和预防不能简单采取一味封堵禁止的办法，应该家校配合，正确引导青少年学习网络、掌握网络和使用网络以丰富自己的知识，促进自身的发展。

（六）物质滥用

物质滥用（substance abuse）是指大量反复使用与医疗目的无关的依赖性药物或物质,包括成瘾性及习惯性药物,引起生理依赖性和精神依赖性。常见的依赖性药物或物质有酒精类、阿片类、大麻、催眠药、抗焦虑药、麻醉药、兴奋剂、致幻剂和烟草等。滥用物质的种类随年龄、性别、地区、种族和地理因素的不同而不同。

预防青春期物质滥用的有效方法是加强宣传和教育,积极努力地对青少年进行心理疏导和精神帮助。对于已有物质滥用的青少年,在生理解毒后进行连续的医学随访和给予心理、社会支持。

（七）青少年伤害

伤害（injury）是指凡因能量（机械能、电能、热能等）的传递或干扰超过人体的耐受性造成机体组织损伤,或窒息导致缺氧以及由于刺激所引起的心理创伤。伤害是导致儿童青少年死亡和损伤最为重要的原因之一。据世界卫生组织（WHO）统计,伤害已成为全球 0~14 岁儿童的首位死因。在我国,1~19 岁人口的首位死亡原因是伤害。青少年常见的伤害有自杀、车祸伤、意外中毒、溺水、意外跌落和他杀等。

伤害的预防是一项多学科、多部门、全社会共同参与的系统工程。通过工程干预（engineering intervention）、经济干预（economic intervention）、强制干预（enforcement intervention）和教育干预（educational intervention）措施,主动干预和被动干预相结合的方式,以达到对青少年伤害的有效防控。

（杨　凡）

小结

1. 儿童的生长发育过程是区别于成人的一个最主要特点。儿童的生长发育不是匀速的,不同的时期有各自不同的特点。生长发育正常与否可以通过定期的体格生长指标的测量和对结果的评价并结合喂养史、体格检查等得到一个客观、正确的结论。儿童的生长发育受多种因素的影响。

2. 神经系统的发育是神经心理发育的物质基础,神经系统的发育包括感知觉发育、运动发育、语言发育和心理活动的发育。可以通过某些标准化的测试对儿童的发育进行评估。在行为发育过程中,由于生理功能或养育环境等原因可造成异常。

3. 青春期是儿童生长发育过程中的一个特殊时期。生理上第二性征开始出现直至性成熟和体格发育完全。生理上的快速成熟与心理行为的发育不相一致,易造成青春期发育过程中的一些特有问题。

思考题

1. 生长评价包括哪些?

2. 如何对儿童进行生长评价?

3. 简述小儿神经、心理发育的进程。

4. 如何选用儿童心理发育测试工具?

5. 青春期为什么是心理行为问题较多的时期?

第三章
儿 童 保 健

儿童保健的主要任务是研究儿童各年龄期生长发育的规律及其影响因素,通过有效的保健措施保障儿童的健康成长。

第一节　各年龄期儿童的保健重点

儿童处于不断生长发育的动态变化过程中,各器官系统逐渐长大、发育完善和功能成熟。根据儿童生长发育的特点,将儿童年龄划分为 7 个时期,各期之间既有区别又有联系,不同时期的儿童有不同的保健重点。

一、胎儿期及围生期保健重点

胎儿期(fetal period)是指从受精卵形成到胎儿娩出前。妊娠全过程约 280d,以 4 周(28d)为一个妊娠月,共 10 个妊娠月。受精后 8 周称为胚胎期,是主要器官结构完成分化的时期。受精后 9 周起称胎儿期,是各器官进一步发育渐趋成熟的时期。

围生期(perinatal period)指胎龄满 28 周到出生后 7 天,包括妊娠后期、分娩过程和新生儿早期。此期是胎儿经历从依赖母体到新生儿依靠自己的呼吸器官摄入氧气,依靠自己的消化系统摄入营养独立存活的巨大变化,在这阶段中的胎儿和新生儿则称为围生儿。围生儿很容易受到胎内、分娩过程中及出生后各种因素的影响而患病,甚至死亡,所以围生儿死亡率是衡量一个国家和地区妇幼卫生工作质量的重要指标。

胎儿依赖于母体而生存,所以胎儿的生长发育与母体密切相关,胎儿期保健就是通过对孕母的系统保健达到保护胎儿宫内生长直至最终安全分娩的目的。胎儿期保健的重点是预防先天性畸形、胎儿生长受限、宫内感染、早产、围生期窒息,预防先天性发育不全及遗传性疾病。

(一)预防遗传性疾病

预防遗传性疾病要从婚前开始,禁止近亲结婚;对有遗传性疾病家族史,家庭中有多例原因不明疾病患者,需要通过咨询预测风险率,必要时结合相应的筛查诊断技术如基因检测、荧光原位杂交等技术早期诊断遗传性疾病,必要时可终止妊娠。

(二)预防感染

孕母受到微生物感染特别是病毒感染可损害染色体结构,抑制细胞分化,导致胎儿畸形,甚至智力障碍。妊娠早期感染致畸率可高达 50%,妊娠后期致畸率虽然下降,但是也可以影响胎儿生长发育,导致胎儿生长受限。因此,孕母应尽量不去人多空气差的公共场所,避免与感染患者接触。

（三）避免化学毒物

铅、苯、汞等化学毒物,饮酒、吸烟(包括被动吸烟)等都可导致胎儿生长发育障碍、先天畸形。

（四）避免接触放射线

胎儿期尤其 3~8 周对放射线非常敏感,可引起多系统尤其是神经系统畸形。

（五）慎用药物

很多药物可以通过胎盘进入胎儿体内,对胎儿造成影响。药物对胎儿的影响与用药的孕周及药物种类有关,孕 3 个月后除性激素类药物外,一般药物不再致畸,但是可能影响胎儿的生长和器官功能。

（六）治疗慢性疾病

母亲的慢性疾病如糖尿病、甲状腺功能异常、结核等对胎儿影响极大,应在孕前积极治疗,定期产前检查,必要时在医师指导下进行治疗。

（七）保证充足均衡的营养,维持适宜体重增长

胎儿的营养依赖于孕母,孕母充足均衡的营养是保证胎儿正常生长发育的根本。孕期的膳食应注意充足热量和营养均衡,保证热量摄入,但是避免胎儿营养过剩。根据中国营养学会制定的《中国居民膳食营养素参考摄入量(2013 版)》,孕期热量须比孕前增加 200kcal/d;增加优质蛋白质食物的摄入,孕早、中、晚期蛋白质需要量分别增加 5g/d、15g/d、20g/d;孕早、中、晚期钙的适宜摄入量分别为 800mg/d、1 000mg/d 和 1 200mg/d,孕期需要适当增加乳类的摄入,必要时可额外补充钙。

（八）保持良好的情绪和适量的身体活动

孕母良好的情绪有助于胎儿的健康和能力的发展,故孕期应心情愉快、保证充足睡眠,进行适当的身体活动。

（九）高危妊娠的管理

任何影响母子健康的因素,无论是母亲生理状况(如母亲身材、疾病、妊娠并发症)、胎盘脐带情况还是胎儿因素(多胎、先天畸形等)都属于高危因素。定期产前检查,及时发现妊娠高危因素并给予干预。

二、新生儿期保健重点

新生儿期(neonatal period)是指自胎儿娩出后从脐带结扎到出生后未满 28 天。新生儿期与围生期有 7d 重叠时间。新生儿从宫内完全依赖母体供给营养到离开母体适应宫外环境,需要经历身体各系统解剖和生理功能的巨大变化,是生命最脆弱的时期。

新生儿期保健重点是预防窒息缺氧、寒冷损伤和感染,合理营养喂养。

（一）保暖

新生儿皮下脂肪少,体表面积相对较大,容易散热,棕色脂肪少,受冷时不能通过棕色脂肪产热维持体温,而且新生儿体温调节中枢发育不成熟,体温不稳定,易受环境温度影响而出现体温不升、寒冷损伤综合征或发热。新生儿期特别需要注意维持中性环境温度。

新生儿居室温度与湿度需要随气候温度变化而调节,室内温度保持在 20~22℃,相对湿度 55%~60%。注意室内通风。

（二）喂养

新生儿离开母体后需要从外界摄入食物,通过消化道消化吸收获取营养。新生儿出生时即具备最基本的进食动作——觅食反射和吞咽反射,其口腔小、舌体宽、脂肪垫等均有利于吸吮和吞咽。消化道解剖及功能发育使新生儿可以适应纯乳汁如母乳的营养摄入。新生儿胃肠道内蛋白酶的活性较好,可以消化乳汁中的蛋白质,而多糖酶活性低,消化淀粉的能力差,胃脂肪酶活性高,但胰脂酶和肠脂酶活性不足,故消化脂肪的能力有限,母乳含有的一定量脂肪酶可以补偿消化道脂肪酶的不足。所

以,4个月内的婴儿不适合添加淀粉类和脂肪类食物。

对婴儿来说,母乳是最佳食品,母乳喂养是最理想的喂养方式。母乳营养素种类最全面和比例最恰当,最容易消化和吸收。母乳含有丰富的免疫物质,能提高婴儿抗感染能力。确实因为医学原因不能母乳喂养或母乳不足者可以添加婴儿配方乳。

新生儿时期主张按需喂养,特别是母乳喂养。人工喂养者约每3小时喂一次。

(三)护理

1. **衣物** 新生儿衣物(包括床上用品)应使用柔软的棉布制作,勤换勤洗。包裹不宜太紧,允许新生儿四肢自由伸屈。

2. **脐带** 每天洗澡后用2%聚维酮碘或75%乙醇擦脐凹,注意保持脐部清洁和干燥。

3. **清洁** 新生儿最好勤洗澡保持皮肤清洁,注意皮肤皱褶如腋下、腹股沟处皮肤清洁。

4. **特殊生理现象** 粟粒疹、"马牙""上皮珠"、乳房肿大、"假月经"等生理现象不需要处理,不能用针挑或挤压。

(四)睡眠

新生儿大脑皮质兴奋性低,对外界刺激反应容易疲劳,睡眠时间较长。

(五)预防感染

新生儿居室要通风,保持空气新鲜,成人护理新生儿前须洗手,新生儿餐具如奶瓶、奶嘴等需要每次煮沸消毒。新生儿时期定期接种疫苗。避免接触患病者。

(六)慎用药物

新生儿肝、肾功能都不成熟,某些药物如氯霉素容易在体内蓄积发生不良反应,新生儿本身或哺乳的乳母都需慎用药物。

(七)疾病筛查

新生儿出生后应按流程进行新生儿疾病筛查。目前常规的筛查内容包括:听力、遗传代谢性疾病如甲状腺功能减退症和苯丙酮尿症等。

(八)家庭访视

正常足月新生儿访视次数不少于2次。首次访视:在出院后7d之内进行。如发现问题应酌情增加访视次数。满月访视:在出生后28~30d进行。高危新生儿根据具体情况酌情增加访视次数,首次访视应在得到高危新生儿出院(或家庭分娩)报告后3d内进行。访视时医务人员会结合新生儿出生情况进行喂养和护理指导,通过访视及时发现问题并给予指导,必要时转诊。

三、婴儿期保健重点

婴儿期(infant period)指从出生到1岁之前的时期。这个时期生长发育迅速,对营养需求量高,但是其消化系统发育相对不够完善,容易发生营养和消化道功能紊乱;来自母亲的抗体逐渐减少,自身免疫系统还不成熟,容易发生感染性疾病。这个时期的保健重点是合理均衡的营养,进行预防接种预防疾病,定期健康检查早期发现疾病。

(一)合理喂养、促进生长

婴儿期最合理的营养是母乳,母乳可以满足6个月内婴儿几乎所有的营养需要,母乳不足或因为医学原因不能母乳喂养时,需要补充或使用配方奶粉替代。

4~6个月后开始进行食物转换(过去称添加辅助食品),按照从少到多、从一种到多种、从稀到稠、从细到粗的原则添加。添加辅助食品的最终目的是替代1~2次母乳或配方乳,食物转换食品的营养素也必须逐渐全面均衡,这就要求添加的食物种类需要多样化,比例适当。食物转换时注意添加强化铁的米粉、含铁多的红肉等食物,预防缺铁性贫血。固体食物的形状需要与婴儿的牙齿匹配,没有牙齿时只能吃泥糊状食品,随着牙齿的增多食物逐渐变粗,20颗牙齿出齐后食物可以接近成人食品。但是进食干果类食物时应注意预防误吸引起窒息。

食物转换时需要观察婴儿大便、全身情况,注意有无消化不良和过敏表现。食物转换的同时注意培养婴儿进食习惯,如固定餐位、不强迫进食等。

母乳喂养的婴儿需要补充维生素 D 400U/d,人工喂养者根据配方乳中维生素 D 含量决定维生素 D 的补充量。

（二）定期健康检查

婴儿期是体格生长最迅速的阶段,需要定期健康检查,可以早期发现生长发育偏离、营养性疾病,早期干预。教会父母使用生长曲线图,通过生长曲线图了解婴儿生长速度、营养状况及其动态变化。

注意营养性缺铁性贫血、营养性维生素 D 缺乏性佝偻病的防治。

（三）预防感染

出生后的新生儿就开始在医院接受预防接种,出院后尽快在住家附近的医疗保健机构建立预防接种卡,接受定期预防接种,预防疾病。

四、幼儿期保健重点

自 1 岁至满 3 周岁之前为幼儿期（toddler period）。此期体格生长速度减慢,而智能发育加快,语言、思维、社交能力的发育迅速,但识别危险和自我保护的能力不足,容易发生意外。

（一）合理营养

食物种类接近成人,但是食物性状需要由牙齿决定。萌牙数目越接近 20 颗,食物性状越接近成人。培养幼儿自己进食的能力,防止强迫进食,不吃零食。乳类仍然需要每天 2~3 次,400~600ml/d,如果母乳充足,仍然可以母乳喂养,但是注意防止含着奶头睡觉,或把妈妈奶头当安抚奶嘴。

（二）定期健康检查

每 3~6 个月进行一次健康检查,继续使用生长曲线图监测生长,防止营养不良和肥胖,发现生长偏离及时进行干预。

重视视力、口腔保健,定期检查视力和口腔,检查外生殖器,注意有无阴唇粘连、隐睾、包茎,发现问题及时转专科治疗。

（三）预防疾病、预防意外发生

这个时期要按时进行预防接种。

幼儿活动范围扩大,喜欢探索未知世界,但是对危险缺乏识别能力和自我保护意识,容易发生意外伤害,防止烫伤、跌伤、溺水、触电、异物吸入、药物中毒等意外发生。

（四）促进语言、运动、认知能力发展

幼儿期儿童神经精神发育迅速,应注意语言、运动和认知能力的发展。

1. **促进语言发育**　1~3 岁是语言发展的关键时期,应给幼儿提供良好的语言环境。①多说:结合日常生活中接触的食物,以正确的语法、发音多与幼儿说话,鼓励幼儿模仿;②讲故事:使用简洁、易懂的语言给幼儿讲故事,并鼓励幼儿重复;③多读书:跟幼儿一起阅读,从简单图片过渡到配有插图的彩绘本,再到以文字为主的阅读,培养儿童的阅读习惯。

2. **促进动作发育**　1~3 岁幼儿是从学走路到独自走稳,再会跑、跳、爬高等动作,同时精细动作也逐渐发展。这个时期要注意提供安全的活动空间,并经常带幼儿进行户外活动,要注意提供机会训练幼儿精细动作,如搭积木、画画、自己进食等。

3. **促进认知发展**　可以通过游戏等方式培养幼儿探索和认知的能力。比如通过游戏训练幼儿认识颜色、理解数字的概念、学会称呼等,在游戏过程中训练幼儿的分析、综合和比较的能力,提高幼儿抽象概括的能力。

五、学龄前期保健重点

自 3 周岁至进入小学前(6~7 岁)为学龄前期(preschool period)。此期儿童体格指标稳定增长,智力发育加速,社会交往较前广泛,知识面逐渐扩大。

(一) 合理营养

食物种类和性状均接近成人,口味比成人清淡,乳类仍然需要每天 2 次,约 400~500ml。培养良好的饮食习惯,不吃零食。

(二) 定期健康检查

此期儿童均在幼儿园接受健康检查,及时发现生长偏离,预防营养不良和肥胖。注意培养正确的坐、站、走的姿势。

(三) 预防感染和意外发生

继续按计划预防接种,培养良好的卫生习惯。这个时期儿童活动范围更广,注意防止意外伤害的发生,如车祸、溺水、触电等。

(四) 重视视力、口腔保健

1. 视力保健　注意保护视力,养成良好的坐姿,定期视力检查,如发现幼儿斜视或注视姿势异常及时到专科就诊。

2. 口腔保健　培养儿童早晚刷牙、饭后漱口的良好卫生习惯,每 6 个月到口腔专科检查 1 次,早期发现龋齿,及时治疗。

六、学龄期保健重点

从入小学起(6~7 岁)到进入青春期前为学龄期(school age)。学龄期儿童除生殖系统外其他器官的发育已经接近成人水平,对事物具有一定分析、理解能力,认知和心理发展迅速,这是儿童接受知识教育的重要时期,同时也是容易受同学、老师、社会环境影响的时期。这个时期儿童抵抗力增强,发病率降低,但是需要注意用眼卫生、口腔保健,养成良好的坐、立、行姿势,预防精神、情绪和行为等方面异常。

(一) 学习能力培养

为儿童提供良好的学习条件,培养儿童良好的学习兴趣和习惯。

(二) 合理营养

充足而均衡的营养是保证儿童正常生长、健康心理发育的基础。重视早餐和课间加餐,可以由儿童参与制订菜谱和准备食物,以增强食欲。进行健康营养的宣传。

(三) 定期健康检查

每 0.5~1 年进行一次健康检查,监测生长发育,早期发现矮身材、肥胖、消瘦等生长偏离,必要时到专科做进一步检查。注意正确的坐姿、书写姿势、行走姿势等,预防脊柱畸形。

(四) 体格锻炼

每天进行适当的户外活动和身体锻炼,以增强身体抵抗能力,促进儿童动作和认知能力发展。

(五) 疾病预防、防止意外

继续按时预防接种,防止意外伤害包括车祸、溺水、活动时外伤等。

(六) 重视视力、口腔保健

1. 注意口腔卫生　每天早晚刷牙、饭后漱口,每 6 个月到医院检查牙齿,预防和治疗龋齿。

2. 注意用眼卫生　每年 1 次视力检查,注意正确的书写、阅读姿势,预防屈光不正。

七、青春期保健重点

青春期年龄女性为 11~12 岁至 17~18 岁,男性 13~14 岁至 18~20 岁。从第二性征出现到生殖功能基本发育成熟、身高停止增长的时期为青春期(adolescence)。女孩青春期第一个表现是乳房发育,男孩是睾丸增大。此期儿童在性激素的作用下出现第二个生长高峰,至本期结束各系统已发育成熟,体格生长停止。性发育成熟,但心理和社会适应能力发展相对落后,易受外界环境的影响,容易出现心理、行为和精神方面的问题。

(一) 合理营养

青春期生长进入第二高峰,对各种营养素需要增加,养成健康饮食行为,每天三餐,比例适宜,切忌暴饮暴食。这个时期骨骼发育迅速,身体对钙的需要增加,中国营养学会关于青春期钙推荐量是 1 000mg/d,食物摄入不足时应补充钙制剂。

(二) 体格锻炼

引导进行积极的体育锻炼,不仅增强体质,也培养了青少年的毅力和意志力。

(三) 预防青春期心理行为问题

及时进行生理、心理卫生和性知识教育,让青少年树立正确的人生观,建立健康的生活方式。

(杨 凡)

第二节　儿童保健的具体措施

一、护理

护理是儿童保健的基础内容,但是不同年龄阶段的护理重点不一样。

(一) 居室

所有居室都要求阳光充足,有通风通气的条件。对新生儿要求居室温度相对稳定在 20~22℃,相对湿度 55%~60%,对幼儿期以上居室温度同成人。培养儿童适应环境的能力。无论是否母乳喂养,出生后都应该母婴同室。

(二) 衣着

儿童衣着包括被子、床单最好使用色浅柔软纯棉织物,衣裤应宽松,穿连衣裤或背带裤。存放儿童衣物的衣柜不宜使用樟脑丸。

二、营养

合理的营养是保证儿童正常生长发育的基础。婴儿期最理想的食物是母乳,母乳可以满足 6 个月内婴儿几乎所有的营养需要,母乳不足或因为医学原因不能母乳喂养时,需要补充或使用配方乳替代。4~6 个月开始食物转换,转换的食品是为了替代某餐母乳或配方乳,食物转换的营养素也必须均衡全面,这就要求添加的食物种类需要多样化,比例适当。

三、计划免疫

计划免疫(planed immunization)是根据传染病发生情况,结合儿童免疫特点制订有计划、有组织的免疫程序,以达到提高儿童免疫水平,预防、控制传染病的目的。

(一) 儿童计划免疫程序

目前我国在全国范围内对适龄儿童常规接种乙型肝炎疫苗、卡介苗、脊髓灰质炎疫苗、百白破疫苗、麻疹疫苗、甲型肝炎疫苗、流行性脑脊髓膜炎疫苗、流行性乙型脑炎疫苗、麻风腮疫苗。儿童常规疫苗免疫程序见表3-1。

表 3-1　儿童常规疫苗免疫程序

疫苗	接种途径	接种年龄
卡介苗	皮内注射	出生
乙肝疫苗	肌内注射	出生、1 月龄、6 月龄
脊髓灰质炎混合疫苗	口服	2 月龄、3 月龄、4 月龄
百白破三联疫苗	肌内注射	3 月龄、4 月龄、5 月龄、18~24 月龄
麻风腮疫苗		
麻风疫苗 / 麻疹疫苗	皮下注射	8 月龄
麻风腮疫苗 / 麻腮疫苗 / 麻疹疫苗	皮下注射	18~24 月龄
乙脑疫苗		
减毒活疫苗	皮下注射	8 月龄、2 周岁、7 周岁
灭活疫苗	皮下注射	8 月龄、2 周岁、6 周岁
A 群流脑疫苗	皮下注射	6~18 月龄接种 2 剂次,间隔 3 个月
甲肝疫苗		
减毒活疫苗	皮下注射	18 月龄
灭活疫苗	肌内注射	18 月龄、24~30 月龄
A+C 群流脑疫苗	皮下注射	3 周岁、6 周岁
白破疫苗	肌内注射	6 周岁

(二) 预防接种反应及处理

预防接种的免疫制剂对人体是一种外来刺激,活疫苗接种实际上是一次轻度感染,灭活疫苗接种是异物刺激,因此接种后一般会引起不同程度的局部或全身反应,分为正常反应和异常反应。

1. 正常反应

(1)局部反应:一般在接种疫苗后 24h 左右局部发生红、肿、热、痛等现象,严重者可引起局部淋巴结肿痛。

(2)全身反应:表现为发热,少数可出现头痛、呕吐、腹痛、腹泻等症状。

目前所使用的制剂绝大多数局部反应和全身反应都很轻微,不需要做任何处理,1~2d 后可恢复;严重者需要对症处理。

2. 异常反应　少见。

(1)晕厥:多发生在空腹、精神紧张的儿童,发生后让儿童平卧,服温开水或糖水,密切观察生命体征,一般可在短时间内恢复。

(2)过敏性休克:按照过敏性休克处理,使用肾上腺素、糖皮质激素和抗过敏药物治疗。

四、儿童心理健康

心理健康是健康的重要部分,需要按照儿童神经心理发育特点进行诱导、教育,促使儿童具有良好的社会适应能力。

(一) 习惯培养

1. **睡眠习惯**　从出生就培养儿童有规律的睡眠习惯。儿童居室光线应柔和,儿童有自己固定位置的床位;睡前或醒后不拍、不摇,不可使用喂哺的方式催眠;睡前避免过度兴奋,可应用固定乐曲催眠;有相对固定的睡眠作息时间。

2. **饮食习惯**　随着年龄增长,3~4 个月逐渐停止夜间喂奶,即夜间可以少喂一餐;4~6 个月逐步引入除奶以外的其他食物,减少以后挑食偏食;能独坐以后进食应有固定餐位,并且训练儿童主动抓取食物和自己用勺进食;进食时不给儿童玩具,不看电视,不做任何分散注意力的事情;由儿童自己决定进食量,不强迫喂食,不追喂。

3. **排便习惯**　随着食物性状改变和消化功能成熟,大便次数逐渐减少至每天 1~2 次时可以开始定时训练婴儿排便。能够用语言表达便意时可以训练控制大小便,单独坐稳后可以开始训练使用坐便器。

4. **卫生习惯**　从出生开始培养良好的卫生习惯,定时洗澡、剪指甲、换衣裤;不要让儿童随地大小便;萌牙后开始清洗牙齿;养成饭后漱口、餐前便后洗手的习惯;养成不乱扔垃圾的习惯。

(二) 社会适应性培养

儿童的社会适应性与性别、年龄、家庭环境、教育方式密切相关。

1. **独立能力**　从小培养儿童独立能力,比如独自睡觉、自己进食、大小便控制、自己穿衣等。

2. **控制情绪**　儿童控制情绪的能力与年龄相关,更是受家庭教育方式的影响。家长对儿童的要求和行为需要按照统一的社会标准予以满足或约束,同时,家长在情绪控制方面应树立良好榜样,对儿童的行为问题采用诱导方法而不是强制方法,对儿童正确、积极的行为及时予以表扬和鼓励。

3. **社交能力**　从小给予儿童积极愉快的感受,比如常常与孩子目光交流,微笑、说话、唱歌,经常抚摸孩子,一起做游戏、讲故事。鼓励儿童与小朋友玩耍并帮助他人,在游戏中学习遵守规则。

4. **创造能力**　通过游戏、故事、绘画、音乐等培养孩子的想象力和创造能力。

5. **意志**　在日常生活、游戏和学习中培养儿童克服困难的意志,增强儿童自觉、坚持、果断、自制能力,增强儿童自信心。

五、定期健康检查

散居和托幼机构的儿童都应进行定期健康检查,系统监测儿童生长发育、营养状况,及时发现生长偏离和营养不良。

(一) 新生儿访视

由社区卫生服务中心的妇幼保健人员实施,出生后家访 4 次,其目的在于早期发现问题,及时指导处理。家访的内容包括:了解新生儿出生情况;回家后生活情况,如生活环境等;预防接种情况;喂养与护理指导;体重测量;体格检查:重点注意有无黄疸及程度、脐部有无感染;接受家长的咨询并给出建议和指导。

(二) 儿童保健门诊

让儿童定期在妇幼保健机构进行健康检查,教会家长使用生长曲线图,通过连续监测儿童体格生长情况和心理发育状况,及时发现问题并给予指导。

1. **定期检查的频度**　《全国儿童保健工作规范(试行)》中要求婴儿期至少 4 次,建议分别在 3 月龄、6 月龄、8 月龄和 12 月龄;3 岁及以下儿童每年至少 2 次,每次间隔 6 个月,时间在 1.5 岁、2 岁、2.5 岁和 3 岁;3 岁以上儿童每年至少 1 次。健康检查可根据儿童个体情况,结合预防接种时间或本地区实际情况适当调整检查时间、增加检查次数。

2. 定期检查的内容 询问并记录出生史、喂养史、生长发育史、预防接种史、疾病史、家庭环境等;体格测量和评价;全身体检;定期实验室检查如血红蛋白等。

六、体格锻炼

(一) 户外活动

除非恶劣天气,鼓励儿童多在户外活动,帮助提高儿童对冷热空气的适应能力,提高机体抵抗力。

(二) 皮肤锻炼

1. 皮肤按摩 按摩可以刺激皮肤,不仅有益于循环、呼吸、消化功能,也促进了婴儿与父母之间的情感交流。

2. 温水浴 温水浴提高了皮肤适应冷热变化的能力。温水浴不仅可以清洁皮肤,也可以促进新陈代谢,增强食欲,还有利于睡眠。

3. 淋浴 适用于 3 岁以上儿童。

(三) 体育运动

1. 体操类

(1) 婴儿被动操:婴儿被动操是指由成人给婴儿做四肢伸屈运动,适用于 2~6 个月内小婴儿。被动操可以促进婴儿的血液循环和大运动发育。

(2) 婴儿主动操:在成人帮助下,配合音乐,诱导婴儿主动地活动肢体,也可以根据婴儿月龄和发育情况训练抬头、翻身、坐、爬、站、扶走、双手取物等。

(3) 幼儿体操:配合音乐,模仿成人做运动。

(4) 儿童体操:比如广播体操、健美操,可以增加动作协调性。

2. 游戏、田径与球类 根据不同年龄选择不同的锻炼方式如木马、滑梯、舞蹈、跳绳、各种球类和田径运动等。

七、意外伤害预防

(一) 窒息和异物吸入

防止块状食物、坚果类食物以及其他异物如纽扣、硬币等吸入,小婴儿要防止奶汁误吸。进食时不要哭闹、大笑。

(二) 中毒

防止食物在加工制作过程中受到细菌、病毒的污染;避免食用有毒食物,如毒菌、鱼苦胆等;避免误服药物。

(三) 外伤

防止跌伤、烫伤等。婴幼儿应在成人监护下玩耍,妥善放置开水、油锅、汤锅。

(四) 溺水和交通事故

儿童玩水、游泳一定要有成人监护,教育儿童遵守交通规则。

八、教养环境

儿童的生长发育是遗传与社会生活环境、教育相互作用的结果。不良的环境可通过对心理的影响而导致健康的损害。儿童早期发展涉及生理、心理、认知、行为、情感、思想等多方面,以往我们更重视生理与体格发育,20世纪80年代后才开始逐渐重视儿童心理行为发育。儿童心理行为发育包括认知、语言、情绪、人格和社会适应等方面,近年来对儿童社会能力发育,或称"非认知能力"的发育也越来越重视,非认知能力的主要表现就是社会能力,包括对社会的适应能力、社会责任感、与不同人相处的能力、自我调节能力、创造能力等,它们主要通过成长环境的影响,从生活和社会实践中获得,而家庭教养环境对人生早期的这些经历将会起到奠基作用。

家庭教养环境是个体出生后所面临的第一环境,其是由家庭结构(家庭成员的组成)、家庭物质条件、家庭文化氛围以及家庭教养方式所共同组成的一种动态发展氛围。目前教育学家、心理研究学家普遍认为相对于个体遗传因素对个体有关性格及成长和发展方向的基础意义,后天的家庭教养环境对其所产生的影响更为重大和深远。家庭教养环境所涉及的诸多因素大致可分为客观因素和主观因素,客观因素包括家庭经济条件、成员结构以及因为家长的职业类型及固有的文化素养所营造出的家庭文化氛围;主观因素包括家庭成员本身的性格特点、对于教育方式以及习惯的表达和呈现、家庭成员内部之间的情感氛围和环境质量。而主观因素对幼儿发展所产生的能动性更强,其中存在较多的可变性和可控性,如家长的一言一行、思想品格及个人教育习惯等将起到向导作用。

(杨　凡)

小结

儿童期分为胎儿期、新生儿期、婴儿期、幼儿期、学龄前期、学龄期和青春期。不同年龄期儿童有不同的保健重点。

思考题

1. 根据儿童生长发育特点,将儿童划分为几个时期?
2. 请举例说明儿童保健措施有哪些。

第四章
儿科疾病的诊断和治疗

儿童正处于生长发育过程,无论是身体还是心理都经历成长和成熟的过程。婴幼儿无法诉说病情,年长儿也难以准确描述不适,体格检查不合作,生理指标值随年龄而不同,药物剂量因年龄和体重不同而异,体液平衡也有其自身的特点,易发生水、电解质和酸碱平衡紊乱。本章节主要介绍儿科疾病的诊断和治疗特点,及儿童体液平衡的特点和液体疗法。

第一节 儿科诊断的特点

疾病诊断(diagnosis)的过程包括:详细的病史采集,全面仔细的体格检查,再辅以各种实验室检查的资料,经临床思维、综合分析后作出初步的诊断。若当时诊断不十分明确,需经进一步的临床观察,补充病史,反复的体格检查,结合必要的实验室检查,才能作出最后的诊断。而正确的诊断是治疗成功与否的关键所在。

儿科疾病的诊断要考虑到以下特点:①儿童(尤其婴幼儿)不能正确地诉述病情,只有通过监护人向医师表达所观察到的现象;②儿童不易合作,体格检查时不能如成人那样顺利地配合,以致年轻医师容易遗漏检查部位;③儿童正处于生长发育过程中,有些疾病的表现与成人不同,如婴儿高热时常常出现抽搐;④儿童的生理值及体格检查的正常范围与成人不同。

一、病史询问及记录

获得完整而正确的病史(medical history)是儿科诊疗工作的重要环节。儿科病史询问有其特殊之处。婴幼儿病史一般由监护人提供,其准确性受到一定的限制。5~6岁以上的儿童,虽然自己能反映不适之处及其程度,但事先要取得其合作和信任,才能了解真实病情。由于多数情况下患儿的病史是由监护人代诉,儿科医师应以富有同情心的态度耐心听取家长的病情介绍;除非离题太远,一般不轻易打断;不要用暗示性的方式提问,因为这样回答的结果有时会出现假象。体格检查完毕后,可根据需要再补充询问有关病史。询问病史时要重点记录内容,但不是边问边记录全部内容;要不时地看望患儿,观察患儿的精神状态、呼吸、面色、哭声的响度。遇到危重病例,重点询问病史后即进行体格检查,并及时进行处理,待病情稳定后再详细询问。有时需引导监护人对其重要的临床症状及其病情变化和用药经过等作详细介绍。另外,医师良好的仪表及和蔼可亲的态度将有助于取得患儿及其监护人的信任和配合。

1. **基本信息** 姓名、性别、记录日期、家庭地址、病史提供者与患儿的关系、病史可靠程度等。

2. **年龄** 根据出生日期正确计算。1个月以内要写明天数(如25天);1岁以内要记录几个月几天(如8个月23天);1岁以上要记录几岁几个月(如3岁4个月)。

3. **主诉**（chief complaint）　是指促使这次就诊的主要原因和发病持续时间。主要症状突出、简明扼要，字数不宜太多，一般不超过 20 字。例如"发热 3d，抽搐发作 1 次"。

4. **现病史**（present history）　询问本次发病情况。如果病程短可按发病日期逐日询问；如果病程较长，可以按每个症状演变的情况逐一询问，最后加以归纳。原则是主次分明、条理清楚、语言简练。内容包括：

（1）症状（symptom）：一般按照出现先后顺序，记录起病情况，描述诱因、发生发作时间、持续和间隔时间、发作特点、伴随症状、缓解情况和发展趋势，然后再记录其他症状。对于婴幼儿，要注意询问监护人是否观察到某些特殊行为，因为某些特殊行为往往是躯体自觉症状的表现，如头痛时打头、腹痛时捧腹弯腰或阵发性哭闹不安等。另外还应注意儿科疾病症状常可泛化，涉及多系统，如高热可引起惊厥、呼吸道感染时出现消化道症状等。

（2）有鉴别意义的阴性症状和体征也应记录。

（3）起病后精神状态、睡眠、饮食、大小便等一般状况有无改变。

（4）既往诊治情况：如本次起病后曾到其他医疗单位就诊，要详细询问诊疗经过，包括实验室检查、治疗方法（尤其是药物名称、剂量、用药时间）及效果。

（5）询问近期有无传染病接触史或疫区旅行史：既有助于诊断，又能尽早隔离传染病患儿。

5. **个人史**　指患儿生病前的一切经历，包括以下 5 项内容，询问时根据不同年龄及不同疾病表现有所侧重，3 岁以内婴幼儿应详细询问出生史、喂养史和生长发育史。

（1）出生史：患儿母亲的妊娠情况和分娩过程，如胎次、胎龄、分娩方式及过程，患儿出生时有无窒息、产伤，有无羊水吸入、脐带绕颈、黄疸、青紫、出血等情况，Apgar 评分及出生体重。母亲妊娠期有无疾病（如有，注意询问发生在妊娠哪一阶段，用药情况如何）、妊娠反应、营养状况，是否接受过放射线检查，胎动情况及是否有先兆流产。新生儿病历应将出生史写在现病史开始部分。

（2）喂养史：母乳喂养还是人工喂养或混合喂养。母乳喂养时奶量是否能满足婴儿的生长需要，断奶时间。人工喂养时要了解乳品种类、调制方式、喂量。添加辅助食品的时间、种类、次数、数量。是否添加维生素 D、钙剂。目前的食欲、饮食习惯、是否偏食和挑食等。

（3）生长发育史：婴幼儿或所患疾病与发育密切相关者，应详细询问其体格和智力发育过程。婴幼儿着重了解会抬头、会笑、会翻身、独坐、会爬、独走、叫人、出牙及前囟闭合时间等。年长儿应了解学习成绩、性格，及与家人和同学、老师相处关系等。

（4）预防接种史：曾经接种过的疫苗种类、时间和次数，是否有不良反应。

（5）生活史：患儿的居住条件，生活是否规律，有无夜惊、遗尿、吮吸手指、屏气发作、暴怒、孤僻及特殊的爱好，睡眠情况及个人卫生习惯，是否经常进行户外活动，以及家庭周围环境、有否饲养宠物等。

6. **既往史**　主要包括一般健康状况、疾病史、传染病接触史、手术外伤史、输血史、食物或药物过敏史等。

一般 7 岁以下儿童不需要对各系统疾病进行回顾，只需询问一般健康情况和有关疾病史。既往健康还是多病，曾患过哪些疾病、患病的年龄，是否患过儿科常见的传染病，如有些传染病与本次疾病有关，则更要详细询问。对 7 岁以上的患儿，完整病历应包括系统回顾。

7. **家族史**　父母的年龄、职业和健康状况，是否近亲结婚；母亲历次妊娠及分娩情况；家庭其他成员的健康状况；家庭中有无其他人员患有类似疾病；有无家族性和遗传性疾病史；其他密切接触者的健康状况。

二、体格检查

（一）体格检查的注意事项

体格检查（physical examination）时医师与患儿直接接触，患儿可能会大哭大吵影响检查。为了体

检顺利,尽量减少不良的刺激,医师应该注意以下几点:

1. 利用询问病史的时间与患儿建立良好关系。如对他微笑,用手抚触他,给他摸摸听诊器等以消除恐惧感,取得他的信任与合作。

2. 检查时态度和蔼可亲,手要温暖,两眼不要正视患儿以免引起惊惶。婴儿可让其在亲人怀抱里进行检查。当检查到身体某一部位而他表示抗拒时不要坚持,可以放在最后。天气寒冷时,检查过程中要注意保暖,不要过多地暴露身体的部位以免受凉。对年龄大的患儿要照顾其害羞心理和自尊心,注意隐私的保护。

3. 检查的顺序可根据年龄而定,尤其婴幼儿不一定完全按照成人自上而下的步骤,可先检查皮肤、淋巴结、心、肺、腹、四肢等容易接受的部位,其次为比较不易接受的口腔和咽部检查,如有特别容易引起不适的部位,也可放在最后检查。

4. 如果患儿有明显的畸形,该处的检查与其他部位一样,不能过分强调,否则会引起孩子的窘困和不安(如果治疗这种畸形则为例外)。

5. 当不能一次满意地完成检查项目时,可以让患儿休息或入睡后再查。

6. 对急症病例,先重点进行生命体征和与疾病有关的体格检查,全面检查可放在病情稳定之后。

7. 体格检查完毕后,应该对患儿的配合表示赞许,以取得患儿和监护人的信任。

（二）体格检查的项目

1. **一般测量**　除体温、呼吸、脉搏、血压外,根据年龄,儿童还应测量身高（长）、体重、头围、前囟大小、坐高、胸围等。对身材异常者还要测量上、下部量及指距,有腹腔积液时要测腹围。

（1）体温:可根据不同年龄和病情选择测温方法。①口温:口表置于舌下 3min,正常不超过37.5℃,只适合于能配合的年长儿;②腋温:体温表置于腋窝处夹紧上臂至少 5min,正常 36~37℃,除了休克和周围循环衰竭者外,适用于各年龄组儿童;③肛温:肛表插入肛门内 3~4cm,测温 3~5min,正常为 36.5~37.5℃,较准确,适用于病重及各年龄组的儿童。

（2）呼吸和脉搏:在患儿安静时测量,年幼儿以腹式呼吸为主,可按小腹起伏计数。呼吸过快不易看清者可用听诊器听呼吸音计数。年幼儿腕部脉搏不易扪及,可计数颈部或股动脉搏动。各年龄组儿童呼吸、脉搏正常参考值见表 4-1。

表 4-1　各年龄组儿童呼吸和脉搏

年龄	呼吸 /(次·min⁻¹)	脉搏 /(次·min⁻¹)	呼吸:脉搏
≤ 28d	40~45	120~140	1:3
29d~<1 岁	30~40	110~130	1:3~1:4
1 岁 ~<4 岁	25~30	100~120	1:3~1:4
4 岁 ~<8 岁	20~25	80~100	1:4
8~14 岁	18~20	70~90	1:4

（3）血压:一般用汞柱血压计,也可选用电子血压计,不同年龄的儿童应选用不同宽度的袖带,合适的袖带宽度应为 1/2~2/3 上臂长度,过宽测得的血压值偏低,过窄则偏高。对新生儿及小婴儿可用监护仪测量。儿童年龄愈小血压愈低,收缩压可按以下公式计算:血压（mmHg）=［年龄（岁）×2］+80;舒张压为收缩压的 2/3。通常测任一上肢血压即可,如疑为大动脉炎或主动脉缩窄的患儿,应测四肢血压。

2. **一般状况**　主要通过望诊而知,如生长发育、营养状况、对周围环境的反应、神志状态（清醒、嗜睡、昏睡、昏迷）、面色、有无脱水、有无特殊面容及强迫性体位等。

3. **皮肤**　应在自然光下检查皮肤,否则黄疸易被忽略。应注意皮肤的颜色,有无黄染（多食胡萝卜、橘子后手足心皮肤发黄,但巩膜不黄）,有无色素减退或沉着,有无皮疹（斑疹、丘疹、疱疹）、血管瘤、紫癜或出血点、溃疡、瘢痕、皮下结节等。要注意皮肤的弹性、温湿度,是否有脱屑、水肿、出汗异常。

注意头发的多少、颜色、光泽度,有无脱发。指(趾)甲是否变脆、易于脱落。必要时测量皮下脂肪的厚度。

4. 淋巴结　一般检查下列部位:枕后、耳前、耳后、颈前、颈后、下颌下、颏下、腋下、锁骨上、肘上及腹股沟等处浅表的淋巴结。正常的淋巴结较为分散、可活动且无压痛,颏下、锁骨上及肘上不应摸到淋巴结。颈及腹股沟正常的淋巴结直径在1cm以下,而其他部位正常的淋巴结直径在0.5cm以下。要记录触及淋巴结的部位、数目、大小、是否融合、有无压痛。肿大的淋巴结可能由局部感染引起,也可能由全身疾病所致。

5. 头部

(1)头面部:注意头颅的大小、形状、有无畸形,前后囟及颅缝的大小,颅骨有无软化、缺损。脑积水时头颅大,前额向前突出,囟门大而饱满,颅缝分离,头皮静脉怒张,两眼呈"落日征"。囟门早闭,头围增加速度极为缓慢,头颅明显缩小的多数为脑发育不全。有的5~6个月的健康婴儿虽然前囟已闭,但是骨缝并未融合(完全融合要至12~15岁),头围仍属正常。佝偻病时头颅呈方形,前囟闭合延迟。囟门的大小以测量两对边中点的连接线长度表示。健康婴儿囟门平坦,颅内压增高时(如脑膜炎、维生素A中毒等)囟门饱满,脱水时囟门凹陷。足月新生儿生后3个月内按压枕骨或顶骨边缘时有轻度颅骨软化的感觉为正常现象,不能认为佝偻病。

(2)眼:注意眼裂大小,眼球活动情况,有无斜视,双侧瞳孔是否等大等圆、对光反射如何;有无眼分泌物、眼球突出、震颤、眼睑水肿及斜视;眼结膜有无充血,球结膜光滑程度,有无干燥症(Bitot斑);巩膜是否有黄染;角膜的透明度,有无溃疡。

(3)鼻:注意有无鼻翼扇动、鼻出血,两鼻孔是否通畅。如有分泌物应记录其性质。当有异物塞入鼻孔时,鼻部有压痛并流出脓血样分泌物。

(4)耳:注意耳的位置及耳郭大小。耳位低(耳的上缘低于眼的水平)见于染色体疾病、先天性肾发育不全。听力是否正常,外耳道有无分泌物、疖肿、异物或耵聍阻塞,耳屏处有无赘生物,耳前有无窦道。按压婴儿耳屏时有哭叫者可能该侧中耳有炎症,需用耳镜检查。高热不退时要检查外耳道鼓膜有无充血或流脓。

(5)口腔:口腔呼出的气体有助于诊断,如呼出醋酮味提示有代谢性酸中毒,尿毒症患儿呼出的气体有氨味。口腔卫生差或有口腔及全身疾病时呼出的气体有臭味。注意唇及口腔有无畸形如唇裂、腭裂。高腭弓见于平时用口呼吸者、染色体疾病及智能低下者。经常用口呼吸可能有鼻塞或腺样体增生。口角及唇部有无炎症、糜烂、溃疡;口腔黏膜是否光滑,有无出血点、麻疹黏膜斑(Koplik斑)或真菌感染;两侧腮腺管开口处有无红肿、渗出物。注意舌的活动度,经常伸舌于口外见于唐氏综合征及先天性甲状腺功能减退;不能伸舌于口外者往往为舌系带过短,伸舌时舌尖处有凹陷。舌系带有溃疡见于百日咳。伸舌时舌有无震颤。正常舌苔为薄白苔,如有剥苔并在其周围绕灰白色边缘者为地图舌。注意舌面的皱纹。舌乳头红肿如杨梅状为杨梅舌,可见于猩红热及川崎病。

3个月以内的健康婴儿可有少量流涎。3个月以后如大量流涎,要注意口腔黏膜或咽部是否有炎症;出牙、腮腺炎、智能低下者亦常流口涎。

记录出牙的数目,牙齿的排列、颜色,是乳牙还是恒牙,有无龋齿,牙龈是否红肿、增生,有无出血。

(6)咽:咽部检查为儿科检查中一项重要内容。咽部充血见于上呼吸道感染、咽扁桃体炎及咽炎。检查咽部时常引起患儿不适,甚至恶心、呕吐,故一般均放在最后。检查时应对光,光线要明亮,对合作的儿童嘱其自己张口发出"啊——啊——"的声音,用消毒的压舌板先检查口腔两侧的颊黏膜及上腭,然后压舌板分别按压两侧舌根部(与按压舌中央相比,较少引起恶心、呕吐),观察两侧扁桃体(大小、渗出、假膜)、咽部、悬雍垂及咽后壁。

不能配合的婴幼儿往往将牙齿咬紧,家长须固定患儿的双手及头部,检查者不要强行将压舌板自门齿中插入或撬开上下门齿以免损伤牙齿,可以采取以下两种方法:①用一手拇指及中指置于儿童颊部两侧,稍稍用力向内按压使张口露齿;②压舌板从口腔颊黏膜插入上下牙齿之间的间隙,然后稍稍用力下压,在张口的一刹那观察咽部的情况。

6. **颈**　注意颈部的姿势。咽后壁脓肿时,吞咽或侧卧时头向后仰;仰卧时哭吵并有呼吸困难。注意颈部皮肤是否有瘘管开口,甲状腺舌囊肿的瘘管开口于舌骨下方至胸骨柄切迹之间的正中线上任一处,管口直径 1~3mm,可有黏性分泌物。腮囊肿的瘘管开口于颈中线外侧、舌骨以下、胸锁乳突肌前缘的前方和锁骨上方的一个区域范围之内。颈蹼多见于先天性卵巢发育不全的患儿。颈静脉是否怒张。斜颈时要检查胸锁乳突肌是否有肿块。注意颈部有无异常淋巴结,肿大的甲状腺、腮腺、下颌下腺及舌下腺。颈中线的囊性肿块为甲状腺舌囊肿,可随伸舌动作而上下移动,而不能移动的肿块为皮样囊肿。颈部皮下气肿时有“握雪感”。颈强直见于脑膜炎、颈周围感染或颈椎脱位。气管是否居中。甲状腺肿大时局部听诊可听到血管杂音。

7. **胸部**　观察两侧胸部是否对称。新生儿的胸廓呈圆桶形,前后径与横径相等。随着年龄的增长,胸廓逐渐成为扁平形,即横径大于前后径。佝偻病时有鸡胸、漏斗胸、郝氏沟(Harrison groove)、肋骨外翻等胸部体征。先天性心脏病心脏扩大时左前胸突出。较大的儿童要注意乳房的发育,男孩在 12~13 岁也会出现暂时性、不对称的乳房硬结,可自行消退。

(1)肺部:包括视诊、触诊、叩诊、听诊。儿童的特点如下:

1)视诊:注意呼吸的频率、节律、深浅度。2 岁以内以腹式呼吸为主,6 岁以后为胸式呼吸。新生儿呼吸节律不齐,深浅度也不一,以未成熟儿更为突出。注意呼吸时两侧胸部扩张是否对称,比较两侧肋间隙的饱满程度。

2)触诊:肋骨与肋软骨交界处是否有串珠、压痛。可以利用婴儿哭泣时检查语音震颤,胸腔积液时患侧语音震颤降低。

3)叩诊:婴幼儿胸壁较薄,叩诊时用力要轻,如果用力过大可将浊音区掩盖,对比两侧结果。健康儿童肺部的叩诊为清鼓音,肝浊音界在右胸第 4 肋以下。大叶性肺炎时叩诊为浊音,胸腔积液时叩诊为实音,气胸时叩诊为鼓音。

4)听诊:听诊时尽量保持患儿安静,患儿应取平卧或直立姿势,有时姿势不正,如头转向一侧可影响听诊的结果。儿童胸壁薄,呼吸音较成人响。健康儿童在喉、总气管、胸骨上部及第 1 胸椎以上的脊柱旁可听到支气管呼吸音。健康婴儿在胸骨旁、年长儿在胸骨柄及肩胛间上部可听到支气管肺泡呼吸音。新生儿及体弱的婴儿由于呼吸浅表,进入肺泡内的空气量极少,即使已患肺炎,于吸气终末的细湿啰音亦不易听到。患儿啼哭虽然影响体格检查的结果,但在啼哭的间隙往往出现一次深吸气,此时大量空气进入肺泡,肺炎时的细湿啰音反而容易闻及。胸部尤其在左侧听到肠蠕动声,提示有膈疝。

(2)心脏

1)视诊:正常婴儿由于膈肌位置较高,心脏的位置较成人稍横,所以心尖常在左锁骨中线外第 4 肋间,到 3 岁后才达该线内第 5 肋间。要注意心尖搏动时的部位及搏动强度。应仔细观察左、右胸廓是否对称,心前区有无隆起。隆起部位在左锁骨中线内侧多为右心室增大;若在左锁骨中线外侧隆起,多为左心室增大。正常心尖搏动范围不超过 2~3cm²,肥胖患儿有时见不到心尖搏动点。如果心尖搏动强烈、范围扩大提示心室增大。右心室增大时,心尖搏动弥散于心前区,有时可达到剑突下;左心室增大时,心尖搏动常较正常低 1~2 肋间,偏向左下。右位心时心尖搏动可在右侧。心尖搏动减弱见于心包积液、缩窄性心包炎、心肌炎及心肌病。

2)触诊:可进一步明确心尖搏动部位、强度及范围。胸骨左缘第 3~4 肋间和剑突上部有明显抬举感,提示右心室肥厚;胸骨左缘第 5~6 肋间锁骨中线外侧有抬举感者,提示左心室肥厚。胸骨左缘第 2~3 肋间有肺动脉瓣关闭的震动感,提示肺动脉高压。触诊时还需注意震颤发生的部位及时间(收缩期、舒张期或连续性),对杂音的来源和定位极有帮助。胸骨左缘第 2 肋间有收缩期震颤可见于肺动脉瓣狭窄、动脉导管未闭;胸骨左缘第 3~4 肋间出现震颤可能是漏斗部狭窄或室间隔缺损;心尖区出现震颤提示二尖瓣病变。

3)叩诊:通过心脏叩诊界估计心脏大小、形状及其在胸腔的位置,叩诊心界时用力要轻才能分辨清、浊音界限,婴幼儿时期皮下脂肪较厚,用直接叩诊来决定心脏浊音界不易准确,到3岁以后才比较可靠;儿童心界应着重记录左心界,叩左心界时从心尖搏动点左侧起向右叩,听到浊音改变即为左界,记录为第几肋间左乳线外或内几厘米;叩右界时先叩出肝浊音界,然后在其上一肋间自右向左叩,有浊音改变时即为右界,以右胸骨线(胸骨右缘)外几厘米记录。右侧心界扩大可能为心房扩大或心包积液;左侧心界扩大多为左心室扩大,少数亦可能为右心室扩大。各年龄儿童心界参考表4-2。

表 4-2　儿童正常心脏浊音界

年龄	左界	右界
<1 岁	左乳线外 1~2cm	沿右胸骨旁线
1~4 岁	左乳线外 1cm	右胸骨旁线与右胸骨线之间
>4~12 岁	左乳线或乳线内 0.5~1cm	接近右胸骨线
>12 岁	左乳线内 0.5~1cm	右胸骨线

4)听诊:要注意心率、心律、心音及杂音。

心率和心律:心率的正常值随年龄而异,超过最高值或低于最低值者均属异常,应进一步检查。注意心律是否规则,与呼吸周期有无关系,除窦性心律不齐外,对心律不齐者要进一步检查明确诊断。

心音:正常儿童肺动脉瓣第二心音较主动脉瓣第二心音响,吸气时可有分裂;可听到弱的第三心音(25%~30%);对2~3岁以后的儿童有时可听到功能性杂音。

异常的心音:如第一心音亢进见于心动过速、高血压、贫血、甲状腺功能亢进及二尖瓣狭窄。有时第一心音被响亮的收缩期杂音所隐没。如有收缩喷射喀喇音出现在心脏基底部,提示肺动脉扩张、肺动脉高压;若出现在心尖区提示二尖瓣关闭不全如二尖瓣脱垂症。肺动脉瓣区第二心音亢进提示肺动脉压力增高,常见于左向右分流的先天性心脏病,特别是伴有梗阻性肺动脉高压及原发性肺动脉高压症者;主动脉瓣区第二心音亢进,主要见于高血压。肺动脉瓣区第二心音减弱见于肺动脉狭窄、法洛四联症等;主动脉瓣区第二心音减弱见于主动脉瓣狭窄。若吸气及呼气均能在肺动脉瓣区听到分裂则为病理性,出现于房间隔缺损、右束支传导阻滞的患儿。

杂音(murmur):注意杂音的性质、时限、响度、部位及传导方向。需要鉴别杂音是功能性还是器质性(表4-3),是先天性还是后天性。儿童功能性杂音常在发热、兴奋、精神紧张或活动后出现增强。婴幼儿尤其是新生儿期出现杂音可能是由于生理变化或暂时性的二、三尖瓣关闭不全所致,而并不表示有先天性心脏病。有的先天性心脏病在新生儿时期不一定出现杂音,如完全性大血管错位、完全性肺静脉异位回流。

表 4-3　功能性与器质性杂音的鉴别

项目	功能性	器质性	
		先天性	后天性
部位	胸骨左缘第 2~4 肋间肺动脉瓣区或心尖部	胸骨左缘第 2~4 肋间多见	心尖区多见
时间	收缩期	收缩期为主	收缩期或舒张期
性质	柔和、吹风样、低音调,不伴震颤	粗糙、响亮,常伴震颤	吹风样或隆隆样,可伴震颤
响度	Ⅱ级以下	Ⅱ~Ⅳ级	Ⅲ级以上
与体位改变关系	明显	不明显	不明显
传导	不传导	向颈部、心前区及背部传导	多向腋下及背部传导

在二尖瓣区有收缩期杂音为二尖瓣关闭不全的重要体征；心前区第3~4肋间的收缩期杂音见于室间隔缺损、右心室漏斗部狭窄等；肺动脉瓣区有收缩期杂音见于肺动脉瓣狭窄、房间隔缺损、原发性肺动脉扩张、艾森门格综合征等；收缩期杂音在主动脉瓣区见于主动脉瓣狭窄。

舒张期杂音在主动脉瓣区为主动脉瓣关闭不全的主要体征，在肺动脉瓣区见于肺动脉瓣关闭不全，在二尖瓣区见于二尖瓣狭窄，在三尖瓣区见于三尖瓣狭窄。

连续性杂音常见于动脉导管未闭，以肺动脉瓣区声音最响，且以收缩期成分为主，常伴有震颤。

心外杂音如心包摩擦音见于急性心包炎。

8. **腹部**　腹部检查时手要温暖，动作轻柔。若患儿配合可先检查腹部，如果一直哭闹，可利用哭声后的吸气间隙进行腹部的触诊。

（1）视诊：注意腹部的形态、大小、膨隆与否、腹壁静脉是否怒张。新生儿要检查脐部情况，如脐带是否已脱落，有无渗出或炎症，脐轮是否红肿；婴儿期注意有无脐疝。反复呕吐时应观察腹部有无胃肠蠕动波。

（2）触诊：腹部触诊时取仰卧位，双下肢屈曲使腹肌松弛。如有腹痛，应先从正常部位开始触诊，逐渐移向腹痛或压痛部位，并注意腹肌的紧张度及面部表情。一个压痛点的确定有时需要多次的证实才能肯定。还应注意是否有反跳痛。

检查肝、脾的大小时，手指边缘或手指尖应自脐的水平开始逐渐向上。深吸气时横膈下降，当肝、脾的边缘触及手指边缘或指端时即有清楚的感觉，以评估肝、脾的大小。6岁以下的儿童，肝可在肋缘下1~2cm处扪及，质地软而无压痛。3个月以内婴儿如在肋缘下刚可扪及脾一般属正常。肿大的脾要与肋游离端区别，非常大的脾常常可扪及切迹。扪及肝、脾时应记录其大小、质地、边缘的锐钝、有无压痛及表面光滑度等。

儿童膀胱充盈时可在耻骨上摸到，如果不能肯定可嘱其排尿后再查。经常便秘的患儿可在左下腹扪及粪块，不能确定时便便后再检查。检查肾时用双手触诊法，一手放在腰背部向上托起，另一手放在腹部相应部位，在吸气时常可触及肾的下端。

（3）叩诊：腹部叩诊可以确定膨隆的腹部是积气还是积液。大量腹腔积液时出现移动性浊音。

（4）听诊：正常情况下每10~30s可听到肠鸣音一次。肠鸣音亢进可见于肠梗阻，消失可见于肠麻痹。

9. **背部及脊柱**　腰骶部正中线有无囊性肿块膨出（可能是脊膜或脊髓脊膜膨出）、毛发增多、皮肤凹陷（相应部位可能有隐性脊柱裂）或窦道（该处可能有瘘管与蛛网膜下腔相通）。脊柱是否有前凸、侧弯或后凸，记录脊柱活动情况。

10. **四肢**　注意四肢的长短、粗细，两侧是否对称，有无畸形如O形腿、X形腿、马蹄内翻、马蹄外翻足等。各关节是否肿胀、畸形，活动度如何。肌肉的张力、肌力，有无假性肥大。有无杵状指（趾）。掌纹、指纹对判断某些疾病如唐氏综合征有帮助；足底纹对判断新生儿的成熟度有帮助。

11. **肛门及生殖器**　有腹痛、胃肠道症状（如便秘、便血等）时应检查肛门有无畸形，有无肛裂、肛门瘘管、肛周脓肿，必要时做肛门指检。外生殖器的检查应注意是否有两性畸形、尿道下裂、鞘膜积液、腹股沟斜疝、包茎及隐睾等。女孩大阴唇是否遮住小阴唇、男孩睾丸及阴茎的大小、阴毛分布的范围等有助于判断青春期发育的阶段。

12. **神经系统**　一般疾病时要进行的神经系统检查除前述的神志、对外界反应、瞳孔大小及对光反射外，还应包括：

（1）脑膜刺激征：包括是否有颈抵抗、Kernig征、Brudzinski征。3~4个月以内的婴儿由于屈肌紧张，Kernig征可以为阳性，但无病理价值。

（2）神经反射：生理反射如肱二头肌反射、肱三头肌反射、膝反射、踝反射、腹壁反射、提睾反射（男孩）等；病理反射如Babinski征。正常婴儿的腹壁反射及提睾反射（男孩）可能阴性，肌腱反射略为亢进。2岁以内Babinski征阳性还属正常，但一侧为阳性、另一侧为阴性则有临床价值；2岁以后阳性具有病理意义。

三、实验室检查及特殊检查

根据入院前所进行的有关实验室检查及特殊检查的结果经整理后记录。

四、病史分析

根据病史、体格检查阳性结果及有价值的检验结果以摘要的形式予以总结,提出初步的诊断及诊断依据以及需要与其鉴别诊断的疾病及鉴别要点。

（江米足）

第二节 儿科一般治疗措施

一、儿科护理特点

儿科护理(nursing)工作是治疗疾病过程中极为重要的一个环节,患儿所需要的护理时间和内容都比成人多。护士除了按时实施医嘱并进行基础护理、生命体征的监测外,还要针对儿童的特点采取相应的护理措施。儿科工作要求护士要明白患儿(尤其是婴幼儿)的要求,了解他们的感受,及早发现问题,及时予以干预。所以,儿科护士不仅要有高尚的道德品质、娴熟的技术,还要能利用多种方式与患儿沟通,时时关注他们的安全。还能够对家长进行相关知识的宣传教育,为患儿提供全面的照顾和支持。

儿童疾病的病情较急、进展快,尤其婴幼儿不会用语言来表达自己的不适或要求,以往又从来没有离开过监护人及家庭环境,因此儿科的护理有其独特之处。

（一）进行细致的临床观察

儿童生病时的临床表现与成人不同,婴幼儿还不会诉说自己的不适。例如新生儿抽搐时很少表现为全身性肢体的抽动,而仅表现为闪眼、下颌抖动或局部肌肉的抽动等。中毒性菌痢可在典型大便出现之前先出现中毒症状、抽搐。有维生素 A 缺乏的患儿,头常侧向光线较暗的一侧睡。婴儿啼哭可以为正常的生理要求或为病态的一种表现,熟练的护理人员可以辨别出两者之间哭声的差异。

（二）营养

合理及足够的营养是促进生长、保障疾病痊愈的一个重要方面。以奶类而言,由于疾病的需要,婴儿的奶类除母乳外,还有脱脂奶、全奶、酸奶、蛋白奶、治疗性特殊配方粉等。原先有偏食的患儿,入院初期还应予以适当的照顾,否则会出现拒食,患儿得不到足够的营养摄入。儿童代谢旺盛,每天需要的水分相对较多,因此要注意水分的补充。

（三）心理护理非常重要

患儿进入陌生的医院环境,容易产生恐惧心理,不少孩子住院后,家长尚未离开就大声哭闹;较大的孩子往往表现为沉默寡言、闷闷不乐;个别整夜不寐、拒食、拒绝接受治疗。因此,病房环境要整齐、清洁、安静、舒适;护理人员必须动作轻柔,以和蔼耐心的态度来接触患儿,使患儿感到虽然变换了环境,但仍能得到同样的亲热与温暖(如拍、抱、喂饭、讲故事、组织游戏等)。对新入院的患儿更应特别关心,逐渐消除他们的恐惧心理,积极配合医疗及护理。

（四）预防医源性疾病

医源性疾病是指儿童在接受诊断及治疗过程中，由于各种原因在原有疾病的基础上又患新的疾病。例如①医院内的交叉感染：污染的空气及排泄物通过呼吸道或皮肤，在患儿之间或工作人员和患儿之间由于密切接触而发生交叉感染，例如新生儿室的金黄色葡萄球菌感染及致病性大肠埃希菌肠炎的发生；②药源性二重感染：指在应用抗生素、肾上腺皮质激素、抗代谢药物等治疗过程中出现的新感染，以金黄色葡萄球菌、真菌及革兰氏阴性菌感染为常见；③由于诊断或治疗所造成的医源性感染，如留置导尿管引起的尿路感染、中心静脉导管置管引起的相关感染；④医源性失血，尤其对新生儿的多次抽血检查而造成的失血性贫血；⑤血制品输入后引起的各种感染，如肝炎、疟疾、艾滋病等；⑥医源性的药物损害：某些药物在取得疗效的同时可对肝、肾、听力及神经系统等造成损害。所以，在医疗及护理过程中要预防医源性疾病的发生。

（五）关注患儿的意外伤害

近年来，住院患儿意外伤害的预防得到护理界的高度重视，如何使已经生病的患儿不再有意外伤害发生，是护士必须关注的。除日常工作中的"三查七对"外，还有患儿的有效识别，利用门警系统防止患儿走失，加设安全栓以加固床栏，备有温水壶防止患儿烫伤，长期卧床患儿避免产生压疮，病房地面应采取防滑材料等。

二、饮食疗法

合理的饮食对疾病的辅助治疗亦有十分重要的作用。如果饮食不当，可加重病情，甚至危及生命。例如急性肾炎患儿在尿少、水肿明显时给予高盐或高蛋白的饮食，可加重水肿及肾负担，使病情恶化；苯丙酮尿症的患儿，若以母乳或一般的牛乳喂养，可使症状加重。疾病期间的膳食可分以下几类：

（一）一般治疗膳食

包括流质、半流质、软食、普通饮食。

1. 流质饮食 为液体，不用咀嚼就能吞咽，进入消化道后容易吸收。如米汤、稀藕粉、牛奶、豆浆、肉汤、鸡汤、蛋花汤、果汁等。适用于高热、极度衰弱、因口腔或咽喉疾病导致吞咽困难者、急性胃肠炎及肠道手术后的患儿。一般每 2~3h 进食一次，每天 6~8 次。由流质供给的能量及其他营养物质均不足，故只适用于短期应用。

2. 半流质饮食 呈半流质状或羹状，便于咀嚼、吞咽及消化，介于软食与流质饮食之间。饮食中含极少的纤维素，食物不能用油煎炸。粥、麦片粥、面包、饼干、蛋羹、鱼羹、豆腐、肉末羹、蒸蛋，及冬瓜、黄瓜、西红柿等含纤维素极少的蔬菜，均可作为半流质饮食的食品。一般在两餐半流质饮食之间加一顿流质饮食作为点心。适合于发热、体弱、咀嚼或吞咽有困难者、轻度消化道疾病及腹部手术后的恢复期。一般每 2~3h 进食一次，一天 5~6 次。饮食中水分较多，故选用的食物以营养价值较高者为宜。

3. 软食 食物要烹调成细、软、烂，使易于咀嚼、消化。软食介于普通饮食与半流质饮食，如稠粥、烂饭、馒头、面条、肉末、蒸鱼、鸡丝及含纤维素较少的瓜菜类。适合于低热、疾病的恢复期、轻度胃肠道疾病或咀嚼困难的患儿。一日三餐，其所含能量及各种营养素均可满足机体的需要。

4. 普通饮食 膳食内容与健康儿童相当，但要选含丰富营养、充足能量的食物，一日三餐。

（二）特殊治疗膳食

1. 高能量膳食 即在一日三餐普通饮食之外另加 2~3 餐。可选用含能量较高的食物，如鸡蛋、牛奶、黄油、蛋糕等。适用于营养不良、消耗性疾病（如肿瘤、结核）、手术前的准备及手术后的恢复阶段。

2. 低能量膳食 即在一日三餐普通饮食中减少脂肪、碳水化合物的量，但要保证每天蛋白质、维生素的需要量。可选用瘦肉、鱼、蛋、豆类及其制品和含糖量少的蔬菜。如进食低能量膳食后患儿有饥饿感,可补给含油量少的蔬菜。适合于单纯性肥胖症的儿童。

3. 少渣膳食　膳食中的纤维素量少时可帮助消化并减少对胃肠道的刺激,脂肪含量亦应减少。适用于肠炎、伤寒、痢疾、消化道出血及胃肠道手术后的恢复期。可选用鱼、蛋、牛奶、豆腐、瘦肉末、各类瓜类及马铃薯等。

4. 多渣膳食　膳食中的纤维素含量较多,可以刺激肠蠕动、促使排便。适合于慢性便秘的患儿。可选用含纤维素较多的各类蔬菜,如韭菜、芹菜、荠菜等。

5. 高蛋白质膳食　一般在一日三餐中添加含蛋白质较多的食物,如蛋、瘦肉、鸡、鱼、豆制品等,或于两餐之间添加上述食物。适用于蛋白质 - 能量营养不良、营养不良性水肿、慢性消耗性疾病、肾病综合征、肝硬化、手术前的准备及手术后恢复期的患儿。

6. 低蛋白质膳食　减少膳食中蛋白质的量,其不足的能量由碳水化合物补充。适用于急性肾炎的少尿期、尿毒症及肝性脑病等。可选用马铃薯、甘薯、淀粉及含糖量较多的水果等。

7. 少盐或无盐膳食　每天膳食中含钠量 <0.5g 时为无盐,<1.5g 时为少盐。用于心、肝、肾疾病引起的水肿及高血压患儿。为了调味,可加入钾盐或加糖、醋等。

8. 冷饮食　如冰牛奶、冷冻饮料。主要用于扁桃体切除术后,可以预防创面出血。

9. 特殊疾病的膳食　如糖尿病、肾病、肝病等可根据不同的病情,予以不同的膳食。

(三) 婴儿的治疗性乳品

如去乳糖或低乳糖奶粉(用于乳糖不耐受引起的腹泻患儿);部分水解蛋白配方奶、深度水解蛋白配方奶(用于牛奶蛋白过敏患儿)、氨基酸配方奶(用于牛奶蛋白过敏患儿);早产儿配方奶;蛋白奶(主要用于蛋白质 - 能量营养不良)及其他特殊配方奶等。

三、药物治疗

药物是治疗疾病过程中的重要手段之一,但药物有其不良反应、毒性反应及过敏反应等不利于机体的方面,因此选择药物治疗(medication)时必须全面衡量药物的利弊。用一种药物可以治愈的疾病,无须选用两种或更多的药物;能口服药物取得良好疗效者,不必采用注射给药。儿童用药时要考虑到不同年龄的生理解剖特点。孕母用药可能影响胎儿的发育;乳母用药后,某些药物可以进入乳汁,影响乳儿健康。

(一) 药物剂量计算

儿童用药剂量计算方法可根据年龄、体重、体表面积或成人剂量折算等多种方法,其中以体重方法计算最常用。

1. 根据年龄计算　剂量幅度大、不需要十分精确的药物,如止咳药、营养药等可按年龄计算,比较简单。

2. 根据体重计算　每天剂量 = 患儿体重(kg)× 每天每千克体重所需药量。此法简单,但对年幼儿显得剂量偏低,对年长儿显得剂量偏大。弥补的方法为年幼者可选药物剂量范围的高值,而年长者取其低值。但由此法计算出的每天总量不能超过成人药量。

3. 根据体表面积计算　按体表面积计算更为合理,因其与基础代谢、肾小球滤过率等生理功能关系更为密切,适合于儿童及成人。

$$儿童药物剂量 = 儿童体表面积(m^2) × 药物剂量 /(m^2)$$

体表面积的计算可查表,亦可由体重来推算:

$$<30kg 儿童体表面积(m^2)= 体重(kg)× 0.035+0.1$$

$$\geqslant 30kg 儿童体表面积(m^2)= [体重(kg)-30] × 0.02+1.05$$

4. 按成人剂量折算　有些药物只有成人剂量而无儿童剂量,可按以下方法推算,但所得剂量常偏小,故不常用。

儿童剂量＝成人剂量 × 儿童体重(kg)/50,适用于体重在 50kg 以下者;或儿童剂量＝成人剂量 × 儿童体表面积(m^2)/1.73。

(二)儿童药物治疗的特点

药动学研究发现,药物在体内的分布受到药物分子的大小、pH、细胞膜的通透性、体内水的比例、药物与蛋白质结合的程度、肝内的代谢及肾排泄等多方面因素的影响,因此儿童(尤其新生儿)用药时要注意到下述特点。

1. 药物与蛋白质结合能力低者,该药的药理效果较差。新生儿期下列药物与血清蛋白的结合力较差:氨苄西林、氯霉素、呋喃西林、吗啡、苯巴比妥、阿托品等。

2. 有些药物在新生儿及早产儿(尤其在生后 2 周内肝酶系统的发育未成熟)肝内不能充分地进行代谢,解毒作用缓慢而易出现毒性作用。如地西泮的半衰期成人为 18h,而早产儿为 54h;氯霉素不能应用于新生儿,以免产生"灰婴综合征"。

3. 新生儿尤其未成熟儿的肾功能未完全发育成熟,肾小球的滤过率到 3 个月~1 岁时才达到成人水平。肾小管分泌功能在新生儿时仅为成人的 5%,药物排出减少而在体内蓄积,到 6 个月时才达到成人水平。由于各种原因而致急、慢性肾衰竭时,应用药物时要考虑到这一因素。

4. 药物在组织内的分布随年龄而异。以脑组织为例,年龄较幼者,脑内巴比妥类、吗啡、四环素的浓度较年长儿为高。不同年龄期对药物的反应也不相同,如新生儿的呼吸中枢对吗啡的作用较为敏感,易出现呼吸抑制。

5. 药物对儿童生长发育的影响。性腺激素可促进骨骼的生长,但却使骨骺与骨干过早融合,影响最终身高;长期应用肾上腺皮质激素可造成生长障碍;四环素可引起牙釉质发育不良。

6. 两种或两种以上药物联合应用时要考虑到药物之间的相互影响。

7. 遗传因素也可对药物产生影响,如家庭中有葡萄糖 -6- 磷酸脱氢酶(G-6-PD)缺乏症者,对新生儿要检查是否有 G-6-PD 缺乏,否则不慎应用某些药物可导致溶血。

(三)乳母用药

下列药物可经乳汁排出,如水杨酸盐、苯巴比妥、抗甲状腺药物、阿托品、地西泮、溴化物、雌激素、口服避孕药、利福平、四环素、红霉素及其他一些抗生素。有些药物在乳汁中的浓度甚至较乳母血中的浓度还高。因此,乳母用药时要考虑药物对乳儿的影响。

(四)给药方式

口服为首选方法,片剂可研碎加少量水后用小匙沿口角慢慢灌入口中,神志不清、昏迷者采用鼻饲法给药。婴幼儿因臀部肌肉较少,故肌内注射少用。新生儿鼻部和支气管黏膜薄嫩、血管丰富,安乃近、肾上腺素稀释后可分别作滴鼻和气管内给药。儿童皮肤薄、体表面积相对大,外用药容易被吸收,不能涂抹过多。有时在儿童急救中快速建立静脉通路比较困难,此时可采取骨髓腔内穿刺给药。

(五)抗生素及肾上腺皮质激素在儿科临床应用时要慎重

1. **抗生素(antibiotics)** 长期应用抗生素可带来一些不良后果,如药物的副反应、细菌耐药,严重时出现二重感染危及生命等。有些抗生素(如氨基糖苷类)对听力有影响,可造成药物性耳聋,由于婴儿对听力减退的主诉难以表达,一般的检查也很难发现听力异常,故应用这类抗生素时一定要考虑到可能带来的不良后果,更不应联合应用耳毒性抗生素。

2. **肾上腺皮质激素类药物** 主要用于:替代体内产生不足及治疗某些疾病。应用时应该特别注意以下几点:①诊断未明确前不轻易使用;②细菌性感染时若需用肾上腺皮质激素,必须在有效的抗生素控制感染的基础上短期应用;③病毒感染时尽量不用,如患有水痘或以前未患过水痘而最近接触过水痘者,最好不用或停用肾上腺皮质激素,若临床上确实不允许停药者,应加强临床观察;④结核菌素试验阳性的患儿,若因其他疾病需用肾上腺皮质激素,最好加用抗结核药物;⑤应用肾上腺皮质激素的过程中出现应激状况(如严重感染、手术)时需增加剂量,防止危象出现。

(江米足)

第三节 体液平衡的特点和液体疗法

体液是人体重要的组成部分,保持体液平衡是维持生命所必需的基本条件。体液中水、电解质、酸碱度和渗透压等的动态平衡依赖于神经、内分泌、呼吸、消化、肾等系统的正常调节功能。儿童尤其婴幼儿的器官发育尚不成熟,具有体液占体重比例较大等生理特点,其调节功能极易受疾病和外界环境的影响而发生体液平衡失调。因此,水、电解质和酸碱平衡紊乱在儿科临床中非常常见,液体疗法也是儿科治疗的重要内容。

一、体液平衡的特点

(一) 儿童体液总量及分布

体液由细胞内液及细胞外液组成,后者包括血浆和间质液。年龄愈小,体液总量相对愈多,主要是间质液比例较高,而血浆和细胞内液的比例儿童与成人相近,体液总量在新生儿为 80%,年长儿为 65%,成人为 60%(表 4-4)。

表 4-4 不同年龄的体液分布(占体重的 %)

年龄	体液总量	细胞外液		细胞内液
		血浆	间质液	
足月新生儿	80	5	40	35
≤1 岁	70	5	25	40
>1~14 岁	65	5	20	40
≥18 岁	55~60	5	10~15	40~45

(二) 体液的电解质组成

细胞外液和细胞内液的电解质组成有显著差别。细胞外液电解质以 Na^+、Cl^-、HCO_3^- 为主,其中 Na^+ 量占细胞外液阳离子总量的 95% 以上,对维持细胞外液渗透压起主导作用。细胞内液以 K^+、Mg^{2+}、HPO_4^{2-} 和蛋白质为主,其中 K^+ 占 78%,对维持细胞内液渗透压起主导作用。细胞外液的电解质成分能通过血浆精确地测定,而细胞内液的电解质测定较为困难,且不同组织间的差异很大。

儿童体液中电解质的组成与成人相似,但生后数天内血钾(5~7mmol/L)、血氯(104~112mmol/L)值较高;血碳酸氢盐(21~23mmol/L)较低,早产儿可低至 12mmol/L。新生儿生后数天排 H^+ 能力差,加上尿中磷酸盐值低,也限制了 H^+ 经尿排出,因此容易出现酸中毒,尤其是代谢性酸中毒。刚出生时新生儿血钙、磷值较母血高,血钙增高可能由于钙自母体主动向胎儿转移,血磷增高可能与胎儿相对的甲状旁腺功能较低有关。出生后不久血钙开始降低,而血磷值仍高,以后逐渐降低。新生儿血钠偏低。

(三) 水代谢特点

1. 水的需要量 正常人体内水的出入量与体液保持动态平衡。每天需水量与热量消耗成正比。由于儿童消耗热量相对较高,水的需求按体重计算要高于成人,不同年龄儿童每天所需水量见表 4-5。

表 4-5 儿童每天水的需要量

年龄 / 岁	需水量 /(ml·kg⁻¹)	年龄 / 岁	需水量 /(ml·kg⁻¹)
<1	120~160	>3~9	70~110
1~3	100~140	>9~14	50~90

2. 水的排出 机体主要通过肾(尿)途径排出水分,其次为经皮肤和肺的不显性失水和消化道(粪)排水,极少量(0.3%~0.5%)储存于体内供组织生长所需。正常情况下,水通过皮肤和肺的蒸发,即不显性失水,主要用于调节体温。汗液属显性失水,也是调节体温的重要机制,与环境温度及机体的散热机制有关。不显性失水常不引起注意,但小婴儿尤其是新生儿和早产儿成熟度低,体表面积大,呼吸频率快,通过皮肤和肺蒸发的不显性失水量较多,要特别重视不显性失水量。不同年龄阶段儿童不显性失水量见表 4-6。

表 4-6 不同年龄阶段儿童不显性失水量

年龄分期	每小时不显性失水量 /(ml·kg⁻¹)	年龄分期	每小时不显性失水量 /(ml·kg⁻¹)
早产儿	2.0~2.5	幼儿	0.6~0.7
足月新生儿	1.0~1.6	儿童	0.5~0.6
婴儿	0.8~1.0		

3. 水交换率 儿童由于新陈代谢旺盛,排泄水的速度也较成人快。年龄愈小,出入水量相对愈多。婴儿每天水的交换量为细胞外液的 1/2,而成人仅 1/7。婴儿水的交换率比成人快 3~4 倍。所以,儿童尤其是婴儿对缺水的耐受力比成人差,在病理情况下,如果进水不足而水分继续丢失,肾的浓缩能力有限,将比成人更易发生脱水。

4. 体液平衡调节功能 肾的浓缩和稀释对体液平衡的调节起了十分重要的作用。肾功能正常时,水分摄入多,尿量较多。水分入量少或有额外的体液丢失,机体可通过调节肾功能、提高尿比重、减少尿量的方式来排泄体内的代谢废物,最终使水分丢失减少。儿童的肾功能不成熟,年龄愈小,肾对体液平衡的调节作用也愈差。婴儿肾只能将尿渗透压浓缩至 700mOsm/L(比重 1.020),每排出 1mmol 溶质时须带出 1.0~2.0ml 水;而成人的肾浓缩能力可使渗透压达到 1 400mOsm/L(比重 1.035),只需 0.7ml 水可排出 1mmol 溶质。因此,儿童在排泄同量溶质时需水量较成人为多,尿量相对较多。当入水量不足或失水量增加时,易超过肾浓缩能力的限度,发生代谢产物滞留和高渗性脱水。儿童肾的稀释能力相对较好,在出生 1 周时可达成人水平。但由于肾小球滤过率低,水的排泄速度较慢,当水分摄入过多时易导致水肿或低钠血症。年龄愈小,肾排钠、排酸、产氨能力也愈差,容易发生高钠血症和酸中毒。

二、水、电解质和酸碱平衡紊乱

(一) 脱水

脱水(dehydration)是指由于水的摄入量不足和丢失过多引起的体液总量,尤其是细胞外液量的减少。脱水时除水分丢失外,还同时伴有钠、钾和其他电解质的丢失。评定脱水时要注意脱水程度及性质。

1. 脱水程度 指患病后累积的体液丢失量,以丢失液体量占体重的百分比来表示。临床上主要根据前囟和眼窝凹陷与否、眼泪有无、皮肤弹性、黏膜湿润度、循环情况和尿量评估脱水程度。不同性质的脱水其临床表现不尽相同,根据失水量占体重的百分比常将脱水程度分为 3 度,现以等渗性脱水为例说明,具体见表 4-7。

（1）轻度脱水：失水量约为体重的 5%（50ml/kg）。患儿精神稍差，略有烦躁不安，皮肤干燥，弹性尚可，眼窝和前囟稍有凹陷，哭时有泪，口唇略干，尿量稍减少。

（2）中度脱水：失水量为体重的 5%~10%（50~100ml/kg）。患儿精神萎靡或烦躁不安，皮肤苍白、干燥、弹性较差，眼窝和前囟明显凹陷，哭时泪少，口唇干燥，四肢稍冷，尿量明显减少。

（3）重度脱水：失水量为体重的 10% 以上（100~120ml/kg）。患儿呈重病容，精神极度萎靡，表情淡漠、昏睡甚至昏迷，皮肤干燥、弹性极差、肤色发灰或有花纹，眼窝和前囟深凹陷，两眼凝视，哭时无泪，口唇极度干燥，因血容量极度减少而出现休克症状如心音低钝、脉细速、血压下降、四肢厥冷、尿量极少或无尿。

表 4-7　脱水程度分度与评估

脱水程度	轻度	中度	重度
丢失体液（占体重 %）	≤ 5	>5~ ≤ 10	>10
精神状态	稍差	萎靡或烦躁	嗜睡至昏迷
皮肤弹性	尚可	差	极差*
黏膜	稍干燥	干燥	明显干燥
前囟、眼窝	稍有凹陷	凹陷	明显凹陷
眼泪	有	少	无
肢端	尚温暖	稍凉	凉或发绀
尿量	稍少	明显减少	无尿
脉搏	正常	增快	明显增快且弱
血压	正常	正常或略降	降低、休克

注：* 捏起皮肤回复 ≥ 2s。

2. 脱水性质　脱水时伴有电解质的丢失，根据水与电解质丢失的比例不同而出现体液渗透压的不同改变，临床上常根据血清钠及血浆渗透压水平对其进行评估。钠是决定细胞外液渗透压的主要成分，所以根据血清钠的水平可将脱水分为等渗性脱水、低渗性脱水和高渗性脱水 3 种。临床上以等渗性脱水最常见，其次为低渗性脱水，高渗性脱水少见。

（1）等渗性脱水（isotonic dehydration）：指水和电解质成比例丢失，血浆渗透压正常，血清钠为 130~150mmol/L。丢失的体液主要是细胞外液。多见于急性腹泻、呕吐、胃肠道引流、肠瘘所致的脱水。

（2）低渗性脱水（hypotonic dehydration）：电解质的丢失在比例上较水分多，血浆渗透压较正常低，血清钠 <130mmol/L。多见于营养不良伴慢性腹泻、腹泻时补充过多的非电解质液体、反复使用利尿药的患儿。由于细胞外液低渗，使水从细胞外向细胞内转移，导致细胞外液量进一步减少和细胞内水肿。临床特点是脱水症状较等渗性脱水更为严重。神经细胞水肿者，可出现头痛、嗜睡、抽搐、昏迷等神经系统症状。

（3）高渗性脱水（hypertonic dehydration）：脱水时电解质的丢失在比例上较水分少，血浆渗透压比较高，血清钠 >150mmol/L。常由于钠盐的摄入过多（口服或静脉补入含钠溶液过多）、发热、大量出汗水分丢失过多、垂体性或肾性尿崩症和使用大量的脱水剂引起。细胞外液呈高渗状态后，细胞内水分进入细胞外液，导致细胞内脱水，而血容量得到部分补偿，故在失水量相等的情况下，其脱水征比其他两种类型轻。临床表现为口渴、发热、皮肤黏膜干燥、烦躁不安，重者有幻觉、昏睡、抽搐等。

（二）酸碱平衡的紊乱

正常人血液的 pH 维持在 7.35~7.45（平均 7.40）。人体调节 pH 在较稳定的水平取决于如下两个机制。①理化或缓冲机制:避免过多的酸或碱丢失。②生理机制:通过肾和肺直接作用于缓冲机制,使其非常有效地发挥作用。机体在代谢过程中不断产生酸性和碱性物质,必须通过体内缓冲系统以及肺、肾的调节作用使体液 pH 维持在 7.40,以保证机体的正常代谢和生理功能。细胞外液的 pH 相对稳定,主要依靠血液中最重要的一对缓冲物质,即[HCO_3^-]和[H_2CO_3],正常[HCO_3^-]/[H_2CO_3]的比值为 20/1,肺通过排出或积存 CO_2 来调节血液中碳酸的浓度,而肾则负责排酸保钠。酸碱平衡(acid-base balance)是指体液酸碱度保持在一定的[H^+]浓度,pH<7.30 为酸中毒,pH>7.45 为碱中毒。当肺呼吸功能障碍使 CO_2 排出少或过多而使血浆中[H_2CO_3]的量增加或减少,从而引起的酸碱平衡紊乱,称为呼吸性酸中毒或碱中毒;因代谢紊乱使血浆中[HCO_3^-]的量增加或减少而产生的酸碱平衡紊乱,则称为代谢性酸中毒或碱中毒。发生酸碱平衡紊乱时,通过肺、肾的调节使[HCO_3^-]/[H_2CO_3]的比值维持在 20/1,即 pH 维持在正常范围内,称为代偿性酸中毒或碱中毒;如果[HCO_3^-]/[H_2CO_3]不能维持在 20/1,即 pH 低于或高于正常范围,则称为失代偿性酸中毒或碱中毒。

1. **阴离子间隙** 阴离子间隙(anion gap,AG)是血液中主要可测定的阳离子与阴离子的差值。可测得阳离子为钠离子和钾离子,可测得阴离子为氯离子和碳酸氢根离子。因钾离子浓度相对较低,在计算 AG 时常忽略不计。在诊断单纯性或混合性酸中毒时,AG 常有很大的帮助。

AG=Na^+-(Cl^-+HCO_3^-),正常值为 12mmol/L(范围:8~16mmol/L)。

AG 的增加几乎总是由于代谢性酸中毒所致,但并不是所有的代谢性酸中毒均有 AG 增高。正常 AG 型代谢性酸中毒见于肾小管酸中毒、腹泻,尽管 HCO_3^- 丢失增加,但 Cl^- 作为伴随钠离子在肾小管重吸收的主要阴离子,其吸收率增加,血浆氯离子增高,使总阴离子保持不变。AG 降低在临床上较少见,如肾病综合征患儿血清白蛋白降低时可引起。

2. **代谢性酸中毒** 代谢性酸中毒(metabolic acidosis)是由于[HCO_3^-]丢失或[H^+]增加所致,是儿科最常见的酸碱平衡紊乱。根据 AG 值将其分为正常 AG 型和高 AG 型两类。正常 AG 型代谢性酸中毒主要是失碱引起,见于:①体内碱性物质从消化道或肾大量丢失,如腹泻、肾小管酸中毒、小肠瘘管的引流、胰或胆管的引流、应用醛固酮拮抗剂等;②酸性物质摄入过多,如氯化钙、氯化铵等;③静脉输入过多不含 HCO_3^- 的含钠液;④酸性代谢产物堆积,如进食不足、组织缺氧、休克、心搏骤停等。高 AG 型代谢性酸中毒主要是产酸过多,如饥饿性酮症、糖尿病酮症酸中毒和水杨酸中毒等。

(1)临床表现:根据血液[HCO_3^-]的测定结果,临床将酸中毒分为 3 度:轻度酸中毒(13~18mmol/L)、中度酸中毒(9~13mmol/L)、重度酸中毒(<9mmol/L)。轻度酸中毒症状不明显,主要靠病史和血气分析作出诊断。典型酸中毒表现为精神萎靡、嗜睡或烦躁不安,呼吸深快(有时呼出酮气味),有时可有面红或口唇樱红色、腹痛、呕吐、昏睡、昏迷。新生儿和小婴儿因呼吸代偿功能差,酸中毒时呼吸改变不典型,仅表现精神萎靡、拒食和面色苍白。由于休克、灌注不足或缺氧等原因导致的代谢性酸中毒时,可表现为面色灰白、口唇发绀。酸中毒时细胞通过 H^+-K^+ 交换使细胞外液 K^+ 增高,可导致心律失常和心力衰竭。血浆游离钙在酸中毒时增高,而酸中毒纠正后下降,可使原有低钙血症的患儿易发生手足搐搦。

(2)治疗

1)针对病因治疗:积极治疗引起缺氧、组织低灌注、脱水等的原发疾病。轻度代谢性酸中毒患儿经原发病处理后,机体通过代偿可自行恢复,不需碱性药物治疗。中度及以上代谢性酸中毒需输入碱性溶液方可纠正。

2)纠正酸中毒:当血气分析 pH<7.3 时,主张静脉补给碱性液体,儿科临床常首选碳酸氢钠,几乎不用乳酸钠。补充碱性液体可根据血气测定结果按公式计算,碱性药物需要量(mmol)=(22-测得 HCO_3^-mmol/L)×0.6×体重(kg);或碱性药物需要量(mmol)=|BE|×0.3×体重(kg)。一般将 5% 碳酸氢钠稀释成 1.4% 的溶液输入,先给予计算量的 1/2,然后根据治疗后情况决定是否继续用药。如情况紧

急或测定结果尚未出来之前,可暂按提高血浆[HCO_3^-]5mmol/L计算,给予5%碳酸氢钠每次5ml/kg,以后根据治疗反应及血气分析结果再决定是否重复用碱性药物。重度脱水可能伴重度酸中毒时,可用1.4%碳酸氢钠每次20ml/kg(总量不超过300ml),起到既扩容又纠正酸中毒的作用。在纠正酸中毒后2~4h,可再次复查血气,以决定是否继续用药。

3. 代谢性碱中毒　代谢性碱中毒(metabolic alkalosis)是由于[H^+]丢失或[HCO_3^-]蓄积所致,多见于以下原因:①过多的氯离子丢失,如严重呕吐及胃液引流、高位肠梗阻;②应用过多的碳酸氢钠或利尿药,使水、Na^+、Cl^-排出增加,[HCO_3^-]浓度增加;③各种原因低钾血症:血钾降低,细胞内K^+移出,Na^+、H^+进入细胞内,造成细胞外液H^+降低,形成低钾性碱中毒。

(1)临床表现:典型表现为呼吸浅而慢、头痛、烦躁、手足麻木,低钾血症和血液中游离钙降低导致手足搐搦。

(2)治疗

1)治疗原发病,停用碱性药物,纠正水电解质平衡失调。

2)纠正碱中毒:轻度者可补充生理盐水或纠正低钾血症即可,重症者(pH>7.6;HCO_3^->40mmol/L;Cl^-<85mmol/L)可给予氯化铵治疗。氯化铵补充量(mmol)=(测得的HCO_3^--22)mmol/L×0.3×体重(kg),先给计算量的1/2或1/3,配成0.9%的等渗溶液静脉滴注;或给予0.9%NH_4Cl静脉滴注,按3ml/kg可降低HCO_3^-1mmol/L计算。肝、肾功能不全和合并呼吸性酸中毒者禁用,有低钙血症者补充钙剂。

4. 呼吸性酸中毒　呼吸性酸中毒(respiratory acidosis)是由于通气功能障碍使体内CO_2积蓄和H_2CO_3增多而导致pH降低。其原因有:①呼吸道疾病致气道阻塞或影响气体交换,如支气管哮喘、喉头水肿、肺内异物吸入等;②神经或肌肉病变引起呼吸肌麻痹,如多发性神经根炎、低钾血症等;③呼吸中枢抑制,如脑炎、脑膜炎或麻醉药用药过量;④呼吸机应用不当导致CO_2潴留。

(1)临床表现:除原发病表现外,常伴有低氧血症及呼吸困难,有乏力、气促、发绀、胸闷等,缺氧症状突出。高碳酸血症可引起血管扩张,颅内血流增加,致头痛及颅内压增高,严重时可出现中枢抑制。

(2)治疗:积极治疗原发病,排除呼吸道阻塞,改善通气和换气功能。重症患儿可考虑作气管插管或气管切开,人工辅助呼吸。呼吸中枢抑制者,可酌情应用呼吸兴奋剂。

5. 呼吸性碱中毒　呼吸性碱中毒(respiratory alkalosis)由于肺换气过度,体内CO_2丢失过多,血浆中H_2CO_3减少,pH升高。其原因有:①神经系统疾病:脑炎、脑外伤;②通气过度:如长时间剧烈啼哭、高热伴呼吸增快;③在使用人工呼吸机时呼吸过频、通气量过大,CO_2排出过多;④低氧、贫血、CO中毒时呼吸加快;⑤水杨酸中毒所致的呼吸中枢过度刺激,对CO_2的敏感性太高所致的呼吸增快。

(1)临床表现:除原发病症状和体征外,主要表现为呼吸深快,其他症状与代谢性酸中毒相似。

(2)治疗:以治疗原发病为主,呼吸改善后,碱中毒可逐渐恢复。有时吸入含5%CO_2的氧气可改善症状。有手足搐搦者给予钙剂。

6. 呼吸性酸中毒合并代谢性酸中毒　为常见的混合型酸中毒。由于通气障碍使CO_2潴留,且常合并缺氧、进食量少、发热等,使体内乳酸、酮体等酸性代谢产物积聚,导致[HCO_3^-]减少,使pH进一步降低。

积极治疗原发病,先祛除引起混合性酸中毒的原因,保持气道通畅,必要时使用呼吸机加速潴留CO_2的排出,并纠正代谢性酸中毒。

(三)钾代谢紊乱

人体内钾主要存在于细胞内,细胞外液测得的钾值不能代表体内总钾含量。正常血清钾维持在3.5~5.5mmol/L,当血清钾低于3.5mmol/L时为低钾血症(hypokalemia);当血清钾浓度高于5.5mmol/L时为高钾血症(hyperkalemia)。

1. 低钾血症

(1)病因

1)钾的摄入量不足:如长期不进食或进食少、静脉补液时补钾不足。

2)消化道钾丢失过多:如频繁呕吐、腹泻、胃肠道引流。

3)肾排钾过多:长期应用排钾利尿药、肾小管酸中毒、范科尼综合征、先天性肾上腺皮质增生症、醛固酮增多症等。

4)钾分布异常:如家族性周期性低钾性麻痹或纠正酸中毒过程中,大量的钾进入细胞内导致血清钾骤降。

(2)临床表现:低钾血症的症状取决于失钾的速度以及血液中其他电解质成分的改变。

1)神经肌肉系统:兴奋性降低,表现为肌无力,当血清钾 <3mmol/L 时肌肉无力,<2.5mmol/L 时肌肉瘫痪,肌腱反射降低或消失,严重时可出现呼吸肌瘫痪。

2)胃肠道系统:恶心、呕吐、腹胀、肠鸣音减低、肠麻痹等。

3)心血管系统:心脏肌张力降低,收缩无力,临床表现为心脏扩大、心音低钝、心律失常,甚至心室纤颤、心力衰竭、猝死。心电图早期改变为 T 波降低、变宽、双向或倒置,然后出现 ST 段降低、Q-T 间期延长、U 波出现。

4)肾:低血钾使肾浓缩功能下降,尿量增多,远曲小管排钾减少、排 H^+ 增多,导致低血钾性碱中毒。

(3)治疗:低钾血症的治疗主要为补钾,积极治疗原发病。一般每天可给予钾 3mmol/kg,严重低钾血症者可给予 4~6mmol/kg,均匀分配于全日静脉输液中,浓度一般不超过 0.3%(新生儿 0.15%~0.2%)。由于细胞内的钾浓度恢复正常要有一个过程,因此纠正低钾血症需要有一段时间。每天静脉补钾的时间不应少于 8h,切忌将钾盐静脉推入,否则导致高钾血症,危及生命。肾功能障碍无尿时影响钾的排出,此时补钾有引起高钾血症的危险,必须见尿补钾。当病情好转或轻度低钾血症时,可采用口服补钾,每天 2~4mmol/kg。食物中含有丰富的钾盐,当饮食恢复至正常饮食时的 1/2,可停止补钾。

2. 高钾血症

(1)病因

1)钾摄入过多:口服摄入过多,或静脉补钾过多过快,或输入大量青霉素钾盐、久存库血。

2)肾排钾减少:肾衰竭、肾小管酸中毒、肾上腺皮质功能减退等。

3)钾分布异常:重度溶血、缺氧、休克、代谢性酸中毒、严重组织创伤等,使钾由细胞内转移到细胞外。

(2)临床表现

1)心血管系统:由于钾离子对细胞膜的去极化作用,最早受影响的是心脏传导系统,心电图的改变先于其他临床症状,首先出现 T 波高尖、P-R 间期延长、P 波扁平或消失、QRS 波增宽、S-T 段压低、房室传导阻滞、室性自主节律,临床上表现为心率减慢、心律失常、心肌收缩无力,可出现室性期前收缩和心室颤动,甚至心跳停止。

2)神经肌肉系统:兴奋性降低,表现为精神萎靡、嗜睡、躯干和四肢肌肉无力、手足感觉异常、腱反射减弱或消失,严重时出现弛缓性瘫痪、尿潴留,甚至呼吸麻痹。

(3)治疗:积极治疗原发病,停用所有含钾药物或食物,提供足够热量防止内源性蛋白质分解释放钾。治疗的目的主要有两个:一是防止发生致死性的心律失常,二是去除体内过高的钾。当血清钾达 6~6.5mmol/L,必须监测心电图以评估心律失常情况。血钾治疗可采用以下措施:

1)促使钾向细胞内转移:碱化细胞外液,快速静脉滴注 5% 碳酸氢钠 3~5ml/kg(一般不超过 100ml)或葡萄糖加胰岛素(葡萄糖 0.5~1g/kg,每 3g 葡萄糖加 1U 胰岛素)。

2)拮抗高钾对心肌的毒性作用:10% 葡萄糖酸钙 0.5ml/kg 等量稀释后缓慢静注,起效后改用 10%

葡萄糖酸钙 10~20ml 加入 10% 葡萄糖 100~200ml 静脉滴注。

3）加速排钾：采用排钾利尿药如呋塞米，阳离子交换树脂保留灌肠或腹膜透析、血液透析。

三、液体疗法中几种常用的溶液

溶液中电解质所产生的渗透压称为张力（tonicity）。与正常血浆渗透压相等时为 1 个张力即等张（isotonicity），低于血浆渗透压为低张（hypotonicity），高于血浆渗透压为高张（hypertonicity）。常用液体可分为电解质溶液与非电解质溶液。其中非电解质溶液常用葡萄糖液，葡萄糖液虽也有渗透压，但输入体内后葡萄糖液逐渐氧化成水与 CO_2 或转化为糖原贮存，液体的渗透压也随之消失，因此，葡萄糖液常视为无张力液体。

（一）非电解质溶液

常用的为 5% 及 10% 葡萄糖溶液。5% 葡萄糖溶液为等渗溶液，10% 葡萄糖溶液为高渗溶液，两者仅用于补充水与部分热量，不能起到维持血浆渗透压的作用。液体疗法时常选用 5% 葡萄糖溶液。

（二）电解质溶液

用于补充体液容量，纠正体液渗透压、酸碱失衡与电解质紊乱。

1. **氯化钠溶液**

（1）0.9% 氯化钠溶液（生理盐水）：为常用的等渗溶液，儿科临床常与葡萄糖溶液混合后应用。因 1 000ml 生理盐水含 Na^+ 及 Cl^- 各 154mmol/L，此与血浆中 Na^+ 142mmol/L 及 Cl^- 103mmol/L 相比，Cl^- 的含量比血浆含量高 1/3。若完全输入生理盐水可致血氯增高，尤其在酸中毒情况下，可造成高氯性酸中毒。因此，常将 2 份生理盐水与 1 份碱性液相配，使溶液中的 Na^+ 与 Cl^- 的比例达 3∶2，与血浆成分相接近。

（2）复方氯化钠溶液（Ringer 溶液）：除氯化钠外，尚含少量 K^+ 及 Ca^{2+}，其作用及特点与生理盐水相似，但大量输注不会发生稀释性低钾血症和低钙血症。

（3）3% 氯化钠：每毫升含 Na^+ 0.5mmol/L，用于治疗明显的低钠血症。如果输入量不受限制，可稀释成 1.5% 的浓度。

2. **碱性溶液**　用于纠正酸中毒，常用的有以下两种：

（1）碳酸氢钠：直接补充缓冲碱，纠正代谢性酸中毒的效果迅速，但有呼吸功能障碍及 CO_2 潴留倾向时慎用。制剂为 5% 高张液（1ml=0.6mmol/L），而 1.4% 溶液为等张溶液（5% 碳酸氢钠稀释 3.57 倍为 1.4% 的碳酸氢钠）。

（2）谷氨酸钠：除能纠正酸中毒外尚有去氨的作用，伴有肝功能损害时可选用。制剂为 28.75% 溶液，而 2.5% 溶液为等张溶液。若补液中含钠量过高，而又需补充钾盐者可用谷氨酸钾代替谷氨酸钠，因含钾盐，补液速度受限。

3. **氯化钾**　制剂为 10% 溶液，纠正低钾血症或在补充继续损失量及生理需要量时均需氯化钾。不能直接静脉推注，否则引起心肌抑制而猝死。静脉滴注氯化钾的浓度一般为 0.2%（含钾 27mmol/L），最高不超过 0.3%（含钾 40mmol/L）。

4. **氯化铵**　制剂为 0.9% 等张液（1mmol NH_4Cl=53.5mg），用于纠正低氯性酸中毒。NH_4^+ 在肝内与 CO_2 结合成尿素，释出 H^+ 及 Cl^-，使 pH 下降。心、肺、肝、肾功能障碍者禁用。

（三）混合溶液

为适用于不同情况的补液需要，把各种等渗液体按不同比例混合配制。常用的溶液成分见表 4-8，常用几种混合液的组成及配制见表 4-9。

表 4-8 常用溶液的成分

溶液种类	组成 /(g·dl⁻¹) 或液量	Na⁺	K⁺	Cl⁻	HCO₃⁻	渗透压或张力
		(mmol·L⁻¹)				
血浆		142	5	103	24	300mOsm/L
①0.9% 氯化钠	0.9	154		154		等张
②5% 葡萄糖	5					
③5% 碳酸氢钠	5	595			595	3.6 张
④1.4% 碳酸氢钠	1.4	167			167	等张
⑤10% 氯化钾	10		1 342	1 342		8.9 张
⑥0.9% 氯化铵	0.9	NH₄⁺ 167		167		等张
1:1 含钠液	①50ml,②50ml	77		77		1/2 张
1:2 含钠液	①35ml,②65ml	54		54		1/3 张
1:4 含钠液	①20ml,②80ml	30		30		1/5 张
2:1 含钠液	①65ml,④35ml	158		100	58	等张
2:3:1 含钠液	①33ml,②50ml,④17ml	79		51	28	1/2 张
4:3:2 含钠液	①45ml,②33ml,④22ml	106		69	37	2/3 张

表 4-9 常用几种混合液的组成和配制

溶液名称	简易配制加入的溶液 /ml			张力
	10% 氯化钠	5% 葡萄糖	5% 碳酸氢钠	
1:1 液	20	500	—	1/2 张
1:2 液	15	500	—	1/3 张
1:4 液	10	500	—	1/5 张
2:1 液	30	500	47	等张
2:3:1 液	15	500	24	1/2 张
4:3:2 液	20	500	33	2/3 张

注:张力是按溶液总量 500ml 计算。临床上为了快速简便,加入的 10% 氯化钠或 5% 碳酸氢钠溶液未从葡萄糖溶液中扣去且均用整数,配成的溶液是近似的浓度。

四、液体疗法

液体疗法是通过补充液体和电解质来纠正体液容量及成分的紊乱,以保证机体正常生理功能的一种治疗方法。其目的是恢复血容量,纠正水、电解质和酸碱平衡紊乱,补充部分热量。由于体液失衡的原因和性质非常复杂,在制订补液方案时必须全面了解病史、体格检查和实验室资料,且根据患儿的个体差异,确定合理、正确的输液量、成分、顺序及速度。液体疗法包括口服补液、肠内补液与静脉补液。补充的液体有三部分:累积损失量、继续损失量和生理需要量。

(一)口服补液

口服补液法适用于脱水的预防和轻、中度脱水但无严重呕吐者的治疗,常用口服补液盐(oral

rehydration salt,ORS),应作为儿童腹泻的一线治疗手段。当患儿无法进行口服补液时,采用鼻胃管途径补液即肠内补液同样有效。有明显休克、心肾功能不全或其他严重并发症者及新生儿不宜口服补液。预防脱水按 20~40ml/kg,4h 内服完。建议在每次排稀便后补充一定量的液体(<6 个月者,50ml;6 个月 ~2 岁者,100ml;2~10 岁者,150ml;10 岁以上的患儿能喝多少给多少)直到腹泻停止。纠正脱水则需根据情况适当增减。ORS 用量(ml)=体重(kg)×(50~75),4h 内服完;密切观察患儿病情,并辅导母亲给患儿服用 ORS 液的方法。4h 后重新评估脱水程度。以下情况提示口服补液可能失败:①持续、频繁、大量腹泻;② ORS 液服用量不足;③频繁、严重呕吐。如果 4h 后评估患儿仍有脱水表现,要调整补液方案,必要时改为静脉补液。

鼻饲管补液:重度脱水时如无静脉输液条件,立即转运到就近医院进行静脉补液,转运途中可以用鼻饲点滴方法进行补液。采用 ORS 液,以 20ml/(kg·h)的速度补充,如患儿反复呕吐或腹胀,应放慢鼻饲点滴速度,总量不超过 120ml/kg。每 1~2h 评估一次患者脱水纠正情况。

(二)静脉补液

静脉补液法适用于严重呕吐、腹泻伴中至重度脱水的患儿,目的是快速纠正脱水及电解质平衡紊乱。输注溶液的成分、量和滴注持续时间必须根据不同的脱水程度和性质决定,同时要注意个体化,结合年龄、营养状况而灵活掌握。在静脉补液的实施过程中需要做到三定(定量、定性、定速)、三先(先盐后糖、先浓后淡、先快后慢)及两补(见尿补钾、惊跳补钙)原则。现以儿童腹泻脱水补液为例,制订第一天的液体疗法。其他原因脱水视情况而调整,不可机械照搬。

1. 定输液量(定量) 根据脱水程度决定,包括累积损失量、继续损失量和生理需要量三方面。

(1)累积损失量:即补充自发病以来累积损失的液体量,根据脱水程度而定。可根据临床检查结果来评估,婴儿期轻度脱水损失液体 50ml/kg,中度脱水损失液体 50~100ml/kg,重度脱水损失液体 100~120ml/kg,婴儿期以后不同程度的累积损失量补充较上述量减少 1/3~1/2。如患儿发病前曾测量体重,可根据患病时所测得的体重算出丢失水量。

(2)继续损失量:是指治疗过程中因呕吐、腹泻、胃肠引流等液体的继续丢失量,补充原则为"丢多少,补多少"。以腹泻为例,大便的精确计算最好称每块尿布排便前后的重量,但一般难以做到。一般以每天大便量 10~30ml/kg 计算。引流液的损失可根据记录量。各种体液损失成分见表 4-10。

表 4-10　各种体液损失成分表(单位:mmol·L⁻¹)

损失液体	Na⁺	K⁺	Cl⁻	HCO₃⁻
胃液	20~80	5~20	100~150	0
胰液	120~140	5~15	90~120	100
胆汁	120~140	5~15	50~120	40
回肠造口液	45~135	5~15	20~115	25~30
腹泻粪液	10~90	10~80	10~110	50
汗液	10~30	3~10	10~25	0
尿液	0~100*	20~100*	70~100*	0*

注:*根据摄入量而变化。

(3)生理需要量:按每消耗 418kJ(100kcal)能量需要 120~150ml 水计算,禁食时基础代谢需要热量为 60~80kcal/kg,故每天生理需要量是 60~80ml/kg。年龄愈小,生理需要量愈多。

上述三项合加即第一天补液总量,轻度脱水为 90~120ml/kg,中度脱水为 120~150ml/kg,重度脱水为 150~180ml/kg,不同脱水程度需补充的液体量见表 4-11。营养不良、肺炎、心肾功能不全者和学龄期儿童,补液总量应酌减 1/4~1/3。

表 4-11 按脱水程度不同需补充液体量 /(ml·kg^{-1})

脱水程度	轻度	中度	重度
累积损失量	50	50~100	100~120
继续损失量	10~20	10~30	10~30
生理需要量	60~80	60~80	60~80
总输液量	90~120	120~150	150~180

2. 定输液性质(定性) 根据脱水性质决定输液种类。原则是先补充电解质,后补充糖液。一般情况下累积损失为:等渗性脱水补充 1/2 张溶液;低渗性脱水补充 2/3 张溶液;高渗性脱水补充 1/3~1/5 张溶液。继续损失量补充 1/2~1/3 张溶液,生理需要量补充 1/4~1/5 张溶液。如临床上难以确定脱水性质时,可先按等渗性脱水处理。高渗性脱水时细胞内有氯潴留,补氯的量要少一些。脱水一旦纠正,电解质正常后不必将原计划输的液体全部输完,应及时修正补液方案,改为 1/4~1/5 张溶液。

3. 定输液的速度(定速) 原则是先快后慢,见尿补钾。若患儿有循环衰竭、休克则应首先进行扩容,用 2∶1 等渗含钠液(2 份生理盐水∶1 份 1.4% 碳酸氢钠)20ml/kg(总量不超过 300ml),于 30~60min 内静脉推注或快速滴注,改善有效循环血量和肾功能。如以呕吐为主,可直接用等渗的生理盐水快速扩容。扩容所用的液体需在总补液量中扣除。在扩容后根据脱水性质(等渗性脱水选用 1/2 张溶液,低渗性脱水选用 2/3 张溶液),按 80ml/kg 继续静脉滴注,先补 2/3 量,一般婴幼儿 5h,较大儿童 2.5h 内补完;在补液过程中,每 1~2 小时 1 次评估患者脱水情况,如无改善,则加快补液速度;婴儿在补液后 6h,儿童在补液后 3h 重新评估脱水情况,选择适当补液的方案继续治疗;记录最近一次排尿时间及尿量,以便考虑是否及时加入钾盐。对低渗性脱水纠正速度可稍快,高渗性脱水补液速度要放慢。因处于高渗状态的神经细胞内的钠离子未排出之前,输入水分过多,可致神经细胞水肿而引起惊厥,病情恶化。根据患儿的情况,在补充累积损失量后及时给予继续损失量和生理需要量,速度约为每小时 5ml/kg。一旦患儿可以口服(通常婴儿在静脉补液后 3~4h,儿童在静脉补液后 1~2h),即给予 ORS。

4. 纠正酸中毒 轻度酸中毒一般无须另行纠正,输液中已经含有一部分碱性液体,随着循环与肾功能改善,酸中毒即可纠正;中度以上酸中毒要注意纠正,具体方法见代谢性酸中毒治疗内容。

5. 补钾 原则为见尿补钾,不能静脉推注,具体见低钾血症内容。

6. 补钙、镁 营养不良、佝偻病患儿补液过程中易发生手足搐搦,可用 10% 葡萄糖酸钙 5~10ml,加等量葡萄糖溶液稀释后静脉滴注,必要时可重复使用。补钙后手足搐搦不见好转而加重时要考虑低镁血症,可测定血镁浓度。如为低镁血症,可用 25% $MgSO_4$ 每次 0.1~0.2ml/kg 深部肌内注射。

第二天的补液量需根据病情估计脱水情况来决定,一般需补充继续损失量和生理需要量。

五、儿科几种常见病的液体疗法注意事项

(一) 新生儿的液体疗法

新生儿补液应注意以下几点:①新生儿尤其是出生后的最初几天,每天生理需要的水量比婴儿少,每天总液量要适当减少。肾对水的调节能力差,补液速度要慢,太快会出现水肿。②新生儿电解质调节能力差,肾排泄氯、钠少,补入的电解质成分要适当减少。③新生儿生后几天内血钾浓度较高,一般计算液体疗法时不必另外补充钾盐。即使补钾,其量比婴儿少,浓度不超过 20mmol/L。④新生儿肝未发育成熟,尤其未成熟儿对乳酸盐的代谢速度较慢,酸中毒时首选碳酸氢钠。⑤新生儿脱水和酸中毒的症状不明显,有时需从病史及液体出入量来评价。

(二) 婴幼儿重症肺炎时的液体疗法

婴幼儿普通肺炎时不会发生明显的体液及电解质紊乱;重症肺炎时会出现水钠潴留及呼吸性酸

中毒。所以，液体疗法时应该：①如进食不足，仅补充每天的需要量60~80ml/kg。为了避免增加心脏负担，静脉滴入速度要慢，选用低张溶液(1/3~1/5张)，以防止出现心功能不全。②出现呼吸性酸中毒、碱中毒或混合性酸中毒时，首先要改善肺内气体交换功能，不必急于纠正电解质紊乱。③肺炎合并腹泻时，补液量按腹泻补液总量的3/4计算。

（三）营养不良伴腹泻的液体疗法

营养不良性腹泻儿童在临床处理时需注意以下几点：①重度营养不良者原先体重已经明显下降，当腹泻伴有脱水时往往脱水程度估计过高，在计算补液总量时宜减少1/3的量。补液速度要慢，以免增加心脏负担。②脱水多为低渗性，血钠低，补入的液体张力要偏高，以2/3张力为宜。③营养不良儿童腹泻前机体常伴有低钙血症及低钾血症，腹泻可加重其程度，补液过程中见尿后要及时补充钾盐及钙盐，尤其是酸中毒纠正后更需及时补充。必要时可输入氨基酸、血浆或全血、白蛋白纠正低蛋白血症。

六、口服补液盐

口服补液盐(oral rehydration salts, ORS)是世界卫生组织(WHO)和联合国儿童基金会(UNICEF)向全世界推荐用于预防和治疗急性腹泻合并脱水时的一种溶液。ORS具有纠正脱水、酸中毒及补钾的作用。口服补液结合继续喂养，对降低发展中国家儿童急性腹泻的死亡率作出了很大贡献。因此，口服补液(oral rehydration)是腹泻治疗历史上的一个重要里程碑。

ORS预防和治疗脱水的理论基础是小肠黏膜细胞的Na^+-葡萄糖耦联转运吸收机制。即小肠上皮细胞刷状缘的膜上存在着Na^+-葡萄糖共同载体，此载体上有Na^+和葡萄糖两种受体，但这两种受体单独与Na^+或葡萄糖结合时不能发挥作用，只有两者同时结合Na^+和葡萄糖时才能转运。由于细胞膜内外浓度梯度的差别，使Na^+进入细胞内，同时依靠载体的拖曳作用将葡萄糖等转运入细胞。葡萄糖进入细胞内，再经易化扩散的方式经细胞底部进入细胞间隙扩散入血。进入细胞内的Na^+经钠泵的作用，泵出细胞进入细胞间隙，同时Cl^-亦被带出。由于细胞间隙中Na^+和Cl^-浓度偏高，渗透压增高，水分就被动地从细胞内渗透到细胞间隙，经基底膜上皮细胞下的结缔组织后再吸收入血液。葡萄糖的浓度在2%~3%时能最大限度地促进Na^+和水的吸收；如浓度为3%~5%并不增加水的吸收，反而渗透压增高使腹泻加重。

ORS有多种配方。1971年WHO推荐的第一代标准配方含葡萄糖20g、氯化钠3.5g、碳酸氢钠2.5g、氯化钾1.5g，加水至1 000ml配制而成。该处方溶于水后，含有Na^+ 90mmol/L，总渗透压为310mmol/L，其中电解质的渗透压为220mmol/L(2/3张)。此液中的葡萄糖浓度为2%，有益于Na^+的吸收，适用于轻度或中度脱水无呕吐者。此配方的缺点是口味欠佳，患儿难以接受。第二代标准配方改用枸橼酸盐2.9g代替碳酸氢钠，改善了其口味。但这两种ORS含钠量高，总渗透压偏高，是基于分泌性腹泻等肠道丢失电解质较多的特点而制定的，适用于霍乱等分泌性腹泻导致的低渗性脱水。作为预防和维持补液，可引起高钠血症和渗透性腹泻，应用时要注意，必要时作适当稀释。

鉴于大部分婴幼儿腹泻引起的脱水为等渗性脱水，20世纪90年代，欧洲儿科胃肠病、肝病和营养学协会(ESPGHAN)与北美儿科胃肠病学、肝病学和营养学会(NASPGHAN)分别推出符合发达国家儿童营养状况和疾病谱的低渗ORS配方，即将含钠 ≤ 60mmol/L、总渗透压200~250mOsm/L的溶液用于预防脱水和补充继续损失量。2002年，WHO认可了低渗ORS配方。2006年，WHO和UNICEF根据世界儿童营养状况和疾病谱推出第三代低渗ORS配方。第三代低渗ORS配方降低了高钠血症发生的风险，适合预防和治疗大多数腹泻病导致的脱水。各种ORS配方见表4-12，其组成成分见表4-13。

表 4-12 各种 ORS 配方

配方	WHO ORS 配方			ESPGHAN
	第一代标准配方	第二代标准配方	第三代低渗配方	低渗 ORS 配方
氯化钠 /g	3.5	3.5	2.6	2.0
碳酸氢钠 /g	2.5	—	—	—
枸橼酸钠 /g	—	2.9	2.9	2.9
氯化钾 /g	1.5	1.5	1.5	1.5
葡萄糖 /g	20.0	20.0	13.5	16.2
加水 /ml	1 000	1 000	1 000	1 000

表 4-13 各种 ORS 配方组成成分

成分	WHO ORS 配方			ESPGHAN
	第一代标准配方	第二代标准配方	第三代低渗配方	低渗 ORS 配方
钠 /(mmol·L^{-1})	90	90	75	60
氯 /(mmol·L^{-1})	80	80	65	45
无水葡萄糖 /(mmol·L^{-1})	111	111	75	90
钾 /(mmol·L^{-1})	20	20	20	25
枸橼酸盐 /(mmol·L^{-1})	—	10	10	20
碳酸氢盐 /(mmol·L^{-1})	30	—	—	—
渗透压(电解质)/(mOsm·L^{-1})	311(200)	311(200)	245(170)	240(150)
张力	2/3 张	2/3 张	1/2 张	1/2 张

（江米足）

小结

1. 儿科疾病诊断的过程包括详细的病史采集,全面仔细的体格检查,再辅以各种实验室检查的资料,经临床思维、综合分析后作出初步的诊断。儿科病史询问有其特殊之处,一般由监护人提供,其准确性受到一定的限制,获得完整而正确的病史是儿科诊疗工作的重要环节。体格检查时医师与患儿直接接触,患儿可能会哭吵影响检查,为了顺利完成体检,尽量减少不良的刺激。

2. 儿科护理工作是治疗疾病过程中极为重要的一个环节,患儿所需要的护理时间和内容都比成人多。护士除了按时实施医嘱并进行基础护理、生命体征的监测外,还要针对儿童的特点采取相应的护理措施。合理的饮食对疾病的辅助治疗亦有十分重要的作用。一般治疗膳食包括流质、半流质、软食、普通饮食;特殊治疗膳食包括高热量、低热量、高蛋白、低蛋白、少渣、多渣膳食等;以及婴儿期使用的治疗性配方奶粉。药物是治疗疾病过程中的重要手段之一,但药物有其副反应、毒性反应及过敏反应等,因此选择药物治疗时必须全面衡量药物的利弊。孕母用药能影响胎儿的发育;乳母用药后,某些药物可以进入乳汁,影响乳儿健康。儿童用药时要考虑到年龄的生理解剖特点及影响因素。

3. 儿童尤其婴幼儿器官的发育尚不成熟,具有体液占体重比例较大等生理特点,其体液调节功能极易受疾病和外界环境的影响而发生平衡失调。根据失水量占体重的百分比,常将脱水程度分为轻度(≤ 5%)、中度(5%~10%)和重度(>10%)。根据血清钠的水平可将脱水分为等渗性脱水、低渗性脱水（血清钠 <130mmol/L）和高渗性脱水（血清钠 >150mmol/L）3 种。当血清钾低于 3.5mmol/L 时为低钾血症，当血清钾浓度高于 5.5mmol/L 时为高钾血症。液体疗法是儿科重要治疗方法，包括口服补液、肠内补液与静脉补液。口服补液法适用于脱水的预防和轻、中度脱水但无严重呕吐者的治疗，应作为儿童腹泻的一线治疗手段。静脉补液法适用于严重呕吐、腹泻伴中至重度脱水的患儿，静脉补液的原则为三定（定量、定性、定速）、三先（先盐后糖、先浓后淡、先快后慢）及两补（见尿补钾、惊跳补钙）。

思考题

1. 儿科疾病的诊断要考虑哪些特点？
2. 儿科体格检查要注意哪些要点？
3. 各年龄组儿童心率和呼吸特点？
4. 儿童药物治疗的特点？
5. 脱水的分度及临床表现。
6. 液体疗法的原则。
7. ORS 补液的原理。

第五章
营养和营养障碍疾病

全面均衡的营养是生长发育的基础。生长发育关键期的营养障碍不仅导致近期患病,还可影响远期的健康状况。

第一节　营养学基础

一、营养素与参考摄入量

(一)营养素

营养素是机体为了维持生存、生长发育、生理功能、体力活动和健康而以食物形式摄入的一些需要的物质。人体所需的营养素有蛋白质、脂类、碳水化合物、矿物质、维生素和水共六大类。除了这些营养素外,食物中还含有许多其他成分,如膳食纤维和植物化学物等,这些成分也有重要的生理功能。

蛋白质、脂类、碳水化合物因为需要量多,在膳食中所占的比重大,称为宏量营养素(macronutrient);又因蛋白质、脂类和碳水化合物经过氧化分解释放出一定的能量,供给人体需要,故称三大产能营养素。矿物质和维生素因需要量较少,在膳食中所占比重也小,称为微量营养素(micronutrient)。矿物质中又分为常量元素和微量元素,常量元素在人体内含量相对较多,微量元素在人体内含量很少,占人体总质量的 0.01% 以下。

任何一种营养素过多或不足均可引起营养过剩或营养不良,对人体健康产生不良影响。

(二)膳食营养素参考摄入量

膳食营养素参考摄入量(dietary reference intakes,DRIs)是一组每天平均膳食营养素摄入量的参考值,它是在推荐营养素供给量(RDAs)基础上发展起来的,我国现行的 DRIs 是中国营养学会于2013 年修订的,包括 4 项营养水平指标:即平均需要量(estimated average requirement,EAR)、推荐摄入量(recommended nutrient intake,RNI)、适宜摄入量(adequate intake,AI)和可耐受最高摄入量(upper level of intake,UL)。EAR 是群体中各个体需要量的平均值,可以满足某一特定性别、年龄及生理状况群体中半数个体的需要量的摄入水平,这一摄入水平能够满足该群体 50% 的成员需要,缺乏的可能性为 50%。RNI 可以满足某一特定性别、年龄及生理状况群体中绝大多数(97%~98%)个体的需要。RNI 是以 EAR 为基础制定的,如果已知 EAR 的标准差,则 RNI=EAR+2s。AI 是当某种营养素的个体需要量研究资料不足,没有办法计算出 EAR,不能确定 RNI 时,只有通过观察或实验获得的健康人群某种营养素的摄入量,但其准确性远不如 RNI。UL 是平均每天可以摄入该营养素的最高量。当摄入量超过 UL 而进一步增加时,发生毒副作用的危险性增加。如资料充分,每种营养素可制订一套DRIs,多数营养素都有一个 UL。

1. **能量**　能量单位是千卡(kcal)或千焦(kJ),1kcal=4.184kJ,或 1kJ=0.239kcal。能量由三大产能营养素供给,碳水化合物、蛋白质和脂类在体内的实际产能量分别为 16.8kJ(4kcal)/g、16.8kJ(4kcal)/g 和 37.8kJ(9kcal)/g。

儿童对能量的需要包括基础代谢率(basal metabolism rate,BMR)、食物的热力作用(thermic effect of food,TEF)、活动消耗(physical activity)、生长所需(growth)和排泄消耗(excreta)5 方面。

(1)基础代谢率(BMR):是指人体在维持呼吸、心跳等最基本生命活动情况下的能量代谢。婴幼儿基础代谢率较成年人高。婴儿基础代谢率的能量需要约占总能量的 60%,每天平均约需 230kJ (55kcal)/kg,以后随年龄增长、体表面积增加而逐渐减少,7 岁时每天约需 184kJ(44kcal)/kg;12 岁时每天约需 126kJ(30kcal)/kg,到青春期又出现一个较高代谢的阶段,然后下降至成人水平。不同器官在基础代谢中所占的比例与该器官所占身体比例大小和功能有关,如婴幼儿期脑代谢占总基础代谢的 1/3,而成人仅占 1/4;相反的,肌肉消耗的能量在婴儿期仅占 8%,而成人期可占 30%。

(2)食物的热力作用(TEF):是指由于人体摄取食物而引起机体能量消耗额外增多的现象,过去称为食物特殊动力作用。各类食物由于成分不同所引起的热量消耗不同,其中蛋白质的 TEF 最大,约为自身产热量的 30%,而脂肪和碳水化合物有"节能"作用,分别仅占自身产热量的 4% 和 6%。婴儿蛋白质需要量较高,故此项热量所需较高,占总能量的 7%~8%,而混合膳食则在 5% 左右。儿童过多摄入蛋白质可增加体内食物的热力作用。

(3)活动消耗:除基础代谢外,活动消耗是影响人体能量消耗的主要因素。儿童活动所需能量与身体大小、活动强度、活动持续时间、活动类型有关,从而导致这一部分的能量差异很大。一般来说,随年龄增长而增加,一个好哭多动的婴幼儿比年龄相仿的安静孩子所需能量可高 3~4 倍。一般婴儿需 63~84kJ(15~20kcal)/kg,到 12~13 岁时约需 126kJ(30kcal)/kg。当能量摄入不足时,儿童可表现为活动减少,以节省能量,保证机体基本功能和满足重要脏器的代谢。

(4)生长所需:这部分能量为小儿所特需,其需要量与小儿的生长速度成正比。体内每克新的组织增加需 18.4~23.8kJ(4.4~5.7kcal)的能量。婴儿生长最快,初生数个月以内的婴儿每天需要能量可高达 167~209kJ(40~50kcal)/kg,1 岁时约需 63kJ(15kcal)/kg,随年龄增长逐渐减少,约为 20kJ(5kcal)/kg。生长发育所需的热量占总能量需要量的比例从生后 1 个月到 12 个月由 35% 逐步下降到 3%,直至青春期前仍然维持在较低水平,在青春期时重新上升到 4%。

(5)排泄消耗:未经消化吸收的食物排泄至体外所损失的能量通常占总能量的 10% 以内,当腹泻或消化功能紊乱时可成倍增加。

上述 5 项能量的总和即能量需要的总量。不同年龄各项能量消耗见图 5-1。一般来说,基础代谢占能量的 50%,排泄消耗占能量的 10%,生长和运动所需能量占 32%~35%,食物的热力作用占 7%~8%。但应强调的是,能量需要存在明显个体差异,疾病状态下能量需要应根据具体病情调整。一般新生儿生后第 1 周每天所需总能量约为 250kJ(60kcal)/kg,第 2、3 周约为 418kJ (100kcal)/kg,婴儿为 460kJ(95kcal)/kg。多数营养素的推荐摄入量都是为了满足或超过个体的实际需要量,但是能量的推荐摄入量则是基于人群的平均需要量制订,为了支持和维护健康儿童处于良好营养状态下的生长发育,以避免过度摄入。人体能量代谢的最佳状态是达到能量消耗与摄入的平衡。如持续能量摄入不足,机体则会动用自身的能量储备甚至消耗组织以满足生命活动能量的需要;反之,如能量摄入过剩,则多余部分便以脂肪形式储

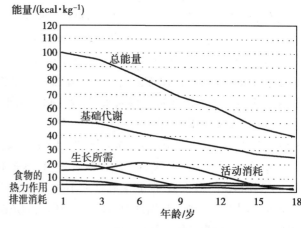

图 5-1　能量消耗随年龄变化曲线

起来(机体的能量储备),造成异常的脂肪堆积,可能会导致成年期慢性疾病和代谢综合征。

2. 宏量营养素

(1)蛋白质:蛋白质是构成人体细胞和组织的基本成分,也是维持人体一切生理功能的物质基础,而且是人体氮的唯一来源。其次要功能是供能,所提供的能量占总能量的8%~15%。氨基酸是组成蛋白质的基本单位。从营养学上根据氨基酸的必需性,除苯丙氨酸、蛋氨酸、赖氨酸、色氨酸、苏氨酸、缬氨酸、亮氨酸、异亮氨酸8种必需氨基酸外,组氨酸为小儿生长发育期间的必需氨基酸,精氨酸、胱氨酸、酪氨酸和牛磺酸为早产儿所必需。蛋白质的质量取决于必需氨基酸的种类和比例,食物中蛋白质所含必需氨基酸比值愈接近人体必需氨基酸比值,该食物蛋白质的生物学价值就愈高,才能为机体所充分利用。通常动物性蛋白质均为优质蛋白质,植物性食物中仅大豆蛋白质富含赖氨酸,故质量较高,也为优质蛋白质。将各种食物混合食用,其蛋白质中必需氨基酸的种类和数量可以互相补充,提高食物的生物价值,这就是蛋白质的互补作用。例如小麦、米、玉米等赖氨酸含量低,蛋氨酸含量高,而豆类则相反,如两者搭配可互相弥补不足;豆制品的制作可使蛋白质与纤维素分开,利于消化;动物性和植物性食物混合食用可明显提高蛋白质的利用率。

小儿处于生长发育旺盛阶段,对蛋白质的质和量需要相对更高。儿童按千克体重表示的蛋白质需要量和优质蛋白质需要量均大于成人。按体重计算新生儿蛋白质需要量和用于生长的蛋白质比例最高,以后随着年龄增长、生长速度下降而逐渐减少。婴幼儿每千克体重对必需氨基酸的需要量及种类也多于成人。婴儿蛋白质的RNI为1.5~3g/(kg·d),其中必需氨基酸应占43%,儿童应占36%,而优质蛋白质应占蛋白质总量的50%以上。母乳蛋白质生物学价值高,吸收率高达90%,因此母乳喂养的婴儿只需2g/(kg·d);牛乳蛋白质生物学价值略差,故牛乳喂养者需3.5g/(kg·d);植物蛋白质的利用率更低,全靠植物蛋白质供给营养的婴儿需4.0g/(kg·d)。1岁以后蛋白质需要量逐渐减少,直到成人的1.1g/(kg·d)。

(2)脂类:脂类是脂肪和类脂的总称,后者包括磷脂、鞘脂类和类固醇等,是机体能量的重要来源和主要储存形式。人体不能自身合成、必须由食物供给的脂肪酸称为必需脂肪酸,如n-6系的亚油酸(linoleic acid;18:2n-6)和n-3系的α-亚麻酸(linolenic acid;18:3n-3)。n-6系亚油酸在体内经过去饱和以及碳链延长可衍生多种n-6不饱和脂肪酸,如花生四烯酸,也可转变成γ-亚麻酸。n-3系α-亚麻酸也可衍生多种n-3不饱和脂肪酸,如二十碳五烯酸(EPA,$C_{20:5}$)和二十二碳六烯酸(DHA,$C_{22:6}$)。花生四烯酸和DHA对于婴儿大脑与视网膜发育起重要作用,如缺乏可导致小儿大脑和视觉功能受损。花生四烯酸也是高生物活性产物前列腺素、血栓素和前列环素的前体,几乎参与了机体所有细胞代谢活动。食物中必需脂肪酸缺乏,会影响人体的正常功能,表现为皮肤角化、伤口愈合不良、生长停滞、生殖能力减退、心肌收缩力降低、免疫功能下降和血小板凝集障碍等。此外,反式脂肪酸是植物油氢化的产物,虽然具有抗腐败的作用,但其有害作用远大于饱和脂肪酸,不仅增高了低密度脂蛋白结合胆固醇的水平,还降低了高密度脂蛋白,增加心血管疾病的危险性,因此儿童应尽量避免反式脂肪酸的摄入。

必需脂肪酸的最好食物来源是植物油类,如食物中亚油酸主要来源于玉米油、葵花籽油、大豆油等植物油,以及核桃、花生等坚果类;α-亚麻酸主要存在于绿叶蔬菜、鱼类脂肪及坚果类。母乳中含有丰富的必需脂肪酸。

婴儿每天需要脂肪约4g/kg,脂肪所提供的能量占总能量的35%~45%。随着年龄增长,脂肪占总能量比例下降,7岁以上的年长儿为25%~30%,每天需2.5~3g/kg。必需脂肪酸提供的能量至少不应低于总能量的1%,约110mg/418kJ(100kcal),最适为总能量的4%~5%,其中亚油酸占膳食能量的3%~5%,α-亚麻酸占膳食能量的0.5%~1%。EPA、DHA占总能量的0.5%。

(3)碳水化合物:碳水化合物是人体最主要的供能营养素,还可与脂肪酸或蛋白质结合成糖脂、糖蛋白和蛋白多糖,参与细胞的多种生理活动,是构成机体重要物质的组成成分。碳水化合物的消化主要在小肠中进行,且主要以糖原形式储存在肝脏和肌肉中,起到"节约蛋白质"的作用,但不超过体重的 1%。当碳水化合物供给不足时,可引起低血糖,并且机体将分解脂肪或蛋白质以满足能量需要,以致酮体产生过量而致酮中毒。碳水化合物无 RNI,常以可提供能量的百分比表示适宜摄入量。2 岁以上儿童膳食中,碳水化合物提供的能量应占总能量的 55%~65%。应保证充分碳水化合物的摄入,提供合适比例的能量来源,若碳水化合物产能 >80% 或 <40% 都不利于健康。碳水化合物主要来源于粮谷类和薯类食物。

3. 微量营养素

(1)维生素:维生素是维持机体正常代谢和生理功能所必需的一大类有机化合物的总称。这类物质既不是构成身体组织的原料,也不产生能量,而是一类生理调节物质,在物质代谢中起重要作用。人体需要量甚微,但除维生素 D 外,由于体内不能合成或合成量不足,必须经常由食物供给。维生素种类很多,化学性质与生理功能各异。根据其溶解性可分为脂溶性和水溶性两大类。

1)脂溶性维生素:包括维生素 A、D、E、K。其共同特点是:主要改变复合分子及细胞膜的结构,为高度分化组织的发育所必需;分子特异性不高,均有前体;易溶于脂肪和脂肪溶剂,大部分贮存在脂肪组织(尤其是定脂)中,不需每天供给;通过胆汁缓慢排出,因此摄入不足的症状出现较迟,而过量可致中毒。各种脂溶性维生素的作用、代谢、来源、缺乏和过多的影响见表 5-1。

表 5-1　各种脂溶性维生素的作用、代谢、来源、缺乏和过多的影响

维生素种类	代谢	作用	来源	缺乏	过多
维生素 A(视黄醇)	以视黄醇和维生素 A 原两种形式存在于食物中,维生素 A 原在小肠黏膜、肝细胞内转变成维生素 A。两者皆储存在肝脏,血浆中维生素 A 与特异性转运蛋白(视黄醇结合蛋白)结合后被转运。耐热、酸、碱,易被氧化,维生素 E 可保护其在肠内不被氧化	1. 构成视觉细胞内的感光物质,即视网膜杆细胞中的视紫红质。2. 保护上皮组织结构的完整与健全,促进伤口愈合。3. 促进骨骼与牙齿发育。4. 是免疫刺激剂	肝、脂肪、乳汁、蛋黄、鱼肝油;维生素 A 原:黄红色素菜如胡萝卜、红薯、南瓜、番茄等	暗适应能力降低、夜盲,结膜炎,泪腺上皮不健全、眼干燥症、角膜软化甚至穿孔、失明;皮肤和黏膜角化,骨骺和牙釉质发育障碍,生长发育受阻,细胞免疫和体液免疫功能均下降,极易患消化道和呼吸道感染	对维生素 A 敏感性有个体差异,长期每天服维生素 A 50 000U 可致慢性中毒,表现为颅内高压症状和体征,转移性骨痛伴软组织肿胀(四肢长骨多见)、颞、枕部颅骨骨膜下新骨形成,食欲减退,生长发育停滞,肝大,皮肤干燥、脱皮。一次摄入量 >30 万 U 可致急性中毒,表现为颅内高压症
维生素 D	在肝脏经 25-羟化酶系统催化,变成 25-(OH)-D$_3$,再经肾脏 1-羟化酶作用转变为有活性的 1,25-(OH)-D$_3$,由肾脏以激素形式排出	促进小肠吸收钙、磷,调节钙磷代谢,促进骨骼和牙齿正常发育	肝、蛋、鱼肝油、人体皮肤内 7-脱氢胆固醇经日光紫外线照射形成	佝偻病和婴儿手足搐搦症	个体差异大,一般每天服 20 000~50 000U 数周或长期每天服 2 000U 可致中毒。表现为恶心、呕吐、顽固性便秘、头痛、多尿、夜尿、体重减轻、高钙血症,心、肾曲管、血管、气管皆可发生钙盐沉着,严重者可致肾衰竭

续表

维生素种类	代谢	作用	来源	缺乏	过多
维生素 E (生育酚)	吸收受脂肪消化的影响,储存在脂肪组织,但不储存在肝脏	是一种很强的抗氧化剂,如保护维生素 A 及 A 原、亚油酸在小肠不被氧化,防止红细胞膜的不饱和脂肪酸脂质过氧化,抗血管硬化、促进生育,合成或调节体内某些必需物质如维生素 C、核酸、辅酶 Q 等	植物油(豆油、菜籽油、芝麻油、玉米油);坚果(核桃、瓜子);菌藻类(木耳、发菜);及蛋、乳、牛肝等	早产婴儿溶血、共济失调,周围神经病,眼肌瘫痪	未确定
维生素 K	是一组作用相似的萘醌:叶绿醌(维生素 K_1);甲基萘醌(维生素 K_2);2- 甲萘醌(维生素 K_3);吸收需要胆汁盐和胰脂酶,由空肠吸收,储存在肝	催化凝血酶原前体转化或合成凝血酶原,凝血因子 Ⅱ、Ⅶ、Ⅸ、Ⅹ 也依赖维生素 K 合成	肝、蛋、豆类、青菜;一部分维生素 K 由肠内细菌合成	正常人很少缺乏,新生儿或 <3 个月婴儿易缺乏(母乳中含量低;肠道正常菌群未建立;胎盘转运量少,初生时储备量低),可致颅内、消化道等部位出血	叶绿醌和膳食中甲基萘醌未发现中毒,甲基萘醌可引起早产儿高胆红素血症

2)水溶性维生素:包括维生素 B 族(B_1、B_2、B_6、B_{12}、PP、叶酸)和维生素 C。其共同特点为:主要参与辅酶的形成,有高度的分子特异性,无前体,除碳、氢、氧外,还常含有氮、硫、钴等元素;因易溶于水,多余部分可迅速从尿中排泄,在体内仅有少量储存,故不易中毒,但需每天供给,缺乏后症状出现较早。各种水溶性维生素的作用、代谢、来源、缺乏和过多的影响见表 5-2。

表 5-2   各种水溶性维生素的作用、代谢、来源、缺乏和过多的影响

维生素种类	代谢	作用	来源	缺乏	过多
维生素 B_1	在小肠易被吸收,在细胞内尤其在肝细胞内与磷酸盐合成焦磷酸(辅羧酶);体内储存有限,过多则由肾脏排出	参与糖代谢过程中 α-酮酸(如丙酮酸、α- 酮戊二酸)的氧化脱羧及磷酸戊糖旁路的酮基转移作用,维持神经、心肌活动功能,调节胃肠蠕动,促进生长发育	米糠、麦麸、豆类、硬壳果、动物心、肝及瘦肉、蛋类,肠内细菌和酵母可合成部分	组织中丙酮酸堆积抑制胆碱乙酰化酶,使乙酰胆碱减少而影响神经传导。表现为消化不良、反应淡漠、多发性周围神经炎、心脏肥大、扩张,充血性心力衰竭、水肿,惊厥,暗哑	无害
维生素 B_2 (核黄素)	在小肠吸收,摄入大量时尿中排泄增高。胃酸缺乏、腹泻、呕吐影响其吸收,机体代谢增加时消耗量增大	为辅酶主要成分,参与体内氧化过程,维持皮肤、口腔和眼的健康,防止其病变	蛋黄、乳类、肝、瘦肉、鱼、绿色蔬菜、全麦和豆类	口角炎、唇炎、舌炎、脂溢性皮炎、角膜血管充血、溃疡,生长障碍。多与其他 B 族维生素缺乏同时出现	无害

续表

维生素种类	代谢	作用	来源	缺乏	过多
维生素 PP	在小肠吸收,储存在肝,过量由尿排出,体内在维生素 B_6 作用下由色氨酸合成	是辅酶Ⅰ及Ⅱ的组成成分,为体内氧化过程所必需;维持皮肤、黏膜和神经健康,防止癞皮病,促进消化系统功能	肉类、肝、花生、酵母、谷类、绿色蔬菜	皮炎,主要在身体裸露部位,腹泻、神经炎、血管扩张、肝脏异常	血管扩张、面红
维生素 B_6 三种形式:吡哆醇 吡哆醛 吡哆胺	在肠内吸收,经磷酸化后转变为辅酶	为转氨酶和氨基酸脱羧酶的辅酶,参与神经、氨基酸及脂肪代谢,促进血红蛋白合成	各种食物中。亦由肠内细菌合成	皮炎、口腔炎、唇裂,末梢神经炎,精神异常,低色素性贫血,婴儿可发生惊厥	尚不明
维生素 B_{12}	与胃酸中的内因子糖蛋白结合,在回肠远端吸收,储存在肝脏。吸收受内源因子控制(一种不耐热的黏蛋白,由胃壁细胞分泌)	参与核酸合成,促进四氢叶酸形成,促进细胞及细胞核成熟,对生血和神经组织代谢有重要作用	主要来源是动物食品,如肝、肾、肉、鱼、奶酪等	可影响体内所有细胞 DNA 合成障碍,营养性巨幼细胞贫血、脊髓神经脱髓鞘等神经病变,高胱氨酸尿症	尚不明
叶酸	在小肠吸收,在维生素 C 还原型辅酶Ⅱ的参与下,转变成具有生理活性的 5,6,7,8-四氢叶酸。在肝脏储存,过量由尿及粪便排出	叶酸的活性形式四氢叶酸是体内转移"一碳基团"的辅酶,参与核苷酸合成,特别是胸腺嘧啶核苷酸合成,有生血作用	绿叶蔬菜、肝、肾、酵母较丰富,肉、鱼、乳类次之,羊乳含量甚少	巨幼细胞贫血、舌炎、消化功能紊乱、免疫力下降。胎儿期缺乏可致神经畸形	尚不明
维生素 C	易在胃肠吸收,血浆浓度反映每天吸收量,白细胞中浓度反映组织中含量,过量由尿排出,组织中储存很少,在肾上腺含量较高,脱氧抗坏血酸具有生物活性	参与人体羟化和还原过程,对胶原蛋白、细胞间黏合质、神经递质(如去甲肾上腺素等)合成,类固醇羟化,氨基酸代谢,抗体及红细胞生成等均有重要作用;防止维生素 C 缺乏症	各种水果及新鲜蔬菜中	维生素 C 缺乏症,早期症状为烦躁不安、生长缓慢、皮下及长骨骨膜下出血,出牙后可见牙龈出血,伤口愈合慢,牙质和骨样组织形成停滞	可引起高草酸盐尿,肾结石

(2)矿物质:人体内的元素除碳、氢、氧、氮以有机的形式存在外,其余的统称为矿物质。人体内含有许多种不同的矿物质,其中有 21 种已被证明为人类生命所必需。其中体内含量较多(>0.01% 体重),每天膳食需要量都在 100mg 以上者称为常量元素,包括钙、磷、钠、钾、氯、镁 6 种,其中钙、磷、镁含量占人体矿物质总量的 98%。微量元素是指含量小于体重的 0.01%,每人每天膳食需要量为微克至毫克的矿物质。已确认为人体所必需的微量元素有铁、铜、锌、碘、硒、钴、铬、钼,其中铁、碘、锌容易发生缺乏,而锰、硅、硼、钒、镍为可能必需的微量元素。氟、铅、镉、汞、砷、铝、锂、锡有潜在毒性,但在低剂量时可能具有人体必需功能。矿物质的共同特点为:①不能在体内生成,必须由外界环境供给。②体内新陈代谢过程中不会消失,必须通过各种途径(如皮肤、黏膜、粪、尿等)排出体外。③不提供能量,但为构成机体组织及维持人体内环境以及一切正常生理功能所必需,如钙、磷、镁是骨髓和牙齿的重要组成成分;钾、钠、氯、钙为维持机体的酸碱平衡、渗透压及神经、肌肉的兴奋性所必需;铁、碘、锌、硒等参与机体的某些特殊生理功能,许多酶的组成成分或活化剂等。④某些微量元素在体内生理剂量与中毒剂量极其接近,应予以注意。各种矿物质的作用、代谢、来源、缺乏和过多的影响见表 5-3。

表 5-3 各种矿物质的作用、代谢、来源、缺乏和过多的影响

矿物质种类	代谢	作用	来源	缺乏	过多
钙	主要在小肠吸收，食物内脂肪、草酸盐、磷酸盐等过多可减少其吸收；消化道酸性环境、乳糖、钙磷比例 2:1 有利于其吸收；摄入量的 10% 由尿排出，70% 由粪排出；主要存储于骨骼；甲状旁腺素、降钙素、维生素 D 调节其代谢	人体中含量最多的一种矿物质；构成骨骼和牙齿，维持神经与肌肉正常兴奋性；维持细胞膜渗透性；保持细胞膜正常功能；为凝血因子；促进酶活性及激素分泌	乳类、蛋类含量较多，豆浆中含量较牛奶少	佝偻病，手足搐搦症。生长发育落后，可能出现高血压	钙量过多可能沉淀磷盐。心肌梗死，肾结石
磷	主要在小肠吸收，维生素 D、甲状旁腺素调节其吸收；脂肪和钙过多减少其吸收；85% 储存在骨；58% 由尿排出	是骨骼、牙齿、细胞核蛋白、各种酶的主要成分，协助糖、脂肪和蛋白质代谢，参与缓冲系统，维持酸碱平衡	乳类、肉类、豆类、坚果、鱼和五谷类中	佝偻病	影响钙的吸收
铁	是人体含量最多的一种必需微量元素，70% 为功能性铁，主要存在于血红蛋白，30% 铁储存在肝、脾、骨髓中(储存形式铁)；主要在胃及小肠上部吸收；非血红素铁吸收受草酸盐、维生素 C、胃酸等影响；血红素铁吸收率可高达 25%；体内铁可反复利用；主要从粪排出	是血红蛋白、肌红蛋白、细胞色素和其他酶系统的主要成分，运输氧和二氧化碳；为参与免疫功能的细胞及因子所必需	肝、蛋黄、血、豆类、瘦肉、绿色蔬菜、杏、桃中；乳类中含量较少，羊乳尤少	缺铁性贫血，免疫功能下降，易感染	急性中毒：坏死性胃炎、肠炎，低血压、中枢神经系统损害，儿童口服 130mg 即有致命危险
铜	主要在十二指肠吸收，转运到肝和肾，经血浆铜蓝蛋白携带，运输至身体其他部分，主要经胆汁排出体外	对制造红细胞、合成血红蛋白和铁的吸收起很大作用，是重要生物催化剂，与许多酶如细胞色素酶、氧化酶的关系密切，存在于人体红细胞、脑、肝等组织内，是铜蓝蛋白构成成分	肝、肉、鱼、牡蛎、全谷、坚果、豆类	低色素小细胞性贫血，白细胞减少(特别是中性粒细胞)，共济失调，胆固醇升高	肝硬化、胃炎、溶血、神经退行性变
锌	存在于肝、肌、骨及白细胞中，主要从肠道排出	参与 200 多种酶的合成，可激活 80 多种酶，其中以 DNA 和 RNA 聚合酶、胸腺嘧啶核苷激酶最重要，其次是碳酸苷酶、碱性磷酸酶和醇脱氢酶等，从而影响人体的体格生长、智能发育、免疫功能、创伤愈合等生理功能	鱼、蛋、肉、禽、全谷、麦胚、豆、酵母等，动物性食物利用率高	矮小症、缺铁性贫血，男性性腺发育不良、肠病性肢端皮炎、食欲缺乏、味觉差、胸腺萎缩，免疫力低下，智力发育迟缓、肝脾大、伤口不愈合	胃肠道症状，抑制铜吸收而致贫血、生长迟缓，高密度脂蛋白减少，肝脾大、皮炎、免疫功能受损，生长迟缓

续表

矿物质种类	代谢	作用	来源	缺乏	过多
镁	肠吸收后进入血浆及细胞内,与钙的作用有关系;肾脏在保持体内镁稳定中起关键作用	构成骨骼和牙齿成分,激活糖代谢酶,与肌肉神经兴奋性有关,为细胞内阳离子,对所有细胞代谢过程都重要	谷类、豆类、干果、肉、乳类	常与钙同时缺乏、烦躁、震颤或惊厥	饮食含量无害,药用过多可导致低血压、心动过缓、呼吸抑制、昏迷甚至死亡
碘	由肠吸收,集中到甲状腺后转成有机化合物(甲状腺素);大部分由尿排出,汗次之,粪仅含少量,乳液排泄少量	为甲状腺素、T_3、T_4主要成分	海产品如海带、紫菜、海鱼等含碘量丰富	甲状腺功能不足(甲状腺肿、地方性克汀病)	<1mg/d无害;药物可致高碘性甲状腺肿

4. 其他膳食成分

(1)水:水是维持生命的重要物质基础,对人的生命而言,断水比断食的威胁更为严重。水参与机体的一切代谢和生理功能,对于维持人体内环境稳定起着关键作用。正常人从饮水和食物中获得水。食物在体内氧化时也可产生一小部分水,称食物内生水或代谢水。但脂肪、碳水化合物和蛋白质氧化所产生的水量不尽相同,且同一类营养素,分子结构不同,代谢水产量也有波动。一般混合饮食每418kJ(100kcal)约供水12ml。儿童体内水分占体重的比例较成人高。每天水的需要量与年龄、能量摄入、食物中蛋白质和矿物质浓度、不显性失水、肾功能成熟度等因素有关。牛乳含蛋白质和电解质较多。一般婴儿需水量为150ml/(kg·d),以后每3岁减去25ml/(kg·d)。美国0~6个月、7~12个月、1~3岁和4~8岁的儿童,每天对水的参考摄入量(DRI)分别为700ml、800ml、1 300ml和1 700ml。这个参考摄入量是母乳喂养、母乳加补充食物或家常食物喂养的婴儿及1岁以上儿童的液体平均摄入量。婴儿可从乳汁和其他食物中获取足够的水量,为减少胃肠负担,应避免额外给予过多的水等液体,婴儿每天6~7次小便即提示水的摄入基本足够。

(2)膳食纤维:膳食纤维是一种多糖,主要是来自植物细胞壁的非淀粉多糖类加木质素,不被人类肠道消化酶水解,也不能被吸收利用,故常以原形排出。具有生理功能的膳食纤维有纤维素、半纤维素、木质素、果胶及树胶等。各种成分的特点在于所含糖的残基及各个糖基之间的键合方式。按来源,膳食纤维分为不可溶性(如纤维素、半纤维素和木质素)和可溶性(果胶、树胶、燕麦糖)两类。其主要来源于植物性食物,如谷类、新鲜蔬菜、水果等。2岁内膳食纤维应摄入约2g/d,年长儿、青少年膳食纤维的适宜摄入量为20~35g/d。

可溶性纤维能减低脂肪酸和胆固醇的吸收而影响血浆中脂质水平。果胶还可减少胃排空时间,降低食物中糖的密度,减轻食饵性胰岛素分泌。不溶性纤维能增加粪便体积,软化大便,缩短通过时间,增加粪便量及排便次数。

二、小儿消化系统功能发育与营养关系

掌握与了解小儿消化系统解剖发育知识,如吸吮、吞咽的机制,食管运动,肠道运动发育,消化酶的发育水平等,可正确理解喂养建议的原理,科学指导家长喂养婴儿,包括喂养方法、喂养食物、喂养时间等。

(一)消化酶的成熟与宏量营养素的消化、吸收

1. 蛋白质　出生时新生儿消化蛋白质能力较好:胃蛋白酶可凝结乳类,出生时活性低,3个月后活性增加,18个月时达成人水平。生后1周胰蛋白酶活性增加,1个月时已达成人水平。生后几个月

小肠上皮细胞渗透性高,有利于母乳中的免疫球蛋白吸收,但肠黏膜屏障发育不成熟,也会增加异体蛋白(如牛奶蛋白、鸡蛋白蛋白)、毒素、微生物以及未完全分解的代谢产物的吸收机会,产生过敏或肠道感染。

2. 脂肪　新生儿胃脂肪酶发育较好;而胰脂酶几乎无法测定,2~3 岁后逐渐达成人水平,胃脂肪酶可保持胃内合适酸度,有助胃内脂肪消化,在一定程度上代偿了胰脂肪酶的不足。母乳的脂肪酶含量多,也可补偿胰脂酶的不足。故婴儿吸收脂肪的能力随年龄增长而提高,28~34 周早产儿脂肪的吸收率为 65%~75%;足月儿脂肪的吸收率为 90%;生后 6 个月婴儿脂肪的吸收率达 95% 以上。

3. 碳水化合物　0~6 个月婴儿食物中的碳水化合物主要是乳糖,其次为蔗糖和少量淀粉。碳水化合物的消化主要发生在肠黏膜细胞表面,而肠双糖酶的出现是肠功能发育的标志,肠双糖酶消化乳糖较好。出生至 3 个月内唾液淀粉酶活性低,3 个月后其活性逐渐增高,2 岁时达成人水平;胰淀粉酶发育较差,6 个月以下的婴儿尚无或只有少量胰淀粉酶,3 个月后活性逐渐增高,2 岁达成人水平,故婴儿生后几个月消化淀粉能力较差,不宜过早添加淀粉类食物。

(二)与进食技能有关的消化道发育

1. 食物接受的模式发展　婴儿除受先天的甜、酸、苦等基本味觉反射约束外,通过后天学习刺激形成味觉感知。味觉感知对食物接受的模式发展具有重要作用。婴儿对能量密度较高的食物和感官好的食物易接受,一旦对能量味觉的指示被开启后再调节摄入是很困难的,这可能是肥胖发生的原因之一,也可能导致某些饮食行为问题。儿童对食物接受的模式源于对多种食物刺激的经验和后天食物经历对基础味觉反应的修饰,这说明学习和经历对儿童饮食行为建立具有重要意义。

2. 觅食反射和吸吮　觅食反射和吸吮是婴儿出生时具有的一种最基本的进食动作。手指或母乳乳头触及新生儿面颊时,新生儿的头会转向同侧,似"觅食"。新生儿的口腔小、舌尖短而舌体宽(被舌系带固定)、无牙、颊脂肪垫、颊肌与唇肌发育好,这些消化道解剖结构的发育都有利于小婴儿的吸吮。

3. 挤压反射　3~4 个月婴儿给固体食物时出现舌体抬高、舌向前吐出的挤压反射。婴儿最初的这种对固体食物的抵抗可被认为是一种保护性反射,其生理意义是防止吞入固体食物到气管发生窒息。在转乳期用勺添加新的泥状食物时注意尝试 8~10 次才能成功。随着咀嚼、吞咽功能的训练,挤压反射逐渐减弱,表现为舌后部下降,舌的前部逐渐开始活动,可判断食物所在的部位,食物放在舌上可咬和吸,食物被送达舌后部时吞咽。

4. 咀嚼　是有节奏的咬运动、滚动、磨的口腔协调运动,代表婴儿消化动能发育成熟。吸吮和吞咽是先天就存在的生理功能,但咀嚼功能发育需要适时的生理刺激,是食物转换所必需的技能,需要后天学习训练。在适当时间及时添加泥状食物是促进咀嚼功能发育的适宜刺激,咀嚼发育完善对语言的发育也有直接影响。后天咀嚼行为的学习敏感期在 4~6 个月。5 个月左右的婴儿出现上下咬的动作,表明咀嚼食物动作开始发育。6~7 个月婴儿可接受切细的软食,9~12 个月婴儿可咀嚼各种煮软的蔬菜、切碎的肉类,1 岁左右出现舌体上抬、卷裹食物团块,2 岁左右口腔增大,可控制下颌动作和舌向两侧的活动。因此,有意训练 7 个月左右婴儿咬嚼指状食物、从杯中喝水,9 个月始学用勺自主进食,1 岁学用杯喝奶,均有利于儿童口腔发育成熟。不宜以乳牙萌出时间作为给婴儿进食固体食物的依据。

三、肠道菌群与消化功能发育

婴儿肠道菌群建立的时间和菌群组成与母亲的微生物菌群、分娩方式、出生环境、喂养方式密切相关。母乳中乳糖多,多种生物活性物质如低聚糖可促进乳酸杆菌、双歧杆菌等益生菌的生长,而抑制大肠埃希菌繁殖,母乳喂养还可通过皮肤接触和暴露于直接环境中的微生物菌群,有助于母婴之间微生物的交换。人工喂养的婴儿肠道大肠埃希菌增多。菌群分析显示在双歧杆菌数量和菌株组成方面,配方奶喂养儿和母乳喂养儿的微生物菌群显著不同,母乳喂养儿双歧杆菌占到总粪便中微生物菌群的 60%~90%,为绝对优势肠道菌群;配方奶喂养儿的微生物菌群比较复杂,受配方奶的组成成分影响,但随着配方奶粉的改良,两者肠道菌群的差异逐渐缩小。

婴儿粪便形状与肠道菌群有密切关系。母乳喂养儿粪便金黄色,含水分较多,呈糊状,可有奶块、酸臭味,排便次数可达每天 3~6 次或更多,且大便次数和性状与母亲膳食有关。人工喂养儿大便较干,量较多,含皂块颗粒较多,臭味重。每天 1~2 次,容易发生便秘。肠道菌群缺失或不足可能导致肠道屏障功能不足,引起过敏、腹泻等疾病。研究发现,配方奶喂养儿比母乳喂养儿有较好的酵解复杂碳水化合物的能力,可能与配方奶喂养肠道存在较多种类的肠道菌群有关。肠道菌群还参与了降解黏蛋白、将胆固醇转化为粪固醇等。

双歧杆菌等原籍活菌胞壁脂磷壁酸可特异性、可逆性地黏附于肠上皮细胞受体,形成生物膜样结构,保护肠道内环境稳定,还有营养争夺和空间位阻作用,构成肠道定植阻力;维持肠道正常蠕动;合成各种维生素和生物酶使肠道有利于钙、铁及维生素 D 的吸收。原籍菌定植繁殖后产生大量短链脂肪酸,参与水、电解质代谢,降低局部 pH 和电位;激活肠道免疫系统,促进 B 细胞吞噬、细胞分化和增殖,发挥免疫佐剂作用;拮抗需氧菌增殖,可在一定程度上预防新生儿坏死性小肠结肠炎(necrotizing enterocolitis,NEC)。

(杨 凡)

第二节 婴 儿 喂 养

一、婴儿喂养方式

婴儿从宫内转换到宫外的生活环境,及时建立正确的喂养方式是喂养成功和健康成长的保证。常见的喂养方式有母乳喂养、人工喂养以及混合喂养等。

(一)母乳喂养

对人类而言,母乳是满足婴儿生理和心理发育的最理想的天然食物,可作为 4~6 个月以内婴儿唯一的、最佳营养来源,对婴儿的健康生长发育有不可替代的作用,因此应大力提倡母乳喂养。世界卫生组织和联合国儿童基金会已把母乳喂养作为重大措施之一,并提倡 4 个月以内的婴儿母乳喂养率至少达 85% 以上。

1. **人乳的成分特点** 已鉴定的人乳成分超过 200 种。乳汁成分与不同的哺乳时间段以及乳母产后不同时期有关。每次哺乳时最初分泌的乳汁为前奶,脂肪低(脂肪含量仅 1%~2%),而蛋白质含量高,以后则脂肪含量高而蛋白质含量逐渐降低;后分泌的乳汁为后奶,脂肪含量可高达 50%,因此前段乳汁的哺喂很重要,不能因为颜色清淡而轻易丢弃。产后 4~5d 内的乳汁为初乳,6~10d 为过渡乳,11d~9 个月为成熟乳,10 个月以后的乳汁为晚乳。初乳量少,每天 10~40ml,色黄质略稠,而蛋白质含量特别高,为成熟乳的 2 倍以上,脂肪较少,比重较高,含丰富的锌及抗体,包括分泌型免疫球蛋白 A(SIgA)和乳铁蛋白,还有 IgM、IgG 和补体成分 C3、C4,溶菌酶、抗菌因子等。维生素 A、牛磺酸和矿物质的含量颇丰富,并含有初乳小球(充满脂肪颗粒的巨噬细胞及其他免疫活性细胞),对新生儿的生长发育和抗感染能力十分重要,因此更应重视生后 5d 内的初乳母乳喂养,尽量避免给新生儿喂任何饮料或食物,容易导致过敏或感染。过渡乳总量有所增加,含脂肪最高,蛋白质与矿物质渐减,其中乳铁蛋白和溶菌酶仍保持稳定水平,而 SIgA、IgG、IgM 和 C3、C4 则迅速下降。成熟乳蛋白质含量更低,但泌乳总量多达 700~1 000ml/d。各期乳汁中乳糖含量变化不大。

(1)蛋白质:人乳中蛋白质为牛乳所含蛋白质的 1/3 左右,但质量比牛奶好。人乳蛋白质以乳清蛋白为主,酪蛋白较少(乳清蛋白:酪蛋白为4:1),且酪蛋白为β-酪蛋白,含磷少,凝块小。乳清蛋白在婴儿胃内形成的蛋白质凝块细小柔软,适合婴儿消化吸收。酪蛋白和乳清蛋白的氨基酸组成不同,酪蛋白中胱氨酸很少,蛋氨酸、苯丙氨酸和组氨酸含量较高,而乳清蛋白中胱氨酸、苏氨酸和色氨酸含量较高。人乳所含的18种游离氨基酸中,牛磺酸和谷氨酰胺/谷氨酸含量最高,其中牛磺酸含量是牛乳的10~30倍,初乳中更丰富。人乳与牛乳的乳清蛋白成分也不同,人乳中含大量乳铁蛋白、α-乳白蛋白、免疫球蛋白A和溶菌酶等,均有抗菌作用,还有脂酶和蛋白水解酶,利于脂肪和蛋白质消化吸收。

(2)脂肪:人乳中脂肪含量为3.5~4.5g/L,与牛乳相仿。人乳能量的50%由脂肪提供,脂肪含脂肪酶,有利于脂肪消化吸收,对胰脂酶缺乏的新生儿尤为有利。人乳以长链脂肪酸为主,不饱和脂肪酸所占比例较高,初乳中更高,除含有丰富的亚油酸、α-亚麻酸外,还含微量花生四烯酸和DHA。早产儿不能合成肉碱,而母乳中含量丰富。脂肪酸必须与肉碱结合成乙酰肉碱才能穿过线粒体膜进行β氧化。人乳中胆固醇含量为0.2~0.3g/L,是牛乳的3倍。丰富的胆固醇有利于婴儿中枢神经系统髓鞘磷脂化。

(3)碳水化合物:人乳中含有6.5%~7.5%的碳水化合物,其中最主要的是乳糖,含量约为70g/L,且90%以上为乙型乳糖(β-双糖)。乳糖能促进双歧杆菌、乳酸杆菌生长,并产生B族维生素,利于氨基酸吸收和促进肠蠕动;乳糖在小肠远端与钙形成螯合物,降低钠在钙吸收时的抑制作用,避免了钙在肠腔内沉淀,同时乳酸使肠腔内pH下降,有利于小肠钙、镁的吸收;人乳中还含有糖脂、糖蛋白、核苷糖和低聚糖,后者为人乳所特有。

(4)维生素:水溶性维生素、维生素A含量与乳母膳食密切相关,而维生素D、E、K不易通过血液循环进入乳汁,故与乳母饮食成分关系不大。除维生素D和维生素K外,营养良好的乳母可提供1岁以内婴儿所需的各种维生素,含量也高于牛乳。但人乳中所含维生素K仅为牛乳的1/4,且初生时储存量低,肠道正常菌群未建立不能合成维生素K_1,因此所有新生儿出生时均应一次性肌内注射维生素K_1 0.5~1mg(早产儿连用3d),或口服1~2mg,以预防晚发性维生素K_1缺乏所致的出血性疾病。人乳中维生素D含量较低,因此母乳喂养的婴儿应于生后2周开始补充维生素D 10μg/d,并鼓励家长尽早让婴儿户外活动,促进维生素D皮肤的光照合成。

(5)矿物质:人乳中矿物质总量约为牛乳的1/3,分子小,可减轻婴儿尚未成熟的肾负荷。人乳中含钙量虽低于牛乳,但钙磷比例(2:1)适宜,其吸收率(50%~70%)远高于牛乳(20%)。尽管人乳中铁含量较低,但其吸收率(50%)远高于牛乳(10%),且大多数正常足月婴儿具有充足的铁储备,因此对纯母乳喂养的婴儿来说,在6个月内母乳可提供婴儿足够的铁以预防缺铁性贫血,6个月后强化铁的过渡期食物添加可弥补体内铁储备的减少。人乳中锌含量与牛乳相似,但人乳中含低分子量的锌结合因子配体,故吸收率远高于牛乳。

(6)免疫成分:人乳与牛乳或配方奶最重要的区别在于其具有增进婴儿免疫力的作用。

1)免疫球蛋白:人乳中含有所有类型免疫球蛋白,以初乳中含量最高,特别是SIgA。SIgA在胃肠道内不受酸碱度影响,有抗感染和抗过敏作用。当母亲与某些病原菌接触时,人乳中特异性SIgA浓度增加,因此保护婴儿免受病原菌侵犯。此外,人乳中尚有少量IgG、IgM抗体及一些特异性抗体。

2)乳铁蛋白:是一种铁结合蛋白,初乳中含量最高(可达1 741mg/L),并在生后1年内持续存在,是人乳中重要的非特异性防御因子。正常情况下呈铁不饱和状态(1/3铁饱和度),因此对铁有强大的螯合能力,能夺走大肠埃希菌、白念珠菌和金黄色葡萄球菌赖以生长的铁,从而抑制病原菌生长。

3)溶菌酶:是一种非特异性保护因子,含量为牛奶的3 000倍,溶菌酶可促进乳酸杆菌生长,水解革兰氏阳性细菌胞壁中的乙酰基多糖,溶解细胞膜使之破坏并增强抗体的杀菌效能。此外,尚有乳过氧化氢酶、抗葡萄球菌因子、补体和双歧因子等,后者能促进双歧杆菌生长,使肠道pH达4~5,抑制大肠埃希菌、痢疾杆菌、酵母菌等生长。上述因子在预防婴儿肠道和全身感染中起重要作用。

4)细胞成分:人乳中含有大量免疫活性细胞,初乳中更多,其总数可达1 000万个/ml,其中85%~90%是巨噬细胞,10%~15%为淋巴细胞。免疫活性细胞可合成或产生补体、溶菌酶、乳铁蛋白、干扰素等多种细胞因子而发挥免疫调节作用。

5)其他:低聚糖也是人乳所特有。其与肠黏膜上皮细胞的细胞黏附抗体结构相似,可阻止细菌黏附于肠黏膜,促进乳酸杆菌生长。人乳中的催乳素也是一种有免疫调节作用的活性物质,可促进新生儿免疫功能的成熟。此外,母乳喂养儿粪便 pH 低,有利于肠道双歧杆菌、乳酸杆菌生长;母乳中含有刺激胆盐的酯酶,可杀死蓝氏贾第鞭毛虫、痢疾阿米巴等寄生虫。人乳中还含有一组对细胞增殖、发育有重要作用的因子,如牛磺酸、激素样蛋白(上皮生长因子、神经生长因子、胰岛素样生长因子),以及某些酶和干扰素。

2. 母乳喂养的优点

(1)母乳是婴儿最理想的食物和饮料,能满足婴儿生后头 4~6 个月生长需要。母乳中含有最适合婴儿生长发育的各种营养素,并且质和量会随着婴儿的生长发育不断变化以适应婴儿需要,最适合婴儿胃肠功能的消化和吸收,而且含有大量的必需营养素,有利于婴儿神经系统的发育。

(2)母乳中含有丰富的抗体、活性细胞和其他免疫活性物质,可增强婴儿抗感染能力,母乳喂养的婴儿 1 岁以内呼吸道、消化道及全身感染发病率远低于人工喂养儿;"人类疾病与健康起源"研究表明母乳喂养可在一定程度上有利于成年期慢性病和代谢性疾病的预防;母乳喂养的婴儿极少发生过敏。

(3)母乳温度适宜,新鲜,直接喂哺方便、省时省力,十分经济,对于无现代化家用设备、无消毒水源的家庭和地区尤为重要。

(4)母乳喂养可加强母亲和子女的感情,母亲在哺喂过程中,通过对婴儿的触摸、爱抚、微笑和言语,与婴儿进行感情交流,这种逐渐形成的母婴之间依恋关系对婴儿早期智力开发和今后身心健康发展有重要意义。母亲哺乳时还可密切观察婴儿变化,及时发现异常情况。

(5)母亲产后哺乳可刺激子宫收缩,促进母亲早日恢复;哺乳期推迟月经复潮;母乳喂养还能减少乳母患乳腺癌和卵巢肿瘤的可能性。

3. 哺乳要点　成功的母乳喂养应当是母子双方都积极参与并感到满足。当母亲喂养能力提高,婴儿的摄乳量也将提高。因此,建立良好的母乳喂养有 3 个条件:一是乳母能分泌充足的乳汁;二是哺乳时出现有效的射乳反射;三是婴儿有力的吸吮。

(1)产前准备:大多数健康的孕妇都具有哺乳的能力,但真正成功的哺乳则需孕妇身、心两方面的准备。保证孕母合理营养,孕期体重增加适当(12~14kg),母体可贮存足够脂肪,供哺乳能量的消耗。孕妇应充分了解母乳喂养的优点,树立母乳喂养信心,并保持良好的健康状态、合理营养和充足的睡眠,防止各种有害因素影响。

(2)乳房保健:孕妇在妊娠后期应每天用清水(切忌用肥皂或酒精之类)擦洗乳头,以防止乳头皲裂及内陷。乳头内陷者用两手拇指从不同角度按捺乳头两侧并向周围牵拉,每天 1 次到数次。应让母亲知道不是用"乳头喂养"婴儿,而是"乳房喂养"。如方法正确,大部分婴儿仍可从扁平或内陷乳头吸吮乳汁。乳汁中丰富的蛋白质和抑菌物质对乳头表皮有保护作用,哺乳后可挤出少许乳汁均匀地涂在乳头上。

(3)尽早开奶:正常分娩、母婴健康状况良好时,产后 15~60min 内即可哺乳。婴儿一出生就具备吸吮反射,让婴儿嘴唇尽早适应母亲乳头,并有力吸吮刺激乳头,通过神经反射传到腺垂体和神经垂体,分别促使其分泌催乳素和催产素。催乳素是维持乳汁分泌的重要因素之一;催产素促使乳汁挤入乳管及乳窦而产生射乳。尽早开奶还可减轻婴儿生理性体重下降,预防低血糖的发生。

(4)按需喂养:母婴应同室,并按需哺喂婴儿,小婴儿的有力吸吮可使乳头得到多次刺激,乳汁分泌增加,这样还能使母亲对新生儿的变化立即做出反应,而不应严格规定授乳次数和间隔时间,以婴儿吃饱为度。90% 以上健康婴儿生后 1 个月即可建立自己的进食规律。一般开始时每 1~2 小时哺乳 1 次,以后每 2~3 小时喂 1 次,逐渐延长到每 3~4 小时 1 次。在母乳充足的情况下,不提倡在哺乳前使用人工奶嘴加用任何饮品,包括糖水或代乳品等。

(5)排空乳汁:哺乳前,对乳腺和乳头湿热敷 2~3min,然后从外侧边缘向乳晕方向轻拍或按摩乳房,促进乳房感觉神经的传导和泌乳。两侧乳房应先后交替进行哺乳,若一侧乳房奶量已能满足婴儿需要,则将另一侧的乳汁用吸奶器吸出。每次哺乳均应让乳房排空,因为大量乳汁存留在乳房内时,乳汁中的抑制乳汁分泌的因子就抑制泌乳细胞分泌。

(6)每次哺乳时间不宜过长:每次哺乳时通常在开始哺乳的2~3min内乳汁分泌极快(占乳汁的50%),4min时吸乳量占全部乳量的80%~90%,以后乳汁渐少,因此每次哺乳15min左右即可。若婴儿体重增加满意,哺喂后立即熟睡2~4h,每天至少解小便6~8次,皆为婴儿获得足够乳汁的表现。

(7)保持正常喂哺姿势:乳母喂奶时一般宜采用坐位,抱婴儿斜坐位。哺乳前让婴儿用鼻推压或舔母亲的乳房,哺乳时婴儿的气味、身体的接触都可刺激乳母的射乳反射;等待哺乳的婴儿应是清醒状态、有饥饿感、已更换干净的尿布。哺乳时,将整个乳头和大部分乳晕置入婴儿口中,以刺激婴儿的口腔动力,有利于吸吮。哺乳完毕后将婴儿竖直、头部紧靠在母亲肩上,轻拍婴儿背部以帮助其胃内空气排出。哺乳后一般应将婴儿保持于右侧卧位,以利胃排空,防止反流或吸入造成窒息。

(8)乳母的营养和精神状况:乳母的饮食及营养状况是影响泌乳的重要因素。乳母营养对乳量的影响比乳质更敏感,因此,乳母饮食应含丰富的蛋白质、维生素、矿物质和充足的能量及水分。泌乳有关的多种激素均直接或间接受下丘脑调节,而下丘脑功能与情绪有关。心情压抑可以刺激肾上腺素分泌,使乳腺血流量减少,阻碍营养物质和有关激素进入乳房,从而使乳汁分泌减少。刻板地规定哺乳时间也可造成精神紧张,因此,母亲精神轻松、愉快是最重要的促进乳汁分泌的因素。

(9)家庭和社区的支持:这是最重要的支持来源。家庭的支持可以帮助母亲树立信心,社区妇幼保健工作者掌握有关母乳喂养的咨询技巧,正确指导,可以帮助母亲解决在母乳喂养中的疑问和困难。通过"成功母乳喂养十步法"来培训医务人员,已在许多地区有效提高母乳喂养率。

4. 不宜哺乳的乳母

(1)乳母患慢性疾病如活动性肺结核、严重心脏病、糖尿病、癌症、严重精神病等;需长期应用抗癌药、抗癫痫药、抗精神病药、类固醇、磺胺类及抗生素等药物时均应考虑断乳。乳母患急性传染病时可将乳汁挤出,经巴氏消毒(62~65℃ 30min)后哺喂,若需使用特别药物时,可暂时中断母乳,以配方乳或牛乳代替,并定时用吸奶器吸出母乳以防回乳,病愈后再继续母乳喂养。患一般常见感染性疾病的母亲没有必要停止哺乳,但应注意交叉感染。患有甲状腺疾病的母亲可以安全哺乳,但需定期测定母亲的甲状腺功能。

(2)乳母患乙肝或系乙肝病毒(HBV)携带者,由于母婴传播主要是通过胎盘或分娩时血液传播,因此HBV母亲并非哺乳的绝对禁忌证。但这类婴儿应在出生后24h内给予特异性高效乙肝免疫球蛋白,继之接受乙肝基因疫苗免疫(20μg,按0、1、6方案)。

(3)人类免疫缺陷病毒(HIV)感染的母亲,其乳汁中含有HIV前病毒和游离病毒,母乳喂养可导致婴儿生后感染,因此不能母乳喂养。

(4)新生儿患有某些疾病,如遗传代谢病半乳糖血症,是母乳喂养的禁忌证。

(二) 混合喂养

因人乳不足或因其他原因加用牛乳、羊乳或配方乳补充,即为混合喂养。通常采用两种方法。

1. 补授法　4月龄内人乳喂养的婴儿体重增长不满意时,常常提示人乳不足,此时可用配方奶或兽乳补充人乳喂养。部分人乳喂养时若人乳哺喂次数不变,每次先哺人乳,将两侧乳房吸空,然后再补充其他乳品,此为补授法。补授法可使婴儿多吸人乳且刺激乳汁分泌,防止人乳进一步减少。4个月内的婴儿最好采用补授法。补授的乳量由小儿食欲及人乳量多少而定,即"缺多少补多少"。

2. 代授法　如每天用其他乳品代替1次至数次人乳喂养,称为代授法。代授法多在4~6月龄儿准备断离人乳、开始引入配方奶或兽乳时采用。

4个月内的婴儿人乳量不足时,如用代授法,减少了人乳哺喂次数,乳头刺激减少,导致乳汁分泌降低;而4~6个月婴儿如用补授法,婴儿易眷恋母亲,难以断离。

(三) 人工喂养

4个月以内的婴儿由于各种原因不能进行人乳喂养时,完全采用配方奶或牛乳、羊乳等,或其他代乳品喂养婴儿,称为人工喂养。若完全用配方奶哺喂婴儿,称为配方奶喂养。

1. 兽乳的特点

(1)牛乳:牛乳是最常用的代乳品。其成分不适合婴儿。

牛乳蛋白质含量较人乳为高,且以酪蛋白为主,酪蛋白易在胃中形成较大凝块,氨基酸比例不恰当,脂肪滴大,缺乏脂肪酶,故较难以消化;所含 α- 亚麻酸仅 2%,明显低于母乳(8%);含乳糖少(约为40g/L),且以甲型乳糖为主,可促进大肠埃希菌的生长;含矿物质比人乳多 3~3.5 倍,易使胃酸下降、不利于消化,并可增加肾脏的溶质负荷,尤其是含磷特别多,磷易与酪蛋白结合而影响钙的吸收;含有 β 乳白蛋白和牛血清白蛋白,可致某些婴儿过敏、腹泻、消化道出血;尽管牛乳经过不断改进越来越接近母乳,但其最大缺点是缺乏各种免疫因子,因此永远不能与人乳相媲美。牛乳喂养儿患传染病的机会较多,牛乳易为细菌所污染,加热消毒后,细菌虽被杀灭,但细菌的有害代谢产物依然存在。

(2)其他兽乳:羊乳的营养价值与牛乳大致相同,蛋白质凝块较牛奶细而软,脂肪颗粒大小与人乳相仿。但羊乳中维生素 D、铁、叶酸和维生素 B_{12} 含量均较牛奶低,长期哺给羊乳易致巨幼细胞贫血。马乳的蛋白质和脂肪含量少,能量亦低,故不宜长期哺用。

(3)奶方的改建:由于牛乳不适合人类婴儿,因此必须经过改造才能喂养婴儿。主要包括 3 个步骤,即稀释、加糖和消毒,使牛乳主要营养成分尽可能调配到与人乳相仿,并保持无菌和易于消化。

1)稀释:加水稀释可降低牛乳中蛋白质和矿物质浓度,减轻消化道、肾负荷。稀释奶仅用于新生儿,稀释度因新生儿日龄而异:生后不满 2 周者可采用 2:1 奶(即 2 份牛奶加 1 份水);以后逐渐过渡到 3:1 或 4:1 奶;满月后即可用全奶。

2)加糖:牛奶中碳水化合物浓度低于人乳,应加糖以改变三大产能物质比例,利于吸收,软化大便。以蔗糖最常用,每 100ml 可加 5~8g。

3)消毒:既可达到灭菌目的,又能使奶中蛋白质变性,凝块变小易于消化。但煮沸时间不宜过长,否则其短链脂肪酸易挥发而失去香味,酶及维生素也易遭破坏。

(4)奶量的计算:婴儿每天牛奶需要量个体差异较大,可根据具体情况增减。6 个月以内的婴儿一般按每天所需的总能量和总液量来计算奶量:每 100ml 牛奶的能量为 272kJ(65kcal),加入 8g 糖后的能量约为 418kJ(100kcal)。如按每天所需能量 397kJ(95kcal)/kg 计算,故每天哺以含 8% 糖的牛奶95ml/kg 即可满足能量需要;每天总液量为 150ml/kg,减去牛乳总量即为所需另外补充的水分,可适当分次喂给。

2. 牛乳制品

(1)配方奶粉:婴儿配方奶粉是参照母乳组成成分和模式,在营养组成上对牛乳的组成加以调整和改进,配制成适合婴儿生长发育所需的制品。营养成分主要变化是:降低蛋白质含量到接近母乳,去除牛乳中部分酪蛋白,用脱盐乳清蛋白进行补充;强化适当的氨基酸,如牛磺酸及胱氨酸;用植物油代替牛乳中的饱和脂肪酸,加入与母乳同型的活性顺式亚油酸及亚麻酸,提高必需脂肪酸含量;α乳糖与 β乳糖按 4:6 的比例添加,并使其平衡,同时加入可溶性多糖,提高牛乳的乳糖含量;脱去一部分牛乳中含量较高的钙、磷和钠盐,使钾 / 钠和钙 / 磷比例恰当。另外,配方奶粉中还强化了维生素 A、D、B_1、B_2 和 C 及微量元素铁、铜、锌和锰。这种奶粉营养成分接近母乳,但尚不具备母乳的其他许多优点,尤其是缺乏母乳中含有的免疫活性物质和酶,故仍不能代替母乳,但较鲜乳或全脂奶粉更易消化吸收,营养更平衡、全面,并且可直接加水(水温 40~45℃)调剂即可喂哺婴儿,不需煮沸和加糖,使用方便。针对婴儿的某些高危因素或疾病可选用特殊的预防性配方和治疗性配方奶粉,如有过敏性疾病家族史时可选用适度水解配方;确诊为牛奶过敏的婴儿,应尽量延长母乳喂养时间,可至12~18 月龄,若不能进行母乳喂养的婴儿应首选深度水解蛋白配方奶粉或游离氨基酸配方;先天性乳糖不耐受的婴儿应长期使用无乳糖配方奶粉;对于急性腹泻后造成继发性乳糖不耐受的婴儿可使用至痊愈后 2~4 周;确诊苯丙酮尿症的婴儿应使用低苯丙氨酸的特殊奶粉等。因此,由于配方奶粉的特点,在不能进行母乳喂养时,配方乳应作为优先选择的乳类来源。配制时应按规范的奶粉调配方法,一般市售配方奶粉配备统一规格的专用小勺。按重量计 1 份奶粉加 7 份水,以容积计算 1 容积的奶粉加 4 容积的水。

但是需要强调的是,单凭主要营养成分来评价婴儿配方奶粉的安全性和适宜度是不够的,成分是否合理应该通过观察配方奶粉喂养儿的体格生长、生化指标和功能指标(如免疫反应),并且与健康的纯母乳喂养儿进行比较来做出判断。

(2)全脂奶粉:用鲜牛奶经高温灭菌、真空浓缩、喷雾干燥等一系列工艺加工而成,其中的蛋白质和脂肪各占 25%~28%。由于儿童的消化特点,仅适合婴儿期后食用。配制方法同上。

二、婴儿喂养建议

(一) 母乳喂养

从消化系统与生长发育的生理成熟度考虑,婴儿出生后应纯母乳喂养至少 4 个月。若母乳喂养不能满足生长发育需要,需补充配方奶维持正常的生长速度。我国的《婴幼儿喂养建议》推荐在引入其他食物满足婴儿生长发育需要的同时,建议对婴儿母乳喂养至 12 个月。小于 3 个月的婴儿应按需哺喂,3 个月后逐渐定时喂养。

(二)过渡期食物添加

4~6 个月后,随着婴儿生长发育的逐渐成熟以及消化、吸收和代谢功能日趋完善,单纯母乳喂养和配方奶粉喂养难以满足婴儿生长发育和营养的需要。婴儿的神经肌肉功能已开始能习惯用匙喂食,逐渐能咀嚼和吞咽非液体食物;对各种食物的不同味道和颜色感兴趣;肠道黏膜发育逐渐完善,能防止外来大分子蛋白质的通透;消化和吸收蛋白质、脂类和碳水化合物的能力迅速增加,肾脏处理高渗透压负荷的能力不断提高。因此,婴儿饮食需要逐步向固体食物转换,此期称为换乳期。换乳期的目的是补充母乳的营养不足,增加营养素以满足迅速的生长发育,为断乳做准备,促进口腔运动和语言训练,让婴儿逐渐适应和喜爱各种食物,并且培养婴儿自己进食能力以及良好的饮食习惯,最终使婴儿逐渐由乳类为主要食物转换为固体食物为主,完成到成人膳食的重大转变。

1. **不同喂养方式婴儿的食物转换** 不同喂养方式婴儿食物转换的内容略有不同:人乳喂养是逐渐引入配方奶以完全替代人乳,同时引入其他食物;部分人乳喂养或人工喂养是逐渐引入其他食物。

2. **食物转换原则** 引入食物时应根据婴儿实际需要和消化系统成熟程度,遵照循序渐进的原则进行。此时婴儿体重多达 6.5~7kg,提示婴儿消化系统发育已较成熟,如酶的发育、咀嚼与吞咽能力的发育、牙的萌出等;已有竖颈、手到口等动作发育,可开始引入其他食物。婴儿 4~6 月龄是食物引入的"关键窗口期"(critical early window)。建议婴儿引入其他食物的年龄不能早于 4 月龄,也不宜迟于 6 月龄,选择的食物应易于吸收、能满足生长需要、又不易产生食物过敏。引入的食物制作应以本地食物为基础,注意食物的质地、营养密度、卫生、制作多样性。①从少到多,使婴儿有一个适应过程,任何新食物从少量(每次 1~2 茶匙)每天 1 次开始,可用适合婴儿嘴大小的匙喂食。②由稀到稠,即从流质开始到半流质、到固体。③由细到粗,如从菜汁到菜泥,乳牙萌出后可试食碎菜。④由一种到多种,至少需适应 3~4d 后再引入另一种新食物,不能同时引入几种。如蔬菜的引入,应先尝试一种菜泥,直至 3~4d 婴儿习惯后再换另一种,以刺激味觉的发育。一种食物引入的方法还可帮助了解婴儿是否对该种食物过敏或出现不耐受。如出现消化不良应暂停喂该种辅食,待恢复正常后,再从开始量或更小量喂起。⑤在婴儿健康时添加,天气炎热和婴儿患病时,应暂缓引入新品种。⑥用小匙喂过渡期食物,可训练婴儿的咀嚼和吞咽。⑦在婴儿熟悉新食物后,仍要坚持一定的进食频率,避免人为地造成偏食、挑食。⑧食物味道应清淡,不放盐和刺激性调料。

3. **食物转换的具体步骤和方法**

(1)4~6 个月:婴儿于 4~6 个月时唾液腺才发育完全,此时唾液量显著增加,并富有淀粉酶,并且婴儿体内贮存铁消耗已尽,因此此期首先应添加含铁配方米粉或谷类食品(富含铁),其次为根茎状蔬菜

(如冬瓜、南瓜、土豆等)和水果,以补充维生素、矿物质营养。食品应做成泥状,并坚持用小勺喂,以训练婴儿咀嚼和吞咽半固体食物的能力。初喂时应从1~2勺开始,渐加至3~4勺,每天1次;6个月后可代替1次乳类,但过渡期食物摄入量不宜影响婴儿总能量摄入或改变生长速度。

(2)7~9个月:此时婴儿乳牙已萌出,应及时添加饼干、面包片等固体食物以促进牙齿生长,并训练咀嚼能力。每天乳类总量应维持在800ml左右。由于消化功能进一步成熟,食物的质地从泥(茸)状过渡到碎末状帮助学习咀嚼,可添加烂粥、烂面、碎菜、肉末、鱼泥、肝泥、全蛋等食品,增加食物的能量密度,使食谱丰富多彩,菜肴形式多样,增加小儿食欲。该时期是婴儿咀嚼和喂食学习灵敏时期,应注意婴儿神经心理发育对食物转变的作用,如允许手抓食物,既可增加婴儿进食的兴趣,又有利于眼手动作协调和培养独立能力。逐渐过渡到2餐谷类和4次哺乳。

(3)10~12个月:因婴儿消化功能进一步完善,故在上述食谱基础上可添加瘦肉,剁成碎末加入粥或面条内同煮,以利消化吸收。为保证主要营养素和高能量密度,7~12个月婴儿仍应维持乳量(800ml/d左右),摄入其他食物量有较大个体差异,以不影响乳类的摄入为限。过渡期食物的引入和膳食安排见表5-4。

表5-4 过渡期食物的引入和膳食安排

| 月龄 | 食物性状 | 引入的食物 | 餐数 | | 进食技能 |
			主餐	辅餐	
4~6个月	泥状食物	含铁配方米粉、配方奶、菜泥、水果泥	5~6次奶(断夜间奶)	含铁配方米粉逐渐加至1次	用勺喂
7~9个月	末状食物	粥、烂面、蛋、菜末、鱼泥、肝泥、肉末、水果、饼干	4~5次奶	1~2餐谷类食物1次水果	用勺喂学用杯
10~12个月	碎食物	稠粥、软饭、面条、馒头、碎菜、碎肉、豆制品、水果等	3~4次奶	2餐谷类食物,1次水果	抓食断奶瓶自用勺

三、常见问题

1. **溢乳** 15%的婴儿常出现溢乳,可因过度喂养、不成熟的胃肠运动类型、不稳定的进食时间、喂养护理不当造成。同时,婴儿胃呈水平位置,韧带松弛,易折叠;贲门括约肌松弛、幽门括约肌发育好的消化道的解剖生理特点使6个月内的小婴儿常常出现胃食管反流(gastroesophageal reflux,GER)。此外,喂养方法不当,如奶头过大、吞入气体过多时,婴儿也往往出现溢乳。

2. **人乳喂养奶量是否不足** 人乳喂养婴儿哺喂后自己放开乳房,看上去满足并有睡意,哺乳前母亲乳房饱满,哺乳后变软,这都提示人乳量足够。观察婴儿体重的增长和小便次数可作为判断人乳喂养奶量是否充足的指标。若出现体重增长不足,在了解喂养情况后给予营养干预指导。

3. **食物引入时间不当** 过早引入半固体食物影响人乳铁吸收,增加食物过敏、肠道感染的机会;过晚引入其他食物,错过味觉、咀嚼功能发育关键时期,造成进食行为异常,断离人乳困难,以致婴儿营养不足。引入半固体食物时采用奶瓶喂养,导致孩子不会主动咀嚼、吞咽饭菜。

4. **能量及营养素摄入不足** 8~9个月的婴儿已可接受能量密度较高的成人固体食物。如经常食用能量密度低的食物或摄入液量过多,婴儿可表现进食后不满足,体重增长不足、下降,或在安睡后常于夜间醒来要求进食。婴儿后期消化功能发育较成熟,应注意逐渐增加婴儿6个月后的半固体食物能量密度比,满足生长需要。避免给婴儿过多液量影响进食。

5. **进餐频繁** 胃的排空与否与消化能力及食糜的组成密切相关。婴儿进餐频繁(超过7~8次/d),

或延迟停止夜间进食,使胃排空不足,影响婴儿食欲。3个月后的婴儿根据喂养方式决定喂养间隔时间,如人乳喂养间隔2~3h,配方奶喂养间隔3~4h。一般安排婴儿一日6餐有利于形成饥饿的生物循环。

6. **喂养困难**　难以适应环境、过度敏感气质的婴儿常常有不稳定的进食时间,常常表现喂养困难;疾病状况也常常会导致喂养问题,如唇腭裂婴儿吸吮时不能关闭口腔,产生无效吸吮,且容易发生呛咳;神经系统异常儿童常表现为口腔运动或吞咽功能障碍,导致口腔摄食差,出现生长问题。

7. **饮食行为问题**　6~12个月的婴儿若未经持续性的口腔咀嚼、吞咽功能的训练,无食物质地的变化,长期食用流质食物,则可能出现拒绝半固体、固体食物,表现为对固体食物的挤压反射、呕吐、食物包在嘴里不吞咽等。婴儿早期对新食物的拒绝也是一种适应性保护功能,如果婴儿有足够的机会在愉快的情况下去尝试新食物,坚持过渡食物引入的原则,婴儿会很快从拒绝到接受,培养良好的进食行为对今后的生长发育有重要影响。

8. **换乳困难**　6个月左右的婴儿在逐渐由人乳喂养转换至配方奶喂养时,常出现拒绝吸吮现象。在除外婴儿对牛奶蛋白过敏后,其主要原因与母婴依恋情绪为高峰期有关。婴儿对配方奶味和人造乳头有一定适应过程。养育者应有耐心,形成统一的家庭教养模式,在婴儿饥饿时用配方奶代替人乳,需要持之以恒,使婴儿的味觉和感觉逐渐适应。

(杨　凡)

第三节　幼　儿　喂　养

1岁以后的儿童进入幼儿期。此时饮食无论从内容或从形式上均发生了很大变化,从以乳类为主的婴儿食品逐渐过渡到成人饮食,食物品种也日趋多样化。这一时期各器官系统发育尚不完全,对食物的消化、吸收能力有限,但同时又是饮食习惯形成的重要时期,因此要合理安排幼儿期的膳食,既能保证营养供给,又能培养良好的饮食习惯。

一、幼儿进食特点与相关因素

1. **生长速度减慢**　与婴儿期相比,1岁后儿童生长速度减慢。因此,较婴儿期旺盛的食欲相比,幼儿期食欲略有下降,对食物的需要量也随之相对减少,进食相对稳定。

2. **心理行为的变化**　幼儿期的神经心理发育迅速,对周围世界充满好奇心,进食时常表现出探索性行为以及强烈的自主挑选食物和自我进食的欲望。家长如果忽略了儿童的需求,仍按强制性方法喂养,儿童往往表现出不合作与违拗心理,而且儿童注意力易被分散,进食时玩玩具、看电视、边吃边走等做法都会降低对食物的注意力,引起进食下降,从而导致饮食行为问题出现,影响生长发育。家长应允许幼儿参与进食,满足其自我进食欲望,并因势利导,逐渐培养其独立进食能力。同时幼儿有准确判断能量摄入和调节进食的能力,应避免"劝食"行为。研究显示幼儿餐间摄入的差别可达40%,但一天的能量摄入比较一致,只有10%的变化。幼儿能通过自己挑选的食物和数量,使膳食中各种营养素自动达到平衡。

3. **家庭成员饮食习惯的影响**　幼儿的模仿力很强,饮食行为受父母及家庭成员的饮食习惯影响极大。家长应言传身教,不偏食、不挑食、细嚼慢咽,进食时避免分散注意力的行为,如说笑、看电视、玩玩具及电子产品等,做到进食定时,固定就餐地点,营造安静、舒适、秩序良好的就餐环境。幼儿期形成的习惯可直接影响到今后的若干年甚至终身,进食过程还会影响以后接受食物的类型,因此应培养幼儿逐渐形成有规律的、良好的饮食习惯和行为。

4. 进食技能发育情况　幼儿的进食技能发育与婴儿期的训练有关,错过训练吞咽、咀嚼的关键期,长期食用过细、过软的食物,幼儿期会表现出不愿吃固体食物,或"包在嘴中不吞"或"恶心";另一方面,食入的食物能量密度过低,导致营养素摄入不能满足生长发育需要。在这一年龄阶段应继续加强口腔咀嚼、吞咽功能的训练。

二、幼儿膳食安排

幼儿膳食中的能量、营养素的质和量及各营养素之间的比例要满足该年龄阶段幼儿的生理需要。蛋白质、脂肪、碳水化合物产能之比为 10%~15%、30%~35%、50%~60%。蛋白质每天 40g 左右,其中优质蛋白(动物蛋白质和豆类蛋白质)应占蛋白质总量的 50%。食物的品种应多样化,发挥各类食物营养成分的互补作用,达到均衡营养的目的。此外,食物性质应适合幼儿的消化功能,避免刺激性强和油腻的食物。食物烹调要注意色、香、味、形,并经常更换烹调方法,以刺激小儿食欲。幼儿不宜直接食用坚硬的食物、易误吸入气管的坚果类(如花生、瓜子)、腌腊食品和油炸类食品。此期大部分幼儿已逐渐过渡到一日三餐,但由于幼儿胃容量相对较小,且肝脏储备的糖原不多,加上幼儿活泼好动,容易饥饿,故两餐之间可加点心,如饼干、水果等。幼儿期乳类摄入量以不影响主食的摄入为限(至少 500ml/d)。频繁进食、夜间进食、过多饮水等不良饮食习惯均会破坏幼儿进食规律,影响食欲。

三、常见问题

喂养困难在此期儿童中较为常见。包括喂养进食技巧不成熟、挑食、食欲低下及拒食等临床上程度较轻而尚不能诊断为喂养障碍的一些问题。多为非器质性的。临床表现多样:患儿在进食时常出现流涎、食物从口中溢出、咀嚼困难或干呕呛咳、难以适应新质地的食物、进餐时间延长、对某些特定食物气味敏感,从而在进食过程中出现恶心呕吐,严重的可有拒食。由于进食问题和食谱单一,常导致营养摄入不均衡。当儿童被诊断为喂养困难时,应寻找造成喂养困难的病因或由多学科医生组成的喂养治疗小组对患儿进行相应治疗,必要时可进行肠内肠外营养支持。针对不同类型的喂养困难,处理的原则也不一样。喂养是一种互动行为,在处理喂养困难时,家长的喂养态度也需要重点关注并配合健康教育。

(杨　凡)

第四节　营养状况评价原则

儿童营养状况评价是指对儿童从膳食中所摄取的营养素与其机体生理需要之间是否适合的评价,主要目的是了解儿童个体(或群体)的各种营养素水平,综合评价其实际营养状况,发现与营养相关的问题,采取相应的营养干预措施,以改善机体的营养状况,减少营养性疾病的发生,从而维持儿童的健康和促进正常的生长发育。营养状况评价应从营养素摄入量评估、膳食调查、体格发育评价、体格检查以及实验室检查几方面综合评定。

一、个体营养素摄入量评估

对个体的膳食进行评价是为了说明此个体的营养素摄入量是否充足。由于在一般的调查中只能收集一个人有限几天的膳食资料，所以实际上只能评估在一段时间内观察到的摄入量是高于还是低于相应人群的平均需要量。当计算出的摄入量低于 EAR 时，摄入不足的概率高达 50%，故必须提高摄入；当摄入量在 EAR 和 RNI 之间时，由于摄入不足的概率为 2%~3%，为了安全起见，故也可能需要提高摄入；当连续多天的评价显示摄入量达到或超过 RNI，或虽为少数几天的观测但评价结果远高于 RNI 时，可认为摄入量是充足的。当某些营养素现有资料不足，无 EAR 和 RNI 而只有 AI 时，当摄入量达到 AI 时，出现营养缺乏的危险性很小；如个体摄入量低于 AI，则需要结合其他情况综合判断其摄入量是否适宜。如果日常摄入量超过了 UL，就有可能对某些个体造成危害，所以一定要根据营养素的种类认真分析，调整膳食。

二、群体营养素摄入量评估

由于人群中个体对某营养素的摄入量和需要量都彼此不相同，当评估群体营养素摄入量时，只能用适当的方法来估测群体中摄入不足的概率。当计算出群体中有多少个体的日常摄入量低于 EAR 时，这些个体在群体中占的百分比数即为该群体中摄入不足个体的比例数；当群体的平均摄入量等于或高于该群体的营养素 AI 时，可以认为群体中发生摄入不足的概率很低；当平均摄入量低于 AI 时，不能判断群体摄入不足的程度；不宜用 RNI 和 AI 作为切点或用食物频数来评估人群摄入不足；当能量摄入大于 EAR 时，提示能量摄入足够，反之说明能量摄入不足；当蛋白质摄入大于或等于 RNI 或 AI 时，提示蛋白质摄入足够，反之说明蛋白质摄入不足，优质蛋白应占膳食中蛋白质总量的 1/2 以上；矿物质、维生素摄入应大于或等于 RNI 或 AI。群体中日常摄入量超过 UL 的个体可能面临健康风险。

三、膳食调查

按工作要求选择不同方法。

（一）膳食调查方法

常用的调查方法有称重法、询问法和记账法。

1. **称重法**　实际称量调查对象（个人或集体）每天每餐所摄取的各类食物的生重、熟重及未吃完的剩余食物量，根据食物的生熟比例，计算出其实际摄入量。然后按国家制订的《中国食物成分表》推算出每人一天内的营养素实际摄入量，并制成表格。通常应按季节、食物供给不同，每季度测一次。调查需要准备表格、食物成分表、计算器、秤（用于称食物、器皿重）、标准器皿等。该法优点是比较准确，缺点是较复杂、人力和时间花费较多，因此多用于集体儿童膳食调查等科研工作，也可根据调查目的选择个人进行膳食调查。

常以平均数法分析结果，即从每天摄入食物种类、数量计算各种食物中某营养素的总量，用日人数算出人平均摄入量。日人数为三餐人数的平均数（注：如三餐就餐儿童数相差太大，应按日人数计算出人平均摄入量。日人数 = 早餐主食量 / 早餐人数 + 中餐主食量 / 中餐人数 + 晚餐主食量 / 晚餐人数）。

2. **询问法**　又分为 24h 回顾法、膳食史法和食物频度法。多用于个人膳食调查。通过询问方式向受检对象了解其膳食状况，方法简单易行，但因结果受被调查对象报告情况或调查者对市场供应情况以及器具熟悉程度的影响而不十分精确。多种方法结合可增加准确性。询问法调查期限常采用 1~3d。调查结束时，将调查期间内各同类食物相加，除以调查天数，即得出平均每天各类食物的进食量。询问法如能对儿童膳食状况尤其是进食量了解详细确切,其结果与称重法相差不多。

3. **记账法** 适用于集体儿童的膳食调查。根据每天准确的食物出入库的账目及进餐人数,计算每人每天进食各类食物量,换算成各类营养素及能量,计算各类营养素平均供给量,对膳食状况进行评价。此法简单,调查期限可以相对较长,因此代表性比较强,但准确性较差。

(二) 膳食评价

根据膳食调查计算每人每天的能量和各种营养素的摄入量,并将膳食调查的计算结果与《中国居民膳食营养素参考摄入量(2013 版)》进行比较,通过计算能量和三大产能物质的来源分布及三餐能量分配等来评定膳食的营养状况。

1. **营养素摄入** 计算出各营养素摄入,与《中国居民膳食营养素参考摄入量(2013 版)》进行比较,根据个体或群体营养素摄入量进行评估。

2. **宏量营养素供能比例** 膳食中宏量营养素比例应适当,即蛋白质产能应占总能量的 10%~15%,优质蛋白质应占蛋白质总量的 1/2,7 岁以上脂类产能占总能量的 25%~30%,碳水化合物占总能量的 50%~60%。

3. **膳食能量分布** 每天三餐食物供能亦应适当,即早餐供能应占一日总能量的 25%~30%,中餐应占总能量的 35%~45%,点心占总能量的 10%,晚餐应占总能量的 25%~30%。

4. **进食行为评价** 包括儿童进餐次数、零食习惯、饮水量以及进食环境等。

四、体格生长评价

详见第二章第一节。

五、体格检查

除常规体格检查外,应注意有关营养素缺乏体征。

六、实验室检查

在营养素异常的临床或亚临床症状未出现之前,通过膳食调查和体格检查可能不能发现异常,但人体血、尿等生物标本中某种营养素及其代谢衍生物的含量和相应的功能成分即可能发生变化。因此,实验室检查是早期发现营养异常种类和严重程度的客观依据。通过实验室方法测定小儿体液或排泄物中各种营养素及其代谢产物或其他有关化学成分,以了解食物中营养素的吸收和利用情况,协助临床评价小儿的营养状况。

(杨 凡)

第五节 蛋白质 - 能量营养障碍性疾病

一、蛋白质 - 能量营养不良

蛋白质 - 能量营养不良(protein-energy malnutrition,PEM)是指由于膳食中蛋白质和 / 或能量摄入不足引起的营养缺乏病。PEM 是世界范围内最常见的营养缺乏病,也是发展中国家最重要的健康问题之一。据世界卫生组织的资料显示,在 5 岁以下儿童中,营养不良与超过 1/3 的全球疾病相关。

【病因】

1. **长期摄入不足**　小儿处于不断生长发育阶段,对营养需求相对较多。

2. **消化吸收障碍**　如消化系统畸形、迁延性腹泻、过敏性肠炎、肠吸收不良综合征等。

3. **需要量增多**　如急、慢性传染病的恢复期,双胎早产等。

4. **消耗量过大**　如糖尿病、大量蛋白尿、甲状腺功能亢进、发热性疾病等。

值得注意的是,感染和营养不良是一个恶性循环。感染造成营养不良的机制涉及以上多方面。

【病理生理】

1. **新陈代谢异常**

(1)蛋白质代谢:蛋白质代谢处于负平衡,血清总蛋白和白蛋白量减少。当血清总蛋白低于 40g/L、白蛋白低于 20g/L 时即发生低蛋白水肿。

(2)脂肪代谢:机体动员脂肪以维持必要的能量消耗,故血清胆固醇下降,肝脏脂肪浸润及变性。

(3)碳水化合物代谢:糖原不足或消耗过多,常出现血糖偏低,易昏迷甚至猝死。

(4)水盐代谢失常:细胞外液呈低渗状态,易出现低渗性脱水,酸中毒、低血钾、低血钠、低血钙、低血镁及低血锌。

2. **系统功能低下**

(1)消化功能低下:消化液分泌减少、消化酶的分泌和活性降低、肠蠕动减弱、菌群失调等,致消化功能低下,常发生腹泻。

(2)循环功能低下:心脏收缩力减弱,心排出量减少,血压偏低,脉细弱。

(3)肾功能障碍:肾小管重吸收功能减退,尿量增多而尿比重下降。

(4)中枢神经系统处于抑制状态:表情淡漠、反应迟钝、记忆力差、条件反射不易建立。有时患儿也可表现为烦躁不安。

(5)免疫系统功能低下:特异性及非特异性免疫功能均低下,故易并发各种感染。

【临床表现】

临床常见 3 种类型:能量摄入严重不足的消瘦型(marasmus)、蛋白质严重缺乏的水肿型(kwashiorkor)以及介于两者的消瘦 - 水肿型(marasmic kwashiorkor)。

1. **生长障碍**　体重不增是最早出现的症状,随着体重下降,久之身高也低于正常。

2. **皮下脂肪减少甚至消失**　首先累及腹部,其次为躯干、臀部、四肢,最后为面颊部;腹部皮下脂肪层厚度是判断营养不良程度的重要指标之一。皮肤干燥、苍白,肌肉松弛,毛发稀疏,易脱落。

3. **低代谢的表现**　如反应差、体温偏低、脉细无力等。

4. **水肿**　部分小儿可因血浆白蛋白明显下降而出现营养不良性水肿。水肿可由足背的轻微凹陷到全身性,常伴肝大。由于水肿,不能以体重来评估其营养状况。

【并发症】

1. **营养性贫血**　以小细胞低色素性贫血最常见。与缺乏铁、叶酸、维生素 B_{12}、蛋白质等造血原料有关。

2. **微量营养素缺乏**　可伴有多种维生素及矿物元素的缺乏,尤以脂溶性维生素 A、D 缺乏常见。大多数患儿合并有锌缺乏。

3. **感染**　由于免疫功能低下,易患各种感染,感染又加重营养不良,形成恶性循环。可见反复呼吸道感染、鹅口疮、肺炎、中耳炎、尿路感染等。

4. **自发性低血糖**　可突然出现面色灰白、神志不清、脉搏缓慢以及呼吸暂停等,如不及时救治可危及生命。

【辅助检查】

早期往往缺乏特异、敏感的指标。血浆白蛋白浓度降低是最突出的表现,但因其半衰期较长而不够灵敏。近年来认为一些半衰期较短的血清蛋白如视黄醇结合蛋白、前白蛋白、甲状腺素结合前白蛋白和转铁蛋白等具有早期诊断价值。此外,血浆胰岛素样生长因子1(IGF-1)是诊断蛋白质营养不良的较好指标。血牛磺酸和必需氨基酸浓度降低;微量元素浓度降低。

【诊断】

根据病史及体格检查,结合必要的实验室检查即可确诊。其中基本的体格测量指标体重和身长对于诊断营养不良非常重要。5岁以下营养不良的体格测量指标的分型和分度如下:

1. **体重低下(underweight)**　其体重低于同年龄、同性别参照人群值的均数减2个标准差以下者称为体重低下;如低于同年龄、同性别参照人群值的均数减2~3个标准差者为中度;低于均数减3个标准差者为重度。此项指标主要反映患儿有慢性或急性营养不良,但单凭此指标不能区分急性还是慢性营养不良。

2. **生长迟缓(stunting)**　其身长低于同年龄、同性别参照人群值的均数减2个标准差以下者为生长迟缓;如低于同年龄、同性别参照人群值的均数减2~3个标准差者为中度;低于均数减3个标准差者为重度。此项指标主要反映长期慢性营养不良。

3. **消瘦(wasting)**　其体重低于同性别、同身高参照人群值的均数减2个标准差者为消瘦;如低于同年龄、同性别参照人群值的均数减2~3个标准差者为中度;低于均数减3个标准差者为重度。此项指标主要反映近期急性营养不良。

符合以上一项即可作出营养不良的诊断,也可以三项同时存在。

【治疗】

营养不良的治疗原则是积极处理各种危及生命的合并症、祛除病因和调整饮食、促进消化功能等营养康复措施。

1. **处理危及生命的并发症**　严重营养不良常见的危及生命的并发症包括:合并腹泻时的严重脱水和电解质紊乱、酸中毒、休克;肾衰竭;自发性低血糖和继发感染等。

2. **祛除病因**　在查明病因的基础上,积极治疗原发病,如纠正消化道畸形、控制感染性疾病、根治各种消耗性疾病、合理喂养等。

3. **营养康复**　应根据营养不良的程度、肠道吸收功能和对食物耐受情况逐渐增加能量的摄入,不宜操之过急,尤其对于中、重度患儿,热量和营养物质供给应由低到高,逐渐增加,否则易引起消化紊乱而加重病情。轻度营养不良可从每天250~330kJ/kg(60~80kcal/kg)开始,中、重度可参考原来的饮食情况,从每天165~230kJ/kg(40~55kcal/kg)开始,逐步少量增加;若消化吸收能力较好,可逐渐加到每天500~727kJ/kg(120~170kcal/kg),并按实际体重计算能量需要。蛋白质摄入量从每天1.5~2.0g/kg开始,逐步增加到3.0~4.5g/kg。如果肠道吸收功能不良,可以根据需要采用中心静脉营养或外周静脉营养。严重营养不良的患儿都有维生素和矿物质的缺乏,治疗过程中应注意微量营养素的补充。

此外,中医称营养不良为"疳积",可给予健脾补气、理中化积为主的治疗,采用参苓白术散辅以捏脊、推拿、针灸等能调理脾胃功能,改善食欲,民间广为应用,亦有一定疗效,尤其适用于农村缺医少药的地方。

【预后及预防】

预后取决于营养不良的发生年龄、持续时间及严重程度。发病年龄越小,程度越重,其远期影响越大,尤其对认知功能的影响是不可逆的。本病的预防应采取综合措施。

1. 大力提倡母乳喂养,及时、科学地进行辅食添加。

2. 培养良好的饮食习惯,避免偏食、挑食等饮食行为问题。

3. 合理安排生活作息制度,预防感染和各种传染病。

4. 及时矫治各种消化道畸形。

5. 定期进行生长监测,及时发现生长偏离并早期干预。

二、单纯性肥胖

单纯性肥胖(obesity)是由于能量摄入长期超过人体的消耗,使机体脂肪过度积聚、体重超过参考值范围的营养障碍性疾病。肥胖对健康的威胁是多方面的,包括代谢性疾病、心血管系统疾病等。近几十年来,全球肥胖的发生率呈逐年上升趋势。世界卫生组织(WHO)估计到 2030 年,全世界将有3.7 亿人受到肥胖及其相关合并症的影响。肥胖已成为一个全球性的危害儿童健康的公共卫生问题。

【病因】

1. **能量摄入过多**　超过机体代谢需要,多余的能量使转化为脂肪贮存体内。

2. **活动量过少**　由于生活方式、生活习惯的改变使儿童缺乏适当的体格锻炼,是目前肥胖的另一个重要因素。

3. **遗传因素**　肥胖有高度的遗传性,父母皆肥胖的后代肥胖率高达 70%~80%;双亲之一肥胖者,后代肥胖发生率 40%~50%;双亲正常的后代肥胖率仅为 10%~14%。

4. **其他因素**　调节饱食感及饥饿感的中枢失去平衡、精神创伤及心理异常等因素亦可致儿童过食,导致肥胖。

【病理生理】

肥胖的原因可以是脂肪细胞体积的增大和 / 或数目的增多。人体脂肪细胞数量的增多主要发生在出生前 3 个月、生后第 1 年和 11~13 岁三个阶段。若营养过剩发生在这 3 个时期,即可引起脂肪细胞数目增多性肥胖,治疗较困难并易复发。肥胖患儿可有以下代谢异常及内分泌改变。

1. **蛋白质代谢**　可有嘌呤代谢异常,血尿酸增高,易发生痛风症。

2. **脂类代谢**　可见甘油三酯、胆固醇、极低密度脂蛋白(VLDL)及游离脂肪酸增加,高密度脂蛋白(HDL)减少。远期易罹患动脉粥样硬化、冠心病、高血压和胆石症等。

3. **内分泌改变**　肥胖患儿可有甲状腺激素、生长激素、性激素和糖皮质激素等多种激素分泌的改变。

【临床表现】

肥胖可发生于任何年龄,但最常见于婴儿期、5~6 岁和青春期。多见于男童。患儿食欲旺盛,喜吃甜食和高脂肪食物;平素有疲劳感,用力时气短。严重肥胖者由于脂肪的过度堆积限制了胸廓扩展和膈肌运动,使肺换气量减少,造成缺氧、气急、发绀、红细胞增多,心脏扩大或出现充血性心力衰竭甚至死亡,称之为过度肥胖 - 肺泡换气功能低下综合征(Pickwickian syndrome)。

体格检查可见患儿皮下脂肪丰满,但分布均匀,腹部膨隆下垂,严重肥胖者胸腹、臀部及大腿皮肤出现白纹或紫纹;因体重过重,走路时两下肢负荷过度可致膝外翻和扁平足。患儿因肥胖而常有心理上的障碍,如自卑、胆怯、孤独等。

【辅助检查】

血清甘油三酯、胆固醇大多增高,严重患者血清 β- 脂蛋白也增高;常有高胰岛素血症,血生长激素水平减低,生长激素刺激试验的峰值也较正常小儿为低。部分患儿肝脏超声检查提示存在脂肪肝。

【诊断和鉴别诊断】

1. **诊断**　根据临床表现和实验室检查可诊断。目前临床上常用的评价指标有:①体重指数(BMI):是目前国际上广泛采用的肥胖症诊断标准。BMI= 体重(kg)/[身高(m)]^2。现采用 BMI 在同年龄、同性别的 P_{85}~P_{95} 为超重,大于 P_{95} 百分位为肥胖。②身高标准体重法:用于 2 岁以下的儿童。若体重 / 身长 ≥ P_{97} 为肥胖。

2. **鉴别诊断**　应与遗传性疾病和内分泌疾病的继发性肥胖相鉴别。① Prader-Willi 综合征:呈周围型肥胖体态、身材矮小、智能低下、肌张力低下、手脚小、外生殖器发育不良。其病因是由于第 15

号染色体长臂近中央关键区(15q11.2-q12)微缺失引起,即由于来自母方的 15 号染色体的单亲二体或父方 15 号染色体上的关键片段发生缺失所引起。② Laurence-Moon-Biedl 综合征:周围型肥胖,智能轻度低下,视网膜色素沉着,多脚趾,性功能减退。③ Alstrom 综合征:中央型肥胖,视网膜色素变性,失明,神经性耳聋,糖尿病。⑤肥胖生殖无能综合征(Fröhlich syndrome):本病继发于下丘脑及垂体病变,其体脂主要分布在颈、颏下、乳房、下肢、会阴及臀部,手指、足趾显得纤细,身材矮小,第二性征延迟或不出现。

【治疗】

治疗原则是减少能量性食物摄入和增加机体对能量的消耗,使体内过剩的脂肪不断减少,体重下降。饮食疗法和运动疗法是治疗肥胖症的主要措施。一般不提倡药物与外科手术治疗儿童和青少年肥胖。

1. **饮食疗法**　应用低脂肪、低碳水化合物和高蛋白食谱。低脂饮食可迫使机体消耗自身的脂肪储备;低碳水化合物减少胰岛素分泌,使脂肪合成减少;高蛋白饮食能补充因低脂饮食消耗的蛋白质,维持生长发育的需要。富含纤维的食品可减少碳水化合物的吸收和胰岛素的分泌,并能阻止胆盐的肠肝循环,促进胆固醇排泄。

2. **运动疗法**　能促进脂肪分解,减少胰岛素分泌,使脂肪合成减少,加强蛋白质合成,促进肌肉发育。运动要循序渐进,活动量以不感到疲劳为原则,每天坚持至少 30min。

【预防】

1. 孕期合理均衡营养,避免出生体重过大。

2. 大力提倡母乳喂养,适时。研究显示,母乳喂养对儿童期肥胖有一定保护作用。

3. 培养良好的饮食习惯。家长起着至关重要的作用,家长不仅要为孩子提供营养全面的饮食,同时要提供有益的饮食环境。避免和纠正不良的饮食行为习惯。

4. 培养良好的生活习惯。从小养成参加各种体力活动和劳动的习惯。

三、维生素营养障碍

(一) 维生素 A 缺乏症

维生素 A 缺乏症(vitamin A deficiency)是因体内缺乏维生素 A 而引起的以眼和皮肤病变为主的全身性疾病。多见于 1~4 岁小儿。最早的症状是暗适应差,眼结膜及角膜干燥,以后发展为角膜软化且有皮肤干燥和毛囊角化,故又称夜盲症、眼干燥症、角膜软化症。随着社会经济的发展,典型的维生素 A 缺乏症的发病率已明显降低,但亚临床的缺乏还相当普遍。

【病因】

1. **饮食不当**　人乳和牛奶是婴儿所需维生素 A 的主要来源。维生素 A 和胡萝卜素很难通过胎盘进入胎儿体内,因此婴儿初生时其肝脏储存的维生素 A 很少,很快被消耗尽,若婴儿进食奶量不足,又不添加辅食,容易引起缺乏。

2. **消化系统疾病**　各种病毒所致的肝炎或消化系统的慢性疾病如慢性腹泻、肠结核、胰腺疾病等可影响维生素 A 的吸收。

3. **消耗性疾病**　慢性呼吸道感染性疾病、肺炎、麻疹等会使维生素 A 消耗增加。

4. **其他**　甲状腺功能减退和糖尿病时,β 胡萝卜素转变成维生素 A 的过程发生障碍,导致维生素 A 缺乏。

【病理生理】

维生素 A 的主要功能是参与视网膜杆细胞的视紫质的生成以维持暗光下的视觉功能;促进生长发育,尤其是骨骼和牙齿的生长;维持上皮细胞的完整性,保持细胞膜的稳定性,增强皮肤和黏膜的抗病能力;增强免疫功能,促进 T、B 淋巴细胞增殖和功能。缺乏时上述功能会发生不同程度的障碍,导致患病。

【临床表现】

1. **眼部**　眼部的症状和体征是维生素 A 缺乏症的早期表现。年长儿可叙述夜盲或暗光中视物不清。结膜及角膜失去光泽、干燥、泪少、毕脱斑（Bitot spots），球结膜可有棕色色素沉着；角膜可由干燥而至混浊、软化、坏死，形成溃疡，继发感染而致前房积脓，愈后形成白翳而影响视力，重者角膜穿孔、虹膜脱出或眼球萎缩。

2. **皮肤黏膜**　皮肤干燥脱屑，有角质丘疹，毛发枯燥脱落，指（趾）甲多纹、少光泽、易折断。

3. **体格生长落后**　可有生长发育落后、营养不良、其他维生素缺乏表现。

4. **免疫功能低下**　表现为易发生呼吸道、泌尿道及消化道感染，且易迁延不愈。

【实验室检查】

1. **血浆维生素 A 测定**　婴幼儿血浆正常水平为 300~500μg/L，年长儿为 300~2 250μg/L，低于 200μg/L 可诊断为维生素 A 缺乏，200~300μg/L 为可疑亚临床缺乏状态。由于血浆维生素 A 水平并不能完全反映整个机体的维生素 A 营养状况，因此高度怀疑时建议采用相对剂量反应试验（RDR）进一步确诊。

2. **血浆视黄醇结合蛋白测定**　血浆视黄醇结合蛋白测定（RBP）水平能比较敏感地反映体内维生素 A 的营养状态，正常值为 23.1mg/L，低于此值有缺乏可能。

【治疗】

治疗原则包括祛除病因、合理饮食和维生素 A 治疗。

1. **维生素 A 治疗**　口服维生素 A 制剂 7 500~15 000μg，分 2~3 次。维生素 AD 制剂（其中维生素 A 3 750~7 500μg）深部肌内注射，每天 1 次，连续使用 3~5d 后改为口服。夜盲多于治疗后 2~3d 明显改善，眼干燥症状 3~5d 消失，毕脱斑 1~2 周后消失，皮肤过度角化需 1~2 个月方能痊愈。患慢性腹泻影响吸收时，可先采用肌内注射维生素 A 制剂，当肠道功能正常后改为口服。长期服用或采用大剂量维生素 A 治疗时，应警惕维生素 A 中毒。

2. **眼部治疗**　可采用抗生素眼药水和眼膏进行治疗，3~4 次 /d，可减轻结膜和角膜干燥不适。出现角膜软化和溃疡时，可加用消毒鱼肝油交替滴眼，每小时 1 次，每天不少于 20 次。注意治疗时动作轻柔，勿压迫眼球，以免角膜穿孔，虹膜、晶状体脱出。

【预防】

1. **均衡饮食、保证摄入**　中国营养学会（2014 年）儿童每天维生素 A 的推荐摄入量（RNIs）：0~0.5 岁 300μg 视黄醇当量（retinol equivalent，RE）；0.5~1 岁 350μg RE；1~4 岁 310μg RE；4~7 岁 360μg RE，7~11 岁 500μg RE，11~14 岁男 670μg RE，女 630μg RE；14~18 岁，男 820μg RE，女 620μg RE。富含维生素 A 的食物主要有动物的肝脏、鱼类、海产品、奶油和鸡蛋等动物性食物，富含胡萝卜素的橙黄色和绿色蔬菜等。

2. 在维生素 A 缺乏的高发地区，可采用每隔 6 个月给予一次口服 60 000μg RE 的预防措施。

（二）维生素 D 缺乏性佝偻病

因缺乏维生素 D 所致的一种慢性营养缺乏病，以正在生长的骨骺端生长板和骨基质不能正常钙化、造成骨骼病变为特征。多见于 2 岁以下的婴幼儿。长期以来，我国小儿佝偻病的主要原因是维生素 D 缺乏，于是把小儿佝偻病称为维生素 D 缺乏性佝偻病。在临床实际诊断过程中，钙缺乏或二者的共同缺乏很常见。为此，现在引入了"营养性佝偻病（nutritional rickets）"这一概念，描述发生在婴幼儿阶段的源于维生素 D 和钙缺乏所发生的佝偻病。近年来，随着我国卫生保健水平的提高，维生素 D 缺乏性佝偻病的发病率逐年降低，且多数患儿属轻症。

【维生素 D 的来源与生理功能】

机体所需的维生素 D 主要来源于皮肤中的 7- 脱氢胆固醇，经日光紫外线的照射变为胆骨化醇即内源性维生素 D_3。植物中的麦角固醇经紫外线照射后转变为维生素 D_2。维生素 D_2 和 D_3 在人体内都没有生物活性,需由维生素 D 结合蛋白转运至肝脏,经 25- 羟化酶的作用,转变为 25- 羟维生素 D [25-(OH)D],但其抗佝偻病的活性不强,必须在肾脏再次羟化生成生物效应更强的 1,25- 二羟维生素 D [1,25-(OH)$_2$D]。1,25-(OH)$_2$D 被认为是一个类固醇激素,它作用于肠、肾、骨等靶器官发挥生理功能。主要的功能有:①促进小肠黏膜对钙、磷的吸收;②促进成骨细胞的增殖和骨钙素的合成;③促使间叶细胞向成熟破骨细胞分化,从而发挥其骨质重吸收效应;④增加肾小管对钙、磷的重吸收,减少尿磷排出,提高血磷浓度,有利于骨的钙化作用。

【病因】

1. **日照不足**　冬季日照少,紫外线较弱,影响内源性维生素 D 的合成;户外活动少、空气污染物可吸收部分紫外线以及现代城市高层建筑遮挡日光照射等,均可阻碍维生素 D 的合成。

2. **摄入不足**　天然食物中维生素 D 含量较少。

3. **生长过速**　尤其生长发育快速的第 1 年。

4. **疾病因素**　胃肠道或肝胆疾病影响维生素 D 的吸收;严重的肝、肾病导致羟化障碍,生成活性维生素 D 不足。

5. **药物影响**　某些疾病治疗药物如抗惊厥药物能激活肝细胞微粒体的氧化酶系统,加速活性维生素 D 的分解;糖皮质激素有对抗维生素 D 对钙的转运作用。

【病理生理】

维生素 D 缺乏造成肠道吸收钙、磷减少和低钙血症,以致甲状旁腺功能代偿性亢进,甲状旁腺素(PTH)分泌增加以动员骨钙释出,使血清钙浓度维持在正常或接近正常的水平;但 PTH 同时也抑制肾小管重吸收磷,使尿磷排出增加、血磷降低,骨样组织因钙化过程发生障碍而局部堆积,成骨细胞代偿增加、碱性磷酸酶分泌增加,临床即出现一系列佝偻病症状和血生化的改变。

维生素 D 缺乏性佝偻病的病理改变是由于钙、磷浓度不足(乘积 <40),骨钙化过程受阻,破坏了软骨细胞增殖、分化和凋亡的正常程序,形成骨骺端骨样组织堆积,临时钙化带增厚,骨骺膨出,导致临床所见的肋骨“串珠”和“手、脚镯”等征。扁骨和长骨骨膜下的骨质矿化不全,而骨膜增厚,骨质疏松,易发生弯曲变形。颅骨骨化障碍表现为颅骨变薄和软化,颅骨骨样组织堆积出现“方颅”。

【临床表现】

本病多见于 3 个月 ~2 岁的小儿,主要表现为快速生长中的骨骼的病变、肌肉松弛和神经兴奋性的改变。在临床上分为初期、激期、恢复期及后遗症期。

1. **初期**　多见于 6 个月以内婴儿,主要表现神经兴奋性增高,如易激惹、烦躁、睡眠不安、夜间惊啼、多汗、枕秃等。此期常无骨骼改变,血清 25-(OH)D$_3$ 下降,PTH 升高;血钙、血磷降低,碱性磷酸酶正常或稍高。

2. **激期**　除初期症状外,主要表现为骨骼改变和运动功能发育迟缓。

(1)头部:早期可见囟门加大或闭合延迟,出牙迟。重者用指尖用力压迫枕骨和顶骨可有压乒乓球样的感觉,称为颅骨软化。可见方颅,以额、顶骨为中心向外隆起,如隆起加重可出现鞍形颅、臀形颅和十字形颅。

(2)胸部:婴儿期可出现肋软骨区膨大,以第 5~8 肋软骨部位为主,呈圆而大的球状形,称为“肋骨串珠”。还可见鸡胸、漏斗胸等骨骼畸形。

(3)脊柱:活动性佝偻病患儿,久坐后可引起脊柱后凸,偶有侧弯者。

(4)四肢:7~8 个月以后的佝偻病患儿,四肢各骺部均显膨大,尤以腕关节的尺、桡骨远端常可见圆而钝和肥厚的球体,称为佝偻病“手镯”。学走步前后,由于骨质软化,因躯体的重力和张力所致,可出现 O 形腿。O 形腿弯曲部位可在小腿小 1/3 或小腿中部、膝关节部、股骨甚至股骨颈部弯曲,则恢复较难。会走前出现 O 形腿应与生理弯曲相区别。会走后下肢往往呈 X 形腿改变。重症下肢骨畸变时,常可引起步态不稳,这是因为走路时两腿距离过宽,不能内收靠拢,为保持身体重心平衡,故行路时左右摇摆呈“鸭步”态。凡影响股骨颈角度变小和以膝关节为主的外翻者,自然恢复较难。

(5)其他:脊柱后凸或侧弯等畸形;全身肌肉松弛、乏力、肌张力降低,腹胀如蛙腹,与低血磷使肌肉中糖代谢发生障碍有关,重症患儿表情淡漠,免疫力低下,常伴感染、贫血等。

本期血钙低,血磷明显降低,碱性磷酸酶明显增高。X线长骨片显示骨骺端钙化带消失,呈杯口状、毛刷样改变;骨骺软骨带增宽(>2mm),骨质稀疏,骨皮质变薄,易骨折。

3. **恢复期**　临床症状和体征逐渐减轻、消失;血清钙、磷浓度逐渐恢复正常,碱性磷酸酶需 1~2 个月降至正常水平;骨骺 X 线影像在治疗 2~3 周后有所改善,出现不规则的钙化线,以后钙化带致密增厚,骨质密度逐渐恢复正常。

4. **后遗症期**　婴幼儿期重症佝偻病可残留不同程度的骨骼畸形,多见于 2 岁以上的儿童。无任何临床症状,血生化正常,其骨骼干骺端活动性病变不复存在。

【诊断和鉴别诊断】

1. **诊断**　根据病史、症状及体征,结合血生化改变及骨骼 X 线改变可以做出诊断。血清 25-(OH)D$_3$ 在早期即明显下降,其正常值为 25~125nmol/L(10~50μg/ml),当 <8μg/ml 时即为维生素 D 缺乏症。

2. **鉴别诊断**　本病需与先天性甲状腺功能减退及软骨营养不良鉴别。此外,尚需与其他病因所致的佝偻病鉴别:

(1)低血磷抗维生素 D 佝偻病:为肾小管再吸收磷及肠道吸收磷的原发性缺陷。本病多为 X 连锁遗传病,基因定位于 Xp22.1-p22.2,少数为常染色体隐性遗传,也有散发病例。佝偻病症状多发生在 1 岁以后,2~3 岁后仍有活动性佝偻病表现。血钙多正常,血磷明显降低,尿磷增加。对常规治疗剂量维生素 D 无效,需同时口服磷,且每天需给予维生素 D$_3$ 0.05~0.25μg,或 1,25-(OH)$_2$D$_3$ 0.5~1.5μg。

(2)远端肾小管酸中毒:为远曲小管泌氢能力不足,大量钠、钾、钙从尿中丢失,导致继发性甲状旁腺功能亢进,出现佝偻病体征,单纯维生素 D 治疗效果不佳。患儿除佝偻病体征外,伴有不易纠正的代谢性酸中毒、碱性尿(尿 pH>6),血钙、磷、钾降低,血氯增高。

(3)维生素 D 依赖性佝偻病:为常染色体隐性遗传病,根据肾脏 1- 羟化酶缺陷或靶器官 1,25-(OH)$_2$D$_3$ 受体缺陷分为两型。两型在临床上均表现为重症佝偻病,血清钙、磷显著降低,碱性磷酸酶明显升高,并继发甲状旁腺功能亢进。

(4)肾性佝偻病:由先天或后天原因引起的慢性肾功能障碍,均导致血钙低、血磷高等钙磷代谢紊乱,体征多于幼儿后期逐渐明显。

(5)肝性佝偻病:各种肝脏疾病导致其功能不良,影响 25-(OH)D$_3$ 的生成。

【治疗】

治疗的目的在于控制病情活动,防止骨骼畸形。治疗应以口服维生素 D 为主,剂量开始为 50~125μg/d(2 000~5 000U/d);阿法骨化醇 0.01~0.03μg/(kg·d);或 1,25-(OH)$_2$D$_3$(骨化三醇)0.5~2.0μg/d,以后根据临床和 X 线骨片改善情况于 4 周后改为维生素 D 预防量,每天 10μg(400U)。对有并发症的佝偻病,或无法口服者可一次肌内注射维生素 D$_3$ 20 万 ~30 万 U,2~3 个月后口服预防量。对已有严重骨骼畸形的后遗症期患儿可考虑外科手术矫治。维生素 D 治疗期间应同时补充钙剂。

【预防】

充足的日光照射和每天补充生理剂量的维生素 D(400U),即可保证体内的 25-(OH)D 和 1,25-(OH)$_2$D 浓度正常。孕妇应多作户外运动,饮食应含丰富的维生素 D、钙、磷和蛋白质等营养物质;新生儿在出生 2 周后应每天给予生理量(10~20μg/d)维生素 D;婴幼儿应采取综合性预防措施,即保证一定时间的户外活动和给予预防量的维生素 D 与钙剂并及时添加辅食。

(三) 维生素 A 中毒

人体摄入过量维生素 A 可引起一系列全身中毒症状,称为维生素 A 过多症(hypervitaminosis A)或中毒(vitamin A toxicity)。维生素 A 过多可降低细胞膜和溶酶体膜的稳定性,导致细胞膜受损、组织酶释放,引起皮肤、骨髓、脑、肝等多脏器病变。分急性、慢性两型。

1. **急性型** 婴幼儿一次食入或注射维生素 A 100 000μg 以上即可发生急性中毒。如一次性大量摄入富含维生素 A 的食物,如深海鱼、鸡等动物的肝脏;或意外服用大剂量维生素 A、D 制剂。

症状多在 1d 内突然发生,主要为颅内压增高的表现,如恶心、呕吐、嗜睡或过度兴奋、头痛,小婴儿可有前囟隆起。皮肤可红肿,继而脱皮,以掌、跖部最明显。停用维生素 A 后数天内症状迅速好转。血清维生素 A 浓度剧增,>2.56μmol/L 可确诊。但此型较少见。

2. **慢性型** 较急性型多见。连续每天摄入过量维生素 A 数周或数个月可致慢性中毒,可因医务人员误用大剂量维生素 A 防治慢性疾病或家长长期大剂量给小儿服用而导致。但中毒剂量个体差异很大。通常婴幼儿每天摄入维生素 A 15 000~30 000μg 超过 6 个月即可引起中毒;但也有报道每天仅服7 500μg,1 个月发生中毒者。首先全身症状可表现为食欲下降,体重减轻,继之出现皮肤干燥、瘙痒、脱屑、口角皲裂,毛发干枯、脱发,烦躁不安,骨髓、肌肉疼痛,尤其是四肢长骨,伴有局部肿胀、压痛,但不红、不热,活动受限。也可出现颅内压增高、肝大、颅骨软化和掌脱皮常见。X 线检查显示长骨皮质增生,骨膜增厚,尤其是骨干中部。血清维生素 A 浓度升高,钙浓度升高或肝硬化偶有发生。

根据摄入过量维生素 A 史、症状和体征,诊断并不困难。如有血清维生素 A 浓度升高以及典型的骨 X 线改变,可确诊。

一旦确诊,应立即停服维生素 A 制剂和富含维生素 A 的食物。临床症状 1~2 周迅速好转,血清维生素 A 浓度升高可维持数个月,骨髓病变恢复则需数个月或数年。

(四) 维生素 D 中毒

通常膳食来源的维生素 D 一般不会过量或中毒,只有长期服用较大剂量维生素 D 或误服大量维生素 D 或对维生素 D 敏感者才有中毒的可能性。目前认为,血清 25-(OH)D>250nmol/L(100ng/ml)为维生素 D 过量,而 >375nmoL/L(150ng/ml)则可诊断为维生素 D 中毒。中毒剂量个体差异很大。小儿每天服用 500~1 250μg(2 万 ~5 万 U),或每天 50μg/kg(2 000U/kg),连续数周或数个月即可发生中毒。敏感小儿甚至每天服 100μg(4 000U),持续 1~3 个月即可中毒。过量维生素 D 可引起体内维生素 D 反馈作用失调,血清 1,25-(OH)$_2$D$_3$ 浓度增加,肠吸收钙、磷增加,血钙浓度过高,继而诱发降钙素调节,使血钙大量沉积于各器官组织,则引起相应器官组织受损的表现。如钙盐沉积于肾脏可产生肾小管坏死和肾钙化,严重时可发生肾萎缩、慢性肾功能损害。钙盐沉积于小支气管及肺泡,损坏呼吸道上皮细胞引起溃疡或钙化,易继发呼吸道感染。如在骨髓、中枢神经系统、心血管等重要器官组织均可出现钙化灶,产生不可逆的严重损害。

维生素 D 中毒症状较多,但均非特异性症状,主要是由于维生素 D 过量或中毒引起高钙血症,进而导致各系统的异常。早期症状为厌食、恶心、倦怠、烦躁不安、低热,继而出现呕吐、腹泻、顽固性便秘、体重下降。重症可发生惊厥、血压升高、头痛、心律不齐、烦渴、尿频、夜尿,甚至脱水酸中毒、慢性肾衰竭。维生素 D 的拟甲状旁腺作用,可引起纤维性骨炎,影响体格和智力发育。

当有维生素 D 过量的病史,因早期症状无特异性,且与早期佝偻病症状类似,应仔细询问病史加以鉴别;早期血钙升高 >3mmol/L(12mg/dl),尿 Sulkowitch 反应强阳性;尿常规检查示尿蛋白阳性,严重时可见红细胞、白细胞、管型;X 线检查可见长骨干骺端钙化带增宽(>1mm)、致密,骨干皮质增厚,骨质疏松或骨硬化;颅骨增厚,呈现环形密度增深带;重症时大脑、心、肾、大血管、皮肤等有钙化灶;还可出现氮质血症、脱水和电解质紊乱等。检测血清 25-(OH)D 浓度可做为诊断最重要的标准之一。

疑为本症时即应停止服用维生素 D。如血钙过高应停止摄入钙盐,并加速其排泄。可用呋塞米每次 0.5~1mg/kg 静脉注射;口服泼尼松每天 2mg/kg,可抑制肠腔内钙的吸收,一般 1~2 周后血钙可降至正常。重症可口服氢氧化铝或依地酸二钠以减少肠钙吸收,亦可试用降钙素 50~100U/d,皮下或肌内注射。注意保持水、电解质平衡。

(杨 凡)

小结

1. 均衡的营养是生长发育的基础。能量和营养素不足可导致营养缺乏症。生长发育所需营养素包括蛋白质、脂类、碳水化合物、矿物质、维生素和水共六大类。年龄不同,各营养素的推荐摄入量不同。个体是否有营养素的缺乏,应进行全面评估,包括摄入量、是否有致缺乏的高危因素、临床表现和实验室检查等。

2. 婴儿喂养方式分为母乳喂养、人工喂养以及混合喂养。母乳是满足婴儿生理和心理发育的最理想的天然食物,可作为 4~6 个月以内婴儿唯一的、最佳营养来源,对婴儿的健康生长发育有不可替代的作用。过渡期食物转换引入原则包括从少到多、从稀到稠、从细到粗、从一种到多种等。同时注意进食技能的培养。

3. 蛋白质 - 能量营养不良是世界范围内最常见的营养缺乏病,也是发展中国家最重要的健康问题之一。另一方面,单纯性肥胖在全球范围内的发生率呈逐年上升趋势,已成为一个全球性的危害儿童健康的公共卫生问题。两者的健康影响是多方面的、深远的,重点在预防。

4. 维生素 A 缺乏症是因体内缺乏维生素 A 而引起的以眼和皮肤病变为主的全身性疾病。典型的维生素 A 缺乏症的发病率已明显降低,但亚临床的缺乏还相当普遍。

5. 维生素 D 缺乏所致正在生长的骨骺端生长板和骨基质不能正常钙化、造成骨骼病变为特征的疾病称为维生素 D 缺乏性佝偻病。近年来,随着我国卫生保健水平的提高,维生素 D 缺乏性佝偻病的发病率逐年降低,且多数患儿属轻症。

思考题

1. 人乳的营养特点和母乳喂养的优点。
2. 过渡期食物引入的原则。
3. 如何计算奶量?
4. 营养不良的病因有哪些?
5. 儿童肥胖的危害有哪些?
6. 维生素 D 缺乏的临床表现有哪些?
7. 维生素 A 缺乏的临床表现有哪些?

第六章
新生儿与新生儿疾病

新生儿是指出生断脐到生后 28d 内的婴儿,这是婴儿的一个特殊阶段。由于从宫内环境到外界环境需要适应过程,会出现相对多的问题。近年来新生儿医学发展迅速,新生儿疾病谱也发生了明显变化,疾病的诊断和治疗技术也显著发展。本章内容反映了新生儿内外科的一些主要基础疾病及相关新进展。

第一节　新生儿基本概念及分类

新生儿学(neonatology)是研究新生儿病理、生理、疾病防治及保健等方面的医学科学,属儿科学范畴。新生儿(neonates)系指从脐带结扎到出生后 28d 内的婴儿。围生期(perinatal period)是指自妊娠满 28 周至生后 7d 的特定时期。围生期内的胎儿或新生儿称之为围生儿。

新生儿分类:主要有 5 种分类。

(一) 按胎龄分类(表 6-1)

1. **足月儿(full-term infant)**　胎龄(gestational age,GA)≥ 37 周并 <42 周(GA:259~293d)的新生儿。

2. **早产儿(preterm infant)**　胎龄 <37 周(GA<259d)的新生儿。早产儿可细分为超早产儿(extremely preterm)、极早产儿(very preterm)、中期早产儿(moderately preterm infant)和晚期早产儿(late preterm)。

3. **过期产儿(post-term infant)**　胎龄 ≥ 42 周(GA ≥ 294d)的新生儿。

表 6-1　根据胎龄分类

分类	出生时胎龄
足月儿	≥ 37 周至 <42 周
早产儿	<37 周
超早产儿	<28 周
极早产儿	≥ 28 周至 <32 周
中期早产儿	≥ 32 周至 <34 周
晚期早产儿	≥ 34 周至 <37 周
过期产儿	≥ 42 周

(二) 按出生体重分类

出生体重(birth weight,BW)是指生后 1h 内的体重。

1. **正常出生体重儿(normal birth weight infants,NBWI)**　指出生体重 ≥ 2 500g 但 ≤ 4 000g

(2 500g ≤ BW ≤ 4 000g)的新生儿。

2. 低出生体重儿(low birth weight infants,LBWI)　指出生体重 <2 500g 但 ≥ 1 500g(1 500g ≤ BW< 2 500g)的新生儿。

3. 极低出生体重儿(very low birth weight infants,VLBWI)　指出生体重 <1 500g 但 ≥ 1 000g (1 000g ≤ BW<1 500g)的新生儿。

4. 超低出生体重儿(extremely low birth weight infants,ELBWI)　指出生体重 <1 000g(BW<1 000g) 的新生儿。

5. 巨大儿(macrosomia)　指出生体重 >4 000g(BW>4 000g)的新生儿。

(三) 按出生体重和胎龄分类(表6-2 和图 6-1)

1. 适于胎龄儿(appropriate for gestational age infants,AGA)　出生体重在同胎龄儿出生体重第 10 至第 90 百分位数之间的新生儿。

2. 小于胎龄儿(small for gestational age infants,SGA)　出生体重在同胎龄儿出生体重第 10 百 分位数以下的新生儿。

3. 大于胎龄儿(large for gestational age infants,LGA)　出生体重在同胎龄儿出生体重的第 90 百分位数以上的新生儿。

表 6-2　我国不同胎龄新生儿出生体重值

出生胎龄/周	例数	P_3	P_{10}	P_{25}	P_{50}	P_{75}	P_{90}	P_{97}
24	12	339	409	488	588	701	814	938
25	26	427	513	611	732	868	1 003	1 148
26	76	518	620	735	876	1 033	1 187	1 352
27	146	610	728	860	1 020	1 196	1 368	1 550
28	502	706	840	987	1 165	1 359	1 546	1 743
29	607	806	955	1 118	1 312	1 522	1 723	1 933
30	822	914	1 078	1 256	1 467	1 692	1 906	2 128
31	953	1 037	1 217	1 410	1 637	1 877	2 103	2 336
32	1 342	1 179	1 375	1 584	1 827	2 082	2 320	2 565
33	1 160	1 346	1 557	1 781	2 039	2 308	2 559	2 813
34	1 718	1 540	1 765	2 001	2 272	2 554	2 814	3 079
35	2 703	1 762	1 990	2 241	2 522	2 812	3 080	3 352
36	4 545	2 007	2 245	2 495	2 780	3 075	3 347	3 622
37	11 641	2 256	2 493	2 741	3 025	3 318	3 589	3 863
38	29 604	2 461	2 695	2 939	3 219	3 506	3 773	4 041
39	48 324	2 589	2 821	3 063	3 340	3 624	3 887	4 152
40	40 554	2 666	2 898	3 139	3 415	3 698	3 959	4 222
41	12 652	2 722	2 954	3 195	3 470	3 752	4 012	4 274
42	1 947	2 772	3 004	3 244	3 518	3 799	4 058	4 319

注:P 代表百分位数。

资料来源:中国不同胎龄新生儿出生体重曲线研制. 中华儿科杂志,2015,53(02):97-103.

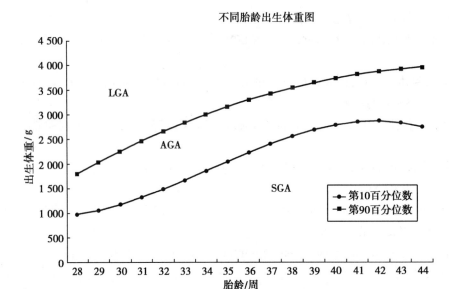

图 6-1 胎龄 28~44 周新生儿出生体重的百分位数曲线

(四) 按出生后的周龄分类

1. 早期新生儿(early newborns) 指出生后 1 周内的新生儿。

2. 晚期新生儿(late newborns) 指出生后第 2 周开始至第 4 周末的新生儿。

(五) 高危儿

是指已经发生或可能发生疾病而需要密切监护的新生儿。常发生于如下情况：

1. 母亲因素

(1) 母亲年龄：小于 16 岁或大于 40 岁。

(2) 母亲疾病史：如糖尿病、心脏病、泌尿系统疾病、感染性疾病或性传播病史等。

(3) 母孕期异常：如妊娠高血压综合征、先兆子痫、子痫、胎膜早破、羊水污染、胎盘早期剥离、前置胎盘、脐带异常,既往有死胎、死产史等。

(4) 异常分娩史：如难产、手术产(产钳、胎头吸引)、急产、分娩过程中使用镇静和止痛药物史等。

2. 新生儿因素

(1) 出生在非正常范围内的新生儿：如早产儿、低出生体重儿、小于胎龄儿、巨大儿、多胎儿等。

(2) 出生时有疾病：如新生儿窒息、宫内感染、先天畸形等。

(六) 新生儿病房分级

根据医护人员的水平及病房设施和设备条件,将新生儿病房分为 3 级。

1. Ⅰ级新生儿病房 即普通婴儿室,适于健康新生儿,主要任务是指导科学喂养和护理新生儿,并按规定对遗传代谢性疾病进行筛查。

2. Ⅱ级新生儿病房 即普通新生儿病房,适于胎龄 ≥ 32 周和出生体重 ≥ 1 500g 的新生儿或患有普通疾病如产伤、吸入性肺炎等而无需呼吸、循环支持及外科手术治疗的新生儿。

3. Ⅲ级新生儿病房 即新生儿重症监护病房(neonatal intensive care unit, NICU),适于各种危急重症新生儿的抢救及治疗,并负责接收 Ⅰ、Ⅱ 级新生儿病房转诊的患儿。

(母得志)

第二节　正常足月儿和早产儿的特点与护理

【概述】

正常足月儿和早产儿外观特点、生理特点均有较大区别。早产儿根据出生时 GA 又可进一步分为超早产儿（extremely preterm，即 GA<28 周者）、极早产儿（very preterm，即 GA 28~32 周者）、中期早产儿（moderately preterm，即 GA 32~34 周者）及晚期早产儿（late preterm，即 GA 34~37 周者）。因"近足月儿"易误解为新生儿几乎足月，与足月儿相似，但这类晚期早产儿由于在生理学和解剖学的发育不成熟，现在已经用"晚期早产儿"取代"近足月儿"来描述此类新生儿。随着新生儿重症监护室医疗护理技术的提高，越来越多的早产儿得以存活，但 GA 越小，BW 越轻，合并症发生的概率以及病死率越高，留有神经系统后遗症的可能性越大。

【正常足月儿和早产儿的外观特点】

正常足月儿呈现出成熟儿外貌，与早产儿的体貌特征有显著区别，见表 6-3。

表 6-3　正常足月儿与早产儿外观特点比较

部位		足月儿	早产儿
皮肤		红润、皮下脂肪丰满	鲜红发亮、水肿
毛发		毳毛少、细 头发分条清楚	毳毛多 毳毛细、乱而软
头		头大（占全身比例 1/4）	头更大（占全身比例 1/3）
耳壳		软骨发育好、耳舟成形、直挺	软、缺乏软骨、耳舟不清楚
指（趾）甲		达到或超过指（趾）端	未达指（趾）端
足纹		遍及整个足底	足底纹理少
乳腺		结节 >4mm	无结节或结节 <4mm
外生殖器	男婴	睾丸已降至阴囊，阴囊皱纹多	睾丸未降至阴囊，阴囊皱纹少
	女婴	大阴唇遮盖小阴唇	大阴唇不能遮盖小阴唇

【正常足月儿和早产儿的生理特点】

1. 呼吸系统　胎儿呼吸是促进肺发育的重要因素，在胚胎第 10 周可检测到呼吸运动，24~28 周胎儿有呼吸的时间占 10%~20%，30 周以后达 30%~40%。随着孕周增加，每天持续呼吸的时间相应延长，是出生后顺利呼吸的基础。胎肺组织本身会分泌液体，充满囊泡及肺泡腔，近足月时，肺液量为 30~40ml/kg，胎肺液的存在有利于生后呼吸建立、肺扩张、防止生后气道阻塞和肺不张，以及功能残气量的形成和呼吸的维持。自然分娩时，在氧、儿茶酚胺、糖皮质激素等刺激下，肺液生成明显减少。分娩过程中在产道挤压下，1/3~1/2 肺液经口鼻腔挤出，其余随着自主呼吸的建立逐渐由肺内毛细血管及淋巴管吸收，通常肺液在生后 6h 左右清除完毕。新生儿呼吸频率较快，安静时为 35~45 次 /min。胸廓呈圆桶状，肋间肌薄弱，呼吸主要靠膈肌，呈腹式呼吸。呼吸道管腔狭窄、黏膜柔嫩、血管丰富，加之纤毛运动差，易致气道阻塞、感染及出现呼吸困难。

早产儿呼吸浅快且不规则，易出现周期性呼吸（即 5~10s 短暂的呼吸停顿后又出现呼吸，但不伴有心率、血氧饱和度的变化）及早产儿呼吸暂停（apnea of prematurity，AOP）。AOP 是指胎龄 <37 周的

早产儿,呼吸停止超过 20s,或短暂的呼吸停止伴心率 <100 次 /min 或氧饱和度下降,严重时伴面色苍白、肌张力下降。这是由于早产儿呼吸控制功能不成熟使呼吸驱动力不足,对高碳酸血症、低氧血症的反应性降低所致。此外,由于解剖结构、扩张气道的神经肌肉活动、通气控制以及睡眠的唤醒阈值和足月儿不同,导致不能维持气道的通畅性也是 AOP 发生的另一重要机制。因此,AOP 的发生率和 GA 成反比。

肺表面活性物质(pulmonary surfactant,PS)随着孕周的增加逐渐合成,因此 GA 越小,PS 生成不足,越容易发生新生儿呼吸窘迫综合征(neonatal respiratory distress syndrome,NRDS)。由于未成熟的肺受到机械通气、过氧化应激、感染以及炎性损伤等多因素作用,阻碍肺泡及肺血管发育,致支气管肺发育不良(bronchopulmonary dysplasia,BPD)。

2. **循环系统**　新生儿从胎儿到出生后血流动力学发生了巨大的变化。当脐带结扎后,原本阻力很低的胎盘循环中断,体循环阻力增加;同时,生后自主呼吸建立,肺膨胀,肺循环阻力下降,使得肺血流增加。从肺静脉回流到左心房的血量显著增加,体循环压力上升,使卵圆孔功能性关闭;动脉血氧分压升高,动脉导管功能性关闭。上述过程的同步或序贯进行,促使胎儿循环向成人循环过渡。当生后早期出现严重感染、低氧血症、酸中毒时,可使肺血管阻力持续性增高等于或超过体循环时,引起的卵圆孔和 / 或动脉导管水平右向左分流,称为新生儿持续性肺动脉高压(persistent pulmonary hypertension of the newborn,PPHN)或持续胎儿循环,临床出现严重低氧血症等症状。新生儿心率波动范围较大,通常为 90~160 次 /min。足月儿血压平均为 70/50mmHg。

早产儿心率偏快,血压较低,通常早产儿平均动脉压应高于胎龄(周龄)。对出生不需要复苏的早产儿,延迟脐带结扎能促进胎盘向新生儿输血,增加新生儿血容量,避免新生儿出生时因胎盘循环的突然中断而造成心脏前后负荷的突然变化,帮助早产儿提高心、肺、脑等重要脏器的适应性。极低出生体重儿动脉导管未闭的发病率约 30%,如动脉导管持续开放且分流量较大,导致血流动力学紊乱,出现呼吸困难、青紫、心功能不全、脉压差增大等,称为症状性动脉导管未闭,需通过药物或手术予以关闭。

3. **消化系统**　正常足月儿出生时吞咽功能已完善,但食管下部括约肌松弛、胃呈水平位,加之幽门括约肌较发达,故易溢乳甚至呕吐。消化道面积相对较大,管壁薄、黏膜通透性高,有利于乳汁中营养物质吸收的同时,肠腔内毒素和消化不全产物也易进入血液循环,引起中毒或过敏。正常足月儿的消化道已能分泌充足的消化酶,仅淀粉酶在生后 4 个月才达到成年人水平,因此不宜过早添加淀粉类食物。胎便由胎儿肠道分泌物、胆汁及咽下的羊水等组成,其外观为墨绿色糊状。正常足月儿在生后 24h 内排胎便,2~3d 排完。肝内尿苷二磷酸葡萄糖醛酸基转移酶(uridine diphosphate glucuronosyl transferase,UDPGT)活力不足,易出现新生儿暂时性高胆红素血症;同时细胞色素 P450 系列的酶活性不足,对多种药物代谢能力低下,故新生儿的药物代谢特点与年长儿及成人有着巨大区别。

早产儿吸吮力差、吞咽反射弱、贲门括约肌松弛、胃容量小,常出现哺乳困难,比足月儿更易出现溢乳及胃食管反流。消化酶含量接近足月儿,但胆酸分泌少,脂肪的消化吸收较差。肝脏合成蛋白能力差,糖原储备少,易发生低蛋白血症、水肿或低血糖。肝功能较足月儿更不成熟,黄疸程度较足月儿重,持续时间更长,且易发生核黄疸。经肝脏代谢的药物半衰期可能更长于足月儿,且其代谢途径可能主要依赖于肾脏。缺血缺氧、感染或喂养不当等不利因素易引起坏死性小肠结肠炎。由于胎便形成较少及肠蠕动差,胎便常排出延迟,加重黄疸或引起部分梗阻症状而加重腹胀,出现喂养不耐受。

4. **泌尿系统**　肾小球最早于孕 9 周形成,肾发育一直持续至孕 34~35 周,因此正常足月儿出生时肾结构发育已完成。肾脏稀释功能虽与成年人相似,但肾小球滤过率低、浓缩功能差,不能迅速、有效地处理过多的水和溶质,在机体容量负荷过重时易出现水肿。新生儿一般在生后 24h 内开始排尿,少数在 48h 内排尿。

早产儿肾浓缩功能较足月儿差,肾小管对醛固酮反应低下,对钠的重吸收功能差,易出现低钠血症。葡萄糖阈值低,易发生糖尿。碳酸氢根阈值极低和肾小管排酸能力差,易出现晚期代谢性酸中毒,多见于人工喂养的早产儿,由于牛乳蛋白质含量及酪蛋白比例高,致内源性氢离子增加、超过肾小管的排泄能力,故需人工喂养的早产儿应选用早产儿专用配方。

5. 血液系统　正常足月儿血容量平均为 85~100ml/kg,出生时血红蛋白平均为 170g/L(140~200g/L),其中胎儿血红蛋白占 70%~80%。刚出生时血液浓缩,血红蛋白值上升,可于生后 24h 达峰值,约于第 1 周末恢复至出生时水平,以后逐渐下降;胎儿血红蛋白占比逐渐下降,5 周后降到 55%。出生时白细胞总数为 15×10^9/L,生后 6~12h 达 $(21~28) \times 10^9$/L,3d 后明显下降;分类中以中性粒细胞为主,4~6d 后与淋巴细胞持平,以后淋巴细胞占优势。血小板计数出生时已达成人水平。由于胎儿肝脏维生素 K 储存量少,凝血因子 Ⅱ、Ⅶ、Ⅸ、Ⅹ 的活性较低。

早产儿血容量为 85~110ml/kg,周围血中有核红细胞较多。由于促红细胞生成素水平低下、先天性铁储备少、血容量迅速增加,故"生理性贫血"出现早,且胎龄越小,贫血持续时间越长,程度越严重。白细胞总数稍低于足月儿,大多数早产儿第 3 周末嗜酸性粒细胞增多且持续 2 周左右。早产儿的血小板计数亦稍低于足月儿。

6. 神经系统　出生时正常足月儿头围平均 33~34cm,头部占比相对大,脑沟、脑回仍未完全形成。脊髓相对长,末端约在第 3、4 腰椎下缘。足月儿大脑皮质兴奋性低,睡眠时间长,觉醒时间一昼夜仅为 2~3h。由于大脑对下级中枢抑制较弱,锥体束、纹状体发育不全,常出现不自主和不协调动作。新生儿出生时已具备多种暂时性原始反射,如觅食反射、吸吮反射、抓握反射及拥抱反射。对原始反射的检查是新生儿神经系统体格检查中特有且重要的内容。此外,正常足月儿也可出现年长儿的病理性反射,如 Kernig 征、Babinski 征和 Chvostek 征等,浅反射(腹壁反射、提睾反射),并可见踝阵挛。

早产儿神经系统成熟度与胎龄有关,GA 越小,原始反射越难引出或反射不完全。同时,早产儿肌张力较足月儿低下,其觉醒时间更短。在极早产儿及超早产儿,由于脑室管膜下尚存在丰富的胚胎生发组织,加之早产儿的脑血流呈现出压力被动型循环,对缺氧、缺血及低血压等耐受更差,易出现脑室周围 - 脑室内出血和脑室周围白质损伤。

7. 免疫系统　新生儿非特异性和特异性免疫功能均不成熟,早产儿尤甚。皮肤黏膜薄嫩、屏障功能差;脐残端未完全闭合,脐血管未完全退化且直接连通中心循环,细菌易进入血液;呼吸道纤毛运动差,呼吸系统屏障功能差;胃酸、胆酸少,杀菌力差,消化系统化学屏障薄弱,同时分泌型 IgA 缺乏;血 - 脑屏障发育未完善,细菌、病毒及毒素易侵入颅内。

无论足月儿还是早产儿,血浆中补体水平较低、调理素活性低、多形核白细胞产生及储备均少,且趋化性及吞噬能力低下。免疫球蛋白 IgA 和 IgM 不能通过胎盘,仅 IgG 可通过。IgG 主要从孕中期开始从母亲经胎盘进入胎儿体内。因此,GA 越小,IgG 含量越低。抗体免疫应答低下或迟缓,尤其是对多糖类疫苗和荚膜类细菌。T 细胞免疫功能低下是新生儿免疫应答无能的主要原因。

8. 体温调节　由于新生儿体温调节中枢功能不完善、对体温调节能力差,且产热和散热机制均不完善,不易保持体温的恒定,体温易受周围环境温度及其他因素影响,易出现发热、也易出现低体温。在散热方面,新生儿的体表热能释放方式主要包括传导、对流、辐射和蒸发。当环境温度逐渐增高时,通过传导、辐射及对流方式散失的热量逐步减少,此时的主要散热方式为显性蒸发(即出汗)。虽然新生儿出生时汗腺数量已接近成人,但由于其发育尚未完全成熟,故新生儿出汗能力较差,依靠显性蒸发散热的能力不足,因此环境温度升高易出现发热。

基础代谢产热是新生儿的产热主要来源,约占总产热量的 80%。食物的特殊动力作用及肌肉活动产热所占的产热比例相对较小。新生儿很少出现寒战,足月儿在环境温度低至 15℃ 时才可能出现寒战,早产儿则不出现寒战。在冷应激时,主要依靠棕色脂肪组织(brown adipose tissue,BAT)在局部氧化产生额外的热能。BAT 出现于 GA 26~30 周时,随 GA 增加而逐渐增多。足月儿的 BAT 占体重的 2%~6%;GA 越小,BAT 含量越少,产热能力越差。此外,GA 越小的早产儿,皮肤发育越不成熟,当环境湿度较低时,不显性失水显著增加,易出现低体温。

9. **能量及体液代谢**　正常足月儿基础热量消耗为209kJ/kg,每日总热量(含基础代谢率、活动、食物特殊动力作用、生长发育需要及大便丢失等)需418~502kJ/kg。早产儿因追赶生长需要,每日所需总热量高于足月儿,且BW越低、GA越小,所需热量更高。部分超低出生体重儿每日经口热量需高达627.6kJ/kg(150kcal/kg)才能达到理想的体重增长速度,实现追赶生长。

初生婴儿体内含水量占体重的70%~80%,BW越低、生后日龄(postnatal age,PNA)越小,含水量越高,故需水量因BW、GA、PNA及临床情况而异。一般而言,正常足月儿生后第1天需水量为60~80ml/kg,以后每日增加20~30ml/kg,直至150~180ml/(kg·d)。生后最初几天因水分丢失、胎便排出等,出现体重下降但不伴有脱水及低钠血症,称为生理性体重下降。足月儿约1周末降至最低点(<BW的10%),10d左右恢复到BW;早产儿体重下降更多,可达15%~20%,且恢复速度较足月儿更慢。

【新生儿常见的特殊生理状态】

1. **生理性黄疸**　现称为"新生儿暂时性高胆红素血症",参见本章"新生儿黄疸"部分。

2. **"马牙"及"彭氏珠"**　正常新生儿在口腔上腭中线(彭氏珠)和牙龈部位(马牙)可由上皮细胞堆积或黏液腺分泌物积留形成黄白色、米粒大小的小颗粒,数周后可自然消退。不可挑破,以免发生感染。

3. **"螳螂嘴"**　初生儿两侧颊部各有一隆起的脂肪垫,有利于吸吮乳汁,属正常现象,无须处理。

4. **乳腺肿大**　无论性别,新生儿生后4~7d均可出现乳腺增大,2~3周消退,部分新生儿乳房甚至可分泌出少许乳汁。这种现象与新生儿刚出生时体内存有一定量来自母体的雌激素、孕激素和催乳素有关。切忌挤压,以免感染。

5. **假月经**　部分女性新生儿由于生后来自母体的雌激素突然中断,出生后5~7d阴道流出少许血性或大量非脓性分泌物,可持续1周,无须特殊处理。

6. **新生儿红斑及粟粒疹**　正常新生儿在生后1~2d可出现大小不等的多形性斑丘疹,可见于头部、躯干及四肢,即"新生儿红斑",旧称"毒性红斑",持续1~2d后自然消失。皮脂腺堆积于鼻尖、鼻翼、颜面部,可见小米粒大小黄白色皮疹,即"粟粒疹",数天后可脱皮自然消失。

【正常足月儿及早产儿的护理】

1. **保暖**　在宫内,浸泡在羊水的胎儿处于恒定的温度及湿度中,其体温略高于母体(约0.5℃),且胎儿体温随母体的变化而变化。当新生儿娩出后,环境温度自宫内的37℃迅速下降至产房内的25℃,且相对干燥。此时,通过辐射、对流和蒸发途径将散失大量的热量,若同时包被没有预热或预热不足,则会出现传导失热的增加,使得新生儿体温在数分钟内迅速下降。如无恰当的保暖措施,新生儿生后30min体温可下降2~3℃。故在新生儿娩出前应预热辐射台及包被,新生儿娩出后则应迅速擦干及包裹,以减少热量的散失;尤其是超早产儿还应用塑料薄膜覆盖减少不显性失水,以维持体温恒定。中性温度(neutral temperature)是指机体维持体温正常所需的代谢率和耗氧量最低时的环境温度,如表6-4所示。

表6-4　不同出生体重新生儿不同生后日龄所需的中性温度

出生体重/kg	中性温度			
	35℃	34℃	33℃	32℃
1.0	初生10d内	10d以后	3周以后	5周以后
1.5	—	初生10d内	10d以后	4周以后
2.0	—	初生2d内	2d以后	3周以后
>2.5	—	—	初生2d内	2d以后

2. **喂养及营养管理** 正常足月儿生后 30min 内即开始由母亲哺乳,并提倡按需喂养。如无母乳或有母乳喂养的绝对禁忌证者,可予以足月配方奶喂养。遵循从小量渐增的原则,以吃奶后安静、无腹胀和理想的体重增长为标准(生理性体重下降期除外),且母乳喂养应至少持续至生后 6 个月。

早产儿亦应视情况尽早开始母乳喂养。对吸吮能力差、吞咽功能不协调或因母婴其他原因确实不能直接哺乳者,可由母亲挤出乳汁经奶瓶或管饲喂养;如无母乳或有母乳喂养的绝对禁忌证者,应根据 GA 及 BW 选择恰当的早产或足月配方奶喂养。当母乳喂养量达到 50~100ml/(kg·d),推荐体重 <1 800~2 000g 的早产儿使用母乳强化剂以补充能量、蛋白质和矿物质,改善体重增长速率和满足早产儿预期的营养需求,包括氮平衡、蛋白质营养指标,钙、磷、碱性磷酸酶、尿钙、磷等矿物质的指标正常。早产儿喂养的目标是达到适宜的生长发育速率。当肠内喂养难以满足预期的营养需求时,应酌情予以静脉营养支持。

3. **呼吸管理** 无论正常足月儿或早产儿,均应注意保持呼吸道通畅。维持动脉血氧分压 50~80mmHg(早产儿 50~70mmHg)或经皮血氧饱和度 91%~95%,根据目标氧饱和度调节吸入氧浓度,避免发生早产儿视网膜病变(retinopathy of prematurity,ROP)。

发生早产儿呼吸暂停(AOP)者可轻弹、拍打足底等恢复呼吸,同时给予甲基黄嘌呤类药物,包括枸橼酸咖啡因和氨茶碱。对于 AOP 高风险者亦可以考虑给予药物预防。必要时给予持续气道正压(continuous positive airway pressure,CPAP)等辅助呼吸支持。中重度新生儿呼吸窘迫综合征患儿应尽早使用肺表面活性物质治疗,避免使用有创呼吸机或尽可能缩短有创机械通气时间。

4. **感染防控** 母婴同室或新生儿病室的工作人员均应严格遵守消毒隔离制度。接触新生儿前应严格洗手;护理和操作时应注意无菌;避免过分拥挤,防止空气污染和杜绝乳制品污染。工作人员或新生儿罹患感染性疾病应立即隔离,防止交叉感染。

5. **维生素** 正常足月儿生后应肌内注射 1 次维生素 K_1(0.5~1mg),早产儿可连用 3d,以预防维生素 K 缺乏所致的新生儿出血症。为预防维生素 D 缺乏,母乳喂养或部分母乳喂养的正常足月儿,应从出生后数日开始补充维生素 D 400U/d;早产儿生后需补充维生素 D 800~1 000U/d。

6. **皮肤黏膜护理** 应保持皮肤清洁,正常足月儿 24h 后即可每天洗澡;每次大便后亦应用温水清洗臀部、勤换尿布;应选用柔软、吸水性强的尿布。脐带残端一般于生后 3~7d 自然脱落,需保持局部清洁和干燥。新生儿所穿的衣服宜宽大、质软、不用纽扣。

7. **预防接种** ①乙肝疫苗:生后 24h 内、1 个月、6 个月时应各注射重组酵母乙肝病毒疫苗 1 次,每次 5μg;母亲为乙肝表面抗原阳性者,婴儿应于生后 6h 内肌内注射高价乙肝免疫球蛋 100~200U,同时换部位注射重组酵母乙肝病毒疫苗 10μg。②卡介苗:生后 3d 接种。早产儿、有皮肤病变或发热等其他疾病者应暂缓接种;对疑有先天性免疫缺陷的新生儿,绝对禁忌接种卡介苗,以免发生全身感染而危及生命。

8. **新生儿筛查** 正常足月儿于出生 3d 后应进行先天性甲状腺功能减退症及苯丙酮尿症等先天性代谢缺陷病的筛查。早产儿因内分泌轴成熟延迟,可于生后 2 周查血清甲状腺功能,以免漏诊先天性甲状腺功能减退症。

9. **听力筛查** 无论正常足月儿或早产儿,应于生后 3d、30d 常规以耳声发射进行听力筛查,如筛查未通过,需做脑干诱发电位检查,做到早发现、早治疗。

10. **视网膜筛查** 由于早产儿视网膜发育尚未成熟,易发生 ROP,是目前儿童致盲的主要原因。应对 BW<2 000g,或 GA<32 周的早产儿和低出生体重儿进行常规筛查,筛查通常于生后第 4 周或校正胎龄 32 周时开始,对有严重并发症、长时间高浓度吸氧或机械通气者,应重点筛查。对于正常足月儿,有条件者亦应进行眼底筛查以发现视网膜及其他眼部发育异常。

(母得志)

第三节　新生儿窒息复苏

新生儿窒息(neonatal asphyxia)是指由于产前、产时或产后的各种病因,使胎儿发生宫内窘迫或娩出过程中发生呼吸、循环障碍,导致生后 1min 内无自主呼吸或未能建立规律呼吸,以低氧血症、高碳酸血症和酸中毒为主要病理生理改变的疾病,是新生儿死亡及小儿致残的主要疾病之一。

【病因】

凡能导致胎儿或新生儿缺氧的各种因素均可引起窒息。

1. 孕妇疾病　①缺氧:呼吸功能不全、严重贫血及 CO 中毒等;②胎盘功能障碍:心力衰竭、血管收缩(如妊娠高血压综合征)、低血压等。此外,年龄 ≥ 35 岁或 <16 岁及多胎妊娠等窒息发生率较高。

2. 胎盘异常　前置胎盘、胎盘早期剥离和胎盘钙化、老化等。

3. 脐带异常　脐带受压、脱垂、绕颈、打结、过短和牵拉等。

4. 胎儿因素　①早产儿、小于胎龄儿、巨大儿等;②畸形:如后鼻孔闭锁、肺膨胀不全、先天性心脏病等;③宫内感染致神经系统、呼吸系统受损;④呼吸道阻塞:如胎粪吸入等。

5. 分娩因素　难产,产钳、胎头吸引,产程中使用麻醉药、镇痛药及催产药等。

【病理生理】

新生儿窒息其本质为缺氧。

1. 缺氧后的细胞损伤

(1)可逆性细胞损伤:缺氧首先是线粒体内氧化磷酸化发生障碍,ATP 产生减少,使葡萄糖无氧酵解增强、细胞水肿及细胞内钙超载。若此阶段能恢复血流灌注和供氧,上述变化可完全恢复,一般无后遗症。

(2)不可逆性细胞损伤:长时间或严重缺氧导致线粒体形态异常和功能变化,细胞膜损伤及溶酶体破裂。此阶段即使恢复血流灌注和供氧,上述变化亦不可完全恢复,存活者多有后遗症。

(3)血流再灌注损伤:复苏后,由于血流再灌注可导致细胞内钙超载和氧自由基增加,从而引起细胞损伤的进一步加重。

2. 窒息的发展过程

(1)原发性呼吸暂停(primary apnea):缺氧初期,机体出现代偿性血流灌注重新分配。由于儿茶酚胺分泌增加及其选择性血管收缩作用,使肺、肾、消化道、肌肉及皮肤等器官的血流量减少,而脑、心脏及肾上腺的血流量增加。此时由于缺氧而导致的呼吸停止,即原发性呼吸暂停,表现为呼吸暂时停止、心率先增快后减慢,血压升高,伴有发绀,但肌张力存在。若病因解除,经清理呼吸道和刺激即可恢复自主呼吸。

(2)继发性呼吸暂停(secondary apnea):若缺氧持续存在,在原发性呼吸暂停后出现几次喘息样呼吸,继而出现呼吸停止,即继发性呼吸暂停。此时表现为呼吸停止,心率和血压持续下降,周身皮肤苍白,肌张力消失。此阶段对通过清理呼吸道和刺激无反应,通常需正压通气方可恢复自主呼吸。

临床上有时难以区分原发性和继发性呼吸暂停,为不延误抢救,均可按继发性呼吸暂停处理。

【临床表现】

1. 胎儿宫内窘迫　早期有胎动增加,胎心率 ≥ 160 次 /min;晚期则胎心率 <100 次 /min,胎动减少(<20 次 /12h),甚至消失;羊水常混有胎粪。

2. 窒息程度判定　Apgar 评分是临床评价出生窒息程度的简易方法。①评价时间:分别于生后 1min、5min 和 10min 进行。②内容：包括皮肤颜色（appearance）、心率（pulse）、对刺激的反应（grimace）、肌张力（activity）和呼吸（respiration）（表 6-5）。③评价标准：每项 0~2 分，满分共 10 分。1min Apgar 评分 8~10 分为正常，4~7 分为轻度窒息，0~3 分为重度窒息。④评估的意义：1min 评分反映窒息严重程度；5min 及 10min 评分除反映窒息严重程度外，还可反映窒息复苏的效果及帮助判断预后。⑤注意事项：应客观、快速及准确地进行评估；胎龄小的早产儿成熟度低，虽无窒息，但评分较低；孕母应用镇静药等，评分可较实际低。

表 6-5 新生儿 Apgar 评分内容及标准

体征	0 分	1 分	2 分
皮肤颜色	青紫或苍白	躯干红，四肢紫	全身红
心率 /（次·min⁻¹）	无	<100	>100
呼吸	无	微弱，不规则	良好，哭
肌张力	松软	四肢略屈曲	四肢活动
对刺激反应	无反应	有皱眉动作	哭声响，反应灵敏

3. **并发症** 由于窒息程度及复苏效果的不同，发生器官损害的种类及严重程度各异。常见并发症有如下几种。①中枢神经系统：缺氧缺血性脑病和颅内出血；②呼吸系统：肺炎、胎粪吸入综合征、呼吸窘迫综合征及肺出血等；③心血管系统：缺氧缺血性心肌损害、持续性肺动脉高压等；④泌尿系统：肾功能不全、急性肾小管坏死及肾静脉血栓形成等；⑤代谢方面：低血糖或高血糖，低钙血症及低钠血症等；⑥消化系统：应激性溃疡和坏死性小肠结肠炎等。

【辅助检查】

对宫内缺氧胎儿，胎头露出宫口时取头皮血进行血气分析，以估计宫内缺氧程度。生后应检测动脉血气、血糖、电解质、血尿素氮和肌酐等生化指标。

【治疗与预防】

复苏（resuscitation）必须分秒必争，由产科、新生儿科医师合作进行。

1. **复苏方案** 采用国际公认的 ABCDE 复苏方案。① A（airway）：清理呼吸道；② B（breathing）：建立呼吸；③ C（circulation）：恢复循环；④ D（drugs）：药物治疗；⑤ E（evaluation and environment）：评估和环境（保温）。其中评估和环境（保温）贯穿于整个复苏过程中。

执行 ABCD 每一步骤的前后，应对评价指标即呼吸、心率（计数 6s 心率然后乘 10）与氧饱和度进行评估。根据评估结果作出决定，执行下一步复苏措施，即应遵循：评估→决定→操作→再评估→再决定→再操作，如此循环往复，直到完成复苏。

严格按照 A→B→C→D 步骤进行复苏，其顺序不能颠倒。大多数经过 A 和 B 步骤即可复苏，少数则需要 A、B 及 C 步骤，仅极少数需要 A、B、C 及 D 步骤才可复苏。目前新的复苏指南对于有关用氧的推荐：建议在产房内使用空氧混合仪以及脉搏氧饱和度仪。无论足月儿或早产儿，正压通气均要在氧饱和度仪的监测指导下进行。足月儿可用空气复苏，早产儿开始给予 30%~40% 的氧，用空氧混合仪根据氧饱和度调整给氧浓度，使氧饱和度达到目标值。如果有效通气 90s 心率不增加或氧饱和度增加不满意，应当考虑将氧浓度提高到 100%。新生儿生后导管前氧饱和度标准：1min 60%~65%；2min 65%~70%；3min 70%~75%；4min 75%~80%；5min 80%~85%；10min 85%~90%。

2. **复苏步骤**（图 6-2） 将新生儿置于预热的自控式开放式抢救台上，设置腹壁温度为 36.5℃。摆好体位，肩部以布卷垫高 2~3cm，使颈部轻微伸仰，然后进行复苏。头颈不能过度伸仰，也不能屈颈。

（1）清理呼吸道（A）：应立即吸净口、鼻腔的黏液和羊水，因鼻腔较敏感，受刺激后易触发呼吸，故应先吸口腔，后吸鼻腔（图 6-3）。如羊水混有胎粪，新生儿娩出时应评价有无活力。有活力指规则呼吸或哭声响亮、肌张力好及心率 >100 次 /min。这 3 项中有 1 项不好者为无活力。有活力者继续进行初步复苏,无活力者应立即气管插管吸净气道内的胎粪。

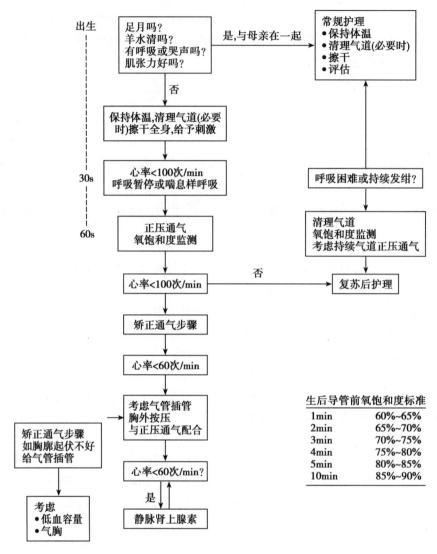

图 6-2　新生儿复苏流程图

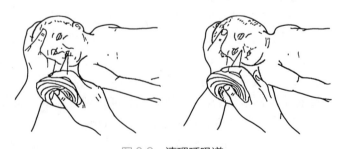

图 6-3　清理呼吸道
吸引先口腔后鼻腔;用温热毛巾揩干头部及全身,以减少散热。

(2)建立呼吸(B):包括触觉刺激和正压通气。①触觉刺激:清理呼吸道后拍打或弹足底 1~2 次或沿长轴快速摩擦腰背皮肤 1~2 次(图 6-4、图 6-5)。如出现正常呼吸,心率 >100 次 /min,氧饱和度达到目标值时可继续观察。②正压通气:经触觉刺激后无规律呼吸建立、心率 <100 次 /min 或氧饱和度低

于目标值时,应用面罩和复苏囊进行正压通气(图 6-6)。通气频率 40~60 次 /min,吸呼比为 1:2,压力 20~25cmH₂O(1cmH₂O=0.098kPa)。有效的正压通气应显示心率迅速增快,以心率、胸廓起伏、呼吸音及氧饱和度作为评估指标。

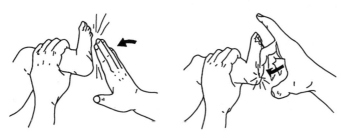

图 6-4　拍打及弹足底

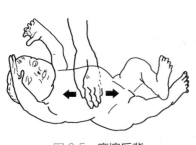

图 6-5　摩擦后背

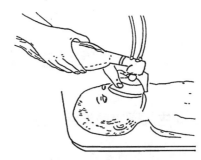

图 6-6　面罩正压通气

(3)恢复循环(C):即胸外心脏按压。如有效正压通气 30s 后,心率 <60 次 /min,应在继续正压通气的条件下,同时进行胸外心脏按压。通常采用双拇指或中、示指按压胸骨体下 1/3 处,按压频率为 90 次 /min,通气频率 30 次 /min,胸外按压和正压通气的比率为 3:1;但在濒死儿复苏胸外按压频率为 120~140 次 /min,按压深度为胸廓前后径的 1/3(图 6-7)。需要胸外按压时,应气管插管进行正压通气。

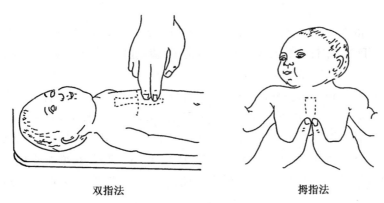

双指法　　　　　　　　　拇指法

图 6-7　胸外心脏按压

(4)药物治疗(D):①肾上腺素。指征:心搏停止或在 30s 的有效正压通气和胸外按压后,心率持续 <60 次 /min。剂量:1:10 000 肾上腺素 0.1~0.3ml/kg,静脉推注(或气管内注入 0.5~1ml/kg),必要时 3~5min 后可重复一次。②扩容剂。指征:有低血容量或休克的新生儿对其他复苏措施无反应时,考虑扩充血容量。扩容剂的选择:可选择等渗晶体溶液,推荐使用生理盐水。大量失血则需要输入与患儿同型血或 O 型红细胞悬液。方法:首次剂量为 10ml/kg,经外周静脉或脐静脉推入(>10min)。在进一步的临床评估和观察反应后可重复注入 1 次。

3. 复苏后的监护和转运　复苏后立即进行血气分析,有助于评估窒息的程度和转归。及时对脑、心、肺、肾及胃肠等器官功能进行监测。密切监测体温、呼吸、心率、血压、尿量、肤色、血气、血糖和电解质等。如并发症严重,需转运到 NICU 治疗,转运中需注意保温、监护生命体征和予以必要的治疗。

【预防】

1. 加强围生期保健,及时处理高危妊娠。

2. 监测临产孕妇,避免难产。

3. 推广复苏技术,培训接产人员。

4. 各级医院产房内需配备复苏设备,高危妊娠分娩时必须有掌握复苏技术的人员在场。

(母得志)

第四节　新生儿呼吸系统疾病

一、新生儿呼吸窘迫综合征

新生儿呼吸窘迫综合征(neonatal respiratory distress syndrome,RDS)是因肺表面活性物质(pulmonary surfactant,PS)缺乏及肺结构发育不成熟所致,多见于早产儿,胎龄愈小,发病率愈高。为生后不久出现呼吸窘迫并进行性加重的临床综合征。由于该病在病理形态上有肺透明膜的形成,故又称之为新生儿肺透明膜病(hyaline membrane disease of newborn,HMD)。随着产前糖皮质激素预防、出生后 PS 及持续气道正压(CPAP)的早期应用,不仅早产儿 RDS 发病率降低,RDS 的典型表现及严重程度也发生了一定的变化。

【病因和发病机制】

1959 年,Avery 及 Mead 首次发现,新生儿 RDS 是由于 PS 缺乏所致,与肺上皮细胞合成分泌 PS 不足密切相关。

PS 是由 Ⅱ 型肺泡上皮细胞合成并分泌的一种磷脂蛋白复合物,其中磷脂约占 80%,蛋白质约占 13%,其他还含有少量中性脂类和糖。PS 的磷脂中,磷脂酰胆碱即卵磷脂(lecithin),是起表面活性作用的重要物质,孕 18~20 周开始产生,35~36 周迅速增加达肺成熟水平。其次是磷脂酰甘油,孕 26~30 周前浓度很低,36 周达高峰,足月时约为高峰值的 50%。此外,尚含有其他磷脂,其中鞘磷脂(sphingomyelin)的含量较恒定,只在孕 28~30 周出现小高峰,故羊水或气管吸引物中卵磷脂/鞘磷脂(L/S)比值可作为评价胎儿或新生儿肺成熟度的重要指标。此外,PS 中还含有表面活性物质蛋白(surfactant protein,SP),包括 SP-A、SP-B、SP-C 和 SP-D 等,可与磷脂结合,增强其表面活性作用。中性脂类主要包括胆固醇、甘油三酯及自由脂肪酸等,目前其功能尚未清楚,糖类主要有甘露糖和海藻糖等,与 PS 蛋白质结合。

PS 覆盖在肺泡表面,其主要功能是降低其表面张力,防止呼气末肺泡萎陷,以保持功能残气量(functional residual capacity,FRC),维持肺顺应性,稳定肺泡内压和减少液体自毛细血管向肺泡渗出。对于肺发育尚未成熟的早产儿,胎龄愈小,PS 量也愈低,使肺泡表面张力增加,呼气末 FRC 降低,肺泡趋于萎陷。RDS 患儿肺功能异常主要表现为肺顺应性下降,气道阻力增加,通气(血流)降低,气体弥散障碍及呼吸功增加,从而导致缺氧、代谢性酸中毒及通气功能障碍所致的呼吸性酸中毒;由于缺氧及酸中毒使肺毛细血管通透性增高,液体漏出,使肺间质水肿和纤维蛋白沉着于肺泡表面形成嗜伊红透明膜,进一步加重气体弥散障碍,加重缺氧和酸中毒,并抑制 PS 合成,形成恶性循环。此外,严重缺氧及混合性酸中毒也可导致新生儿持续性肺动脉高压(persistent pulmonary hypertension of the newborn,PPHN)的发生。

【高危因素】

1. **早产儿** 早产儿胎龄越小,发病率越高。2010 年,Euro NeoStat 数据显示,26~27 周早产儿 RDS 发生率为 88%,30~31 周早产儿为 52%,胎龄 >36 周的早产儿,RDS 发生率仅为 1%~5%。

2. **糖尿病母亲新生儿**(infant of diabetic mother,IDM) 母亲患糖尿病,胎儿血糖增高,胰岛素分泌增加,高浓度胰岛素能拮抗肾上腺皮质激素对 PS 合成的促进作用,故 IDM 的 RDS 发生率比正常增加 5~6 倍。

3. **择期剖宫产儿** 分娩未发动时行剖宫产,缺乏宫缩,儿茶酚胺和肾上腺皮质激素的应激反应较弱,影响 PS 的合成分泌。

4. **围生期疾病** 窒息、低体温、前置胎盘、胎盘早剥和母亲低血压等所致的胎儿血容量减少,均可诱发 RDS。

5. **基因** 少数患儿 PS 中 SP-A 或 SP-B 基因变异或缺陷,使 PS 不能发挥作用,此类患儿不论足月还是早产,均易发生 RDS。

【临床表现】

多见于早产儿,生后不久(一般 6h 内)出现呼吸窘迫,并呈进行性加重是本病特点。主要表现为:呼吸急促(>60 次 /min),鼻翼扇动,呼气呻吟,吸气性三凹征和青紫。严重时表现为呼吸浅表、呼吸节律不整、呼吸暂停及四肢松弛。由于呼气时肺泡萎陷,体格检查可见胸廓扁平;因潮气量小,听诊两肺呼吸音减低,肺泡有渗出时可闻及细湿啰音。

随着病情逐渐好转,由于肺血管阻力下降,有 30%~50% 患儿于 RDS 恢复期出现动脉导管开放(patent ductus arteriosus,PDA),分流量较大时可发生心力衰竭、肺水肿。故恢复期的 RDS 患儿,其原发病已明显好转,突然出现对氧气的需求量增加、难以纠正和解释的代谢性酸中毒、喂养困难、呼吸暂停、周身发凉、皮肤花纹及肝脏在短时间内进行性增大,应注意本病。

RDS 通常于生后 24~48h 病情最重,病死率较高,能存活 3d 以上者,肺成熟度增加,病情逐渐恢复。近年来,由于 PS 的广泛应用,RDS 病情已减轻,病程亦缩短。对于未使用 PS 的早产儿,若生后 12h 出现呼吸窘迫,一般不考虑本病。此外,随着选择性剖宫产的增加,近年来足月儿 RDS 发病率有不断上升趋势,起病稍迟,症状可能比早产儿更重,且易并发 PPHN,PS 使用效果不及早产儿。

【并发症】

由于本病绝大多数患儿为早产儿,在整个治疗过程中可出现各种早产儿易发生的合并症,如 PDA、肺出血、颅内出血、呼吸机相关性肺炎、气压伤、支气管肺发育不良(BPD)、早产儿视网膜病变(ROP)等。

【辅助检查】

1. **实验室检查**

(1)血气分析:最常用,pH 和动脉氧分压(PaO_2)降低,动脉二氧化碳分压($PaCO_2$)增高,碳酸氢根减少。

(2)其他:以往通过泡沫试验及测定羊水或患儿气管吸引物中的 L/S,用于评估肺成熟度,目前临床已极少应用。

2. **X 线检查** 本病的 X 线检查具有特征性表现,是目前确诊 RDS 的最佳手段。①两肺呈普遍性的透过度降低,可见弥漫性均匀一致的细颗粒网状影,即毛玻璃样(ground glass)改变(图 6-8);②在弥漫性不张肺泡(白色)的背景下,可见清晰充气的树枝状支气管(黑色)影,即支气管充气征(air bronchogram)(图 6-9);③双肺野均呈白色,肺肝界及肺心界均消失,即白肺(white lung)。

3. **超声波检查** 彩色多普勒超声有助于动脉导管开放的确定。

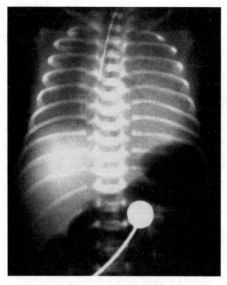

图 6-8　RDS 胸片(一)
双肺野透过度明显降低,呈毛玻璃样改变,
双肺门处见充气支气管,双侧心缘模糊。

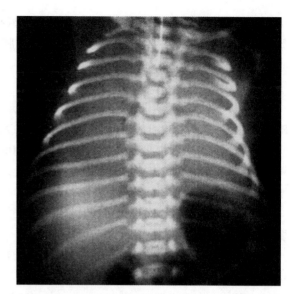

图 6-9　RDS 胸片(二)
双肺野透过度均匀一致性降低,未见正常肺纹理,其
内可见含气支气管影。双侧心缘、膈肌及肋膈角均
显示不清。

【鉴别诊断】

1. **湿肺**(wet lung)　多见于足月剖宫产儿,系由肺淋巴和 / 或静脉吸收肺液功能暂时低下,影响气体交换所致。生后很快出现呼吸急促(>60 次 /min),甚至达 100~120 次 /min,多数反应好,但重者也可有发绀、呻吟、拒乳等。查体可见 "桶状胸",呼吸音减低,可闻及湿啰音。X 线检查以肺泡、间质、叶间胸膜积液为特征,严重时合并有胸腔积液。本病属自限性疾病,预后良好,大多数患儿给予吸氧 24~48h 后很快缓解。

2. **B 组链球菌肺炎**(group B streptococcal pneumonia)　是由 B 组链球菌败血症所致的宫内感染性肺炎。其临床表现及 X 线征象有时与 RDS 难以鉴别。但前者母亲妊娠晚期多有感染、羊膜早破或羊水有异味史,母血或宫颈拭子培养有 B 组链球菌生长;患儿外周血象、C 反应蛋白、血培养等也可提示有感染证据。此外,病程与 RDS 不同,且抗生素治疗有效。

3. **膈疝**(diaphragmatic hernia)　出生不久表现为阵发性呼吸急促及发绀,查体可见腹部凹陷,患侧胸部呼吸音减弱甚至消失,可闻及肠鸣音(易被误认为是水泡音);X 线胸片可见患侧胸部有充气的肠曲或胃泡影及肺不张,纵隔向对侧移位。

【治疗】

目的是保证通换气功能正常,待自身 PS 产生增加,RDS 得以恢复。机械通气和应用 PS 是治疗的重要手段。

1. **一般治疗**　①保温:将婴儿置于暖箱或辐射式抢救台上,保持皮肤温度在 36.5℃;②监测:体温、呼吸、心率、血压和动脉血气;③保证液体和营养供应:第 1 天液体量为 70~80ml/(kg·d),以后逐渐增加,液体量不宜过多,否则易导致动脉导管开放,甚至发生肺水肿;④纠正酸中毒;⑤抗生素:RDS 患儿在败血症被排除前,建议常规使用抗生素。

2. **氧疗**(oxygen therapy)**和辅助通气**

(1)吸氧:轻症可选用鼻导管、面罩及头罩等方法吸氧,维持 PaO_2 50~80mmHg(6.7~10.6kPa)和经皮血氧饱和度($TcSO_2$)90%~95% 为宜。

(2)CPAP:CPAP 多适用于轻、中度 RDS 患儿和存在 RDS 高危因素的早产儿。对于已确诊的 RDS,越早使用 CPAP 并联合 PS,越能避免后续经气管插管呼吸机的应用。

指征：吸入氧分数（fraction of inspiratory oxygen，FiO$_2$）>30%，PaO$_2$<50mmHg（6.7kPa）或 TcSO$_2$<90%。方法：鼻塞最常用，也可经鼻罩、面罩、鼻咽管进行。参数：压力一般为 3~8cmH$_2$O，RDS 至少保证 6cmH$_2$O，但一般不超过 8~10cmH$_2$O。气体流量最低为患儿 3 倍的每分通气量或 5L/min，FiO$_2$ 则根据 SaO$_2$ 进行设置和调整。

（3）常规机械通气（conventional mechanical ventilation，CMV）：关于机械通气指征，目前国内外尚无统一标准。其参考标准为：① FiO$_2$=60%，PaO$_2$<50mmHg（6.7kPa）或 TcSO$_2$<85%（发绀型先天性心脏病除外）；② PaCO$_2$>60~70mmHg（7.8~9.3kPa），伴 pH<7.25；③ 严重或药物治疗无效的呼吸暂停。具备上述任意一项者即可经气管插管应用机械通气。

近年来大样本、多中心研究表明，当常规机械通气治疗难以奏效时，可改用高频振荡呼吸机，已取得较好疗效。有研究表明，应用越早，越能减少肺发育不良（BPD）的发生、缩短住院时间、减少 PS 用量及提前拔管。

3. PS（pulmonary surfactant）**替代疗法** 可明显降低 RDS 病死率及气胸发生率，同时可改善肺顺应性和通换气功能，降低呼吸机参数。临床应用 PS 分为天然型 PS、改进的天然型 PS、合成 PS 及重组 PS，目前使用最多的是从猪肺、小牛肺提取的天然型 PS。

（1）应用指征：已确诊的 RDS 或产房内防止 RDS 的预防性应用。

（2）使用方法

1）时间：对于母亲产前未使用激素或胎龄较小和出生体重较低的早产儿，出生后最好立即给予 PS，可预防 RDS 发生或减轻 RDS 严重程度；对于已确诊 RDS 的患儿，越早使用效果越好。对部分 RDS 仍在进展患儿（如持续不能离氧，需要机械通气），需使用第 2 剂或第 3 剂 PS。

2）剂量：每种 PS 产品均有各自的推荐剂量，多数报道首次 100~200mg/kg，再次给予 100mg/kg。对已确诊 RDS，首剂 200mg/kg 的疗效优于 100mg/kg。

3）方法：药物（干粉剂需稀释）摇匀后，经气管插管缓慢注入肺内。

（3）其他：应用 PS 后，当潮气量迅速增加时，应及时下调吸气峰压（peak inspiratory pressure，PIP）及呼气末正压（positive end expiratory pressure，PEEP），以免发生肺气漏；预防性应用 PS 时，应避免因气管插管时间过长而发生低氧血症，甚至导致早产儿脑损伤；目前已开展微创技术使用 PS（即 LISA 和 MIST），即不采用传统气管插管，使用细的导管置入气管内，在不间断鼻塞 CPAP 下，缓慢注入 PS。

4. **并发症治疗** 并发 PDA 时可使用吲哚美辛，为前列腺素合成酶抑制剂，可减少前列腺素 E 的合成，有助于导管关闭。首剂量每次 0.2mg/kg，静脉用药，用药后 12h、24h 可再重复 1 次，连用 3 剂。副作用包括胃肠道出血穿孔、肾功能损害、低钠血症等，停药后可恢复。现在更多使用布洛芬，主要通过抑制花生四烯酸经环氧化酶 -2 催化生成前列腺素途径，达到促进 PDA 关闭的作用。布洛芬治疗 PDA 与吲哚美辛具有同样疗效，且不发生使用吲哚美辛时的一些并发症，对肾脏的副作用更小。首次剂量 10mg/kg 口服，用药后 24h、48h 后再重复 1 次，每次剂量 5mg/kg。静脉制剂最好，口服剂型的疗效也是被公认的。但对胎龄 <27 周的早产儿用药应慎重。对应用上述药物无效，严重影响心肺功能者，可考虑手术结扎。

并发 PPHN 时吸入 NO，先用 6.7mg/m³，如疗效不理想，可逐渐增至 13.4~26.8mg/m³，逐步下降，一般维持 3~4d。

（钱继红）

二、新生儿感染性肺炎

新生儿感染性肺炎（infectious pneumonia of the newborn）是新生儿期常见疾病，可发生在产前、产时或产后，主要病原体为细菌、病毒、衣原体或真菌等，是导致新生儿死亡的重要原因之一，其病死率为 5%~35%。

【病原体和感染途径】

1. 产前感染　妊娠晚期,受染孕母体内的巨细胞病毒、风疹病毒、单纯疱疹病毒及梅毒螺旋体等可通过胎盘屏障至胎儿体内(垂直传播),使之发生脑、肝、脾和肺等多脏器感染。此外,孕妇阴道内细菌如 B 族溶血性链球菌(GBS)、大肠埃希菌、克雷伯菌、李斯特菌,以及支原体等病原体也可逆行直接侵袭胎盘或羊膜而感染新生儿。

2. 产时感染　可因胎膜早破(premature rupture of membrane,PROM)或孕母产道内病原体上行感染(羊膜绒毛膜炎),或分娩过程中胎儿吸入了污染的羊水、胎粪或产道分泌物所致。早产、低出生体重、滞产或产道检查过多更易诱发。细菌感染以革兰氏阴性杆菌(大肠埃希菌、克雷伯菌等)较多见;其他较常见细菌为 GBS、肺炎链球菌、李斯特菌等。

3. 产后感染　发生率最高,可通过呼吸道、密切接触、血行和医源性等传播途径感染。感染的病原微生物中,细菌以金黄色葡萄球菌、大肠埃希菌、克雷伯菌、铜绿假单胞菌、表皮葡萄球菌和阴沟肠杆菌较多见;近年来,消化球菌属、艰难梭状杆菌、产气荚膜杆菌等厌氧菌感染也有增高趋势。病毒则以呼吸道合胞病毒和腺病毒等多见。长期使用广谱抗生素易发生念珠菌肺炎等深部真菌感染。

【病理及病理生理】

血行传播引起的宫内感染性肺炎为广泛性肺泡炎,渗液中含多核细胞、单核细胞和少量红细胞。分娩过程中吸入污染羊水、胎粪或阴道分泌物所致吸入性肺炎中,镜检下可见羊水沉渣如角化上皮细胞、胎儿皮脂、胎粪成分及病原体等。产后感染性肺炎以支气管肺炎或间质性肺炎为主,有时小病灶可融合成大片实变,易合并肺不张和肺气肿,可影响一叶或数叶。

新生儿发生感染性肺炎时,由于细菌毒素和炎症细胞因子的影响,肺泡广泛炎症,肺通气和换气功能障碍,可发生程度不同的低氧血症、高碳酸血症、酸中毒和感染中毒症状。低氧血症时,组织对氧摄取及利用不全,加之新生儿血液中胎儿型血红蛋白(HbF)含量高、2,3-二磷酸甘油酸(2,3-DPG)低,氧离曲线左移,易造成组织细胞缺氧和酸碱平衡失调,出现心、脑、肝、肾等多脏器功能障碍。

【临床表现和诊断】

1. 产前(宫内)感染性肺炎　多在生后不久即可发病,临床表现与胎龄、病原体种类密切相关,差异性较大。患儿出生时多有窒息史,复苏后一般状态较差、面色苍白、气促呻吟、唇周青紫或体温不稳等;肺部呼吸音减低或湿性啰音,合并心力衰竭者心率增快、心音低钝、心脏扩大及肝大;严重者发生呼吸衰竭、心力衰竭、PPHN、抽搐、昏迷、休克和弥散性血管内凝血(disseminated intravascular coagulation,DIC)等。因宫内感染性肺炎常为全身严重感染的一部分,除肺部体征外,还可能存在黄疸、肝脾大和脑膜炎等多系统受累表现。生后第 1 天 X 线胸片可无明显影像学改变,随后可出现支气管肺炎或间质性肺炎征象。

2. 产时感染性肺炎　产时感染性肺炎有一定的潜伏期,不同病原体感染的发病时间存在差异:细菌性感染一般于生后 3~5d 发病,可伴有败血症;疱疹病毒感染多在生后 5~10d 出现皮肤疱疹,然后出现脑、肝、脾和肺等脏器受累表现;衣原体感染则长达 3~12 周。主要临床表现为呼吸困难、呼吸暂停和肺部啰音,严重者发生呼吸衰竭,X 线表现为两肺广泛点片状浸润影。羊水或胎粪吸入性肺炎患儿往往有围生期窒息史,指甲、皮肤及脐带可被胎粪染黄,化学性炎症首先发生,生后 24h 内即可出现呼吸窘迫表现;细菌性炎症出现后,患儿病情加重,合并 PPHN 者可出现皮肤持续而严重青紫。

3. 产后感染性肺炎　发生率最高,可于生后的任何时间发病。表现为发热或体温不升、气促发绀、口吐泡沫、鼻翼扇动及三凹征等。早期肺部体征不明显,病程中可出现细湿啰音。呼吸道合胞病毒性肺炎可有喘息和肺部哮鸣音;金黄色葡萄球菌肺炎易合并脓气胸。X 线上主要表现为两肺广泛性、大小不一、不对称的点片状浸润影,常伴肺气肿和肺不张;某些 X 线征象对细菌性和病毒性肺炎鉴别具有一定的提示作用,如大叶性实变伴脓胸、脓气胸、肺脓肿和肺大疱等支气管肺炎征象多见于细菌性肺炎;散在肺部浸润影伴明显肺间质条索影、肺气肿或纵隔疝等间质性肺炎征象则多见于病毒性肺炎。

宫内、产时或产后感染性肺炎的实验室检查：①外周血白细胞可减少或增加，严重者血小板计数可下降；②脐血 IgM>200mg/L 或特异性 IgM 增高者对宫内感染有诊断意义；③生后不久血液、尿液、胃液和气管分泌物涂片染色可发现致病菌，血培养阳性率不高，细菌 16SrRNA 基因检出可快速明确相关病原体；④血白介素 -6（IL-6）、C 反应蛋白（CRP）和降钙素原（PCT）、1,3-β-D- 葡聚糖检测（G 试验）、特异性抗体或病原体核酸检测有助于病原学诊断；⑤血液生化及血气分析用于评估患儿体内电解质及酸碱平衡、重要器官（心、肝、肾）功能。

已有少量报道，新型冠状病毒感染可引起新生儿新型冠状病毒肺炎（coronavirus disease 2019，COVID-19）。其诊断标准如下：

（1）疑似病例：患儿有流行病学史，符合临床表现和影像学表现，但尚无实验室确诊依据。①流行病学史：出生前 14d 和生后 28d 内接触 COVID-19 母亲或其他 COVID-19 患者；②临床表现：新生儿精神反应差、发热、咳嗽、呼吸困难、吃奶差、呕吐、腹泻、黄疸加重或出现反跳等，难以用其他病原体感染解释且抗生素治疗无效；③影像学表现：片状影或磨玻璃样改变，不能用新生儿呼吸窘迫综合征（RDS）或其他原因引起的急性呼吸窘迫综合征（ARDS）解释。

（2）确诊病例：满足疑似病例标准，且呼吸道标本（鼻咽拭子、痰、气管内分泌物、肺泡灌洗液）标本中检测出新型冠状病毒核酸或基因测序与已知新型冠状病毒高度同源。

【治疗】

1. 生命体征监测和呼吸道管理　患儿在 NICU 常规进行动态心电监护、经皮血氧饱和度（pSaO$_2$）、血压和尿量监测，动态血气分析、血糖、血乳酸检测。保持呼气道通畅，及时清理口鼻内分泌物，定期翻身、拍背，体位引流，必要时可雾化吸入。

2. 支持疗法　患儿置于中性温度中，纠正水、电解质及酸碱平衡紊乱；保证能量和营养成分供给，合理喂养，喂奶以少量多次为宜，可采取肠道外营养补充热量不足；保证每天液体总量 80ml/kg 左右，输液速度宜慢，以免因输液过多过快而诱发心力衰竭及肺水肿；纠正贫血，酌情输注新鲜血浆、白蛋白，感染严重者可静脉输注静脉注射用人免疫球蛋白（IVIG）等。

3. 低氧血症的治疗　根据病情选择合适的氧疗方法如鼻导管、面罩、头罩给氧，必要时采用 HHHFNC、鼻塞 CPAP、NIPPV 等无创通气，呼吸衰竭时可行有创机械通气，使 pSaO$_2$ 维持在 90%~95%，PaO$_2$ 维持在适当水平，即 10.70kPa（80mmHg）左右。合并 PPHN 者予以 NO 吸入治疗，严重者可行体外膜氧合（extracorporeal membrane oxygenation，ECMO）。存在心功能不全、低血压者予以强心药如毛花苷 C、米力农和 / 或血管活性药物如多巴胺、多巴酚丁胺等治疗。

4. 肺表面活性物质（PS）的应用　重症感染性肺炎因炎症渗出等原因消耗大量 PS，出现继发性 PS 缺乏（早产患儿还可同时存在原发性 PS 合成不足），可并发急性肺损伤（acute lung injury，ALI）。存在 ALI 时，可气管滴入 PS，以降低肺泡表面张力，改善肺顺应性和氧合能力。

5. 病因治疗　新生儿细菌性肺炎以早用抗生素为宜，静脉给药疗效佳，可先经验性选择广谱抗生素（如头孢菌素类）治疗，然后根据细菌培养和药敏试验结果，结合临床效果进行调整：①金黄色葡萄球菌、表皮葡萄球菌感染首选头孢类抗生素如头孢呋辛、头孢硫咪等；万古霉素作为第二线抗生素，主要用于耐甲氧西林葡萄球菌（MRSA）及凝固酶阴性葡萄球菌（CONS）感染，严重者可使用替考拉宁；② GBS 感染首选青霉素或氨苄西林，耐药时选用万古霉素等；③大肠埃希菌、克雷伯菌可选用头孢类（头孢噻肟、头孢哌酮、头孢曲松等），产超广谱 β- 内酰胺酶（ESBLs）耐药菌可选用碳青霉烯类如美罗培南；④铜绿假单胞菌可选用头孢他啶或美罗培南；⑤支原体、衣原体肺炎首选红霉素或阿奇霉素；⑥李斯特菌肺炎可用氨苄西林；⑦厌氧菌感染选用甲硝唑或碳青霉烯类。此外，单纯疱疹病毒性肺炎可用阿昔洛韦，巨细胞病毒肺炎可用更昔洛韦等；真菌性肺炎主要选用两性霉素 B 脂质体或氟康唑治疗，必要时也可应用伏立康唑、卡泊芬净等。

【预防】

对 PROM、绒毛膜羊膜炎孕妇于分娩前预防性应用抗生素，以防胎儿感染。有条件的地区，应在妊娠 35~37 周开展 GBS 筛查,对阴道、直肠 GBS 种植阳性或存在 GBS 菌尿且经阴道分娩者,应在分娩前 4h 给予孕妇青霉素或氨苄西林(过敏或耐药者使用头孢唑林)注射,以预防新生儿 GBS 早发性感染。

(肖　昕)

三、胎粪吸入综合征

胎粪吸入综合征(meconium aspiration syndrome,MAS)或称胎粪吸入性肺炎,是由于胎儿在宫内或产时吸入混有胎粪的羊水而导致,以呼吸道机械性阻塞及化学性炎症为主要病理特征,以生后出现呼吸窘迫为主要表现的临床综合征。多见于足月儿或过期产儿。分娩时羊水混胎粪的发生率为 8%~25%,其中仅 5% 发生 MAS。

【病因和发病机制】

1. 胎粪的排出和吸入　当胎儿在宫内或分娩过程中缺氧,肠道血流量减少,迷走神经兴奋,肠壁缺血,肠蠕动增快,导致肛门括约肌松弛而排出胎粪。与此同时,缺氧使胎儿产生呼吸运动将胎粪吸入气管内或肺内,或在胎儿娩出建立有效呼吸后,将其吸入肺内。MAS 发生率与胎龄有关,如胎龄 >42 周,发生率 >30%;胎龄 <37 周,发生率 <2%;胎龄不足 34 周者极少有胎粪排入羊水的情况发生。

2. 胎粪吸入后的病理生理　MAS 的主要病理变化是由于胎粪机械性地阻塞呼吸道所致。当胎粪部分阻塞呼吸道时,形成"活瓣"样效应,吸气时小气道扩张,使气体能进入肺泡;呼气时因小气道阻塞,气体不能完全呼出,导致肺气肿。若气肿的肺泡破裂则发生间质气肿、纵隔气肿或气胸等。部分肺泡因小气道完全被较大胎粪颗粒完全阻塞,可引起肺不张。

于胎粪吸入后 12~24h,吸入胎粪对小气道刺激,可引起化学性或继发感染性肺炎。此外,胎粪可使 PS 灭活,减少 SP-A 及 SP-B 的产生,其对 PS 的抑制程度与吸入的胎粪量相关,因此,MAS 时 PS 减少,肺顺应性降低,肺泡萎陷进一步影响肺泡的通换气功能。

在 MAS 患儿中,约 1/3 可并发不同程度的肺动脉高压,多见于足月儿。由于胎粪吸入所致严重缺氧、酸中毒及 PS 继发性灭活,使患儿肺血管阻力不能适应生后环境的变化而下降,出现持续性增高,导致新生儿持续性肺动脉高压(PPHN)。PPHN 时,当右心房压力超过左心房时,即发生卵圆孔水平的右向左分流;当肺动脉压超过体循环动脉压,使已功能性关闭或尚未关闭的动脉导管开放,则发生导管水平的右向左分流。

【临床表现】

常见于足月儿或过期产儿,多有宫内窘迫史和 / 或出生窒息史。症状轻重与吸入羊水的性质和量的多少密切相关。

分娩时羊水混有胎粪,患儿皮肤、脐带和指、趾甲床留有胎粪污染的痕迹。常于生后即开始出现呼吸窘迫,12~24h 随胎粪吸入远端气道,症状及体征则更为明显,其表现为呼吸急促(通常 >60 次 /min)、青紫、鼻翼扇动和吸气性三凹征等,少数患儿也可出现呼气性呻吟。查体可见胸廓前后径增加似桶状胸,听诊早期有鼾音或粗湿啰音,继之出现中、细湿啰音。若呼吸困难突然加重,听诊呼吸音明显减弱,应疑似气胸的发生。

当合并 PPHN 时,主要表现为持续而严重的青紫,其特点为:当 FiO_2>60%,青紫仍不能缓解,并于哭闹、哺乳或躁动时进一步加重;青紫程度与肺部体征不平行(发绀重,体征轻)。部分患儿胸骨左缘第 2 肋间可闻及收缩期杂音,严重者可出现休克和心力衰竭。青紫是 PPHN 的最主要临床表现,但常需与先天性心脏病或严重肺部疾病所导致的青紫相鉴别。此外,严重 MAS 可并发红细胞增多症、低血糖、低钙血症、缺氧缺血性脑病、多器官功能障碍及肺出血等。

【辅助检查】

1. **实验室检查**　动脉血气分析示 pH 下降，PaO_2 降低，$PaCO_2$ 增高；还应进行血常规、血糖、血钙和相应血生化检查，气管内吸引物及血液的细菌学培养。

2. **X 线检查**　两肺透过度增强伴有节段性或小叶性肺不张，也可仅有弥漫性浸润影或并发纵隔气肿、气胸等肺气漏改变(图 6-10)。上述征象在生后 12~24h 最为明显。但部分 MAS 患儿，其胸片的严重程度与临床表现并非成正相关。

3. **超声波检查**　彩色多普勒超声可用于评估和监测肺动脉的压力，若探测到动脉导管或卵圆孔水平的右向左分流以及三尖瓣反流征象，更有助于 PPHN 的诊断。

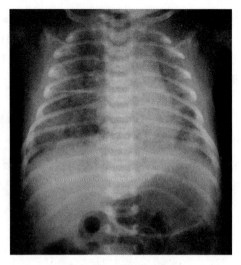

图 6-10　MAS 的胸片
双肺纹理增强、模糊，见模糊小斑片影，双肺野透过度增高，右侧水平叶间胸膜增厚。

【治疗】

1. **促进气管内胎粪排出**　对病情较重且生后不久的 MAS 患儿，可气管插管后进行吸引，以减轻 MAS 引起气道阻塞。

2. **对症治疗**

(1)氧疗：当 PaO_2<50mmHg(6.7kPa) 或 $TcSO_2$<90% 时，应依据患儿缺氧程度选用不同的吸氧方式，如鼻导管、头罩、面罩等，以维持 PaO_2 50~80mmHg(6.7~10.6kPa)或 $TcSO_2$ 90%~95% 为宜。

(2)机械通气治疗

1)当 FiO_2>40% 时，可用经鼻塞 CPAP 治疗，压力可设定在 4~5cmH_2O。但如肺部查体或 X 线检查提示肺过度充气时应慎用，否则因 CPAP 加重肺内气体潴留，诱发肺气漏的发生。

2)当 FiO_2>60%，$TcSO_2$<85%，或 $PaCO_2$>60mmHg 伴 pH<7.25 时，应行机械通气治疗。对于 MAS 常采用中等呼吸频率(40~60 次/min)，保证胸廓起伏的最小有效 PIP，足够的呼气时间(0.5~0.7s)，低至中 PEEP(3~5cmH_2O)，以免气体滞留。对于常频呼吸机治疗无效或有肺气漏，如气胸、间质性肺气肿者，高频通气可能效果更佳。

(3)其他：①限制液体入量：严重者常伴有脑水肿、肺水肿或心力衰竭，应适当限制液体入量。②抗生素：有继发细菌感染者常选择广谱抗生素，并进一步根据血、气管内吸引物细菌培养及药敏试验结果调整抗生素。③肺表面活性物质：由于 MAS 患儿内源性 PS 合成分泌障碍，近年来证实，补充外源性 PS 取得较好疗效，特别是 PS 联合高频通气、NO 吸入效果更佳，但确切结果仍有待于 RCT 进一步证实。④肺气漏治疗：多数患儿不需处理可自行吸收。但对张力性气胸，应紧急胸腔穿刺抽气，可迅速改善症状，然后根据胸腔内气体的多少，决定是否需胸腔闭式引流。⑤其他：保温、镇静，满足能量需要，维持血糖和血清离子正常等。

3. **PPHN 治疗**　祛除病因至关重要。

(1)高频振荡通气(HFOV)：针对肺实质病变，可以在常频呼吸机 PIP>30cmH_2O、MAP>15cmH_2O 效果仍然很差时应用 HFOV。血氧合同时肺内通气-灌流差，可以将 MAP 设置在 >20cmH_2O；针对高 $PaCO_2$，可以将振幅水平设置在高水平范围。注意监测血气，以维持在合适范围。

(2)药物

1)吸入一氧化氮(inhaled nitric oxide,iNO)：一氧化氮是血管内皮细胞产生的扩血管因子，吸入一氧化氮是目前唯一高度选择性的肺血管扩张剂。它只作用于肺部，吸入后使肺血管平滑肌舒张，肺血管阻力下降，肺循环血流增加，逆转肺泡通气/血流失调，迅速改善肺氧合，进入血液后 NO 很快被灭活，使体循环血管不受影响。有关其治疗 PPHN 的有效性，目前国内外已有大量文献报道。

2)磷酸二酯酶抑制剂(phosphodiesterase inhibitor)和其他扩血管药物：近年来，磷酸二酯酶抑制剂如西地那非、米力农等，可选择性扩张肺血管，被应用于临床治疗新生儿 PPHN，其他扩血管药物有前列环素（prostacyclin，PGI$_2$）气管内应用能选择性降低肺血管阻力，也可用于 PPHN 治疗。

3）体外膜氧合技术（ECMO）：对严重 MAS（并发 PPHN）疗效较好，通过将低氧合的血液引出体外进行氧合，然后循环回患儿体内，使低氧血症得到纠正，同时为肺部修复争取时间。但价格昂贵，人员及设备要求高。

【预防】

积极防治胎儿宫内窘迫和产时窒息；对羊水混有胎粪，应在胎儿肩和胸部尚未娩出前清理鼻腔和口咽部胎粪，目前已不被推荐。通过评估，如新生儿有活力（有活力定义：呼吸规则，肌张力好，心率 >100 次 /min）可进行观察，不需气管插管吸引；如无活力，应立即气管插管，将胎粪吸出。在气道胎粪吸出前一般不应进行正压通气。

（钱继红）

第五节　新生儿神经系统疾病

一、新生儿缺氧缺血性脑病

缺氧缺血性脑病（hypoxic-ischemic encephalopathy，HIE）是因围生期窒息而导致脑的缺氧缺血性损害，包括特征性的神经病理及病理生理改变，临床表现为一系列脑病的症状，部分患儿可留有不同程度的神经系统后遗症。据统计，我国新生儿 HIE 的发生率为活产儿的 3‰~6‰，其中 15%~20% 在新生儿期死亡，存活者中 25%~30% 可能留有不同程度的远期后遗症。尽管近年来围生医学已取得长足进步，但 HIE 仍是导致新生儿急性死亡和神经系统后遗损伤的主要原因之一。

【病因与病理】

1. 病因　围生期窒息是引起 HIE 的最主要原因（详见本章第三节），凡能引起窒息的各种因素均可导致 HIE。此外，出生后因严重呼吸系统疾病、心脏病变及大量失血或重度贫血等导致的低氧血症也可引发 HIE 的发生。

2. 病理学改变　病变的范围、分布和类型主要取决于损伤时脑成熟度、严重程度及持续时间。①脑水肿：为早期主要的病理改变；②选择性神经元坏死（包括凋亡和坏死）及梗死：足月儿主要病变在脑灰质，包括脑皮质（呈层状坏死）、海马、基底节、丘脑、脑干和小脑半球，后期表现为软化、多囊性变或瘢痕形成；③出血：包括脑室、原发性蛛网膜下腔、脑实质出血；④早产儿主要表现为脑室周围白质软化（periventricular leukomalacia，PVL）、脑室周围 - 脑室内出血（intraventricular hemorrhage，IVH）、脑室扩大（ventriculomegaly，VM）和脑室周围终末静脉出血。PVL 包括局灶性和弥漫性。局灶性 PVL 主要累及侧脑室额部、体部和枕部三角区的白质，包括囊性和非囊性变，其中非囊性变是临床上最常见形式，而囊性变是更严重的损伤形式。

【发病机制】

1. 脑血流分布不平衡　当缺氧缺血为部分或慢性时，全身血流会发生重新分配，优先供应一些重要器官，如心、脑、肾上腺等。虽然脑血流量增加，但首先保证代谢最旺盛的部位，如基底核、丘脑、脑干和小脑等，而在脑动脉终末供血区域仍然是血流分布最薄弱部位。如果一旦体内的代偿机制丧失，使脑血流量减少，最先受累的仍为脑动脉终末供血区域。如窒息为急性完全性，上述代偿机制不发生，脑损伤发生在基底神经节等代谢最旺盛的部位，而大脑皮质不受影响。因此，足月儿易发生矢状旁区损伤,早产儿易发生脑室周围白质损伤。

2. 脑血流自动调节功能不完善 脑血流本身具有自动调节功能,但新生儿尤其早产儿这种自主调节功能较差。当缺氧缺血和高碳酸血症时,使脑血管的自动调节功能发生障碍,形成所谓的"压力被动性脑循环",即脑血流灌注随全身血压的变化而波动:若血压增高,可因脑血流的过度灌注而发生出血,若血压下降,可因脑血流的减少而发生缺血性脑损伤。

3. 脑组织代谢改变 葡萄糖是脑组织能量代谢的主要来源。但缺氧缺血时,无氧酵解增加,脑组织中大量乳酸堆积、ATP 生成减少,细胞膜上钠-钾泵障碍,使细胞外 Na^+ 与水进入到细胞内,发生细胞毒性脑水肿,同时钙泵功能不足,大量钙离子进入细胞内,导致细胞内钙超载。此外,目前认为氧自由基、兴奋性氨基酸、一氧化氮和炎症因子等也与 HIE 发生有关,最终使脑细胞发生水肿、凋亡和坏死。

【临床表现】

患儿病情轻重不一,主要表现为意识障碍、肌张力增强或减低、原始反射减弱或消失、惊厥和颅内高压等神经系统表现,重者甚至发生中枢性呼吸衰竭。根据临床表现可将 HIE 分为轻、中、重度(表 6-6)。

表 6-6 HIE 临床分度

分度	轻度	中度	重度
意识	激惹	嗜睡	昏迷
肌张力	正常或稍增加	减低	松软
拥抱反射	活跃	减弱	消失
吸吮反射	正常	减弱	消失
惊厥	可有肌阵挛	常有	有,可呈持续状态
中枢性呼吸衰竭	无	有	明显
瞳孔改变	正常或扩大	缩小	不对称,对光反射迟钝
EEG	正常	低电压,痫样放电	爆发抑制,等电压
病程及预后	症状在 72h 内消失,预后好	症状在 14d 内消失,可能有后遗症	数天至数周死亡,症状可持续数周。病死率高。存活者多有后遗症

【辅助检查】

1. 实验室检查 出生时进行新生儿脐血的血气分析,pH 降低可反映患儿的宫内缺氧和酸中毒状况。血清肌酸激酶(creatine kinase,CK)同工酶 CK-MB 主要存在于脑和神经组织中,神经元特异性烯醇化酶(NSE)主要存在于神经元和神经内分泌细胞中,故 HIE 患儿血浆中 CK-MB(正常值 <10U/L)及 NSE(正常值 <6μg/L)活性升高。

2. 影像学检查

(1)B 超:具有无创、价廉的优点,可在病程早期(72h 以内)床旁进行操作和动态随访,对脑水肿早期诊断较为敏感,也可了解基底核、丘脑、脑室内及周围出血、白质软化等病变,但对矢状旁区的损伤难以识别,需有经验者操作。

(2)CT:最适检查时间是生后 4~7d,有助于了解颅内出血的部位和程度,对识别脑水肿、脑梗死、基底核和丘脑损伤、脑室周围白质软化也有一定的作用,但不易识别矢状旁区的损伤,且有辐射损伤,也不能床旁检查,因而限制了其在新生儿的应用。

(3)磁共振成像(MRI):无放射线损害,对脑灰、白质分辨率高,可多轴面成像,对 HIE 病变性质与程度评价方面优于 CT,对矢状旁区和基底核损伤的诊断尤为敏感,尽可能在生后 48h 内进行。弥散加权成像(diffusion weighted imaging,DWI)对早期缺血脑组织的诊断更敏感,生后第 1 天即可显示病变性质。但 MRI 检查所需时间长、噪声大、检查费用高。见图 6-11 至图 6-14。

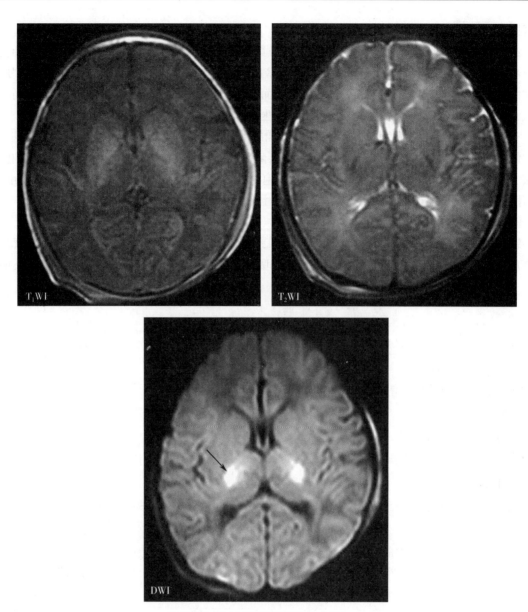

图 6-11　HIE 丘脑损伤的 MRI

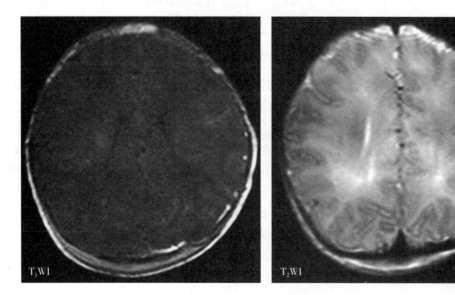

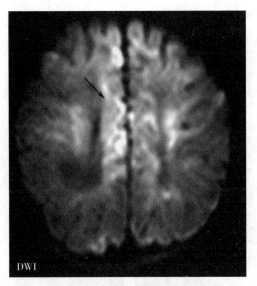

图 6-12 HIE 皮质损伤的 MRI

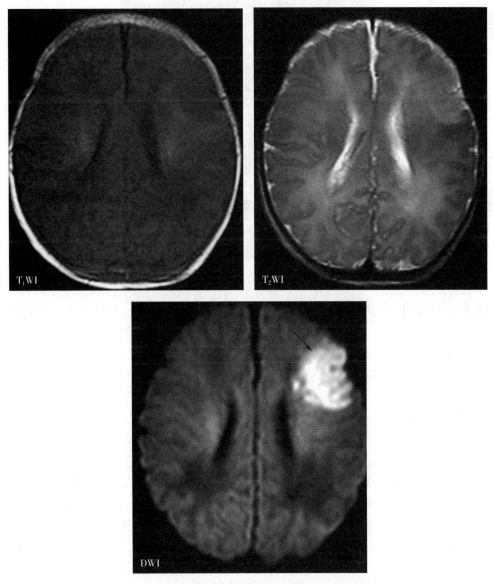

图 6-13 HIE 脑梗死的 MRI

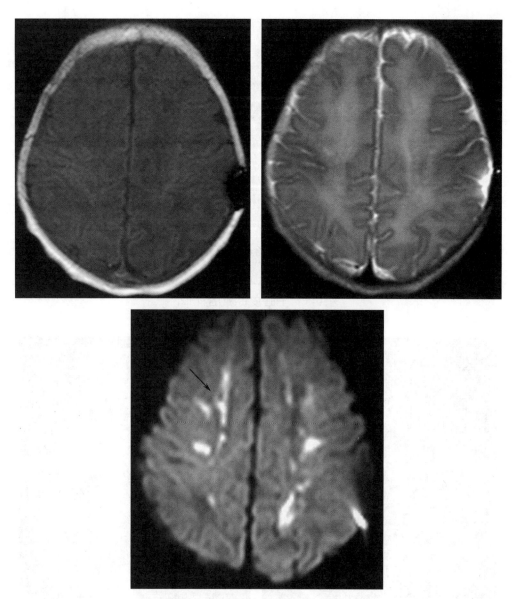

图 6-14　HIE 脑白质损伤的 MRI

3. 脑电图　HIE 表现为脑电活动延迟(落后于实际胎龄)、异常放电、背景活动异常(以低电压和爆发抑制为主)等,应在生后 1 周内检查,可客观反映脑损害严重程度、预后判断及惊厥的诊断。振幅整合脑电图(aEEG):与常规脑电图相比,具有经济、简便、有效等优点,可床旁连续监测危重新生儿的脑功能,评估 HIE 程度及预测预后。

【诊断】

主要根据异常产科病史、出生时窒息程度及出生后的神经系统表现进行诊断。2005 年中华医学会儿科学分会新生儿学组制定了 HIE 的诊断标准(仅适用于足月儿,目前尚无早产儿的诊断标准),具体如下:

1. 有明确的可导致胎儿宫内窒息的异常产科病史,以及严重的胎儿宫内窘迫表现(胎心 <100 次 /min,持续 5min 以上;和 / 或羊水 III 度污染),或在分娩过程中有明显窒息史。

2. 出生时有重度窒息,指 Apgar 评分 1min ≤ 3 分,并延续至 5min 时仍 ≤ 5 分;或出生时脐动脉血气 pH ≤ 7.00。

3. 出生后不久出现神经系统症,并持续至 24h 以上,如意识改变(过度兴奋、嗜睡、昏迷)、肌张力改变(增高或减弱)、原始反射异常(吸吮、拥抱反射减弱或消失),病重时可有惊厥、脑干征(呼吸节律改变、瞳孔改变、对光反射迟钝或消失)和前囟张力增高。

4. 排除电解质紊乱、颅内出血和产伤等为主要原因引起的抽搐,以及宫内感染、遗传代谢性疾病和其他先天性疾病所引起的脑损伤。

若同时具备上述4条者可确诊,第4条暂时不能确定者可作为拟诊病例。

但应注意,尽管上述标准为HIE的诊断和病情分度提供了重要依据,但若进一步明确HIE受累部位及病变程度,特别是需与某些具有HIE相似临床表现的其他脑病(如感染、低血糖及遗传代谢疾病等所导致脑病)相鉴别时,需依赖于影像学检查,特别是头部MRI扫描。

【治疗】

1. **支持疗法**　①保持良好的通换气功能,维持 PaO_2 在 50~70mmHg(6.65~9.31kPa),$PaCO_2$ 和 pH 在正常范围,严重者可选用机械通气。②保证脑和全身良好的血流灌注,使心率、血压维持在正常范围,低血压时可应用多巴胺和多巴酚丁胺,保证充足、稳定的脑灌注。③维持血糖在正常范围,最好在5.0mmol/L,以保证脑内代谢所需能源。

2. **控制惊厥**　首选苯巴比妥,负荷量20mg/kg,15~30min内静脉滴入,若惊厥不能控制,1h后再加用10mg/kg,12~24h后改为维持量,每天3~5mg/kg。对顽固性惊厥,可加用咪达唑仑(midazolam),剂量每次0.05~0.2mg/kg静脉滴注,2~4h重复1次,或持续静脉滴注0.4~0.6μg/(kg·min),最大量为6μg/(kg·min)。也可用地西泮每次0.1~0.3mg/kg静脉滴注,但该药对呼吸有明显的抑制作用。此外,也可应用10%水合氯醛每次50mg/kg,稀释后保留灌肠。须注意在应用上述药物期间应密切观察患儿的呼吸及心率情况。

3. **降低颅内压**　首选呋塞米,每次0.5~1mg/kg静脉推注。甘露醇不建议常规使用,若使用呋塞米后颅内高压改善不明显时,可用20%甘露醇,每次0.25~0.5g/kg静注,酌情每6~12小时给药1次,连用3~5d。糖皮质激素目前不主张使用。适当限制补液量,每天液体总量不超过60~80ml/kg,对预防脑水肿也有一定益处。

4. **亚低温疗法**　亚低温治疗是目前国内唯一证实其安全性、有效性的治疗新生儿HIE的措施,应用指征为中重度足月HIE患儿,有头部或全身亚低温2种。通过人工诱导方法将体温下降2~5℃,降低能量消耗、减少细胞外谷氨酸、氧化反应而起到保护脑细胞作用,可降低重度HIE的死亡率和致残率。治疗应起始于发病6h内,越早越好,持续48~72h。

5. **新生儿期后治疗**　对HIE的新生儿,待病情稳定后,根据患儿的具体情况及早进行智能与体能康复训练,有利于促进脑功能的恢复和减少后遗症的发生。

【预防】

加强母亲围生期保健,积极推广新法复苏,加强产科与新生儿医师密切协作,防止围生期窒息是预防本病的关键。

(钱继红)

二、新生儿颅内出血

颅内出血(intracranial hemorrhage)是新生儿尤其早产儿脑损伤的常见形式之一,与围生期窒息和产伤密切相关。足月儿多为蛛网膜下腔出血和硬脑膜下出血,而早产儿则以脑室周围-脑室内出血为多见,且胎龄越小,发生率越高,严重者常留有神经系统后遗症。

【病因和发病机制】

1. **早产**　胎龄32周以下的早产儿,在脑室周围的室管膜下及小脑软脑膜下的颗粒层均存留胚胎生发层基质(germinal matrix,GM),其管壁是由仅含内皮细胞的毛细血管网组成,缺乏胶原和弹力纤维的支撑,且富含线粒体,耗氧量大,一旦发生缺氧及酸中毒,易发生坏死、崩解而出血。此外,GM区域静脉系统通过"U"字形回路汇于大脑Galen静脉,此种特殊走行易因血流动力学的改变而发生血流缓慢或停滞,致使毛细血管床压力增加而破裂出血。胎龄32周以后生发层基质逐渐退化,足月时基本消失,故足月儿脑室内出血较少见。

2. 缺血缺氧窒息时低氧血症或高碳酸血症　可损害脑血流的自主调节功能,即出现"压力被动性脑血流"以及脑血管扩张,引起血管内压增加,毛细血管破裂;或静脉淤滞、血栓形成,脑静脉血管破裂出血。

3. 外伤　主要为产伤所致。如胎位不正、胎儿过大、产程过短或过长以及使用高位产钳、胎头吸引器、臀牵引等机械性损伤,均可导致颅内出血。此外,头皮静脉穿刺、吸痰、搬动、气管插管等频繁操作或机械通气时呼吸机参数设置不当等,可造成头部过分受压、脑血流动力学突然改变或自主调节受损,也可导致毛细血管破裂而出血。

4. 其他　新生儿患有凝血机制障碍或血小板减少性疾病;母孕期患绒毛膜或羊膜囊炎,服用苯妥英钠、苯巴比妥、利福平等药物致新生儿血小板或凝血因子减少;脑血管发育畸形;不适当地输入高渗溶液(如碳酸氢钠、葡萄糖酸钙、甘露醇等)等,均可导致血管破裂而发生出血。

【临床表现】

症状与出血部位和出血量密切相关。轻者可无症状,重者在短期内可迅速死亡。主要症状及体征如下。①神志改变:烦躁不安、激惹、嗜睡,重者昏迷;②呼吸:增快或减慢,呼吸节律不规则,甚至呼吸暂停;③颅内高压:前囟隆起,血压增高,尖叫,抽搐,角弓反张;④眼征:凝视、斜视、眼球震颤等;⑤瞳孔:不等大和对光反射消失;⑥原始反射减弱和消失。此外,若患儿出现不明原因的低体温、贫血、黄疸、频繁呼吸暂停及休克等,应注意颅内出血的发生。

新生儿颅内出血根据出血部位,主要分为以下几种类型:

1. 脑室周围-脑室内出血(periventricular-intraventricular hemorrhage,PVH-IVH)　常见于胎龄<32周、体重<1 500g 的早产儿,是早产儿颅内出血中最常见的一种类型,胎龄越小,发病率越高,多发生在生后72h 内。可表现为呼吸暂停、嗜睡、肌张力减低等,还可伴有心动过缓、体温降低、代谢性酸中毒、低血压等,但有25%~50% 患儿可无明显症状。根据影像学检查分为4级。①Ⅰ级:室管膜下胚胎生发层基质出血(图6-15);②Ⅱ级:脑室内出血,但无脑室扩大(图6-16);③Ⅲ级:脑室内出血伴脑室扩大(图6-17);④Ⅳ级:脑室内出血伴脑实质出血(图6-18)。Ⅰ、Ⅱ级一般预后较好,Ⅲ、Ⅳ级出血中有25%~35% 发生出血性脑积水,常留有神经系统后遗症。近年来由于产前皮质激素、出生后表面活性物质的应用,以及脐带延迟结扎、温和通气等策略的实施,PVH-IVH 的发生率和严重性已明显降低。

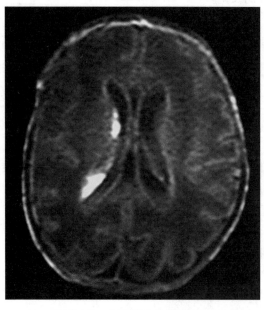
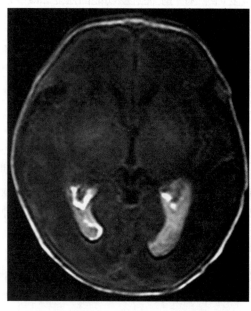

图 6-15　室管膜下出血的 MRI　　　　　图 6-16　脑室内出血(脑室不大)的 MRI

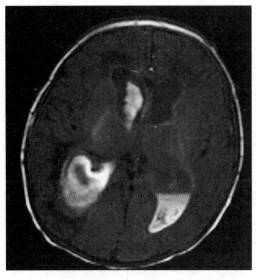
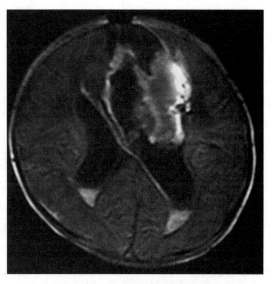

图6-17 脑室内出血伴脑室扩大的MRI　　图6-18 脑室内出血伴脑实质出血的MRI

2. 蛛网膜下腔出血　是指原发性的蛛网膜下腔出血(primary subarachnoid hemorrhage,SAH),而非硬膜下、脑室内或小脑出血后向蛛网膜下腔扩展(图6-19)。出血多源于小静脉,如蛛网膜下腔内的桥静脉。常位于大脑表面和颅后窝内。足月儿常由产伤而引起,早产儿多与窒息缺氧等有关。大多数患儿出血量少,可无临床症状,预后良好。少数出血严重者表现为惊厥、意识障碍、肌张力减低和中枢性呼吸衰竭,甚至于短期内死亡;个别可因脑脊液的循环通路受阻或吸收障碍而导致脑积水。

3. 硬脑膜下出血(subdural hemorrhage,SDH)　见图6-20,是产伤性颅内出血最常见的类型,多见于巨大儿、胎位异常、难产或产钳助产者。SDH是因机械性损伤使上矢状窦附近的大脑镰或小脑幕撕裂,静脉窦和大脑表浅静脉破裂引起的出血。少量出血可无症状,出血量较大者常在出生24h后出现惊厥、偏瘫和斜视等神经系统症状。严重者可在出生后数小时内死亡。也有患儿在新生儿期症状不明显,数个月后发展为慢性硬膜下积液。近年来随着产科技术的提高,其发生率已明显下降。

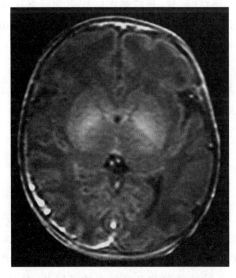
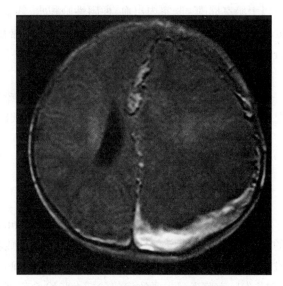

图6-19 蛛网膜下腔出血的MRI　　　图6-20 硬脑膜下出血的MRI

4. 脑实质出血(intraparenchymal hemorrhage,IPH)　常见于足月儿,多由于小静脉栓塞后毛细血管压力增高导致破裂而出血。临床表现与出血部位、出血量多少密切相关,少量点片状出血可无明显症状;如出血位于脑干者,早期可见瞳孔变化、呼吸不规则和心动过缓,前囟张力可不高。晚期出血部位可发生液化,甚至形成囊肿,若囊肿与脑室相通,称之为脑穿通性囊肿。此类型出血一般可留有不同程度的神经系统后遗症,如脑瘫、癫痫和智力或运动发育迟缓,下肢运动障碍较多见。

5. **小脑出血**(cerebellar hemorrhage)　包括原发性小脑出血、脑室内或蛛网膜下腔出血蔓延至小脑、产伤致小脑撕裂和静脉出血性梗死4种。多有产伤和缺氧史。常见于32周以下的早产儿,足月儿多由产伤而引起。主要表现为脑干受压的症状,少量出血者症状有时不明显,病情严重者可迅速恶化,可在发病后短时间内死亡。

【诊断】

1. 详细询问妊娠史、分娩史、窒息及复苏等情况。

2. 观察患儿临床表现,尤其是详细进行神经系统体格检查。

3. 注意有无出、凝血机制的异常,动态观察血红蛋白及血细胞比容有无进行性下降。

4. 影像学检查是确诊的重要依据。B超对IVH-PVH诊断较灵敏,可在床旁进行,成为IVH-PVH的特异性诊断手段,应为首选并动态监测。美国神经学会推荐胎龄<30周的早产儿出生时应常规行头颅检查直至7~14d。CT对蛛网膜下腔、小脑和脑干部位的出血较为敏感,MRI是目前明确出血部位及程度、预后评价的最重要检测手段。

5. 脑脊液检查有助于脑室内出血或蛛网膜下腔出血的诊断。通常表现为脑脊液压力升高,可呈血性,镜下可见红细胞或皱缩红细胞,蛋白含量增高。

【治疗】

1. **一般治疗**　使患儿保持安静,避免搬动,尽量减少刺激性操作;维持血压正常,保证足够热量供给,注意液体出入平衡,及时纠正酸中毒。

2. **止血**　可选择使用维生素K_1、酚磺乙胺和血凝酶等,对有凝血机制异常者,可使用新鲜冰冻血浆等。

3. **对症治疗**　有惊厥发作时,可选用苯巴比妥或咪达唑仑、地西泮等药物;伴有脑水肿及颅内压增高症状者,可选用呋塞米及小剂量甘露醇;伴有贫血时输注悬浮红细胞;合并休克者,应给予积极抗休克治疗。

4. **其他**　对大脑顶部的硬脑膜下出血,若症状明显、前囟饱满者,可考虑前囟穿刺放血治疗。对Ⅲ级以上脑室周围-脑室内出血、梗阻性脑积水、侧脑室进行性扩张,神经系统症状逐渐加重者,需外科处理,早期(生后2周内)可采用脑室外引流术,常用方法有顶骨帽状腱膜下埋置储液器(Ommaya reservoir),或脑室-腹腔分流术。

【预防】

做好孕妇保健工作,避免早产;提高产科技术,减少新生儿窒息及产伤的发生;及时纠正异常凝血状况,防止血压过大波动,避免快速大量输液,纠正酸碱失衡,慎用高渗液体。

(钱继红)

三、新生儿化脓性脑膜炎

新生儿化脓性脑膜炎(neonatal purulent meningitis)是新生儿期细菌等病原微生物侵入脑膜而引起的一种颅内感染性疾病,其中25%~50%可以是败血症的合并症,也可以由病原菌直接侵入脑膜所致。该病早期缺乏特异性临床表现如脑膜刺激征,颅内高压征出现较晚且不典型,故早期诊断困难,常并发脑室膜炎。主要致病菌包括大肠埃希菌、金黄色葡萄球菌和B族溶血性链球菌,幸存者中20%~58%可留有不同程度的神经系统后遗症。

【病原体和感染途径】

新生儿血脑屏障功能差,细菌等病原微生物侵入机体后易通过该屏障引起新生儿化脓性脑膜炎。感染途径包括宫内(产前)感染、早发性感染(产时)和晚发性感染(产后)。宫内感染所致新生儿化脓性脑膜炎罕见；早发性感染常见病原体为大肠埃希菌和 GBS；晚发性感染发生率较高，病原菌主要为金黄色葡萄球菌、GBS 和大肠埃希菌。近年来，由医源性途径引起的机会致病菌（铜绿假单胞菌、表皮葡萄球菌、克雷伯菌和变形杆菌等）感染逐年增多，应引起高度重视。

【病理】

死亡患儿几乎均有脑膜炎和脑室膜炎，脓性渗出物布满脑膜及脑室内室管膜（尤以大肠埃希菌和 GBS 感染为甚），早期浆细胞及淋巴细胞浸润较少。国内报道，50% 左右患儿因第四脑室正中孔被脓性渗出物堵塞而引起阻塞性脑积水，因吸收脑脊液的蛛网膜颗粒受损而造成交通性脑积水。约 25% 患儿存在硬膜下积液。所有患儿可有不同程度的血栓性静脉炎或动脉炎，并在室管膜下形成梗阻。异型枸橼酸杆菌、变形杆菌或阴沟肠杆菌感染时，易发生血管炎而引起脑梗死，最终形成脑脓肿。大脑皮质及海马可出现凋亡和坏死。

【临床表现】

1. 一般表现　早期临床表现不典型，常与全身感染（败血症）的临床表现相重叠。一般早期表现为反应欠佳、面色苍白、少哭少动、喂养困难、体温不稳、呼吸暂停、心率增快、黄疸加重，严重者出现休克、DIC、脑疝形成引起呼吸衰竭。

2. 神经系统表现　出现较晚或不明显，包括①神志异常：最常见，约半数患儿兴奋（烦躁、激惹、尖叫等）与抑制（嗜睡、神萎等）交替出现，严重者昏迷。②眼部异常：两眼无神、双眼凝视、斜视或震颤，眼球上翻或下翻（日落状）、瞳孔大小不等、对光反射迟钝。③颅内压增高：颅缝增宽或分离，头围逐渐增大；由于颅缝分离的缓冲作用，呕吐、前囟紧张或饱满仅在晚期出现。④惊厥发作：30%~50% 患儿出现惊厥，表现为眼睑或面肌小抽动（眨眼状或吸吮状），也可出现阵发性面色改变或呼吸暂停，严重者出现四肢强直、角弓反张等。

3. 其他表现　李斯特菌所致脑膜炎患儿的躯干皮肤可出现典型红色粟粒样小丘疹。新生儿化脓性脑膜炎易并发脑室管膜炎、脑梗死、硬膜下积液和脑积水等，可出现相应的临床表现。

【实验室检查】

1. 外周血象　白细胞总数和中性粒细胞计数升高，$I:T \geq 0.16$；严重病例白细胞和血小板计数降低。

2. 细菌培养　在败血症合并化脓性脑膜炎病例中，血细菌培养阳性率可达 50% 左右，早发型败血症和疾病早期未用过抗生素治疗者培养的阳性率更高。耻骨上膀胱穿刺尿液或病灶分泌物培养阳性对晚发型败血症合并化脓性脑膜炎诊断也有重要意义。

3. 脑脊液检查　除非有腰椎穿刺禁忌证，对所有怀疑败血症的新生儿，若存在下列三项指征之一者，均应及时做腰椎穿刺留取脑脊液（cerebrospinal fluid, CSF）送检：①血培养阳性；②临床表现和实验室检查均强烈提示败血症；③接受抗生素治疗过程中，患儿病情加重。

化脓性脑膜炎时，CSF 主要变化如下。①常规检查：压力增高，常超过 2.94~7.84kPa（3~8cmH$_2$O），外观混浊，潘迪试验阳性，白细胞总数超过 $20 \times 10^6/L$，其中多核白细胞占 60% 左右。②生化检查：足月儿蛋白 >1.7g/L，葡萄糖 <2.2mmol/L（40mg/dl）或低于相应血糖的 40%，乳酸脱氢酶常 >1 000U/L，乳酸增高。此外，涂片和培养：CSF 涂片革兰氏染色找到细菌具有早期诊断意义，病原菌抗原或核酸检测有助于感染早期的快速诊断。

4. 其他辅助检查　头颅 B 超、CT 和 MRI 等影像学检查有助于脑室膜炎、脑脓肿、硬脑膜下积液和脑积水等并发症或后遗症的诊断，也可用于疗效随访。

【诊断】

新生儿化脓性脑膜炎的早期临床表现不典型，诊断较为困难，而外周血白细胞、CRP 和 PCT 等指标变化仅能明确细菌感染或败血症存在，故对高度疑似或已被确诊为败血症的患儿，经正规治疗 48h 以上无效或经治疗后病情恢复不顺利而无其他原因解释者，应及早作腰椎穿刺取 CSF 常规、生化检查和细菌培养。CSF 存在上述改变及培养出细菌（尤其与血培养结果一致时），是化脓性脑膜炎确诊的必备条件。此外,头部影像学检查特别是 MRI,对了解病变严重程度、并发症发生以及预后判断有重要的临床意义。

【鉴别诊断】

化脓性脑膜炎与结核性、病毒性脑膜炎的鉴别主要根据 CSF 特征性变化;与颅内肿瘤或出血等中枢神经系统疾病的鉴别主要依靠颅脑影像学检查;与遗传代谢病所致代谢性脑病鉴别主要依据血、尿和 CSF 特殊代谢产物分析和基因分析。

1. **结核性脑膜炎**　起病相对缓慢,发热(热度一般不高,进展时高热),中晚期可出现脑膜刺激征和颅内高压表现,脑脊液细胞数轻至中度升高,糖及氯化物显著降低,涂片可找到结核分枝杆菌。母亲结核病史、胎盘结核病灶、抗生素疗效不佳的肺炎、不明原因肝大、肝功能受损和结核感染 T 细胞试验(T-SPOT)等有助于诊断。

2. **病毒性脑膜炎或脑膜脑炎**　肠道病毒(柯萨奇病毒、埃可病毒、EV71 等)、疱疹病毒和腺病毒等可引起新生儿多器官功能损伤,脑膜炎或脑膜脑炎为其中之一。临床上出现发热、精神差、拒乳、皮疹及多系统受损表现等。外周血 PCT 可在正常范围,脑脊液中细胞数正常或轻度升高,蛋白及糖含量变化不明显,乳酸脱氢酶含量和 pH 正常,病毒核酸分析可快速确诊。

3. **其他疾病**　颅内肿瘤、蛛网膜下腔出血、代谢性脑病等其他疾病也可引起的神经系统症状体征。颅内肿瘤、蛛网膜下腔出血应用影像学检查方法如 CT、MRI 等,做出鉴别诊断一般不难;通过质谱技术分析血、尿或脑脊液代谢产物谱,可做出遗传代谢性疾病的诊断和鉴别诊断。

【并发症】

由于新生儿脑膜刺激症状不典型,新生儿化脓性脑膜炎早期确诊和及时治疗存在一定困难,因此并发症及后遗症相对较多。并发症中以脑室膜炎、硬脑膜下积液较多见,最终可导致脑积水、智力低下等后遗症。

1. **脑室膜炎**　发生率可达 65%~90%,早产儿、化脓性脑膜炎诊断和治疗延误者常见,且多为大肠埃希菌等革兰氏阴性杆菌感染。临床上,若患儿常规治疗疗效不佳,病程迁延、病情危重或恶化、频繁惊厥、出现呼吸衰竭或脑疝等,应高度怀疑脑室膜炎的存在。在此基础上,出现下列情形之一者,可以确诊脑室膜炎:①脑室液细菌培养或涂片获得与脑脊液一致的病原菌;②脑脊液生化检测结果接近正常,但脑室液仍有炎症改变,即白细胞 $\geq 50 \times 10^6$/L 并以多核细胞为主,或葡萄糖 <1.66mmol/L(30mg/dl)+蛋白 >0.4g/L。

2. **硬脑膜下积液**　发生率为 10%~60%,脑膜炎链球菌和流感嗜血杆菌性化脓性脑膜炎易并发。由于硬脑膜血管通透性增加,或硬脑膜和脑血管浅表静脉栓塞导致静脉内压和渗透压增高,局部渗出增多所致;腰椎穿刺时抽出脑脊液过多,在脑血管通透性增加的情况下,颅内压突然降低也可促进硬脑膜下积液形成。存在下列情形之一者,应考虑硬脑膜下积液存在:①正规治疗过程中,脑脊液检查好转而体温持续不降或其他临床症状不消失。②病情好转后又出现高热、抽搐和呕吐等神经系统表现。③前囟饱满、隆起,颅骨透照试验阳性。④头颅 B 超、CT、MRI 等影像学改变。若 B 超指引下硬脑膜下穿刺,硬脑膜下腔液体 >2ml,红细胞 $<100 \times 10^6$/L,蛋白 >0.6g/L 可确诊。

【治疗】

早期诊断和及时有效的治疗对于减少化脓性脑膜炎患儿病死率和后遗症发生具有重要意义。

1. **抗菌治疗**　尽早选用易进入脑脊液的杀菌药,首剂剂量加倍,从静脉推入或快速滴入。对革兰氏阴性杆菌性脑膜炎的疗程至少 3 周,而革兰氏阳性菌性脑膜炎的疗程至少 2 周。

(1)病原菌未明的脑膜炎:经验性抗生素治疗新生儿化脓性脑膜炎必须满足两大条件:①对 GBS、大肠埃希菌等常见致病菌有效;②能达到血液和 CSF 有效杀菌浓度且对中枢神经系统无明显毒性作用。在治疗方案上,国外推荐青霉素类(青霉素、氨苄西林)+氨基糖苷类(庆大霉素、阿米卡星)、糖肽类(万古霉素)或第三代头孢菌素(头孢曲松、头孢噻肟)进行治疗;国内不建议使用庆大霉素,以避免严重的耳、肾毒性发生;另外,由于青霉素类耐药菌已明显增加,也影响了其临床应用。头孢曲松具有广谱高效、半衰期长以及血液杀菌浓度可持续 24h 等优点,已成为治疗新生儿化脓性脑膜炎的常用药物。当铜绿假单胞菌感染不能排除时,则第三代头孢菌素应选用头孢他啶。

(2)病原菌明确的脑膜炎:参考药敏试验结合临床选用敏感、有效的抗生素。李斯特菌和肠球菌对氨苄西林敏感,对所有头孢类抗生素不敏感;GBS、大肠埃希菌、变形杆菌、肺炎链球菌等感染首选氨苄西林或青霉素,耐氨苄西林的革兰氏阴性杆菌(如大肠埃希菌、克雷伯菌)可选第三代头孢菌素,如头孢噻肟或头孢曲松;ESBLs 耐药菌株(肠杆菌属、枸橼酸杆菌属或沙雷菌属)可选用碳青霉烯类抗生素如美罗培南(亚胺培南因可致惊厥发生,不宜选用);金黄色葡萄球菌大多对青霉素不敏感,可选用苯唑西林、头孢呋辛或万古霉素;铜绿假单胞菌首选头孢他啶,次选头孢哌酮;支原体感染首选红霉素或阿奇霉素;厌氧菌如脆弱拟杆菌可选甲硝唑。

2. **对症支持疗法**　不可忽视,是近年来该病预后得以改善的重要原因。疾病早期因抗利尿激素分泌过多而导致稀释性低钠血症,且常伴有脑水肿,应限制低渗液体的摄入和适当补充电解质。对于非低血糖、低血钙、低血钠所致的惊厥,可用苯巴比妥钠止痉;颅内压明显增高时可交替使用呋塞米或 20% 甘露醇;IVIG 对新生儿化脓性脑膜炎有一定帮助;肾上腺皮质激素一般不推荐使用,但对于流感嗜血杆菌和肺炎球菌性脑膜炎,地塞米松具有减轻脑水肿、降低颅内压、加速脑脊液循环等作用,可考虑应用。

3. **并发症的治疗**　对于脑室膜炎和硬脑膜下积液,目前均无特别有效的治疗方法。鞘内注射药物不易到达脑室,效果欠佳,此法已摒弃;保留导管于侧脑室注入抗生素的治疗方法也存在争议。明确硬脑膜下积液时,应进行硬脑膜下穿刺放液,每次不超过 15ml,穿刺无效时可考虑手术治疗如 CSF 分流术。

【预后】

新生儿化脓性脑膜炎病死率近年来无明显下降,足月儿可达 12%~30%,低体重儿和早产儿高达 50%~60%;幸存者可留有失聪、失明、癫痫、脑积水、智力和 / 或运动障碍等后遗症。早期诊断和及时正确的治疗是治愈的关键,对减少后遗症起着决定性作用。

(肖 昕)

第六节　新生儿感染性疾病

目前,感染性疾病仍占我国新生儿疾病发病率和病死率的首位。细菌和病毒是最常见的病原微生物,其次为真菌、原虫和螺旋体等。弓形虫(TOX)、风疹病毒(RV)、巨细胞病毒(CMV)和单纯疱疹病毒(HSV)等病原体可致宫内 TORCH 感染,最终发生新生儿神经系统损害或其他系统严重并发症。近年来,梅毒螺旋体、乙型肝炎病毒、微小病毒 B_{19}、解脲支原体、人类免疫缺陷病毒(HIV)等其他病原体感染逐渐增多。新生儿感染可发生在宫内、产时或产后,其发生时间、主要感染途径及其病原体见表 6-7。

表 6-7　新生儿感染发生时间、感染途径及病原体

感染时间	感染途径	病原体		
		病毒	细菌	其他
产前 (宫内感染)	胎盘 上行性	水痘 - 带状疱疹病毒、柯萨奇病毒、巨细胞病毒、风疹病毒、单纯疱疹病毒、微小病毒、HIV	李斯特菌 B 族链球菌	弓形虫 梅毒螺旋体 疟原虫 沙眼衣原体

续表

感染时间	感染途径	病原体		
		病毒	细菌	其他
产时	产道	乙型肝炎病毒、单纯疱疹病毒、HIV	结核分枝杆菌B 族链球菌	
产后	创面、呼吸/消化系统及密切接触等		金黄色葡萄球菌、表皮葡萄球菌、大肠埃希菌	

一、新生儿败血症

新生儿败血症(neonatal sepsis)是指病原体侵入新生儿血液循环,并在其中生长繁殖、产生毒素所致的全身性感染,为威胁新生儿生命的重大疾病。在我国,新生儿败血症发生率为 4.5‰~9.7‰,且胎龄或出生体重越小,发生率越高。引起新生儿败血症的病原体主要为细菌,也可为真菌、病毒或原虫等,本节阐述的是新生儿细菌性败血症,根据发病时间(以出生 3d 为限),可分为早发败血症(early-onset sepsis,EOS)和晚发败血症(late-onset sepsis,LOS)。

【病原菌和高危因素】

EOS 和 LOS 在导致感染的病原菌、高危因素及其感染途径等方面都有很大差别:EOS 常见病原菌是 GBS、大肠埃希菌和克雷伯菌,李斯特菌虽检出率不高,但其致死率极高,幸存者多留有严重后遗症;EOS 高危因素主要有早产、低出生体重、PROM、绒毛膜羊膜炎和宫内感染等,其病原体主要通过母亲产道定植和逆行,或血行感染后经胎盘入侵而来。LOS 主要是金黄色葡萄球菌、凝固酶阴性表皮葡萄球菌感染,一般发生于 NICU 住院或社区的新生儿,主要经脐炎、肺炎或皮肤化脓性感染而来;也可发生在深静脉置管、气管插管和机械通气等有创操作患儿,病原菌以革兰氏阴性菌如铜绿假单胞菌、克雷伯菌和沙雷菌多见。

【发病机制】

新生儿非特异性和特异性免疫功能差,易罹患各种细菌感染并发展为败血症,导致全身炎症反应综合征(SIRS),严重者出现多器官功能障碍综合征(MODS)。

1. **非特异性免疫功能差**　新生儿皮肤、呼吸道、消化道及血 - 脑屏障等非特异性屏障功能差,易发生消化道和呼吸道感染,严重者引起败血症合并细菌性脑膜炎等;淋巴结发育不全,缺乏吞噬细菌的过滤作用,感染难以局限在局部淋巴结;补体 C3、C5 及调理素等补体成分少,对细菌抗原调理作用差;中性粒细胞产生及储备少,趋化和黏附功能差,溶菌酶等成分含量低;单核细胞产生粒细胞 - 集落刺激因子(G-CSF)、白介素 -8(IL-8)等因子能力低。

2. **特异性免疫功能不成熟**　来自母体的 IgG 含量与胎龄相关,即胎龄愈小,IgG 含量愈低,故早产儿更易发生感染;母体 IgM 和 IgA 不能通过胎盘,胎儿 / 新生儿本身产生 IgM 和 IgA 极少,因此易发生革兰氏阴性杆菌感染;T 细胞未接触特异性抗原,处于初始状态,细胞因子产生低下,难以对外源性抗原产生特异性应答;自然杀伤细胞活性低,难以发挥抗体依赖性细胞毒作用(ACDD)。

【分类及临床表现】

1. **分类**　新生儿败血症可分为 EOS 和 LOS 两种。

(1)EOS:①出生 3d 内起病(对于足月儿 GBS 感染,其起病时间可延迟至生后 5~7d;早产儿仍在出生 3d 内发病);②感染一般发生在出生前或出生时,多有感染高危因素存在;③以 GBS 和革兰氏阴性杆菌如大肠埃希菌感染多见,多由血行或上行感染所致;④最常出现呼吸系统临床表现,可导致多系统器官受累,病死率高(26.3%)。

(2)LOS:①出生 3d 后起病;②感染多发生在出生后,常有脐炎、皮肤感染或肺炎等局灶性感染存在；③多由院内感染和社区感染引起，以葡萄球菌及机会性致病菌感染为主；④病情较轻，病死率较低（13.3%）。

2. 临床表现　新生儿败血症的临床表现变化快而微妙，但不典型、无特异性，不同致病菌引起的临床表现难以区别。新生儿败血症若未早期发现、处理较晚或不当，易发展为感染性休克、DIC 和 MODS，出现相应的临床表现，病死率高。

（1）全身表现：早期常反应低下、拒乳、哭声减弱、嗜睡或烦躁不安、面色苍白或灰暗等，有时体温变化、黄疸复现或呼吸暂停是新生儿败血症唯一表现。病情严重者发生休克、DIC 或 MODS，表现为面色苍灰，四肢厥冷，脉搏细数，皮肤大理石样花斑纹，毛细血管充盈时间延长（>3s)，血压下降，尿少或无尿，皮肤黏膜出现瘀点、瘀斑，针刺部位出血不止，甚至呕血、便血和肺出血。

（2）各系统器官表现：可以是败血症后系统器官受累的非特异性表现，也可能是合并症（肺炎、坏死性小肠结肠炎、化脓性脑膜炎等）的特异性表现，包括呼吸窘迫、呼吸暂停、心率增快、青紫、呕吐、腹胀、中毒性肠麻痹、肝脾大、抽搐或肌张力改变等。

【实验室检查】

1. 病原学检查　细菌培养仍然是诊断败血症的"金标准"，可留取血、脑脊液和尿液等进行细菌培养和药敏试验；此外，细菌抗原或核酸检测也有助于病原学诊断。

（1）血细菌培养：应注意以下事项。①应严格执行无菌操作程序，避免血样污染；②尽量在使用抗生素之前采血，血量不少于1ml，以提高培养阳性率；③除作需氧菌培养外，疑为肠源性感染者或母亲有较长时间应用 β- 内酰胺类抗生素者，应同时进行厌氧菌或 L 型细菌培养；④怀疑合并化脓性脑膜炎时，在血培养和 CSF 常规分析的基础上，应进行 CSF 细菌培养；⑤新生儿抵抗力低下，即使血培养发现机会致病菌也应予以重视；⑥血培养存在一定的假阴性，故临床上阳性结果可确定败血症的诊断，而阴性结果不能完全排除败血症。

（2）尿细菌培养：新生儿出生 72h 内因血源性途径引起泌尿系统感染的可能性极小，故尿细菌培养对 EOS 的诊断意义不大；而 LOS 中，尿培养阳性则具有诊断价值，可认为是 LOS 败血症的致病菌。

（3）分泌物细菌培养和涂片：脐部以及拔除的导管尖端分泌物细菌培养的阳性结果有助于 LOS 感染的诊断；上述部位分泌物涂片及革兰氏染色找到细菌，对新生儿败血症早期诊断有重要的参考价值。

（4）细菌抗原及核酸检测：适合于临床怀疑败血症但已用抗生素治疗的患儿，其缺陷是假阳性率偏高且不能提供病原菌的耐药信息，因而不能替代血细菌培养。

2. 血液非特异性检查

（1）外周血象：新生儿出生早期外周血白细胞总数波动较大，生后 6~12h 趋于稳定，检测结果较为可靠。发生败血症时，白细胞总数小于 5.0×10^9/L 或增多（出生 ≤ 3d 者，WBC>30×10^9/L；>3d 者，WBC>20×10^9/L）；也可出现中性粒细胞核左移现象，即未成熟中性粒细胞 / 中性粒细胞总数（I/T）增高（出生 ≤ 3d 者，I/T ≥ 0.16 ；>3d 者，I/T ≥ 0.12）。血小板计数在诊断败血症中的特异度及灵敏度均不高，且反应较慢，血小板数下降（<100×10^9/L）往往提示预后不良。

（2）IL-6、CRP 和 PCT 测定：IL-6 为免疫细胞产生的细胞因子，而 CRP 和 PCT 属急性时相蛋白。如图 6-21 所示，发生细菌感染时，首先募集 IL-6，其血浆水平于感染后 1h 开始升高，2h 左右达峰值，随后刺激肝脏合成 CRP，故 EOS 患儿出生不久的 CRP 值可能不高而 IL-6 升高。CRP 通常于细菌感染后 6~8h 上升，24~48h 达高峰；一旦感染控制，其血液水

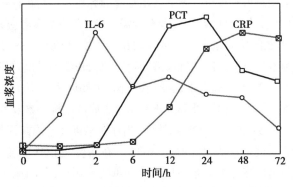

图 6-21　IL-6、CRP 和 PCT 水平随时间变化规律

平迅速下降,故动态观察 CRP 变化有助于临床感染诊断、抗生素疗效判断及停用指征。细菌感染时,PCT 常于感染后 4~6h 升高,12~24h 达峰值,其水平与感染严重程度呈明显正相关,有效抗生素治疗后可快速下降。

上述单个非特异性检查在 EOS 中的阳性预测值不高,但对 LOS 的诊断及指导停药方面仍有一定价值;对这些非特异性检查指标,采取不同组合形式用于新生儿败血症评估,阳性预测值将有所提高,若 ≥ 2 项阳性对新生儿败血症有一定的诊断价值。

【诊断】

中华医学会儿科学分会新生儿学组制定的《新生儿败血症诊断及治疗专家共识(2019 年版)》中,将 EOS 诊断分为疑似诊断、临床诊断和确定诊断 3 个层次,而 LOS 分为临床诊断和确定诊断 2 个层次。

1. **新生儿败血症(疑似诊断)**　仅针对新生儿 EOS,3 日龄内有下列任何一项者即可作出 EOS 疑似诊断:①母亲有绒毛膜羊膜炎,或全身性感染,或泌尿系统感染;②早产 PROM ≥ 18h;③异常临床表现。如无异常临床表现,出生 72h 内血培养阴性,间隔 24h 的连续 2 次血非特异性检查 <2 项阳性,则可排除 EOS。

2. **新生儿败血症(临床诊断)**　在异常临床表现存在的前提下,同时满足下列条件中任何一项,可作出 EOS 或 LOS 的临床诊断:①血液非特异性检查 ≥ 2 项阳性;②脑脊液检查符合化脓性脑膜炎改变;③血中检出致病菌 DNA 或抗原。

3. **新生儿败血症(确定诊断)**　在异常临床表现存在的前提下,血培养或脑脊液(或其他无菌腔液)培养阳性,即可确诊 EOS 或 LOS。

【并发症】

1. **化脓性脑膜炎**　约 25% 的新生儿败血症可并发化脓性脑膜炎。当患儿出现三不(不吃、不哭、不动)、嗜睡、激惹、惊厥,原始反射消失或肌张力改变等 CNS 表现,或临床感染指标(≥ 2 项)严重,或抗生素疗效欠佳时,应高度怀疑并发化脓性脑膜炎。应立即腰椎穿刺抽 CSF 进行常规检查和细菌培养。一般情况下,正常足月儿 CSF 中白细胞计数 <20×10⁶/L,蛋白 <1.7g/L,糖 >400mg/L 或超过当时血糖的 40%。化脓性脑膜炎时,CSF 中白细胞及蛋白水平升高,糖水平下降。在新生儿败血症并发脑膜炎病例中,接近 40% 的患儿血培养阴性,故血培养结果不能作为排除新生儿败血症和脑膜炎的指标。

2. **其他**　新生儿肺炎、坏死性小肠结肠炎(NEC)可以发展成败血症,而败血症患儿有时也可并发新生儿肺炎、NEC 等,并出现相应的临床表现。影像学检查(X 线、CT、MRI)有助于诊断。

【治疗】

1. **抗生素治疗**

(1)抗生素应用原则:治疗新生儿败血症时,抗生素应用应遵循下列原则:①及早用药:对临床高度疑似败血症的患儿,不必等待血培养结果,应及早使用抗生素。②联合用药:对于重症患儿,病原菌未明确前,可根据病原菌可能来源,经验性选择两种抗生素联合使用;明确病原菌后,根据药敏试验结果调整或更换抗生素。③足疗程静脉用药:一般采取静脉途径给予,血培养阴性者经抗生素治疗治疗1 周左右;血培养阳性者至少需 2 周;有并发症者应延长至 3 周。④给药间隔:1 周以内的新生儿肝、肾功能不成熟,每 12~24 小时给药 1 次;1 周后每 8~12 小时给药 1 次。⑤药物不良反应:第三代头孢菌素虽具有较广的抗菌谱,但易诱发 NEC 等严重并发症、细菌耐药以及继发性真菌感染。

(2)常用抗生素选择:在我国,主要应用于新生儿败血症的抗生素包括青霉素类、头孢菌素类、碳青霉烯类和糖肽类等。新生儿败血症常用抗生素及其使用方法、抗菌谱和临床应用见表 6-8。

(3)新生儿 EOS 的处理:当存在感染高危因素而怀疑 EOS 时,在血培养和非特异性检查结果出来前应进行评估和处理(图 6-22)。在新生儿 EOS 抗生素治疗方案中,一般先采取经验性联用广谱抗菌药物以尽量覆盖革兰氏阳性和革兰氏阴性菌,临床上常用氨苄西林(或青霉素)联合第三代头孢菌素(头孢噻肟、头孢吡肟、头孢曲松等)作为一线抗菌药物,然后根据血细菌培养和药敏试验结果再作调整。对产 ESBLs 耐药菌如大肠埃希菌和克雷伯菌,主要选用第三代头孢类或碳青霉烯类(美罗培南)。对青霉素类敏感的 GBS,可以考虑停用头孢类抗生素而单用青霉素或氨苄西林治疗,严重者可联合万古霉素。针对李斯特菌感染,西方发达国家常使用氨苄西林＋氨基糖苷类治疗,能取得较好的协同作用;国内考虑到氨基糖苷类具严重耳、肾毒性而又缺乏血药浓度监测,故改用氨苄西林＋第三代头孢菌素。对于厌氧菌感染,可选用甲硝唑或克林霉素。

表 6-8　新生儿败血症常用抗生素及临床应用

抗生素	每次剂量 /(mg·kg⁻¹)	每日次数		主要抗菌谱及临床应用
		<7d	>7d	
青霉素 G*	5 万～10 万 U	2	3	对革兰氏阳性球菌(链球菌、金黄色葡萄球菌等)、单兰氏阴性球菌(脑膜炎球菌、淋球菌等)及各种致病螺旋体感染有效。首选用于链球菌(GBS、肺炎链球菌)感染和先天性梅毒的治疗
苯唑西林 *(新青霉素Ⅱ)	25~50	2	3~4	耐酶青霉素,活性不如青霉素 G。临床主要用于产青霉素酶的金黄色葡萄球菌感染
哌拉西林 # 哌拉西林＋他唑巴坦	50~100	2	3	酰脲类青霉素,对铜绿假单胞菌有明显抗菌活性,对大多数革兰氏阴性和革兰氏阳性菌也有良好作用。主要用于铜绿假单胞菌、变形杆菌、大肠埃希菌和肺炎球菌感染
头孢呋辛	50	2	3	第二代头孢菌素,临床上主要用于革兰氏阴性菌(大肠埃希菌、肺炎克雷伯菌等)和革兰氏阳性菌(金黄色葡萄球菌、肺炎链球菌等)感染
头孢噻肟	50	2	3	第三代头孢菌素,广谱,对大多数革兰氏阴性菌(大肠埃希菌、肺炎克雷伯菌、变形杆菌、枸橼酸杆菌等)作用强大,对革兰氏阳性菌(金黄色葡萄球菌、链球菌等)有一定抗菌活性
头孢哌酮 # 头孢哌酮＋舒巴坦	50	2	3	第三代头孢菌素,广谱,在革兰氏阴性菌中,对流感嗜血杆菌和脑膜炎球菌高度敏感,对大肠埃希菌、变形杆菌和克雷伯菌属等敏感;对革兰氏阳性菌(金黄色葡萄球菌、表皮葡萄球菌、肺炎链球菌等)较敏感
头孢曲松(头孢三嗪)	20~80	1	1	第三代头孢菌素,广谱,长效,其抗菌谱及抗菌活性近似头孢噻肟。常用于敏感细菌所致的严重感染如败血症及化脓性脑膜炎
头孢他啶	30~50	2	3	第三代头孢菌素,广谱,对铜绿假单胞菌作用尤其突出,对脑膜炎双球菌、大肠埃希菌、肺炎克雷伯菌、流感嗜血杆菌、沙门菌属、沙雷菌属有效。临床首选用于铜绿假单胞菌败血症治疗
头孢吡肟	30~50	3	3	第四代头孢类抗生素,广谱,对革兰氏阴性及革兰氏阳性菌均敏感;对 ESBLs 稳定,对第三代头孢菌素耐药的菌株仍有较强的抗菌活性,但对 MRSA 感染无效
红霉素	10~15	2	3	大环内酯类,抗菌谱与青霉素 G 相似,临床上主要用于衣原体、支原体、螺旋体、立克次体及青霉素耐药菌株感染的治疗
阿奇霉素	10~20	1	1	第二代大环内酯类,长效,抗菌谱及临床应用同红霉素
万古霉素 †	10~15	2	3	糖肽类,窄谱,对革兰氏阳性菌作用强大。临床上主要应用于 MRSA 或对头孢菌素不敏感的金黄色葡萄球菌、表皮葡萄球菌、链球菌所致感染

续表

抗生素	每次剂量/(mg·kg⁻¹)	每日次数 <7d	每日次数 >7d	主要抗菌谱及临床应用
替考拉宁	负荷量:10~20;维持量:8~10(24h 后给予)	2	3	新糖肽类,抗菌谱、抗菌活性及临床应用同万古霉素,并具备耐受性好、耳肾毒性较低和组胺型反应较少等优点
美罗培南*	10~20	2	3	不易被细菌 ESBLs 水解,对革兰氏阳性菌、革兰氏阴性菌和厌氧菌均具有强大的杀菌效应,主要用于严重的细菌感染。易进入血脑屏障,推荐用于 CNS 感染的治疗,与万古霉素合用效果好
氨曲南	30	2	3	单环 β- 内酰胺类,主要对革兰氏阴性菌作用强大,对铜绿假单胞菌有一定作用,对革兰氏阳性菌及厌氧菌不敏感
夫西地酸钠	20	2	3	具有甾体骨架的抗生素,对革兰氏阳性菌具有强大的抗菌作用,对 MRSA 高度敏感,极少产生交叉耐药性
甲硝唑	负荷量:15;维持量:7.5(12h 后给予)	1	2	硝基咪唑类衍生物,对厌氧菌、阿米巴和滴虫有强大杀灭作用,对需氧菌无效,临床上主要用于厌氧菌感染的治疗

注: * 合并化脓性脑膜炎时,剂量应加倍。

\# 对于 ESBLs 菌株,应选用含酶抑制剂(舒巴坦或他唑巴坦等)的复方制剂。

† 应监测血药浓度,最佳峰浓度 20~30μg/ml,谷浓度 <10μg/ml。

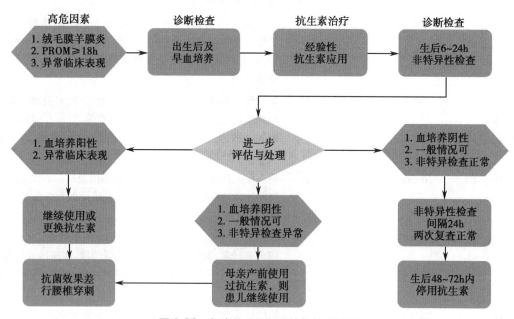

图 6-22　新生儿 EOS 评估与处理流程

　　(4)新生儿 LOS 的处理:在新生儿 LOS,使用抗生素既要考虑是否存在气管插管和机械通气(院内感染)、社区感染等高危因素,也要考虑患儿的临床表现以及实验室检查数据。在获得血培养结果前,考虑到金黄色葡萄球菌(包括 MRSA)和 CONS 的表皮葡萄球菌较多,建议经验性选用萘夫西林、万古霉素或利奈唑胺 + 第三代头孢或碳青霉烯类;革兰氏阴性杆菌感染(包括产 ESBLs 耐药菌)选用第二、三代头孢菌素类或碳青霉烯类抗生素。如怀疑铜绿假单胞菌等机会菌感染则用头孢他啶。明确病原菌后,应根据药敏试验结果调整或更换抗生素。当新生儿败血症并发化脓性脑膜炎时,其治疗见本章第五节。

　　2. **对症支持疗法**　保温,供给足够热量和液体,维持血糖稳定,纠正缺氧及酸中毒等非常重要。

局部有脐炎、皮肤感染灶或其他部位化脓病灶时,应及时予以相应处理。对于感染性休克患儿,则在有效抗生素应用的同时,积极治疗休克和DIC,在60min内用生理盐水或胶体溶液扩容,一次性快速扩容达到目标有效血容量是纠正休克的关键;必要时,可应用血管活性药物和肾上腺皮质激素。

【预防】

已证实,妊娠期GBS普遍筛查和产时应用青霉素、氨苄西林或头孢唑林等抗生素预防策略(intrapartum antibiotic prophylaxis,IAP)可显著降低GBS所致新生儿EOS。对于LOS来说,控制院内感染是控制LOS的关键,其中手卫生严格执行、动静脉置管无菌操作和护理是重中之重。医务人员自觉执行手卫生的重要性在此无须赘述。在动静脉置管方面,应掌握置管指征及时机,选取合适的置管血管,严格执行无菌操作;置管后每日观察穿刺周围皮肤情况,穿刺点周围酒精或聚维酮碘消毒;尽量减少置管时间(一般不要超过21d),血培养阳性立即拔管。此外,防止院外(社区)感染也是控制新生儿感染的重要措施。

二、新生儿破伤风

新生儿破伤风(neonatal tetanus)是由破伤风梭菌侵入脐部,产生痉挛毒素而引起的急性严重感染性疾病。常在出生后7d左右发病,临床上以全身肌肉强直性痉挛和牙关紧闭为特征,死亡率较高。随着我国城乡新法接生技术的推广和医疗水平的提高,本病发病率已明显降低。

【病原体及其感染方式】

破伤风梭菌为革兰氏阳性专性厌氧菌,接生时用未经严格消毒的剪刀剪断脐带,或接生者双手不洁,或出生后未注意脐部清洁,破伤风梭菌侵入脐部而导致疾病发生。脐残端包扎或合并需氧菌生长,局部所形成的相对缺氧环境更有利于破伤风梭菌生长繁殖。

【发病机制】

破伤风梭菌在坏死的脐部残端发芽生长并产生破伤风痉挛毒素,其主要经淋巴液和血液循环入血,与球蛋白结合后到达中枢神经系统;也可在神经肌肉接头处吸收,通过外周神经或运动神经轴上行至脊髓前角细胞和脑干运动神经核。毒素一旦与中枢神经组织中的神经节苷脂结合,抗毒素也不能中和,导致抑制性神经介质(甘氨酸和氨基丁酸)释放减少,全身屈肌和伸肌同时强烈收缩,出现肌痉挛和强直现象。活动越频繁的肌群,越先受累:咀嚼肌痉挛使牙关紧闭;面肌痉挛呈苦笑面容;腹背肌收缩出现角弓反张。此外,毒素还可使交感神经兴奋,导致心动过速、血压升高和多汗等。

【临床表现】

破伤风的临床表现源于运动神经元放电的去抑制化,导致骨骼肌张力过高和痉挛,病情严重者还存在自主神经功能障碍。由于结合到神经节苷脂上的破伤风毒素不能被特异性抗体中和,需等待生长出新的神经末端后,神经节苷酯才能恢复正常,以致患儿恢复正常肌张力的时间较长。

破伤风的潜伏期为2~14d,临床上多于生后1周左右发病,且发病时间越早,病情越重,预后越差。一般以患儿哭闹不安、难以张口及吸吮困难为首发症状,随后逐渐出现面肌紧张、牙关紧闭、"苦笑"面容和角弓反张等;严重者阵发性全身肌肉强直性痉挛,任何轻微刺激(如声、光、轻触等)即可诱发痉挛发作,间歇期肌肉收缩仍然存在;呼吸肌和咽喉肌痉挛导致呼吸困难、面色青紫、唾液充满口腔而窒息;膀胱及直肠括约肌痉挛可导致尿潴留及便秘。

患儿痉挛发作时神志清楚为本病特点之一,早期多不发热,后期发热多因全身肌肉反复痉挛或吸入性肺炎、败血症等感染所致。经及时合理处理,有的患儿能渡过痉挛期(一般需3周左右),表现为其痉挛发作强度逐渐减轻、次数逐渐减少,能吮乳,完全恢复需2~3个月;否则,痉挛越发越频,常因缺氧窒息或继发严重感染(肺炎和败血症)死亡。

【实验室检查】

1. **外周血象** 可因脐带继发感染,外周血白细胞总数和分类升高,持续痉挛引起的应激反应而出现"感染性"血象变化。

2. 细菌培养　部分患儿脐部分泌物可培养或分离出破伤风梭菌或芽胞。

3. 其他　为了明确有无继发肺部感染,可做 X 线胸片检查;明确诊断者一般不做脑脊液检查,脑电图一般无明显异常;颅脑影像学(B 超、CT 或 MRI)检查主要用于新生儿颅内疾病(新生儿颅内出血等)鉴别诊断。

【诊断】

根据消毒不严格接生史,脐部感染病灶存在,以及生后 1 周左右出现牙关紧闭、吞咽困难、"苦笑"面容、刺激后诱发痉挛发作或角弓反张等,诊断一般不难。早期尚无典型抽搐临床表现时,可用压舌板检查患儿咽部,若越用力下压,压舌板反被咬得越紧,以致无法看到咽部,即所谓"压舌板试验"阳性,也可确诊。

【治疗】

要成功治疗新生儿破伤风,控制痉挛和破伤风抗毒素的应用是关键措施,积极防治感染和营养支持是重要手段,一般治疗及局部处理也不容忽视。

1. 控制痉挛　疾病初期,除应用破伤风抗毒素或破伤风免疫球蛋白外,合理应用止痉药控制痉挛尤为重要,是本病治疗成败的关键。常用药物有苯二氮䓬类、苯巴比妥类和水合氯醛等。

(1)苯二氮䓬类:首选地西泮(安定),其松弛肌肉和抗惊厥作用强而迅速,每次 0.1~0.3mg/kg,缓慢静脉注射。该药脂溶性高,易进入脑组织,注射后 5min 内即可生效;因口服地西泮半衰期长达 24h,故痉挛控制后,立即置入胃管,改用口服制剂从胃管注入以维持疗效,一般每次 0.5~1mg/kg,每 4~6 小时 1 次,好转后逐渐延长间隔时间。地西泮效果欠佳时,可选用咪达唑仑(力月西),作用更强更快,2~5min 即能控制惊厥,半衰期 40min。一般负荷量 0.15mg/kg,静推 5min 以上,然后维持量 0.05~0.1mg/(kg·h)的速度微泵注入,惊厥变为小抽动且次数较少时,可逐渐减量直至停药。

(2)苯巴比妥类:苯巴比妥钠对呼吸中枢抑制性相对较小,半衰期长达 120 小时,作用维持时间长但起效较慢,需 30min 后才能在脑内达到药物浓度高峰,故在地西泮等药物控制后作为长效药物协同使用。对于破伤风所致痉挛,苯巴比妥钠首次负荷量为 20mg/kg,静脉缓注,维持量 5mg/(kg·d),静脉注射。有时苯巴比妥钠用此维持量往往难以控制,而增大剂量或增加次数又易出现蓄积中毒。临床经验表明,使用苯二氮䓬类(地西泮、咪达唑仑)静脉推注紧急控制破伤风痉挛后,再采用苯巴比妥钠静注联合地西泮胃管注入或咪达唑仑维持静脉滴注能持续控制痉挛。

(3)水合氯醛:水合氯醛止惊作用快,不易引起蓄积中毒,常作为痉挛发作时的临时用药,或应用于负荷量苯巴比妥治疗效果不理想者,每次剂量为 10% 溶液 0.5ml/kg(50mg/kg),经胃管注入或保留灌肠。

(4)其他:上述药物应用后痉挛不止时,可选用硫喷妥钠:按每次 10~20mg/kg 计算,用生理盐水配成 2.5% 溶液缓慢静脉注射,边推边察,痉止即停;静脉注射时不能搬动患儿头部,以免引起喉痉挛,一旦发生,应立即静脉或肌内注射阿托品 0.1mg。重症破伤风患儿实施机械通气时,应用肌松药泮库溴铵(pancuronium),每次 0.05~0.1mg,每 2~3 小时 1 次,可减少人机对抗,提高治愈率。

2. 抗毒素的应用　诊断一旦确定,立即给予马血清破伤风抗毒素(tetanus antitoxin,TAT),愈早用愈好,但只能中和游离破伤风毒素,对已和神经节苷脂结合的毒素无效。用法:TAT 1 万 ~2 万 U 肌内注射,精制剂型可静脉滴注;3 000U 作脐周注射;用前须做皮肤过敏试验,皮试阳性者需用脱敏疗法注射。也可用人破伤风免疫球蛋白(tetanus immune globulin,TIG),作用迅速持久,半衰期长达 30d,血药浓度高且不会发生过敏反应,无须做过敏试验,新生儿一般 500U 肌内注射。

3. 抗生素应用　用于杀灭破伤风梭菌,首选青霉素,每日 10 万 ~20 万 U/kg,分 2 次用,共 10d;也可选用甲硝唑,首剂 15mg/kg,以后 7.5mg/kg 维持静脉滴注,每 12 小时一次,疗程 7~10d。存在混合感染时,加用其他敏感抗生素。

4. 对症支持疗法　患儿置于安静而避光的环境中,尽可能减少刺激以降低痉挛发作。脐部用 3%

过氧化氢或 1∶4 000 高锰酸钾清洗,并涂抹聚维酮碘或乙醇以消灭残存的破伤风梭菌。痉挛期禁食,维持气道通畅,通过肠道外营养保证能量供给;痉挛症状减轻后试用胃管喂养。采取隔离和消毒措施,防止交叉感染。

【预防】

做好新法接生完全可预防本病的发生,孕妇产前注射破伤风类毒素也可使新生儿破伤风发生率明显下降。若接生时未能严格消毒,须在 24h 内将患儿残留脐带剪去一段,并重新结扎和消毒,同时肌内注射 TAT 1 500~3 000U 或 TIG 75~250U。

三、新生儿巨细胞病毒感染

巨细胞病毒感染(cytomegalovirus infection)是由人类巨细胞病毒(cytomegalovirus,CMV)引起,因受染细胞典型改变是细胞变大,核内和胞质内出现包涵体,故本病又名巨细胞包涵体病(cytomegalic inclusion disease,CID)。新生儿 CMV 感染可发生在宫内(先天性)、分娩时和出生后,可导致先天性发育缺陷和其他多器官的损害,是患儿听力丧失(感音性耳聋)和精神运动发育迟缓的主要原因。原发性或继发性免疫缺陷患儿易合并 CMV 感染,病情严重,死亡率高。

【病原体和感染途径】

CMV 属疱疹病毒属,含双链 DNA。我国为 CMV 感染高发区,孕妇初次感染(原发感染)或再发感染时,病毒可通过胎盘感染胎儿,可引起宫内 CMV 感染。再发感染包括孕母潜伏感染重新激活(复燃)和不同抗原的 CMV 再感染。孕早期 CMV 原发感染,对胎儿神经系统的损害较孕中、晚期再发性感染者重。新生儿出生时经产道吞入含有 CMV 的分泌物,或出生后不久接触母亲含有 CMV 的唾液、尿液、乳汁以及输血等所引起的感染,称之为围生期感染。出生后用含 CMV 的母乳喂养(排毒率20%~70%)是生后感染的重要途径之一。

【发病机制】

CMV 通过不同途径进入胎儿或新生儿体内,可引起一过性病毒血症,到达靶细胞后通过病毒表面吸附蛋白与靶细胞受体结合,经胞饮作用吞入细胞内,病毒脱去外壳释放核酸,其携带的遗传信息在细胞内进行基因复制及蛋白质合成,最后装配成新一代病毒后释出细胞外,引起第二次病毒血症,再次经血流或淋巴液至网状内皮系统或在靶器官继续复制,如此循环,干扰了细胞的正常代谢或引起细胞破坏。

若孕母为原发性感染,可产生病毒血症,CMV 经母体多形核白细胞和淋巴细胞转运至胎盘感染胎儿,或病毒直接造成胎盘绒毛膜炎后再感染胎儿;若孕母为子宫颈 CMV 潜伏活化,则 CMV 可经子宫内膜上行感染胎儿。CMV 侵入宿主细胞引起的反应与孕期密切相关:孕早期感染干扰了受感染细胞的正常分裂,使胚胎发育受阻,染色体变异,组织器官分化受损而引起胎儿流产、死胎或各种先天性畸形;孕中期胚胎的组织器官分化已近完成,CMV 感染常导致胎儿发育受阻而导致死胎、死产、宫内发育迟缓、智力障碍、视力和听力损害等;孕晚期及新生儿期感染则主要是受累器官的炎症反应。

【病理】

CMV 感染的基本病理改变为组织变性、坏死,淋巴细胞、单核细胞、浆细胞和中性粒细胞浸润;特征性病理改变为包涵体形成,即被 CMV 侵袭的细胞增大呈巨细胞样变,核内及胞质内核酸聚集(包涵体)。炎症反应及免疫病理是其损伤的重要机制。

CMV 可通过胎盘垂直感染,引起胎盘炎症性病理改变如胎盘绒毛膜炎;胎儿时期首先受损的器官为肝脏,也可导致胎儿宫内发育迟缓,CNS、肾脏等组织器官或血液系统受损。分娩过程中和出生后 CMV 感染最常侵入部位为呼吸道及消化道,引起相应的炎症反应;肝脏是先天性 CMV 感染最常累及的器官,病理表现为胆管炎、肝内外胆汁淤积等;CNS 受损可引起严重后遗症如感音性耳聋和脉络膜视网膜炎;肾脏大体结构无明显改变,但显微镜下可见肾小管上皮细胞含巨细胞包涵体;血液系统受损可引起贫血、血小板减少和灶性髓外造血等。

【临床表现】

本病的临床表现因患儿 CMV 感染时间、感染方式以及合并症不同而有差异。

1. **先天性(宫内)感染**　母亲原发性感染、不同病毒株再次感染或潜伏期感染病毒激活均可经胎盘垂直传播引起宫内感染,受染新生儿生后 3 周内有 CMV 从尿中排出。5%~10% 患儿出现典型全身 CID 表现,另有 5% 患儿为非典型临床表现,其余 85%~90% 呈亚临床经过,无明显临床症状和体征。新生儿 CID 特征是单核巨噬细胞系统和中枢神经系统受累,主要表现为早产、宫内发育迟缓、小头畸形、黄疸、肝脾大及肝功能损害、贫血、血小板减少、皮肤瘀点瘀斑、脉络膜视网膜炎、惊厥、脑积水、脑组织软化或钙化等,部分还可出现心肌炎、关节炎、肾炎、间质性肺炎和脑膜脑炎等。严重者多在生后数天或数周内死亡;幸存者大多留有后遗症,如精神运动发育迟缓、感音性耳聋、癫痫、牙釉质钙化不全、视力减退(视神经萎缩)等。

2. **围生期感染**　主要由妊娠晚期经生殖道传播或含 CMV 母乳喂养引起。新生儿出生时多无感染症状,生后 3~12 周从尿中排出 CMV。主要发生在早产儿,病变主要累及肝脏、呼吸系统、血液系统和 CNS,出现相应临床表现,严重者引起脉络膜视网膜炎、心肌损害、脓毒症样综合征甚至 MODS,死亡率较高。足月儿常呈自限性经过,预后一般良好。

【实验室检查】

1. **CMV 特异性抗体检测**　检测新生儿血清 CMV-IgM 和 / 或 IgG 有助于 CMV 的诊断。IgM 抗体不能通过胎盘屏障,若新生儿出生时脐血或生后 3 周内血清 CMV-IgM 抗体阳性,则为先天性 CMV 感染;IgG 抗体可以透过胎盘,故血清中出现 CMV-IgG 抗体,可以是来自母体,也可能由新生儿自身产生,只有在恢复期血清抗体效价增高 4 倍以上,才提示近期 CMV 感染。

2. **CMV-DNA 及标志物检测**　CMV 感染患儿经尿液和唾液排毒量高,血液和 CSF 中 CMV 量稍低,故 PCR 可快速、敏感而特异性地检测体液(尤其尿液)的 CMV-DNA,是早期诊断 CMV 感染的有效方法。CMV 为细胞内感染,受染组织和细胞内存在典型包涵体、病毒抗原或颗粒等标志物,因此取新鲜晨尿,沉渣涂片查找 CMV 特异性标志物也有助于 CMV 感染的诊断。

3. **病毒分离**　是最可靠的直接诊断病毒感染方法,从组织、体液或分泌物分离出 CMV 即可确诊,但需时间较长,临床上难以实现。由于含巨细胞包涵体的肾小管上皮细胞脱落,尿液中 CMV 量高,排毒时间长但多为间歇性,故反复多次尿培养分离可提高阳性率。

4. **影像学检查**　胎儿或新生儿超声、CT 或 MRI 等影像学检查可发现宫内发育迟缓、小头畸形、脑室扩大、脑积水、颅内软化或钙化、肝脾大等表现,对 CMV 感染的诊断和神经发育评估有重要意义。

5. **其他**　CNS 受损时,CSF 呈脑膜脑炎改变,即白细胞计数升高(以淋巴细胞为主)和蛋白质升高。早期听力筛查及脑干听觉诱发电位检测可早期发现并动态监测患儿听力损害。眼底检查可发现 CMV 所致视力损害。

【诊断】

新生儿期出现不明原因的明显黄疸、惊厥、皮肤瘀点、肝脾大及肝功能损害者均应考虑有 CMV 感染可能。确诊需要实验室证据,存在下列 4 项之一者即可确诊 CMV 感染:①尿液或 CSF 等体液中分离出 CMV;②尿液、唾液或血液等体液中检测出 CMV-DNA;③尿液、血液或 CSF 等体液中检测出 CMV 抗原;④血 CMV-IgM 阳性和 / 或双份血清 CMV-IgG 滴度超过 4 倍升高。

【治疗】

对于无症状先天性 CMV 感染患儿的处理意见尚未统一,目前仅推荐对症状性 CNS 病变或严重局部器官损害(肝炎、间质性肺炎、血液系统损害等)的 CMV 感染患儿进行干预。治疗仍以对症治疗、保护受累器官、协助其恢复功能为主,抗病毒药及免疫功能调节药物应用仍在探索之中。

对有症状先天性 CMV 感染(两个系统以上受损和发生肝炎者),首选更昔洛韦(ganciclovir,GCV)或其前体缬更昔洛韦(valganciclovir,VGCV)治疗。更昔洛韦的副作用有中性粒细胞减少、转氨酶和直接胆红素升高、血小板计数下降和脉络膜视网膜炎等。目前,对于有症状先天性 CMV 感染主要采取更昔洛韦早期、高剂量、足疗程的治疗方案:6~7.5mg/kg,每 12 小时 1 次,静脉缓慢滴注,连续治疗至少 6 周。研究表明,口服缬更昔洛韦 16mg/(kg·d)(分 2 次)可达到相当于静脉用药浓度,因此有学者推荐静脉使用更昔洛韦 2~3 周后,继而改为缬更昔洛韦口服完成 6 周的疗程,患儿依从性好;对存在 CNS 受累的患儿,可延长口服缬更昔洛韦治疗达 6 个月。

【随访和预后】

目前,仅推荐治疗新生儿症状性 CMV 感染。暂不治疗的非症状性新生儿 CMV 感染中,仍有 10%~15% 在 2 岁前可发生听力障碍,故定期随访非常重要,可早期进行听力和智力评估,发现异常及早干预。

出生时即有临床症状的 CMV 感染患儿预后差,30%~50% 可发生神经系统后遗症如小头畸形、智力运动发育迟缓、听力和视觉受损、学习困难和行为异常、惊厥或脑瘫等。出生时无临床症状的 CMV 感染患儿最常见后遗症是感音性耳聋,发生率高达 7%~15%。在非遗传性感音性耳聋儿童中,约 1/3 由 CMV 感染所致。

【预防】

进行三级预防可降低新生儿 CMV 感染发生率:①加强环境和手卫生,避免孕产妇及新生儿感染 CMV。②对原发性 CMV 感染孕产妇,使用抗病毒药物及 CMV 高价免疫球蛋白有可能切断母婴垂直传播途径。③尿液或唾液中 CMV-DNA 检测,可早期发现先天性感染,指导临床防治;CMV 血清学阳性母亲一般不进行母乳喂养,可用母乳库中经巴氏消毒的捐赠乳或配方奶替代。

四、先天性弓形虫病

弓形虫病(toxoplasmosis)是由细胞内寄生的刚地弓形虫(*Toxoplasma gondii*)引起的一种人畜共患传染病,可分为先天性和获得性感染两类。先天性弓形虫病系母孕期原发性弓形虫感染后,经胎盘侵犯胎儿所致,其损伤程度与胎龄关系明显,即感染越早,胎儿受损越严重,且多为全身性损害:感染发生在妊娠前 3 个月多引起流产、死产或发育畸形,幸存者大部分遗留中枢神经系统后遗症;妊娠中期感染,多出现死胎、早产和严重脑、眼、心、肝等损害;妊娠晚期感染,因胎儿已逐渐成熟,则胎儿可发育正常,部分发生早产或出生后出现临床症状。获得性感染多发生于免疫缺陷或免疫受损者,以内脏器官受累和全身症状为主。

【病原体及其传播途径】

弓形虫发育过程中需中间宿主和终宿主,人类及其他哺乳动物是其中间宿主,而猫及猫科动物是其唯一终宿主。在弓形虫生活史中,存在 5 种不同形态即滋养体、包囊(在中间宿主体内)、裂殖体、配子体和卵囊(在终宿主体内)。一般认为,胎儿先天性弓形虫感染系母亲孕期原发性弓形虫感染的结果,但大多数母亲无明显临床症状。母孕期感染弓形虫后形成原虫血症,经胎盘到达胎儿,然后通过血行播散至胎儿各组织器官。弓形虫感染传播率及胎儿受累程度与母亲感染时间相关:孕早期感染,传播率较低(<20%),但胎儿多为重型,易发生流产、早产和先天畸形;孕晚期感染,传播率较高(高达 65%),但损害较轻,新生儿多为轻型或无明显临床表现。此外,新生儿可因与受染动物直接接触、玩舔或被咬伤而感染;亦可因食用含弓形虫活包囊且未经消毒或煮沸的乳类、蛋类等食物而感染。

【发病机制】

来自母体的弓形虫(原发性感染)首先侵犯胎盘,引起胎盘炎症反应,再经血行扩散,侵犯多个器官和组织,在宿主细胞(尤其脑细胞及发育不成熟的幼稚细胞)内寄生和繁殖,使细胞破坏,子孢子逸出后又侵犯邻近细胞,如此循环破坏,产生坏死灶,引起组织强烈炎症反应。当宿主产生免疫力较强时,虫体(滋养体)繁殖受抑制,形成不活动的组织包囊,导致慢性感染;一旦宿主免疫力降低,虫体即可从包囊内逸出,导致感染复发。弓形虫亦可作为抗原,引起过敏反应。此外,尚可引起严重的继发性病变如脑梗死、钙化和发育障碍。已证明,弓形虫脑炎是 HIV 感染患儿死亡的原因之一。

【病理】

CNS 是先天性弓形虫病最常见受损部位,表现为:①脑组织皮质变薄、大片坏死,脑内出现大小不等囊腔,其周围钙盐沉着;②脑室阻塞引起脑室扩大和脑积水;③在大脑皮质、小脑、脑干和脊髓等处,大小不等的肉芽肿形成;④眼球受累,出现脉络膜视网膜炎、小眼球、白内障或青光眼等。此外,还存在其他组织器官损害,如间质性肺炎、心肌增生性病变、肝脾和肾上腺局灶性坏死等。

【临床表现】

1. **显性感染** 新生儿先天性弓形虫病中,约 20% 为显性感染,主要表现为全身症状、内脏和系统病变(中枢神经系统和眼部病变等)症状,其中脑积水、脑钙化灶和脉络膜视网膜炎被称之为"先天性弓形虫病三联征"。

(1)急性感染症状:多见于感染急性期,为多器官系统损害表现,如早产、宫内发育迟缓、发热、黄疸、贫血、发绀、水肿、皮疹、紫癜、肝脾大、肺炎、心肌炎、肾炎、体腔积液和淋巴结肿大等。

(2)内脏和系统病变症状:多见于慢性感染。

1)中枢神经系统病变:脑膜脑炎存在且病情严重,可引起脑积水(有时为先天性弓形虫病唯一表现)、脑钙化和各种脑畸形等,表现为颅缝增宽、前囟隆起、抽搐、肢体强直、昏迷、脑脊液改变等。

2)眼部病变:在 CID 中较多见,一般发生在两侧眼球。常表现为脉络膜视网膜炎,其次为眼肌麻痹、虹膜睫状体炎、白内障、视神经萎缩,偶尔整个眼球被侵犯,以致眼球变小、畸形及失明。

3)其他:约 50% 的 CID 存在肝损害,表现肝酶升高、黄疸和肝脾大等。此外,还可出现肺炎、心肌炎、肾炎和肾病综合征等。

2. **隐匿感染** 隐匿型先天性弓形虫感染约占 80%,出生时可无症状,但在神经系统或脉络膜视网膜有弓形虫包囊寄生,而至数个月、数年或至成人才出现神经系统或脉络膜视网膜炎症状。

【实验室检查】

1. **弓形虫相关检测** 包括弓形虫特异性抗体、特异性核酸、循环抗原(TCAg)检测和病原学检查等。

(1)特异性抗体测定:检测血清弓形虫特异性 IgG、IgM 简便快速,敏感性和特异性较高。一般来说,新生儿近期标本中,检测出特异性 IgM 和 IgA 抗体是急性先天性弓形虫病的有力证据;IgG 抗体逐渐降低或维持恒定而伴随 IgM 存在,提示存在弓形虫亚急性感染;病程中 IgG 逐渐升高且在临床症状出现后 2~5 个月达高峰,则提示慢性感染。上述测定在免疫缺陷患者中可能会出现假阴性结果。

(2)特异性核酸检测:检测弓形虫特异性 DNA,敏感性和特异性高。检测标本包括血液、脑脊液、支气管灌洗液、羊水和胸腔积液、腹腔积液等。弓形虫 DNA 检测在感染早期和免疫缺陷症患者的诊断中具有优势。检测过程中应注意污染,否则易出现假阳性。

(3)循环抗原检测:TCAg 是弓形虫速殖子的代谢产物,感染后数日即可出现在血液循环中。在血液或其他体液中检出 TCAg,提示早期急性期感染存在。

(4)病原学检查:应用胎儿羊水和脐带血,患儿血液、CSF 等体液或病变组织直接涂片或沉淀涂片,找到原虫(滋养体和包囊)即确立诊断,但此法阳性率较低;也可应用易感动物接种或组织细胞培养分离病原体,但条件要求高且操作烦琐,临床应用价值有限。

2. **其他辅助检查** 头部 CT、MRI 可发现皮质钙化、脑积水和各种畸形等;X 线检查可见肺部病变;B 超可发现肝脾大。发生脑膜炎或脑炎时,脑脊液呈黄色,细胞数增多,以淋巴细胞增多为主,蛋白质增高。眼底检查可发现后极部、局限性坏死性和视网膜脉络膜炎等改变。

【诊断和鉴别诊断】

弓形虫病诊断需结合孕母感染史、临床表现和实验室检查,其中血清弓形虫特异性抗体测定、血液或其他体液 DNA 检测、TCAg 和病原学检查是确诊新生儿先天性弓形虫感染的重要依据。此外,影像学、眼底检查和 CSF 分析在发现重要器官(脑、肺及眼底等)病变具有重要意义。

先天性弓形虫感染应与 TORCH 综合征中的其他疾病相鉴别；此外，尚需与先天性梅毒、李斯特菌或其他细菌性所致感染性脑病和败血症等鉴别。

【治疗】

1. 孕产妇弓形虫感染 对于孕早期（12 周）原发性弓形虫感染，孕妇应及时终止妊娠；中晚期（13 周后）感染者应积极治疗：在妊娠 16 周前确定的感染，先用螺旋霉素 0.5~1g/ 次，每天 4 次，治疗至 16 周，然后加用乙胺嘧啶和磺胺嘧啶至少 4 周，同时应用四氢叶酸减少副作用。螺旋霉素可与弓形虫核糖核酸结合抑制 tRNA，使蛋白合成障碍，产生抗虫体作用。由于螺旋霉素在胎盘组织中浓度高，几乎不通过胎盘，能有效控制孕妇弓形虫经胎盘播散，且不影响胎儿，无致畸作用，已广泛用于妊娠期原发性弓形虫感染。乙胺嘧啶和磺胺嘧啶杀虫作用强，但因能通过胎盘，对胎儿可能产生不良影响，故常在妊娠 16 周后开始使用。若磺胺类过敏时，可选用克林霉素（氯林可霉素）或阿奇霉素。

2. 先天性弓形虫病 对确诊为先天性弓形虫病患儿，无论有无症状，均应给予治疗。首选磺胺嘧啶和乙胺嘧啶联合治疗，这是因为磺胺嘧啶能竞争二氢叶酸合成酶使二氢叶酸合成减少，而乙胺嘧啶是二氢叶酸还原酶抑制剂，两药联用具有协同作用，使虫体核酸合成障碍而抑制其生长。由于应用乙胺嘧啶也可引起人体叶酸缺乏和骨髓抑制，磺胺嘧啶可致骨髓移植、肾脏损害和结石形成，故联合用药期间应定期复查血、尿常规，并同时补充叶酸或甲酰四氢叶酸，以消除磺胺类药物的毒副作用，故实际上的联合用药是磺胺嘧啶和乙胺嘧啶 + 叶酸或四氢叶酸。此外，乙酰螺旋霉素、克林霉素和阿奇霉素也可选用。

对于先天性弓形虫病，无论有无症状均需治疗。传统用药方案是：磺胺嘧啶［100mg/（kg·d），每日 4 次口服］+ 乙胺嘧啶［1mg/（kg·d），每 12 小时 1 次口服；第 2~4 日后剂量减半，每日 1 次口服］。同时补充叶酸（5mg/ 次，每日 3 次口服）或甲酰四氢叶酸（10mg，每周肌内注射 2~3 次）。强调联用疗程最短 4~6 周，重复 3~4 个疗程效果最佳，每疗程可间隔 1 个月。

美国治疗方案与传统方案有所差别：①对有症状的先天性弓形虫病，总疗程为 1 年，即每日应用磺胺嘧啶和乙胺嘧啶治疗 6 个月，7~12 个月起改为隔日服用；或每日应用磺胺嘧啶和乙胺嘧啶治疗 6 个月，然后在 7~12 个月，改为乙酰螺旋霉素［100mg/（kg·d），分 2~4 次口服］与磺胺嘧啶 + 乙胺嘧啶交替应用（各用 1 个月）。②对于无症状的先天性弓形虫病，先用磺胺嘧啶 + 乙胺嘧啶 6 周，接着用乙酰螺旋霉素 6 周，最后再用磺胺嘧啶 + 乙胺嘧啶 4 周，总疗程约 4 个月。用药期间，应同时补充叶酸或甲酰四氢叶酸。

若发生眼弓形虫病，应在传统用药方案的基础上加用克林霉素，因后者易渗入眼组织中，局部组织浓度较高。具体用法：10~25mg/（kg·d），分 3~4 次口服，疗程 4~6 周，可间隔 2~4 周后再重复 1 个疗程。

【预后】

先天性弓形虫感染的预后取决于宿主免疫功能状态以及受累器官。轻型或亚临床型预后良好，单纯淋巴结肿大型预后良好，眼部弓形虫病常反复发作，严重先天性感染预后不良，新生儿时期出现症状者约 25% 死亡。先天性弓形虫感染易发生各种畸形和后遗症，出生后无症状者，经 3~20 年后也可出现智力发育不全、听力障碍、视力缺陷和癫痫样发作等。因此，先天性弓形虫感染患儿应在出生后第 1 年内及时治疗，并定期进行随访检查。

【预防】

先天性弓形虫病主要预防措施：①尽量避免密切接触猫、狗等动物，做好人、畜粪便管理，饭前便后洗手，不吃未煮熟的肉类、蛋类和未消毒的乳类；②应用血清学筛查和产前诊断方法，早期发现妊娠期弓形虫感染并采取相应干预手段，即孕早期感染可终止妊娠，孕中、晚期感染应用抗生素治疗。

五、新生儿衣原体感染

新生儿衣原体感染（chlamydia infection）是由沙眼衣原体（*Chlamydia trachomatis*，CT）所致，主要

表现为包涵体结膜炎和衣原体肺炎。新生儿衣原体感染属性传播疾病,国外发生率较高,在我国也不低,应引起足够重视。

【病原菌及传播途径】

衣原体是一种近似于细菌的病原微生物,必须在活细胞中生长和繁殖,其中沙眼衣原体、肺炎衣原体和鹦鹉热衣原体可导致人类发病,沙眼衣原体与新生儿感染尤为密切。沙眼衣原体多数情况下定植在子宫颈、眼、鼻咽部、尿道及直肠黏膜等部位,新生儿沙眼衣原体感染主要是出生时通过受染母亲产道而发生,宫内感染少见。胎膜早破、胎盘或子宫内膜炎是引起新生儿沙眼衣原体感染的高危因素。

【病理】

沙眼衣原体主要侵犯睑结膜、鼻咽部,然后下行至肺。眼部病理变化特征包括:①卡他性结膜炎,表现为渗出、充血和肿胀,以下眼睑为重;②眼下穹窿或下睑结膜细胞胞质内存在沙眼衣原体包涵体(包涵体结膜炎)或原始小体;③新生儿缺乏淋巴样组织,故无沙眼典型的滤泡增生改变。此外,鼻咽部和肺部主要表现为炎症反应(鼻咽炎和间质性肺炎),大量浆液性渗出,嗜酸性粒细胞浸润等。

【临床表现】

沙眼衣原体宫内感染可导致胎儿宫内发育迟缓、早产或死胎,少见。出生时感染主要引起结膜炎和肺炎,此外还可引起鼻咽炎、中耳炎及女婴阴道炎等,但多隐匿而不易察觉。

1. **沙眼衣原体结膜炎(包涵体结膜炎)**　沙眼衣原体感染母亲所生新生儿中,30%~50% 发生结膜炎,其中约 1/2 合并鼻咽炎。多在生后 5~14d 发病,常单侧发病,呈自限性经过:先出现卡他性结膜炎症状,分泌物初为浆液性,很快转为黏液脓性,眼睑及结膜充血肿胀;如不治疗,充血和分泌物可逐渐减轻,持续数周而自愈。可合并其他细菌感染。

2. **沙眼衣原体肺炎**　沙眼衣原体感染母亲所生新生儿中,10%~20% 发生肺炎,其中约 1/4 可合并鼻咽炎。一般认为,患儿出生时沙眼衣原体先感染鼻咽部,然后下行至肺引起肺炎。多在生后 2~4 周发病。早期表现为上呼吸道感染症状,无发热或低热,吃奶、哭声等一般状态尚可,继之出现气促、呼吸暂停和阵发性不连贯咳嗽,肺部闻及散在湿啰音。胸部 X 线改变较临床表现为重,常持续数周至数个月方恢复正常。

【实验室检查】

衣原体感染有时呈隐性感染或表现出非特异临床症状,下列实验室检查有助于本病的诊断。

1. **沙眼衣原体相关检查**

(1)涂片直接镜检:鼻咽部黏膜表面拭子、眼下穹窿或下睑结膜刮片,应用吉姆萨或碘染色可找到胞质内沙眼衣原体包涵体或原始小体。若存在混合感染,也可发现其他细菌如金黄色葡萄球菌。

(2)抗原及核酸检测:直接荧光抗体法或酶联免疫法检测沙眼衣原体抗原,可用于衣原体结膜炎的快速诊断。此外,PCR 技术检测 CT-DNA,敏感性和特异性高。

(3)血清学检查:沙眼衣原体感染时,机体多数不产生 IgM,特异性抗体 IgG 可通过胎盘,故需感染初期和恢复期双份血清抗体滴度升高 4 倍以上才有诊断价值。

(4)细胞培养和病原体分离:为诊断沙眼衣原体感染的"金标准"。取结膜标本或支气管肺泡灌洗液,通常用 McCoy 细胞或 HeLa 细胞进行沙眼衣原体培养和分离,特异性和敏感性高,一般 72h 左右出结果,但条件要求高且操作烦琐,临床应用受限。

2. **其他辅助检查**

(1)胸部 X 线检查:可见双肺广泛性不同程度的间质和 / 或肺泡浸润,常见过度通气,可见支气管周围炎及局灶性肺不张等,持续时间较长。

(2)外周血象:白细胞总数和中性粒细胞分类一般在正常范围,多数患儿嗜酸性粒细胞增多(>300 × 10^9/L)。

【诊断和鉴别诊断】

根据典型结膜炎表现，或结合眼下穹窿或下睑结膜刮片镜检结果，即可明确诊断。沙眼衣原体结膜炎需与淋球菌结膜炎（起病较早，多在生后 2~5d）或金黄色葡萄球菌结膜炎（分泌物细菌培养可确诊）相鉴别。

根据典型肺炎临床表现，结合胸片改变、实验室病原学及抗体检查，可明确诊断。当新生儿、小婴儿肺炎病程超过 1 周，用青霉素、头孢菌素类或碳青霉烯类抗生素等治疗无效，且患儿一般情况良好（体温 <38℃，无明显中毒症状），应考虑沙眼衣原体存在。沙眼衣原体肺炎应与病毒、细菌或肺炎支原体引起的肺炎相鉴别；病程较长者，还应与结核分枝杆菌所致肺结核鉴别。

【治疗】

确诊衣原体结膜炎和肺炎或无法排除支原体感染时，可选用阿奇霉素或红霉素治疗，其副作用是胃肠道反应，口服者建议进食前服用。阿奇霉素一般采用口服给药，肺部表现严重时，可 10mg/（kg·d）静脉缓慢滴注，每日 1 次，共用 3~5d。红霉素一般 30~50mg/（kg·d），分 3~4 次口服，疗程 2 周；疗效不佳时可重复 1 个疗程或改用阿奇霉素治疗。沙眼衣原体结膜炎还需局部用红霉素眼膏、0.1% 利福平或 10% 磺胺醋酰钠滴眼液。

【预防】

新生儿沙眼衣原体感染属性传播疾病，大多是出生时通过受染母亲的产道而感染，发生率不低，应引起重视。妊娠期沙眼衣原体筛查和干预（阿奇霉素或红霉素治疗）可明显降低其传播。

六、新生儿梅毒

新生儿梅毒又称先天性梅毒（congenital syphilis），是由于母亲患有梅毒（早期梅毒和螺旋体血症）后，梅毒螺旋体通过胎盘进入胎儿血循环而引起的感染，受累胎儿约有 50% 发生流产、早产、死胎或新生儿期死亡。先天性梅毒可发生在小儿生长发育的任何时期，其中 2 岁以内发病者为早期先天性梅毒，2 岁以后为晚期先天性梅毒。近年来，我国先天性梅毒发病率有明显上升趋势，死亡率极高，必须高度重视。

【病原体】

引起新生儿先天性梅毒的病原体为梅毒螺旋体，形似螺旋状纤维，有 8~12 个排列规则的螺旋，两端尖直，在暗视野下可见其波浪状运动。梅毒螺旋体在体外的生活力较弱，对干燥和温度特别敏感，在干燥环境和阳光直射下迅速死亡；在 -10℃ 可生存 3h，但 100℃ 时立即死亡；普通化学消毒剂在短时间内即可使其死亡。

【传播途径及发病机制】

先天性梅毒主要通过胎盘传播。目前认为，妊娠的任何时期都有可能发生母婴垂直传播，其具体过程是梅毒螺旋体首先感染蜕膜组织，然后侵犯相邻的绒毛组织，其绒毛间质中的 Hofbauer 细胞发挥抗原提呈作用，最后透过胎盘进入胎儿血液循环而发生感染。此外，分娩过程中，胎儿可通过接触早期梅毒母亲外生殖器的初疮而导致后天性感染（罕见）。父亲体内梅毒螺旋体不能随精子或精液直接传给胎儿。

【病理】

梅毒螺旋体侵犯胎盘后，胎盘变大变硬且色苍白，出现小动脉内膜炎、绒毛膜炎、局灶性组织坏死和结缔组织增生等。通过受损胎盘进入胎儿血液循环的梅毒螺旋体则进一步播散至全身器官组织：肝脾体积变大，肝组织明显纤维化及髓外造血；肺组织弥漫纤维化，淋巴细胞和巨噬细胞灶性浸润，称为"白色肺炎"；其他病变有皮肤、骨组织、血液系统和中枢神经系统损害、心肌炎、胰腺炎、肾炎、低蛋白血症、非免疫性水肿、淋巴结肿大和脉络膜视网膜炎等。在组织镀银染色切片中有时可找到梅毒螺旋体。

【临床表现】

一般来说,发生在 2 岁(胎儿期、新生儿期和婴幼儿期)以内的先天性梅毒为早期先天性梅毒;如未早期诊断和及时治疗,2 岁以后常发展为晚期先天性梅毒。根据患儿受染程度不同,临床症状和体征出现时间早晚不定并呈多样化表现,即从无症状感染(隐性先天性梅毒)到致死性并发症,可累及一个或多个脏器(骨骼、肝脏、肺、皮肤和脑等)。

1. **早期先天性梅毒**　胎儿期先天性梅毒感染与母亲梅毒的病程以及妊娠期是否治疗密切相关:孕母早期梅毒或螺旋体血症时更易传播至胎儿,可引起胎盘增大增厚、胎儿宫内生长迟缓、胎儿水肿、非免疫性溶血、肝脾大、死胎、流产、早产或小于胎龄儿等。多数患儿出生时临床表现不明显,约 2/3 患儿常于 3 周 ~3 个月后逐渐出现如下临床表现:

(1)一般情况:发育营养差,皮肤松弛,貌似老人,可有发热和易激惹等。

(2)肝脾及淋巴结肿大:几乎所有患儿存在肝大,1/3 伴有梅毒性肝炎(黄疸、肝功能异常),可持续数个月至半年之久,部分患儿肝脾大同时存在;约 1/2 患儿出现全身淋巴结肿大,其中滑车上淋巴结肿大具有较大的诊断意义。

(3)皮肤黏膜损害:30%~60% 患儿有此表现。皮疹有时出生即有,但常于生后 2~3 周出现,初为粉红或紫红色、圆形或多形性斑丘疹,以后变为紫褐色并脱屑。皮疹分布及其变化特征的诊断意义比形态更为重要:多见于口周、臀部、手掌或足跖,严重者渐及躯干,手掌或足跖皮疹内含浆液或脓血(梅毒性天疱疮或天疱疹),数个月后口周或臀部皮肤出现放射状裂痕以及足底脱皮等。此外,梅毒性鼻炎也为先天性梅毒早期特征表现之一,多于生后 1 周出现,可持续 3 个月之久,表现为鼻塞或张口呼吸,分泌物初期清亮,继之呈脓性或血样,鼻黏膜受损破溃并累及鼻软骨时形成"鞍鼻",累及喉部引起声嘶(喉炎)。

(4)骨损害:占 20%~95%,多发生于生后数周,多数无临床体征,少数因疼痛而造成"假瘫",X 线显示长骨多发性、对称性损害,且上肢最易受累,表现为骨干骺炎、软骨骨膜炎或骨髓炎等改变。

(5)血液系统损害:可出现白细胞数减少或增多和血小板减少等;也可出现非免疫性溶血性贫血(Coombs 试验阴性)。

(6)CNS 损害:梅毒螺旋体感染可导致 CNS 受损,但新生儿期很少出现症状和体征(无症状性神经梅毒),多于生后约 3 个月出现急性梅毒性脑膜炎表现:发热、呕吐、惊厥、前囟紧张或颈强直等,CSF 检查发现白细胞数增加,但一般不超过 $200 \times 10^6/L$,以淋巴细胞为主,蛋白中度增高,糖正常。未治疗的慢性梅毒性脑膜炎常并发交通性脑积水、视神经萎缩、血管性脑梗死、脑瘫或癫痫等。

(7)其他改变:尚可见脉络膜视网膜炎、胰腺炎、肺炎、心肌炎、肾炎、非免疫性水肿、低蛋白血症或吸收不良综合征等。

2. **晚期先天性梅毒**　可发生结节性梅毒疹(瘤)、马鞍鼻、楔状齿、骨膜增厚、马刀状胫骨、膝关节积液、神经性耳聋、间质性角膜炎、视神经萎缩和慢性梅毒性脑膜炎等后遗症。

3. **隐匿性先天性梅毒**　指无临床症状和体征,仅血清学反应阳性(需排除假阳性)的先天性梅毒。

【实验室检查】

1. **病原学检查**　取胎盘、脐带、皮肤或黏膜损害处渗出物墨汁涂片,暗视野显微镜下有时可见呈波浪状运动的梅毒螺旋体。近年来,PCR 选择性扩增梅毒螺旋体 DNA 序列或蛋白质印迹试验分析应用于梅毒的诊断,敏感度及特异性极高,是国际公认确诊试验中的"金标准"。

2. **血清学试验**　梅毒螺旋体感染 48h 后,机体可产生特异性抗梅毒螺旋体抗体和非特异性抗心磷脂反应素(抗类脂质抗体),故可应用抗原 - 抗体反应试验进行检测。

(1)非特异性试验:包括性病研究实验室试验(VDRL)、快速血浆反应素试验(RPR)及甲苯胺红不加热血清试验(TRUST)。其检测原理是用心磷脂等作为抗原,检测患儿血清中是否存在抗心磷脂抗体(反应素),梅毒感染 4 周内即可出现阳性反应,阳性率高达 90%;其他疾病(病毒感染、自身免疫性疾病等)、吸毒或妊娠也可能出现阳性反应,特异性较差,故仅作为梅毒的筛查试验,即阳性结果需用下列特异性试验进一步证实。反应素未经治疗者长期存在,经正规治疗后或疾病晚期减少或消失,因此可作为动态观察疗效、复发及再感染的指标。

(2)特异性试验:包括荧光梅毒螺旋体抗体吸收试验(FTA-ABS)、梅毒螺旋体血凝试验(TPHA)和梅毒螺旋体乳胶凝集试验(TPPA)等。其检测原理是用梅毒螺旋体或其成分作为抗原测定相应的特异性抗体,特异性和敏感性高,可避免生物性假阳性,为确诊试验。这类特异性抗体在患儿经过有效治疗后仍长期存在,血清反应持续存在,故上述试验可确认患儿正在感染或既往感染梅毒螺旋体,但不能判断梅毒感染活动与否,不能作为疗效监测指标。

(3)特异性 TP-IgM 检测:近年来,应用 ELISA 等方法检测血清特异性 TP-IgM 得到改良和优化,可用于早期先天性梅毒、梅毒螺旋体再感染的诊断。由于母体 IgM 不能通过胎盘,新生儿体内 IgM 为自身产生,故新生儿血清 TP-IgM 阳性可诊断先天性梅毒。

3. **脑脊液检查**　梅毒患儿应常规进行腰椎穿刺和 CSF 分析:若淋巴细胞增加、蛋白增高、VDRL 阳性,无论临床有无症状,均可诊断神经梅毒。

4. **X 线检查**　病变累及肺部时,胸片可显示肺部炎性浸润影。先天性梅毒新生儿骨骼受损不多,随着日龄和年龄增加,骨损发生率增加和程度加重,表现为先期钙化带增厚致密、不规整,与其下方横行透亮带形成"夹心饼"征;对称性干骺端骨质虫蚀样或囊样破坏及增生;若出现对称性胫骨干骺端内侧骨皮质破坏缺损(Winberger 征)则具有特征性。

【诊断】

主要根据母亲病史、临床表现、实验室和 X 线检查进行诊断。实验室检查在先天性梅毒诊断中具有重要意义,其中 VDRL、RPR 或 TRUST 为快速筛查试验,梅毒螺旋体病原学检查,以及 FTA-ABS,TPHA,TPPA 或 TP-IgM 检测特异性强,常用于确诊。

1. **有症状先天性梅毒**　新生儿和母亲梅毒血清学检查如 RPR、TPHA 或特异性 TP-IgM 抗体阳性,且新生儿具有下列 2 项及以上早期梅毒的临床特征者可诊断。这些特征依次是:①皮疹及脱皮(尤其肢端掌跖脱皮);②低体重、肝脾大和病理性黄疸;③梅毒性假麻痹;④贫血、血小板减少和水肿。

2. **无症状(隐匿性)先天性梅毒**　多见于母亲孕期筛查出梅毒且予以驱梅治疗,或妊娠晚期感染梅毒所生的新生儿。下列情况应考虑新生儿可能存在无症状先天性梅毒:①母亲有梅毒病史或不洁性生活史,梅毒血清学试验阳性;②新生儿无临床表现,但 RPR 和/或 TPHA 阳性。由于 RPR 检测的反应素和 TPHA 测定的特异性梅毒抗体均为 IgG,可通过胎盘由母体而来,故新生儿时期 RPR 和 TPHA 阳性也不能立即确认诊断。对于这些疑似病例,应在生后进行血清学动态监测:如无梅毒感染,则 RPR 滴度渐降低并于 6 个月内转阴;如滴度未渐下降甚至升高,则先天性梅毒诊断成立。出生时和生后不久测定血清 TP-IgM 水平是早期诊断无症状先天性梅毒的重要手段,阳性可以作为梅毒活性感染标志。

【治疗】

对于诊断或高度怀疑先天性梅毒的新生儿,首选水剂青霉素治疗。为避免因大量螺旋体被杀灭而释放出异种蛋白质所致的赫氏反应,应从小剂量开始使用,每次 5 万 U/kg,静脉滴注,每 12 小时 1 次;7d 后改为每 8 小时 1 次,剂量同前,继续用 10d。也可用普鲁卡因青霉素,5 万 U/(kg·d)肌内注射,共 10d。对青霉素过敏者,可用红霉素 15mg/(kg·d),连用 2 周,口服或注射均可。

CSF 异常者(神经梅毒)应用水剂青霉素,出生 7d 内,每次 5 万 U/kg 静脉滴注,每 12 小时 1 次;7d 后改为每 8 小时 1 次,剂量同前,连用 14d。已证实头孢曲松可很好地通过血脑屏障,可减少治疗失败率和/或神经梅毒的可能性。全身症状反应严重者,应加用肾上腺皮质激素和丙种球蛋白。

【随访】

疗程结束后,应在 2 个月、4 个月、6 个月、9 个月和 12 个月时监测 VDRL 试验,直至其滴度持续下降或转阴。治疗 6 个月内血清抗体滴度未出现 4 倍下降,或滴度维持稳定甚至增高,应视为治疗失败或再感染,应重复治疗。神经梅毒患儿应每 6 个月复查 1 次 CSF,直至 CSF 中细胞计数正常为止,如细胞计数仍不正常或无下降,应重复治疗。

【预防】

所有孕妇首次产检(最好妊娠 3 个月内)均需进行梅毒血清学筛查;对梅毒高发地区或高危孕妇,于妊娠 28~32 周及临产前再次筛查。治疗妊娠期梅毒是预防先天性梅毒的重要措施,应早期规范进行,首选青霉素(过敏者可选用头孢曲松或红霉素)。妊娠期母亲经适当治疗者,新生儿患病率明显下降,患病者病情也较轻;母亲在妊娠早期感染梅毒又未及时治疗,则新生儿期发病时间早且病情重。临床资料表明,分娩前 30min 完成规范青霉素治疗也可以预防 94%~99% 的新生儿先天性梅毒。

(肖　昕)

第七节　新生儿黄疸及溶血病

一、新生儿黄疸

黄疸(jaundice)是新生儿期最常见的一种临床表现,因胆红素在体内积聚引起皮肤、巩膜及其他器官、组织出现黄染。通常新生儿血清胆红素超过 85.5μmol/L(成人超过 34.2μmol/L)即可出现肉眼可见的皮肤黄染。按照黄疸程度及对新生儿的可能影响,分为生理性黄疸和病理性黄疸。胆红素过高会导致血清未结合胆红素透过血脑屏障引起急性胆红素脑病,容易遗留神经系统后遗症(即核黄疸)。

【新生儿胆红素代谢特点】

1. **胆红素生成过多**　胆红素是血红素的分解产物,约 80% 来源于红细胞的血红蛋白,约 20% 来源于肝脏和其他组织中的血红素及骨髓中红细胞前体。按照体重计算,新生儿每天生成的胆红素明显高于成人(新生儿 8.8mg/kg,成人 3.8mg/kg),其主要原因是:①胎儿期血氧分压低,体内红细胞数量代偿性增加,出生后血氧分压升高,新生儿体内过多的红细胞被破坏;②新生儿红细胞寿命短(足月儿约 80d,早产儿低于 70d,成人 120d);③肝脏和其他组织中的血红素及骨髓红细胞前体较多。

2. **血浆白蛋白联结胆红素的能力不足**　胆红素进入血液循环,与白蛋白联结后,运送到肝脏进行代谢。刚娩出的新生儿常有不同程度的酸中毒,可影响胆红素与白蛋白联结。此外,胎龄愈小,白蛋白含量愈低,其联结胆红素的量也越少。

3. **肝细胞处理胆红素能力差**　未结合胆红素(unconjugated bilirubin)进入肝脏后,由肝细胞的 Y、Z 蛋白将其运送至滑面内质网,在滑面内质网中进行结合反应,主要通过尿苷二磷酸葡萄糖醛酸基转移酶(UDPGT)催化,形成水溶性的结合胆红素(conjugated bilirubin),由肝细胞排入毛细胆管,进一步随同胆汁经胆管系统排泄入肠道。新生儿出生时肝细胞内 Y、Z 蛋白含量低(生后 5~10d 达正常),UDPGT 含量也低(生后 1 周接近正常)且活性差(仅为正常的 0~30%),结果导致生成结合胆红素的效率较差;另外,新生儿的胆汁分泌和排泄功能也未成熟。因此,新生儿肝脏处理胆红素各环节的能力不足。

4. **肠肝循环(enterohepatic circulation)特点**　成人肠道内的结合胆红素被细菌还原成粪胆素和尿胆原,其中大部分随粪便排出,小部分被结肠吸收后,极少量由肾脏排泄,余下的经门静脉至肝脏重新转变为结合胆红素,再经胆道排泄,即胆红素的"肠肝循环"。因新生儿肠腔内具有 β-葡糖醛酸糖苷酶(β-glucuronidase),可将结合胆红素转变成未结合胆红素,加之肠道菌群尚未完全建立,导致未结合胆红素的产生和重吸收增加。此外,胎粪含胆红素 80~100mg/dl,如排泄延迟,可使胆红素重吸收增加。

此外,当患儿饥饿、缺氧、脱水、酸中毒、头颅血肿或颅内出血时,可进一步干扰胆红素的生成、代谢和排泄,更易出现黄疸或使原有黄疸加重。

【分类】

1. **生理性黄疸**(physiologic jaundice)　特点为:①一般情况良好;②足月儿生后 2~3d 出现,4~5d 达高峰,5~7d 消退,最迟不超过 2 周(早产儿不超过 4 周);③每天血清胆红素升高 <85μmol/L(5mg/dl);④血清总胆红素值尚未达到相应日龄及危险因素下的光疗干预标准(图 6-24)。

既往将血清胆红素足月儿 <221μmol/L(12.9mg/dl)和早产儿 <257μmol/L(15mg/dl)定为生理性黄疸的界限。但有资料表明:亚洲足月儿生理性黄疸的血清胆红素值高于西方足月儿;也有早产儿血清胆红素 <171μmol/L(10mg/dl)发生胆红素脑病的报道。但是,生理性黄疸始终是一种除外性诊断,必须排除病理性黄疸的各种原因后方可确定。

2. **病理性黄疸**(pathologic jaundice)　①生后 24h 内出现;②血清胆红素:足月儿 >221μmol/L(12.9mg/dl)、早产儿 >257μmol/L(15mg/dl),或每天上升超过 85μmol/L(5mg/dl);③黄疸持续时间:足月儿 >2 周,早产儿 >4 周;④黄疸退而复现;⑤血清结合胆红素 >34μmol/L(2mg/dl);⑥血清总胆红素值已达到相应日龄及危险因素下的光疗干预标准(图 6-24)。具备其中任何一项者即可诊断。

【病因】

病理性黄疸根据其发病原因分为 3 类:

1. **胆红素生成过多**

(1)红细胞增多症:即静脉血中红细胞 >6×10^{12}/L,血红蛋白 >220g/L,血细胞比容 >0.65。常见于母 - 胎或胎 - 胎间输血、脐带结扎延迟、先天性青紫型心脏病及糖尿病母亲的新生儿等。

(2)血管外溶血:如较大的头颅血肿、颅内出血、广泛皮下出血、肺出血、消化道出血或其他部位出血。

(3)同族免疫性溶血:见于母婴血型不合,常见为 ABO 或 Rh 血型不合所致溶血(详见新生儿溶血病)。

(4)感染:细菌、病毒、真菌、螺旋体、衣原体、支原体和原虫等引起的重症感染均可致溶血,以金黄色葡萄球菌、大肠埃希菌引起的败血症多见。

(5)其他:红细胞酶缺陷,如葡萄糖 -6- 磷酸脱氢酶(G-6-PD)缺乏等;红细胞形态异常,如遗传性球形红细胞增多症等;血红蛋白病,如 α- 地中海贫血等;均可使红细胞破坏增加而导致黄疸。

2. **胆红素代谢障碍**

(1)缺氧和感染:如窒息等,可抑制肝脏尿苷二磷酸葡糖醛酸转移酶(UDPGT)的活性。

(2)Crigle-Najjar 综合征:即先天性 UDPGT 缺乏。分为两型:Ⅰ型属常染色体隐性遗传,酶完全缺乏,酶诱导剂治疗无效,很难存活;Ⅱ型属常染色体显性遗传,酶活性低下,酶诱导剂治疗有效。

(3)Gilbert 综合征:属常染色体显性遗传,是由于肝细胞摄取胆红素功能障碍,黄疸较轻;也可同时伴有 UDPGT 活性降低,此时黄疸较重,酶诱导剂治疗有效,预后良好。

(4)Lucey-Driscoll 综合征:即家族性暂时性新生儿高胆红素血症,由于妊娠中后期孕妇血清中存在一种抑制 UDPGT 活性的物质所致。本病有家族史,新生儿早期黄疸重,2~3 周自然消退。

(5)药物:如磺胺、水杨酸盐、维生素 K_3、吲哚美辛等,可与胆红素竞争 Y、Z 蛋白的结合位点。

(6)其他:如先天性甲状腺功能减退、唐氏综合征等常伴有血胆红素升高或黄疸消退延迟。

3. **胆汁排泄障碍**

(1)新生儿肝炎:多由病毒引起的宫内感染所致。常见有乙型肝炎病毒、巨细胞病毒、风疹病毒、单纯疱疹病毒、肠道病毒及 EB 病毒等。

(2)先天性代谢缺陷病:α_1- 抗胰蛋白酶缺乏症、半乳糖血症、果糖不耐受症、酪氨酸血症、糖原贮积症等可有肝细胞损害。

(3)Dubin-Johnson 综合征:由肝细胞分泌和排泄结合胆红素障碍所致。

（4）胆管阻塞：先天性胆道闭锁或先天性胆总管囊肿使肝内或肝外胆管阻塞，结合胆红素排泄障碍，是新生儿期阻塞性黄疸的常见原因；胆汁黏稠综合征是由于胆汁淤积在小胆管中，使结合胆红素排泄障碍。

4. 肠肝循环增加　肠道闭锁、先天性幽门肥厚、巨结肠、甲状腺功能减退、饥饿和喂养延迟等均可使胎粪排泄延迟，使胆红素重吸收增加；新生儿肠道内存在 β- 葡糖醛酸糖苷酶可降解结合胆红素，使肠道内未结合胆红素生成增加，从而使胆红素肠肝循环增加。

总之，尽管新生儿黄疸较常见，但由于病因繁多，发病机制复杂，故应仔细询问病史和进行全面的体格检查和实验室检查，必要时进行影像学检查，甚至肝活体组织病理学检查。

二、新生儿溶血病

新生儿溶血病（hemolytic disease of newborn，HDN）是指因母、婴血型不合引起的同族免疫性溶血。在目前已发现的人类 30 多个血型系统中，发生溶血病者以 ABO 血型不合最常见，其次为 Rh 血型不合。有报道 ABO 溶血病占 85.3%，Rh 溶血病占 14.6%，罕见的还有 MN 溶血病、Kidd 溶血病等，仅占 0.1%。

【病因和发病机制】

1. ABO 血型不合溶血病　主要发生在母亲血型为 O 型，胎儿血型为 A 型或 B 型。

（1）ABO 血型不合溶血病可发生在第一胎。其原因是：自然界广泛存在 A 或 B 血型抗原的类似物质（某些植物、寄生虫、伤寒疫苗、破伤风及白喉类毒素等），O 型血的母亲在妊娠前受过抗原刺激，产生抗 A 或抗 B 抗体（IgG）。

（2）在母子 ABO 血型不合中，仅 1/5 发生 ABO 血型不合溶血病，其原因为：①胎儿红细胞抗原性的强弱不同，导致抗体产生量的多少各异；②胎儿血浆及组织中存在的 A 或 B 血型抗原物质，可与来自母体的抗体结合，使血中抗体减少。

2. Rh 溶血病　目前发现 Rh 血型系统有 5 种抗原，即 D、E、e、C、c，其抗原性强弱依次为 D>E>C>c>e。Rh 溶血病中以 RhD 溶血病最常见，其次为 RhE 溶血病。红细胞具有 D 抗原称为 Rh 阳性，而缺乏 D 抗原称为 Rh 阴性。中国人绝大多数为 Rh 阳性。由于母亲 Rh 阳性（有 D 抗原）时还是可能缺乏 Rh 系统其他抗原，即 E、e、C 或 c，若胎儿具有该抗原时，也可发生 Rh 溶血病（即 E、e、C、c 抗原不合所致溶血）。

（1）Rh 溶血病一般不发生在第一胎。Rh 阴性母亲首次妊娠，于妊娠末期或胎盘剥离时，少量 Rh 阳性的胎儿血（>0.5ml）进入母血中，胎儿红细胞膜表面的 D 抗原刺激母亲免疫系统，经过约 8 周产生抗 D 的 IgM 抗体（初发免疫反应），此抗体不能通过胎盘，以后虽可产生少量 IgG 抗体，但胎儿已经娩出。因此第一胎不会发病。如母亲再次妊娠（与第一胎 Rh 血型相同），妊娠期即使有微量（0.05~0.1ml）胎儿血进入母体循环，也可刺激母体免疫系统在几天内产生大量抗 D 的 IgG 抗体（次发免疫反应），该抗体通过胎盘引起胎儿溶血。

（2）Rh 阴性母亲既往输过 Rh 阳性血，这种情况也可导致其第一胎发病。还有极罕见的 Rh 阴性母亲虽未接触过 Rh 阳性血，其第一胎发生 Rh 溶血病，这可能是该 Rh 阴性孕妇的母亲（外祖母）为 Rh 阳性，导致母亲在胎儿期被外祖母的 D 抗原致敏，当母亲怀孕时被胎儿的 D 抗原再次致敏而发生次发免疫反应，导致第一胎即发病（外祖母学说）。

（3）抗原性最强的 RhD 血型不合者，也仅有 1/20 发病，主要由于母亲对胎儿红细胞抗原的敏感性不同。

【病理生理】

程度不重的血型不合溶血病除引起黄疸外，其他症状不明显。严重的溶血（Rh 溶血最易发生）可以造成胎儿重度贫血，甚至心力衰竭。持续的重度贫血、低蛋白血症和心力衰竭可导致胎儿水肿。贫血时,髓外造血增强,可出现肝脾大。胎儿血中的胆红素经胎盘进入母亲肝脏进行代谢,故刚娩出时黄疸往往不明显。出生后,由于新生儿处理胆红素的能力差,出现进行性加重的黄疸。血清未结合胆红素过高导致未结合胆红素不能完全与白蛋白结合(非化学键结合),这部分游离于血清中未与白蛋白结合的胆红素称为游离胆红素,它具有脂溶性,可透过血脑屏障,黏附到神经细胞膜甚至侵入神经细胞内,使基底核等处的神经组织黄染,被游离胆红素侵犯的神经细胞会发生损伤,称为胆红素脑病(bilirubin encephalopathy)。

【临床表现】

多数 ABO 血型不合溶血病患儿除黄疸外,无其他明显异常。Rh 溶血病症状较重,严重者甚至发生死胎。

1. **黄疸**　大多数 Rh 溶血病患儿生后 24h 内出现黄疸并迅速加重,而多数 ABO 溶血病在第 2~3 天出现。血清胆红素主要为未结合胆红素,但如溶血严重,造成胆汁淤积,可发生短期的结合胆红素升高。

2. **贫血**　重症 Rh 溶血,生后即可有严重贫血或伴有心力衰竭。部分患儿因其抗体持续存在,也可于生后 3~6 周发生晚期贫血。

3. **肝脾大**　Rh 溶血病患儿多有不同程度的肝、脾增大,ABO 血型不合溶血病患儿则不明显。

【并发症】

胆红素脑病为新生儿溶血病最严重的并发症,早产儿更易发生。多于生后 4~7d 出现症状,临床将其分为 4 期。

1. **警告期**　表现为嗜睡、反应低下、吸吮无力、原始反射减弱等,偶有尖叫。持续 12~24h。

2. **痉挛期**　出现抽搐、角弓反张,可伴有发热。轻者仅有双眼凝视,重者出现呼吸暂停、肌张力增高、双手紧握,甚至角弓反张。此期持续 12~48h。

3. **恢复期**　抽搐次数减少,角弓反张逐渐消失,肌张力逐渐恢复。此期约持续 2 周。

4. **后遗症期**　胆红素脑病患儿可发生手足徐动、眼球运动障碍、听觉障碍及牙釉质发育不良等后遗症。此外,也可留有脑瘫、智力低下、抽搐等严重后遗症。

典型病例依据病史及临床表现不难确诊,但头部的 MRI 检查和脑干听觉诱发电位测定则更有助于该病的诊断及其预后判断(图 6-23)。

【辅助检查】

1. **母婴血型检查**　检查母婴 ABO 和 Rh 血型,证实有血型不合存在。

2. **检查有无溶血**　溶血时红细胞和血红蛋白减少,早期新生儿血红蛋白 <145g/L 可诊断为贫血;网织红细胞增高(>6%);有核红细胞增多(>10/100 个白细胞);血清总胆红素和未结合胆红素明显增加。

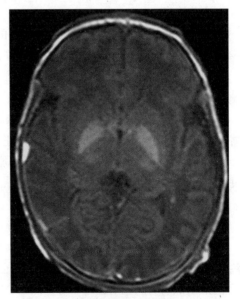

图 6-23　胆红素脑病的头部 MRI
T_1WI 双侧苍白球可见对称性短 T_1 信号(高信号)。

3. **致敏红细胞和血型抗体测定**

(1)直接抗人球蛋白试验:即 Coombs 试验,是用抗人球蛋白与充分洗涤后的受检红细胞悬液混合,如有红细胞凝聚为阳性,表明红细胞已致敏。该项为确诊试验。Rh 溶血病其阳性率高,而 ABO 溶血病阳性率低。

(2)抗体释放试验:通过加热使患儿血中致敏红细胞的血型抗体释放于释放液中,将其与患儿相同血型的成人红细胞(ABO 系统)或 O 型标准红细胞(Rh 系统)加入释放液中致敏,再加入抗人球蛋白血清,如有红细胞凝聚则为阳性。该试验是检测致敏红细胞的敏感试验,也为确诊试验。Rh 和

ABO 溶血病阳性率均较高。

（3）游离抗体试验：在患儿血清中加入与其相同血型的成人红细胞（ABO 系统）或 O 型标准红细胞（Rh 系统）致敏，再加入抗人球蛋白血清，如有红细胞凝聚为阳性。表明血清中存在游离的 ABO 或 Rh 血型抗体，并可能与红细胞结合引起溶血，常作为溶血病的筛查。此项试验有助于判断是否会发生溶血或继续溶血，但不是确诊试验。

【诊断】

1. 产前诊断　凡既往有不明原因的死胎、流产、新生儿重度黄疸史的孕妇及其丈夫均应进行 ABO、Rh 血型检查，必要时进行孕妇血清中抗体检测。O 型血孕妇血清中抗 A 或抗 B IgG>1:64，提示有可能发生 ABO 溶血病。Rh 阴性孕妇在妊娠 16 周时应检测血中 Rh 血型抗体作为基础值，以后每 2~4 周检测一次，当抗体效价上升，提示可能发生 Rh 溶血病。

2. 生后诊断　新生儿娩出后黄疸出现早且进行性加重，有母子血型不合，Coombs 试验和抗体释放试验中有一项阳性者即可确诊。

【鉴别诊断】

本病需与以下疾病鉴别：

1. 先天性肾病　患儿有全身水肿、低蛋白血症和蛋白尿，但无病理性黄疸和肝脾大。

2. 新生儿贫血　双胞胎的胎 - 胎间输血，或胎 - 母间输血可引起新生儿失血性贫血，但无重度黄疸、溶血三项试验阴性。

3. 生理性黄疸　ABO 血型不合溶血病可仅表现为黄疸，应与生理性黄疸鉴别，黄疸程度、进展速度及溶血三项试验等可进行鉴别。

【治疗】

1. 产前治疗

（1）提前分娩：既往有死胎、流产和分娩史的 Rh 阴性孕妇，本次妊娠 Rh 抗体效价逐渐升至 1:32 或 1:64 以上，用分光光度计测定羊水胆红素增高，且羊水 L/S（卵磷脂 / 鞘磷脂）>2 者，可考虑提前分娩。

（2）血浆置换：对血 Rh 抗体效价明显增高，但又不宜提前分娩的孕妇，可进行血浆置换，以换出抗体，减少胎儿溶血。

（3）宫内输血：对胎儿水肿或胎儿 Hb<80g/L，而肺尚未发育成熟者，可直接将与孕妇血清不凝集的浓缩红细胞在 B 超引导下注入脐血管，以纠正贫血。

（4）苯巴比妥：孕妇于预产期前 1~2 周口服苯巴比妥，可诱导胎儿 UDPGT 活性增加，以减轻新生儿黄疸。

2. 新生儿治疗

（1）光照疗法（phototherapy）：简称光疗，是降低血清未结合胆红素简单而有效的方法。

1）原理及设备：未结合胆红素在光的作用下转变成水溶性的异构体，经胆汁和尿液排出。波长 425~475nm 的蓝光和波长 510~530nm 的绿光效果较好。主要有光疗箱、光疗灯和光疗毯等，双面光优于单面光，照射时间以不超过 4d 为宜。

2）副作用：可出现发热、腹泻和皮疹，但多不严重，可继续光疗。蓝光可分解体内核黄素，光疗超过 24h 可补充核黄素（光疗时 3 次 /d，5mg/ 次；光疗后 1 次 /d，连服 3d）。当血清结合胆红素 >68μmol/L（4mg/dl），光疗有可能引起青铜症。

3）光疗指征：当血清总胆红素水平增高时，根据胎龄、生后日龄及患儿是否存在高危因素，对照光疗标准列线图（图 6-24），当达到光疗标准时即可进行。

（2）药物治疗：①输注白蛋白（1g/kg），以增加其与未结合胆红素的联结，减少胆红素脑病的发生概率。②纠正代谢性酸中毒：应用碳酸氢钠提高血 pH，以利于未结合胆红素与白蛋白的联结。③静脉用免疫球蛋白：可阻断单核巨噬细胞系统的 Fc 受体，抑制吞噬细胞破坏致敏红细胞，用法为 1g/kg 静脉滴注，早期应用临床效果较好。

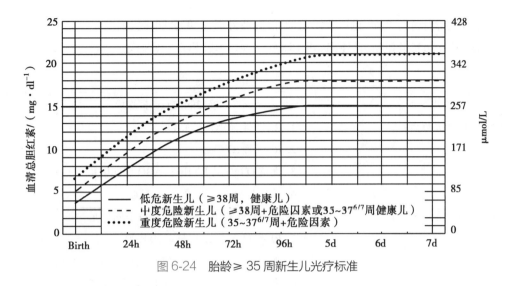

图 6-24　胎龄 ≥ 35 周新生儿光疗标准

（3）换血疗法（exchange transfusion）

1）作用：①换出血中部分游离抗体和致敏红细胞，减轻溶血；②换出血中大量胆红素；③纠正贫血。

2）指征：严重的 Rh 溶血病和 ABO 溶血病对强有力的光疗治疗无效，需换血治疗。符合下列条件之一者即应换血：①产前已明确诊断，出生时脐血总胆红素 >68μmol/L（4mg/dl），血红蛋白低于120g/L，伴水肿、肝脾大和心力衰竭者；②生后 12h 内胆红素每小时上升 >12μmol/L（0.7mg/dl）者；③经过光疗，总胆红素在生后 24~48h 内已达到 342μmol/L（20mg/dl）者；④不论血清胆红素水平高低，已有胆红素脑病的早期表现者；⑤极低或超低出生体重的早产儿、合并严重缺氧、酸中毒者或上一胎溶血严重者，应适当放宽指征。胎龄 ≥ 35 周早产儿及足月儿不同胎龄及不同高危因素的生后小时龄换血指征参照图 6-25。

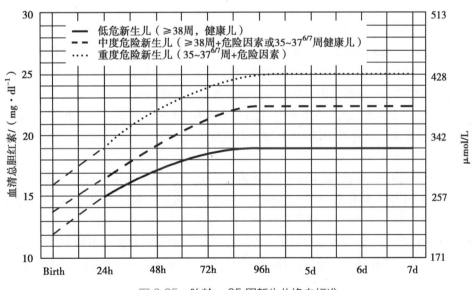

图 6-25　胎龄 ≥ 35 周新生儿换血标准

3）方法：①血源：Rh 溶血病选用 Rh 系统与母亲同型、ABO 系统与患儿同型的血液；ABO 溶血病最好选用 AB 型血浆和 O 型红细胞的混合血。在紧急状况下或找不到上述血源时，也可按表 6-9 进行血源选择；有明显贫血和心力衰竭者，可用血浆减半的浓缩血。②换血量：一般为患儿血量的 2 倍（150~180ml/kg），大约可换出 85% 的致敏红细胞和 60% 的胆红素及抗体。也有人主张用 3 倍的血，以换出更多致敏红细胞、胆红素及抗体，但所需时间较长并对患儿循环影响较大。③途径：一般选用脐静脉或其他较大静脉进行换血,也可选用脐动、静脉或外周动、静脉同步换血。

(4)其他治疗:防止低血糖、低体温,纠正缺氧、贫血、水肿和心力衰竭等。

表 6-9　新生儿溶血病换血时的血源选择

新生儿	换血的血源选择次序
Rh 溶血病(抗 D 者)	1. Rh 阴性、ABO 型同患儿
	2. Rh 阴性、O 型血
	3. 无抗 D IgG 的 Rh 阳性、ABO 型同患儿
	4. 无抗 D IgG 的 Rh 阳性、O 型血
Rh 溶血病(抗 C、E 者)	1. Rh 型(D、C、E)同母亲、ABO 型同患儿
	2. Rh 型((D、C、E)同母亲、O 型血
	3. 无抗 C、E 等 IgG 的任何 Rh 血型、ABO 型同患儿
	4. 无抗 C、E 等 IgG 的任何 Rh 血型、O 型血
ABO 溶血病	1. O 型红细胞、AB 血浆
	2. O 型全血
	3. 患儿同型血

（母得志）

第八节　新生儿出血症

新生儿出血症(hemorrhagic disease of newborn,HDN)又称维生素 K 缺乏性出血症(vitamin K deficiency bleeding,VKDB),是由于多种原因导致维生素 K 缺乏,使新生儿体内维生素 K 依赖凝血因子(Ⅱ、Ⅶ、Ⅸ、Ⅹ)活性降低而引起的出血性疾病。出血可发生在任何部位,但对患儿病情和预后影响严重的是颅内出血。由于新生儿出生时预防性注射维生素 K,HDN 发病率已明显下降;近年来,纯母乳喂养的推广和抗生素的广泛应用,HDN 发病率又有所反弹。

【病因和发病机制】

维生素 K 缺乏是引起本病的根本原因,这是因为Ⅱ、Ⅶ、Ⅸ、Ⅹ等凝血因子属维生素 K 依赖因子,其凝血活性直接依赖于维生素 K 的存在。这些因子在肝脏合成过程中,在维生素 K 参与的情况下,其前体蛋白的谷氨酸残基羧化为 γ- 羧基谷氨酸,使之具有更多的钙离子结合位点而发挥凝血生物学活性。当维生素 K 缺乏时,上述 4 种凝血因子的谷氨酸残基羧化障碍,只能是不具备凝血活性的无功能蛋白质,即所谓的维生素 K 缺乏诱导蛋白(protein induced by vitamin K absence,PIVKA-Ⅱ),临床易发生出血。

下列因素可导致新生儿维生素 K 不足或缺乏,即①肝脏储存量低:维生素 K 不易通过胎盘,出生时新生儿肝脏维生素 K 储存量较低。②肠道合成减少或排泄增加:新生儿出生后,肠道正常细菌群尚未完全建立,肠道合成维生素 K 较少;若应用抗生素,可干扰肠道正常菌群定植,维生素 K 合成减少。③摄入不足:母乳中的维生素 K 含量(15μg/L)明显低于牛乳(60μg/L),故母乳喂养婴儿更易发此病。④吸收障碍:先天性胆道闭锁或肝炎综合征时,因胆汁分泌减少,可影响肠黏膜对维生素 K 的吸收。⑤药物的影响:母亲产前应用某些药物如抗惊厥药、抗凝药和抗结核药等均可抑制维生素 K 合成。

【临床表现】

本病特点是突发性出血,出血时间、程度及部位不一;其他方面正常,无严重潜在性疾病存在。通常依据发病时间分为如下 3 型:

1. **早发型**　分娩时或生后 24h 之内发病,发生率低,多与母亲产前应用影响维生素 K 代谢的药物有关。出血程度轻重不一,从轻微的脐带残端渗血、皮肤出血、头颅血肿至大量消化道出血、肺出血或致命性颅内出血。

2. **经典型**　生后第 2~7 天发病,较常见,病情轻者具有自限性,预后良好。本型发生多以单纯性母乳喂养、肠道菌群紊乱、肝脏功能障碍,导致维生素 K 合成不足有关。多数新生儿于生后 2~5d 发病(早产儿可迟至生后 2 周),以脐残端渗血、皮肤受压处及穿刺部位出血、消化道出血(呕血和便血)常见;此外,还可见鼻出血、肺出血、尿血和阴道出血等。一般为少量到中量出血,可自行停止;严重者可出现大片瘀斑或血肿,或胃肠道、脐残端大出血、肾上腺皮质出血而发生休克;颅内出血多见于早产儿,严重者死亡,幸存者可遗留脑积水后遗症。

3. **晚发型**　出生 8d 后发病(多发生在生后 1~3 个月),发生率高,病情较重,死亡率和致残率高。多见于慢性腹泻、营养不良、长期接受全胃肠外营养患儿及纯母乳喂养儿。此型发生隐蔽,出血前常无任何先兆,多以突发性颅内出血为首发临床表现,其次为皮肤出血和胃肠道出血等。严重颅内出血者常预后不良。

【实验室检查】

对确定新生儿出血症的诊断非常重要,主要包括患儿凝血功能检查、血清 PIVKA-Ⅱ、维生素 K 和骨钙蛋白水平测定。

1. **凝血功能**　凝血功能检查是诊断本病的重要依据。维生素 K 缺乏时,Ⅱ、Ⅶ、Ⅸ、Ⅹ因子活性下降,PT、APTT、KPTT 延长,而 TT、BT 和血块退缩试验正常,纤维蛋白原和血小板计数也在正常范围,维生素 K 治疗有效。

2. **PIVKA-Ⅱ测定**　维生素 K 缺乏时,PIVKA-Ⅱ因Ⅱ、Ⅶ、Ⅸ、Ⅹ因子不能羧化而出现在血液循环中,其半衰期长达 60~70h,在患儿使用维生素 K 后 2~3d 且 PT 恢复正常后仍可测得,是反映患儿机体维生素 K 缺乏状态和评估维生素 K 疗效的准确生化指标。一般认为,血 PIVKA-Ⅱ≥ 2μg/L(免疫法)提示维生素 K 缺乏。

3. **维生素 K 水平测定**　可用高压液相层析法等直接测定血维生素 K_1 含量,新生儿出血症患儿血清维生素 K_1 水平一般低于 200ng/L。

4. **活性Ⅱ因子 / 总Ⅱ因子测定**　两者比值 <1 时提示维生素 K 缺乏,无活化凝血酶原(Ⅱ因子);两者比值等于 1,提示所有Ⅱ因子全部活化,维生素 K 不缺乏。

5. **骨钙蛋白测定**　由成骨细胞合成,大部分沉积在骨基质,小部分释放入血。其中部分血骨钙蛋白又羧化成 γ- 羧化骨钙蛋白(未完全羧化者称之为羧化不全骨钙蛋白),其谷氨酸残基 γ- 羧化为维生素 K 所依赖。羧化不全骨钙蛋白 /γ- 羧化骨钙蛋白比率可反映机体维生素 K 水平及其对骨的供应状态:其比率越高,提示机体维生素 K 缺乏愈严重。

【诊断】

全国维生素 K 缺乏研究协作组对 VKDB 提出如下诊断标准(表 6-10):凡具备 3 项主要指标或 2 项主要指标加 3 项次要指标者可诊断为 VKDB。

【鉴别诊断】

VKDB 需与新生儿咽下综合征、胃肠道出血及其他出血性疾病相鉴别。

1. **新生儿咽下综合征**　婴儿在分娩过程中咽下母血,生后不久即发生呕血和便血,但患儿无其他部位出血倾向,凝血机制正常,经洗胃后不再呕血。Apt 试验可鉴别呕吐物中的血是否来自母体,其原理是新生儿血红细胞以胎儿血红蛋白(HbF)为主,HbF 有抗碱变能力。可取 1 份呕吐物加 5 份蒸馏水,2 000r/min 离心 10min 后取上清液 4ml,加入 1%NaOH 溶液 1ml,1~2min 后液体变为棕色为母血,不变色(粉红色)则为新生儿血。

表 6-10　VKDB 诊断的主要指标和次要指标

主要指标	次要指标
1. 突发型出血,包括颅内出血、消化道出血、肺出血、皮下出血和注射部位出血不止等	1. 3 个月以内小婴儿
2. 实验室检查　血小板、BT、TT 正常,而 PT 延长或 APTT 延长;或 PIVKA-Ⅱ阳性,或血清维生素 K 浓度低下或测不到,或活性Ⅱ因子 / 总Ⅱ因子 <1,或羧化不全 /γ- 羧化骨钙蛋白下降。缺乏实验室资料者,需排除产伤、缺氧、感染、肺透明膜病、DIC 和血小板减少等其他原因导致的出血	2. 纯母乳喂养。母亲妊娠期有使用抗惊厥药、抗凝血药、抗结核药及化疗药物史
3. 给予维生素 K 后出血停止,临床症状得以改善	3. 患儿肝胆疾病史
	4. 患儿长期服用抗生素史
	5. 患儿慢性腹泻史

2. 新生儿胃肠道疾病　消化道出血、坏死性小肠结肠炎、应激性溃疡、先天性胃穿孔、消化道畸形等也可出现呕血和便血。患儿一般状态较差,腹胀等腹部体征明显,严重者出现休克;坏死性小肠结肠炎和消化道畸形可有特征性影像学改变(如梗阻表现和腹腔内游离气体等)。

3. 其他出血性疾病　先天性血小板减少性紫癜、血管瘤 - 血小板减少性紫癜综合征均有血小板数明显降低;DIC 常伴有严重原发性疾病,除 PT、APTT 和 CT 延长外,纤维蛋白原及血小板数也下降;血友病患儿以男性多见,多有家族史,主要表现为手术或外伤后出血不止;临床疑为新生儿出血症,而维生素 K 治疗无效时,则应考虑先天性凝血因子缺乏可能,实验室检查可见相应的凝血因子缺乏。

【治疗】

及时补充维生素 K_1 是治疗本病的关键。对已发生出血者,应立即肌内注射维生素 K_1 1~2mg,一般用药数小时后出血减轻,24h 内出血完全停止;出血严重者或紧急情况下,可用维生素 K_1 1~5mg 静脉推注,可使未羧化的凝血因子很快羧化而发挥凝血活性,出血得以迅速改善。出血较重,出现出血性休克表现时,应立即输注新鲜全血或血浆 10~20ml/kg,以提高血中有活性的凝血因子水平、纠正低血压和贫血;同时应用凝血酶原复合物(PCC)静脉注射,可以达到迅速止血的目的。如有消化道出血,应暂时禁食,并从胃肠道外补充营养;脐部渗血可局部应用止血消炎药粉,穿刺部位渗血可行压迫止血。存在颅内出血、颅内压增高时,可参考新生儿颅内出血章节的治疗。

【预防】

1. 孕妇产前维生素 K_1 应用　早发型 VKDB 见于妊娠期使用过抗凝药、抗癫痫药或抗结核药孕妇所分娩的新生儿。一般认为,在妊娠最后 3 个月内肌内注射维生素 K_1,每次 10mg,共 3~5 次,临产前 1~4h 再肌内注射或静脉滴注维生素 K_1 10mg,或于孕 32~36 周起开始口服维生素 K_1 10mg,每日 1 次,直至分娩;新生儿出生后立即肌内注射维生素 K_1 1mg,即可防止早发型 VKDB 的发生。

2. 新生儿维生素 K_1 应用　新生儿需在出生时和生后 3 个月内补充维生素 K_1,只有这样才能完全杜绝发生 VKDB。常用方案有二:①新生儿出生后肌内注射维生素 K_1 1mg 或口服维生素 K_1 2mg 一次,然后每隔 10d 以同样的剂量口服 1 次至 3 个月,共 10 次;②新生儿出生后肌内注射维生素 K_1 1mg 或口服维生素 K_1 2mg 一次,然后分别于 1 周和 4 周时再口服 5mg,共 3 次。对于慢性腹泻、肝胆疾病、脂肪吸收不良或长期应用抗生素的患儿,应每个月肌内注射维生素 K_1 1mg。

3. 乳母维生素 K_1 应用　人乳中维生素 K_1 含量仅为牛乳的 1/4,故大部分经典型和迟发型 VKDB 发生在纯母乳喂养婴儿。目前推广乳母每天口服维生素 K_1 5mg,乳汁中维生素 K_1 含量升高可达配方奶水平,有利于防止 VKDB 的发生。

(肖　昕)

第九节　新生儿坏死性小肠结肠炎

新生儿坏死性小肠结肠炎(neonatal necrotizing enterocolitis,NEC)是以腹胀、呕吐及便血为主要临床表现,以肠壁囊样积气和门静脉充气征为 X 线特征的新生儿肠道疾病。NEC 发生率随胎龄和体重增加而减少,90% 以上发生于早产儿和低出生体重儿;足月儿少见,仅占 5%~10%。严重 NEC 可发生休克和多系统器官功能衰竭(MSOF),病死率高达 30%。

【病因和发病机制】

一般认为 NEC 是多因素综合作用的结果,涉及多个"I",即早产(immaturity)、感染(infection)、摄食(ingestion)、缺血(ischemia)、氧合不足(insufficient oxygenation)、损伤(injury)、血管内置管(intravascular catheter)和免疫因素(immunological factors)等。新生儿胃肠系统发育不成熟,这些因素主要通过影响肠黏膜血液供应,使肠道局部缺血缺氧,肠蠕动减弱,食物在肠腔内积聚,细菌在肠道内生长繁殖,最终导致 NEC 发生。

1. **早产及低出生体重**　早产、低出生体重是发生 NEC 最重要的原因。早产儿胃肠道功能发育不完善,血供调节能力差,胃酸分泌少,胃肠蠕动弱,消化酶活性不足,消化吸收能力低,消化道黏膜通透性较高,局部分泌 SIgA 低下。当存在感染炎症、缺血缺氧、不适当喂养等高危因素时,可导致肠道损伤而诱发 NEC。

2. **感染及炎症**　病原体感染和肠壁炎症是 NEC 发生发展的重要诱发因素。在 NEC 发生之前,肠道菌群已发生质和量的变化,表现为肠道益生菌菌落多样性减少,而致病性菌移位至肠道导致菌群紊乱。肠道感染致病菌后,一方面细菌产生的内毒素可作为肠上皮细胞表面 Toll 样受体(TLRs)的配体,TLRs 激活后直接损伤肠道黏膜导致 NEC;另一方面也可通过激活免疫细胞,产生多种炎症介质,引起级联反应和 SIRS,对肠壁产生持续性损伤而诱发 NEC。除细菌可诱发 NEC 外,病毒和真菌感染也可引起本病。

3. **缺血缺氧**　新生儿严重贫血可明显影响肠壁血液供应,发生缺血缺氧,是 NEC 发生的高危因素。新生儿缺氧时,体内血液重新分布,胃肠道等组织器官血流减少,以保证心、脑等重要器官的血液供应;当肠黏膜缺血持续存在或出现缺血再灌注,氧自由基(血管收缩因子)大量产生和 NO(血管舒张因子)生成减少,血管舒缩平衡被打破,肠黏膜损伤而发生 NEC。其他疾病或因素如左向右分流先天性心脏病、红细胞增多症、新生儿硬肿症和新生儿溶血病等,可导致肠道缺血缺氧而诱发 NEC。

4. **喂养不当**　临床资料表明,90% 的 NEC 于肠内喂养后发生,且配方奶喂养多于母乳喂养者。不适当的喂养如摄入的配方奶渗透压过高(>400mmol/L)或增量过快[>20ml/(kg·d)],可使新生儿(尤其早产儿)肠黏膜受损。新生儿各种消化酶(如双糖酶)活性较低,若喂奶量过多,奶中蛋白质和乳糖不能正常分解和吸收,不完全消化产物积滞于肠道内形成高渗状态,可促进 NEC 的发生。

5. **其他因素**　某些治疗措施如输血或换血疗法也可诱发 NEC。临床发现,胎龄≤28 周的早产儿在生后 3~4 周,因严重贫血输注浓缩红细胞 48h 内可诱发 NEC,即所谓"输血相关性坏死性小肠结肠炎(transfusion-associated necrotizing enterocolitis,TANEC)";脐动脉插管、换血疗法等诊疗操作因反复抽血和输血,可影响患儿血流动力学和直接引起肠系膜缺血而发生 NEC。此外,某些药物的应用如 IVIG、非甾体抗炎药(吲哚美辛或布洛芬)、H_2 受体拮抗剂(如西咪替丁)或质子泵抑制剂(如奥美拉唑)也可诱发 NEC。

【病理】

NEC 常累及回肠末端及近端升结肠,病变范围轻重差异大,轻者仅数厘米,重者可累及全胃肠道,但十二指肠较少受累。主要病理变化是肠腔充气,黏膜及黏膜下层呈斑片状或大片糜烂、坏死,肠壁不同程度积气、出血及坏死。严重时整个肠壁全层坏死和穿孔。

【临床表现】

发病日龄与胎龄密切相关:本病多见于小于 34 周的早产儿,一般经胃肠喂养后发生,且胎龄越小发病越晚:胎龄 <30 周早产儿多在生后 2~3 周,胎龄 31~33 周的早产儿生后 10d 左右,34~36 周早产儿 3~4d 发病;足月儿 NEC 少见,一般生后 3~4d 起病。

新生儿 NEC 可出现非特异性全身感染中毒表现和典型胃肠道症状。非特异性表现包括反应差、体温不升、呼吸暂停、心动过缓、拒乳或喂养不耐受、嗜睡及皮肤灰暗等;典型胃肠道症状为腹胀、呕吐、腹泻或便血三联征:①腹胀一般最早出现,持续存在并进行性加重(先出现胃潴留,可快速发展为全腹胀);②呕吐先为奶块,逐渐发展为呕吐胆汁样或咖啡样物;③腹泻或血便出现较晚,呈黑便或鲜血便。体格检查可见腹壁发红、明显肠型、腹部压痛、肠鸣音减弱或消失。严重者并发败血症、肠穿孔和腹膜炎等,最终发展为呼吸衰竭、休克、DIC 而死亡。

早产儿 NEC 早期常出现非特异性全身中毒表现,胃肠道症状可不明显;一旦出现典型胃肠道三联征(腹胀、呕吐、腹泻或便血),常提示病情严重或发生肠穿孔(发生率高达 30%)。足月儿 NEC 主要表现腹胀、呕吐、腹泻或便血,病程进展较快,但全身中毒症状较轻,出现肠穿孔、肠壁坏死的概率和病死率较低。

【辅助检查】

1. 腹部 X 线检查　对 NEC 诊断具有重要意义,主要表现为肠管扩张(麻痹性肠梗阻)、肠壁增厚、肠壁间增宽和积气、门静脉充气征,重者肠襻固定(肠坏死)、腹腔积液(腹膜炎)和气腹(肠穿孔)(图 6-26)。其中肠壁积气和门静脉充气征为本病的特征性表现,具有确诊意义。

2. 其他　外周血象、CRP、PCT、血气分析及凝血功能监测对判断病情尤为重要。外周血白细胞计数明显升高或降低,中性粒细胞及血小板减少,I:T ≥ 0.2 表明病情严重;如同时伴有难以纠正的代谢性酸中毒和严重的电解质紊乱、休克和 DIC 等,则可能存在败血症和肠坏死,此时即使缺乏肠穿孔的 X 线表现,也提示有外科手术指征。此外,大便潜血试验及大便培养也不容忽视,血培养阳性率不高。

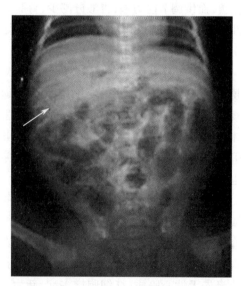

图 6-26　新生儿 NEC 腹部特征性 X 线表现

【诊断和分期】

临床诊断主要根据临床表现和 X 线检查,同时具备以下 3 项者可做出 NEC 的临床诊断:①全身感染中毒表现,即体温不升、面色苍白、呼吸不规则及心动过缓等;②典型胃肠道表现,即胃潴留、腹胀、呕吐、肉眼血便和肠鸣音消失;③腹部 X 线表现,即肠梗阻和肠壁积气。

根据患儿全身症状、胃肠道症状和 X 线表现(修正 Bell 分期)可将 NEC 分为 3 期 6 级(表 6-11)。修正 Bell 分期诊断有助于 NEC 的早期诊断和对病情程度的判断:Ⅰ期为 NEC 疑似病例,需与喂养不耐受或其他良性胃肠道疾病相鉴别,经绝对禁食,胃肠减压,抗生素治疗 3d 等内科处理后,1/3 患儿病情可缓解而不再进展;Ⅱ期为确诊 NEC,病情有所进展,需采取积极的内科治疗(ⅡA 期治疗同ⅠB 期,抗生素应用延长至 7~10d;ⅡB 期在ⅡA 期治疗基础上,抗生素应用 14d,补充血容量和治疗酸中毒等);ⅢA 期提示病情危重,生命体征不稳定,可发生严重代谢性酸中毒、毛细血管渗漏综合征和 MODS,病死率极高,其中ⅢA 期在ⅡB 期治疗基础上,积极进行液体复苏、应用血管活性药物或机械通气等；ⅢB期病情极其严重，已发生肠穿孔等并发症，在积极内科抢救的基础上需立即手术治疗。

表6-11　新生儿坏死性小肠结肠炎修正Bell分期标准

分期			全身症状	胃肠道症状	X线表现
Ⅰ疑诊期	A	疑似NEC	体温不稳定、呼吸暂停、心动过缓	胃潴留或轻度腹胀，大便潜血阳性	正常或轻度肠管扩张
	B	疑似NEC	同ⅠA	肉眼血便	同ⅠA
Ⅱ确诊期	A	确诊NEC（轻度）	同ⅠA	同ⅠA+B，且肠鸣音消失，腹部触痛	肠管扩张、梗阻或肠壁积气征
	B	确诊NEC（中度）	同ⅡA，且出现轻度代谢性酸中毒，轻度血小板减少	同ⅡA，且肠鸣音消失，腹部触痛明显和/或腹壁蜂窝织炎、右下腹部包块	同ⅡA，并出现门静脉积气和/或腹腔积液
Ⅲ进展期	A	NEC进展（重度，肠壁完整）	同ⅡB，且出现低血压、心动过缓、严重呼吸暂停、混合性酸中毒、DIC、中性粒细胞减少、无尿	同ⅡB，且出现弥漫性腹膜炎、腹膨隆、触痛明显、腹壁红肿	同ⅡB，且存在腹腔积液
	B	NEC进展（重度，肠穿孔）	同ⅢA，且病情突然恶化	同ⅢA，且腹胀突然加重	同ⅡB，且出现气腹

摘自：Walsh MC，Kliegman RM.Fanaroff AA.Necrotizing enterocolitis：a practitioner's perspective.Pediatric Rev，1988，9：225.

【鉴别诊断】

1. **肠壁积气征**　新生儿/婴幼儿营养不良儿并发腹泻病时，可见肠壁积气征；此外，心导管或胃肠道术后、先天性巨结肠症、中性粒细胞减少症、肠系膜静脉血栓、先天性恶性肿瘤患儿也可出现肠壁积气征。

2. **气腹征**　NEC是造成早产儿气腹征最常见原因，但需与间质性肺气肿、因机械通气等原因导致的气胸或纵隔积气向腹腔漏气相鉴别。腹腔穿刺或上消化道造影有助于二者的鉴别诊断。

3. **肠梗阻征**　若患儿频繁呕吐，应注意排除各种消化道畸形所致的肠梗阻，如肠扭转常发生于足月儿，剧烈呕吐胆汁，多于生后晚期出现，患儿常伴有其他畸形，X线检查可发现近端十二指肠梗阻征象，中段肠扭转很少有肠壁积气征，水溶性造影剂行上消化道造影及腹部B超有助于肠扭转的诊断。

4. **自发性或特发性肠穿孔**　自发性肠穿孔（spontaneous intestinal perforation，SIP）与NEC是两种发病机制截然不同的疾病，有着不同的临床表现和病理特征（表6-12），临床上应注意鉴别。此外，地塞米松、吲哚美辛的应用可引起特发性肠穿孔，多见于早产儿，穿孔部位局限，无类似NEC的严重临床表现。

表6-12　新生儿NEC穿孔和自发性肠穿孔的临床和病理特征

特征	NEC穿孔	SIP
极低出生体重儿中发病率	7%~10%	2%~3%
发病日龄	2~6周	0~14d
肠壁积气	有	无
胃肠喂养	有	无
好发部位	回肠末端及近端升结肠，严重者可累及全胃肠道	病变局限在血供不足处：回盲部、脾曲、乙状结肠与直肠交界处
肠壁坏死	有	无

续表

特征	NEC 穿孔	SIP
临床表现	严重	较轻
预后	差	可
处理	腹腔引流,手术治疗	腹腔引流,手术修补
病死率	10%~30%	5%~15%

【治疗】

NEC 治疗原则是密切观察患儿生命体征和病情变化,使受损肠道休息,防止进一步损伤,纠正水、电解质和酸碱平衡紊乱,凝血功能障碍,减轻 SIRS 和治疗 MODS。基本干预措施包括内科治疗(禁食和胃肠减压、抗生素治疗和对症支持疗法等)和外科手术治疗。

1. 内科治疗

(1)禁食和胃肠减压:疑似 NEC 患儿一般禁食 3d,确诊病例禁食 7~10d,重症 14d 或更长;待其临床表现好转,腹胀消失,肠鸣音恢复,大便潜血转阴后可逐渐恢复喂养。禁食期间持续进行胃肠减压。

(2)抗生素治疗:尽早静脉联合应用抗生素以覆盖所有可能病原菌,然后依据细菌培养及药敏试验结果选择敏感抗生素。

(3)对症支持疗法:禁食期间予以全肠道外营养,维持水、电解质平衡及能量需求。对伴有 SIRS 的严重 NEC,关键在于防治 MODS,需密切监护心、肺、肾等器官的功能状态,出现休克时给予扩充血容量或应用血管活性药物等治疗,禁用肾上腺皮质激素;凝血机制障碍时,应进行成分输血;低氧血症($pSaO_2<90\%$)或高碳酸血症($PaCO_2>50mmHg$)时,应考虑实施机械通气。

2. 外科治疗

(1)外科会诊指征:疑似 NEC 患儿应在三级 NICU 进行诊治,当出现以下情况时应请外科会诊:①腹壁蜂窝织炎;②X 线提示肠管固定和扩张;③腹腔硬性包块;④内科保守治疗效果欠佳,病情明显进展,出现顽固性代谢性酸中毒和高乳酸血症,持续性 CRP 上升和血小板计数下降,以及低氧血症、低血压、少尿和高钾血症等 MODS 早期表现。

(2)外科手术适应证和禁忌证:20%~40% 病例需要外科治疗,及时、正确地把握手术时机非常重要。肠穿孔导致明显腹膜炎和气腹征是外科治疗的绝对适应证。相对外科手术指征包括:①ⅢA 期 NEC 经内科保守治疗 48h 无效,病情进展恶化,或ⅢB 期伴有持续进展的白细胞计数升高或减少,持续血小板减少、低血压、少尿或难以纠正的代谢性酸中毒。②腹壁红肿,腹部可触及包块,腹部 X 线检查提示肠袢僵硬固定、门静脉积气或肠扭转不能排除。③高度怀疑肠穿孔,但 X 线未发现气腹征但腹腔穿刺阳性(穿刺出黄褐色混浊液体)。若患儿存在凝血功能严重异常、无法纠正的低血小板血症、感染性休克、严重低血压、DIC 等生命体征不稳定,因不能耐受麻醉和手术,为外科手术禁忌证。

(3)术前准备:手术前应积极纠正患儿一般情况,包括积极抗感染、呼吸支持、抗休克、纠正贫血、低蛋白血症和凝血障碍等。手术前应保证尿量至少 1ml/(kg·h)。为尽量减少患儿热量丢失,需调整手术间温度,患儿置于暖气垫上,预热静脉输注液体,适当湿化并加热麻醉气体等。在不增加并发症的前提下,部分医院可开展 NICU 床旁手术。

(4)外科手术:当严重 NEC 保守治疗无效,病情进展需手术时,应当机立断实施腹腔引流和开腹手术。

腹腔引流的主要目的是引流坏死组织、减少或去除感染因素,尽可能安全度过急性期,适用于体重 <1 000g 的 NEC 患儿或病情持续恶化、生命体征不稳定、暂时不耐受手术的 NEC 患儿,可在床旁局麻下放置引流管,待全身状况稳定后,肠造口术恢复,或对于 NEC 保守治疗后肠狭窄,可安排限期或择期手术以恢复肠道连续性或解除肠梗阻;有些病例经单纯腹腔引流后病情控制和肠道即得以恢复,

无须再次手术。

开腹手术原则是切除坏死肠管,尽量保留尚未坏死的病变肠管和健康肠管,根据病变具体情况可选择如下术式:

1)肠造口术:切除坏死肠管+近远端肠造口是经典手术方式,也可旷置病变段肠管行近端肠管袢式造口,主要适用于多灶性病变或病变肠管尚未坏死、边界不清肠管的保留。如多灶性病变位于末端小肠和结肠,切除坏死肠管后近端肠管造口,远端肠管封闭或造口。

2)肠切除吻合术:部分孤立病变患儿,同时符合以下条件:①小肠尤其是高位小肠的孤立局限性病变且边界清楚;②拟保留肠管外观无损伤;③患儿全身状况稳定,无快速进展的败血症或凝血障碍征象,经慎重考虑后可行Ⅰ期肠吻合。近年来发现,Ⅰ期肠切除吻合术后生存率高于肠造口,已逐渐被临床接受,但在超低/极低体重儿或腹腔污染严重情况下,应谨慎行Ⅰ期肠吻合,因有再发 NEC风险。

3)空肠高位或多个造口:若病变广泛但剩余健康活力的肠管多于50%长度,最常用的手术方式为高位空肠造口,同时Ⅰ期切除远端坏死肠管并将远端肠管吻合,可避免多个造口;有人推荐"钳夹-放回"(clip and drop-back)技术,可避免多个造口与高位空肠造口相关并发症,最大限度地保留肠管长度。全肠累及者(活力肠管长度 <25%)的治疗存在诸多难题和争议,一般推荐切除所有坏死肠管+近端造口或多处造口,或近端造口而不切除肠管,再二次手术。不切除肠管的高位空肠造口实现了肠内容物转流,可减轻远端肠管压力、降低代谢负担,减少细菌数量及其代谢产物,可能有助于损伤肠管修复。

(5)造口关闭术:关闭造口以恢复肠道连续性的患儿理想体重、年龄及时机尚在探索中。决定是否实施造口关闭术的主要因素包括Ⅰ期术后时间、体重增加程度、是否需要全肠外营养(total parenteral nutrition,TPN)以及造口排出情况等。造口关闭前远端肠管应逆行或顺行造影检查,若证实有狭窄存在,关闭造口时需手术切除。

(6)肠狭窄的手术治疗:NEC 保守治疗后,患儿出现肠梗阻症状应怀疑肠狭窄,最常见的部位是结肠和末端小肠。水溶性造影剂进行灌肠检查是确定肠狭窄的首选方法,任何部位的肠狭窄都需要外科手术切除。

(7)肠造口并发症:新生儿肠造口可挽救生命,但也是主要死亡原因之一。新生儿肠造口相关并发症发生率较高,近期并发症包括伤口感染、伤口裂开、造口狭窄、切口疝、造口旁疝、肠管脱垂和肠梗阻;远期常见并发症包括肠狭窄、小肠吸收不良、短肠综合征(short-bowel syndrome,SBS)、胆汁淤积性肝病和消化性溃疡等。肠狭窄中,结肠狭窄最常见(80%),其次为回肠末段狭窄(15%)。NEC 手术时,如能保留肠管长度 >15cm 并保留回盲瓣,或无回盲瓣但肠管长度 >30cm,最终有可能恢复全肠内营养,否则易出现 SBS;SBS 是最严重的远期并发症,存活者中发生率约为 23%。胆汁淤积性肝病主要由长期 TPN 所致,最有效的治疗是早期少量肠内喂养,可赋予肠黏膜营养和刺激胆汁流,有助于胃肠道的适应。消化性溃疡多由于患儿存在高胃泌素血症,胃酸分泌增多而诱发;吻合口溃疡可在术后多年出现,原因不清。此外,室上性心动过速和过敏性小肠结肠炎与 NEC 复发有关。NEC 存活患儿中,特别是极低出生体重儿,神经系统发育迟滞的危险性增加,特别在接受外科干预的患儿中概率更高,可能与病情更严重有关。

【预后】

近10年来 NEC 患儿生存率逐步提高,以体重 <1 000g 和 <28 周胎龄的 NEC 患儿最为显著。主要得益于早期诊断和早产儿更有效的支持治疗,如通气策略、肺表面活性物质治疗、TPN 等进步。死亡率高低主要取决于出生体重、伴发病、疾病进展的凶险程度。全肠累及患儿死亡率为 42%~100%,存活者几乎均出现短肠综合征。

(肖昕 沈淳)

第十节　新生儿硬肿症

新生儿硬肿症(sclerema neonatorum)是由环境温度过低、早产、疾病等因素所致,临床主要表现为低体温和皮肤硬肿,重症者可发生多器官功能损害。

【病因和病理生理】

1. 寒冷和保温不足　是新生儿尤其是早产儿发生低体温和皮肤硬肿的主要原因,故又称新生儿寒冷损伤综合征(neonatal cold injury syndrome)。病因包括:①体温调节中枢不成熟。环境温度低时,其增加产热和减少散热的调节功能差,使体温降低。②体表面积相对较大,皮下脂肪少,皮肤薄,皮下血管丰富,易于失热,导致低体温。③糖原等能量储备少,产热不足,对失热的耐受能力差。④缺乏寒战反应,寒冷时主要靠棕色脂肪代偿产热,但其代偿能力有限,寒冷时易出现低体温。⑤皮下脂肪中饱和脂肪酸含量高,由于其熔点高,低体温时易于凝固,出现皮肤硬肿。

2. 某些疾病　如严重感染、缺氧等使能源物质消耗增加、热量摄入不足,加之缺氧又使能源物质的氧化产能发生障碍,故产热能力不足。硬肿可能也与神经、内分泌调节、水盐代谢调节紊乱有关,如在硬肿患儿能发现肾素-血管紧张素和醛固酮水平的升高;新生儿红细胞相对较多,血液黏滞容易引起微循环障碍。

3. 多器官损害　低体温及皮肤硬肿可使局部血液循环淤滞,引起缺氧和代谢性酸中毒,导致皮肤毛细血管壁通透性增加,出现水肿。如低体温持续存在和/或硬肿面积扩大,缺氧和代谢性酸中毒进一步加重,可引起多器官功能损害。

新生儿硬肿的病理改变为皮下脂肪坏死、无明显炎症浸润且无明显肉芽肿改变;脂肪细胞中形成针状裂隙,有时呈放射状排列;脂肪小叶周围组织纤维性增厚。

【临床表现】

主要发生在寒冷季节、缺氧或严重感染时。多于生后1周内发病,早产儿多见。低体温和皮肤硬肿是本病的主要表现,严重者可并发多器官功能损害。

1. 一般表现　反应低下,吮乳差或拒乳,哭声低弱或不哭,活动减少,也可出现呼吸暂停等。

2. 低体温　新生儿低体温指体温<35℃,轻症为30~35℃,重症<30℃。低体温患儿中以早产和低出生体重儿居多,如患儿腋温≥肛温,提示产热良好,多为病程短,复温效果较好,预后较好;反之预后不良。

3. 硬肿　包括皮脂硬化和水肿两种病变。皮脂硬化处皮肤变硬,皮肤紧贴皮下组织,不能移动,按之似橡皮感,呈暗红色,伴水肿者有指压凹陷,无脂肪的生殖器、手掌和足底区域不受累。硬肿常呈对称性,其发生顺序依次为:下肢→臀部→面颊→上肢→全身。面积可按头颈部20%、双上肢18%、前胸及腹部14%、背部及腰骶部14%、臀部8%及双下肢26%计算。存活患儿通常没有远期皮肤并发症。

4. 多器官功能损害　新生儿硬肿症早期常有少吃、少哭、少动等非特异性症状,随着体温降低,硬肿加重可出现循环障碍、DIC、急性肾损伤、肺出血、酸碱平衡紊乱等多系统损伤表现。

【辅助检查】

根据病情需要,检测血常规、动脉血气和血电解质、血糖、尿素氮、肌酐、DIC筛查试验。必要时做心电图及X线胸片等。

【诊断】

患儿有保暖不当或严重感染、窒息等导致能量供给不足的病史,有低体温、皮肤硬肿,即可诊断。

临床依据体温及皮肤硬肿范围分为轻度、中度及重度（表 6-13）。

表 6-13　新生儿硬肿症分度

分度	体温 /℃		硬肿范围 /%	器官功能改变
	肛温	腋 - 肛温差		
轻	≥ 35	正值	<20	无明显改变
中	<35	0 或正值	20~50	不吃、不哭、反应差及心率慢等
重	<30	负值	>50	休克、DIC、肺出血及急性肾衰竭等

【鉴别诊断】

1. **新生儿水肿**　①局限性水肿：常发生于女婴会阴部，数天内可自愈；②早产儿水肿：下肢常见凹陷性水肿，有时延及手背、眼睑或头皮，大多数可自行消退；③严重新生儿溶血病或先天性肾病：水肿较严重，并有其各自的临床特点。

2. **新生儿皮下坏疽**　常由金黄色葡萄球菌感染所致。多见于寒冷季节。常发生于身体受压部位或受损（如产钳）部位。表现为局部皮肤变硬、略肿、发红、边界不清楚并迅速蔓延，病变中央初期较硬以后软化，先呈暗红色以后变为黑色，重者可有出血和溃疡形成，亦可融合成大片坏疽。

3. **新生儿皮下脂肪坏死**　发生于健康足月或过期产新生儿，常表现为生后 1~4 周出现红色、红棕色或紫红色局限性硬节。与新生儿硬肿症不同，病变往往局限且发生较晚，虽然皮肤固定于皮下组织，但仍可自由移动。新生儿皮下脂肪坏死通常无全身多器官功能受累表现。

4. **冷性脂膜炎**　为红色、固定、界限清楚的斑块，病变部位皮肤接触过寒冷环境。病变于寒冷暴露后数小时至数天后出现，可自行消退。虽然临床表现可能非常相似，但冷性脂膜炎的组织病理学没有新生儿皮下脂肪坏死的典型针状裂隙。

5. **限制性皮肤病**　是致命的遗传性疾病，特征是出生时皮肤异常紧绷。患病新生儿通常是早产儿，表现为弥漫性皮肤变硬，皮肤褶皱区可能存在剥脱或撕裂，如颈部、腹股沟皱褶和下腹部。其他临床表现包括关节挛缩、外翻、胸腔缩小、锁骨发育不良和固定的 O 形嘴。

6. **Hutchinson-Gilford 早老综合征**　偶见硬皮病性皮肤紧缩，最小患者约为 2 周龄。皮肤静脉显露、脱发、前额隆起、鸟状鼻和小颌畸形支持该诊断。

【治疗】

1. **复温（rewarming）**　目的是在体内产热不足的情况下，通过提高环境温度减少失热，以恢复和保持正常体温。腋温 - 肛温差（T_{A-R}）可作为判断棕色脂肪产热状态的指标。

（1）若肛温 >30℃，T_{A-R} ≥ 0，提示体温虽低，但棕色脂肪产热较好，此时可通过减少散热使体温回升。将患儿置于已预热至中性温度的暖箱中，一般在 6~12h 内可恢复正常体温。

（2）当肛温 <30℃时，一般均应将患儿置于箱温比肛温高 1~2℃的暖箱中进行外加温。每小时提高箱温 0.5~1℃（箱温不超过 34℃），在 12~24h 内恢复正常体温。然后根据患儿体温调整暖箱温度。

（3）在肛温 >30℃，T_{A-R}<0 时，提示棕色脂肪产热不足或不能产热，故此时也应采用外加温使体温回升。若无暖箱，也可采用温水浴、热水袋、电热毯或将患儿抱在怀中等加热方法。

2. **热量和液体补充**　供给充足的热量有助于复温和维持正常体温。喂养困难者可给予部分或完全肠外营养。由于脂肪乳对凝血功能存在影响，在肠外营养时应限制脂肪乳；有明显心、肾功能损害者，应严格控制输液速度及液体入量。

3. **控制感染**　如患儿存在感染，经验性使用广谱抗生素抗感染治疗，待有病原学检查结果后调整相应抗生素。

4. **纠正器官功能紊乱**　对肺出血、循环障碍、弥散性血管内凝血和肾衰竭等，应给予相应治疗。肺出血是本病最危重的临床表现和死因，一旦考虑应早期给予气管插管，使用呼吸机治疗，积极治疗肺水肿、凝血障碍等伴发疾病。

【预防】

1. 做好围生期保健工作,宣传预防新生儿硬肿症的知识。

2. 注意保暖,WHO 关于新生儿复苏指南建议分娩室温度应≥25℃,复苏时使用塑料袋、帽子及热空气进行复苏,生后应立即擦干皮肤,用预热的被毯包裹,延迟洗澡及称重,足月儿生后立即、早产儿稳定后开始母婴皮肤接触,有利于新生儿体温控制、生理稳定;保证新生儿转运适宜的环境温度。

3. 尽早开始喂养,保证充足的热量供应。

4. 避免早产、产伤和窒息并及时治疗各种疾病。小早产儿生后应一直在暖箱中保温,箱温为中性温度,待体重 >1 800g 或室温下体温稳定时,可放置于婴儿床中。

(母得志)

第十一节　新生儿低血糖症和高血糖症

新生儿出生后,因环境变化、呼吸做功和肌肉活动,能量消耗明显增加,加之脑组织需要连续葡萄糖供应,需要动用能量贮存以维持正常血糖水平。新生儿生后最初能量代谢反应是糖酵解,出生 24h 内肝糖原水平明显降低。由于新生儿用于基础代谢的葡萄糖量要比成人大得多,故必须以糖异生作用来补充糖酵解作用。新生儿出生时已开始动员脂肪分解,血浆游离脂肪酸水平明显增加,其代谢增加具有稳定血糖作用。生长激素、胰高血糖素和儿茶酚胺水平增加可促进脂肪动员分解和葡萄糖异生作用。

一、新生儿低血糖症

由于新生儿个体差异较大,有关低血糖的界限值存在争议。多数学者认为,不论胎龄及出生日龄,全血葡萄糖水平 <2.2mmol/L(40mg/dl)应诊断为新生儿低血糖症(neonatal hypoglycemia),而低于 2.6mmol/L(47mg/dl)则为临床需要处理的界限值。低血糖多见于早产儿及小于胎龄儿,严重而持久的低血糖可导致低血糖性脑损伤。由于新生儿生后早期母乳喂养,动态微量血糖监测以及对低血糖高危儿生后立即采取加喂糖水或静脉营养等预防措施,已明显降低了新生儿低血糖发生率。

【病因和发病机制】

1. **肝糖原和脂肪贮存不足或分解增加**　肝糖原的贮存主要在妊娠末期 3 个月,棕色脂肪储备从胎龄 26 周左右开始,故早产儿和双胎中体重较轻者肝糖原和棕色脂肪贮存少,生后代谢所需能量又相对较高,如不及时给予葡萄糖或母(牛)乳,易发生低血糖。小于胎龄儿除肝糖原贮存少外,其参与糖异生作用的酶活力也低。孕母患有妊娠高血压综合征或胎盘功能不全者,其分娩新生儿低血糖发生率更高。围生期窒息缺氧、严重感染或寒冷损伤综合征时,儿茶酚胺分泌增加,肝糖原分解加速,可导致低血糖发生。

2. **高胰岛素血症**　许多因素可致新生儿高胰岛素血症,继而引起低血糖:①糖尿病母亲高血糖通过胎盘进入胎儿体内,刺激胎儿胰岛细胞代偿增生,血胰岛素水平高,分娩后母体供给葡萄糖中断,易导致新生儿低血糖发生;②胎儿宫内严重溶血,谷胱甘肽释放入血,破坏血液循环中的胰岛素,胰岛细胞代偿增生以维持胰岛素高水平状态,生后易出现低血糖;③溶血病换血疗法时,保养液中葡萄糖浓度较高,刺激胰岛素分泌,换血后可出现暂时性低血糖;④突然停止长期高张葡萄糖的静脉补液,处于亢进状态的胰岛素分泌反应延迟,导致低血糖发生;⑤亮氨酸敏感的新生儿进食富含亮氨酸的牛乳或人乳后,可刺激其胰岛素分泌增加,引起低血糖;⑥胰岛细胞增生症、胰岛细胞腺瘤、Beckwith-Wiedemann 综合征患儿胰岛素分泌异常增高,易出现低血糖症。

3. 遗传性代谢病和内分泌疾病　某些遗传性代谢病如半乳糖血症、糖原贮积症、先天性果糖不耐受症、中链酰基辅酶 A 脱氢酶缺乏症、枫糖尿症和支链氨基酸代谢异常等,均可导致糖代谢异常,出现严重顽固性低血糖。内分泌性疾病如先天性肾上腺皮质增生征、胰高血糖素缺乏、生长激素缺乏等,也可影响葡萄糖代谢,发生低血糖。

4. 其他　一些低血糖患儿找不出其明确原因,称为"特发性低血糖"。

【临床表现】

80%~90% 的新生儿低血糖常缺乏临床症状;若出现症状,即使患儿血糖水平相当,其临床表现可轻重不一,多见于生后 24~72h,表现为反应差、震颤、阵发性青紫、呼吸暂停或增快、哭声减弱或音调变高、肌张力低下、异常眼球转动及嗜睡,严重者出现惊厥;也可出现多汗、面色苍白、体温不升、心动过速和哭闹等。上述症状若经静脉注射葡萄糖后消失,血糖恢复正常,则称为"症状性低血糖症"。

顽固性或反复发作性低血糖多由内分泌及遗传性代谢病所致。严重和持续性低血糖可引起脑损伤,但引起脑损伤的血糖界值目前尚无定论。损伤部位常以顶、枕部为主,部分患儿将留有永久性的神经功能损害。

【实验室检查】

1. 血糖测定　高危儿生后应常规监测血糖。纸片法简单、快速、无创,可用于高危儿筛查及监测,确诊须用化学法如葡萄糖氧化酶法。采血后应立即测定,以免因在室温中放置过久而使血糖分解下降。

2. 其他　持续性低血糖者,在查找病因的同时作相应检查,如血胰岛素、胰高血糖素、皮质醇、生长激素等。高胰岛素血症时,应做胰腺 B 超、CT 或 MRI 检查;疑有遗传性代谢病时,除测定血糖外,还应进行血氨、血乳酸、氨基酸和酰基肉碱测定,以及尿有机酸分析等,必要时行基因分析;疑似低血糖性脑损伤时,头部 MRI 有助于早期诊断。

【治疗】

由于不能确定引起脑损伤的血糖阈值,故对低血糖患儿不论有无临床表现,均应及时治疗。

1. 无症状性低血糖症　若患儿血糖低于 2.6mmol/L,但无症状,能进食者,可先喂哺乳汁(不建议喂葡萄糖),并密切监测血糖;不能纠正者,应先按 6~8mg/(kg·min)速率静脉输注 10% 葡萄糖液,4~6h 后根据血糖测定结果调整,稳定 24h 后逐渐停用。

2. 症状性低血糖症　若患儿血糖低于 2.6mmol/L 且出现症状,立即按 2ml/kg 的剂量和 1ml/min 的速度静脉输注 10% 葡萄糖液,完毕后改为 6~8mg/(kg·min)维持。动态监测患儿血糖水平并调整输糖速度:如症状消失,血糖正常 12~24h 可逐渐减慢输糖速度并及时喂奶;如低血糖不缓解,逐渐增加输注葡萄糖量至 10~12mg/(kg·min),24~48h 内逐渐停止输注葡萄糖,以防低血糖反跳。葡萄糖应用过多或速度过快会导致持续性高胰岛素血症,继而发生反应性低血糖及其他代谢异常如代谢性酸中毒和高乳酸血症等,应注意避免,严重时采取相应措施纠正。

3. 持续性低血糖症　严重、反复和持续性低血糖可致神经系统损害。葡萄糖输注速率常需提高至 12~15mg/(kg·min),以维持血糖在 2.6~4.5mmol/L。外周静脉能耐受的输注葡萄糖最大浓度为12.5%,超过此浓度需经中心静脉输液。按 12mg/(kg·min)速度输入葡萄糖后仍不能维持正常血糖水平者,则应加用氢化可的松(5mg/kg 静脉注射,每 12 小时 1 次),疗程 3~5d,可降低血糖的利用和诱导糖异生酶活性;必要时可加用胰高血糖素每次 0.02mg/kg,肌内或皮下注射,或以 10μg/(kg·h)速度静脉间歇或维持给药。合并高胰岛素血症者,为抑制胰岛素和生长激素释放,可用二氮嗪(每天5~20mg/kg,分 3 次口服)或生长抑素(每天 5~20μg/kg,皮下注射或静脉滴注 6~8h)。

4. 其他治疗　对胰岛细胞增生症患儿,除药物治疗外,必要时作胰腺次全切除。对遗传性代谢病患儿,应采取特殊饮食疗法:半乳糖血症患儿应完全停止乳类食品,代以不含乳糖的饮食;对亮氨酸敏感者、甲基丙二酸血症或丙酸血症患儿应限制蛋白质饮食,用不含亮氨酸和/或蛋氨酸、苏氨酸和缬氨酸的特殊奶粉喂养;脂肪酸氧化障碍应防止饥饿,补充一定量的葡萄糖和中链脂肪酸。

二、新生儿高血糖症

新生儿高血糖症(neonatal hyperglycemia)也无统一诊断标准,国外有以 7.0mmol/L、7.8mmol/L、8.0mmol/L 或 8.3mmol/L 作为高血糖症的诊断标准,国内多将全血血糖 >7.0mmol/L(125mg/dl),或血浆葡萄糖水平 >8.0mmol/L(145mg/dl) 定义为新生儿高血糖症。由于新生儿肾糖阈值低,当血糖 >6.7mmol/L(120mg/dl)时常出现糖尿。

【病因及发病机制】

1. **血糖调节功能不成熟及耐受力低**　新生儿的胰岛 B 细胞功能不完善,胰岛素活性差,对输入葡萄糖反应迟钝和葡萄糖清除率较低,易发生高血糖症。此外,新生儿胎龄愈小、体重愈低和日龄愈小,对糖的耐受性愈差,例如在极低出生体重儿,即使输糖速率达 4~6mg/(kg·min),也能出现高血糖。

2. **应激性高血糖症**　在窒息、缺氧、感染、创伤或休克等应激状态下,血中儿茶酚胺、皮质醇、胰高血糖素水平明显升高,而新生儿本身胰岛细胞对高血糖反应迟钝,胰岛素对葡萄糖负荷反应低下,或存在相对性胰岛素抵抗等,可使患儿血糖升高。

3. **医源性高血糖症**　常见于早产儿,母亲分娩前应用葡萄糖或糖皮质激素,复苏时应用高渗葡萄糖或肾上腺素,以及其他药物如糖皮质激素、生长抑素、二氮嗪、氨茶碱、咖啡因及苯妥英钠等的应用,可通过类儿茶酚胺作用或抑制磷酸二酯酶使 cAMP 升高,介导糖原分解、糖异生作用或抑制胰岛素作用使血糖升高。肠道外营养时,脂肪乳中的游离脂肪酸也有升高血糖作用。

4. **新生儿糖尿病**　包括暂时性(假性)糖尿病和永久性(真性)糖尿病。暂时性糖尿病可能与胰腺发育不成熟、胰岛 B 细胞功能低下有关,1/3 患儿有糖尿病家族史,多发生在小于胎龄儿,出生 6 周左右发病,病程呈暂时性经过;喂养不当如高渗配方奶喂养也可引起暂时性糖尿病,表现为高血糖、脱水和尿糖。永久性糖尿病可有家族史,可能与基因突变有关,病程可持续至儿童期甚至青春期。

【临床表现和诊断】

新生儿轻度高血糖症常无特异性临床症状。血糖增高显著或持续时间长的患儿,在原发病症状和体征加重基础上,出现高渗透压血症和高渗性利尿,表现为脱水、烦渴、多尿、体重下降、电解质紊乱、酮症酸中毒和惊厥等,严重者(血糖 25mmol/L)可诱发颅内出血,尿糖阳性,而尿酮可为阳性或阴性。

暂时性糖尿病少见,一般在生后 6 周内发病,血糖常高达 14mmol/L,可出现消瘦、脱水,酮症酸中毒少见,尿糖阳性,而尿酮弱阳性或阴性,一般持续 3~4 周消失,但部分患儿可复发。永久性糖尿病罕见。

【治疗】

定期监测血糖和尿糖,早期发现高血糖,及时调节输糖速度是防治新生儿高血糖症的关键。

1. 对于医源性高血糖症,应根据患儿的病情尽早开始胃肠喂养,以促进胰岛素分泌;暂时停用或减少葡萄糖的输入量,严格控制输糖速度,对于超低出生体重儿,输注 10% 葡萄糖溶液的开始速度为 4~6mg/(kg·min),并监测血糖和尿糖;肠道外营养应从葡萄糖基础量开始,逐步增加。

2. 明显高血糖伴有脱水、酮症酸中毒表现者,在积极治疗原发病基础上,及时补充电解质和碱性溶液,迅速纠正脱水、电解质和酸碱平衡紊乱状态,降低血糖浓度、减少糖尿和尿酮。

3. 当输注葡萄糖溶液浓度已降至 5% 且速度为 4mg/(kg·min) 时,高血糖仍难以控制(血糖 >14mmol/L),尿糖阳性或由于限制葡萄糖摄入导致热量不足者,可加用胰岛素治疗。方法包括①持续胰岛素输注:开始按 0.05U/(kg·h)静脉滴注,每 30 分钟监测血糖 1 次,根据血糖变化调节输注速度;若血糖仍 >10mmol/L,增加输注速度至 0.1U/(kg·h);若发生低血糖,则停用胰岛素并加用 10% 葡萄糖溶液 2ml/kg 一次。②间歇胰岛素输注：0.05~0.1U/kg，每 4~6 小时 1 次，静脉缓慢推注；③胰岛素皮下注射：仅用于新生儿真性糖尿病，0.5~3.0U/(kg·d)，每 4 小时 1 次，喂奶前 30min 皮下注射；注射前和注射后 2h 测定血糖和尿糖，指导胰岛素剂量调整。应用胰岛素期间，除密切监测血糖外，还应检测血钾水平变化。

（肖 昕）

第十二节　新生儿低钙血症

新生儿血（总）钙 <1.8mmol/L(7.0mg/dl) 或离子钙 <1.0mmol/L(4.0mg/dl) 时称为新生儿低钙血症（neonatal hypocalcemia），是新生儿期惊厥的常见原因之一，主要与暂时性的生理性甲状旁腺功能低下有关。糖尿病母亲所生新生儿、早产儿及围生期窒息儿易发生低钙血症。

【新生儿钙磷代谢】

体内钙、磷代谢受甲状旁腺激素（parathyroid hormone，PTH）、降钙素和 $1,25\text{-}(OH)_2D_3$ 的调节。PTH 能促进肾小管对钙的吸收和增加磷的排出，促进骨质溶解，加速 $1,25\text{-}(OH)_2D_3$ 的合成。由于胎盘对钙的主动传运，胎儿处于高血钙状态，从而抑制了胎儿 PTH 释放，故整个胎儿时期和新生儿生后最初几天的 PTH 水平较低，且靶器官对 PTH 反应也低。降钙素的主要作用是降低血钙、磷水平，促进骨质生成。新生儿时期降钙素水平较高，且可因窒息和胰高血糖素的刺激进一步升高，易发生低钙血症。$1,25\text{-}(OH)_2D_3$ 的主要作用是增加钙、磷的肠道吸收和在骨组织中沉积，并促进肾脏对磷的吸收以维持正常钙、磷水平。

PTH、降钙素和 $1,25\text{-}(OH)_2D_3$ 对钙、磷代谢进行调节，以保证其动态平衡：当血钙浓度降低时，PTH 分泌增加，以增加肾脏对钙的吸收和磷的排泄，促进骨质溶解，同时加速 $25\text{-}OH\ D_3$ 羟化成 $1,25\text{-}(OH)_2D_3$，后者促进肠道钙的吸收，最终达到血钙上升的目的；反之，到高钙血症时，PTH 分泌减少，降钙素分泌增加，血钙下降。当血磷升高时，PTH 分泌增加，$1,25\text{-}(OH)_2D_3$ 生成减少，血磷下降；当血磷下降时，又可促使 $1,25\text{-}(OH)_2D_3$ 的生成增加，血磷上升。

【病因和发病机制】

1. 早发性低钙血症　指出生 48h 内发生的低钙血症，常伴有低镁血症。在胎儿时期，由于母体钙可通过胎盘主动转运，胎儿血钙通常不低，分娩时脐血总钙和游离钙均高于母血水平，而此时新生儿甲状旁腺功能暂时受到抑制，血中 PTH 水平低；出生后母亲钙供给停止而新生儿外源性钙供给不足时，骨质中钙不能动员入血，易出现低钙血症。早产儿、小于胎龄儿、妊娠糖尿病及妊娠高血压综合征母亲所生新生儿钙储备低，加之早产儿 $25\text{-}OH\ D_3$ 向 $1,25\text{-}(OH)_2D_3$ 的转化能力低，更易发生低钙血症。围生期窒息、感染、MAS、RDS 等各种缺氧性疾病时，细胞破坏导致磷释放入血增加，血磷与血钙结合，也容易导致低钙血症。

2. 晚发性低钙血症　指出生 48h 后发生的低钙血症。常见于牛乳喂养的足月儿，主要是因为牛乳中磷含量高（牛乳 900~1 000mg/L，人乳 150mg/L），钙：磷比值不适宜（牛乳 1.35：1，人乳 2.25：1），影响钙的吸收；同时新生儿肾小球滤过率低，肾小管对磷再吸收能力强，导致血磷过高，血钙沉积于骨，发生低钙血症。

3. 先天性甲状旁腺功能减退所致低钙血症　包括新生儿暂时性或永久性甲状旁腺功能减退等。

（1）暂时性假性甲状旁腺功能低下：多见于母亲甲状旁腺瘤。母亲甲状旁腺功能亢进，母血 PTH 水平持续增高，孕妇和胎儿均为高钙血症，胎儿甲状旁腺功能被严重抑制，生后发生顽固而持续的低钙血症,可伴发低镁血症,血磷一般高于 2.6mmol/L,应用钙剂可使抽搐缓解,疗程常需持续数周之久。

(2)暂时性特发性甲状旁腺功能不全:为良性自限性疾病,母亲甲状旁腺功能正常,除用钙剂治疗外,还须用适量的维生素 D 治疗数个月。

(3)永久性先天性甲状旁腺功能不全:系由于新生儿甲状旁腺先天缺如或发育不全所致,为 X 连锁隐性遗传,具有持久的甲状旁腺功能减退、高磷血症和低镁血症,常合并胸腺缺如、免疫缺陷、小颌畸形和主动脉弓异常(DiGeorge 综合征)。

4. 其他　碳酸氢钠等碱性药物可使血中游离钙变为结合钙,换血时抗凝剂枸橼酸钠可结合血中游离钙,均可使血中游离钙降低。

【临床表现】

临床症状轻重不一且与钙离子降低程度不相关,多于生后 5~10d 出现。主要为神经肌肉兴奋性增高表现:烦躁不安、肌肉抽动或震颤、惊跳及惊厥等,严重者可出现手足搐搦和喉痉挛(喉喘鸣)。抽搐发作时常伴有呼吸暂停和发绀,发作间歇期一般情况良好,但肌张力稍高,腱反射增强,踝阵挛可呈阳性。

早发性低钙血症常见于早产儿,围生期窒息、感染、MAS 和 RDS 等也易合并低钙血症,表现为于生后 2~3d 内易出现血钙降低,其降低程度与胎龄相关:胎龄越小,降低越明显,但常无明显临床症状和体征,可能与其发育不完善、血浆蛋白低和酸中毒时血清游离钙相对较高等有关。晚发性低钙血症多见于牛奶或羊奶喂养及严重维生素 D 缺乏者,常表现为活动异常、嗜睡和惊厥。

【实验室检查】

血清总钙 <1.8mmol/L,血清离子钙 <1.0mmol/L,血清磷常 >2.6mmol/L,血清镁 <0.6mmol/L,碱性磷酸酶多正常。必要时还应检测母血钙、磷、镁和 PTH 水平。心电图 Q-T 间期延长(早产儿 >0.19s,足月儿 >0.20s)提示低钙血症。

【诊断】

新生儿出现不明原因惊厥、喉喘鸣或呼吸暂停等临床表现时,应进行血清总钙、离子钙、血磷、血镁或 PTH 检测等,可明确诊断。疑似 DiGeorge 综合征时,应加做胸部 X 线、心脏彩超检查和基因分析。

【治疗】

低钙血症的治疗取决于低血钙的程度及临床症状和体征:无症状早产儿如无其他合并症,可不处理但应密切观察病情变化;早发性低钙血症需要钙剂治疗至少 72h;晚发性低钙血症需较长时间治疗。

1. 钙剂补充　静脉给予钙剂对低钙惊厥疗效明显,若惊厥仍不缓解,应加用镇静药。方法:10% 葡萄糖酸钙每次 1~2ml/kg,以 5% 葡萄糖液稀释 1 倍后缓慢静脉推注(1ml/min)。因血钙浓度快速上升可抑制窦房结引起心动过缓,甚至心脏停搏,故静脉推注时应保持心率 >80 次 /min;防止药液外溢至血管外,避免组织坏死。惊厥控制后,可持续输入钙剂[5~8ml/(kg·d)]维持血钙浓度 1.8mmol/L(7mg/dl)以上,疗程 3~5d。对晚期低钙血症者,口服葡萄糖酸钙或乳酸钙维持治疗 2~4 周,以维持血钙浓度 2~2.3mmol/L(8~9mg/dl)。

2. 镁剂补充　使用钙剂后惊厥仍不能控制者,应检查血镁水平。低钙血症可同时伴有低镁血症,单纯补钙不仅不易控制惊厥,有时反而使血镁更低,故应钙剂、镁盐联合补充。若血镁 <0.6mmol/L(1.4mg/dl),可肌内注射 25% 硫酸镁每次 0.4ml/kg。

3. 合理喂养　母乳中钙磷比例适当,利于肠道钙的吸收,故应尽量母乳喂养;人工喂养或混合喂养时,应选择钙磷比例适当的配方乳。口服 10% 氢氧化铝 3~6ml/ 次,可结合牛乳中的磷,减少肠道对磷的吸收。

4. 甲状旁腺功能不全者的治疗　需长期口服钙剂,在给予维生素 D_2 10 000~25 000U/d 的基础上,加用二氢速变固醇 0.05~0.1mg/d 或 1,25(OH)$_2D_3$ 0.25~0.5μg/d。治疗过程中,定期监测血钙水平并调整维生素 D 剂量。

(肖　昕)

第十三节 新生儿疾病筛查

【概述】

新生儿疾病筛查(newborn screening,NBS)是指医疗保健机构在新生儿群体中,用快速、简便、敏感的生化检测等方法,对一些危及儿童生命,导致生长发育和智能障碍的一些先天性内分泌异常、遗传性代谢病等进行群体筛检,使患儿在未出现临床表现但其体内生化、激素及代谢已有变化时就作出早期诊断,并及时采取有效干预措施,避免患儿重要脏器出现不可逆性的损害,降低死亡率,保障儿童正常体格发育和智能发育的系统服务。新生儿筛查是预防医学的一项重要公共卫生行动,是一个系统的疾病预防项目。

目前,我国将发病率相对较高,早期干预后预后良好的苯丙酮尿症(phenylketonuria,PKU)、先天性甲状腺功能减退症(congenital hypothyroidism,CH)以及新生儿听力筛查列入新生儿强制性免费筛查项目;部分省市根据当地疾病谱特点,增加了葡萄糖-6-磷酸脱氢酶(glucose-6-phosphate dehydrogenase,G-6-PD)缺陷症、地中海贫血(thalassemia)和先天性肾上腺皮质增生症(congenital adrenal cortical hyperplasia,CAH)的筛查。除上述传统新生儿疾病筛查外,我国正在逐步开展应用串联质谱技术(tandem mass spectrometry,MS-MS)开展新生儿遗传性代谢病(inherited metabolic disorders,IMD)筛查。

【新生儿疾病筛查】

我国目前实行强制性免费筛查的新生儿疾病包括 PKU、CH、CAH、G-6-PD 缺陷症、地中海贫血以及新生儿听力障碍。

1. 高苯丙氨酸血症 高苯丙氨酸血症(hyperphenylalaninemia,HPA)是一种先天性氨基酸代谢障碍,属常染色体隐性遗传病。当血苯丙氨酸(phenylalanine,Phe)浓度持续超过 120μmol/L(2mg/dl)时,即为 HPA,包括苯丙氨酸羟化酶(phenylalaninehydroxylase,PAH)缺陷症和四氢生物蝶呤(tetrahydrobiopterin,BH_4)缺乏症。早期无明显临床表现,若未早期发现和及时干预,常造成严重智能障碍。

(1)HPA 诊断和鉴别诊断:在 HPA 中,鉴别 PAH 缺陷症和 BH_4 缺乏症非常重要,因为其干预方法不同。为了鉴别 PAH 缺陷症和 BH_4 缺乏症,所有 HPA 均应进行尿蝶呤谱即新蝶呤(N)和生物蝶呤(B)分析、血二氢蝶啶还原酶(DHPR)活性测定或四氢生物蝶呤(BH_4)负荷试验:①HPA 排除 BH_4 缺乏症后,血 Phe 120~360μmol/L(2~6mg/dl)为轻度 PAH 缺陷症,血 Phe>360μmol/L(6mg/dl)则称之为 PKU。②在 BH_4 缺乏症,最常见为 6-丙酮酰四氢蝶呤合成酶(PTPS)缺乏症(尿新蝶呤增高,生物蝶呤降低或生物蝶呤与新蝶呤百分比极低),其次为 DHPR 缺乏症(DHPR 活性明显降低),其他类型少见。

(2)HPA/PKU 筛查:进行 HPA/PKU 筛查时,应确定①筛查指标:血苯丙氨酸(Phe);②阳性切割值:根据实验室及试剂盒而定,一般以血 Phe>120μmol/L(2mg/dl)为筛查阳性;③筛查方法:荧光分析法、定量酶法、细菌抑制法和串联质谱法(MS-MS)。

(3)干预措施:一旦确诊应立即治疗,以避免或减轻脑损伤。对 PKU 患儿来说,应用低苯丙氨酸奶粉喂养是最重要的干预措施,能明显改善患儿预后,减少 CNS 后遗症发生。

1)PAH/PKU:干预措施包括①在正常蛋白质摄入情况下,血 Phe 浓度持续 360μmol/L 两次以上者,均需给予低苯丙氨酸饮食治疗;血 Phe 浓度 ≤ 360μmol/L 者,需定期随访观察。②低苯丙氨酸饮食治疗者,如 Phe 浓度异常,每周监测 1 次;如血 Phe 浓度在理想控制范围内,可每个月监测 1~2 次,使血苯丙氨酸浓度继续维持在各年龄组理想控制范围。③定期(1周岁、3周岁、6周岁时)进行体格和智能发育评估。④治疗至少持续到青春发育成熟期,提倡终身治疗。

2)BH_4缺陷症:给予四氢生物蝶呤、神经递质前质(多巴、5-羟色氨酸)等联合治疗。

2. 先天性甲状腺功能减退症 先天性甲状腺功能减退症(congenital hypothyroidism,CH)又称克汀病(cretinism)或呆小病,主要是由于甲状腺先天缺如、发育不良或甲状腺激素合成途径缺陷所致。出生时常无明显症状和体征,数周或数个月甚至数年后才出现体格和精神发育障碍,早期发现和及时干预可防止疾病的发生与发展,否则可导致严重脑损害和智力低下。

(1)CH筛查:通常于生后2~3d采集足跟血滴于特制滤纸片上,检测促甲状腺素(TSH)浓度作为初筛:①以TSH作为筛查指标;②TSH浓度的阳性切割值根据实验室及试剂盒而定,一般>10~20μU/ml为筛查阳性;③筛查方法为时间分辨免疫荧光分析法(Tr-FIA)、荧光酶免疫分析法(FEIA)和酶联免疫吸附法(ELISA)。

(2)CH确诊:TSH筛查阳性者,再采外周血测定血TSH和游离甲状腺素(FT_4)浓度加以确诊:①血TSH增高,FT_4降低者,诊断为先天性甲状腺功能减退症;②血TSH增高,FT_4正常者,诊断为高TSH血症。甲状腺超声检查、骨龄测定以及甲状腺同位素扫描(ECT)等可作为辅助手段。

(3)干预和随访

①甲状腺激素替代治疗:CH患儿给予左甲状腺素($L-T_4$)治疗,初始剂量6~15μg/(kg·d),每天剂量1次口服,使FT_4在2周内达到正常范围,TSH在治疗4周内恢复正常;在之后的随访中,$L-T_4$维持剂量必须个体化,根据血FT_4、TSH浓度调整。血FT_4应维持在平均值至正常上限范围之内。高TSH血症酌情给予$L-T_4$治疗,初始治疗剂量可根据TSH升高程度调整。②定期复查FT_4、TSH浓度,以调整$L-T_4$治疗剂量:一般首次治疗后2周复查,如仍存在异常,调整$L-T_4$剂量后1个月复查;甲状腺功能正常情况下,1岁内每2~3个月复查1次,1~3岁每3~4个月复查1次,3岁以上每6个月复查1次。③定期进行体格发育评估:在1周岁、3周岁、6周岁时进行智能发育评估。④甲状腺发育不良、异位者的治疗:甲状腺B超或甲状腺同位素扫描(ECT)可发现甲状腺发育不良或异位:伴有TSH增高或FT_4降低者,应给予$L-T_4$终身治疗;若为暂时性甲状腺功能减退症者,在正规治疗2~3年,复查甲状腺功能正常后,可减量和停药1个月并定期随访。

3. 新生儿听力筛查 新生儿听力筛查是及早发现新生儿听力障碍,开展早期诊断和早期干预的有效措施,可明显减少听力障碍对语言发育及其他神经精神发育的影响。

(1)听力障碍的高危因素

1)存在永久性听力障碍家族史。

2)母亲孕期使用过耳毒性药物或袢利尿药或滥用药物/酒精。

3)存在或怀疑听力障碍相关综合征或遗传病者。

4)耳廓和耳道畸形在内颅面形态畸形等。

5)存在或怀疑宫内TORCH感染者。

6)新生儿重症监护病房(NICU)住院5d以上。

7)新生儿围生期窒息者。

8)RDS早产儿、极低出生体重儿(出生体重<1 500g)。

9)机械通气超过48h,或体外膜氧合(ECMO)治疗者。

10)达到换血要求的高胆红素血症者。

11)病毒性或细菌性脑膜炎者。

(2)听力障碍的筛查

1)正常新生儿:对于正常出生新生儿实行二阶段筛查,即出生后48h至出院前完成初筛,未通过者及漏筛者于42d内均应进行双耳复筛。复筛仍未通过者,应当在出生后3个月内转诊至省级卫生行政部门指定的听力障碍诊治机构接受进一步诊断。

2）NICU 新生儿：在 NICU 住院的危重新生儿，出院前进行自动听性脑干反应（AABR）筛查，未通过者直接转诊至听力障碍诊治机构。

3）高危新生儿：具有听力障碍高危因素的新生儿，即使在新生儿时期通过听力筛查，仍应当在 3 年内每年至少随访 1 次，在随访过程中怀疑有听力损失时，应及时到听力障碍诊治机构就诊。

（3）听力障碍的诊断

1）复筛未通过的新生儿，应当在出生 3 个月内进行诊断。

2）筛查未通过的 NICU 患儿，应当直接转诊到听力障碍诊治机构进行确诊和随访。

3）听力诊断应当根据测试结果进行交叉印证，确定听力障碍程度和性质。疑有其他缺陷或全身疾病的患儿，指导其到相关科室就诊；疑有遗传因素致听力障碍，到具备条件的医疗保健机构进行遗传学咨询。

【新生儿遗传代谢病筛查】

MS-MS 是近年来发展起来的一种直接分析复杂混合物的新技术，已成为新生儿遗传代谢病的常规技术。MS-MS 技术能在 2~3min 内对一个标本进行几十种代谢产物分析，真正实现了"一种技术检测多种指标、诊断多种疾病"的要求，且具有高特异性、高选择性的特点，大大提高了新生儿疾病筛查效率，降低了筛查费用，提高了成本效益。MS-MS 除了用于氨基酸病、有机酸代谢紊乱和脂肪酸氧化缺陷等遗传代谢病筛查外，还可用于溶酶体贮积症的诊断分析，并可通过检测羊水中的氨基酸或酰基肉碱进行产前诊断，使其临床应用范围更加广泛。可用 MS-MS 筛查的疾病见表 6-14。

表 6-14　应用 MS-MS 筛查的"常见"新生儿 IMD

类别	疾病
氨基酸代谢病	苯丙酮尿症（phenylketonuria，PKU）
	枫糖尿病（maple syrup urine disease，MSUD）
	同型胱氨酸尿症（homocystinuria，HCY）
	高甲硫氨酸血症（hypermethioninemia，MET）
	非酮性高血糖症（nonketotic hyperglycinemia）
	酪氨酸血症Ⅰ/Ⅱ型（tyrosinemia type Ⅰ/Ⅱ，TYR Ⅰ/Ⅱ）
	组氨酸血症（histidinemia）
	高脯氨酸血症Ⅰ/Ⅱ型（hyperprolinemia type Ⅰ/Ⅱ）
	高鸟氨酸血症（hyperornithinemia）
	瓜氨酸血症（citrullinemia type Ⅰ，CIT）
	精氨琥珀酸尿症（argininosuccinic aciduria，ASA）
	精氨酸酶缺乏（arginase deficiency）
	氨甲酰磷酸合成酶缺乏（carbamyl phosphate synthetase deficiency，CPS）
有机酸代谢紊乱	丙酸血症（propionic acidemia，PROP）
	异戊酸血症（isovaleric acidemia，IVA）
	戊二酸血症Ⅰ/Ⅱ型（glutaric academia type Ⅰ/Ⅱ，GA Ⅰ/GA Ⅱ）
	甲基丙二酸血症（methylmalonic acidemia，MMA）
	腺苷钴胺合成酶缺乏症（adenosyl cobalamin synthesis defects，ACSD）
	多种辅酶 A 羧化酶缺乏症（multiple CoA carboxylase deficiency）
	3- 酮硫解酶缺乏症（3-keto thiolase deficiency）
	3- 甲基巴豆酰辅酶 A 羧化酶缺乏症（3-methylcrotonyl-CoA carboxylase deficiency，3-MCC）
	异戊辅酶 A 脱氢酶缺乏症（isovaleryl CoA dehydrogenase deficiency）

续表

类别	疾病
脂肪酸氧化缺陷病	短链 / 中链 / 长链 / 极长链酰基辅酶 A 脱氢酶缺乏症（short/medium/long/very long-chain acyl-CoA dehydrogenase deficiency，SCAD/MCAD/LCAD/VLCAD） 肉碱棕榈酰酶合成缺乏症（canitine palmitoyl synthase deficiency，CPSD） 肉碱棕榈酰转移酶缺乏症 Ⅰ / Ⅱ（canitine palmitoyl transferase deficiency，CPT） 肉碱转运体缺乏症（canitine transporter deficiency，CTD） 肉碱 - 酰基肉碱转位酶缺陷症（canitine-acrycanitine translocase deficiency，CACT）

（肖　昕）

第十四节　新生儿脐部及腹壁疾病

一、脐炎

脐带是胚胎发育期胎儿与母体之间物质交换的通道。脐部护理不当或院内感染可引发脐带残端出现细菌性炎症；脐部炎症也可因卵黄管或脐尿管疾病继发感染所致。

脐带残端引起的脐炎早期表现为脐部黏液或脓性分泌物，应及时清除分泌物，局部生理盐水或过氧化氢擦拭或冲洗，保持局部清洁干燥。早期未及时处理，炎症以脐部为中心逐渐扩散，形成脐部蜂窝织炎或脐部脓肿；临床以脐部蜂窝织炎多见，其次为脐部脓肿。脐部感染扩散时应尽早选用广谱抗生素治疗。脓肿形成则需切开引流，并行脓液细菌培养及药敏试验。脐炎、脐部蜂窝织炎和脐部脓肿绝大多数可治愈，多无远期并发症。

脐炎治疗不及时，可进一步发展为坏死性筋膜炎、脐源性腹膜炎、门静脉炎、肝脓肿及脓毒血症等，甚至门静脉血栓形成和门静脉高压。虽然少见，可一旦发生则治疗时间延长，且部分预后受影响，发生坏死性筋膜炎死亡率明显上升。需要根据不同发展阶段及临床表现，同时给予全身治疗和对症治疗。

脐部感染控制后，需要与卵黄管或脐尿管疾病继发炎症鉴别。存在卵黄管或脐尿管疾病需采取相应的外科治疗。

二、需与脐炎鉴别的其他脐部疾病

胚胎发育期卵黄管与尿囊（脐尿管）参与脐带形成。临床常见的卵黄管或脐尿管发育异常病理类型较多，也经常需要与脐炎相互鉴别。

胚胎早期原肠与卵黄管相通，之后该通道逐渐缩小，称为卵黄管或脐肠管，连通着中肠和卵黄囊。胚胎发育至 5~7 周，卵黄管逐渐萎缩、闭塞、纤维化，形成纤维索带，连接脐部与中肠，但随后很快退化而完全消失。发育异常时卵黄管可全部或部分残留，形成各种类型的卵黄管疾病。

胚胎发育 3 周，卵黄囊出现憩室，尿囊也逐渐进入体蒂。随着末段后肠与尿生殖窦分离，发育中的膀胱与尿囊之间仍有脐尿管相通。后来脐尿管退化、闭锁形成脐正中襞。如脐尿管退化闭锁不全，可出现各种类型的脐尿管疾病。

【病理分类】

1. 脐部肉芽肿　脐带脱落后局部炎症反应过度增生,形成炎性肉芽肿。

2. 卵黄管发育异常(图 6-27)

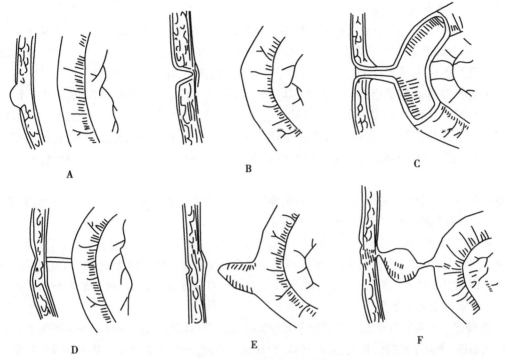

图 6-27　卵黄管发育异常

A.脐部息肉;B.脐窦;C.脐肠瘘;D.脐肠索带;E.梅克尔憩室;F.卵黄管囊肿。

(1)脐部息肉:脐部卵黄管黏膜残留,病理多为回肠黏膜。

(2)脐窦:卵黄管脐端残留为较短盲管,与肠管不相通。

(3)脐肠瘘:卵黄管全程均未闭合,脐部与肠管相通。

(4)脐肠索带:卵黄管闭塞、纤维化后未完全退化而形成的残留。索带可位于脐部与末段回肠或梅克尔憩室或肠系膜根部或肝门之间。

(5)梅克尔憩室:卵黄管的肠端未闭合,在末段回肠壁残留憩室。

(6)卵黄管囊肿:卵黄管的肠端和脐端均闭合,中间部分未闭,原管腔仍存在,黏膜持续分泌聚集而形成囊肿。

3. 脐尿管发育异常(图 6-28)

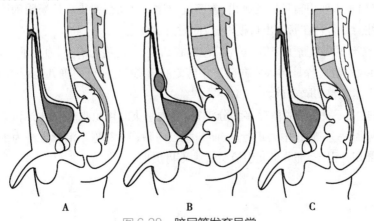

图 6-28　脐尿管发育异常

A.脐尿管瘘;B.脐尿管囊肿;C.脐尿窦。

(1)脐尿管瘘:脐尿管完全残留,脐部与膀胱相通。

(2)脐尿窦:脐尿管脐端残留较短盲管,而膀胱端已闭合。

(3)脐尿管囊肿:脐尿管两端闭合,中间残存管腔,黏膜分泌物不能排出聚集形成囊肿。

【鉴别诊断要点及处理原则】

卵黄管疾病与脐尿管疾病中,梅克尔憩室和脐肠索带多以腹痛、消化道出血或肠梗阻等为主要表现,脐部症状相对极少,与脐炎临床表现存在明显不同,相对容易鉴别。而其余卵黄管疾病和脐尿管疾病的病理类型不同,脐部表现略有不同,需要进一步鉴别诊断,并给予对应治疗。

1. **脐部肉芽肿与脐部息肉**　国内较多均称之为脐茸。脐部肉芽肿临床常见,原因不清。患儿多有脐带脱落延迟病史,脐带脱落后即可见红色突起物,质脆易出血,分泌物为淡红血性。本病多不能自愈。治疗前需排除潜在的卵黄管或脐尿管发育异常。局部抗生素治疗多无效,传统治疗方法为局部硝酸银烧灼,有报道局部应用多西环素粉剂治疗有效。对局部治疗无效者,可结扎、电灼或手术切除。

脐部息肉临床表现为脐部突起肿物的表面有残留肠黏膜,呈红色,边界清楚,有少量黏液分泌。需电灼破坏残存黏膜或根部结扎,也可手术切除。

2. **脐窦**　为卵黄管脐端残留的短段盲管,位于腹膜外。临床少数外径较大时可见盲端管腔,边缘有红色黏膜稍突出,窦道内有黏液;而多数不能直接看到管腔,仅见小圆形红色黏膜突起,周围皮肤可有糜烂。以细探针探入窦道,注入造影剂,侧位 X 线片可明确窦道走行、长度及证实与膀胱或肠管不相通。需手术切除全部窦道。

3. **脐肠瘘**　又称卵黄管瘘。卵黄管全部残留导致脐部与回肠相通,全程均被覆回肠黏膜。脐部可见红色黏膜,中央小孔持续排出黏液、气体、胆汁样液体或粪便,有粪臭味。脐部周围皮肤由于长期粪便刺激常出现湿疹样改变,或皮肤糜烂而经久不愈。瘘管周围可见红色黏膜凸起。瘘管较大者,腹压增高时可出现瘘管和回肠不同程度脱垂,但一般不会导致肠梗阻或脱出物血供障碍,极少数可出现机械性或绞窄性肠梗阻。经瘘口插入导管注入造影剂行腹部正侧位平片检查,见造影剂进入肠道,则可确诊。需手术治疗,取脐部环形切口,自外口游离并完整切除瘘管。切除脐部、瘘管及部分小肠,行肠吻合及脐重建整形术。

4. **卵黄管囊肿**　相对少见。囊肿两端有纤维索带分别与脐部和回肠相连。临床表现为脐下囊性包块,界限清楚,可活动,但一般多无自觉症状。偶有囊肿感染者,此时脐部可见红肿及分泌物。少数病例可发生囊肿与肠管粘连并压迫梗阻,手术中可明确诊断,应将囊肿和两端索带一并切除。

5. **脐尿管瘘**　本病特征为脐部清亮液体渗出量较多。膀胱出口梗阻时可有大量尿液自脐部排出。经瘘口注入造影剂 X 线片见膀胱显影,或排泄性膀胱造影显示瘘管均可明确诊断。瘘管显影不明确时,还可经瘘口注入亚甲蓝见尿道排出,或膀胱内注入见脐部蓝染。诊断明确后需手术完整切除瘘管。手术前应注意是否存在膀胱出口梗阻,应同时解除梗阻。

6. **脐尿窦**　局部表现与脐窦相似,可见红色黏膜凸起,分泌物为清亮、血性或脓性,两者临床不易鉴别,特别是窦道较短者。探针插入后向脐下中线走行,窦道造影可明确其走行和长度,并证实是否与膀胱相通。需手术完整切除窦道。

7. **脐尿管囊肿**　一般脐带脱落后多无分泌物,囊内感染时可出现脐部红肿和分泌物。超声检查可见脐下正中腹壁肿块,在脐正中襞走行区,而与腹腔内肠管不相连。治疗方法为手术切除囊肿。急性感染期可经脐部切开引流,部分患儿引流后囊肿不再出现。

三、脐疝

脐疝(umbilical hernia)是一种常见的先天发育缺陷,因脐环关闭不完全引起,发生率较高。

<1 500g 的早产儿发生率为 75%~85%,足月儿中发生率也达 20%。随年龄增长,脐疝发生率逐渐下降。约 90% 的脐疝在 2~5 岁可以完全闭合。

【病因】

胚胎发育过程中,羊膜包绕胚胎并覆盖发育中的脐带组织,包括尿囊、脐血管、卵黄管和原始间充质组织。胚胎第 6~10 周,肠管快速生长,中肠在体腔外迅速发育;10 周之后随体腔扩大,肠管逐渐返回体腔内旋转并固定,脐环肌纤维逐渐收缩,脐带中的管道变为纤维索,在出生后与脐带脱落后的瘢痕性皮肤愈合,脐环关闭。支持脐部基底部的为腹横肌的筋膜组织(Richet 筋膜),此筋膜组织缺损或薄弱则可形成脐疝。脐疝的脐环周围是筋膜,疝囊外壁为皮肤,内壁为腹膜。

【临床表现】

典型临床表现为脐部局限性可复性包块。患儿安静或休息时可消失,咳嗽、腹泻、哭闹、便秘等使腹腔内压力增高,包块再次出现,手指按压包块可回纳。如疝内容物为肠管,回纳时可闻及气过水声,将内容物回纳后可触及脐环边缘,按压该环状开口患儿哭闹包块不复出现并可及冲击感。

脐疝除早产儿发生率高外,唐氏综合征、18 三体综合征、13 三体综合征、黏多糖增多症、先天性甲状腺功能减退、Beckwith-Wiedemann 综合征患儿亦较常见。

【诊断】

通常查体即可确诊。如不能明确诊断可行 B 超检查,超声可见疝内容物为肠管或大网膜。需与以下疾病鉴别:

1. 腹白线疝 多为腹白线发育缺陷或有孔隙所致。两侧腹直肌鞘于腹正中线相互交织而成腹白线。腹腔内脏经腹白线脱出腹外称为白线疝(hernia of white line)。腹白线疝是一较少见的腹壁疝,发生于脐上的白线疝又称上腹部疝,发生于脐下的白线疝则称下腹部疝。白线疝好发于脐上,且绝大多数发生于脐与剑突之间。腹白线疝一般没有疝内容物,镰状韧带或腹壁脂肪多见,可无临床症状,仅表现为脐上局部突起包块,也可表现为上腹部疼痛、恶心、呕吐等,查体 Litten 征阳性。

2. 脐带疝 脐带疝存在腹膜及筋膜的开放性缺损。因此,疝内容物仅羊膜覆盖,实际上属于小型脐膨出。

【治疗】

绝大多数脐疝可自愈而无须手术治疗。随脐部肌纤维逐渐收缩,脐环可逐渐关闭。一般在 2 岁前关闭,部分患儿可在 5 岁前关闭。脐环直径 <1cm,可观察随诊;脐环直径 >2cm 且逐渐增大或 >2 岁仍未见缩小的脐疝,可考虑手术修补。脐疝较少发生嵌顿,嵌顿发生可通过挤压嵌顿肠管行手法复位,复位成功后可尽早手术治疗,复位失败则应立即行急诊手术。

脐疝手术治疗可采用打开腹膜逐层关腹的方式,一般绕脐疝上方或下方做弧形切口,切除疝囊,缝合腹膜,横向间断缝合筋膜缘,可吸收线皮内缝合或荷包式缝合以保持脐部外观。一般很少发生并发症。常见并发症为感染、复发及出血,偶尔可发生内脏损伤。多数可自愈,手术效果良好,手术需注意保持或重建脐部正常外观。

四、脐膨出

脐膨出(omphalocele)是由于腹壁发育不全导致部分腹腔脏器通过脐环处缺损突出体外的先天畸形,表面覆盖囊膜,膨出物常见中肠或肝、少见脾或生殖腺等其他腹部器官。文献报道脐膨出发生率为(1~2.5)/10 000 活婴,若将选择性流产或胎儿死亡考虑在内,其发生率为 1/(3 000~4 000),我国尚缺乏大样本统计资料。

【病因】

胚胎期腹褶分为 4 个褶,分别为头褶、尾褶以及两个侧腹褶,4 个褶向中央汇合部或顶部形成将来的脐环。胚胎 10 周时,中肠由体腔外回纳入体腔内,此过程中腹褶汇合发生缺陷,可导致体腔关闭停顿而引起内脏突出体腔外,发生脐膨出。依据不同腹褶的发育异常,脐膨出可分为以下 3 种类型:

1. **脐上型**　罕见。由头褶发育缺损引起,头褶主要形成胸壁、上腹部和横膈。常见的脐上型脐膨出为 Cantrell 五联症,即胸骨裂胸骨下段缺损、膈肌前部半月形缺损、心包壁层缺如与腹腔交通、脐上腹壁缺损脐疝、心脏畸形。

2. **脐型**　常见。由两侧腹褶发育不全引起,依据缺损大小分为巨大脐膨出和小型脐膨出。①巨大脐膨出:常有肝脏等内脏器官膨出体外,脐环缺损直径 ≥ 5cm 或肝脏膨出体积 >50%;②小型脐膨出,腹壁缺损直径 <5cm,或仅有部分小肠疝入脐带基部,可伴有卵黄管残留、梅克尔憩室、肠旋转不良等合并畸形。

3. **脐下型**　少见。由尾褶发育缺损引起,尾褶主要形成下腹壁和膀胱。此型常合并膀胱外翻和肛门闭锁。

膨出脏器表面囊膜包裹,囊膜白色、透明、无血管结构,囊膜外层为羊膜,内层为腹膜,两层膜之间含有胚胎性胶样组织(Wharton jelly)。脐带附着于囊膜的中部或下半部,脐血管穿过囊膜进入腹腔,腹壁皮肤终止于脐膨出基部的边缘,呈堤样隆起(图 6-29)。

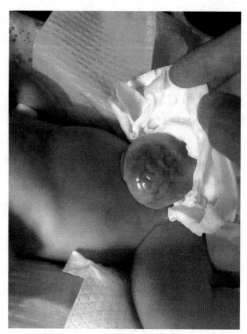

图 6-29　脐膨出
膨出肠管有白色、透明囊膜覆盖。

【临床表现】

出生时脐膨出囊膜呈透明状,随着时间推移囊膜逐渐混浊,变成黄白色脆弱组织。囊内容物常见肠管和 / 或肝,少见脾或生殖腺。

60%~80% 脐膨出合并其他畸形。常见合并畸形为心脏畸形,约 45%,包括室间隔缺损、房间隔缺损、法洛四联症、异位心脏、主动脉缩窄和新生儿持续性肺动脉高压。40% 合并染色体异常,其他合并畸形有中枢神经系统异常、先天性膈疝、肾脏发育异常、骨骼发育异常等。合并消化道畸形主要包括肠旋转不良、梅克尔憩室、肛门直肠畸形、肠闭锁等。脐膨出表现在大于胎龄或巨大儿时,需要排除是否合并 Beckwith-Wiedemann 综合征。

脐上型脐膨出 Cantrell 五联症临床表现基本恒定,仅为肝脏或主要是肝脏膨出,可以透过缺损膈肌看到挤出的心脏或左心室憩室,还可以表现为下胸骨裂、膈肌中心腱缺损、心包膜缺损和心脏内异常。异位心脏是指无包膜心脏从分离的两半胸骨间突出,常伴有其他畸形,如心内畸形等。

【诊断】

1. **产前诊断**

(1)产前超声检查:是目前最常用的产前诊断方法。超声发现囊膜及疝内容物含肝脏是脐膨出区别于腹裂和脐疝的主要特点。产前超声诊断脐膨出的敏感度为 75%,首次诊断时间一般在孕 16~18 周。超声还可发现其他合并畸形,如肠闭锁、心血管畸形等。一旦产前诊断为脐膨出,应行胎儿核型分析和基因芯片检查,以及胎儿心脏超声检查。

(2)胎儿磁共振检查:可了解脐膨出腹壁缺损大小、膨出内容物以及囊膜情况等。膨出内容物以肝脏为特征;也可发现其他合并畸形,如心脏、胸骨畸形等。

(3)羊水及母亲血清检测:孕中期脐膨出胎儿羊水及母亲血清中甲胎蛋白(alpha fetoprotein, AFP)

升高,但低于腹裂胎儿。部分脐膨出胎儿羊水中乙酰胆碱酯酶(AChE)也增高,但均不是特异诊断指标。

2. 出生后诊断　出生后体格检查即可诊断脐膨出。值得注意的是脐膨出新生儿早期需要随访血糖,必要时行 Beckwith-Wiedemann 综合征的分子诊断。

【治疗】

产前诊断的脐膨出,孕期需密切随访,如孕晚期囊膜破裂,则可尽早将胎儿娩出。分娩时根据产科适应证来确定是否剖宫产。小型脐膨出不合并其他畸形,无产科剖宫产指征,可足月经阴道分娩。巨大脐膨出、肝脏膨出、囊膜破裂或有产科剖宫产的适应证,采取剖宫产可降低相关损伤。

脐膨出因囊膜覆盖,较少发生体液、热量丢失及低体温等情况,一般建议完善术前检查及准备后限期手术治疗。

1. 术前准备　避免囊膜破裂和污染,出生后需立即应用无菌温湿生理盐水敷料覆盖囊膜。早期放置胃肠减压管及辅助排空胎粪。维持患儿体温,必要时给予机械通气或吸氧。同时建立静脉通路,给予维持量静脉输液,预防应用抗生素,给予维生素 K_1。术前行心动超声及心功能评估。

2. 非手术治疗　少数患儿因心功能不稳定(如左心功能不全、主动脉发育不良等)、肺透明膜病、持续肺动脉高压、合并严重畸形等难以耐受手术,可采用非手术治疗。应用硝酸银外涂囊膜,一天2次,保鲜膜加压逐渐使膨出腹腔内容物还纳腹腔内;也可用聚维酮碘等每天涂敷囊膜1次,使表面结痂,痂下生长肉芽组织,上皮向中央生长,创面愈合后适时,一般建议6~12个月后再行修补手术。目前有应用创面负压吸引、放置 VSD 治疗巨大脐膨出,取得较好的创面愈合效果。非手术治疗过程相对时间较长,易并发感染,发生感染时需要积极抗感染治疗。

3. 手术治疗　小型脐膨出一期手术切除囊膜、缝合脐部缺损,重建脐部外观,治疗无争议。巨大脐膨出一期手术治疗仍存在争议,而分期手术可以减少腹腔压力升高导致的呼吸抑制和静脉回流受阻,从而降低尿量、肠血供和心输出量的减少、降低肝静脉扭曲等相关并发症的发生。

目前临床上倾向脐膨出是否行一期手术主要依据缺损的大小以及是否合并其他先天性畸形。小型脐膨出多可一期关闭缺损;巨大脐膨出关闭筋膜后腹腔内压力过大易发生腹腔间隙综合征,或仅缝合皮肤,或使用绷带/Silo 袋包裹内脏,使内脏缓慢复位于腹腔内;分期将内脏复位后,皮肤或筋膜仍无法覆盖缺损区的患儿可进行区域皮瓣/肌膜移植。

4. 术后处理　小型脐膨出术后可不需要呼吸支持;而肝脏膨出一期修补术后大多需要机械通气辅助呼吸,几天后腹腔容量增加,逐渐耐受腹腔内容物后撤机。保守治疗或分期手术需加强创面护理,局部抗生素药膏使用以降低感染发生,必要时应用静脉抗生素。

【术后并发症及防治】

1. 肠梗阻　手术后早期腹腔内压力增高可造成肠道血流减少引起肠动力性梗阻,可随腹腔容量增加而改善;同时关注患儿有无合并消化道畸形,肠闭锁或先天性肛门闭锁需同时处理,对无梗阻症状的肠旋转不良可以观察。

2. 呼吸、循环障碍、少尿/无尿　常见原因为手术后腹腔内压力过高所致,术后应监测腹腔压力,出现相关症状及时腹腔减压。强行还纳脏器可导致横膈抬高,导致呼吸、循环障碍,肾血流下降、肾功能受损、少尿甚至无尿。

3. 出血　一般很少发生。肝脏膨出回纳过程中肝脏损伤则可引起出血。

4. 感染　保守治疗的创面、Silo 袋缝合组织的边缘、分期手术的伤口感染概率增加。肠管损伤时肠内容物污染腹腔,增加腹腔感染的发生。

【预后】

脐膨出预后与缺损大小以及合并畸形有关。其总体死亡率为 25%~35%,但不合并畸形的脐膨出预后良好,存活率 90% 以上。围术期管理以及营养支持对术后恢复具有积极作用。

五、腹裂

腹裂（gastroschisis）为常见前腹壁缺损疾病之一，缺损通常位于脐一侧，右侧多见。肠管通过缺损疝出体外，表面无囊膜覆盖。国内发生率为(2~4.9)/10 000，近年来有增高趋势。低龄产妇、吸烟、使用血管收缩剂等是高危因素。腹裂易发生宫内生长受限、早产、宫内胎儿死亡等风险。

【病因及病理】

腹裂病因不清。普遍认为，孕第 4 周时，两侧腹褶中一侧发育不全，致使腹壁在脐一侧旁发生缺损，即形成腹裂。腹裂脱出的主要是原肠（胃到乙状结肠），另外少见睾丸、卵巢、膀胱、胆囊甚至肝脏等也会脱出。由于腹裂脱出肠管无囊膜覆盖，其直接浸泡于羊水中导致浆膜炎，因此，外露肠管常常壁厚、水肿。缺损处露出腹腔外的脏器为中肠，中肠未旋转和固定，因此腹裂大多数合并肠旋转不良，少数可伴发肠闭锁，但很少发生其他伴随畸形。

【临床表现】

腹裂口一般紧邻脐部，可位于脐带两侧，但右侧更常见，占 80%。腹裂缺损通常 <4cm，脐带位置、腹壁肌层正常发育，偶有皮桥连接于脐带与腹裂口之间。脱出物表面无囊膜及囊膜残留物（图 6-30）。

根据腹裂缺损大小将腹裂分为大型腹裂和小型腹裂。大型腹裂是指缺损直径 >5cm，或有肝脏脱出在腹腔外。小型腹裂是指缺损直径 <5cm，因裂口呈纵向且直径较小，可使肠系膜受压，严重时可导致中肠静脉和肠壁淋巴回流受阻。

腹裂新生儿早产儿多见，常合并呼吸系统发育不全，甚至足月腹裂患儿也表现为小于胎龄儿。由于脱出物无囊膜覆盖，水分和热量容易丢失，患儿往往处于低体温（常在 35℃ 以下）、脱水或电解质平衡失调状态，同时禁食引起低血糖，脱出肠管可发生感染、粘连性肠梗阻、胃肠穿孔和坏死等。腹裂最常见合并消化道发育异常，肠闭锁 / 狭窄、肠旋转不良和胃食管反流等。肠闭锁发生可能与腹壁缺损小、压迫肠管致使肠管血供障碍引起，偶有肠穿孔。

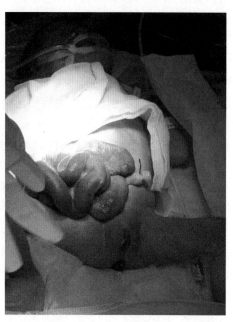

图 6-30　腹裂
多位于右侧，肠管脱出在腹壁外，无囊膜覆盖。

【诊断和鉴别诊断】

1. 产前超声在腹壁缺损诊断中具有重要价值。超声可见腹壁局部呈瘤样突出，突出物无包膜，肠管漂浮在羊水中，一般无肝脏等脏器。

2. 胎儿 MRI 诊断腹裂并非必需。可显示腹裂缺损大小。如发现肝脏，则诊断为巨型腹裂。

3. **羊水及血清检测**　孕中期腹裂胎儿的羊水及母亲血清中甲胎蛋白（AFP）明显升高，且高于脐膨出胎儿。

腹裂与脐膨出鉴别诊断要点详见表 6-15。

表 6-15　腹裂与脐膨出鉴别诊断要点

鉴别点	腹裂	脐膨出
发病率	呈上升趋势	基本稳定
母亲年龄	低龄	高龄

续表

鉴别点	腹裂	脐膨出
孕龄	早产多见	足月多见
位置	位于脐部一侧(右侧80%)	脐部缺损
囊膜	无	有
伴发畸形	少见	常见
心脏畸形 /%	2~12	7~47
呼吸系统畸形 /%	<1	1~4
中枢神经系统畸形 /%	2~10	4~30
骨骼肌畸形 /%	<1~10	4~25
胃肠系统畸形 /%	5~40	3~20
肠旋转不良	多见	多见
肠闭锁	≤ 10%	少见
泌尿生殖系统畸形 /%	3~10	6~20
面部畸形 /%	1~3	1~14
染色体畸形 /%	<1~3	3~20

【治疗】

腹裂产前诊断率几乎可达100%。有文献报道提示无论剖宫产或顺产,对腹裂总体预后影响无显著性差异。孕妇应选择有能力治疗腹裂或能够保障及时安全转运新生儿至儿童诊疗中心治疗腹裂的医院分娩,以保证患儿分娩后得到及时有效的治疗。

1. **处理外露肠管**　出生后需立即进行外露肠管处理。消毒肠管放置于无菌袋中,或将患儿腹部以下完全容纳入无菌袋中,无菌袋内注入无菌温热生理盐水;在无法获得无菌袋条件下,可用无菌生理盐水纱布覆盖肠管,纱布外包裹凡士林纱布,同时尽量减少肠管与纱布间摩擦,每隔4小时注入无菌温热生理盐水。

2. **术前准备**　除常规术前检查外,更须注意保温、呼吸支持,将外露肠管放置于无菌袋中以减少热量丧失和体液丢失;去除胎儿皮脂;放置胃肠减压减少肠道充气及胃内容物,扩肛或开塞露通便排出胎粪减少结肠内容物,以利于手术回纳肠管;留置导尿观察尿量;静脉输液(乳酸林格液)纠正水电解质平衡紊乱;应用广谱抗生素预防感染;并监测生命体征。

3. **手术治疗**　腹裂患儿术前准备时间越短,肠管水肿和纤维素渗出膜越少,一期手术关闭缺损的可能性越大。因此,一旦腹裂患儿生命体征和内环境稳定,水电解质紊乱得到纠正,尿量≥1ml/(kg·h),宜尽快手术。外露肠管多少以及腹腔发育程度决定手术方式。

(1)一期还纳和修补术:术前排空胃及结肠内容物,术中腹壁及腹壁外肠管用无菌生理盐水清洗干净,聚维酮碘溶液消毒肠管并检查有无肠闭锁或肠穿孔。扩张腹肌以扩大腹腔内容积,逐段回纳外露肠管入腹腔,间断缝合腹膜带肌层、皮肤两层。大多数患儿初次手术可以保持脐部的完整性。腹裂新生儿产房手术理论上可增加一期还纳概率,但因存在出生后手术前评估不充分,易遗漏一些疾病或问题,而有所争议。

(2)分期修补:40%~50% 的腹裂无法一期手术,强行关闭腹腔将导致腹压增高,肠功能恢复延缓,肠穿孔的风险增加,并可引起:①横膈抬高导致呼吸功能障碍;②肠系膜血管受压致肠缺血坏死;③下腔压力过高导致回心血量下降右心衰竭。因此腹腔容积小、回纳困难时可行分期修补。分期修补将肠管清洗消毒后放入 Silo 袋(图 6-31),边缘与缺损缝合,顶端结扎悬吊,使 Silo 袋垂直于腹壁,每天将部分腹壁外突出物还纳入腹腔,逐渐缩小 Silo 袋体积,5d 左右可完全还纳入腹腔,拆除 Silo 袋后全层缝合。

4. **术后护理**　需密切观察患儿生命体征、静脉回流等情况,必要时辅助通气,加强呼吸管理。患儿因肠壁水肿增厚而术后肠功能恢复慢,需静脉营养支持。

【并发症】

1. **感染**　Silo 袋的应用可增加感染发生概率。多数腹裂患儿无须用 Silo 袋,因此腹裂术后感染的发生率较脐膨出低。

2. **肠功能障碍**　与肠壁水肿肥厚有关。腹裂外露肠管无羊膜包裹,出生时可见肠壁水肿肥厚明显,相互粘连,严重时有中肠静脉和肠壁淋巴回流受阻,因此常合并肠功能障碍。

3. **营养不良**　与肠功能障碍有关,也与早产有关。早产儿吸吮反射较弱,术后喂养不当可导致营养不良发生,必要时术后放置鼻饲管进行喂养。

4. **腹壁疝**　一般与术后感染、喂养困难、多器官功能缺陷等有关。腹裂早产儿多见,术后易存在喂养困难,致营养障碍、腹壁疝的发生概率增加。

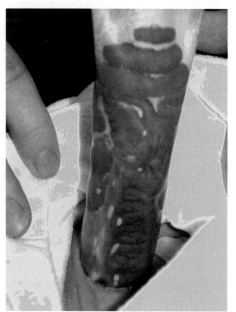

图 6-31　Silo 袋
脱出肠管放入 Silo 袋。

5. **伤口裂开**　与缺损大小及术后营养状况有关。出生胎龄较小、缺损越大,则发生伤口裂开的风险增加。

6. **出血**　很少发生,与网膜、肠管以及腹腔内脏器损伤有关。

【预后】

腹裂预后良好,存活率 >90%,感染及肠功能衰竭是死亡的主要原因。

(沈　淳)

第十五节　新生儿产伤

一、头皮血肿

新生儿头皮血肿(scalp hematoma of newborn)由分娩过程中机械外力引起,生后 1~3d 即可发现,多为单纯头皮血肿,但仍需警惕可能伴有颅脑损伤。新生儿头皮血肿在临床上较常见,主要发生在顶部,其他部位亦可见。头皮血肿类型包括皮下血肿、帽状腱膜下血肿、骨膜下血肿。大于 80% 的新生儿头皮血肿在 3~4 周内自然吸收。新生儿"头皮血肿"在以往儿科学专著中有称为新生儿"头颅血肿",从解剖部位来说这种称谓欠妥,因为头颅血肿应该包含"头皮血肿"及"颅内血肿"。故本节内容均称为新生儿头皮血肿。

【病因及病理生理】

凡能导致胎儿或新生儿头部异常受力的各种因素均可引起新生儿头皮血肿,主要为产伤,包括分娩本身的原因及助产等原因。导致产伤的危险因素包括胎儿、产妇以及分娩过程等因素,巨大儿、过期产、臀先露及多胞胎等均容易造成产伤。有人认为剖宫产可以降低新生儿产伤,但也有研究表明经产道分娩并不增加产伤的发生率。并且临床工作中也时有剖宫产导致产伤的病例。

1. **头皮的解剖层次**　头皮是覆盖于颅骨外的软组织,在解剖学上可分为5层:

(1)皮肤层:较厚而致密,含有大量毛囊、皮脂腺和汗腺,有丰富的血管和淋巴管,外伤时出血多,但愈合较快。

(2)皮下层:由脂肪和粗大而垂直的短纤维束构成,短纤维紧密连接皮肤层和帽状腱膜层,是构成头皮的关键,并富含血管、神经。

(3)帽状腱膜层:为覆盖于颅顶上部的大片腱膜结构,前连于额肌,两侧连于颞肌,后连于枕肌,坚韧有张力。帽状腱膜层与前两层紧密连接在一起。

(4)帽状腱膜下层:是位于帽状腱膜与颅骨骨膜之间的薄层疏松结缔组织。此间隙范围较广,前置眶上缘,后达上项线。头皮借此层与颅骨骨膜疏松连接,移动性大,腱膜下间隙出血时,血液可沿此间隙蔓延。此间隙内的静脉可经若干导静脉与颅骨的板障静脉及颅内的硬脑膜窦相通。

(5)骨膜层:紧贴颅骨外板,可自颅骨表面剥离。

2. **头皮血肿的发生机制**　绝大部分头皮血肿是在分娩过程中胎头经过产道时受压所致。产道由骨性产道与软产道两部分组成。骨产道由耻骨联合、骶骨岬、坐骨结节等构成,是产道的主要部分,也是造成新生儿颅脑损伤的主要因素,软产道由子宫下段、子宫颈、阴道及骨盆软组织构成,分娩过程中具有一定伸缩性,造成新生儿颅脑损伤的机会较少。分娩时,胎儿在分娩力(子宫收缩、膈肌收缩、腹肌收缩)的作用下,通过产道娩出。遇到初产、急产或其他难产时,由于不同的产程变异,胎头在产道中可能因受到挤压而导致头皮血肿的发生。而遇到难产时,助产器(如产钳、真空牵引器)的使用会进一步增加产伤的风险,器械施力助产夹挤及用暴力牵引胎头则更增加了新生儿头皮血肿甚至颅脑损伤的发生率。

3. **头皮血肿的分类**　新生儿头皮血肿包括以下几类:

(1)皮下血肿:皮下血肿位于皮下层,往往是直接受伤部位,通常为单次钝性外力导致,而生产过程的损伤则往往为多次反复。皮下血肿消退快,即使存在也不易被发现,故新生儿皮下血肿在临床工作中极少见到。

(2)帽状腱膜下血肿:一般比较少见,在生产过程中帽状腱膜下层被撕扯引起出血,由于帽状腱膜下层是疏松的蜂窝组织层,其间有连接头皮静脉、颅骨板障静脉以及颅内静脉窦的导血管,当生产时头部遭受钝性损伤,切线外力使头皮发生层间剧烈瞬间的相对滑动,引起帽状腱膜下层的导血管撕裂出血。由于该层组织疏松,出血易扩散导致巨大血肿。新生儿头皮产伤在3种条件下有发展成帽状腱膜下血肿的可能:凝血因子缺乏或维生素K缺乏导致的凝血功能障碍,难产时真空吸引助产器的使用,第3种原因最为常见。

(3)骨膜下血肿:胎头经过产道,尤其是在骨性产道中,头部抵触在耻骨内面,加上分娩力的作用,胎头局部(多见于顶骨)会反复多次在耻骨联合处受到冲击,或经产钳助产,造成骨膜与颅骨外板分离,出血多源于板障出血或骨膜剥离出血,血液聚积在颅骨表面及其相应骨膜之间而形成骨膜下血肿。由于颅骨发育过程中骨膜紧密连接于骨缝线上,骨膜在此处难以剥离,故骨膜下血肿一般不会超过骨缝。

【临床表现】

1. **帽状腱膜下血肿**　其临床特点是:血肿范围宽广,急性期血肿张力较高,有波动感,疼痛轻,伴贫血貌。严重时血肿边界与帽状腱膜附着缘一致,可前至眉弓,后上项线,两侧达颞鳞部,这个潜在的腔隙可以轻松装下整个新生儿的全部血液,出血量可达数百毫升。新生儿巨大帽状腱膜下血肿可引起失血性休克而危及生命。据报道这种产伤的死亡率为22.8%。

2. **骨膜下血肿**　其临床特点是:头皮包块界限清楚,局限于一侧或两侧顶骨区域,血肿边界一般不超过骨缝。很少见于额部或枕部。皮肤可有水肿,肤色正常,血肿急性期张力较高,有波动感,一般1~2周后血肿张力开始降低。较大的骨膜下血肿2~3周未吸收或未及时行血肿穿刺抽吸,即开始骨膜下成骨,头皮包块从边缘开始硬化,逐渐形成局部头皮血肿骨化隆起畸形。

3. 其他相关临床表现 头皮血肿可导致贫血、高胆红素血症或血流动力学不稳定。少数并发血肿感染形成头皮脓肿。头皮血肿伴发颅脑损伤者可出现神经系统相应症状,如意识障碍、惊厥发作、肢体瘫痪等。

【辅助检查】

1. 影像学检查 新生儿头皮血肿行影像学检查是极有必要的。可先行超声检查,通过囟门初步了解颅内有无出血等情况,亦可通过头皮血肿了解其下局部颅骨是否存在分离骨折等,但B超检查的准确性有一定限制。头颅MRI检查可以清晰了解头皮血肿及颅内情况,但对颅骨的检查没有CT清楚,且因较长的扫描时间让其临床应用受到限制。众所周知,相对而言头颅CT检查是了解头皮血肿是否合并颅脑损伤最方便、快捷、准确的检查手段,但因其具有放射性损害的可能性,故在新生儿检查中亦受到限制,只有在情况必要时行CT检查。

2. 实验室检查 血液分析、肝功能胆红素、凝血功能等生化指标。

【诊断和鉴别诊断】

1. 诊断 通过典型的病史、头部包块体征,结合头颅影像学检查可确诊。

2. 鉴别诊断 产瘤(胎头水肿)是由于胎头先进入产道的部分头皮受到骨盆和子宫的压迫而发生循环障碍,血液和淋巴回流受阻,血浆成分外渗,先露部分头皮发生水肿。产瘤出生即有,皮肤颜色发红、水肿,界限不清,压之可有凹陷,所在位置与先露有关,消退快,一般出生后24h内或3~5d内可自行消退。而头皮血肿在出生后1~2d逐渐明显,界限清晰,常位于一侧颅骨范围内,皮肤正常,发展缓慢,可有波动感,吸收慢,存在时间长。

【治疗】

1. 一般治疗 纠正贫血或凝血功能异常等,病理性黄疸者予以退黄治疗,稳定循环功能及生命体征等对症治疗。

2. 头皮血肿的外科治疗 新生儿头皮血肿需在生后2~3周,血肿张力不高等情况下行血肿穿刺、加压包扎。部分新生儿头皮血肿合并黄疸加重者(与血肿吸收相关)可提前至1周左右行头皮血肿穿刺抽吸。穿刺前应注意患儿有无贫血及凝血功能障碍等情况,若有则应作相应的处理。穿刺前应作严格皮肤准备和消毒,穿刺抽吸血肿后弹力绷带加压包扎。巨大的血肿需2~3次穿刺方可消除。还可采用头皮小切口清除血肿后置入负压引流管,使血肿腔层面紧贴而达到止血目的。既往有观点认为新生儿头皮血肿不需要处理,可自行吸收。事实上骨膜下血肿往往因骨膜下成骨作用较强,较大的骨膜下血肿2~3周未吸收或未及时行血肿穿刺抽吸,即开始骨膜下成骨,在血肿表面再形成新生骨,1~2个月后原正常颅骨逐渐被吸收,导致头颅外观形成畸形。目前对新生儿头皮血肿骨化的治疗方式仍存在争议,有学者认为随着颅骨的生长,骨化的外层新生骨会重新塑形生长,多不影响头颅外观,且对脑发育无明显影响,故主张保守治疗。而多数学者认为较大的骨膜下血肿骨化后难以满意塑形生长,会明显影响头颅外形,且骨化血肿还可能阻碍矢状缝生长而继发舟状颅畸形,因此主张对于骨膜下血肿骨化后形成的硬性包块应早期切除以矫正头颅外形的畸形。笔者建议根据骨化血肿大小采取不同处理方法:对骨化血肿较小、对头颅外观影响不明显者随访观察,包块多在6~12个月后逐渐塑形生长使头颅外观得以改善;对骨化血肿体积大、明显影响头颅外形、难以通过塑形生长纠正者早期行手术治疗(图6-32至图6-37)。

【预防】

1. 加强围生期保健,合理选择分娩方式,合理助产。

2. 正确处理新生儿头皮血肿,避免遗留后遗畸形。

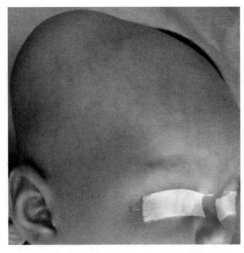

图 6-32 男,5 个月,右顶头皮血肿骨化

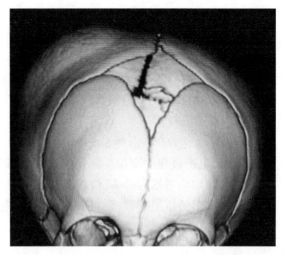

图 6-33 右顶头皮血肿骨化三维 CT

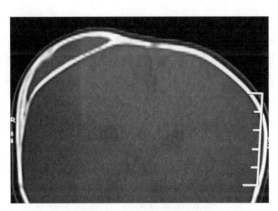

图 6-34 右顶头皮血肿骨化三维 CT

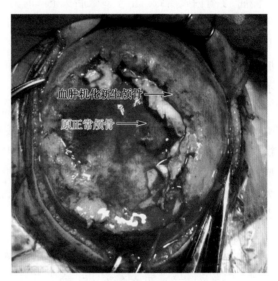

血肿机化新生颅骨 →
原正常颅骨 →

图 6-35 右顶头皮血肿骨化术中所见

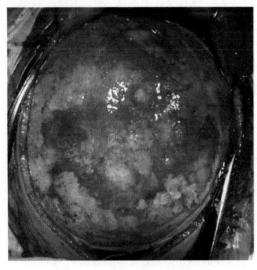

图 6-36 清除骨化新生颅骨后

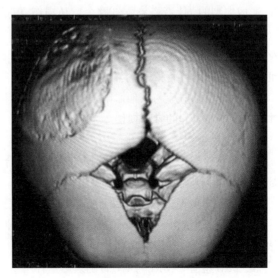

图 6-37 清除骨化新生颅骨后三维 CT

二、臂丛神经麻痹

分娩性臂丛神经麻痹（obstetric brachial plexus palsy）是生产时暴力牵拉损害引起的臂丛神经损伤，发生率为（0.38~1.56）/1 000 例活产儿。

【病因和病理机制】

1768 年，一位伦敦产科医师 Smellie 首次从医学角度描述了新生儿臂丛产伤。1872 年，Duchenne 在其著作指出生产过程中牵拉是该产伤的发生机制。臂丛神经麻痹多因邻近结构压迫或直接外伤等因素所致，如头肩暴力分离，位于分离侧的臂丛神经承受张力，出现牵拉性损伤；子宫强烈收缩、产钳或助产手的压迫所致；胎儿娩出时常有窒息，产生有毒物质，致使臂丛神经受到损害。少数病例中经产道顺产的低于平均体重的新生儿也出现臂丛损伤，说明该损伤有可能在出生前便已发生。

生产时胎儿手的位置极为重要，发生于臂丛上部神经根的损伤多是头位肩难产，助产时使颈部过度侧屈，手臂内收所致。由于多数胎头下降时为枕左前位，因此右手臂更容易受累。在臀先露生产过程中，臂丛上干的神经根更容易受到损伤，多产生双侧损伤。造成臂丛损伤的产科危险因素包括巨大儿（>4kg）、肩难产、产程长、初产、多产、器械助产、臀先露、同胞兄弟姊妹出现产科瘫痪、孕妇妊娠高血糖症等。臂丛产伤可伴随锁骨骨折、肱骨骨折、面神经损伤、头皮血肿、斜颈等，但这些并不提示预后不良。

臂丛神经由第 5~8 颈神经及第 1 胸神经前支组成，分根、干、股、束、支。依据病理变化，Sunderland-Mackinnon 将神经损伤分为 I~Ⅵ度：Ⅰ度只有传导功能障碍而无明显结构损伤，即神经震荡，可完全恢复；Ⅱ度为轴突断裂，多可自行恢复；Ⅲ度为神经纤维断裂，累及轴突、施万细胞和基膜管，有瘢痕形成，神经膜管破坏，再生轴突误入歧途的管内，轴突将会被引入不适宜的靶区，功能恢复不完全；Ⅳ度为神经束断裂，外膜保持完整，断端间瘢痕较多，轴芽难以通过，易形成外伤性神经瘤；Ⅴ度为神经断裂；Ⅵ度为 Ⅰ ~ Ⅴ度损伤同时存在于 1 条神经内。

【临床表现】

多有难产和助产史，出生体重超重（>4kg），右侧多于左侧，双侧较少见。因损伤程度、部位不同，受累肌肉及皮肤感觉异常区域不同，临床表现可千差万别。主要包括 4 种类型：①单纯上臂丛损伤，只包括 C_5、C_6，表现为三角肌、肱二头肌无力，不累及肱三头肌及远端肌肉，这类损伤多能自行恢复；②经典的 Erb 瘫痪，这是最常见的类型，累及 C_5-C_7，其表现是手臂伸直、肩部内旋、腕部屈曲、手指伸直，形成典型的 "侍者姿势"；③整个臂丛损伤，包括 C_5-T_1，表现为手臂肌肉松弛，供血不良所致的皮肤厥冷，胸壁不对称性扩张，也可能发生脊髓损伤；④ Klumpke 瘫痪，仅包括下臂丛损伤（C_8-T_1），其临床表现是前臂旋前不能，手瘫痪成爪形手姿势，以及表现为 Horner 综合征。损伤的解剖分类对损伤定位和手术方案的制订有帮助。

臂丛神经麻痹应与其他影响上肢活动受限或瘫痪的原因相鉴别，包括肱骨干骺分离、肱骨或锁骨骨折以及产伤引起的脊髓损伤。

【辅助检查】

1. **X 线检查**　通过 X 线平片检查观察有无合并肋骨、横突、锁骨或肱骨骨折，观察有无因膈神经损伤所致的半侧膈肌抬高。

2. **神经电生理检查**　行双上肢神经传导速度检查可对比发现患肢的损害。

3. **CT 脊髓造影**　CT 脊髓造影是诊断脊髓神经根撕裂的有效方法，但并不能发现不伴有假性脑脊膜膨出的脊髓神经根撕裂。

4. **MRI 检查**　MRI 与 CT 脊髓造影一样可诊断假性脑脊膜膨出，虽不能清晰区分神经根，但可以显示有无合并脊髓损伤。

【治疗】

对臂丛神经麻痹的患儿,需要由小儿神经外科医师、神经电生理医师、康复理疗师、护理人员共同进行评估。治疗方式包括非手术治疗和手术治疗两种。

1. **非手术治疗** 臂丛神经麻痹不能贸然手术,其中有 65% 以上的病例可完全自行恢复。有的臂丛神经损伤在数天内可能自行恢复,多见于上臂丛损伤。数周后,当原发创伤性神经炎恢复时,对持续无力者可行物理治疗,其家庭成员可在理疗师的指导下进行这种被动活动的锻炼。患儿生长至 4 周时复查,如果仍有完全瘫痪合并 Horner 综合征,应考虑外科手术治疗;如果手的功能逐渐恢复而无肩部功能恢复,患儿可以继续保守治疗,仍有机会得到恢复,应每个月进行随访,如果肱二头、三头肌和三角肌功能在患儿 6 个月大时仍不能抵抗重力,则需要考虑外科手术治疗。

2. **手术治疗** 手术方法是切除神经瘤、缝合神经、神经移植、神经移位完成修复,可依损伤范围、程度而选用。可能出现的并发症包括锁骨切断后假关节形成,运动丧失,膈神经损伤,脑脊液漏,气胸,胸导管损伤(左侧),颈动脉、颈静脉、锁骨下静脉等血管损伤和伤口感染等。术后迷走神经功能可能发生改变,引起吞咽和咽反射减弱或缺失。手术后经制动治疗后,患儿开始进行严格的康复锻炼治疗。

三、锁骨骨折

新生儿锁骨骨折是产伤性骨折中最常见的一种,发生率为 0.14%~2.10%,常发生于巨大胎儿的肩难产,顺产和剖宫产均可发生,骨折多数为单侧性,好发于锁骨中部或中外 1/3 处,可以是完全性或不完全性,可合并臂丛神经损伤。

【病因】

锁骨外半段向后凹,内半段向前凸,略呈 S 形。外 1/3 上下扁平呈扁圆形,内 2/3 段较粗、略呈三菱形,中外 1/3 交界部相对较细,该处无肌肉附着,当胎儿肩娩出受阻时 S 形锁骨凹面正好卡在母亲耻骨弓下,容易折断。新生儿骨质强度低,易发生骨折。男婴相对女婴的双肩径大,因此男婴发生比例高于女婴。胎儿体重 >3.5kg 是锁骨骨折的重要诱发因素。来自产妇的因素有:骨盆狭窄、产妇肥胖使软产道相对狭窄、胎方位异常、宫缩乏力等。产科因素:娩肩手法不当、肩难产、急产、臀位牵引时过度压迫胎儿肩部、剖宫产时切口过紧致娩肩困难等。

【临床表现】

多数为青枝骨折,没有症状,出生后 1 周触及骨痂形成的包块是骨折的第一象征,上肢的活动通常正常。少数完全性骨折,患儿表现为易激惹,患侧臂活动差,骨折处捻发音,触压局部哭闹明显。

【辅助检查】

1. **X 线检查** 锁骨生理弧度消失,锁骨中段或外 1/3 处有断裂痕,骨断端完全移位或呈斜形,移位成角。青枝骨折:骨有断裂面但有皮质相连,无错位(图 6-38)。

2. **高频超声检查** 锁骨强回声连续性中断,轴向移位,可见骨膜损伤。

【治疗】

青枝骨折不需要特殊治疗,只需要告诉家长在骨折处将出现包块。完全骨折,患侧肩部和上肢制动,"8" 字绷带固定,或将患侧上肢固定于胸部,保持屈肘 90° 和臂内收位。一般固定在 7~10d 后去除。预后都很好,在 7~10d 出现骨痂,2~3 个月恢复正常的骨外形。

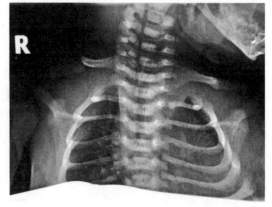

图 6-38 新生儿右侧锁骨骨折的 X 线片

【预防】

新生儿锁骨骨折是正常分娩中无法预测和避免的并发症。其预防措施包括：控制孕妇体重和胎儿体重；根据产力、产道、胎儿大小等因素，合理选择分娩方式；认真正确处理产程，把胎儿大、急产、胎位异常、继发性宫缩乏力、第二产程延长、耻骨弓低、需要阴道助产术者列为发生锁骨骨折的高危因素；提高助产技巧。

小结

1. 新生儿系指出生后从脐带结扎到出生后 28d 内的婴儿。足月儿和早产儿从外观特点、各器官系统的生理功能都有显著区别，复苏方案采用国际公认的 ABCDE 复苏方案帮助新生儿从宫内到宫外环境的平稳过渡，以提高存活率、改善远期预后及生存质量。

2. 新生儿细菌性败血症可分为早发败血症和晚发败血症。感染性肺炎可发生在产前、产时或产后，化脓性脑膜炎临床表现常不典型，早期诊断和及时有效的抗生素治疗对于减少患儿病死率和后遗症发生具有重要意义。

3. 新生儿沙眼衣原体感染是由沙眼衣原体引起，主要是出生时通过受感染母亲的产道而感染，多表现为包涵体结膜炎和衣原体肺炎。阿奇霉素和红霉素是防治沙眼衣原体结膜炎和肺炎的首选药物。妊娠期沙眼衣原体筛查和干预（阿奇霉素或红霉素治疗）可明显降低其传播。

4. 由于母、子血型不合引起的同族免疫性溶血称为新生儿溶血病，多见于母亲血型为 O 型，胎儿血型为 A 型或 B 型；其次为母亲血型为 Rh 阴性，胎儿血型为 Rh 阳性。其发病机制为：胎儿从父亲处遗传了母亲缺少的血型相关抗原，而母亲体内具有该抗原的 IgG 抗体，当抗体通过胎盘进入胎儿体内后引起抗原 - 抗体反应，导致了溶血发生。

5. 新生儿溶血病致红细胞大量破坏，造成胆红素生成过多和髓外造血增强。Rh 溶血病患儿临床容易表现为重度黄疸、贫血及肝脾大，ABO 血型不合溶血者主要表现为黄疸、贫血，肝脾大少见。胆红素脑病是新生儿溶血病最严重的并发症，临床分为 4 期。典型病例依据病史及临床表现不难确诊，头部 MRI 检查和脑干听觉诱发电位测定有助于该病的诊断及预后判断。

6. 当母、子存在 ABO 或 Rh 血型不合且有溶血表现时均应考虑新生儿溶血病，Coombs 试验和抗体释放试验中有一项阳性即可确诊。注意与先天性肾病、新生儿贫血、生理性黄疸等鉴别。

7. Rh 血型不合溶血病的重症患儿可在产前通过提前分娩、宫内输血及孕妇血浆置换进行治疗。新生儿主要通过光照疗法控制黄疸，严重者可进行换血治疗减轻溶血、防止发生胆红素脑病。

8. 新生儿胆红素代谢与儿童 / 成人相比具有特殊性，需要注意新生儿高胆红素血症光疗和换血的指征，严格预防胆红素脑病的发生。

9. NEC 以腹胀、呕吐及便血为主要临床表现，一线治疗为内科保守治疗，外科治疗时机很重要，手术原则为切除坏死肠管并尽量保留肠管长度。

10. 新生儿发生血糖紊乱时需积极处理及监测血糖变化，低钙血症症状轻重不一，严重者可出现手足搐搦和喉痉挛，静脉给予钙剂对低钙惊厥疗效明显。

11. 新生儿脐炎临床常见，但需与卵黄管或脐尿管疾病继发感染鉴别。

12. 需要重视产伤性疾病的观察和处置，避免相应后遗症的发生。

（翟 瑄）

思考题

1. 新生儿窒息的复苏步骤?

2. 新生儿生后早期出现呼吸困难,需要考虑哪些疾病?如何鉴别?

3. 新生儿 HIE 的临床表现如何分度,预后如何判断?

4. 新生儿高胆红素血症光疗和换血的指征分别是什么?

5. 新生儿低血糖症和高血糖症的国内诊断标准以及处理原则是什么?

6. 卵黄管发育异常和脐尿管发育异常的病理分类各有哪些?

第七章
遗传性疾病

遗传性疾病种类繁多,单一遗传病的发病率低,但总体发病率高。遗传性疾病按一定的遗传方式在家族中遗传,部分有典型的临床特征和特异性代谢产物变化,为临床诊断提供线索。目前随检测技术尤其是二代基因测序技术的广泛应用,越来越多儿童期发病的遗传性疾病得到明确诊断和治疗。

第一节 概 述

遗传性疾病(genetic disease)是指由于生殖细胞或受精卵的遗传物质在结构或功能上发生改变所致的一类疾病的总称,并按一定方式在上下代之间传递,具有先天性、终身性和家族性的特点。

遗传性疾病种类繁多,已知的遗传性疾病达 20 000 余种,临床表型和致病基因均明确者已逾 3 000 种。尽管单一遗传性疾病的发病率低,但总体发病率在儿科疾病中所占比例仍较高;尤其是随感染性疾病和营养性疾病的逐渐控制,以及遗传性疾病检测技术的不断提高,遗传性疾病在儿科疾病谱中的地位越显重要。

先天性疾病(congenital disease)和家族性疾病(familial disease)不完全等同于遗传性疾病。所谓先天性疾病常指个体生来即有异常表型,可为遗传性疾病,但并非均为遗传性疾病,如先天性梅毒、先天性肝炎等,都因孕母在妊娠期间受到病原生物体感染所致;同样,遗传性疾病亦并非都表现为先天性,有些遗传性疾病出生时表型正常,要到特定年龄才发病,如 Huntington 舞蹈病和假性肥大型肌营养不良。家族性疾病是指某些表现出家族聚集现象的疾病,一个家族中多个成员患有同一种疾病。家族性疾病中很大部分为遗传性疾病,但也有些非遗传性疾病表现为同一家族中多个成员患相同疾病,如同一家庭成员均可因缺碘而引起甲状腺功能减退。

遗传性疾病作为一类疾病,由于病变发生在生殖细胞或受精卵,患儿每一个细胞、组织和器官均存在病变,且发生改变的遗传物质可为整条染色体增多或减少,也可为部分染色体缺失、倒位,甚或仅为单个基因的碱基突变,因此遗传性疾病的临床表现与发生病变的遗传物质密切相关。

一、遗传性疾病的分类

根据遗传物质结构和功能改变的不同,可将遗传性疾病分为 5 大类:

(一) 染色体病

染色体病(chromosomal disorders)指由于各种原因引起的染色体数目异常或结构畸变所致的疾病。根据所涉及染色体不同,可分为染色体数目异常和染色体结构畸变,又可分为常染色体异常和性染色体异常。染色体数目异常是指整条染色体的丢失或增加;染色体结构异常主要是指染色体大片段结构的改变。

（二）单基因病

单基因病（monogenic disease）指由单个基因突变所致的遗传性疾病。在一对等位基因中，只要有1个致病基因存在就能表现性状，称为显性基因（dominant gene）。在一对等位基因中需2个等位基因同时存在病变时才能表现性状，称为隐性基因（recessive gene）。单基因遗传病按不同的遗传模式分为以下5类遗传方式：

1. 常染色体显性遗传（autosomal dominant inheritance）　指致病基因为显性基因，定位在常染色体上，亲代只要有一个显性致病基因传递给子代，子代就会表现性状，如软骨发育不全、成骨不全等。具体遗传方式如下（图7-1）：

家系特点为：父母一方发病者，子女有50%的患病风险；患者为杂合子，亲代中有一方患病；男女发病机会均等。但是，某些常染色体显性遗传病由于疾病外显率的不同，可表现为完全显性、不完全显性或延迟显性等。此外，由于基因新生突变在常染色体显性遗传性疾病的发生中频率较高，许多常染色体显性遗传性疾病患者可能没有阳性家族史。

2. 常染色体隐性遗传（autosomal recessive inheritance）　致病基因为隐性基因，位于常染色体上。只携带一个致病基因的个体为致病基因携带者，不发病；只有同时携带有2个致病基因突变（纯合或复合杂合）者才发病。家系特点为：患者为纯合子；父母均为携带者，不发病；同胞中25%发病，25%完全正常，50%为携带者（图7-2）。多数遗传代谢病为常染色体隐性遗传，如苯丙酮尿症、肝豆状核变性以及白化病等。

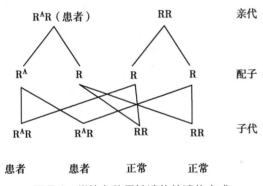

图7-1　常染色体显性遗传的遗传方式

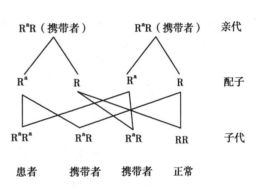

图7-2　常染色体隐性遗传的遗传方式

3. X连锁隐性遗传（X-linked recessive inheritance）　指致病基因为隐性基因，定位于X染色体上的遗传病。女性带有一个隐性致病基因，多为表型正常的携带者，极少因X染色体随机失活而发病。男性只有一条X染色体，因此携带有致病基因的男性均发病。家系特点为：男性患者与正常女性婚配，子女中男性均完全正常，女性均为携带者（图7-3A）；女性携带者与正常男性婚配，子女中男性50%为患者，50%完全正常；女性患者与正常男性婚配，子女中女性均为携带者，男性均为患者（图7-3B）。

4. X连锁显性遗传（X-linked dominant inheritance）　致病基因为显性基因，定位于X染色体上。家系特点为患者双亲之一是患者，男性患者后代中女性均为患者，男性均正常（图7-4A）；女性患者后代中男性、女性各50%为患者，50%完全正常（（图7-4B）。

5. Y连锁遗传（Y-linked inheritance）　致病基因定位于Y染色体上，只有男性出现症状，由父传子，例如染色体性别决定基因（sex-determining region on the Y chromosome，SRY）突变所致的性反转等。

（三）多基因病

多基因病（polygenic disease）是由多对致病基因及环境因素共同作用的遗传病。每对基因作用甚微,但有累积效应,多对致病基因共同作用的总和加上环境因素的影响超过阈值导致发病,如 2 型糖尿病、高血压、神经管畸形等。

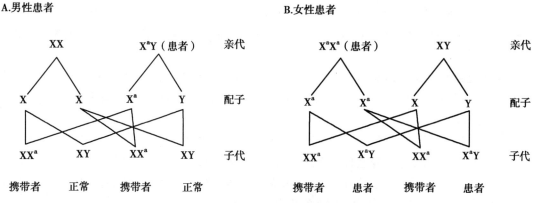

图 7-3　X 连锁隐性遗传的遗传方式
A. 男性患者的遗传方式;B. 女性患者的遗传方式。

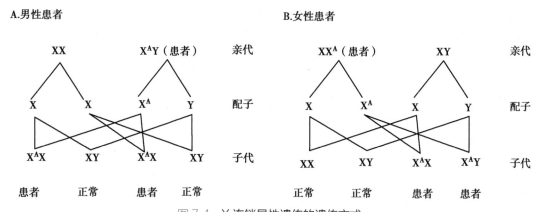

图 7-4　X 连锁显性遗传的遗传方式
A. 男性患者的遗传方式;B. 女性患者的遗传方式。

(四) 线粒体病

线粒体病(mitochondrial disease)是以线粒体功能异常为主要病因的一大类疾病。广义的线粒体病包括线粒体 DNA 突变、编码线粒体蛋白的核 DNA 突变和获得性线粒体疾病。狭义的线粒体病专指线粒体 DNA 突变引起的线粒体功能异常的一类疾病。人类细胞中有一部分 DNA 位于细胞质的线粒体内,称为线粒体 DNA,由于精子不含细胞质,因此线粒体病按母系遗传。目前已发现 60 余种疾病与线粒体基因突变有关,如脂肪酸氧化障碍、呼吸链酶缺陷等。

(五) 基因组印记

基因组印记(genomic imprinting)又称遗传印记,是指基因根据亲代的不同而有不同的表达。印记基因是指仅一方亲本来源的同源基因表达,而来自另一亲本的不表达。如 Prader-Willi 综合征和 Angelman 综合征都是 15q11-13 缺失,但前者是父源性缺失,后者为母源性缺失。基因组印记还影响某些遗传性疾病的表型和外显率。

二、遗传性疾病的诊断和预防

遗传性疾病的诊断基于疾病特有的临床表现、实验室证据证实与疾病有关的基因或基因表达产物的改变,主要包括病史收集、详细的体格检查和实验室证据。遗传性疾病的诊断是开展遗传咨询和防治的基础。

（一）病史收集

1. **现病史及个人史** 现病史主要记录患者现有的主要症状及其持续的时间、程度，是否伴随症状，是否存在发病诱因，包括服用某些特殊药物或进食食物后迅速出现症状。例如，某些遗传代谢病患儿多在受到外来打击如感染、腹泻后，迅速出现严重的呕吐、酸中毒等；遗传性果糖不耐受症患者进食"甜食"后迅速出现呕吐、腹痛、冷汗甚至抽搐、昏迷等。

对新生儿期出现病因不明的黄疸不退、腹泻、持续呕吐、拒食，反复发作的惊厥、低血糖、酸中毒、高氨血症以及尿中或全身散发有持续特殊气味者，应疑为遗传代谢病，并进一步做检查。如枫糖尿症患者，尿中排出的代谢产物有类似"枫糖浆"味；先天性甲状腺功能低下患儿表现为生理性黄疸消退延迟。

2. **家族史** 对特殊面容、智力发育落后、性发育异常或有遗传病家族史者，均应做详细的家系调查和家谱分析，了解其他成员的健康状况，如是否存在智力低下、性发育异常以及不明原因死亡者，并绘制家系图谱。当家族中出现多个与患者症状类似的患者时，应高度怀疑遗传性疾病。

3. **母亲妊娠史、孕期病史和用药史** 详细询问和记录母亲妊娠史，母亲孕产情况，既往有否死胎、不明原因的流产及生后早期夭折者；孕期是否伴有弓形虫、风疹及巨细胞病毒感染等造成胎儿器官畸形的病史；怀孕期间的药物使用史，孕期是否接触过射线以及某些致畸的药物、化学制剂和生物制剂等；胎儿发育情况、羊水过多或过少，部分遗传病患儿伴有宫内发育迟缓，羊水过多时胎儿常伴有畸形；母亲是否为高龄孕产妇，如高龄产妇所生婴儿唐氏综合征的发病率明显增高。

（二）体格检查

体格检查时注意头围，有无小头畸形和脑积水；前囟大小及闭合情况；是否有小下颌畸形；耳的大小、耳位高低、眼距、眼裂、前额、鼻翼的发育；有无唇裂、腭裂和高腭弓。注意上部量和下部量的比例、指距、手指长度、乳头距离、关节形态和活动度，注意脊柱、胸廓异常、走路姿势，是否有颈蹼等；注意皮肤和毛发颜色，是否有色素痣和色素沉着，指（趾）纹和手足淋巴水肿，外生殖器的发育；注意黄疸、肝脾大和神经肌肉系统的临床表现。是否能嗅到一些不正常的体味或尿味等。

（三）实验室检查

实验室检查是遗传性疾病诊断中非常重要的一个环节，尤其是遗传代谢性疾病的诊断，主要依赖实验室检查，有时甚至需要多次留取标本才可能做出明确诊断。

1. **染色体核型分析** 是经典的细胞遗传学检测技术。将一个处于有丝分裂中期的细胞中全部染色体按大小和形态特征有秩序地配对排列，观察有无染色体数目或结构异常。染色体核型分析只能检出染色体数目和大片段结构异常，对染色体的微缺失、微重复以及单个基因突变均无法检出。主要用于染色体数目和大片段结构异常所致的遗传性疾病的诊断，如唐氏综合征、Turner综合征等。

2. **荧光原位杂交技术**（fluorescence in situ hybridization，FISH） 是用荧光素标记的特定DNA探针进行原位杂交，通过荧光显微镜实时检测探针信号的有无及在染色体上的位置来检测患者样本中的目的DNA序列。FISH检查必须预先知道异常发生部位并有针对性选择特异性探针，主要用于染色体上微小缺失的诊断，如Prader-Willi综合征、Angelman综合征等。

3. **基因芯片技术** 基因芯片技术是将大量特定序列的探针分子密集、有序地固定于经过相应处理的硅片、玻片、硝酸纤维素膜等载体上，然后加入标记的待测样品，进行多元杂交，通过杂交信号的强弱及分布来分析目的分子的有无、数量及序列，从而获得受检样品的遗传信息。与传统的遗传学检测相比，基因芯片技术具有检测高通量和检测分辨率高的特点，能够在一张芯片上检测整个基因组的基因拷贝变异数，基因芯片能够检测小于100kb，甚至1kb的拷贝变异数。

临床上，基因芯片技术主要用于：①检测染色体拷贝数变异的疾病，如染色体微缺失和微重复综合征；②进行单核苷酸多态性分析，用于复杂疾病以及多基因遗传性疾病的临床研究。

4. 基因诊断　是在 DNA 水平上对某一特定基因进行分析和检测,从而达到对疾病进行特异性分子诊断的目的。DNA 主要来源于外周血白细胞、培养的皮肤成纤维细胞、羊水细胞、绒毛膜细胞等。DNA 分析在临床诊断和产前诊断中占有重要地位,能够在基因水平诊断遗传性疾病,也可检测出携带者,是一种快速、灵敏和准确的检测手段。目前二代基因测序技术已经广泛应用于临床诊断,显著提高了遗传性疾病的精准诊断。

5. 生化学测定　测定患者血、尿等体液中代谢物质的水平,如血糖、血气、血氨、电解质、乳酸 / 丙酮酸、尿酸等。近年来开展的串联质谱检测技术(MS-MS)、气相色谱 - 质谱技术(GC-MS)已逐渐成为遗传代谢的常规检测工具。测定红细胞、白细胞或皮肤成纤维细胞中酶的活性是某些酶活性改变所致遗传代谢病的诊断和分型的重要依据,如糖原贮积症和黏多糖贮积症的诊断和分型。

（四）遗传咨询

遗传咨询(genetic counseling)是由临床医生和遗传学工作者组成的遗传咨询团队,与遗传性疾病患者本人或其家属进行一系列的交谈和讨论,主要就家系中某种遗传病的病因、遗传方式、诊断、治疗、预后和复发风险等问题进行答复,并提出建议或指导性意见,以供询问者参考。遗传咨询是预防遗传病和优生优育的重要措施之一。

完整的遗传咨询包括①采集信息:包括家族遗传病史、生育史、婚姻史、环境因素和特殊化学物接触史及特殊反应等,收集先证者的家系发病情况,绘制出家系谱;②确诊遗传性疾病:根据采集到的信息,结合相关的临床诊断手段,对先证者明确诊断,并明确其遗传方式;③风险评估和产前诊断:根据诊断出的遗传病种类及其遗传方式进行发病风险估计,预测子代患病风险,并对可能患有某种遗传病的子代进行产前诊断。

（五）预防

遗传性疾病致死、致残率高,为减少遗传性疾病的发生,需要广泛开展预防工作。目前防治工作的重点主要是做好三级预防:开展婚前和孕前遗传咨询,指导婚育;开展产前诊断,防止和减少有遗传性疾病患儿的出生;进行新生儿疾病筛查,做到早期诊断,对诊断明确的遗传性疾病患儿及早治疗,避免脏器损害,提高患儿生活质量。

一级预防:防止遗传性疾病的发生。国家法律禁止直系血缘和三代以内的旁系血缘结婚。近亲婚配所生子女患智力低下和畸形的比例远高于非近亲婚配所生子女;凡本人或家族成员有遗传性疾病或先天性畸形者、家族中多次出现或生育过智力低下儿或反复自然流产者,应进行遗传咨询,明确诊断;凡明确诊断的患者及家族中的携带者,应积极进行婚育指导,对预防和减少遗传性疾病患儿的出生具有现实意义。

二级预防:在遗传咨询的基础上,有目的地进行产前诊断,通过直接或间接方法对孕期胚胎或胎儿进行生长发育和生物标志物的检测,在宫内明确诊断以减少遗传性疾病患儿出生。针对不同的遗传性疾病或先天缺陷,采用不同的产前诊断方法,例如通过超声、胎儿镜检查来观察胎儿表型的形态特征以判断畸形,孕期染色体检查(细胞遗传学技术)及基因分析或表达产物测定(酶和生化测定)来诊断某些遗传性疾病。

三级预防:对遗传性疾病患儿进行早期诊断和治疗。新生儿疾病筛查是三级预防的重要手段,新生儿疾病筛查通过快速、敏感的检测方法,对一些先天性和遗传性疾病进行群体筛查,使患儿能够在临床上还未出现症状,而体内生化或代谢水平已经发生改变时做出早期诊断,结合有效治疗,避免患儿重要脏器出现不可逆性损害。目前全国开展的新生儿筛查的疾病主要有先天性甲状腺功能减退症和苯丙酮尿症,部分地区开展了地中海贫血和先天性肾上腺皮质增生症的筛查,个别城市开展了遗传代谢病的串联质谱筛查。通过新生儿疾病筛查和后续的积极治疗,大大降低了遗传性疾病的危害。

（罗小平）

第二节　染色体畸变

一、概述

染色体病又称为染色体畸变综合征(chromosome aberration syndrome),目前已知的染色体病已逾350 种。染色体病的发病率较高,新生儿中染色体异常的发生率为 0.5%~0.7%,其中性染色体异常占0.22%,常染色体异常占 0.40%;染色体畸变多致胚胎死亡,围生儿死亡中 6% 有染色体异常;智力低下儿童中 10% 有染色体异常;自然流产中 50%~60% 是由于染色体异常所致。

人体正常染色体为 23 对,除 1 对性染色体外(男性为 XY,女性为 XX),22 对为常染色体,按染色体的小大和着丝粒的位置分为 7 组(图 7-5)。染色体数目异常是指染色体数目的增多或减少;染色体结构异常包括部分染色体断裂后重排出现的易位、缺失、倒位、重复等。无论哪种染色体疾病,均会使许多基因受累,造成畸变涉及的基因增多、减少、断裂损失或位置变动,影响了受累基因的表达,从而引起机体多种系统器官的形态结构和功能异常。因此,染色体病多表现为多发畸形和功能障碍,呈综合征。畸变累及的染色体片段越大,受累基因越多,病征越严重,严重者多致死。

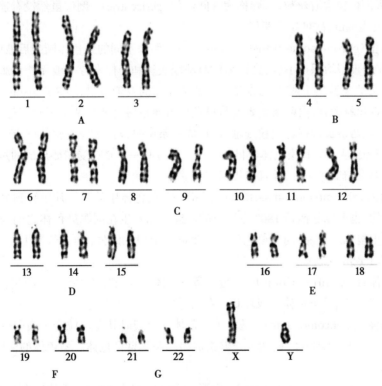

图 7-5　正常染色体及分组(男性)

(一) 染色体数目异常

染色体数目异常主要是由于染色体在生殖细胞成熟时发生不分离所致。整倍体是由于生殖细胞成熟时发生同源染色体不分离,形成二倍体生殖细胞,当与正常生殖细胞受精时,则可形成三倍体(3n=69) 的个体;如两者均为二倍体数的生殖细胞受精时,将形成四倍体(4n=92) 的个体。非整倍体是指生殖细胞的染色体发生部分不分离,受精时出现个别染色体数目的增加或减少,如唐氏综合征,因亲代的生殖细胞成熟时发生了部分不分离,致使部分生殖细胞有两条 21 号染色体(即 n=24),而另一部分生殖细胞内无 21 号染色体(n=22)。前者与正常配子受精后,即可产生含有 21 三体的受精卵。如果这种不分离发生于性染色体,就会出现性染色体的三体性或单体性,即具有 3 条 X 染色体的个体如 Klinefelter 综合征或仅有 1 条 X 染色体的 Turner 综合征。

(二)染色体结构畸变

在体内外各种物理因素(如辐射)、化学因素(如化学诱变剂)和生物因素(如病毒)的影响下,染色体往往会发生断裂。虽然这些断裂多数能自行重新连接而修复如初,但由于断端富有黏着性,能与其他断端再结合,故也有一些断裂会出现非正常的重新连接而形成结构重排,导致缺失、倒位、易位、等臂、环形染色体等改变。无论是哪一种结构异常,均可使携载的基因在数量上或排列顺序上发生改变而导致疾病。

1. **染色体缺失**(chromosome deletion) 主要是由于染色体断裂后,没有着丝粒的片段在细胞分裂过程中逐步丢失,结果造成了这部分遗传信息的缺如。缺失对个体的影响,取决于缺失区段的大小、所丢失的基因和染色体倍性。

2. **染色体重复**(chromosome duplication) 是由于同源染色体中的一条发生断裂,其断裂的片段连接到另一条同源染色体上相应部位;或是由于同源染色体间发生不等交换,结果造成某一条同源染色体上部分基因的重复,而另一条则相应缺失了这部分的信息。

3. **染色体倒位**(chromosome inversion) 系指染色体发生了两处断裂,中间的断片颠倒之后又重新连接。倒位有臂内倒位和臂间倒位两种。如果倒位发生在染色体的一条臂上,称为臂内倒位(paracentric);如果倒位包含着丝粒区,则称为臂间倒位(pericentric)。倒位虽然没有遗传物质的丢失,但因其基因顺序发生颠倒,故可导致遗传异常。

4. **染色体易位**(chromosome translocation) 系指两条不同的染色体断裂后彼此交换又重新接在一起,基因组成和表型均保持不变,这种易位对基因表达和个体发育一般无严重影响,也称平衡易位。其中较有意义的是发生于两条近端着丝粒染色体间的罗伯逊易位(Robertsonian translocation)。罗伯逊易位又称着丝粒融合,由两条端着丝粒染色体着丝粒融合或是两条近端着丝粒染色体于着丝粒处发生断裂,然后两条长臂在着丝粒处融合,形成一条中央或亚中央着丝粒的等臂染色体,而两条染色体短臂常常丢失,从而导致染色体数目的减少。易位有一半是在受精卵形成的过程中自发产生,另 50% 则是遗传自父母其中一方,并且代代相传。

5. **染色体插入**(chromosome insertion) 是指一条染色体中的某一片段转到另一条染色体上。插入可以是正位的,也可以是倒转 180° 后反向的。插入如发生在同源染色体之间,则导致一条染色体部分片段发生重复,而另一条同源染色体中发生同一节段的缺失;插入若发生在非同源染色体之间,则造成两者都出现畸变。

6. **环状染色体**(ring chromosome) 系指一条染色体的两条臂各发生一次断裂,其两末端片段都被遗失,两断头互相连接,使染色体形成环状。在辐射损伤中尤为常见。

7. **等臂染色体**(isochromosome) 是由于染色体在分裂时其着丝粒产生横向分裂,两个染色体单体的短臂组成一条等臂染色体,而两个长臂组成另一条等臂染色体。染色体的两臂带有相等的遗传信息。

8. **标记染色体**(marker chromosome) 指形态上可以辨认,但却又无法完全辨识其来源和特征的异常染色体,多发生于性染色体。

9. **双着丝粒染色体**(dicentric chromosome) 两条染色体断裂后,具有着丝粒的两个片段相连接,即形成一个双着丝粒染色体;两个无着丝粒片段也可以连接成一个无着丝粒染色体,但后者通常在细胞分裂时丢失。双着丝粒染色体常见于电离辐射后,因此在辐射遗传学中常用于估算受照射的剂量。

（三）嵌合体

一个个体同时具有两种或两种以上核型的细胞系,称为嵌合体。嵌合体分为"同源嵌合体"（mosaic）和"异源嵌合体"（chimera）两种。同源嵌合体是嵌合成分来自原属同一受精卵的嵌合体,多数是由于同一受精卵发育成的早期胚胎在有丝分裂时发生染色体不分离或结构畸变所致;异源嵌合体是嵌合成分来自不同的受精卵所产生的嵌合体。

根据受累染色体的不同,又可将染色体病分为常染色体疾病和性染色体疾病。常染色体病的共同特征为:智力低下、发育迟缓、多发畸形;性染色体病的共同特征为:性征发育不全或畸形、智力正常或较低。唐氏综合征是常染色体异常中最常见的染色体畸变类型。性染色体病中,最常见的为Turner综合征,其次为Klinefelter综合征。

染色体病检查的适应证如下。①高龄夫妇:35岁以上孕妇及45岁以上的父亲;②染色体异常患者;③染色体平衡易位或倒位携带者;④有染色体异常患儿生育史者;⑤有多次自然流产史的孕妇;⑥有家族史者:亲属同胞中有患儿生育史者;⑦孕期不良接触史,如孕期接触放射线、化学物质、病毒感染及停服避孕药3个月以内怀孕者。

迄今为止,染色体病尚无有效的治疗方法,因此产前诊断尤为重要。染色体异常胎儿的产前诊断根据取材方法分为有创性及无创性两大类。前者包括羊膜腔穿刺、绒毛取样、胎儿脐血、胎儿镜及胚胎活体组织检查等,诊断结果准确性高,是目前产前诊断的主要方法;后者主要包括超声波图像以及母体外周血或宫颈口采集脱落细胞检测胎儿细胞等。

二、常染色体异常

（一）唐氏综合征

唐氏综合征（Down syndrome,DS）又称21三体综合征（21-trisomy syndrome）或先天愚型,是最常见的常染色体疾病,也是人类第一个被确诊的染色体病。在所有智能落后疾病中,唐氏综合征占10%~15%,在活产婴儿中发生率为1/800~1/600。实际发生率可能更高,因为50%以上的病例在妊娠早期即自行流产。男女比例为3∶2。由于单体型患儿多不能存活,故一般只能出生三体型后代。本病发病率随孕妇年龄增长而增加。临床主要特征为智能障碍、特殊面容和体格发育落后,并可伴有多发畸形。

【病因】

唐氏综合征是生殖细胞在减数分裂形成配子时或受精卵在有丝分裂时,由于某些因素的影响,21号染色体发生不分离所致。发生机制多数与孕妇高龄导致卵细胞老化有关;父源之因者占5%。仅有极少数为家族遗传（父母之一是唐氏综合征患者）,其生殖细胞在减数分裂时形成次级不分离。本病主要原因如下:

1. **母亲妊娠时年龄过大**　孕母年龄越大,子代发生染色体病的可能性越大,可能与母亲卵子老化有关。另外,有资料表明,父亲年龄也与本病发病有关,当父亲年龄超过39岁时,出生唐氏综合征患儿的风险增高。

2. **放射线**　人类染色体对辐射甚为敏感,孕妇接触放射线后,其子代发生染色体畸变的危险性增加。

3. **病毒感染**　风疹、肝炎病毒等都可以引起染色体断裂,造成胎儿染色体畸变。

4. **化学因素**　许多化学药物、抗代谢药物和毒物都能导致染色体畸变。此外,遗传因素、自身免疫性疾病对其发生也有影响。

【临床表现】

唐氏综合征的主要临床特点为:智力落后,生长发育迟缓,具有特殊的面容以及皮肤纹理特征,可伴有多种畸形。

1. **智力落后** 为本综合征最突出、最严重的表现。绝大部分患儿都有智力发育障碍,但程度不一致,患儿智商通常在25~50,有的嵌合体患儿智力接近正常。智力较好的患儿可学会阅读或做简单手工劳动;较差者语言和生活自理困难。随着年龄增长,与同龄人的智力差距愈来愈大。

2. **特殊面容** 患儿出生时即已有明显的特殊面容(图7-6)。主要表现为表情呆滞;头小而圆,前囟大且闭合延迟;眼距宽、眼裂小、眼外侧上斜、有内眦赘皮;鼻根低平(鼻梁骨发育不良)、鼻短;耳位低,耳小而圆,耳轮上缘过度折叠;硬腭窄小、唇厚、舌厚、舌常伸出口外、流涎多。

3. **生长发育迟缓** 患儿出生的身长和体重均较正常儿低,生后体格发育、动作发育均迟缓。身材矮小,头围小于正常,骨龄常落后于年龄,出牙延迟且常错位,头发细软而少,四肢短,手指粗短,小指尤短,小指向内弯曲,韧带松弛,关节可过度弯曲,性发育延迟。

4. **皮肤纹理特征** 通贯手、atd角增大>45°(图7-7),第4、5指桡箕增多,脚趾球胫侧弓形纹和第5趾只有一条褶纹等。

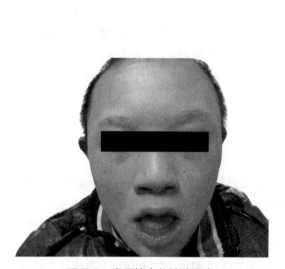

图7-6   唐氏综合征特殊面容

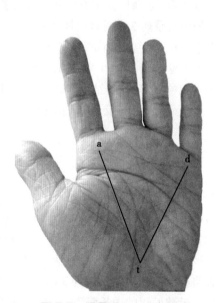

图7-7   通贯手和atd角增大

5. **伴有其他畸形** 约50%的患儿伴有先天性心脏病,其次是消化道畸形。部分男孩可有隐睾,成年后大多无生育能力。女孩无月经,仅少数可有生育能力。

6. **免疫功能低下** 患儿免疫力低下,易患各种感染,先天性甲状腺功能减退症和急性淋巴细胞白血病的发生率明显高于正常人群。

【诊断和鉴别诊断】

根据特殊面容、皮肤纹理特点和智能低下,临床不难诊断。对嵌合型患儿、新生儿或症状不典型的智能低下患儿,应作染色体核型分析以确定诊断。

按照核型分析可将唐氏综合征分为3型:标准型、易位型、嵌合型。其中标准型和易位型在临床上不易区别。嵌合型的临床表现悬殊,视正常细胞株所占的比例而定,可以从典型表型到接近正常。

1. **标准型** 此型染色体核型为47,XX(XY),+21,占90%~95%。发生机制:亲代(患儿父母亲)的生殖细胞在减数分裂时染色体不分离所致,但双亲的染色体多无异常,也无家族史。

2. **易位型** 此型占2.5%~5%,多为罗伯逊易位,额外的21号染色体长臂易位到另一近端着丝粒染色体上。有D/G易位和G/G易位。

D/G易位最常见,D组染色体中以14号染色体为主,核型为46,XX(XY),−14,+t(14q21q),少数为15号染色体。G/G易位是由于G组中两个21号染色体发生着丝粒融合形成等臂染色体或21号染色体易位到一个22号染色体上。核型为46,XX(XY),−21,+t(21q21q)或46XX(XY),−22,+t(21q22q)。

无论何种易位,患者虽然只有46条染色体,但由于一条21号染色体易位到了另一条D组或G组染色体上,加上正常的2条21号染色体,仍多了一条额外的21号染色体长臂,而决定先天愚型的关键区带为21q22,故临床表现出唐氏综合征的症状。

3. **嵌合型**　此型占2%~4%。患儿体内有2种或2种以上细胞系,一系正常,另一系为21三体细胞。核型为46,XX(XY)/47,XX(XY),+21。本型是受精卵在早期分裂过程中染色体不分离所引起的。临床表现随正常细胞所占百分比而定,但一般较典型者为轻,如果三体细胞很少,则型可与正常人无差异,这也是一些嵌合型患者漏诊的原因。

标准型唐氏综合征的再发风险率为1%,母亲年龄愈大,风险愈高。易位型患儿的双亲均应进行核型分析,以便发现平衡易位携带者。如母方为D/G易位,则每一胎都有10%的风险率;如父方为D/G易位,则风险率为4%。G/G易位携带者,其下一代100%罹患本病。

本病应与先天性甲状腺功能减退症鉴别。后者出生时即可有嗜睡、哭声嘶哑、喂养困难、腹胀、便秘、生理性黄疸消退延迟等症状,舌大而厚,皮肤粗糙,颜面黏液性水肿,而无本病的特殊面容。可检测血清T_4、TSH和染色体核型进行鉴别。

【治疗与预后】

目前尚无有效治疗方法。对患儿应提供综合的医疗和社会服务,以及针对个体的特殊生活和工作技能培训,促进智能发育。注意预防和积极治疗感染。如伴有先天性心脏病、胃肠道或其他畸形,可手术矫正。

60%患儿在胎儿早期即流产,寿命长短取决于有无并发症。先天性心脏病是早期死亡的主要原因,同时患严重呼吸道感染时常导致心力衰竭而死亡。如能存活至成人期,常在30岁以后出现老年性痴呆症状。患者白血病和其他肿瘤的发生率较高。

【预防】

1. **适龄婚育**　女性应避免在45岁以后生育。

2. **产前筛查**　对高危孕妇可在孕中期筛查血清标志物,包括人绒毛膜促性腺激素(human chorionic gonadotropin,hCG)、游离雌三醇(free estriol,FE_3)、甲胎蛋白(AFP)和抑制素A(inhibin A),结合孕妇年龄可计算出患病的危险度。此法可筛查出60%~80%的唐氏综合征胎儿。B超测量胎儿颈项皮肤厚度也可作为产前诊断的重要指标。孕母如曾生育唐氏综合征患儿,应查夫妻双方染色体,以排除易位携带者或嵌合体。若母亲为G/G易位携带者,应节育。

3. 妊娠期间尤其早期应避免用化学药物以及放射线照射,预防传染性肝炎和其他病毒性感染的发生。

(二) 18三体综合征

18三体综合征(trisomy 18 syndrome)是仅次于唐氏综合征的第2种常见常染色体三体征。主要临床表现为多发畸形,重度智力低下。本病在新生婴儿中的发生率为1:4 000~1:5 000,男女之比为1:3~1:4。

【病因】

18三体综合征的发生机制主要是卵细胞减数分裂过程中染色体不分离所致,多数发生在有丝分裂Ⅱ期。与年龄关系密切,高龄孕妇胎儿的患病风险明显增加。

【临床表现】

1. **生长发育障碍,重度智力落后**　出生前、后生长障碍,多为小于胎龄儿,喂养困难,反应低下,骨骼、肌肉发育不良。新生儿早期肌张力低,以后肌张力增高,因而限制大腿充分外展能力。精神和运动发育迟缓。患儿重度智力落后。

2. **多发畸形**

(1)颜面部:小头畸形,头前后径长,枕骨突出;小眼畸形、眼距宽,有内眦赘皮、角膜混浊、白内障、虹膜缺损等;鼻后孔闭锁;腭弓高窄,下颌小,唇裂或腭裂;耳位低,畸形耳。

（2）胸部：颈短，胸骨短，乳头小且发育不良，乳距宽，第12肋骨发育不良或缺如。

（3）多种先天畸形：80%~95%的病例有先天性心脏病，主要为室间隔缺损、动脉导管未闭、房间隔缺损等。消化道畸形可见结肠旋转不良、脐疝和腹股沟疝、幽门狭窄、梅克尔憩室等。30%~60%患儿有泌尿系畸形，尤以马蹄形肾、重复肾、双输尿管为多见。男性多有隐睾，阴囊畸形；女性可有双角子宫、阴蒂肥大及双阴道。可有甲状腺发育不良、胸腺发育不良。

（4）四肢：患儿有特殊的握拳姿势，如手指屈曲，拇指、中指及示指紧收，示指压在中指上，小指压在无名指上，手指不易伸直，如被动地伸直时，则中指及小指斜向尺侧，拇指及示指斜向桡侧，示指与中指分开，形成"V"字形。指甲发育不良。趾短且背屈，骨突出，呈摇椅底样足。偶见短肢畸形。

（5）皮肤及皮纹：皮肤多毳毛，皱褶多，出现血管瘤。指纹特征包括6个以上弓形纹，第5指只有一横纹，30%有通贯手。

【辅助检查】

18三体综合征临床表现多种多样，没有一种畸形是18三体综合征特有的，因此，不能仅根据临床畸形做出诊断，必须做染色体核型分析。患者的核型有3种：80%为47,XY(XX),+18；10%为嵌合体，即46,XY(XX)/47,XY(XX),+18；其余为各种易位，主要是18号与D组染色体的易位。

【治疗与预后】

本病无特殊疗法。患儿最多存活几个月，存活1年以上者不到10%。对于一个子代患病的家庭来说，再发风险约为1%。随着分子生物学技术的发展，许多新技术如比较基因组杂交、定量荧光PCR等可用于18三体综合征的产前诊断。

三、性染色体异常

（一）先天性卵巢发育不全综合征

先天性卵巢发育不全综合征又称Turner综合征(Turner syndrome,TS)，是由于全部或部分体细胞中一条X染色体完全或部分缺失所致。Turner综合征是第一个被描述的性染色体异常疾病，也是唯一的人类出生后能存活的完全单体疾病。活产女婴中的发病率为1:2 000~1:2 500。

【病因】

本病的发生是由于亲代生殖细胞在减数分裂过程中或早期合子在分裂期中性染色体不分裂、合子卵裂中姐妹染色单体不分离或染色体在有丝分裂中部分缺失（嵌合体）所致，因此其核型复杂多样。其包括①单体型：45,XO，此型最多见，占临床病例的40%~60%，此核型胎儿中95%自然流产，仅少数存活出生，有典型的临床表现；②嵌合型：45,XO/46,XX，约占本征的25%；③X染色体结构异常：约占本征的25%，包括X染色体短臂或长臂缺失，46,X,del(Xp)或46,X,del(Xq)或等臂染色体46,X,i(Xq)等。少数病例存在Y染色体（物质）或小标记染色体。患者可存在Y染色体/常染色体易位而致部分常染色体丢失。

【临床表现】

典型的临床表现为：生长发育落后、性发育不良以及具有特殊的躯体特征。

1. **生长发育落后**　身材矮小是TS最常见的临床特征，宫内生长迟缓、婴儿与儿童期生长速率减慢及青春期缺乏生长加速是导致身材矮小的重要因素。TS患者出生时平均身高<47cm，出生体重多小于-1标准差；出生后至3岁的患儿生长速率可在正常范围；3岁后生长速度显著缓慢，大多低于-3标准差；青春期无生长加速，身高落后明显，骨成熟和骨骺融合延迟，未经治疗的患者成年身高为135~140cm，常不超过150cm。

2. **性发育不良**　患者的卵巢组织被条索状纤维所取代，故缺乏雌激素，表现为青春期无第二性征发育，原发性闭经或成年期无排卵和不育。部分患者会出现自发的性发育，2%~5%的患者可出现自发月经。极少数嵌合型患者可能有生育能力，但其自然流产率和死胎率极高，且30%活产子代患有染色体畸变,以 45,X/46,XX 和 47,XX(XY),+21 多见。

3. **特殊的躯体特征** 颜面部皮肤色素痣、颈短、颈蹼、后发际低、盾状胸、乳头间距增宽,肘外翻、第 4 及第 5 掌骨短等。新生儿期多见手、足和背部明显淋巴水肿。

4. **伴其他畸形** 35% 患儿伴有心脏畸形(二尖瓣和主动脉缩窄等);25% 的患者有肾脏畸形(肾旋转、马蹄形肾、异位肾、肾积水等);10%~25% 有脊柱侧弯。部分还伴有高血压、自身免疫性甲状腺炎和听觉损害等。

5. **其他** 大部分患者智力正常,有时可伴有不同程度的智力低下。

由于遗传物质丢失的量不同,TS 患儿的临床表现亦不一致。45,XO 单体型患者可出现典型的临床表现,而嵌合体患者临床表现差异较大,临床症状的轻重主要取决于正常与异常细胞系所占的比例。环状染色体的临床表现与环的大小有关,小的环状染色体比大的环状染色体对机体的危害更为严重,因为小的环状染色体不能被灭活,因此某些基因(环状的部分)在环状染色体和正常染色体均有表达,形成功能二倍体,导致更严重的表型,临床表现比 45,XO 单体型更为严重,可出现严重的智力落后,生长发育迟缓,面容丑陋,可伴有多发性先天畸形,特别是心脏畸形。

含有 Y 染色体或有来源于 Y 染色体物质的患者,临床表型差异较大,可为女性表型,也可为男性表型。携有 Y 染色体或 Y 染色体来源序列的 TS 患者发生性腺母细胞瘤和无性细胞瘤的比率高达30%,并随年龄的增长而明显增加。

【诊断】

1. **临床诊断** 半数 TS 患儿因有典型的临床表现,在出生时或婴儿期即可诊断;大部分患儿则因儿童期出现身材矮小或青春期出现性发育迟缓或原发性闭经而被诊断。

生长落后可以是 TS 患儿青春前期的唯一临床表现,因无其他的特殊体征,不易引起家长的注意以及医师的重视,对这部分患儿极易漏诊。

2. **实验室诊断** TS 的确诊依赖于染色体核型分析。近年通过分子遗传学研究发现,有 3%~60% 的细胞遗传学诊断为单体型的患者,实际为隐匿性嵌合体。6%~9% 的隐匿性嵌合体中可以发现 Y 染色体或来源于 Y 染色体的片段;而细胞遗传学难以鉴别的标记染色体或环状染色体约一半是来源于 Y 染色体。

患者血卵泡刺激素(FSH)、黄体生成素(LH)明显升高,E_2 降低,提示卵巢功能不良。部分患者血清生长激素(GH)激发峰值可 <10ng/ml、血清胰岛素样生长因子 1(IGF-1)分泌低下。

盆腔 B 超检查可显示子宫、卵巢发育不良,严重者呈纤维条索状。

【鉴别诊断】

根据临床表现以及染色体核型分析进行诊断并不困难,但 TS 复杂多样的核型给临床诊断与遗传咨询带来了很大困难。本病应与下列疾病进行鉴别。

1. **生长激素缺乏症** 因生长激素分泌不足所致,多无畸形,染色体核型正常。

2. **青春期发育迟缓** 本病虽青春期较正常儿童延缓数年,但最后可达到正常发育水平,其染色体核型正常。

3. **Noonan 综合征** 临床表现与 Turner 综合征相似,但智力发育障碍多见,常合并肺动脉狭窄及房间隔缺损,其染色体核型正常。

【治疗与预后】

治疗原则:改善其最终成人期身高、促进性征发育,保证患儿心理健康。

1. **基因重组人生长激素** 重组人生长激素(recombined human growth hormone,rhGH)已被用于TS 患儿的治疗。rhGH 可以促进 TS 患儿的身高增长,提高最终身高。早期诊断、早期治疗的患儿身高甚至可以达到正常范围。用药期间应定期监测甲状腺功能及骨龄发育情况。影响 GH 治疗效果的主要因素有开始治疗年龄及骨龄、rhGH 的剂量及疗程、遗传靶身高、雌激素替代治疗的时间等。TS 患儿对rhGH 的治疗反应呈剂量反应曲线,剂量越大,治疗效果越好。rhGH 的推荐剂量为 0.15U/(kg·d)。

2. 雌激素的应用   TS 患儿 12~14 岁后可开始雌激素替代治疗，模拟正常的性发育过程，促进乳房发育和女性体征的形成。开始治疗时间应个体化，充分考虑社会心理因素。开始治疗时雌激素的剂量应较小，如结合雌激素（conjugated estrogens）0.312 5mg/d（1/6~1/4 成人剂量），用 6~12 个月；然后每 3~6 个月逐渐增加剂量至 0.625mg/d。根据治疗的反应及 Tanner 分期、骨龄、子宫的生长情况调整剂量，持续治疗 1~2 年。第一次阴道出血发生后或雌激素治疗已经 12~24 个月考虑建立月经周期时，开始加用孕激素如甲羟孕酮。

（二）先天性睾丸发育不全综合征

先天性睾丸发育不全综合征又称 Klinefelter 综合征（Klinefelter syndrome，KS），47，XXY 综合征，是由于亲代生殖细胞在减数分裂中，卵子形成前的性染色体不分离；或形成精子时 XY 不分离所致。表现为睾丸发育不全，体格瘦长，性格体态趋于女性化，是男性不育的常见原因之一。本病是一种发病率较高的性染色体疾病，发病率仅次于 Turner 综合征。在新生男婴中发病率为 1/800~1/500，在男性生殖腺发育不全和不育患者中高达 30%。绝大多数患者的核型为 47，XXY；少数为嵌合型 46，XY/47，XXY；还可见到 48，XXYY 及 49，XXXYY 等核型。KS 患者不论其核型中有多少条 X 染色体，只要有一条 Y 染色体临床即呈现男性表型，这是由位于 Y 染色体短臂上的 Y 染色体性别决定区（*SRY*）基因所决定的。

【临床表现】

KS 患儿外形呈男性，具有男性外生殖器，除不育外，无显著的畸形。在青春期以前很难根据临床表现确诊。青春发育期可有以下表现：

1. 性发育不良   睾丸小而硬、阴茎短，阴囊的大小及色泽正常。由于无精子产生，故患者不育。

2. 男性表型，女性化表现   患者体格瘦长，皮下脂肪较丰满。第二性征发育差，25% 的患者有乳腺发育，皮肤细嫩，而喉结较小，无胡须。

3. 智力和性格改变   患者可有性格孤僻、神经质、胆小或过于放肆。部分患者有精神异常及患精神分裂症倾向。一部分患者智力低下，但大多数智力正常，X 染色体越多则智力发育障碍越明显。

4. 性激素异常   促性腺激素水平高，血浆睾酮水平较正常低。

【诊断与鉴别诊断】

本病在青春期前缺乏明显症状而不易诊断，对智力落后或行为异常的男性患儿做染色体核型分析可协助诊断。但应注意与青春发育迟缓相鉴别，后者有性发育延缓，但染色体核型正常。

【治疗及预后】

本病需尽早确诊，自幼开始强化教育和训练，促进智能发育及正常性格形成。11~12 岁后应开始用雄激素治疗，促进第二性征的发育。可用长效睾酮制剂肌内注射，从 11 岁起，每 3 周注射一次 25mg，渐增至 50mg，以后每年增加 50mg，至成年时每次 250mg。但雄激素只能促进男性化及恢复性功能，而不能恢复成年后的生育能力。治疗过程中应注意监测血睾酮水平。

（三）脆性 X 染色体综合征

脆性 X 染色体综合征（fragile X syndrome）是一种 X 连锁显性遗传病，临床以智力低下、巨睾症、特殊面容、语言行为障碍为特征。主要为男性发病，女性可有异常表型。本综合征是人类智力低下的常见病因之一，发病率男性为 1/1 500，女性为 1/2 500。

【发病机制】

脆性 X 染色体综合征患者的致病基因为 *FMR-1*（fragile X mental retardation），位于 X 染色体的长臂远端 Xq27.3 区的脆性部位，含 17 个外显子和 16 个内含子，全长 38kb。在基因的 5' 非翻译区存在一段数目可变的 (CGG)$_n$ 重复序列，其上游 250bp 处存在一 CpG 岛。正常人群 *FMR-1* 基因 (CGG)$_n$ 重复次数在 5~50。*FMR-1* 基因内 (CGG)$_n$ 重复序列的不稳定性扩增及 CpG 岛的异常甲基化是导致脆性 X 染色体综合征的分子机制。

FMR-1 基因突变有 3 型：中间突变、前突变和完全突变。中间突变$(CGG)_n$重复数为 40~60，前突变$(CGG)_n$重复数 50~200，两者 CpG 岛均无异常甲基化，*FMR-1* 基因表达正常或基本正常，个体常无异常表型或具有轻微的行为问题。$(CGG)_n$重复数超过 200 时为完全突变，常伴有 CpG 岛异常甲基化，使 FMR-1 mRNA 的翻译受抑制，从而造成临床症状。

脆性 X 染色体综合征的遗传机制比较复杂。*FMR-1* 基因是一个不稳定的致病突变，前突变不会致病，但有发展成完全突变基因的潜能。而完全突变基因出现异常甲基化，该基因灭活后男性会发病，女性则依据正常基因所在染色体随机灭活的程度而表现出不等的外显率。正常男性传递者所具有的 *FMR-1* 基因，实际可能处于前突变阶段，故其女儿虽获得该基因，表型仍是正常的。但其女儿在胚胎发育和卵细胞发育过程中，可使 CGG 重复序列进一步增加而形成全突变，因而再传递给男性时男性即发病，传递给女性时将产生女性携带者。

【临床表现】

男性患者绝大多数具有典型临床表现；女性 70% 为智力正常的携带者，仅 30% 女性杂合子表现出不同程度智力低下。患者的典型临床表现为：

1. **智力低下**　男性患者中度以上智力低下者占 80% 以上，女性多表现为轻度智力障碍或智商正常。

2. **语言障碍**　为本综合征常见的特征，多表现为会话和言语表达能力的发育严重迟缓，学语年龄延迟、词汇量少、语言重复单调、模仿语言、持续语言。

3. **行为障碍**　绝大多数患者有多动、注意力不集中，以年龄小者较为突出，随年龄增长而减轻。多动的程度与智商无关，甚至智商较高者更明显，孤独症也较常见。

4. **特殊面容**　包括头围增大、脸长窄、前额突出、虹膜颜色变淡蓝、大耳或招风耳、腭弓高、嘴大唇厚、下颌突出等。成年人比儿童更典型。患者身材较高。

5. **巨睾症**　为特征性改变，多数在青春期发生，年幼儿少见。一般认为睾丸体积大于正常同龄人的最高值即可称巨睾。

6. **癫痫**　以强直阵挛性发作多见，其次为复杂部分性，发作一般不频繁，始于儿童或青少年期，成年后消失。

7. **其他异常**　可有结缔组织功能失调表现，如可过度伸直的指关节、大手、扁平足、二尖瓣脱垂、主动脉延长等。还可有共济失调、腱反射亢进、震颤等神经系统体征。

【辅助检查】

根据本病典型的临床症状可基本作出诊断。基因诊断是目前诊断脆性 X 染色体综合征最可靠的方法。

【治疗】

本病无特效治疗。特殊教育、行为疗法、社会技能训练和药物治疗等可改善部分患病个体的预后。

中枢神经系统兴奋剂：对于改善注意力缺乏、活动过度有较好的效果。中枢性兴奋剂主要有哌甲酯、右旋苯丙胺等。另外，对男性脆性 X 染色体综合征者间歇性暴躁行为，最常应用的药物为硫利达嗪。

【预防】

脆性 X 染色体阳性者均应进行家系调查，发现杂合子并进行遗传咨询和产前诊断。高危孕妇应进行产前检查，发现脆性 X 染色体阳性的男性胎儿应终止妊娠。

（罗小平）

第三节　遗传代谢病

遗传代谢病（inherited metabolic disease，IEM）是遗传性生化缺陷的总称，是由于基因突变引起蛋白质分子在结构和功能上发生改变，导致酶、受体、载体等缺陷，使机体的生化反应和代谢出现异常，反应底物或代谢产物在体内大量储积，引起一系列临床表现的一大类疾病。遗传代谢病种类繁多，目前已达数千种，单一病种发病率较低，但总体发病率较高。绝大多数属常染色体隐性遗传，少数属 X 连锁遗传、常染色体显性遗传或线粒体遗传等。

一、概述

(一) 遗传代谢病分类

遗传代谢病按先天性缺陷所累及的生化物质进行分类，见表 7-1。

表 7-1　遗传代谢病的分类

类别	疾病	类别	疾病
氨基酸代谢病	苯丙酮尿症 枫糖尿症 同型胱氨酸尿症 酪氨酸血症 组氨酸血症 高鸟氨酸血症 精氨琥珀酸尿症	有机酸代谢障碍	丙酸血症 异戊酸血症 戊二酸血症 I 型、 戊二酸血症 II 型 甲基丙二酸血症 多种辅酶 A 羧化酶缺乏症 3- 甲基巴豆酰辅酶 A 羧化酶缺乏症
脂肪酸氧化缺陷	短链乙酰辅酶 A 脱氢酶缺乏症 中链乙酰辅酶 A 脱氢酶缺乏症 长链乙酰辅酶 A 脱氢酶缺乏症 极长链乙酰辅酶 A 脱氢酶缺乏症 肉碱棕榈酰酶缺乏症 肉碱棕榈酰转移酶缺乏症	碳水化合物代谢障碍	糖原贮积症 半乳糖血症 果糖不耐受症
尿素循环障碍	氨甲酰磷酸合成酶缺陷 鸟氨酸氨甲酰转移酶缺陷 瓜氨酸血症 精氨酸血症	溶酶体贮积症	黏多糖贮积症 戈谢病 尼曼 - 皮克病 神经节苷脂贮积病
线粒体病	Leigh 综合征 MELAS 综合征	核酸代谢障碍	次黄嘌呤鸟嘌呤磷酸核糖转移酶缺陷症 着色性干皮病
金属代谢障碍	肝豆状核变性（Wilson 病） Menkes 病	其他	卟啉病 囊性纤维化 α_1- 抗胰蛋白酶缺乏症
内分泌代谢异常	先天性肾上腺皮质增生症		

（二）遗传代谢病的发病机制

一切细胞、组织、器官和机体的生存与功能维持都必须依赖不断进行由多肽和/或蛋白组成相应的酶、受体、载体、膜泵等参与的物质代谢过程。当编码这类多肽(蛋白)的基因发生突变,不能合成或合成了无活性的产物时,就会导致有关的代谢途径不能正常运转,造成具有不同临床表型的各种代谢缺陷病。其病理生理改变大致可以分为3类:①通过该代谢途径的某些终末产物缺乏,产生的症状多为持续性、进行性的,且与进食等因素无关,如过氧化物酶体病、溶酶体病等;②受累代谢途径的中间和/或旁路代谢产物大量蓄积,如苯丙酮尿症、甲基丙二酸血症等,通常都呈现累积物导致的中毒症状;③由于代谢途径受阻而导致对肝、脑、肌肉等组织的供能不足,如糖代谢障碍、脂肪酸氧化缺陷、线粒体呼吸链功能障碍等。上述病理生理变化多数会直接或间接地影响器官,特别是脑的发育和功能,导致残疾,甚至危及生命。

（三）遗传代谢病的常见症状和体征

遗传代谢病可发病于任何时期,最常见发病年龄段在新生儿期、婴幼儿期和儿童期,亦有晚至青春发育期或成人期始发病者。起病可急可缓,约有1/3的遗传代谢病患儿在经过数个月至数年的无症状期后发病,病情缓慢或快速进展。部分患儿表现为在感染、发热或摄食大量特殊食物等诱发因素后,急性起病进入急性危象期,病情迅速进展,甚至死亡。一旦从急性危象期缓解,患儿可完全恢复正常。急性症状和检验异常包括急性代谢性脑病、代谢性酸中毒、低血糖和高氨血症等,随年龄不同而有差异,全身各器官均可受累,以神经系统和消化系统表现较为突出,有些有容貌、毛发、骨骼改变等。

1. **遗传代谢病在新生儿期表现**　在新生儿期发病的遗传性代谢病的病情都很严重,由于新生儿对疾病的反应能力不成熟,临床上呈现非特异性症状为主,如拒食、呕吐、腹泻、脱水、嗜睡、肌张力增高(或减低)、惊厥、呼吸窘迫等,易被误诊。如患儿在宫内的生长发育和分娩过程中均正常,娩出后未喂奶之前或出生后数小时至数日内亦无异常(无症状期),但随着喂给奶类食物后立即或逐渐出现神经系统、消化系统和代谢紊乱的症状并迅速恶化者,应当高度警惕遗传代谢病的可能性。

2. **反复发作的遗传代谢病的急性症状**　部分遗传代谢病患儿平时无任何症状,只有在感染、发热、进食特殊食物等诱因诱发后急性起病。常见的临床症状包括①昏迷:昏迷是代谢缺陷病的常见症状,由疾病造成的代谢性酸中毒,或/和高氨血症,或/和低血糖所导致者一般无明显的神经系统体征;少数有机酸尿症如甲基丙二酸血症、丙酸血症、异戊酸血症等患儿在代谢极度紊乱时也可能出现急性锥体束外病变和皮质脊髓束被累及情况,呈现双侧苍白球和内囊受侵犯的表现,易被误认为脑炎、中毒性脑病、脑血管病变甚或肿瘤等。②代谢性酸中毒:大部分有机酸血症患儿急性期表现为重度酸中毒,伴有阴离子间隙增高、高乳酸血症及酮症等表现,血糖可以低下或正常。但儿科临床所见的代谢性酸中毒多数是由于感染、缺氧、重度脱水、饥饿或中毒等非遗传性疾病所致,必须首先予以鉴别。③高乳酸血症和低血糖症:循环衰竭、缺氧和其他造成细胞呼吸障碍的因素均可导致血中乳酸累积,临床上常见者如腹泻、脱水、重症感染或肝衰竭等。在排除了这些情况后,高乳酸血症,尤其是伴有酮中毒者常提示遗传性代谢缺陷的可能性。低血糖症亦是遗传代谢病的常见症状,肝脏是糖生成的重要器官,无论是何种疾病所造成的严重肝衰竭都极易发生低血糖症,但如有低血糖伴有肝明显肿大而无明显肝功能受损者,则大都属于先天性代谢缺陷病范畴。除新生儿外,无肝大的遗传代谢病患儿大多数须在经过较长时间的饥饿后(>8h)始出现低血糖症状,脂肪酸氧化缺陷患儿最为明显。

3. **遗传代谢病的慢性、渐进性症状**　遗传代谢病病变持续进展,累及脏器逐渐出现症状。累及神经系统者出现进行性精神运动发育迟缓、惊厥发作、感觉障碍以及其他中枢和外周神经功能异常均较常见;部分进展缓慢的患儿则常呈现进行性生长发育迟缓、喂养困难、肌张力低下、共济失调以及与外界交流困难等非特异性症状。累及消化系统者最常见的症状为持续食欲不佳、喂养困难、慢性呕吐和腹泻,由此导致慢性营养障碍、体重不增、容易感染和骨质疏松等。其他症状包括容貌和骨骼改变、毛发异常、色素沉着以及特殊气味等。

（四）遗传代谢病的诊断

遗传代谢病的诊断主要依靠实验室检查。尿甲苯胺蓝试验可对某些遗传代谢病进行初步筛查。血尿生化检查如血糖、血气分析、血氨、乳酸、丙酮酸、酮体以及肝功能、心肌酶谱等测定，有助于对遗传代谢病作出初步的判断或缩小诊断范围。

遗传代谢病的确诊需要进行特异性底物、产物或中间代谢产物的测定。串联质谱技术已成为遗传代谢病的常规诊断工具，能对微量血标本一次进行几十种氨基酸、有机酸和脂肪酸代谢性疾病的检测。气相色谱 - 质谱技术对有机酸尿症和某些疾病的诊断有重要意义。酶学测定对酶活性降低的遗传代谢病诊断和分型有重要价值。基因诊断对所有致病基因明确的遗传代谢病的最终诊断非常重要。对于怀疑遗传代谢病濒临死亡的患儿，应尽量留取适量的血、尿标本，以便进行诊断，明确病因。对于高度疑诊遗传代谢病的患儿，可多次在急性发作期留取标本进行遗传代谢病的检测。

（五）遗传代谢病的治疗

目前饮食治疗、特殊药物、酶替代治疗以及造血干细胞移植治疗可用于某些遗传代谢病的治疗。大部分遗传代谢病无特效治疗，只能给予对症治疗。对有明确诱因的遗传代谢病应避免诱因，大部分遗传病需要维持身体代谢平衡，避免发热、感染、饥饿、焦虑等刺激。遗传代谢病急性发作期在特异性药物治疗的同时，应尽量维持体内代谢平衡，如纠正低血糖、酮症及代谢性酸中毒等。

二、苯丙酮尿症

苯丙酮尿症（phenylketonuria，PKU）是一种常染色体隐性遗传病，是先天性氨基酸代谢障碍中较常见的一种，因苯丙氨酸羟化酶基因突变导致酶活性降低，苯丙氨酸及其代谢产物在体内蓄积所致，临床主要特征为智力低下，皮肤、毛发色素浅淡和鼠尿臭味。人类苯丙氨酸羟化酶基因位于 12q22-12q24，基因全长约 90kb，编码 451 个氨基酸。本病发病率具有种族和地区差异，我国的总体发病率为1∶11 000。

（一）发病机制

苯丙氨酸（phenylalanine，Phe）是人体必需氨基酸之一，进入体内的 Phe 一部分用于蛋白质的合成，一部分通过肝细胞中苯丙氨酸羟化酶（phenylalanine hydroxylase，PAH）的作用转化为酪氨酸，以供给合成肾上腺素、多巴胺、甲状腺素及黑色素等，其代谢途径见图 7-8。在苯丙氨酸羟化过程中，除了 PAH 之外，还必须有辅酶四氢生物蝶呤（tetrahydrobiopterin，BH_4）的参与，上述任一关键酶编码基因的突变都有可能导致体内苯丙氨酸代谢发生紊乱。

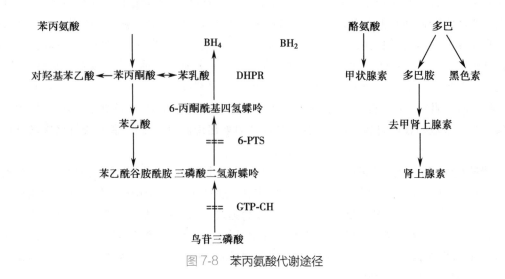

图 7-8　苯丙氨酸代谢途径

PKU 是由于患儿肝细胞中缺乏 PAH 活性,不能将苯丙氨酸转化为酪氨酸,而使苯丙氨酸在血液、脑脊液及各种组织液中的浓度极度增高,通过旁路代谢产生大量的苯丙酮酸、苯乙酸、苯乳酸和对羟基苯乙酸等,并从尿液中大量排出。另外,高浓度的苯丙氨酸及其旁路代谢产物在脑组织中大量蓄积,竞争性抑制脑细胞正常神经递质的合成,并扰乱脑组织中蛋白合成和髓鞘形成,导致脑细胞受损。由于酪氨酸来源减少,因而甲状腺素、肾上腺素及黑色素等合成也不足。

BH$_4$ 是 PAH 的辅酶,BH$_4$ 代谢途径中 5 种酶中的一种缺乏将导致 BH$_4$ 缺乏症。其中 6- 丙酮酰四氢蝶呤合成酶(PTPS)缺乏最多见,其余如二氢生物蝶啶还原酶(DHPR)、鸟苷三磷酸环化水解酶(GTPCH)缺乏等。BH$_4$ 是苯丙氨酸、酪氨酸和色氨酸等芳香族氨基酸在羟化过程中所必需的共同辅酶,缺乏时不仅苯丙氨酸不能转化为酪氨酸,还造成多巴胺、5- 羟色胺等重要神经递质合成受阻,严重时导致神经系统损伤。

(二) 临床表现

患儿出生时一般正常,通常在 3~6 个月开始出现症状,1 岁左右症状最明显,主要表现为:

1. **早期表现** 出现呕吐、易激惹及生长迟缓等现象。

2. **神经系统表现** 智力发育落后最为突出,智商常低于正常。有行为异常,如兴奋不安、抑郁、多动、孤僻等。可有癫痫小发作,少数呈现肌张力增高和腱反射亢进。

3. **外观表现** 90% 患儿在生后毛发逐渐变成黄色,皮肤白皙,虹膜色素减少,约 1/3 患儿皮肤干燥,皮肤湿疹较常见。

4. **体味** 由于患儿的尿液和汗液中排出较多苯乙酸,身上有特殊的鼠尿臭味。

(三) 辅助检查

1. **新生儿筛查** 生后哺乳 3~7d 后,采足跟血滴于专用采血滤纸片上,寄送至筛查实验室进行 Phe 浓度测定,若筛查结果阳性,需进一步鉴别诊断和确诊。

2. **尿液筛查** 适用于较大的婴儿,常采用尿三氯化铁试验。当尿中苯丙酮酸增多时则立刻呈绿色反应,即为阳性;另外 2,4- 二硝基苯肼试验也可测定尿中苯丙酮酸,黄色沉淀为阳性。值得注意的是由于新生儿苯丙氨酸旁路代谢尚未健全,尿苯丙酮酸出现较晚,尿检为阴性。

3. **苯丙氨酸浓度测定** 血 Phe 正常浓度 <120μmol/L(2mg/dl),经典型 PKU 患儿血 Phe 浓度 >1 200μmol/L。

4. **尿蝶呤图谱分析** 主要用于 BH$_4$ 缺乏症的鉴别诊断。PAH 缺乏型患儿尿中蝶呤总排出量增高,新蝶呤与生物蝶呤比值正常;GTPCH 缺乏患儿的蝶呤总排出量减少,新蝶呤与生物蝶呤的比例正常;PTPS 缺乏型患儿呈现新蝶呤排出量增高,新蝶呤与生物蝶呤的比值增高;DHPR 缺乏患儿则蝶呤总排出量增加,新蝶呤与生物蝶呤的比值降低。

5. **基因诊断** 对 PAH、PTPS、DHPR 缺陷,可用 DNA 分析进行基因诊断、杂合子检出和产前诊断。

(四) 诊断

根据智力落后、特殊外观、体味及血苯丙氨酸浓度增高,排除四氢生物蝶呤缺乏症即可确诊。

(五) 治疗

本病是少数可治性遗传代谢病之一,应力求早诊断、早治疗,以避免神经系统的不可逆性损伤,开始治疗年龄越小,预后越好。在患儿出现症状之前开始治疗,可使智力发育接近正常,但仍低于该家族预期智商。

1. **低苯丙氨酸饮食** 原则是使 Phe 摄入量既能保障生长发育和体内代谢的最低需要,又不使血 Phe 浓度过高,因此治疗过程中定期检测血 Phe 水平并注意生长发育情况,不同年龄血 Phe 的理想浓度见表 7-2。哺乳期患儿主要采用低苯丙氨酸配方奶治疗,可逐渐少量添加天然饮食,首选母乳;较大婴儿与儿童可加入牛奶、粥、面条及蛋等,其量和次数随血苯丙氨酸浓度而定。低苯丙氨酸饮食至少持续到青春期后,终身治疗对患者更有益。

表 7-2　不同年龄血苯丙氨酸浓度理想控制范围

年龄	血苯丙氨酸浓度 /（µmol·L⁻¹）	年龄	血苯丙氨酸浓度 /（µmol·L⁻¹）
≤3 岁	120~240	>12~16 岁	180~600
>3~9 岁	180~360	>16 岁	180~900
>9~12 岁	180~480		

2. BH₄、L-多巴和 5-羟色氨酸　对 BH₄ 缺乏症患儿应依据酶缺陷情况予以不同治疗：DHPR 缺陷者应给予低苯丙氨酸饮食，每日口服 L-多巴和 5-羟色氨酸，不需要服用 BH₄；6-PTS 和 GTP-CH 缺陷患儿则除用 L-多巴和 5-羟色氨酸治疗外，尚需每日口服 BH₄，但无须低苯丙氨酸饮食；伴有惊厥者，需使用抗惊厥药物治疗。

3. 遗传咨询和产前诊断　对有本病家族史的夫妇及先证者可进行基因突变分析，再生育时进行遗传咨询和产前基因诊断。

三、肝豆状核变性

肝豆状核变性（hepatolenticular degeneration，HLD）是常染色体隐性遗传铜代谢障碍性疾病，又称 Wilson 病（Wilson disease，WD）。临床上以不同程度的肝细胞损害、眼角膜 K-F 环和锥体外系三大表现为特征。全世界的发病率为 1/10 万 ~1/3 万，好发于青少年。肝豆状核变性的致病基因为 *ATP7B*，定位于 13q14.3，目前已经发现的各型 *ATP7B* 基因突变达 150 种以上。

（一）病因及发病机制

铜（Cu）是人体所必需的微量元素之一，是体内氧化还原酶的辅助因子。肝脏是进行铜代谢的主要器官。

1. 正常铜代谢　人自膳食中摄入的铜 1~5mg/d，其中约 40% 由肠道吸收，以 Cu²⁺ 的形式参与代谢。细胞膜内外 Cu²⁺ 的转运体是 P 型 ATP 酶、ATP7A 酶和 ATP7B 酶。ATP7A 酶将主动吸收的铜与血中的蛋白结合并运至肝脏，ATP7A 酶缺乏将导致铜缺乏，即 Menkes 病。ATP7B 酶主要将 Cu²⁺ 递交给肝内合成的铜蓝蛋白（ceruloplasmin）。正常时血浆铜约 95% 是以铜蓝蛋白的形式存在的，另有少量的铜与白蛋白成疏松结合。体内的铜主要经过胆汁由大便排出，极少从尿液排出。

2. 肝豆状核变性时的铜代谢　肝豆状核变性的异常铜代谢主要表现为两方面：①铜与铜蓝蛋白结合率下降；②胆汁排铜明显减少。肝豆状核变性时，血清中未结合铜的铜蓝蛋白前体（脱辅基铜蓝蛋白）不低，减少的是与铜元素结合的铜蓝蛋白，因此铜与铜蓝蛋白结合能力下降可能是疾病的缺陷之一，而非肝脏合成铜蓝蛋白减少。由于胆汁排铜障碍，铜在肝内的蓄积逐渐增加，肝铜达到饱和后则释放入血液，致使血中与其他蛋白结合的铜含量增加，随之转运到体内其他组织中，逐渐沉积在脑、肾、角膜、血细胞及骨关节等组织中。过量的铜破坏细胞的线粒体、过氧化物酶体、溶酶体等结构，造成细胞损伤；此外，铜代谢异常可影响铁代谢，表现为血浆中铁结合球蛋白减少。

（二）临床表现

发病年龄为 3~60 岁，以 5~12 岁最多见，早期临床症状不一，起病年龄较小者，多以肝病的症状为主；起病年龄较大者，常以肝病或神经系统症状开始；年长儿或成年期起病者多以缓慢进展的神经、精神症状为主。

1. 无症状期　从出生至发病前，患儿除有轻度尿铜增高外，其余一切正常，极少被发现。

2. 肝脏损害症状　肝脏损害最常见，常先于神经系统症状，可呈急性或慢性发病。常见疲乏、食欲缺乏、呕吐、嗜睡、黄疸、水肿或腹腔积液等。体检可见肝脾大、肝区压痛、水肿等体征。上述症状常逐渐加重，也可自行缓解或反复发作。有的出现肝硬化表现，出现肝脾质地坚硬、腹腔积液、食管静脉曲张、脾功能亢进、出血倾向和肝功能不全表现。少数病情迅速发展至肝衰竭，可在数周内死亡。

3. **神经精神症状** 多见于起病年龄较大的患儿,可能为首发症状,但多在肝脏症状后出现,主要表现锥体外系症状如肌张力改变、精细动作困难、动作笨拙或不自主运动、肢体震颤、书写、构语及吞咽困难等。常见精神症状有行为改变和学习困难,易有情感不稳、易冲动,注意力不集中,思维缓慢,年长儿可有抑郁、人格改变或精神分裂症样表现。罕见癫痫发作或偏瘫,无感觉障碍,一般没有严重智力低下。

4. **角膜色素环(K-F环)** 呈棕黄色,铜常在角膜上下缘沉积,逐渐形成环状,初期需用裂隙灯显微镜检查,以后肉眼可见,为本病特有体征,有诊断价值。

5. **肾脏表现** 主要表现为肾小管重吸收功能障碍,表现为蛋白尿、血尿、糖尿、氨基酸尿和肾小管酸中毒等。

6. **其他** 15%肝豆状核变性患儿在出现肝病症状前或同时可发生溶血性贫血,溶血原因是大量的铜由肝脏释放入血液直接损伤红细胞膜所致。

(三) 实验室检查

1. **常规检查** 血常规常见血小板、白细胞和/或红细胞减少;尿常规镜下可见血尿、微量蛋白尿等;肝功能可有血清转氨酶、胆红素升高和/或白蛋白降低等。

2. **血清铜蓝蛋白测定** 正常小儿血清铜蓝蛋白为 200~400mg/L,患儿通常低于 200mg/L,甚至低于 50mg/L。

3. **24h 尿铜排量** 正常小儿尿铜低于 40μg/24h 尿,未经治疗的患儿尿铜明显增高,常达 100~1 000μg/24h 尿。值得注意的是慢性活动性肝炎、胆汁淤积、肝硬化、Menkes 综合征等肝脏病变常有尿铜排出量增高,需复查和鉴别。

4. **血清铜测定** 大多数患儿血清铜含量明显降低,但血清铜易受血浆蛋白及饮食影响,可能出现假阳性,而且与病情的严重程度、病程、疗效无关,诊断价值有限。

5. **K-F 环检查** 疾病早期,借助裂隙灯显微镜可在角膜边缘见到棕黄色的色素环,后期肉眼可见。

6. **脑影像学检查** MRI 比 CT 特异性高,约 85% 脑型患者、50% 肝型患者的 MRI 表现为豆状核(尤其壳核)、尾状核、中脑和脑桥、丘脑、小脑及额叶皮质 T_1 加权像低信号和 T_2 加权像高信号,或壳核和尾状核在 T_2 加权像显示高低混杂信号,还可有不同程度的脑沟增宽、脑室扩大等。

7. **基因诊断** 对临床可疑肝豆状核变性者可直接检测 *ATP7B* 基因突变进行基因诊断。

(四) 诊断与鉴别诊断

根据肝脏和神经系统症状、体征和实验室检查结果,特别是角膜 K-F 环阳性,血清铜蓝蛋白低于 200mg/L 可确立诊断。本病主要与下列疾病相鉴别:急慢性肝炎和肝硬化、帕金森病、肌张力障碍、原发性震颤、其他原因的精神异常、血小板减少性紫癜、溶血性贫血、类风湿关节炎、肾炎等。

(五) 治疗

治疗原则是减少铜的摄入和增加铜的排出,避免铜在体内沉积,恢复和维持机体正常功能。患儿应终身治疗,开始治疗时间越早,预后越好,早期治疗可使症状消失。

1. **低铜饮食** 每日食物中铜含量不应大于 1mg,避免进食铜含量高的食物。

2. **促进铜排出的药物治疗**

(1)青霉胺(penicillamine,PCA):为强效金属螯合药物,可促进铜排出。首次服药时需做青霉素皮试,阴性者才可服用,阳性者酌情脱敏试验后服用。从小剂量开始逐步增加,最大剂量为每日 20mg/kg。因青霉胺可引起维生素 B_6 缺乏,服药过程中应补充维生素 B_6(10~20mg/次,3 次/d)。

(2)二巯丙磺钠(sodium dimercaptosulphonate,DMPS):适用于不能使用青霉胺者,用量为 5mg/kg 溶于 5% 葡萄糖溶液 500ml 中缓慢静脉滴注,每日 1 次,6d 为 1 疗程,2 个疗程之间休息 1~2d,连续注射 6~10 个疗程。不良反应主要是食欲减退及轻度恶心、呕吐。约 5% 患者于治疗早期发生短暂性脑症状加重。

（3）三乙撑四胺（triethylene tetramine）：作用与青霉胺相似，对铜的螯合作用比青霉胺弱，不良反应较青霉胺轻，适用于不耐受青霉胺者。

3. 减少铜吸收的药物　主要为锌剂，能促进肝、肠黏膜细胞合成分泌金属硫蛋白，并与铜离子结合而减少肠道铜的吸收，增加大便排铜量，一般用于青霉胺等驱铜治疗后的维持治疗或症状前患儿的初始治疗。常用制剂为硫酸锌（每 100mg 含元素锌 20mg），儿童用量为 0.1~0.2g/ 次，3 次 /d，年长儿可增加至 0.3g/ 次，3 次 /d。服药后 1h 内禁食以免影响锌的吸收。锌剂与青霉胺联用时青霉胺的剂量可减少至每日 7~10mg/kg，两药最好间隔 2~3h 分别服用，以免影响疗效。

4. 其他治疗　锥体外系症状可对症处理，如用左旋多巴、盐酸苯海索等。对本病所致的急性肝衰竭或失代偿肝硬化的患儿，经过上述各种治疗无效者可考虑进行肝移植。

（六）预后

未经治疗的肝豆状核变性患者可于数年内逐渐因病情恶化而死亡，无症状患者若能得到及时的诊断和治疗可以不发病；早期患者或脏器损害较轻者用药后症状可消失。晚期病例疗效差且预后不良。

四、糖原贮积症

糖原贮积症（glycogen storage diseases，GSDs）是一组由于遗传性酶缺陷所导致的糖代谢障碍疾病。这类疾病的共同生化特征是糖原代谢异常，多数类型可见到糖原在肝脏、肌肉、肾脏等组织中的贮积量增加。

根据酶缺陷不同和糖原在体内沉积部位的不同，可分为至少 12 型。其中，Ⅰ、Ⅲ、Ⅳ、Ⅵ、Ⅸ型以肝脏病变为主，Ⅰ、Ⅲ 和Ⅳ型的肝脏损害最为严重；Ⅱ、Ⅴ、Ⅶ型则以肌肉组织受损为主；低血糖症状主要见于 0、Ⅰ、Ⅲ、Ⅵ、Ⅸ型。表 7-3 列出了各型的特征，除部分肝磷酸化酶激酶缺陷为 X 连锁隐性遗传外，其余都是常染色体隐性遗传性疾病。临床上以Ⅰ型最为多见，本节叙述以该型为主。

表 7-3　糖原贮积症的分型、酶缺陷及主要临床表现

型号与病名	酶缺陷	主要贮积组织	主要临床表现
0 型	糖原合成酶	肝	酮症低血糖、智力落后
Ⅰa 型 /von Gierke 病	葡萄糖 -6- 磷酸酶	肝、肾	低血糖、矮身材、肝大
Ⅰb 型	葡萄糖 -6- 磷酸移位酶	肝、肾	同Ⅰa 型，伴中性粒细胞减少和功能障碍
Ⅰc 型	葡萄糖 -6- 磷酸移位酶	肝、肾	同Ⅰa 型
Ⅱ型 /Pompe 病	α-1,4- 葡萄糖苷酶	心、肝、肌	心脏扩大、肌张力低、心肌病
Ⅲa 型 /Cori 病	脱支酶	肝、肌	低血糖、肝大、肌无力、生长迟缓
Ⅲb 型	脱支酶	肝、肌	同Ⅲa 型的肝病症状，无肌累及症状
Ⅳ型 /Anderson 病	分支酶	肝	肝、脾大，进行性肝硬化
Ⅴ型 /McArdle 病	肌磷酸化酶	横纹肌	运动不耐受、肌痉挛、易疲劳
Ⅵ型 /Hers 病	肌磷酸化酶	肝	肝大、轻度低血糖、高脂血症
Ⅶ型 /Tarui 病	肌磷酸果糖激酶	肌、红细胞	运动不耐受、肌痉挛、溶血性贫血、肌红蛋白尿
Ⅸ型	磷酸化酶激酶	肝、(肌？)	肝大、偶见轻度低血糖

（一）病因和发病机制

在正常人体中，由糖原分解或糖原异生过程所产生的 6- 磷酸葡萄糖都必须经葡萄糖 -6- 磷酸酶系统水解以获得所需的葡萄糖，该酶系统可提供由肝糖原分解所得的 90% 葡萄糖，在维持血糖稳定方面起主导作用。当酶缺乏时，糖代谢即发生紊乱：机体仅能获得由脱支酶分解糖原 1,6- 糖苷键所产

生的少量葡萄糖分子,造成严重空腹低血糖。正常人在血糖过低时,胰高血糖素分泌随即增高以促进肝糖原分解和葡萄糖异生过程,生成葡萄糖使血糖保持稳定。

Ⅰ型糖原贮积症(Ⅰ型 GSD)是由于肝、肾等组织中葡萄糖 -6- 磷酸酶系统活力缺陷所造成的,是糖原贮积症中最为多见者。Ⅰ型 GSD 患儿则由于葡萄糖 -6- 磷酸酶系统的缺陷,6- 磷酸葡萄糖不能进一步水解成葡萄糖,因此机体为维持血糖稳定出现一系列代谢紊乱:

1. **低血糖、高乳酸血症** 糖原贮积症时,机体在饥饿或应激时糖原分解障碍,出现低血糖;由低血糖刺激分泌的胰高血糖素不仅不能提高血糖浓度,却使大量糖原分解所产生的部分 6- 磷酸葡萄糖进入糖酵解途径,生成大量的乳酸和丙酮酸,形成高乳酸血症,导致酸中毒。同时,由于 6- 磷酸葡萄糖的累积,大部分 1- 磷酸葡萄糖又重新再合成糖原。而低血糖又不断导致组织蛋白分解,向肝脏输送葡萄糖异生原料。这些异常代谢都加速了肝糖原的合成,造成大量糖原在肝脏累积。

2. **脂肪代谢紊乱** 亢进的葡萄糖异生和糖酵解过程还生成了大量乙酰辅酶 A,为脂肪酸和胆固醇的合成提供原料,同时还产生了合成脂肪酸和胆固醇所必需的还原型辅酶Ⅰ和还原型辅酶Ⅱ。此外,低血糖还使胰岛素水平降低,促进外周脂肪组织分解,使游离脂肪酸水平增高。这些代谢改变最终造成了甘油三酯和胆固醇等脂质合成旺盛,临床表现为高脂血症和肝脂肪变性。

3. **高尿酸** 由于患儿嘌呤合成代谢亢进所致:6- 磷酸葡萄糖的累积促进了戊糖旁路代谢,生成过量的 5- 磷酸核酸,并进而合成磷酸核糖焦磷酸,再在谷氨酰胺磷酸核糖焦磷酸氨基转移酶作用下转化为 1- 氨基 -5- 磷酸核糖苷,从而促进嘌呤代谢并使其终末代谢产物尿酸增加。

(二)临床表现

本型患儿临床表现轻重不一,重症在新生儿期即可出现严重低血糖、酸中毒、呼吸困难和肝大等症状,少数幼婴在重症低血糖时尚可伴发惊厥,但亦有血糖降至 0.56mmol/L(10mg/dl)以下而无明显症状者,随着年龄的增长,低血糖发作次数可减少;轻症病例则常在婴幼儿期因生长迟缓、腹部膨胀等而就诊。主要的临床表现有:

1. **生长发育落后** 患儿身材矮小,骨龄落后,骨质疏松,但身体各部比例正常,智能正常。多有一张娃娃样双颊肥胖的脸,呈向心性肥胖,皮下脂肪堆积,可有脂肪泻。

2. **肝大** 肝脏持续增大,不伴黄疸或脾大,腹部因肝脏持续增大而显著膨隆。少数可有肝功能不全表现。

3. **饥饿性低血糖** 多在空腹或饥饿状态下出现,血糖最低可至 0.5mmol/L,临床表现为出汗、苍白,甚至抽搐、昏迷。

4. **其他** 肌肉松弛,四肢伸侧皮下常可见黄色瘤。由于血小板功能不良,患儿常有鼻出血等出血倾向。部分患儿还可出现肾脏肿大,一般不引起临床症状,肾功能一般正常,但严重患儿可并发肾病或肾功能异常。

(三)辅助检查

1. **常规辅助检查** 血生化可有低血糖、酮症酸中毒、高乳酸血症,血清丙酮酸、甘油三酯、胆固醇和尿酸等均增高。多数患儿肝功能正常。

2. **糖代谢功能试验**

(1)肾上腺素试验:皮下注射 0.1% 肾上腺素 0.02ml/kg,0min、10min、30min、60min、90min、120min 测血糖和血乳酸。正常者血糖可升高 1.5~2.8mmol/L;Ⅰ型 GSD 患儿血糖不升高或升高甚微,低于正常幅度,而血乳酸明显增高。

(2)胰高血糖素试验:肌内注射胰高血糖素 20~30μg/kg(最大量 1mg),于 0min、15min、30min、45min、60min、90min、120min 测血糖和乳酸。正常者血糖可升高 1.5~2.8mmol/L;Ⅰ型 GSD 患儿血糖不升高或升幅低于正常。部分患儿乳酸水平增高。

(3)口服葡萄糖耐量试验:试验当日 0 时禁食,清晨口服葡萄糖 2.5g/kg(最多 50g),每克加水 2.5ml,3~5min 服完,测 0min、30min、60min、90min、120min 的血糖和乳酸。大部分患儿糖耐量受损,乳酸峰值比基础值明显升高。

3. 影像学检查　X 线检查可见骨质疏松和肾脏肿大。CT 扫描可能发现少数病程较长患儿肝脏有单个或多个腺瘤并发。B 超可发现肝、肾肿大及肝脏单个或多个腺瘤。

4. 肝组织活检　肝活检组织做糖原定量和酶活性测定，患者糖原增多，特异性酶活性降低。

5. 基因诊断　采集外周血进行 DNA 分析有助于确诊和分型；家庭如需生育第二胎，可进行遗传咨询，行产前基因诊断。

（四）诊断

根据病史、体征和血生化检测可做出初步临床诊断。糖代谢功能试验可辅助诊断。但本病患儿对此类试验反应的个体变异较大，仍应以肝组织的糖原定量和葡萄糖 -6- 磷酸酶活性测定作为确诊依据。

（五）治疗与预后

本病治疗首先应使患儿维持正常的血糖水平，防止低血糖，从而减轻临床症状。

1. 严重低血糖时，可静脉给予葡萄糖 0.5g/(kg·h)。

2. 饮食治疗　少量多餐，高糖饮食。

3. 生玉米淀粉　口服生玉米淀粉，每次 1.75~2g/kg，以冷开水调服，每 4~6 小时一次。服用生玉米淀粉可减少低血糖发作。

4. 其他治疗方法　如患者存在难以控制的低血糖或肝衰竭、肝腺瘤，可行肝移植，如合并肾衰竭可行肝肾联合移植；骨髓移植也成功应用于 I b 型患儿中。

未经正确治疗的本病患儿因低血糖和酸中毒发作频繁，常有体格和智能发育障碍。

五、黏多糖贮积症

黏多糖贮积症（mucopolysaccharidosis, MPS）是一组由于酶缺陷造成的酸性黏多糖分子（葡糖胺聚糖, glucosaminoglycan）不能降解导致的疾病，黏多糖在各系统器官内积聚，产生骨骼畸形、智能障碍、肝脾大等一系列临床症状和体征。根据不同的酶缺陷和临床表现，可将 MPS 分为 I ~ Ⅶ型，其中 V 型已改称为 I H/S 型（表 7-4）。除 Ⅱ型为性连锁隐性遗传外，其余均属常染色体隐性遗传病。MPS 各型之间存在明显的遗传异质性，其中 MPS I 型发病率最高，症状最为典型。临床主要特征是丑陋面容、骨骼异常及运动受限、肝脾大和智能低下。

表 7-4　各型黏多糖贮积症的特征

型别 综合征名	酶缺陷	尿中排出物	临床特征
I H 型 Hurler	α-L- 艾杜糖酶	DS, HS	角膜混浊、多发性骨发育障碍、肝脾大，心血管病变、智能低下
I S 型 Scheie	α-L- 艾杜糖酶	DS, HS	角膜混浊、关节强硬、智能正常
I H/S 型 Hurler-Scheie	α-L- 艾杜糖酶	DS, HS	临床表现介于 I H 与 I S 两型
Ⅱ型 Hunter	艾杜糖醛酸硫酸酯酶	DS, HS	多发性骨发育不良、肝脾大、智能低下
ⅢA 型 * Sanfilippo A	类肝素 N- 硫酸酯酶	HS	严重智能低下、多动、体征改变较轻
ⅣA 型 ** Morquio A	氨基半乳糖胺硫酸酯酶	KS, CS	严重骨骼畸形、角膜混浊、智能正常

续表

型别 综合征名	酶缺陷	尿中排出物	临床特征
Ⅵ型 Maroteaux-Lamy	芳基硫酸酯酶	DS,HS	多发性骨发育不良、角膜混浊、智能正常
Ⅶ型 Sly	β-葡糖醛酸苷酶	HS,DS,CS	多发性骨发育不良、肝脾大

注:* ⅢB、ⅢC、ⅢD型分别为N-乙酰-α-D-氨基葡糖苷酶,乙酰辅酶A:α-氨基葡糖苷-N-乙酰转移酶,N-乙酰-α-D-氨基葡糖苷-6-硫酯酶缺陷,临床上不易区别。

** ⅣD型为β-半乳糖苷酶缺陷,临床上不易区别。

(一)病因和发病机制

黏多糖是构成细胞间结缔组织的主要成分,重要的黏多糖有:硫酸皮肤素(dermatan sulfate,DS)、硫酸类肝素(heparan sulfate,HS)、硫酸角质素(keratan sulfate,KS)、硫酸软骨素(chondroitin sulfate,CS)和透明质酸(hyaluronic acid,HS)等,前3种与本组疾病关系密切。这些多糖的分解代谢必须在溶酶体中进行,首先由组织蛋白酶使蛋白多糖复合物的肽链分离并水解,然后经葡萄糖苷酶等逐步降解,最后释放出多糖。目前已知有10种溶酶体糖苷酶、硫酸酯酶和乙酰基转移酶参与其降解过程,其中任何一种酶的缺陷都会造成氨基葡聚糖链的分解障碍而积聚在体内,并自尿中排出。MPS患儿缺陷酶的活性常仅为正常人的1%~10%。

(二)临床表现

各型MPS患儿大多在1岁左右发病,病程呈进行性,可累及多脏器系统,有着类似的临床症状。但各型的病情轻重不一,且有各自的临床特征(见表7-4)。其中以ⅠH型最为严重和典型,预后最差,常在10岁前死亡,ⅠS型病情最轻。最主要的临床表现有:

1. **体格发育障碍,特殊面容** 患儿大多在1岁以后呈现生长落后,身材矮小;关节进行性畸变,脊柱后凸或侧凸,常见膝外翻、爪形手等改变。患儿头大,面容丑陋,前额和双颧突出,毛发多而发际低,眼裂小,眼距宽,鼻梁低平,鼻孔大,下颌较小,唇厚(图7-9)。ⅠS型骨骼病变极轻,通常不影响身高。Ⅳ型病变最为严重:患儿椎骨发育不良而呈扁平,表现为短颈,鸡胸,肋下缘外突和脊柱极度后、侧凸;膝外翻严重;因第2颈椎齿状突发育欠佳和关节韧带松弛而常发生寰枢关节半脱位。

2. **智能障碍** 患儿精神、神经发育在周岁后逐渐迟缓,但ⅠS、Ⅳ和Ⅵ型患儿大都智能正常。

3. **眼部病变** 大部分患儿在周岁左右即出现角膜混浊,Ⅱ、Ⅳ型的发生时间稍晚且较轻。因角膜基质中的黏多糖以KS和DS为主,而Ⅲ型酶缺陷仅导致HS降解障碍,故无角膜病变。ⅠS、Ⅱ和Ⅲ型可能有视网膜色素改变;ⅠS型可发生青光眼。

4. **其他** 由于黏多糖在各器官的贮积,常见肝脾大、耳聋、心瓣膜损伤、动脉硬化等。随着病情进展,可发生肺功能不全、颈神经压迫症状和交通性脑积水等继发病变。

(三)辅助检查

本组疾病患儿的临床表现大同小异,因此除根据临床特征,应进行下列检查。

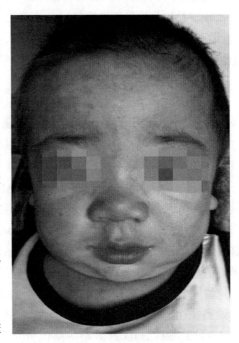

图7-9 MPS患儿典型面容

1. **骨骼 X 线检查**　骨质普遍疏松且有特殊形态改变：颅骨增大,蝶鞍浅长；脊柱后、侧凸,椎体呈楔形,胸、腰椎椎体前下缘呈鱼唇样前突；肋骨的脊柱端细小而胸骨端变宽,呈飘带状(图 7-10)；尺、桡骨粗短,掌骨基底变尖,指骨远端窄圆。

2. **尿黏多糖检测**　通常用甲苯胺蓝呈色法作为本病的筛查试验,亦可用醋酸纤维薄膜电泳来区分尿中排出的黏多糖类型,以便协助分型。

3. **酶学分析**　是目前临床诊断黏多糖贮积症的重要手段,亦可用于诊断黏多糖贮积症各型别及其酶的缺陷程度。可以采用外周血白细胞、血清或培养的成纤维细胞进行。

4. **基因突变分析**　参与黏多糖代谢的各种酶的编码基因都已定位,并在患者中发现了相应的基因突变,有条件者可进行基因诊断。

(四) 诊断与鉴别诊断

细胞内酶活性的测定和基因突变分析是目前确诊 MPS 的唯一方法,但各型不易区分。本病应与佝偻病、先天性甲状腺功能减退症、先天性软骨发育不良和黏脂质贮积病相鉴别。

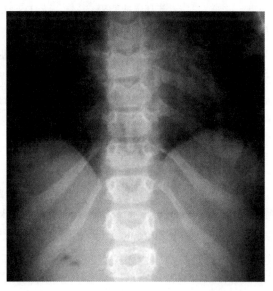

图 7-10　MPS 患儿 X 线改变(肋骨飘带状)

(五) 治疗与预防

酶替代治疗在国外已成为部分类型黏多糖贮积症的首选治疗方法,干细胞移植或可改善症状,特别适用于智能损伤轻微的患儿。基因治疗方法尚在研究中。培养羊水细胞可供进行酶活性测定,便于产前诊断。

六、甲基丙二酸血症

甲基丙二酸血症(methylmalonic acidemia,MMA)又称为甲基丙二酸尿症(methylmalonic aciduria,MMA),是先天性有机酸代谢异常中最常见的病种之一,是由多种病因所致甲基丙二酸、丙酸、甲基枸橼酸等代谢物在体内异常蓄积,引起神经、肾、肝、骨髓等多脏器损伤的一类常染色体隐性遗传病,发病率为 1/40 000~1/250 000。

(一) 病因和发病机制

正常情况下,甲基丙二酰辅酶 A 在甲基丙二酰辅酶 A 变位酶(methylmalonyl-CoA mutase,MCM)及钴胺素(维生素 B_{12})的作用下生成琥珀酰辅酶 A,参与三羧酸循环。甲基丙二酸血症是由于甲基丙二酰辅酶 A 变位酶或钴胺素缺陷导致甲基丙二酸、丙酸、甲基枸橼酸等代谢物在体内异常蓄积,引起线粒体功能障碍,继而引起一系列临床症状。

甲基丙二酸血症根据病因,主要分为 MCM 缺陷型和钴胺素缺陷型。根据 MCM 活性缺陷程度不同分为无活性型即 mut^0 型和有残存活性型即 mut^- 型,mut^0 型在 mut 型中占据 2/3 的比例。钴胺素缺陷则包括线粒体钴胺素还原酶(mitochondrial cobalamin reductase,cblA)缺乏和线粒体钴胺素腺苷转移酶(mitochondrial cobalamin adenosyltransferase,cblB)缺乏以及 3 种由于胞质和溶酶体钴胺素代谢异常引起的腺苷钴胺素和甲基钴胺素合成缺陷(cblC、cblD 和 cblF)。

临床上根据患者对维生素 B_{12} 治疗的反应性,又可分为维生素 B_{12} 有效型和无效型。维生素 B_{12} 有效型往往为钴胺素缺陷型,而无效型一般为变位酶缺陷型。MCM 由单一基因 *MUT* 编码,而编码 cblA、cblB、cblC、cblD、cblF 型的基因分别为 *MMAA*、*MMAB*、*MMACHC*、*MMADHC*、*LMBRD1*,这些基因发生突变可导致上述不同类型的 MMA。除了上述的一些遗传代谢性缺陷,其他后天因素如营养不良或其他一些可影响维生素 B_{12} 吸收和转运的疾病可引起继发性甲基丙二酸血症,同时可伴有巨幼细胞贫血及同型半胱氨酸血症。

(二) 临床表现

Mut^0、mut^-、cblA 和 cblB 型仅表现为单纯的甲基丙二酸血症,而 cblC、cblD 和 cblF 型常常表现为甲基丙二酸血症合并同型半胱氨酸血症。

Mut^0、mut^-、cblA 和 cblB 型最常见的临床症状为反复呕吐、喂养困难、脱水、呼吸窘迫、肌无力、惊厥、嗜睡、运动及智力发育落后等,其他少见症状有肝大和昏迷。Mut^0 型是其中最严重的一型,起病时间也最早,80% 以上于生后数小时至 1 周内发病,常出现急性脑病样症状,并伴有严重代谢失代偿,由于起病较急,且一出现即为危及生命的严重症状,所以早期死亡率极高,预后差。Mut^-、cblA、cblB 型患者多在生后 1 个月至儿童期发病,常以发育迟滞和代谢性酸中毒等相对较轻的表现起病,除神经系统损害的表现外,还可伴有其他多脏器损害,如肝大、慢性肾衰竭、骨质疏松、血液系统异常等。

CblC、cblD 和 cblF 型的神经系统受损往往较单纯型更加严重。CblC 缺陷者临床表现变异较大,但均以神经系统症状为主。早发病例在生后 2 个月出现症状,表现为生长发育不良、喂养困难或嗜睡。迟发病例可在 4~14 岁出现症状,可有倦怠、谵妄和强直痉挛,或表现为痴呆、脊髓病等。大多数病例均有血液系统异常,如巨幼细胞贫血、白细胞核分叶过多和血小板减少等。患者血清钴胺素和叶酸浓度均正常。CblD 缺陷者发病较晚,表现为行为异常、智能落后和神经肌肉病变,无血液系统异常。数例 cblF 缺陷者均在生后 2 周出现口腔炎、肌张力低下和面部畸形,部分有血细胞形态异常。本症患者除有特征性甲基丙二酸血症和同型胱氨酸尿症外,部分病例有低甲硫氨酸血症和胱硫醚尿症。

(三) 辅助检查

1. 常规辅助检查 血象、血气分析、电解质、血氨、血乳酸、血丙酮酸、血糖、尿酮体测定等常规实验室检查可辅助本病诊断,常见的生化异常有代谢性酸中毒、酮尿、高氨血症,半数患儿有白细胞减少、血小板减少和贫血,部分病例可出现低血糖。检测血浆中同型半胱氨酸可对合并同型半胱氨酸血症的患儿进行诊断。

2. 气相色谱 - 质谱(GC-MS)尿有机酸分析 最终确诊需依赖于 GC-MS 检测尿液、血液或脑脊液中的甲基丙二酸。患者尿或血中均有大量甲基丙二酸、β- 羟基丙酸和甲基枸橼酸。

3. 维生素 B_{12} 负荷试验 可在临床上鉴别维生素 B_{12} 有效型和无效型。连续 3d 肌内注射维生素 B_{12} 1mg/d,若症状好转,生化异常明显改善,则为有效型,无改善者为无效型。

4. 酶学分析 MMA 各型可通过外周血白细胞、皮肤成纤维细胞或肝组织的成纤维细胞中 MCM 活性的检测明确缺陷酶。

5. 基因突变分析 是鉴定分型最可靠的依据。

(四) 诊断与鉴别诊断

当患儿出现原因不明的反复呕吐、喂养困难、肌张力低下、惊厥、酸中毒、呼吸困难、生长发育落后等时均应考虑到本病的可能,部分病例可有明显家族遗传史。应用 GC-MS 进行血、尿有机酸分析可诊断本病。酶学检测、基因分析可协助进行分型。因甲基丙二酸血症的临床表现特异性不强,容易漏诊和误诊,应与新生儿期其他原因引起的酮症酸中毒、钴胺素缺乏、单纯同型胱氨酸尿症及其他有机酸、氨基酸代谢缺陷病相鉴别。

(五) 治疗

1. 急性期治疗 MMA 急性期治疗以生命支持、纠正代谢紊乱、稳定内环境和保护脏器为主。

(1) 饮食控制:急性期应回避含天然蛋白质膳食,经口或鼻饲给予无异亮氨酸、蛋氨酸、缬氨酸和苏氨酸的特殊配方奶粉,以减少甲基丙二酸的产生。MMA 合并高同型半胱氨酸血症患者一般无须严格限制天然蛋白质。在急性失代偿期,若血氨 >300μmol/L,不仅需要限制天然蛋白,也应停用上述不含缬氨酸、异亮氨酸、蛋氨酸、苏氨酸的特殊配方营养粉,完全限制蛋白质的时间不应超过 48h,24h 后需逐渐开始补充含蛋白质的食物,以蛋白质 0.5g/(kg·d)起始,口服葡萄糖 5~10g/(kg·d)、麦芽糊精 10~20g/(kg·d)、中链脂肪酸 2~3g/(kg·d),以补充能量。MMA 患者常伴有吞咽或喂养困难,容易呛咳,适时联合胃管喂养以保证能量摄入。

(2) 液体治疗:急性期需静脉滴注葡萄糖和电解质以维持内环境稳定。主要包括:①葡萄糖输注速度建议 4~10mg/(kg·min),可同时使用静脉泵滴注胰岛素 0.01~0.02U/(kg·h)。②为保证能量需求,静脉给予脂肪乳,起始量 1~2g/(kg·d),同时监测甘油三酯水平,避免胰腺炎。为减少蛋白分解,能量摄入应超过正常生理需要量的 12%~25%。③纠正代谢性酸中毒,给予碳酸氢钠纠正代谢性酸中毒,若患儿血碳酸氢根 <15mmol/L,首剂按照 5% 碳酸氢钠 3~5ml/kg,稀释成 1.4% 的碳酸氢钠,半小时静脉输入。第一个 24h 目标是将碳酸氢根补充至 18~20mmol/L 以上。第 2 个 24h 可改口服或联合静脉滴注,将血碳酸氢根维持在正常水平。纠正酸中毒过程中注意避免低钾血症和低钙血症,必要时及时补充。

(3) 药物治疗:MMA 患者常合并继发性肉碱缺乏。左旋肉毒碱可与有机酸结合,形成水溶性代谢物,通过尿液排出体外,促进有机酸的排泄。急性期静脉滴注左旋肉毒碱(2~4 次/d,每次 50~300mg/kg)。症状缓解后改为口服 50~200mg/(kg·d)。血氨高于 100μmol/L 时,需使用降血氨药物精氨酸 100~500mg/(kg·d)或精氨酸谷氨酸 100~500mg/(kg·d)。

(4) 透析治疗:如患儿血氨 >500μmol/L,且限制蛋白、静脉滴注左旋肉毒碱及降血氨药物治疗 3~4h 后血氨无下降,或伴昏迷、脑水肿表现时,可进行血液透析治疗。

2. 长期治疗

(1) 饮食治疗:原则是低蛋白、高能饮食。一旦确诊,应尽早开始限制饮食中蛋白质的摄入,饮食中天然蛋白的摄入应控制在 0.8~1.5g/(kg·d)。新生儿可使用限制异亮氨酸、甲硫氨酸、苏氨酸、缬氨酸的特殊配方奶粉。

维生素 B_{12} 无反应型 MMA:以饮食治疗为主。使用不含异亮氨酸、缬氨酸、苏氨酸和蛋氨酸的特殊配方奶粉或蛋白粉喂养。因这些氨基酸为必需氨基酸,故特殊配方奶粉不能作为蛋白质的唯一来源,还应进食少量天然蛋白质:新生儿、婴幼儿的天然蛋白质来源首选母乳,若无母乳,可使用普通婴儿配方奶粉搭配特殊奶粉。天然蛋白质应在 1d 内分次摄入。总蛋白质摄入量维持在 1.0~2.5g/(kg·d)。

(2) 药物治疗:①维生素 B_{12}:用于维生素 B_{12} 有效型的长期维持治疗,使用量为 1mg 每周 2 次至每 2 周一次肌内注射;一些维生素 B_{12} 反应良好者可口服维生素 B_{12}(2~8mg/d);②左旋肉毒碱:补充肉碱可促进酯酰肉碱排泄,增加机体对天然蛋白的耐受性,不仅有助于急性期病情控制,亦可有效地改善预后。常用剂量为口服 50~100mg/(kg·d)。将血液 CO_2 水平维持在 50~100μmol/L。③合并型 MMA 患者尚需口服甜菜碱 100~500mg/(kg·d)降低血同型半胱氨酸浓度。④对症治疗:由于长期限制天然蛋白质,患者易发生微量营养素和矿物质缺乏,需注意监测,必要时相应补充。对于合并癫痫等疾病的患者,需给予抗癫痫等对症治疗。对于合并贫血、心肌损伤、肝损伤、肾损伤的患者,需给予维生素 B_{12}、叶酸、铁剂、果糖、保肝药物等治疗。

(3) 疗效评估与监测:治疗过程中定期监测患儿营养发育、身高、体重、头围等体格发育指标,评估精神运动发育情况。病情稳定者 1~3 个月进行相关代谢指标的监测。避免感染、长时间饥饿和高蛋白饮食。

(六) 预后

甲基丙二酸血症患儿的预后主要取决于疾病类型、发病早晚以及治疗的依从性。维生素 B_{12} 有效型预后较好;维生素 B_{12} 无效型预后不佳。新生儿期发作型患儿死亡率达 80%,迟发型患儿临床进程较稳定且程度较轻。近年来随着诊断技术的提高和新生儿疾病筛查的普及,甲基丙二酸血症的诊断越来越早,有利于早期有效的治疗并改善长期预后。

(七) 预防

1. 避免近亲结婚。

2. 对 MMA 高危家庭进行遗传咨询,对生育过 MMA 患儿的再育夫妇进行产前诊断。

(罗小平)

小结

1. 遗传性疾病是指由于生殖细胞或受精卵的遗传物质在结构或功能上发生改变所致的一类疾病的总称,并按一定方式在上下代之间传递,具有先天性、终身性和家族性的特点。

2. 唐氏综合征主要临床特点为:智力落后,生长发育迟缓,具有特殊的面容以及皮肤纹理特征,可伴有多种畸形。本病无有效的治疗方法,产前筛查是预防唐氏综合征的有效手段。

3. 先天性卵巢发育不全综合征典型的临床表现为:生长落后、性发育不良以及具有特殊的躯体特征。临床症状的轻重主要取决于正常与异常细胞系所占的比例。治疗原则为改善其最终成人期身高、促进性征发育。

4. 先天性睾丸发育不全综合征又称为47,XXY综合征,表现为睾丸发育不全,体格瘦长,性格体态趋于女性化,是男性不育的常见原因之一。

5. 脆性X染色体综合征是一种X连锁显性遗传病,临床以智力低下、巨睾症、特殊面容、语言行为障碍为特征。致病基因为*FMR-1*,本病无特效治疗。特殊教育、行为疗法、社会技能训练和药物治疗等可改善部分患病个体的预后。

6. 苯丙酮尿症是一种常染色体隐性遗传病,由苯丙氨酸代谢途径中的酶缺陷所引起,主要表现为智力低下,皮肤、毛发色素浅淡和鼠尿臭味。新生儿筛查、血苯丙氨酸浓度测定和尿蝶呤分析有助于早期发现患儿并进行临床分型。

7. 肝豆状核变性是常染色体隐性遗传的铜代谢障碍疾病,其特点是铜沉积引发肝脏、神经系统、眼部、肾脏、血液系统病变等一系列临床症状。低铜饮食、促进铜排出及减少铜吸收的药物治疗为该病的主要治疗手段,早期并长期坚持用药预后良好。

8. 糖原贮积症是一组由于遗传性酶缺陷所导致的糖代谢障碍性疾病。这类疾病的共同生化特征是糖原代谢异常,多数类型可见到糖原在肝脏、肌肉、肾脏等组织中贮积量增加。

9. 黏多糖贮积症是一组由于酶缺陷造成的酸性黏多糖分子不能降解的溶酶体贮积症。主要临床表现有体格发育障碍、智能障碍、肝脾大、角膜混浊等。

10. MMA是由多种病因所致甲基丙二酸、丙酸、甲基枸橼酸等代谢物在体内异常蓄积,引起神经、肾脏、肝脏、骨髓等多脏器损伤的一类常染色体隐性遗传病。急性期治疗以生命支持、纠正代谢紊乱、稳定内环境和保护脏器为主。长期治疗包括饮食治疗和药物治疗,长期治疗过程中需要定期随访,评估。

思考题

1. 简述单基因遗传病的分类及各类的遗传特点。
2. 完整的遗传咨询包括哪些内容?
3. 简述唐氏综合征的典型容貌特征。
4. 简述Turner综合征的临床表现和治疗。
5. 苯丙酮尿症有哪些临床表现?
6. 肝豆状核变性有哪些临床表现?
7. Ⅰ型糖原贮积症的临床表现有哪些?
8. 甲基丙二酸血症的治疗方法有哪些?

第八章
免疫系统和免疫缺陷病

人体免疫系统是由细胞和体液成分协同构成的动态网络，它具有3种基本功能：抵御病原微生物及毒素侵袭；清除衰老、损伤或死亡的细胞组织，稳定机体内环境；免疫监视，识别与清除自身突变细胞和外源性非自身异质性细胞。本章主要介绍儿童免疫系统的特点及儿童常见的免疫缺陷病。

第一节 概　　述

免疫（immunity）是机体的一种生理性保护反应，其本质是识别自己、排斥异己。免疫系统的发生、发育始于胚胎早期，到出生时尚未完善，随着年龄增长逐渐达到成人水平，故小儿往往处于生理性免疫低下状态。免疫功能失调或紊乱，可导致异常免疫反应。如免疫反应过低，可发生反复感染和免疫缺陷病；过高的免疫反应，引起变态反应或自身免疫性疾病；由于不能识别和清除机体异常突变细胞，而易发生恶性肿瘤。

【分类】

人类免疫反应分为非特异性免疫反应和特异性免疫反应两大类，后者又可分为特异性细胞免疫和特异性体液免疫。

1. **非特异性免疫反应**　主要包括①屏障防御机制：主要由皮肤黏膜屏障、血-脑屏障、血胎盘屏障和淋巴结的过滤作用等构成的解剖（物理）屏障和溶菌酶、乳铁蛋白、胃酸等构成的生化屏障；②细胞吞噬系统：主要是单核巨噬细胞、中性粒细胞和嗜酸性粒细胞的吞噬作用；③补体系统和其他免疫分子：如甘露糖结合凝集素（mannose binding lectin，MBL），在婴儿期获得抗体反应尚不完善时，发挥重要的非特异性抗感染作用。

2. **特异性细胞免疫**　是由T淋巴细胞（T细胞）介导的一种特异性免疫反应。其主要功能是抵御细胞内的病原微生物（病毒、真菌、寄生虫等）感染和免疫监视。成熟的T细胞具有细胞表面抗原$CD3^+$的免疫表型，以及T细胞受体（TCR）。根据$CD4^+$和$CD8^+$的表达与否，将T细胞分为$CD4^+$标记的辅助性T细胞和$CD8^+$标记的细胞毒性/抑制性T细胞。还可根据辅助性T细胞（Th）所分泌细胞因子的种类，将Th分为Th1和Th2。Th1产生白介素-2（IL-2）和γ干扰素（IFN-γ）等，而Th2产生IL-4、IL-5、IL-10等。

在胸腺内的成熟过程中，T淋巴细胞获得了有重要功能的表面分子。这些免疫细胞的表面分子被世界卫生组织命名为"分化抗原簇"（cluster of differentiation，CD），不同的免疫细胞其表面表达不同的CD标记，并具有不同的免疫功能。

3. **特异性体液免疫**　是指B淋巴细胞在抗原刺激下转化成浆细胞并产生抗体（即免疫球蛋白），它特异性地与相应的抗原在体内结合而引起免疫反应。其主要功能是抵御细胞外的细菌和病毒感染。免疫球蛋白(Ig)具有抗体活性,根据其理化或免疫性状不同,将 Ig 分为 5 类:IgG、IgM、IgA、IgE 和 IgD。其中 IgG 又分为 IgG 1~4 四种亚类。体内不同抗体分布及功能均不同。特异性体液免疫是机体抗感染免疫的一个重要方面。小儿处在生长发育时期,其免疫功能尚未完善,随着年龄的增长才逐渐成熟。

【特点】

1. 非特异性免疫 小儿时期非特异性免疫功能尚未发育完善,随着年龄的增长逐渐成熟。新生儿和婴幼儿皮肤角质层薄嫩,易破损,屏障作用差;肠壁通透性高,胃酸较少,杀菌力低;婴幼儿期淋巴结功能尚未成熟,屏障作用较差;新生儿期各种吞噬细胞功能可呈暂时性低下。

(1)单核巨噬细胞:是最原始的具有免疫功能的细胞,胎儿期单核巨噬细胞已具有完好的功能。由于新生儿该细胞含有较高的前列腺素 E_2,血浆甲胎蛋白较高,抑制了单核巨噬细胞表达 HLA-DR,从而抑制了其抗原提呈的能力。

(2)中性粒细胞:于胎龄 34 周后,中性粒细胞的趋化、吞噬和杀菌功能均颇为成熟。出生时其功能暂时性低下,经 2~3 周方达正常。此可能与分娩过程的缺氧、酸中毒及来自母体的黄体酮有关。此外,新生儿期血清中缺乏趋化因子、补体和调理素,也可使中性粒细胞功能暂时性低下。

(3)补体系统:补体不能通过胎盘,新生儿各补体成分均低于成人,其 C1、C2、C3、C4、C7 和备解素的浓度约为成人的 60%,C8、C9 活性仅为成人的 10%,旁路激活因子备解素(properdin)为成人的60%。未成熟儿更低,是易于感染的原因之一。补体旁路激活系统的活性低下者更多。在生后 6~12个月补体浓度或活性才接近成人水平。

2. 特异性细胞免疫 胎儿的细胞免疫功能尚未成熟,因而对胎内病毒感染(巨细胞病毒)还不能产生足够的免疫力,故胎儿期可长期携带病毒,甚或引致胎儿宫内发育畸形。出生时 T 细胞自身发育已完善,故新生儿的皮肤迟发型超敏反应在出生后不久即已形成,新生儿接种卡介苗数周后,结核菌素试验即呈阳性反应;但小于胎龄儿和早产儿的 T 细胞数量少,对有丝分裂原反应较低。早产儿至 1月龄时 T 细胞数量可赶上足月儿,而小于胎龄儿要在 1 岁以后才赶上同龄正常儿。值得注意的是,新生儿及婴儿期 $CD4^+$ 标记的 Th 相对较多,且以 Th2 为主,$CD8^+$ 细胞毒性/抑制性 T 细胞较少,$CD4^+/CD8^+$比值高达 3~4,故 Th2 类细胞功能相对亢进,其分泌的细胞因子占有相对优势。约 2 岁后 $CD4^+/CD8^+$比值和 Th1、Th2 分泌的细胞因子水平才接近成人水平。

3. 特异性体液免疫 B 细胞功能在胚胎早期即已成熟,但因缺乏抗体及 T 细胞多种信号的辅助刺激,新生儿 B 细胞产生抗体能力低下,出生后随年龄增长,特异性体液免疫才逐步完善。

(1)IgG:IgG 是唯一能够通过胎盘的免疫球蛋白。IgG 在胚胎 12 周末时开始合成,胎儿自身产生 IgG 的能力差,新生儿血液中的 IgG 主要来自母体,母体 IgG 通过胎盘供给胎儿的量在胎龄 32 周时才明显增加,故胎龄小于 32 周的早产儿,其血清 IgG 含量较低。新生儿从母体获得的 IgG 于 6 个月时已全部消失,而婴儿自身产生的 IgG 从 3 个月时才逐渐增多,故出生后 3~4 个月时血清 IgG 降至最低点,1 岁时为成人的 60%,6~7 岁时其在血清中的含量才接近成人水平。来自母体的 IgG 在出生后数个月内对防御白喉、麻疹、脊髓灰质炎、肺炎球菌等感染起着重要作用。IgG 由 IgG1、IgG2、IgG3 和 IgG4 四种亚类组成,IgG3 和 IgG1 的产生较 IgG2 和 IgG4 为早。IgG2 为多糖抗原的主要抗体成分,在 2 岁前其发育甚差,故于 2 岁前注射荚膜多糖类疫苗常无抗体反应。

(2)IgM:胚胎 12 周时已能合成 IgM。正常情况下,因无抗原刺激,胎儿自身产生的 IgM 甚微;又因 IgM 不能通过胎盘,故脐带血含量极低。出生后 3~4 个月时 IgM 在血清中的含量仅为成人的50%,1~3 岁时才达到成人的 75%。IgM 是抗革兰氏阴性杆菌的主要抗体,如检查脐血有 IgM 升高(>0.2~0.3g/L),则提示胎儿有宫内感染可能。婴儿期低 IgM 血症是易患革兰氏阴性杆菌感染的重要原因。

(3)IgA:胎儿期不产生 IgA,IgA 又不能通过胎盘。因此,新生儿血清 IgA 含量很低(<0.05g/L),如果脐血 IgA 含量升高,也提示宫内感染。新生儿血清型 IgA 于出生后 3 个月开始合成,1 岁时血 IgA

浓度仅为成人水平的20%,至12岁时才达成人水平。分泌型IgA(SIgA)不被水解蛋白酶所破坏,是黏膜局部抗感染的重要因素。新生儿及婴幼儿期SIgA水平很低,1岁时仅为成人的3%,12岁时达成人水平。新生儿及婴幼儿SIgA水平低下是其易患呼吸道感染和胃肠道感染的重要原因。

(4)IgD和IgE:IgD和IgE二者均难以通过胎盘,新生儿血中IgD、IgE含量极少。IgD的生物学功能尚不清楚;IgE参与I型变态反应,生后可从母乳中获取部分IgE。婴幼儿合成IgE能力不弱,患过敏性疾病时,血清IgE水平可显著升高。

(李彩凤)

第二节 原发性免疫缺陷病

免疫缺陷病(immunodeficiency diseases,IDs)是指因免疫细胞(淋巴细胞、吞噬细胞和中性粒细胞)和免疫分子(可溶性因子白介素、补体、免疫球蛋白和细胞膜表面分子)发生缺陷引起的机体抗感染免疫功能低下或完全缺乏的一组临床综合征。临床表现为抗感染能力低下,反复发生严重的感染,伴或不伴因免疫自身稳定和免疫监视功能异常,易发生自身免疫性疾病、过敏症和某些恶性肿瘤。免疫缺陷病可分为原发性免疫缺陷病和继发性免疫缺陷病两大类。

原发性免疫缺陷病(primary immunodeficiency diseases,PIDs)为一组先天或遗传性免疫功能障碍性疾病,包括特异性体液(B细胞及其分泌的Ig)和细胞(T细胞及其分泌的淋巴因子)免疫缺陷以及非特异性体液(补体活性)和细胞免疫(单核巨噬细胞、中性粒细胞)缺陷。本病的发病机制复杂,可为造血干细胞、定向干细胞、T或B淋巴细胞分化成熟障碍;也可能是上述细胞在分子水平上发生障碍的结果。近20年来,随着分子生物学和基因组学的发展,原发性免疫缺陷病研究领域取得了突飞猛进的进展,迄今为止,已发现与120多种基因相关的150多种原发性免疫缺陷病。PID的确切发病率尚不清楚,估计其总发病率为1:10 000。按此计算,我国每年2 500万新生儿中,将会增加新的病例2 500例;累计存活病例至少有3万~6万例。最新的研究表明全世界PIDs已达到600万,每年约有70万新发病例。

【分类】

自1970年WHO首次组织专家对PIDs进行分类以来,国际免疫学会PID专家委员会每2年更新一次PIDs的分类,1999年公布了以分子学发病机制为基础的分类原则,最新的分类标准更新于2011年。该标准将PIDs分为8类:①联合免疫缺陷;②已有明确定义的免疫缺陷综合征;③主要抗体缺乏;④免疫失调性疾病;⑤先天性吞噬细胞数量或功能缺陷,或两者同时存在;⑥固有免疫缺陷;⑦自身炎症性疾病;⑧补体缺陷。见表8-1。

【临床表现】

原发性免疫缺陷病包括多种疾病,累及许多脏器,临床表现由于病因不同而极为复杂,但其共同的表现却非常一致,即反复感染、易患自身免疫性疾病和恶性肿瘤。多数原发性免疫缺陷病有明显家族史。

1. **反复和慢性感染** 免疫缺陷最常见的表现是感染,表现为反复、严重、持久的感染。不常见和致病力低的细菌常为感染原。许多患儿需要持续使用抗菌药物预防感染。

(1)感染发生的年龄:起病年龄1岁以内占40%,1~5岁占40%,6~16岁占15%,仅5%发病于成人。T细胞缺陷和联合免疫缺陷病于出生后不久发病;以抗体缺陷为主者,因存在母体抗体,多在生后6~12个月才发生感染。

表 8-1 原发性免疫缺陷病的分类

分类	疾病举例
1. 联合免疫缺陷 Combined immunodeficiencies T 淋巴细胞或 B 淋巴细胞功能异常或数量减少	SCID Omenn 综合征 完全 DiGeorge 综合征（complete DiGeorge syndrome） 软骨毛发发育不全（cartilage hair hypoplasia）
2. 已有明确定义的免疫缺陷综合征 Well-defined syndromes with immunodeficiency	Wiskott-Aldrich 综合征（Wiskott-Aldrich syndrome，WAS） 胸腺缺如（相关的 DiGeorge 综合征）［thymic defects（DiGeorge anomaly）］ 高 IgE 综合征（hyper-IgE syndromes，HIES）
3. 主要抗体缺乏 Predominantly antibody Deficiencies 一种或多种免疫球蛋白减少或功能异常	所有血清免疫球蛋白严重减少，B 细胞明显减少或缺如（如 *Btk* 基因缺陷等） 2 种以上免疫球蛋白严重减少，B 细胞数目正常或减少（如 CVID 等） 血清 IgG 和 IgA 严重减少，IgM 正常或增高，B 细胞数目正常 IgG 亚类缺陷 婴儿一过性低丙种球蛋白血症
4. 免疫失调性疾病 Diseases of immune dysregulation	家族性嗜血淋巴组织细胞增生综合征 自身免疫相关综合征（自身免疫性淋巴细胞增生综合征，伴念珠菌病、外胚层营养不良的自身免疫性多内分泌病）
5. 先天性吞噬细胞数量或功能缺陷，或两者同时存在 Congenital defects of phagocyte number，function，or both	呼吸爆发试验异常（defects of respiratory burst） 中性粒细胞分化缺陷（defects of neutrophil differentiation） 吞噬细胞活力缺陷（defects of motility）
6. 固有免疫缺陷 Defects in innate immunity	先天性外胚层缺陷伴免疫缺陷（anhidrotic ectodermal dysplasia with immunodeficiency，EDA-ID） 单纯疱疹病毒性脑炎（herpes simplex virus encephalitis，HSE） 慢性皮肤黏膜念珠菌病（chronic mucocutaneous candidiasis，CMC） WHIM 综合征（疣，低丙种球蛋白血症，感染，先天性骨髓粒细胞缺乏症）（warts，hypogammaglobulinaemia，infections，myelokathexis） 影响炎症反应的缺陷（defects effecting the inflammasome）
7. 自身炎症性疾病 Autoinflammatory disorders	（家族性地中海热，高 IgD 综合征，Muckle-Wells 综合征，家族性寒冷性自身炎症综合征，慢性婴儿神经皮肤关节综合征） 与炎症反应不相关的情况（non-inflammasome related conditions） （与 TNF 相关的周期性综合征，早发性炎症性肠病，PAPA 综合征，儿童肉芽肿性关节炎，慢性复发性多病灶性骨髓炎及先天性红细胞生成不良性贫血，白介素 -1 受体拮抗剂缺陷）
8. 补体缺陷 Complement deficiencies	C1q 缺陷（C1q deficiency） Ⅰ因子缺陷（factor Ⅰ deficiency） 补体受体 3 缺陷［complement receptor 3（CR3）deficiency］ 阵发性睡眠性血红蛋白尿（paroxysmal nocturnal hemoglobinuria）

（2）感染部位：以呼吸道最常见；复发性或慢性中耳炎、鼻窦炎、结膜炎、支气管炎或肺炎；其次为胃肠道，如慢性肠炎。皮肤感染可为脓疖、脓肿或肉芽肿；也可为全身感染，如败血症、脓毒血症、脑膜炎和骨关节感染等。

（3）感染的病原体：一般而言，抗体缺陷易发生化脓性感染。T 细胞缺陷则易发生病毒、结核分枝杆菌和沙门菌属等细胞内病原体感染；此外，也易发生真菌和原虫感染。补体成分缺陷容易发生奈瑟菌属感染。中性粒细胞功能缺陷时的病原体常为金黄色葡萄球菌。无论 Ig 缺乏或联合免疫缺陷者,其化脓感染的病原菌除一般致病菌外,毒力低下的条件致病菌,如不动杆菌、表皮葡萄球菌等也可造成严重感染。

(4)感染过程:常反复发作或迁延不愈,治疗效果欠佳,尤其是抑菌剂疗效更差,必须使用杀菌剂、剂量偏大、疗程较长才有一定疗效。

2. 自身免疫性疾病　原发性免疫缺陷病患儿若能存活至学龄前期,部分病例可罹患溶血性贫血、血小板减少性紫癜、系统性血管炎、系统性红斑狼疮、皮肌炎、免疫复合物性肾炎、1 型糖尿病、免疫性甲状腺功能减退和关节炎以及其他自身免疫性或变态反应性疾病,如过敏性鼻炎、支气管哮喘等。

3. 恶性肿瘤　原发性免疫缺陷病患儿未因严重感染而致死亡者,随年龄增长易发生肿瘤,尤其是淋巴系统肿瘤。其发生率较正常人群高数 10 倍乃至 100 倍以上。淋巴瘤最常见,以 B 细胞淋巴瘤多见(50%),也可发生淋巴细胞白血病(12.6%)、T 细胞淋巴瘤和霍奇金病(8.6%)、腺癌(9.2%)和其他肿瘤(19.2%)。

4. 其他表现　除反复感染外,原发性免疫缺陷病患儿尚可有其他的临床特征,如 WAS 的湿疹和出血倾向,胸腺发育不全的特殊面容、先天性心脏病和难以控制的低钙惊厥等。

【几种较常见的原发性免疫缺陷病】

1. X 连锁无丙种球蛋白血症(X-linked agammaglobulinemia,XLA)　是由 Bruton 酪氨酸激酶基因(*Btk*)的突变,引起 B 细胞成熟障碍所致的原发性免疫缺陷病,又称 Bruton 病。其缺陷的基因定位于 X 染色体长臂(Xq21,3-22)。由于 *Btk* 基因突变,使 B 细胞不能由原 B 或前 B 细胞分化成熟进入外周血,外周血中 B 细胞明显降低或缺如,各种免疫球蛋白水平均显著低下,机体发生免疫缺陷。血清 IgM、IgG、IgA 和 IgE 均明显下降或测不出,周围血极少或缺乏 B 淋巴细胞。淋巴结和骨髓内无浆细胞,但可见到前 B 淋巴细胞(胞质内存在 μ 链,但胞膜上无 IgM),本病仅见于男孩,多数患儿于 4~12 个月时发生反复严重的细菌性感染,以荚膜化脓性细菌如溶血性链球菌、流感嗜血杆菌、金黄色葡萄球菌感染最为常见。此外,患儿易发生过敏性和自身免疫性疾病。体格检查可发现生长迟缓,扁桃体很小或缺如,浅表淋巴结及脾均不能触及。实验室检查血清 IgG 水平低于 2g/L,IgM 和 IgA 水平低于 0.2g/L,外周血 CD19 B 细胞数目低于 2%。静脉注射用丙种球蛋白(IVIG)替代疗法及抗感染治疗可控制大多数 XLA 患儿的感染症状,IVIG 宜早期应用,用量为 400mg/kg,每 3~4 周一次。大部分经早期诊断及 IVIG 治疗后患儿预后较好。

2. 选择性 IgA 缺乏症(selective IgA deficiency,SIgAD)　为一种较常见的免疫缺陷病,可为常染色体隐性遗传或常染色体显性遗传,也可为散发性。人群发病率各国不尽相同,白种人为 1/1 000~1/223,日本人为 1/18 500,我国不同民族为 1/5 000~1/2 600。轻症可无症状,或仅有轻微呼吸道感染,常见的症状是易发生感染,如肺炎、鼻窦炎、慢性腹泻等;其次是易发生自身免疫性疾病,如类风湿关节炎及系统性红斑狼疮、支气管哮喘和肠吸收不良。少数病例可伴发恶性肿瘤。本病大多能存活到壮年或老年。实验室检查:患儿血清 IgA 水平常低于 0.05g/L,甚至完全测不出,SIgA 亦减少;而 IgG 和 IgM 水平正常或升高,约 40% 的患儿可测到自身抗体。本病应避免使用丙种球蛋白(其中含有少量 IgA)治疗,因给患儿注射 IgA 可诱发产生抗 IgA 的抗体而致过敏反应。对于反复感染的患者,抗生素治疗不失为较有效的方法。

3. 选择性 IgG 亚类缺陷(selective IgG subclass deficiency)　IgG 由 IgG1、IgG2、IgG3 和 IgG4 亚类组成,本病是指单种或多种 IgG 亚类的含量低于同龄正常儿童 2 个标准差以上,血清总 IgG 水平一般正常,可伴或不伴 IgA 缺乏。本病的遗传形式及病因不清。IgG2 缺陷和 IgG3 缺陷较为多见。临床表现因不同亚类缺陷有所不同,多表现为反复呼吸道感染,尤其是有荚膜细菌如肺炎链球菌和流感嗜血杆菌的感染,IgG2 缺陷时这种表现更常见,IgG2 缺陷的患者还可表现为对肺炎链球菌或流感嗜血杆菌疫苗的反应性下降。IgG1 和 IgG3 缺陷时更易感染白喉或破伤风或发生病毒感染,仅少部分患儿表现为反复性化脓性脑膜炎、皮肤感染及腹泻。婴儿生后 IgG 的水平较低,随年龄增长,血清 IgG

亚类水平逐渐提高,2 岁以上 IgG 达到稳定水平,IgG2 和 IgG4 在 10 岁左右才能达到成人水平。如 2 岁以上儿童,IgG1<2.50g/L,IgG2<0.50g/L,IgG3<0.30g/L 者,需考虑选择性 IgG 亚类缺陷。如有明确抗体缺乏,可考虑应用丙种球蛋白治疗。

4. **常见变异型免疫缺陷病**(common variable immunodeficiency,CVID)　是抗体缺乏的一种亚类,由于抗体缺乏使患儿不能对抗细菌和病毒感染,引起反复和严重感染的综合征。病因不明,遗传方式不定。本病发病率较高,男女均可发病,可发生于任何年龄,但年长儿多见。临床表现为反复呼吸道感染,包括急慢性鼻窦炎、中耳炎、咽炎、气管炎和肺炎,也易患胃肠道感染和肠道病毒性脑膜炎,反复肺部感染可导致支气管扩张,少数患儿可出现外周淋巴结和脾大,自身免疫性疾病和肿瘤的发病率增高。实验室检查:血清免疫球蛋白水平明显降低,约 1/2 患者 IgM 水平正常。B 细胞数量下降或正常,但不能分化为产生 Ig 的浆细胞。T 细胞功能及数量常异常。诊断除上述临床表现和实验室检查外,排除其他引起低丙种球蛋白血症的病因。治疗为免疫球蛋白终身替代治疗,IVIG 的标准剂量为每个月 400mg/kg。严重细菌性或病毒性感染、自身免疫性疾病和恶性肿瘤是导致死亡的主要原因。

5. **婴儿暂时性低丙种球蛋白血症**(transient hypogammaglobulinemia of infancy)　是指一种或多种免疫球蛋白浓度暂时性降低,随着年龄的增长可达到或接近正常范围的自限性疾病。本病偶有家族史,其病因和发病机制尚不完全清楚。临床表现反复感染,如中耳炎、咽炎、支气管炎等不威胁生命的感染,偶尔会发生黏膜念珠菌病。实验室检查可见一种或多种免疫球蛋白低于相同年龄组水平 2~3 个标准差或血清 IgG 少于 2.5g/L。治疗以支持疗法和适当的抗生素治疗为主。本病有自限性,至 18~36 个月时,血清 Ig 上升至正常水平;即使 Ig 尚未达到正常,通常也不再反复感染。

6. **严重联合免疫缺陷病**(severe combined immunodeficiency,SCID)　是原发性免疫缺陷病最严重的类型。为 X 连锁或常染色体隐性遗传,本病以 T 淋巴细胞功能异常为主要特点,T、B 淋巴细胞可均缺乏,以 T 细胞缺如尤为严重和突出。病因与基因异常有关,例如最常见的 X 连锁 SCID 是由于编码 γ 链(common gamma chain,γc)基因突变引起。SCID 主要表现为婴儿期发生的严重细菌、病毒和真菌感染,反复卡氏肺囊虫感染,严重口腔念珠菌病和中耳炎都很常见。常并发恶性肿瘤、自身免疫性溶血和甲状腺功能减退等。X 线检查不见胸腺及鼻咽部腺样体阴影。SCID 最好的治疗方法是外周血、骨髓和脐血干细胞移植。基因治疗是未来治疗本病的方向。本病预后极差,多数于 2 岁内死于各种严重感染并发症。

7. **其他严重联合免疫缺陷**　腺苷脱氨酶缺陷(adenosine deaminase deficiency)及嘌呤核苷酸磷酸化酶缺陷(purine nucleotide phosphorylase deficiency)。腺苷脱氨酶(adenosine deaminase,ADA)是嘌呤代谢的重要酶,ADA 缺陷导致脱氧腺苷三磷酸(dATP)聚集,抑制核苷酸还原酶活性,使脱氧核糖核酸(DNA)产生减少,严重抑制 T、B 细胞的分化,同时代谢产物又抑制了幼稚淋巴细胞成熟。腺苷脱氨酶缺陷又称 ADA-SCID,占 SCID 的 10%~15%,本病为编码 ADA 的基因突变或缺失所致,该基因位于 20 号染色体(20q13.11),为常染色体隐性遗传。常见的临床表现为婴儿期发生严重机会致病菌感染,喂养困难。免疫系统外表现包括神经发育异常、行为异常、感音神经性耳聋、骨骼及肝脏异常等。治疗有赖于造血干细胞移植,未进行治疗者常于婴儿期死亡。嘌呤核苷磷酸化酶缺陷是由于编码嘌呤核苷酸磷酸化酶(purine nucleotide phosphorylase,PNP)的基因突变所致。PNP 是嘌呤利用途径的关键酶,缺陷使细胞内脱氧鸟苷三磷酸(dGTP)浓度升高,严重抑制 T 细胞功能。该基因位于 14 号染色体(14q13.1),为常染色体隐性遗传。临床表现除严重反复感染外,还可出现自身免疫性疾病如自身免疫性溶血性贫血及神经系统症状如肌张力减低、精神发育迟滞等。本病预后极差,造血干细胞移植是可行的治疗方案,基因治疗为未来的发展方向。

8. **伴有其他特征的免疫缺陷病**

(1)湿疹 - 血小板减少 - 免疫缺陷综合征(Wiskott-Aldrich syndrome,WAS):为 X 连锁隐性遗传性疾病,以反复感染、湿疹和血小板减少三联症为临床表现。位于 X 染色体短臂的 WAS 蛋白基因突变是本病的病因。血小板体积变小及数量明显减少为本病的特点。80% 患儿可见异位性湿疹、血便及鼻出血,常发生反复感染,如化脓性外耳道炎、鼻窦炎、肺炎、败血症、肠道感染及脑膜炎等,自身免疫性疾病和肿瘤的发生概率增加。体格检查可发现脾大。血清 IgM 浓度下降,IgG 仅轻度降低或正常,IgA 及 IgE 升高。T 细胞进行性减少,T 细胞功能明显减退。糖皮质激素和大剂量 IVIG 不能提高血小板数量,以往患儿大多于生后 3~5 年内因严重出血或感染而死亡,目前由于干细胞移植的施行,患儿存活时间已延长至 11 岁以上,且生活质量明显提高。

(2)毛细血管扩张性共济失调综合征(ataxia telangiectasia,AT):为一组多系统受累的常染色体隐性遗传性神经退行性疾病,病变基因定位于第 11 号染色体长臂的补体基因组分内。病因尚不清楚,与 DNA 修复功能障碍、易发生基因断裂及染色体转位有关;尤其与 T 细胞受体基因断裂而致 DNA 不能修复有关。多数患者在生后第 1 年即出现行走困难,临床表现还有眼结膜和皮肤的毛细血管扩张、慢性肺部疾病、进行性小脑共济失调、舞蹈样动作和智力发育迟缓。许多患者有反复呼吸道感染,部分病例伴恶性肿瘤,常于青春期死亡。血清 IgA、IgE、IgG2 和 IgG4 明显下降或缺如,血清甲胎蛋白增高。培养中的细胞易发生射线诱导的染色体断裂。T 细胞数量和功能均显著低下。胸腺移植仅有不完全和暂时的效果,干细胞移植仍在试验阶段,胸腺素治疗对部分患儿有效。AT 患儿临床表现的多样性很难确定其全面预后,早期可能死于恶性肿瘤或肺部感染,少部分病例也可能长期存活。

(3)DiGeorge 综合征(DiGeorge syndrome):是由 22 号染色体(22q11.2)小段缺失所致的综合征,又称为胸腺发育不全(thymic aplasia),先天性胸腺发育不全(congenital thymic aplasia),1968 年由儿科内分泌学家 Angelo DiGeorge 首次描述,故得名。典型表现包括胸腺发育不全、低钙血症、先天性心脏病和面部畸形。本病起因于胚胎 6~8 周时第 3 和第 4 对咽弓分化发育障碍,导致胸腺、甲状旁腺及大血管等多种脏器的发育不全,使 T 细胞不能分化成熟,发生 T 细胞功能缺陷。甲状旁腺发育不良或完全缺如,发生严重而顽固的低钙血症。多数病例伴有第 5、6 咽弓发育障碍而有大血管畸形,如法洛四联症、肺静脉异位引流和大血管转位等。若第 1、2 咽弓发育障碍,则出现外耳及唇部畸形,表现为特殊面容,眼距宽、上唇短、耳廓低位并有切迹以及小下颌等。多数患儿常易发生反复严重感染,也可出现神经精神症状。偶有发生恶性肿瘤和自身免疫性疾病者。X 线检查无胸腺阴影,可见心脏和大血管异常。部分病例为部分 DiGeorge 综合征,即指胸腺未受损害,其 T 细胞数量及功能正常,很少并发感染。不完全性 DiGeorge 综合征不需要考虑免疫重建治疗,但对完全性 DiGeorge 综合征患者应尽早做骨髓移植或胸腺移植。患儿的预后主要取决于先天性心脏病的严重程度、免疫缺陷及低甲状旁腺功能状况。

9. 补体缺陷病(complement deficiency) 补体由 9 个活性成分(C1~C9)和 5 个调节蛋白(C1 抑制物、C4 结合蛋白、备解素、H 因子和 I 因子)组成。C1 由 3 个亚单位组成:C1q、C1r 和 C1s。D、I、H 和 B 因子参与补体旁路系统,上述成分均可发生缺陷。除 C1 抑制物缺乏为常染色体显性遗传,备解素缺乏为 X 连锁遗传外,其他 14 种补体及其调节蛋白缺乏均为常染色体隐性遗传。缺陷的基因位于不同的常染色体上。其共同的表现是对奈瑟菌属感染性增高,易发生系统性红斑狼疮样综合征及其他化脓性感染。C1 抑制物缺乏者多伴有遗传性血管性水肿。

10. 原发性吞噬细胞缺陷病(primary phagocyte deficiency) 吞噬细胞包括大单核细胞(巨噬细胞、树突状细胞和各种组织细胞)和中性粒细胞。除慢性肉芽肿病(CGD)为 X 连锁遗传外,其他吞噬细胞功能缺陷均为常染色体隐性遗传。细胞骨架(cytoskeleton)异常致趋化功能障碍;肌动蛋白(GP110)缺陷是黏附功能低下的原因;吞噬功能缺陷主要是细胞膜上各种受体蛋白缺乏所致,如 IgG、C3b 受体缺乏等;杀菌功能缺陷是细胞内产生氧自由基所涉及的酶缺陷之故,如髓过氧化物酶(MPO)缺陷。本类疾病的共同临床表现为慢性化脓性感染和肉芽肿形成。复方磺胺甲噁唑长期预防可减少感染频度和减轻感染程度。维生素 C 和干扰素 γ 对某些病例有效,严重病例应考虑干细胞移植及基因治疗。

【诊断】

原发性免疫缺陷病的诊断依靠病史、体格检查和必要的辅助检查。

1. **病史** ①反复感染病史：是本组疾病的主要特征。病原体多为条件致病菌，种类因病种不同而异：如抗体缺陷突出者，易罹患细菌性感染；联合免疫缺陷者，对细菌、病毒、真菌和原虫的易感性均增高。感染部位不受限制，但呼吸道最易受累。②生长发育史：对于小婴儿体重增长慢或生长迟缓也需警惕本病。③家族史：本病多呈遗传性，约 1/4 患儿家族能发现因感染致早年死亡的成员，应对患儿进行家系调查。④发病年龄与病种有关，一般而言，Ig 缺陷突出者，于 6 个月后才发生感染；联合免疫缺陷者，则发病较早。⑤疫苗接种史：尤其曾发生减毒活疫苗接种后有异常反应病史者，常提示细胞免疫功能缺陷。

2. **体格检查** 常有生长发育障碍、营养不良、轻中度贫血和肝脾大。B 细胞缺陷患儿可发现扁桃体和浅表淋巴结变小或缺如。可存在皮肤疖肿、口腔炎、牙周炎和鹅口疮等感染证据。皮疹、瘀点、血便提示 Wiskott-Aldrich 综合征（WAS）；持续脐炎、脐带脱落延迟、反复软组织感染提示白细胞黏附缺陷。

3. **辅助检查** 确诊 PIDs 必须有相应的实验室检查依据。对怀疑有 PID 的患者，选择实验室检查先进行初筛试验，而后进行确诊试验。采用渐进的方式以保证对免疫功能异常机制进行有效和彻底的评价。常规原发性免疫缺陷病诊断试验见表 8-2。

另外，婴幼儿期胸部 X 线摄片缺乏胸腺影者提示 T 细胞功能缺陷；胸腺影及鼻咽部侧位摄片腺样体阴影均消失见于 SCID。不同免疫功能缺陷的实验室检查详见表 8-2。

表 8-2 不同免疫功能缺陷的实验室检查

免疫功能缺陷	检查项目
免疫球蛋白缺陷	筛选实验
	血清免疫球蛋白水平
	血清特异性抗体滴度
	高级实验
	人工免疫抗体反应
	B 细胞流式技术
	体外丝裂原刺激的抗体产生
	抗 CD40 和细胞因子刺激的抗体产生
	X174 免疫刺激的抗体产生
T 细胞功能缺陷	筛选实验
	T 细胞和 NK 细胞流式技术
	迟发型皮肤超敏反应
	高级实验
	酶分析（ADA、PNP）
	22q11 和 10p11 缺失的 FISH
	对丝裂原和抗原应答的体外增殖
	NK 细胞毒性
	对丝裂原和抗原刺激应答产生的细胞因子
	丝裂原刺激后表面标志的表达
补体缺陷	筛选实验
	CH50（总溶血补体）
	AH50（旁路途径溶血活性）
	高级实验
	单个补体成分的水平和功能
	补体裂解产物的趋化活性

续表

免疫功能缺陷	检查项目
吞噬功能缺陷	筛选实验
	血细胞计数和分类
	中性粒细胞染色、形态学
	高级实验
	氧化酶功能(二氢核黄素、硝基四唑蓝、化学发光)
	黏附分子的流式检测
	趋化作用
	吞噬作用
	酶分析(髓过氧化物酶、G-6-PDH)
	WBC 循环
	细菌和真菌杀伤实验
	骨髓活组织检查

【治疗】

1. **一般治疗**　应加强护理,有适当的隔离措施,注重营养,尽可能减少和防止感染,已合并感染时选用适当抗菌药物治疗。给予各种对症治疗,如 WAS 发生严重出血或血小板计数严重降低时,可输新鲜血小板;胸腺发育不全发生低钙抽搐时,应补充钙剂、维生素 D 或甲状旁腺激素。伴 T 细胞缺陷者,禁忌接种活疫苗或菌苗,以防发生严重感染。此外,应加强家庭宣教以增强父母和患儿对抗疾病的信心,鼓励经治疗后的患儿尽可能参加正常生活活动。

2. **替代疗法**　针对免疫缺陷补其所缺,可使免疫功能改善,缓解临床症状。

(1)静脉注射丙种球蛋白(IVIG):主要含 IgG(占 90% 以上),IgA、IgM 含量不足 1%。因此,治疗指征仅限于低 IgG 血症者。抗体缺陷患儿经 IVIG 治疗后可使症状完全缓解,获得正常生长发育。剂量为每个月 1 次静脉注射 100~600 mg/kg,持续终身。治疗剂量应个体化,以能控制感染为度。IgA 缺乏症患者因可产生抗 IgA 抗体而致过敏反应,故丙种球蛋白制剂被视为禁忌。

(2)特异性血清免疫球蛋白(special immune serum globulins,SIG):SIG 是从免疫接种或自然感染的供体血清中收集来的抗原特异性免疫血清,含有高效价特异性抗体。包括水痘、带状疱疹、狂犬病、破伤风和乙型肝炎的 SIG,用于预防高危患儿和严重感染的治疗。

(3)新鲜血浆:血浆中不仅含 IgG,还含有 IgA、IgM、补体和其他免疫活性成分,适用于治疗各类体液免疫缺陷病。剂量为 10~20ml/kg(小于 2 岁为 10ml/kg),每 3~4 周静脉滴注 1 次。

(4)其他替代治疗

1)新鲜白细胞:用于治疗吞噬细胞功能缺陷患儿伴严重感染,由于白细胞在体内存活时间短暂,反复使用会发生不良免疫反应,故仅用于严重感染时,而不作常规替代治疗。

2)细胞因子治疗:胸腺素(thymosin)用于治疗某些 T 细胞缺陷,如胸腺发育不全、WAS、CVID 等,仅有部分疗效。转移因子用于迟发型皮肤过敏反应阴性者,有一定效果。重组 IL-2 已有成功地用于 SCID 的报道;纤维连接蛋白治疗严重感染伴纤维连接蛋白缺乏者;IFN-α 用于治疗干扰素 -α 受体缺陷病,但效果不肯定。

3)酶替代治疗:腺苷脱氨酶(ADA)缺陷患儿可输注红细胞(内含大量 ADA)或牛 ADA 多聚乙二烯糖结合物肌内注射。

值得注意的是,T 细胞缺陷患儿无论输注新鲜全血、血浆、红细胞或白细胞均须极其慎重。因上述制品中均含有 T 细胞,即使输入极少量供体 T 细胞也会引起严重的移植物抗宿主反应(graft versus-host reaction,GVHR)。此反应发生于输注后 5~20d,表现为发热、皮疹、肝脾大、黄疸和腹泻,甚至死于严重感染。如确需使用血制品时,最好使用库存血,并须先进行放射照射,剂量为 2 000~3 000Gy,以抑制供体 T 细胞在宿主内增殖。供血者应作巨细胞病毒包涵体(CMV)筛查。患儿最好不做扁桃体、腺样体摘除术,禁忌行脾切除术。

3. 免疫重建　免疫重建是采用正常细胞或基因片段植入患儿体内,使之发挥其免疫功能,以持久地纠正免疫缺陷病。按免疫缺陷类型不同,可分别移植含有造血干细胞的胎肝、骨髓或脐血;含有淋巴干细胞及能产生产胸腺激素的胸腺组织。

(1)干细胞移植

1)骨髓移植(BMT):骨髓含有丰富的造血干细胞,故骨髓移植可重建患儿 T、B 细胞和单核巨噬细胞功能。移植前需作组织配型,HLA-D 匹配尤为重要。半合子骨髓移植者需同时使用免疫抑制剂,以减少移植物受到宿主排斥或 GVHR。采用单克隆抗体、E- 花环形成和通过分裂原吸附柱等方法排除供体骨髓中的 T 细胞后,再行移植可减少 GVHR 的发生。目前,已有超过 1 000 例原发性免疫缺陷病患儿接受了 BMT。

2)脐血干细胞移植:脐血富含造血干细胞,可作为免疫重建的干细胞重要来源。脐血干细胞移植后 GVHR 较接受无关供体配型骨髓(matched unrelated marrow donor,MUD)移植者为轻。

3)胎肝移植:胎肝亦含有较多造血干细胞,一些患儿接受胎肝移植后出现嵌合体,表明移植成功。但其免疫重建的效果远较骨髓移植差,故目前已很少使用。

4)外周血干细胞移植:据国外文献报道,该方法在严重联合免疫缺陷(SCID),X 连锁高 IgM 血症及 WAS 中已有成功应用。

(2)胸腺组织移植:包括胎儿胸腺组织移植和胸腺上皮细胞移植,其疗效不肯定,且约 1/10 接受胸腺移植的患者发生淋巴瘤,目前已较少使用。

4. 基因治疗　许多原发性免疫缺陷病的突变基因已被克隆,其突变位点已经确立。这给基因治疗打下了基础:将正常的目的基因片段整合到患儿干细胞基因组内,这些被目的基因转化的细胞经有丝分裂,使转化的基因片段能在患儿体内复制而持续存在。基因治疗原发性免疫缺陷病尝试已经历 20 多年,取得一定成效,但总的来说尚处于探索和临床验证阶段。

【预防】

做好遗传咨询,检出致病基因携带者,并给予遗传学指导。对曾生育过 X 连锁遗传免疫缺陷病患儿的孕妇,应作产前诊断,以确定胎儿性别和决定是否终止妊娠。这些预防措施对于降低本病的发病率有一定作用。

(李彩凤)

第三节　获得性免疫缺陷病

获得性免疫缺陷病(acquired immunodeficiency diseases)又称为继发性免疫缺陷病(secondary immunodeficiency diseases,SID),是指出生后因不利的环境因素导致机体免疫系统暂时性功能障碍,一旦不利因素被纠正,免疫功能即可恢复正常。每一个体在某一特定时期或环境下均可能发生一过性 SID。SID 的发病率远较原发性免疫缺陷病者为高。

与原发性免疫缺陷病不同,SID 常同时累及多种免疫功能,T 细胞和中性粒细胞最易受损。SID 多为暂时性,且为可逆性。例如蛋白质 - 能量营养不良和缺铁状态等小儿时期常见的营养紊乱,都可导致明显的免疫功能低下,若能及早发现,及时给予适当治疗,则免疫功能迅速恢复正常。因此,早期发现继发性免疫缺陷病,找出其诱因并及时予以治疗,显得尤为重要。

【病因】

继发性免疫缺陷病见于下列情况:

1. 未成熟儿和新生儿　新生儿时期的免疫系统和免疫反应处于一个特殊阶段,出现生理性、暂时性免疫功能低下,易发生感染性疾病,而且感染易于扩散。详见本章第一节中相关内容。

2. 遗传性疾病　包括染色体异常(如血清 IgG、IgM 和 IgA 浓度低下见于 18 三体综合征)、染色体不稳定综合征、酶缺陷、血红蛋白病、张力性肌萎缩症、先天性无脾症及骨骼发育不良等。

3. 营养紊乱　包括蛋白质 - 能量营养不良(可致 T 细胞和中性粒细胞功能障碍)、铁缺乏症和锌缺乏症(亦可致 T 细胞和中性粒细胞功能障碍,且致血清 IgG 亚类缺陷和抗原特异性 IgG 亚类抗体反应低下)、维生素 A 缺乏症及肥胖症。淋巴细胞、吞噬细胞及其表达和分泌的蛋白质分子的更新和再合成需要特殊营养物质。如果某一特殊营养素缺乏,可致相应的免疫功能缺陷。儿童时期免疫系统处于发育成熟阶段,更需要合理的营养供给,然而此时的营养紊乱性疾病非常常见。常见营养素缺乏所引起的继发性免疫功能缺陷如表 8-3 所示。而肥胖症患儿体内存储大量饱和脂肪酸和碳水化合物,对免疫活性细胞具有抑制作用。此外,肥胖症患儿多由于偏食而常伴有微量元素和维生素缺乏,也是造成免疫功能下降的原因之一。

表 8-3　常见营养素缺乏所引起的继发性免疫功能缺陷

继发因素	免疫功能缺陷			
营养不良及营养素缺乏	T 细胞	B 细胞	巨噬细胞	中性粒细胞
蛋白质 - 能量营养不良	↓	↓	↓	↓
维生素 A	↓	↓		
维生素 B				
维生素 B₆	↓	↓		
维生素 B₁₂	↓	↓		↓
维生素 C			↓	↓
维生素 D		↓		
维生素 E	↓	↓	↓	
叶酸	↓	↓		
锌	↓		↓	
铁	↓	↓		↓

4. 感染性疾病　包括细菌、真菌、病毒及寄生虫感染。几乎所有的感染均可引起一过性免疫功能低下,以病毒性感染尤为突出,而人类免疫缺陷病毒(HIV)感染是最典型的例子。严重细菌感染时,中性粒细胞趋化、杀菌功能受到抑制。病毒感染时中性粒细胞趋化性减弱,T 细胞功能亦发生暂时性缺陷。

5. 肿瘤和血液病　包括组织细胞增生症、类肉瘤病、淋巴系统肿瘤、白血病、淋巴组织增生性疾病及再生障碍性贫血等。一些血液疾病(如白血病、恶性淋巴瘤)的发生与免疫缺陷有关。血液、肿瘤疾病形成后,又可因疾病本身或治疗因素导致机体发生继发性免疫功能缺陷。

6. 免疫抑制剂的应用　包括放射线治疗(主要影响 T 细胞功能和数量)、糖皮质激素(影响淋巴细胞的物质代谢,诱导细胞凋亡等)、抗体(包括抗淋巴细胞球蛋白和抗胸腺细胞球蛋白)、环孢素(主要影响 T 细胞功能)、细胞毒性药物及抗惊厥药物(常诱发 IgA 缺乏症或 IgG 亚类缺乏症)等。抗炎和细胞毒性药物广泛用于治疗各种儿科疾病,如炎症、感染、肿瘤、自身免疫性疾病和抗排斥反应等,以达到减轻炎症过程,减少组织损伤及避免移植物被排斥的目的,但同时导致暂时性的免疫功能下降。

7. 其他疾病

(1)糖尿病:多伴有中性粒细胞趋化功能障碍。当发生酮症酸中毒时,尚可伴吞噬和杀菌功能障碍。

(2)胃肠道疾病:包括胃黏膜肥厚增生症、过敏性胃肠病、原发性肠吸收不良综合征、肠瘘或畸形、短肠综合征、肠寄生虫病、肠结核、炎症性结肠炎。大量蛋白质及其他营养素从肠道丧失,导致严重营养障碍,使免疫细胞功能缺陷和免疫成分活性下降。

(3)肾病综合征:血清 IgG 和 IgA 浓度低下,IgM 正常或升高。上述现象可能为 IgM 向 IgG 和 IgA 转换障碍所致。血清 IgG1、IgG2 和 IgG4 明显下降,而 IgG3 相应升高;肺炎球菌多糖抗原 IgG2 抗体水平低下。以上免疫学异常是该病易发生肺炎球菌感染的原因。

(4)尿毒症:中性粒细胞趋化功能常受损。长期行血液透析者可发生中性粒细胞减少、吞噬和杀菌力降低。T 细胞功能受损表现为迟发型皮肤过敏反应转阴。B 细胞功能则受累少。

(5)外伤和手术:烧伤时血清 5 种 Ig 均下降,C3、C4 和旁路系统活性降低。TS 活性亢进,TH/TS 比率下降,迟发型皮肤过敏反应减弱。脾切除术后,清除病原体的功能受损,某些补体成分减低以及缺乏吞噬细胞激素,从而易发生败血症。

(6)其他情况:生命体征垂危患者、神经和内分泌疾病患者以及情绪低落、压抑者均可发生不同类型的免疫缺陷。

【临床表现】

SID 最常见的临床表现为反复呼吸道感染,包括反复上呼吸道感染、支气管炎和肺炎,亦有胃肠道感染者,一般症状较轻,但反复发作。反复感染尤其是胃肠道感染可引起更严重的营养吸收障碍而加重营养不良;感染本身也可直接引起免疫功能的进一步恶化。如此,形成"营养不良 - 免疫功能下降 - 感染 - 加重营养不良"的恶性循环,构成了儿童时期重要的疾病谱。

【治疗】

SID 的治疗原则是治疗原发性疾病,祛除诱发因素。

(李彩凤)

小结

1. 免疫是机体的一种生理性保护反应,其本质是识别自己、排斥异己。人类免疫系统是由细胞和体液成分协同构成的动态网络,它具有 3 种基本功能:抵御病原微生物及毒素侵袭;清除衰老、损伤或死亡的细胞组织,稳定机体内环境;免疫监视,识别与清除自身突变细胞和外源性非自身异质性细胞。

2. 人类免疫反应分为非特异性免疫反应和特异性免疫反应两大类,后者又可分为特异性细胞免疫和特异性体液免疫。

3. 原发性免疫缺陷病为一组先天或遗传性免疫功能障碍性疾病,包括特异性体液(B 细胞及其分泌的 Ig)和细胞(T 细胞及其分泌的淋巴因子)免疫缺陷以及非特异性体液(补体活性)和细胞免疫(单核巨噬细胞、中性粒细胞)缺陷。

4. 原发性免疫缺陷病最新的分类标准更新于 2011 年,该标准将 PIDs 分为 8 类。

5. 原发性免疫缺陷病的诊断依靠病史、体格检查和必要的辅助检查。主要的治疗方法包括替代疗法、免疫重建和基因治疗。

6. 获得性免疫缺陷病又称为继发性免疫缺陷病,是指出生后因不利的环境因素导致机体免疫系统暂时性功能障碍,一旦不利因素被纠正,免疫功能即可恢复正常。其发病率远较原发性免疫缺陷病者为高。

　　7. 获得性免疫缺陷病最常见的临床表现为反复呼吸道感染。

思考题

1. 人类免疫系统有哪些功能?
2. 特异性体液免疫有哪几种,分别有何特点?
3. 原发性免疫缺陷如何分类?
4. 如何诊断原发性免疫缺陷?
5. 如何治疗原发性免疫缺陷?
6. 获得性免疫缺陷病的常见病因?
7. 获得性免疫缺陷病的治疗原则?

第九章
风湿免疫性疾病

风湿病是指一大类以关节为主,侵犯全身结缔组织系统的疾病。现代含义的风湿性疾病是泛指影响骨、软骨、关节及其周围软组织、肌肉、滑囊、肌腱、筋膜等的一组疾病。它包括 200 多种疾病,涉及所有骨关节和肌肉及其他结缔组织的(疼痛性)疾病。本章节主要介绍最常见的风湿性疾病。

第一节　风　湿　热

风湿热(rheumatic fever)是常见的风湿性疾病,主要表现为心脏炎、游走性关节炎、舞蹈病、环形红斑和皮下小结,可反复发作。心脏炎是本病最严重的表现,急性期可威胁患儿生命,反复发作后可致永久性心脏瓣膜病变,严重影响日后劳动力。由于就医条件的显著改善,抗生素的广泛使用,风湿热的发病率明显下降,病情亦明显减轻。

本病一年四季均可发病,高发季节为 1~6 月份,4、5 月份最为突出。我国各地发病情况不一,风湿热总发病率约为 22/10 万,其中风湿性心脏病患病率为 0.22‰。

【病因】

风湿热是 A 组乙型溶血性链球菌感染所致咽峡炎后的晚期并发症。0.3%~3% 由该菌引起的咽峡炎患者在其后的 1~4 周发生风湿热。皮肤和其他部位 A 组乙型溶血性链球菌感染不会引起风湿热。

【发病机制】

风湿热的发病机制尚不清楚,与以下机制有关:

1. 分子模拟　A 组乙型溶血性链球菌的抗原性很复杂,各种抗原分子结构与机体器官抗原存在同源性,机体的抗链球菌免疫反应可与人体组织产生免疫交叉反应,导致器官损害,是风湿热发病的主要机制。这些交叉抗原包括:

(1)荚膜由透明质酸组成,与人体关节、滑膜有共同抗原。

(2)细胞壁外层蛋白质中 M 蛋白和 M 相关蛋白、中层多糖中 N- 乙酰葡糖胺和鼠李糖均与人体心肌和心瓣膜有共同抗原。

(3)细胞膜的脂蛋白与人体心肌肌膜和丘脑下核、尾状核之间有共同抗原。

2. 自身免疫反应　人体组织与链球菌的分子模拟导致的自身免疫反应包括:

(1)免疫复合物病:与链球菌抗原模拟的自身抗原与抗链球菌抗体可形成循环免疫复合物沉积于人体关节滑膜、心肌、心瓣膜,激活补体成分产生炎性病变。

(2)细胞免疫反应异常:①周围血淋巴细胞对链球菌抗原的增殖反应增强,患儿 T 淋巴细胞具有对心肌细胞的细胞毒作用;②患儿外周血对链球菌抗原诱导的白细胞移动抑制试验增强,淋巴细胞母细胞化和增殖反应降低,自然杀伤细胞功能增加;③患儿扁桃体单核细胞对链球菌抗原的免疫反应异常。

3. 遗传背景　有人发现 HLA-B35、HLA-DR2、HLA-DR4 和淋巴细胞表面标记 D8/17[+] 等与发病有关,但还应进一步进行多中心研究,才能证实该病是否为多基因遗传病和相应的相关基因。

【病理】

主要病变发生在结缔组织胶原纤维,全身各器官均可受累,但以心脏、血管及浆膜等处的改变最为明显。风湿热基本的病理改变为风湿小体,即 Aschoff 小体,病变分为 3 期:

1. 急性渗出期　受累部位如心脏、关节、皮肤等的结缔组织水肿,淋巴细胞和浆细胞浸润;心包膜纤维素性渗出;关节腔内浆液性渗出,但无关节面侵蚀。本期病变为非特异性,持续约 1 个月。

2. 增生期　主要发生于心肌和心内膜,特点为形成风湿小体(Aschoff nodules),小体中央为胶原纤维素样坏死物质,外周有淋巴细胞、浆细胞和巨大的多核细胞(风湿细胞)。风湿细胞呈圆形或椭圆形,含有丰富的嗜碱性胞质,胞核有明显的核仁。此外,风湿小体还可分布于肌肉及结缔组织,好发部位为关节处皮下组织和腱鞘,形成皮下小结,是诊断风湿热的病理依据,表示风湿活动。本期持续 3~4 个月。

3. 硬化期　炎症细胞浸润逐渐减少,风湿小体中央变性和坏死物质吸收,其附近出现纤维组织增生和瘢痕形成。心瓣膜边缘可有嗜伊红性疣状物。由于进行性纤维化而使瓣膜增厚,形成瘢痕。二尖瓣最常受累,其次为主动脉瓣,很少累及三尖瓣及肺动脉瓣。此期持续 2~3 个月。

此外,大脑皮质、小脑、基底核可见散在的非特异性细胞变性和小血管壁透明变性。

【临床表现】

风湿热患儿在发病前 1~5 周往往有链球菌咽峡炎、扁桃体炎、感冒等短期发热或猩红热的病史。症状轻重不一,亦可无症状,咽部症状常在 4d 左右消失,以后患儿无不适,1~5 周后开始发病。风湿性关节炎多呈急性起病,而心脏炎可为隐匿性经过。

1. 一般表现　急性起病者发热在 38~40℃,无一定热型,1~2 周后转为低热。隐匿起病者仅有低热或无发热。其他表现如精神不振、疲倦、食欲减退、面色苍白、多汗、鼻出血、关节痛、腹痛等。

2. 心脏炎　首次风湿热发作时,40%~70% 的病例累及心脏,心肌、心内膜及心包均可受累,称为风湿性心脏炎或全心炎,为小儿风湿热的最重要表现,多于发病 1~3 周内即出现症状,重者可导致心力衰竭,甚至死亡。

(1)心肌炎:轻者可无症状,重者可伴不同程度的心功能不全表现。常见体征有:①心动过速,与体温升高不成比例;②心脏增大,心尖搏动弥散;③心音减弱,心尖部第一心音低钝,有时可闻及奔马律;④心尖部有 2/6 级以上收缩期吹风样杂音,有时主动脉瓣区亦可听到舒张中期杂音。X 线检查心脏扩大,心肌张力差,心脏搏动减弱。心电图常示各型传导阻滞,尤以 I 度房室传导阻滞多见,期前收缩少见,常有 P-R 间期延长,伴有 T 波低平和 ST 段异常,少数出现 Q-T 间期延长。

(2)心内膜炎:风湿热患者可能发生心肌炎和心包炎,但心脏炎的主要表现是瓣膜炎的心内膜受累,尤其是二尖瓣和主动脉瓣受累。以二尖瓣最常受累,主动脉瓣次之。炎症侵犯二尖瓣时,心尖部可闻及 2~3/6 级吹风样全收缩期杂音,向腋下传导,有时可闻及舒张中期隆隆样杂音,患者取左侧卧位和深呼气时更易听到。炎症累及主动脉瓣时,该区可听到舒张期吹风样杂音。急性心脏炎引起的杂音是由心脏扩大和瓣膜充血水肿所致,于恢复期渐消失,但若反复发作且病程较久者(半年以上),因炎性病变修复过程在瓣膜或腱索上产生瘢痕挛缩造成器质性瓣膜损害,成为非活动性慢性风湿性心瓣膜病阶段,即风湿性心脏病,其中以二尖瓣受损机会最多,主动脉瓣次之。

(3)心包炎:一般积液量少,临床上难以发现,有时于心底部听到心包摩擦音。积液量多时,心前区搏动消失,听诊心音遥远。X 线检查心脏搏动减弱或消失,心影向两侧扩大呈烧瓶形,卧位时心腰增宽。心电图早期呈 ST 段抬高,随后可出现 ST 段下降和 T 波改变,常并发低电压。临床有心包炎表现者,提示心脏炎严重,易发生心力衰竭。

风湿性心脏炎初次发作有 5%~10% 患儿发生充血性心力衰竭,再发时心力衰竭发生率更高。风湿性心脏瓣膜病患儿伴有心力衰竭者,提示有活动性心脏炎存在。若无链球菌再次感染,心脏炎持续 6 周~6 个月,多数在 12 周内完全恢复;少数病程长达半年以上者,称为慢性风湿性心脏炎。

近年风湿性心脏炎的严重程度明显减轻,表现为单纯性心肌炎者较多。若起病隐匿,临床表现常被忽略,待就诊时已形成永久性心脏瓣膜病变者,称为隐匿型风湿性心脏炎。

3. 关节炎 见于 35%~66% 的患者,关节炎通常是风湿热最早的症状,一般在 A 组链球菌感染后 21d 内出现,不过也可能最早出现的是无症状性心脏炎。典型者为游走性多关节炎,以膝、踝、肘、腕等大关节为主,小关节偶可同时受累。表现为局部肿胀、疼痛及触痛,皮温升高,活动受限。经治疗后关节炎可完全治愈,不留畸形。受累关节的影像学检查可能显示少量积液,但通常无明显异常。因此通常不常规进行影像学评估。

4. 舞蹈病 也称 Sydenham 舞蹈病,可能是患者唯一的表现。舞蹈病比其他风湿性表现的潜伏期要长,通常在 A 组乙型溶血性链球菌咽炎后 1~8 个月才出现,占风湿热患儿总数的 10%~30%。好发年龄为 8~12 岁,女孩多见。表现为全身或部分肌肉的无目的不自主快速运动。常见者为面部肌肉抽搐引起的奇异面容,如伸舌、歪嘴、皱眉、眨眼和语言障碍;其次有耸肩缩颈、书写困难、细微动作不协调等。舞蹈样运动多为一侧更明显,偶尔呈单侧受累(偏侧舞蹈症)。上述运动障碍于兴奋或注意力集中时加剧,入睡后消失。部分患儿早期以情绪和性格变化为突出表现。舞蹈病常同时伴有心脏炎。少数患儿留有不同程度神经精神后遗症,如性格改变、偏头痛、震颤、细微运动不协调和智能低下等。单纯性舞蹈病患儿的红细胞沉降率正常,血清抗链球菌溶血素 O(ASO)不增高。

5. 皮肤症状

(1)皮下小结:发生于 5%~10% 的风湿热患者,常伴严重心脏炎。起病后数周才出现,经 2~4 周消失。皮下结节质硬、无痛,直径 0.1~1cm,与皮肤不粘连。小结多存在于肘、膝、腕、踝等关节伸面,或枕部、前额头皮以及胸、腰椎棘突的突起处,肘部最常出现。皮下小结并非风湿热特有的症状,可见于类风湿关节炎及系统性红斑狼疮。

(2)环形红斑:见于 2%~5% 的患儿。环形或半环形边界明显的淡色红斑,受热时明显,环内肤色正常,边缘呈匐行性轻微隆起,直径约 2.5cm,多出现在躯干和四肢近端屈侧,但不累及面部,呈一过性,或时隐时现呈迁延性。通常发生在病程的早期,最常发生于出现急性心脏炎的患者,但在慢性心脏炎患者中亦有报道。环形红斑可间歇出现,为风湿热的主征,但并非风湿热特有表现,可见于药疹及肾小球肾炎。

(3)其他皮损:如荨麻疹、结节性红斑和多形红斑等。

【实验室检查】

1. 血常规 患儿可有轻度贫血,白细胞增加及核左移现象。

2. 红细胞沉降率、C 反应蛋白 红细胞沉降率加快,但有心力衰竭时加快不明显。C 反应蛋白呈阳性反应,且较红细胞沉降率的加快出现早,但消失亦较慢,一般不受心力衰竭的影响。

3. 链球菌感染的证据

(1)咽拭子培养:有时可培养出 A 组乙型溶血性链球菌,但有些风湿热患者,特别在抗生素药物治疗后,咽培养可呈阴性。

(2)免疫学检查:风湿热患儿下列检查之一项常呈阳性:

1)血清抗链球菌溶血素 O(ASO):在溶血性链球菌感染后 2 周左右,血清中出现 ASO,以后逐渐升高,至 4~6 周达到高峰,8~10 周逐渐恢复正常。风湿热患者 75%~80% 有 ASO 阳性。20% 的患者 ASO 不升高,其中可能包括部分隐匿型心脏炎和舞蹈病患者。ASO 下降较慢,在红细胞沉降率正常后 5~6 个月仍可持续增高,抗风湿治疗可使其降低。

2)其他抗链球菌抗体:血清抗链球菌激酶、抗链球菌 DNA 酶、抗 DNA 酶 -B 和抗透明质酸酶等滴度增加。这些抗体在链球菌感染 1 周后升高,可维持数个月。连续检查时,抗体滴度上升或下降有诊断价值,抗 DNA 酶 -B 维持阳性的时间最长,对舞蹈病及隐匿型心脏炎患者有诊断价值。舞蹈病通常发生在链球菌感染 2~6 个月之后,故抗体滴度大多正常。

4. **血生化检查**　有心肌炎者血清谷草转氨酶、肌酸激酶及乳酸脱氨酶可以增高。

5. **心电图**　可见 P-R 间期延长、房室传导阻滞、ST-T 变化、非阵发性结性心动过速、房室增大等。

6. **心脏彩超**　确诊有无心包积液和心内膜炎心脏瓣膜损害,并可判断房室肥大,左室收缩和舒张功能。

7. **X 线胸片**　肺纹理可增加,心影正常或增大。

【诊断】

风湿热的诊断主要依靠临床表现。由于缺乏特殊诊断方法,目前需参照 1992 年修订的琼斯(Jones)风湿热诊断标准(表 9-1)。

表 9-1　Jones 诊断标准(1992 年)

主要指标	次要指标
心脏炎	既往风湿热史
关节炎	关节痛
舞蹈病	发热
环形红斑	急性时相反应物升高
皮下小结	一度房室传导阻滞

诊断方法:2 条主要指标或 1 条主要指标加 2 条次要指标,加近期 A 组链球菌感染的证据,如近期患猩红热或 ASO 或其他抗链球菌抗体滴度升高或咽培养 A 组溶血性链球菌阳性

注:主要表现为关节炎者,关节痛不再作为次要表现;主要表现为心肌炎者,P-R 间期延长不再作为次要表现。

主要表现包括心脏炎、关节炎、舞蹈病、环形红斑及皮下结节。心脏炎的诊断应具有以下四点之一:①新出现有意义的杂音,如心尖部收缩全期杂音或舒张中期杂音;②心脏增大;③心包炎;④心力衰竭。次要表现包括发热,关节痛,急性时相反应物(ESR、CRP)增高,心电图 P-R 间期延长。前期链球菌感染证据有咽拭子培养或快速链球菌抗原试验阳性,或链球菌抗体效价升高。

主要表现较次要表现更有意义,2 项主要表现的诊断标准较 1 项主要表现加 2 项次要表现可靠。尤其是关节炎、发热、红细胞沉降率增快,这些症状常见于幼年特发性关节炎、系统性红斑狼疮、化脓性关节炎及结核病等。实验室诊断主要针对有近期链球菌感染和全身炎症状态的病例,如两者缺一则难以作出诊断。

此外,确定风湿热有无活动性也是诊断中很重要的一方面。以下 3 种情况提示风湿热活动的持续存在,即:①体温不正常,体重不增加,运动耐量不恢复;②心律不正常,易有变化,脉搏快;③红细胞沉降率快,C 反应蛋白不转阴性,抗链球菌抗体滴度不下降或白细胞未恢复正常。需指出的是,当红细胞沉降率增快但无波动,持续 6 个月以上;P-R 间期延长,但固定不变者;ASO 持续增高,但无风湿热临床表现者,均非风湿热活动的指标。

【鉴别诊断】

风湿热需与下列疾病进行鉴别:

1. **与风湿性关节炎的鉴别**

(1)幼年特发性关节炎:于 16 岁以内起病,关节炎无游走性的特点,多伴不规则发热、脾及淋巴结肿大、全身斑丘疹等。部分病例反复发作后遗留关节畸形。X 线骨关节摄片可见关节面破坏、关节间隙变窄和邻近骨骼骨质疏松。

(2)急性化脓性关节炎:常为全身性脓毒血症的局部表现。中毒症状重,血培养可发现致病菌,以

金黄色葡萄球菌多见。好发部位为髋关节,其次为膝、肘等大关节。

(3)链球菌感染后状态(亦称链球菌感染后综合征):主要见于急性链球菌感染的同时或感染后2~3周内,出现发热、无力、关节痛,并可伴有关节轻度红肿,红细胞沉降率可增快,但心脏无明显改变,亦无环形红斑和皮下小结,一般经抗生素治疗后1~2周症状即可消失。

(4)急性白血病:特点为发热、贫血、出血倾向,肝、脾及淋巴结肿大,骨关节疼痛等。有时骨痛为其早期突出的表现,以胸骨痛最明显,常伴压痛,可误认为风湿性关节炎。但周围血片见到幼稚白细胞,骨髓检查发现大量白血病细胞浸润可资鉴别。

(5)非特异性肢痛:又名"生长痛"。为小儿时期常见的症状,肢痛多发生于下肢,局部无红肿,实为小腿肌肉痛,以夜间尤甚,疼痛常致小儿突然惊醒。

2. 与风湿性心脏炎的鉴别

(1)生理性杂音:见于学龄儿童,杂音部位限于:①肺动脉瓣区;②胸骨左缘与心尖之间。为2/6级左右、音调柔和的收缩早中期吹风样杂音。杂音响度和性质随体位变动与呼吸运动而改变。

(2)病毒性心肌炎:常在一次呼吸道或肠道病毒感染后出现心肌炎的表现,可有低热和关节疼痛。近年单纯风湿性心肌炎的病例日渐增多,与病毒性心肌炎难以区别。一般而言,病毒性心肌炎的心脏杂音往往不明显,可合并心包炎而极少伴有心内膜炎,较多出现期前收缩等心律失常。心电图P-R间期延长较少见,而ST-T改变更为突出。实验室检查有病毒感染证据。

(3)感染性心内膜炎:先天性心脏病或慢性风湿性心脏病合并感染性心内膜炎时,易与风湿性心脏病伴风湿活动相混淆,患儿往往出现不明原因的不规则发热,若伴贫血、脾大、皮肤瘀斑或其他栓塞症状则有助于诊断。24h内反复数次做血培养,常可获得阳性结果,一次抽血量达10ml左右,培养时间延长到2周,可提高阳性率。超声心动图可见心瓣膜或心内膜有赘生物。

【治疗】

1. 休息 卧床休息的期限决定于是否存在风湿活动、心脏受累程度及心功能状态。急性期需卧床休息2周,并应密切观察有无心脏炎的表现。若无心脏受累,开始逐渐恢复活动,2周后达正常活动水平;心脏炎不伴心力衰竭者,卧床4周,于随后的4周内逐渐恢复活动;心脏炎伴充血性心力衰竭患儿,需严格卧床8周,在以后的3个月内逐渐增加活动量。

2. 控制链球菌感染 ①肌内注射青霉素40万U,每日2次,疗程10~14d。或②1次肌内注射长效青霉素120万U,每个月1次。③青霉素过敏者选用非广谱头孢菌素或克林霉素,青霉素严重Ⅰ型过敏者首选克林霉素。由于A组乙型溶血性链球菌对大环内酯类如阿奇霉素的耐药率上升以及常见的胃肠道副作用,建议关注药敏试验酌情使用。风湿性心脏炎容易发生感染性心内膜炎,应注意清除口腔或其他部位感染灶,拔牙或其他手术时应严防发生菌血症。

3. 抗风湿热治疗 常用的药物有阿司匹林和肾上腺皮质激素,两者均有退热、消除关节症状及抑制心脏炎的抗炎作用。肾上腺皮质激素作用较强,心脏炎伴心力衰竭者首选泼尼松,多发性关节炎患儿首选阿司匹林,对于舞蹈病,两者均无明显效果。

(1)阿司匹林:用量为80~100mg/(kg·d),每日用量不超过3~4g。开始剂量用至体温下降、关节症状消失、红细胞沉降率、C反应蛋白及白细胞计数下降至正常,约2周后减为原量的3/4,再用2周左右,以后逐渐减量至完全停药。单纯关节炎者用4~6周,有轻度心脏炎者用12周。阿司匹林有出血、耳鸣、听力障碍、酸中毒和精神症状等副作用,如发现应及时停药。

(2)糖皮质激素:最常用的为泼尼松,日用量2mg/kg,最大量不超过60mg/d,分3~4次口服,开始用量持续2~3周,以后缓慢减量,至12周完全停药。极度严重的心脏炎伴心力衰竭时可采用大剂量疗法,常用甲泼尼龙,每日1次,剂量为10~30mg/kg,静脉滴注,共1~3次,待心功能改善后改为常用量口服。肾上腺皮质激素的常见副作用为如肥胖、满月脸、多毛、高血压、糖尿病、精神异常、惊厥、消化性溃疡、骨质疏松、感染扩散及发育迟缓等。停用上述抗炎药物时,可出现"反跳现象",应与风湿热复发相鉴别。"反跳现象"多见于肾上腺皮质激素停药后1周内,表现为轻度发热、关节痛、红细胞沉降率增快和 C 反应蛋白增高等,多于 2~3 天内自行消失,有时延至 1~2 周。如逾期以上症状依然存在,则应按风湿热复发处理,重新开始抗风湿热治疗。为了减少肾上腺皮质激素类的副作用以及减少停药过程中发生"反跳现象",可在开始减量时同时合用阿司匹林,最终以阿司匹林全部代替肾上腺皮质激素,其总疗程仍为 8~12 周。

4. **对症治疗**　①有充血性心力衰竭时,应视为心脏炎复发,及时给予大剂量静脉注射糖皮质激素治疗,剂量同前述。应慎用或不用洋地黄制剂,以免发生洋地黄中毒。应予以低盐饮食,限制入量,必要时氧气吸入,给予利尿药和血管扩张剂。②舞蹈病的治疗:本症有自限性,多于数周或数个月内痊愈,尚无特效治疗,仅采用支持及对症处理。居住环境宜安静舒适,给予安慰等心理学治疗亦属重要。为防止不自主运动所致的损伤,可用苯巴比妥或地西泮等镇静药。③关节肿痛时应予制动。

【预防】

1. 改善生活环境,注意卫生,加强锻炼,增强体质,提高健康水平,以增强抗病能力,减少链球菌咽峡炎的发生。

2. 早期诊断和治疗链球菌咽峡炎是预防风湿热初发和复发的关键。一旦确诊链球菌咽峡炎,应及早给予青霉素 G 肌内注射 7~10d,或苄星青霉素(长效青霉素)120 万 U 肌内注射 1 次,以清除咽部的链球菌。

3. 预防风湿热复发　确诊风湿热后,应长期使用抗菌药物预防链球菌咽峡炎,长效青霉素每个月肌内注射 120 万 U。口服预防的选择包括磺胺嘧啶和大环内酯类。对青霉素过敏者,可用磺胺嘧啶 0.5g(体重 <30kg 者)至 1g(体重 >30kg 者),每日 1 次顿服,其副作用有粒细胞减少和药物疹;也可用红霉素类药物口服,每个月服 6~7d。一般预防期限不得少于 5 年,最好持续至 25 岁;有风湿性心脏病者,宜作终身药物预防。

4. 风湿热或风湿性心脏病患儿,当拔牙或行其他手术时,术前、术后应用抗生素以预防感染性心内膜炎。

5. 链球菌细胞壁 M 蛋白质疫苗的研究,为开展预防风湿热的工作开辟了新的途径。其困难在于 M 蛋白质抗原血清型甚多,能致风湿热者多达 70 余种,只能根据本地区流行的链球菌 M 血清型菌株,制备相应多价疫苗用于本地区。

【预后】

风湿热的预后主要取决于首次发作时是否存在心脏炎及其严重程度,是否得到正确抗风湿热治疗以及是否正规抗链球菌治疗。无心脏炎者,日后复发率较低,影响心脏的机会甚少,预后良好。严重心脏炎伴充血性心力衰竭者及隐匿型心脏炎失去早期防治机会者的预后均差。

近年来风湿热病情有所减轻,预后较前明显改善,风湿性心脏病的发生率及病死率都明显下降。

(李彩凤)

第二节　幼年特发性关节炎

幼年特发性关节炎(juvenile idiopathic arthritis,JIA)是小儿时期常见的风湿性疾病,以慢性关节滑膜炎为主要特征,并伴有全身多脏器功能损害,也是造成小儿时期残疾和失明的重要原因。本病临床表现差异很大,可分为不同类型,故命名繁多,如幼年型类风湿关节炎(juvenile rheumatoid arthritis,JRA)、Still 病、幼年慢性关节炎(juvenile chronic arthritis,JCA)及幼年型关节炎(juvenile arthritis,JA)等。为了便于国际协作组对这类疾病的遗传学、流行病学、转归和治疗方案实施等方面进行研究,近十多年国际风湿病联盟(ILAR)儿科委员会专家组经过多次讨论,将儿童时期(16岁以下)不明原因的关节肿胀并持续6周以上者,命名为幼年特发性关节炎(JIA)。各种不同分类的比较见表9-2。本病除关节症和畸形外,全身症状可以很明显,如发热、皮疹、肝脾及淋巴结肿大、胸膜炎及心包炎等。多数病例预后良好,少数可发展为慢性过程,严重影响运动功能。

表9-2 幼年特发性关节炎国际风湿病联盟的分类与美国和欧洲分类的比较

美国风湿病学会(ACR)	欧洲风湿病联盟(EULAR)	国际风湿病联盟(ILAR)
幼年型类风湿关节炎(JRA)	幼年慢性关节炎(JCA)	幼年特发性关节炎(JIA)
全身型	全身型	全身型
多关节炎型	多关节炎型	多关节型(RF阴性)
少关节炎型	少关节炎型	多关节型(RF阳性)
	银屑病关节炎(JPsA)	少关节型
	幼年强直性脊柱炎(JAS)	持续型
		扩展型
		银屑病关节炎
		与附着点炎症相关的关节炎
		未定类的幼年特发性关节炎

【病因和发病机制】

病因至今尚不清楚,可能与多种因素如感染、免疫及遗传有关。

1. **感染因素** 虽有许多关于细菌(链球菌、耶尔森菌、志贺菌、空肠弯曲菌和沙门菌属等)、病毒(微小病毒B19、风疹病毒、EB病毒、柯萨奇病毒和腺病毒等)、支原体和衣原体感染与本病有关的报道,但都不能证实这些感染是诱发本病的直接原因。

2. **免疫学因素** 支持本病为自身免疫性疾病的证据有:①部分病例血清中存在类风湿因子(RF,抗变性IgG抗体)和抗核抗体(ANA)等自身抗体;②关节滑膜液中有IgG包涵体和类风湿因子的吞噬细胞(类风湿关节炎细胞,RAC);③多数患儿的血清IgG、IgM和IgA上升;④外周血CD4[+]T细胞克隆扩增;⑤血清炎症细胞因子明显增高。

3. **遗传因素** 很多资料证实本病具有遗传学背景,研究最多的是人类白细胞抗原(HLA),发现具有HLA-DR4、DR8和DR5位点者是JIA的易发人群。其他如HLA-DR6、HLA-A2等也与本病发病有关。此外,某些原发性免疫缺陷病如低丙种球蛋白血症、选择性IgA缺乏症及先天性低补体血症患儿易罹患本病。

综上所述,本病的发病机制可能为:各种感染性微生物的特殊成分作为外来抗原,作用于具有遗传学背景的人群,激活免疫细胞,通过直接损伤或分泌细胞因子、自身抗体触发异常免疫反应,引起自身组织的损害和变性。尤其是某些细菌、病毒的特殊成分可作为超抗原,直接与具有特殊可变区β链(Vβ)结构的T细胞受体(TCR)结合而激活T细胞,激发免疫损伤。自身组织变性成分(内源性抗原)如变性IgG或变性的胶原蛋白,也可作为抗原引发针对自身组织成分的免疫反应,进一步加重免疫损伤。

【病理】

关节呈慢性非化脓性滑膜炎症,早期呈现水肿、充血、纤维蛋白渗出,淋巴细胞和浆细胞浸润。轻者可完全恢复正常。反复发作者,滑膜增厚呈绒毛状向关节腔突起,附着于软骨上,并向软骨延伸形成血管翳,最终侵蚀关节软骨,随之关节面粘连融合,由纤维性或骨性结缔组织所代替,导致关节强直和变形。受累关节附近可有腱鞘炎、肌炎、骨质疏松及骨膜炎。类风湿结节的病理所见为均匀无结构的纤维素样坏死，外周有类上皮细胞围绕。胸膜、心包膜及腹膜可见纤维性浆膜炎。淋巴结呈非特异性滤泡增生。皮疹部位的皮下毛细血管周围有炎症细胞浸润。眼部受累时为虹膜睫状体的肉芽肿样浸润。

【分类及临床表现】

本病可发生于任何年龄，以2~3岁和8~10岁两个年龄组为发病高峰，女孩多见。临床表现复杂，除关节症状外，又可累及多脏器。按起病形式、临床经过和预后不同，可分为不同类型，其临床有不同表现。

1. 全身型幼年特发性关节炎(systemic-onset JIA)　可发生于任何年龄，但以幼年者为多，无明显性别差异。此型约占幼年特发性关节炎的20%。其定义为：每天发热至少2周以上，伴有关节炎，同时伴随以下1~4项中的一项或更多症状。

(1)短暂的、非固定的红斑样皮疹。

(2)淋巴结肿大。

(3)肝脾大。

(4)浆膜炎：如胸膜炎及心包炎。

应排除下列情况：①银屑病患者；②8岁以上HLA-B27阳性的男性关节炎患儿；③家族史中一级亲属有HLA-B27相关的疾病(强直性脊柱炎、与附着点炎症相关的关节炎、急性前葡萄膜炎或骶髂关节炎)；④两次类风湿因子阳性，两次间隔为3个月。

弛张型高热是本型的特点，体温每天波动在36~40℃，骤升骤降，常伴寒战。热退时患儿一般情况好，活动正常，无明显痛苦表情。发热持续数周至数个月后常自行缓解，但常于数周或数个月后复发。

约95%的患儿出现皮疹。直径为数毫米的淡红色斑疹分布于全身，以躯干及肢体近端为甚，但亦可波及掌、跖部位。单个皮疹逐渐扩大，其中心消散，皮疹间可相互融合。皮疹时隐时现，高热时明显，热退则隐匿；搔抓等外伤或局部热刺激均可使皮疹复现。可伴痒感。

急性期多数病例有一过性关节炎、关节痛或肌痛，有时因全身症状突出而忽视了关节症状。部分患儿在急性发病数个月或数年后关节炎才成为主诉。约25%最终转为慢性多发性关节炎，导致关节变形。

约85%有肝、脾及淋巴结肿大，肝功能轻度损害。约1/3伴胸膜炎或心包炎，一般不需处理多能自行吸收。少数累及心肌，但鲜有发生心内膜炎者。个别病例可发生心功能不全而需积极治疗。少数尚伴间质性肺浸润，多为一过性。约1/5出现腹痛，此可能为肠系膜淋巴结肿大所致。

2. 多关节型幼年特发性关节炎、类风湿因子阴性(polyarticular JIA, RF negative)　是指发热最初6个月有5个关节受累，类风湿因子阴性。约占JIA的25%。

应排除下列情况：①银屑病患者；②8岁以上HLA-B27阳性的男性关节炎患儿；③家族史中一级亲属有HLA-B27相关的疾病(强直性脊柱炎、与附着点炎症相关的关节炎、急性前葡萄膜炎或骶髂关节炎)；④两次类风湿因子阳性，两次间隔为3个月；⑤全身型JIA。

本型任何年龄都可起病，但1~3岁和8~10岁为两个发病高峰年龄组，女性多见。受累关节≥5个，先累及大关节如踝、膝、腕和肘，常为对称性。表现为关节肿、痛，而不发红。晨起时关节僵硬(晨僵)是本型的特点。随病情发展逐渐累及小关节，波及指、趾关节时，呈典型梭形肿胀；累及颈椎可致颈部活动受限和疼痛；累及颞颌关节表现为张口困难。幼儿可诉耳痛。病程长者，可影响局部发育出现小颌畸形；累及环杓(环状软骨、杓状软骨)关节可致声音嘶哑、喉喘鸣和饮食困难。疾病晚期，至少半数病例出现髋关节受累，可致股骨头破坏，严重者发生永久性跛行。复发病例的受累关节最终发生强直变形，关节附近的肌肉萎缩，运动功能受损。

本型可有全身症状，但不如全身型JIA严重。常有乏力、厌食、烦躁、轻度贫血和低热，体格检查可发现轻度肝、脾和淋巴结肿大。约25%的病例抗核抗体阳性。

3. **多关节型幼年特发性关节炎、类风湿因子阳性（polyarticular JIA，RF positive）**　是指发热最初6个月有5个关节受累，类风湿因子阳性。约占JIA的10%。

应排除下列情况：①银屑病患者；②8岁以上HLA-B27阳性的男性关节炎患儿；③家族史中一级亲属有HLA-B27相关的疾病（强直性脊柱炎、与附着点炎症相关的关节炎、急性前葡萄膜炎或骶髂关节炎）；④全身型JIA。

本型发病亦以女孩多见。多于儿童后期起病，其临床表现基本上与成人RA相同。关节症状较类风湿因子阴性组为重，后期可侵犯髋关节，最终半数以上发生关节强直变形而影响关节功能。约75%的病例抗核抗体阳性。除关节炎外，可出现类风湿结节。

4. **少关节型幼年特发性关节炎（oligoarticular JIA）**　是指发病最初6个月有1~4个关节受累。本型又分两个亚型：

（1）持续型少关节型JIA：整个疾病过程中受累关节均在4个以下。

（2）扩展型少关节型JIA：在疾病发病后6个月发展成关节受累≥5个，约20%患儿有此情况。

应排除下列情况：①银屑病患者；②8岁以上HLA-B27阳性的男性关节炎患儿；③家族史中一级亲属有HLA-B27相关疾病（强直性脊柱炎、与附着点炎症相关的关节炎、急性前葡萄膜炎）；④两次类风湿因子阳性，两次间隔为3个月；⑤全身型JIA。

本型女孩多见，起病多在5岁以前。多为大关节受累，膝、肘或腕等大关节为好发部位，常为非对称性。虽然关节炎反复发作，但很少致残。20%~30%患儿发生慢性虹膜睫状体炎而造成视力障碍，甚至失明。

5. **与附着点炎症相关的关节炎（enthesitis-related arthritis，ERA）**　是指关节炎合并附着点炎症或关节炎或附着点炎症，伴有以下情况中至少2项：①骶髂关节压痛或炎症性腰骶部及脊柱疼痛，而不局限在颈椎；②HLA-B27阳性；③8岁以上男性患儿；④家族史中一级亲属有HLA-B27相关的疾病（强直性脊柱炎、与附着点炎症相关的关节炎、急性前葡萄膜炎）。

应排除下列情况：①银屑病患者；②两次类风湿因子阳性，两次间隔为3个月；③全身型JIA。

本型以男孩多见，多于8岁以上起病。四肢关节炎常为首发症状，但以下肢关节如髋、膝、踝关节受累为多见，表现为肿、痛和活动受限。骶髂关节病变可于病初发生，但多数于起病数个月至数年后才出现。典型症状为下腰部疼痛，初为间歇性，数个月或数年后转为持续性，疼痛可放射至臀部甚至大腿。直接按压骶髂关节时有压痛。随着病情发展，腰椎受累时可致腰部活动受限，严重者病变可波及胸椎和颈椎，使整个脊柱呈强直状态。在儿童常只有骶髂关节炎的X线改变，而无症状和体征。

患儿还可有反复发作的急性虹膜睫状体炎和足跟疼痛，这是由于跟腱及足底筋膜与跟骨附着处炎症所致。本型HLA-B27阳性者占90%，多有家族史。

6. **银屑病关节炎（psoriatic arthritis）**　是指1个或更多的关节炎合并银屑病，或关节炎合并以下任何2项：①指（趾）炎；②指甲凹陷或指甲脱离；③家族史中一级亲属有银屑病。

应排除下列情况：①8岁以上HLA-B27阳性的男性关节炎患儿；②家族史中一级亲属有HLA-B27相关的疾病（强直性脊柱炎、与附着点炎症相关的关节炎、急性前葡萄膜炎或骶髂关节炎）；③两次类风湿因子阳性，两次间隔为3个月；④全身型JIA。

本型儿童时期罕见。发病以女性占多数，女与男之比为2.5∶1。表现为一个或几个关节受累，常为不对称性。半数以上患儿有远端指间关节受累及指甲凹陷。关节炎可发生于银屑病发病之前或数个月、数年后。40%患者有银屑病家族史。发生骶髂关节炎或强直性脊柱炎者，HLA-B27阳性。

7. **未定类的幼年特发性关节炎（undefined JIA）**　不符合上述任何一项或符合上述两项以上类别的关节炎。

【实验室检查】

实验室检查的任何项目都不具备确诊价值，但可帮助了解疾病程度和除外其他疾病。急性期可有轻至中度贫血,中性粒细胞计数增高,以全身型起病者尤为突出,可呈类白血病反应,白细胞计数高达 $75 \times 10^9/L$。血清 α_2- 和 γ- 球蛋白升高,白蛋白降低,IgG、IgM、IgA 均增高,以 IgG_1 和 IgG_3 增高为著。红细胞沉降率增快,炎症反应物如 C 反应蛋白、肿瘤坏死因子、IL-1、IL-6 活性可增高,表明急性炎症过程的存在。40% 病例出现低至中滴度的抗核抗体,但与疾病的进程和预后无关。多关节炎型中发病年龄较大者,血清类风湿因子阳性,提示关节损害严重,日后易出现运动障碍后遗症。尿常规检查一般正常。关节腔滑膜液混浊,可自行凝固,蛋白质含量增高,糖降低,补体下降或正常,细胞数明显增高,以中性粒细胞为主。

　　X 线检查:早期(病程 1 年左右)显示关节附近软组织肿胀,关节腔增宽,近关节处骨质疏松,指(趾)关节常有骨膜下新骨形成;后期关节面骨质破坏,以腕关节多见,骨骺早期关闭,骺线过度增长,关节腔变窄甚至消失。受累关节易发生半脱位。其他影像学检查如骨放射性核素扫描、超声波和 MRI 均有助于发现骨关节损害。

【诊断和鉴别诊断】

　　本病的诊断主要根据临床表现,晚期关节症状已较突出者诊断较易。X 线骨关节典型改变有助于确诊。全身型临床表现复杂,诊断颇为困难,需与风湿热、感染性关节炎、骨髓炎、急性白血病、淋巴瘤、恶性组织细胞病及其他风湿性疾病合并关节炎相鉴别。凡关节炎或典型的高热、皮疹等全身症状持续 3 个月以上者,排除了其他疾病之后,即可确诊为本病。

【治疗】

　　本病尚无特效治疗,但若处理得当,至少 75% 的患儿可免致残疾。JIA 的治疗原则是:控制病变的活动度,减轻或消除关节疼痛和肿胀;预防感染和关节炎症的加重;预防关节功能不全和残疾;恢复患儿的关节功能及生活与劳动能力。

　　1. **一般治疗**　保证患儿适当休息和足够的营养。除急性发热外,不主张过多地卧床休息。宜鼓励患儿参加适当的运动,尽可能像正常儿童一样生活。采用医疗体育、理疗等措施可防止关节强直和软组织挛缩。为减少运动功能障碍,可于夜间入睡时以夹板固定受累关节于功能位。此外,心理治疗也很重要,应克服患儿因患慢性疾病或残疾而造成的自卑心理,增强自信心,使其身心得以健康成长。

　　2. **药物治疗**

　　(1)非甾体抗炎药(nonsteroidal anti-inflammatory drugs,NSAIDs):儿童常用的 NSAIDs 见表 9-3。

表 9-3　儿童常用的 NSAIDs

药物	开始年龄	剂量	用法	最大量
双氯芬酸钠	6 个月	1~3mg/(kg·d)	每天 3 次	200mg/d
萘普生	2 岁	10~15mg/(kg·d)	每天 2 次	1 000mg/d
布洛芬	6 个月	30~40mg/(kg·d)	每天 3~4 次	2 400mg/d
美洛昔康	2 岁	0.25mg/(kg·d)	每天 1 次	15mg/d
吲哚美辛	新生儿	1.5~3mg/(kg·d)	每天 3 次	200mg/d
托美丁	2 岁	20~30mg/(kg·d)	每天 3 次	600mg/d
塞来昔布	2 岁	6~12mg/(kg·d)	每天 2 次	400mg/d

　　布洛芬为最常用的 NSAIDs,胃肠道副作用轻微,较易耐受,对于控制发热有较好的效果,尤其多用于全身型 JIA 患儿。双氯芬酸和萘普生也较常用,对减轻疼痛、缓解关节肿胀有较好的作用。吲哚美辛有较强的抗炎作用,可以选用于全身型 JIA,但由于其胃肠道副作用较大而限制了其应用,选择栓

剂可以减少胃肠道副作用。对于 NSAIDs 的选择因人而异，每一个体对 NSAIDs 的疗效反应并不一致，如果用药 4 周无效时，换用另一种 NSAIDs 可能会有效，但要避免两种 NSAIDs 同时应用，以免增加其毒副作用。

和成人相比，儿童应用 NSAIDs 时的胃肠道副作用相对较轻，所以通常选用传统的 NSAIDs 用于 JIA 的治疗，大部分患儿均可耐受。如果患儿胃肠道对 NSAIDs 难以耐受时，可以选用 COX-2 抑制剂（塞来昔布）。由于儿童本身心血管的高危因素较成人少，所以除特殊情况外，NSAIDs 对于儿童的心血管副作用并不需要特别关注。值得注意的是，个别儿童可能对 NSAIDs 过敏，严重者表现为渗出性多形红斑，可有多脏器功能损害，眼结膜严重受累可能致盲，所以用时需询问过敏史。

（2）缓解病情抗风湿药（disease modifying anti-rheumatic drugs，DMARDs）：即二线药物，因为应用这类药物出现临床疗效所需时间较长，故又称慢作用抗风湿药（slow acting anti-rheumatic drugs，SAARDs）。近年来认为，在患儿尚未发生骨侵蚀或关节破坏时及早使用本组药物，可以控制患儿病情进展。

1）羟氯喹（hydroxychloroquine）：剂量为每天 5~6mg/kg，总量不超过 250mg/d，分 1~2 次服用，疗程 3~12 个月。不良反应可有视网膜炎、白细胞减少、肌无力和肝功能损害。

2）柳氮磺吡啶（sulfasalazine）：剂量为每天 30~50mg/kg，服药 1~2 个月即可起效。副作用包括恶心、呕吐、皮疹、哮喘、贫血、骨髓抑制、中毒性肝炎和不育症等。

3）其他：包括青霉胺（penicillamine）、金制剂（gold salt）如硫代苹果酸金钠（myochrysine）等。

（3）肾上腺糖皮质激素：虽可减轻 JIA 关节炎症状，但不能阻止关节破坏，长期使用有软骨破坏及发生骨质无菌性坏死等副作用，且一旦停药将会严重复发，故无论全身或关节局部给药都不作为首选或单独使用，应严格掌握指征。

1）全身型：糖皮质激素需与非甾体抗炎药等联合使用。在炎症反应较重时常需大剂量甲泼尼龙冲击治疗，剂量为每次 10~20mg/kg，最大量为 1g/d，视病情连用 3~5d。急性期口服泼尼松按每天 0.5~1mg/kg（总量 ≤ 60mg/d），分次服用。一旦体温得到控制时即逐渐减量至停药。

2）多关节型：对 NSAIDs 和 DMARDs 未能控制或炎症反应较剧烈的患儿，加用小剂量泼尼松口服，按每天 0.5~1mg/kg（总量 ≤ 60mg/d），可使原来不能起床或被迫坐轮椅者症状减轻，过着基本正常的生活。

3）少关节型：不主张用肾上腺皮质激素全身治疗，可酌情在单个病变关节腔内抽液后进行局部注射治疗。

4）虹膜睫状体炎：轻者可用扩瞳药及肾上腺皮质激素类眼药水点眼。对严重影响视力患者，除局部注射肾上腺皮质激素外，需加用泼尼松口服。虹膜睫状体炎对泼尼松很敏感，无须大剂量。

5）银屑病关节炎：不主张用肾上腺皮质激素。

（4）免疫抑制剂

1）甲氨蝶呤（methotrexate，MTX）：剂量为 10~15mg/m²，每周 1 次顿服，服药 3~12 周即可起效。MTX 不良反应较轻，有不同程度胃肠道反应、一过性转氨酶升高、胃炎和口腔溃疡、贫血和粒细胞减少等。

2）来氟米特：最常见的不良反应是腹泻、肝转氨酶升高、脱发、皮疹、白细胞计数下降和瘙痒等。

3）环孢素：可单独使用，也可与甲氨蝶呤配合使用，在风湿疾病常用的剂量是 3~5mg/(kg·d)。在巨噬细胞活化综合征和重症全身型初始可以静脉应用，需要监测血药浓度。不良反应包括牙龈增生、多毛症、肾功能不全和高血压。

4）环磷酰胺（CTX）：可以用于难治型幼年特发性关节炎全身型，激素及甲氨蝶呤、环孢素治疗效果差，病情易反复或激素不敏感、激素依赖的患儿应用环磷酰胺每次 300~500mg/m²，每个月一次，可以配合其他免疫抑制剂，但需要注意药物副作用，尤其是肝功能损害和骨髓抑制。

5）沙利度胺（thalidomide）：具有特异性免疫调节作用，能抑制单核细胞产生 TNF，还能协同刺激人 T 淋巴细胞,辅助 T 细胞应答,并可抑制血管的形成和黏附分子的活性。沙利度胺用于幼年特发性关节炎各型,可有效缓解关节症状和控制体温,但用于青春期女性患者时须监测妊娠试验,阴性者才可使用。

(5)生物制剂:用于治疗幼年特发性关节炎取得了良好的效果。但可能的不良反应包括结核感染、其他机会致病菌感染、肝炎及肿瘤的发生等,使用前需常规行结核菌素(PPD)试验、X 线胸片和肝炎病毒抗体检测等。目前常用于 JIA 的两类生物制剂如下:

1)TNF 抑制剂:以 TNF-α 为靶向的生物制剂包括:肿瘤坏死因子受体抗体融合蛋白依那西普及国产制剂益赛普和强克,人鼠嵌合肿瘤坏死因子单克隆抗体英夫利西单抗及完全人源化的肿瘤坏死因子单克隆抗体阿达木单抗。肿瘤坏死因子受体抗体融合蛋白适用于关节症状比较明显的患者,剂量为每次 0.4mg/kg,每周 2 次皮下注射治疗。患者经传统的标准治疗后反应不佳或不能耐受传统治疗、处于病情活动期均为英夫利西单抗治疗的适应证。用法为 3~5mg/kg,缓慢静脉滴注,在接受过第1 剂注射后,第 2 及第 3 剂注射将分别于之后第 2 周及第 6 周进行。然后,每 6~8 周接受一次注射。应用英夫利西单抗治疗可达很好的临床疗效,并可抑制影像学上的疾病进展。但该药是静脉用药,可引起 1% 的患者发生严重过敏反应。另外,反复静脉用药后可产生抗英夫利西单抗抗体,而同时应用甲氨蝶呤(MTX)可减少抗体的产生。

2)IL-6 抑制剂:人源型抗人白介素 -6(IL-6)受体抗体托珠单抗已在中国上市,用于难治性全身型 JIA 有较好的疗效。托珠单抗用法为静脉滴注给药,每次 8~12mg/kg,每 2 周 1 次。之后根据临床缓解程度适当延长用药间隔时间。其最常见的不良反应是感染、胃肠道症状、皮疹和头痛。

(6)其他:大剂量 IVIG 可用于治疗难治性全身型 JIA。

3. 理疗(physical therapy) 对保持关节活动、肌力强度极为重要。尽早开始保持关节活动及维持肌肉强度的锻炼,有利于防止发生或纠正关节残疾。

【预后】

JIA 若能及时诊断,经过早期适当治疗,症状易于控制,但亦有复发。多数患儿预后良好,给予适当处理后 75% 的患儿不会严重致残,仅部分造成关节畸形,出现运动功能障碍。全身型和多关节炎型易变为慢性关节病;少关节型可因慢性虹膜睫状体炎而致视力障碍;多关节型可发展为强直性脊柱炎。对慢性患儿若护理得当,大多数能正常生活。有研究认为 IgM 型 RF 阳性滴度越高,预后越差。

附:巨噬细胞活化综合征

巨噬细胞活化综合征(macrophage activation syndrome,MAS)是一种严重的有潜在生命危险的风湿性疾病的并发症,可以并发于各种风湿性疾病,但最常并发于全身型 JIA。

【病因和发病机制】

MAS 的确切发病机制并不完全清楚,T 淋巴细胞和分化完好的巨噬细胞的增生和过度活化是MAS 发病的基础,持续的过度增生可以造成细胞因子如 TNF-α、IL-1、IL-6 在短期内的瀑布样释放,导致了 MAS 的临床特征和实验室改变。

【临床表现】

该病的临床表现的程度变化非常大,可以非常严重,由于脑功能、心脏功能、呼吸功能和肾衰竭而入住 ICU,也可以仅表现为持续发热,不伴有明显的器官增大,血象相对降低,轻微的凝血功能障碍。

1. 不可缓解的高热 往往持续不退,有的表现为全身型幼年特发性关节炎时的弛张热,但多为稽留热,持续高热常常是 MAS 的首发症状。

2. 肝脾和淋巴结增大 增大程度具体病例不同。

3. **肝功能急剧恶化** 可以表现为恶心、呕吐、黄疸及肝酶在短期内迅速增高,程度可达数千甚至过万单位每升,并可出现肝脏其他代谢功能紊乱。

4. **皮肤黏膜易出血现象** 可以表现为紫癜、易损伤、黏膜出血、消化道出血,也可能出现弥散性血管内凝血(DIC)。

5. **中枢神经系统功能障碍** 可有嗜睡、烦躁、定向力障碍、头痛、抽搐、昏迷。

6. **其他** 偶有肾、肺及心脏受累。

【实验室检查】

1. **末梢血细胞减低** 可以是白细胞减低、贫血、血小板减低,一系或三系减低。

2. **血清肝酶增高** 谷丙转氨酶(ALT)、谷草转氨酶(AST)、γ-谷氨酰转肽酶(gamma-glutamyl transpeptidase,GGT)等增高,可有血胆红素增高。

3. **凝血功能异常** 可有 PT、APTT 延长,纤维蛋白原降低,FDP 增加,D-二聚体增高。

4. **血液生化的改变** 有甘油三酯、LDH 增高,LDH 可以迅速增高而且程度较高;其他肌酶可以增高;钠离子、白蛋白减低。

5. **ESR 降低** 由于血液纤维蛋白原降低所致。

6. **血清铁蛋白增高** 是本病特点之一,增高程度往往达数千甚至上万,可以作为检查 MAS 病情变化的指标。

7. **组织病理学特征** 可以在骨髓穿刺活检、淋巴结活检或肝脾活检时发现分化完好的极度活跃增生的吞噬了血细胞的吞噬细胞。但并不是所有患者均可以发现,尤其在疾病早期。如果发现吞噬细胞,则对诊断有非常重要的意义。

【诊断和鉴别诊断】

MAS 是一种威胁生命的并发症,所以早期诊断及快速和有效的治疗是抢救生命的关键。MAS 并没有定论的和普遍接受的诊断标准,可以参考 Ravelli 2002 年和 2005 年的初步诊疗方案,2016 年 MAS 的更新方案则更具敏感性。在临床中须密切观察病情的动态变化,在诊断中尚需要鉴别诊断,如:疾病的活动和复发、继发感染及药物副作用。

【治疗】

MAS 是一个重症,有报道死亡率达 20%~60%,早期诊断并积极治疗可以极大地改善预后。目前,常用的治疗方法为:

1. **糖皮质激素** 静脉应用糖皮质激素是治疗 MAS 的首选治疗方法,常常需要大剂量甲泼尼龙冲击治疗。剂量为 30mg/(kg·d),一般最大剂量为 1g/d,连用 3~5d 后改为口服。如果病情需要,可以重复应用。

2. **环孢素** 激素耐药者要应用环孢素治疗,已有报道治疗了一些重症 MAS,有的患者在 12~24h 出现明显的临床及实验室改善。它能通过抑制巨噬细胞和 T 细胞而达到治疗 MAS 的有效作用,所以也有学者将其定为治疗 MAS 的一线药物。急性期以静脉用药为佳,一旦病情控制即改为口服治疗,剂量均为 3~5mg/(kg·d),应用本药需要监测血药浓度。

3. **生物制剂** 目前尚无确定疗效。

4. **其他治疗** 其他治疗还有静脉输注免疫球蛋白,应用依托泊苷及血浆置换,但报道较少,作用尚不确定。

【预后】

如能早期识别并诊断,给予早期治疗,预后良好。

(李彩凤)

第三节　过敏性紫癜

过敏性紫癜(anaphylactoid purpura)又称亨 - 舒综合征(Henöch-Schönlein syndrome, Henöch-Schönlein purpura, HSP),是儿童时期最常见的以小血管炎为主要病变的系统性血管炎。临床表现为非血小板减少性紫癜,常伴关节肿痛、腹痛、便血、血尿和蛋白尿。多发生于学龄期儿童,小于 14 岁儿童的发病率为 135/100 万,秋冬季节多发,多数呈自限性。

【病因和发病机制】

本病属于自身免疫性疾病,病因尚未明确。但大多数患儿发病前有上呼吸道感染史,认为感染是 HSP 的诱因。链球菌感染史报道更多,其他感染如病毒(如水痘病毒、风疹病毒、麻疹病毒、乙肝病毒或微小病毒 B19 等)、支原体、幽门螺杆菌和空肠弯曲菌等可能与 HSP 有一定相关性。其他诱发因素如食物过敏(蛋类、乳类、豆类、鱼虾等)、药物(阿司匹林、抗生素等)、疫苗接种等均曾提及,但无确切证据。HSP 有一定的遗传倾向,白种人的发病率明显高于黑种人。近年来,有关遗传学方面的研究涉及的基因主要有 *HLA* 基因、家族性地中海基因、血管紧张素转换酶基因(*ACE* 基因)、甘露糖结合凝集素基因、血管内皮生长因子基因等。本病还有一定的种族倾向,亚洲发病率较高。

大量基础研究发现,B 淋巴细胞多克隆活化为该病的特征。患儿 T 淋巴细胞和单核细胞 CD40 配体(CD40L)过度表达,促进 B 淋巴细胞分泌大量 IgA 和 IgE。30%~50% 患儿血清 IgA 浓度升高,急性期外周血 IgA$^+$ B 淋巴细胞数、IgA 类免疫复合物或冷球蛋白均增高。由于辅助性 T 淋巴细胞及 B 细胞活性增强,产生大量 IgA 免疫复合物,包括 IgA、补体 C3 和纤维蛋白的生物活性物质沉积于肾小球系膜、皮肤和肠道毛细血管,以上免疫学改变提示本病可能系 IgA 免疫复合物疾病。同时,HSP 患儿血清肿瘤坏死因子 -α 和 IL-6 等前炎症因子升高,提示本病与细胞因子介导的炎症反应密切相关。

【病理生理】

HSP 的病理变化为广泛的白细胞碎裂性小血管炎,以毛细血管炎为主,亦可波及小静脉和小动脉。血管周围可见中性粒细胞、嗜酸性粒细胞、淋巴细胞浸润和浆液性渗出。病灶中亦可见散在核碎片和不同程度的红细胞渗出。内皮细胞肿胀,可有血栓形成。严重者可呈坏死性小动脉炎。血管通透性改变可引起皮下组织、黏膜、内脏器官水肿及出血。皮肤、胃肠道、关节周围、肾脏最常受累,偶亦累及身体其他部位。

【临床表现】

一般急性起病,起病前 1~3 周常有上呼吸道感染史。大多以皮肤紫癜为首发症状,但也可早期表现为不规则发热、乏力、食欲减退、头痛、腹痛及关节疼痛等非特异性表现。如紫癜较轻微或缺如,则往往早期诊断困难。HSP 的自然病程为 1~4 周。

根据临床表现将 HSP 分为 5 型。①皮肤型:只有皮肤症状;②腹型:除皮肤症状外,还有腹部受累;③关节型:除皮肤紫癜外,还有关节症状;④肾型:有皮肤紫癜和肾脏受累;⑤混合型:除皮肤紫癜外,有腹部、关节或肾脏等多脏器受累。以下为 HSP 常见临床表现:

1. **皮肤症状**　病程中反复出现皮肤紫癜为本病特征。皮疹大小、形态不一,初起呈红色斑丘疹,渐成为出血性,高出皮面,压之不退色,数天后转为紫色,继而呈棕褐色而消退。有时可融合或中心呈出血性坏死。皮疹主要分布在负重部位,多见于四肢、臀部,尤以下肢伸面及膝、踝关节附近最多,呈对称分布,分批出现。一般 4~6 周后消退,部分病例间隔数周、数个月后又复发。除紫癜性皮疹外,常同时合并荨麻疹及头皮、手背或足背出现血管神经性水肿,为本病皮肤症状的又一特点。

2. 胃肠道症状 约见于 2/3 病例。由血管炎引起的肠壁水肿、出血、坏死或穿孔是产生肠道症状及严重并发症的主要原因。一般以阵发性剧烈腹痛为主,常位于脐周或下腹部,可伴呕吐,但呕血少见。约 1/3 病例出现轻重不等的便血,少数患者可并发肠套叠、肠梗阻甚至肠穿孔。

3. 关节症状 约 1/3 病例可出现关节肿痛,活动受限。膝和踝关节最易受累,肘及腕关节亦易受累。关节腔内有浆液性渗出,但一般无出血,可在数天内消失,不留后遗症。

4. 肾脏症状 30%~60% 病例可出现肾脏症状,在 HSP 病程中(多数在 6 个月内),出现血尿和 / 或蛋白尿,称为紫癜肾炎。肾脏症状表现轻重不一,与肾外症状的严重度无一致性关系。可仅为无症状性血尿(镜下或肉眼血尿)和 / 或蛋白尿,亦可表现为肾炎综合征(水肿、少尿、高血压及尿常规改变)或肾病综合征,少数患儿呈急进性肾小球肾炎表现,出现高血压、肾衰竭等。

5. 其他症状 偶有中枢神经系统(惊厥和昏迷)表现,呼吸系统(喉头水肿、哮喘)、循环系统(心肌炎、心包炎)症状以及睾丸出血、肿胀等也有报道。肺出血罕见但易致命。

【实验室检查】

1. 血常规 外周血白细胞计数正常或轻度增高,中性粒细胞或嗜酸性粒细胞比例增高;除非严重出血,一般均无贫血;血小板计数正常。

2. 各项出血、凝血检查均正常。

3. 部分病例毛细血管脆性试验阳性。

4. 红细胞沉降率正常或增快。

5. 血中狼疮细胞、类风湿因子、抗核抗体均阴性。

6. 血清 IgA 升高,而 IgG、IgM、补体含量正常。

7. 有消化道症状者,大便潜血多为阳性。

8. 有肾损害者,尿常规可见蛋白质、红细胞、管型,伴肾功能不全时可有不同程度的氮质血症。由于肾损害可发生于病程不同时期,故应反复进行尿液检查。

9. 超声检查对于 HSP 消化道损伤的早期诊断和鉴别诊断起重要作用,临床怀疑肠套叠首选腹部超声检查。

10. 对于不典型可触及性皮疹或疑诊患者,可行皮肤活检以协助诊断。

【诊断】

根据典型皮肤紫癜,结合关节、胃肠道或肾脏症状,以及实验室检查血小板计数及出血、凝血试验正常,即可确诊。国际风湿病联盟(ILAR)、国际儿童风湿病试验组织(PRINTO)和欧洲儿科风湿病学会(PReS)2008 年的诊断标准参见表 9-4。

表 9-4 过敏性紫癜诊断标准(ILAR/PRINTO/PReS,2008)

皮肤紫癜为必要条件,加上 1~4 中的至少 1 条即可诊断为 HSP:
1. 弥漫性腹痛
2. 组织学检查 典型的白细胞碎裂性血管炎,以 IgA 为主的免疫复合物沉积,或 IgA 沉积为主的增殖性肾小球肾炎
3. 急性关节炎或关节痛
4. 肾脏受累 蛋白尿:>0.3g/24h,或晨尿样本白蛋白肌酐比 >30mmol/mg 血尿,红细胞管型:每高倍视野红细胞 >5 个,或尿潜血≥(++),或尿沉渣见红细胞管型

【鉴别诊断】

1. 免疫性血小板减少症 根据皮疹的形态、分布及血小板数量,一般不难鉴别。过敏性紫癜时常伴有血管神经性水肿,而血小板减少性紫癜时则不伴有。

2. 外科急腹症　在皮疹出现以前如出现急性腹痛者,应与急腹症鉴别。过敏性紫癜的腹痛虽较剧烈,但位置不固定,压痛轻,无腹肌紧张和反跳痛。出现血便时,需与肠套叠、梅克尔憩室进行鉴别。过敏性紫癜以腹痛为早期主要症状者大多数为年长儿。因此,对于儿童时期出现急性腹痛者应考虑过敏性紫癜的可能,需对皮肤、关节及尿液等做全面检查。

3. 细菌感染　如脑膜炎双球菌菌血症、败血症及亚急性细菌性心内膜炎均可出现紫癜样皮疹。这些疾病的紫癜,其中心部位可有坏死。患儿一般情况危重,且血培养阳性。

4. 肾脏疾病　肾脏症状突出时,应与链球菌感染后肾小球肾炎、IgA 肾病等相鉴别。

5. 其他　血尿严重时,应与系统性红斑狼疮、弥散性血管内凝血及溶血尿毒症综合征(hemolytic uremic syndrome,HUS)相鉴别。

【治疗】

目前尚无特效疗法,一般以对症及支持疗法为主。应注意探寻病因,尽可能予以清除。病程迁延或多次复发者,尤应注意查找诱发因素。

1. 一般治疗　急性期卧床休息。要注意液量、营养及保持电解质平衡。有消化道出血者,如腹痛不重,仅大便潜血阳性者,应限制饮食,给予易消化食物,可用流食;大量出血时需禁食,可静脉滴注西咪替丁 20~40mg/(kg·d),必要时输血。如有明显感染,应给予有效抗生素。发热、关节肿痛可给予解热镇痛药。有皮疹或血管神经性水肿时,应用抗组胺药物和钙剂。

2. 肾上腺皮质激素及免疫抑制疗法

(1)肾上腺皮质激素:糖皮质激素对 HSP 皮疹、病程长短和复发的频率没有任何明显的影响。单独皮肤或关节病变时,无须使用肾上腺皮质激素。以下几种情况是用激素的指征:①有消化道病变,可短期服泼尼松 1~2mg/(kg·d),分次口服,最大剂量 60mg。胃肠症状较重者不能口服患儿(持续腹痛、肠出血、肠系膜血管炎、胰腺炎等)可静脉应用糖皮质激素。短效糖皮质激素氢化可的松琥珀酸钠每次 5~10mg/kg,根据病情可间断 4~8h 重复使用;也可使用中长效糖皮质激素甲泼尼龙 5~10mg/(kg·d)或地塞米松 0.3mg/(kg·d),严重症状控制后应改为口服糖皮质激素并逐渐减量,总疗程 2~4 周。②表现为肾病综合征者,可用泼尼松 1~2mg/(kg·d),不短于 8 周;③急进性肾炎可用大剂量甲泼尼龙冲击治疗,剂量 20~30mg/(kg·d),最大剂量不超过 1g,随后减量为口服激素治疗 3~6 个月。

(2)免疫抑制剂:对于肾炎综合征、肾病综合征、急进性肾炎的紫癜肾炎患儿,糖皮质激素治疗无效或呈现激素依赖时则需加用免疫抑制剂。目前常用的免疫抑制剂有以下几种:

1)环磷酰胺(cyclophosphamide,CTX):作为传统的治疗药物,疗效肯定,临床表现蛋白尿者,常用方法为 8~12mg/(kg·d)静脉滴注,连续应用 2d,间隔 2 周为 1 疗程;或为每次 0.5~0.75g/m²,每个月 1 次,共 6 次。注意 CTX 累积剂量不超过 168mg/kg。

2)硫唑嘌呤:近年来相关研究显示硫唑嘌呤联合糖皮质激素可用于治疗重症过敏性紫癜肾炎。2~3mg/(kg·d)口服,6~12 个月为 1 个疗程。

3)环孢素:主要用于激素耐药、频繁复发、激素依赖或激素治疗不良反应重的患儿。小剂量用法:2~5mg/(kg·d),3~6 个月后逐渐减量维持。

4)吗替麦考酚酯(mycophenolate mofetil,MMF):当激素联合 CTX 治疗效果欠佳时,可采用激素联合 MMF 治疗。MMF 20~30 mg/(kg·d),分次口服,总疗程 1~2 年。

3. 阻止血小板聚集和血栓形成的药物　双嘧达莫每天 3~5mg/kg,分次服用;阿司匹林每天 3~5mg/kg,或 25~50mg/d,每天 1 次服用。

【预后】

1. 约 2/3 的 HSP 患儿预后良好,病程约 4 周。发病年龄小的低龄患儿较年长儿预后更佳,表现为病程短、复发率低。复发间隔时间可为数周至数月,多与反复呼吸道感染有关。

2. 消化道出血较重者,可能合并消化道溃疡、出血、穿孔、肠套叠、肠坏死,如处理恰当,一般可以控制,不影响疾病的长期预后。

3. 肾脏受损程度是决定 HSP 预后的关键因素,约有 5% 的 HSP 患儿发生终末期肾炎。大多数有轻度肾脏损害者都能逐渐恢复,而有新月体形成的肾小球肾炎患者,80% 以上于 1 年内发展为终末期肾炎。有报道在病初 3 个月内出现肾脏病变或病情反复发作时常常预后不良。

4. 其他影响疾病预后的常见并发症包括颅内出血、肺出血、心肌炎及睾丸炎等。

(李彩凤)

第四节 川 崎 病

川崎病(Kawasaki disease,KD)又称皮肤黏膜淋巴结综合征(mucocutaneous lymph node syndrome,MCLS),是一种以全身性中、小动脉炎症病变为主要病理改变的急性发热出疹性疾病,为自身免疫性血管炎综合征。其临床特点为发热伴皮疹,指(趾)红肿和脱屑,口腔黏膜和眼结膜充血及颈淋巴结肿大,其最严重的危害是冠状动脉损害,它是儿童期后天性心脏病的主要病因之一。本病于 1967 年由日本川崎富作首次报道,目前世界各国均有发病,以亚裔人发病率为高。发病年龄多为 5 岁以内,尤其是婴幼儿为主,男孩多见,四季均可发病。该病发病率逐年升高,已成为儿科常见病之一。

【病因和发病机制】

病因和发病机制不明,可能与感染、遗传易感性及免疫反应 3 方面有关。

1. 病因迄今未明,但临床和流行病学研究支持该病的病因可能与感染因素有关,如该病临床 5 个主要表现发热、皮疹、指(趾)红肿、眼结膜充血、口腔炎,均类似感染性疾病表现。该病有明显的自限性且复发率很低,亦支持感染性疾病。流行病学资料支持其病因可能为感染所致,曾提出溶血性链球菌、葡萄球菌、腺病毒、冠状病毒、EB 病毒、微小病毒、肠道病毒、支原体等感染为其病因,但反复病原学检查均未能证实。因此,多数学者认为该病可能是病原微生物进入人体内引起的一种免疫性疾病。

2. 亚裔儿童较其他种族高发,同胞兄弟发病率高于普通人群,均提示遗传易感因素可能对此病发生有重要作用。但尚未发现与该病有关的特定基因多态性。

3. KD 的发病机制不完全清楚。大量研究表明发病急性期存在免疫系统高度激活,进而导致血管炎性损害。急性期机体免疫系统处于活化状态,外周血单核巨噬细胞活化,CD4$^+$T 细胞计数增加。活化 T 细胞分泌高浓度的肿瘤坏死因子(TNF)-α、IL-1、IL-6、IL-8、干扰素 γ(IFN-γ)、内皮细胞生长因子(VEGF),损伤血管内皮,损伤的血管内皮又可能成为新抗原,刺激 B 细胞分泌自身抗体,从而加重内皮细胞损伤。血管内皮细胞受到循环中炎症介质的刺激后,活化表达基质金属蛋白酶-9(MMP-9),增加的 MMP-9 可降解内皮下基底膜及弹性层,破坏血管内膜屏障作用。同时,损伤的内皮细胞表达过多的血管细胞间黏附因子 1(ICAM-1)及单核细胞趋化蛋白 1(MCP-1)等,诱导活化的单核细胞、淋巴细胞及血小板等向损伤的血管聚集,进而引起免疫损伤而造成血管炎。

总之,该病可能是在某种易感基因参与下,由某些已知或未知微生物侵入易感者体内而导致免疫系统高度活化,产生大量各种细胞因子,启动细胞因子的瀑布反应,而激活体内固有、特异性免疫应答系统,进而发生免疫损伤性血管炎症病变。

【病理】

KD 基本病理改变为全身性血管炎,全身各处血管及脏器均可受累,主要累及中等动脉,尤其是冠状动脉最常受累。病理过程可分为 4 期,以冠状动脉为例,各期变化如下:

第 Ⅰ 期 1~2 周,特点为小动脉周围呈现急性炎症改变,冠状动脉主要分支血管壁上的小营养动脉和静脉受到侵犯。

第Ⅱ期2~4周,冠状动脉主要分支全层血管炎,包括内膜、中膜及外膜均受到炎症细胞浸润,伴坏死和水肿,弹力纤维和肌层断裂,可形成血栓和动脉瘤。

第Ⅲ期4~7周,小血管及微血管炎消退,中等动脉发生肉芽肿。

第Ⅳ期约7周或更久,血管的急性炎症病变大多均消失,代之以冠状动脉的血栓形成、狭窄、梗阻、内膜增厚、动脉瘤以及瘢痕形成。

除血管炎症病变,病理还涉及多种脏器,尤以弥漫性间质性心肌炎、心包炎及心内膜炎最为显著,并波及传导系统,可在Ⅰ期引致死亡。冠状动脉瘤破裂及血栓是Ⅱ、Ⅲ期死亡的重要原因。到了第Ⅲ、Ⅳ期则常见缺血性心脏病变,心肌梗死可致死亡。

【临床表现】

1. 主要表现

(1)发热:发热是KD最常见的表现,发生率为94%~100%。热型常为稽留热或弛张热,可高达39℃以上,未经治疗的患儿持续性发热平均12d,最长者可达1个月余,抗生素治疗无效。高热时可有全身不适、食欲差、烦躁不安或嗜睡。应用正规治疗后体温多在2d内恢复正常。

(2)结膜充血:发热同时86%~92%患儿出现双侧结膜充血,多于起病3~4 d出现。双眼结膜血管明显充血,无脓性分泌物,热退时消散。

(3)唇及口腔表现:口唇红肿、潮红及皲裂,舌乳头突起、充血似杨梅舌。口腔及咽黏膜弥漫性充血,呈鲜牛肉色。

(4)皮疹:发病1周内躯干及四肢出现弥漫性多形性充血性皮疹,皮疹可表现为多形红斑或猩红热样皮疹,偶有痛痒,无水疱或结痂。小婴儿可见肛周皮肤发红、脱皮。有的婴儿原卡介苗接种处重新出现红斑、疱疹或结痂。

(5)四肢末端改变:急性期手足硬性水肿,手掌和足底潮红,多数患儿无感觉。约发病10d后,患儿指(趾)末端沿指(趾)甲与皮肤交界处出现膜样脱皮,这一症状为本病较特征性的表现。部分患儿在发病1~2个月后出现指(趾)甲有横沟,称Beau线。

(6)颈部淋巴结肿大:多数为单侧淋巴结肿大。多表现为颈前淋巴结肿大,直径1.5cm以上,触诊坚硬,稍有触痛,表面不红,无化脓,于发热后3d内发生,数天后缩小甚至消失。

需要强调的是,不同的临床表现出现在病程的不同阶段。不同年龄组患儿的临床表现亦不完全相同。

2. 心脏表现　可出现心肌炎、心包炎、心内膜炎及心律失常。患者脉搏加速,听诊时可有心脏杂音、心动过速、奔马律或心音低钝。可发生瓣膜关闭不全及心力衰竭。心电图可示P-R或Q-T间期延长、ST-T改变等;伴冠状动脉病变者,可呈心肌缺血甚至心肌梗死改变。做超声心动图可见冠状动脉瘤、心包积液、左心室扩大及二尖瓣关闭不全等。胸部X线片可见心影扩大。冠状动脉造影或二维超声心动图可发现30%~50%病例伴冠状动脉扩张,其中15%~20%发展为冠状动脉瘤,多侵犯左冠状动脉。心肌梗死和冠状动脉瘤破裂可致心源性休克甚至猝死。并发冠状动脉瘤患儿可出现苍白、乏力、胸痛、腹痛及无诱因哭闹、晕厥等儿童不典型的心肌梗死症状,须格外注意。

3. 其他临床表现　可有神经系统症状(易激惹、惊厥、意识障碍、无菌性脑膜炎、面神经麻痹等)、间质性肺炎、消化系统症状(腹痛、呕吐、腹泻、麻痹性肠梗阻、肝大、黄疸等)、泌尿系统感染、关节炎或关节痛、虹膜睫状体炎等。

【辅助检查】

1. 血液学检查　急性期全血细胞计数、C反应蛋白(CRP)及超声心动图检查可以协助诊断及病情判断,急性期白细胞总数及中性粒细胞百分比增高,核左移,半数以上可见轻度贫血,多为正细胞正色素性贫血,血小板早期正常,第2~3周明显增多,可持续数个月恢复。94%患儿CRP明显增高,可达100mg/L以上,96%红细胞沉降率增快,第1小时达100mm以上。血生化检查血清白蛋白减少、血钠减低,血清谷丙转氨酶和谷草转氨酶升高,血清 GGT 可升高,高密度脂蛋白浓度及血清胆固醇水平下降,严重者可出现黄疸,可能是由于严重的肝胆血管炎症致胆道阻塞所致。血清 IgG、IgA、IgM、IgE 和循环免疫复合物均升高,循环中抗内皮细胞抗体、抗中性粒细胞胞质抗体也增高。血浆纤维蛋白原明显升高,D- 二聚体升高,均提示急性期的高凝状态。近年研究发现急性期患儿血浆脑钠肽升高,但急性期后逐渐恢复。

2. **心电图** 心电图早期示窦性心动过速,非特异性 ST-T 变化,P-R 间期延长;心包炎时可有广泛 ST 段抬高和低电压;心肌梗死时相应导联有 ST 段明显抬高、T 波倒置及异常 Q 波。

3. **超声心动图** 此检查是川崎病患儿心脏评估的重要检查方法,急性期可协助诊断及病情评估,是有冠状动脉并发症者长期随访的最可靠的无创伤性检查方法。急性期超声心动图可见心包积液、左室内径增大,二尖瓣、主动脉瓣或三尖瓣反流;可有冠状动脉异常,如冠状动脉扩张(若冠状动脉内径 >3mm 且≤ 4mm,则诊断为轻度扩张;若冠状动脉内径为 4~8mm,则诊断为中等大小冠状动脉瘤;若冠状动脉内径 >8mm,则诊断为巨大冠状动脉瘤),需要在病程中定期检查。超声波检查有多发性冠状动脉瘤或心电图有心肌缺血表现者,应进行冠状动脉造影,以观察冠状动脉病变程度,指导治疗。

【诊断和鉴别诊断】

1. **诊断标准** 目前临床中沿用美国心脏病协会(AHA)2004 年修订诊断标准(表 9-5),发热 5d 或以上,具有以下 5 项中的 4 项者,即可确诊为 KD。具备除发热以外 3 项表现并证实有冠状动脉瘤或冠状动脉扩张者可诊断典型 KD:

表 9-5　美国心脏病协会(AHA)2004 年修订诊断标准

持续发热 >5d,满足下列 5 项临床特征的至少 4 项,除外有类似表现的其他疾病:
– 多形性皮疹(非出血点、大疱或水疱)
– 双侧非渗出性结膜充血
– 口腔黏膜变化:口腔及咽部黏膜弥漫充血,口唇发红、皲裂,杨梅舌
– 四肢末端变化:急性期掌跖红斑、手足硬性水肿,恢复期指(趾)末端膜状脱皮
– 颈部淋巴结肿大,常为单侧且直径≥ 1.5cm

不完全型川崎病是指除发热 5d 或以上外,应具有至少 2 项 KD 主要临床表现,并具备炎症反应指标明显升高,在除外其他疾病时,可疑诊不完全型川崎病,出现冠状动脉病变者可确诊。

2. **鉴别诊断** 本病需与感染性疾病如病毒感染(如麻疹病毒、EB 病毒、肠道病毒等)、细菌感染(如猩红热、化脓性淋巴结炎等)、支原体感染及其他免疫性疾病如幼年特发性关节炎、系统性红斑狼疮、渗出性多形红斑等相鉴别。

【治疗】

KD 治疗包括急性期治疗和合并冠脉瘤患儿的恢复期治疗。

1. **急性期治疗** 治疗目的为控制炎症反应,减轻冠状动脉损害,对合并冠状动脉异常的患者预防血栓形成。

(1)阿司匹林:剂量为每天 30~50mg/kg,分 2~3 次口服,热退后 3d 逐渐减量,约 2 周减至每天 3~5mg/kg,维持 6~8 周。如有冠状动脉病变时,应延长用药时间,直至冠状动脉恢复正常。大剂量阿司匹林可减轻急性炎症过程,小剂量可抗血小板聚集及抗凝。研究表明阿司匹林口服不能降低冠状动脉瘤的发生率,但仍是 KD 常规治疗。

(2)静脉注射大剂量丙种球蛋白(IVIG):早期(发病 10d 内)静脉注射丙种球蛋白 2g/kg,于 10~12h 静脉缓慢输入,可迅速退热,减少冠状动脉病变发生率,应同时合并应用阿司匹林,剂量和疗程同上。

(3)IVIG 无反应性治疗:目前对 IVIG 无反应性 KD 仍有争议。有学者认为首次 IVIG 治疗 36h 后仍有发热,体温 >38.5℃;另有学者认为患儿在发病 10d 内接受 IVIG 及阿司匹林口服标准治疗后

48h,患儿体温仍高于38℃;或给药2~7d甚至2周内再次发热,并符合至少一项川崎病临床表现,该组患儿称为IVIG无反应者。研究证实对IVIG治疗无反应的患者冠状动脉病变发生率增加。IVIG无反应患儿的治疗方案目前仍存有争议,再次IVIG 2g治疗是目前多数学者的共识,仍无反应可选择如糖皮质激素、英夫利西单抗、环孢素、血浆置换等。但对IVIG无反应患儿还应强调,一定要注意是否其他引起类似表现的疾病误诊为KD的可能。

(4)糖皮质激素:一般不作为治疗KD的首选药物。如果对IVIG治疗无反应且病情难控制时,可考虑与阿司匹林和双嘧达莫联用。剂量为泼尼松每天1~2mg/kg清晨顿服,用药4~6周。

(5)抗血小板聚集:除阿司匹林外可加用双嘧达莫,每天3~5mg/kg,分2~3次口服。KD合并冠状动脉并发症者需要长期的抗凝治疗。

2. 恢复期治疗　无冠状动脉并发症的处理为口服阿司匹林[3~5mg/(kg·d)]、双嘧达莫,一般8~12周停药,随访过程中需监测心脏及冠脉彩超。

有合并冠状动脉扩张的患儿治疗为:较小的单发冠状动脉瘤患者,应长期服用阿司匹林每天3~5mg/kg直到动脉瘤消退或更长,并联合用双嘧达莫每天3~6mg/kg,分2~3次口服。有多发或较大的冠脉瘤者,应无限期口服阿司匹林及双嘧达莫。有巨瘤的患者易形成血栓、发生冠状动脉狭窄或闭塞,需给予抗凝或是溶栓治疗。

3. 其他治疗

(1)对症治疗:根据病情给予对症及支持治疗,如补充液体、保护肝脏、控制心力衰竭、纠正心律失常等,有心肌梗死时应及时进行溶栓治疗。

(2)心脏手术:严重冠状动脉病变宜行外科手术,如冠状动脉旁路移植术等。

【预后】

本病为自限性疾病,绝大多数患儿经适当治疗可以逐渐康复,预后良好。5%~9%的KD患儿可发生冠状动脉并发症。可因冠状动脉瘤破裂、血栓闭塞、心肌梗死或心肌炎而死亡。甚至在恢复期中也可因缺血性心脏病猝死。早年死亡率为1%~2%,现已下降至1%以下。1%~2%的病例可有1次或多次复发。2002—2010年北京儿童医院1 484例KD住院患儿复发率为1.7%。无冠状动脉病变患儿于出院后1个月、3个月、6个月及1年进行一次全面检查(包括体检、ECG和超声心动图等)。有冠状动脉损害者应密切随访,直至冠状动脉扩张或冠状动脉瘤消失。

(李彩凤)

小结

1. 风湿热是A组乙型链球菌性咽炎的一种非化脓性后遗症。风湿热有5项主要临床表现(Jones标准):游走性关节炎、心脏炎、舞蹈病、环形红斑和皮下结节。5项次要表现(次要Jones标准)包括:既往风湿热史、关节痛、发热、急性期反应物水平升高和心电图示P-R间期延长。治疗以控制链球菌感染为主,心脏炎者需激素治疗。

2. 风湿热首次发作时是否存在心肌炎及其严重程度,是否得到正确抗风湿热治疗以及是否正规抗链球菌治疗是决定该病预后的关键因素。

3. 幼年特发性关节炎是小儿时期常见的风湿性疾病,以慢性关节滑膜炎为主要特征,并伴有全身多脏器功能损害,也是造成小儿时期残疾和失明的重要原因。

4. 幼年特发性关节炎分为7型,包括:全身型、多关节型(RF阴性)、多关节型(RF阳性)、少关节型、银屑病关节炎、与附着点炎症相关的关节炎和未定类的幼年特发性关节炎。

5. 幼年特发性关节炎的治疗药物主要包括非甾体抗炎药、缓解病情抗风湿药、糖皮质激素、免疫抑制剂和生物制剂。

6. 过敏性紫癜是儿童时期最常见的以小血管炎为主要病变的系统性血管炎。临床表现为非血小板减少性紫癜,常伴关节肿痛、腹痛、便血、血尿和蛋白尿。

7. 过敏性紫癜主要应用肾上腺皮质激素及免疫抑制剂治疗,同时需注意对症及支持疗法。肾脏受损程度是决定 HSP 预后的关键因素。

8. 川崎病又称皮肤黏膜淋巴结综合征,是一种以全身中、小动脉炎症病变为主要病理改变的急性发热出疹性疾病。其最严重的危害是冠状动脉损害,发病年龄多为 5 岁以内,尤其是婴幼儿为主。

9. 川崎病早期(发病 10d 内)静脉注射丙种球蛋白 2g/kg 于 10~12h 静脉缓慢输入,可迅速退热,减少冠状动脉病变发生率。

思考题

1. 风湿热的病因是什么?

2. 风湿热的临床表现有哪些?

3. 风湿热的诊断标准?

4. 特发性关节炎与美国和欧洲分类比较有何不同?

5. 简述幼年特发性关节炎的分类及每类的特点。

6. 简述幼年特发性关节炎的药物治疗原则。

7. 巨噬细胞活化综合征有何临床表现?

8. 简述过敏性紫癜的主要临床表现。

9. 过敏性紫癜的治疗原则。

10. 过敏性紫癜如何与特发性血小板减少性紫癜相鉴别?

11. 川崎病的主要临床表现。

12. 川崎病的治疗原则。

第十章

感染性疾病

感染性疾病是指病原体感染所致的疾病,包括传染病和非传染性疾病。病原体通过各种途径进入人体后就开始了感染的过程,病原体能否被清除或定植,进而引起组织损伤、炎症过程和各种病理改变,主要取决于其致病能力和机体的免疫功能。由于适应程度不同,病原体进入机体后可产生各种不同的表现,出现明显临床表现的感染只占全部感染中的一部分,大多数病原体感染都以隐性感染为主,如结核分枝杆菌、流行性乙型脑炎病毒等,但有些病原体感染则以显性感染为主,如麻疹病毒、水痘病毒和流行性腮腺炎病毒。历史上传染病曾对人类造成很大的灾难,现阶段传染病虽然已不再是引起死亡的首要原因,但有些传染病仍广泛存在,危害儿童健康,因此对传染病的防治仍需加强。2020 新型冠状病毒肺炎疫情的发生,让我们进一步认识到完善公共卫生体系的重要性。

第一节 病 毒 感 染

一、麻疹

麻疹(measles)是由麻疹病毒引起的一种以发热、呼吸道卡他症状和特征性皮疹为主要临床表现的传染性极强的呼吸道传染病。2016 年以来,全球麻疹病例数持续上升,至 2019 年达到高峰,2019年全球麻疹发病率同比上升 102.9%。接种麻疹疫苗是避免其暴发和流行的有效手段。该病临床上除发热、上呼吸道炎症、结膜炎外,口腔麻疹黏膜斑(又称柯氏斑,Koplik spots)、全身斑丘疹及皮疹消退后遗留色素沉着伴糠麸样脱屑是其特征性表现。

(一)病原学

麻疹病毒为有包膜的单链 RNA 病毒,仅有一种血清型,但有多个基因型。人类是唯一宿主。麻疹病毒在外界生存力弱,不耐热,对紫外线和消毒剂均敏感。飞沫中的病毒在室内可存活 32h 以上,在流通的空气中或阳光下 30min 失去活力。

(二)流行病学

麻疹患者是唯一的传染源,主要通过与患者直接接触和呼吸道分泌物飞沫传播。患者出疹前后的 5d 内,其结膜、呼吸道分泌物、尿和血液均有病毒。发病高峰以冬春季为主,但一年四季均可发病。

(三)发病机制

麻疹病毒通过鼻咽部、支气管等进入呼吸道,在上皮细胞和局部淋巴组织中大量复制后侵入血液,出现病毒血症,扩散至全身上皮组织,引起一系列临床表现。感染麻疹病毒后,人体可产生相应抗体,对麻疹病毒具有免疫力。

（四）病理

麻疹的病理特征是感染部位数个细胞融合形成多核巨细胞,存在于皮肤、呼吸道和肠道黏膜、眼结膜及全身淋巴组织。病毒或免疫损伤致真皮和黏膜下层毛细血管内皮细胞肿胀、增生,单核细胞浸润及浆液性渗出形成麻疹皮疹和麻疹黏膜斑。由于病变局部红细胞崩解,使疹退后留有色素沉着。

（五）临床表现

1. 典型麻疹 典型麻疹可分为以下 4 期:

（1）潜伏期:大多为 6~21d（平均 10d 左右）。

（2）前驱期:也称出疹前期,3~4d。表现为①发热:多为中度以上,热型不一。②上呼吸道及结膜炎的卡他表现:流涕、喷嚏、咳嗽等呼吸道感染症状,眼结膜充血、流泪、畏光等结膜炎表现。③麻疹黏膜斑（科氏斑）:是麻疹早期的特异性体征,位于第二磨牙相对的颊黏膜上,直径 0.5~1mm 的灰白色点状皮疹,周围有红晕,可迅速累及整个颊黏膜,部分皮疹融合,部分皮疹糜烂,似鹅口疮。该黏膜斑常在出疹前 1~2d 出现,于出疹后 2~3d 消失。④其他表现:如食欲缺乏、精神不振等,婴儿可有呕吐、腹泻症状。

（3）出疹期:持续 1 周左右。多于发热 3~4d 后开始按顺序出皮疹,皮疹首先出现于耳后、发际,逐渐至额部、面、颈部,由上而下再至躯干、四肢,最终达手心与足底,2~3d 可遍及全身,3~5d 达高峰。皮疹初为充血性红色斑丘疹,压之退色,直径 2~5mm,疹间皮肤正常,无痒感。出疹高峰时部分皮疹融合成片,部分患者有出血性皮疹,呈暗红色。

（4）恢复期:无并发症者,皮疹达高峰后,持续 1~2d 后体温开始下降,食欲、精神等全身症状渐好转,皮疹依出疹的先后顺序开始消退,可留有色素沉着的棕褐色斑,伴有细小糠麸样脱屑,1~2 周后消退。

2. 非典型麻疹 由于患者机体免疫状态、病毒毒力强弱程度、侵入人体病毒数量等不同,以及是否接种麻疹疫苗等因素影响,患者可表现为非典型麻疹,可分为:

（1）轻型麻疹:临床表现为一过性低热,卡他症状轻,一般情况良好,可无特征性的麻疹黏膜斑,皮疹少、色淡、消失快,皮疹消退后可无色素沉着或脱屑。无并发症发生,病程约 1 周。诊断常需要依据流行病学资料和麻疹病毒血清学检查。多见于 6 个月前婴儿或 4 周内接受过丙种球蛋白的患儿,偶见于接种麻疹疫苗后。

（2）重型麻疹:多见于营养不良、免疫功能低下或继发严重感染患者。高热,中毒症状重,伴谵妄、惊厥、昏迷等神经系统症状。部分患者出现休克表现。皮疹也可表现为出血性或疱疹样,部分融合,可伴有内脏出血。此型患儿病死率高。

（3）异型麻疹:多见于接种过麻疹疫苗后又感染麻疹野病毒株再次患麻疹者,少见。

（六）并发症

1. 呼吸系统并发症

（1）肺炎:是最常见的并发症,发病率约 10%,死亡率高,占麻疹患儿死因的 90% 以上,多见于 5 岁以下、原有佝偻病和营养不良的小儿。继发性肺炎病原体多为细菌,多发生于出疹期。表现为病情加重,咳嗽、咳痰,肺部可闻及啰音,严重者可出现口周发绀、鼻翼扇动等呼吸困难表现。

（2）喉炎:发生率为 1%~4%,多见于 2~3 岁以下婴幼儿。程度轻者预后良好,若继发细菌感染则病情加重,喉部组织明显充血、水肿和渗出,分泌物增多,引起喉部梗阻。

2. 神经系统并发症

（1）麻疹脑炎:发病率为 1‰~4‰,多见于 2 岁以上儿童,可发生在出疹后的 2~6d,临床表现为精神萎靡、嗜睡、烦躁、呕吐、惊厥和昏迷。病程的 1~2 周,脑脊液和血中可查到麻疹 IgM 抗体,脑脊液改变与病毒性脑炎相似。病死率为 10%~15%,30% 的存活者有轻重不等的后遗症,如智力低下、癫痫等。

（2）亚急性硬化性全脑炎（subacute sclerosing panencephalitis,SSPE）:是罕见的麻疹远期并发症,

发病率为(1~4)/100万。常在患麻疹2~17年后发病,初时症状仅为行为和性格的改变,以后病情呈进行性恶化,逐渐出现智力减退、共济失调、视听语言障碍、肌阵挛等表现,晚期因昏迷、强直性瘫痪而死亡。

3. 其他少见并发症

(1)心肌炎:常见于营养不良或并发肺炎的患儿。表现为面色苍白、烦躁,心率增快、心音低钝,心电图一过性改变,严重者可发生心力衰竭。

(2)结核病恶化:由于麻疹病毒可能抑制细胞免疫,致使原有潜伏体内的结核病加重、恶化,严重者可发展为粟粒型结核,如粟粒型肺结核或结核性脑膜炎。

(3)营养不良与维生素A缺乏症:由于麻疹病程中持续高热、食欲缺乏或护理不当,营养素摄入不足,可致营养不良或维生素缺乏,如麻疹患者维生素A缺乏,可引起眼干燥症,重者夜视力下降,甚至发生角膜穿孔、失明等。

(七)实验室检查

1. 血常规　外周血白细胞总数减少或正常,淋巴细胞比例相对增高。

2. 多核巨细胞检查　于患者出疹前2d至出疹后1d,取其鼻、咽分泌物,血、尿沉渣涂片,瑞氏染色后镜检可见多核巨细胞或包涵体细胞。

3. 血清学检查　采用酶联免疫吸附试验(ELISA法)进行麻疹病毒特异性IgM抗体检测,敏感性和特异性均高,出疹早期即可发现阳性,做到早期诊断。

4. 病毒抗原检测　取早期患者呼吸道分泌物、血标本或尿沉渣,采用免疫荧光法检测麻疹病毒抗原,协助早期快速诊断。用反转录聚合酶链反应(RT-PCR)法检测麻疹病毒RNA,是一种较为敏感和特异的诊断方法。

5. 病毒分离　前驱期或出疹早期取患者血、尿标本或眼、呼吸道分泌物接种人胚肾细胞或羊膜细胞分离麻疹病毒。出疹晚期则不易分离出病毒。

(八)诊断和鉴别诊断

根据麻疹流行病学资料、麻疹接触史以及出现急性发热、畏光、流泪、呼吸道卡他症状、口腔麻疹黏膜斑及皮疹出现顺序等典型临床表现,麻疹诊断并不困难。病毒血清IgM抗体阳性或分离到麻疹病毒可确诊。

鉴别诊断:小儿发热及出疹性疾病相鉴别,见表10-1。

表10-1　小儿出疹性疾病的鉴别

疾病	病原体	全身症状及其他特征	典型皮疹特点	发热与皮疹
麻疹	麻疹病毒	发热、畏光、流泪、呼吸道卡他症状,Koplik斑	红色斑丘疹,自耳后、头面部、躯干到四肢,疹退后色素沉着及脱屑	发热3~4d后出疹
风疹	风疹病毒	全身症状轻,耳后、枕部淋巴结肿大并有触痛	斑丘疹以面、颈部、躯干为主,疹间皮肤正常,疹退后无色素沉着及脱屑	发热1~2d出疹
幼儿急疹	人疱疹病毒	一般情况好,突起高热,持续3~5d	皮疹散在,头面颈及躯干为多见,1~3d皮疹消退	热骤降,热退疹出
猩红热	乙型溶血性链球菌	发热、咽痛,杨梅舌、口周苍白圈	密集针尖大小丘疹,疹间皮肤充血面部无皮疹,疹退后脱皮	发热1~2d出疹4~5天热降疹退
手足口病	肠道病毒71型、柯萨奇病毒16等	发热或不发热、口咽痛、流涎拒食	手、足、口皮疹,呈斑丘疹或疱疹。斑丘疹无疼痛瘙痒,5d左右消退,疱疹5~10d消失,不留瘢痕	发热或热退后出疹
药物疹		有原发病症状及近期服药史	皮疹多样,呈斑丘疹、疱疹、猩红热样皮疹等。有瘙痒,停药皮疹渐消退	发热与原发病有关

（九）治疗

目前尚无特异性抗病毒药物治疗麻疹，以对症治疗、加强护理和并发症预防等综合处理为主。

1. **隔离** 单病房呼吸道隔离至体温正常或出疹 5d 后。

2. **一般治疗** 卧床休息，保证充足的液体和能量摄入。保证室内空气流通、适宜的温度和湿度。保持皮肤和口腔清洁，避免强光刺激。

3. **对症治疗** 发热时可采用物理降温或药物退热，如高热可用布洛芬或对乙酰氨基酚等药物，但应避免骤然退热。烦躁时可给予镇静药，保证充足睡眠。咳嗽时可用祛痰镇咳药或雾化吸入治疗。WHO 推荐给予麻疹患儿高剂量维生素 A 治疗，可减少并发症的发生和病死率，但部分患儿用药后可能出现短暂性的头痛和呕吐。

4. **并发症的治疗** 有呼吸系统或神经系统等并发症时，按相应疾病治疗原则处理。如继发细菌感染给予抗生素。

（十）预防

遵循传染病预防原则。按时接种麻疹疫苗，提高小儿免疫力，减少麻疹易感人群。

1. **保护易感人群**

（1）主动免疫：消除麻疹首要阶段即是提高麻疹减毒活疫苗接种率。我国儿童计划免疫确定是采用麻疹减毒活疫苗预防接种，该疫苗安全、有效。

（2）被动免疫：易感者接触麻疹患者后于 5d 内应尽快给予注射免疫球蛋白，可预防发病，5d 后注射仅能减轻麻疹症状。被动免疫有效期维持 3~8 周。

2. **控制传染源** 对麻疹患儿要做到早发现、早诊断、早报告、早隔离及早治疗。一般隔离至出疹 5d 后，合并呼吸系统并发症者延长至出疹 10d 后。对接触麻疹的易感儿检疫期为 3 周，同时给予被动免疫制剂。

3. **切断传播途径** 流行期间避免带易感儿童到人群密集的场所。患者的房间应通风并用紫外线照射消毒。轻症患儿且无并发症者可家中隔离，以减少传播和继发医院内感染。

二、脊髓灰质炎

脊髓灰质炎（poliomyelitis）是由脊髓灰质炎病毒（poliovirus）引起的急性传染病，小儿多见，临床特征为发热和弛缓性瘫痪，严重者可因呼吸肌麻痹致死。我国实行减毒活疫苗免疫接种后，小儿得到了良好的保护，已无本土病毒株引起的病例。WHO 分别于 1994 年、2000 年、2002 年宣布美洲区、西太平洋区和欧洲区为无脊髓灰质炎地区。但此后无脊髓灰质炎的国家又因输入病毒而再次出现感染病例。

（一）病原与流行病学

脊髓灰质炎病毒是微小 RNA 病毒科的肠道病毒属，有 3 个血清型，即 Ⅰ、Ⅱ 和 Ⅲ 型，各型间一般无交叉免疫。该病毒体外生存力强，-70℃下可保存活力达 8 年之久，在污水和污物中可生存 6 个月；不耐热，56℃ 30min 以上、煮沸、紫外线照射 1h 可将其杀死；能耐受一般浓度的化学消毒剂，如 70% 乙醇及 5% 煤酚皂液；耐酸、乙醚和三氯甲烷等脂溶剂，但对高锰酸钾、过氧化氢、漂白粉等敏感，可将其迅速灭活。

脊髓灰质炎病毒唯一自然宿主是人，儿童是易感人群。患者和隐性感染者是主要的传染源，其粪便排出病毒持续时间较长，可达 3~6 周，少数长达 3~4 个月。由于隐性感染者难以被及时发现而成为最危险的病毒传播者。脊髓灰质炎病毒主要经粪 - 口途径感染，亦可通过飞沫传播，因感染早期患者的鼻咽也排出病毒。潜伏期后期、瘫痪前期传染性最强，体温正常后传染性降低。隔离期一般为 40 天。人感染脊髓灰质炎病毒后可获得持久的特异性免疫力。

（二）发病机制

病毒经口进入人体内，植入鼻咽部和肠道进行复制并侵犯淋巴组织。大多数机体能产生特异性保护性抗体,患者不出现临床症状,为隐性感染;若机体免疫功能低下,少数患者体内病毒进入血液引起较轻的第一次病毒血症,仅侵犯呼吸道和消化道等组织引起前驱症状,机体免疫系统能及时清除病毒,则为顿挫型;若病毒毒力强或抗体不足,病毒继续随血流扩散到全身淋巴组织中大量增殖,再次进入血液形成较严重的第二次病毒血症,侵犯中枢神经系统,主要为脊髓及脑干的灰质细胞,引起灰质细胞广泛坏死,导致瘫痪发生。

(三)病理

脊髓灰质炎病毒系嗜神经病毒,主要累及中枢神经系统的脊髓前角灰质、脑桥和延髓的运动神经元,特别是以脊髓前角运动神经元损害为突出,其颈段和腰段的前角灰质细胞受损最严重,故易发生肢体瘫痪。临床表现取决于病变部位和严重程度。早期病变的损害为可逆性,若病变严重致神经细胞坏死、瘢痕形成则成为持久性瘫痪。发病3~4周后,炎症渗出、水肿逐渐吸收,病变神经组织功能逐步恢复。

(四)临床表现

脊髓灰质炎临床表现分为无症状型(隐性感染)、顿挫型、无瘫痪型和瘫痪型。其潜伏期最短为5d,长为35d,一般为5~14d。

1. **无症状型(隐性感染)** 此型最常见,占90%~95%,无临床症状,诊断困难,需依据病原学诊断。

2. **顿挫型** 占4%~8%。临床表现为发热、咽部不适等上呼吸道症状;恶心、呕吐、腹泻等消化道症状及头痛、乏力、关节、肌肉酸痛等流感样症状。症状持续1~3d渐缓解。

3. **无瘫痪型** 占4%~17%,除具有顿挫型症状外,还出现神经系统症状但不发生麻痹,以无菌性脑膜炎为主要表现,脑膜刺激征阳性,脑脊液改变同病毒性脑炎,病毒学和血清学是确诊依据。

4. **瘫痪型** 占1%~2%,分期如下:

(1)前驱期:本期症状与顿挫型相似,相当于第一次病毒血症。

(2)麻痹前期:本期特征与无麻痹型相似,表现为高热,呈双峰热(约70%)或三峰热(1%~2%),肢体、颈背肌疼痛,患儿拒绝触碰,当活动或体位变化时加重,多汗、全身皮肤潮红,头痛、烦躁和脑膜刺激征阳性等神经系统体征。年长儿查体可见①三脚架征(tripod sign):患儿从卧位坐起时困难,需用两手后撑,使身体呈现三脚架状以支持体位;②吻膝试验(kiss-the-knee test)阳性:小儿坐起后,膝关节、髋关节屈曲,不能弯颈以下颌抵膝;③头下垂征(headdrop sign):将手置于患儿肩下抬起躯干时,头与躯干不平行,患儿头呈下垂状。脑脊液改变与病毒性脑膜炎相似,可呈现细胞蛋白分离现象。如病情继续发展,浅反射和腱反射逐渐减弱、消失。

(3)麻痹期:临床上麻痹期与麻痹前期无法截然分开,多于起病后的2~7d,体温逐渐下降时出现肢体瘫痪,呈不对称性肌群无力或弛缓性瘫痪,其后5~10d瘫痪进行性加重,热退后瘫痪停止进展。无感觉障碍及大小便功能障碍。临床分型如下:

1)脊髓型:最为常见。特点为下运动神经元性瘫痪,肌力、肌张力降低,腱反射减弱、消失。多表现为不对称的弛缓性瘫痪,近端肌群受累较远端小肌群早而重。若累及颈背肌,可出现抬头及坐起困难;累及膈肌、肋间肌时,患儿呼吸浅快、矛盾呼吸;不伴有感觉障碍;麻痹出现后腱反射随之减弱或消失;其他表现还有肠麻痹、便秘、尿潴留或尿失禁等症状。

2)脑干型:占麻痹型的6%~25%,常与脊髓型同时发生,病毒侵犯延髓、脑桥所致,呼吸中枢、循环中枢和脑神经的运动神经核受损,病情严重,可见脑神经麻痹及呼吸、循环受损相应的临床表现,如面瘫、声音嘶哑、吞咽困难、呛咳、咳嗽无力,重者发生中枢性呼吸衰竭,心律失常及血压下降等症状。

3)脑炎型:较少见。发生弥漫性或局灶性脑炎。

4)混合型:上述几种类型的表现同时存在。

(4)恢复期:体温正常,瘫痪不再发展,一般急性期过后1~2周,从肢体远端的瘫痪肌群开始恢复,腱反射随自主运动改善而改善。轻者经1~3个月即可恢复,重症者则需1~1.5年,若仍未恢复者则自动恢复的可能性小。

（5）后遗症期：本期指起病满 2 年以后，因运动神经元受损严重而成为持久性瘫痪。受累肌群萎缩、畸形，如马蹄内翻、足下垂、脊柱弯曲及肢体变细而短等。

（五）并发症

呼吸系统并发症表现为吸入性肺炎、肺不张、呼吸障碍等；循环系统并发症表现为心肌炎，心电图异常；其他并发症如尿潴留易致尿路感染、长期卧床致压疮、肌萎缩、骨质疏松、尿路结石及肾衰竭等。

（六）实验室检查

1. **血常规**　外周血白细胞多正常，急性期部分患者红细胞沉降率可增快。

2. **脑脊液**　瘫痪前期及瘫痪早期脑脊液细胞数增多，初为中性粒细胞为主，后期以淋巴细胞为主，蛋白增加不明显，至瘫痪第 3 周，细胞数多已恢复正常，而蛋白质仍继续增高，4~6 周后方可恢复正常。此细胞蛋白分离现象，对诊断有参考价值。

3. **血清学检查**　近期未进行脊髓灰质炎疫苗接种的患者，发病 1 个月内检测患者血液中特异性 IgM 抗体，可利于早期诊断；双份血清检测即恢复期患者血清特异性 IgG 抗体滴度较急性期有 4 倍增长以上，有诊断意义。

4. **病毒分离**　病程 2 周内且病后未服用脊髓灰质炎减毒活疫苗，间隔 24~48h 收集双份患者粪便标本（重量 ≥ 5g），立即冷藏 4℃以下，送检分离病毒。发病 1 周内，从鼻咽部分离出病毒，因流行期间健康带病毒者多，无助于诊断，但血、脑脊液中分离出病毒有诊断意义。

（七）诊断和鉴别诊断

根据流行病学资料以及出现典型脊髓灰质炎的临床表现如瘫痪症状时，诊断多不困难。顿挫型和无麻痹型仅依据临床表现，诊断较为困难。血清特异性抗体检查和粪病毒分离阳性可确诊。

鉴别诊断中，前驱期应与上呼吸道感染、急性胃肠炎等鉴别；瘫痪前期应与化脓性脑膜炎、各种病毒性脑炎、流行性乙型脑炎等鉴别；瘫痪期尚需与弛缓性瘫痪相鉴别。

1. **感染性多发性神经根神经炎（吉兰 - 巴雷综合征）**　鉴别见表 10-2。

表 10-2　瘫痪型脊髓灰质炎与感染性多发性神经根神经炎的鉴别

特点	脊髓灰质炎	感染性多发性神经根神经炎
年龄	<5 岁	4~10 岁
发热	发热呈双峰热	少有发热
瘫痪	不对称的弛缓性瘫痪，近端重于远端	对称性弛缓性瘫痪，远端重于近端
感觉	肢体无感觉障碍	肢体感觉麻木刺痛
脑膜刺激征	阳性	多为阴性
脑脊液（早期）	细胞 - 蛋白分离	蛋白 - 细胞分离
后遗症	可有	多无

2. **家族性周期性麻痹**　少见，常有家族史，表现为周期性发作，突然发生对称性、弛缓性瘫痪，发展迅速，发作时血钾降低，补钾后能很快恢复。

3. **周围神经炎**　臀部肌内注射部位不当、维生素 C 缺乏症、白喉伴神经病变等导致的瘫痪，可通过病史、查体和有相关临床特征鉴别。

4. **假性瘫痪**　幼儿如有髋关节脱位、骨折、关节炎、骨髓炎、骨膜下血肿时因疼痛影响肢体运动，表现为假性瘫痪。应仔细询问病史、全面体格检查，必要时行影像学检查，作出明确诊断。

（八）治疗

本病目前尚无特效药物抗病毒，以对症处理和支持治疗为主。

1. **前驱期和麻痹前期**　隔离 40d。卧床休息至热退后 1 周，避免大量活动、肌内注射及手术等；全身肌肉痉挛和疼痛可用热敷及镇静药缓解。高渗葡萄糖及维生素 C 静脉滴注可减轻神经组织的水肿。静脉输注丙种球蛋白 400mg/(kg·d),用 2~3d 可减轻病情。早期应用 α- 干扰素有抑制病毒复制和免疫调节作用。

2. 麻痹期　卧位时保持身体为一直线,并将瘫痪肢体处于功能位置,防止发生畸形。地巴唑剂量为 0.1~0.2mg/(kg·d)顿服,10d 为 1 疗程,有兴奋神经、扩血管作用;加兰他敏能促神经传导、增加肌肉张力作用,0.05~0.1mg/(kg·d),每天 1 次肌内注射,20~40d 作为 1 疗程,急性期后应用;维生素 B_1、B_{12} 作为营养神经细胞药物,可长期应用。呼吸肌麻痹者使用呼吸机辅助呼吸;吞咽困难者采用鼻饲保证营养供给。

3. 恢复期及后遗症期　应尽早开始主动和被动康复锻炼,防止肌萎缩。也可通过中医方法如针灸、按摩、康复训练、理疗等促进肢体功能恢复,严重肢体畸形可行外科手术矫正。

(九) 预防

1. 主动免疫　计划免疫是预防本病的最有效措施,小儿均应按要求口服脊髓灰质炎减毒活疫苗糖丸,产生主动免疫。基础免疫方法是婴儿自出生后 2 月龄开始,2、3、4 月龄各服一次,4 岁时再次强化免疫 1 次。服完 3 剂后产生的主动免疫可维持 5 年,强化 1 次免疫接种可维持终身。

2. 被动免疫　有与患者密切接触的如未进行疫苗接种的小儿、先天或后天免疫缺陷的儿童,应及早注射丙种球蛋白,可预防发病或减轻症状。

(十) 监测

建立有效的疾病报告制度和监测系统,做好对急性弛缓性瘫痪病例的主动监测、管理。若发现急性弛缓性瘫痪患者、疑似患者,应在 24h 内向疾病预防控制中心报告,以便及时隔离患者。自发病之日开始,至少隔离 40d,有密切接触史的易感者要进行医学观察 20d。

三、水痘

水痘(chickenpox,varicella)是由水痘 - 带状疱疹病毒(varicella-zoster virus,VZV)感染引起的急性传染性出疹性疾病,有高度传染性,小儿多见。临床特征为皮肤黏膜成批出疹,斑丘疹、疱疹和结痂同时存在,全身症状轻,一般情况好,冬、春季节多发。

(一) 病原学与流行病学

VZV 为双链 DNA 病毒,仅 1 种血清型。人是其已知的唯一自然宿主。该病毒在体外生存力弱,对热、酸和不同有机溶剂敏感,在痂皮中不能存活。

水痘患者为本病的唯一传染源。由于病毒存在于上呼吸道及疱疹液中,故主要通过空气飞沫或接触患者疱疹浆液或其污染的物品而感染。传染期从出疹前 1~2d 开始至皮疹结痂终止,为 7~8d。人群对水痘普遍易感,儿童多见,以 2~6 岁为高峰,6 月龄以下婴儿少见,20 岁以后发病者 <2%。

(二) 发病机制

病毒经过鼻咽部进入人体,在上呼吸道局部黏膜及淋巴组织内增殖,主要感染 T 细胞,并在感染后 4~6d 进入血流,形成第一次病毒血症,如机体免疫能力不能有效清除病毒,将随血流到达单核巨噬细胞系统内经增殖后再次进入血液,为第二次病毒血症,引起多器官病变。主要累及的器官在皮肤与黏膜,偶累及内脏。皮疹分批出现与病毒间断进入血液(间歇性病毒血症)有关。

(三) 病理

本病特征性病理改变为多核巨细胞和上皮细胞核内嗜酸性包涵体形成。病初皮肤真皮层毛细血管的内皮细胞肿胀,血管扩张、充血,表皮棘状细胞层上皮细胞呈气球样变性,细胞溶解、间质液聚集形成水疱,疱内含有大量病毒,疱疹液吸收后结痂。由于疱疹表面薄弱易破裂,形成浅表溃疡,但愈合很快。水痘脑炎者与病毒性脑炎相似,脑组织出现充血、水肿、灶状出血等改变。

(四) 临床表现

潜伏期为 10~24d,一般为 14~16d。

1. **轻型**　患儿常无前驱症状或症状轻微,如中低度发热、不适、流涕和厌食等。于当天或次日出现皮疹。皮疹特点:①皮疹呈向心性分布,于头面部和躯干开始,再发展到四肢,但四肢末端少。②最初的皮疹为细小红色斑疹和丘疹,数小时内变为水滴状透明水疱,于24~48h水疱内液体变混浊,并呈中心凹陷、破溃、干枯、结痂。③皮疹分批出现,有明显痒感,在疾病高峰期同一部位可见到斑丘疹、疱疹、结痂同时存在。④部分患者可发生黏膜皮疹,出现在口腔、咽部、眼结膜、外生殖器等处,破溃形成浅溃疡。水痘患者一般不留瘢痕。

2. **重型**　多发生在体弱儿、免疫功能低下或缺陷患儿。持续高热,体温可达40℃以上,中毒症状明显,疱疹遍及全身,部分融合成大疱型,部分疱内有血性渗出呈出血型,若继发感染发生脓疱症或因伴血小板减少而致暴发性紫癜。

3. **先天性水痘**　孕妇在妊娠早期3~4个月内感染水痘可导致胎儿多发性畸形,出生的婴儿可患先天性水痘综合征,影响皮肤、眼、脑和肢体发育;若母亲在分娩前5d至产后2d出现水痘,新生儿可出现严重水痘,病死率接近30%。

(五) 并发症

最常见并发症为皮肤的继发细菌性感染,如脓疱疮、疖、蜂窝织炎或丹毒等,甚至导致脓毒症等;水痘肺炎主要发生在免疫功能低下小儿及新生儿中,临床表现重,有肺部影像学改变;神经系统并发症如水痘脑炎、横贯性脊髓炎、肝性脑病或面神经瘫痪等,其他少见并发症有心肌炎、关节炎、肝炎或肾炎等。

(六) 实验室检查

1. **外周血白细胞计数**　白细胞总数正常或稍低,淋巴细胞分类相对增高。

2. **疱疹刮片**　刮取新鲜疱疹基底组织和疱疹浆液涂片,瑞氏染色或吉姆萨染色见有多核巨细胞;苏木素-伊红染色可见到细胞核内包涵体。用荧光素标记的特异抗体检测疱疹液病毒抗原,诊断快速。

3. **病毒分离**　取新鲜水痘疱疹液接种于人胚羊膜组织培养中,进行病毒分离。

4. **血清学检查**　检测血清中病毒特异性IgM抗体,可助早期诊断;病程早期和恢复期双份血清特异性IgG抗体滴度有4倍以上增高,有诊断价值。

(七) 诊断和鉴别诊断

典型水痘根据皮疹特点,临床诊断并不困难。非典型患者可依据相应实验室检查结果进行确诊。水痘的鉴别诊断包括丘疹性荨麻疹及其他疱疹性皮损的疾病,如金黄色葡萄球菌感染、接触性皮炎和药物疹等。

(八) 治疗

水痘无特效药物治疗,属于自限性疾病。无合并症时以一般治疗和对症处理为主。

1. **一般治疗**　患者应隔离至皮疹全部结痂为止。加强皮肤护理,保持清洁,剪短患儿指甲,避免抓伤疱疹处皮肤,以防继发感染。

2. **对症治疗**　皮肤瘙痒时,可外用炉甘石洗剂擦涂,疱疹破裂后可涂甲紫。

3. **抗病毒治疗**　抗病毒药物首选阿昔洛韦,早期使用有一定疗效,一般在出疹48h内应用,口服,每次20mg/kg(<800mg),每天4次;重症患者可静脉给药,每次10~20mg/kg,每8h 1次。

4. **防治并发症**　患儿继发细菌感染时应早给予抗生素治疗;水痘脑炎出现脑水肿时应用脱水药降颅内压。水痘患者禁用糖皮质激素。

(九) 预防

儿童水痘预后大部分良好,但T细胞免疫功能低下或缺陷患者、接受糖皮质激素治疗或化疗者预后差,重者致命。

1. **隔离患者**　水痘患儿应隔离直至皮疹全部结痂;对有水痘接触史的易患儿,检疫期为3周。

2. **主动免疫**　水痘减毒活疫苗接种后能产生特异性免疫,有效预防小儿发生水痘,免疫效果持久

（达 10 年以上）；小儿接触水痘后 3d 内接种可得到保护，5d 内接种可减少发病，防止暴发流行。

3. 被动免疫 若患儿正在使用糖皮质激素或免疫功能低下，以及接触过患者的孕妇、新生儿，在暴露后 72h 内给予肌内注射水痘 - 带状疱疹免疫球蛋白，可阻止水痘临床过程，96h 内应用可减少发病概率，起到预防作用。

四、传染性单核细胞增多症

传染性单核细胞增多症（infectious mononucleosis，IM）是由 EB 病毒（Epstein-Barr virus，EBV）所致的急性传染性疾病，多见于儿童和青少年，临床上以发热、咽峡炎和淋巴结肿大为典型三联症，同时伴有肝脾大，外周血淋巴细胞和异型淋巴细胞增多等为特征。因临床表现多样化和不典型病例逐渐增多，诊断有一定困难。本病病程为自限性，大多数预后良好。

（一）病原学

EBV 属疱疹病毒科，人疱疹病毒属，是一种亲人类 B 细胞的双链 DNA 病毒。在受染细胞内的病毒 DNA 有 2 种形式：线状 DNA 整合于宿主细胞染色体 DNA 中；或以环状的游离体游离在宿主细胞 DNA 之外。两种形式的 DNA 因不同的宿主细胞可独立或同时存在。

EBV 基因组编码 5 种抗原蛋白，能产生各自相应抗体。①衣壳抗原（viral capsid antigen，VCA）：可产生 IgM、IgG 抗体，VCA-IgM 抗体出现在早期，1~2 个月后消失，提示 EBV 新近感染；VCA-IgG 出现稍迟，持续存在多年或终身，故不能提示新近感染还是既往感染。②早期抗原（early antigen，EA）：是 EBV 在增殖性周期初期形成的一种抗原，EA-IgG 抗体于起病后 3~4 周达高峰，持续 3~6 个月，是 EBV 活跃增殖或新近感染的标志。③核抗原（nuclear antigen，EBNA）：EBNA-IgG 于起病后 3~4 周出现，可持续终身，是既往感染的标志。④淋巴细胞决定的膜抗原（lymphocyte determinant membrane antigen，LYDMA）：携带有 LYDMA 的 B 细胞成为细胞毒性 T 细胞攻击的靶细胞。⑤膜抗原（membrane antigen，MA）：是中和性抗原。LYDMA-IgG 为补体结合抗体，MA-IgG 为中和抗体，两者出现及持续时间与 EBNA-IgG 相同，均为既往感染的标志。

（二）流行病学

本病世界各地均有发生，呈散发性，有时出现一定规模的流行。全年均有发生，以秋末初春多见。病后可获得持久的免疫力。人是 EBV 贮存宿主，患者与隐性感染者是其传染源。唾液腺及唾液中存在大量病毒，可持续排毒达数周、数个月甚至数年。病毒主要存在于新鲜体液如唾液、生殖液、母乳等，口 - 口传播是主要的传播途径，而飞沫传播并不甚重要，偶通过输血传播。本病儿童和青少年多见，男女发病率差异不大。6 岁以下小儿得病后呈不显性感染，大多表现为隐性或轻症，15 岁以上的青少年感染者则多表现为典型症状。

（三）发病机制

EBV 进入口腔后，主要累及具有 EBV 受体的 CD21 咽部上皮细胞、B 淋巴细胞、T 淋巴细胞及 NK 细胞。EBV 在鼻咽部淋巴细胞中增殖，引起渗出性扁桃体炎、咽炎症状，局部受累淋巴结肿大。病毒还能在腮腺和唾液腺上皮细胞中繁殖，并长期或间歇性释放于唾液中，随后进入血液，产生病毒血症，病毒随血流或受感染的 B 细胞进行播散，进一步累及全身淋巴系统。病毒感染 B 淋巴细胞后可致 B 细胞膜上有特异性抗原表达，引起 T 淋巴细胞的免疫应答强烈而转化成为细胞毒性 T 细胞（主要是 CD8$^+$T 细胞，TCL），即血液中的异常淋巴细胞。TCL 细胞在免疫病理损伤形成中发挥着重要的作用，它一方面杀伤感染 EBV 的 B 淋巴细胞，另一方面侵犯、破坏组织器官，而产生系列临床表现。但是 TCL 并不能完全清除 EBV，逃避杀伤的 EBV 在 B 细胞中不再表达增殖期抗原而转变为表达潜伏期抗原，进入潜伏感染状态。

（四）病理

淋巴细胞的良性增生是 IM 的基本病理特征。病理可见非化脓性、肿大的淋巴结，淋巴细胞及单核巨噬细胞明显增生。肝、脾、肺、心脏、肾、肾上腺、皮肤、中枢神经系统等重要器官受累,其血管周围均有淋巴细胞、单核细胞和异型淋巴细胞浸润及局限性坏死病灶。脾充满异型淋巴细胞、水肿,易破裂。

（五）临床表现

儿童潜伏期 5~15d,多为 9~11d。起病急缓不一,症状多样性,多数患者有全身不适、乏力、发热、头痛、鼻塞、恶心、食欲减退等前驱症状,半数患儿早期可见眼睑水肿。症状轻重不一,年龄越小症状越不典型。发病期典型的表现有：

1. **发热**　多数患儿有发热,体温 38~40℃,热型不定,热程差异较大,多为 1~2 周,少数可达数个月。无明显中毒症状。

2. **咽峡炎**　大多数患儿表现为咽部、扁桃体及腭垂充血肿胀,伴有咽痛不适,部分患儿扁桃体表面可见较厚的白色渗出物或假膜形成,容易剥脱。咽部肿胀严重者可导致呼吸、吞咽困难。

3. **淋巴结肿大**　70% 患儿淋巴结肿大明显,全身淋巴结均可肿大,以颈部淋巴结最为常见。肿大的淋巴结大小不一,直径一般不超过 3cm,中等硬度,无明显压痛、无粘连,肠系膜淋巴结肿大时,可表现为腹痛。肿大淋巴结消退缓慢,常在热退后数周或数个月才消退。

4. **肝脾大**　20%~62% 患儿肝大,大多在肋下 2cm 内,可有肝功能异常,并出现急性肝炎症状,如食欲低下、恶心、呕吐、腹部不适等,部分有轻度黄疸。半数患儿有脾大,伴有疼痛及压痛,偶发生脾破裂。

5. **皮疹**　10%~20% 患者在病程中出现皮疹,皮疹形态呈多形性,如丘疹、斑丘疹、荨麻疹、水疱疹、猩红热样皮疹及出血性皮疹等。躯干部位多见。皮疹大多在发病的 4~6d 出现,约持续 1 周消退,无脱屑、无色素沉着。

IM 病程一般为 2~3 周,少数可长至数个月。偶有复发,病程短,病情轻。婴幼儿患者症状不典型,但血清 EBV 抗体检测可阳性。

（六）并发症

严重患者可并发神经系统疾病,如脑膜脑炎、周围神经炎等。循环系统可发生心包炎、心肌炎等。极少数患者在原发感染后出现致命的血液系统并发症——噬血细胞淋巴组织细胞综合征,主要原因是 T 细胞的大量活化及细胞因子网络释放失衡,以亚洲人群多见。约 30% 的患者咽部继发细菌感染,极少数患者发生严重的上呼吸道梗阻,以幼儿多见。脾破裂少见但严重。

（七）实验室检查

1. **血常规**　外周血象改变是本病的重要特征之一。早期白细胞总数正常或偏低,以后逐渐升高,$>10 \times 10^9/L$,可高达 $(30~50) \times 10^9/L$。白细胞分类早期以中性粒细胞为主,以后淋巴细胞分类增高,并出现异型淋巴细胞。异型淋巴细胞大于 10%,或其绝对值超过 $1.0 \times 10^9/L$ 时有诊断意义。部分患儿血红蛋白降低及血小板计数减少。

2. **血清嗜异性凝集试验**（heterophil agglutination test,HAT）　发病 1~2 周的患儿血清中出现非特异性 IgM 嗜异性抗体,能与绵羊或马红细胞凝集,阳性率为 80%~90%。凝集效价在 1:64 以上,经豚鼠肾吸收后仍呈阳性者,具有诊断价值。此抗体持续 2~5 个月。5 岁以下小儿此试验多为阴性。

3. **EBV 特异性抗体检测**　间接免疫荧光法、酶联免疫法检测血清中 EBV 相关性抗体。VCA-IgM 阳性是 EBV 新近感染的标志,EA-IgG 一过性升高是近期感染或 EBV 复制活跃的指标,均具有诊断意义。

4. **EBV-DNA 检测**　采用实时定量聚合酶链反应（RT-PCR）方法,能快速检测患儿血清中高浓度 EBV-DNA,提示存在病毒血症,该检测敏感性和特异性高。

5. **其他**　部分患儿可出现心肌酶谱升高、转氨酶异常、肾功能改变、T 淋巴细胞亚群异常。

（八）诊断和鉴别诊断

诊断需根据典型临床表现：发热、咽峡炎、肝脾和淋巴结肿大,同时：①外周血异型淋巴细胞占淋巴细胞总数超过 10%；②嗜异性凝集试验呈阳性；③ EB 病毒特异性抗体检测阳性：VCA-IgM、EA-IgG 和 EBV-DNA 检测增高，尤其是 VCA-IgM 阳性或急性期与恢复期双份血清 VCA-IgG 抗体效价有 4 倍以上增高，是确诊 EBV 急性感染特异性高和最有价值的血清学试验，阳性可确诊；④细胞免疫功能紊乱：CD4/CD8 比值下降也是重要的诊断依据。

本病应与巨细胞病毒（CMV）、腺病毒、肺炎支原体、风疹病毒、甲肝病毒等感染导致的淋巴细胞与单核细胞增多相鉴别。其中巨细胞病毒感染所致者最常见，在嗜异性抗体阴性疾病中，部分类传染性单核细胞增多症与 CMV 感染有关。

（九）治疗

IM 为自限性疾病，大多预后良好。临床上无特异性的治疗方法，主要采取一般治疗及对症治疗。急性期卧床休息。轻微的腹部创伤有可能导致脾破裂，因此脾显著肿大的患者 2~3 周内应避免剧烈运动，防止破裂。抗病毒治疗早期应用更昔洛韦时，疗效明确；阿昔洛韦、伐昔洛韦及干扰素等药物有一定治疗作用，其确切疗效尚需进一步观察。在抗病毒的基础上联合静脉注射丙种球蛋白可改善临床症状，缩短病程，早期应用效果更好。重型且有严重并发症者应用肾上腺皮质激素治疗可使症状明显减轻。脾破裂发生时应给予立即输血，手术治疗。此外尽量避免使用阿司匹林降温，因其可能诱发脾破裂及血小板减少。

（十）预防

本病无特效的预防措施。部分恶性疾病，如鼻咽癌和霍奇金淋巴瘤等也与 EB 病毒感染有关，因此近年来国内外研究者正在研制、开发 EB 病毒疫苗。EBV 相关疫苗的研究包括预防性疫苗和治疗性疫苗，因其生命周期的复杂性，目前还没有成熟的疫苗上市。

（十一）预后

本病系自限性疾病，大多能自愈，预后良好。病程为 1~2 周。少数病程可迁延达数年之久，转为慢性 EBV 感染，如慢性活动性 EBV 感染。病死率为 1%~2%，多死于脾破裂、中枢神经系统病变、继发感染、肝衰竭等严重并发症。

五、流行性腮腺炎

流行性腮腺炎（epidemic parotitis）是由腮腺炎病毒引起的急性呼吸道传染性疾病，以腮腺的急性非化脓性肿胀、疼痛为临床特征，可并发脑膜脑炎及胰腺炎等。多在幼儿园和学校等群体中流行，多见于儿童与青少年，年龄 5~15 岁为主。感染后可获得终身性免疫。

（一）病原与流行病学

腮腺炎病毒属于副黏病毒科副黏病毒属，为单链 RNA 病毒，仅有 1 个血清型。该病毒对物理、化学因素敏感，在甲酚皂和甲醛溶液中 2~5min 内被杀灭，乙醚、消毒剂、紫外线照射很快将其灭活；腮腺炎病毒不耐热，加热至 56℃、20min 即失去活力。人是腮腺炎病毒的唯一宿主。患者和健康带病毒者均是本病的传染源，患者在腮腺肿大前 6d 到发病后 9d 内均有高度传染性，此时从唾液中可分离出腮腺炎病毒。通过呼吸道飞沫传播为主，或因唾液污染用具和玩具，再通过直接接触感染。本病无季节性，全年均可发生流行，但冬春季发病相对较多。近年来，在发达国家报道了几次大规模的流行性腮腺炎感染暴发，在这些患者中 2/3 以上是被传染的，在已知接种史的患者中，半数以上患者在患病前曾接种过两剂麻疹、腮腺炎和风疹（MMR）疫苗。与腮腺炎相比，接种两剂 MMR 疫苗很少发生麻疹和风疹，鉴于此，美国 CDC 建议在流行性腮腺炎暴发期间对高危人群进行第三剂 MMR 疫苗的接种。

（二）发病机制

病毒通过口、鼻进入人体后，在局部黏膜固定并在上皮组织和淋巴组织中增殖，引起局部炎症和免疫反应，并进入血液形成病毒血症。该病毒对腺体组织、神经组织具有较强的亲和性，唾液腺首先被损害,腮腺最常受累,继之可使舌下腺、下颌下腺、乳腺、胰腺、性腺及甲状腺等多种腺体发生炎症改变。

（三）病理

本病的病理特征为受侵犯的腺体及间质呈非化脓性炎症反应,充血、水肿,淋巴细胞浸润和腺细胞肿胀、坏死等。腺体导管细胞肿胀、管腔内充满坏死细胞及炎性渗出物,导致导管管腔狭窄、阻塞,腺体分泌物排出受阻,唾液中的淀粉酶排出受阻、潴留,经淋巴系统进入血液,引起血、尿淀粉酶增高。如发生脑膜脑炎,可见大脑及脑膜细胞变性、坏死和淋巴细胞浸润等。

（四）临床表现

潜伏期14~25d,一般为18d。多数儿童无前驱症状,常以腮腺肿大、疼痛为首要表现。常先见于一侧腮腺肿大,对侧也相继肿大,腮腺以耳垂为中心向前、后、下周围弥漫性肿大,下颌角与乳突间陷窝消失,边界不清,局部肿痛明显、有触痛,皮肤表面发热但不红。腮腺肿大在1~3d内达高峰,面部因腮腺肿大而变形,张口、咀嚼或摄入酸性食物时胀痛加剧。腮腺肿大持续4~5d后逐渐消退。位于上颌第二臼齿对面黏膜上的腮腺导管开口早期有红肿。在腮腺肿胀的同时,下颌下腺和舌下腺亦可受累肿胀明显,查体时可触及椭圆形腺体。病程中部分患者可有不同程度的发热,持续时间长短不一,亦有患儿体温始终正常。

由于腮腺炎病毒具有嗜腺体、嗜神经性特点,引起中枢神经系统和其他腺体、器官受损,常见并发症如下:

1. **脑膜脑炎**　儿童期最常见,多见于3~6岁小儿。常发生在腮腺炎高峰时,也可先于腮腺肿大之前或腮腺炎发作后2周出现。脑脊液改变与其他病毒性脑炎相似。预后良好,多在2周内恢复正常,一般无后遗症,少数可遗留视力障碍、耳聋和脑积水等。

2. **睾丸炎**　是男孩较为常见的并发症,多数为单侧。常在腮腺炎发病后的4~8d、腮腺肿大开始消退时发生。常伴有发热,睾丸疼痛、肿胀伴明显触痛,可并发附睾炎、鞘膜积液及阴囊水肿。大多数患者出现严重的全身症状,高热、寒战等。一般约10d内好转,30%~40%的病例发生睾丸萎缩,即使双侧受累,也很少导致不育症,也不会增加睾丸癌的风险。

3. **卵巢炎**　少见。5%~7%的青春期女性患者并发卵巢炎,症状轻,表现为下腹疼痛及压痛、呕吐和发热,一般不影响生育。

4. **胰腺炎**　常在腮腺肿大数天后发生,表现为发热、寒战、恶心、呕吐等,同时伴上腹部明显疼痛和触痛,由于单纯腮腺炎时血、尿淀粉酶增高,因此淀粉酶检测升高时,还需进行血清脂肪酶检查,升高则有助于胰腺炎的诊断。重症急性胰腺炎较少见。

5. **其他并发症**　腮腺炎发生前后可发生心肌炎、肾炎、乳腺炎、角膜炎、关节炎、肝炎、胆囊炎、甲状腺炎及关节炎等。

（五）实验室检查

1. **血清、尿淀粉酶测定**　90%的患者发病早期血清和尿淀粉酶增高,约2周降至正常,血清脂肪酶升高有助于胰腺炎的诊断。

2. **血清学检查**　ELISA法检测患者血清腮腺炎病毒特异性IgM抗体,若阳性提示近期感染,有助于早期诊断。急性期、恢复期双份血清特异性IgG抗体效价有4倍以上增高有诊断价值。PCR技术检测腮腺炎病毒RNA,敏感性、特异性高。

3. **病毒分离**　发病早期采集患者唾液、脑脊液、尿液或血液标本,接种鸡胚羊膜腔或人胚肾细胞进行腮腺炎病毒分离。

（六）诊断和鉴别诊断

依据流行病学资料、腮腺肿痛等临床症状和体格检查,腮腺炎的诊断并不困难。对可疑病例进行血清学检查及病毒分离,以助诊断。需与化脓性腮腺炎、其他病毒性腮腺炎以及不同原因引起的腮腺肿大,如白血病、淋巴瘤或腮腺肿瘤等进行鉴别诊断。

（七）治疗

无特异性抗病毒治疗，以一般治疗和对症处理为主。

1. 一般治疗　卧床休息，保持口腔清洁，清淡饮食，以流食或软食为宜，暂忌酸性食品。

2. 对症治疗　对有高热、头痛和睾丸炎者给予解热镇痛药物。睾丸肿痛时用丁字带托起睾丸，局部冷湿敷。

3. 抗病毒治疗　发病早期可用利巴韦林 10~15mg/（kg·d）静脉滴注，疗程 5~7d。疗效不确定。

4. 其他　重症患者或并发心肌炎、脑膜炎者，可短期应用肾上腺糖皮质激素治疗，疗程 3~5d。

（八）预防

按呼吸道传染病隔离患者，直至腮腺肿胀消退为止。学校、幼儿园等集体机构加强晨检，有接触史的儿童一般检疫 3 周。加强预防接种，保护易感儿，接种腮腺炎减毒活疫苗可通过皮下接种、喷喉、喷鼻或气雾吸入等，能够取得良好效果。麻疹 - 风疹 - 腮腺炎三联疫苗接种也有较好的保护作用。

六、手足口病

手足口病（hand-feet-mouth disease，HFMD）是由肠道病毒引起的一种儿童常见急性传染性疾病，5 岁以下儿童多发。手足口病是全球性疾病，我国各地全年均有发生，发病率为（37.01~205.06）/10 万。典型临床表现为发热，手、足、口腔等部位的皮肤黏膜斑丘疹、疱疹，重者可出现脑膜炎、脑炎、脑脊髓炎、肺水肿和心肌炎等。主要死亡原因为脑干脑炎及神经源性肺水肿。由于病毒传染性强，易在托幼机构流行。

（一）病原学

引起手足口病的病毒多样，主要为肠道病毒，我国以肠道病毒 71 型（entero virus，EV71）和柯萨奇病毒 A 组 16 型（Coxsackie virus，CoxA16）常见，重症及死亡病例多由 EV71 所致，二者均为小 RNA 病毒科，肠道病毒属。湿热的环境适合其生存，对胃酸和胆汁有抵抗力。该类病毒在 4℃可存活 1 年。因肠道病毒结构中无脂质，故对乙醚、甲酚皂、三氯甲烷等不敏感，对碱、紫外线及干燥敏感，高锰酸钾、碘酒、漂白粉、甲醛等能将其灭活。肠道病毒各型之间无交叉免疫力。

（二）流行病学

人类是人肠道病毒的唯一宿主。手足口病患者和隐性感染者为传染源，患儿是流行期间的主要传染源。主要经粪 - 口途径传播，亦可经呼吸道飞沫传播，或接触患者呼吸道分泌物、疱疹液及污染的物具而感染，或流行季节的医源性传播也值得重视。对肠道病毒人群普遍易感，成人多因隐性感染获得相应抗体，故易感人群以儿童为主，尤其在托幼等集体机构儿童间流行。感染后可获得对相应肠道病毒的免疫力，持续时间尚不确切。于发病前数天，在感染者咽部分泌物、粪便中即可分离出病毒，粪排病毒时间可达 3~5 周。

（三）发病机制

手足口病的发病机制尚不完全清楚。病毒由消化道或呼吸道进入人机体后可形成病毒血症，出现相应的临床表现。大多数患者通过自身防御机制，控制感染而停止进展，成为隐性感染或临床表现较轻；仅极少数患者成为重症感染。对靶器官的趋向性部分取决于感染病毒的血清型，EV71 具有嗜神经性，可侵犯神经系统。巨噬细胞和 T 淋巴细胞是机体的主要细胞屏障，在 EV71 感染的过程中发挥重要的作用。

（四）病理

本病的病理学表现为淋巴细胞变性坏死，以胃肠道和肠系膜淋巴结病变为主；神经组织病理变化主要表现为脑干和脊髓上段有不同程度的炎症反应、嗜神经现象、神经细胞凋亡坏死、单核细胞及小胶质细胞结节状增生、血管套形成、脑水肿、小脑扁桃体疝；肺部主要表现为肺水肿、肺淤血、肺出血伴少量的炎症细胞浸润；还可出现心肌断裂和水肿，坏死性肠炎，肾、肾上腺、脾和肝严重的变性坏死等。

（五）临床表现

手足口病潜伏期2~10d,平均3~5d。根据临床病情的轻重程度,分为普通病例和重症病例。

1. 普通病例　一般急性起病,多有发热,可出现咳嗽、喷嚏、流涕、食欲低下等症状。口腔较早出现黏膜疹,呈粟粒样斑丘疹、疱疹或溃疡,多位于颊黏膜和硬腭等处,因口腔疼痛,患儿表现为拒食、流涎及哭闹等。手、足和臀部局部出现斑丘疹及疱疹,躯干少见,呈离心性分布。典型皮疹表现为斑丘疹、丘疹、疱疹,皮疹周围有炎性红晕,疱疹内液体较少,不痛不痒,皮疹恢复时不结痂、不留瘢痕,无色素沉着。病程约1周,预后良好,无后遗症。

2. 重症病例　少数患儿病情进行性加重,进展迅速,在发病的1~5d发生脑炎、脑膜炎、脊髓炎、循环障碍和肺水肿等,极少数病例病情凶险,可致死亡,存活病例可有后遗症。

(1)神经系统表现:多出现在发病的1~5d内,患儿可出现高热,中枢神经系统损害表现为精神不振、嗜睡、激惹、头痛、呕吐、食欲差、抽搐、昏迷等;肢体抖动、肌阵挛、共济失调、眼球运动障碍;肌无力、急性弛缓性瘫痪等。腱反射减弱或消失,布鲁津斯基征、Kernig征和Brudzinski征阳性。

(2)呼吸系统表现:发生肺水肿时,表现为呼吸浅快、困难或呼吸节律不规律,口唇、口周发绀,咳嗽加重,咳粉红色或血性泡沫样痰,肺部可闻及湿性啰音或痰鸣音。

(3)循环系统表现:心率增快或减慢,面色发灰、出冷汗,皮肤有花纹、四肢凉、指(趾)端发绀;血压下降,毛细血管充盈时间延长。

（六）实验室检查

1. 血常规　白细胞计数多正常或降低,淋巴细胞分类增高,病情危重者白细胞计数可明显升高或明显降低。

2. 血生化检查　部分病例可有轻度酶谱异常,谷丙转氨酶(ALT)、谷草转氨酶(AST)、肌酸激酶同工酶(CK-MB)血清水平升高,病情危重者肌钙蛋白(cTnI)、尿素氮、血氨、血糖和乳酸可升高。

3. 血气分析　呼吸系统受累严重时,可有动脉血氧分压降低、氧饱和度下降,二氧化碳分压升高和不同程度酸中毒。

4. 脑脊液检查　中枢神经系统受累时,脑脊液外观清亮,压力增高,白细胞计数增多,蛋白正常或轻度增高,糖和氯化物正常。脑脊液特异性病毒抗体滴度升高有助于诊断。

5. 病原学检查　鼻咽拭子、疱疹液或粪便标本中CoxA16、EV71等肠道病毒特异性核酸检测阳性或分离出肠道病毒可确诊。

6. 血清学检查　急性期与恢复期双份血清CoxA16、EV71等肠道病毒中和抗体有4倍以上的升高可确诊。

7. 胸部X线检查　可表现为双肺纹理增多,斑片状浸润影,部分病例以单侧为著。

8. 磁共振检查　神经系统受累者,脑干、脊髓灰质损害时有异常改变,合并脑干脑炎者可表现为脑桥、延髓及中脑的斑点状或斑片状长T_1、长T_2信号。

（七）诊断和鉴别诊断

根据流行病学资料、起病急,发热或无发热,伴手、足、口和臀部的斑丘疹、疱疹,即可作出诊断。少数重症病例皮疹不典型,进展快,临床诊断相对困难,需结合病原学或血清学检查结果作出诊断。近年来临床研究提示具有以下表现者(尤其3岁以下的患儿),有可能发展为危重病例,应严密观察病情变化,做好救治工作:①持续高热不退;②精神萎靡、易惊、呕吐、肢体抖动、无力;③呼吸、心率增快;④出冷汗、末梢循环障碍、血压升高;⑤血乳酸升高;⑥外周血白细胞计数和血小板计数增高明显;⑦高血糖。

鉴别诊断包括:

1. 儿童发热、出疹性疾病鉴别　见表10-1。

2. 其他病毒所致脑炎或脑膜炎　单纯疱疹病毒、EB病毒、巨细胞病毒、呼吸道病毒等引起的脑炎或脑膜炎,临床表现与手足口病合并中枢神经系统损害表现相似;对皮疹不典型者,应根据流行病学资料,采集标本进行病毒病原学检查、血清学检查,作出诊断。

3. 肺炎　手足口病发生神经源性肺水肿时,应与肺炎鉴别。后者一般无典型皮疹,不伴心力衰竭时无粉红色或血性泡沫痰。

4. 暴发性心肌炎　重症手足口病伴循环障碍病例需与暴发性心肌炎鉴别。后者多有严重的心律失常、心源性休克等表现,无典型皮疹。可根据病原学和血清学检查结果进行鉴别。

（八）治疗

1. 普通病例　目前尚无特异性治疗和特效抗病毒药物,以对症治疗为主。家中隔离,避免交叉感染。保证休息,清淡饮食,加强口腔和皮肤护理。

2. 重症病例的治疗

（1）神经系统受累

1）控制高颅内压:控制入量,应用甘露醇降颅内压,每次 0.5~1.0g/kg,每 4~8h 1 次,20~30min 内快速静脉注射。根据病情调整给药剂量及间隔时间,或加用呋塞米。

2）糖皮质激素应用:根据病情酌情应用糖皮质激素,甲泼尼龙 1~2mg/(kg·d);或氢化可的松 3~5mg/(kg·d);或地塞米松 0.2~0.5mg/(kg·d),病情改善后,尽早减量、停用。

3）免疫球蛋白:静脉注射免疫球蛋白 1g/(kg·d),连用 2d。

4）对症治疗:物理或药物降温,烦躁、惊厥时应用镇静、止惊药。密切监护生命体征,严密观察病情变化。

（2）呼吸、循环衰竭:①保持呼吸道通畅,保证有效吸氧;②监测呼吸、心率、血压和血氧饱和度;③呼吸功能障碍的治疗参见相关章节内容;④保护重要脏器的功能,维持机体水、电解质、酸碱平衡。

（3）恢复期:进一步促进各脏器功能恢复;加强功能康复治疗;中西医结合治疗。

（九）预防

手足口病患儿应进行隔离。预防 EV71、Cox16 等肠道病毒感染的关键是,搞好环境和个人卫生,勤洗手,保持室内空气流通,流行期间少带儿童到人群聚集的公共场所,避免交叉感染。EV-A71 型灭活疫苗可用于 6 月龄~5 岁儿童预防 EV-A71 感染所致的手足口病,基础免疫程序为 2 剂次,间隔 1 个月,鼓励在 12 月龄前完成接种。

七、风疹

风疹(rubella)是风疹病毒引起的常见急性传染病,主要表现为发热、斑丘疹、耳后及枕后淋巴结肿大,病情较轻,预后良好。1940 年澳大利亚风疹大流行之后,发现不少婴儿患先天性白内障和先天性心脏病,后果严重,与其母亲在怀孕早期感染风疹有关,因此预防风疹引起医学界重视。

（一）病原学

风疹病毒直径 50~70nm,属 RNA 病毒披盖病毒属,受感染的细胞质内有嗜酸性包涵体。此病毒不耐热,易被干燥和高压灭活,在室温中很快失去活力。风疹病毒只有 1 种抗原型,可用抗原快速滴定血清内所含特异性抗体,以此血清学诊断可确定风疹。出疹前及疹后 5d,在患儿的鼻咽部有病毒存在,由该处的分泌物中可以分离出病毒;病毒血症发生较早,在疹前 7d 即已存在,出疹后已不易从血清中分离出病毒。病毒主要侵犯上呼吸道及淋巴组织,也可以通过血液累及全身其他系统,常见为中枢神经系统。

（二）流行病学

冬春两季发病较多。本病多见于学龄前及学龄期儿童。在发生流行时各年龄期儿童均可发病,传染性强。接触的易感儿约有 30% 发生显性感染,其余为隐性感染或不受感染。一次感染后,无论是隐性或显性感染,均可产生持久的免疫力,但偶可见到再次发病者。

病原体由口、鼻及眼部的分泌物直接传给旁人,或通过呼吸道飞沫散播传染。出疹后,血液内很快出现中和抗体,至 15~30d 达高峰。胎儿感染风疹病毒后,病毒可在新生儿咽部持续生存并由大小便排出,长达 6 个月或更久,因而可能在家庭成员或医护人员中传播。

（三）发病机制及病理

病毒直接损害血管内皮细胞引起皮疹,近年来认为抗原 - 抗体复合物与真皮上层的毛细血管充血和轻微炎性渗液引起皮疹相关。呼吸道有轻度炎症及淋巴结肿胀。并发脑炎时,可致脑组织水肿、血管周围炎及神经细胞变性。

（四）临床表现

1. 潜伏期　长短不一,一般为 2~3 周。

2. 前驱期　一般为 1~2d,症状不严重,常见咳嗽、喷嚏、流涕、咽痛、嘶哑、头痛、眶后疼痛、结膜炎、食欲缺乏及发热等。部分患者可在软腭及咽部附近见到玫瑰色或出血性斑疹,大小如针头或稍大。

3. 出疹期　于发病 1~2d 出现,迅速由面部、颈部、躯干波及四肢,但手掌、足跖大都无疹。皮疹呈浅红色,稍稍隆起,大小约 2mm,分布均匀,疹间有正常皮肤,躯干部皮疹稀疏,面部及四肢往往融合。颈、腕及指（趾）可见疏散斑丘疹。

皮疹于 1~4d 隐退,无脱屑或有细小脱屑,出疹期可伴轻至中度发热及上呼吸道感染症状,随疹退而消退,体温持续不降或退而又升,应考虑并发症及继发感染。耳后、枕后及颈后淋巴结肿大,可有轻度压痛,不融合。皮疹出现后,淋巴结肿多数在 1 周内消退,也有持续数周者。脾常有轻度肿大。

出疹期白细胞数正常或略低,分类淋巴细胞在最初 1~4d 内减少,其后增多,病程 1 周内红细胞沉降率增快。

（五）并发症

并发症很少,偶见扁桃体炎、中耳炎和支气管炎。毛细支气管炎和支气管肺炎,可在发病高峰期时发生。风疹后数周,偶见肾小球肾炎、关节炎、血小板减少或不减少性紫癜。风疹后肾炎,非病毒直接作用,与免疫反应有关。出疹后 1~6d,偶见并发脑炎,发病率低,约为 1/6 000,表现与其他病毒脑炎相似,多数有癫痫发作,大部分可痊愈。

（六）诊断

在发病季节有接触史的患儿出现皮疹,且在 24h 内遍及全身,伴有耳后、枕后及颈后淋巴结肿大应高度怀疑本病,需行病原学检查确诊。

病原学检查　①取患儿鼻咽部分泌物作组织培养,可分离出风疹病毒。②血清特异性抗体测定:方法有红细胞凝集抑制（简称血凝抑制）试验、中和试验、补体结合试验、免疫荧光试验及酶联免疫吸附试验等。特异性 IgM 抗体出现最早,但维持阳性时间较短;IgG 抗体在出疹后 2~3d 即可升高,2~4 周达高峰,以后渐下降,仍能保持一定水平达终身。因此特异性 IgM 增高或双份血清 IgG 抗体滴度 ≥ 4 倍升高可诊断风疹急性期。新生儿特异性 IgM 抗体增高提示经胎盘感染了风疹。

（七）鉴别诊断

风疹的症状极不一致,临床确诊比较困难,尤其是散发性病例和非典型病例,与常见儿童发热、出疹性疾病的鉴别见表 10-1。

（八）预防

患者隔离至皮疹出现后 5d,若病房内出现风疹病例,则应隔离。未患过风疹的小儿如与患者接触,一般不进行检疫。

1. 被动免疫　因儿童期风疹病情较轻,不需作被动免疫。

2. 主动免疫　风疹减毒活疫苗经国外十余年广泛应用,已证明安全、有效。接种后抗体阳性率可达 95% 以上,抗体可维持有效 7 年以上。我国目前使用的是风疹、麻疹、腮腺炎三联疫苗,一般在 1 岁半时皮下注射 0.5ml 一次,未接种者可在上小学时补种。有免疫缺陷、应用肾上腺皮质激素等免疫抑制剂等应视为接种疫苗的禁忌证。

（九）治疗

无特效治疗。在发热期间应卧床休息，给予流食、半流食，可给清热解毒中药。如有高热、头痛、咽痛等，应给予对症治疗。

八、流行性乙型脑炎

流行性乙型脑炎（epidemic encephalitis B）简称乙脑，是由乙型脑炎病毒引起的以脑实质炎症为主要病变的中枢神经系统急性传染病。本病经蚊虫媒传播，常流行于夏秋季，主要分布于亚洲。临床上以高热、意识障碍、抽搐、病理反射及脑膜刺激征阳性为特征，病死率高，部分病例可留有严重后遗症。

（一）病原学

乙脑病毒属虫媒病毒乙组的黄病毒科 RNA 病毒，有包膜。包膜中镶嵌有糖基化蛋白（E 蛋白）和非糖基化蛋白（M 蛋白）。其中 E 蛋白是病毒的主要抗原成分，由它形成的表面抗原决定簇具有血凝活性与中和活性，同时还与多种重要的生物学活性密切相关。

乙脑病毒易被常用消毒剂所杀灭，不耐热，100℃ 2min 或 56℃ 30min 即可灭活，对低温和干燥抵抗力较强。乙脑病毒为嗜神经病毒，在细胞质内繁殖。在蚊体内繁殖的适宜温度为 25~30℃。

乙脑病毒的抗原性稳定，较少变异。人与动物感染乙脑病毒后，可产生补体结合抗体、中和抗体及血凝抑制抗体，对这些特异性抗体的检测有助于临床诊断和流行病学调查。

（二）流行病学

乙脑是人畜共患的自然疫源性疾病，人与许多动物都可成为本病的传染源，人类感染后引起的病毒血症，病毒数量少，持续时间短，因此不是本病的主要传染源。猪是本病的主要传染源，一般在人类乙脑流行前 1~2 个月，先在家禽中流行。

本病主要通过蚊虫叮咬而传播，三带喙库蚊是主要传播媒介。人对乙脑病毒普遍易感，多数呈隐性感染，感染后可获得较持久的免疫力。本病主要集中在 10 岁以下儿童，以 2~6 岁发病率最高。近年来由于儿童和青少年疫苗的广泛接种，成人和老年人的发病率相对增加。

东南亚和西太平洋地区是乙脑的主要流行区，我国除东北、青海、新疆和西藏外均有本病流行，发病率农村高于城市。本病在热带地区全年均可发病，在亚热带和温带地区有严格的季节性，80%~90%的病例集中在 7、8、9 三个月，主要与蚊虫繁殖、气温和雨量等因素有关。本病集中发病少，呈高度散发性，家庭成员中很少有多人同时发病者。

（三）发病机制

带有乙脑病毒的蚊虫叮咬人后，病毒进入人体内，先在单核巨噬细胞系统内繁殖，随后进入血液循环，形成病毒血症。当感染者机体免疫力强时，只形成短暂的病毒血症，病毒很快被清除，不侵入中枢神经系统，可获得终身免疫力。当机体免疫力低下而病毒数量多及毒力强时，病毒可侵入中枢神经系统，引起脑实质病变。

（四）病理

乙脑病变范围较广，可累及整个中枢神经系统灰质，但以大脑皮质及基底核、丘脑最为严重，脊髓的病变最轻。肉眼可见软脑膜充血、水肿、出血，镜检可出现神经细胞变性、坏死；软化灶形成；血管变化和炎症反应；胶质细胞增生。

（五）临床表现

1. **典型的临床表现**　可分为 5 期。

（1）潜伏期与前驱期：潜伏期为 6~16d。前驱期一般持续 3d 左右。起病急，主要表现有高热、头痛、呕吐、食欲减退、易激惹、呆滞、嗜睡等。

（2）极期：此期持续 7d 左右，除初期症状加重外，突出表现为脑实质受损的症状。

1）高热：体温常高达 40℃，一般持续 7~10d，重型者可达 3 周以上。发热越高，热程越长，病情越重。

2)意识障碍：表现为嗜睡、谵妄、昏迷、定向力障碍等。神志不清最早可见于病程第1~2天，但多发生于第3~8天，通常持续1周左右，重型者可长达1个月以上。

3)惊厥：发生率40%~60%，是病情严重的表现，主要系高热、脑实质炎症及脑水肿所致。

4)呼吸衰竭：呼吸衰竭主要为中枢性呼吸衰竭，多见于重型患者，由于脑实质炎症、缺氧、脑水肿、颅内高压、脑疝和低血钠脑病等所致，其中以脑实质病变，尤其是延髓呼吸中枢病变为主要原因。表现为呼吸节律不规则及幅度不均，如呼吸浅，双吸气，叹息样呼吸、潮式呼吸、抽泣样呼吸等，最后呼吸停止。此外，因脊髓病变导致呼吸肌瘫痪可发生周围性呼吸衰竭。

高热、抽搐和呼吸衰竭是乙脑极期的严重表现，三者互相影响，呼吸衰竭为引起死亡的主要原因。

5)其他神经系统症状和体征：多在病程10d内出现，第2周后就很少出现新的神经系统表现。常有浅反射消失或减弱，深反射先亢进后消失，病理征阳性，脑膜刺激征阳性。由于自主神经受累，深昏迷者可有膀胱和直肠麻痹，表现为大小便失禁或尿潴留。昏迷者尚可有肢体强直性瘫痪，偏瘫较单瘫多见，或全瘫，伴有肌张力增高。

(3)恢复期：患者体温逐渐下降，神经系统症状和体征日趋好转，一般患者于2周左右可完全恢复，重型者需1~6个月才能逐渐恢复。此阶段的表现可有持续性低热、多汗、失眠、痴呆、失语、流涎、吞咽困难、颜面瘫痪、肢体强直性瘫痪或不自主运动，以及癫痫样发作等。经积极治疗大多数患者能恢复，如半年后上述症状仍不能恢复，称为后遗症。

(4)后遗症期：5%~20%的重型乙脑患者留有后遗症，主要有失语、肢体瘫痪、意识障碍、精神失常及痴呆等，经积极治疗后可有不同程度的恢复，癫痫后遗症有时可持续终身。

2. 临床分型

(1)轻型：体温在39℃以下，神志清楚，可有轻度嗜睡，无抽搐，头痛及呕吐不严重，脑膜刺激征不明显。约1周可恢复。

(2)普通型：体温在39~40℃，有意识障碍如昏睡或浅昏迷，头痛、呕吐、脑膜刺激征明显，偶有抽搐，病理征可阳性。病程7~14d，多无恢复期症状。

(3)重型：体温持续在40℃以上，昏迷，反复或持续抽搐，常有神经系统定位症状和体征，可有肢体瘫痪和呼吸衰竭。病程多在2周以上，常有恢复期症状，部分患者留有不同程度后遗症。

(4)极重型(暴发型)：起病急骤，体温迅速升至40℃以上，深昏迷，迅速出现中枢呼吸衰竭及脑疝，病死率高，多在极期中死亡，幸存者常留有严重后遗症。

流行期间以轻型和普通型患者多见。

(六)实验室检查

1. 血象 白细胞总数增高，一般在$(10~20)×10^9/L$，个别甚至更高，中性粒细胞在80%以上，部分患者血象始终正常。

2. 脑脊液 外观无色透明或微混浊，压力增高，白细胞多在$(50~500)×10^6/L$，少数可高达$1\,000×10^6/L$以上。早期以中性粒细胞为主，随后则淋巴细胞增多。白细胞计数的高低与病情轻重及预后无关。蛋白轻度增高，糖正常或偏高，氯化物正常。少数病例在病初脑脊液检查正常。

3. 血清学检查

(1)特异性IgM抗体测定：该抗体在病后3~4d即可出现，脑脊液中最早在病程第2天即可检测到，2周时达高峰，可作为早期诊断指标。

(2)补体结合试验：补体结合抗体为IgG抗体，具有较高的特异性，多在发病后2周出现，5~6周达高峰，抗体水平可维持1年左右，不能用于早期诊断，主要用于回顾性诊断或流行病学调查。

(3)血凝抑制试验：血凝抑制抗体出现较早，一般在病后第4~5天出现，2周时达高峰，抗体水平可维持1年以上。该试验阳性率高于补体结合试验，操作简便，可用于临床诊断及流行病学调查。

4. 病原学检查

(1)病毒分离：由于乙脑病毒主要存在于脑组织中，血及脑脊液中不易分离出病毒，在病程第1周内死亡病例的脑组织中可分离到病毒。

（2）病毒抗原或核酸的检测：在组织、血液或其他体液中通过直接免疫荧光或聚合酶链反应（PCR）可检测到乙脑病毒抗原或特异性核酸。

（七）并发症

发生率约 10%，以支气管肺炎最为常见，多因昏迷患者呼吸道分泌物不易咳出或应用人工呼吸器后所致。其次为肺不张、败血症、尿路感染、压疮等，重型患者应警惕应激性胃黏膜病变所致上消化道大出血的发生。

（八）诊断

根据流行病学资料、发病季节、临床表现及实验室检查可诊断。血清学检查，尤其是特异性 IgM 抗体测定可助确诊。如恢复期血清中抗乙脑病毒 IgG 抗体或中和抗体滴度比急性期有大于 4 倍升高者，或急性期抗乙脑病毒 IgM 抗体阳性者，或检测到乙脑病毒抗原、特异性核酸者，均可明确诊断。

（九）鉴别诊断

1. 中毒性菌痢　乙脑与中毒性菌痢均多见于夏秋季，且 10 岁以下儿童的发病率高，故需特别鉴别，后者起病较乙脑更急，常于发病 24h 内出现高热、抽搐、昏迷和感染性休克，一般无脑膜刺激征，脑脊液多正常。作肛拭或生理盐水灌肠镜检粪便，可见大量脓、白细胞。

2. 化脓性脑膜炎　化脓性脑膜炎的中枢神经系统表现与乙脑相似，但多以脑膜炎的表现为主，脑实质病变的表现不突出，脑脊液呈细菌性脑膜炎改变，涂片和培养可找到细菌。其中流行性乙型脑炎多见于冬春季，大多有皮肤、黏膜瘀点，其他细菌所致者多有原发病灶。

3. 结核性脑膜炎　无季节性。常有结核病史，起病较缓，病程长，脑膜刺激征较明显，而脑实质病变表现较轻。脑脊液蛋白明显增高，氯化物明显下降，糖降低，其薄膜涂片或培养可检出结核分枝杆菌。必要时可行 X 线胸片和眼底检查以发现结核病灶。

（十）预后

轻型和普通型大多可顺利恢复，重型和暴发型患者的病死率可高达 20% 以上，主要为中枢性呼吸衰竭所致，存活者可留有不同程度的后遗症。

（十一）治疗

目前尚无有效的抗病毒治疗药物，本病治疗以支持和对症治疗为主。维持体内水和电解质的平衡，密切观察病情变化，重点处理好高热、惊厥、控制脑水肿和呼吸衰竭等危重症状，降低病死率和减少后遗症的发生。主要的对症治疗有以下几方面：

1. 高热　应以物理降温为主，药物降温为辅。对于持续高热伴反复惊厥者可用亚冬眠疗法，以氯丙嗪和异丙嗪每次各 0.5~1mg/kg 肌内注射，每 4~6 小时 1 次，可减少脑组织耗氧，保护脑组织，但需密切监测生命体征。

2. 惊厥　常用的控制惊厥的药物有地西泮、水合氯醛、咪达唑仑等。如颅内压增高者应积极进行脱水治疗。

3. 呼吸衰竭　呼吸衰竭多因脑水肿、脑疝造成，因此需积极地脱水降颅内压。除此之外，对已发生呼吸衰竭的患者需做气管插管、气管切开，人工呼吸机等。

肾上腺皮质激素有抗炎、退热、降低毛细血管通透性和渗出等作用，被用于乙脑的治疗中，但一般认为疗效不显著，且其可抑制机体的免疫功能，增加继发感染机会，因此不主张常规使用。

对恢复期及后遗症患者，应加强护理，防止压疮和继发感染；逐渐开始进行功能训练。

（十二）预防

乙脑的预防应采取防蚊、灭蚊、预防接种为主的综合措施。

1. 控制传染源　及时隔离和治疗患者，隔离至体温正常。但主要的传染源是家畜，要改善猪圈的环境卫生，做好灭蚊工作，人畜居住地分开。

2. 切断传播途径　防蚊和灭蚊是预防乙脑病毒传播的重要措施。应消灭蚊虫滋生地，减少人群感染机会,使用蚊帐、蚊香、涂擦驱蚊剂等措施防止被蚊虫叮咬。

3. 保护易感人群 预防接种是保护易感人群的根本措施。接种对象为 10 岁以下的儿童和从非流行区进入流行区的人员,一般接种 2 次,间隔 7~10d,第 2 年加强注射 1 次,连续 3 次加强后不必再注射,可获得较持久的免疫力。

九、狂犬病

狂犬病(rabies)是由狂犬病毒所致的人畜共患病。因狂犬病患者有害怕喝水的突出临床表现,故本病亦曾叫作"恐水病(hydrophobia)",其主要临床表现为高度兴奋、恐惧不安、痉挛、进行性瘫痪。狂犬病如不及时治疗,会导致呼吸道、消化道损害,还会造成肾衰竭,严重可危及生命。

(一) 病原学

狂犬病毒按血清型分类共有 6 个分型,其第 1 型是经典狂犬病毒,其他各型被称为狂犬病相关病毒。该病毒核酸是单股不分节负链 RNA,可编码 N、M1、M2、G、L 5 个蛋白。5 种蛋白都具有抗原性。G 蛋白在囊膜上构成病毒刺突,与病毒致病性有关;N 蛋白为核蛋白,有保护 RNA 功能。G 蛋白和 N 蛋白是狂犬病毒的主要抗原,刺激机体可诱生相应抗体和细胞免疫。狂犬病毒宿主范围广,可感染鼠、家兔、豚鼠、马、牛、羊、犬、猫等,侵犯中枢神经细胞(主要是大脑海马回锥体细胞),于细胞质中可形成嗜酸性包涵体。

(二) 流行病学

狂犬病属于一种动物的传染病,在我国,病犬是主要的传染源,猫、鼠、兔等也可成为狂犬病传染源,病毒存在于这些动物的神经组织和唾液。

狂犬病毒主要的传播途径是通过咬伤,也可由带病毒犬的唾液经各种伤口和抓伤的黏膜和皮肤入侵,也可在宰杀病犬、剥皮、切割等过程中被感染,被病犬舔过但未被咬伤者,发病者很少。未接种过狂犬病疫苗者对本病普遍易感。但在暴露于病犬后发病与否,除与自身易感性有关外,还与被咬伤的部位,伤口的深浅、注射疫苗及是否采取恰当的处置有关。

(三) 发病机制及病理

狂犬病毒是高度嗜神经的病毒,主要通过神经逆行,向心性向中枢传播,病毒几乎只限于感染神经组织,一般不入血。

狂犬病发病过程可分为下列 3 个阶段:

1. 神经外小量繁殖期 病毒自咬伤部位皮肤或黏膜侵入后,首先其糖蛋白刺样突起吸附于细胞,在局部伤口的横纹肌细胞内小量繁殖,通过和神经肌肉接头的乙酰胆碱受体结合,侵入附近的末梢神经。从局部伤口至侵入周围神经不短于 72h。

2. 从周围神经侵入中枢神经期 病毒沿周围神经的轴索向心性扩散,其速度为 12~24mm/d。在到达背根神经节后开始大量繁殖,然后侵入脊髓,再波及整个中枢神经系统,病毒在中枢神经系统中传播很快(200~400mm/d)。主要侵犯脑干和小脑等部位的神经元。

3. 从中枢神经向各器官扩散期 即病毒自中枢神经系统向周围神经离心性扩散,向全身各组织器官播散,尤以涎腺、舌部味蕾、嗅神经上皮等处病毒最多。由于迷走神经核、吞咽神经核及舌下神经核的受损,可发生呼吸肌和吞咽肌痉挛,临床上患者出现恐水、呼吸、吞咽困难等症状;交感神经受刺激,使唾液分泌和出汗增多;迷走神经节、交感神经节和心脏神经节受损,可引起患者心血管系统功能紊乱,甚至突然死亡。

(四) 临床表现

潜伏期长短不一,多数在 3 个月以内发病。

临床表现可分为狂躁型(脑炎型)及麻痹型(静型)2 型,分为下列 3 期:

1. 前驱期 两型的前驱期相似。在兴奋状态出现前,大多数患者有低热、嗜睡、食欲缺乏,少数有恶心、呕吐、头痛、背腰痛等；对痛、声、光、风等刺激开始敏感，并有咽喉紧缩感。具有诊断意义的早期症状，是已愈合的伤口部位及神经通路上有麻木、发痒、刺痛或虫爬、蚁走等感觉异常，约发生于80%的病例，此症状可维持数小时至数天。本期持续1~2d，很少超过4d。

2. **兴奋期或痉挛期**　可分两型，两型的表现不同。

(1)狂躁型：患者逐渐进入高度兴奋状态，突出表现为极度恐怖，有大难临头的预兆感，并对水声、光、风等刺激非常敏感，引起发作性咽肌痉挛、呼吸困难等。

恐水是本病的特殊性症状，典型者饮水、见水、闻流水声或仅提及饮水时，均可引起严重咽喉肌痉挛。由于声带痉挛，故吐字不清，声音嘶哑，甚至失音。

怕风亦是本病特有的症状，微风、吹风、穿堂风等都可导致咽肌痉挛。其他如音响、光亮、触动等也可引起同样发作。咽肌痉挛发作使患者极度痛苦，不仅无法饮水和进食，而且常伴有辅助呼吸肌痉挛，导致呼吸困难和缺氧，甚或全身进入疼痛性抽搐状态。

此外，由于自主神经功能亢进，患者出现大汗、流涎、体温升高达38℃以上，心率加快，血压升高，瞳孔扩大。随着兴奋状态的增长，部分患者可出现精神失常、谵妄、幻视等症状。病程进展很快，多在发作中死于呼吸或循环衰竭。本期持续1~3d。

(2)麻痹型：约占总数的20%，临床上无兴奋期，无恐水症状和吞咽困难，而以高热、头痛、呕吐、咬伤处疼痛开始，继则出现肢体软弱、腹胀、共济失调、部分或全部肌肉瘫痪、尿潴留或大小便失禁等，呈现横断性脊髓炎或上升性脊髓麻痹表现。早期用叩诊锤叩击胸肌，可见被叩击隆起，数秒钟后平复。病程持续4~5d。

3. **昏迷期**　两型狂犬病不易区别。痉挛停止，患者暂趋安静，有时尚可勉强饮水吞食，反应减弱或消失，转为弛缓性瘫痪，其中以肢体软瘫最为多见。在本期中患者的呼吸逐渐变为微弱或不规则，并可出现潮式呼吸、脉搏细速、血压下降、心音低钝、四肢厥冷，可迅速因呼吸和循环衰竭而死亡。本期持续6~18h。

狂犬病的整个病程，包括前驱期在内，狂躁型平均8d，麻痹型为13d。

(五) 并发症

主要并发症有颅内压增高、下丘脑受累引起抗利尿激素分泌过多或过少、自主神经功能紊乱引起高血压、低血压、心律失常或体温过低。痉挛常见，可为全身性或局灶性。呼吸功能紊乱，如过度通气和呼吸性碱中毒在前驱期和急性期常见。后期也会发生进行性缺氧。

(六) 实验室检查

1. **血、尿常规及脑脊液**　血常规白细胞总数为$(12~30) \times 10^9/L$，中性粒细胞百分率大多在80%以上，单核细胞百分率亦可增加。尿常规可发现轻度蛋白尿，偶有透明管型。脑脊液的压力正常或稍高，蛋白质轻度增高，细胞数稍增多，但很少超过$200 \times 10^6/L$，主要为淋巴细胞。

2. **免疫学试验**

(1)血清抗体测定：对未注射过疫苗、抗狂犬病血清或免疫球蛋白者有诊断价值。缺点是在病程第8天前不易测出，故对早期诊断帮助不大。接种过疫苗的患者，如中和抗体效价超过1：5 000时，对诊断狂犬病仍有价值。

(2)病毒抗原检测：应用荧光抗体检查脑组织涂片、角膜印片、冷冻皮肤切片中的病毒抗原，发病前即可获得阳性结果，是实际应用价值较大的一种试验。

3. **病毒分离**　从患者脑组织、脊髓、涎腺、泪腺、肌肉、肺、肾等脏器和组织虽可分离到病毒，但机会均不多，自脑脊液和唾液中则更不易分离出病毒。

4. **病毒核酸的检测**　用逆转录聚合酶链反应法从脑组织中检出病毒RNA也可做出诊断。

(七) 诊断及鉴别诊断

狂犬病病犬或其他动物咬或抓伤的病史具有重要的诊断意义。已在发作阶段的患者，根据被咬伤史、典型的临床表现，即可初步诊断。最终需通过实验室检查确定或排除本病。

此外,还需与其他疾病鉴别:狂犬病癔症(假恐水症),即对动物咬伤恐惧的一种癔症反应,无狂犬病的症状体征,经暗示、说服、对症治疗,可很快恢复健康。急性感染性多发性神经根炎(吉兰 - 巴雷综合征)、脊髓灰质炎等也可出现瘫痪。

(八) 治疗

狂犬病是所有传染病中最凶险的病毒性疾病,一旦发病预后极差。迄今尚无特效治疗,故强调在咬伤后及时预防性治疗,对发病后患者以对症综合治疗为主。

1. 严格隔离患者,防止唾液等污染。医护人员须戴口罩及手套、穿隔离衣。患者的分泌物、排泄物及其污染物均须严格消毒。

2. 监护治疗应由经过免疫接种的医护人员完成,保持安静,减少任何类型的刺激。对狂躁、痉挛患者可用镇静药,如苯巴比妥或地西泮,使其保持安静。注意维持营养及水、电解质平衡、纠正酸碱紊乱。

3. 积极做好对症处理,防治各种并发症　呼吸衰竭是狂犬病患者死亡的主要原因,因此必要时可采用气管切开、人工呼吸机等措施维持呼吸,纠正呼吸衰竭。维护患者心血管系统功能,有心动过速、心律失常、血压升高等可用 β 受体拮抗剂治疗。

必须指出,狂犬病一旦发病,虽病死率极高,几乎达 100%,但通过积极监护治疗,仍有存活恢复的希望。

(九) 预防

1. 管理传染源　对家庭饲养动物进行免疫接种,管理流浪动物。

2. 人被咬伤后局部伤口的处理　通过理化方法及时(指 2h 内)清除伤口中的病毒,是预防狂犬病的最有效手段。处理程序包括:

(1)立即针刺伤口周围的皮肤,尽力挤压出血或用火罐拔毒。切忌用嘴吮吸伤口,以防口腔黏膜感染。

(2)冲洗伤口:用 20% 肥皂水及清水冲洗。伤口较深者需用导管伸入,如果是穿通伤口,可用插管插入伤口内,用注射器灌水冲洗。

(3)消毒伤口冲洗后,用 5% 碘酊反复烧灼伤口。除非伤及大血管需紧急止血外,即使伤口深、大亦不应缝合和包扎。

(4)对于伤口深大及伤口靠近头部的患者,用抗狂犬病免疫血清在伤口内滴注或其周围作浸润注射。

(5)必要时使用抗菌药物,伤口深时还要使用破伤风抗毒素。

3. 预防接种　目前主张凡被犬、猫、狼等动物咬、抓伤后,为保证安全,都应注射狂犬病疫苗。

(1)主动免疫

1)暴露后免疫接种:一般被咬伤者 0 天(第 1 天,当天)、3 天(第 4 天,以下类推)、7 天、14 天、28 天各注射狂犬病疫苗 1 针,共 5 针。严重咬伤者,除按上述方法注射狂犬病疫苗外,应于 0 天、3 天注射加倍量。

2)暴露前预防接种:对未咬伤的健康者预防接种狂犬病疫苗,可按 0 天、7 天、28 天注射 3 针,一年后加强一次,然后每隔 1~3 年再加强一次。

(2)被动免疫:创伤深广,严重或发生在头、面、颈、手等处,同时咬人动物疑有患狂犬病的可能性,应立即注射狂犬病毒血清。该血清含有高效价抗狂犬病免疫球蛋白,可直接中和狂犬病毒,应及早应用,伤后 1 周再用几乎无效。

十、幼儿急疹

幼儿急疹(exanthema subitum,ES)又称婴儿玫瑰疹(roseola infantum,RI),是婴幼儿常见的一种以

高热、发疹为特点的疾病,多发生于春秋季,由人类疱疹病毒 6、7 型感染引起。其特点是在发热 3~5d 后热度突然下降,皮肤出现玫瑰红色的斑丘疹,病情减轻,如无并发症可很快痊愈。

（一）病原学

人类疱疹病毒 6 型(HHV-6)是主要病原,绝大多数幼儿急疹由 HHV-6B 型感染引起,HHV-6 具有典型的疱疹病毒科病毒的形态特征。其他少见的病因有人类疱疹病毒 7 型(HHV-7)、柯萨奇病毒 A 和 B、埃可病毒、腺病毒和副流感病毒 1。

（二）流行病学

幼儿急疹多见于 6~18 个月的婴幼儿,尤其是 <1 岁者,3 岁以后少见,无性别差异。此病呈全年散发,但以冬春季多见。主要传染源是患者和隐性感染者。通过打喷嚏、咳嗽等途径形成带有病毒的飞沫而进行传播,此外,密切接触亦可传播。

（三）发病机制及病理

HHV 对淋巴细胞具有亲嗜性。与其他疱疹病毒相似,HHV-6 在人类引起原发感染,并在感染消退之后,该病毒的基因组可在宿主细胞内长期潜伏存在。此病毒有若干糖蛋白,其中 gH 糖蛋白可能在该病毒进入细胞引起感染以及使受感染细胞融合中起主要作用。HHV-6 的核酸主要潜伏在外周血单核细胞、唾液腺、肾及支气管的腺体内,在一定条件下,HHV-6 可被激活,引起再感染。

（三）临床表现

幼儿急疹潜伏期一般 1~2 周,平均 10d 左右。

多数起病急,主要表现为发热,体温 39~40℃或以上,可无明显伴随症状,也可伴有流涕、咳嗽、食欲下降、恶心、呕吐等。极少数出现嗜睡、惊厥等。

体温持续 3~5d 后,热度骤退,热退同时或稍后出现大小不一的淡红色斑疹或斑丘疹,直径 2~5mm,压之退色,初起于面颈部及躯干,很快波及四肢近端,腰部和臀部较多,1~2d 后逐渐消退,无色素沉着或脱屑。部分患儿早期腭垂可出现红斑,皮疹无须特殊处理,可自行消退。

（四）并发症

本病预后良好,严重的并发症很少发生,有报道患儿可出现中耳炎、支气管炎、HHV-6 脑炎、肝炎、嗜血细胞综合征等。因此,对于发疹时间长和发热超过 3d 的患者因密切监测,防止严重并发症。

（五）实验室检查

1. **血常规**　发病的第 1~2 天,白细胞计数可增高,但发疹后则明显减少,而淋巴细胞计数增高。C 反应蛋白可正常或轻度升高。

2. **病毒分离**　病毒分离是 HHV-6、7 型感染的确诊方法。一般只用于实验室研究。

3. **病毒抗原**　抗原检测适于早期诊断,但病毒血症维持时间短,很难做到及时采取标本。目前广泛采用免疫组化方法检测细胞和组织内病毒抗原。抗原阳性结果可作为确诊的依据。

4. **病毒抗体的测定**　采用 ELISA 方法和间接免疫荧光方法测定 HHV-6、7 型 IgG、IgM 抗体,是目前最常用和最简便的方法。

（六）诊断及鉴别诊断

2 岁以下的婴幼儿突然高热,无其他系统症状,热退时出现皮疹,应该考虑此病。本病需要与肺炎链球菌脓毒血症及麻疹、风疹和川崎病等进行鉴别。

（七）治疗

1. **一般治疗**　轻型患者可卧床休息,给予适量水分和营养丰富易消化饮食。

2. **对症治疗**　高热时可给予物理降温或退热药,哭闹烦躁试用镇静药;惊厥则及时止惊。但对免疫缺陷的婴幼儿或严重的病例则需抗病毒治疗,目前尚无十分肯定的抗病毒药。

（八）预防

隔离患儿至出疹后 5d。本病传染性不强,预防措施同呼吸系统疾病的预防方法。

（黄燕萍　张　明）

第二节　细　菌　感　染

一、细菌性痢疾

细菌性痢疾(bacillary dysentery)简称菌痢,是由志贺菌(也称痢疾杆菌)引起的肠道传染病。消化道是菌痢的主要传播途径,终年散发,夏秋季可引起流行。主要临床表现为腹痛、腹泻、排黏液脓血便以及里急后重等,可伴有发热及全身毒血症症状,严重者可出现感染性休克和/或中毒性脑病。菌痢多为急性,少数可迁延为慢性。

(一) 病原学

痢疾杆菌属于肠杆菌属,革兰氏阴性杆菌,有菌毛,无鞭毛、荚膜及芽胞,无动力,为兼性厌氧,但最适宜于需氧生长。根据生化反应与血清学试验,该属细菌分为痢疾、福氏、鲍氏和宋内志贺菌4群。目前我国以福氏和宋内志贺菌多见,呈不典型发作,痢疾志贺菌的毒力最强,可引起严重症状。

1. **抗原结构**　根据国际微生物学会的分类,按抗原结构和生化反应不同,将志贺菌分为4群和47个血清型(其中A群15个、B群13个、C群18个、D群1个)(表10-3)。

表 10-3　志贺菌属的分型

菌名	群别	鸟氨酸脱羧酶	甘露醇	血清型
痢疾志贺菌(Shigella dysenteriae)	A	－	－	1~15
福氏志贺菌(S.flexneri)	B	－	＋	1~6(13个亚型)
鲍氏志贺菌(S.boydii)	C	－	＋	1~18
宋内志贺菌(S.sonnei)	D	＋	－	1

2. **抵抗力**　志贺菌的抵抗力比其他肠道杆菌弱,存在于患儿与带菌者的粪便中,加热60℃、10min可被杀死,对酸和一般消毒剂敏感。在粪便中,由于其他肠道菌产酸或噬菌体的作用常使本菌在数小时内死亡,故粪便标本应迅速送检。但在污染物品及瓜果、蔬菜上可存活10~20d。D群宋内志贺菌抵抗力最强,A群痢疾志贺菌抵抗力最弱。

3. **毒素**　侵入上皮细胞的志贺菌,除在细胞内繁殖外可播散至邻近细胞,由毒素作用引起细胞死亡。内毒素可引起全身反应如发热、毒血症及休克等。外毒素又称为志贺毒素,有肠毒性、神经毒性和细胞毒性。

(二) 流行病学

1. **传染源**　包括患者和带菌者。无症状带菌者由于症状不典型而容易误诊或漏诊,因此在流行病学中具有重要意义。

2. **传播途径**　本病主要经粪-口途径传播。痢疾杆菌随患者或带菌者的粪便排出,通过污染的手、食品、水源或生活接触,或苍蝇、蟑螂等间接方式传播,最终均经口入消化道使易感者受感染。

3. **人群易感性**　人群普遍易感,学龄前儿童患病多,与不良卫生习惯有关。病后可获得一定的免疫力,但持续时间较短,不同菌群及血清型间无交叉保护性免疫,因而易反复感染。

4. **流行特征**　菌痢多发生于发展中国家,与医疗条件差、水源不安全有较大关系。全球每年志贺菌感染人次估计为1.65亿,其中发展中国家占99%。我国各地菌痢发生率差异不大,有明显的季节性。夏秋季降雨量多、苍蝇密度高及进食生冷瓜果食品的机会多等,可能与该季节本病发病率高有关。

（三）发病机制与病理解剖

1. 发病机制　细菌数量、致病力和人体抵抗力是志贺菌进入机体后是否发病的 3 个重要因素。志贺菌经口进入人体，穿过胃酸屏障后，侵袭并生长于结肠黏膜上皮细胞，经基底膜进入固有层，在其中繁殖并释放毒素，引起炎症反应和小血管循环障碍。在这一过程中，炎症介质的释放使志贺菌进一步侵入并加重炎症反应，导致肠黏膜炎症、坏死和溃疡。由黏液、细胞碎屑、中性粒细胞、渗出液和血形成黏液脓血便。

志贺菌释放的内毒素进入血液循环后，除引起发热和毒血症外，可通过释放各种血管活性物质引起急性微循环衰竭，进而引起感染性休克、DIC 及多脏器功能衰竭，临床表现为中毒性菌痢。

外毒素是由志贺菌志贺毒素基因编码的蛋白，它能不可逆地抑制蛋白质合成，从而导致上皮细胞损伤，可引起出血性结肠炎和溶血尿毒症综合征（HUS）。

2. 病理解剖　菌痢的病理变化主要发生于大肠，以乙状结肠与直肠为主，严重者可以波及整个结肠及回肠末端。

急性菌痢的典型病变过程为初期的急性卡他性炎，随后出现特征性假膜性炎和溃疡形成，最后愈合。肠黏膜的病理变化早期可见点状出血，之后以弥漫性纤维蛋白渗出性炎症为基本病理变化。病变进一步发展，肠黏膜上皮形成浅表坏死，表面有大量的黏液脓性渗出物。在渗出物中有大量纤维素，与坏死组织、炎症细胞、红细胞及细菌一起形成特征性的假膜。约 1 周后，假膜开始脱落，形成大小不等、形状不一的"地图状"溃疡。中毒性菌痢突出的病理改变为大脑及脑干水肿、神经细胞变性，肠道病变轻微。部分病例可见肾上腺充血，肾上腺皮质萎缩。

慢性菌痢的病理变化为肠黏膜水肿、肠壁增厚，肠黏膜溃疡不断形成和修复，导致瘢痕和息肉形成，少数病例甚至出现肠腔狭窄。

（四）临床表现

潜伏期一般为 1~4d（数小时至 7d）。流行期为 6~11 月，发病高峰期在 8 月。根据病程长短和病情轻重可以分为下列各型：

1. 急性菌痢　根据肠道症状轻重及毒血症，可分为以下 4 型：

（1）普通型（典型）：急性起病，有畏寒、发热，发热达 39℃以上，伴头痛、乏力、食欲减退，多数伴腹痛、腹泻，多先为稀水样便，1~2d 后转为黏液脓血便，每天数十次，便量少，失水不显著，有时伴有脓血便，此时里急后重明显。常伴肠鸣音亢进，左下腹压痛。自然病程 1~2 周，多数自行恢复，少数转为慢性。

（2）轻型（非典型）：全身毒血症症状轻微，无发热或仅有低热。主要表现为急性腹泻，每天排便 10 次以内，为黏液稀便无脓血。有轻微腹痛及左下腹压痛，里急后重较轻或缺如，自然病程为 1 周左右，少数转为慢性。

（3）重型：多见于体弱、营养不良患儿，急起发热，每天大便 30 次以上，为稀水脓血便，有时可排出片状假膜，严重时伴大便失禁，腹痛、里急后重症状明显。严重腹胀及中毒性肠麻痹多为后期表现，常伴呕吐，严重失水可引起外周循环衰竭。部分病例表现为中毒性休克，体温不升，常有酸中毒和水、电解质平衡失调，少数患者可出现心、肾功能不全。

（4）中毒性菌痢：以 2~7 岁健壮儿童为多见。潜伏期多为 1~2d，短者数小时，起病急，发展快，突起畏寒、高热，全身中毒症状严重，可有嗜睡、昏迷及抽搐，迅速发生循环和呼吸衰竭。临床以严重毒血症症状、休克和 / 或中毒性脑病为主，而局部肠道症状很轻或缺如。开始时可无腹痛及腹泻症状，但发病 24h 内可出现痢疾样大便。

中毒性菌痢根据临床表现分为以下 3 型：

1）休克型（周围循环衰竭型）：常见，主要表现为感染性休克。面色苍白、四肢厥冷、皮肤花斑、发绀、心率加快、脉细速甚至不能触及，血压逐渐下降甚至测不出，并可出现心、肾等重要脏器功能不全及意识障碍。

2）脑型（呼吸衰竭型）：主要临床表现为中枢神经系统症状。脑血管痉挛，引起脑缺血、缺氧，导致脑水肿、颅内压增高,甚至脑疝。患儿可出现剧烈头痛、频繁呕吐、烦躁、惊厥、昏迷、瞳孔不等大、对光反射消失等,严重者可出现中枢性呼吸衰竭等临床表现。此型病死率较高。

3)混合型:兼有上述 2 型的表现,病情最为凶险,病死率很高(90% 以上)。

2. 慢性菌痢　菌痢病程反复发作或迁延不愈达 2 个月以上者,即为慢性菌痢。根据临床表现可以分为 3 型:

(1)慢性迁延型:患儿急性菌痢发作后,病情时轻时重,迁延不愈。长期腹泻可导致营养不良、贫血、乏力等。长期间歇排菌,为重要的传染源。

(2)急性发作型:患儿有慢性菌痢史,间隔一段时间后又出现急性菌痢的表现,但发热等全身毒血症症状不明显。

(3)慢性隐匿型:患儿有急性菌痢史,临床症状不明显,结肠镜可发现黏膜炎症或溃疡等病变,大便培养可检出志贺菌。

慢性菌痢中以慢性迁延型最为多见,慢性隐匿型最少。

(五)实验室检查

1. 一般检查

(1)血常规:急性菌痢白细胞总数可轻至中度增多,可达(10~20) × 10⁹/L,中性粒细胞为主。慢性患者血红蛋白计数可降低。

(2)大便常规:外观多为黏液脓血便,镜检可见白细胞(≥ 15 个 / 高倍视野)、脓细胞和少数红细胞,发现巨噬细胞有助于诊断。

2. 病原学检查

(1)细菌培养:粪便培养出痢疾杆菌可以确诊。为提高细菌培养阳性率,可在抗菌药物使用前采集新鲜标本,取脓血部分及时送检和早期多次送检。

(2)特异性核酸检测:核酸杂交或聚合酶链反应(PCR)可直接检查粪便中的痢疾杆菌核酸,具有灵敏度高、特异性强、快速简便、对标本要求低等优点,但临床较少使用。

3. 免疫学检查　早期可采用免疫学方法检测细菌或抗原,快捷方便,对菌痢的早期诊断有一定帮助,但由于粪便中抗原成分复杂,易出现假阳性。

(六)并发症和后遗症

本病较少出现并发症和后遗症。并发症有菌血症、溶血尿毒症综合征、关节炎、瑞特(Reiter)综合征等。后遗症以神经系统后遗症常见,可有耳聋、失语及肢体瘫痪等症状。

(七)诊断

结合患儿流行病学史、临床表现、实验室检查进行综合诊断。确诊有赖于病原学的检查。夏秋季,有不洁饮食或与菌痢患者接触史的患儿均应考虑本病,考虑中毒性菌痢儿童,可盐水灌肠或肛拭子行粪便检查,粪便镜检有大量白细胞、脓细胞及红细胞即可诊断。

(八)鉴别诊断

菌痢应与多种腹泻性疾病相鉴别,中毒性菌痢则应与夏秋季急性中枢神经系统感染或其他病因所致的感染性休克相鉴别。

1. 急性菌痢　与下列疾病相鉴别:

(1)急性阿米巴痢疾:鉴别要点见表 10-4。

(2)其他细菌引起的肠道感染:可出现痢疾样症状的肠道感染如肠侵袭性大肠埃希菌、空肠弯曲菌及气单胞菌等,鉴别有赖于大便培养检出不同的病原菌。

(3)细菌性胃肠型食物中毒:患儿因进食被沙门菌、金黄色葡萄球菌、副溶血弧菌、大肠埃希菌等病原菌或它们产生的毒素污染的食物引起。有进食同一食物集体发病病史,大便镜检通常白细胞不超过 5 个 / 高倍视野。确诊有赖于从可疑食物及患者呕吐物、粪便中检出同一细菌或毒素。

(4)其他:急性菌痢还需与急性肠套叠及急性坏死出血性小肠炎相鉴别。

表 10-4　细菌性痢疾与急性阿米巴痢疾的鉴别要点

鉴别要点	急性细菌性痢疾	急性阿米巴痢疾
病原体	志贺菌	溶组织内阿米巴滋养体
粪便检查	便量少,黏液脓血便,有大量白细胞及红细胞,可见吞噬细胞。培养有志贺菌生长	便量多,暗红色果酱样便,腥臭,白细胞少,红细胞多,有夏科 - 莱登晶体,有阿米巴滋养体
结肠镜检查	肠黏膜弥漫性充血、水肿及浅表溃疡,以直肠、乙状结肠为主	散发溃疡,边缘深,周有红晕,溃疡间黏膜充血较轻,病变以盲肠、升结肠为主
临床表现	多有发热及毒血症症状,腹痛重,伴里急后重,常见左下腹压痛	多无发热,毒血症少见,腹痛轻,无里急后重,常见右下腹压痛
流行病学	散发性,夏秋流行	散发性
潜伏期	数小时至 7d	数周至数个月
血白细胞	总数及中性粒细胞比例明显增多	早期略增多

2. 中毒性菌痢

(1)休克型:需与其他细菌引起的感染性休克相鉴别。血及大便培养检出不同致病菌有助于鉴别。

(2)脑型:流行性乙型脑炎(乙脑)多发于夏秋季,且有高热、惊厥、昏迷,需与本型相鉴别。乙脑起病后进展相对缓慢,循环衰竭少见,意识障碍及脑膜刺激征明显,脑脊液可有蛋白及白细胞计数增高,乙脑病毒特异性 IgM 阳性有助于鉴别诊断。

(3)慢性菌痢:直肠结肠癌、慢性血吸虫病及非特异性溃疡性结肠炎等疾病需与慢性菌痢相鉴别,特异性病原学检查、病理和结肠镜检有助于鉴别诊断。

（九）预后

急性菌痢大部分于 1~2 周内痊愈,仅有少数转为慢性或带菌者。中毒性菌痢预后差,病死率高。

（十）治疗

1. 急性菌痢

(1)一般治疗:消化道隔离至临床症状消失,大便培养连续 2 次阴性。毒血症症状重者必须卧床休息。饮食应以流食为主,忌食生冷、油腻及刺激性食物。

(2)抗菌治疗:轻型菌痢患儿可不用抗菌药物;病情严重患儿需及时应用抗生素,应根据本地流行菌株药敏试验或大便培养结果进行选择。抗生素治疗的疗程一般为 3~5d。

常用药物有以下几种:

1)喹诺酮类:抗菌谱广,口服吸收好,耐药菌株相对较少。首选环丙沙星,其他喹诺酮类也可酌情选用,不能口服者也可静脉滴注。因动物实验显示本类药可影响骨骺发育,故多数学者认为儿童如非必要不宜使用。

2)其他 WHO 推荐的二线用药:匹美西林(pivmecillinam)和头孢曲松(ceftriaxone),同时对多重耐药菌株有效。

2005 年世界卫生组织(WHO)推荐菌痢抗菌治疗方案见表 10-5。

给予有效抗菌治疗 48h 内症状会得到改善,包括:便次减少,便血、发热症状减轻,食欲好转。48h 以上症状无改善,则提示可能对此抗生素耐药。

表 10-5　抗生素治疗菌痢

抗生素名称	用法用量
一线用药:环丙沙星	每次 15mg/kg,每天 3 次,疗程 3d,口服给药
二线用药:匹美西林	每次 20mg/kg,每天 4 次,疗程 5d,口服给药

续表

抗生素名称	用法用量
头孢曲松	每次 50~100mg/kg,每天 1 次肌内注射,疗程 2~5d
阿奇霉素	每次 6~20mg/kg,每天 1 次,疗程 1~5d,口服给药

3)小檗碱(黄连素):可减少肠道分泌,可联合抗生素使用,每次 0.1~0.3g,每天 3 次,7d 为一疗程。

(3)对症治疗:维持水、电解质平衡。高热以物理降温为主,效果欠佳时使用退热药;毒血症症状严重患儿,给予小剂量肾上腺皮质激素。腹痛剧烈患儿可用颠茄片或阿托品。

2. 中毒性菌痢 采取综合急救措施,争取早期治疗。

(1)对症治疗

1)降温止惊:积极降温,对于持续惊厥患儿可用地西泮、苯巴比妥钠肌内注射或水合氯醛灌肠。

2)休克型:①快速扩充血容量纠正酸中毒:快速给予葡萄糖盐水、5% 碳酸氢钠及低分子右旋糖酐等液体,补液量及成分视脱水情况而定,休克好转后应继续静脉输液维持;②改善微循环障碍:可予抗胆碱类药物如山莨菪碱、酚妥拉明、多巴胺等药物;③保护重要脏器功能,主要是心、脑、肾等重要脏器的功能;④其他:可及早使用肾上腺皮质激素(地塞米松每次 0.2~0.5mg/kg 静脉滴注,每天 1~2 次,疗程 3~5d);有早期 DIC 表现者可给予肝素抗凝。

3)脑型:20% 甘露醇每次 1~2g/kg 快速静脉滴注,每 4~6 小时可重复注射一次,以减轻脑水肿。血管活性药物可改善脑部微循环,应用肾上腺皮质激素有助于改善病情。保持呼吸道通畅、吸氧,必要时可用人工呼吸机。

(2)抗菌治疗:通常选用 2 种痢疾杆菌敏感的抗生素静脉滴注治疗。

3. 慢性菌痢 鉴于慢性菌痢病因较复杂,可采用全身与局部治疗相结合的原则。

(1)一般治疗:生活规律,忌食生冷、油腻及刺激性食物,饮食以流食为主,积极治疗可能并存的慢性消化道疾病或肠道寄生虫病。

(2)病原治疗:结合病原菌药敏试验结果选用有效抗菌药物,通常采用 2 种不同类型药物联合治疗,疗程应适当延长,必要时可予多疗程治疗。

(3)对症治疗:对肠道功能紊乱的患儿可给予镇静或解痉药物。抗菌药物使用后,肠道菌群失调引起的慢性腹泻可给予微生态制剂。

(十一) 预防

主要预防措施为切断传播途径,同时做好传染源的管理。

1. 传染源的管理 急、慢性患者和带菌者应隔离或定期进行访视管理,并给予彻底治疗,直至大便培养阴性。

2. 切断传播途径 注意饮食和饮水卫生,养成良好的卫生习惯。

3. 保护易感人群 据世界卫生组织报道,对于预防志贺菌感染目前尚无获准生产的有效疫苗。在我国主要采用口服活菌苗,如 F2a 型"依链"株。活菌苗对同型志贺菌保护率约为 80%,而对其他型别菌痢的流行可能无保护作用。

二、流行性脑脊髓膜炎

流行性脑脊髓膜炎(epidemic cerebrospinal meningitis)简称流脑。其是由脑膜炎奈瑟菌(*Neisseria meningitidis*,Nm)引起的急性化脓性脑膜炎,常在冬春季节引起发病和流行,患者以儿童多见。其主要临床表现为突发高热,剧烈头痛,频繁呕吐,皮肤黏膜瘀点、瘀斑及脑膜刺激征,严重者可有脓毒性休克和脑实质损害,常可危及生命。部分患者暴发起病,可迅速致死。

（一）病原学

脑膜炎奈瑟菌（又称脑膜炎球菌）属奈瑟菌属，有荚膜，无芽胞，不活动。革兰氏染色阴性，呈肾形双球菌，大小为 0.6~0.8μm。常呈凹面相对成对排列或呈四联菌排列。为专性需氧菌，在普通培养基上该细菌不易生长，在巧克力或血培养基或卵黄培养基上生长良好。

该细菌唯一的天然宿主是人类，可从带菌者及患者鼻咽部、血液、脑脊液、皮肤瘀点中检出。该细菌外毒素毒力强，但抵抗力很弱，对干燥、湿热、寒冷、阳光、紫外线及一般消毒剂均极敏感，在体外易自溶而死亡，故采集标本应注意保温并快速送检。

（二）流行病学

1. **传染源**　带菌者和流脑患者是本病的传染源。患者从潜伏期开始至发病后 10d 内具有传染性。本病隐性感染率极高，流行期间人群带菌率高达 50%，感染后细菌寄生于正常人鼻咽部，不引起症状而不易被发现，而患者经治疗后细菌很快消失，因此带菌者作为传染源的意义更重要。

2. **传播途径**　飞沫传播为本病的主要传播途径，病原菌主要经咳嗽、打喷嚏借飞沫由呼吸道直接传播。因本菌在外界生存力极弱，故间接传播的机会甚少，但密切接触如怀抱、同睡、接吻等对 2 岁以下婴幼儿的发病有重要意义。

3. **人群易感性**　人群普遍易感，本病隐性感染率高。人群感染后仅约 1% 出现典型临床表现。新生儿自母体获得杀菌抗体而很少发病，2~3 个月以后的婴儿即有发病者，6 个月 ~2 岁时体内抗体降到最低水平，以后因隐性感染而逐渐获得免疫。因此，5 岁以下儿童尤其是 6 个月 ~2 岁婴幼儿的发生率最高。人感染后可产生持久免疫力；各群间存在交叉免疫，但不持久。

4. **流行特征**　本病全球均有发病，在温带地区可出现地方性流行，全年常有散发病例，冬春季节可出现季节性发病高峰。我国曾先后发生多次以 A 群为主全国性大流行。自 1985 年开展 A 群疫苗接种后，以 A 群为主的发病率持续下降，近几年 B 群和 C 群发病率有增多的趋势，在个别省份先后发生了 C 群引起的局部流行。随着血清群的变迁，2000 年以来，10 岁以上人群发病构成比增加。

（三）发病机制

病原菌自鼻咽部侵入人体，脑膜炎球菌不同菌株的侵袭力不同。最终是否发病以及病情的轻重取决于细菌和宿主间的相互作用。

本病致病的重要因素为细菌释放的内毒素。内毒素引起全身的施瓦茨曼反应，激活补体，促进血清炎症介质释放增加，产生循环障碍和休克。脑膜炎球菌释放的内毒素较其他内毒素更易激活凝血系统，因此在休克早期即可出现弥散性血管内凝血（DIC）和继发性纤溶亢进，进一步加重微循环障碍、出血和休克，最终造成多器官功能衰竭。

细菌侵犯脑膜，进入脑脊液，释放内毒素可引起脑膜和脊髓膜化脓性炎症及颅内压升高，出现惊厥、昏迷等症状。严重脑水肿时形成脑疝，可迅速致死。

（四）临床表现

潜伏期多为 2~3d，最短 1d，最长 7d。按病情可分为以下 4 型：

1. **普通型**　90% 的发病者均为此型。

（1）前驱期（上呼吸道感染期）：为 1~2d，大多数无症状，部分表现为上呼吸道感染症状，如低热、鼻塞、咽痛等，因发病急，进展快，此期易被忽视，鼻咽拭子培养可发现病原菌。

（2）败血症期：多数患儿起病后迅速出现此期表现，表现为高热、寒战、体温迅速高达 40℃ 以上，伴明显的全身中毒症状，头痛及全身痛，精神极度萎靡。幼儿则表现为哭闹、拒食、烦躁不安、皮肤感觉过敏和惊厥。70% 以上患儿可出现皮肤黏膜出血点，大小为 1~2mm 至 1cm，初始呈鲜红色，后迅速增多、扩大，常见部位为四肢、软腭、眼结膜及臀等。本期持续 1~2d 后进入脑膜脑炎期。

（3）脑膜脑炎期：该期患儿除表现为败血症期的高热及中毒症状外，同时伴有剧烈头痛、喷射性呕吐、烦躁不安以及脑膜刺激征，重症患儿有谵妄、抽搐及意识障碍。有些婴儿脑膜刺激征缺如，前囟未闭患儿可隆起，对诊断有很大意义，呕吐、失水等可造成前囟下陷。本期经治疗，常在 2~5d 内进入恢复期。

（4）恢复期：积极治疗后体温渐降至正常，意识及精神状态改善，皮肤出血点吸收或结痂愈合。神经系统查体无阳性体征。约有 10% 的患儿在病程中可出现口周疱疹。该期患儿多于 1~3 周内痊愈。

免疫复合物反应引起的表现以关节炎较明显，可同时出现发热，亦可伴有心包炎，多见于病后 7~14d。

2. 暴发型 该型儿童多见，起病更急剧，病情变化迅速，病势严重，如不及时治疗可于 24h 内危及生命，病死率高。

暴发型可分为以下 3 种类型：

（1）暴发型休克型：患儿表现为严重的中毒症状，急起寒战、高热，重症者体温不升，伴头痛、呕吐，短时间内出现瘀点、瘀斑，并迅速增多融合成片。随后出现面色苍白、唇周与肢端发绀，皮肤发花、四肢厥冷、脉搏细速、呼吸急促等休克表现。如抢救不及时，病情可急速恶化，周围循环衰竭症状加重，血压急剧下降，少尿，甚至昏迷。

（2）暴发型脑膜脑炎：主要病变为脑膜及脑实质损伤，常于发病 1~2d 内出现严重的神经系统症状，表现为高热、头痛、呕吐、意识障碍，可迅速出现昏迷。颅内压增高，脑膜刺激征阳性，可有惊厥，锥体束征阳性，严重患儿可发生脑疝。

（3）混合型：该型患儿可先后或同时出现上两型的症状。

3. 轻型 多见于流脑流行后期，病变多较轻微，主要表现为上呼吸道症状，如低热、轻微头痛及咽痛等，少数患儿可见出血点。脑脊液多正常，咽拭子培养可有脑膜炎奈瑟菌生长。

4. 慢性型 儿童较少见，病程可迁延数周至数个月。多表现为间歇性发热、发冷，每次发热历时 12h 后缓解，间隔 1~4d 再再次发作。每次发作后常成批出现皮疹，亦可出现瘀点。多伴有关节痛、脾大，血液白细胞增多，血培养可为阳性。

（五）实验室检查

1. 血象 白细胞计数明显增加，多在 $(10~20) \times 10^9/L$ 以上，中性粒细胞比例升高至 80%~90% 或以上。并发 DIC 患儿血小板可减少。

2. 脑脊液检查 脑脊液检查是确诊的重要方法。病初或休克型患者，脑脊液改变尚未出现，应 12~24h 后复查。典型的脑膜炎期，脑脊液压力升高，外观呈混浊米汤样甚或脓样；白细胞数明显增多，多大于 $1\,000 \times 10^6/L$，其中以多核细胞为主；蛋白含量升高，氯化物及糖明显减少。

3. 细菌学检查 病原学检查是确诊的重要手段。因标本在体外生存力差，送检应及时、保暖，检验应及时。

（1）涂片：可对皮肤瘀点处的组织液或离心沉淀后的脑脊液作涂片染色。阳性率为 60%~80%。瘀点涂片操作简便易行，且应用抗生素早期亦可获得阳性结果，对早期诊断有重要意义。

（2）细菌学培养：在抗菌药物应用前，取瘀斑处的组织液、血或脑脊液，进行细菌培养。

4. 血清免疫学检查 对流免疫电泳法、乳胶凝集试验、反向间接血试验、ELISA 法等可检测脑膜炎奈瑟菌抗原。

（六）并发症及后遗症

早期抗菌药物治疗，可预防并发症及后遗症的发生。常见的并发症及后遗症有中耳炎、化脓性关节炎、心内膜炎、心包炎、肺炎、脑积水、硬脑膜下积液、肢端坏死、眼病等，瘫痪、癫痫和精神障碍等亦可见。

（七）诊断

1. 疑似病例

（1）有流脑流行病学史：1 周内有流脑患者密切接触史，或本地有本病发生或流行；发病于冬春季节（2~4 月份为流行高峰）；既往未接种过流脑菌苗。

（2）临床表现及脑脊液检查：符合化脓性脑膜炎表现。

2. 临床诊断病例

(1)有流脑流行病学史。

(2)临床表现及脑脊液检查符合化脓性脑膜炎表现,且伴有皮肤黏膜瘀点、瘀斑。无化脓性脑膜炎表现,但在感染中毒性休克表现的同时伴有迅速增多的皮肤黏膜瘀点、瘀斑。

3. 确诊病例　在临床诊断的基础上,加上细菌学或流脑特异性血清免疫学检查阳性。

(八) 鉴别诊断

在我国流脑误诊为其他疾病的前 3 位分别为:上呼吸道感染、其他原因的血流感染、各种原因的紫癜。而其他疾病误诊为流脑的前 3 位分别为:其他细菌引起的化脓性脑膜炎、结核性脑膜炎、脑脓肿。本病还应与流行性乙型脑炎和其他病毒性脑膜炎和脑炎相鉴别。

1. 其他细菌引起的化脓性脑膜炎　①流感嗜血杆菌感染引起的化脓性脑膜炎多见于婴幼儿,肺炎链球菌感染引起的化脓性脑膜炎则多见于成年人。②皮肤感染可继发金黄色葡萄球菌引起的化脓性脑膜炎。③铜绿假单胞菌脑膜炎常继发于腰椎穿刺、麻醉、造影或手术后。④颅脑手术后可继发革兰氏阴性杆菌感染引起的化脓性脑膜炎。

此外,上述细菌感染引起的脑膜炎多无明显季节性,以散发为主,无皮肤瘀点、瘀斑。确诊依赖于细菌学检查。

2. 结核性脑膜炎　患儿多有结核病史或与结核患者密切接触史,起病多缓慢,病程长,伴有低热、盗汗、消瘦等症状,神经系统症状出现较晚,无瘀点、瘀斑,脑脊液检查以单核细胞为主,蛋白增加,糖和氯化物减少;脑脊液涂片可见抗酸染色阳性杆菌。

(九) 预后

普通型经及时诊断,合理治疗预后良好,多数可治愈,并发症和后遗症罕见。本病暴发型病死率较高,其中以脑膜脑炎型及混合型预后最差。小于 1 岁的婴幼儿预后差。早期诊断,及时治疗,可显著降低病死率。

(十) 治疗

1. 普通型

(1)病原治疗:患儿一旦高度怀疑流脑,应在 30min 内应用抗菌治疗。应早期、足量应用细菌敏感并能透过血脑屏障的抗菌药物。

常选抗菌药物如下。

1)青霉素:目前青霉素(penicillin)对脑膜炎球菌仍为一种高度敏感的杀菌药物,国内少见耐药报道。青霉素虽不易透过血脑屏障,但加大剂量能在脑脊液中达到治疗有效浓度。剂量 20 万 ~40 万 U/kg,分 3 次静脉滴注,疗程 5~7d。

2)头孢菌素:第三代头孢菌素对脑膜炎球菌抗菌活性强,易透过血脑屏障,且毒性低,适用于儿童患者。头孢噻肟钠(cefotaxime sodium)剂量,50mg/kg,每 6 小时静脉滴注 1 次;头孢曲松 50~100mg/kg,每 12 小时静脉滴注 1 次,疗程为 7d。

3)氯霉素(chloramphenicol):除对脑膜炎球菌有良好的抗菌活性外,对肺炎球菌和流感嗜血杆菌也敏感,且较易透过血脑屏障,但其可抑制骨髓造血功能,故慎用于儿童患者。剂量 50mg/kg,分次静脉滴注,疗程为 5~7d。

近年来,脑膜炎球菌已出现耐药菌株,需引起注意。疑耐药菌存在,应在体温正常后 3~5d,症状、体征消失,复查脑脊液正常后停药。

(2)一般对症治疗:早期诊断,就地隔离,住院治疗,密切监护,是本病治疗的基础。加强护理,预防并发症的发生。保证足够液体量、热量及维生素,注意电解质。高热时给予物理或药物降温;颅内高压时可给予 20% 甘露醇 1~2g/kg,快速静脉滴注,根据病情 4~6h 可重复给药一次,应用时注意对肾的损害。

2. 暴发型流脑的治疗

（1）休克型治疗

1）尽早联合应用抗菌药物，用法同前。

2）休克的治疗：①液体复苏及纠正酸中毒：首剂首选等渗晶体液（常用 0.9% 氯化钠）20ml/kg，5~10min 静脉输注。若循环改善不明显，则可按 10~20ml/kg 给予第 2、3 次液体，可适当减缓输注速度，1h 内液体总量可达 40~60ml/kg。心源性休克补液不超过 5~10ml/kg，且速度要慢。酸中毒时用 5% 碳酸氢钠纠正。②继续和维持输液：继续输液可用 1/2~2/3 张液体，根据电解质结果进行调整，6~8h 内输注速度 5~10ml/（kg·h）。维持输液用 1/3 液体，24h 内输液速度 2~4ml/（kg·h），24h 后根据情况进行调整。继续及维持输液阶段也要动态观察循环状态，评估液体量是否恰当，随时调整输液方案。③血管活性药物：在扩充血容量和纠正酸中毒的基础上使用血管活性药物。常用的有多巴胺、多巴酚丁胺、肾上腺素、去甲肾上腺素、米力农等。

3）DIC 的治疗：高度怀疑有 DIC 的患儿应尽早应用肝素，剂量为 0.5~1.0mg/kg，可每 4~6 小时重复一次。应用肝素时检测凝血时间，凝血时间维持在正常值的 2.5~3 倍为宜。多数患儿 1~2 次后即可见效而停用。高凝状态纠正后，应及时补充被消耗的凝血因子，可输入新鲜血液、血浆及应用维生素 K。

4）肾上腺皮质激素的应用：对于毒血症症状明显的患儿可应用肾上腺皮质激素。常用药物为氢化可的松，每日用量为 8~10mg/kg，静脉输注，疗程一般小于 3d。

5）对重要脏器功能的保护：注意保护心、肾等重要脏器功能，出现异常应及时对症治疗。

（2）脑膜脑炎型的治疗

1）抗菌药物的应用：用法同前。

2）防治脑水肿、脑疝：早发现、早治疗是防治的关键。积极脱水治疗，预防脑疝。可用药物有甘露醇及白蛋白、甘油果糖、呋塞米、激素等。

3）防治呼吸衰竭：密切监护，保持呼吸道通畅，必要时可行气管插管，呼吸机辅助治疗。

（3）混合型的治疗：此型患儿病情复杂严重，积极治疗休克的同时防治脑水肿。因此应在初期积极抗感染的同时，针对患儿具体病情有所侧重，两者兼顾。

（十一）预防

1. 管理传染源 早期发现、就地隔离治疗，一般隔离至症状消失后 3d，多不少于病后 7d。密切观察接触者，应医学观察 7d。

2. 切断传播途径 注意环境卫生，保持室内通风。流行期间加强卫生宣教，避免带易感儿童到人群密集的场所。患者的房间应通风并用紫外线照射消毒。

3. 保护易感人群 15 岁以下儿童为主要的疫苗预防对象。我国多年来接种脑膜炎球菌 A 群多糖菌苗，保护率可达 90% 以上。近年来由于 C 群流行，我国已开始接种 A+C 结合菌苗，保护率亦较高。

药物预防：对有密切接触史的患儿，除医学观察外，可用磺胺甲噁唑进行预防，剂量为 50~100mg/kg，疗程为 3d。另外，头孢曲松、氧氟沙星等也可作为预防用药。

三、百日咳

百日咳（pertussis，whooping cough）是一种传染性极强的急性呼吸道疾病，其特征性临床症状为阵发性痉挛性咳嗽伴吸气"鸡鸣"样回声，病程可迁延数个月，常引起流行。近年来，儿童百日咳发病率逐年升高，并出现一些新的特征。与许多其他的传染病不同，人类在被百日咳杆菌感染或接种疫苗后不能获得持久的免疫力。

（一）病原学

传统认为百日咳鲍特菌（*Bordetella pertussis*，BP），亦称百日咳杆菌，是引起百日咳的唯一病原菌。

鲍特菌属的其他种,如副百日咳鲍特菌、支气管败血鲍特菌和霍氏鲍特菌也可引起痉挛性咳嗽,临床常把这些非百日咳鲍特菌导致的或病原不明的痉挛性咳嗽称为类百日咳综合征。

百日咳鲍特菌可因环境条件改变而发生表型变化,毒力因子的表达也可不同。毒力因子包括毒素及黏附素,黏附素包括丝状血凝素(FHA)、百日咳黏着素(PRN)、菌毛(FIM)2 型、3 型和百日咳毒素的 S2、S3 亚单位等。FHA、PRN 和 FIM 可帮助细菌黏附在宿主细胞上,PT、TCT 和 ACT 可使细菌破坏上皮层,并躲避宿主的免疫系统,在其致病机制中起重要作用。

(二)流行病学

1. **传染源**   儿童百日咳的主要传染源为家庭内成人患者和潜在感染者,传染源 76%~83% 来源于患儿的家庭成员,其中 55% 来源于患儿父母,母亲为传染源的占 32%。

2. **传播途径**   百日咳具有高度的传染性,百日咳鲍特菌可以在人的鼻咽部密集聚集,当咳嗽或打喷嚏时病原菌随飞沫可以迅速传播,易感者吸入带菌飞沫而被感染。

3. **人群易感性**   人是百日咳鲍特菌的唯一感染宿主,人群普遍易感。由于疫苗接种产生的抗体随年龄增长而下降,孕妇体内的抗体传送给胎儿很少,因此小婴儿对百日咳鲍特菌的抵抗力弱,或未达疫苗接种年龄,导致小于 6 月龄婴儿百日咳的发病率较其他年龄组明显增高。

4. **流行特征**   百日咳在世界范围内流行。大部分的病例来自发展中国家,小婴儿仍是最易感人群,但青少年和成人发病也有明显增加。发病率上升的原因很多,儿科医生对该疾病的重视增加和相关实验技术的开展,特别是 PCR 检测技术的使用也使诊断率有所提高。我国在 1978 年实行计划免疫后,百日咳的报告发病率明显下降。但近年来也出现了百日咳发病率反弹的情况,未到免疫接种年龄或未完成全程接种的婴幼儿是高发人群。

(三)临床表现

患者吸入含有百日咳鲍特菌的气溶胶后,百日咳鲍特菌吸附到呼吸道纤毛上皮细胞并在细胞内进行增殖,经过一段时间的潜伏期后,进入典型百日咳的 3 个临床阶段:卡他期、痉咳期和恢复期。病程 6~12 周,部分病例可以更长。潜伏期 2~21d,一般为 7~14d。

1. **卡他期**   持续 1~2 周。临床症状轻,可表现为流涕、喷嚏、流泪、结膜充血、咽喉微痛、轻微咳嗽,类似感冒症状,没有特异性。该期细菌数达到高峰,可通过咳嗽或喷嚏飞沫传播,同时由于不能早期识别,导致该阶段传染性最强。

2. **痉咳期**   一般持续 2~6 周,亦可长达 2 个月以上。咳嗽加重,出现明显的阵发性、痉挛性咳嗽,特点为成串的痉挛性咳嗽后,伴一次深长吸气,此时因较大量空气急促通过痉挛缩窄的声门而发出一种特殊的、高调鸡鸣样吸气性回声,之后又发生一次痉咳,反复多次,直至咳出较多黏稠痰液。痉咳时患儿常面红唇绀,常见咳嗽后呕吐或吃奶后呛咳。在两次发作间隔期,患儿多无明显症状。随着疾病的进展,痉咳的频率及严重程度逐渐增加,特别在夜间表现更为明显。

此期常出现并发症,年龄越小发病率越高。常见并发症有呼吸暂停、肺炎、气压性损伤(如结膜下出血、脐疝、气胸),因剧烈咳嗽、喂养困难导致的营养不良。痉咳严重时已有切齿的小儿可见舌系带溃疡。肺炎是百日咳最常见的并发症,也是患者死亡的常见原因,本期若无并发症,体温多正常。

3. **恢复期**   一般持续 2~3 周。咳嗽频率和严重程度逐渐减轻,咳嗽后呕吐也逐渐缓解。此期病情可反复再次出现痉咳,病情迁延可达数个月之久。整个发病过程中肺部体征较少有阳性发现。百日咳鲍特菌感染后,3 个月以下小婴儿尤其是新生儿常不出现典型痉咳,多见咳数声后即发生发绀、气促、三凹征甚至窒息等。

(四)实验室检查

1. **细菌学检查**

(1)细菌培养:往往很难培养成功,发病早期采集鼻咽拭子碳末培养基培养有一定阳性率,以后逐渐降低。

(2)单克隆抗体菌落印迹试验:用百日咳杆菌 LPS 和 FHA 单克隆抗体菌落印迹试验检测待检标

本,与二者均呈阳性斑点反应者为百日咳杆菌,48h可出结果,敏感性高,可用于早期诊断。

2. **血清学检查**

(1)急性期和恢复期的双份血清标本中特异性抗体滴度,主要用于回顾性诊断或不典型病例的辅助诊断。

(2)酶联免疫吸附试验(ELISA)方法可测定血清中百日咳特异性IgM、IgG、IgA抗体,由于IgA、IgM抗体检测在敏感性、特异性及可重复性方面不及IgG抗体,因此PT-IgG抗体检测可作为早期诊断的参考。

3. **分子生物学检测**　用PCR检测鼻咽分泌物百日咳杆菌DNA,具有快捷、敏感、特异的诊断价值。

4. **外周血常规和血涂片检查**　发病早期外周血白细胞计数即明显升高,痉咳期最为明显,达(20~50)×10⁹/L,甚至70×10⁹/L以上,以淋巴细胞为主,比例60%~90%,由于百日咳毒素促使外周血储备池淋巴细胞释放到循环池而显著增加。

(五)诊断及鉴别诊断

对有流行病学史的患儿,出现典型的痉咳及回声,若体温下降后咳嗽反而加剧且夜间为甚,又无明显肺部体征者应考虑本病,此时若有外周血白细胞计数及分类淋巴细胞计数明显增高,细菌学检查或免疫学检查阳性,可作出诊断。

副百日咳杆菌、腺病毒、呼吸道合胞病毒等引起的支气管炎、细支气管炎、肺炎等可表现为百日咳样痉咳,尤其在婴幼儿,临床称为"类百日咳综合征",需与本病鉴别,主要依靠病原学或血清学检查进行鉴别。肺门淋巴结核因压迫气管、支气管,可引起痉咳,结核菌素试验及肺部影像学检查可资鉴别。

(六)治疗

1. **一般治疗**　呼吸道隔离至有效抗生素治疗5d,若没有进行抗生素治疗,呼吸道隔离至起病后21d。保持室内空气流通及环境安静舒适,避免刺激诱发患儿痉咳。痰液黏稠者可雾化吸入及吸痰护理,发生窒息时及时吸痰、给氧,若发生脑水肿需及时进行脱水治疗,防止脑疝出现。进食营养丰富及易于消化的食物,补充各种维生素和钙剂。必要时使用镇静药,可减少患儿因恐惧、烦躁而引发的痉咳,同时保证睡眠。

2. **抗菌治疗**　百日咳的抗菌治疗首选大环内酯类抗生素,如红霉素、阿奇霉素、罗红霉素或克拉霉素等,疗效与用药早晚有关,卡他期应用抗生素可以减轻甚至不发生痉咳,进入痉咳期后应用,则不能缩短百日咳的临床过程,但可以缩短排菌期及预防继发感染。红霉素30~50mg/(kg·d),每天3次,静脉滴注或口服,7~14d为1疗程;阿奇霉素5~10mg/(kg·d),1次顿服,总量30m/kg,3~5d为1疗程;罗红霉素5~10mg/(kg·d),分2次口服,7~10d为1疗程;克拉霉素15mg/(kg·d),分2次口服,7d为1疗程。绝大多数患儿治疗1疗程即可。除新生儿外均推荐红霉素,其他大环内酯类抗生素可根据依从性和耐受性酌情选用;新生儿由于使用红霉素有肥厚性幽门狭窄的风险,故不推荐使用,可使用阿奇霉素,需注意阿奇霉素可能导致致命性心律不齐的风险,其他大环内酯类抗生素也可致异常的心脏电生理活动,如Q-T间期延长,室性心律失常等。

3. **对症治疗**　百日咳痉咳期最大的困扰是频繁剧烈的咳嗽,目前还没有特别有效的干预措施。对症治疗的药物主要包括糖皮质激素、支气管舒张药、抗组胺药和白三烯受体拮抗剂等,由于缺乏严谨的临床研究论证,故目前没有公认的推荐意见。

4. **其他治疗**　并发肺实变和/或肺不张时,需要支气管镜检查及肺泡灌洗;对于危重百日咳病例,肺动脉高压是预后不良的主要危险因素,淋巴细胞增多可能是肺动脉高压的成因之一。百日咳免疫球蛋白内含高效价抗毒素及特异性免疫球蛋白,可用于脑病患儿,亦可使痉咳减轻,用量15ml/kg,静脉注射,72h内见效,但国内市场无供应,只能试用普通人免疫球蛋白每次400~500mg/kg,静脉注射1~2次。

四、猩红热

猩红热(scarlet fever)是小儿常见的传染病,由 A 组乙型溶血性链球菌引起的急性呼吸道感染,冬春季发病为多。其主要临床表现为发热、咽痛、皮疹,病情严重可发展为脓毒症。儿童和青少年普遍易感,是我国法定的乙类传染病。该病是唯一尚无疫苗可以预防的乙类法定呼吸道传染病。在猩红热多发季节,学校、托幼机构可保持室内空气流通、环境清洁,降低空气中 A 族链球菌的单位密度,减少儿童感染机会,从而遏制猩红热疫情发生。

(一)病原学

病原菌为 A 组乙型溶血性链球菌,也称化脓性链球菌,直径 0.6~1.0μm,依据其表面抗原 M,可分为 80 个血清型。该 M 蛋白是细菌的菌体成分,对中性粒细胞和血小板都有免疫毒性作用。链球菌能产生 A、B、C 三种抗原性不同的致热外毒素,其抗体无交叉保护力,均能致发热和猩红热皮疹。此外,该细菌还能产生链激酶和透明质酸酶,前者可溶解血块并阻止血液凝固,后者可溶解组织间的透明质酸,使细菌在组织内扩散。细菌的致热性外毒素可引起发热、头痛等全身中毒症状。

A 组乙型溶血性链球菌对热及干燥抵抗力不强,56℃、30min 及一般消毒剂均能将其杀灭,但在 0℃环境中可生活几个月。

(二)流行病学

1. **传染源**　带菌者和不典型的病例为主要传染源。急性患者因较容易引起重视,及时隔离,直接传播机会反而减少。被污染的日常用品的间接传播偶可发生,皮肤脱屑无传染性。

2. **传播途径**　猩红热通过飞沫传播。也可经皮肤创伤处或产科产道而引起"外科型猩红热"或"产科型猩红热"。

3. **人群易感性**　人群普遍易感。感染后抗体可产生抗菌免疫和抗毒素免疫。抗菌免疫具有型特异性,可抵抗同型菌的侵犯,但对不同型的链球菌感染无保护作用。抗红疹毒素的免疫力较持久,但由于红疹毒素有 5 种血清型,其间无交叉免疫,若感染另一种红疹毒素的 A 组链球菌仍可再发病。本病全年发病。冬春季为发病高峰,夏秋季较少。

(三)发病机制及病理

链球菌及其毒素侵入机体后主要产生 3 种病变。

1. **化脓性病变**　病原菌侵入咽部或其他部位,由于 A 组菌的 M 蛋白能抵抗机体白细胞的吞噬作用,因而可在局部产生化脓性炎症反应,引起化脓性咽峡炎、扁桃体炎及邻近器官合并症,如中耳炎、乳突炎等;若细菌侵入血液循环可致血流感染。

2. **中毒性病变**　细菌毒素吸收入血后则引起发热等全身中毒症状。红疹毒素使皮肤和黏膜血管充血、水肿,上皮细胞增殖与白细胞浸润,以毛囊周围最明显,出现典型猩红热皮疹,退疹时表皮细胞坏死引起脱皮,口腔黏膜也出现充血或点状出血,形成黏膜内疹。

3. **变态反应性病变**　病程 2~3 周,少数患者发生变态反应性病理损害,主要为心、肾及关节滑膜等处的非化脓性炎症。

(四)临床表现

潜伏期 1~7d,多为 2~3d,临床表现差别较大,一般分为以下 4 种类型。

1. **普通型**　流行期间 95% 以上的患者属于此型。有发热、咽峡炎、典型的皮疹及一般中毒症状,下颌下淋巴结肿大,病程 1 周左右。

临床表现为:

(1)前驱期:大多骤起畏寒、发热,伴头痛、咽痛、食欲减退、全身不适、恶心、呕吐。婴儿可有谵妄和惊厥。咽红肿,扁桃体上可见点状或片状分泌物,易被擦去。软腭充血水肿,并可有米粒大的红色斑疹或出血点,即黏膜内疹,一般先于皮疹出现。

(2)出疹期:皮疹为猩红热最重要的症状之一。多数自起病第1~2天出现。偶有迟至第5天出疹。从耳后、颈部及上胸部开始,1d内即蔓延及胸、背、上肢,最后及于下肢,少数需经数天才蔓延及全身。典型的皮疹为在全身皮肤充血发红的基础上散布着针帽大小、密集而均匀的点状充血性红疹,手压全部消退,去压后复现。偶呈"鸡皮样"丘疹,中毒重者可有出血疹,患者常感瘙痒。在皮肤皱褶处,如腋窝、肘窝、腹股沟部可见皮疹密集呈线状,称为"帕氏线"。面部充血潮红,可有少量点疹,口鼻周围相形之下显得苍白,称"口周苍白圈"。病初起时,舌被白苔,乳头红肿,突出于白苔之上,以舌尖及边缘处为显著,称为"草莓舌"。2~3d后白苔开始脱落,舌面光滑呈肉红色,并可有浅表破裂,乳头仍突起,称"杨梅舌"。皮疹一般在48h内达到高峰,2~4d可完全消失。重症者可持续5~7d甚至更久。下颌下及颈部淋巴结可肿大,有压痛,一般为非化脓性。此期体温消退,中毒症状消失,皮疹隐退。

(3)恢复期:退疹后1周内开始脱皮,脱皮顺序与出疹的顺序一致。躯干多为糠状脱皮,手掌、足底皮厚处多见大片膜状脱皮,甲端皲裂样脱皮是典型表现。脱皮持续2~4周,严重者可有暂时性脱发。

2. 脓毒型　咽部红肿,渗出脓液,甚至发生溃疡,细菌扩散到附近组织,形成化脓性中耳炎、鼻旁窦炎、乳突炎、颈部淋巴结明显肿大。少数患者皮疹为出血或紫癜。还可引起脓毒症。

3. 中毒型　临床表现主要为中毒血症。高热、剧吐、头痛、出血性皮疹,甚至意识不清,可有中毒性心肌炎及周围循环衰竭。重型病例只见咽部轻微充血,与严重的全身症状不相称。此型病死率高,目前很少见。

4. 外科型及产科型　病原菌由创口或产道侵入,局部先出现皮疹,由此延及全身,但无咽炎,全身症状大多较轻,预后良好。

(五) 辅助检查

1. 血象　有发热、咽峡炎和典型皮疹,白细胞计数增加,多数达(10~20)×10⁹/L,中性粒细胞增加>80%,核左移,胞质中可见中毒颗粒及杜勒(Dohle)小体,嗜酸性粒细胞初期不多见,恢复期增多。

2. 血清学检查　可用免疫荧光法检测咽拭子涂片进行快速诊断。

3. 细菌培养　从鼻咽拭子或其他病灶内取标本作细菌培养。

(六) 诊断

对典型患者,根据发热、猩红热样皮疹、指压迹、草莓舌、口周苍白圈、帕氏线,诊断并不困难。近年来,由于抗生素的广泛应用,本病有轻症化的倾向,草莓舌、口周苍白圈、帕氏线不明显,发热、咽峡炎、皮疹等表现较轻且不典型,往往容易误诊或漏诊,有时直到出现脱皮、出现迁徙并发症或变态反应性并发症后,通过回顾病史才得以诊断。

(七) 鉴别诊断

1. 猩红热咽峡炎与其他咽峡炎鉴别　在出皮疹前咽峡炎与一般急性咽喉炎无法区别。白喉患者的咽峡炎比猩红热患者轻,假膜较坚韧且不易抹掉,而猩红热患者咽部脓性分泌物容易被抹掉。但需注意,猩红热与白喉有合并存在的可能,应仔细进行细菌学检查。

2. 猩红热皮疹与其他发疹性疾病的鉴别　详见表10-1。

3. 川崎病　发热持续时间长,一般达5d以上,可有草莓舌,多形性皮疹,肛周及卡介苗接种处有皮疹,伴眼结膜充血、口唇充血皲裂、指(趾)末端硬肿及膜状脱皮,C反应蛋白及红细胞沉降率明显增高,血小板增多,抗感染治疗无效。

4. 金黄色葡萄球菌感染　部分金黄色葡萄球菌可产生红斑毒素,也可引起类似猩红热样皮疹,与中毒型猩红热不易鉴别,其皮疹多在起病后3~5d出现,持续时间较短,中毒症状更明显,大多有金黄色葡萄球菌感染灶,病灶的细菌培养、血培养有助于鉴别。

(八) 治疗

1. 一般治疗　卧床休息,给予充分的营养、热量。给予易消化软食或半流质饮食,注意口腔卫生,入量不足或中毒症状重者给予静脉补液,发热者给予退热处理。

2. 抗菌治疗　青霉素能迅速消灭病原菌,预防和治疗脓毒症并发症,是治疗猩红热的首选药物。更重要的在于预防并发症如急性肾小球肾炎和急性风湿热的发生。青霉素剂量每日 5 万 U/kg,分 2 次肌内注射。严重感染者,剂量可加大到 10 万 ~20 万 U/kg,静脉滴注。青霉素过敏者可用红霉素。治疗开始愈早,预防效果愈好。

（九）预防

1. 早期隔离患者　明确诊断后将患儿进行隔离治疗,由于早期使用抗生素,病原菌很快消失,隔离期限缩短为 1 周。病情不需住院者,尽可能在家隔离治疗。咽拭子培养 3 次阴性后解除隔离。

2. 接触者的处理　儿童机构发生猩红热时,应严密观察接触者。对可疑猩红热、咽峡炎患儿及带菌者,都应给予隔离治疗。

（黄燕萍　张　明）

第三节　结　核　病

一、概述

结核病（tuberculosis）是由结核分枝杆菌引起的慢性感染性疾病。全身各脏器均可受累,但以肺结核最常见,近年来发病率有上升趋势,世界卫生组织（WHO）报告称,2017 年全球有 1 000 万人患有结核病,其中 100 万为儿童。

（一）病因

结核菌最早从患者的痰中发现,形如杆状,故称结核分枝杆菌。其属于分枝杆菌属,具抗酸性,为需氧菌,革兰氏染色阳性,抗酸染色呈红色。结核分枝杆菌分为:人型、牛型、鸟型和鼠型,对人类致病的主要为人型,其次是牛型。

（二）流行病学

1. 传染源　开放性肺结核患者是主要传染源。

2. 传播途径　呼吸道传染是主要的传染途径,吸入带结核菌的飞沫或尘埃后即可引起感染,形成肺部原发病灶。使用被结核分枝杆菌污染的食具或食入含有结核分枝杆菌的食物,可产生咽部或肠道原发病灶。

3. 易感人群　5 岁以下儿童患病的风险增加,新生儿对结核菌非常易感。发病与否主要取决于:结核菌的毒力、数量及机体抵抗力的强弱及遗传因素。

（三）发病机制

机体感染结核菌后,在产生免疫力的同时也产生变态反应,均为致敏 T 细胞介导的,是同一细胞免疫过程的两种不同表现。

1. 免疫反应　结核分枝杆菌的毒力和宿主对结核分枝杆菌的杀灭构成结核病免疫的两方面。巨噬细胞吞噬和消化结核分枝杆菌,并将特异性抗原传递给 $CD4^+$ 细胞,巨噬细胞分泌 IL-12,诱导 $CD4^+$ 细胞向 Th1 细胞极化,分泌和释放 IFN-γ、TNF-α 等细胞因子。IFN-γ 进一步促进单核细胞聚集、激活、增殖和分化,释放氧化酶和消化酶、产生大量反应性产物及其他杀菌素,以便吞噬和杀灭更多的结核分枝杆菌。IFN-γ 增强细胞毒性 T 淋巴细胞和自然杀伤细胞的活性,溶解已吞噬结核分枝杆菌和受抗原作用的巨噬细胞。

2. **迟发型超敏反应**(delayed-type hypersensitivity,DTH) 结核分枝杆菌的某些抗原可以诱发宿主的免疫应答,造成宿主过量细菌负荷、组织坏死和临床症状显现,称为迟发型超敏反应。

结核分枝杆菌感染后机体获得免疫力,90% 的患者可终身不发病,5% 的患者因免疫力低下而发生原发性肺结核,另 5% 的患者仅在机体免疫力降低时发病,称为继发性肺结核。初染结核分枝杆菌除潜匿于胸部淋巴结外,亦可随感染初期菌血症转到其他脏器并长期潜伏,成为肺外结核(extrapulmonary tuberculosis)发病的来源。

(四) 诊断

为早期正确诊断,必须全面掌握临床表现、化验数据、影像学改变、结核菌素试验等资料并具体分析。

1. **病史** 现病史中注重询问有无长期低热、轻咳、盗汗、乏力、食欲减退、体重不增或减轻等。应特别注意家庭史,肯定的开放性结核病接触史对诊断有重要意义。

2. **体格检查** 肺部体征不明显,与肺内病变不成正比。在病灶范围广泛或空洞形成时才有相应体征出现。可有浅表淋巴结肿大、肝脾轻度肿大。可有结核过敏表现,如结节性红斑、疱疹性结膜炎等。

3. **结核菌素试验**

(1)结核菌素试验:患儿受结核感染 4~8 周后,机体对结核蛋白产生反应,结核菌素试验即呈阳性反应。结核菌素反应属于迟发型超敏反应。结核菌素皮肤试验在注射后 48~72h 测量,以硬结的大小作为判断反应的标准,红晕多为非特异性反应,不作为判断指标。硬结平均直径 <5mm 为阴性,≥ 5mm 为阳性(+),10~19mm 为中度阳性(++),≥ 20mm 为强阳性(+++),局部除硬结外还有水疱、破溃、淋巴管炎及双圈反应等为极强阳性反应(++++)。

(2)临床意义

1)阳性反应见于:①接种卡介苗后。②年长儿无明显临床症状仅呈一般阳性反应,表示曾感染过结核分枝杆菌。③3 岁以下尤其是 1 岁以内未接种卡介苗者,阳性反应多表示体内有新的结核病灶。④强阳性反应者,示体内有活动性结核病。⑤由阴性反应转为阳性反应,或反应强度由原来 <10mm 增至 >10mm,且增幅超过 6mm 时,示新近有感染。

目前区别接种卡介苗后与自然感染阳性反应的方法是根据阳性反应的强度和持久情况,接种后阳性反应硬结直径多为 5~9mm,颜色浅红,质地较软、边缘不整,阳性反应持续时间较短,2~3d 即消失。阳性反应有较明显的逐年减弱倾向,一般于 3~5 年内逐渐消失。自然感染硬结直径多为 10~15mm,颜色深红,质地较硬、边缘清楚,阳性反应持续时间较长,可达 7~10d 以上。阳性反应短时间内反应无减弱倾向,可持续若干年,甚至终身。此外,非结核分枝杆菌感染也可致 PPD 皮试阳性。

2)阴性反应见于:①未感染过结核。②初次感染后 4~8 周内,处于结核迟发型超敏反应前期。③假阴性反应,由于机体免疫功能低下或受抑制所致,如部分危重结核病;急性传染病如麻疹、水痘、风疹、百日咳等 1~2 个月内;体质极度衰弱者如重度营养不良、重度脱水、重度水肿等;应用糖皮质激素或其他免疫抑制剂治疗时;原发或继发免疫缺陷病。④技术误差或结核菌素失效。

4. **实验室检查**

(1)结核分枝杆菌检查:从痰、脑脊液、浆膜腔液中找到结核分枝杆菌是重要的确诊手段。婴幼儿不会吐痰,常将痰液咽下,可用清晨空腹胃洗出液直接涂片染色或进行培养,连做 3 次可提高阳性检出率。

(2)免疫学诊断及分子生物学诊断

1)酶联免疫吸附试验:用于检测结核患者血清、浆膜腔液、脑脊液等的抗结核分枝杆菌抗体。

2)分子生物学方法:如核酸杂交、PCR 技术、生物芯片等能快速检测标本中结核分枝杆菌核酸物质。近年来,Xpert-MTB/RIF 法越来越多地应用于结核病的诊断,这种方法有很高的特异性,但敏感性很少超过 50%。

3)结核感染 T 细胞斑点试验(T-SPOT.TB):是通过检测抗原特异性 T 淋巴细胞分泌细胞因子 γ 干扰素(IFN-γ)的应答免疫反应过程,从而判断结核分枝杆菌感染的状态,具有较高的敏感性和特异性,可作为诊断肺结核及肺外结核的辅助试验方法。

(3)红细胞沉降率:可用于判断结核病的活动性,多增快。

5. 影像学检查

(1)X线:是诊断结核病的必备检查。除胸部正位片外同时应摄侧位片。可用于检出结核病灶的范围、类型、活动或进展情况。

(2)CT:胸部高分辨CT的诊断价值优于胸部X线平片,在显示肺门淋巴结肿大CT更为敏感,有助于发现肺门及纵隔肿大淋巴或结核增殖灶和常规胸部X线片不易发现的隐匿病灶、早期空洞病变及早期粟粒影。

(3)超声:可帮助评估胸腔积液的部位、定量及进行超声引导下穿刺治疗。

6. 其他辅助检查

(1)纤维支气管镜检查:不仅可以直接观察支气管病变的形态、部位和范围,并且可以做组织活检及灌洗等检查,有助于支气管内膜结核及支气管淋巴结结核的诊断。

(2)周围淋巴结穿刺液涂片检查:可发现特异性结核改变,如结核结节或干酪性坏死,有助于结核病的诊断和鉴别诊断。

(3)肺穿刺活检或胸腔镜取肺活检:对特殊或疑难病例可行病理和病原学检查,帮助确诊。

(五) 治疗

1. 一般治疗　注意营养,选用富含蛋白质和维生素的食物。居住环境应阳光充足,空气流通。有明显结核中毒症状及高度衰弱者应卧床休息。避免传染麻疹、百日咳等疾病。

2. 抗结核药物　治疗原则为早期、适量、联合、规律、坚持、分段治疗。

(1)目前常用的抗结核药物可分为两类:

1)杀菌药物:①全杀菌药:如异烟肼(isoniazid,INH或H)和利福平(rifampin,RFP或R);②半杀菌药:如链霉素(streptomycin,SM或S)和吡嗪酰胺(pyrazinamide,PZA或Z)。

2)抑菌药物:常用者有乙胺丁醇(ethambutol,ENB或B)及乙硫异烟胺(ethionamide,ETH)。

(2)针对耐药菌株的几种新型抗结核药

1)复合剂型:利福平和异烟肼合剂(rifamate)(内含INH 150mg和RFP 300mg);利福平+吡嗪酰胺+异烟肼合剂(卫非特,rifater)等。

2)老药的衍生物:如利福喷汀。

3)新的化学制剂:如帕司烟肼(力排肺疾,dipasic)。

(3)抗结核药的使用:见表10-6。

表 10-6　小儿抗结核药物

药物	剂量	用药途径	主要副作用
异烟肼(INH)	10mg(最大300mg/d)	口服、静脉滴注	肝毒性、末梢神经炎,过敏,皮疹和发热
利福平(RFP)	10mg(最大450mg/d)	口服	肝毒性、恶心、呕吐和流感综合征
链霉素(SM)	20~30mg(最大750mg/d)	肌内注射	第Ⅷ对脑神经损害、肾毒性、过敏、皮疹和发热
吡嗪酰胺(PZA)	20~30mg(≤750mg/d)	口服	肝毒性,高尿酸血症,关节痛,过敏
乙胺丁醇(EMB)	15~25mg	口服	皮疹,视神经炎
丙硫异烟胺(ETH)	10~15mg	口服	胃肠道反应,肝毒性,神经毒性,过敏,皮疹,发热
卡那霉素	15~20mg	肌内注射	肾毒性,第Ⅷ对脑神经损害
对氨基水杨酸钠	150~200mg	口服	胃肠道反应,肝毒性,过敏,皮疹和发热

(4)化疗方案

1)标准疗法：主要用于无明显自觉症状的原发型肺结核。每天服用 INH、RFP 和 / 或 EMB，疗程 9~12 个月。

2)二阶段疗法：用于活动性原发型肺结核、急性粟粒型结核及结核性脑膜炎。①强化阶段：联用 3~4 种杀菌药物，目的在于迅速杀灭敏感菌及生长繁殖活跃的细菌与代谢低下的细菌，防止或减少耐药菌株的产生，是化疗的关键阶段。在长程化疗时，此阶段一般需 3~4 个月。短程疗法时一般为 2 个月。②巩固阶段：联用 2 种抗结核药物，目的在于杀灭持续存在的细菌以巩固疗效，防止复发。在长程疗法时，此阶段可长达 12~18 个月。短程疗法时一般为 4 个月。

3)短程疗法：其疗效取决于两个因素：药物对生长繁殖旺盛、代谢活跃的结核分枝杆菌应有杀菌作用，防止耐药产生；药物对间断繁殖、代谢缓慢的持存菌有灭菌作用，防止复发。通常选用以下几种 6 个月短程化疗方案：①2HRZ/4HR；②2SHRZ/4HR；③2EHRZ/4HR。若无 PZA，则将疗程延长至 9 个月。

（六）预防

1. 未自然感染者接种卡介苗　卡介苗接种是预防小儿结核病的有效措施。

下列情况禁止接种卡介苗：①先天性胸腺发育不全或严重联合免疫缺陷病患者；②急性传染病恢复期；③注射局部有湿疹或患全身性皮肤病；④结核菌素试验阳性。

2. 控制传染源　结核菌涂片阳性患者是小儿结核病的主要传染源，早期发现及合理治疗痰涂片结核菌阳性患者，是预防小儿结核病的根本措施。

3. 预防性化疗

(1)适应证：① 3 岁以下婴幼儿未接种卡介苗而结核菌素试验阳性者；②密切接触家庭内开放性肺结核者；③结核菌素试验新近由阴性转为阳性者；④结核菌素试验阳性伴结核中毒症状者；⑤结核菌素试验阳性，新患麻疹或百日咳小儿；⑥结核菌素试验阳性，且因病需较长期使用糖皮质激素或其他免疫抑制剂者。

(2)方法：INH 每天 10mg/kg（最大 300mg/d），疗程 6~9 个月。或 INH 每天 10mg/kg（最大 300mg/d）联合 RFP 每天 10mg/kg（最大 300mg/d），疗程 3 个月。

二、原发型肺结核

原发型肺结核(primary pulmonary tuberculosis)是原发性结核病中最常见者，为结核分枝杆菌第一次侵入肺部后发生的原发感染，是小儿肺结核的主要类型。原发型肺结核包括原发综合征(primary complex)和支气管淋巴结结核。前者由肺原发病灶、局部淋巴结病变和连接二者的淋巴管炎组成；后者以胸腔内肿大淋巴结为主。

（一）病理

结核菌由呼吸道进入肺部后，进一步进入肺泡，原发病灶多位于肺上叶下部，尤其是右侧多见，靠近胸膜处。基本病变为渗出、增殖、坏死。原发综合征由四部分组成：肺部初染病灶、支气管淋巴结核、引导初染病灶至淋巴结间的淋巴管炎、邻近的胸膜炎。典型的原发综合征呈"双极"病变，即一端为原发病灶，一端为肿大的肺门淋巴结，主要发生在肺部者占 90%~95%，也可发生在肠道、咽部及皮肤。

（二）临床表现

轻者可无临床症状，只在 X 线检查下才发现。症状稍重者以结核中毒症状为主，表现一般起病缓慢，可有低热、食欲缺乏、疲乏、盗汗等。婴幼儿及症状较重者急性起病，高热可达 39~40℃，但一般情况尚好，与发热不相称，持续 2~3 周后转为低热，可持续较长时间，并伴结核中毒症状，干咳和轻度呼吸困难是最常见的症状。婴儿可表现为体重不增或生长发育障碍。当支气管淋巴结高度肿大时，可产生不同的压迫症状：压迫喉返神经可致声音嘶哑；压迫气管分叉处可出现类似百日咳样痉挛性双音咳嗽;压迫支气管时可使其部分阻塞引起喘鸣、吸气或呼气性呼吸困难。

体格检查可见全身浅表淋巴结不同程度肿大。肺部体征可不明显,与肺内病变不一致。X线片呈中到重度肺结核病变者,半数以上可无体征。婴儿可伴肝大。

(三)诊断和鉴别诊断

原发型肺结核的诊断需强调综合诊断及必要的动态观察,应尽力收集结核病接触史、卡介苗接种史,了解现病史、症状、体征及相应的实验室检查。

1. **原发综合征**　X线胸片上可呈现典型哑铃状双极阴影,但目前已少见。肺内原发灶大小不一。局部炎性淋巴结相对较大而肺部的初染灶相对较小是原发性肺结核的特征。年长儿病灶周围炎症较轻,阴影范围不大,多呈小圆形或小片状影。婴幼儿病灶范围较广,可占据一肺段甚至一肺叶。

2. **支气管淋巴结结核**　是原发型肺结核X线胸片最为常见者。分3种类型:

(1)结节型:表现为肺门区域圆形或卵圆形致密阴影,边缘清楚,突向肺野。

(2)炎症型:淋巴结周围肺组织的渗出性炎症浸润,呈现从肺门向外扩展的密度增高阴影,边缘模糊,此为肺门部肿大淋巴结阴影。

(3)微小型:是近年来逐渐被重视的一型,其特点是肺纹理紊乱,肺门形态异常,肺门周围呈小结节状及小点片状模糊阴影。

3. **相关检查**

(1)CT扫描:对疑诊原发综合征但胸部平片正常的病例有助于诊断。也可发现肿大淋巴结压迫或淋巴结-支气管瘘引起的器官或支气管狭窄、扭曲、肺不张。增强扫描有助于观察淋巴结有无干酪样坏死。

(2)纤维支气管镜检查:结核病变蔓延至支气管内造成支气管结核,纤维支气管镜检查可见到以下病变:①黏膜充血、水肿、炎症浸润、溃疡或肉芽肿;②肿大淋巴结压迫支气管致管腔狭窄,或与支气管壁粘连固定,以致活动受限;③淋巴结穿孔形成淋巴结支气管瘘,穿孔口呈火山样突起,色泽红而有干酪样物质排出;④在淋巴结穿孔前期,可见突入支气管腔的肿块。

本病应与支气管炎、肺炎、支气管异物、支气管扩张、百日咳、纵隔良恶性肿瘤等相鉴别。

(四)治疗

1. **无明显症状的原发型肺结核**　选用标准疗法,每天服用INH、RFP和/或EMB,疗程9~12个月。

2. **活动性原发型肺结核**　宜采用短程疗法。强化治疗阶段宜用3~4种杀菌药:INH、RFP、PZA或SM,2~3个月后以INH,RFP或EMB巩固维持治疗。常用方案为2HRZ/4HR。

三、急性粟粒型肺结核

急性粟粒型肺结核(acute miliary tuberculosis of the lungs)是结核分枝杆菌经血行播散而引起的肺结核,常是原发综合征发展的后果。麻疹、百日咳或营养不良等常是发病诱因,最多见于婴幼儿初染后6个月,尤其是3个月内。婴幼儿和儿童常并发结核性脑膜炎。

(一)病理

胸腔内初染病灶或淋巴结干酪样坏死病变溃破时,大量结核分枝杆菌由此侵入血液并借血液循环引起急性粟粒型结核病,可累及肺、脑膜、脑、肝、脾、肠、腹膜、肠系膜淋巴结、肾、肾上腺等。高度过敏状态也是发病的重要因素。在肺中的结核结节分布于上肺部者多于下肺部,为灰白色半透明或淡黄色不透明的结节,如针尖或粟粒一般,为1~2mm大小。结核结节是由淋巴细胞、类上皮细胞、朗格汉斯细胞和中心干酪样坏死性病灶组成。

(二)临床表现

起病可急可缓,缓慢者可只有结核中毒症状。但大多起病急骤,以高热和严重的中毒症状为主。婴幼儿多突然高热达39~40℃,呈稽留热或弛张热,部分病例呈规则或不规则低热,常持续数周或数个月,多伴寒战、盗汗、食欲缺乏、咳嗽、面色苍白、气促和发绀等。肺部可闻及细湿啰音,部分伴有肝脾及浅表淋巴结大等。根据临床表现不同,分别呈现伤寒型、肺型、脑膜型、败血症型,伤寒型多见于3岁以上儿童,肺型多见于婴幼儿,脑膜型多见于两者,但以婴幼儿为多。

(三) 诊断和鉴别诊断

诊断主要根据病史、临床表现、结核菌素试验阳性,可疑者应进行细菌学检查、结核菌抗体检测与胸部 X 线摄片。一般于起病后 2~3 周后胸部摄片可发现大小一致、分布均匀的粟粒状阴影,于两侧肺野密布。肺部 CT 扫描可见肺影显示大小为 1~3mm、中度密度、全肺分布的一致阴影,部分病灶有融合。临床上应注意与伤寒、肺炎、败血症、恶性组织细胞病、特发性肺含铁血黄素沉着症及特发性肺间质疾病等相鉴别。

(四) 治疗

病程多急重,若治疗及时,预后良好。早期有效抗结核治疗甚为重要。

1. **抗结核药物**　目前主张二阶段疗法,即强化治疗阶段及维持治疗阶段。强化治疗阶段给予强有力的四联杀菌药物如 INH、RFP、PZA 及 SM。开始治疗越早,治疗效果越好,以后产生耐药菌的机会越小。

2. **糖皮质激素**　对于有高热、严重中毒症状及呼吸困难者,在应用足量抗结核药物的同时,加用糖皮质激素疗程 1~2 个月,可促使发热和中毒症状消失,加速病灶吸收和减少肺纤维性变。

四、结核性脑膜炎

结核性脑膜炎(tuberculous meningitis)是肺外结核的一种,其特征是蛛网膜下腔被结核分枝杆菌感染所致的脑膜亚急性或慢性炎症,是小儿结核病中最严重的类型,好发于 1~5 岁小儿。多见于 3 岁以内婴幼儿,约占 60%,以冬春季发病较多。常在结核原发感染后 1 年以内发生,尤其在初染 3~6 个月最易发生。

(一) 发病机制

结核分枝杆菌侵入血液,形成菌血症,经血液循环播散至脑膜或脉络丛血管膜引起。结核分枝杆菌感染后可发生隐匿的血行播散,在中枢神经系统及其邻近组织形成结核灶,在内外因作用下病灶破裂,排出大量结核菌至蛛网膜下腔致病,年长儿多见。偶见脊椎、颅骨或中耳与乳突的结核灶直接蔓延侵犯脑膜。

(二) 病理

1. **脑膜病变**　脑膜弥漫充血、水肿、混浊、粗糙,并形成许多结核结节。炎性渗出物易在脑底诸池聚集,与重力关系、脑底池腔大、脑底血管神经周围的毛细血管吸附作用等有关。渗出物中可见上皮样细胞、朗格汉斯细胞及干酪样坏死。

2. **脑神经损害**　浆液纤维蛋白渗出物波及脑神经鞘,包绕挤压脑神经引起脑神经损害,常见动眼神经、展神经、面神经、舌下神经障碍的临床症状。

3. **脑实质病变**　脑膜炎症病变可累及脑实质,或脑实质原已有结核病变,可致结核性脑膜脑炎。少数病例脑实质内有结核瘤。

4. **脑血管病变**　由于炎症的渗出和增殖可产生动脉内膜或全动脉炎,在早期主要为急性动脉炎,病程较长者,增生性结核病变较明显,可见栓塞性动脉内膜炎。严重的患者可因脑组织梗死、缺血、软化而致偏瘫。

5. **脑积水改变**　炎症侵犯室管膜及脉络丛,出现脑室管膜炎。室管膜或脉络丛结核病变可使一侧或双侧室间孔粘连狭窄,可出现一侧或双侧脑室扩张。脑底部渗出物机化、粘连、堵塞使脑脊液循环受阻,可导致交通性脑积水或梗阻性脑积水。脑积水发病率约为 60%,半数以上为中至重度扩张。

6. **脊髓病变**　结核性脑膜炎常伴有脊髓蛛网膜炎,可有炎症渗出,蔓延至脊膜、脊髓及脊神经根,脊膜肿胀、充血、水肿和粘连，蛛网膜下腔完全闭塞，影响脑脊液循环。

（三）临床表现

临床表现主要包括结核中毒症状和神经系统症状。典型结核性脑膜炎起病多较缓慢。根据临床表现，病程可分为 3 期。

1. 早期（前驱期）　持续 1~2 周，主要包括结核中毒症状。可有性格改变，如懒动、少言、易倦、烦躁、易怒等。年长儿可诉头痛，多轻微或非持续性，婴儿则表现为睡眠不安、蹙眉皱额，或凝视、嗜睡，或发育迟滞等。

2. 中期（脑膜刺激期）　持续 1~2 周，因颅内压增高致持续且剧烈的头痛、喷射性呕吐、知觉过敏、易激惹，嗜睡或烦躁不安、惊厥等。此期患儿前囟膨隆、颅缝裂开。脑膜刺激征明显，巴氏征阳性，浅反射减弱或消失，腱反射亢进。此期可出现脑神经障碍，最常见者为面神经瘫痪，其次为动眼神经和展神经瘫痪。

3. 晚期（昏迷期）　持续 1~3 周，以上症状逐渐加重，神志由意识模糊、半昏迷进入昏迷。阵挛性或强直性惊厥频繁发作。患者颅内压增高和脑积水症状更加明显，最终因颅内压急剧增高导致脑疝，致使呼吸及心血管运动中枢麻痹而死亡。常出现水、盐代谢紊乱。

不典型结核性脑膜炎表现为：①婴幼儿起病急，分期不明显，前驱期短暂或缺如，有时仅以惊厥为主诉；②早期出现脑血管损害者，可表现为肢体瘫痪；③早期出现脑实质损害者，可表现为舞蹈症或精神障碍；④合并脑结核瘤者可似颅内肿瘤表现；⑤当颅外结核病变极端严重时，可掩盖脑膜炎表现而不易识别；⑥在抗结核治疗过程中发生脑膜炎时，常表现为顿挫型。

（四）诊断

1. 病史　早期诊断主要依靠详细的结核接触病史询问；大多数患儿未接种过卡介苗；既往结核病史，尤其是 1 年内发现结核病又未经治疗者，对诊断颇有帮助；近期急性传染病史，如百日咳、麻疹等常为结核病恶化的诱因。

2. 结核菌素试验　对可疑患儿应早做结核菌素试验，但高达 50% 的患儿可呈阴性反应，故不能因结核菌素试验阴性而轻易否定结核的诊断。

3. 临床表现　凡有上述病史的患儿出现性格改变、头痛、不明原因的呕吐、嗜睡或烦躁不安相交替及顽固性便秘时，即应考虑本病的可能。皮肤粟粒疹的发现及眼底检查发现有脉络膜粟粒结节对诊断有帮助。

4. X 线、CT 或磁共振（MRI）　80% 以上的结核性脑膜炎患儿的胸片有结核病改变，呈粟粒型肺结核者占 48%。胸片证明有血行播散型结核病对确诊结核性脑膜炎很有意义。脑 CT 和 MRI 对结核性脑膜炎及其并发症的诊断有重要价值。常见的影像学表现包括脑积水、基底池造影增强、脑梗死、弥漫性脑水肿和结核球。

5. 脑脊液检查　从脑脊液中检出结核分枝杆菌是最可靠的诊断依据。以 ELISA 双抗夹心法检测脑脊液结核菌抗原，是敏感、快速诊断结核性脑膜炎的辅助方法。应用 PCR 技术在结核性脑膜炎患儿脑脊液中扩增出结核菌所特有的 DNA 片段，能使脑脊液中极微量结核菌体 DNA 被准确地检测。脑脊液腺苷脱氢酶活性增高，可作为早期诊断的协助，其诊断结核性脑膜炎的敏感性和特异性分别为 60%~90% 和 80%~90%。

脑脊液常规压力增高，外观无色透明或呈毛玻璃样，静置 12~24h 后，脑脊液中可有薄膜形成，取之涂片作抗酸染色，结核分枝杆菌检出率较高。白细胞数多为 $(50~500) \times 10^6/L$，分类以淋巴细胞为主。糖和氯化物降低为结核性脑膜炎的典型改变。蛋白量增高，一般多为 1.0~3.0g/L，椎管阻塞时可高达 40~50g/L。对脑脊液改变不典型者需重复化验，动态观察变化。脑脊液沉淀物涂片抗酸染色镜检阳性率可达 30%。

（五）鉴别诊断

在明显脑膜刺激征出现以前，应与一般非神经系统疾病鉴别，如肺炎、消化不良、手足搐搦等。在脑膜刺激征及体征出现后,甚至脑脊液检查后仍应与化脓性脑膜炎、病毒性脑膜炎、隐球菌性脑膜炎、脑肿瘤进行鉴别。

（六）并发症及后遗症

最常见的并发症为脑积水、脑实质损害、脑出血、脑软化及脑神经障碍。其中前 3 种是导致结核性脑膜炎死亡的常见原因。后遗症可为轻微的精神和行为障碍、面神经麻痹等,严重后遗症为脑积水、肢体瘫痪、智力低下、失语、失明、癫痫及尿崩症等。晚期结核性脑膜炎发生后遗症者约占 2/3,而早期者甚少。

（七）治疗

强调早诊断,及时治疗。主要包括抗结核治疗和降低颅内高压两个重点环节。

1. **一般疗法** 切断传染源,严格卧床休息,常变换体位,以防止压疮和坠积性肺炎,对昏迷患儿可予鼻饲或胃肠外营养,应做好眼、口腔、皮肤的清洁护理。

2. **抗结核治疗** 治疗原则为早期、彻底。应选用易透过血脑屏障的抗结核杀菌药物,分阶段治疗。其中 INH 为主要的药物,整个疗程中贯穿使用 1~1.5 年或脑脊液正常后不少于 6 个月。

（1）强化治疗阶段:联合使用 INH、RFP、PZA 及 SM。疗程 3~4 个月,其中 INH 每天 15~25mg/kg,RFP 每天 10~15mg/kg（≤ 450mg/d）,PZA 每天 20~30mg/kg（≤ 750mg/d）,SM 每天 15~20mg/kg（≤ 750mg/d）。开始治疗的 1~2 周,将 INH 全日量的 1/2 加入 10% 葡萄糖中静脉滴注,余量口服,待病情好转后全日量均为口服。

（2）巩固治疗阶段:继用 INH,RFP 或 EMB。RFP 或 EMB 9~12 个月。早期患者可采用 9 个月短程治疗方案(3HRZS/6HR)有效。

3. **脑积水及颅内高压的治疗** 颅内高压最早于 10d 即可出现,故应及时控制,措施如下:

（1）脱水剂:常用 20% 甘露醇,每次 0.5~1.0g/kg,于 30min 内快速静脉注入。每 4~6 小时一次,脑疝时可加大剂量至每次 2g/kg。2~3d 后逐渐减量,7~10d 停用。

（2）乙酰唑胺:一般于停用甘露醇前 1~2d 加用该药,每天 20~40mg/kg（≤ 0.75g/d）口服,根据颅内压情况,可服用数周或更长,每天服或间歇服(服 4d,停 3d)。

（3）侧脑室穿刺引流:适用于急性脑积水而其他降颅内压措施无效或疑有脑疝形成时。

（4）腰椎穿刺减压及鞘内注药:适应证为①颅内压较高,应用激素及甘露醇效果不佳,但不急需作侧脑室引流或没有作侧脑室引流的条件者;②脑膜炎症控制不好以致颅内高压难以控制者;③脑脊液蛋白量 >3.0g/L。方法为:根据颅内压情况,适当放出一定量脑脊液以减轻颅内压;3 岁以上每次注入地塞米松 2mg 加 INH 20~50mg,3 岁以下减半,开始为每天 1 次,1 周后酌情改为隔天 1 次、1 周 2 次及 1 周 1 次。2~4 周为 1 疗程。

（5）分流手术:若由于脑底脑膜粘连梗阻发生梗阻性脑积水时,以上方法均难以奏效,而脑脊液检查已恢复正常,为彻底解决颅内高压问题,可考虑作侧脑室小脑延髓池分流术。

4. **糖皮质激素** 必须与有效的抗结核药物同时使用,是配合抗结核药物有效的辅助疗法,早期使用效果好。一般使用泼尼松,每天 1~2mg/kg（≤ 45mg/d）,1 个月后逐渐减量,疗程 2~3 个月。

5. **对症治疗** 积极控制高热、惊厥及处理水电解质紊乱。

6. **随访观察** 复发病例全部发生在停药后 4 年内,绝大多数在 2~3 年内。故在抗结核治疗结束后随访观察至少 3~5 年,凡临床症状消失,脑脊液正常,疗程结束后 2 年无复发者,方可认为治愈。

（八）预后

与下列因素有关:①结核分枝杆菌耐药性:原发耐药菌株已成为影响结核性脑膜炎预后的重要因素;②治疗早晚:治疗越晚病死率越高,早期病例无死亡,中期病死率为 3.3%,晚期病死率高达 24.9%;③年龄:年龄越小,脑膜炎症发展越快,越严重,病死率越高;④病型和病期:晚期、脑实质受损严重者、合并脑积水者预后差,早期预后好;复治病例包括复发和恶化者,预后差;⑤治疗方法:剂量不足或方法不当时可使病程迁延,易出现并发症。

五、结核潜伏感染

由结核分枝杆菌感染引起的结核菌素试验阳性,除外卡介苗接种后反应,临床表现及 X 线胸片无活动性结核病证据者,称为结核潜伏感染(latent tuberculosis infection)。感染者在临床上是健康的,没有传染性。如果病原体和机体免疫的相互作用失衡,则结核潜伏感染可能发展为结核病。

(一)诊断要点

1. **病史** 多有结核病接触史。

2. **临床表现** 有或无结核中毒症状,查体可无阳性发现。

3. **结核菌素试验** 阳性。

4. **胸部 X 线检查** 正常。

5. **与其他疾病鉴别** 注意与反复上呼吸道感染、慢性扁桃体炎、泌尿道感染等疾病相鉴别。

(二)治疗

下列情况按预防性抗结核感染治疗:①接种过卡介苗,但结核菌素试验最近 2 年内硬结直径增大≥ 10mm 者可认定为自然感染;②结核菌素试验反应新近由阴性转为阳性的自然感染者;③结核菌素试验呈强阳性反应的婴幼儿和少年;④结核菌素试验阳性并有早期结核中毒症状者;⑤结核菌素试验阳性而同时因其他疾病需用糖皮质激素或其他免疫抑制剂者;⑥结核菌素试验阳性,新患麻疹或百日咳小儿;⑦结核菌素试验阳性的艾滋病病毒感染者及艾滋病患儿。

方法:INH 每天 10mg/kg(最大 300mg/d),疗程 6~9 个月。或 INH 每天 10mg/kg(最大 300mg/d)联合 RFP 每天 10mg/kg(最大 300mg/d),疗程 3 个月。

(黄燕萍　张 明)

第四节　真菌性疾病

深部真菌病(deep mycosis)是由各种真菌引起的不仅侵犯皮肤、黏膜,而且侵犯深部组织和内脏所致的疾病,常为继发感染。致病真菌分为两大类。①原发病原菌:如球孢子菌、组织胞质菌、新型隐球菌、芽生菌等;②条件致病菌:如曲霉菌、念珠菌、毛霉菌等。深部真菌病的临床表现无特殊性,容易误诊影响治疗。

一、概述

(一)病因和发病机制

真菌(fungus)亦称霉菌,对人类有致病性的真菌仅占真菌中的少数。真菌按其培养物的生长形态分为 4 型:①酵母型,如隐球菌;②酵母样型,如念珠菌属等;③霉菌型,曲霉菌、根霉菌、皮肤真菌等;④双向型,其在组织内和在培养基内分别呈现 1 种以上形态,由这类真菌引起的疾病主要有组织胞质菌病、芽生菌病、孢子丝菌病、球孢子菌病等。

真菌的致病作用主要与真菌在人体内感染部位繁殖所引起的理化损伤及所产生的酶类、酸性代谢产物有关;真菌病常见的病理变化有轻度非特异性炎症、化脓性炎症、坏死性炎症、结核样肉芽肿及真菌血流感染等。

（二）治疗原则

1. 一般治疗

（1）祛除病因，积极治疗原发病。

（2）尽可能少用或不用抗生素、糖皮质激素和免疫抑制剂等药物。

（3）加强支持和护理，补充维生素和微量元素。

（4）对于皮肤和口腔黏膜感染，大多选用制霉菌素，形成局限性病灶者可以辅以手术治疗。

2. 抗真菌治疗 针对病原菌及药敏试验结果选择抗真菌药物。

二、念珠菌病

念珠菌病（candidiasis）是由念珠菌属，主要是白念珠菌（*Candida albicans*）引起的皮肤、黏膜、脏器的急性、亚急性或慢性炎症，少数可引发血流感染。该菌属于条件致病菌，存在于正常人皮肤、口腔、上呼吸道、肠道及阴道等处，健康小儿带菌率达 5%~30%，但并不致病。本病多见于儿童，有的自婴儿发病后长期潜伏至成人时再发病。

（一）临床表现

1. 皮肤黏膜型 念珠菌性擦烂（念珠菌性擦疹）是一种最常见的皮肤念珠菌病，好发于新生儿和小婴儿，尤其是肥胖多汗者。最常见于肛周、臀部、外阴及腹股沟等尿布包裹区，其次为腋窝、颈前及下颌。以擦伤最常见，皮肤皱褶处可见皮肤潮红、糜烂，边缘清楚，伴有灰白色脱屑和翘起的表皮，周围有若干散在的红色丘疹、小水疱或脓疱。因痒痛，患儿常哭闹不安。口腔念珠菌病以鹅口疮（thrush）最多见，在舌、颊黏膜、上下腭黏膜表面出现白色乳酪物，不易擦去，揭去后可见鲜红色渗出性基底，可有溢血。

2. 内脏型

（1）念珠菌性肠炎（candida enteritis）：常由口腔念珠菌病发展而来，或常发生在口服多种广谱抗生素后引起肠道菌群失调，引起真菌性肠炎。腹泻次数每天三次至十余次不等，常伴低热，大便为稀便、水样便或豆腐渣样便，多泡沫，有发酵气味。严重者形成肠黏膜溃疡而出现便血，甚至造成肠穿孔继发腹膜炎。

（2）念珠菌性肺炎（candida pneumonia）：常继发于细菌性肺炎、肺结核及血液病，亦可从口腔直接蔓延或经血行播散。本病分轻、中、重三型，临床表现支气管肺炎的症状体征，常咳出无色胶冻样痰，有时带血丝，可闻及中小湿啰音，当病灶融合时可出现相应肺实变体征。

（3）泌尿道念珠菌病（urinary tract candidiasis）：全身性念珠菌病患者常见肾内病灶，多为白念珠菌经血行播散而来，肾髓质和皮质均可见小脓肿。患者可出现尿频、尿急、尿痛及肾功能改变等。

（4）播散性念珠菌病综合征和念珠菌菌血症（syndrome of disseminated candidiasis and candidemia）：主要表现为长期发热，在原发病如白血病、恶性肿瘤等的基础上体温增高，症状加重，全身状况恶化。念珠菌播散时往往侵犯多个器官，常见心包炎、心肌炎、心内膜炎、肾小脓肿、脑膜炎、骨髓炎、眼炎和肺炎等。亦可经血行播散引起脑膜炎、脑脓肿，病死率高。

（二）诊断

1. 真菌检查 从患者黏膜、痰、粪便等标本中查到孢子不能肯定其为致病菌，必须在镜下见到出芽的酵母菌与假菌丝，结合临床表现才能确定念珠菌病的诊断。①病灶组织或假膜、渗液等标本显微镜检查，可见厚膜孢子及假菌丝，由于健康人可以带菌，多次显微镜检查阳性或在平时不寄生部位取标本镜检阳性，才有诊断意义；②标本真菌培养多在 3~4d 内出现乳白色光滑的菌落，菌落数大于 50% 即有诊断意义。

2. 病理诊断 病理组织中发现真菌和相应病理改变即可确诊。

3. 眼底检查 念珠菌菌血症患者视网膜和脉络膜上可见白色云雾状或棉球样病灶。

（三）治疗

念珠菌感染可选用三唑类(伏康唑、伏立康唑、伊曲康唑等)和多烯类(两性霉素 B 及其脂质体),还可选用棘白菌素类(卡泊芬净、米卡芬净)。用药方式根据感染部位不同,包括局部用药和全身用药。

三、隐球菌病

隐球菌病(cryptococcosis)是亚急性或慢性侵袭性真菌疾病,由隐球菌属中某些种或变种引起的深部真菌感染。致病菌主要是新型隐球菌(*Cryptococcus neoformans*),以侵犯中枢神经系统为主,真菌性脑膜炎、脑脓肿及肉芽肿在近年来并不少见,因易与其他疾病混淆而延误治疗,病死率高。

新型隐球菌在干燥鸽粪中可以生存达数年之久,是人的主要传染源。一般认为该菌可经呼吸道或皮肤黏膜破损处侵入人体,借血行播散至脑、脑膜、骨骼和皮肤。单纯侵犯中枢神经系统的患者占80%,可能为隐球菌从鼻腔沿嗅神经及淋巴管传至脑膜所致。正常人血清中存在可溶性抗隐球菌因子,而脑脊液中缺乏,故利于隐球菌生长繁殖。新型隐球菌亦可播散至肺部、皮肤、黏膜、骨骼、关节和其他内脏,各年龄均可发病。

（一）临床表现

1. 隐球菌性脑膜炎(cryptococcal meningitis) 是真菌所致脑膜炎中最常见的类型。临床表现颇似结核性脑膜炎,但有间歇性自然缓解。如隐球菌肉芽肿局限于大脑某一部位,临床表现与脑脓肿或脑肿瘤相似。一般起病缓慢,不同程度发热、阵发性头痛并逐渐加重,但仍可自然缓解。数周或数个月后可出现颅内压增高症状及脑神经受累的表现,常伴有眼底水肿和视网膜渗出性病变。有时出现精神症状,如抑郁、淡漠、易激动。如不治疗,在 3~6 个月趋于恶化,可出现偏瘫、共济失调、抽搐、昏迷等。

2. 肺隐球菌病(pulmonary cryptococcosis) 常并发于中枢神经系统感染,也可单独发生,或继发于肺结核、支气管扩张等,严重者罕见。X 线片可显示单侧或双侧块状病变,亦可为广泛性浸润、支气管周围浸润或栗粒状病变,但不侵犯肺门或纵隔淋巴结。

3. 皮肤黏膜隐球菌病(mucocutaneous cryptococcosis) 很少单独发生,常为全身性隐球菌病的局部表现,可能由脑膜、肺部或其他病灶播散所致。皮肤黏膜隐球菌病主要表现为痤疮样皮疹、丘疹、硬结等,随病变扩大中央可见坏死,形成溃疡、瘘管等。口腔、鼻咽部黏膜间或也有损害,表现为结节、溃疡和肉芽肿样,表面覆盖黏性渗出性薄膜。

（二）诊断

1. 病原体检查 ①墨汁染色法:是迅速、简便而可靠的方法,根据受损部位的不同取所需检查的新鲜标本置于玻片上,加 1 滴墨汁,覆以盖玻片在显微镜暗视野下检查,可见圆形菌体,外周有一圈透明的肥厚荚膜,内有反光孢子但无菌丝。反复多次查找阳性率高。②活组织检查或真菌培养:必要时取标本少许置于沙氏培养基中,在室温或 37℃培养 3~4d 可见菌落长出。

2. 血清学检查 由于患者血清中可测到的抗体不多,因此检测抗体阳性率不高,特异性不强,仅作辅助诊断。

（三）治疗

目前有效抗隐球菌的药物和方案多局限于多烯类、三唑类、嘧啶类中的两性霉素 B、伏康唑和氟胞嘧啶的单独或联合应用。目前推荐两性霉素 B 联合氟胞嘧啶为首选治疗方案。

(黄燕萍 张 明)

第五节 寄 生 虫 病

寄生虫病(parasitic disease)是儿童时期的常见、多发病。我国因地域宽广、生活习俗复杂多样,是寄生虫病严重流行的国家之一,首次寄生虫流行病学调查显示,寄生虫在我国平均感染率为 62.5%,0~15 岁儿童感染率为 55.3%~73.3%。寄生虫病患者轻者出现消化、营养不良等症状,重者导致生长发育障碍,甚至危害生命。

一、蛔虫病

蛔虫病(ascariasis)是儿童最常见的寄生虫病之一,可严重危害儿童健康与发育。成虫寄生于人体小肠,儿童由于食入感染期虫卵而被感染,轻者多无明显症状,异位寄生虫可导致胆道蛔虫病、肠梗阻等严重并发症,甚至危及生命。

(一) 病因和流行病学

蛔虫寄生于小肠上段,不需要中间宿主,虫卵随粪便排出体外,在潮湿、氧气充足、温度适宜等环境条件下 3 周左右发育为感染期虫卵。虫卵经口被吞食,在小肠虫卵中的胚蚴破壳而出,侵入门静脉系统移行至肝、右心、肺。幼虫沿支气管、气管移行至咽部,又重新被吞咽至小肠并逐步发育为成虫。在移行过程中幼虫如随血流到达其他器官,一般不发育为成虫,但可造成器官损害。自人体感染到雌虫产卵一般 60~75d。成虫有向别处移行和钻入小孔的习性,可引起胆道蛔虫症、蛔虫肠梗阻,可钻入阑尾或胰管引起炎症,也可阻塞气管、支气管造成窒息死亡。此类现象易在患者服用驱虫药、发热、食用辛辣食物时发生。

粪便内含有受精蛔虫卵的患者是蛔虫感染的传染源,由于雌虫每天产卵量极大,虫卵对外界物理化学干扰抵抗力强,虫卵可在泥土中生存数个月至 1 年,甚至 7 年或更久,因此构成蛔虫易于传播的特点。经口吞入感染期卵是儿童感染的主要途径。

(二) 临床表现

1. 幼虫引起的症状

(1) 幼虫移行至肺:可出现干咳、喘息。肺部炎症细胞浸润及血中嗜酸性粒细胞增多,称为肺蛔虫症,即 Loffler 综合征,表现为胸闷、咳嗽、血丝痰、哮喘症状或发绀,血嗜酸性粒细胞增多,肺部体征可不明显,X 线胸片可见肺部点片状或絮状阴影,病灶易变或很快消失。症状一般 2 周内消失。

(2) 幼虫移行至其他器官:幼虫可侵入肝、脑、脾、肾、甲状腺和眼,引起相应的临床表现。

2. 成虫引起的症状 成虫寄生于消化道,临床表现与蛔虫多少、寄生部位有关。轻者无任何症状,大量蛔虫感染时不仅夺取宿主营养,还可造成消化吸收障碍,引起营养不良,影响生长发育。临床可有食欲缺乏或多食易饥;一过性腹痛,位于脐周,喜按揉,不剧烈,无腹肌紧张。神经系统症状是重症感染或婴幼儿的另一特点。过敏症状由虫体的异种蛋白引起,表现为荨麻疹、哮喘等过敏症状,结膜炎,嗜酸性粒细胞增多等。

3. 并发症 当宿主体内虫体较多时,大量蛔虫扭结成团造成梗阻。

(1) 蛔虫性肠道梗阻:是最多见的并发症,好发于 10 岁以下儿童,2 岁以下发病率最高。肠梗阻部位多见于回肠下段。表现为急骤起病、脐周或右下腹阵发性剧痛、恶心、呕吐,可吐出蛔虫。腹胀,可见肠型和蠕动波,可扪及条索状包块。腹部 X 线检查可见肠充气和液平面。此病需与肠套叠鉴别。

（2）胆道蛔虫症（biliary ascariasis）：主要侵入胆总管，典型表现为阵发性右上腹剧烈绞痛，剑突偏右侧，痛时哭叫打滚、屈体弯腰、冷汗、恶心、呕吐，可吐出胆汁或蛔虫。腹部检查体征不多或仅有右上腹压痛。蛔虫钻入胆囊后，疼痛反而减轻。当发生胆道感染时，可出现高热、寒战、黄疸、外周血白细胞数增高。个别患儿蛔虫可窜入肝脏引起出血、脓肿或虫体钙化。其他还包括胆道大出血、胆囊破裂、胆石症、胆汁性腹膜炎等。

（3）肠穿孔及腹膜炎：肠梗阻或其他原因导致肠穿孔，蛔虫进入腹腔引起腹膜炎。表现为病情进行性恶化、中毒症状明显，伴恶心、呕吐、进行性腹胀。体检可见腹膜刺激征，有时似结核性腹膜炎的揉面感，腹部 X 线检查见膈下游离气体。

（三）诊断

有排蛔虫或呕吐蛔虫史，根据小儿脐周一过性隐痛，或厌食、消瘦、磨牙等症状和相应体征，粪便涂片查到蛔虫卵即可确诊。血中嗜酸性粒细胞计数增高有助于诊断。若出现上述并发症时，需与其他外科急腹症鉴别，可借助 X 线或超声等检查手段。

（四）治疗

1. 驱虫治疗　苯咪唑类药物广谱、高效、低毒，常用阿苯达唑。2 岁以上驱蛔虫剂量为 400mg，睡前 1 次服。治愈率可达 96%，如需要则 10d 后重复 1 次。2 岁以内者慎用。

2. 并发症的治疗

（1）胆道蛔虫症：治疗原则为止痛、解痉、驱虫、控制感染及纠正内环境紊乱。内科治疗无效者，必要时可手术治疗。

（2）蛔虫性肠梗阻：不完全性肠梗阻可采用禁食、胃肠减压或低压饱和盐水灌肠、输液、解痉、止痛等内科处理，疼痛缓解后可予驱虫治疗。完全性肠梗阻时应即时手术治疗。

（3）蛔虫性阑尾炎或腹膜炎：一旦诊断明确，应及早手术治疗。

（五）预防

要控制传染源。要有计划在农村、幼儿园、小学进行普查普治。广泛给易感人群投药以降低感染是比较可行的方法，但蛔虫病的感染率极高，应隔 3~6 个月再给药。最重要的是人的粪便必须进行无害化处理后再作为肥料使用。

二、蛲虫病

蛲虫病（enterobiasis）是由蛲虫寄生于人体小肠末端、盲肠和结肠所引起的一种常见寄生虫病，临床上以夜间会阴部和肛门附近瘙痒为主要特征。人群对蛲虫普遍易感，但以幼儿及儿童间相互传染居多，易在家庭、幼儿园及小学等集体儿童机构中发生流行。

（一）病因和流行病学

蛲虫又称蠕形住肠线虫（*Enterobius vermicularis*），雌雄异体，成虫寄生于人体的盲肠、结肠及回肠下段，在人体内存活一般 1 个月。雌虫于宿主夜间入睡时，向肠腔下段移行，此时肛门括约肌较松弛，雌虫移行至肛门外在肛周大量排卵，然后大多数死亡，少数雌虫可再进入肛门或阴道、尿道等处引起异位损害。虫卵在肛周约 6h 即可发育成为感染期虫卵。当感染期虫卵再经口食入即可引起自身感染，最主要的途径是肛门 - 手 - 口感染。感染期虫卵抵抗力强，在室内一般可保持其传染性 10~14d，当室内湿度较高时虫卵可存活 3 周左右。蛲虫病患者是唯一的传染源，人群普遍易感。

蛲虫感染流行广泛，无明显地域性，呈世界性分布，国内感染也较普遍，儿童感染常见，4~7 岁多发，尤其集体生活的儿童感染率更高。

（二）临床表现

蛲虫感染最主要症状为肛周瘙痒，夜间更甚。全身症状有胃肠激惹现象，如恶心、呕吐、腹痛、腹泻、食欲缺乏。偶可见异位寄生其他器官和侵入邻近器官引起相应表现，如阴道炎、尿道炎、阑尾炎、盆腔炎和腹膜炎等。反复重度感染可导致生长发育滞后。

（三）诊断

小儿尤其是幼托机构儿童有夜惊、睡眠不安或肛周瘙痒者应考虑本病。检出虫卵或成虫可确定诊断。蛲虫一般不在肠内产卵，故粪便直接涂片法不易检出虫卵。可于夜间患儿熟睡后 2~3h 仔细检查肛周皮肤皱褶处有无白色线头样小虫；或凌晨用透明胶纸紧压肛周部位粘取虫卵，送检医院在显微镜下观察虫卵以明确诊断。

（四）治疗

1. 驱虫治疗

（1）阿苯达唑：100mg 或 200mg 顿服，2 周后重复一次，可全部治愈。

（2）甲苯咪唑：100mg/d，连服 3d，治愈率达 95% 以上。

（3）噻嘧啶：为广谱高效驱虫药。口服吸收很少，剂量为 30mg/kg（不大于 1g），睡前 1 次顿服，2 周后重复 1 次。

2. 局部用药 蛲虫软膏（含百部浸膏 30%、甲紫 0.2%）杀虫止痒，减少自身感染；或用噻嘧啶栓剂塞肛，连用 3~5d。

（五）预防

蛲虫病易互相传播，重复感染，所以应强调预防为主，加强宣教，培养良好的卫生习惯，饭前便后洗手，勤剪指甲，纠正吮手指的习惯，婴幼儿尽早穿满裆裤，改善环境，玩具、用具、被褥要清洗和消毒。

三、钩虫病

钩虫病（ancylostomiasis）是由十二指肠钩虫（*Ancylostoma duodenale*）和美洲钩虫（*Necator americanus*）寄生于人体小肠所引起的肠道寄生虫病。一般无临床表现，仅在粪便中发现虫卵，称为钩虫感染（hookworm infection）。典型临床表现为贫血、营养不良、消化功能紊乱，严重者可出现心功能不全，儿童生长和发育障碍。

（一）病因和流行病学

钩虫科线虫（hookworm）包括十二指肠钩虫、美洲钩虫、锡兰钩虫、巴西钩虫等，钩虫病主要致病为前两者。雌雄异体，寄生于十二指肠和小肠内。寄生数目可为数条、数百条甚至上千条，以其口囊咬吸在肠黏膜上，摄取血液及组织液。雌虫每天产卵 1 万 ~3 万个，虫卵随粪便排出，在温暖、潮湿、疏松的土壤中发育，1~2 周后可发育为感染期蚴，即丝状蚴。丝状蚴一般通过毛囊、汗腺口或皮肤破损处钻入人体在皮下组织移行，24h 左右进入血管和淋巴管，随血液经右心至肺，穿过肺毛细血管进入肺泡，向上移行至喉部，随吞咽动作进入胃，部分达小肠发育为成虫。成虫在人体内可存活数年，最长可达 15 年。

主要传染源为钩虫病患者。皮肤接触污染的土壤是主要感染途径，进食污染感染期蚴的食物也是感染途径之一；婴幼儿可因衣服或因坐地、爬玩时接触沾有钩蚴的土地而感染。

钩虫感染遍及全球，在热带、亚热带和温带地区特别流行。在我国除少数气候干燥、寒冷的地区如西北、新疆等地外，其他地区均有不同程度的流行。在华东和华北地区以十二指肠钩虫为主；在华南和西南地区以美洲钩虫为主，大多属混合感染。

（二）临床表现

1. 幼虫引起的症状

（1）钩蚴皮炎：多见于足趾或手指间皮肤较薄处及其他部位暴露的皮肤，入侵数分钟至 1h 可出现皮肤红色点状丘疹或小疱疹，有烧灼、针刺感，伴奇痒，数天内可消失。搔抓破溃后常继发感染，形成脓疱，并可引起发热和淋巴结炎。病理变化为局部充血、水肿及中性粒细胞或嗜酸性粒细胞浸润。

（2）呼吸道症状：感染后 3~7d，幼虫随血液移行至肺部进入肺泡，过程中可引起咽痒、发热、咳嗽、气急和哮喘样症状，痰中带血丝，甚至大咯血。胸部 X 线检查见肺部短暂的浸润性病变。病程数天或数周。

2. 成虫引起的症状

(1)肠道症状：初期表现为贪食、多食易饥，但体重不升反降。后期食欲下降、消化功能紊乱、腹胀不适、营养不良、异食癖等，严重者可有便血。

(2)贫血：主要为失血性贫血，可影响小儿体格和智能发育。

（三）诊断

1. 病原检查　在流行地区，对有贫血、胃肠功能紊乱、营养不良、异食癖、生长发育迟缓的小儿应考虑钩虫病的可能。粪便中检出钩虫卵或孵化出钩蚴可确定诊断。粪便饱和盐水漂浮法简便易行，钩蚴培养法检出率较高。当咳嗽时痰中找到钩蚴亦可确诊。

2. 外周血检测　呈小细胞低色素样贫血改变，早期白细胞数及嗜酸性粒细胞数增加，后期可因严重贫血而下降。

3. 免疫学诊断　适用于大规模普查。在流行地区用钩虫虫体抗原进行皮内试验，阳性者结合临床特点可作出早期诊断。

（四）治疗

1. 驱虫治疗　苯咪唑类药物是广谱驱肠线虫药，具有杀死成虫和虫卵的作用。驱虫作用缓慢，治疗 3~4d 才排钩虫。常用剂型有：①阿苯达唑 400mg，每天 1 次，连服 2~3d。②甲苯咪唑：每次 200mg，每天 1 次，连服 3d。治愈率达 90% 以上，严重肝、肾疾病者及 2 岁以下儿童慎用。

2. 对症治疗　纠正贫血，给予铁剂和充足营养，严重贫血可少量多次输血。对贫血严重的患者，应先补铁剂再驱虫。

（五）预防

在流行区定期普查普治，积极查治感染者和患者，加强个人防护，防止感染。加强卫生宣教，注意饮食卫生，不随地大便，不饮生水，生食瓜果蔬菜要反复清洗，加强粪便无害化管理。

四、肺吸虫病

肺吸虫病（pulmonary distomiasisi）也称并殖吸虫病（paragonimiasis），是因并殖吸虫寄生于人体各脏器所致的一种慢性人畜共患寄生虫病。在我国并殖吸虫病主要有 2 种，即卫氏并殖吸虫病（paragonimiasis westermani）和四川并殖吸虫病（paragonimiasis sichua-nensis）。

（一）卫氏并殖吸虫病

卫氏并殖吸虫病是由卫氏并殖吸虫（*Paragonimus westermani*）所引起，它以咳嗽、胸痛、咳果酱样痰为主要临床表现，也可引起脑部症状。

1. 病原学和流行病学　卫氏并殖吸虫有二倍体和三倍体，虫体内同时存在雌雄生殖器官，成熟后产卵随宿主粪便排出体外，进入水中，在适宜的温度下，经 20d 左右孵出毛蚴，并钻入川卷螺体内，约经 3 个月的繁殖和发育形成许多尾蚴，自螺体内逸出，遇到第二中间宿主溪蟹，即钻入或被食入蟹或蝲蛄体内，约经 3 个月而发育成为囊蚴，此时即具有感染性。当人或动物如猫、犬等吃食后，囊蚴壁在胃液及胆汁作用下，后尾蚴即脱囊而出，穿过肠壁，在腹腔内移行，然后经肝脏，穿过横膈而进入胸腔，进入肺内定居并成虫囊。经 2~3 个月后，虫体发育成熟并产卵。

并殖吸虫病是一种人畜共患病，呈全球性分布，但以亚洲、非洲及拉丁美洲经济较落后的国家中为多见。我国有 22 个省（自治区、直辖市）有本病的存在。本病的传染源主要是感染本病的猫和犬，以及虎、豹、狼等野生动物。传播途径主要是因吃食生或未熟的溪蟹或蝲蛄而受感染。

2. 发病机制及病理　当后尾蚴自囊蚴中脱出并穿过肠壁时，可引起纤维素性炎症。虫体在腹腔的时间较久后，可引发大小不等的囊肿。虫体经过胸腔时可引起小量胸腔积液及粘连。人体肺内的虫囊内常只有 1 条并殖吸虫。虫体在肺内移行时可形成窦道，病灶坏死区周围有明显的炎症反应，并逐步形成嗜酸性粒细胞脓肿，最后形成肉芽组织。

3. 临床表现　本病的潜伏期为 1~27 个月,平均为 6 个月,也有早至 2~15d。

(1)急性并殖吸虫病:起病急,可有全身不适、腹痛、腹泻、食欲缺乏,继之出现畏寒、发热、胸痛、胸闷、咳嗽、气短等症状;患者末梢血液中嗜酸性粒细胞数明显增多。

(2)慢性并殖吸虫病:大多数患者在发现时已处于慢性期,主要表现及临床分型如下:

1)腹型:见于发病早期,可有腹痛、腹胀、腹泻,每天排便 3~4 次,为稀便,偶带黏液。

2)胸肺型:此型最为常见,可有胸痛、气短、咳嗽,咳果酱样或烂桃样痰,痰中可找到卫氏并殖吸虫的虫卵。卫氏并殖吸虫二倍体常引起胸腔大量积液,患者的痰中找不到虫卵。

3)皮肤型:约占 10%,主要表现为皮下结节,一般并不游走,在皮下结节内可以找到成虫或虫卵。

4)肝脏型:在儿童病例中较多见,可有低热、食欲缺乏、肝脏轻度肿大,偶有脾大者。

5)阴囊肿块型:多见于男性儿童,阴囊部出现大小不等的肿块,大者如鸡蛋大小。

6)心包型:可表现为心包大量积液。

7)中枢神经型:占 10%~19%,以脑型为多见,表现为头痛、颅内压增高、癫痫发作、偏瘫等症状。偶也侵及脊髓,引起截瘫。

8)亚临床型:在流行区常见到无临床症状但血清免疫学检查阳性者。

4. 实验室检查

(1)一般检查:在急性期患者末梢血嗜酸性粒细胞数明显增多,可达 70% 以上,但在慢性期患者末梢血中嗜酸性粒细胞数往往正常。

(2)病原检查

1)痰液:卫氏并殖吸虫病患者清晨痰涂片或经 10% 氢氧化钾溶液消化浓集后,镜检可见虫卵,以及夏科 - 莱登晶体。

2)粪便:15%~40% 患者的粪便中可查见并殖吸虫虫卵。

3)皮下结节活检:对诊断也起重要的作用,在新出现的皮下结节中常可见到成虫或虫卵,对诊断起到重要的作用。

(3)免疫学检查:血清免疫学检查,以 ELISA 法较为敏感,为 93.5%~100%;特异性也较高,可达 100%。循环抗原的检测,可在动物感染并殖吸虫后 4d 即可出现阳性,19~30d 达高峰,持续 10~30d 后逐渐下降,可作为本病早期诊断及考核治疗疗效的方法。

(4)影像学检查:X 线胸片对胸肺型有重要参考价值,早期可见中下肺野大小不等、边缘不清的类圆形炎性浸润影;后期可见囊肿及胸腔积液,可伴胸膜粘连或增厚。CT 或 MRI 检查可显示胸膜、肺、腹部、脑、脊髓等部位病变或阻塞病变部位等。

5. 诊断　当患者曾有吃食生或未熟的蟹或蝲蛄史,并有上述临床症状者,应考虑有患并殖吸虫病的可能,而做进一步检查。患者痰中找到虫卵或血清免疫学检查阳性,即可诊断为本病。

6. 治疗

(1)病原治疗

1)吡喹酮:是目前首选的药物。剂量为 25~30mg/kg,每天 3 次,疗程 2~3d。脑型患者治疗 1 疗程后间隔 1 周,再重复 1 个疗程。

2)硫氯酚:每天 50mg/kg,分 3 次口服,连续用 10~15d 或间日服用,20~30d 为 1 个疗程,近期治愈率 84%~95%。脑脊髓型常需 2~3 个疗程。

3)三氯苯达唑(triclabendazole):为一种新的苯并咪唑类衍生物,对并殖吸虫有明显杀灭作用,剂量为每天 5mg/kg 顿服,疗程 3d。

(2)对症治疗:颅内高压者使用脱水药;咳嗽、胸痛者酌情给予镇咳、镇痛药;癫痫发作可给予苯妥英钠或地西泮治疗等。

(3)外科治疗:脑脊髓型出现压迫症状,经积极内科治疗无效者可行外科手术;皮下包块可手术切除;胸膜粘连明显时可行胸膜剥离术等。

7. 预防

(1)管理传染源:彻底治疗患者、隐性感染者,以及病猫、病犬等牲畜。

(2)切断传播途径:不吃生的或未煮熟透的溪蟹、蝲蛄等,也不饮用生溪水,不随地吐痰。

(3)保护易感人群:流行区人群及到深山密林、荒野地区等自然疫源地作业或旅行者,要警惕感染此病。应广泛进行本病防治知识的宣传教育,加强粪便和水源管理。

(二)四川并殖吸虫病

四川并殖吸虫病是由四川并殖吸虫(*Paragonimus sichuanensis*)或斯氏并殖吸虫(*Paragonimus skriabini*)所引起,临床上主要表现为皮肤游走性包块、咳嗽、咯血,但痰中找不到虫卵,也可引起蛛网膜下腔出血。

1. 病原学和流行病学　四川并殖吸虫体内具有雌性及雄性生殖器官,成熟后产卵,并随宿主粪便排出体外。在水中发育,并孵出毛蚴,钻入第一中间宿主泥泞拟钉螺(*Tricula humida*)体内,经各阶段的发育而产生许多尾蚴,成熟后逸出,钻入或被第二中间宿主溪蟹所吞食,并在其体内发育为囊蚴并成熟。当人或猫、犬等动物吃食后,在消化液的作用下,其在小肠内后尾蚴破囊而出,人并非其适宜的宿主,因此虫体在人体内到处游走,不能发育为成虫,但在猫等动物体内可发育为成虫并产卵。

四川并殖吸虫病只存在于中国,其他各国均未有报道过。本病主要存在于四川、陕西、湖南、湖北、江西、贵州、福建等地。传染源主要是狼、果子狸等野生动物。

2. 发病机制及病理　由于人并非四川并殖吸虫的适宜宿主,因而在人体内到处窜行,造成各器官和组织的损伤,此外虫体的代谢产物的影响,以及机体对虫体移行所产生的过敏性炎症反应,也是形成其病理变化的重要原因。在脑部的病变除嗜酸性粒细胞脓肿外,尚有出血,并常与蛛网膜下腔相通或向脑室穿通。

3. 临床表现　本病的潜伏期一般认为是3~6个月,但也可短至13d。常见的临床类型如下:

(1)皮肤型:以游走性皮下结节或包块为主要表现。

(2)腹型:以腹痛、腹泻及腹部包块为主要表现。

(3)胸肺型:以胸痛、咳嗽、咳痰为主要症状,但痰中找不到虫卵。常可见到胸腔积液,胸腔积液中可见到嗜酸性粒细胞。

(4)心包型:占5%~6%的病例,以心包积液为主要表现,极类似结核性心包炎。

(5)肝脏型:较卫氏并殖吸虫病为多见,可有肝脏轻度肿大,肝功能受损为主要表现。

(6)脑脊髓型:此型占7%~21%,以蛛网膜下腔出血为主要表现,脑脊液中除红细胞外,还有大量嗜酸性粒细胞。

(7)眼型:以一侧眼球突出为其主要表现。四川并殖吸虫常可引起眼睑部皮下结节,虫体也常可钻入眼眶,引起患者的一侧眼球突出。

(8)亚临床型:在流行区常见到血清免疫学检查阳性,而无明显的临床症状。

4. 诊断　在流行区有吃食生或未熟的溪蟹史并有上述临床症状者,应考虑有感染四川并殖吸虫病的可能。血清免疫学检查如ELISA阳性,或皮下结节中找到虫体,即可诊断为本病。

5. 治疗及预防　请参阅卫氏并殖吸虫病。

(黄燕萍　张　明)

小结

1. 小儿常见的病毒感染性疾病包括麻疹、脊髓灰质炎、水痘、传染性单核细胞增多症、流行性腮腺炎、手足口病、风疹、流行性乙型脑炎、狂犬病、幼儿急疹;常见的细菌感染性疾病包括细菌性痢疾、流行性脑脊髓膜炎、百日咳和猩红热。根据皮疹出现的特点及发热与皮疹的顺序,可帮助鉴别麻疹、风疹、幼儿急疹、猩红热及手足口病。

2. 脊髓灰质炎瘫痪特点为不对称的弛缓性瘫痪,近端重于远端,肢体无感觉障碍。传染性单核细胞增多症以发热、咽峡炎和淋巴结肿大为典型三联症,同时伴有肝脾大,外周血淋巴细胞和异型淋巴细胞增多等为特征。流行性腮腺炎以腮腺的急性非化脓性肿胀、疼痛为临床特征。流行性乙型脑炎是由乙型脑炎病毒引起的以脑实质炎症为主要病变的中枢神经系统急性传染病,部分病例可留有严重后遗症。狂犬病是所有传染病中最凶险的病毒性疾病,一旦发病,预后极差。

3. 细菌性痢疾临床表现为腹痛、腹泻、排黏液脓血便以及里急后重,可伴有发热及全身毒血症症状。流行性脑脊髓膜炎常在冬春季节发病,主要临床表现为突发高热、剧烈头痛、频繁呕吐、皮肤黏膜瘀点、瘀斑及脑膜刺激征。百日咳以阵发性痉挛性咳嗽伴吸气"鸡鸣"样回声为典型临床表现。

4. 小儿结核病以肺结核最常见,原发型肺结核是原发性结核病中最常见者,结核性脑膜炎是最严重者。卡介苗接种可以提高对结核病的抵抗力。结核病的治疗原则为早期、适量、联合、规律、坚持、分段治疗。

5. 深部真菌病常为继发感染,多在血液病、恶性肿瘤或其他慢性消耗性疾病的基础上发病。抗真菌治疗要祛除病因,积极治疗原发病,针对病原菌选择抗真菌药物。

6. 寄生虫病是儿童时期的常见、多发病。蛔虫病轻者多无明显症状。蛲虫病临床上以夜间会阴部和肛门附近瘙痒为主要特征。钩虫病典型临床表现为贫血、营养不良、消化功能紊乱等。卫氏并殖吸虫病是以咳嗽、胸痛、咳果酱样痰为主要临床表现,四川并殖吸虫病临床上主要表现为皮肤游走性包块,咳嗽、咯血,但痰中找不到虫卵。

思考题

1. 小儿常见出疹性疾病的鉴别诊断?
2. 手足口病重症病例的早期发现及治疗?
3. 结核病的诊断及化疗方案选择?
4. 常见的真菌病有哪些,临床表现各有何特点?
5. 小儿常见寄生虫病的临床表现及驱虫药物的选择?

第十一章
消化系统疾病

消化系统起于口腔,终于肛门,包括口腔、食管、胃、十二指肠、空肠、回肠、结肠、直肠肛门和肝胆胰,是食物消化和营养物质吸收的主要场所,其中肠道也是重要的免疫器官,而肠道菌群的建立和达至平衡稳态是维持机体健康的重要保障。消化系统疾病既有内科疾病,也有外科疾病,其中消化系统先天结构脏器畸形在婴幼儿较为常见。本章主要阐述儿童消化系统解剖生理特点、口炎、食管疾病、胃部疾病、肝胆疾病和肠道疾病的诊断与治疗。

第一节 儿童消化系统解剖生理特点

一、解剖生理特点

儿童正处于生长发育阶段,所需要的总能量相对较成人多,而消化器官发育尚未完善,胃肠道容易发生功能失调。因此,儿科医师应了解儿童消化系统的解剖生理特点。

（一）口腔

口腔是消化道的起端,具有吸吮、吞咽、咀嚼、消化、味觉、感觉和语言等功能。新生儿出生时已具有较好的吸吮和吞咽功能,生后即可开奶。新生儿及婴幼儿口腔容量小,唇肌及咀嚼肌发育良好,颊部有坚厚的脂肪垫。

新生儿及婴幼儿口腔黏膜薄嫩,血管丰富,易于受伤,清洁口腔时务必谨慎擦洗。3 个月以下婴儿唾液腺分泌淀粉酶量较低,不宜喂淀粉类食物。3~4 个月时唾液分泌开始增加,5~6 个月时明显增多,由于口底浅,尚不能及时吞咽所分泌的全部唾液,常发生流涎,称为生理性流涎。

（二）食管

新生儿及婴儿的食管呈漏斗状,黏膜薄嫩,腺体缺乏,弹力组织及肌层尚不发达,易发生溢乳。新生儿食管的长度为 8~10cm,1 岁时为 12cm,5 岁时为 16cm,年长儿达 20~25cm。插胃管时胃管插入的深度可参照从鼻根至剑突的距离。食管 pH 通常为 5.0~6.8。新生儿、婴儿的食管下端括约肌抗反流功能不成熟,常发生胃食管反流,但一般为生理性,大多数婴儿至 8~10 个月时症状消失。

（三）胃

婴儿胃略呈水平位,当开始会行走时,其位置逐渐变为垂直。新生儿胃容量为 30~60ml,3 个月时为 90~150ml,1 岁时为 250~300ml,5 岁时为 700~850ml。哺乳开始后胃排空功能即启动,胃内容物陆续进入十二指肠,故实际胃容量相对较高。由于婴儿胃容量有限,故每天喂食次数较年长儿为多。

胃黏膜有丰富的血管,但腺体和杯状细胞较少,盐酸和各种酶的分泌均较成人为少,且酶活性低下,消化功能差。胃排空时间水为 1~1.5h,母乳为 2.5~3h,牛乳为 3~4h。婴幼儿喂养间隔时间不宜过短,要符合食物从胃中排空的时间。早产儿胃排空更慢,易发生胃潴留。

（四）肠

儿童肠管相对身高比高于成人,新生儿肠管的长度为身高的 8 倍,婴儿超过身高的 6 倍,而成人为身高的 4 倍。小肠的主要功能包括运动（蠕动、摆动、分节运动）、消化、吸收和免疫。大肠的主要功能是贮存食物残渣、进一步吸收水分以及形成粪便。婴幼儿肠壁较薄,通透性高,屏障功能较弱,肠内毒素、消化不全产物和变应原等容易经肠壁进入体内,引起全身性和变态反应性疾病。

食物通过肠道的时间个体差异较大,为 12~36h。母乳喂养儿奶液通过肠道的时间较快,人工喂养儿则较慢,可延长到 48h。由于婴幼儿大脑皮质发育不成熟,进食时常引起胃 - 结肠反射,产生便意,大便次数多于成人。

（五）胰腺

胰腺对新陈代谢起到重要作用,既分泌胰岛素又分泌胰液,后者进入十二指肠发挥多种消化酶的消化作用。胚胎 20 周时,胰腺腺泡已经发育成熟;出生 3~4 个月时,胰腺发育较快,胰液分泌量也随之增多;出生后 1 年,胰腺外分泌部分生长迅速,为出生时的 3 倍。胰酶出现的顺序依次为:胰蛋白酶、糜蛋白酶、羧基肽酶、脂肪酶,最后是淀粉酶。新生儿胰液所含脂肪酶活性不高,直到 2~3 岁时才接近成人水平。婴儿由于肠液中淀粉酶含量较少,故不宜摄入过多的淀粉类食物。

（六）肝

年龄越小,肝相对越大。新生儿肝相对较成人大,其重量为体重的 4%,10 个月时为出生体重的 2 倍,3 岁时则增至 3 倍。儿童肝的上、下界随年龄而异,正常儿童肝上界在右锁骨中线第 5 肋间（婴儿在第 4 肋间）。肝下缘 1 岁时在右锁骨中线肋缘下 2cm 处扪及,剑突下更易扪到,4 岁时肝下缘渐上升,6 岁时可在右肋缘下 1~2cm 处扪及,质地软而无压痛。肝富有血管,结缔组织较少,肝细胞小,再生能力强,不易发生肝硬化。但婴儿肝易受各种不利因素影响,如缺氧、感染、药物等均可使肝细胞肿胀、脂肪浸润、变性、坏死、纤维增生而影响其正常生理功能。

二、肠道细菌

胎儿的肠道在母体内通常是无菌的,生后数小时细菌始经口、鼻、肛门等处侵入。肠道菌群与摄入食物成分以及接触周围环境的微生态种类有关。单纯母乳喂养儿,其粪便中的细菌以双歧杆菌占绝对优势,故大便染色涂片中几乎全系革兰氏阳性细菌（双歧杆菌）,其他如嗜酸杆菌、大肠埃希菌、产气乳酸杆菌等含量极少。人工喂养或混合喂养儿,肠道内大肠埃希菌、嗜酸杆菌、双歧杆菌及肠球菌所占比例几乎相等,大便染色涂片中以革兰氏阴性细菌占优势。这种区别主要是由于乳类中蛋白质和碳水化合物的比例及成分不同所致。母乳含碳水化合物较多,蛋白质较少;牛乳中含蛋白质较多,相应地使分解蛋白质的大肠埃希菌在肠内繁殖增多。正常肠道菌群对入侵的致病菌有一定拮抗作用,并参与免疫调节、促进黏膜屏障功能以及肠道营养代谢作用等。大量使用抗生素后,可使肠道正常菌群失调,导致消化功能紊乱。

（江米足）

第二节　口　炎

口炎（stomatitis）是指口腔黏膜由于各种感染引起的炎症,若病变限于局部,如舌、牙龈、口角则分别称为舌炎、牙龈炎、口角炎等。本病婴幼儿多见,可单独发病,亦可继发于全身性疾病,如急性感染、腹泻、营养不良、维生素 B 或维生素 C 缺乏等。感染常由病毒、真菌及细菌引起。不注意食具及口腔卫生,或各种疾病导致机体抵抗力下降等均可导致口炎的发生。现将几种常见的口炎分述如下。

一、鹅口疮

鹅口疮(thrush)又名口腔念珠菌病(oral candidiasis),为白念珠菌感染在口腔黏膜表面形成的白色斑膜,多见于新生儿和婴幼儿。营养不良、慢性腹泻、体质衰弱、长期使用广谱抗生素或类固醇激素的患儿易发此病。

【临床表现】

其特征是口腔黏膜表面覆盖白色乳凝块样小点或小片状斑膜,可逐渐融合成大片,形如奶块,但不易擦去,周围无炎症反应。斑膜面积大小不等,可见于舌、颊、腭或唇内黏膜,偶可累及咽部。患处不痛,不影响喂奶,无全身症状。严重时可伴低热、拒食和吞咽困难。

【诊断】

将一小片白膜置玻片上,加 10% 氢氧化钠 1 滴,在显微镜下可查到白念珠菌菌丝及孢子,即可诊断。

【治疗】

一般不需口服抗真菌药物。可用制霉菌素溶液每毫升含 10 万~20 万 U 涂口腔,每天 3~4 次。严重者可同时口服制霉菌素,40 万~80 万 U/d,分 3 次服用,效果良好。婴儿室要注意隔离及乳具的消毒,以预防传播。

二、疱疹性口腔炎

疱疹性口腔炎(herpetic stomatitis)是由单纯疱疹病毒Ⅰ型所引起的急性口腔黏膜炎症。好发年龄为 1~4 岁。在卫生条件差的家庭和幼托机构感染容易传播,无明显的季节性差异。

【临床表现】

潜伏期约 10d。起病时先发热,一般可到 38~39℃,最高达 40℃,1~3d 后出现口腔炎征象,其特征为在舌、唇内面、上腭、颊黏膜等部位有散在或成簇的小疱,直径 2~3mm,周围有红晕,破裂后形成浅的小溃疡,有黄白色纤维性分泌物覆盖。由于疼痛剧烈,患儿可表现为拒食、流涎、烦躁,常因拒食啼哭才被发现。体温在 3~5d 后恢复正常,病程 1~2 周。所属下颌下及颈淋巴结常肿大和疼痛,可持续 2~3 周。

【鉴别诊断】

疱疹性咽峡炎:由柯萨奇病毒所引起,多发生于夏、秋季。疱疹主要发生在咽峡和软腭,有时见于舌部但不累及牙龈和颊黏膜,下颌下淋巴结不肿大,常骤起发热及咽痛。

【治疗】

保持口腔清洁,婴幼儿要勤喂水,以微温或凉的流质饮食为宜,禁用刺激性药物。局部可喷撒锡类散、西瓜霜等。疼痛严重者,餐前以 2% 利多卡因涂抹局部。可用 2.5%~5% 金霉素鱼肝油涂口腔预防继发感染。有继发感染时可用抗生素。

三、溃疡性口炎

溃疡性口炎(ulcerative stomatitis)主要是由链球菌、金黄色葡萄球菌、肺炎球菌等引起,铜绿假单胞菌、大肠埃希菌亦可引起。其临床表现主要有假膜,故又称假膜性口炎(pseudo membranous stomatitis)。常发生于全身感染抵抗力低下、口腔不洁时,细菌繁殖而引起。

【临床表现】

病初口腔黏膜充血水肿,随后在口腔的各部位如牙龈、舌、唇内侧、上腭及颊黏膜等处出现大小不等、界限清楚的糜烂面或溃疡,并有较厚的纤维素样渗出物形成灰白色或黄色的假膜覆盖创面。假膜剥离后可见出血性糜烂面,不久白膜又迅速生成。溃疡疼痛或极痛,流涎多、拒食、烦躁,所属淋巴结肿大,发热可达 39~40℃,体温持续数天到 1 周,溃疡渐渐愈合。

【治疗】

做好口腔护理,多清洗口腔,用 0.1%~0.3% 依沙吖啶清洗口腔,每天 1~2 次。局部一般涂以复方甲紫、0.2% 甲硝唑液或 5% 金霉素鱼肝油效果为佳。此外,冰硼散、锡类散等均可使用。由于引起本病的细菌不是厌氧菌,因此不能用氧化剂,特别是过氧化氢的酸性较强,易刺激黏膜而增加患儿痛苦。注意补给足够的营养及液体,补充维生素 B_1、B_2 及 C 等。全身症状明显时,需要抗生素治疗。

(江米足)

第三节　食管疾病

一、先天性食管闭锁

先天性食管闭锁与气管食管瘘(congenital esophageal atresia and tracheoesophageal fistula,CEA/TEF)是指胚胎发育过程中前肠发育异常导致食管和气管畸形的一种严重先天性畸形,发病率约为 1/3 000,常伴有其他畸形。目前,小儿外科对食管闭锁的治愈率已达 90% 以上,尤其是当前小儿胸腔镜技术的快速增长,越来越多儿童医疗中心应用胸腔镜进行食管闭锁的矫治,但对早产儿、极低体重儿和合并其他严重的先天性畸形患儿的治疗,仍有很大挑战。

【病理分型】

先天性食管闭锁通常采用 Gross 五型分类法(图 11-1):

Ⅰ型:食管上、下端均闭锁,与气管间无瘘管,约占 6%。

Ⅱ型:食管上端与气管间形成瘘管,下端闭锁,约占 2%。

Ⅲ型:食管上端闭锁,下端与气管间形成瘘管,此型临床最常见,约占 85%。Ⅲ型又分成 2 个亚型:食管两盲端间距离 >2cm 为ⅢA 型,食管两盲端间距离 <2cm 为ⅢB 型。

Ⅳ型:食管上、下端均与气管相通形成瘘管,较为罕见,约占 1%。

Ⅴ型:食管无闭锁,仅有气管食管瘘,形成 H 形瘘管,约占 6%。

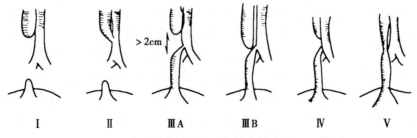

图 11-1　先天性食管闭锁和气管食管瘘 Gross 分型

【病理生理】

CEA/TEF 的解剖特点导致的患儿病理生理改变是病情严重、死亡率极高的重要原因。以最常见的 Ⅲ 型食管闭锁为例。

1. 化学刺激性肺炎　由于存在远端食管与气管之间的瘘管,高酸度的胃液反流进入气管、支气管和肺泡,可发生严重的化学刺激性肺炎。

2. 吸入性肺炎　由于食管上端的盲端容量仅几毫升,患儿不能吞咽的唾液或奶液反流入气管,会引起严重的吸入性肺炎。

3. 伴发其他畸形　50% 的 CEA/TEF 患儿伴有其他畸形,大多为多发畸形,如 VACTER 综合征(V:vertebral anomaly,脊柱畸形;A:anal atresia,肛门畸形;C:cardiac anomaly,心脏畸形;T:trachea anomaly,气管畸形;E:esophageal anomaly,食管瘘;R:renal anomaly,肾脏畸形),且在伴发畸形的病例中,25% 的畸形是危及生命或需急诊处理的,如肛门闭锁、肠旋转不良、肠闭锁等。

4. 早产未成熟儿多见　早产未成熟儿 CEA/TEF 手术难度大,围术期死亡率较高,但随着目前临床对早产儿围术期治疗水平的明显提高,1500g 以下的食管闭锁与气管食管瘘患儿存活率大大提高,此因素已不作为影响生存率的主要因素,但其临床处理的复杂性和术后并发症仍不容忽视。

【临床表现】

1. 由于食管闭锁胎儿不能吞咽羊水,其母亲孕期常有羊水过多史。

2. 新生儿出生后口腔及咽部有大量黏稠泡沫,并不断向口鼻外溢出,第一次喂水或奶,吸吮一二口后,小儿即出现剧烈呛咳,水或奶从口腔、鼻孔反溢,同时有发绀及呼吸困难甚至窒息可能,虽经吸引消除后可以恢复,但再次喂食又出现同样症状。

3. 伴有气管食管瘘时,由于酸性胃液经瘘管反流入气管、支气管,很容易引起化学性肺炎或肺不张,然后往往继发感染,出现发绀、气急、肺部湿性啰音等。

4. 因大量气体随呼吸经瘘管进入胃肠道,腹部膨胀,叩诊鼓音。如系无瘘管者,气体不能经食管进入胃肠道,可呈舟状腹。

【诊断】

1. 产前诊断

(1)产前超声检查羊水增多和小胃或胃泡消失是发现食管闭锁的重要依据,但是其阳性诊断价值并不高,比较可靠的依据是"上颈部盲袋症":可以见到随着胎儿的吞咽,食管区域有一囊性的盲袋"充盈"或"排空",该盲袋即为食管闭锁的上段盲端,产生的原因是近端食管扩张和胎儿不能吞咽羊水现象所致。

(2)MRI 可以提高食管闭锁产前诊断率。食管闭锁胎儿,在 MRI 的 T_2 加权像上可以观察到近端食管扩张,而远端食管消失的现象。而在正常新生儿可以看到完整的从口腔通往胃的食管。MRI 在诊断食管闭锁中的敏感性和特异性可分别达 100% 和 80%,而产前超声检查的敏感性仅为 24%~30%。

2. 产后诊断

(1)应用软质细小导管从鼻孔或口腔内插入受阻而折回,亦可通过导管注入空气 0.5~1ml 或造影剂,进行颈、胸、腹正侧位 X 线摄片,可清楚显示食管盲端和有否肺炎、肺不张,胃肠道明显充气表明有气管食管瘘,如无气体则为食管闭锁而无瘘管,从而明确诊断。

(2)CT 可以提供矢状面、冠状面和三维重建的图像,从而有助于发现食管闭锁及伴发的瘘管。主要适用于那些低出生体重、有严重呼吸窘迫及长段型或伴有多发畸形的食管闭锁患儿。由于该类患儿往往可能需要分期或多次手术,三维 CT 可提供详细的术前资料(判断盲端的距离、瘘管的位置),并且作为无创的检查,较气管镜有更大的应用前景。近年来,有研究者提出了虚拟支气管镜,即利用三维 CT 重建气管、隆突和主支气管,这对于食管闭锁术后瘘管复发的患儿尤其适合。

【围术期处理】

诊断确立后,食管端端吻合术是唯一的治疗方法。随着产前诊断技术、新生儿重症监护技术、麻醉技术、手术技术、相关畸形处理能力和术后护理水平的不断提高，先天性食管闭锁患儿的生存率得到了明显改善，使不伴有严重心脏畸形的食管闭锁治愈率达90%以上，其中包括低出生体重儿和早产儿。

1. 术前准备

（1）转运患儿途中，要注意保暖，将患儿置于头高位（斜坡位），呼吸道护理（每15分钟用针筒经导管吸出食管盲端及口腔咽部的分泌物），并吸氧。

（2）非急诊手术者，可24~48h积极准备，重症肺炎者甚至可以延迟3~5d后手术，在此阶段应用抗生素、雾化治疗和吸痰等积极治疗肺炎。

（3）营养：一旦诊断明确，即应建立静脉营养通路，可给予补液、5%葡萄糖、静脉高营养等，并按体重补充足够的液体。

（4）新生儿置于暖箱内，上体抬高30°~40°，每15分钟吸引食管盲端及口咽部的分泌物。因为分泌物非常黏稠，胃肠减压袋产生的负压往往难以达到吸引的目的，将导管接入常规的胃肠减压袋往往无效，常需要护士定期吸引器吸取。

（5）常规给予维生素K剂。

（6）尽快完善必要的检查以判断是否伴发其他畸形，如心脏超声和腹部超声检查。

2. 手术 单纯CEA/TEF不需要急诊手术，其手术方案包括传统的开放手术及胸腔镜手术。胸腔镜手术除切口更美观、胸廓畸形发生率低及视野更清晰外，能有效减少低体温发生及水分散失，这一点对新生儿手术预后至关重要。但与传统手术经胸膜外入路不同，胸腔镜手术需要穿透胸膜肺萎陷后才能充分暴露食管；另外，新生儿狭小的胸腔容积易限制操作，需要更长的学习曲线。但需要强调，并不是所有的食管闭锁都适合胸腔镜手术。

临床上多采用气管插管静脉复合麻醉，但由于操作时往往需要单肺通气，而新生儿肺储备功能差，往往不能耐受较长时间单肺通气，故新生儿食管闭锁手术的麻醉要求很高。

（1）传统开放手术步骤

1）切口采用右后外侧第4肋间入路。术前心脏超声检查很重要，右位主动脉弓的发生率约为5%，如在术前发现存在右位主动脉弓，可改为左侧剖胸入路。

2）以奇静脉为标志，分离、缝扎并切断气管食管瘘，可立即改善患儿的通气功能，减轻麻醉风险；以盲端内的胃管为导向，充分游离近端食管盲端，注意远端不宜分离过多，以免影响远端血供。吻合时可用无损伤可吸收线端端吻合。如果是ⅢA型，两盲端距离>2cm，吻合有张力，可采用食管近端肌层松解法，即在近端闭锁1cm处环形切开食管肌层，保留黏膜和黏膜下层（Livaditis手术），以达到减少张力的效果。保留胃管可帮助术后早期经胃肠喂养。放置胸腔持续负压引流或胸膜外引流。

3）Ⅰ型或Ⅱ型的食管闭锁往往近、远端食管盲端相距超过2个椎体（约>2cm），手术技术存在困难，采用一期食管吻合术难度较大。基于食管本身是最好的修复材料，可考虑做延期食管一期吻合术。其术前准备非常重要：食管上端持续吸引并预防吸入性肺炎，胃造口进行管饲营养，头低足高利于近端食管吸引和胃液反流入远端盲端以刺激食管的生长，不进食时堵塞胃造口管，造成胃内的高压，有利于胃液的反流等。手术在患儿8~12周时进行，此时患儿体重增加1倍，两盲端的距离也相应缩短。手术方式采用食管-食管端端吻合术，吻合方法同食管一期吻合术。食管近远端距离位于2~6椎体采用此方法；食管近远端距离大于6椎体采用食管二期修复术或食管替代术，可采用的食管替代物有结肠、胃、小肠，其中应用较多的是结肠代食管。

（2）胸腔镜手术步骤

1）体位及套管选择：患儿采取左侧卧位，右手上举，右侧胸朝上并向下俯卧30°~45°，可适当整体靠左侧床边。操作者及助手在患儿左侧，胸腔镜显示器在正对侧，器械护士在右侧尾端。首先将5mm套管置于腋后线第5肋间（多数位于右手上举时的肩胛下角），建立压力约5mmHg的右侧CO_2人工气胸,进入胸腔镜后,再放置 2 个操作套管于腋中线第 4 肋间及腋中线第 6 肋间(视新生儿大小可适当外移 1 个肋间隙),上操作套管直径为 5mm 以便放置生物夹,也可选用 3mm 操作套管,下操作套管直径为 3mm。

2)离断气管食管瘘:进入胸腔后游离奇静脉,不建议离断。使用电钩切开右侧纵隔胸膜寻找远端食管,通常远端食管在奇静脉水平汇入气管后壁,充分游离气管食管瘘后使用生物夹夹闭或不可吸收线缝合后,用剪刀离断瘘管。生物夹需尽量靠近气管以避免气管憩室形成。

3)游离食管近端:向颈胸入口方向打开胸膜并抓取近端盲袋,向颈部充分游离盲端,并将盲袋顶端剪开去顶。

4)食管端端吻合:通常使用 5-0 单丝可吸收线间断缝合食管全层约 8 针,或连续缝合,或间断加连续缝合。在张力较高的吻合中可适当增加入针点与切缘的距离来避免撕裂。ⅢB 型食管闭锁在胸腔镜下吻合相对容易,但多数ⅢA 型食管闭锁也可以在胸腔镜下完成吻合。

3. 术后处理　患儿术后需在 ICU 进行严密监护和呼吸道管理,保持气道通畅,定时雾化吸入、拍背、吸痰,必须注意吸痰时插管不得超过气管瘘的距离,以免损伤结扎的瘘管造成复发。术后 3d 可通过胃管进行肠内营养。术后 7~10d 进行造影,了解吻合口愈合情况。

4. 并发症及处理

(1)吻合口瘘:保持胸腔持续负压引流,继续抗炎和全身支持疗法,绝大多数瘘会自行闭合,若吻合口瘘保守治疗无法闭合或吻合口完全断离,需考虑再次手术修补;或部分患儿如引流 4 周以上没有闭合者,可尝试采用食管覆膜支架置入。

(2)吻合口狭窄:非手术因素发生的吻合口狭窄,往往在术后第 3~4 周出现,随访造影时易于发现,一般轻度狭窄不予扩张,依靠食物进行被动扩张;中重度狭窄,有吞咽困难和反复呼吸道感染者,可采用食管探条或食管球囊,直径 0.5~1.5cm,在胃镜辅助下进行食管扩张。每 1~2 个月扩张 1 次,根据需要可扩张多次。

(3)胃食管反流:是较常见的并发症,轻度食管炎采用奥美拉唑 0.7~1.0mg/(kg·d)。临床上,凡是反流引起反复误吸、多次肺炎、营养不能维持的患儿应尽早应用胃底折叠术。

(4)瘘管复发:一旦发生,再次手术是彻底解决的主要途径,瘘口较小者也可以尝试用覆膜支架。确诊需要通过支气管镜证实或通过三维重建 CT 检查。

(5)气管软化:术后发生呼吸困难,甚至不能撤离呼吸机,诊断需使用气管镜,发现气管口径为半圆形或椭圆形。治疗方法为轻症保守治疗,重症可采用主动脉弓悬吊术,气管内支架或可吸收外支架术。

【预后】

食管闭锁的预后与及时诊断、患儿的成熟度、出生体重、救治措施、肺部并发症、合并畸形和恰当的护理密切相关。食管闭锁存活率的提高也使患儿并发症增多,有报道食管闭锁手术后的并发症发生率可达 30%~50%,故对并发症的认识和处理将进一步提高先天性食管闭锁患儿的生存质量。

二、先天性食管狭窄

先天性食管狭窄(congenital esophageal stenosis,CES)系指先天性食管壁结构畸形造成的食管内在狭窄。活产新生儿发生率为 1∶50 000~1∶25 000,男女性别分布无差异,日本发病率高于其他国家,其原因不明。17%~33% 的 CES 合并其他畸形,最常见为食管闭锁伴或不伴气管食管瘘,其他合并症包括心脏畸形、食管重复畸形、食管裂孔疝、肠闭锁、中肠扭转、肛门直肠畸形、尿道下裂、头面四肢畸形及唐氏综合征等。

【病因】

先天性食管狭窄的病因尚未清楚。可能的病因包括:①隔膜及残留蹼形成,可能与胚胎 8 周食管腔形成过程中空泡融合不全有关。②纤维肌性肥厚是食管肌层形成过程中,中胚层成分过度增生,与平滑肌的增殖和食管肌壁中不同程度的纤维化相关。中性粒细胞浸润是肌间神经破坏的潜在原因，推测纤维肌肉变异可能是自身免疫的过程。③食管壁内气管、支气管软骨残留，与胚胎早期气管食管分离障碍有关。

【病理分型】

先天性食管狭窄通常采用 Nihoul-Fekete 分型法，其根据组织病理学分为 3 型：①膜性蹼或隔（MW），约占 16.2%，多发生在食管上段或中段；②纤维肌性狭窄（FMS），又称为特发性肌层肥厚或纤维肌性狭窄，约占 29.9%，其组织学特点是黏膜下平滑肌纤维和纤维结缔组织增生，其上被覆鳞状上皮，多发生在食管中段或下端；③食管壁内气管支气管软骨残留（TBR），是最常见的类型，约占 53.8%，其残留组织可为成熟或未成熟的软骨、纤毛上皮、黏液性支气管腺等一种或多种共同存在，多发生在食管下段，部分患儿同时也存在纤维肌性肥厚。

临床根据消化道造影特点，将先天性食管狭窄分为 2 型。①长段型：狭窄多发生于食管中下段，长 1cm 到数厘米。②短段型：常发生于食管中、下段交界处，狭窄段长约数毫米至 1cm。

【临床表现】

1. 渐进性吞咽困难 多在 4~10 个月进半固体或固体食物开始，并逐渐加重。食管内易存留硬性食物（玉米、花生、豆类等），吞下困难。

2. 呕吐 生后不久出现呕吐，添加辅食后加重。早期可能误认为喂养不当或由内科疾病引起。病史较长者，狭窄段近端食管代偿性扩张，由于部分食物可暂存其内，呕吐次数常变得相对减少，易被误认为病情好转，但每次呕吐量较多且有较浓的酸味，有营养不良和贫血。

3. 其他表现 过度流涎、吸入性肺炎、生长迟缓等。

【辅助检查】

1. 上消化道造影 造影检查显示狭窄的部位、程度、长度，有无疝，胃食管反流及近端食管扩张的程度。

2. 食管镜 判断狭窄处及其近端黏膜的状况，是否可扩张，局部组织活检有助于除外消化性食管炎。直接观察狭窄情况，可诊断膜性蹼或隔，也可用于食管镜下扩张或电切。

3. 24h pH 监测 可帮助鉴别胃食管反流的食管狭窄。

4. 食管测压 可用于鉴别贲门失弛缓症，在 75% 的患者中，除了食管下括约肌的正常高压区外，测量可能在狭窄部位显示病理性局灶性高压区。

5. CT 检查 用于鉴别继发于血管环的食管狭窄。

【治疗】

1. 食管扩张术 MW 和 FMS 型食管狭窄首选食管扩张术。术前明确为 TBR 型食管狭窄目前不主张采用食管扩张术，因软骨组织扩张性差，还可能增加穿孔风险。食管扩张术是在内镜引导下采用聚乙烯锥形扩张器或球囊扩张器进行扩张。每 2~3 周扩张一次，视情况可能需要多次扩张。顽固性狭窄可以辅以局部注射皮质类固醇或丝裂霉素 C。

2. 手术治疗

（1）狭窄段切除术：适用于反复扩张无效者和确诊 TBR 型食管狭窄者。端端吻合的节段性食管切除术是所有类型 CES 的标准手术治疗方式。食管中段狭窄经右胸入路，左胸入路适用于食管下段的狭窄，食管腹腔段狭窄需经腹入路。如狭窄部分近胃食管交界处，应加做抗反流术，如改良 Hill 胃固定和 Nissen 胃底折叠术，并可同时做幽门成形术。

（2）食管替代术：适用于长段 FMS 型食管狭窄经扩张无效者，狭窄段切除，行胃代食管术、胃管重建食管术、空肠代食管术或结肠代食管术。

3. 其他 随着覆膜支架材料技术的进步，可应用于顽固性食管狭窄的治疗。支架表面所覆的 PTFE 膜防止了食管黏膜向支架网格内生长造成食管与支架粘连而无法取出的并发症。通过支架的自膨胀力量对食管进行持续的扩张、塑形。该方式可减少食管扩张次数，也可以使一部分患者避免了传统外科手术的创伤打击。

【术后并发症及处理措施】

1. 食管扩张术后并发症   包括食管穿孔、出血、菌血症等。其中食管穿孔为最严重的并发症,一旦确诊需立即行外科手术修复。

2. 手术后并发症   包括吻合口瘘、吻合口狭窄和反流性食管炎等。小的吻合口瘘常于术后食管造影时发现,经禁食及抗生素治疗 1~4 周后可愈合。严重的吻合口瘘主要表现为早期的张力性气胸和胸腔引流出现大量唾液样液体,需较长时间充分胸腔闭式引流、抗生素和静脉营养治疗,4 周以上不能自愈需手术干预。吻合口狭窄常于食管造影检查时发现,确定吻合口狭窄后可行食管扩张术。反流性食管炎是过度游离食管远端造成的,可用药物如抑酸制剂(H_2 受体拮抗剂、质子泵抑制剂)、促动力药等治疗。如药物不能控制,需行胃底折叠术。

【预后】

食管扩张的成功率为 28.9%~95.7%,主要并发症为食管穿孔,发生率 3.4%~28.6%。手术后再狭窄率 66.7%~83.3%,44.4%~64% 的患儿在多种治疗后狭窄仍持续存在。由于先天性食管狭窄发病率低,仍需长期随访进行预后研究。

(莫绪明)

第四节 胃 部 疾 病

一、胃食管反流

胃食管反流(gastroesophageal reflux,GER)是指胃内容物反流到食管,甚至口咽部,可分为生理性和病理性两种。儿童 GER 大多数为生理性,生后 1~4 个月为好发年龄,到 1 岁时大多会自行好转。当反流频繁发作或持续发生时,即考虑为病理性 GER。病理性反流引起一系列食管内外症状和 / 或并发症时,称为胃食管反流病(gastroesophageal reflux disease,GERD)。

【病因和发病机制】

1. 抗反流屏障功能低下

(1)食管下括约肌(low esophageal sphincter,LES)压力低下:LES 是指食管、胃连接处的功能部位,LES 压力降低是引起胃食管反流的重要因素。

(2)LES 周围组织抗反流作用减弱:如腹腔段食管短或缺如,His 角较大(正常为 30°~50°),膈肌食管裂孔钳夹作用减弱,膈食管韧带和食管下端黏膜瓣解剖结构存在器质性或功能性病变,以及胃内压、腹压增高等。

(3)短暂性 LES 松弛(TLESR):是指非吞咽情况下 LES 发生自发性松弛,松弛前后无任何吞咽动作,可持续 8~10s,长于吞咽诱发的 LES 松弛。目前认为,约 90% 的 GER 是由 TLESR 引起的。

2. 食管廓清能力降低   食管廓清能力是依靠食管的推进性蠕动、食丸的重力、唾液的冲洗以及食管黏膜分泌的碳酸氢盐中和酸的共同作用。当食管蠕动减弱或消失,或出现病理性蠕动时,食管清除反流物的能力下降,有害的反流物质在食管内停留时间延长,增加了对黏膜的损伤。

3. 食管黏膜的屏障功能破坏   屏障作用是由含不移动水及碳酸氢根的黏液层、上皮细胞的紧密连接、黏膜下丰富的毛细血管共同构成。反流物中的某些物质(主要是胃酸、胃蛋白酶)使食管黏膜的屏障功能破坏,黏膜抵抗力减弱,导致食管黏膜损伤,引起反流性食管炎。

4. 胃、十二指肠功能失常 ①胃排空能力低下,使胃内容物和压力增加,当胃内压增高超过 LES 压力时可激发 LES 开放;胃容量增加导致胃扩张,胃酸分泌增加,并使贲门食管段缩短,使其抗反流屏障功能降低。②十二指肠病变时,幽门括约肌关闭不全导致十二指肠胃反流。

【临床表现】

一般情况下,除非反流的内容物到达口腔,否则反流是难以被注意到的。反流可引起食管症状和食管外症状,不具特异性,且随年龄而不同。

1. 食管症状

(1)反流:反流的临床表现随年龄而不同。婴幼儿以反流、呕吐为主要表现,多数发生在进食后,有时在夜间或空腹时,严重者呈喷射状。呕吐物为胃内容物,有时含少量胆汁。部分婴儿可表现为溢乳、反刍或吐泡沫、拒食,年长儿可表现为胸骨后烧灼痛、胸痛、腹痛、反酸、嗳气、反胃等。

(2)反流性食管炎症状:有报道经组织学诊断为食管炎的患儿,其中 61%~83% 有 GER。患儿可有或无症状,常见症状有:

1)胸骨后烧灼感:位于胸骨下端,饮用酸性饮料可使症状加重,服用抗酸剂症状减轻,常见于有表达能力的年长儿。

2)咽下疼痛:婴幼儿表现为喂食困难、烦躁、拒食,年长儿可有咽下疼痛,如并发食管狭窄则出现严重呕吐和持续性吞咽困难。

3)呕血和便血:当食管炎症严重,发生糜烂或溃疡时,可出现呕血或黑便症状。

2. 食管外症状

(1)与 GER 明确相关的症状:反流性咳嗽、反流性咽炎、反流性哮喘。新生儿、婴幼儿极易引起吸入性肺炎,有时甚至导致吸入性窒息、猝死综合征等严重后果。与 GER 可能相关的食管外症状有鼻窦炎、中耳炎、喉炎、肺纤维化等。

(2)生长障碍:是最常见的食管外症状,主要表现为体重不增和生长发育迟缓,见于 80% 左右的患儿。

(3)神经精神症状:部分患儿表现为不安、易激惹、夜惊、婴儿鬼脸(infantile arching)及神经系统疾病。

【诊断】

GER 临床表现复杂且缺乏特异性,仅凭临床症状有时难以与其他引起呕吐的疾病相鉴别。凡临床发现不明原因反复呕吐、咽下困难、反复发作的慢性呼吸道感染、难治性哮喘、生长发育迟缓、营养不良、贫血、反复出现窒息、呼吸暂停等症状时,都应考虑到 GER 的可能。针对不同情况,选择必要的辅助检查以明确诊断。

【辅助检查】

1. 食管钡剂造影 可对食管的形态、运动状况、钡剂的反流和食管与胃连接部的解剖结构作出判断,并能观察到有无食管裂孔疝、贲门失弛缓症、食管狭窄、溃疡等病变,但诊断 GER 的敏感性和特异性均较差,可作为初筛方法。

2. 24h 食管 pH 动态监测 是诊断 GER 方便、快捷、先进的方法。检查时不影响睡眠和进食,更符合生理情况,能客观反映 GER 的情况。不仅可发现反流,还可了解反流的程度以及反流与症状、体位、进食的关系。根据酸反流指数和综合评分,可区分生理性和病理性反流,是目前诊断食管胃酸反流最可靠、灵敏的方法。特别适用于一些症状不典型的患者,或用于查找一些症状如咳嗽、哽噎、喘鸣、呼吸暂停等原因。

3. 内镜检查 胃镜检查是诊断反流性食管炎最主要、最直接的方法,不仅可观察到食管黏膜损伤情况,而且结合病理学检查可确定是否存在食管炎及黏膜炎症的程度,但不能反映反流的严重程度。内镜下食管炎主要表现为黏膜红斑、糜烂、溃疡。Barrette 食管指食管鳞状上皮由腺上皮取代,出现杯状细胞的肠上皮化生。

4. 食管动力功能检查 食管测压是测定动力功能的重要方法。应用低顺应性灌注导管系统和腔内微型传感器导管系统等测压设备,可了解食管运动情况及 LES 功能。

5. 高分辨率食管测压（HRM） 是新一代高效、简洁、快速的测压方法,可分为水灌注式测压和固态测压 2 种。测压导管上压力感受器排列更密集,插管一步到位,无须牵拉,即可得出与传统相比高清的上下食管括约肌、近段食管、移行区、中远段食管的压力图,对贲门失弛缓症、硬皮病、弥漫性食管痉挛、食管裂孔疝等有很高的诊断价值。

6. 食管多通道腔内阻抗（MII）测定 将含有多个阻抗感受器的一根导管置于食管中,根据其阻抗值的不同和变化情况,了解食管反流物的性质和走行状态。阻抗结合食管 pH 监测（MII-pH）,可监测反流、区分反流物的性质（气体、液体）及酸反流还是非酸反流,对于明确 GERD 的病因和临床诊断有重要意义。

7. 胃、食管放射性核素闪烁扫描 口服或胃管内注入含有 ^{99m}Tc 标记的液体,应用 γ 照相机测定食管反流量,并可了解食管运动功能。该方法也可测定胃排空率,并能了解胃排空与 GER 的关系,确定有无肺部吸入,了解呼吸道症状与 GER 的关系。

【鉴别诊断】

1. 贲门失弛缓症（achalasia of cardia） 是一种食管运动障碍性疾病,由于食管缺乏蠕动和食管下括约肌松弛不良导致的食管功能性梗阻。临床表现为吞咽困难、体重减轻、餐后反食、夜间呛咳和胸骨后疼痛等。X 线钡剂造影显示贲门鸟嘴样狭窄和食管扩张,食管测压显示 LES 静息压力升高和不能有效松弛。

2. 以呕吐为主要表现的新生儿、小婴儿应排除消化道畸形及器质性病变,如肠旋转不良、先天性肥厚性幽门狭窄、肠梗阻、胃扭转等。

3. 以呕吐为主要临床表现的儿童,要排除其他系统的疾病,尤其是中枢神经系统的肿瘤。

【治疗】

对诊断为 GER 的患儿,要与患儿家长进行充分沟通,向其解释 GER 的形成及发展,使其对该病有较全面的了解。对有合并症或影响生长发育者必须及时进行治疗,包括体位治疗、饮食治疗、药物治疗和外科治疗。

1. 体位治疗 一种简单、有效的治疗方法。新生儿和婴幼儿的最合适体位为左侧卧位,可有效减少 TLESR 发生,减少反流,减轻反流症状。俯卧位虽可减少反流发生,但可发生猝死的风险,需家长看护。年长儿也建议睡眠时左侧卧位,将床头抬高 20~30cm,可促进胃排空,减少反流频率及反流物误吸。

2. 饮食治疗 以稠厚饮食为主,少量多餐,婴儿增加喂奶次数,缩短喂奶间隔,人工喂养儿 4 月龄后可在牛奶中加入糕干粉、米粉等食品;年长儿亦应少量多餐,避免过饱,以高蛋白低脂肪饮食为主,睡前 2h 不予进食,保持胃处于非充盈状态。避免食用降低 LES 张力和增加胃酸分泌的食物,如酸性饮料、高脂饮食、巧克力和辛辣食品。肥胖儿应控制饮食。

3. 药物治疗 降低胃酸度和 / 或促进上消化道动力药物,包括促胃肠动力药、抗酸或抑酸药、黏膜保护剂,使用时应注意药物的适用年龄及不良反应。

（1）促胃肠动力药（gastro-kinetic agents）:常用选择性、周围性多巴胺 D_2 受体拮抗剂多潘立酮（domperidone）,使胃肠道上部的蠕动和张力恢复正常,促进胃排空,增加胃窦和十二指肠运动。常用剂量为每次 0.2~0.3mg/kg,每天 3 次,饭前 30min 及睡前口服,疗程 2~4 周。

（2）抗酸或抑酸药:主要作用为抑制胃酸分泌、中和胃酸以减少反流物对食管黏膜的损伤,提高 LES 张力。

1）抑酸药:① H_2 受体拮抗剂（H_2-receptor blockers）:阻断组胺与壁细胞 H_2 受体结合,通过拮抗 H_2 受体间接影响质子泵分泌胃酸。常用药物有西咪替丁（cimetidine）、雷尼替丁（ranitidine）。②质子泵抑制剂（proton pump inhibitors,PPI）:作用于泌酸最终环节质子泵,能特异性地抑制壁细胞顶端膜构成的分泌微管和胞质内管状泡上的 H^+-K^+-ATP 酶,从而有效抑制胃酸的分泌。代表药有奥美拉唑（omeprazole）,疗程 8~12 周。

2）中和胃酸药:如氢氧化铝凝胶等。

（3）黏膜保护剂：用于 GER 引起的食管糜烂、溃疡者，此类药物用药后可在病变表面形成保护膜，促进黏膜的修复和溃疡的愈合，但一般不单独用于 GER。药物有硫糖铝、麦滋林 -S 颗粒等。

4. 外科治疗 早期诊断和及时应用体位、饮食等治疗方法后，大多数患儿的症状能明显改善。较严重者可加用药物治疗，一般不需要手术治疗。手术治疗目的是加强食管下括约肌功能，目前多采用 Nissen 胃底折叠加胃固定术。随着腹腔镜在儿科的应用，腹腔镜手术逐渐替代了剖腹手术。

（江米足）

二、胃炎

胃炎（gastritis）是指由各种物理性、化学性或生物性有害因子引起的胃黏膜炎症性病变。根据病程分急性和慢性两种，后者发病率高。

【病因和发病机制】

1. 急性胃炎 多为继发性，是由严重感染、休克、颅内损伤、大面积烧伤、呼吸衰竭和其他危重疾病所致的应激反应（又称急性胃黏膜损伤、急性应激性胃黏膜病变）。误服毒性物质和强酸、强碱等腐蚀剂，摄入细菌毒素污染的食物如沙门菌属、嗜盐杆菌及金黄色葡萄球菌等细菌，服用对胃黏膜有损害的药物如阿司匹林、对乙酰氨基酚等非甾体抗炎药，食物过敏、胃内异物等各种因素所致的胃黏膜急性炎症。

2. 慢性胃炎 指各种有害因子持续反复作用于胃黏膜引起的慢性炎症，以浅表性胃炎最常见（占90%~95%），萎缩性胃炎少见。病因尚未完全明确，其中幽门螺杆菌（*Helicobacter pylori*，Hp）感染被认为是引起慢性胃炎的重要病因。感染 Hp 后，胃黏膜病变以胃窦黏膜小结节、小颗粒状隆起为特征，病理组织学显示淋巴细胞增多，淋巴滤泡形成。其他因素如十二指肠液反流，由于幽门括约肌功能失调，使十二指肠液反流入胃增加。长期食用刺激性食物、长期服用阿司匹林等非甾体抗炎药及类固醇激素类药物、神经精神因素、全身慢性疾病影响，以及环境、遗传、免疫和营养状态等均与慢性胃炎的发病相关。

【病理】

1. 急性胃炎 表现为上皮细胞变性、坏死，固有膜大量中性粒细胞浸润，无或极少有淋巴细胞、浆细胞，腺体细胞呈不同程度变性坏死。

2. 慢性胃炎 浅表性胃炎见上皮细胞变性，小凹上皮细胞增生，固有膜炎症细胞主要为淋巴细胞、浆细胞浸润。萎缩性胃炎主要为固有腺体萎缩、肠腺化生及炎症细胞浸润。

【临床表现】

1. 急性胃炎 发病急骤，症状轻重不一，轻者仅有食欲缺乏、腹痛、恶心、呕吐，严重者可出现呕血、黑便、脱水、电解质及酸碱平衡紊乱。有感染者常伴有发热等全身中毒症状。

2. 慢性胃炎 常见症状为反复腹痛、无明显规律性，疼痛常于餐时或餐后加重，多数位于上腹部、脐周，轻者为间歇性隐痛或钝痛，严重者为剧烈绞痛。幼儿腹痛可仅表现不安和不愿进食，年长儿症状似成人，多诉上腹痛，常伴有食欲缺乏、恶心、呕吐、腹胀，继而影响营养状况及生长发育。胃黏膜糜烂出血者可出现呕血、黑便。

【实验室检查】

1. 胃镜检查 为首选而可靠的诊断方法。能直接观察胃黏膜病变及其程度，内镜下表现充血、水肿、糜烂、新鲜或陈旧出血，胃窦黏膜微小结节，有时可见黏膜表面黏液斑或反流的胆汁，并可取病变部位组织进行幽门螺杆菌和病理学检查。

2. 幽门螺杆菌检测 可分为侵入性和非侵入性两大类。

（1）侵入性：需通过胃镜检查取胃黏膜活组织进行检测，包括：

1）胃黏膜组织切片染色与培养：切片 HE 或 Warthin-Starry 染色，在黏膜层有鱼贯状排列、形态微弯的杆菌;Hp 培养需在微氧环境下用特殊培养基进行,7d 可出结果,是最准确的诊断方法,但培养要求的条件较高。

2)尿素酶试验:尿素酶试剂中含有尿素和酚红,Hp 产生的酶可分解其中的尿素产生氨,后者使试剂中的 pH 上升,从而使酚红由棕黄色变成红色。将活检胃黏膜放入上述试剂(滤纸片)中,如胃黏膜有 Hp 则试剂变为红色。此法快速、简单,特异性和敏感性可达 80% 以上。

(2)非侵入性检查主要有:

1)核素标记尿素呼吸试验:让患儿口服一定量 ^{13}C 标记的尿素,如果患儿胃内含有 Hp,则 Hp 产生的尿素酶可将尿素分解产生 CO_2,由肺呼出。通过测定呼出气体中 ^{13}C 含量即可判断胃 Hp 感染程度,其特异性和敏感性均达 90% 以上。

2)粪便 Hp 抗原(HpSA)检测:Hp 定居于胃黏膜上皮细胞表面,而胃黏膜上皮细胞每 1~3 天更新 1 次,定植在上皮细胞表面的 Hp 在更新中随之脱落,其部分菌体和代谢产物等经十二指肠到达小肠和大肠,随粪便排出,所以可通过粪便来检测 Hp。HpSA 检测是一种简单、准确、快速诊断 Hp 的方法,敏感性和特异性均达 90% 以上,且适用于婴幼儿及其他无法配合呼气试验及胃镜检查者。

3)血清学检测 Hp 抗体:因不能提供 Hp 现症感染的依据,故不作为诊断 Hp 首选的方法,主要用于流行病学调查。

【诊断和鉴别诊断】

根据病史、体格检查、临床表现、胃镜和病理学检查,基本可以确诊。由于引起儿童腹痛的病因很多,急性发作的腹痛必须注意与外科急腹症如阑尾炎,胃穿孔,胆、胰、肠等腹内脏器的器质性疾病,以及腹型过敏性紫癜相鉴别。慢性反复发作性腹痛应与肠道寄生虫、肠痉挛、消化性溃疡等疾病鉴别。

1. **肠蛔虫症** 常有不规则腹痛、偏食、异食癖、恶心、呕吐等消化功能紊乱症状,有时出现全身过敏症状。如有吐出、排出蛔虫史,粪便查到虫卵,驱虫治疗有效等可协助诊断。随着卫生条件的改善,肠蛔虫症在我国已经明显减少。

2. **肠痉挛** 婴儿多见,可出现反复发作的阵发性腹痛,排气、排便后可缓解。腹部无异常体征。

3. **消化性溃疡** 为慢性上腹痛,年长儿表现为有规律性及饥饿性腹痛,甚至有半夜痛醒的病史;而慢性胃炎腹痛多在餐后并伴有消化不良。胃镜检查可以鉴别诊断。

【治疗】

1. **急性胃炎** 祛除病因,积极治疗原发病,避免服用一切刺激性食物和药物,及时纠正水、电解质紊乱。有上消化道出血者应卧床休息,保持安静,暂时禁食,监测生命体征,观察呕血与黑便情况,采用 H_2 受体拮抗剂或质子泵抑制剂等抑酸药物;细菌感染者应用有效抗生素。

2. **慢性胃炎**

(1)饮食:养成良好的饮食习惯和生活规律。选择易消化无刺激性食物,避免服用对胃黏膜有损害的药物。

(2)药物治疗:①有 Hp 感染者,临床有症状时建议进行规范的根除 Hp 治疗(见消化性溃疡治疗);②抑酸剂减少胃酸分泌:常用质子泵抑制剂如奥美拉唑;③增强胃黏膜屏障功能:如麦滋林 -S 颗粒剂、硫糖铝等;④促进胃蠕动、减少肠液反流:腹胀、呕吐或胆汁反流者加用多潘立酮,疗程 2~4 周。

(江米足)

三、消化性溃疡

消化性溃疡(peptic ulcer)是指接触消化液(胃酸、胃蛋白酶)的胃肠黏膜及其深层组织的一种病理性缺损,其深层达到或穿透黏膜、肌层。溃疡的好发部位是胃、十二指肠,也可发生于食管、小肠、胃肠吻合处,胃溃疡(gastric ulcer,GU)和十二指肠溃疡(duodenal ulcer,DU)发病率相近。各年龄儿童均可发病,以学龄儿童多见。婴幼儿多为急性、继发性溃疡,常有明确的原发疾病;年长儿多为慢性、原发性十二指肠溃疡,男孩多于女孩,部分可有家族史。

【病因和发病机制】

消化性溃疡的病因繁多,有遗传、精神、环境、饮食、内分泌、感染等因素,迄今尚无定论。发病机制多倾向于攻击因子-防御因子失衡学说,即溃疡的形成是对胃和十二指肠黏膜有损害作用的侵袭因子(酸、胃蛋白酶、胆盐、微生物、药物及其他有害物质)与黏膜自身的防御因素(黏膜屏障、黏液重碳酸氢盐屏障、黏膜血流量、细胞更新能力、前列腺素分泌等)之间失去平衡的结果。一般认为,与酸有关的侵袭因素对十二指肠溃疡形成的意义较大,而组织防御因素对胃溃疡的形成有更重要的意义。胃酸分泌增加和胃蛋白酶的消化作用是发生消化性溃疡的重要因素。而目前认为,幽门螺杆菌(Hp)感染在消化性溃疡的发病中起着极其重要的作用。流行病学调查显示80%以上的十二指肠溃疡与50%以上的胃溃疡存在Hp感染。经药物治疗痊愈的消化性溃疡患儿若Hp阳性则极易复发,而Hp根治后溃疡的复发率即下降,说明Hp在溃疡病发病机制中起重要的作用。另外,消化性溃疡的发生具有遗传因素的证据,20%~60%溃疡患儿有家族史,这与Hp感染的家族聚集倾向有关,2/3的十二指肠溃疡患者家族成员血清胃蛋白酶原升高。其他如精神创伤、中枢神经系统病变、外伤、手术、饮食习惯不当、气候因素、使用对胃黏膜有刺激性的药物(如非甾体抗炎药、类固醇激素)等均可降低胃黏膜的防御能力,引起胃黏膜损伤,导致溃疡的发生。

继发性溃疡是由于全身疾病引起的胃、十二指肠黏膜局部损害,见于各种危重疾病所致的应激反应。

【病理】

十二指肠溃疡好发于球部,如位于球后以下的部位称球后溃疡。多为单发,也可多发,胃和十二指肠同时有溃疡时称复合溃疡。胃溃疡多发生在胃窦及胃窦-胃体交界的小弯侧,少数可发生在胃体、幽门管内。溃疡大小不等、深浅不一,胃镜下观察呈圆形、不规则圆形或线形,底部有灰白苔,周围黏膜充血、水肿。溃疡浅者累及黏膜肌层,深者达肌层甚至浆膜层,溃破血管时引起出血,穿破浆膜层时引起穿孔。

【临床表现】

由于溃疡在各年龄阶段的好发部位、类型和演变过程不同,临床症状和体征也有所不同,年龄愈小,症状愈不典型,不同年龄患者的临床表现有各自的特点。

1. **新生儿期** 多为继发性溃疡,死亡率较高。常急性起病,表现为呕血、黑便、腹胀等,如穿孔可引起腹膜炎,易被漏诊。

2. **婴儿期** 继发性溃疡多见,发病急,可以突发性上消化道出血或穿孔为首发症状;原发性以胃溃疡多见,前期可有食欲减退、呕吐、进食后啼哭、腹痛、腹胀、生长发育迟缓等,亦可表现为呕血、黑便。

3. **幼儿期** 胃溃疡和十二指肠溃疡发病率相当,常见进食后呕吐,间歇发作脐周及上腹部疼痛,烧灼感少见,可有夜间和清晨痛醒,亦可发生呕血、黑便甚至穿孔。

4. **学龄前期及学龄期** 以原发性十二指肠溃疡多见,临床表现与成人类似,以反复发作上腹痛、脐周疼痛为主,可有烧灼感、饥饿痛、夜间痛或有反酸、嗳气,严重者可出现呕血、便血或中重度贫血。也有仅表现为贫血、粪便潜血试验阳性。少数患儿表现为无痛性黑便、晕厥,甚至休克。并发穿孔时腹痛剧烈,可放射至背部。

【实验室检查】

1. **血常规和粪便潜血试验** 血常规检测如血红蛋白进行性下降,表明有活动性出血。素食3d后如粪便潜血检查阳性者提示有消化道出血。

2. **上消化道内镜检查** 是诊断消化性溃疡的首选方法。内镜检查不仅能准确诊断溃疡、估计病灶大小,观察溃疡周围炎症的轻重和溃疡表面有无血管裸露,还可以在内镜下止血,同时可活检黏膜行病理组织学和细菌学检查,复查时可评估药物治疗的效果。

3. X线钡剂造影　既往应用较广泛,但敏感性和特异性均较低,适用于对胃镜检查有禁忌者。如发现胃和十二指肠壁龛影等直接征象可确诊。

4. 幽门螺杆菌检测　见本节二、胃炎。

【并发症】

主要为出血、穿孔和幽门梗阻,常可伴发缺铁性贫血。

1. 消化道出血　为消化道溃疡最常见的并发症。部分患儿消化道出血可为消化性溃疡的首发症状,而无任何前驱表现。呕血一般见于胃溃疡,呕吐物为咖啡色样;而黑便较多见于十二指肠溃疡。

2. 穿孔　穿孔较出血少见,溃疡穿孔常突然发生,而无任何先兆症状,穿孔后引起弥漫性腹膜炎。儿童直立位腹部平片如腹腔内出现游离气体提示胃、肠穿孔。

3. 梗阻　梗阻发生的部位主要在十二指肠球部溃疡或幽门管溃疡,溃疡急性发作时可由于球部水肿和幽门括约肌痉挛引起暂时性梗阻,但随着炎症好转而消失。梗阻时出现上腹胀满不适、腹痛、恶心、呕吐,但大量呕吐后症状可暂时减轻。呕吐物无胆汁,胃镜或X线检查可诊断。

【诊断和鉴别诊断】

由于儿童消化性溃疡的症状不如成人典型,常易误诊,故对反复发作上腹痛、夜间痛,与饮食有关的呕吐,粪便潜血试验阳性的患儿,反复胃肠不适且有溃疡病家族史者,原因不明的贫血、呕血、黑便或便血者,均应警惕消化性溃疡的可能性,及时进行上消化道内镜检查,尽早明确诊断。

【治疗】

目的是缓解和消除症状,促进溃疡愈合,防止复发,预防并发症。

1. 一般治疗　应培养良好的生活习惯,规律性饮食,避免过度疲劳及精神紧张。不暴饮暴食,避免咖啡、辛辣等刺激性强的食物,少用对胃黏膜有损害的药物。如有出血时应监测生命体征,如血压、心率、呼吸及末梢循环情况;暂时禁食,积极治疗,补充足够血容量,以防失血性休克。如失血严重时应及时输血和补液。必要时可行内镜下局部止血及全身应用止血药物。

2. 药物治疗　原则为抑制胃酸分泌和中和胃酸,强化黏膜防御能力,根除Hp治疗。

(1)抑制胃酸治疗:是消除侵袭因素影响的主要途径,而溃疡的愈合与抑酸治疗的强度和时间成正比。

1)中和胃酸药物:常用碳酸钙、氢氧化铝、氢氧化镁及其复方制剂。

2)抑制胃酸分泌药物:常用质子泵抑制剂(PPI),作用于胃黏膜壁细胞,降低壁细胞中的H^+-K^+-ATP酶活性,阻抑H^+从细胞质内转移到胃腔而抑制胃酸分泌。如奥美拉唑,剂量为每天0.6~0.8mg/kg,清晨餐前30min顿服,疗程4~8周。

(2)胃黏膜保护剂:如硫糖铝、麦滋林-S颗粒剂。

(3)根除Hp治疗常用药物:PPI(常用奥美拉唑),0.6~1.0mg/(kg·d),枸橼酸铋钾6~8mg/(kg·d),阿莫西林50mg/(kg·d),克拉霉素15~20mg/(kg·d),甲硝唑20mg/(kg·d),分2次口服,最大剂量不能超过成人用量。目前多主张联合用药,以下方案可供参考:

1)以PPI为中心药物的“三联”方案:①PPI+上述抗生素中的2种,疗程2周;首选PPI+阿莫西林+克拉霉素,如青霉素过敏则改用甲硝唑。

2)以铋剂为中心药物的“三联”“四联”治疗方案:适用于大于6岁的患儿,疗程均为2周:①枸橼酸铋钾+2种抗生素;②枸橼酸铋钾+PPI+2种抗生素。

3)伴同疗法:PPI+3种抗生素,疗程2周。

(4)手术治疗:消化性溃疡一般不需手术治疗。手术治疗指征:①溃疡合并穿孔;②难以控制的出血,失血量大,48h内失血量超过血容量的30%;③有幽门完全梗阻,经胃肠减压等保守治疗72h仍无改善。

(江米足)

四、肥厚性幽门狭窄

肥厚性幽门狭窄（hypertrophic pyloric stenosis，HPS）是小婴儿常见消化道疾病之一。因幽门环肌增生肥厚，导致幽门管狭窄和胃输出道梗阻而引起相关临床症状。治疗首选幽门环肌层切开术，效果好。总体预后良好。

【流行病学和病因】

HPS 男孩居多，男女比为(4~5)∶1；多为第一胎足月儿，早产儿较少见。发病有地区和种族差异，白种人发病更常见，非洲、亚洲相对较低，我国 HPS 发病率为 1/1 000~1/3 000。白种人 B 型或 O 型血较其他型多见。HPS 虽然在男孩中更常见，但母亲患病比父亲患病更易引起后代患病。约 7% 患儿合并其他疾病，食管裂孔疝和腹股沟疝最常见。

HPS 病因和发病机制尚不清楚。增生的幽门环肌神经节细胞数量正常但不成熟。胃肠肽、生长因子、神经营养素和一氧化氮等与 HPS 发病有关。一氧化氮是幽门括约肌松弛的基本化学递质，而 HPS 患儿幽门环肌一氧化氮合成酶缺乏。很少数病例非手术治疗有效，提示幽门环肌肥厚也可能是暂时性的。多种神经介质或细胞因子可通过不同通路引起幽门环肌细胞结构和功能变化，导致疾病发生。

基因和环境因素可能与 HPS 有关。种族多样性、性别（男孩占多数）、家族史（若有家族史则第一胎患病风险升高 5 倍）和特定的 ABO 血型提示基因因素参与发病，显示为多因素遗传模式，多基因改变达到阈值或多个基因位点间相互作用可能导致 HPS 发生。与 HPS 相关的环境因素包括喂养方式（母乳喂养与人工喂养）、季节变化、琥乙红霉素接触史等。

【解剖组织学和病理生理】

肉眼见幽门管延长增厚呈苍白色肌肉团块，长 2~2.5cm，直径 1~1.5cm。肥大肌肉免疫组织化学检测显示成纤维细胞、纤维连接蛋白、蛋白多糖、硫酸软骨素、弹性蛋白和胶原蛋白增多，共聚焦显微镜可见异常扭曲增粗的神经纤维，这些改变造成幽门管腔部分或完全梗阻（图 11-2）。因梗阻呕吐丢失富含 Cl^-、H^+ 的胃酸可导致低氯血症和代谢性碱中毒；长期呕吐还可导致肾脏保 Na^+ 排 K^+ 并分泌 $KHCO_3$、H_2CO_3，结果出现矛盾性的酸性尿。

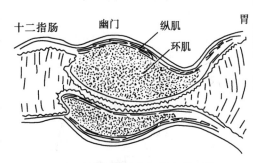

图 11-2　肥厚性幽门狭窄示意图

【临床表现】

1. **呕吐**　为早期主要症状，非胆汁性喷射性呕吐是其典型症状。常在出生 2~8 周尤其是 3~5 周出现。早期呕吐并不频繁或剧烈，逐渐进展为几乎每次进食后发生剧烈喷射状呕吐。呕吐物常为所进未消化奶品，有时因胃炎或食管炎出血可呈现褐色或咖啡色。患儿呕吐后仍有强烈饥饿感，可进食。病程长的患儿出现体重不重和营养不良。误诊可导致患儿严重脱水、嗜睡。部分患儿可出现腹泻症状（饥饿便）而被误诊肠胃炎。早产儿因呕吐不是喷射状、病程进展缓慢，诊断较足月儿晚 2 周。

2. **黄疸**　1%~2% 的 HPS 患儿因间接胆红素升高出现黄疸，可能与葡糖醛酰基转移酶缺乏有关，术后可迅速消失。

3. **腹部体征**　上腹部较膨隆而下腹部平坦柔软。约 95% 患儿上腹部可见胃蠕动波，起自左肋下向右上腹移动后消失，喂奶时或少量喂食 5% 葡萄糖溶液（试验进食）更易看到。右上腹肋缘下腹直肌外缘处可触及特征性的橄榄样幽门肿块，为 1~2cm 大小，在吐后、试验进食或腹肌松弛时检出率更高，可达 95%。

【诊断】

依据非胆汁性喷射性呕吐、左上腹胃蠕动波、右上腹部触及橄榄样肿块，HPS 基本可以诊断。临床表现不典型者,需要超声和/或上消化道造影检查。鉴别诊断包括常见的胃肠炎、食物过敏、胃食管反流、幽门痉挛,以及少见的幽门前瓣膜、幽门重复畸形、幽门肌层异位胰腺组织等。

1. **幽门痉挛**　可造成一过性幽门完全梗阻。上消化道造影显示钡剂未能从胃排出进入远端,不能只考虑 HPS 诊断,需要结合临床症状和其他检查征象。

2. **幽门前瓣膜**　罕见病,多为单独发病,手术预后好。30%~45% 有伴发疾病,常见大疱性表皮松解症、先天性皮肤发育不全、多发性遗传性肠闭锁等。瓣膜常位于幽门前 1~3cm,可呈风袋形。

超声检查(US)是 HPS 首选的无创诊断技术,敏感性、特异性几乎近 100%。HPS 超声诊断标准为幽门肌层厚度 >4mm,幽门管长度 >15mm。临床上也经常用幽门指数评估肌层厚度。幽门指数 = (肌层厚度 ×2/ 幽门管径)×100%。幽门指数 >50% 有临床意义。

上消化道造影(UGI)用于体格检查与超声诊断仍不明确的情况下,并非必需。造影显示幽门管变窄延长呈一束线样("线征")或"双轨征",提示 HPS。

【治疗】

1. **术前准备**　术前充分准备非常重要。需纠正水电解质紊乱。静脉输注 1/2 张盐水并补充钾,一般经过 24~48h 多可纠正脱水和低钾低氯性碱中毒。伴有严重代谢、体液紊乱的患儿不宜过多过快补液。血清碳酸氢盐恢复正常(<30mEq/L)常晚于体液量、血钾、血氯的恢复。稀释性低氯血症不需干预。高胆红素血症在术后可消退。

2. **治疗方法**　幽门环肌切开术是标准手术方法(图 11-3),操作简单、效果好,术后胃肠功能恢复快。术中应避免十二指肠穿孔。一旦发生,用可吸收线间断缝合穿孔处并以大网膜覆盖,并在原肌层切开的 180° 或 90° 侧面再行肌层切开。比较传统的右上腹横切口、经脐弧形切口、腹腔镜手术 3 种方法发现,目前越来越多地采用腹腔镜方法完成,其安全有效、手术和住院时间短。不能耐受手术或麻醉者可以考虑静脉和口服阿托品治疗,但疗程较长、效果并不可靠。

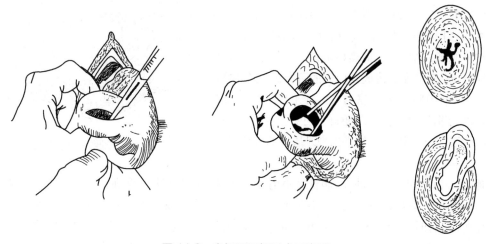

图 11-3　幽门环肌切开术示意图

麻醉苏醒后 4~8h 开始喂水,无呕吐即开始喂奶。术后早期喂养有利康复并缩短住院时间。部分患儿术后早期仍可能出现不同程度呕吐。术后持续呕吐超过 5d,需要进一步影像学检查,以明确是否存在肌肉切开不全或出现穿孔;必要时需要再手术探查。

【预后】

预后良好。手术并发症少,主要有肌层切开不全、十二指肠穿孔或出血。十二指肠穿孔发生率约为 2.3%,伤口相关并发症为 1%。远期并发症发生率极低。

(沈　淳)

第五节　肝胆疾病

一、婴儿胆汁淤积症

婴儿胆汁淤积症（cholestasis in infancy）系指起病于婴儿期（包括新生儿期），由多种病因引起的胆汁生成、分泌、排泄异常，以胆汁淤积（黄疸、粪便颜色变浅、高直接胆红素血症、胆汁酸增高）和肝病（肝增大或伴肝质地改变、肝功能损伤）为主要临床表现的综合征，既往称为婴儿肝炎综合征。国外文献报道活产婴儿发生率为 1 : 5 000~1 : 2 500。

【病因和发病机制】

病因复杂，主要有宫内和围生期感染、先天性遗传代谢病、肝内胆管发育异常等，由环境、遗传等因素单独或共同引发病变。胆汁淤积可分为肝内胆汁淤积和肝外胆汁淤积，肝内胆汁淤积包括肝细胞性胆汁淤积、肝内胆管性胆汁淤积和部分混合性胆汁淤积；肝外胆汁淤积发生在肝外胆管，往往为梗阻性的，包括先天性胆道闭锁，胆总管结石、炎症及局部肿瘤等引起。肝内胆汁淤积的主要机制有：①肝细胞功能异常，包括膜结构和酶的活性变化，引起肝细胞摄取、转运以及排泌功能异常，导致胆汁淤积。如肝细胞 Na^+-K^+-ATP 酶活性减弱，微粒体羟化酶受抑制，以及细胞膜上转运体异常，胆汁分泌受阻，胆汁流生成减少。②毛细胆管的细胞骨架改变、微丝功能障碍：肌动蛋白失去功能，毛细胆管周围微丝收缩障碍，导致毛细胆管扩张，胆汁在毛细胆管内淤积。③毛细胆管的通透性增加，水分外渗，胆汁的渗透梯度消失，引起胆汁淤积。④肝内胆管阻塞，胆汁流减少或中断，造成胆汁淤积。

1. **感染**　病毒感染为主要原因，其中以巨细胞病毒感染多见，包括肝的原发性感染和全身感染累及肝。

（1）TORCH：这是一组新生儿常见的先天性感染，主要感染病原包括弓形虫（toxoplasma）、风疹病毒（rubella virus）、巨细胞病毒（cytomegalovirus，CMV）和单纯疱疹病毒（herpes simplex virus，HSV）。

（2）嗜肝病毒：以乙肝病毒、丙肝病毒感染多见。

（3）其他病毒：EB 病毒、肠道病毒（柯萨奇病毒 B 组、埃可病毒和腺病毒）、细小病毒 B19、人类免疫缺陷病毒（HIV）等。

（4）细菌：婴儿期常因全身其他脏器严重感染累及肝，如金黄色葡萄球菌、大肠埃希菌、沙门菌、厌氧菌、肺炎球菌、链球菌等，以及结核分枝杆菌、弓形虫、疟疾的感染等。

2. **肝胆系统解剖结构异常**

（1）胆道闭锁：是发生于胎儿后期、新生儿期及婴儿期的一种进行性病变，由于各种原因导致肝内和肝外胆管阻塞，使胆汁排泄的通道受阻，并逐步形成不同程度的胆道闭锁。多数学者认为围生期感染（特别是病毒感染）所致的炎症病变是导致本病的重要因素，因胆道炎症原因造成胆道闭锁占 80%，而因先天性胆管发育不良造成胆道闭锁仅占 10%。

（2）先天性胆总管囊肿：是临床上较常见的一种先天性胆道畸形，主要指胆总管的一部分呈囊状或梭状扩张，有时可伴有肝内胆管扩张。婴儿期当胆道梗阻严重时，会引起胆道闭锁样的胆汁性肝硬化、门静脉高压等并发症，甚至引起胆道穿孔、胆道癌变。

（3）Caroli 病：又称先天性肝内胆管囊性扩张症，为常染色体隐性遗传。主要发生于肝内胆管，以复发性胆管炎为特点。如果病变范围广泛，影响胆汁排泄通畅。可伴有肝纤维化、肝外胆管扩张或其他纤维囊性病。

（4）Alagille 综合征：是常染色体显性遗传病，有重要的结构特征——肝内胆管稀少、肝动脉发育不良。肝活组织检查经常显示小叶间胆管稀少、巨细胞形成和胆汁淤积。

（5）硬化性胆管炎：在新生儿期即可出现肝内胆汁淤积，逐渐进展为胆汁性肝硬化，磁共振或 B 超可见肝外胆管狭细增厚、肝内胆管扩张。

3. 先天性遗传代谢异常　先天性代谢异常一般为酶缺陷（如碳水化合物代谢异常、氨基酸及蛋白质代谢异常、脂质代谢异常、胆汁酸及胆红素代谢异常等），使正常代谢途径发生阻滞，常可累及肝，但只有少数会引起严重、持续的肝损害。α_1- 抗胰蛋白酶缺乏症可造成肝细胞损伤、汇管区纤维化伴胆管增生以及胆管发育不良等改变，以婴儿期出现胆汁淤积性黄疸、进行性肝功能损害和青年期后出现肺气肿为三大主症。胆汁酸及胆红素代谢异常如进行性家族性肝内胆汁淤积症（progressive familial intrahepatic cholestasis, PFIC）、Citrin 缺陷导致的新生儿肝内胆汁淤积症（neonatal intrahepatic cholestasis caused by citrin deficiency, NICCD）、Aagenaes 综合征（遗传性胆汁淤积伴淋巴水肿）、新生儿 Dubin-Johnson 综合征（MRP2 缺乏症）、Zellweger 综合征（脑 - 肝 - 肾综合征），及其他胆汁酸代谢障碍，如 3β- 羟基 -Δ^5-C27 类固醇脱氢酶 / 异构酶缺陷（*HSD3B7* 基因变异）、Δ^4-3- 氧固醇 -5β- 还原酶缺陷、氧固醇 -7α- 羟化酶（CYP7B1）缺陷、25- 羟化酶（CH25H）缺陷、胆汁酸合成缺陷病（*AKR1D1*、*HSD3B7*、*CYP7B1* 基因突变）等。

（1）PFIC：由于各种基因突变而造成肝细胞和胆管上皮细胞上各种功能蛋白的生成、修饰及调控缺陷导致肝内胆汁淤积，为常染色体隐性遗传病。可分为 3 种类型：PFIC-1 型（氨基磷脂转运障碍），又称 Byler 病，是由于常染色体 18q21-22 区域的 *ATP8B1* 基因发生突变；PFIC-2 型（毛细胆管胆汁酸泵障碍），起源于常染色体 2q24 区域的 *ABCB11* 基因突变；PFIC-3 型（毛细胆管磷脂转运障碍），起源于常染色体 7q21 的 *ABCB4* 基因突变，导致所编码的多耐药糖蛋白 3（MDR3）丧失。与 PFIC-1 及 PFIC-2 不同，PFIC-3 的血清 γ- 谷氨酰转肽酶（GGT）升高。

（2）Citrin 缺陷：Citrin 是肝细胞线粒体内膜的一种钙调蛋白，为线粒体中的天冬氨酸 / 谷氨酸载体。Citrin 缺陷由位于染色体 7q21.3 上编码 Citrin 蛋白的 *SLC25A13* 基因突变导致，是一种常染色体隐性遗传病。常见的有 NICCD、生长发育落后和血脂异常（FTTDCD）及成人发病瓜氨酸血症 2 型（CTLN2）3 种临床表型。

4. 其他因素　如免疫异常、血液系统疾病、肠外营养相关性胆汁淤积（parenteral nutrition-associated cholestasis, PNAC）、中毒、胆汁黏稠 / 黏液栓、肝内占位病变、累及肝的全身恶性疾病如朗格汉斯细胞组织细胞增生症、噬血细胞综合征，以及唐氏综合征等染色体异常疾病。

【病理】

基本病理变化以肝细胞的变性坏死为主，同时伴有不同程度的炎症细胞浸润、非特异性多核巨细胞形成、肝细胞再生和髓外造血。炎症细胞浸润于汇管区和肝小叶内，纤维组织增生，毛细胆管受压，胆汁淤积形成胆栓，甚至可以引起获得性胆道闭锁，重者尚有肝硬化形成。肝巨细胞样变是由于肝细胞破溃后，肝细胞核被巨噬细胞所吞噬，形成巨多核细胞，这是婴儿胆汁淤积症的一种特殊病理征象。肝外胆道闭锁和肝内胆汁淤积在肝病理学上具有某些相似的变化，但前者主要是胆管的病变，以小胆管明显增生、胆栓形成和汇管区纤维化为特征；后者则是肝细胞病变，以肝细胞变性坏死、肝巨细胞样变和髓外造血为主，无胆管增生或少许胆管增生。巨细胞病毒肝炎患儿的 Kupffer 细胞、胆管上皮细胞胞质及胞核中存在包涵体。

【临床表现】

1. 黄疸　皮肤黄疸为首发症状和主要表现，多在新生儿期或婴儿早期起始，往往因为黄疸持续不退、或逐渐加重、或退而复现前来就诊，梗阻性黄疸肤色灰暗甚至黄褐色，部分患儿伴皮肤瘙痒。

2. 大小便颜色改变　大便由黄转为淡黄色，也可能呈灰白色，有些患儿粪便颜色呈时深时浅变化，如粪便持续呈陶土色者胆道梗阻可能性大。尿色呈黄色或深黄色，甚至染黄尿布。

3. 肝大　体检有肝大，多为轻到中度，质地可稍硬。严重时可出现脾大、门脉高压和消化道出血。

4. 肝功能受损　首先出现谷丙转氨酶升高,随胆汁淤积进展,肝功能受损逐渐加重,20% 可进展为胆汁性肝硬化、肝衰竭,预后差。

5. 脂肪、脂溶性维生素吸收障碍,营养不良:胆汁淤积在肝内,肠道胆汁减少,引起肠消化功能障碍,致腹泻、营养不良和脂溶性维生素吸收不良。维生素 K 吸收不良,以及肝功能受损维生素 K 合成不足,致使维生素 K 缺乏,出现出凝血功能障碍,产生瘀点、瘀斑,甚至颅内出血。维生素 A、D、E 等缺乏,出现佝偻病症状、低钙性抽搐、眼干燥症、夜视力受损甚至夜盲症。脂肪、脂溶性维生素吸收障碍引起脂肪泻以及蛋白质合成不良,导致发育落后、营养不良。

6. 精神及神经系统异常　表现为嗜睡、烦躁、激惹甚至惊厥,以及肌张力减低。肝功能明显受损时,常导致高氨血症和肝性脑病。

7. 其他临床表现　20% 胆道闭锁合并先天性心脏病、肠旋转不良、多脾。先天性 CMV 感染可合并脉络膜视网膜炎;染色体异常或 Alagille 综合征可伴随有心脏杂音、面容异常;胆总管囊肿可在右上腹扪及包块。

【辅助检查】

1. 血常规　细菌感染时白细胞计数增高,中性粒细胞计数增高并核左移,CMV 感染时,可有单个核细胞增多、血小板减少、贫血、溶血等改变。

2. 肝功能检查　结合胆红素和非结合胆红素可有不同程度、不同比例的增高,以结合胆红素升高明显;谷丙转氨酶升高,与肝细胞受损程度有关;甲胎蛋白持续增高则提示肝细胞有破坏,肝细胞再生增加;反映胆汁淤积的指标如血清 GGT、碱性磷酸酶(AKP)、5′-核苷酸酶(5′-NT)和胆汁酸等增高,但在 PFIC-1、PFIC-2 型时 GGT 不增高或降低;反映肝细胞合成功能的指标如凝血因子和纤维蛋白原、血清白蛋白等可降低。

3. 病原学检查　病毒感染标志物和病毒抗原检测,如血清肝炎病毒、CMV、EBV、HSV、风疹病毒等检查;血弓形虫、梅毒螺旋体和 HIV 特异性抗体检查;细菌培养如血培养、中段尿培养、痰培养、脑脊液和体液培养等可提示相应的感染原。

4. 代谢病筛查　疑似遗传代谢、内分泌疾病时,可行空腹血糖、半乳糖测定,可行血清甲状腺功能、α_1-抗胰蛋白酶和尿有机酸测定,以及血液、尿液串联质谱分析、血氨基酸测定、血气分析、特异性酶学等。

5. 影像学检查

(1)腹部 B 超检查:系无创检查,可作为首选。用于发现肝内、外胆管是否存在发育和结构异常,如胆道闭锁、胆道结石,评估肝脾大小及质地,有无小胆囊或胆囊缺如,有无胆管扩张、腹腔积液等异常。

(2)肝 CT、磁共振胆管显像(MRCP):CT 检查了解肝胆的结构,造影剂结合磁共振检查清晰显示肝外胆管结构,有助于排除胆道闭锁。

(3)肝胆核素扫描:正常 ^{99m}Tc-EHIDA 静脉注射后迅速被肝细胞摄取,3~5min 肝即清晰显影,5~10min 肝管可显影,15~30min 胆囊、胆总管及十二指肠开始显影,肝显影在 12~20min 逐渐明显消退。在正常情况下,胆囊及肠道显影均不迟于 60min。先天性胆道闭锁时肠道内始终没有显影。

6. 基因和染色体检测　基于二代测序技术,常用的有 panel 测序、全外显子测序、全基因组测序及染色体微阵列芯片技术等。如 *JAGGED1* 基因诊断 Alagille 综合征、*SLC25A13* 基因诊断 Citrin 缺陷病。囊性纤维化相关基因位于染色体 7q,为常染色体隐性遗传,以及 PFIC 的分型诊断等。

7. 胆汁引流　可经鼻插管至十二指肠,行动态持续十二指肠胆汁引流。查胆汁常规,测定胆汁中总胆红素、总胆汁酸和 GGT 含量,还可进行胆汁细菌培养。

8. 肝活组织病理学检查　可经皮肝穿刺、腹腔镜或剖腹探查手术获取活体肝组织标本进行肝病理学检查,如免疫组织化学检查,电镜观察肝细胞和毛细胆管的超微结构;以及组织水平的病毒培养、相关酶学检查。

【临床诊断】

明确病因对治疗和预后判断非常重要,首先要明确有无肝外胆道闭锁。黄疸常为首发症状,需注意出现时间和演变情况。大小便颜色及其动态变化有助于区分肝外胆汁淤积与肝内胆汁淤积(若持续陶土样便常为梗阻性),肝脾大程度及质地,有无与本征有关的原发疾病临床表现,如发热、消瘦、全身中毒症状、消化及神经系统症状和体征,以及先天性畸形和生长发育障碍。

健康足月产新生儿生理性黄疸在一般 2 周内消退,因此 2 周龄以上婴儿发现黄疸,应该检测血总胆红素和直接胆红素以进行临床评估。母乳喂养的婴儿如果无其他病史(没有深色尿和浅色大便),体检正常,可在 3 周龄时复诊。如果新生儿黄疸伴白色便或尿色加深或黄疸持续存在超过 3 周龄时,一定要进行血胆红素的测定。如健康足月儿总胆红素 <85μmol/L(5mg/dl)时,直接胆红素 >17μmol/L(1mg/dl),或总胆红素 >85μmol/L 时,直接胆红素 >20%,均表明存在胆汁淤积。

凡具备新生儿期或婴儿期发病、胆汁淤积、病理性肝体征和谷丙转氨酶增高,即可诊断婴儿胆汁淤积症。血 GGT 水平有助于婴儿胆汁淤积症病因的判断,如血 GGT 水平降低,多见于 PFIC-1、PFIC-2 及胆汁酸代谢障碍等;血 GGT 水平升高,多见于 PFIC-3、Alagille 综合征、胆道闭锁、硬化性胆管炎、α_1- 抗胰蛋白酶缺乏症、囊性纤维变等。

病史中母孕期可有感染(主要是孕早期病毒感染),或服用药物,或有早产、胎膜早破、胎儿生长受限等病史。可有家族肝病史或遗传代谢性疾病史。一些特殊的临床表现有助于病因诊断,如视网膜病、白内障、紫癜、皮肤血管瘤和特殊面容如小颌畸形、唐氏综合征等。

【治疗】

婴儿胆汁淤积症在查明原因后,应按原发疾病的治疗原则进行治疗,但大多数病例在疾病早期病因较难确定,临床上往往以对症治疗为主。主要包括利胆退黄,护肝、改善肝细胞功能和必要的支持疗法。

1. **利胆退黄** 可采用苯巴比妥口服,具有诱导肝细胞葡糖醛酸转移酶和 Na^+-K^+-ATP 酶活性,促进胆汁流动和排泄,剂量为 5~10mg/(kg·d),分 2~3 次口服。熊去氧胆酸是目前治疗淤胆型肝病最常用的药物,具有保护细胞、调节免疫、抗凋亡和利胆作用,剂量为 10~20mg/(kg·d),分 2 次口服。S- 腺苷蛋氨酸(S-adenosyl methionine,SAME)是蛋氨酸代谢的主要产物,一种含硫的氨基酸类似物,可促进胆汁酸的转运,增加胆盐的摄取和排泄,增加谷胱甘肽的合成,具有解毒和肝细胞保护作用,剂量为 30~50mg/(kg·d),可静脉给药。也可以用中药利胆治疗(茵陈、山栀、大黄等)。

2. **护肝、改善肝细胞功能** ATP、辅酶 A 有保护肝细胞,促进肝细胞新陈代谢的作用,也可辅以 B 族维生素及维生素 C。可以应用促进肝细胞增生的肝细胞生长因子、保肝解毒的葡醛内酯、促进肝解毒与合成功能的还原型谷胱甘肽、降酶作用显著的联苯双酯、甘草酸二铵及补充微生态制剂等。

3. **其他处理** 补充多种维生素(包括脂溶性维生素 A、维生素 D 和维生素 E)和强化中链脂肪酸的配方奶喂养。低蛋白血症时可用白蛋白制剂;凝血因子缺乏之时可用维生素 K 或凝血酶原复合物;有丙种球蛋白低下及反复感染时可用静脉注射用丙种球蛋白。

4. **病因治疗** ①抗感染:如细菌感染时可适当选用抗生素,病毒感染时选用抗病毒制剂如更昔洛韦、干扰素等。②饮食治疗:如半乳糖血症者应停用所有奶类及奶类制品,改用豆浆及蔗糖喂养;酪氨酸血症者则给予低苯丙氨酸、酪氨酸饮食;NICCD 者即改用无乳糖配方奶和 / 或强化中链甘油三酯的治疗奶粉喂养,并补充脂溶性维生素。

5. **外科治疗** 如疑为胆道闭锁,则应尽早行剖腹探查或腹腔镜胆道造影,尽量在出生后 2 个月内确诊,必要时行 Kasai 胆汁分流术。目前国内外对胆道闭锁、肝硬化失代偿和某些先天性代谢性疾病肝病患儿开展了肝移植术,患儿存活率增加。

(江米足)

二、先天性胆管扩张症

先天性胆管扩张症(congenital biliary dilatation,CBD)也被称为胆总管囊肿(choledochal cyst),是以胆总管囊状或梭状扩张,伴或不伴肝内胆管扩张为特点的胆道畸形。具体的病因不清,目前多数学者支持胰胆管合流异常学说。亚洲人发病率明显高于欧美人,女性发病率高于男性,占总发病率的60%~80%。1959年,Alonso-Lej等对该病进行较深入的研究,提出胆道扩张症的Alonso-Lej分型;1977年,日本学者Todani在上述基础上增加了第Ⅳ型和第Ⅴ型。这项工作推动了CBD的基础研究,提高了CBD临床治疗效果。

【病因】

确切的病因仍未完全明了,病因学说较多,包括胰胆管合流异常、病毒感染学说、胆总管远端神经肌肉发育不良以及胚胎发育畸形、胆总管远端狭窄等。

1. **胰胆管合流异常(anomalous pancreaticobiliary junction,APBJ)** 又称胰胆管连接异常,是指胰管与胆管在十二指肠壁外合流的先天性发育畸形,由Oddi括约肌无法控制合流部而发生胰液与胆汁互相混合及逆流,最终导致胆管及胰腺的各种病理改变;胰液反流破坏胆管壁的弹性纤维,使管壁失去张力,发生扩张(图11-4)。

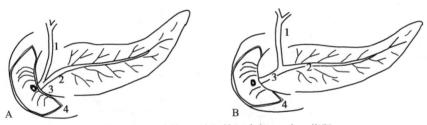

1. 胆总管;2. 胰管;3. 胰胆管汇合部;4. 十二指肠。

图11-4　胰胆管合流异常

A. 正常胰胆管结构;B. 胆总管接近或超过直角汇入胰管,
二者在十二指肠壁外汇合,使共同管延长。

2. **病毒感染** 1970年,美国儿科医生Benjamin Landing通过病毒分离、胆管组织电镜检查,提出嗜肝病毒感染学说,认为胆道闭锁、新生儿肝炎和先天性胆管扩张症可能是病毒感染引起的同一疾病的不同阶段表现,特别是呼肠孤病毒(REO virus)感染。

3. **胆总管远端神经肌肉发育不良** 扩张的胆总管远端管壁明显缺少神经节细胞,导致胆总管远端节律性运动降低,出现梗阻,胆汁排出障碍,近段胆管压力上升,逐渐形成扩张。

4. **胚胎发育畸形** 胚胎发育期,胆道系统管内的上皮细胞增生,形成实性细胞索,后空泡形成并融合成胆道管腔。如果某部分上皮细胞过度增殖,在空泡化再贯通时远端狭窄、近端发生扩张而形成本病。

5. **胆总管远端狭窄** 胆总管末端梗阻,胆汁排出不畅而导致胆总管近段继发性扩张。远端梗阻原因可能是胆总管进入十二指肠壁角度异常、胆总管远端先天性狭窄、炎症纤维性梗阻蛋白栓、胆总管远端管壁中存在胰腺组织等。

【病理】

由于先天性胆管扩张症几乎都合并有胰胆管合流异常,在疾病进展中,肝脏、胆管和胰腺会出现各种病理改变。

1. **肝内外胆管改变** 胆管扩张有2种主要病理形态,囊肿型与梭状型。囊肿型病变表现为肝外胆管局限性扩张,部分合并肝内胆管扩张,扩张部远端呈现不同程度狭窄。梭状扩张表现为胆总管梭形或圆柱状扩张,远端狭窄情况较少见。根据病程长短,胆管壁有不同程度改变。早期,胆管壁以炎症细胞浸润为主,后期胆管壁增厚,与周围组织粘连较重;扩张胆管黏膜发生上皮化生、肠上皮化生,可能与日后发生胆管癌有关。

2. **胆管穿孔**　穿孔是由于胰液反流胆管内,激活胰酶对胆管破坏所致;梭状扩张发生穿孔较囊肿型更为常见。

3. **肝脏改变**　胰液反流、肝内胆管反复炎症、胆总管远端梗阻引起胆汁淤积等都会引起肝脏损害,胆管远端梗阻解除后,肝脏病变一般会恢复正常。

4. **胰腺病变及高胰淀粉酶血症**　病理检查确可见胰腺充血、水肿、变硬,少数病例会发生坏死性胰腺炎。胰液反流入胆总管以及肝内胆管,肝脏毛细胆管内的胰淀粉酶会通过肝静脉窦系统扩散进入血液系统,表现为高胰淀粉酶血症,是假性胰腺炎;当胰胆分流后,胰腺炎症较快恢复正常。

5. **胆管癌变**　胆管癌变已经成为先天性胆管扩张症最严重的并发症。由于炎症的反复刺激,会诱发胆管黏膜上皮发生肠上皮化生,演变成为癌前病变而最终发生胆管癌变。

【临床分型】

先天性胆管扩张症传统上分为3型,近年来又增加了肝内外胆管扩张型和肝内胆管扩张型。Ⅰ型:胆总管囊性扩张型,囊肿分为球状和梭状,为常见类型;Ⅱ型:胆总管憩室型,为少见类型;Ⅲ型:胆总管末端囊性脱垂,为罕见型;Ⅳ型:多发性肝内、肝外胆管扩张;Ⅴ型:单纯肝内胆管扩张,又称为Caroli病。见图11-5。

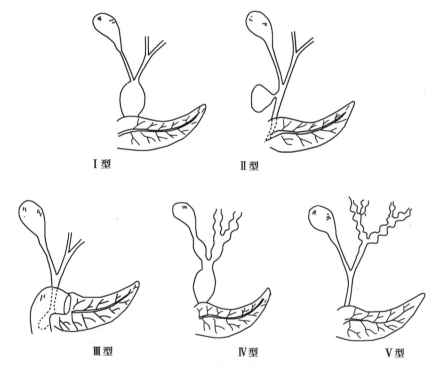

图 11-5　先天性胆管扩张症分型

【临床表现】

多数患儿在3岁前出现症状,随着产前超声检查的广泛应用,产前诊断先天性胆管扩张症的比例越来越多。先天性胆管扩张症的典型临床表现为腹痛、黄疸和腹部包块,但同时具备这3个典型特征的病例很少(发生率为20%~30%),不同年龄段的患者临床表现差异明显。婴幼儿患者主要临床表现为明显的腹部包块和梗阻性黄疸,年龄较大患者则主要表现为腹痛。患儿症状的轻重往往与胰管内压力的高低、胆汁中淀粉酶的高低以及起病时年龄有关,胰管内压力越高、胆汁中淀粉酶越高、年龄越小,症状越重。

1. **腹痛**　多局限于右上腹,疼痛性质和程度不一,多数为钝痛,或仅有轻微胀痛,严重者出现绞痛。腹痛间歇性发作,可伴有恶心、呕吐等消化系统症状。腹痛突然加重并伴有腹膜刺激征时常合并胆总管穿孔,腹腔穿刺可抽出胆汁性腹腔积液。

2. **黄疸** 间歇性黄疸为其特点,由于胆总管远端不通畅,胆汁淤积,出现胆道感染,水肿,导致黄疸发生;当炎症减轻,胆汁排出通畅,黄疸可缓解或消退。

3. **腹部包块** 多位于右上腹,肿块光滑,囊性感;梭形扩张和小的囊肿,不易扪到。囊内胆汁排出后,囊肿体积会缩小。

4. **其他** 合并胆系感染时,可出现发热及呕吐症状。大便颜色变浅,小便颜色加深。

【影像学检查】

1. **彩色多普勒超声检查** B超是检查CBD的最常用方法,主要表现为胆总管或肝内胆管出现局限性或节段性扩张的无回声区,多呈椭圆形或梭形,胆囊受压、推移。

2. **多排螺旋CT检查** 多排螺旋CT检查能很好地显示病变胆管大小、形态和范围,并能显示其与周围结构的关系、是否存在并发症,但其胆管显示效果劣于MRCP检查。

3. **磁共振胰胆管成像**(magnetic resonance cholangiopancreatography,MRCP) MRCP检查具有无创、灵敏度(70%~100%)和特异度(90%~100%)高等优势,可清楚、立体地显示胆管树全貌和胰胆合流部异常(图11-6)。

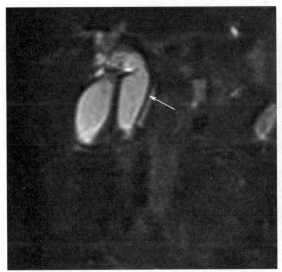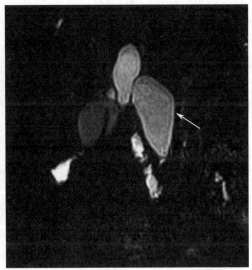

图 11-6 MRCP 检查

白色箭头指示为胆总管囊肿。

4. **术中胆道造影检查** 术中行胆道造影联合胆道镜检查,可以显示胆总管囊肿、肝内胆管及胆总管远端,可了解胆总管远端胰胆管合流及迷生胆管情况,避免术中损伤胰管及迷生胆管(图11-7)。

5. **数字医学技术** 三维可视化技术可利用现代光导技术和成像技术,克服人眼不能透视和直视的局限,全景式立体"透视"肝脏及其脉管系统的空间结构,清晰显示肝脏三维立体图像,分别予肝脏、周围脏器、腹腔血管、肝内不同脉管系统配置不同颜色;借助肝脏透明化和局部放大技术,通过不同角度和方位旋转立体观察,明确病变胆管形态和分布范围,显示受累胆管范围、扩张程度及胆管与肝动脉、肝静脉、门静脉的关系;并可应用三维打印立体成像

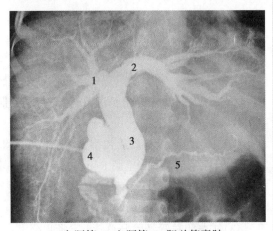

1. 右肝管;2. 左肝管;3. 胆总管囊肿;

4. 胆囊;5. 胰管。

图 11-7 术中胆道造影检查

技术实体化再现个体肝胆系统,在立体构象上准确判定与精准测量病变胆管分布范围及其与毗邻脉管结构的空间关系。同时,在其模型上行可视化虚拟仿真手术,可制订手术预案,确定最佳手术路径,指导实际手术,提高手术精确度和安全性。

【实验室检查】

无症状 CBD 患者可表现为各指标正常。白细胞计数,C 反应蛋白和降钙素原水平用于判断患者全身炎症反应程度;红细胞计数、血红蛋白水平可以反映患儿贫血情况。血清和尿淀粉酶异常升高合并腹痛、恶心、呕吐症状提示并发胰腺炎以及胰胆管合流异常情况。肝功能中直接胆红素、γ- 谷氨酰转肽酶升高考虑为梗阻性黄疸,转氨酶升高可了解肝细胞损伤程度,同时应注意与继发性胆管扩张的鉴别诊断。

【诊断】

诊断可根据本病 3 个主要临床症状,即腹痛、黄疸和腹部包块。B 超检查可显示肝内外胆管扩张以及扩张部位,部分伴有黄疸症状的患儿化验时可有直接胆红素、碱性磷酸酶、γ- 谷氨酰转肽酶水平升高,MRCP 检查对于确诊有重要意义。本病需与以下疾病相鉴别。

1. 胆道闭锁   对于生后 1 个月内出现黄疸,进行性加重,大便发白和肝大患儿,应首先考虑胆道闭锁;产前超声提示肝门部囊肿的患儿,须除外囊肿型胆道闭锁的可能。

2. 腹部肿物   肝棘球蚴病,患者来自畜牧区,病程缓慢,囊肿进行性增大;右侧肾盂积水,大网膜囊肿,肠系膜囊肿须借助 B 超及 CT 进行鉴别。右侧肾母细胞瘤和神经母细胞瘤都是恶性肿瘤,进展快,增强 CT 对于疾病诊断有价值。

3. 慢性肝炎   年龄较大才开始出现黄疸、腹痛等临床症状时,往往容易误诊为慢性肝炎,B 超和血肝功能检查有助于鉴别诊断。

【治疗】

先天性胆管扩张症一经诊断,应及时手术。延迟治疗不但会增加患儿痛苦,而且可导致胆管炎、胰腺炎、囊肿破裂穿孔等严重并发症,危及生命。目前,快速康复外科(enhanced recovery after surgery,ERAS)理念已经在临床工作中得到广泛推广。对于限期手术患儿,在围术期应强调这一理念的推广应用。

1. 术前准备   术前做好宣教工作并对患儿进行营养状况评估,术前 6h 禁食牛奶,术前 4h 禁食母乳,术前 2h 给予糖水,给予维生素 K_1 肌内注射。

2. 术中注意事项   采用气管内全身麻醉联合硬膜外麻醉,术中注意保温,导向性液体治疗,麻醉后留置胃管及尿管。

3. 治疗方式   常用手术方法分为 3 类:扩张胆总管外引流术、扩张胆总管与肠管内引流术、扩张胆总管切除肝总管 - 空肠吻合术。目前最常用的是腹腔镜扩张胆总管切除肝总管 - 空肠吻合术,其优势是微创,切除病变胆管,解决胰胆管合流问题,重建胆肠通路。

(1)扩张胆总管外引流术:合并急性化脓性炎症、严重阻塞性黄疸及病变胆管穿孔等紧急情况,且无法耐受复杂手术的患者,建议行超声引导下经皮经肝病变胆管置管引流术或行胆管外引流术,以缓解急性梗阻及感染造成的感染性休克等危重情况。待患者全身情况改善后,行病变胆管切除和胆道重建术(图 11-8)。

(2)扩张胆总管与肠管内引流术:不切除囊肿,直接行囊肿 - 十二指肠吻合手术或囊肿 - 空肠 Roux-en-Y 吻合手术。既往曾行病变胆管内引流者,应积极再次手术,切除病变胆管,并行肝管空肠 Roux-en-Y 吻合术。

(3)扩张胆总管切除肝总管 - 空肠吻合术:将扩张的胆总管连同胆囊全部切除,然后将肝总管与空肠做 Roux-en-Y 吻合手术(图 11-9)。为防止术后反流性胆管炎发生,设计了不同的防反流装置,我国张金哲

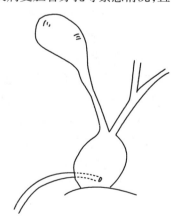

图 11-8 扩张胆总管外引流术

院士设计的矩形瓣防反流装置,目前在临床上得到广泛应用(图 11-10)。扩张胆管切除及肝总管-空肠吻合术有如下优点:①胆囊切除术,肝外胆管扩张患者多合并胆囊肿大,胆囊癌变率高,建议术中切除胆囊。②病变肝外胆管切除术,胰胆分流:对病变胆总管切除,去除病灶,减少癌变机会;胆管空肠吻合术,解除胰胆液合流异常并使胆汁引流通畅,同时可以起到胰胆分流的效果。③蛋白栓的处理:共同管内蛋白栓可引起腹痛、胰腺炎,应在手术的同时予以处理。

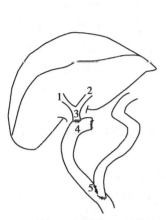

1. 右肝管;2. 左肝管;3. 肝总管;
4. 胆肠吻合口;5. 防反流瓣。

图 11-9　扩张胆总管切除肝总
管 - 空肠肠管吻合术

图 11-10　矩形瓣防反流装置

矩形瓣

浆膜
肌层
黏膜下层

黏膜下层

矩形瓣（横断面）

4. 肝切除术　肝切除术方式取决于扩张肝胆管分布部分、范围、并发肝脏病变及剩余肝脏功能。行肝切除术前应当充分评估剩余功能性肝体积。

5. 肝移植　病变累及全肝,并发严重肝纤维化和门静脉高压症,可行肝移植。部分 Caroli 病患者甚至需要行肝肾联合移植。

6. 腹腔镜手术　腹腔镜胆总管囊肿切除手术已经成为各家医院的常规手术。该手术具有可显露位置深在的解剖结构,手术视野放大作用,腹腔脏器干扰小,胃肠功能恢复快,切口美观等优点。最近,有条件的医院陆续开展机器人辅助外科手术系统治疗先天性胆管扩张症,取得较好的效果。

【手术并发症】

常见术后早期并发症有:术后出血、胆肠吻合口瘘、粘连性肠梗阻、胰瘘、急性胰腺炎。晚期并发症有胆肠吻合口狭窄、胆管结石形成、胰腺炎和癌变。

1. 术后出血　囊肿炎症较重,剥离面出血,或血管结扎不牢靠,或分离囊肿时发生门静脉损伤等。

2. 胆肠吻合口瘘　发生在术后 4~5d,引流管有胆汁样液体流出。常见原因为吻合口张力较高,局部血供不佳造成。

3. 粘连性肠梗阻　常见合并有胆瘘后腹腔感染,也发生在横结肠系膜没有关闭,肠管过多聚集在肝门部位。

4. 吻合口狭窄　表现为术后黄疸,肝内胆管扩张,反复发作胆道感染,狭窄部位以上易形成结石,肝功能不良等表现。

5. 胰腺并发症　主要有胰石、蛋白栓、胰腺炎等。表现为术后发热、上腹部疼痛,血、尿淀粉酶升高。术中彻底切除胆总管远端蛋白栓,以及胰胆管共同通道内的结石。

6. 癌变　先天性胆管扩张症合并胰胆管合流异常的癌变率较高。预防关键是早期切除病变胆管,胰胆分流,并加强术后随访观察。

(詹江华)

三、胆道闭锁

胆道闭锁（biliary atresia, BA）是小儿外科中最严重的肝胆系统疾病，以肝内外胆管进行性炎症和纤维性梗阻为特征，导致胆汁淤积及进行性肝硬化。其发病原因尚不清楚，胆道系统的免疫反应可造成胆管损伤、狭窄，进一步发生胆管闭锁，而免疫反应的触发可能与围生期病毒感染有关。胆道闭锁的发病情况在成活新生儿中为 1/5 000~1/17 000，亚洲报告的发病率明显高于欧美地区；女孩多见，男女比率为 1:(1.4~1.7)。1959 年，日本仙台东北大学的 Morie Kasai 教授提出切除肝门纤维斑块，肝门-空肠吻合手术（Kasai procedure），胆道闭锁患儿的治疗得到较大改观；尤其是在 1963 年，美国宾夕法尼亚州匹兹堡大学的 Thomas E Starzl 教授完成第 1 例胆道闭锁儿童肝移植手术，大大提高了胆道闭锁患儿的整体生存状况。

【病因】

胆道闭锁的病因目前尚不清楚，不是单因素所致疾病，而是由不同原因引起相同临床表现。

胆道闭锁发生可能有以下几方面原因：

1. **环境因素**　病毒感染，主要有巨细胞病毒、呼肠孤病毒和轮状病毒等。

2. **先天性因素**　免疫调节功能不良，胆道闭锁是病毒诱导的自身免疫性疾病，病毒感染启动胆管损伤、狭窄，进一步发生闭锁。

3. **妊娠期中毒因素**　毒性胆汁酸作用，胆汁酸中毒性物质或炎症因子可以损伤胆管上皮作用于肝外胆道，导致胆道继发性炎症纤维化，发生闭锁。

4. **解剖因素**　孕期肝内、外胆管再通过程停止。

5. **基因方面缺陷，形态学上发生异常**　部分胆道闭锁伴发内脏位置异常及发育异常，如胆道闭锁脾发育不良综合征（biliary atresia splenic malformation syndrome, BASMs）、肠旋转不良、十二指肠前门静脉、器官左右镜像倒置畸形、先天性心脏病等。

6. **其他方面**　肝动脉异常可能导致胆管狭窄甚至闭塞等。

【病理】

1. **肝、胆的大体改变**　肝脏增大，肝脏表面不光滑，伴有扩张的细小血管出现，类似"蜘蛛样"改变；部分患者肝脏表面呈现结节状或细颗粒状改变。胆囊萎缩或呈条索状，胆总管严重狭窄或闭塞，或为粗大的纤维条索（图 11-11）。

2. **肝、胆的镜下改变**　小叶间胆管增生，增生的胆管中可见胆栓形成；汇管区增宽，纤维化，炎症细胞浸润；汇管区之间可见桥接纤维化形成。毛细胆管及肝细胞淤胆呈弥漫性或以中央区为主，程度不等（图 11-12）。

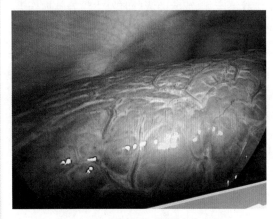

图 11-11　腹腔镜：肝脏大体表现

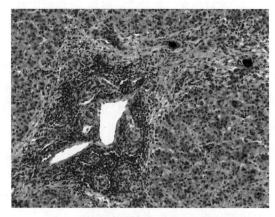

图 11-12　胆道闭锁肝活检镜下表现

HE 染色，10×

【临床分型】

胆道闭锁按照胆管累及范围分为3种类型。Ⅰ型：胆总管闭锁（含囊肿型），为"可矫治型"，胆总管以上管道通畅，含有胆汁，可供吻合，占5%~10%。Ⅱ型：肝管闭锁，闭锁部位在左、右肝管汇合部位，约占2%。Ⅲ型：肝门部闭锁，闭锁发生在肝门部位，以往不能进行胆道肠道吻合，也称为"不可矫治型"，临床上最常见，占近90%，见图11-13。近年来，随着对胆道闭锁病因研究的深入，也将胆道闭锁分为胚胎型（embryonic BA）和围生型（perinatal BA），而以后者多见。

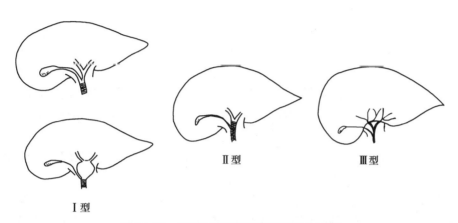

图 11-13 胆道闭锁按照胆管累及范围分型

【临床表现】

胆道闭锁患儿临床上可表现为黄疸、白陶土色大便、茶色尿及凝血功能障碍，晚期则可出现肝脾大，腹腔积液，生长发育迟缓等症状。黄疸出现时间不一，早在生后1~2d巩膜出现黄疸，也可在生后2~3周逐渐出现黄疸；黄疸出现后，通常不消退，日益加深，皮肤变成金黄色，晚期泪液也可呈黄色。大便在胎便排出后，由淡黄、米色逐渐变为陶土色，但在病程较晚期时可略显淡黄色，这是因为胆色素在血液内浓度较高，经肠黏膜进入肠腔内使得粪便染色所致。尿的颜色随着黄疸加重而变深，犹如茶色，将尿片染成黄色。由于血清中凝血酶原减少，有些胆道闭锁患儿可出现出血倾向，如脐部出血、颅内出血及鼻出血等。腹部膨隆，肝脾大，肝脏可超过脐水平线，肝脏边缘钝，质地坚硬；出现胆汁性肝硬化时，往往腹腔内可有一定量腹腔积液。疾病初期，患儿生长发育尚可，随着胆汁无法排入消化道，逐渐出现消化功能差，营养成分吸收不足，可出现不同程度的营养不良、生长发育迟缓等临床表现。

【影像学检查】

1. 超声检查　超声检查可以反复使用且为非侵入性，经济性较高。超声检查主要观察肝脏及胆囊形态学改变指标，包括：胆囊收缩功能、肝门纤维斑块、胆囊形态改变、肝动脉增粗、肝包膜下血流信号增多及肝硬度。如果胆囊形态不规则，胆囊不可见或长度<1.5cm，或胆囊囊壁僵硬而毛糙、厚度不均，胆囊收缩率在20%以下，则认为胆囊发育异常。若胆囊呈条索状或无囊腔，进食前后胆囊体积没有明显变化，提示不除外胆道闭锁诊断。肝门区纤维斑块是肝外胆管纤维化残留于门静脉分叉处、回声反射增强区域，亦称"三角征"，存在则高度怀疑胆道闭锁。FibroScan是一种基于剪切波技术的弹性成像测量方法，可以检测肝纤维化，在鉴别胆道闭锁与非胆道闭锁中有一定价值。

2. 放射性核素肝胆显像　用^{99m}Tc标记的亚氨基二乙酸（iminodiacetic acid，IDA）放射性核素检查可以区分肝细胞功能障碍和胆道梗阻；胆囊或肠道中无放射性核素显影，可考虑胆道梗阻。缺点：其他胆汁淤积性疾病亦可造成该结果，假阳性率较高。

3. 磁共振胰胆管成像　磁共振胰胆管成像结合薄层扫描各角度观察均未见肝外胆道显示，或见到不连续肝外胆道结构应考虑胆道梗阻，但假阳性率较高。

4. 十二指肠引流液检查　对十二指肠液进行胆红素测定，判断是否存在胆道梗阻。缺点是有创，假阳性率高，临床上使用较少。

5. 内镜逆行胰胆管造影　在直视下,纤维十二指肠镜通过十二指肠乳头插入胆管进行造影,显示肝外胆道系统则排除胆道闭锁。小于 3 个月的婴儿较难进行,可诱发胰腺炎和胆管炎。

【实验室检查】

血肝功能检查中血清总胆红素水平升高(≥ 51μmol/L),结合胆红素水平占总胆红素 50% 以上时,可高度怀疑胆道闭锁。γ-谷氨酰转肽酶(GGT)是胆道系统损伤的敏感指标,GGT 增高可表示胆道梗阻;胆道闭锁患儿肝功能检查时,这个指标通常较高。血清胆汁酸升高提示有胆道梗阻及肝细胞损害,但其影响因素较多。

【诊断和鉴别诊断】

新生儿生理性黄疸是自限性的,如果血清结合胆红素超过 34μmol/L,病程超过 4 周,需要对引起黄疸的原因进行评估。对感染性、遗传代谢性以及血液性因素引起的黄疸,临床上需要进一步鉴别诊断;外科性黄疸应尽早作出诊断,如果患儿出现黄疸延迟消退,大便颜色变浅,化验检查提示梗阻性黄疸时,应警惕胆道闭锁的可能。进一步明确诊断需要腹腔镜下术中造影检查结合肝活检。临床上,胆道闭锁需与以下疾病进行鉴别诊断:

1. 新生儿肝炎　胆道闭锁与新生儿肝炎极易混淆。无论是病史、查体以及化验检查方面均很难鉴别;如果临床上鉴别困难时,需要腹腔镜辅助术中胆道造影检查来明确诊断。

2. 先天性胆管扩张症　少数病例在新生儿期可出现黄疸,超声检查可以发现肝门部囊性病变。

由于产前"四维"超声的普遍开展,许多胆管扩张症患儿在宫内即可发现,但需与囊肿性胆道闭锁进行鉴别。临床上,新生儿肝炎与胆道闭锁的鉴别仍然存在较多困难,应慎重处理,避免用时太多延误胆道闭锁的治疗;新生儿溶血症,巨细胞感染引起的黄疸,仍需要在临床上进行鉴别。

【治疗】

胆道闭锁的有效治疗手段唯有手术治疗,包括 Kasai 手术和肝移植手术。生后 60d 内完成 Kasai 手术的患儿可以有机会获得长期自体肝生存的机会,超过 120d 的患儿手术效果差,主张等待肝移植手术。目前,快速康复外科(ERAS)理念已经在临床工作中得到广泛推广,在围术期应强调这一理念的实施。

1. 手术治疗

(1)术前准备:术前做好宣教工作,并对患儿进行营养状况评估,术前 6h 禁食牛奶,术前 4h 禁食母乳,术前 2h 给予糖水,同时给予维生素 K₁ 肌内注射。

(2)术中注意事项:采用气管内全身麻醉联合硬膜外麻醉,术中注意保温,导向性液体治疗,麻醉后留置胃管及尿管,提倡开放原位 Kasai 手术,也可采用腹腔镜肝门空肠吻合术。

(3)手术操作:先行腹腔镜探查并完成术中造影(图 11-14),明确诊断后则行肝门-空肠吻合术。首先解剖并切除胆囊,结扎胆总管残迹远端。解剖并剪除肝门部纤维组织块,两侧不应超过门静脉入肝处,深面不应剪到肝包膜。距 Treitz 韧带远端 20~25cm 处将空肠切断,保留空肠胆支 40~45cm 处空肠行端侧吻合,做矩形瓣防反流装置,结肠后隧道提至肝门处。紧贴纤维块下缘缝合后壁,前壁与肝脏表面缝合。

(4)术后处理:术后采用联合镇痛方式,尿管留置不超过 24h。术后使用抗生素、激素、保肝利胆药及脂肪酸、维生素等药物治疗;术后 2~3d 有肠鸣音,可进食。引流液不多,可早期拔除腹腔引流管。

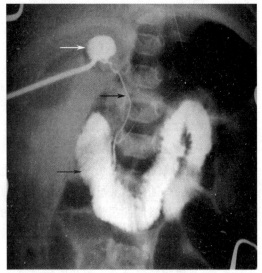

图 11-14　术中胆囊造影

肝外胆道显影,肝内不显影,证实胆道闭锁诊断。白色箭头为胆囊;黑色箭头为胆总管;红色箭头为十二指肠。

2. 术后并发症

(1)胆管炎:胆管炎是 Kasai 术后最常见、最难处理的并发症,常常影响手术疗效。胆管炎发生原因不明,推测食物反流是引起胆管炎的最主要原因;胆管炎的特征为无其他部位感染的发热,黄疸退而复现,治疗上应用第三代头孢菌素,保肝利胆药物,必要时应用激素进行冲击治疗。

(2)肝硬化门静脉高压:食管胃底静脉曲张是门脉高压的早期表现,主要威胁来自消化道出血。推荐胆道闭锁术后患儿定期做胃镜检查,发现曲张的血管应进行套扎治疗。如出血量较多,则早期做肝移植准备。

3. 肝移植手术 Kasai 术后出现肝衰竭或肝功能失代偿时需要进行肝移植手术治疗;胆道闭锁 Kasai 术后 3 个月,如果总胆红素 >100μmol/L 应该迅速进行肝移植评估,如果总胆红素在 34~100μmol/L,或胆红素不高,但出现胆汁性肝硬化或门静脉高压,应该考虑行肝移植术前评估。

(1)适应证:胆道闭锁 Kasai 术后肝移植主要适应证:失代偿期肝硬化,肝衰竭,门静脉高压导致的反复消化道出血,慢性肝病引起的生长迟缓、瘙痒症,肝肺综合征,反复发作的胆管炎,肝肾综合征,肝脏恶性肿瘤(肝细胞癌,胆管细胞癌)。

(2)肝移植术前评估:应进行肝脏病学评估,营养和发育评估,心肺功能评估,肾脏功能评估,口腔卫生评估,麻醉风险评估,必要的疫苗接种和病毒感染筛查,影像学检查评估肝脏血管变异情况。

(3)肝移植手术方式:经典术式,背驮式,辅助式等,术后须给予他克莫司或环孢素等免疫抑制方案。肝移植术后须定期监测主要免疫抑制剂药物浓度,血常规,肝肾功能,巨细胞病毒,EB 病毒,乙肝五项及肝脏超声。

(詹江华)

四、急性胰腺炎

急性胰腺炎(acute pancreatitis,AP)是由于各种原因引起胰腺消化酶在胰腺内被激活,而发生胰腺自身消化的化学性炎症为主的疾病,病情较重者可发生全身炎症反应综合征(systemic inflammatory response syndrome,SIRS),可伴有器官功能障碍。各年龄儿童均可发病,常表现为突然发作的上腹剧痛、呕吐和血清淀粉酶增高。根据病情严重程度,可分为轻型急性胰腺炎(mild acute pancreatitis,MAP)和重型急性胰腺炎(severe acute pancreatitis,SAP)两大类。临床上大多为轻型胰腺炎,可有轻度的胰腺功能障碍,病程一般 1~2 周,胰腺的形态和功能即可恢复正常。重型胰腺炎少见,可出现胰腺坏死、腹膜炎、休克及多脏器功能衰竭,病情急重,病死率高。

【病因和发病机制】

儿童急性胰腺炎的病因复杂,主要为胰胆管系统异常、病毒感染、腹部创伤和手术、全身系统性疾病、药物使用及遗传因素等。

1. 胰胆管系统异常 常见的有胆石症、胆道感染、胆道蛔虫症、胆总管结石、十二指肠重复畸形、先天性胰胆管畸形(如胰腺分裂症、胰胆管合流异常、胆总管囊肿、环状胰腺等),少见的有壶腹部占位性病变。

2. 病毒感染 最常见的为腮腺炎病毒,其他相关的有轮状病毒、水痘-带状疱疹病毒、腺病毒、EB 病毒、巨细胞病毒、单纯疱疹病毒、柯萨奇 B 病毒、甲型肝炎病毒、戊型肝炎病毒等。

3. 腹部创伤和手术 腹部钝挫伤、腹腔手术尤其是胆胰和胃手术、内镜逆行胰胆管造影术(endoscopic retrograde cholangiopancreatography,ERCP)等。

4. 全身系统性疾病 脓毒症、休克、溶血尿毒症综合征、系统性红斑狼疮、过敏性紫癜、炎症性肠病、乳糜泻、高脂血症、高钙血症、糖尿病酮症酸中毒等。

5. 药物使用 儿童急性胰腺炎相关的常见药物有丙戊酸、美沙拉秦、硫唑嘌呤、糖皮质激素、磺胺类药物、天冬酰胺酶、噻嗪类利尿药等。

6. 遗传因素   *PRSS1*、*CFTR*、*SPINK1*、*CTRC* 等基因突变可导致胰腺炎发作,多表现为复发性胰腺炎或慢性胰腺炎。因此儿童时期不明原因的复发性胰腺炎、慢性胰腺炎以及有家族遗传倾向的患儿,需行相关基因检测明确诊断。

胰腺能分泌多种消化酶,其中以胰淀粉酶、蛋白酶、脂肪酶、弹性硬蛋白酶等为主,还有磷脂酶 A、弹力纤维酶、胰激肽原酶及核糖核酸酶等。除胰淀粉酶、脂肪酶及核糖核酸酶外,均以无活性的胰酶原颗粒的形式存在于胰腺腺泡细胞内,外裹一层磷脂膜与胞质隔绝。同时,胰腺还可以产生抑制胰蛋白酶的物质,如 α_1- 抗胰蛋白酶、抗糜蛋白酶等,均可抑制胰蛋白酶的活性,进而避免胰腺被自身消化。当胰腺在各种致病因素作用下,其抑制自身消化的作用被削弱,加之胰腺细胞受损,释放出溶酶体水解酶,此酶在细胞内与酶原颗粒接触后激活胰酶,首先激活胰蛋白酶原,形成胰蛋白酶,并进一步激活磷脂酶 A、弹性硬蛋白酶和胰激肽原酶。磷脂酶 A 使卵磷脂变成具有细胞毒性的溶血卵磷脂,引起胰腺坏死;弹性硬蛋白酶可使血管壁弹力纤维溶解,致胰血管受损、破裂、出血与坏死;胰激肽原酶可促使激肽和缓激肽的释放,扩张血管并增加血管通透性,引起休克。释放的各种消化酶与坏死组织液又可通过血液循环及淋巴管途径输送到全身,产生各种并发症及多脏器功能衰竭,甚至导致死亡。

【流行病学】

急性胰腺炎在儿童中并不罕见,近来发病率逐渐上升。美国 2007—2014 年调查报告的儿童急性胰腺炎发病率为(11.6~13.5)/10 万,是成人的 1/10。中国台湾 2000—2014 年的数据显示,儿童急性胰腺炎的发病率从 2.3/10 万增加至 3.07/10 万。

【临床表现】

儿童急性胰腺炎主要临床表现为急性发作性、持续性腹痛,伴有呕吐、腹部压痛及腹胀等。学龄前儿童的症状不如年长儿和成人典型,以发热、上腹痛伴频频呕吐起病的较多,而且呕吐后腹痛无缓解,应提高对本病的认识,以利早期确诊。绝大多数儿童急性胰腺炎为 MAP,少部分为 SAP,导致多脏器功能衰竭甚至死亡。

腹痛是最主要表现,通常位于中上腹部和脐周,多突然发作,程度轻重不一,呈持续性阵发性加剧,背痛及束腰样痛少见。多数患儿可伴有频繁呕吐,常在餐后发生,呕吐物常为胃内容物,亦可含胆汁甚至血样物质。部分患儿伴发热,多数为中度发热,少数超过 39℃,一般持续 3~5d,如高热持续不退提示合并感染或并发胰腺脓肿。约 5% 的病例可出现消化道出血,以上消化道出血为常见,一般出血量不多。如为胆源性胰腺炎常合并黄疸及肝功能异常。儿童急性胰腺炎常合并腹腔积液,多为少量至中等量,部分为血性,血性腹腔积液往往提示坏死性胰腺炎。急性坏死性胰腺炎由于渗液扩散到腹腔,腹痛可弥漫至全腹,常合并腹膜炎、肠麻痹及肠梗阻征象,可见全腹膨隆。由于血性渗出物透过腹膜后途径渗入皮下,可在肋腹部形成蓝棕 - 棕色血斑,称为 Grey-Turner 征;如在脐周出现蓝色斑,称为 Cullen 征。

SAP 在儿童少见,多为急性发病,表现为剧烈的上腹部疼痛以及顽固的恶心、呕吐,腹痛迅速扩散到全腹,早期出现腹胀及腹膜刺激征。可发生电解质紊乱、酸中毒、低钙血症、休克甚至多脏器受累。肝受累时表现为急性重型肝炎、胆汁淤滞、黄疸。不少 SAP 以急性上腹痛起病,伴或不伴休克,并有咳嗽、呼吸困难、发绀、动脉血氧分压明显下降等呼吸窘迫综合征表现。常伴有意识障碍、抽搐等神经系统表现。少数病例可无腹痛而迅速发生休克。有的伴有心包积液、心肌损害、心律失常,以及伴有低钙血症、低钾血症、低蛋白血症、高血糖、糖尿病,甚至发生 DIC,以及发生少尿或无尿、肾衰竭等。故儿童 SAP 病情较复杂,且病死率相当高。

急性胰腺炎特别是重症胰腺炎在病程进展过程中可引发全身性并发症,包括 SIRS、脓毒症、多器官功能障碍综合征、多器官功能衰竭及腹腔间隔室综合征等。也可出现一些局部并发症,如发生于疾病早期的急性胰周液体积聚、急性坏死物积聚,及多见于起病 4 周后的包裹性坏死、胰腺假性囊肿形成。

【实验室检查】

1. 酶学检查

(1)淀粉酶:血清淀粉酶在发病后 6~12h 内升高,其半衰期约为 10h,轻型胰腺炎者 3~5d 内恢复正常。血清淀粉酶的测定对于诊断 AP 有临床意义,但其高低与病情的轻重无关。血清淀粉酶升高 3 倍以上,对急性胰腺炎的诊断敏感性为 67%~83%,特异性为 85%~98%。由于半衰期短,在轻型胰腺炎发病后 24h 再行血清淀粉酶检测,容易导致漏诊。在高甘油三酯血症相关胰腺炎患儿中,由于甘油三酯干扰血清淀粉酶的测定,而导致血清淀粉酶不增高。如血清淀粉酶持续不降或降低后又复升,应考虑有胰腺假性囊肿的形成。尿淀粉酶变化仅供参考,应结合临床症状和血清胰酶作全面评估。坏死型胰腺炎时血、尿淀粉酶可不高甚至降低;如果腹腔积液或胸腔积液淀粉酶比血尿淀粉酶高,对确诊有重要价值。

(2)血清脂肪酶:血清脂肪酶在症状出现后 4~8h 内升高,24h 达到高峰,8~14d 内恢复正常。血清脂肪酶比血清淀粉酶升高发生得更早,持续时间更长,特别是对于血清淀粉酶已经恢复正常的急性胰腺炎的诊断意义更大。血清脂肪酶对急性胰腺炎的敏感性和特异性为 82%~100%。

2. 血清标志物　急性胰腺炎时,粒细胞和巨噬细胞的活化导致大量细胞因子和炎症介质的释放,如 C 反应蛋白(CRP)、白介素 -6、白介素 -8、白介素 -10、肿瘤坏死因子、中性粒细胞弹性蛋白酶等升高。起病后 48h 如 CRP>150mg/L 提示与 MAP 有关;如起病后 2~3d 血钙降低 <1.75mmol/L 提示胰腺坏死,预后不良。

3. 影像学检查

(1)腹部超声检查:是首选的一线检查方法,可见胰腺实质变化、水肿、胰周积液、假性囊肿、胆管结石等。但由于部分急性胰腺炎患儿存在上腹部的肠管积气,而影响超声检查的准确性。

(2)腹部电子计算机体层扫描(CT):急性胰腺炎的 CT 表现为胰腺的局灶性或弥漫性肿大,增强后显示均匀强化,胰腺周围脂肪层模糊,胰周少量积液。急性出血性坏死性胰腺炎的 CT 表现为胰腺体积增大,边缘模糊,胰腺整体密度不均匀,胰腺水肿的 CT 值低于正常胰腺(40~50Hu),坏死区域的 CT 值更低,而出血区域的 CT 值高于正常胰腺(达 50~70Hu)。增强后无强化低密度区为坏死区。起病 3d 后如进行 CT 增强扫描,可以确定胰腺坏死和局部并发症(如蜂窝织炎、脓肿、假性囊肿等)的存在和程度,并判断疾病的严重程度。根据炎症的严重程度,CT 分级为 A-E 级。A 级:正常胰腺;B 级:胰腺实质改变,包括局部或弥漫的腺体增大;C 级:胰腺实质及周围炎症改变,胰周轻度渗出;D 级:除 C 级外,胰周渗出显著,胰腺实质内或胰周单个液体积聚;E 级:广泛的胰腺内、外积液,包括胰腺和脂肪坏死,胰腺脓肿。

(3)磁共振成像(MRI):急性胰腺炎的 MRI 表现为胰腺体积增大,在 T_1WI 上呈低信号,在 T_2WI 上呈高信号,且信号明显不均匀,胰腺边缘明显模糊,在 T_2WI 压脂序列上胰周可见条状或片状异常高信号,动态增强扫描可见胰腺实质不均匀强化。急性出血坏死型胰腺炎的 MRI 表现为出血和血性液体,在 T_1WI 和 T_2WI 上均表现为较高信号,动态增强扫描可见胰腺不均匀强化,坏死区域无强化,表现为明显的低信号区。MRI 对急性胰腺炎的早期诊断比腹部 CT 增强扫描具有更高的敏感性,能更好地反映急性胰腺炎的胰胆管病变和并发症,但诊断胰腺坏死的敏感性低于增强 CT 检查。而磁共振胰胆管成像(MRCP)可以清晰地显示胆管、胰管系统的腔内形态结构,可显示胰胆管梗阻、狭窄、扩张、结石等病变。

(4)ERCP:可在 X 线下直视、动态胆胰管显影,适用于先天或后天因素导致胆胰管梗阻的病因诊断,尤其是胰腺分裂、胆胰汇合畸形的分型精准诊断,可弥补 MRCP 诊断的不足。还可进行微创治疗,可引流胆汁和胰液,避免胰腺炎、胆管炎、肝功能损害以及其他并发症。

儿童患者尤其是幼儿临床表现不典型,在发病初期 24~48h 行 B 超检查可以初步判断胰腺组织形态学的变化,同时有助于排除胆道疾病,但 AP 时腹腔积气较多,仅有 25%~50% 的患儿显示胰腺肿胀,因此,超声检查对 AP 不能做出正确诊断。CT 扫描及增强是目前 AP 诊断、分期、严重度分级及并发症诊断最准确的影像学方法之一。但 CT 对胰腺坏死评估有一滞后期,起病 72h 后进行增强 CT 才能准确判断胰腺坏死。

【诊断标准】

1. **国内诊断标准**　中华医学会消化病学分会于 2003 年拟定了《中国急性胰腺炎诊治指南(草案)》,中华医学会外科学分会胰腺外科学组于 2014 年发布《急性胰腺炎诊治指南》,但儿科缺乏诊治指南,多根据成人指南指导临床工作。

(1)AP:临床上表现为急性、持续性腹痛(偶无腹痛),血清淀粉酶活性增高≥正常值上限 3 倍,影像学提示胰腺有或无形态改变,排除其他疾病者。可有或无其他器官功能障碍。少数病例血清淀粉酶活性正常或轻度增高。

(2)MAP:具备 AP 的临床表现和生化改变,而无器官功能衰竭或局部并发症,CT 分级为 A、B、C。

(3)SAP:具备 AP 的临床表现和生化改变,且具有下列之一者:器官功能衰竭;局部并发症(胰腺坏死、假性囊肿、胰腺脓肿);CT 分级为 D、E。

2. **国际诊断标准——美国 AP 诊断标准**

(1)AP 腹痛特点:骤然起病的上腹痛,其中近半数放射至背部,起病迅速,30min 内疼痛达到高峰,通常难以耐受,持续 24h 以上不缓解。疼痛常伴随恶心和呕吐。体格检查常显示剧烈的上腹部压痛及肌紧张。

(2)诊断 AP 一般需符合以下 3 项中的 2 项:①具有急性胰腺炎特征性腹痛;②血清淀粉酶和 / 或脂肪酶≥正常值上限 3 倍;③急性胰腺炎特征性的 CT 表现。本定义允许血清淀粉酶和 / 或脂肪酶 < 正常值上限 3 倍而诊断急性胰腺炎的可能性。如果患者具备急性胰腺炎特征性的腹痛而血清酶水平低于正常值上限 3 倍,必须行 CT 检查以确诊急性胰腺炎。

【鉴别诊断】

1. **消化性溃疡**　大多有反复腹痛的病史,伴有空腹疼痛或夜间疼痛,可伴呕吐、呕血或黑便,常伴有幽门螺杆菌感染,而血清淀粉酶和脂肪酶正常。胃镜检查可鉴别诊断。

2. **急性胆囊炎**　典型的症状是右上腹痛或上腹痛,可放射到右肩或背部,Murphy 征通常阳性。血清转氨酶可轻度升高,伴有高胆红素血症,但血清淀粉酶或脂肪酶升高一般不超过正常上限的 3 倍。腹部 CT 或 B 超提示胆囊增大、胆囊壁增厚水肿、胆囊周围积液等。

3. **腹型过敏性紫癜**　常为急性起病的剧烈腹痛,可表现持续性腹痛,阵发性加剧,部分患儿可出现消化道出血、肠套叠、肠穿孔等。患儿若合并双下肢瘀点瘀斑或关节肿痛等,腹型过敏性紫癜容易确诊。如无全身皮疹及关节肿痛,可通过胃镜检查早期明确诊断。

【治疗】

治疗原则:在疾病初期的治疗措施是补液,维持水电解质平衡,注意胰腺休息,早期禁食,胃肠减压,早期静脉营养,抑制胰腺分泌及胰酶活性,止痛抗休克,控制感染,防治局部及全身并发症。首先要明确是轻型还是重型。一般轻型内科保守治疗多能治愈。而 SAP 要认真判断病情轻重及病情的转化,尤其在病后 48h 左右更要严密监护患儿,最好在 ICU 监测呼吸、脉搏、血压、尿量和血气分析,必要时监测中心静脉压,对有严重腹胀、麻痹性肠梗阻者应采取胃肠减压等相关措施。

1. **加强营养支持**　轻症急性胰腺炎只需短期禁食,症状减轻后可恢复经口进食。重型胰腺炎患儿排除肠内营养禁忌证后,尽早实施肠内营养。肠内营养常用途径为鼻空肠管途径,推荐在内镜引导下放置鼻空肠管。输注能量密度为 1kcal/ml 的要素饮食,如肠内营养能量不足,可辅以肠外营养。

2. **维护重要脏器功能**　重症胰腺炎时应立即开始进行液体复苏,必要时使用血管活性药物。在第一个 24h,液体复苏量推荐为生理需要量的 1.5~2 倍,可纠正低血容量、改善胰腺灌注、减轻胰腺坏死、改善预后、缩短住院时间。如并发急性肺损伤或呼吸衰竭时给予鼻导管或面罩吸氧,维持血氧饱和度 95% 以上,当出现呼吸窘迫综合征时,采取机械通气和应用糖皮质激素。如全身炎症反应严重,亦可行血液净化治疗。如有肝、肾功能异常或衰竭,需及时进行相对应的处置。

3. 抑制胰腺外分泌和胰酶的活性 生长抑素及其类似物(如奥曲肽)可通过直接抑制胰腺外分泌而发挥作用。H_2 受体拮抗剂或质子泵抑制剂可通过抑制胃酸分泌而间接抑制胰腺分泌,同时可预防应激性溃疡的发生。蛋白酶抑制剂(如乌司他丁)能够广泛抑制与 AP 发病有关的胰蛋白酶、弹性蛋白酶、磷脂酶 A 等的释放和活性,还可稳定溶酶体膜,改善胰腺微循环,减少 AP 并发症。

4. 抗生素应用 对于胆源性胰腺炎或伴有感染的重型胰腺炎,应常规使用抗生素。抗生素的应用首选针对革兰氏阴性菌和厌氧菌为主、脂溶性强、有效通过血胰屏障的药物,如碳青霉烯类、青霉素 +β- 内酰胺酶抑制剂、第三代头孢菌素、甲硝唑等,疗程为 7~14d,特殊情况下可适当延长应用时间。

5. 镇痛治疗 腹痛剧烈时可在严密观察病情下注射盐酸哌替啶,不推荐应用吗啡或胆碱能受体拮抗剂,如阿托品、消旋山莨菪碱(654-2)等,因前者会收缩 Oddi 括约肌,后者则会诱发或加重肠麻痹。

6. ERCP 介入治疗 对于胆源性胰腺炎或急性复发性胰腺炎疑似胰胆管先天畸形,内科保守治疗无效的情况下,可行 ERCP 介入治疗。常用内镜下十二指肠乳头括约肌切开术、鼻胆管外引流术、副乳头切开术或胰管支架置入术等。

7. 手术治疗 SAP 如经内科治疗不见好转,并发腹膜炎,发生多脏器功能不全,继发感染发生胰腺脓肿,形成假性囊肿均应手术治疗,有条件的单位开展内镜下穿刺引流术或内镜下坏死组织清除术。必要时行外科坏死组织清除和 / 或引流术。目前 SAP 治疗方案已从既往的主张早期手术,不断扩大手术范围,以期达到清除坏死胰腺组织的治疗思路,转变为以非手术为主的综合治疗措施。

(江米足)

第六节 肠 道 疾 病

一、腹泻病

婴幼儿腹泻(infantile diarrhea)是一组由多病原、多因素引起的,以大便次数增多和大便性状改变为主要表现的消化道综合征,又称腹泻病(diarrhea disease),是我国婴幼儿最常见的疾病之一。6 个月 ~2 岁的婴幼儿发病率较高,1 岁以内婴儿占半数,是造成儿童营养不良、生长发育障碍的常见原因之一。病程在 2 周以内为急性腹泻,病程 2 周 ~2 个月为迁延性腹泻,病程在 2 个月以上为慢性腹泻。

【易感因素】

婴幼儿容易发生腹泻病主要与下列因素有关:

1. 消化系统发育尚未成熟 胃酸和消化酶分泌较少,消化酶活力低下,对食物的耐受力较差,不能适应食物质和量的较大变化。

2. 生长发育快 所需营养物质相对较多,且婴儿食物以液体为主,摄入量较多,胃肠道负担重。

3. 机体防御功能较差 ①婴儿胃酸偏低,胃排空较快,对进入胃内的细菌杀灭能力减弱;②血液中免疫球蛋白(尤其是 IgM、IgA)和胃肠道分泌型 IgA(SIgA)水平均较低,肠黏膜的免疫防御能力及口服耐受(oral tolerance)机制均不完善。

4. 肠道菌群失调 出生后新生儿尚未建立正常肠道菌群(intestinal microflora),饮食变化使肠道内环境发生改变,或由于使用抗生素等,均可使肠道菌群的平衡失调,易患肠道感染。

5. 人工喂养 母乳中含有大量体液因子(SIgA、乳铁蛋白等)、巨噬细胞和溶菌酶、溶酶体等,有较强的肠道抗感染作用。家畜乳中虽有某些上述成分,但在加热过程中被破坏,而且人工喂养的食物和食具极易受污染,故人工喂养儿肠道感染发生率明显高于母乳喂养儿。

【病因】

根据病因分为感染性和非感染性腹泻两类。

1. **感染因素**　肠道内感染可由病毒、细菌、真菌、寄生虫引起,前两者多见,尤其是病毒。

(1)病毒感染:寒冷季节的婴幼儿腹泻80%由病毒感染引起。病毒性肠炎主要病原为:轮状病毒(rotavirus,RV),属于呼肠病毒科RV属;杯状病毒科(Calicivirus)的诺如病毒(norovirus)和札如病毒(sapovirus);星状病毒(astrovirus);肠道腺病毒(enteric adenovirus)等。轮状病毒是婴幼儿秋冬季腹泻最常见的病原,发达国家和发展中国家5岁以下儿童20%~70%都感染过轮状病毒。

(2)细菌感染(不包括法定传染病)

1)致腹泻大肠埃希菌(*Escherichia coli*,EC):根据引起腹泻大肠埃希菌的致病性和发病机制不同,将已知菌株分为5大类:①肠致病性大肠埃希菌(enteropathogenic *E.coli*,EPEC):为最早发现的致腹泻性大肠埃希菌。EPEC可侵入全肠道,黏附在肠黏膜上皮细胞,引起肠黏膜微绒毛破坏,皱襞萎缩变平,黏膜充血、水肿而致腹泻。②肠产毒性大肠埃希菌(enterotoxigenic *E.coli*,ETEC):黏附在小肠上皮刷状缘,并快速繁殖,产生不耐热肠毒素(labile toxin,LT)和耐热肠毒素(stable toxin,ST),引起腹泻。③肠侵袭性大肠埃希菌(enteroinvasive *E.coli*,EIEC):直接侵入小肠黏膜引起炎症反应,也可黏附和侵入结肠黏膜,导致肠上皮细胞炎症和坏死,引起痢疾样腹泻。该菌与志贺菌相似,两者O抗原有交叉反应。④肠出血性大肠埃希菌(enterohemorrhagic *E.coli*,EHEC):黏附于结肠黏膜产生与志贺杆菌相似的肠毒素(vero毒素),引起肠黏膜坏死和肠液分泌,致出血性肠炎,可引起溶血尿毒症综合征。⑤肠黏附 - 集聚性大肠埃希菌(enteroadherent-aggregative *E.coli*,EAEC):以集聚方式黏附于下段小肠和结肠黏膜致病,不产生肠毒素,亦不引起肠黏膜组织损伤。

2)空肠弯曲菌(*Campylobacter jejuni*):与肠炎有关的弯曲菌有空肠型、结肠型和胎儿亚型3种,95%~99%弯曲菌肠炎是由胎儿弯曲菌空肠亚种(简称空肠弯曲菌)所引起。致病菌直接侵入空肠、回肠和结肠黏膜,引起侵袭性腹泻,某些菌株亦能产生肠毒素。

3)耶尔森菌(Yersinia):除侵袭小肠、结肠黏膜外,还可产生肠毒素,引起侵袭性和分泌性腹泻。

4)其他:沙门菌(Salmonella)(主要为鼠伤寒和其他非伤寒、副伤寒沙门菌)、嗜水气单胞菌(*Aeromonas hydrophila*);艰难梭菌(*Clostridium difficile*)、金黄色葡萄球菌(*Staphylococcus aureus*)、铜绿假单胞菌(*Pseudomonas aeruginosa*)和变形杆菌(*Bacillus proteus*)等均可引起腹泻。

(3)真菌:致腹泻的真菌有念珠菌、曲菌、毛霉菌,婴幼儿以白念珠菌性肠炎多见。

(4)寄生虫:常见为蓝氏贾第鞭毛虫、阿米巴原虫和隐孢子虫等引起急性或慢性肠炎。

(5)肠道外感染:如患中耳炎、上呼吸道感染、肺炎、泌尿系感染、皮肤感染或急性传染病时,亦可产生腹泻症状。肠道外感染导致腹泻的机制可能与发热、感染源释放的毒素、抗生素的应用或病原体(主要是病毒)同时感染肠道有关。

(6)抗生素相关性腹泻:除了一些抗生素可降低碳水化合物的转运和乳糖酶活性之外,长期、大量地使用广谱抗生素可导致肠道菌群紊乱,肠道正常菌群减少,耐药性金黄色葡萄球菌、艰难梭菌、铜绿假单胞菌、变形杆菌或白念珠菌等可大量繁殖,引起药物较难控制的肠炎,称为抗生素相关性腹泻(antibiotic-associated diarrhea,AAD)。

2. **非感染因素**

(1)饮食因素:①喂养不当可引起腹泻,多见于人工喂养儿,主要是由于喂养不定时、饮食量不当或食物成分不适宜,如突然改变食物品种,或过早喂给大量淀粉或脂肪类食品;果汁,特别是含高果糖或山梨醇的果汁,可产生高渗性腹泻。②过敏性腹泻,如对牛奶或大豆(豆浆)过敏而引起腹泻。③原发性或继发性双糖酶(主要为乳糖酶)缺乏或活性降低,肠道对双糖的消化吸收不良而引起腹泻。

(2)气候因素:气候突然变化、腹部受凉使肠蠕动增加;天气过热,大量出汗使消化液分泌减少;或由于口渴饮奶、饮水过多,增加消化道负担等,均可诱发消化吸收功能紊乱,继而导致腹泻。

【发病机制】

导致腹泻症状产生的机制可分为以下几种:肠腔内存在着大量不能吸收的具有渗透活性的物质——"渗透性"腹泻;肠腔内电解质分泌过多——"分泌性"腹泻;炎症所致的液体大量渗出——"渗出性"腹泻;肠道蠕动增加——"肠道功能异常性"腹泻等。但临床上腹泻大多并非由某种单一机制引起,而是以某种机制为主、在多种机制共同作用下发生的。

1. **感染性腹泻** 病原微生物多随污染的食物或饮水摄入消化道,亦可通过污染的日用品、手、玩具或带菌者传播。

(1)病毒性肠炎:病毒性肠炎的发病机制,以轮状病毒为例,病变主要在十二指肠和空肠。病毒侵入肠道后,在小肠绒毛顶端的柱状上皮细胞上复制,使细胞发生空泡样变性和坏死,微绒毛肿胀,排列紊乱和变短,受累的肠黏膜上皮细胞脱落,遗留不规则的裸露病变,固有层淋巴细胞浸润,致使小肠黏膜吸收水分和电解质的能力受损,肠液在肠腔内大量积聚而引起腹泻。同时,发生病变的肠黏膜细胞分泌双糖酶不足且活性降低,使食物中碳水化合物消化不全而积滞在肠腔内,并被细菌分解成小分子的短链有机酸,使肠液的渗透压增高。微绒毛破坏亦造成载体减少,上皮细胞钠转运功能障碍,水和电解质进一步丧失(图 11-15)。

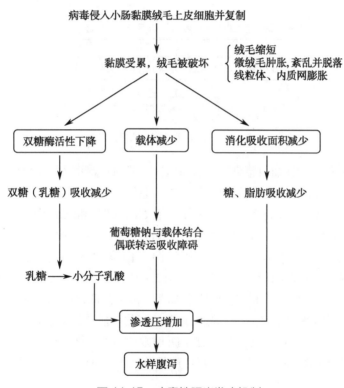

图 11-15 病毒性肠炎发病机制

(2)细菌性肠炎:肠道感染的病原菌不同,发病机制亦不同。

1)肠毒素性肠炎:由各种产生肠毒素的细菌引起的分泌性腹泻,典型的细菌有霍乱弧菌、肠产毒性大肠埃希菌、空肠弯曲菌、金黄色葡萄球菌等。肠毒素引起的肠炎发病机制以肠产毒性大肠埃希菌为例,如图 11-16 所示。当细菌侵入肠道后,借黏附因子黏附在小肠黏膜上皮细胞,进行繁殖产生毒素,但不侵入肠黏膜产生病理性变化。细菌在肠腔内释放两种肠毒素,即不耐热肠毒素(labile toxin,LT)和耐热肠毒素(stable toxin,ST),LT 与小肠上皮细胞膜上的受体结合后激活腺苷酸环化酶,致使腺苷三磷酸(ATP)转变为环磷酸腺苷(cAMP),cAMP 增多后即抑制小肠绒毛上皮细胞吸收 Na^+、Cl^- 和水,并促进肠腺分泌 Cl^-;ST 则通过激活鸟苷酸环化酶,使鸟苷三磷酸(GTP)转变为环磷酸鸟苷(cGMP),cGMP 增多后亦使肠上皮细胞减少 Na^+ 和水的吸收、促进 Cl^- 分泌。两者均使小肠液总量增多,超过结肠的吸收限度而发生腹泻,排出大量水样便,导致患儿脱水和电解质紊乱。

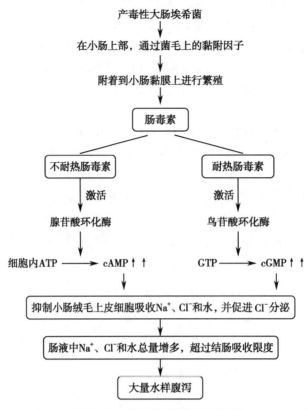

图 11-16　肠毒素性肠炎发病机制

2)侵袭性肠炎:各种侵袭性细菌感染可引起渗出性腹泻,如志贺菌属、沙门菌属、肠侵袭性大肠埃希菌、空肠弯曲菌、耶尔森菌和金黄色葡萄球菌等均可直接侵袭小肠或结肠,使肠黏膜充血、水肿,炎症细胞浸润引起渗出甚至溃疡等病变。患儿排出含有大量白细胞和红细胞的黏液脓血便,并可出现全身中毒症状。结肠由于炎症病变而不能充分吸收来自小肠的液体,并且某些致病菌还会产生肠毒素,故亦可发生水样腹泻。一般都有发热、腹痛,甚至里急后重等症状。

2. 非感染性腹泻　主要是由饮食不当引起,如图 11-17 所示。当进食过量或食物成分不恰当时,食物不能被充分消化和吸收而积滞在小肠上部,使肠腔内酸度降低,有利于肠道下部的细菌上移和繁殖,发生细菌移位。食物发酵和腐败,即内源性感染,使消化功能更为紊乱。分解产生的短链有机酸(如醋酸、乳酸等)使肠腔内渗透压增高(渗透性腹泻);腐败性毒性产物如胺类可刺激肠黏膜,使肠蠕动增加导致腹泻,进而发生脱水和电解质紊乱;毒性产物被吸收入血液循环后,可出现不同程度的中毒症状。

【临床表现】

不同病因引起的腹泻,临床表现和临床过程各有其特点。故在腹泻病诊断过程中须考虑病程、病情轻重及可能的病原。

1. 非侵袭性腹泻的共同临床表现

(1)轻型:多为饮食因素及肠道外感染所致。起病可急可缓,以胃肠道症状为主,主要表现为食欲缺乏,偶有溢乳或呕吐,大便次数略为增多,每次大便量不多,稀薄,呈黄色或黄绿色,有酸味,常见白色或黄白色奶瓣和泡沫。大便镜检可见脂肪滴。无脱水及中毒症状,多在数天内痊愈。

(2)重型:多数由肠道内感染引起。常急性起病,也可由轻型逐渐加重发展而来。主要表现严重的胃肠道症状,伴有因呕吐、腹泻造成明显的脱水、电解质紊乱和全身感染中毒症状。患儿全身情况较差,高热或体温不升,常有烦躁不安,进而精神萎靡、嗜睡、面色苍白、意识模糊,甚至休克、昏迷。

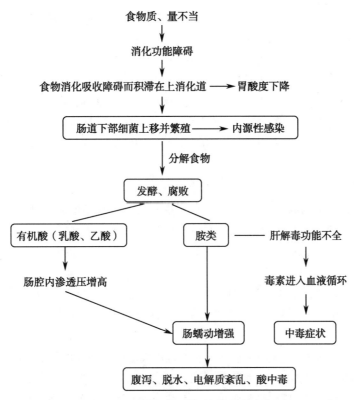

图 11-17　饮食不当引起的腹泻发病机制

水、电解质及酸碱平衡紊乱(参见第四章第三节):由于腹泻与呕吐使体液丢失及摄入量不足,使体液总量尤其细胞外液量减少,导致不同程度的脱水。腹泻时代谢性酸中毒发生原因有:①腹泻时丢失大量碱性物质;②进食少,肠吸收不良,摄入热量不足,使脂肪分解增加,酮体生成增多;③脱水时血容量减少,血液浓缩使血流缓慢,组织灌注不良和缺氧,无氧酵解增多,乳酸堆积;④脱水时肾血流量不足,肾功能减退,尿量减少,酸性代谢产物滞留体内。

腹泻时低钾血症的原因有:由于胃肠液中含钾较多,呕吐和腹泻时会丢失大量钾盐(腹泻时大便中含钾量约为 17.9mmol/L ± 11.8mmol/L);进食少,钾的摄入量不足;以及肾保钾功能比保钠差,缺钾时仍有一定量钾继续随尿排出。

腹泻患儿进食少,吸收不良,从大便中丢失钙、镁,可使体内钙、镁减少,尤其见于腹泻持续时间较长和活动性佝偻病患儿。但是,脱水、酸中毒时由于血液浓缩、离子钙增多等原因,可不出现低钙的症状,待脱水、酸中毒纠正后离子钙减少,出现低钙血症症状(手足搐搦和惊厥)。极少数慢性腹泻和营养不良患儿补液后出现震颤、抽搐,用钙剂治疗无效时应考虑有低镁血症可能。

2. 侵袭性细菌性肠炎　临床症状与细菌性痢疾相似,常见恶心、呕吐、腹痛、频泻、排黏液脓血便和发热等全身中毒症状,严重者可发生休克。大便显微镜检查有大量白细胞和不同数量的红细胞,有时见吞噬细胞。

3. 几种常见类型肠炎的临床特点

(1)轮状病毒肠炎:轮状病毒为小儿秋、冬季腹泻最常见的病原,多发生在 6~24 个月婴幼儿,4 岁以上者少见。呈散发或小流行,经粪 - 口途径传播,也可通过气溶胶形式经呼吸道感染而致病。潜伏期 1~3d,起病急,常伴发热和上呼吸道感染症状,一般无明显中毒症状。病初 1~2d 常先发生呕吐,随后出现腹泻。大便次数多,每天多在 10 次以内,少数达数十次,黄色或淡黄色,粪便含水分多,呈水样或蛋花样,无腥臭味。常并发脱水、酸中毒及电解质紊乱。本病为自限性疾病,数天后呕吐渐停,腹泻减轻,自然病程 3~8d,少数较长。近年报道,轮状病毒感染亦可侵犯多个脏器,可产生神经系统症状,如惊厥等;50% 左右患儿出现血清心肌酶谱异常,提示心肌受累;可引起肺部炎症和肝损害等。大便显微镜检查偶有少量白细胞,轮状病毒感染后 1~3d 即有大量病毒自大便中排出,可长达 6d,所以在 3d 内进行病毒检测阳性率较高。

(2)诺如病毒肠炎:全年散发,暴发易见于寒冷季节(11 月至次年 2 月)。该病毒是集体机构急性暴发性胃肠炎的首要病原体,发病年龄为 1~10 岁,多见于年长儿。多为粪 - 口传播,或人与人之间传播。潜伏期 1~2d,急性起病。首发症状为阵发性腹痛、恶心、呕吐和腹泻,全身症状有畏寒、发热、乏力、头痛和肌肉痛等,可有呼吸道症状。大便量中等,为稀便或水样便。吐泻频繁者可发生脱水及酸中毒。本病为自限性疾病,症状持续 1~3d。病初 1~2d 经大便排出的病毒最多,发病后 3d 则不易检出病毒。粪便常规及外周血象检查一般无异常。

(3)大肠埃希菌肠炎:多发生在气温较高的季节,以 5~8 月份为多。

1)肠产毒性大肠埃希菌肠炎:潜伏期 1~2d,轻症仅大便次数稍增多,性状轻微改变,排几次稀便后即痊愈。常伴呕吐,但多无发热及全身症状。病情较重者则腹泻频繁,量多,呈水样或蛋花汤样大便,可发生脱水、电解质紊乱和酸中毒。大便显微镜检查可有少量白细胞。一般病程 3~7d,亦可较长。

2)肠致病性大肠埃希菌肠炎:症状与肠产毒性大肠埃希菌肠炎相似。

3)肠侵袭性大肠埃希菌肠炎:潜伏期 13~24h。起病急,高热,腹泻频繁,大便黏冻样含脓血。常伴有恶心、呕吐、腹痛和里急后重。可出现严重的全身中毒症状甚至休克。需做大便细菌培养与细菌性痢疾鉴别。

4)肠黏附聚集性大肠埃希菌肠炎:症状与肠产毒性大肠埃希菌肠炎相似。

5)肠出血性大肠埃希菌肠炎:大便次数增多,开始为黄色水样便,后转为血水便,有特殊臭味。伴腹痛,个别病例可伴发溶血尿毒症综合征和血小板减少性紫癜。大便显微镜检查有大量红细胞,常无白细胞。

(4)空肠弯曲菌肠炎:6 个月 ~2 岁婴幼儿发病率最高,多见于夏季,经口感染,可由动物或人直接感染人,或通过污染的水、食物传播。临床症状与痢疾相似,患者可有发热、全身不适、恶心、呕吐、头痛和肢体疼痛等症状,大便次数增多,一般每天少于 10 次,初为水样,迅速转变为黏液性或脓血便,有恶臭味。腹痛剧烈或伴血便者,易误诊为阑尾炎或肠套叠。大便显微镜检查可见大量白细胞和数量不等的红细胞。病程为数天至 1 周。

(5)鼠伤寒沙门菌小肠结肠炎:儿童沙门菌感染中最常见者。全年发病,以 6~9 月发病率最高,年龄多在 2 岁以下,易在新生儿室流行。常由污染的水、牛奶和其他食物经口感染。潜伏期为 8~48h,以胃肠炎型和 / 或败血症型(包括感染休克型)多见。起病急,主要症状为发热、腹泻。病情轻重不等,年龄愈小,病情愈重,并发症愈多。大便次数多为每天 6~10 次,重者 10~20 次;大便性质多变,可为黄绿色稀便、水样便、黏液便或脓血便。大便显微镜检查为多量白细胞及数量不等的红细胞。

(6)耶尔森菌小肠结肠炎:多发生于冬季和早春,动物是重要的感染源,以粪 - 口途径感染为主,由动物或人直接传染或通过污染的水、食物传播。不同年龄的患儿症状有所不同,5 岁以下患儿以肠炎的症状多见。主要表现为腹泻和 / 或腹痛,大便为水样、黏液样或脓血便,多伴有发热、头痛、全身不适、呕吐和腹痛。大便显微镜检查有大量白细胞及数量不等的红细胞。病程 1~3 周,少数患者可延续数个月。

(7)抗生素诱发的肠炎:长期应用广谱抗生素致肠道菌群失调,使肠道耐药的金黄色葡萄球菌、梭状芽胞杆菌、白念珠菌和铜绿假单胞菌等大量繁殖引起肠炎。发病多在用药 2~3 周之后,或体弱多病免疫功能低下,或长期应用肾上腺皮质激素者。

1)金黄色葡萄球菌肠炎:多继发于使用大量抗生素后,由于病菌侵袭肠壁和产生肠毒素所致。主要表现为腹泻。起病较急,大便有腥臭味、水样,暗绿似海水色,黏液多,有假膜,少数有便血。重者腹泻频繁,可发生脱水、电解质紊乱和酸中毒。多数有不同程度的中毒症状如发热、恶心、呕吐、谵妄甚至休克。大便显微镜检查有大量脓细胞和成簇的革兰氏阳性球菌,培养有葡萄球菌生长,凝固酶阳性。

2)艰难梭菌性肠炎:又称假膜性肠炎,由艰难梭菌(又称难辨梭状芽胞杆菌)引起。除万古霉素和胃肠道外用的氨基糖苷类抗生素外,几乎各种抗生素均可诱发本病。病变主要在结肠,也可累及小肠,黏膜出现红斑、水肿,进而浅层黏膜坏死形成黄白色假膜。本菌在肠道内大量繁殖,产生毒素 A (肠毒素)和毒素 B(细胞毒素)而致病。主要表现为腹泻,轻症大便每天数次,停用抗生素后很快痊愈;重症者频泻,黄绿色水样便,可有假膜排出。黏膜下出血可引起大便带血,伴有腹痛、腹胀。严重者可出现脱水、电解质紊乱和酸中毒,甚至发生休克。对可疑病例可行结肠镜检查,大便厌氧菌培养、组织培养法检测细胞毒素可协助确诊。

3)真菌性肠炎:多为白念珠菌所致,2 岁以下婴儿多见。主要症状为腹泻,大便次数增多,黄色稀便,泡沫较多带黏液,有时可见豆腐渣样斑块(菌落)。病程迁延,常伴鹅口疮。大便显微镜检查有真菌孢子和菌丝,真菌培养阳性可确诊。

4. 迁延性、慢性腹泻 病因复杂,感染、食物过敏、酶缺乏、免疫缺陷、先天畸形等均可引起。以急性腹泻未彻底治疗或治疗不当、迁延不愈最为常见。营养不良的婴幼儿患病率较高,且腹泻易迁延不愈,持续腹泻又加重了营养不良,两者互为因果,导致免疫功能低下,继发感染,形成恶性循环,引起多脏器功能异常。

【诊断和鉴别诊断】

根据发病季节、病史(包括喂养史和流行病学资料)、临床表现和大便性状可作出临床诊断。必须判定有无脱水(程度和性质)、电解质紊乱和酸碱失衡。注意寻找病因,从临床诊断和治疗考虑,可先根据大便常规有无白细胞将腹泻分为两大类型:

1. 大便无或偶见少量白细胞 表明无侵袭性细菌感染,多由于肠毒素或病毒、非侵袭性细菌、寄生虫或喂养不当引起的腹泻,水样泻多见。需鉴别的疾病:

生理性腹泻:多见于 6 个月以内婴儿,外观虚胖,常有湿疹,生后不久即出现腹泻,除大便次数增多外,无其他症状,食欲好,不影响生长发育。近年来发现此类腹泻可能为乳糖不耐受的一种特殊类型,添加辅食后,大便即逐渐转为正常。

2. 大便有较多的白细胞 表明结肠和回肠末端有侵袭性炎症病变,常由各种侵袭性细菌感染所致,仅凭临床表现难以区别。需鉴别的疾病:

(1)细菌性痢疾:常有流行病学病史,起病急,全身症状重。大便次数多,量少,排脓血便伴里急后重,大便显微镜检查有较多脓细胞、红细胞和吞噬细胞,大便细菌培养有痢疾杆菌生长可确诊。

(2)坏死性肠炎:中毒症状较严重,腹痛、腹胀、频繁呕吐、高热,初为黄色稀便,后大便呈现暗红色糊状或赤豆汤样血水便,腹部平片示小肠局限性充气扩张、肠壁积气、肠间隙增宽等。

(3)阿米巴痢疾:急性发热,果酱样大便,腥臭,大便显微镜检查有大量红细胞,新鲜粪便涂片找到滋养体(急性)或包囊(慢性)。无明显全身中毒症状。

【治疗】

治疗原则为:预防和纠正脱水,继续喂养,锌的补充,合理用药,预防并发症。不同类别的腹泻病治疗重点各有侧重,急性腹泻多注意维持水、电解质和酸碱平衡;迁延性及慢性腹泻则应注意肠道菌群失调,加强营养支持和饮食疗法。

1. 急性腹泻的治疗

(1)预防脱水和纠正水、电解质紊乱及酸碱失衡(参见第四章第三节)

1)预防脱水:从患儿腹泻开始就给予口服足够的液体以预防脱水。母乳喂养儿应继续母乳喂养,并且增加喂养的频次及延长单次喂养时间;混合喂养的婴儿,应在母乳喂养基础上给予 ORS 或其他清洁饮用水;人工喂养儿选择 ORS,流质如汤汁、米汤水和酸乳饮品或清洁饮用水。

2)轻至中度脱水治疗:口服补液,及时纠正脱水。应用 ORS,用量(ml)= 体重(kg)× (50~75),一般 4h 内服完;密切观察患儿病情,并指导母亲给患儿服用 ORS 液的方法。以下情况提示口服补液可能失败:①持续、频繁、大量腹泻;② ORS 液服用量不足;③频繁、严重呕吐。如果临近 4h,患儿仍有脱水表现,应调整补液方案。4h 后重新评估患儿的脱水状况,选择适当的补液方案。

3）重度脱水治疗

A. 静脉输液：采用静脉用的糖盐混合溶液（须在医院进行）：首先以 2∶1 等张液 20ml/kg，于 30~60min 内静脉推注或快速滴注以迅速增加血容量，改善循环和肾功能；在扩容后根据脱水性质（等渗性脱水选用 2∶3∶1 液，低渗性脱水选用 4∶3∶2 液）按 80ml/kg 继续静脉滴注，先补 2/3 量，一般婴幼儿 5h，较大儿童 2.5h；在补液过程中，每 1~2 小时 1 次评估患者脱水情况，如无改善，则加快补液速度；婴儿在补液后 6h，儿童在补液后 3h 重新评估脱水情况，选择适当补液方案继续治疗；一旦患儿可以口服（通常婴儿在静脉补液后 3~4h，儿童在静脉补液后 1~2h），即给予 ORS。

B. 鼻饲管补液：重度脱水时如无静脉输液条件，立即转运到就近医院进行静脉补液，转运途中可以采用鼻饲点滴方法进行补液。采用 ORS 液，以 20ml/（kg·h）的速度补充，如患儿反复呕吐或腹胀，应放慢鼻饲点滴速度，总量不超过 120ml/kg。每 1~2 小时 1 次评估患者脱水情况。

4）纠正低钾血症：来院前 6h 内有尿即应及时补钾；浓度不应超过 0.3%；每天静脉补钾时间不应少于 8h；切忌将钾盐静脉推注，否则导致高钾血症而危及生命。细胞内的钾浓度恢复正常要有一个过程，因此纠正低钾血症需要一定时间，一般静脉补钾要持续 4~6d。能口服时可改为口服补充。

5）纠正低钙血症及低镁血症：出现低钙血症症状时可用 10% 葡萄糖酸钙（每次 1~2ml/kg，最大量 ≤ 10ml）加等量葡萄糖液稀释后缓慢静脉滴注。低镁血症者用 25% 硫酸镁按每次 0.1mg/kg 深部肌内注射，每 6 小时一次，每天 3~4 次，症状缓解后停用。

6）第 2 天及以后的补液：经第 1 天补液后，脱水和电解质紊乱已基本纠正，第 2 天及以后主要是补充继续损失量（防止发生新的累积损失）和生理需要量，继续补钾，供给热量。一般可改为口服补液。若腹泻仍频繁或口服量不足者，仍需静脉补液。补液量需根据吐泻和进食情况估算，并供给足够的生理需要量，用 1/3~1/5 张含钠液补充。继续损失量是按"丢多少补多少""随时丢随时补"的原则，用 1/2~1/3 张含钠溶液补充。仍要注意继续补钾和纠正酸中毒的问题。

（2）继续喂养：强调继续饮食，满足生理需要，补充疾病消耗，以缩短腹泻后的康复时间，要根据疾病的特殊病理生理状况、个体消化吸收功能和平时的饮食习惯进行合理调整。有严重呕吐者可暂时禁食 4~6h（不禁水），待好转后继续喂养。

1）调整饮食：母乳喂养儿继续母乳喂养，小于 6 个月的人工喂养患儿可继续喂配方乳，大于 6 个月的患儿可继续食用已经习惯的日常食物。避免给患儿喂食含粗纤维的蔬菜和水果以及高糖食物。

2）营养治疗

①糖源性腹泻：以乳糖不耐受最多见。治疗宜采用去（或低）乳糖配方奶或豆基蛋白配方奶。时间 1~2 周，腹泻好转后转为原有喂养方式。②过敏性腹泻：以牛奶蛋白过敏较常见。避免食入过敏食物，或采用口服脱敏喂养法，不限制已经耐受的食物。婴儿通常能耐受深度水解蛋白配方奶，如仍不耐受，可采用氨基酸配方奶或全要素饮食。③要素饮食：适用于慢性腹泻、肠黏膜损伤、吸收不良综合征者。④静脉营养：用于少数重症病例，不能耐受口服营养物质、伴有重度营养不良及低蛋白血症者。

（3）补锌治疗：急性腹泻患儿能进食后即予以补锌治疗，可以加快肠黏膜修复，缩短病程，减轻症状，减少未来 3 个月内腹泻发生的机会。世界卫生组织和联合国儿童基金会建议，对于急性腹泻患儿如年龄 >6 个月，补充含元素锌 20mg/d；年龄 <6 个月，补充元素锌 10mg/d，共 10~14d。元素锌 20mg 相当于硫酸锌 100mg，葡萄糖酸锌 140mg。但如经评估，患儿缺锌的机会不高，可暂不需补锌。

（4）合理使用抗生素：腹泻患儿须行粪便的常规检查和 pH 试纸检测。急性水样便腹泻在排除霍乱后，多为病毒性或产肠毒素性细菌感染，常规不使用抗生素；黏液脓血便多为侵袭性细菌感染，须应用抗生素，药物可根据本地药敏情况经验性选用；用药后 48h，病情未见好转，可考虑更换抗生素；用药的第 3 天须进行随访；强调抗生素疗程要足够；应用抗生素前应首先行粪便标本的细菌培养和病原体检测，以便依据分离出的病原体及药敏试验结果选用和调整抗菌药物。金黄色葡萄球菌肠炎、假膜性肠炎、真菌性肠炎应立即停用原使用的抗生素，根据病原可选用万古霉素、新青霉素、利福平、甲硝唑或抗真菌药物治疗。

(5)其他治疗方法:有助于改善腹泻病情、缩短病程。

1)应用肠黏膜保护剂:能吸附病原体和毒素,维持肠细胞的吸收和分泌功能,与肠道黏液糖蛋白相互作用可增强其屏障功能,阻止病原微生物的攻击,如蒙脱石散。

2)应用微生态疗法:有助于恢复肠道正常菌群的动态平衡,抑制病原菌定植和侵袭,控制腹泻。给予益生菌如布拉酵母菌、鼠李糖乳酸杆菌、双歧杆菌、嗜酸乳杆菌、粪链球菌等。

3)应用抗分泌药物:脑啡肽酶抑制剂消旋卡多曲,通过加强内源性脑啡肽来抑制肠道水电解质的分泌,治疗分泌性腹泻,如肠毒素性腹泻。

4)避免用止泻药:如洛哌丁胺,因为其可抑制胃肠动力的作用,增加细菌繁殖和毒素的吸收,对于感染性腹泻有时是很危险的。

5)中医治疗:采用辨证方药、针灸、穴位注射及推拿等方法。

2. 迁延性和慢性腹泻治疗 因迁延性、慢性腹泻常伴有营养不良和其他并发症,病情较为复杂,必须采取综合治疗措施。

(1)积极寻找引起病程迁延的原因,针对病因进行治疗,切忌滥用抗生素,避免持续的肠道菌群失调。

(2)预防和治疗脱水,纠正电解质及酸碱平衡紊乱。

(3)营养治疗:此类患儿多有营养障碍,继续喂养对促进疾病恢复、肠黏膜损伤的修复是有益的。

1)继续母乳喂养。人工喂养儿应调整饮食。

2)双糖不耐受患儿,食用含双糖(包括蔗糖、乳糖、麦芽糖)的饮食可使腹泻加重,其中以乳糖不耐受最多见,治疗宜采用去双糖饮食,可采用豆浆(每 100ml 鲜豆浆加 5~10g 葡萄糖)或去乳糖配方奶粉。

3)过敏性腹泻:患儿在应用无双糖饮食后腹泻仍不改善时,需考虑蛋白质过敏(如对牛奶或大豆蛋白过敏)的可能性,应回避过敏食物或改用深度水解蛋白配方奶、氨基酸配方奶。

4)要素饮食:是肠黏膜受损患儿最理想的食物,系由氨基酸、葡萄糖、中链甘油三酯、多种维生素和微量元素组合而成。

5)静脉营养:少数严重腹泻患儿不能耐受口服营养物质者,可采用静脉高能营养。推荐方案为:脂肪乳剂每天 2~3g/kg,复方氨基酸每天 2~3g/kg,葡萄糖每天 12~15g/kg,电解质及多种微量元素适量,液体每天 120~150ml/kg,热量每天 50~90cal/kg。好转后改为口服。

(4)药物治疗

1)抗生素:仅用于分离出特异病原的感染患儿,并根据药敏试验结果选用。

2)补充微量元素和维生素:如锌、铁、烟酸、维生素 A、C 和 B 族维生素等,有助于肠黏膜的修复。

3)应用微生态调节剂和肠黏膜保护剂。

(5)中医辨证论治有良好疗效,并可配合中药、推拿、捏脊、针灸和磁疗等。

(江米足)

二、炎症性肠病

炎症性肠病(inflammatory bowel disease,IBD)是指原因不明的一组非特异性慢性胃肠道炎症性疾病,包括溃疡性结肠炎(ulcerative colitis,UC)、克罗恩病(Crohn disease,CD)和未定型 IBD(IBD unclassified,IBDU)。该病在西方国家较常见,但近年来亚洲及中东地区发病率呈增多趋势,我国也有越来越多的 IBD 患者包括儿童病例得到明确诊断。最近 10 年来,儿童 IBD 尤其是 CD 的发病率有所上升。来自欧洲的资料显示,16 岁以下 IBD 发病率从每年 4.45/10 万增长至每年 7.82/10 万。流行病学调查资料显示,20 岁以下 UC 和 CD 患儿占 IBD 总数的 25%~30%。与成年发病的 IBD 相比,儿童 IBD 以 CD 更常见,且具有某些特有的表现,如生长迟缓占确诊患儿的 10%~40%。近年随着对儿童 IBD 的深入研究,发现年龄小于 6 岁的 IBD 儿童有其独特的表型,这类 IBD 被定义为极早发型 IBD(very early onset IBD,VEO-IBD)。VEO-IBD 中还包含新生儿 IBD(小于 28 日龄)和婴幼儿 IBD(小于 2 岁)。

【病因和发病机制】

IBD 的病因目前尚未完全清楚,但基因与环境因素的相互作用是其重要的致病因素。与成年发病的 IBD 患者相比,遗传因素在早期发病的 IBD 患儿中起着较重要的作用,通常 26%~42% 有家族史。VEO-IBD 中被报道最多的是白介素 -10 及其受体基因突变。环境因素、被动吸烟、反复使用抗生素、免疫功能失调、不良饮食习惯、肠道菌群紊乱等也被认为是 IBD 的相关因素。

【临床表现】

IBD 的临床表现随年龄、病变部位、临床分型不同而异,多为亚急性起病,少数呈急性起病。大多表现为发作与缓解交替,少数症状持续并逐渐加重。临床表现一般可分为消化道症状、肠外表现和全身症状。

1. 消化道症状

(1)腹泻:腹泻是 IBD 最常见的症状,可伴有黏液血便,便血是 IBD 活动期的重要表现,腹泻次数及便血的程度与病情轻重有关。

(2)腹痛:可为轻中度腹痛,局限于下腹或累及全腹,部分患儿便后缓解。病情轻者可无腹痛或仅有腹部不适。并发中毒性巨结肠或肠穿孔时可为持续剧烈腹痛。

(3)瘘管形成:是 CD 的特征性临床表现,因透壁性炎症病变穿透肠壁全层至肠外组织或器官而成。根据瘘管是否通向体表分为内瘘和外瘘,前者可通向其他肠段、肠系膜、膀胱、输尿管、阴道、腹膜后等处,后者通向腹壁或肛周皮肤。

(4)肛门周围病变:如肛瘘、肛周脓肿、肛裂、皮赘等,多见于 CD,也可成为 CD 的首发或突出的临床表现。

(5)其他消化道症状:如恶心、呕吐、食欲缺乏、腹胀等。

2. 肠外表现
关节炎、口腔复发性溃疡、结节性红斑、坏疽性脓皮病、虹膜睫状体炎、前葡萄膜炎、原发性硬化性胆管炎、强直性脊柱炎等。

3. 全身症状
发热、生长迟缓、营养不良、青春发育延迟、继发性闭经、贫血、体重下降、精神萎靡等。

【临床分型和疾病评估】

1. 临床类型
可按巴黎表型分类法进行分型。

2. 疾病活动度评估

(1)CD:临床上用儿童 CD 活动指数(pediatric Crohn disease activity index,PCDAI)来评估疾病活动严重程度,将 PCDAI<10.0 定义为缓解期,10.0~27.5 定义为轻度活动期,30.0~37.5 定义为中度活动期,40.0~100.0 为重度活动期。

(2)UC:病情分为活动期和缓解期,活动期的疾病按严重程度分为轻、中、重度。儿童 UC 疾病活动指数(pediatric ulcerative colitis activity index,PUCAI)可用于评估疾病活动性。将 PUCAI<10 定义为缓解期,10~34 定义为轻度活动期,35~64 定义为中度活动期,≥ 65 定义为重度活动期。

【辅助检查】

1. 实验室检查
血液检查包括全血细胞计数、红细胞沉降率、C 反应蛋白、血清肌酐和尿素氮、血清白蛋白、免疫电泳、肝功能、腹部扫描检查。若血红蛋白计数降低、炎症指标升高(红细胞沉降率加快、C 反应蛋白增高)、血小板计数增加、血清白蛋白降低,则提示 IBD。但某些 UC 患儿,红细胞沉降率、血红蛋白和血小板计数也可正常。如血小板计数升高基本上可排除以血便为主要表现的感染性腹泻。血清标志物如抗酿酒酵母抗体或抗中性粒细胞胞质抗体阳性有助于 CD 或 UC 的诊断,其敏感性为 60%~ 80%。粪钙卫蛋白和乳铁蛋白检测有助于了解 UC 炎症的活动性。大便病原学检查对于 IBD 诊断并非必需,因为 IBD 初次发作一般是在肠道感染以后。由于儿童易感染结核,必须与结核病进行鉴别诊断。

2. 内镜和组织学检查
内镜检查是诊断 IBD 的重要手段,结肠镜检查时要插入回肠末端,并对各部位黏膜包括回肠末端黏膜进行多点活检,这对于鉴别 CD 和 UC、确定发病部位和炎症程度是非常重要的。因为孤立的回肠黏膜炎症而结肠黏膜正常者,约占 CD 患儿的 9%。结肠镜下表现和活检对全结肠炎患儿的鉴别诊断至关重要。无论有无上消化道症状,胃镜检查值得在所有患儿中实行。通过上消化道组织学检查,如发现特异的病变如巨细胞肉芽肿或阿弗他溃疡则可确诊 CD,其临床漏诊率可达 11%~29%。结肠镜检查未发现阳性病灶时,有条件者可选择小肠镜检查并行小肠黏膜组织病理学检查。在排除小肠部位的狭窄后,胶囊内镜检查可用于鉴别小肠病变,但不能代替内镜检查。

3. 放射学检查　由于狭窄,结肠镜无法检查全部结肠时,钡剂灌肠是常用的检查方法。一些放射学征象可提示 CD 处于活动期,如黏膜呈鹅卵石样改变、溃疡、小肠襻分离,病变呈跳跃性节段性分布。小肠造影或气钡双重造影,即插管到十二指肠进行钡剂对比造影可能会发现 CD 病变累及小肠的一些并发症,如狭窄、僵硬和内瘘。腹部 CT 扫描在发现狭窄部位、排除脓肿和瘘管等方面非常有价值。磁共振或磁共振双重造影被认为对诊断 IBD 小肠病变具有更高的敏感性和特异性。

【诊断】

完整的 IBD 诊断应包括疾病的临床类型、病变范围、严重程度、病情分期及肠外表现和并发症(狭窄、肛瘘),要重视病史采集和体格检查。

1. 病史采集　诊断 IBD 需要全面、详细的病史回顾。如果患儿腹痛、腹泻、便血和体重减轻等症状持续 4 周以上或 6 个月内类似症状反复发作 2 次以上,临床上应高度怀疑 IBD。所谓典型的 CD 三联症(腹痛、腹泻、体重减轻)只占 CD 患儿的 25%。许多年龄较小的 CD 患儿表现为非典型症状,如全身不适或轻微腹部不适。其他症状包括发热、生长迟缓、营养不良、恶心或伴呕吐、心理障碍、关节病变、结节性红斑、继发性闭经、青春发育延迟、肛周病变。当临床症状以肠外表现为主时常会延误诊断,多见于 CD 患儿。如果一级亲属有 IBD 病史,患儿患病概率大大增加。

2. 体格检查　身高(按当地年龄的身高标准差评分)和体重(按当地身高的体重标准差评分)是诊断生长迟缓的主要参数,随访时要有记录。并应追问成长过程中身高和体重的变化,以便评估生长速度减缓的情况。应查看一下有无贫血及指甲床的毛细血管充盈情况。口腔主要检查有无口唇肿胀、牙龈增生和阿弗他溃疡。皮肤病变如白癜风、肠外症状(结节性红斑、坏疽性脓皮病)。应检查腹部有无肿块(回盲部浸润或脓肿)、压痛,肝脾有无肿大。应检查肛周皮肤皮赘、肛裂、肛瘘和脓肿。若有关节痛,应检查有无关节炎症。

【鉴别诊断】

1. UC 和 CD 的鉴别诊断　UC 是一种慢性非特异性结肠炎症,病变主要累及结肠黏膜和黏膜下层,大多从远端结肠开始,逆行向近端发展,可累及全结肠甚至末端回肠,呈连续性分布,临床主要表现腹泻、黏液血便、腹痛。CD 为一种慢性肉芽肿炎症,病变呈穿壁性炎症,多为节段性、非对称分布,可累及胃肠道各部位,以末段回肠和附近结肠为主,临床主要表现腹痛、腹泻、瘘管和肛周病变。IBDU 指结肠病变既不能确定为 CD、又不能确定为 UC 的结肠病变,病变主要位于近段结肠,远段结肠一般不受累,即使远段结肠受累,病变也很轻。UC、CD 和 IBDU 均可合并不同程度体重下降、生长迟缓和全身症状,具体见表 11-1。

表 11-1　炎症性肠病的内镜和组织学表现

检查项目	CD	UC
内镜(胃镜/肠镜)	溃疡(阿弗他、线形、裂隙状)	溃疡
	鹅卵石样改变	红斑
	狭窄	血管纹理模糊
	瘘管	质脆
	口腔或肛周病变	自发性出血
	跳跃性病变	假性息肉
	节段性分布	持续性病变
		(从直肠到近端结肠)

续表

检查项目	CD	UC
组织学	黏膜下层累及(活检标本)	黏膜层累及或全层累及(手术切除标本)
	隐窝扭曲、变形	隐窝扭曲、变形
	隐窝脓肿	隐窝脓肿
	溃疡	杯状细胞减少
	肉芽肿(非干酪样、非黏液性)	黏液性肉芽肿(罕见)
	局部病变、灶性分布(活检标本)	持续性分布

注:CD 和 UC 的组织学共同表现为急、慢性炎症,伴有结构变化、腺体的丢失、隐窝的增生;CD 的病变还包括口腔部位有口唇肿胀、牙龈增生和阿弗他溃疡;肛周皮肤皮赘、肛裂、肛瘘和脓肿。

2. CD 的鉴别诊断

(1)肠结核:肠结核病变部位及表现与 CD 十分相似,具有相对特异性鉴别价值的指标:肠瘘、肠壁或腹腔脓肿、肛周病变、病变切除后复发等,首先考虑 CD;下列表现倾向肠结核诊断:伴活动性肺结核;血清结核菌纯化蛋白衍生物(PPD)试验强阳性;结肠镜下见典型的环形溃疡、回盲瓣口固定开放;活检见肉芽肿分布在黏膜固有层且数目多、直径大、特别是有融合;抗酸染色阳性;活检组织结核分枝杆菌 DNA 检测阳性有助于肠结核诊断。黏膜活检病理显示干酪性坏死对肠结核有确诊价值,肠黏膜固有层抗酸杆菌染色阳性对肠结核诊断有重要价值。T 细胞酶联免疫斑点试验(T-SPOT)阴性有助于排除肠结核。对于鉴别诊断困难者,可先行诊断性抗结核治疗。

(2)白塞病:白塞病可表现为肠道单个或多个溃疡,口腔溃疡反复发生,病理组织学改变主要为肠壁深层大小不等的血管壁玻璃样变、管壁肥厚、纤维蛋白及血栓沉积,可以与 CD 的肉芽肿性炎症相鉴别。

3. UC 的鉴别诊断

(1)急性感染性肠炎:急性感染性肠炎一般有自限性,3~4 周恢复,当病情持续而病原学阴性则支持 UC 诊断。

(2)过敏性结肠炎:过敏性结肠炎的表现可类似于 UC,尤其是婴儿过敏性结肠炎。患儿常伴湿疹,有牛奶蛋白过敏史,部分有过敏性疾病家族史。牛奶蛋白回避及激发试验可帮助诊断。

(3)慢性肠道传染病:如阿米巴痢疾、血吸虫病、人类免疫缺陷病毒等可表现为慢性腹泻伴黏液血便,相应的病原学检查阳性是诊断的关键。

【治疗】

目前尚无统一的治疗模式,亦无得到普遍认可的治愈方法和药物,一般采取个体化治疗。治疗目标为诱导并维持临床缓解及黏膜愈合,促进生长发育,防治并发症,改善患儿生存质量,并尽可能减少药物不良反应。儿童 IBD 治疗方案基于疾病活动度的评估及病变的累及范围,包括诱导缓解和维持缓解两方面。对于初诊或复发的患儿,首先应进行诱导缓解,成功诱导缓解后再进行维持缓解治疗。根据病情变化及时调整治疗方案,包括药物剂量及药物种类。治疗方法主要为营养治疗、药物治疗和手术治疗。儿童 IBD 治疗需要一个专业的多学科合作团队(multiple disciplinary team,MDT)共同完成,包括儿科、儿外科、营养科、心理科和专业护理队伍等。

1. **营养治疗** 营养治疗被认为对儿童 IBD 的诱导缓解有非常重要的意义,可防治营养不良,促进儿童生长发育和预防骨质疏松症,对长期缓解及预防复发起关键作用,成为各阶段 IBD 患儿不可缺少的临床治疗措施之一。

全肠内营养(exclusive enteral nutrition,EEN)是指回避常规饮食,将肠内营养制剂作为唯一的饮食来源。EEN 可作为轻至中度儿童 CD 诱导缓解的一线治疗方案。EEN 相比糖皮质激素、免疫抑制剂和生物制剂等药物治疗,风险更小,可诱导急性活动期 IBD 缓解,但不能单纯用于维持缓解。故推荐以整蛋白配方作为 EEN 的首选配方,给予途径首选口服。启动 EEN 后 2 周需评估疗效及依从性,若患儿无受益则需考虑及时调整治疗方案。EEN 疗程建议 6~12 周,随后在 2~4 周内逐步引入低脂少渣食物。对于存在孤立口腔溃疡或肛周病变患儿,不推荐 EEN 用作诱导缓解的治疗。

肠外营养仅用于肠内营养禁忌或肠内营养不耐受情况下短暂使用或补充性使用。定期监测与营养相关的实验室指标,尤其是维生素 D、锌、钙、叶酸等,根据检测结果给予针对性补充治疗。

2. 药物治疗　主要的药物包括 5- 氨基水杨酸类、糖皮质激素、免疫抑制剂及生物制剂,对难治性 CD 可选用沙利度胺。

(1)5- 氨基水杨酸类:口服制剂包括柳氮磺吡啶和美沙拉秦,直肠用药制剂为美沙拉秦灌肠剂和栓剂,可用于轻中度活动儿童 UC 的诱导及维持缓解治疗。口服美沙拉秦可作为 UC 诱导缓解的一线治疗方案,剂量为 30~50mg/(kg·d)。对于轻中度直肠炎,可考虑局部美沙拉秦单药治疗,剂量为 25mg/(kg·d),最大总量为 1g/d。对于轻度活动期结肠型 CD 诱导缓解和维持缓解治疗可能有效。

(2)糖皮质激素:适应证为①儿童 UC 的诱导缓解,包括中重度活动期 UC 及轻度活动期 UC 对美沙拉秦无效者;②适用于中、重度活动性 CD 的诱导缓解治疗。糖皮质激素不可用于维持缓解治疗。泼尼松 1mg/(kg·d) 起始给药,最大用量 40mg/d。对于重度 UC 患儿,最大用量可达 60mg/d,也可静脉滴注甲泼尼龙 1.0~1.5mg/(kg·d)。布地奈德可用于病变局限在回盲部的 CD 患儿,剂量 0.45mg/(kg·d),最大用量 9mg/d,但不推荐用于重度活动性 CD 的治疗。

(3)免疫抑制剂

1)嘌呤类制剂:是儿童 CD 维持缓解的首选治疗方案,也适用于激素诱导缓解的重度 UC 的维持缓解,美沙拉秦不耐受的 UC 患儿,UC 频繁复发,或激素依赖的 UC 患儿。常用硫唑嘌呤,剂量为 1.5~2.5mg/(kg·d),或巯嘌呤,剂量为 1.0~1.5mg/(kg·d)。

2)甲氨蝶呤:用于硫嘌呤类药物无效或不能耐受者的维持缓解,剂量为 10~25mg/m^2,肌内注射、皮下注射或口服,每周 1 次,最大剂量每次 25mg。

3)其他:沙利度胺可用于 CD 合并结核分枝杆菌感染及儿童难治性 CD,推荐用药量 1.5~2.5mg/(kg·d)。需取得家长知情同意后方可考虑应用,并密切监测其不良反应,如有外周神经炎、嗜睡、精神异常等,应及时减量或停用。

(4)生物制剂:可用于儿童的生物制剂是英夫利西单抗(infliximab,IFX),适应证为中重度活动期 CD 的诱导和维持缓解治疗;激素耐药的活动性 CD 的诱导缓解治疗;瘘管性 CD;有严重肠外表现(如关节炎、坏疽性脓皮病等)的 CD;存在高危因素的患儿,即内镜下深溃疡、充分诱导缓解治疗后仍持续为重度活动、病变广泛、生长迟缓(年龄别身高 Z 值在 -2.5 以下)、严重骨质疏松、起病时即存在炎性狭窄或穿孔、严重肛周病变;还可作为重度 UC 的"拯救"治疗。IFX 按每次 5mg/kg,在第 0 周、2 周、6 周静脉注射作为诱导缓解方案;然后同样剂量每隔 8 周用药一次作为维持缓解方案。在 IFX 治疗前需严格除外结核、乙肝及其他感染因素。若存在脓肿、感染、结核,需充分抗感染、脓肿引流后再考虑 IFX 治疗。

3. 手术治疗　CD 外科手术指征为:①出现肠梗阻、腹腔脓肿、瘘管形成、急性穿孔、大出血等并发症时;②癌变;③内科治疗无效、疗效不佳和 / 或药物不良反应已严重影响生存质量者。UC 的手术治疗大多作为"拯救"治疗,但对中毒性巨结肠患儿一般宜早期实施手术,全结直肠切除、回肠储袋肛管吻合术是 UC 患儿首选的手术。术前建议进行多学科合作团队(MDT)讨论,并与家长充分沟通,以权衡手术治疗的利弊。

(江米足)

三、肠套叠

肠套叠(intussusception)是指一段肠管及其对应的肠系膜套入邻近肠腔内所致的一种肠梗阻,是婴儿期最常见的急腹症之一。

（一）急性肠套叠

急性肠套叠是婴儿期一种特有性疾病，绝大多数不伴有肠道器质性疾病。2岁以内多见，约50%在4~10月龄发病；2岁以后发病减少，5岁以后发病罕见。大年龄儿童的肠套叠可为急性表现，部分为慢性表现，且伴有器质性疾病概率增加。婴幼儿急性肠套叠一年四季均有发病，以春末夏初发病率最高，可能与病毒感染（呼吸道和/或胃肠道病毒）有关。夏、冬季次之，秋季较少见。

【病因】

肠套叠按病因可分为特发性和继发性两类。特发性肠套叠主要见于婴幼儿。继发性肠套叠占婴儿和儿童肠套叠的0.8%，<3个月或>5岁多见；常见病因有肠息肉、憩室、重复畸形、紫癜血肿、肿瘤及结核等。

婴幼儿特发性肠套叠病因尚不清楚，可能与下列因素有关：

1. **饮食改变** 辅食添加及饮食结构改变，肠道不能适应，导致肠功能紊乱可引起肠套叠。因此生后4~10个月是肠套叠发病高峰期。

2. **回盲部解剖因素** 90%婴儿回盲瓣呈唇样凸入盲肠，且淋巴组织丰富，受炎症或食物刺激后易引起充血、水肿、肥厚；同时婴儿期回盲部活动度大，肠系膜较游离；肠蠕动易将回盲瓣向前推移，并牵拉肠管形成套叠。

3. **病毒感染** 肠道病毒感染（腺病毒/轮状病毒等）引起的腹泻、肠功能紊乱是导致疾病发生的可能诱因。

4. **肠痉挛及自主神经失调** 各种食物、炎症、腹泻、细菌或寄生虫毒素等刺激肠道产生痉挛，使肠蠕动功能节律紊乱或逆蠕动而引起肠套叠。

5. **遗传因素** 近年来有报道肠套叠有家族遗传病史。

【病理及分型】

肠套叠纵断面分为3层：套入部为内筒，套入反折肠管形成中筒，外层肠管形成外筒或鞘部。肠套叠套入最远处为头部或顶端，肠管从外面套入处为颈部。（图11-18）。肠套叠多为顺行套叠，与肠蠕动方向一致，套入部随肠蠕动不断推进，肠管及其系膜一并套入鞘内。鞘层肠管持续痉挛，使套入部肠管发生循环障碍，初期静脉回流受阻和组织充血水肿。黏膜细胞分泌大量黏液进入肠腔，与血液及粪质混合呈果酱样胶冻状排出。病程进展可致动脉受累，供血不足，最终发生肠壁坏死。中层及鞘部转折处肠管最易坏死，内层发生坏死较晚，外层很少发生坏死。肠套叠多不能自动退出。逆行套叠极少见。

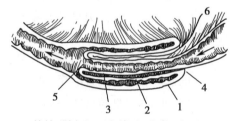

1. 外筒（鞘部）；2. 中筒；3. 内筒（套入部）；
4. 颈部；5. 头部（起套点）。

图 11-18　肠套叠构成示意图

根据套入部最近端和鞘部最远端肠段部位分为以下类型（图11-19）。

1. **小肠型** 包括空空型、回回型及空回型。

2. **回盲型** 以回盲瓣为出发点。

3. **回结型** 以回肠末端为出发点，阑尾不套入鞘内，此型最多，占70%~80%。

4. **结肠型** 结肠套入结肠。

5. **复杂型或复套型** 常见为回回结构，占肠套叠的10%~15%。

6. **多发型** 在肠管不同区域内有分开的2个、3个或更多的肠套叠。

【临床表现】

1. **婴儿肠套叠** <2岁，多见，尤其健康肥胖婴儿；多为原发性肠套叠。

（1）阵发性哭闹不安：突然出现阵发性有规律哭闹，哭闹持续10~20min，可伴有手足乱动、面色苍白、拒食、异常痛苦表现，可有5~10min或更长时间暂时安静，如此反复发作。阵发性哭闹与肠蠕动间期相一致。肠蠕动将套入肠段向前推进,肠系膜被牵拉,鞘部产生强烈收缩而引发剧烈腹痛;蠕动波过后,患儿即转为安静。如合并肠坏死或腹膜炎,表现为萎靡不振、反应低下。部分患儿体质较弱,或并发肠炎、痢疾等疾病时,哭闹不明显,而表现为烦躁不安。

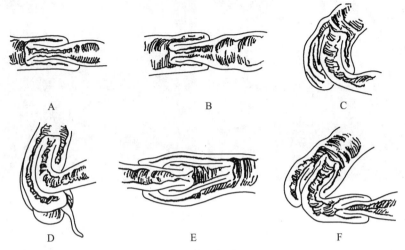

图 11-19　肠套叠类型

A. 小肠型;B. 结肠型;C. 回盲型,以回盲瓣为出发点;

D. 回结型,以回肠末端为出发点;E. 复杂型;F. 多发型。

(2)呕吐:初为奶汁、乳块或其他胃内食物,后转为胆汁样物。

(3)腹部包块:安静期可在患儿右上腹、肝下触及腊肠样、有弹性、轻压痛包块,一般右下腹有空虚感,肿块可沿结肠移动,有时在横结肠或左侧中下腹触及马蹄形肿块,严重者在肛门指检时直肠内触到子宫颈样肿物,即为套叠头部。个别病例可见套入部由肛门脱出。约 80% 病例可触及肿块;腹胀严重或腹肌紧张时不易触及。小肠型肠套叠上述症状不典型。

(4)果酱样血便:往往以首要症状就诊,发生率约 80%。血便多在发病后 6~12h 出现,最早可于 3~4h 出现;多为稀薄黏液或胶冻样果酱色血便。

(5)肛门指诊:有重要临床价值,就诊较早患儿虽无血便排出,但通过肛门指检可发现直肠内有黏液血便,对诊断肠套叠极有价值。

(6)全身状况:疾病早期患儿除表现为面色苍白、烦躁不安外,营养状况良好。疾病晚期可有脱水、电解质紊乱、精神萎靡、嗜睡、反应迟钝。发生肠坏死时有腹膜炎表现;可出现中毒性休克等症状。

2. 儿童肠套叠　儿童肠套叠症状不典型。起病相对缓慢,多表现为不完全性肠梗阻,肠坏死发生时间相对比较晚。患儿也有阵发性腹痛,但发作间歇期较婴儿为长,呕吐较少见。据统计儿童肠套叠发生便血者仅 40% 左右,而且便血往往在套叠几天后才出现,或仅在肛门指检时指套上有少许血迹。儿童配合情况下腹部查体多能触及腊肠样包块。很少有严重脱水及休克表现。

【诊断】

典型临床表现阵发性哭闹不安、呕吐、果酱样血便及腹部触到腊肠样包块时,即可诊断。约 10%~15% 病例就诊时缺乏典型表现,或只有其中 1~2 个症状,应仔细检查腹部是否可触及肿块,右下腹是否有空虚感,肛门指检观察指套是否染血,以便进一步确诊。腹部超声检查、空气灌肠有助于诊断。

【辅助检查】

1. 腹部超声　首选检查方法,简便、安全、无射线。超声图像在横断面表现为典型"同心圆"或"靶环"征,纵切面呈"套筒"征(图 11-20)。超声还能监测水压灌肠复位肠套叠的全过程,完成治疗。

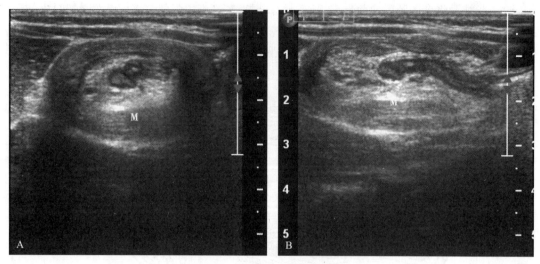

图 11-20　肠套叠超声像图
A.横断面"靶环"征;B.纵切面"套筒"征。

2. 空气灌肠　先腹部正侧位透视检查,观察肠内气体及分布情况;经肛门放置带球囊肛管,充盈球囊,然后逐渐注气入直肠、结肠,肠腔内可见半圆形致密软组织肿块突出,气体到达前端形成明显杯口影,有时可见部分气体进入鞘内形成不同程度钳状阴影。空气灌肠进行诊断的同时也可完成灌肠复位治疗。

【鉴别诊断】

肠套叠临床表现和体征不典型时,注意与下列疾病鉴别:

1. 细菌性痢疾　菌痢多见于夏季,常有不洁饮食史;早期即可出现高热,体温达 39℃或更高;黏液脓血便伴有里急后重,粪常规见到大量脓细胞,如细菌培养阳性,即可确诊;腹部触不到腊肠样包块,超声没有肠套叠典型影像。偶尔菌痢性腹泻引起肠蠕动紊乱导致肠套叠。

2. 急性坏死性小肠炎　腹泻为主,大便呈洗肉水样或红色果酱样,有特殊腥臭气味;高热、呕吐频繁、明显腹胀,严重者吐咖啡样物;全身情况较肠套叠恶化快,出现严重脱水,皮肤花纹和昏迷等休克症状。

3. 过敏性紫癜　腹型紫癜有阵发性腹痛及呕吐,有腹泻或便血,呈暗红色,有时因肠管水肿出血增厚,可在右下腹触及肿块。注意患儿是否有双下肢出血性皮疹、膝关节和踝关节肿痛等,部分病例可有血尿。据报道约 25% 腹型紫癜可伴有肠套叠,超声或空气灌肠检查协助诊断。

4. 梅克尔憩室出血　典型表现为无腹痛性、大量出血,或仅有轻微腹痛;溃疡出血常为突然发生,致贫血或休克。也可引起肠套叠,与原发性肠套叠很难鉴别,多在手术中发现。

5. 蛔虫性肠梗阻　因水质、卫生条件改善,目前临床少见。可表现为阵发性腹痛,可有吐、便蛔虫史;腹部包块多在脐周呈条索或面粉团样,压之可变形;临床很少有便血;发病前多有驱虫不当史;腹部超声显示肠腔内蛔虫影像。

6. 直肠脱垂　极少数肠套叠的套入部可由肛门脱出,需与直肠脱垂鉴别。直肠脱垂的肠黏膜一直延续到肛门周围的皮肤;而肠套叠脱出肠管与肛门口之间有一条沟,手指通过此沟可伸入直肠内;直肠脱垂无急腹症表现,多发生在用力排便或咳嗽、屏气等腹压增加情况下。

【治疗】

急性肠套叠分非手术治疗和手术治疗。非手术治疗包括空气灌肠、超声下水压灌肠和钡剂灌肠复位疗法。其适应证及禁忌证基本一致。

1. 非手术治疗

(1)适应证与禁忌证

1)适应证:病程不超过 48h,全身情况良好,无明显脱水及电解质紊乱,无明显腹胀和腹膜炎表现,复位压力一般控制在 60~100mmHg,<3 个月可行诊断性灌肠,不建议复位治疗,一般压力不超过 80mmHg。

2) 禁忌证:①病程 >48h,全身情况显著不良,严重脱水、精神萎靡、高热或休克等症状;②高度腹胀,腹部有明显压痛、肌紧张;疑有腹膜炎;③反复套叠,高度怀疑或已确诊继发性肠套叠;④小肠型肠套叠;⑤ <3 个月婴儿肠套叠。

(2)灌肠复位治疗

1)B 超监视下水压灌肠复位:超声实时监视下水压灌肠复位,随注水量增加和肠腔内压力升高,可见肠套叠"同心圆"或"靶环"状块影逐渐向回盲部退缩,形如"半岛征",随复位进展,"半岛"由大变小,最后通过回盲瓣突然消失。瞬间结肠内液体急速通过回盲瓣充盈回肠,截面呈蜂窝状改变,水肿的回盲瓣呈"蟹爪样"运动,同时注水阻力消失,压力下降,证明肠套叠复位。国内报道其复位成功率 95.5%,结肠穿孔率 0.17%。

2)空气灌肠复位:需小儿外科与放射科医师密切合作完成。采用自动控制压力的结肠注气机,肛门插入 Foley 管,经管道注入气体后见肠腔内软组织影,逐渐向回盲部退缩,直至完全消失,此时可听到气过水声,末端小肠快速充气,可见网状或圆形充气回肠,提示肠套叠复位。复位成功率可达 95% 以上。

3)钡剂灌肠复位:最早的灌肠复位方法,目前已较少应用。

(3)复位后观察与处理:拔出肛管后,排出大量带有臭味的黏液血便和黄色粪水;患儿很快入睡,无阵发性哭闹及呕吐;腹部平软,已触不到原有肿块;可选择口服活性炭 0.5~1g,6~8h 由肛门排出黑色炭末。原有其他症状,如腹泻、感染、需禁食等因素,可对症给予补液、抗感染等治疗。

(4)灌肠复位并发症:肠穿孔是严重并发症,发生率 <1%。①超声水压灌肠过程中,结肠内充盈液体突然消失,腹腔内出现较多液体,肠管呈漂浮状,应考虑肠穿孔。处理:应立即拔出肛管,迅速排出肠腔内盐水,腹穿刺抽出腹腔积液。②空气灌肠透视下出现腹腔"闪光"现象,即空气突然充满整个腹腔,立位见膈下游离气体,应考虑肠穿孔。拔出肛管无气体从肛门排出;患儿出现呼吸困难、心跳加快、面色苍白,病情突然恶化。处理:应立即用消毒针在剑突和脐中间穿刺排出腹腔内气体。③钡剂灌肠透视下见钡剂突然弥散到腹腔。钡剂和肠内容物污染腹腔形成化学性和细菌性腹膜炎,感染较重。处理:应立即停止钡剂灌肠。一旦发生肠穿孔,均需迅速做好术前准备,尽快手术探查。

2. 手术治疗

(1)手术适应证:①非手术疗法禁忌证的病例;②应用非手术疗法复位失败的病例;③小肠套叠;④继发性肠套叠。

(2)肠套叠手术复位术:手术前应纠正脱水和电解质紊乱,禁食水、胃肠减压和预防性抗生素。麻醉多采用全身麻醉气管插管。

1)剖腹手术:婴幼儿多采用上腹部横切口,大龄儿童可采用右侧经腹直肌切口,套叠肿块位于回盲部右下腹有时可采用麦氏切口。开腹后显露肠套叠包块,术者沿结肠框用两手拇、示指握住套叠远端向近端轻柔推挤,缓慢复位;当复位到达回盲部时阻力增大,鞘部张力增高,切忌在近端拖拽套入部,以免发生肠破裂。复位困难时可用温盐水纱布热敷后再作尝试。复位后要仔细检查肠管有无坏死,肠壁有无破裂,肠管本身有无器质性病变,阑尾是否有充血水肿及坏死。复位施压不当可能导致浆肌层撕裂,应缝合裂口。复位或缝合完成后将肠管纳入腹腔,按层缝合腹壁伤口。对不能复位及肠坏死的肠管,应行坏死肠段切除吻合。

2)腹腔镜手术:腹腔镜直视下,用两把无损伤抓钳自套头远端肠管反复交替钳夹复位,一般较剖腹手术复位困难;有报道可经 Trocar 孔将吸引器头或细硅胶管插入肠套叠内筒和中筒间隙,注入生理盐水,或同时空气灌肠,轻轻牵拉近端肠管,以协助复位。腹腔镜操作可能减少术后肠粘连及肠梗阻的发生。

【预后】

预后绝大多数良好。急性肠套叠死亡率 <1%。

（二）慢性肠套叠

慢性肠套叠是指病程延续 2 周以上病例，多见于年长儿及成人。多因肠道存在器质性病变引起的继发性肠套叠，占儿童肠套叠的 0.8%。肠管器质病变常见病因为梅克尔憩室、肿大的肠系膜淋巴结、肠系膜或肠壁良恶性肿瘤（淋巴瘤、肠息肉、神经节细胞瘤）、P-J 综合征、肠系膜囊肿或肠重复畸形、黏膜下或肠壁血肿（外伤性血小板减少性紫癜）、异位胰腺或胃黏膜、内翻阑尾、吻合缝线或吻合钉、异物、肠血管瘤、移植后淋巴增殖性疾病。肠蛔虫病和肠炎也可因蛔虫毒素或感染而诱发慢性肠套叠。

【病理】

年长儿结肠的肠腔较大，即使回肠套入结肠内，肠腔仍可保持部分通畅，在相当长时间内也可无严重血液循环障碍发生，因此肠坏死少见。个别慢性肠套叠可以自动复位，但可反复套叠。

【临床表现】

发作期有腹痛，轻微隐痛或间歇性时间不定的绞痛。少数病例在绞痛时伴有呕吐。患儿在发病期间仍能进食和正常排便，少数病例仅有少量黏液血便。一般无腹胀，在结肠框走行部位可触及腊肠样肿块。当腹部绞痛发作时，常感到肿块变硬。不同时间检查，肿块位置可能有移动。

【诊断】

临床上不易早期诊断。当患儿有阵发性腹痛和黏液血便时，应考虑本病。B 超或 X 线空气灌肠等辅助检查有助于诊断，发现典型肠套叠影像即可确诊。怀疑有器质性病变，可行 CT、放射性核素消化道扫描等。

【治疗】

慢性肠套叠往往有器质性病变，确诊后应手术探查。术中证实肠道器质性病变，多数需行肠切除吻合术。无器质性病变则手术复位。

【预后】

慢性肠套叠预后取决于原发疾病。良性病变预后良好。淋巴瘤术后需要化疗、长期随访。P-J 综合征术后仍有再发肠套叠的可能。

（沈　淳）

四、先天性肠旋转不良

先天性肠旋转不良（congenital malrotation of intestine）是一组胚胎发育中肠管不完全旋转和固定导致的解剖异常。中肠在以肠系膜上动脉为轴心的旋转过程中旋转不完全或固定异常，导致肠管位置发生变异和肠系膜附着不全，可引起上消化道梗阻和肠扭转、肠坏死。75%~80% 在新生儿期发病，以呕吐、上消化道梗阻为主要症状，可伴有便血；部分在婴儿期或较大儿童因呕吐、腹痛就诊，少数无临床症状者在成年期检查发现。肠旋转不良出现相关症状需要手术治疗，不合并中肠扭转、中肠坏死则手术后预后良好。一旦出现中肠扭转、中肠坏死则影响预后，是疾病导致死亡和短肠综合征的常见原因。

很多疾病可合并肠旋转不良。腹裂、脐膨出和膈疝往往有不同程度的肠旋转和固定异常；近 50% 十二指肠闭锁和 1/3 空回肠闭锁合并肠旋转不良；先天性巨结肠和肛门直肠畸形合并肠旋转不良罕见。另外，8%~12% 的肠旋转不良合并十二指肠腔内隔膜、狭窄或环状胰腺。

【病因与胚胎学】

先天性肠旋转不良的发生与胚胎时期中肠发育有关。胚胎 6~10 周，消化道生长速度超过腹腔增长，中肠不能完全容纳在腹腔内而被挤到脐带底部，形成暂时性脐疝。妊娠 10 周，腹腔生长速度加快、容积增加，中肠又逐渐回纳到腹腔内，同时开始正常的肠旋转。中肠末端的盲肠、升结肠和横结肠，初始位于腹腔左方，在旋转时按逆时针方向从左向右旋转，至盲肠转到右下腹髂窝为止。正常旋转完成后,升结肠和降结肠即由结肠系膜附着于后腹壁,小肠系膜亦由 Treitz 韧带开始,由左上方斜向右下方附着于后腹壁(图 11-21)。

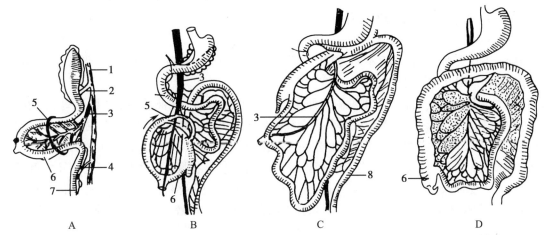

1. 主动脉;2. 腹腔动脉;3. 肠系膜上动脉;4. 肠系膜下动脉;5. 脐孔;6. 盲肠;7. 后肠;8. 降结肠。

图 11-21　正常中肠胚胎发育与旋转(第 5~10 周)

A. 中肠生长较速,腹腔小,不能容纳全部中肠,故中肠大部分经脐孔移居脐带底部;B. 腹腔已发育增大,故中肠渐次回纳腹腔内,盲肠起初在腹部左下方;C. 中肠全部回纳至腹腔内;D. 中肠沿反时针方向旋转,至盲肠达右下腹为止,此时升结肠和降结肠与后腹壁附着,小肠系膜亦由上腹斜向右下腹与后腹壁附着。

　　中肠旋转过程异常可产生肠旋转不良,造成盲肠不在右髂窝,而停留在右上腹、中腹或左腹部,同时结肠系膜和小肠系膜不附着于后腹壁上。

【病理】

中肠旋转过程中发育发生停顿,可产生下列常见病理:

　　1. 肠旋转不良、十二指肠被压迫　由于中肠从脐部回纳入腹腔后旋转的终止,盲肠和升结肠位于幽门部或上腹部胃的下方,而非正常位置右下腹部。从盲肠和升结肠发出的腹膜系带(Ladd 膜)跨越十二指肠第二段前面,并附着于腹壁右后外侧,结果十二指肠就被它压迫而发生不完全性梗阻(图 11-22)。有些病例盲肠旋转时,正好停留在十二指肠降部前面,而被腹膜壁层固定,也造成降部受压形成梗阻。

　　2. 肠扭转　肠旋转不良时,整个小肠系膜未能正常地从左上腹到右下腹宽广地附着于后腹壁,相反它仅在肠系膜上动脉根部附近狭窄的附着。此时,小肠易环绕肠系膜根部发生扭转。有时盲肠与升结肠非常游离,也可与小肠一起发生扭转,即为中肠扭转,多为顺时针方向扭转。扭转时间久或扭转特别紧窄的病例,可造成肠系膜上动脉闭塞,致使整个中肠发生梗死性坏死。

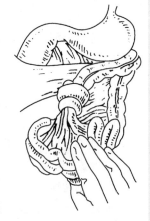

图 11-22　先天性肠旋转不良的主要病理改变
盲肠位于右上腹部或中上腹部,盲肠有腹膜系带(Ladd 膜)附着于右腹后壁压迫十二指肠第二段引起梗阻;整个小肠游离,系膜窄,易发生肠扭转。

　　3. 空肠上段膜状组织压迫　发育中十二指肠袢停留在肠系膜上动脉的前方不进行旋转,空肠起始部多被腹膜系带所牵缠,有许多膜状组织粘连压迫,并使其扭曲或变窄而形成不完全近端空肠梗阻。

　　肠旋转不良以这 3 种病理改变最为常见。一般均有十二指肠第二段压迫及不同程度的不全性梗阻,约 2/3 同时存在不同程度的肠扭转,约 1/3 同时合并空肠起始部扭曲和膜状组织压迫。

　　除此之外,少数病例可见以下病理改变。①肠不旋转:中肠从脐带退回腹腔后不发生任何程度旋转,小肠位于右侧腹部,盲肠、阑尾位于左下腹部;②盲肠位置正常的旋转不良:盲肠和/或十二指肠位置正常,升结肠和结肠肝曲发出的腹膜带压迫十二指肠引起梗阻;③肠反向旋转:中肠从脐带回纳腹腔后,中肠进行顺时针旋转而非逆时针,此时十二指肠及盲结肠左右位置颠倒,肠系膜上动脉位于横结肠前并压迫造成横结肠不全性梗阻;④其他:尚有高位盲肠、活动性盲肠、腹膜后盲肠、十二指肠旁疝等发育异常,它们与肠旋转不良有关,但不一定出现临床症状。

【临床表现】

因旋转不良类型和梗阻程度不同,常见临床表现分为:急性中肠扭转、急性十二指肠梗阻、慢性反复发作的腹痛或呕吐和长期无症状。

1. 急性中肠扭转　因肠系膜根部附着处狭窄,所形成的蒂易使中肠从十二指肠到横结肠发生顺时针方向扭转,是常见新生儿、婴幼儿外科急腹症疾病之一。大多数中肠扭转发生在 1 岁以内。典型临床表现为出生 3~5d 突然发生的胆汁性呕吐;呕吐特点为大量、多次胆汁,部分呈喷射状;呕吐物呈碧绿色或黄色。呕吐后表现为近端小肠梗阻,下腹部可能呈舟状腹。因系膜血管受压及加重,肠腔内出血并出现血便或呕吐物带血。年长儿急性中肠扭转常表现为痉挛性腹部疼痛;可迅速发生肠壁缺血,出现腹膜炎体征、低血容量性休克。急性中肠扭转可导致大量小肠坏死,是短肠综合征最常见原因。

2. 急性十二指肠梗阻　最常见临床表现,多见于新生儿和小婴儿,是新生儿十二指肠梗阻常见疾病之一。常表现为生后 3~5d,逐渐出现或加重的胆汁性呕吐,伴或不伴腹胀,有时可见胃蠕动波;腹部平片常显示肠道充气较少或十二指肠梗阻造成的"双泡征",上消化道造影可明确诊断。梗阻可以是完全或不完全性,绝大多数有正常胎粪排出,梗阻发生后大便量减少;可有黄疸表现。

3. 慢性反复发作腹痛或呕吐　多见于年长儿。慢性中肠扭转可导致肠系膜淋巴管和静脉梗阻、肠系膜淋巴结肿大。最常见的临床症状依次为慢性呕吐(68%)、间断性腹痛(55%)、腹泻(9%)、呕血(5%)和便秘(5%)。长期肠道不完全性扭转并伴有部分梗阻的严重病例,因淋巴管和静脉血管淤滞造成吸收和营养物质传送障碍,导致蛋白质 - 能量营养不良而体重不增、增加感染的易感性。慢性十二指肠梗阻位置通常在十二指肠水平部。主要临床表现也以胆汁性呕吐、体重不增、腹痛等为主。症状间歇出现、反复发作、程度不一,确诊年龄从婴儿至学龄前儿童不等。

4. 无症状型　少数至成年均无症状,体检无意发现及诊断,可以观察随访。

【诊断】

肠旋转不良最常见发病于新生儿期,诊断并不困难,术前诊断正确率达 90% 左右。新生儿高位肠梗阻,呕吐物含大量胆汁,曾有正常胎粪排出,应考虑肠旋转不良诊断。婴儿和儿童病例诊断比较困难,如有间歇性呕吐、表现为高位肠梗阻症状者也要考虑本病的可能性。超声、影像学检查有助于诊断。

1. 腹部立位平片　呕吐后腹部平片显示肠道充气减少,见下腹部少数气泡或仅显示一片空白,急性十二指肠梗阻时见到"双泡征"。

2. 腹部超声　随着超声技术发展以及尽量减少新生儿射线类检查,目前超声诊断肠旋转不良运用越来越广泛,技术越来越成熟,诊断率及诊断准确率逐步上升。中肠扭转时血管超声可见肠系膜上动、静脉位置异常,血管走行异常,经胃管注入生理盐水更有助于显示。

3. 上消化道造影　应在患儿病情稳定时进行,呕血、便血、感染严重情况下不宜进行。造影可显示空肠起始部位于脊柱右侧,肠管走向异常。如果中肠扭转,可见空肠近端呈尾状扭转的"鼠尾征"。对慢性反复发作病例,发作间期钡剂造影检查十二指肠、空肠通过可正常,但发作时可见十二指肠或空肠钡剂通过淤滞,对明确诊断和确定手术部位尤为重要。新生儿做造影检查可选择水溶性造影剂。

4. 钡剂灌肠造影　造影显示盲肠和升结肠位于上腹部或左侧,对诊断有参考意义;但盲肠位置正常不能排除肠旋转不良的诊断。目前钡剂灌肠诊断肠旋转不良运用较前减少;在其他检查仍不能明确诊断情况下,可进一步钡剂灌肠检查。

5. CT 扫描　诊断存在困难,或因特殊原因不能行造影检查,可行增强 CT 检查。CT 图像发现肠系膜血管的涡流征象,对诊断有决定作用。

【鉴别诊断】

新生儿高位肠梗阻主要鉴别诊断的疾病为先天性十二指肠闭锁、狭窄和环状胰腺。临床症状十分相似,呕吐物均含胆汁。腹部直立位平片均可表现双泡征,下腹无气者可能为十二指肠闭锁;下腹有少量气体者则可能是环状胰腺或十二指肠狭窄或肠旋转不良,结合超声、造影对确诊本病更具价值。必须指出的是,肠旋转不良可以与上述几种畸形同时存在。

年长儿的肠旋转不良应与其他原因引起的十二指肠不完全性或间歇性梗阻相鉴别,如环状胰腺、十二指肠隔膜、肠系膜上动脉综合征等,同时还需要排除周期性呕吐、心因性呕吐等内科性疾病。

【治疗】

1. 术前处理　急性梗阻病例尤其新生儿急诊入院后紧急液体复苏、同时完成影像学检查和进行必要的手术前准备,应亚急诊手术治疗。出现呕血、便血或腹膜炎,拟诊中肠扭转,必须尽快术前准备争取 2~3h 内手术探查。术前准备包括建立静脉输液通路、静脉补液,给予广谱抗生素、禁饮食、胃肠减压及术前常规血生化检查。病情不稳定患儿,不应为了上消化道造影检查而延误手术时机。

2. 手术方式　Ladd 术。按顺序进行以下主要步骤:①迅速拖出小肠逆时针方向旋转以矫正中肠扭转;②离断、松解 Ladd 束带;③松解并拓宽肠系膜根部,沿脊柱右侧伸直十二指肠;④切除阑尾;⑤把小肠放置右侧腹,盲肠放置左侧腹。

术中注意在完成中肠扭转复位后,检查肠管活性。短段肠坏死可切除,一期端端吻合;广泛多发肠管活力可疑时可先肠减压和关腹,24~48h 后二次手术探查。二次探查手术根据肠管血供恢复情况,或切除坏死肠管,或保留健康肠管行肠造口,尽可能保留足够长度的小肠,避免短肠综合征。肠旋转不良有时合并十二指肠隔膜,完全松解 Ladd 瓣压迫后,可引导胃管通过十二指肠以检查有无腔内梗阻。病情稳定情况下合并畸形可一期处理。近年来,腹腔镜 Ladd 手术虽逐渐增多,但仍存在争议。一方面,腔镜下实施中肠扭转复位具有一定困难性,较开放手术更易发生复位不完全、瓣膜松解不彻底、肠系膜根部拓宽不充分等;另一方面,其具有创伤小,术后腹腔粘连少的优势。

3. 术后处理及并发症　术后肠功能恢复时间取决于梗阻持续时间和肠管收缩程度。Ladd 瓣膜造成的梗阻,在松解后肠蠕动多数 1~5d 恢复,此时可以恢复喂养;肠扭转复位后的肠功能术后恢复时间延长,可能与系膜根部操作有关。大龄儿因反复发生的慢性肠梗阻,长时间术前梗阻术后恢复时间可能更长,需要肠外营养支持。

短肠综合征是中肠扭转伴肠坏死最常见且最严重的并发症,导致脱水、营养不良,需长期住院,全肠外营养(TPN)等。其他腹部手术并发症包括粘连性肠梗阻、术后肠套叠、伤口感染等。

【预后】

肠旋转不良不合并肠坏死时,手术总体预后良好。死亡原因主要与中肠扭转造成大范围肠坏死引起腹膜炎、休克、败血症及后期营养相关并发症有关。中肠扭转超过 75% 的肠管出现坏死时死亡率约为 65%。

(沈　淳)

五、先天性巨结肠症

先天性巨结肠症(congenital megacolon)又称希尔施普龙病(Hirschsprung disease,HD)、先天性无神经节症(congenital aganglionosis),是最常见的肠神经系统(enteric nervous system,ENS)发育障碍性疾病,是小儿便秘最常见的先天性消化道畸形。由于基因突变导致肠神经嵴细胞(enteric neural crest cells,ENCCs)从头端向尾端迁移障碍导致神经节细胞缺如,大多数患儿手术根治可获得满意效果。

【流行病学】

本病于 1888 年由丹麦儿科医师 Hirschsprung H. 首先描述。全球发病率为 1/5 000 活产儿,位于消化道畸形第 2。中国是世界上发病率最高的国家之一,在出生新生儿中为 1.4/5 000。HD 的发病有明显的性别差异,其中短肠型 HD 男女性患者比例约为 4:1,而在长段型和全结肠型 HD 中则为 1:1,病变越短,男性越多。

【病因】

本症病因不清,大多数学者认同肠神经嵴细胞(ENCCs)迁移异常理论。肠神经节细胞由肠神经嵴细胞分化发育而来。在孕 5 周时,人类胎儿迷走神经嵴来源的 ENCCs 首先出现在发育中的食管,在孕 5~12 周从头端向尾端方向迁移至肛管,ENCCs 的迁移、增殖和分化障碍可导致结肠神经节细胞缺如。该迁移停顿发生得越早,无神经节细胞肠管就越长。

HD 可以散发或家族发病,散发型 HD 占到大多数,是一种多基因、非孟德尔遗传模式疾病,具有性别依赖性。家族型少见。近年基因研究至少确定了 15 个基因的编码区突变与 HD 表型有关,*RET* 基因是第一个被鉴定出来的突变基因,*RET* 基因编码区突变约在 50% 的家族性和 15%~20% 的散发性病例中出现。

微环境改变如平滑肌和细胞外基质异常,导致局部微环境不适宜肠 ENCC 定植和分化,以及宫内缺血、感染也可能是 HD 的病因。

【病理及病理生理】

典型的病理特征包括狭窄的末端结肠,漏斗状的移行区和扩张肥大的近端结肠(图 11-23)。但是,这些特征可以随疾病未处理的时间而变化。在新生儿时期,肠道可以表现出正常形态。随病情进展和症状加重,扩张段结肠呈现典型的巨结肠改变:扩张、肥厚、颜色灰白,结肠袋消失,外观似胃壁。

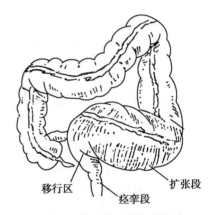

图 11-23　先天性巨结肠大体病理

1. **组织学基础**　狭窄段特征的病理改变是肌间神经丛(Auerbach 丛)和黏膜下神经丛(Meissner 丛)内神经节细胞缺如。黏膜肌层、固有层、黏膜下层和肌间神经丛均有粗大的无髓鞘神经纤维增生,这些粗大的神经纤维是外来副交感神经节前纤维。这些副交感神经元连续性释放乙酰胆碱,导致局部胆碱酯酶过量堆积,应用组织化学染色技术能在黏膜固有层、黏膜肌层,环肌中发现这种典型特征。移行段病理变化以神经节细胞减少和无髓鞘神经元显著增多为主要特征,是狭窄段的被动性扩张部分。扩张段的组织学表现是结肠扩张伴有肌层增厚,扩张段结肠有接近正常的肠神经系统,也可以表现为神经节细胞减少或变性。一般认为距离狭窄段 15cm 以上的扩张肠管,神经节细胞已正常。

2. **病变分型**　根据狭窄段肠管的长度分为不同的类型:病变位于乙状结肠中段或以远,多数位于直肠近端或直肠乙状结肠交界处,为短段型,占 75%~80%;病变位于乙状结肠中段以近结肠,为长段型,约占 15%;病变累及全部结肠和末端 50cm 以内回肠为全结肠型(total colonic aganglionosis,TCA),占 2%~13%。

3. **病理生理**　正常的肠动力依赖于与肠平滑肌松弛相一致的节段性收缩波由头至尾推动来实现(蠕动)。病变肠管神经节细胞缺如导致肠管失去正常蠕动,肠管处于痉挛状态、内括约肌松弛缺乏 / 异常,导致粪便通过障碍,进而出现功能性梗阻或难治性便秘。无神经节细胞肠段接受两种不同来源的神经支配,一是来自有神经节细胞肠段经过移行区的内源性抑制神经支配(肾上腺能神经),另一是来自低位末端无神经节细胞肠段的外源性兴奋性神经支配(胆碱能神经)。内源性抑制神经冲动的减弱和外源性兴奋性神经冲动的增强均可引起肠管痉挛。病变肠段血管活性肽(VIP)、P 物质(SP)、脑啡肽(ENK)、一氧化氮(NO)、胃泌素释放肽(GRP)、降钙素基因相关肽(CGRP)、Cajal 间质细胞、平滑肌细胞等均有不同程度的异常。

【临床表现】

HD 临床表现因病变范围、患儿年龄、并发症、伴发畸形不同而不同。新生儿期主要表现为新生儿肠梗阻,年长儿以顽固性便秘为特征。

1. **新生儿肠梗阻** 绝大多数在新生儿时期出现症状,60%~90% 的 HD 新生儿生后 24h 无胎粪排出或只有少量排出,出现进行性腹胀、胆汁性呕吐、喂养不耐受等远端梗阻的表现。94%~98% 正常新生儿生后 24h 排出墨绿色胎粪,48h 不排胎便则对 HD 的诊断更有帮助。体格检查表现为腹胀但腹软,肛门指诊有大量稀粪便和气体排出,腹胀立即好转。少数患儿以空肠或阑尾穿孔为首发症状。

2. **慢性便秘** 部分患儿在新生儿期症状不明显,多数在婴幼儿或儿童,少数在成人才出现慢性顽固性便秘症状。婴幼儿多表现为慢性便秘。生后母乳喂养排便一般不困难,如果患儿在人工喂养后立即出现便秘症状,对诊断具有重要的提示意义。便秘往往需要经过洗肠或其他处理后方可缓解,数日后症状复发。帮助排便的方法效果愈来愈差,以致不得不改用其他方法。久后又渐失效,便秘呈进行性加重。年长儿或成年人多表现为慢性便秘、明显腹胀、营养不良、生长发育迟缓及四肢消耗性表现。无神经节的肠段长短与临床症状之间没有明显的相关性。便秘一般在新生儿阶段出现,表现较轻,多数有腹胀表现。肛门指诊直肠内空虚无粪便,上腹部可见隐约肠型,伴或不伴腹痛。腹部甚至可触及粪石团块。

3. **巨结肠相关小肠结肠炎(Hirschsprung-associated enterocolitis,HAEC)** HAEC 是巨结肠患儿最常见并发症(10%~30%),也是引起死亡最常见的原因,在小婴儿、长段型 HD、唐氏综合征更多见。HAEC 可以发生在各种年龄,但以 3 个月以内婴儿发病率最高,根治术前、术后均可发生。一般术前发生率低于术后,90% 的肠炎病例发生于术后 2 年,以后逐渐减少。即使结肠造口术后亦偶出现结肠炎。华中科技大学同济医学院附属协和医院统计 141 例 HD 患者,34 例发生不同程度小肠结肠炎,发生率为 24%。

HAEC 的确切病因尚不明确,主要机制为无神经节细胞肠段功能性梗阻或术后梗阻,导致肠道细菌的过度生长致使二次感染,梭状芽胞杆菌、轮状病毒等可能是致病因子。此外,HAEC 患儿肠管中存在小肠黏蛋白以及黏膜免疫球蛋白改变,导致小肠功能屏障丧失,引起细菌侵袭也是可能的致病原因。

HD 患儿一旦出现腹胀加重,发热,排出稀水样便,有腐肉味、奇臭,肛门指诊退出时多量气体和粪便,应高度怀疑。若同时出现昏睡、发热、呕吐、拒奶、白细胞升高、腹部 X 线片有肠管水肿等,可以临床诊断 HAEC。

4. **伴发畸形与综合征** HD 伴发或与多种先天性畸形相关。发现这些畸形和综合征将增加 HD 临床诊断的可能性。伴发畸形包括:泌尿系畸形、食管闭锁、先天性心脏病肛门闭锁、梅克尔憩室、肠旋转不良、神经母细胞瘤、肢体畸形、唇腭裂等。伴发综合征最常见的是唐氏综合征(21 三体,先天愚型),占整个 HD 患儿的 8%~16%。其他包括神经嵴发育异常综合征:Waardengburg-Shah 综合征、Yemenite 聋盲综合征、Piebaldism、Goldberg-Shprintzen 综合征、Smith-Lemli-Opitz 综合征、多发性内分泌瘤Ⅱ型、先天性中枢性低通气综合征、神经纤维瘤病等。

【辅助检查】

1. **放射学检查** 腹部正位平片上众多充气扩张肠襻、直肠无气体的低位肠梗阻表现(图 11-19)。发现膈下游离气体提示消化道穿孔。腹平片提示低位肠梗阻的新生儿,首选水溶性造影剂灌肠造影检查,之后使用泛影葡胺或钡剂溶液。钡剂灌肠是诊断 HD 最常用的方法,是判断病变范围和选择术式的重要依据。狭窄段位于乙状结肠以下,侧位显示最清楚,狭窄段位于乙状结肠以上者,正位片显示较全面。HD 典型表现是扩张段和狭窄段之间存在移行段或直肠 / 乙状结肠直径比值 <1(直肠 - 乙状结肠指数),24h 延迟摄片造影剂残留能增加检查的准确性(图 11-24)。需注意:① 10%~25% 的新生儿或长段型 HD 无明确的狭窄段;②造影前肛诊、洗肠可影响移行段显影;③对于短段型,造影管插入肛门内过深可能遗漏移行段,缓慢推注造影剂,侧位和斜位便于移行段显影。水溶性造影剂还可排除或治疗其他疾病,如胎粪性肠梗阻、胎粪阻塞综合征等。

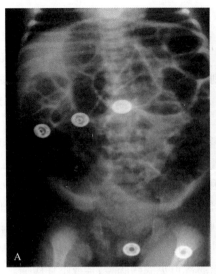
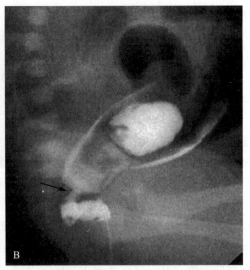

图 11-24　先天性巨结肠放射学检查

A.腹部平片显示众多小肠充气扩张,直肠无气体,直肠乙状结肠
"截断征"(cut-off sign);B.灌肠造影显示狭窄段、移行段(箭头)、扩张段。

2.**直肠活检**　直肠活检病理检查是诊断 HD 的"金标准"方法,准确率达 98%。病理诊断标准
是肠黏膜下、肌间神经节细胞缺失;粗大的神经干,切面直径至少达到 40μm。正常情况下,齿状线上
0.5~1.0cm 缺少神经节细胞,因此,直肠黏膜活检至少在齿状线上 1.0~1.5cm 进行,但太高会遗漏短段
型 HD。负压抽吸式取材是目前在新生儿、婴儿应用最广泛的方法,安全简便、出血风险小,可在床旁
进行。抽吸取材不足、黏膜较厚的年长儿,应采用钳夹活检或全层切取活检。患儿黏膜丛、黏膜下丛
HE 染色辅以乙酰胆碱酯酶染色增加诊断的正确性(95%)。近年分别应用钙视网膜蛋白(calretinin)结
合 PDP9.5 和 S100 免疫组织化学染色显示神经节细胞(图 11-25)和神经干,可提高诊断准确性。

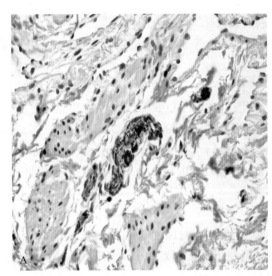
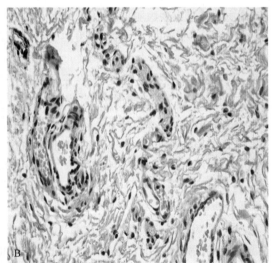

图 11-25　钙视网膜蛋白染色

A.正常直肠组织染色阳性;B.HD 直肠组织染色阴性。

部分未成熟儿由于神经节细胞尚未成熟而存在远端肠梗阻的表现,病例形态鉴别困难。临床鉴
别主要基于临床表现和放射性检查,不推荐直肠黏膜活检。推荐应用刺激或灌肠的方法进行直肠减
压,到患儿接近足月儿时再行直肠黏膜活检。

3.**肛管直肠测压**(anorectal manometry)　正常直肠内的压力刺激可引起直肠内括约肌松弛,这

种反射现象被称为肛门 - 直肠抑制反射（anorectal inhibitory reflex，ARIR）。无神经节细胞肠管表现为 ARIR 消失，确诊率在 90%~100%，与仪器高精密性和个人的技术有关。该种方法易于操作、安全、可快速得出结果。新生儿因肛门直肠功能尚未完全成熟，假阴性高，通常不推荐直肠肛管测压用于新生儿 HD 诊断。

【鉴别诊断】

HD 诊断主要根据临床表现、钡剂灌肠、直肠肛管测压、直肠黏膜活检等。在新生儿应该与肠闭锁、肛门闭锁、胎粪性肠梗阻、小左结肠综合征等疾病相鉴别。在婴幼儿应该与肠旋转不良、肠重复畸形、肠套叠、坏死性小肠结肠炎等疾病相鉴别。在年长儿应该与获得性巨结肠、特发性巨结肠症、功能性便秘、甲状腺功能减退等疾病相鉴别。

【治疗】

诊断明确后，以病变范围、患儿年龄、并发症、伴发畸形的不同选择治疗策略。生理盐水灌肠能迅速减轻结肠内的压力，达到有效的短期治疗效果。传统手术通常需 2~3 期完成：一期行结肠造口术以降低近端扩张肠管的压力，3~12 个月后行二期直肠切除结肠拖出术，结肠造口闭合术可同期完成或 3~6 个月后行三期手术。20 世纪 80 年代初，一期先天性巨结肠拖出术并取得满意的疗效，但直到微创技术发展后，一期拖出术才得以广泛应用。

1. **术前准备**　充分的术前准备对于手术成功具有重要意义。纠正营养不良、贫血及水电解质紊乱、低蛋白血症等状况。术前生理盐水回流灌洗结肠，新生儿洗肠 1~3d；婴幼儿洗肠 3~7d；肠管扩张明显洗肠 10~14d，甚至更长。方法是将较粗的肛管轻柔地放入肛门，头端应超过狭窄部达扩张段，经肛门注入生理盐水 10~20ml/kg，1~2 次 /d。如有粪石，注入甘油、50% 硫酸镁液保留灌肠。快速康复外科（ERAS）理论应用，口服泻药和 / 或肠内营养制剂可以减少洗肠频率或缩短洗肠时间。

2. **根治性拖出手术**　一旦患儿全身状况改善，完成病理诊断，目前倾向于婴幼儿期手术根治。

HD 手术的目的是切除无神经节细胞肠管，保存肛门内括约肌功能，近端正常神经支配肠管与肛门吻合恢复肠管连续性。HD 的经典开放根治性拖出手术方法包括 Swenson、Duhamel、Soave 手术（图 11-26）。随着诊断、围术期处理以及微创外科的进步，采用 I 期微创手术策略已经成为临床治疗的主流，代表方法是腹腔镜辅助巨结肠拖出术和经肛门巨结肠拖出术。

（1）Swenson 术（拖出型直肠乙状结肠切除术）：由美国医生 Swenson 于 1948 年报道。游离直肠至肛门，近端结肠从直肠内套入拖出并外翻肛门，切除无神经肠管后在齿状线上方完成肠管肛门端端吻合，术毕吻合口退回肛门。安全施行的关键是紧贴直肠壁游离，避免损伤盆底的神经、血管以及直肠周围其他器官如阴道、尿道、前列腺、输精管、精囊等。Swenson 术虽有损伤盆底组织的风险，但长期随访结果表明可以获得良好效果，保留良好的排便、排尿控制以及性功能。

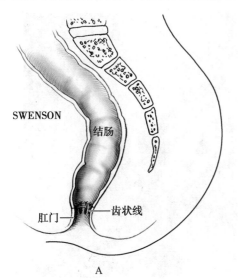 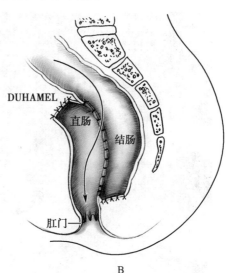

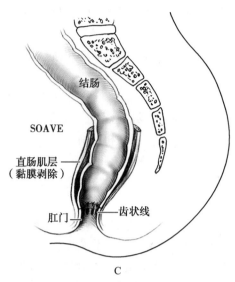

图 11-26　HD 经典手术

A. Swenson 手术；B. Duhamel 手术；C. Soave 手术。

（2）Duhamel 术（结肠切除、直肠后结肠拖出术）：于 1956 年由法国医生 Duhamel 报道。于腹膜返折水平横断直肠，将正常结肠通过直肠后间隙拖出，结肠前壁与无神经节细胞的直肠后壁侧侧吻合（目前用线性 Stapler），形成新的直肠腔。Duhamel 术直肠前壁和侧壁操作较少，发生排尿及生殖系统神经损伤明显减少，保留了直肠前壁作为排便反射区。手术安全、操作简单。因保留太长直肠残端，易形成盲袋，导致积粪、便秘，称为盲袋综合征，是特有术后并发症。

（3）Soave 术（直肠黏膜剥离、结肠直肠肌鞘内拖出术）：为避免损伤盆底组织，1960 年意大利医生 Soave 报道了直肠肌鞘内拖出术。从腹膜返折水平切开直肠浆肌层，剥离直肠黏膜管，将正常肠管经直肠肌鞘拖出至肛门完成吻合。操作简单，盆腔内无吻合口，但直肠黏膜剥离不全或渗血易发生肌鞘内感染，保留较长直肠肌鞘可能增加小肠结肠炎、便秘的发生率，术后需要较长时间扩肛。已报告的开放 Soave 术长期随访结果与 Swenson 术相似。

（4）腹腔镜辅助巨结肠拖出术：腹腔镜活检辨认移行段并经冷冻病理证实，游离肠管至腹膜返折以下。经肛门游离直肠黏膜管至盆底，环形横断肌鞘入腹腔，近端肠管拖出吻合（图 11-27）。腹腔镜辅助拖出手术疼痛轻、美容效果好、住院时间缩短，适用于所有年龄、不同长度（常见型、长段型、全结肠）的患儿，是目前 HD 常见手术方法，短期及中期随访结果与开腹手术相同。

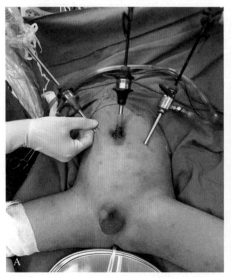
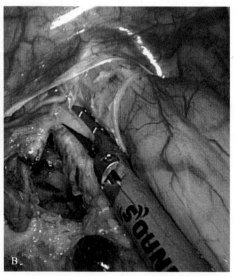

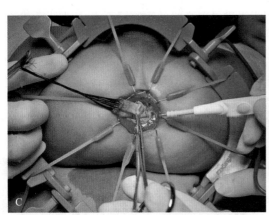
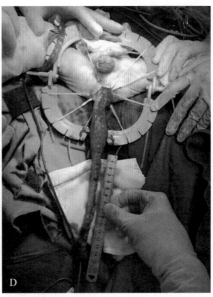

图 11-27 腹腔镜巨结肠拖出术

A. Trocar 位置;B. 游离直肠;C. 经肛门游离直肠黏膜;D. 拖出肠管。

(5)经肛门巨结肠拖出术:经肛门在齿状线上 0.5~1.0cm 切开直肠黏膜,向近端游离直肠黏膜管至腹腔盆底,环形切开直肠肌鞘进入腹腔,沿肠壁游离处理血管,在冷冻病理正常处切除并拖出直肠及乙状结肠,近端结肠与肛门吻合(图 11-28)。

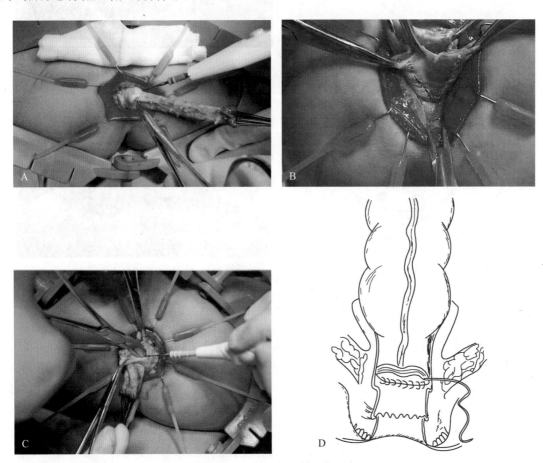

图 11-28 经肛门巨结肠拖出术

A. 游离直肠黏膜管至腹膜返折水平;B. V 形切除直肠肌鞘后壁;C. 剪短肌鞘至 1~2cm;
D. 活检神经节细胞正常后完成结肠肛门端端吻合。

经肛门拖出术创伤小、疼痛轻、切口美观、可提早喂养、住院时间短,目前是直肠乙状结肠型尤其是婴幼儿 HD 手术的首选术式,需要注意肛门括约肌的保护。狭窄段在乙状结肠以上时可辅助腹腔镜或脐部切口游离结肠。多主张短肌鞘,或肌鞘后壁 "V" 形切除/纵行切开,甚至无肌鞘(Swenson手术)。目前还没有经肛门 Duhamel 手术的报道。

3. **机器人辅助腹腔镜巨结肠拖出术** 机器人手术是更高级的腹腔镜手术,机器人手术系统具有卓越高清、稳定的影像系统和更好的器械灵巧性,便于在盆腔狭小空间和重要组织旁进行操作,具有更快的学习曲线。机器人腹腔镜活检辨认移行段并经冷冻病理证实,游离肠管至腹膜返折以下,继续在直肠浆膜层下游离直肠至齿状线附近。经肛门齿状线上切开直肠黏膜,分离黏膜 2~3mm 进入腹腔(图 11-29),近端肠管拖出吻合。机器人辅助巨结肠拖出手术盆底组织损伤轻,经肛门操作少,肛门牵拉时间短,有利于直肠周围神经和括约肌的保护。

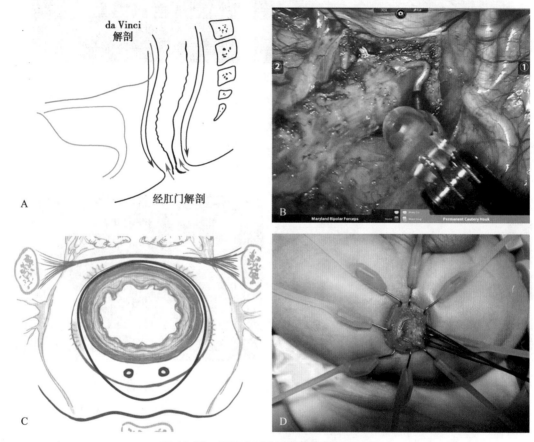

图 11-29 机器人辅助腹腔镜巨结肠拖出术
A. 游离直肠到齿状线附近;B. 浆膜下游离直肠;C. 浆膜下解剖直肠横截面示意图;
D. 经肛门切开黏膜 2~3mm 进入腹腔。

4. **全结肠巨结肠症(TCA)的外科处理** TCA 是先天性巨结肠症的严重类型。75% 的 TCA 累及末端回肠(50cm 以内),20% 的 TCA 累及回肠中部,5% 的 TCA 累及空肠。TCA 主要表现为出生后无胎粪排出或胎粪排出延迟,大多数出现在新生儿时期,约 1/3 的患儿出现在 6 个月或 1 岁以后。患儿频繁性呕吐,腹胀严重且进行性发展,反复发作小肠结肠炎,甚至肠穿孔危及生命。灌肠造影显示细小结肠和 "问号结肠"(图 11-30)。常用的手术方式有 Soave 术、Swenson 术和 Duhamel 术,而Duhamel 术可以获得更加满意的长期排便功能。腹腔镜 Duhamel 术与开放手术比较美容效果好,但手术时间长。应用肛门外横断直肠(图 11-31)和 "紧顶技术"(图 11-32)完成肠管间隔的切除,手术时间可明显缩短。经脐部造瘘,然后经脐部完成腹腔镜手术可进一步减少创伤,提高美容效果。

5. 术后处理　经肛门或腹腔镜辅助巨结肠根治术术后患儿恢复较快,术后 24~48h 即可以进行喂养。由于吻合口有狭窄的风险,术后 2 周需开始应用扩肛器或手指扩肛,促进直肠排空、降低吻合口狭窄的发生。

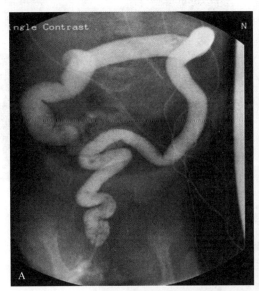
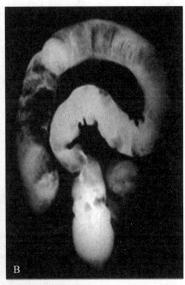

图 11-30　全结肠巨结肠灌肠造影特点
A. 细小结肠;B. 问号结肠。

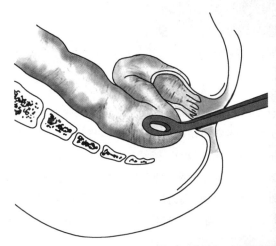
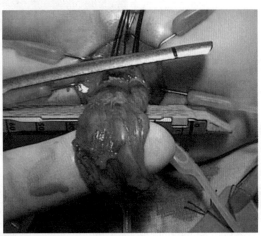

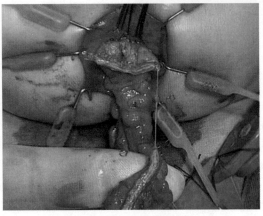

图 11-31　肛门外横断直肠

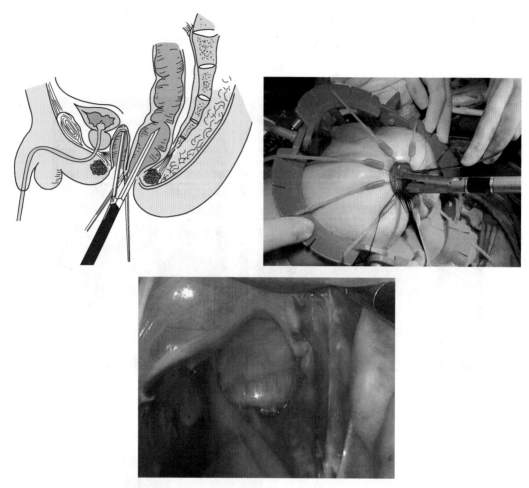

图 11-32　紧顶技术消除肠管间隔

【并发症和预后】

结肠造口术后的并发症有造口周围皮肤糜烂、肠管脱垂、造口回缩、狭窄等。根治性拖出术后早期并发症包括吻合口漏 / 狭窄 (5%)、小肠梗阻 (2%)、切口感染和切口裂开、无神经节肠管残留(原发 / 继发)(约 5%)、小肠结肠炎 (15%)、再次手术(约 8%)。中晚期并发症：持续梗阻症状、HAEC、便失禁 (1%)。术后梗阻症状原因复杂，可以互为因果。主要有：机械性梗阻(吻合口狭窄、拖出结肠扭转、肌鞘缩窄、盲袋综合征)，原发 / 继发性无神经节肠段残留、拖出结肠动力障碍、功能性巨结肠。因此，在正常排便习惯形成前应严密随访，指导家长进行术后排便训练。如发现异常，采取流程化评估处理 (图 11-33)。

大多数患儿可在术后 5 年内获得满意效果。长期随访发现大多数(>80%)患儿性功能、社会满意度、生活质量接近正常人。HD 合并唐氏综合征等患者预后差。大便失禁虽然少见但处理困难，需要认真检查并分析原因，逐一排查 3 类常见原因(括约肌功能异常、直肠感觉丧失、假性失禁)，针对病因处置，措施包括饮食、药物、规律灌肠、生物反馈训练、顺行永久性造口等。

【先天性巨结肠同源病】

先天性巨结肠症同源病(Hirschsprung allied disorder, HAD)是一组具有 HD 症状体征，肠管中存在神经节细胞但形态 / 功能异常疾病的统称，包括神经节细胞减少症(hypoganglionosis, HG)；肠神经元发育不良(intestinal neuronal dysphasia, IND)，分两型，IND-A 罕见，IND-B 多见；神经节细胞未成熟(immaturity of ganglion cells, IGC)；肠神经元发育不全症(intestinal neuronal hypogenesis, INH)和混合型。其中以 IND 最常见。

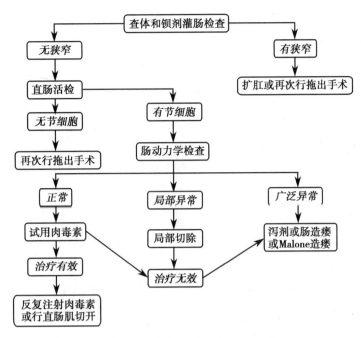

图 11-33 巨结肠根治术后持续梗阻症状诊疗流程

IND B 型占 95% 以上,主要病理表现为黏膜下丛及肌间丛副交感神经发育减少或消失,巨神经节细胞(>8 个神经细胞 / 节),黏膜下神经纤维增粗且乙酰胆碱酯酶染色增强,黏膜固有层可见异位神经节细胞。IND B 型可单独存在或合并 HD,可以是局限或弥漫病损。术前诊断困难,多在巨结肠根治术后便秘的患儿中发现。由于定义不同,文献报告 IND 发病率差异极大。病理诊断要求全层组织切片,组织化学、免疫组织化学特殊染色。IND 组织病理范围和程度可能与肠管运动功能不一。目前认为大多数患儿无须行手术治疗,建议在 2 岁以前保守治疗。无效者,建议行广泛性结肠切除术。

(汤绍涛)

六、先天性肛门直肠畸形

先天性肛门直肠畸形(congenital anorectal malformations,ARMs)又称肛门闭锁,是胚胎尾端发育异常的一组综合征,为小儿最常见消化道畸形,发病率在新生儿中为 1/1 500~1/5 000。男女性别的发病率大致相等,以男性稍多。

【病因】

肛门直肠畸形是正常胚胎发育过程发生障碍的结果,引起肛门直肠发育畸形的原因尚不清楚。根据新近统计,大约 2/3 患儿合并有其他畸形,这些合并畸形会影响到治疗及预后。目前认为 ARM 病因是遗传因素与环境因素共同作用的结果,遗传因素有常染色体隐性、显性和半隐性遗传。给妊娠早、中期大白鼠经胃管注入乙烯硫脲,或向腹腔注射视黄酸,或服用多柔比星等,均可使母鼠产生肛门直肠畸形鼠仔,其畸形发生率高达 30%~90%,畸形类型及病理改变与人类的肛门直肠畸形相似,提示这些药物是使妊娠动物产生肛门直肠畸形胎仔的直接原因。

【病理与分类】

1. **胚胎学改变** 根据目前对肛门直肠畸形动物模型胚胎发育的研究,概括有如下 3 点:①人类肛门直肠畸形发生在胚胎形成的早期阶段,发生越早畸形改变越严重,病理变化越复杂。②畸形发生过程中泄殖腔膜背侧部分非常短小,严重者消失。③后肠始终紧贴尿生殖窦,形成直肠尿道瘘。而尿直肠隔未与泄殖腔膜融合是直肠尿道瘘的主要病因。在女胎泄殖腔形成和分隔期受某种因素或致畸物质的影响出现发育障碍,可导致下列畸形:泄殖腔畸形(一穴肛)、直肠膀胱瘘、直肠阴道瘘、直肠前庭瘘、直肠会阴瘘、无瘘肛门闭锁(图 11-34)。男胎肛门直肠畸形和女胎在原则上相同,只有解剖特点的区别。泄殖腔分隔障碍的结果,在男孩可出现泄殖腔畸形,而较多见的是直肠泌尿系瘘(直肠膀胱瘘、直肠尿道瘘)、直肠会阴瘘、无瘘肛门闭锁等(图 11-35)。

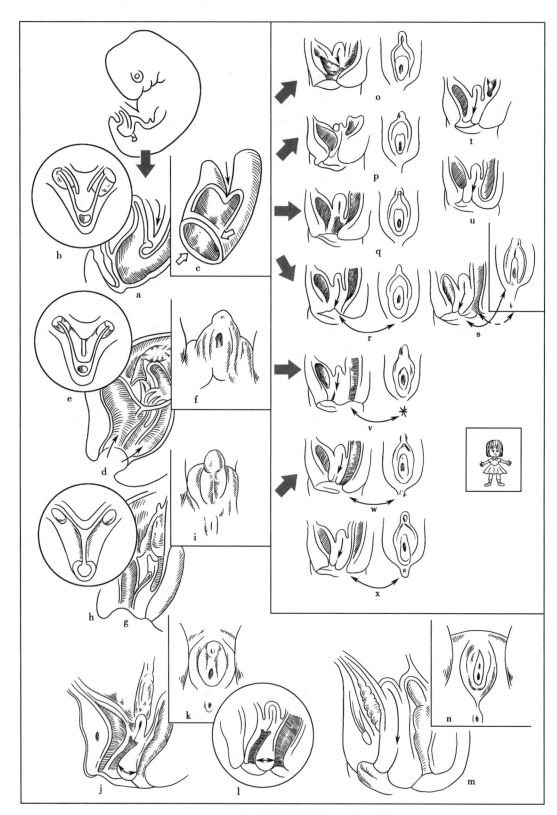

图 11-34　女孩肛门直肠畸形发生的胚胎过程

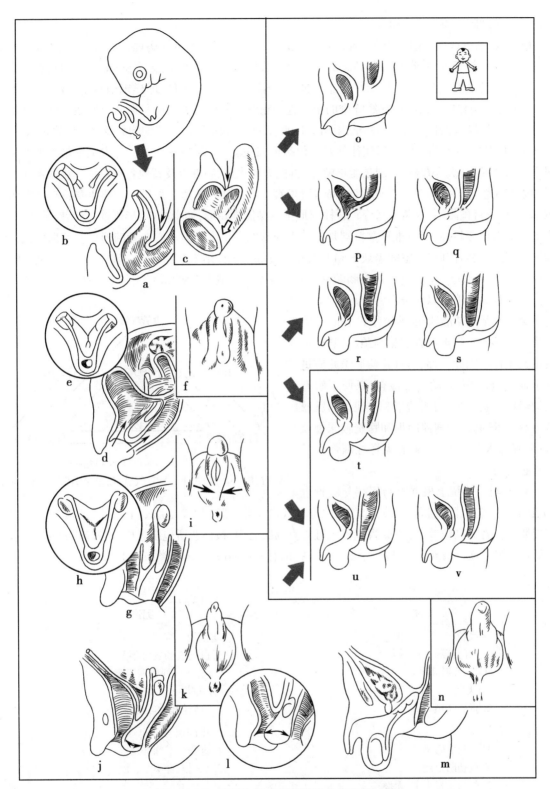

图 11-35　男孩肛门直肠畸形发生的胚胎过程

2. 病理改变　肛门直肠畸形的病理改变不仅是肛门直肠本身发育缺陷,同时盆底肌肉、骶骨、神经及肛周皮肤等均有不同程度的病理改变,肛门直肠畸形的位置越高,这种改变越严重。

(1)肛门括约肌改变:高位肛门直肠畸形缺乏内括约肌,外括约肌走行紊乱,位置异常,肌纤维内有脂肪分布,呈风帆状,电镜下见肌微丝排列不整齐,部分有溶解现象;Z线破坏;线粒体有空泡,嵴有断裂、扭曲或消失等改变。中、低位肛门直肠畸形有内括约肌,只是发育程度不同,但内括约肌部位肠壁内神经节细胞数减少或缺如。

（2）神经系统改变：盆底神经系统发育不良是肛门直肠畸形的重要病理改变之一。中、高位畸形骶髓前角运动神经元、感觉神经元和副交感神经元数目均明显减少，发育不良；骶神经的数量和分布也有不同程度改变；盆底及肛周组织中感觉神经末梢（肌梭、环层小体、球样末梢）数量减少和发育停滞；会阴部皮肤和皮下组织中神经纤维的密度也较正常儿明显减少；同时，耻骨直肠肌及肛门外括约肌中的运动神经末梢和直肠末端肠壁内胆碱能、肽能、肾上腺素能神经节细胞数及神经纤维也减少。

（3）伴发畸形：肛门直肠畸形往往伴发其他畸形，其发生率为 28%~72%。伴发畸形最多见的为泌尿生殖系畸形，其次为脊柱，特别是骶椎畸形，再次为消化道、心脏以及其他各种畸形。泌尿系伴发畸形中以膀胱输尿管反流最为常见，其他尚有肾发育不良、隐睾、尿道下裂等。女婴生殖系畸形有阴道积水、阴道或宫颈闭锁、双角子宫等。脊柱畸形常见腰骶椎畸形，如半椎体、半骶椎、脊髓栓系、脊膜膨出等。畸形位置越高，腰骶椎异常特别是多发性异常的发生率越高。心血管畸形伴发畸形依次为动脉导管未闭、法洛四联症、室间隔缺损和大动脉转位等。统计结果显示，约 1/3 患儿可合并心脏畸形，但仅 10% 需要治疗。有人将肛门直肠畸形及其伴发畸形归纳为 VATER 综合征（图 11-36）。

肛门直肠畸形可以伴发多种畸形，例如肛门闭锁合并骶椎畸形、骶前肿物称 Currarino 综合征。有的伴发畸形可直接影响预后，甚至危及患儿生命。因此，对肛门直肠畸形患儿应进行全面检查，如尿流动力学检查，以便了解有无神经性膀胱；静脉肾盂造影和排泄性膀胱尿道造影，了解有无上路畸形和膀胱输尿管反流；腰骶椎 X 线摄片，了解有无脊柱畸形等是非常必要的。

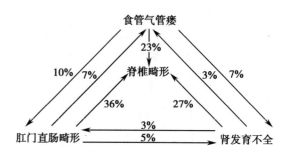

图 11-36　VATER 综合征

V. 脊柱、心血管；A. 肛门；T. 气管；E. 食管；R. 肾脏和四肢。

3. 分类　传统上根据直肠盲端与耻骨直肠肌的关系，将肛门直肠畸形分为高位、中位和低位 3 类畸形，即 Wingspread 分型。直肠盲端终止于肛提肌之上者为高位畸形；直肠盲端位于耻骨直肠肌之中，被该肌所包绕为中间位畸形；穿过该肌者为低位畸形。该分型复杂，对指导手术方式选择的意义不明确，具体分类如表 11-2 所示：

表 11-2　肛门直肠畸形 Wingspread 分类法（1984 年）

女性	男性
（一）高位	（一）高位
1. 肛门直肠发育不全	1. 肛门直肠发育不全
（1）直肠阴道瘘	（1）直肠前列腺尿道瘘
（2）无瘘	（2）无瘘
2. 直肠闭锁	2. 直肠闭锁
（二）中间位	（二）中间位
1. 直肠前庭瘘	1. 直肠尿道球部瘘
2. 直肠阴道瘘	2. 肛门发育不全，无瘘
3. 肛门发育不全，无瘘	
（三）低位	（三）低位
1. 肛门前庭瘘	1. 肛门皮肤瘘
2. 肛门皮肤瘘	2. 肛门狭窄
3. 肛门狭窄	
（四）泄殖腔畸形	（四）罕见畸形
（五）罕见畸形	

2005 年提出国际新的分型标准,即 Krinkenbeck 分类法(表 11-3),该分类取消了原有的高、中、低位分型,根据瘘管不同进行分类,并增加少见畸形,其目的是使其进一步实用化,为临床术式选择提供具体指导。

表 11-3 肛门直肠畸形国际诊断分型标准(Krinkenbeck,2005 年)

主要临床分型	罕见畸形
• 会阴(皮肤)瘘	• 球形结肠
• 直肠尿道瘘	• 直肠闭锁 / 狭窄
◡ 前列腺部瘘	• 直肠阴道瘘
◦ 尿道球部瘘	• "H" 瘘
• 直肠膀胱瘘	• 其他畸形
• 直肠前庭(舟状窝)瘘	
• 一穴肛(共同管长度 <3cm、>3cm)	
• 肛门闭锁(无瘘)	
• 肛门狭窄	

与 Winspread 分类法相对应,上述分型中的会阴瘘、前庭瘘和肛门狭窄属于低位畸形,尿道球部瘘、肛门闭锁(无瘘)和多数直肠阴道瘘属于中位畸形,前列腺部瘘和膀胱颈部瘘为高位畸形(图 11-37)。

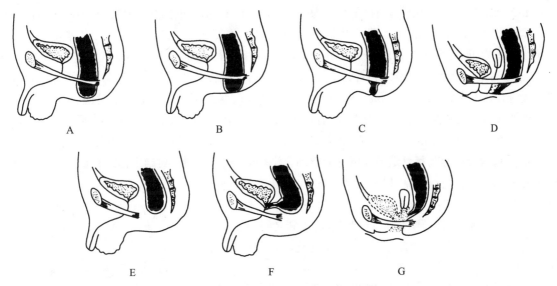

图 11-37 肛门直肠畸形病理类型

A. 肛门直肠低位闭锁;B. 肛门膜状闭锁;C. 肛门或肛管直肠交界处狭窄;D. 肛门闭锁合并低位直肠阴道瘘或肛门舟状窝瘘;E. 肛门直肠闭锁无瘘;F. 肛门直肠闭锁合并直肠尿道瘘;G. 肛门直肠闭锁合并直肠阴道瘘。

【临床表现】

1. 一般表现 出生后 24h 无胎粪排出或仅有少量胎粪从尿道、会阴瘘口挤出,正常肛门位置无肛门开口。患儿早期即有恶心呕吐,呕吐物初含胆汁,以后为粪便样物。2~3d 后腹部膨隆,可见腹壁肠蠕动,出现低位肠梗阻症状。

2. 无瘘管畸形　肛门闭锁位置较低者,如肛门膜状闭锁在原肛门位置有薄膜覆盖,通过薄膜隐约可见胎粪存在,啼哭时隔膜向外膨出。偶有薄膜部分穿破,但破口直径仅有 2~3mm,排便仍不通畅,排便时婴儿哭闹。针刺肛门皮肤可见括约肌收缩。闭锁位置较高者,在原正常肛门位置皮肤略有凹陷,色泽较深,婴儿啼哭时局部无膨出,用手指触摸无冲击感。

3. 有瘘管畸形　如有直肠会阴瘘,则见肛窝处无肛门,但在会阴部,相当阴囊根部附近或阴唇后联合之间有细小裂隙,有少量胎粪排出。瘘口外形细小,位于中线。遇有直肠尿道、膀胱瘘,胎粪从尿道排出。直肠尿道瘘的胎粪不与尿液混合,胎粪排出后尿液澄清;直肠膀胱瘘的尿液内混有胎粪,尿液呈绿色,有时混杂气体。直肠前庭瘘,瘘口宽大,瘘管短,生后数个月内无排便困难。畸形短期可不被发现,但会阴部反复发生红肿,在改变饮食,粪便干结后,大便很难通过瘘管始被家长发现。直肠阴道瘘有粪便从阴道流出,细小的瘘管造成排便困难,腹部多可触得硬结的粪块,结肠末端有继发性巨结肠。由于粪便通过瘘口排出,缺乏括约肌的控制,粪便经常污染外阴部,伴有泌尿、生殖系统瘘管者容易引起尿道炎、膀胱炎或阴道炎,炎症能引起上行性扩散。

肛门直肠畸形者常伴发脊椎畸形,如有脊椎裂、半椎体畸形。骶部神经发育不良造成的大小便失禁,虽行矫治手术也难恢复控制能力。

【诊断】

先天性肛门直肠畸形的诊断在临床上一般并不困难,但重要的是准确判定直肠闭锁的高度,直肠盲端有无瘘管及其瘘管性质,还要注意有无伴发畸形等,以便采取更合理的治疗措施。

1. 病史与临床检查　出生后 24h 无胎粪排出或仅有少许胎粪从尿道、会阴瘘口挤出。检查正常肛门位置无肛门开口,伴呕吐腹胀,进行加重。

2. 倒置位 X 线检查和骶骨 X 线片　患儿生后 12h 以上,先卧于头低位 5~10min,用手轻柔按摩腹部,使气体充分进入直肠。在会阴部相当于正常肛门位置的皮肤上固定一金属标记,再提起患儿双腿倒置 1~2min,X 线中心与胶片垂直,射入点为耻骨联合,在患儿吸气时曝光,做侧位和前后位摄片。盆腔气体阴影与金属标记间的距离即代表直肠末端的高度。在侧位片上,从耻骨联合之中点向骶尾关节交界处画一线为耻尾线(PC 线),再于坐骨棘与耻尾线画一条平行线为 I 线(图 11-38)。如直肠气体影高于 PC 线者为高位畸形,位于两线之间者为中间位畸形,低于 I 线者为低位畸形。若在 X 线平片上同时发现膀胱内有气体或液平面,或在肠腔内有钙化的胎便影等改变,是诊断泌尿系瘘的简便而可靠的方法。

骶骨 X 线正位和侧位摄片,测量骶尾指数(sacral ratio,SR)是预测肛门直肠畸形术后控便功能的重要指标,SR=BC/AB,正常值为 0.74(正位片)、0.77(侧位片),SR 降低表明骶骨异常的风险较高(图 11-39)。

3. 尿道膀胱造影和瘘管造影　可见造影剂充满瘘管或进入直肠,对确定诊断有重要价值。对有外瘘的患儿,采用瘘管造影可以确定瘘管的方向、长度和直肠末端的水平(图 11-40)。

4. 超声显像　可以显示直肠盲端与肛门皮肤之间的距离,观察瘘管走向、长度。直肠膀胱瘘者,可见膀胱内有游动的强回声光点,按压下腹部时光点明显增多。

5. 盆部 MRI、CT　CT 检查对肛门括约肌的位置和发育状态提供直接信息,从而精确地指导治疗。MRI 能直观、清晰地显示直肠盲端及横纹肌复合体的关系,从而能准确地判定畸形的程度和类型;还能够评估横纹肌复合体的发育状态以及发现伴发畸形,尤其是脊髓、脊柱及泌尿生殖系畸形。MRI 还能较全面地显示一种少见畸形 Currarino 三联征的各方面,包括肛门直肠狭窄、骶尾骨发育不全、骶前肿块。此外,MRI 对评估术后持续大便失禁具有重要意义。

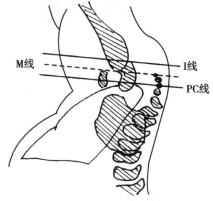

图 11-38　肛门直肠畸形倒置侧位 X 线摄片的标记线

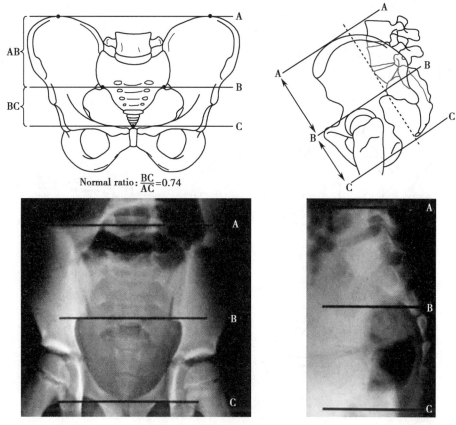

Normal ratio: $\dfrac{BC}{AC} = 0.74$

图 11-39　骶骨 X 线及骶骨指数

【治疗】

肛门直肠畸形外科治疗应遵循以下原则：

1. 正确进行术前综合评估　①患儿的发育情况及其对手术的耐受能力。②直肠盲端的位置，应用 MRI 和骶骨指数评估神经肌肉发育情况。③瘘管的开口部位。④合并畸形对身体生长发育的影响；术者对畸形应有正确的判断，对患儿耐受手术的能力有充分估计，并需要综合考虑医院的设备条件和术者的经验。

2. 外科治疗原则　①挽救患儿生命。②术中尽量保留耻骨直肠肌和肛门括约肌，尽可能减少对盆腔神经的损伤，避免损伤尿道、会阴体，以最大限度保留原有的排便控制功能。③对早产儿、未成熟儿

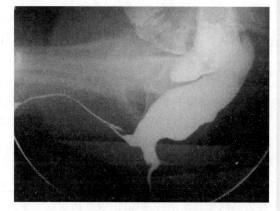

图 11-40　先天性肛门直肠畸形直肠尿道瘘造影

及有严重心脏血管畸形的患儿要简化手术操作，争取分期手术，先做结肠造口。④重视肛门直肠畸形的首次手术。术式选择不当，不仅使再次手术很困难，而且将显著影响远期治疗效果。⑤腹腔镜手术或机器人手术是微创手术，对原有的括约肌或神经损伤更小，但需要有技术和设备保障。

3. 治疗选择

（1）肛门扩张术：适用于肛门狭窄，根据狭窄开口大小选用合适扩肛器扩张肛门，20~30min/ 次，每天一次，一个月后改为隔天扩肛 1 次，并逐渐增大扩肛器直径，3 个月为一疗程，一般持续 6 个月左右。对于生后没有扩肛，或肛门开口极其狭小者，可选用会阴肛门成形术。

（2）会阴肛门成形术：适用于会阴瘘、肛门闭锁（低位无瘘）和直肠前庭瘘。一般须在生后 1~2d 内完成手术，直肠前庭瘘因瘘孔较大，在一段时间内尚能维持正常排便，可于 3~6 个月以后施行手术。

手术前留置尿管,在正常肛穴位置做纵行切口,长1.3~1.4cm,切开皮肤及皮下组织,从外括约肌中心插入止血钳,向上分离找到直肠盲端,并紧贴肠壁做轻柔的分离,以免损伤尿道或阴道、盆底腹膜和神经丛。游离直肠要充分,直到直肠盲端能自然地突出于皮肤切口之外为止,直肠黏膜与皮肤无张力缝合,放入肛管固定(图11-41)。

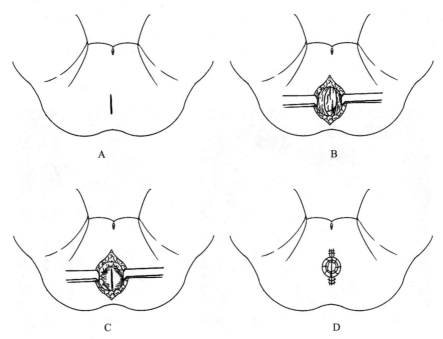

图11-41　会阴肛门成形术
A.切口;B.游离直肠盲端;C.缝合固定直肠;D.缝合皮瓣与直肠。

(3)后矢状入路肛门直肠成形术(posterior sagittal anorectoplasty,PSARP):又称Peña术,本术式适合于直肠尿道瘘、阴道瘘、一穴肛和较高位置无瘘的肛门闭锁。原则上应先行结肠造口,1个月后根据患儿情况行根治手术,一般选择乙状结肠起始部造口,分离式造口大便转流更彻底。

后矢状切口自尾骨尖上方到肛凹处,用针形电刀切开各层组织,术中随时用电刺激,观察两侧肌肉收缩,使全部手术操作过程保持在正中线上进行。找到直肠盲端,充分游离、松解,使其能无张力地拖至肛门皮肤。对肠管粗大者应在背侧纵行剪裁,缩小至直径1.3cm左右缝合。再将肠管间断缝合固定于两片肌肉复合体和纵行肌间并成形肛门。合并尿道瘘或阴道瘘者在距瘘0.5cm处横行切开直肠,缝合闭锁瘘口。对高位畸形骶部切口找不到直肠盲端或游离不充分时,应开腹游离直肠。本手术的特点是经骶尾部后正中线入路,手术操作在直视下进行,对组织的损伤程度最小,直肠末端通过耻骨直肠肌中心拖出较准确,但对括约肌有一定的损伤(图11-42)。

(4)腹腔镜辅助下肛门直肠成形术:适应证与PSARP相同。本术式优点有:①不开腹,腹腔镜直视下游离肠管,可较为准确地将直肠盲端从横纹肌复合体中心部位拖出至正常肛门窝表面,无须切断该肌群,术后括约肌在新肛门周围形成较为有力的对称性收缩,提高术后排便控制能力;②易于游离结扎和切断直肠尿道瘘管,特别是接近膀胱颈部瘘管远比腹骶会阴手术容易暴露(图11-43)。

(5)机器人腹腔镜辅助下肛门直肠成形术:是更高级的腹腔镜手术,2011年Albassam详细介绍了da Vinci机器人在肛门闭锁中的应用。图像更清晰、稳定,便于在盆腔狭小空间操作,分离和缝合瘘管更灵活、容易(图11-44)。

4. 术后处理原则

(1)留置尿管:直肠尿道瘘术后留置尿管3~5d,而一穴肛畸形至少留置尿管3周。

(2)肛周护理:手术留置肛管一般在术后24~48h拔出,暴露肛门切口,保证局部干净,电吹风干燥。

（3）扩肛：术后 2~3 周开始扩肛。应使用适当尺寸的扩张器，新生儿从直径 9mm 扩肛器开始，每天 1~2 次，每周增加 1mm 直至需要的尺寸，一般到 15~16mm 即可。建议每个月复查一次，指导选择口径合适的扩肛器扩肛，根据需要扩肛 3~6 个月。

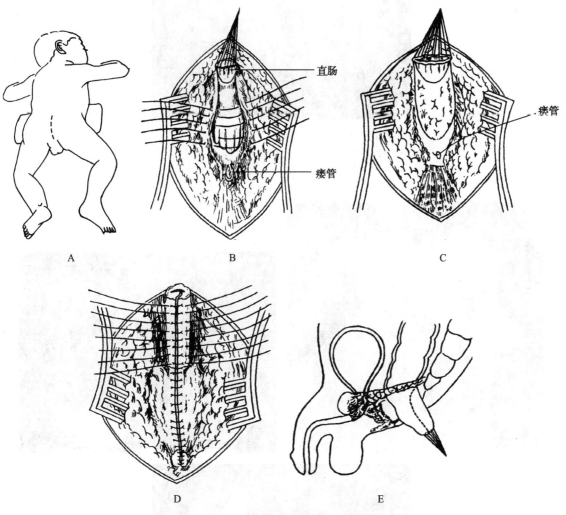

图 11-42　后矢状入路肛门直肠成形术
A. 体位与切口；B. 游离直肠、肛提肌、外括约肌，预置缝合线；C. 关闭瘘管；D. 成形的直肠
从缝线下拉至会阴与肛门皮肤缝合；E. 修整扩大的直肠，从耻骨直肠肌环拖出。

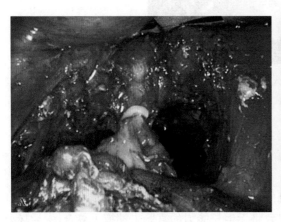
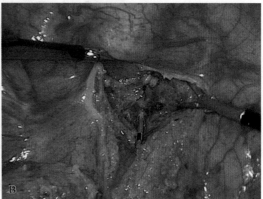

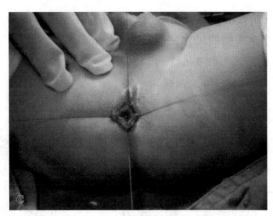

图 11-43　腹腔镜肛门直肠成形术

A. 腹腔镜游离、结扎瘘管;B. 建立盆底隧道;C. 新的肛门。

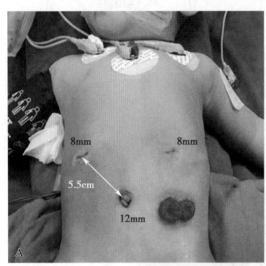

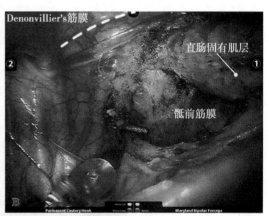

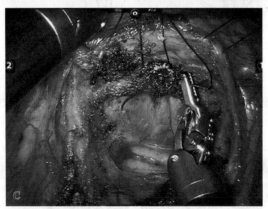

图 11-44　机器人肛门直肠成形术

A. Trocar 位置;B. 解剖盆底及直肠;C. 缝合瘘管。

【手术后并发症及防治】

1. **伤口感染或部分裂开**　术中反复清洗,术后肛门清洁护理,一般很少发生。局部消毒、清洗可痊愈。保护性的结肠造口可有效预防伤口感染。

2. **肛门狭窄**　肛门狭窄是无肛术后最多见的并发症之一,其主要原因为:①术后未坚持肛门扩张。②直肠末端坏死:直肠拖下时血供不良,以致将无生长能力的直肠末端拖下缝合,术后坏死。

③直肠回缩：直肠游离不充分，拉下与肛门皮肤吻合时有明显张力，术后肠管回缩，肛管瘢痕愈合，形成狭窄。以上诸多原因除手术时预防外，一旦出现狭窄应及时治疗，否则将形成继发性巨结肠。狭窄较轻者可行扩肛治疗，严重者须手术治疗。

3. 尿道损伤　尿道损伤是最多见的严重并发症。由于尿道与直肠盲端距离很近，直肠尿道瘘者两者常为共壁，分离十分困难。为了预防，术前应放置带金属芯的导尿管，以便术时探触辨认。一旦损伤尿道应立即修补，留置导尿管，并作膀胱造瘘。术后 2 周拔除导尿管试验排尿，证明无漏尿者再拔除造瘘管。尿道损伤若手术时未发现或修补不良漏尿者，再次修补非常困难且复发率高。

4. 黏膜外翻　黏膜外翻的原因有直肠保留过长，一般拖下直肠无张力，与皮肤平齐吻合可明显减少黏膜外翻。术时若直肠与周围肌肉固定不良，术后可导致直肠脱垂黏膜外翻。有时瘢痕狭窄使肛门不能关闭，也会使黏膜难以回缩，此时应切除多余瘢痕，必要时切除多余黏膜。另外一个重要原因是括约肌发育不良，高位肛门闭锁多见，切除外翻黏膜的同时，进行肛门周围环箍术。

5. 瘘管复发　肛门成形术后瘘管复发也是较常见的并发症之一。术前未明确诊断、术中瘘管处理不当以及术后瘘口处感染等均是造成瘘管复发的主要原因。尿道瘘复发的处理则较为困难和复杂，应根据瘘管的类型、部位、大小、走向、肛门局部情况及术者的经验确定治疗方案。尿道瘘复发后其修补手术应在 3~6 个月后进行。若瘘内口距肛缘在 1.5cm 内的低位尿道瘘，可选用经肛门直肠或经会阴的瘘管修补术；如瘘内口位置较高或经肛门瘘口暴露不清楚者，可行后矢状入路切开直肠做瘘管修补术。反复复发、瘘口较大、瘢痕重者可采用经腹部、后矢状入路联合手术修补。

6. 肛门失禁　肛门失禁是肛门直肠畸形术后的一种严重并发症，尤以高位畸形多见，实际随访发生率不高。造成失禁的原因主要有：①肛门外括约肌损伤；②直肠回缩肛门瘢痕形成；③直肠未通过耻骨直肠肌环；④支配括约肌的盆神经损伤；⑤肛门口过大等。肛门失禁的治疗应针对不同病因采取不同方法。瘢痕形成者，应予以瘢痕切除肛门成形术；因直肠位置放置不正确者，可通过后矢状入路手术将直肠重新放置在横纹肌复合体中间；若是因肛门括约肌功能不良，可行括约肌修补术或重建术。

7. 便秘　便秘是后矢状切口手术多见并发症，病因尚不清楚。表现为肛门口位置、大小正常，无瘢痕狭窄，但持续便秘。在男性畸形中便秘通常较为严重。积极治疗便秘相当重要，有时可以长期使用泻药。如果治疗得当，约 75% 的患儿到 3 岁时能获得良好的自主排便控制能力。其中有 50% 的患儿常会有污便，通常与便秘有关。当便秘得到控制后，污便即好转。

【预后】

肛门直肠畸形的治疗效果，近年来已有明显改善，总病死率由过去的 25%~30% 降至 10% 以下，手术死亡率已降到 2% 左右。99% 的肛门闭锁男性患儿都能自主排尿，只有特殊的情况如伴有脊髓脊膜膨出、严重的骶骨异常，可能有尿失禁。约 1/3 的病例术后有不同程度的肛门排便功能障碍，10%~20% 的患儿有污便或大便失禁。腹腔镜/机器人手术可以减少患儿腹壁和排便控制系统（神经和肌肉）的损伤，伤口感染少，并获得不亚于 Peña 手术的排便功能。女性患儿尤其是伴有泄殖腔畸形的患儿，约 56% 可获得正常的排尿控制功能，24% 的患儿间歇导尿可保持干燥。异常的排便功能对患儿身心发育产生负面影响，排便功能差的患儿行为异常占 57%，表现为不合群、社交退缩、抑郁等。因此，肛门直肠畸形的治疗，除采用手术治疗及正确的术后处理外，对有排便功能障碍的患儿，还要针对肛门功能进行客观准、确的评估，并积极采取有针对性的排便训练。对已出现的社会和心理问题，要取得家长、学校和社会的配合，及时采取防治措施，进行必要的心理咨询和治疗，以提高排便控制能力和远期生活质量。

（汤绍涛）

七、急性阑尾炎

急性阑尾炎（acute appendicitis，AA）是由于进入阑尾腔内的粪石、蛔虫卵或不易消化的食物等引起阑尾腔堵塞和病原菌感染，从而导致阑尾急性炎症，是小儿腹部外科中最常见的疾病之一，位居小儿外科急腹症之首位。转移性右下腹疼痛为其特征性临床表现。

急性阑尾炎可发生于各年龄组小儿，最常见的为6~12岁的学龄儿童，年龄越小，发病率越低，5岁以下明显减少，新生儿极为罕见。男性发病率略高于女性，男性占60%，女性占40%。

【病因】

引起小儿急性阑尾炎的原因是多方面的，主要为阑尾腔梗阻、细菌感染、血流障碍及神经反射等因素相互作用、相互影响的结果。具体原因可能有以下几点：

1. **解剖因素**　小儿阑尾生长比系膜快，容易扭曲，呈盲管状，容易因引流不畅而形成炎症。当肠内容物、异物、小的肠石等进入阑尾腔后易发生梗阻。阑尾动脉是终末血管，腔内压力高血供易受阻碍，阑尾壁薄，坏死穿孔率较高，患儿大网膜发育差，穿孔后不易包裹局限，易形成弥漫性腹膜炎。

2. **细菌侵袭**　阑尾黏膜损伤、破溃时，肠道细菌可直接侵犯而产生炎症，也可因小儿上呼吸道感染等其他部位感染导致。阑尾黏膜下淋巴组织丰富，血液中的细菌未被滤过而停留在阑尾壁内淋巴组织导致感染。多由金黄色葡萄球菌、大肠埃希菌以及链球菌感染所致。

3. **免疫因素**　临床发现化脓性阑尾炎发作前有病毒感染的病史，有人认为这是病毒感染抑制机体免疫功能，体内细菌过度繁殖而发生炎症。

4. **神经反射**　因精神紧张、生活环境的改变等因素，使受神经支配的阑尾肌肉和血管发生反射性痉挛，导致循环障碍并加重阑尾腔梗阻，引起阑尾急性炎症。

【病理分型】

根据阑尾炎症发生发展的病理过程，将急性阑尾炎分为单纯性、化脓性及坏疽穿孔性阑尾炎。

1. **单纯性阑尾炎**　为阑尾炎症初期，炎症局限在黏膜和黏膜下层，阑尾轻度充血水肿，表面少量纤维素渗出物；镜下见阑尾黏膜充血、水肿，黏膜下层中性粒细胞及嗜酸性粒细胞浸润。

2. **化脓性阑尾炎**　占儿童阑尾炎的50%以上。病变累及阑尾全层，肌层大量炎症细胞浸润，呈蜂窝织炎改变；阑尾明显肿胀，浆膜附有纤维素或脓苔。阑尾腔积脓，张力不断增加，严重时脓性破溃，溶解，发生穿孔，并形成阑尾周围脓肿，或扩散引起阑尾周围脓肿。

3. **坏疽穿孔性阑尾炎**　阑尾炎症继续扩散，细菌大量繁殖，阑尾腔内粪石梗阻，阑尾系膜血管栓塞，血液循环障碍导致缺血，阑尾发生阶段性或全段坏死，阑尾外观臃肿污秽，呈暗紫色，常合并穿孔，并发弥漫性腹膜炎，甚至感染性休克。

【诊断】

1. **临床表现**

（1）腹痛：为最常见、最早出现的症状。多从脐部开始，由轻到重，数小时后渐转移至右下腹部，多为持续性钝痛。阑尾腔有阻塞时为阵发性绞痛。发生穿孔形成弥漫性腹膜炎时为持续性腹痛，阵发性加剧。

（2）恶心、呕吐：较成人多见。呕吐常发生在腹痛后数小时，部分患儿可先出现恶心呕吐。早期呕吐多是反射性，即阑尾胃反射，呕吐内容多为食物，较晚期患儿呕吐系腹膜炎肠麻痹所致，呕吐物为黄绿色胆汁、胃肠液等。

（3）发热：体温在38℃左右，大多为先腹痛后发热，随着病情加重逐渐升高。晚期出现中毒症状，脉搏快而微弱，严重者体温可不升。

（4）其他：如阑尾炎侵及盆腔，刺激乙状结肠促使排便次数增加。刺激右侧输尿管引起尿急尿频甚至血尿。头痛、口渴，水电解质紊乱一般不严重，但腹膜炎时可使脱水和酸中毒等症状加重，年龄越小越明显。

2. 体格检查

(1)典型的急性阑尾炎患儿查体时右下腹固定压痛。部分小儿盲肠的移动性较大,阑尾位置不固定,故压痛点可在右中腹、脐部附近、下腹中部等,但位置相对固定。发生局限性腹膜炎时,右下腹有压痛、肌紧张和反跳痛,当扩展到全腹时,往往提示阑尾已化脓穿孔造成弥漫性腹膜炎。当阑尾形成包裹性脓肿时,右下腹可扪及浸润性包块,伴局限性腹膜炎表现。

(2)盆腔阑尾炎腹部压痛不明显,但可有尿频、腹泻和膀胱功能障碍。位于盲肠后位的阑尾炎右下腹部压痛不明显,疼痛局限在侧腹部。当发生腹膜炎有肠麻痹时,腹部肠鸣音减弱或消失;相反,肠蠕动正常时肠鸣音也正常。

(3)肛门指诊在直肠右前方有炎症浸润和增厚,盆腔有脓肿时有触痛,并有炎性包块形成。

3. 辅助检查

(1)实验室检查:单纯性阑尾炎的白细胞总数和中性粒细胞增多,白细胞总数可升高到$(10\sim12)\times10^9$/L;化脓性阑尾炎可高达$(12\sim14)\times10^9$/L;有脓肿形成或弥漫性腹膜炎时甚至在20×10^9/L以上,中性粒细胞占85%~95%,有时见中毒颗粒。血清C反应蛋白明显增高。但也有个别阑尾炎患儿白细胞计数上升不明显。

尿、便常规检查一般无特殊改变。如阑尾位于输尿管附近或阑尾周围脓肿形成时,尿内可有少量红细胞,病情较重时大便内可有少量脓细胞。

(2)腹腔穿刺:对疑难病例应做腹腔穿刺以协助诊断;对阑尾周围脓肿贴近腹壁者,可试行穿刺,或在超声引导下穿刺引流。

(3)B超检查:阑尾发炎后肿胀显影,有报道阑尾直径超过6mm,可确诊阑尾炎。超声还可显示腹腔内渗出液的多少、阑尾周围脓肿的大小、部位,对异位阑尾炎也能协助诊断。女孩急性阑尾炎,应常规行盆腔超声检查,以除外卵巢肿瘤扭转。

(4)X线检查:以腹胀为主者可行X线检查,有助于鉴别肠梗阻、胃肠穿孔、坏死性肠炎等。

【鉴别诊断】

根据典型腹痛病史和右下腹固定压痛,结合实验室检查、B超、X线等影像学检查,急性阑尾炎诊断一般不困难,需与下列疾病相鉴别。

1. 急性肠系膜淋巴结炎　多与上呼吸道感染同时存在,病程发展缓慢,胃肠道症状不明显;腹痛以脐周为主,无阵发性加剧,右下腹无固定压痛;B超检查可见肠系膜淋巴结肿大。

2. 急性胃肠炎　不洁饮食史,发热,以呕吐和腹泻为主;腹痛部位不固定,肠鸣音活跃;大便常规见白细胞和脓性细胞。

3. 右髂窝脓肿　脓肿一般位于腹股沟管内侧,较阑尾脓肿位置偏低,略向外侧;患儿髋部呈被动屈曲。Thomas征阳性;局部穿刺可见脓汁。

4. 梅克尔憩室炎　当憩室发炎导致出血或穿孔时以及粘连形成肠梗阻,腹痛性质与急性阑尾炎相似,术前不易鉴别。术中探查阑尾病变与临床表现不符,应常规检查距回盲瓣100cm以内的回肠末端是否存在梅克尔憩室。

5. 腹型过敏性紫癜　早期出现腹痛,但不固定,皮肤有散在出血点,伴下肢关节肿胀,有时便血。

6. 右侧肺炎或胸膜炎　有呼吸道症状,右下腹可出现轻度压痛,但腹肌紧张不明显,做胸部X线和胸部CT检查可确定诊断。

7. 肠痉挛　多见于学龄期儿童,疼痛以脐周为主,可反复发作,每次10~20min,无明显压痛点,疼痛可自行缓解,一般不需特殊治疗。

8. 卵巢囊肿蒂扭转　右侧的卵巢囊肿蒂扭转可引起右下腹疼痛,因囊肿有淤血、坏死产生血性渗液,刺激腹膜出现压痛、反跳痛及肌紧张,症状与阑尾炎相似,但白细胞总数不如阑尾炎时增高明显。做腹部直肠双合诊可触及球形包块,右下腹穿刺可抽出血性液体。盆腔超声检查可明确诊断。

9. 原发性腹膜炎　女孩多见,高热,体温可升至40℃左右;持续性腹痛伴呕吐,查体全腹压痛、反跳痛及肌紧张,右下腹无固定压痛点;白细胞计数升高常在 $20 \times 10^9/L$ 以上;腹腔穿刺可得到稀薄脓汁,涂片为革兰氏阳性球菌。

10. 尿路结石　多为阵发性绞痛,向会阴部放射,伴血尿。超声和泌尿系造影可明确诊断。

【治疗】

鉴于小儿阑尾炎的病因和小儿急腹症的病理解剖特点,不论何种类型阑尾炎,原则上应早期手术治疗。有下列情况可试行非手术治疗:病程超过 3d 甚至更长,右下腹已有炎性包块,有阑尾脓肿形成者。

1. 非手术治疗

(1)抗生素:阑尾炎 60% 以上为需氧菌与厌氧菌混合感染,首选药物为针对革兰氏阴性杆菌及阳性球菌的广谱抗生素加抗厌氧菌药物,遵循联合、足量、有效的原则,以抑制需氧菌及厌氧菌的生长。同时应禁食输液,纠正脱水和电解质紊乱。

(2)局部疗法:如果局部已有脓肿形成,可用清热解毒中药外敷,并配合理疗等。

在非手术治疗过程中密切观察病情的发展,如体温持续升高,感染中毒症状日趋严重,局部炎性包块不断扩大或软化,腹膜炎体征明显,需迅速手术,如遇到诊断困难,但不能排除阑尾炎或其他急腹症的病例,也应手术探查。

2. 手术治疗

(1)术前准备:术前 0.5~2h 应给予有效抗生素,术前已进食的患儿应留置胃管。阑尾穿孔全腹膜炎伴有较重的中毒症状者,手术同时补液纠正脱水和电解质紊乱,并根据情况追加抗生素。留置尿管,严禁灌肠。

(2)阑尾切除术:通常采用右下腹斜麦氏切口,适用于诊断明确,无严重并发症的患儿。对诊断尚不确定或阑尾穿孔形成全腹膜炎时,采用右侧经腹直肌探查切口(图 11-45)。打开腹腔,如有渗液涌出应及时吸净,沿结肠带寻找阑尾,阑尾系膜应缜密缝扎,防止滑脱后出血。阑尾切除的残端一般埋藏在荷包缝合中,盲肠有水肿、炎症、充血或浆膜脆弱时,荷包缝合易引起肠瘘,不如用阑尾系膜覆盖。若阑尾位于盲肠后位或粘连重分离困难时,可先离断阑尾根部施行逆行切除。

放置腹腔引流指征:阑尾穿孔后腹腔有大量脓性渗出液,尤其是脓液稠厚带有粪臭味;阑尾脓肿切开后阑尾根部炎症严重,阑尾不能切除或根部无法得到良好处理,术后可能产生残端破溃发生肠瘘者;阑尾与周围组织粘连紧密,分离时广泛渗血可能引起血肿者。

(3)阑尾周围脓肿引流术:根据脓肿位置,切开入路分为腹膜外和腹膜内两种,原则上以肿块隆起明显部位切开;做单纯切开引流,脓肿周围组织不做广泛分离,以免损伤正常肠壁;待阑尾脓肿治愈后 3~6 个月,再行阑尾切除术。

(4)腹腔镜下阑尾切除术:采用开放式在脐窝中央作纵行切口放置 5mm Trocar,在左、右下腹或左、中下腹各做 2 个切口放置 5mm 或 3mm Trocar(图 11-46)。找到阑尾后首先离断阑尾系膜,于阑尾根部结扎,用电刀或超声刀距结扎线远端 0.3cm 处切断阑尾(图 11-47),然后烧灼残端的黏膜,残端不做包埋。切除阑尾自 Trocar 内取出,如果阑尾太粗、坏疽或已穿孔,不能通过套管,可将阑尾装入标本袋后经切口拖出。凡适合开腹阑尾切除的患儿,均适合行腹腔镜下阑尾切除术,也可行经脐单孔腹腔镜阑尾切除术。对于坏疽穿孔性阑尾炎,腹腔镜手术探查更清楚,更容易解剖盲肠后位阑尾,清除腹腔渗出液。

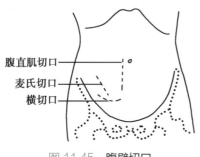

图 11-45　腹壁切口

腹直肌切口
麦氏切口
横切口

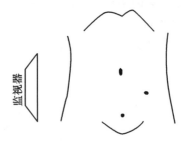

图 11-46　Trocar 及显示器位置

监视器

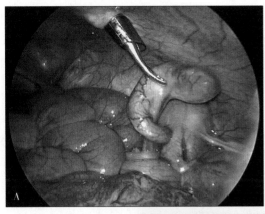
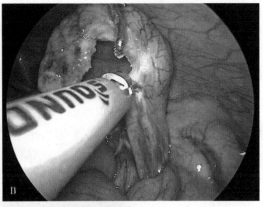
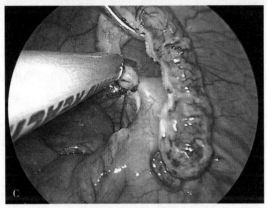

图 11-47　腹腔镜阑尾切除术

A. 沿盲肠找到阑尾；B. 超声刀离断阑尾系膜；C. 丝线结扎阑尾根部后切断阑尾。

3. 术后并发症

（1）出血：常见腹壁切口出血或血肿，由于止血不彻底，分离腹壁肌肉撕裂血管后未结扎或止血不完善，腹腔内出血多为阑尾系膜血管处理不当或结扎线脱落出血，需再次手术止血。预防措施包括术中彻底止血，确切结扎血管。

（2）切口感染：切口局部红肿及少量渗液，有压痛或波动，术后体温不退或又上升，应早期拆除部分缝线，敞开引流。术前预防性使用抗生素使手术时血液及组织内药物有效浓度达到一定水平，有利于预防切口感染。

（3）腹腔内残余脓肿：阑尾穿孔或腹膜炎的炎症并发症，常发生在盆腔、膈下及肠间或肝下区，以盆腔、肠间、肝下区最多见。

（4）粘连性肠梗阻：是阑尾炎合并腹膜炎的早期并发症，由于炎症和手术本身刺激肠管及系膜，术后会发生蠕动减弱性肠麻痹，出现腹胀、呕吐、肠鸣音减弱或消失、不排便等现象。穿孔性阑尾炎术后肠麻痹通常持续 3~5d，经禁食胃肠减压、输液、抗炎而治愈。

（5）粪瘘：多为阑尾残端结扎不确切所致，在引流通畅，肠道无梗阻的情况下多能自愈。长期（至少 3 个月）不愈，再考虑手术修补。

4. 术后康复

（1）单纯性阑尾炎术后 6~8h 开始饮水，第 2 天进流质饮食，鼓励患儿尽早下床活动，以促进肠蠕动的恢复。

（2）有腹膜炎的患儿术后继续胃肠减压，直至肠蠕动恢复。麻醉清醒后可采取半卧位，静脉补充水、电解质并维持酸碱平衡。肛门排气排便后，逐渐恢复饮食。

（3）伤口疼痛通常在术后 2~3d 消失，如伤口出现胀痛或跳痛并有体温升高，常提示切口感染，应及时检查伤口,如有可疑感染时宜做理疗,如已化脓应及时拆线数条,敞开伤口,每天换药;放置的引流管应保持通畅,同时观察引流液的量及性状;切口内橡皮条 24h 拔出,橡皮管 2~3 d 去除。

(4)抗感染治疗:阑尾炎的主要病原菌为杆菌和厌氧菌,一般在术前、术中和术后应用青霉素、庆大霉素和甲硝唑类药物治疗。

【预后】

小儿阑尾炎总死亡率目前均在 1% 以下,国内外先进水平接近于 0。其中 3 岁以下患儿死亡率和重病率较高,小儿阑尾炎无论早期或晚期,手术或非手术治疗,痊愈后多不留后遗症。少数患儿手术后或脓肿治愈后出院,仍有发生腹腔残余感染或粘连性肠梗阻而再入院者,再次手术率较低,保守治疗多能治愈。

(汤绍涛)

八、鞘状突畸形

胚胎早期腹膜在腹股沟内环处形成一向外的袋状突出,称为腹膜鞘状突(processus vaginalis)。腹膜鞘状突闭合发生停顿、延迟或不完全导致鞘状突未闭(patent processus vaginalis),是小儿腹股沟斜疝、鞘膜积液的病理基础。鞘状突未闭与睾丸下降不全存在关联,右侧睾丸下降较左侧晚,因此右侧鞘状突未闭合发生率高于左侧,双侧同时存在约 10%。早产儿发病率高于足月儿,男婴发病率高于女婴。

【病因】

1. 胚胎学 孕 3 个月时腹膜返折在内环处形成腹膜鞘状突;孕 7~9 个月腹腔内睾丸穿过鞘状突沿睾丸引带下降,使鞘突得以延伸;之后在睾丸上方的近端鞘状突闭锁,使腹股沟内环口封闭;而其远端鞘状突形成睾丸固有鞘膜,不与腹腔相通。当这一过程发生障碍则会引起腹膜鞘状突未闭,导致腹股沟斜疝(肠管或其他脏器疝入鞘膜腔)或鞘膜积液(腹腔内液体进入鞘膜腔)。与腹膜鞘状突对应的结构在女婴称之为 Nuck 管,其未闭或闭合不全,则形成女婴腹股沟斜疝或 Nuck 囊肿。

2. 遗传学因素 约 11.5% 鞘状突未闭有家族史。目前,对睾丸通过腹股沟管下降及鞘状突闭合的大部分生物学信号和相关信号通路尚不清楚,因此鞘状突畸形的具体分子机制仍未阐明。鞘状突未闭虽常发生于雄激素不敏感综合征,但其本身并不存在雄激素受体,因此,雄激素可能通过其他通路影响鞘状突的闭合。此外,生殖股神经和钙基因相关肽(calcitonin gene-related peptide, GGRP)可以作用于睾丸下降及鞘状突闭合的过程,出生前 GGRP 减少可能导致睾丸未降,而生后 GGRP 减少可以导致鞘状突未闭。

通常根据内容物情况将鞘状突畸形分为腹股沟斜疝、嵌顿性腹股沟斜疝和鞘膜积液 /Nuck 囊肿。内容物最常见的是小肠,有时右侧疝囊内可见到阑尾和盲肠,女婴疝囊内可有卵巢、输卵管。疝囊内容物为可复性,称为腹股沟斜疝;少数疝囊较大时,腹腔的一些腹膜外脏器如膀胱或部分升结肠等构成了疝囊壁的一部分,称为滑动性疝;疝囊内容物不能自行回纳复位,称为嵌顿性腹股沟斜疝;疝囊内容物为腹腔内液体,称为鞘膜积液 /Nuck 囊肿。

(一)腹股沟斜疝

腹股沟疝(inguinal hernia)有斜疝和直疝两种。儿童腹股沟疝几乎均为斜疝,直疝极罕见。儿童腹股沟斜疝为先天性发育异常,是最常见的小儿外科疾病。出生后即可发病,出生后 3 个月内发生率最高。儿童哭闹、便秘、咳嗽等腹腔压力增高是疝的诱发因素。此外,婴幼儿腹股沟管短(约 1cm),而且近乎垂直地从内环直接通向外环,因此腹压增加没有腹股沟管的缓冲作用,压力直接指向皮下,很容易发生疝。进入幼儿期以后,腹股沟管逐渐延长,且为斜行通过腹壁肌层,因此 2 岁以后疝的发生率有所降低。

【临床表现】

婴儿腹股沟斜疝可在出生后第 1 次剧烈哭吵时就被发现,尤其是早产儿。出生时腹膜鞘状突大多尚未闭合,疝的发生率高。疝也可以在生后 2~3 个月或更晚时候,父母为患儿洗澡或儿科医师查体时偶然发现。开始仅在腹腔内压力增高时(哭闹或剧烈活动)腹股沟区、阴囊或阴唇内出现包块,患儿睡眠或平静后包块可自行消失。随后包块增大并频繁出现,甚至多数时间均出现;包块一般为椭圆形,较大者可降入阴囊,用手将包块轻轻向上挤压,包块即可还纳入腹腔内,并可听到咕噜声。复位后用手指按压内环处,患儿咳嗽或哭闹时可感到冲击感,移去手指包块重新出现,称为可复性斜疝。斜疝透光试验阴性,而鞘膜积液透光试验阳性。

【诊断和鉴别诊断】

腹股沟斜疝的内容物为肠管等腹腔内脏器,就诊时检查到典型的腹股沟包块即可确诊。就诊时暂时未发现腹股沟区包块的患儿可以使其哭闹或咳嗽、蹦跳以后检查,一般均能确诊。一侧有疝的患儿,应常规询问并检查对侧有无类似情况,双侧病变占 10%~20%。临床病史、查体不清或不典型者,腹股沟区 B 超检查多可明确诊断。需与以下疾病鉴别:

1. **鞘膜积液**　一般为阴囊内肿物,透光试验阳性,呈椭圆形或圆柱状,边界清楚,交通性鞘膜积液挤压后可缩小,但一般不会完全消失。

2. **隐睾**　睾丸停留于腹股沟区,可通过查体发现腹股沟区肿物,但质地稍硬,边界清楚,不能还纳入腹腔内,阴囊内不能触及睾丸。

3. **睾丸肿瘤**　主要表现为阴囊内肿物,一般与睾丸无明确界限,多为实质性,B 超和 CT 可提供鉴别依据。

【治疗】

尽管鞘状突在生后 6 个月仍在闭合,但很少自愈。因此,诊断腹股沟斜疝一般均需要手术治疗,以防发生反复嵌顿。发生嵌顿时,急诊手术不受年龄限制;早产儿考虑超低/极低体重及慢性肺病等因素,非急诊手术年龄尚有争议;足月儿和年长儿主张诊断明确即可安排择期手术,年长儿可行一日手术。斜疝合并发绀型先天性心脏病等其他严重先天畸形或合并营养不良、感染和传染病等,可在上述疾病纠正、全身状况改善后再行手术治疗。

腹股沟斜疝手术的基本原则是行疝囊高位结扎术,操作简单、效果可靠。目前越来越多地采用腹腔镜疝囊高位结扎术。采用特制穿刺套针从腹膜外绕疝囊颈部结扎是国内采用较多的微创手术方法。在脐部放置目镜,于内环口位置经皮肤穿刺将缝线绕内环口半周刺入腹腔内,放置结扎线,经同一穿刺口将引导套针绕过另外半周再次刺入腹腔,用钩针将缝线取出结扎,体外打结关闭内环口。腹腔镜可以探查或同时处置对侧疝囊,这一点比开放手术更具优势。大部分学者也认同腹腔镜手术对于开放手术后复发疝处理更容易;且术后阴囊肿胀、血肿等情况较开放手术减少,腹股沟伤口更美观,逐渐成为鞘状突畸形的首选方案。

女孩疝修补术因不需要保护精索,手术操作更为简单,但如为滑疝,输卵管作为疝囊壁的一部分,需游离作为疝囊壁的输卵管,缝合 V 形缺损的疝囊壁重建囊壁完整性,再行高位结扎。也可在腔镜下完成。

【预后】

儿童腹股沟斜疝复发率低,预后好。术中保护输精管、精索血管等结构。开放手术须避免医源性隐睾的发生,腹腔镜手术医源性隐睾相对少。女孩需注意卵巢嵌顿,如发生卵巢嵌顿应尽早行手术治疗。

(二)嵌顿性腹股沟斜疝

嵌顿性腹股沟斜疝(incarcerated indirect inguinal hernia)是指脏器进入疝囊后由于疝环狭窄而发生箍闭不能自行还纳,继发血供障碍的紧急状态,须急诊处理。

【临床表现】

嵌顿性腹股沟斜疝表现为腹股沟区或阴囊疼痛性包块,患儿哭闹不安,间歇性疼痛和易激惹等症状,随后可以产生肠梗阻征象,如进行性腹胀、呕吐、血便等。嵌顿如不能及时解除,可发生绞窄,嵌顿器官血供障碍导致坏死,部分患儿出现腹膜炎症状。

查体时可见腹股沟区或阴囊包块,有红肿触痛,质地硬,不能自行回复。阴囊皮肤充血发红,虽不能明确表示疝内容物已经坏死,但必须提高警惕。

【诊断和鉴别诊断】

一般根据查体和常发生腹股沟区可复性包块的病史即可诊断,但部分患儿病史描述不清,常使诊断困难,特别是新生儿,在第一次出现即发生嵌顿时,需详细询问病史,并根据疼痛、包块、呕吐等发生顺序即可诊断。

需与其他阴囊急症鉴别。睾丸扭转或睾丸附件扭转表现为腹股沟区或阴囊疼痛性包块,可有恶心、呕吐等消化道症状,但无进行性腹胀,不能触及正常睾丸,B超可供鉴别。此外,还需与急性睾丸炎、附件炎、急性腹股沟区淋巴结炎、血小板减少性紫癜等鉴别。女孩需警惕嵌顿内容物为卵巢或输卵管。

【治疗】

嵌顿性腹股沟斜疝需紧急处理。早期可尝试手法复位,复位失败或复位禁忌证者,则需要急诊手术治疗。

1. **手法复位**　嵌顿性腹股沟斜疝在发生 12h 内均可试行手法复位,复位成功后待 24~48h 局部水肿消退后再行手术治疗。手法复位时需先给予适量镇静药,待患儿安静入睡,腹肌自然松弛,头低位、抬高臀部及下肢,1~2h 部分患儿疝内容物可自行回纳。如不能回纳者,可用一手按摩疝环,另一手轻柔挤压疝囊,发病数小时内一般均能复位。复位后需密切观察,如有腹胀、腹肌紧张、便血、发热或气腹等提示肠坏死可能,需立即剖腹探查。手法复位的禁忌证有:①嵌顿时间超过 12h;②手法复位失败;③女孩嵌顿疝常为卵巢或输卵管,多数不易复位;④无法估计嵌顿时间;⑤全身情况差,有腹胀、血便等肠绞窄征象者。

2. **手术治疗**　嵌顿疝手法复位失败或复位禁忌证者均需急诊手术治疗。术前需纠正水电解质紊乱。手术一般采用腹股沟皮纹切口或斜切口,注意保护疝内容物,避免损伤。在疝囊外切开腹内斜肌,解除压迫后观察疝内容物色泽、张力、蠕动及血供,如怀疑肠坏死,可用温盐水纱布覆盖或局部应用利多卡因封闭。对无明显好转的肠管,应行肠切除吻合,明显坏死的生殖腺也应予以切除。疝内容物还纳后分离并高位结扎疝囊,剪开的腹内斜肌应予以缝合,并根据情况修补或加强腹股沟管。目前也有腹腔镜治疗嵌顿疝的报道,并非常规方法,尚有争议。

【预后】

无疝内容物坏死的嵌顿性腹股沟斜疝预后良好,嵌顿疝术后复发略高于斜疝术后。如晚期全身状况差,特别是新生儿,则仍可产生败血症、早期休克等严重后果。

(三) 鞘膜积液

儿童鞘膜积液(hydrocele)是由于鞘状突闭合不完全,鞘状突仍然保持开放或部分开放,由于鞘状突管径细小,肠管不能进入,只有少量腹腔液体流入鞘膜腔聚集而形成。女婴鞘状突称为 Nuck 管,如发生积液则称为 Nuck 囊肿。

根据鞘状突未闭合的部位可以分为 2 种类型。①精索鞘膜积液:鞘状突内环口未闭合,与腹腔相通,而睾丸处鞘状突完全闭合,腹腔内液体可流入睾丸以上鞘状突内;②睾丸鞘膜积液:鞘状突全程均未闭合,腹腔内液体可顺鞘状突流入睾丸鞘膜腔内。

【临床表现】

精索鞘膜积液表现为腹股沟囊性肿块,边界清,有一定张力,无气过水声;睾丸鞘膜积液表现为阴囊处包块,大小不一,局部可呈发亮水囊样,可有坠胀感,无疼痛。鞘膜积液可在白天活动后充盈膨胀,张力较高,休息后缩小。

【诊断和鉴别诊断】

鞘膜积液为阴囊或腹股沟区包块,边界清楚,无痛性,无蒂柄组织进入腹腔内,透光试验阳性。部分病例挤压后可缩小,但不能完全消失,晨起和白天活动后可增大,需与腹股沟斜疝鉴别,睾丸鞘膜积液需与睾丸肿瘤鉴别。

1. 腹股沟斜疝　疝内容物为腹腔内脏器,透光试验阴性,可复性,嵌顿后可发生腹胀、呕吐等肠梗阻表现。

2. 睾丸肿瘤　一般与睾丸无明确界限,常为实性或伴有钙化,B超可供鉴别。

【治疗】

鞘膜积液如体积不大、张力不高,特别是1岁以内婴儿,不急于手术治疗。如张力较高,可能影响睾丸血供导致睾丸萎缩,手术不受年龄限制。

目前多采用腹腔镜手术治疗。与腹股沟斜疝类似,行内环口处鞘状突高位结扎,结扎后可穿刺抽出远端液体,术后肿块即消失或缩小,创伤小、渗血少、恢复块,逐渐成为首选术式。开放手术取腹股沟皮纹切口,鞘状突近端游离至内环口处予以结扎切断,远端可切开引流。大年龄儿仅鞘状突高位结扎,鞘膜积液治疗效果不理想者,可同时行鞘膜反转,创伤稍大,且渗血多。

【术后并发症及防治】

1. 阴囊肿胀　开放手术后(疝修补术或鞘状突高位结扎术),剥离鞘状突可引起阴囊水肿(血肿),术后患儿一般有阴囊肿胀,通常可自行吸收消退。

2. 医源性隐睾　开放手术后未将睾丸放置入阴囊或睾丸回缩。如发生则需行睾丸固定术纠正。

3. 复发　术前嵌顿、滑疝,术中疝囊撕裂、未完整解剖疝囊、疝囊颈结扎线滑脱、结扎疝囊位置较低等是复发的主要原因,早产儿以及手术年龄小也是复发的因素之一。

4. 输精管损伤　术中钳夹,术中误切、误扎输精管之故。术中需仔细辨认、轻柔操作以减少输精管损伤的概率。

5. 睾丸萎缩　术中损伤睾丸供血血管、嵌顿导致睾丸血供障碍是睾丸发生萎缩的原因。术中需仔细辨认,切勿损伤睾丸供血血管。

6. 疝内容物坏死　嵌顿时间长导致血供障碍是疝内容物坏死的主要原因,一旦发生嵌顿需尽早行手法或手术复位。女孩斜疝内容物常为输卵管、卵巢等组织,发生嵌顿的可能性大。因此,女孩斜疝需尽早行手术治疗。

【预后】

鞘膜积液预后良好。鞘膜积液张力高可导致睾丸萎缩。术中须避免损伤输精管及精索血管等结构。

(沈　淳)

小结

1. 儿童正处于生长发育阶段,新生儿和婴幼儿期消化器官发育尚未完善,容易发生消化吸收功能紊乱。3个月以下婴儿唾液腺中淀粉酶含量较低,不宜喂淀粉类食物。新生儿、婴儿的食管下端括约肌抗反流功能不成熟,常发生胃食管反流,但一般为生理性。婴儿胃略呈水平位,胃容量有限;胃腺体和杯状细胞较少,盐酸和各种酶的分泌均较成人少,且酶活性低下,消化功能差。婴幼儿肠壁较薄,通透性高,屏障功能较弱,肠内毒素及消化不全产物和变应原等易经肠壁进入体内,引起全身性和变态反应性疾病。

2. 口炎是指口腔黏膜由于各种感染引起的炎症,常由病毒、真菌及细菌引起。鹅口疮为白念珠菌感染在口腔黏膜表面形成的白色斑膜,可用制霉菌素治疗。疱疹性口腔炎是由单纯疱疹病毒Ⅰ型所引起的急性口腔黏膜炎症。溃疡性口炎主要是链球菌、金黄色葡萄球菌、肺炎球菌等引起的,铜绿假单胞菌、大肠埃希菌亦可引起。其临床表现主要有假膜,故又称假膜性口炎。常发生于全身感染抵抗力低下时,口腔不洁,细菌繁殖而引起。

3. 先天性食管闭锁与气管食管瘘是指胚胎发育期间前肠异常发育导致食管和气管畸形的一种严重先天性畸形。食管闭锁通常采用 Gross 五型分类法,其中以Ⅲ型最常见:食管上端闭锁,下端与气管相通形成瘘管;Ⅲ型又分为 2 个亚型:食管两盲端间距离 >2cm 为ⅢA 型,食管两盲端间距离 <2cm 为ⅢB 型。诊断明确后,食管端端吻合术是唯一的治疗方法。术前准备需特别注意在术前及转院过程中将患儿置于上体抬高 30°~40° 体位,经导管持续吸引食管盲端及口腔咽部的分泌物,并注意保暖、吸氧与应用抗生素。术后需在 ICU 进行严密监护和呼吸道管理。

4. 先天性食管狭窄(CES)是指先天性食管壁结构畸形造成的食管内在狭窄。CES 根据组织病理学可分为膜性蹼或隔(MW)、纤维肌性狭窄(FMS)、食管壁内气管支气管软骨残留(TBR)3 型,其中 TBR 型最为常见。CES 突出症状为渐进性吞咽困难、呕吐,可通过食管造影、食管镜、CT 等检查加以诊断。治疗主要包括:食管扩张术、狭窄段切除术、食管替代术等,术后有食管穿孔、食管吻合口瘘、再次狭窄等并发症。

5. 胃食管反流(GER)是指胃内容物反流到食管,甚至口咽部,可分为生理性和病理性两种。当反流引起一系列食管内外症状和 / 或并发症时,称为胃食管反流病(GERD)。GER 临床表现复杂且缺乏特异性,凡临床发现不明原因反复呕吐、咽下困难、反复发作的慢性呼吸道感染、难治性哮喘、生长发育迟缓、营养不良、贫血、反复出现窒息、呼吸暂停等症状时都应考虑到 GER 的可能,针对不同情况,选择必要的辅助检查以明确诊断。

6. 胃炎是指由各种物理性、化学性或生物性有害因子引起的胃黏膜炎症性病变。根据病程分急性和慢性两种。急性胃炎发病急骤,症状轻重不一。慢性胃炎常见症状为反复腹痛、无明显规律性,疼痛常于餐时或餐后加重,多数位于上腹部、脐周,轻者为间歇性隐痛或钝痛,严重者为剧烈绞痛。胃镜检查为首选的诊断方法,有幽门螺杆菌(Hp)感染家属史者建议行 Hp 检测。

7. 消化性溃疡是指接触消化液(胃酸、胃蛋白酶)的胃肠黏膜及其深层组织的一种病理性缺损,其深层达到或穿透黏膜、肌层。Hp 感染在消化性溃疡的发病中起着极其重要的作用。由于溃疡在各年龄阶段的好发部位、类型和演变过程不同,临床症状和体征也有所不同,年龄越小,症状越不典型,不同年龄患者的临床表现有各自的特点,可有食欲缺乏、反酸、腹痛、呕吐、呕血、黑便甚至消化道穿孔等。上消化道内镜检查是诊断消化性溃疡的首选方法。治疗目的是缓解和消除症状,促进溃疡愈合,防止复发,预防并发症。如有消化道出血,要监测生命体征,严重时积极治疗,防止失血性休克。药物治疗原则为抑制胃酸分泌和中和胃酸,强化黏膜防御能力,根除 Hp 治疗。

8. 肥厚性幽门狭窄是小婴儿消化道常见疾病之一。主要病理改变为幽门环肌纤维异常增生肥厚引起胃出口梗阻。临床表现为生后 3~5 周出现非胆汁性、喷射性呕吐。B 超诊断标准为幽门肌肥厚 ≥ 4mm,幽门管长度 >15mm,或幽门指数 >50%。幽门环肌切开术为标准手术,手术效果及预后良好。

9. 婴儿胆汁淤积症是指起病于新生儿或婴儿期,表现为胆汁淤积、病理性肝体征(肝大或质地异常)和肝功能损伤(主要为血清谷丙转氨酶升高)的临床综合征。其病因复杂,主要有宫内和围生期感染、先天性遗传代谢病、肝内胆管发育异常等,由环境、遗传等因素单独或共同引发病变。在查明原因后,应按原发疾病的治疗原则进行治疗,但大多数病例在疾病早期病因较难确定,临床上往往以对症治疗为主。主要包括利胆退黄、护肝、改善肝细胞功能和必要的支持疗法。

10. 先天性胆管扩张症是小儿肝胆外科常见疾病之一,发病原因较多,分型比较明确。随着腹腔镜技术的广泛开展,腹腔镜根治手术已经成为胆道扩张症的经典手术,但是完全腹腔镜下进行囊肿切除和胆道重建操作复杂,技术要求高,学习曲线长,如何规避术后发生胆管狭窄,胆管结石仍然被认为是腹腔镜手术的难点。

11. 胆道闭锁发生于围产期,多种有害因素导致肝外胆管进行性炎症、狭窄和闭锁。预后与患儿手术年龄相关,需早发现,早诊断,早期完成 Kasai 手术,且治疗需家长与医生全面配合以提高患儿预后。

12. 急性胰腺炎(AP)是由于各种原因引起胰腺消化酶在胰腺内被激活,而发生胰腺自身消化的化学性炎症为主的疾病。根据病情严重程度,可分为轻型急性胰腺炎(MAP)和重型急性胰腺炎(SAP)两大类。临床上大多为轻型胰腺炎,重型胰腺炎少见,但可出现胰腺坏死,病情急重,病死率高。其病因复杂,主要为胰胆管系统异常、病毒感染、腹部创伤和手术、全身系统性疾病及药物使用等。主要临床表现为急性发作性、持续性腹痛,伴有呕吐、腹部压痛、腹胀、发热等。实验室检查包括血清淀粉酶和血清脂肪酶测定,影像学检查(包括腹部 B 超、腹部 CT、腹部 MRI、ERCP),诊断可参照国内外AP 诊断标准。治疗措施主要是补液,维持水电解质平衡,早期禁食,胃肠减压,静脉营养,抑制胰腺分泌及胰酶活性,止痛抗休克,控制感染,手术引流等,防治局部及全身并发症。

13. 婴幼儿腹泻是一组由多病原、多因素引起的,以大便次数增多和大便性状改变为主要表现的消化道综合征,又称腹泻病。根据发病季节、病史(包括喂养史和流行病学资料)、临床表现和大便性状可作出临床诊断。必须判定有无脱水(程度和性质)、电解质紊乱和酸碱失衡。注意寻找病因,不同病因引起的腹泻,临床表现和临床过程各有其特点。治疗原则为:预防和纠正脱水,继续喂养,合理用药,预防并发症。急性腹泻多注意维持水、电解质平衡;迁延性及慢性腹泻则应注意肠道菌群失调,加强营养支持及饮食疗法。

14. 炎症性肠病(IBD)是原因不明的一组非特异性慢性胃肠道炎症性疾病,包括溃疡性结肠炎、克罗恩病和未定型 IBD。临床表现可分为消化道症状、肠外表现和全身症状,内镜、肠黏膜组织病理学检查是诊断 IBD 必需的。诊断应包括疾病的临床类型、病变范围、严重程度、病情分期及肠外表现和并发症,重视病史采集和体格检查。治疗包括药物治疗、营养治疗、手术治疗和多学科综合治疗。

15. 急性、特发性肠套叠是婴幼儿常见急腹症疾病之一。主要症状为阵发性哭吵、呕吐、血便和腹部包块;85% 症状典型,15% 症状不典型。腹部 B 超是首选辅助检查方法。治疗以空气灌肠复位或超声引导下水压灌肠复位为主,肠穿孔率 <1%;少数需要手术探查。慢性、继发性肠套叠多见于年长儿,多存在肠道基础疾病,以手术探查、肠套复位同时处理基础疾病为主。肠套叠总体预后良好。

16. 先天性肠旋转不良指胚胎期肠管在以肠系膜上动脉为轴心的旋转过程中进行的不完全或固定异常,使肠管位置发生变异和肠系膜附着不全,主要引起上消化道梗阻,部分发生肠扭转肠坏死。主要在新生儿期发病,是重要急腹症之一。主要表现为出生进食 3~5d 出现的胆汁性呕吐,有正常胎粪排出,摄片提示十二指肠高位梗阻,上消化道造影显示空肠起始部位于脊柱右侧,肠管走向异常。有梗阻症状需及时手术治疗。一旦出现呕血、便血和腹膜炎,考虑急性中肠扭转伴肠坏死时必须于2~3h 内尽快手术。Ladd 手术的目的是松解先天性束带引起的十二指肠梗阻,整复肠系膜根部避免肠系膜扭转。严重并发症主要为与肠扭转肠坏死有关的感染性休克、短肠综合征和多脏器衰竭。手术治愈率 90% 以上。

17. 先天性巨结肠症是肠神经系统发育异常性疾病,病理特征为从肠管远端到近段的肠神经节细胞缺如。临床表现为新生儿肠梗阻、便秘、小肠结肠炎等,辅助诊断的检查方法包括钡剂灌肠造影、直肠黏膜活检、肛门直肠测压等。主要手术方式为开腹 Swenson 术、Soave 术、Duhamel 术,腹腔镜 / 机器人辅助根治术、经肛门根治术。随着认识水平的提高及手术方案、技术不断完善,预后已经有了很大改善,规范诊断、治疗对于进一步提高本病的诊治水平具有重要意义。

18. 传统上根据直肠盲端与耻骨直肠肌的关系将肛门直肠畸形分为高位、中位和低位,但该分型复杂,对指导手术方式选择意义不明确。目前根据瘘管的不同进行分类,并增加少见畸形,为临床术式选择提供了具体指导。诊断需要准确判定直肠盲端的位置,直肠盲端有无瘘管及其瘘管性质,以便采取更合理的治疗措施,伴发畸形与术后的肛门功能有密切关系。根据临床类型的不同选择合理的手术方式,强调首次手术成功的重要性。微创手术包括腹腔镜和机器人手术对原本发育不良的括约肌或神经损伤更小。

19. 根据典型右下腹持续疼痛病史和右下腹固定压痛,结合实验室检查、B 超、X 线等影像学检查,急性阑尾炎诊断一般不困难。由于小儿阑尾壁薄,穿孔率高;腹腔对感染的局限能力差,一旦穿孔常造成弥漫性腹膜炎；同时小儿又多因诊断延误而未能早期治疗，所以临床所见小儿阑尾炎病情较重。因此，小儿阑尾炎一旦确诊，应立即手术。

20. 鞘状突畸形是由于鞘状突闭合时发生停顿、延迟或不完全导致。根据内容物不同，可以分为腹股沟斜疝和鞘膜积液。两者预后均良好，腹股沟斜疝一经诊断在 6 个月以后均需行手术治疗，鞘膜积液一般在 1~2 岁后行手术治疗。嵌顿性腹股沟斜疝是一种特殊类型，需急诊尽快处理，手法复位或手术治疗，处理及时一般预后较好，如嵌顿时间长、全身状况差也可导致严重后果。

思考题

1. 疱疹性口腔炎及疱疹性咽峡炎的鉴别。
2. 先天性食管闭锁的病理分型及临床表现有哪些？
3. 先天性食管狭窄的病理分型及手术后常见的并发症有哪些？
4. 胃食管反流的临床表现。
5. 慢性胃炎的治疗。
6. 消化性溃疡的治疗原则。
7. 肥厚性幽门狭窄鉴别诊断有哪些疾病？
8. 婴儿胆汁淤积症的临床表现。
9. 先天性胆管扩张症临床表现及临床分型是什么？
10. 胆道闭锁需要与哪些疾病进行鉴别诊断？
11. 儿童急胰腺炎的诊断与诊断标准。
12. 轮状病毒肠炎的特点。
13. 婴幼儿腹泻的治疗原则。
14. 炎症性肠病的常见临床表现。
15. 急性肠套叠灌肠复位的适应证和禁忌证。
16. 肠旋转不良的临床特点。
17. 简述先天性巨结肠的病理基础和临床分型。
18. 简述先天性巨结肠的手术方案。
19. 先天性肛门直肠畸形新的临床分类。
20. 简述急性阑尾炎的鉴别诊断。
21. 鞘状突畸形的鉴别诊断。
22. 腹股沟斜疝的临床表现和治疗原则。

第十二章
呼吸系统及胸部疾病

　　儿童呼吸系统及胸部疾病包括呼吸道感染性疾病、变态反应性疾病、胸膜疾病、异物吸入、先天性呼吸道疾病、肺结核病、肺部肿瘤、膈肌和纵隔病变及睡眠呼吸障碍性疾病等。其中急性呼吸道感染最为常见，占儿科门诊的 60% 以上；在住院患儿中，呼吸道感染占 60% 以上，绝大部分为支气管肺炎，且仍是全国 5 岁以下儿童死亡的首位原因。因此需积极采取措施，降低呼吸道感染的发病率和死亡率。呼吸道非感染性疾病包括支气管哮喘、异物吸入、先天性呼吸道疾病及纵隔肿瘤等亦不少见，需给予重视并进行早期防治。

　　本章主要介绍小儿呼吸系统解剖、生理、免疫特点及检查方法，以及上呼吸道疾病、气管与支气管疾病、肺部疾病、胸廓畸形、膈肌疾病和纵隔肿瘤。

第一节　呼吸系统解剖、生理、免疫特点及检查方法

　　呼吸系统（respiratory system）是机体与外界环境发生气体交换的器官，包括呼吸道和肺。以环状软骨下缘为界，又分为上、下呼吸道。上呼吸道包括鼻、鼻窦、咽、咽鼓管、会厌及喉；下呼吸道包括气管、支气管、毛细支气管、呼吸性细支气管、肺泡管及肺泡。胸腔（thoracic cavity）是由胸骨、胸椎和肋骨围成的体腔，上部与颈相连，下部有横膈膜与腹腔隔开，胸腔内有纵隔和两侧肺及胸膜。呼吸系统及胸部的解剖、生理和免疫特点与儿童时期易患呼吸道疾病密切相关。

一、解剖特点

（一）上呼吸道

　　1. **鼻**　小儿的鼻和鼻腔相对短小，到 4 岁时下鼻道才完全形成。婴幼儿无鼻毛，鼻腔狭窄，黏膜柔嫩，血管丰富，感染时鼻黏膜充血肿胀，故小婴儿急性鼻炎（acute rhinitis）易造成呼吸道堵塞，严重时可出现呼吸困难或张口呼吸。

　　2. **鼻窦**　人体头颅中有 4 组骨性空腔，由于分布在鼻腔周围，故又称鼻旁窦（paranasal sinus）。儿童各鼻窦发育先后不同，新生儿上颌窦和筛窦极小，2 岁以后迅速增大，至 12 岁才充分发育。额窦和蝶窦分别在 2 岁及 4 岁时才出现。因此，婴幼儿较少发生鼻窦炎（sinusitis）。由于鼻窦黏膜与后鼻腔黏膜相连续，鼻窦口相对大，故急性鼻炎常累及鼻窦，学龄前期儿童鼻窦炎并不少见。

　　3. **鼻泪管和咽鼓管**　婴幼儿鼻泪管短，开口接近于内眦部，且瓣膜发育不全，故鼻腔感染常易引起结膜炎（conjunctivitis）。婴儿咽鼓管较宽，且直而短，呈水平位，故鼻咽炎易导致中耳炎（otitis media）。

4. **咽（pharynx）** 咽部相对狭窄，且较垂直。扁桃体包括腭扁桃体及咽扁桃体，扁桃体具有一定防御功能，但细菌容易藏于腺窝深处，成为慢性感染灶。扁桃体周围有弥漫性淋巴浸润，咽喉壁有颗粒状淋巴滤泡，婴儿期最显著，故婴儿期易发生咽后壁脓肿（retropharyngeal abscess）。腭扁桃体在新生儿期藏于腭弓之间，1岁末随着淋巴组织的发育而逐渐增大，4~10岁发育达高峰，14~15岁时逐渐退化，故腭扁桃体炎常见于学龄期儿童，婴儿则少见。咽扁桃体又称腺样体或增殖腺，6个月开始发育，位于鼻咽顶部与后壁交界处。严重的扁桃体和腺样体肥大均是小儿阻塞性睡眠呼吸暂停综合征（obstructive sleep apnea syndrome，OSAS）的重要原因。

5. **喉（larynx）** 以环状软骨下缘为标志。喉部呈漏斗形，喉腔狭窄，声门狭小，软骨柔软，黏膜下组织疏松且富含血管及淋巴管，故轻微炎症即引起声音嘶哑和吸气性呼吸困难。新生儿喉头位置较高且向前倾斜，婴儿喉部最狭窄处在环状软骨环，而成人最狭窄处在声门，选择气管插管时应予注意。

（二）下呼吸道

1. **气管（trachea）、支气管（bronchus）** 新生儿气管长度约4cm，到成人时增加4倍，气管分叉在新生儿位于第3~4胸椎，而成人在第5胸椎下缘。左、右主支气管（一级支气管）分为肺叶支气管（二级支气管），进入肺叶。肺叶支气管在各肺叶内再分为肺段支气管（三级支气管）。以后再经数级分支，整个支气管呈树枝状，故称支气管树。每一细支气管（11~13级）连同它的分支和肺泡，称肺小叶。包括细支气管、终末细支气管（14~16级）、呼吸性细支气管（17~19级）、肺泡管（20~22级）、肺泡囊（23级）和肺泡（24级）。

婴幼儿的气管、支气管较成人狭窄，黏膜柔嫩，血管丰富，软骨柔软，黏液腺分泌旺盛易致痰液阻塞，纤毛运动功能差而清除能力较弱。故婴幼儿容易发生呼吸道感染，一旦感染则易于发生充血、水肿导致呼吸道不畅。左支气管细长，由气管向侧方伸出，而右支气管短而粗，为气管直接延伸，故异物吸入多见于右支气管，气管插管也常易滑入右侧。婴儿支气管缺乏弹力组织而支撑作用差，细支气管无软骨，呼气时易塌陷，造成气体滞留，影响气体交换。新生儿末梢气道相对较宽，到成人气管直径增加4倍，而毛细支气管仅增加2倍。毛细支气管平滑肌在生后5个月以前薄而少，3岁以后才明显发育，故小婴儿呼吸道梗阻主要是黏膜肿胀和分泌物堵塞引起。呼吸道阻力与管径的4次方成反比，由于管径细小，婴儿呼吸道阻力明显高于成人，在呼吸道梗阻时更加明显。

2. **肺和肺泡（pulmonary alveoli）** 足月新生儿肺泡数量约2 500万个，仅为成人的8%，8岁接近成人水平（约3亿个）。弹性纤维发育较差，血管丰富，间质发育旺盛，致肺含血量多而含气量少，易导致感染。2岁后才出现Kohn孔，故新生儿及婴儿无侧枝通气，感染时易致黏液阻塞，引起间质炎症、肺气肿（emphysema）和肺不张（atelectasis）等。婴幼儿肺的呼吸储备能力较弱，肺小叶（pulmonary lobule）仍较多处于单房囊的原始状态，7~12岁时肺小叶才发育完善。肺泡的容积则随体格的发育继续增加。了解呼吸系统的解剖在体表的投影，对判断肺部病变及范围有诊断意义。

3. **肺门（hilus pulmonis）** 两肺纵隔面心压迹后上方的凹陷，称为第一肺门，有主支气管、肺动脉、支气管血管、淋巴管和肺丛神经等出入。各肺叶的叶支气管和肺血管的分、属支等结构出入肺叶处，称第二肺门。胸片上的肺门影是肺动脉、肺静脉、支气管及淋巴组织的总和投影；而肺纹理则是指从肺门影向四周外围散射出的肺血管和支气管纹影，由粗变细、由少变多、逐渐变细变薄。肺门淋巴结与肺部其他淋巴结相互联系，因此肺部炎症可引起肺门淋巴结反应。肺间质气肿也可经肺门进入纵隔，形成纵隔气肿。

4. **胸廓（thorax）** 婴幼儿胸廓前后径与横径几乎相等，呈桶状；肋骨呈水平位，肋间肌欠发达，主要靠横膈肌呼吸，而膈肌位置较高，在胸腔中的比例相对较大，且呈横位，收缩时易将下部肋骨拉向内，使呼吸效率减低。由于胸壁柔软，深吸气时胸骨上、下和肋下缘均可引起胸廓内陷，限制了肺的扩张。婴幼儿胸腔小，呼吸肌发育差，故呼吸时肺不能充分扩张，尤以脊柱两旁和肺的后下部受限更甚，影响通气和换气，故当肺部病变时容易出现呼吸困难。婴幼儿膈肌中耐疲劳的肌纤维数量少，易于发生呼吸肌疲劳，甚至导致呼吸衰竭。婴幼儿胸膜较薄，纵隔相对较大，周围组织松软，在胸腔积液或气胸时易致纵隔移位。

5. 纵隔(mediastinum)　位于两侧胸膜腔之间的器官总称,前短后长、上窄下宽,上至第1肋骨,下达横膈,前有胸骨,后有椎体,周围有纵隔胸膜环绕。其内容可有两大组:①心脏、大血管、食管、气管及其主支;②以胸腺及纵隔淋巴组织为主。儿童纵隔较成人相对宽大,在胸腔内占据较大空间,对呼吸运动有一定限制。纵隔内组织器官丰富,分属3个胚层发育而成,因而可发生多种肿瘤,是儿童胸部肿瘤最常见的部位。

二、生理特点

(一) 呼吸频率与节律

小儿年龄越小,呼吸频率(respiratory rate)越快。新生儿40~44次/min,1岁以内30次/min,1~3岁24次/min,3~7岁22次/min,7~14岁20次/min,14~18岁16~18次/min。新生儿及生后数个月的婴儿,呼吸极不稳定,可出现深、浅呼吸交替,或呼吸节律不整、间歇、暂停等现象。

(二) 呼吸方式(breathing pattern)

新生儿出生后,由于压力和温度的突然改变以及各种刺激开始自主呼吸,至2~4个月,婴儿由鼻呼吸改为口鼻呼吸。4~5岁时由于外周气道和中心气道的比例改变,总气道阻力明显降低。婴幼儿呼吸肌发育不全,肌纤维较细,间质较多且耐疲劳的肌纤维所占的比例少,故小儿容易发生呼吸肌疲劳,甚至呼吸衰竭。小儿膈肌较肋间肌相对发达,且肋骨呈水平位,肋间隙小,故婴幼儿为腹式呼吸(diaphragmatic respiration),即以膈肌运动为主,吸气时胸廓的上、下径增大。随年龄增长,膈肌和腹腔脏器下降,肋骨由水平位变为斜位,逐渐转化为胸腹式呼吸,以及胸式呼吸(thoracic respiration),即以肋骨和胸骨运动为主,吸气时胸廓的前后、左右径增大。7岁以后逐渐接近成人。

(三) 呼吸功能特点

1. 肺活量(vital capacity,VC)　指一次最大吸气后再尽最大能力呼出的气体量。婴幼儿肺活量小,为50~70ml/kg。按体表面积计算,成人是小儿的3倍。在安静状态下,年长儿仅用肺活量的12.5%来呼吸,而婴幼儿则需用30%左右,说明婴幼儿呼吸储备量较小。小儿发生呼吸障碍时,其代偿呼吸量最大不超过正常的2.5倍,而成人可达10倍,因此易发生呼吸衰竭。

2. 潮气量(tidal volume,TV)　人体静态呼出或吸入的气量。婴幼儿潮气量小,为6~10ml/kg,按体表面积计算也小于成人,年龄越小,潮气量越小,无效腔/潮气量比值大于成人。

3. 每分通气量(minute ventilation volume,MV)和气体弥散量　前者为潮气量与呼吸频率的乘积,按体表面积计算与成人相近;后者按单位肺容积计算与成人相近。

4. 气道阻力(airway resistance)　由于气道管径细小,小儿气道阻力大于成人,因此小儿发生喘息的机会较多。随年龄增长,气道管径逐渐增大,从而阻力递减。

三、免疫特点

小儿呼吸道免疫性结构和免疫性防御功能均较差。

(一) 免疫性结构

包括气管支气管黏膜屏障、肺门和肺实质淋巴结或腺体组织、支气管和肺泡巨噬细胞。新生儿和婴幼儿咳嗽反射弱,柱状上皮细胞纤毛运动功能差,难以有效清除吸入的尘埃和异物颗粒。

(二) 免疫性防御

包括非特异性和特异性免疫。①非特异性免疫:包括巨噬细胞和中性粒细胞吞噬功能低下,以及α_1-抗胰蛋白酶、乳铁蛋白、溶菌酶、干扰素及补体等体液免疫活性或数量不足;②特异性免疫:包括辅助性T细胞免疫功能暂时性低下,以及分泌型IgA、IgG,尤其是IgG亚类体液免疫分子含量均较低,故婴幼儿易患呼吸道感染。

四、检查方法

(一) 体格检查

1. 呼吸频率和节律　WHO 儿童急性呼吸道感染防治规划特别强调呼吸增快是儿童肺炎的主要表现,气促(tachypnea)是指婴幼儿 <2 月龄,呼吸 ≥ 60 次 /min;2~12 月龄,呼吸 ≥ 50 次 /min;1~5 岁,呼吸 ≥ 40 次 /min。小婴儿可表现为口吐泡沫或拒食。呼吸频率减慢或节律不规则也是危险征象。

2. 呼吸困难(dyspnea)　表现为呼吸费力和辅助呼吸肌参与呼吸运动,是呼吸功能不全的表现。呼吸困难时呼吸频率也可增快,年龄越小越明显。上呼吸道梗阻或严重肺病变时,胸骨上、下,锁骨上窝及肋间隙软组织凹陷,称为"三凹征(three depressions sign)"。小婴儿呼吸困难时常有呻吟、鼻翼扇动或点头样呼吸等表现。正常儿童吸呼时间比(I:E)为 1:1.5~1:2.0,如果吸气时出现喘鸣(stridor),同时伴吸气延长,是上呼吸道梗阻的表现。呼气时出现喘息(wheeze),同时伴呼气延长,是下呼吸道梗阻的表现。很多疾病病情严重时均可发生呼吸困难。因此,掌握呼吸困难的分类及诊断方法,对于挽救患者的生命非常重要。

3. 发绀(cyanosis)　是动脉血氧饱和度下降的重要表现。通常毛细血管血液中去氧血红蛋白超过 50g/L 就可导致皮肤黏膜青紫现象。周围性发绀是由于周围血液循环障碍所致,发生于肢体末端或下垂部位,血流缓慢、动静脉氧差较大,累及部位皮肤冷。中心性发绀是由于心肺疾病引起的呼吸衰竭、肺氧合不足所致,可累及全身的皮肤和黏膜,受累部位皮肤温度。中心性发绀较周围发绀发生晚,但更有临床意义。

4. 胸廓形态　佝偻病胸(rachitic chest)多见于儿童,可导致佝偻病串珠、肋膈沟,也可引起漏斗胸和鸡胸。慢性消耗性疾病如肺结核可导致扁平胸;支气管哮喘可导致桶状胸。胸廓单侧膨隆多见于大量胸腔积液、气胸等;胸廓单侧下陷多见于肺不张、广泛胸膜增厚和粘连等。胸廓局部隆起多见于大量心包积液、肋骨骨折等。严重脊柱畸形所致的胸廓变形可影响呼吸、循环功能障碍,如脊柱结核。

5. 肺部听诊　掌握准确的听诊部位进行认真细致的听诊,辨别正常和异常的呼吸音,可为肺部疾病的诊断提供有价值的信息和线索。哮鸣音常于呼气相明显,提示细小支气管梗阻。不固定的中、粗湿啰音常来自支气管分泌物。于吸气相明显,特别是深吸气末,听到固定不变的细湿啰音或捻发音提示肺泡内存在分泌物,常见于各种肺炎。小婴儿因呼吸浅快,啰音可不明显,刺激其啼哭方可在吸气末闻及。

6. 杵状指 / 趾(clubbing)　即末端手指或足趾增生肥厚,呈杵状膨大,导致末端指或趾背面皮肤与指甲构成的基底角超过 180°,多因组织缺氧、代谢疾病及中毒所致。常见于支气管扩张症及慢性化脓性疾病。

(二) 血气分析

反映气体交换和血液的酸碱平衡状态,为诊断和治疗提供依据。儿童血气分析正常值见表 12-1。

表 12-1　儿童血气分析正常值

项目	新生儿	2 月龄 ~2 岁	>2 岁
pH	7.35~7.45	7.35~7.45	7.35~7.45
PaO_2/kPa	8~12	10.6~13.3	10.6~13.3
$PaCO_2$/kPa	4.00~4.67	4.00~4.67	4.67~6.00

续表

项目	新生儿	2月龄~2岁	>2岁
HCO₃⁻/(mmol·L⁻¹)	20~22	20~22	22~24
BE/(mmol·L⁻¹)	−6 ~ +2	−6 ~ +2	−4~ +2
SaO₂/%	90~97	95~97	96~98

（三）胸部影像学

胸部平片仍为呼吸系统疾病影像学诊断的基础,可基本满足 70% 以上的临床需要。胸透对儿童生长发育影响较大,目前已经不用于儿童常规检查。计算机断层扫描(computed tomography,CT)特别是高分辨率 CT 和多层螺旋 CT 及其图像三维重建技术的发展,使小儿呼吸系统疾病的诊断率已大为提高。磁共振成像术(MRI)在显示肿块与肺门、纵隔血管关系,以及观察气道周围肌肉组织、脂肪及腺体组织方面优于 CT,并且具有无辐射性,但检查费用最为昂贵。

（四）支气管镜检查

利用纤维支气管镜、电子支气管镜和电子纤维支气管镜不仅能直视气管和支气管内的各种病变,还能利用黏膜刷检技术、活体组织检查技术和支气管肺泡灌洗技术提高对儿童呼吸系统疾病的诊断率。近年来,球囊扩张、冷冻、电凝等支气管镜下介入治疗以及经支气管针吸活检术也已应用于儿科临床。

（五）肺功能检查

5 岁以上儿童可作较全面的肺功能检查。脉冲振荡技术(impulse oscillometry system,IOS)需要患儿配合较少,可应用于 3 岁以上儿童肺功能检查。人体体积描记法(body plethysmography)和潮气呼吸流速 - 容量曲线技术使婴幼儿肺功能检查成为可能。

（六）睡眠呼吸监测

多导睡眠监测(polysomnography,PSG)是睡眠呼吸疾病重要的监测手段,是诊断 OSAS 的标准方法。近年来,便携式家庭睡眠监测仪和简易的睡眠初筛仪也在临床上得到广泛的应用。

(李昌崇)

第二节　上呼吸道疾病

一、急性上呼吸道感染

急性上呼吸道感染(acute upper respiratory infection,AURI),俗称普通感冒,是最常见的呼吸道感染疾病。按主要感染的部位不同,包括急性鼻炎、急性咽炎、急性扁桃体炎、咽结合膜热、疱疹性咽峡炎等。急性上呼吸道感染在全年均可发病,好发于冬春季节,学龄前儿童患病率最高,每年可达 6~8 次。

（一）病因

90% 以上的急性上呼吸道感染由病毒引起,主要有鼻病毒、呼吸道合胞病毒、流感病毒、副流感病毒、腺病毒、冠状病毒、柯萨奇病毒等。病毒感染后可继发细菌感染,最常见为溶血性链球菌,其次为流感嗜血杆菌、肺炎链球菌等。肺炎支原体不仅可引起肺炎,也可引起上呼吸道感染。

婴幼儿时期由于上呼吸道的解剖、生理和免疫特点,易患本病。儿童患有基础疾病如免疫缺陷病,或有营养障碍性疾病如维生素 D 缺乏性佝偻病等,或有被动吸烟、护理不当等危险因素,易发生反复上呼吸道感染或使病程迁延。

（二）临床表现

病情的缓急、轻重程度与小儿年龄大小、免疫力强弱、病原体载量与毒性强弱,以及感染的部位不同有关。年长儿局部症状明显,但婴幼儿全身症状较重。

1. 普通类型

（1）症状

1）局部症状:鼻塞、流涕、喷嚏、干咳、咽部不适和咽痛等,多于 3~4d 内自然痊愈。

2）全身症状:发热、烦躁不安、头痛、全身不适、乏力等。部分患儿有食欲缺乏、呕吐、腹泻、腹痛等消化道症状。腹痛多为脐周阵发性疼痛,无压痛,可能为肠痉挛所致;如腹痛持续存在,多为并发急性肠系膜淋巴结炎。婴幼儿起病急,全身症状为主,常有消化道症状,局部症状较轻。

（2）体征:体格检查可见咽部充血,扁桃体肿大。有时可见下颌和颈淋巴结肿大。肺部听诊一般正常。肠道病毒感染者可见不同形态的皮疹。

2. 特殊类型

（1）疱疹性咽峡炎（herpangina）:病原体为柯萨奇 A 组病毒。好发于夏秋季。起病急骤,临床表现为高热、咽痛、流涎、厌食、呕吐等。体格检查可发现咽部充血,在咽腭弓、软腭、腭垂的黏膜上可见多个 2~4mm 大小灰白色的疱疹,周围有红晕,1~2d 后破溃形成小溃疡,疱疹也可发生于口腔的其他部位。病程为 1 周左右。

（2）咽 - 结合膜热（pharyngoconjunctival fever）:病原体为腺病毒 3、7 型。以发热、咽炎、结膜炎为特征。好发于春夏季,散发或发生小流行。临床表现为高热、咽痛、眼部刺痛,有时伴消化道症状。体检发现咽部充血,可见白色点块状分泌物,周边无红晕,易于剥离;一侧或双侧滤泡性眼结膜炎,可伴球结膜出血;颈及耳后淋巴结增大。病程 1~2 周。

（三）并发症

以婴幼儿多见,病变若向邻近器官组织蔓延可引起中耳炎、鼻窦炎、咽后壁脓肿、扁桃体周围脓肿、颈淋巴结炎、喉炎、支气管炎及肺炎等。年长儿若患 A 组乙型溶血性链球菌咽峡炎,以后可引起急性肾小球肾炎和风湿热,其他病原体也可引起类风湿病等结缔组织病。

（四）实验室检查

病毒感染者外周血白细胞计数正常或偏低,中性粒细胞减少,淋巴细胞计数相对增高。病毒分离和血清学检查可明确病原。近年来,免疫荧光、免疫酶及分子生物学技术可做出早期诊断。

细菌感染者外周血白细胞计数可增高,中性粒细胞计数增高,在使用抗菌药物前行咽拭子培养可发现致病菌。C 反应蛋白（CRP）和前降钙素原（PCT）有助于鉴别细菌感染。

（五）诊断和鉴别诊断

根据临床表现一般不难诊断,但需与以下疾病鉴别:

1. **流行性感冒**　由流感病毒引起。有明显的流行病史,局部症状较轻,全身症状较重。常有高热、头痛、四肢肌肉酸痛等,病程较长。

2. **急性传染病早期**　如麻疹、百日咳等传染病的前驱症状,应结合流行病史、临床表现等综合分析加以鉴别。

3. **过敏性鼻炎**　某些学龄前或学龄儿童"感冒"症状如流涕、打喷嚏持续超过 2 周或反复发作,而全身症状较轻,则应考虑过敏性鼻炎的可能,鼻拭子涂片嗜酸性粒细胞增多有助于诊断。

4. **急性阑尾炎**　伴腹痛者应注意与急性阑尾炎鉴别。本病腹痛常先于发热,腹痛部位以右下腹为主,呈持续性,有固定压痛点、反跳痛及腹肌紧张、腰大肌试验阳性等体征,白细胞及中性粒细胞计数增高。

（六）治疗

1. **一般治疗** 病毒性上呼吸道感染者,应告诉患儿家长该病的自限性和治疗目的,防止交叉感染及并发症。注意休息,居室通风,多饮水。

2. **抗感染治疗**

(1)抗病毒药物:主张早期应用。可用利巴韦林口服或静脉滴注。若为流感病毒感染,可用磷酸奥司他韦口服。部分中药制剂有一定抗病毒疗效。

(2)抗菌药物:细菌感染者可选用抗生素治疗,咽拭子培养阳性结果有助于指导抗菌治疗。链球菌感染或既往有风湿热、肾炎病史者,青霉素疗程应为 10~14d。

3. **对症治疗** 高热可予对乙酰氨基酚或布洛芬等退热处理。发生热性惊厥者可予以镇静、止惊等处理。鼻塞者可酌情给予减充血剂。

（七）预防

加强体格锻炼以增强抵抗力;提倡母乳喂养;避免被动吸烟;防治佝偻病及营养不良;避免去人多拥挤、通风不畅的公共场所。

二、急性感染性喉炎

急性感染性喉炎(acute infectious laryngitis)是指喉部黏膜的急性弥漫性炎症。以犬吠样咳嗽、声嘶、喉鸣、吸气性呼吸困难为临床特征。多发于冬春季节,多见于婴幼儿。起病急,症状重,易出现喉梗阻,若不及时抢救可窒息死亡。

（一）病因

由病毒或细菌感染引起,常见的病毒为副流感病毒、流感病毒和腺病毒,常见的细菌为金黄色葡萄球菌、链球菌和肺炎链球菌。由于小儿喉部解剖特点,炎症时易充血、水肿而出现喉梗阻。

（二）临床表现

起病急、症状重。可有发热,犬吠样咳嗽、声音嘶哑、吸气性喉鸣和三凹征是四大主症。严重时可出现发绀、烦躁不安、面色苍白、心率加快。咽部充血,间接喉镜检查可见喉部、声带有不同程度的充血、水肿。一般白天症状轻,夜间入睡后加重,喉梗阻者若不及时抢救,可窒息死亡。

按吸气性呼吸困难的轻重,将喉梗阻分为 4 度。Ⅰ度:患者仅于活动后出现吸气性喉鸣及呼吸困难,肺部呼吸音、心率无改变。Ⅱ度:安静时亦出现喉鸣及呼吸困难,肺部可闻及喉传导音或管状呼吸音,心率较快。Ⅲ度:除上述喉梗阻症状外,患者因缺氧而出现烦躁不安,口唇及指(趾)发绀,双眼圆睁,惊恐不安,头面出汗,肺部呼吸音明显降低,心音低钝,心率快。Ⅳ度:患者渐呈衰竭,昏睡状态,由于无力呼吸,三凹征可不明显,面色苍白发灰,肺部听诊呼吸音几乎消失,仅有气管传导音,心音钝弱,心律不齐。

（三）诊断和鉴别诊断

根据典型临床表现不难诊断,但应与白喉、急性会厌炎、喉痉挛、喉或气管异物、喉先天畸形等所致的喉梗阻鉴别。

（四）治疗

1. **一般治疗** 保持呼吸道通畅,防治缺氧加重,缺氧者给予吸氧。

2. **控制感染** 病毒感染者可予利巴韦林等抗病毒。如考虑为细菌感染应及时给予抗菌药物。

3. **糖皮质激素** 病情较轻者可口服泼尼松,Ⅱ度喉梗阻以上的患儿应给予静脉滴注地塞米松、氢化可的松或甲泼尼龙(methylprednisolone),可缓解喉头水肿。吸入型糖皮质激素如布地奈德(budesonide)悬液雾化吸入也可促进黏膜水肿消退。

4. **对症治疗** 烦躁不安者要及时镇静;痰多者可选用祛痰药;不宜使用氯丙嗪和吗啡。

5. **气管切开** 经上述处理仍有严重缺氧征象或有Ⅲ度以上喉梗阻者,应及时行气管切开术。

（李昌崇）

第三节　气管、支气管疾病

一、急性支气管炎

急性支气管炎（acute bronchitis）是指由于各种致病源引起支气管黏膜感染，由于气管常同时受累，故称为急性气管支气管炎。常继发于上呼吸道感染，是儿童时期常见的呼吸道疾病，婴幼儿多见。

（一）病因

病原为各种病毒或细菌，或为混合感染。能引起上呼吸道感染的病原体都可引起支气管炎。多数患者由上呼吸道感染向下蔓延所致；其次，原发性免疫功能缺陷、特应性体质、营养障碍、佝偻病和支气管结构异常等均为本病的危险因素，婴幼儿容易发生反复气管支气管炎。

（二）临床表现

大多先有上呼吸道感染症状，之后以咳嗽为主要症状，开始为干咳，以后有痰。婴幼儿症状较重，常有发热、呕吐及腹泻等。一般无全身症状。双肺呼吸音粗糙，可有不固定的散在啰音，体位改变或咳嗽后啰音减少或消失。婴幼儿有痰常不易咳出，可在咽喉部或肺部闻及痰鸣音。

婴幼儿期伴有喘息的支气管炎，又称哮喘性支气管炎（asthmatic bronchitis），若喘息反复发作，有过敏体质、哮喘家族史，应考虑支气管哮喘，若抗哮喘治疗有效，则支持此诊断。

（三）诊断和鉴别诊断

根据典型临床特征，结合胸片诊断不难，重点是与咳嗽相关的疾病鉴别。急性支气管炎要与急性上呼吸道感染、急性传染病早期、支气管肺炎、支气管淋巴结结核等疾病鉴别。反复或慢性支气管炎要与咳嗽变异性哮喘、异物吸入、先天性气道畸形、胃食管反流、支气管扩张症等疾病鉴别。

（四）治疗

1. **一般治疗**　同上呼吸道感染，经常变换体位，多饮水，使呼吸道分泌物易于咳出。

2. **控制感染**　由于病原体多为病毒，一般不采用抗生素。怀疑有细菌感染者则可用β-内酰胺类抗菌药物，支原体感染则应予以大环内酯类抗菌药物。

3. **对症治疗**　应使痰易于咳出，故不用镇咳药。①祛痰药：如N-乙酰半胱氨酸、氨溴索、愈创甘油醚和一些中药制剂等；②止喘：对喘憋严重者，可雾化吸入沙丁胺醇等 β_2 受体激动剂，喘息严重者可短期使用糖皮质激素；③抗过敏：有过敏体质者可酌情选用抗过敏药物。

二、毛细支气管炎

毛细支气管炎（bronchiolitis）是一种婴幼儿较常见的下呼吸道感染，多见于1～6个月的小婴儿，以喘息、三凹征和气促为主要临床特点。临床上较难发现未累及肺泡与肺泡间壁的纯粹毛细支气管炎，故称之为喘憋性肺炎。近年有学者建议使用"细支气管炎"。

（一）病因

主要由呼吸道合胞病毒（respiratory syncytial virus，RSV）引起，副流感病毒、鼻病毒、人类偏肺病毒、博卡病毒、某些腺病毒及肺炎支原体也可引起本病。

（二）发病机制

除病毒对气道的直接损伤外，研究较多的是免疫学机制。以RSV为例，研究表明在RSV引起的毛细支气管炎中存在免疫损害。近年研究发现宿主的基因多态性与 RSV 毛细支气管炎的发生、发展密切相关。特应性体质（atopy）患儿发生 RSV 或其他病毒感染时，更容易发生反复喘息发作，甚至发展为哮喘，机制尚不完全清楚。

（三）病理

病变主要侵犯直径 75~~300μm 的毛细支气管，表现为上皮细胞坏死和周围淋巴细胞浸润，黏膜下充血、水肿和腺体增生、黏液分泌增多。病变会造成毛细支气管管腔狭窄甚至堵塞，导致肺气肿和肺不张。炎症还可波及肺泡、肺泡壁及肺间质，出现通气和换气功能障碍。

（四）临床表现

本病常发生于 2 岁以下小儿，多数在 6 个月以内，常为首次发作。喘息和肺部哮鸣音为其突出表现。主要表现为下呼吸道梗阻症状，出现呼气性呼吸困难、呼气相延长伴喘息。呼吸困难可呈阵发性，间歇期喘息消失。严重发作者，可见面色苍白、烦躁不安，口周和口唇发绀。全身中毒症状较轻，少见高热。

体格检查发现呼吸浅而快，60~–80 次 /min，甚至 100 次 /min，伴鼻翼扇动和三凹征；心率加快，可达 150~200 次 /min。肺部体征主要为呼气相哮鸣音，亦可闻及中、细湿啰音，叩诊可呈鼓音。肝脾可由于肺过度充气而推向肋缘下，因此可触及肝和脾。重度喘憋者可有 PaO_2 降低，$PaCO_2$ 升高。本病高峰期在呼吸困难发生后的 48~72h，病程一般为 1~2 周。

毛细支气管炎在冬春季容易反复发作，其特征性表现是喘息严重，但全身症状轻。既往有特应性体质，如湿疹史或有过敏性疾病家族史，如父母亲患有过敏性鼻炎或哮喘史，血总 IgE 或抗 RSV-IgE 升高，或嗜酸性粒细胞增高，先天性小气道，被动吸烟等危险因素，更容易发生反复喘息，甚至进展为支气管哮喘。

危险因素 重症毛细支气管炎的高危因素包括早产儿、慢性肺病、先天性心脏病、免疫缺陷、神经肌肉疾病、年龄 <3 个月和有早产史（特别是 <32 周妊娠）的婴儿。

（五）辅助检查

外周血白细胞总数及分类大多在正常范围。采集鼻咽拭子或分泌物，使用免疫荧光技术、免疫酶技术及分子生物学技术可明确病原。胸部 X 线检查可见不同程度肺充气过度或肺不张，也可显示支气管周围炎及肺纹理增粗。血气分析可了解患儿缺氧和 CO_2 潴留程度。

（六）诊断与鉴别诊断

根据本病发生在小婴儿，具有典型的喘息及哮鸣音，一般诊断不难，但须与以下疾病鉴别。

1. 支气管哮喘 部分毛细支气管炎患儿可发展为哮喘，主要危险因素包括个人湿疹史、吸入变应原阳性、父母哮喘史和被动吸烟等。

2. 原发型肺结核 根据结核接触史、结核中毒症状、结核菌素试验和胸部 X 线改变予以鉴别。

3. 其他疾病 如纵隔占位、心源性喘息、异物吸入及先天性气管支气管畸形等均可发生喘息，应结合病史和体征及相应的检查作出鉴别。

（七）治疗

以氧疗和补液等支持治疗为主，可辅以对症和病原治疗。

1. 监测病情变化 对于重症患儿，应密切监测血氧饱和度和生命体征变化。

2. 支持治疗

（1）保持呼吸道畅通，保证足够的供氧：海平面、呼吸空气条件下，睡眠时血氧饱和度持续低于 88%，或清醒时低于 92% 者有吸氧指征。给氧前宜先吸痰、清理气道、摆正体位，以保持气道通畅。一般采取鼻前庭导管、面罩等方式吸氧；对于氧饱和度仍维持不佳的患儿，可采取高流量鼻导管供氧或持续性正压通气；严重呼吸衰竭患儿需进行气管插管和机械通气。

（2）补充足够的液体和碳水化合物：对有需要的患儿，争取多次口服补液，必要时静脉滴注补液。鼓励母乳喂养，若患儿呼吸急促且呼吸道分泌物多，易呛奶而误吸时可考虑胃管喂养，必要时静脉营养。

（3）药物治疗：①糖皮质激素：雾化吸入糖皮质激素可减轻气道炎症，对于严重喘息发作者可试用全身糖皮质激素治疗，但不推荐常规使用。②支气管扩张剂：可试验性雾化吸入β受体激动剂（如沙丁胺醇），特别是对有过敏性疾病家族史的患儿。③3% 高渗盐水：可尝试雾化吸入高渗盐水，配合雾化吸入支气管扩张剂，但其有效性尚未完全明确。④抗病毒药物：因其疗效不确切及潜在毒副作用等问题，不常规推荐使用。⑤抗菌药物：不推荐常规使用，有基础疾病、病情严重、合并细菌感染依据时才可使用。

（八）预防

1. 积极提倡母乳喂养，避免被动吸烟及暴露于拥挤的人群中，增强患儿体质。实施手卫生是预防 RSV 院内传播的最重要措施。

2. 抗 RSV 单克隆抗体（palivizumab）对高危婴儿和毛细支气管炎后反复喘息发作者的预防效果确切，能减少 RSV 感染的发病率和住院率。

三、支气管哮喘

支气管哮喘（bronchial asthma）简称哮喘，是儿童期最常见的慢性气道疾病，它是多种细胞和细胞组分共同参与的气道慢性炎症性疾病。这种慢性炎症导致气道反应性的增加，通常出现广泛多变的可逆性气流受限，并引起反复发作性喘息、气促、胸闷或咳嗽等症状，常在夜间和 / 或清晨发作或加剧，多数患儿可经治疗缓解或自行缓解。

据世界卫生组织（WHO）估计，全球约有 3 亿哮喘患者，发达国家高于发展中国家，城市高于农村。儿童哮喘如诊治不及时，随病程的延长可产生气道不可逆性狭窄和气道重塑。为此，WHO 与美国国立心、肺、血液病研究所制定了全球哮喘防治创议（Global Initiative for Asthma, GINA）方案，目前已成为防治哮喘的重要指南。该方案不断更新，目前已出版 GINA2020 年版。

（一）病因和发病机制

哮喘的发病机制极为复杂，尚未完全清楚。目前认为哮喘的发病与免疫、神经、精神和内分泌因素、遗传学背景和神经信号通路密切相关。

1. **免疫因素**　气道慢性炎症被认为是哮喘的本质。临床病理研究发现，无论病程长短、病情轻重，哮喘患者均存在气道慢性炎症改变。哮喘的免疫学发病机制为：Ⅰ型树突状细胞（DC Ⅰ）成熟障碍，分泌白介素 -12（IL-12）不足，使辅助性 T 细胞（Th0）不能向 Th1 细胞分化；在 IL-4 诱导下 DC Ⅰ 促进 Th0 细胞向 Th2 发育，导致 Th1/Th2 细胞功能失衡。Th2 细胞促进 B 细胞产生大量 IgE 和分泌炎症细胞因子，刺激其他细胞（如上皮细胞、内皮细胞、嗜碱性粒细胞、肥大细胞和嗜酸性粒细胞等）产生一系列炎症介质（如白三烯等），最终诱发速发型变态反应和慢性气道炎症。此外，近年研究发现，Th17、调节性 T 细胞（Treg）、Th9 以及固有淋巴细胞等均参与哮喘发病机制。

2. **神经、精神和内分泌因素**　哮喘患儿存在 β 肾上腺素能受体功能低下和迷走神经张力亢进，或同时伴有 α 肾上腺能神经反应性增强，从而发生气道高反应性。气道的自主神经系统除肾上腺素能和胆碱能神经系统外，尚存在第三类神经，即非肾上腺素能非胆碱能神经系统（NANC），NANC 神经系统又分为抑制性 NANC 神经系统（i-NANC）及兴奋性 NANC 神经系统（e-NANC），两者平衡失调，引起支气管平滑肌收缩。一些患儿哮喘发作与情绪变化有关，但机制不明。肥胖与哮喘的发病目前日益受到重视，儿童哮喘国际共识（ICON）2012 年版将肥胖哮喘列为哮喘的一种特殊表型。

3. **遗传学背景**　哮喘具有明显遗传倾向，患儿及其家庭成员患过敏性疾病和特应性体质者明显高于正常人群。已发现许多与哮喘发病有关的基因，如 IgE、IL-4、IL-13、T 细胞抗原受体（TCR）等基因多态性。但是，近 30 年来哮喘发病率明显增高，无法单纯以基因变异来解释。

4. **神经信号通路**　研究发现在哮喘患儿体内存在丝裂原活化蛋白激酶（MAPK）等神经信号通路

调控着细胞因子、黏附因子和炎症介质对机体的作用,参与气道炎症和气道重塑。

危险因素包括:①吸入变应原(室内:尘螨、动物毛屑及排泄物、蟑螂、真菌等;室外:花粉、真菌等);②食入变应原(牛奶、鸡蛋、鱼、虾、螃蟹和花生等);③呼吸道感染(尤其是病毒感染和支原体感染);④强烈的情绪变化;⑤运动和过度通气;⑥冷空气;⑦药物(如阿司匹林等);⑧职业粉尘及气体。对于儿童来说,需要重点关注三大危险因素,即变应原、呼吸道感染和运动。

(二)病理和病理生理

哮喘死亡患儿的肺组织呈肺气肿,大、小气道内填满黏液栓。黏液栓由黏液、血清蛋白、炎症细胞和细胞碎片组成。显微镜显示支气管和毛细支气管上皮细胞脱落,管壁嗜酸性粒细胞和单核细胞浸润,血管扩张和微血管渗漏,基底膜增厚,平滑肌增生肥厚,杯状细胞和黏膜下腺体增生。

气流受阻是哮喘病理生理改变的核心,支气管痉挛、管壁炎症性肿胀、黏液栓形成和气道重塑均是造成患儿气道受阻的原因。

(三)临床表现

咳嗽和喘息呈阵发性发作,以夜间和清晨为重。发作前可有流涕、打喷嚏和胸闷,发作时呼吸困难,呼气相延长伴有喘鸣声。严重病例呈端坐呼吸,恐惧不安,大汗淋漓,面色青灰。

体格检查可见桶状胸、三凹征,肺部满布呼气相哮鸣音,严重者气道广泛堵塞,哮鸣音消失,称"闭锁肺",是哮喘最危险的体征。肺部粗湿啰音时现时隐,在剧烈咳嗽后或体位变化时可消失,提示湿啰音的产生是由位于气管内的分泌物所致。在发作间歇期可无任何症状和体征,有些病例在用力时才可听到呼气相哮鸣音。此外,体格检查时还应注意有无变应性鼻炎、鼻窦炎和湿疹等。

哮喘急性发作经合理使用支气管舒张剂和糖皮质激素等哮喘缓解药物治疗后,仍有严重或进行性呼吸困难者,称为哮喘持续状态;如支气管阻塞未及时得到缓解,可迅速发展为呼吸衰竭,直接威胁生命。

(四)辅助检查

1. **肺功能检测** 肺功能检测主要适用于 5 岁以上患儿。对于第 1 秒用力呼气量(FEV_1)≥正常预计值 70% 的疑似哮喘患儿,可选择支气管激发试验测定气道反应性,对于 FEV_1< 正常预计值 70% 的疑似哮喘患儿,选择支气管舒张试验来评估气流受限的可逆性。支气管激发试验阳性、支气管舒张试验阳性均有助于确诊哮喘。呼气峰流速(PEF)的日间变异率是诊断哮喘和反映哮喘严重程度的重要指标,如 PEF 日间变异率 ≥ 13% 则有助于确诊为哮喘。

2. **胸部 X 线检查** 急性发作期胸部 X 线正常或呈间质性改变,可有肺气肿或肺不张。胸部 X 线片还可排除或协助排除肺部其他疾病,如肺炎、肺结核、气管支气管异物和先天性呼吸系统畸形等。

3. **变应原检测** 目前常用方法为变应原皮肤点刺试验。血清特异性 IgE 测定也有助于了解患儿过敏状态,协助哮喘诊断。血清总 IgE 测定只能反映是否存在特应性体质。

4. **支气管镜检查** 反复喘息或咳嗽儿童,经规范哮喘治疗无效,怀疑其他疾病或哮喘合并其他疾病,如气道异物、气管支气管结核、先天性呼吸系统畸形等,应考虑予以支气管镜检查,以进一步明确诊断。

5. **呼出气一氧化氮浓度测定和诱导痰技术** 在儿童哮喘诊断和病情监测中发挥着一定的作用。

(五)诊断和鉴别诊断

1. **诊断** 中华医学会儿科学分会呼吸学组于 2016 年修订了我国《儿童支气管哮喘诊断与防治指南》。

儿童哮喘诊断标准

(1)反复喘息、咳嗽、气促、胸闷,多与接触变应原、冷空气、物理性或化学性刺激、呼吸道感染、运动以及过度通气(如大笑和哭吵)等有关,常在夜间和 / 或凌晨发作或加剧。

(2)发作时在双肺可闻及散在或弥漫性、以呼气相为主的哮鸣音,呼气相延长。

(3)上述症状和体征经抗哮喘治疗有效,或自行缓解。

（4）除外其他疾病所引起的喘息、咳嗽、气促和胸闷。

（5）临床表现不典型者（如无明显喘息或哮鸣音），应至少具备以下 1 项：

1）证实存在可逆性气流受限：①支气管舒张试验阳性：吸入速效 β_2 受体激动剂（如沙丁胺醇压力定量气雾剂 200~400μg）后 15min 第 1 秒用力呼气量（FEV_1）增加 ≥ 12%；②抗炎治疗后肺通气功能改善：给予吸入糖皮质激素和 / 或抗白三烯药物治疗 4~8 周，FEV_1 增加 ≥ 12%。

2）支气管激发试验阳性。

3）PEF 日间变异率（连续监测 2 周）≥ 13%。

咳嗽变异性哮喘（CVA）诊断标准

（1）咳嗽持续 >4 周，常在运动、夜间和 / 或凌晨发作或加重，以干咳为主，不伴有喘息。

（2）临床上无感染征象，或经较长时间抗生素治疗无效。

（3）抗哮喘药物诊断性治疗有效。

（4）排除其他原因引起的慢性咳嗽。

（5）支气管激发试验阳性和 / 或 PEF 日间变异率（连续监测 2 周）≥ 13%。

（6）个人或一、二级亲属过敏性疾病史或变应原检测阳性。

以上第（1）~（4）项为诊断基本条件。

哮喘预测指数能有效地用于预测 3 岁内喘息儿童发展为持续性哮喘的危险性。哮喘预测指数：在过去 1 年喘息 ≥ 4 次，具有 1 项主要危险因素或 2 项次要危险因素。主要危险因素包括：①父母有哮喘病史；②经医生诊断为特应性皮炎；③有吸入变应原致敏的依据。次要危险因素包括：①有食物变应原致敏的依据；②外周血嗜酸性粒细胞 ≥ 4%；③与感冒无关的喘息。如哮喘预测指数阳性，建议按哮喘规范治疗。

2. **哮喘的分期与病情的评价** 哮喘可分为急性发作期、慢性持续期和临床缓解期。急性发作期是指突然发生喘息、咳嗽、气促和胸闷等症状，或原有症状急剧加重。≥ 6 岁儿童与 <6 岁儿童哮喘急性发作期病情严重程度分级见表 12-2 及表 12-3。

表 12-2 6 岁以上儿童哮喘急性发作期病情严重程度分级

临床特点	轻度	中度	重度	危重度
气短	走路时	稍事活动时	休息时	呼吸不整
体位	可平卧	喜坐位	前弓位	不定
讲话方式	能成句	成短句	说单字	难以说话
精神意识	可有焦虑、烦躁	常焦虑、烦躁	常焦虑、烦躁	嗜睡、意识模糊
辅助呼吸肌活动及三凹征	常无	可有	通常有	胸腹矛盾运动
哮鸣音	散在、呼气末期	响亮、弥漫	响亮、弥漫	减弱乃至消失
脉率	略增加	增加	明显增加	减慢或不规则
吸入速效 β_2 激动剂后 PEF 占正常预计值或本人最佳值的百分数 /%	>80	60~80	<60	无法完成检查
* 动脉血氧饱和度（SaO_2）/%（吸空气）	90~95	90~95	<90	<90

注：（1）判断急性发作严重度时，只要存在某项严重程度的指标，即可归入该严重度等级。

（2）幼龄儿童较年长儿和成人更易发生高碳酸血症（低通气）；PEF：最大呼气峰流量。

（3）* 根据 GINA2020 指南，6 岁以上儿童哮喘轻 ~ 中度急性发作 SaO_2 为 90%~95%，重度为 <90%。

表 12-3 <6 岁儿童哮喘急性发作期病情严重程度分级

症状	轻度	重度 [c]
精神意识改变	无	焦虑、烦躁、嗜睡或意识不清
血氧饱和度(治疗前)/% [a]	≥92	<92
讲话方式 [b]	能成句	说单字
脉率 /(次·min^{-1})	<100	>200(0~3 岁) >180(4~5 岁)
发绀	无	可能存在
哮鸣音	存在	减弱,甚至消失

注:[a] 血氧饱和度是指在吸氧和支气管舒张剂治疗前测得值;[b] 需要考虑儿童的正常语言发育过程;[c] 判断重度发作时,只要存在 1 项就可归入该等级。

哮喘慢性持续期是指近 3 个月内不同频度和 / 或不同程度地出现症状(喘息、咳嗽和胸闷),可根据病情严重程度或控制水平分级,目前临床推荐使用评估近 4 周哮喘的日间和夜间症状、使用缓解药物和活动受限的控制水平进行分级(参考 2016 年版《儿童支气管哮喘诊断与防治指南》)。临床缓解期指经过治疗或未经治疗症状和体征消失,肺功能≥ 80% 预计值,并维持 3 个月以上。

3. **鉴别诊断** 以喘息为主要症状等儿童哮喘应注意与毛细支气管炎、肺结核、气道异物、先天性呼吸系统畸形、支气管肺发育不良和先天性心血管疾病相鉴别,CVA 应注意与支气管炎、鼻窦炎、胃食管反流和嗜酸性粒细胞支气管炎等疾病相鉴别。

(六) 治疗

哮喘治疗目标是有效控制急性发作症状,并维持最轻的症状,甚至无症状;防止症状加重或反复;保持正常活动(包括运动)能力;尽可能将肺功能维持在正常或接近正常水平;避免因哮喘药物治疗导致的不良反应;防止因哮喘而死亡。

哮喘控制治疗应尽早开始。治疗原则为长期、持续、规范和个体化治疗。急性发作期治疗重点为抗炎、平喘,以便快速缓解症状;慢性持续期应坚持长期抗炎,降低气道反应性,防止气道重塑,避免危险因素和自我保健。

治疗哮喘的药物包括缓解药物和控制药物。缓解药物能快速缓解支气管收缩及其他伴随的急性症状,用于哮喘急性发作期,包括:吸入型速效 β$_2$ 受体激动剂;全身型糖皮质激素;抗胆碱能药物;口服短效 β$_2$ 受体激动剂;短效茶碱等。控制药物是抑制气道炎症需长期使用的药物,用于哮喘慢性持续期,包括:吸入型糖皮质激素(ICS);白三烯调节剂;缓释茶碱;长效 β$_2$ 受体激动剂;肥大细胞膜稳定剂;全身性糖皮质激素等;抗 IgE 抗体。

1. **哮喘急性发作期治疗**

(1) β$_2$ 受体激动剂:β$_2$ 受体激动剂是目前最有效、临床应用最广的支气管舒张剂。根据起作用的快慢分为速效和缓慢起效两大类,根据维持时间的长短分为短效和长效两大类。吸入型速效 β$_2$ 受体激动剂疗效可维持 4~6h,是缓解哮喘急性症状的首选药物,严重哮喘发作时第 1 小时可每 20 分钟吸入 1 次,以后每 1~4 小时可重复吸入。药物剂量:每次沙丁胺醇 2.5~5.0mg 或特布他林 2.5~5.0mg。急性发作病情相对较轻时也可选择短期口服短效 β$_2$ 受体激动剂如沙丁胺醇片和特布他林片等。

(2) 糖皮质激素:病情较重的急性病例应给予口服泼尼松或泼尼松龙短程治疗(1~7d),每日 1~2mg/kg,分 2~3 次。一般不主张长期使用口服糖皮质激素治疗儿童哮喘。严重哮喘发作时应静脉给予甲泼尼龙,每日 2~6mg/kg,分 2~3 次输注,或琥珀酸氢化可的松或氢化可的松,每次 5~10mg/kg。一般静脉糖皮质激素使用 1~7d,症状缓解后即停止静脉用药,若需持续使用糖皮质激素者,可改为口服泼尼松。ICS 对儿童哮喘急性发作的治疗有一定的帮助,选用雾化吸入布地奈德悬液 0.5~1mg/ 次,每 6~8 小时 1 次。但病情严重时不能以吸入治疗替代全身型糖皮质激素治疗,以免延误病情。

(3)抗胆碱能药物:吸入型抗胆碱能药物如异丙托溴铵舒张支气管的作用比 β_2 受体激动剂弱,起效也较慢,但长期使用不易产生耐药,不良反应少。尤其对 β_2 受体激动剂治疗反应不佳的中重度患儿应尽早联合使用。

(4)短效茶碱:短效茶碱可作为缓解药物用于哮喘急性发作的治疗,主张将其作为哮喘综合治疗方案中的一部分,而不单独应用治疗哮喘。需注意其不良反应,长时间使用者最好监测茶碱的血药浓度。

2. 哮喘持续状态的处理

(1)氧疗:所有危重哮喘患儿均存在低氧血症,采用鼻导管或面罩吸氧,以维持血氧饱和度 >94%。

(2)补液、纠正酸中毒:注意维持水、电解质平衡,纠正酸碱紊乱。

(3)糖皮质激素:全身应用糖皮质激素作为儿童危重哮喘治疗的一线药物,应尽早使用。病情严重时不能以吸入治疗替代全身型糖皮质激素治疗,以免延误病情。

(4)支气管扩张剂的使用:①吸入型速效 β_2 受体激动剂;②氨茶碱静脉滴注;③抗胆碱能药物;④肾上腺素皮下注射,药物剂量:每次皮下注射 1 : 1 000 肾上腺素 0.01ml/kg,儿童最大不超过 0.3ml。必要时可每 20 分钟使用 1 次,不能超过 3 次。

(5)镇静药:可用水合氯醛灌肠,禁用其他镇静药;在插管条件下,亦可用地西泮镇静,剂量为每次 0.3~0.5mg/kg。

(6)抗菌药物治疗:儿童哮喘发作主要由病毒引发,抗菌药物不作为常规应用,若伴有肺炎支原体感染或合并细菌感染,则选用病原体敏感的抗菌药物。

(7)辅助机械通气指征:①持续严重的呼吸困难;②呼吸音减低或几乎听不到哮鸣音及呼吸音;③因过度通气和呼吸肌疲劳而使胸廓运动受限;④意识障碍、烦躁或抑制,甚至昏迷;⑤吸氧状态下发绀进行性加重;⑥$PaCO_2 \geqslant 65mmHg$。

3. 哮喘慢性持续期治疗

(1)ICS:ICS 是哮喘长期控制的首选药物,也是目前最有效的抗炎药物,优点是通过吸入,药物直接作用于气道黏膜,局部抗炎作用强,全身不良反应少。通常需要长期、规范吸入较长时间才能达到完全控制。目前临床上常用 ICS 有布地奈德、丙酸氟替卡松和丙酸倍氯米松。

(2)白三烯调节剂:分为白三烯合成酶抑制剂和白三烯受体拮抗剂。该药耐受性好,副作用少,服用方便。白三烯受体拮抗剂包括孟鲁司特和扎鲁司特。

(3)缓释茶碱:缓释茶碱用于长期控制时,主要协助 ICS 抗炎,每日分 1~2 次服用,以维持昼夜的稳定血药浓度。

(4)长效 β_2 受体激动剂:药物包括福莫特罗、沙美特罗、班布特罗及丙卡特罗等。

(5)肥大细胞膜稳定剂:肥大细胞膜稳定剂色甘酸钠,常用于预防运动及其他刺激诱发的哮喘。

(6)全身性糖皮质激素:在哮喘慢性持续期控制哮喘发作过程中,全身性糖皮质激素仅短期在慢性持续期分级为重度持续患儿,长期使用高剂量 ICS 加吸入型长效 β_2 受体激动剂及其他控制药物疗效欠佳的情况下使用。

(7)抗 IgE 抗体(omalizumab):对 IgE 介导的过敏性哮喘具有较好的效果。但由于价格昂贵,仅适用于血清 IgE 明显升高、ICS 无法控制的 6 岁以上重度持续性过敏性哮喘患儿。

(8)联合治疗:对病情严重度分级为重度持续和单用 ICS 病情控制不佳的中度持续的哮喘,提倡长期联合治疗,如 ICS 联合吸入型长效 β_2 受体激动剂、ICS 联合白三烯调节剂和 ICS 联合缓释茶碱。

(9)儿童哮喘的长期治疗方案:可参考 2020 年版 GINA 和 2016 年版《儿童支气管哮喘诊断与防治指南》。

(10)特异性免疫治疗(AIT):在无法避免接触变应原或药物治疗无效时,可考虑针对变应原的特异性免疫治疗,需要在有抢救措施的医院进行。AIT 是目前可能改变过敏性疾病自然进程的唯一治疗方法,但对肺功能的改善和降低气道高反应性的疗效尚需进一步临床研究和评价。特异性免疫治疗应与抗炎及平喘药物联用,坚持足够疗程。

(11)儿童哮喘长期治疗升降级治疗与疗程问题:儿童哮喘需要强调规范化治疗,每 3 个月应评估病情,以决定升级治疗、维持治疗或降级治疗。如 ICS 通常需要 1~3 年乃至更长时间才能达到完全控制。≥ 6 岁儿童哮喘规范化治疗之后 6~12 个月内无症状反复可以考虑停药;<6 岁哮喘患儿的症状自然缓解比例高,因此该年龄段儿童每年至少要进行 2 次评估,经过 3~6 个月的控制治疗后病情稳定,可以考虑停药观察。

4. 管理与教育

(1)避免危险因素:避免接触变应原,积极治疗和清除感染灶,祛除各种诱发因素(吸烟、呼吸道感染和气候变化等)。

(2)哮喘的教育与管理:哮喘患儿的教育与管理是提高疗效、减少复发、提高患儿生活质量的重要措施。通过对患儿及家长进行哮喘基本防治知识的教育,调动其对哮喘防治的主观能动性,提高依从性,避免各种危险因素,巩固治疗效果,提高生活质量。教会患儿及其家属正确使用儿童哮喘控制测试(C-ACT)等儿童哮喘控制问卷,以判断哮喘控制水平。

(3)多形式教育:通过门诊教育、集中教育(交流会和哮喘之家等活动)、媒体宣传(广播、电视、报纸、科普杂志和书籍等)和定点教育(与学校、社区卫生机构合作)等多种形式,向哮喘患儿及其家属宣传哮喘基本知识。

（七）预后

儿童哮喘的预后较成人好,病死率为(2~4)/10 万,70%~80% 的患儿年长后症状不再反复,但仍可能存在不同程度气道炎症和气道高反应性,30%~60% 的患儿可完全控制或自愈。

四、气道异物

气道异物(airway foreign body)是一种潜在的危及生命的急症,以婴幼儿多见,由于气道阻塞可影响氧合和通气,轻者可表现为刺激性咳嗽、气促等;重者可有喘憋、呼吸困难,甚至窒息死亡。

（一）病因和分类

1. 病因 气道异物吸入是婴幼儿意外死亡的主要原因,也是 5 岁以下儿童第四大死因。80% 的气道异物发生在 3 岁以下,高峰出现在 1~2 岁,此年龄段儿童大多数都能站立并有精细的运动技能,可以把小物体放进嘴里,但还没有磨牙而无法充分咀嚼食物。其他因素还包括接触不恰当的食物或小物件,吃东西时活动,以及家里有其他儿童(可能会把食物或物品放进婴幼儿嘴里)。此外,婴幼儿的气道直径较小,易发生梗阻。对于年长儿,神经系统疾病、意识丧失、酒精或镇静剂滥用易致气道异物,男性多见。

2. 分类 目前还没有统一标准。主要根据患者的年龄、异物类别和嵌塞部位分类。根据异物气道阻塞的程度,可分为部分阻塞和完全性阻塞两种类型。根据异物的来源分为内源性和外源性。内源性来源包括黏液肿块(黏液囊肿)和塑型支气管炎。食品是最常见的外源性异物,花生等坚果类占所有病例的 40%。其他外源性异物如塑料袋、小物件等,磁铁、玩具和电池吸入可产生较严重的损害。气球、球类、弹珠和其他类似物品(如充气手套或避孕套)也是气道异物致死的常见物品。使异物更具危险的因素包括:异物为圆形(圆形物体最有可能导致气道完全梗阻和窒息)、不易破碎分解、有压缩性以及表面光滑的异物。误吸药片的影响取决于该药的性质。某些药物(如铁剂或钾剂)可能在气道中溶解,引起强烈的炎症并最终导致气道狭窄。

（二）临床表现

气道异物的临床表现与患儿年龄、气道阻塞程度、异物位置和类型以及异物停留时间等有关。如果异物较大导致气道严重阻塞,会出现重度呼吸窘迫、发绀和精神改变,须迅速识别给予生命支持并通过硬质支气管镜取出异物。异物吸入患儿更多表现为部分气道梗阻,咳嗽最多见,其次是呼吸急促和喘鸣。典型的三联征:哮鸣音、咳嗽和呼吸音减弱并不多见,但存在三联征对于诊断气道异物有很高的特异性。

气道异物的症状和体征随异物位置的不同而不同。喉气管异物不常见,但可能会导致气道严重阻塞而危及生命。其症状包括喘鸣、哮鸣音和呼吸困难,有时还有声音嘶哑。喉异物最容易出现急性呼吸窘迫,必须及时处理。喉异物或边缘锋利的大型穿通性异物也可导致食管相关症状。异物位于大的支气管,主要症状是咳嗽和哮鸣音。咯血、呼吸困难、窒息、呼吸急促、呼吸窘迫、呼吸音减弱、发热和发绀也可能发生。有些气道异物儿童在窒息发生后可能没有急性呼吸窘迫。如果异物长期未被发现,形成异物肉芽肿,进一步阻塞气道,可出现慢性咳嗽、反复肺炎、支气管扩张、甚至脓肿形成。如果是特殊类型的异物如锂电池、尖锐物等可能会累及食管,出现异物并发症相关症状。

(三)影像学检查

1. **胸部 X 线平片**　由于很多异物是透 X 线,所以不能直接发现异物,可发现的影像学表现包括阻塞性肺气肿、肺不张、局部肺透亮度增加和肺炎改变,呼气相摄片较明显。

2. **胸部透视**　纵隔摆动和膈肌呼吸异常有诊断价值,但其有 53% 的假阴性率。

3. **胸部 CT**　诊断气道异物的敏感性可达 100%,特异性为 66.7%~100%。与 X 线平片不同,CT通常可以发现透 X 线的异物,如蔬菜。主要缺点是使患者暴露于电离辐射,以及延迟治疗性支气管镜操作的进行。

4. **支气管镜检查**　若诊断不明确或不确定异物位置,可使用纤维支气管镜而不是硬质支气管镜进行诊断,纤维支气管镜也用于取出异物。所有高度怀疑为气道异物的患者都应检查气管支气管树,首选采用硬质支气管镜,以便可以安全移除异物。

(四)诊断和鉴别诊断

1. **诊断**　根据患儿有呛咳病史、异物吸入三联征(典型的哮鸣音、咳嗽和呼吸音减弱),需高度警惕气道异物。但婴幼儿的临床表现可不典型,胸部 CT 可表现为气道内异物的直接征象和异物阻塞的间接征象如阻塞性肺气肿、肺不张等。支气管镜检查非常重要,能发现胸部 CT 漏诊的异物。

2. **鉴别诊断**

(1)肺炎:有咳嗽、气促,闻及哮鸣音,但无异物呛咳病史,气道异物可导致阻塞性肺炎,相同部位的反复肺炎需排除异物可能,支气管镜检查有助于鉴别。

(2)支气管哮喘:可有咳嗽、气促,闻及哮鸣音,但多数无呼吸音不对称,无异物呛咳病史,有特应性体质,支气管舒张剂治疗后好转有助于鉴别。

(3)气管支气管结核:可有类似异物阻塞的表现,但无异物呛咳病史,有 PPD、γ- 干扰素释放试验(interferon gamma release assay,IGRAs)阳性,有结核接触史,支气管镜检查有助于鉴别诊断。

(4)气道肿瘤:儿童气道肿瘤少见,多起病慢,肿瘤阻塞气道可有类似症状,支气管镜检查有助于明确诊断。

(五)治疗

1. **危及生命的气道异物**　如果儿童表现为完全气道阻塞(无法发声或咳嗽),对婴儿应尝试背部拍击和胸部按压来移动异物,对年长儿应尝试海姆立克法急救。如果尝试失败,异物在喉部以下,应该在硬质支气管镜到达之前进行气管插管为患儿提供部分通气。

2. **异物取出**　首选硬质支气管镜来取出异物。硬质支气管镜可直接连接呼吸机通气,管腔大可以容纳各种器械对异物进行操作,并能快速处理黏膜出血。使用可弯曲支气管镜取异物也有较高的成功率,结合异物钳、网篮、球囊、冷冻可用于取出异物。少数患儿经支气管镜仍无法取出异物,需要开胸手术。

3. **手术并发症**　约 95% 的病例可通过支气管镜成功取出异物,取异物的主要并发症包括气胸、出血、心搏骤停,发生率低于 1%。

(李昌崇)

第四节　肺 部 疾 病

一、肺炎

(一) 肺炎总论

肺炎(pneumonia)是指不同病原体或其他因素(如吸入羊水、油类或过敏反应)等所引起的肺部炎症。主要临床表现为发热、咳嗽、气促、呼吸困难和肺部固定性中、细湿啰音。重症患者可累及循环、神经及消化等系统而出现相应的临床症状,如心力衰竭、缺氧中毒性脑病及缺氧中毒性肠麻痹等。

肺炎为儿童常见的多发病,是我国住院儿童死亡的第 1 位原因,严重威胁儿童健康。肺炎好发于婴幼儿,一年四季均可发病,多发生于冬春寒冷季节及气候骤变时。室内居住拥挤、通风不良、空气污浊,致病微生物增多,易发生肺炎。此外有营养不良、维生素 D 缺乏性佝偻病、先天性心脏病等并存症及低出生体重儿、免疫缺陷者均易发生本病。

1. **分类**　无统一分类,目前常用的有以下几种分类法。

(1) 按病理分类:大叶性肺炎、支气管肺炎和间质性肺炎。

(2) 按病因分类:①病毒性肺炎:呼吸道合胞病毒(RSV)占首位,其次为腺病毒(ADV)3、7 型,流感病毒,副流感病毒 1、2、3 型,巨细胞病毒和肠道病毒等。②细菌性肺炎:肺炎链球菌、金黄色葡萄球菌、肺炎克雷伯菌、流感嗜血杆菌、大肠埃希菌等。③支原体肺炎:由肺炎支原体所致。④衣原体肺炎:由沙眼衣原体(CT)、肺炎衣原体(CP)和鹦鹉热衣原体引起,以 CT 和 CP 多见。⑤原虫性肺炎:包括肺包虫病、肺弓形虫病、肺血吸虫病、肺线虫病等。⑥真菌性肺炎:由白念珠菌、曲霉菌、组织胞质菌、隐球菌、肺孢子菌等引起的肺炎。⑦非感染病因引起的肺炎:如吸入性肺炎、坠积性肺炎、嗜酸性粒细胞性肺炎(过敏性肺炎)等。

(3) 按病程分类:①急性肺炎:病程 <1 个月;②迁延性肺炎:病程 1~3 个月;③慢性肺炎:病程 >3 个月。

(4) 按病情分类:①轻症:除呼吸系统外,其他系统仅轻微受累,无全身中毒症状;②重症:除呼吸系统出现呼吸衰竭外,其他系统亦严重受累,可有酸碱平衡失调、水电解质紊乱,全身中毒症状明显,甚至危及生命。

(5) 按临床表现典型与否分类:①典型肺炎:肺炎链球菌、金黄色葡萄球菌、肺炎克雷伯菌、流感嗜血杆菌、大肠埃希菌等引起的肺炎;②非典型肺炎:肺炎支原体、衣原体、嗜肺军团菌、某些病毒(如汉坦病毒)等引起的肺炎。2003 年严重急性呼吸综合征(severe acute respiratory syndrome,SARS)与 2012 年中东呼吸综合征(Middle East respiratory syndrome,MERS)均为新型冠状病毒(CoV)引起,WHO 将其命名为 SARS-CoV 和 MERS-CoV。2019 年新型冠状病毒肺炎由新型冠状病毒(2019-nCoV)引起,WHO 将其命名为新型冠状病毒肺炎(coronavirus disease 2019,COVID-19)。还有近年来发生的高致病性人禽流感病毒所致的肺炎。

(6) 按发生肺炎的地点进行分类:①社区获得性肺炎(community acquired pneumonia,CAP)指原本健康的儿童在医院外获得的感染性肺炎,包括感染了具有明确潜伏期的病原体而在入院后潜伏期内发病的肺炎;②医院获得性肺炎(hospital acquired pneumonia,HAP),又称医院内肺炎(nosocomial

pneumonia,NP),指患儿入院时不存在、也不处于潜伏期而在入院 ≥ 48h 发生的感染性肺炎,这包括在医院感染而于出院 48h 内发生的肺炎。

儿童肺炎常用病理和病因分类。临床上如果病原体明确,则按病因分类,有助于指导治疗,否则按病理或其他方法分类。

另外,年龄是儿童社区获得性肺炎(CAP)病原诊断最好的提示,不同年龄组儿童 CAP 病原情况见表 12-4。

表 12-4　不同年龄组 CAP 病原情况

年龄	常见病原
3 周 ~<4 月龄	沙眼衣原体;呼吸道合胞病毒、副流感病毒 3;肺炎链球菌、百日咳杆菌、金黄色葡萄球菌
4 月龄 ~<6 岁	呼吸道合胞病毒、副流感病毒、流感病毒、腺病毒和鼻病毒;肺炎链球菌、b 型流感嗜血杆菌;肺炎支原体;结核分枝杆菌
6 岁 ~ 青少年	肺炎支原体;肺炎衣原体;肺炎链球菌;结核分枝杆菌

注:病原是按照发生频率依次递减的顺序粗略排列。

2. 病因和发病机制　儿童肺炎病原最常见为细菌和病毒感染。发达国家以病毒为主,主要有 RSV、ADV、流感及副流感病毒等;发展中国家则以细菌为主。细菌感染仍以肺炎链球菌多见,近年来肺炎支原体、衣原体和流感嗜血杆菌肺炎有增加趋势。病原体常由呼吸道入侵,少数经血行入肺。

病理变化以肺组织充血、水肿、炎症细胞浸润为主。肺泡内充满渗出物,经肺泡壁通道(Kohn 孔)向周围组织蔓延,呈点片状炎症病灶。若病变融合成片,可累及多个肺小叶或更为广泛。当小支气管、毛细支气管发生炎症时,可导致管腔部分或完全阻塞而引起肺气肿或肺不张。不同病原造成肺炎的病理改变亦不同:细菌性肺炎以肺实质受累为主;而病毒性肺炎则以间质受累为主,亦可累及肺泡。临床上支气管肺炎与间质性肺炎常同时并存。

病理生理的主要变化是由于支气管、肺泡炎症引起通气和换气障碍,导致缺氧和二氧化碳潴留,从而造成一系列病理生理改变。

(1)呼吸功能不全:由于通气和换气障碍,氧进入肺泡以及氧自肺泡弥散至血液和二氧化碳排出均发生障碍,血液含氧量下降,动脉血氧分压(PaO_2)和动脉血氧饱和度(SaO_2)均降低,致低氧血症;血 CO_2 浓度升高。当 $SaO_2<85\%$,还原血红蛋白 $>50g/L$ 时,则出现发绀。肺炎的早期仅有缺氧,无明显 CO_2 潴留。为代偿缺氧,呼吸和心率加快以增加每分通气量和改善通气血流比。随着病情的进展,通气和换气功能严重障碍,在缺氧的基础上出现 CO_2 潴留,此时 PaO_2 和 SaO_2 下降,$PaCO_2$ 升高,当 $PaO_2<60mmHg$(7.98kPa)和 / 或 $PaCO_2>50mmHg$(6.67kPa)时即为呼吸衰竭。

(2)酸碱平衡失调及电解质紊乱:严重缺氧时,体内需氧代谢发生障碍,无氧酵解增强,酸性代谢产物增加,加上高热、进食少、脂肪分解等因素,常引起代谢性酸中毒;同时由于二氧化碳排出受阻,可产生呼吸性酸中毒;因此,严重者存在不同程度的混合性酸中毒。6 个月以上的儿童,因呼吸代偿功能稍强,通过加深加快呼吸,加快排出二氧化碳,可致呼吸性碱中毒,血 pH 变化不大,影响较小;而 6 个月以下的儿童代偿能力较差,二氧化碳潴留往往明显,甚至发生呼吸衰竭。缺氧和二氧化碳潴留导致肾小动脉痉挛而引起水钠潴留,且重症肺炎缺氧时常有抗利尿激素(ADH)分泌增加,加上缺氧使细胞膜通透性改变、钠泵功能失调,使 Na^+ 进入细胞内,造成低钠血症。

(3)心血管系统:病原体和毒素侵袭心肌,引起心肌炎;缺氧使肺小动脉反射性收缩,肺循环压力增高,使右心负荷增加。肺动脉高压和中毒性心肌炎是诱发心力衰竭的主要原因。重症患儿常出现微循环障碍、休克甚至弥散性血管内凝血(DIC)。

(4)神经系统:严重缺氧和 CO_2 潴留使血与脑脊液 pH 降低,高碳酸血症使脑血管扩张、血流减慢、血管通透性增加,致使颅内压增加。严重缺氧使脑细胞无氧代谢增加,造成乳酸堆积、ATP 生成减少

和 Na^+-K^+ 离子泵转运功能障碍,引起脑细胞内钠、水潴留,形成脑水肿。病原体毒素作用亦可引起脑水肿。

(5)胃肠道功能紊乱:低氧血症和病原体毒素可使胃肠黏膜糜烂、出血,上皮细胞坏死脱落,导致黏膜屏障功能破坏,使胃肠功能紊乱,出现腹泻、呕吐,甚至发生缺氧中毒性肠麻痹。毛细血管通透性增高,可致消化道出血。

3. 临床表现 起病多数较急,发病前数日多先有上呼吸道感染,主要临床表现为发热、咳嗽、气促、肺部固定中细湿啰音。

(1)主要症状:①发热:多为不规则热,亦可为弛张热或稽留热。新生儿、重度营养不良患儿体温可不升或低于正常。②咳嗽:较频繁,早期为刺激性干咳,病情严重时咳嗽反而减轻,恢复期咳嗽有痰。③气促:多在发热、咳嗽后出现。④全身症状:精神萎靡或烦躁不安、食欲减退、轻度腹泻或呕吐。

(2)体征:①呼吸增快(气促):WHO 推荐呼吸频率(RR)增快的标准为:<2 个月婴儿 RR>60 次/min;2~12 个月婴儿 RR>50 次/min;>12 个月幼儿 RR>40 次/min。②发绀:口周、鼻唇沟和指(趾)端发绀,轻症患儿可无发绀。③肺部啰音:典型肺炎可闻及固定的中细湿啰音,以背部两侧下方及脊柱两旁较多,于深吸气末更为明显。

(3)重症肺炎的表现:患儿由于严重的缺氧及毒血症,除有呼吸衰竭外,可发生心血管、神经和消化等系统严重功能障碍。

1)呼吸衰竭:呼吸衰竭患儿为增加呼吸深度以吸进更多的氧,辅助呼吸肌也参与活动,因而出现鼻翼扇动和吸气性胸壁凹陷或"三凹征"。

2)心力衰竭:有先天性心脏病者易发生心力衰竭。肺炎合并心力衰竭时可有以下表现:①安静状态下呼吸突然加快,>60 次/min;②安静状态下心率突然增快,>180 次/min;③突然极度烦躁不安,明显发绀,面色苍白或发灰,指(趾)甲微血管再充盈时间延长。以上 3 项不能用发热、肺炎本身和其他合并症解释。④心音低钝、奔马律,颈静脉怒张;⑤肝脏迅速增大;⑥少尿或无尿,眼睑或双下肢水肿。

3)缺氧中毒性脑病:出现下列症状与体征,可考虑为缺氧中毒性脑病:①烦躁、嗜睡,眼球上窜、凝视;②球结膜水肿,前囟隆起;③昏睡、昏迷、惊厥;④瞳孔改变:对光反射迟钝或消失;⑤呼吸节律不整,呼吸心跳解离(有心跳,无呼吸);⑥有脑膜刺激征,脑脊液检查压力增高外,其他均正常。在肺炎的基础上,除外热性惊厥、低血糖、低钙血症及中枢神经系统感染(脑炎、脑膜炎),如有①、②项则提示脑水肿,伴其他 1 项以上者可确诊。

4)缺氧中毒性肠麻痹:除腹泻、呕吐等常见症状,部分患儿还可有消化道出血。严重者可发生缺氧中毒性肠麻痹时,表现为频繁呕吐、严重腹胀、呼吸困难加重,听诊肠鸣音消失。

5)抗利尿激素异常分泌综合征(SIADH):出现下列症状与体征时可考虑为 SIADH。①血钠 ≤ 130mmol/L,血渗透压 <275mmol/L;②肾脏排钠增加,尿钠 ≥ 20mmol/L;③临床上无血容量不足,皮肤弹性正常;④尿渗透摩尔浓度高于血渗透摩尔浓度;⑤肾功能正常;⑥肾上腺皮质功能正常;⑦ADH 升高。若 ADH 不升高,则可能为稀释性低钠血症。

6)酸碱失衡、电解质紊乱及弥散性血管内凝血(DIC):6 个月以上的儿童,因呼吸代偿功能稍强,通过加深加快呼吸,加快排出二氧化碳,可致呼吸性碱中毒;而 6 个月以下的儿童代偿能力较差,易发生呼吸衰竭。重症患儿常出现微循环障碍、休克,甚至 DIC,可表现为血压下降、四肢凉、脉速而弱,皮肤、黏膜及胃肠道出血。

(4)严重度评估:WHO 推荐 2 月龄~5 岁儿童出现胸壁吸气性凹陷或鼻翼扇动或呻吟之一表现者,提示有低氧血症,为重度肺炎;如果出现中心性发绀、严重呼吸窘迫、拒食或脱水征、意识障碍(嗜睡、昏迷、惊厥)之一表现者为极重度肺炎,这是重度肺炎的简易判断标准。对于住院患儿或条件较好的地区,CAP 严重度评估还应依据肺部病变范围、有无低氧血症以及有无肺内外并发症表现等判断(表 12-5)。

表 12-5 肺炎患儿严重度评估

临床特征	轻度 CAP	重度 CAP
一般情况	好	差
拒食或脱水征	无	有
意识障碍	无	有
呼吸频率	正常或略增快	明显增快[a]
发绀	无	有
呼吸困难(呻吟、鼻翼扇动、三凹征)	无	有
肺浸润范围	≤ 1/3 的肺	多肺叶受累或 ≥ 2/3 的肺
胸腔积液	无	有
脉搏血氧饱和度	>96%	≤ 92%
肺外并发症	无	有
判断标准	出现上述所有表现	存在以上任何一项

注:[a] 呼吸明显增快,婴儿 RR>70 次/min,年长儿 RR>50 次/min。

(5)并发症:早期合理治疗者并发症少见。若延误诊断或病原体致病力强,则可引起肺内和肺外并发症。

1)肺内并发症:胸腔积液或脓胸、气胸或脓气胸、支气管扩张、支气管胸膜瘘、肺大疱、肺不张、肺脓肿、坏死性肺炎、急性呼吸窘迫综合征(ARDS)以及急性呼吸衰竭等。

2)肺外并发症:脓毒症、脓毒性休克、迁延性化脓病灶(心包炎、心内膜炎、脑膜炎、脑脓肿、关节炎、骨髓炎)、中毒性脑病及溶血尿毒症综合征等。

4. 辅助检查

(1)实验室检查

1)外周血检查:①血常规:细菌性肺炎白细胞计数升高,中性粒细胞增多,并有核左移现象,胞质可有中毒颗粒。病毒性肺炎的白细胞计数大多正常或偏低,亦有少数升高者,时有淋巴细胞增高或出现异型淋巴细胞。②C 反应蛋白(CRP):细菌感染时血清 CRP 值多上升,非细菌感染时则上升不明显。③前降钙素(PCT):细菌感染时可升高,抗菌药物治疗有效时,可迅速下降。

2)病原学检查:①细菌学检查:采取气管吸取物、肺泡灌洗液、胸腔积液、脓液和血标本作细菌培养和鉴定,同时进行药敏试验对明确细菌性病原和指导治疗有意义。亦可作涂片染色镜检,进行初筛试验。其他方法包括血清学检测肺炎链球菌荚膜多糖抗体水平;荧光多重 PCR 检测细菌特异基因,如肺炎链球菌编码溶血素(ply)基因。②病毒学检查:病毒培养、分离是病毒病原诊断的可靠方法。病毒抗体和抗原检测方法有免疫荧光试验(IFA)、酶联免疫吸附试验(ELISA)等。特异性抗病毒 IgM 升高和病毒抗原检测可早期诊断。病毒特异性基因检测也可早期应用协助临床诊断。③肺炎支原体:冷凝集试验为非特异性,可作为过筛试验;特异性诊断包括 MP 分离培养或特异性 IgM 和 IgG 抗体测定。补体结合抗体检测是诊断 MP 的常用方法。基因检测 MP 的特异性强和敏感性高,但应避免发生污染。④沙眼衣原体和肺炎衣原体:细胞培养和直接免疫荧光是常用的诊断方法。其他方法有 ELISA、放射免疫电泳法检测和基因检测等。

(2)影像学检查:早期肺纹理增强,透光度减低;以后两肺下野、中内带出现大小不等的点状或小斑片状影,或融合成大片状阴影,甚至波及节段。可有肺气肿、肺不张。伴发脓胸时,早期患侧肋膈角变钝;积液较多时,可呈反抛物线状阴影,纵隔、心脏向健侧移位。并发脓气胸时,患侧胸腔可见液平面。肺大疱时则见完整薄壁、无液平面的大疱。胸部 X 线片未能显示肺炎征象而临床又高度怀疑肺炎、难以明确炎症部位、需同时了解有无纵隔内病变等,可行胸部 CT 检查。

5. 诊断和鉴别诊断

(1)诊断：肺炎的诊断比较简单，一般有发热、咳嗽、呼吸急促的症状，肺部听诊闻及中、细湿啰音和/或胸部影像学有肺炎的改变，均可诊断为支气管肺炎。确诊肺炎后，应进一步了解引起肺炎的可能病原体和病情的轻重。若为反复发作者，还应尽可能明确导致反复感染的原发疾病或诱因，如原发性或继发性免疫缺陷病、呼吸道局部畸形或结构异常、支气管异物、先天性心脏病、营养不良和环境因素等。此外，还要注意是否有并发症。

(2)鉴别诊断

1)急性支气管炎：一般不发热或仅有低热，全身状况好，以咳嗽为主要症状，肺部可闻及干湿啰音，多不固定，随咳嗽而改变。X线示肺纹理增多、排列紊乱。若鉴别困难，则按肺炎处理。

2)支气管异物：有异物吸入史，突然出现呛咳，可有肺不张和肺气肿，可资鉴别。若病程迁延，有继发感染则类似肺炎或合并肺炎，需注意鉴别。

3)支气管哮喘：儿童哮喘可无明显喘息发作，主要表现为持续性咳嗽，X线示肺纹理增多、排列紊乱和肺气肿，易与本病混淆。患儿具有过敏体质，肺功能检查及激发和舒张试验有助于鉴别。

4)肺结核：一般有结核接触史，结核菌素试验阳性，X线示肺部有结核病灶可资鉴别。粟粒型肺结核可有气促和发绀，从而与肺炎极其相似，但肺部啰音不明显。

6. 治疗　采用综合治疗，原则为改善通气、控制炎症、对症治疗、防止和治疗并发症。

(1)一般治疗及护理：室内空气要流通，以温度18~20℃、相对湿度60%为宜。给予营养丰富的饮食，重症患儿进食困难者，可给予肠道外营养。经常变换体位，以减少肺部淤血，促进炎症吸收。注意隔离，以防交叉感染。注意水和电解质的补充，纠正酸中毒和电解质紊乱，适当的液体补充还有助于气道的湿化。但要注意输液速度，过快可加重心脏负担。

(2)抗感染治疗：抗病毒治疗无特效药，早期使用对病毒复制有一定抑制作用。若明确为细菌感染或病毒感染继发细菌感染者，应使用抗菌药物。

1)抗菌药物治疗原则：明确为细菌感染或病毒感染继发细菌感染者应使用抗菌药物。①有效和安全是选择抗菌药物的首要原则；②在使用抗菌药物前应采集合适的呼吸道分泌物或血标本进行细菌培养和药敏试验，以指导治疗；在未获培养结果前，可根据经验选择敏感药物；③选用的药物在肺组织中应有较高的浓度；④轻症患者口服抗菌药物有效且安全，对重症肺炎或因呕吐等致口服难以吸收者，可考虑胃肠道外抗菌药物治疗；⑤适宜剂量、合适疗程；⑥重症患儿宜静脉联合用药。

2)根据不同病原选择抗菌药物：①肺炎链球菌：青霉素敏感者首选青霉素或阿莫西林；青霉素不敏感(PNSP)者，首选大剂量青霉素或阿莫西林克拉维酸钾；备选头孢曲松、头孢噻肟、万古霉素；青霉素过敏者选用大环内酯类抗生素如红霉素等；②金黄色葡萄球菌：甲氧西林敏感者首选苯唑西林钠或氯唑西林钠，耐药者选用万古霉素或联用利福平；③流感嗜血杆菌：首选阿莫西林/克拉维酸、氨苄西林/舒巴坦；④大肠埃希菌和肺炎克雷伯菌：不产超广谱β-内酰胺酶(ESBLs)菌首选头孢他啶、头孢哌酮；产ESBLs菌首选亚胺培南、美罗培南；⑤铜绿假单胞菌首选替卡西林/克拉维酸；⑥卡他莫拉菌：首选阿莫西林/克拉维酸；⑦肺炎支原体和衣原体：首选大环内酯类抗生素如阿奇霉素、红霉素及罗红霉素。

3)用药时间：一般用至热退且平稳、全身症状明显改善、呼吸道症状部分改善后3~5d。病原微生物不同、病情轻重不等、存在菌血症与否等因素均影响肺炎疗程。

(3)对症治疗

1)氧疗：有缺氧表现，如烦躁、发绀或$PaO_2<60mmHg$时需吸氧，多用鼻导管给氧，经湿化的氧气流量为0.5~~1L/min，氧浓度不超过40%。新生儿或婴幼儿可用面罩、氧帐、鼻塞给氧，氧浓度为50%~60%。

2)气道管理：及时清除鼻痂、鼻腔分泌物和吸痰，以保持呼吸道通畅，改善通气功能。气道的湿化有利于痰液的排出。雾化吸入有助于解除支气管痉挛和水肿。分泌物堆积于下呼吸道，经湿化和雾化仍不能排除或呼吸衰竭加重时,应行气管插管以利于清除痰液。接受机械通气者尤应注意气道湿化、变换体位和拍背,保持气道湿度和通畅。

3)腹胀的治疗:低钾血症者应补充钾盐。重症者应禁食和胃肠减压。

4)其他:高热者给予药物降温,如口服对乙酰氨基酚或布洛芬。若伴烦躁不安,可给予水合氯醛或苯巴比妥肌内注射。

(4)糖皮质激素:使用指征为①严重喘憋或呼吸衰竭;②全身中毒症状明显;③合并感染中毒性休克;④出现脑水肿;⑤胸腔短期有较大量渗出者。上述情况可短期应用激素,可用甲泼尼龙 1~2mg/(kg·d)、琥珀酸氢化可的松 5~10mg/(kg·d)或用地塞米松 0.1~0.3mg/(kg·d)加入瓶中静脉滴注,疗程 3~5d。

(5)并发症的治疗

1)合并心力衰竭:吸氧、镇静、利尿、强心、血管活性药物。①利尿:可用呋塞米,剂量为每次 1mg/kg,静脉注射或静脉滴注;亦可口服呋塞米、依他尼酸或氢氯噻嗪等。②强心药:可使用地高辛或毛花苷 C 静脉注射。③血管活性药物:常用酚妥拉明肌内注射或静脉注射,亦可用卡托普利和硝普钠。

2)合并缺氧中毒性脑病:脱水疗法、改善通气、扩血管、止痉、糖皮质激素、促进脑细胞恢复。①脱水疗法:主要使用甘露醇,根据病情轻重每次 0.25~1.0g/kg,每 6 小时 1 次。②改善通气:必要时应予人工辅助通气、间歇正压通气,疗效明显且稳定后应及时改为正常通气。③扩血管药物:常用酚妥拉明、山莨菪碱。酚妥拉明 0.5~1.0mg/kg,新生儿每次≤3mg,婴幼儿每次≤10mg,快速静脉滴注,每 2~6 小时 1 次;山莨菪碱每次 1~2mg/kg,视病情需要,可以每 10~15 分钟一次,或每 2~4 小时一次,也可静脉滴注维持。④止痉:一般选用地西泮 0.2~0.3mg/kg,静脉注射,1~2 小时可重复一次;也可采用人工冬眠疗法。⑤糖皮质激素的使用:可非特异性抗炎、减少血管与血 - 脑屏障的通透性,故可用于治疗脑水肿。常用地塞米松 0.25mg/kg,静脉滴注,每 6 小时一次,2~3d 后逐渐减量或停药。⑥促进脑细胞恢复的药物:常用腺苷三磷酸(ATP)、胞磷胆碱等。

3)合并 SIADH:限制水入量,补充高渗盐水。当血钠为 120~130mmol/L,无明显症状时,主要措施是限制水的摄入。如血钠 <120mmol/L,有明显低钠血症症状时,按 3% 氯化钠 12ml/kg 可提高血钠 10mmol/L 计算,先给予 1/2 量,必要时 4h 后可重复 1 次。

4)合并脓胸和脓气胸:应及时进行穿刺引流,若脓液黏稠,经反复穿刺抽脓不畅或发生张力性气胸时,宜行胸腔闭式引流。

5)其他:合并佝偻病、贫血、营养不良者,应给予相应治疗。

(6)生物制剂:重症患儿可酌情给予血浆和静脉注射用丙种球蛋白(IVIG)。

7. 预防　增强体质,减少被动吸烟,室内通风,积极防治营养不良、贫血及佝偻病等,注意手卫生,避免交叉感染。针对某些常见细菌和病毒病原,疫苗预防接种可有效降低儿童肺炎患病率,目前已有的疫苗包括:肺炎链球菌疫苗、b 型流感嗜血杆菌结合疫苗、流感病毒疫苗等。

(二)几种不同病原体所致肺炎的特点

1. 呼吸道合胞病毒(respiratory syncytial virus,RSV)肺炎　RSV 肺炎是最常见的病毒性肺炎。RSV 只有 1 个血清型,但有 A、B 两个亚型,我国以 A 亚型为主。本病多见于婴幼儿,尤多见于 1 岁以内儿童。一般认为其发病机制是 RSV 对肺的直接侵害,引起间质性炎症,而非变态反应所致,与 RSV 毛细支气管炎不同。临床上轻症患者发热、呼吸困难等症状不重;中、重症者有较明显的呼吸困难、喘憋、口唇发绀、鼻扇及三凹征,发热可为低、中度热和高热。肺部听诊多有中、细湿啰音。X 线表现为两肺可见小点片状、斑片状阴影,部分患儿有不同程度的肺气肿。外周血白细胞总数大多正常。

2. 腺病毒(adenovirus,ADV)肺炎　ADV 共有 100 余种血清型,引起儿童肺炎最常见的为 3、7 型。ADV 肺炎曾是我国儿童患病率和死亡率最高的病毒性肺炎,占 20 世纪 70 年代前病毒性肺炎的首位,死亡率最高曾达 33%,发病率现在被 RSV 肺炎取代。7 型 ADV 有 15 个基因型,其中 7b 所致肺炎的临床表现典型而严重。

本病多见于 6 个月~2 岁儿童,冬春季节多发。临床特点为起病急骤、高热持续时间长、中毒症状重、啰音出现较晚、X 线改变较肺部体征出现早,易合并心肌炎和多器官功能障碍。症状表现为①发热:可达 39℃以上,呈稽留高热或弛张热,热程长,可持续 2~3 周;②中毒症状重:面色苍白或发灰,精神不振,嗜睡与烦躁交替;③呼吸道症状:咳嗽频繁,呈阵发性喘憋,轻重不等的呼吸困难和发绀;④消化系统症状:腹泻、呕吐和消化道出血;⑤可因脑水肿而致嗜睡、昏迷或惊厥发作。

体格检查发现:①肺部啰音出现较迟,多于高热 3~7d 后才出现,肺部病变融合时可出现实变体征;②肝脾增大,由于单核巨噬细胞系统反应较强所致;③麻疹样皮疹;④出现心率加速、心音低钝等心肌炎、心力衰竭表现;亦可有脑膜刺激征等中枢神经系统体征。

X 线特点:①肺部 X 线改变较肺部啰音出现早,故强调早期摄片;②大小不等的片状阴影或融合成大病灶,甚至一个大叶;③病灶吸收较慢,需数周或数个月。

ADV 肺炎可以混合其他病毒、细菌、支原体、真菌等感染。混合感染加重病情,增加死亡风险,更易导致后遗症。混合感染多见于发病 7d 以后,因在发病的初期阶段少见,即使有白细胞和 CRP 轻度升高,不推荐在肺炎初期即使用高级广谱抗菌药物。在治疗过程中,应注意定期复查血常规、痰培养、血培养、CRP 和 PCT 等,必要时查 1,3-β-D- 葡聚糖(G 试验)、半乳甘露聚糖抗原(GM 试验)以早期发现继发感染。根据继发感染或真菌感染的种类和药敏试验,合理选用对应的抗感染药物。ADV 肺炎继发细菌感染者表现为:持续高热不退;症状恶化或一度好转又恶化;痰液由白色转为黄色脓样;外周血白细胞计数明显升高,有核左移;胸部 X 线可见病变增多或发现新的病灶。

ADV 肺炎患儿应早期隔离治疗,避免交叉感染。目前无特效的抗病毒药物。对症治疗包括吸氧、镇静、解痉、平喘、化痰、退热、补液等,必要时可应用丙种球蛋白等进行支持治疗。严重喘憋者或呼吸衰竭,全身中毒症状明显者,可短期应用全身激素。

ADV 肺炎病情轻重差异较大,预后不同。严重喘憋型 ADV 肺炎由于小气道广泛梗死,病死率较高。危重症者约 60% 留有慢性肺损害,严重者发展成支气管扩张。ADV 可直接或间接损害支气管上皮,造成毛细支气管闭塞,损害肺功能,约有 50% 的重症病例可发展成闭塞性细支气管炎(bronchiolitis obliterans,BO),导致反复喘息。

3. 肺炎链球菌(Streptococcus pneumoniae,SP)肺炎　SP 是儿童最常见的 CAP 病原。早在 1881 年,巴斯德从痰液中分离出 SP 并发现可引起肺炎。SP 为革兰氏染色阳性菌,菌体呈矛头或瓜子仁状,成双排列,机体内 SP 有荚膜,可抵抗吞噬细胞而大量繁殖,引起大叶性肺实变。SP 感染多见于 3 岁以上儿童,年长儿 SP 感染常导致大叶性肺炎,婴幼儿更常见支气管肺炎。年长儿起病急,表现为高热、寒战、气促、胸痛,早期咳嗽不重、无痰,后可有铁锈色痰。重症时可出现循环衰竭、休克及脑水肿症状。SP 肺炎也可并发坏死性肺炎和脓胸。肺部体征早期不明显,病程到 2~3d 后才开始出现浊音,管状呼吸音,热退后出现大量干湿啰音。外周血白细胞、CRP、PCT 明显升高。胸片可见大叶性或节段性肺实变;或支气管肺炎改变,可在早期出现胸腔积液。痰培养或胸腔积液培养可检出肺炎链球菌。但痰培养需要保证采集到合格的标本。

4. 金黄色葡萄球菌(Staphylococcus aureus,SA)肺炎　病原为 SA,由呼吸道入侵或经血行播散入肺。儿童免疫功能低下,故易发生金黄色葡萄球菌肺炎,新生儿、婴幼儿发病率更高。1961 年,Jevons 首先分离到耐甲氧西林金黄色葡萄球菌(MRSA),随后的 20 年间 MRSA 逐渐成为医院感染相关的主要病原菌(HA-MRSA)。20 世纪 80 年代,社区相关 MRSA(CA-MRSA)感染病例开始增加。

金黄色葡萄球菌肺炎的病理改变以肺组织广泛出血性坏死和多发性小脓肿形成为特点。由于病变发展迅速,组织破坏严重,故易形成肺脓肿、脓胸、脓气胸、肺大疱、皮下气肿、纵隔气肿,并可引起败血症及其他器官的迁徙性化脓灶,如化脓性心包炎、脑膜炎、肝脓肿、皮肤脓肿、骨髓炎和关节炎。临床特点为起病急、病情严重、进展快,全身中毒症状明显。发热多呈弛张热型,但早产儿和体弱儿有时可无发热或仅有低热。患者面色苍白、烦躁不安、咳嗽、呻吟、呼吸浅快和发绀,重症者可发生休克。消化系统症状有呕吐、腹泻和腹胀。肺部体征出现较早,两肺有散在中、细湿啰音,发生脓胸、脓气胸和皮下气肿时则有相应体征。发生纵隔气肿时呼吸困难加重。可有各种类型皮疹,如荨麻疹或猩红热样皮疹等。

X线检查:胸部X线可有小片状影,病变发展迅速,甚至数小时内可出现小脓肿、肺大疱或胸腔积液,因此在短期内应重复摄片。病变吸收较一般细菌性肺炎缓慢,重症病例在2个月时可能还未完全消失。

外周血白细胞计数多数明显增高,中性粒细胞增高伴核左移并有中毒颗粒。婴幼儿和重症患者可出现外周血白细胞减少,但中性粒细胞百分比仍较高。

5. 革兰氏阴性杆菌肺炎(Gram-negative bacillary pneumonia,GNBP)　目前有增多趋势,病原菌以流感嗜血杆菌和肺炎克雷伯菌为多,伴有免疫缺陷者常发生铜绿假单胞菌肺炎,新生儿时期易患大肠埃希菌肺炎。GNBP的病情较重,治疗困难,预后较差。病理改变以肺内浸润、实变、出血性坏死为主。大多先有数日呼吸道感染症状,病情呈亚急性,但全身中毒症状明显,表现为发热、精神萎靡、嗜睡、咳嗽、呼吸困难、面色苍白、口唇发绀,病重者甚至出现休克。肺部听诊可闻及湿啰音,病变融合则有实变体征。

肺部X线改变多种多样,如肺炎克雷伯菌肺炎可为肺段或大叶性致密实变阴影,其边缘往往膨胀凸出;铜绿假单胞菌肺炎显示结节状浸润阴影及细小脓肿,可融合成大脓肿;流感嗜血杆菌肺炎可呈粟粒状阴影。GNBP基本改变为支气管肺炎征象,或呈一叶或多叶节段性或大叶性炎症阴影,易见胸腔积液。

6. 肺炎支原体肺炎(Mycoplasmal pneumoniae pneumonia,MPP)　多见于学龄儿童及青少年,近年来幼儿亦不少见。病原体为肺炎支原体(MP),是一种介于细菌和病毒的微生物,无细胞壁结构。起病缓慢,潜伏期2~3周,初期有上呼吸道感染症状,可有全身不适、乏力、头痛。热度不一,体温常达39℃左右,可持续1~3周,可伴有咽痛和肌肉酸痛。咳嗽为本病突出的症状,一般于病后2~3d开始,初为干咳,后转为顽固性剧咳,常有黏稠痰液,偶带血丝,少数病例可类似百日咳样咳嗽,可持续1~4周。肺部体征多不明显,甚至全无。少数可闻及干、湿啰音,但多数很快消失,故体征与剧咳及发热等临床症状不一致,为本病特点之一。婴幼儿起病急,病程长,病情较重,表现为呼吸困难、喘憋、喘鸣音较为突出,肺部啰音比年长儿多。部分患儿可有皮疹、血管栓塞、溶血性贫血、脑膜炎、心肌炎、肾炎、吉兰-巴雷综合征等肺外表现。

X线检查:本病的重要诊断依据为肺部X线改变。特点为:①支气管肺炎;②间质性肺炎;③均匀一致的片状阴影似大叶性肺炎改变;④肺门阴影增浓。上述改变可相互转化,有时一处消散,而另一处又出现新的病变,即所谓游走性浸润;有时呈薄薄的云雾状浸润影。亦可有胸腔积液。体征轻而X线改变明显是肺炎支原体肺炎的又一特点。

(1)儿童MPP的诊断:①临床特征:发热,持续剧烈咳嗽,X线所见远较体征显著;②外周血白细胞大多正常或稍增高;③青霉素或头孢类抗生素治疗无效;④MP-IgM阳性或冷凝集素IgM阳性。体征与剧咳及发热等临床表现不一致,为本病特点之一。由于支原体肺炎临床表现不典型、胸部X线改变不具有特异性,诊断往往较困难,因此需结合辅助检查,其中MP-IgM定量测定具有重要的诊断价值。婴儿支原体肺炎急性起病,中高热伴刺激性咳嗽、气促多见;幼儿以顽固性刺激性咳嗽为主,症状重而肺部体征轻,特异性抗体存在时间短,易反复感染。因此,对中高热伴刺激性咳嗽、β-内酰胺类抗生素治疗无效的患儿,肺部听诊无论有无异常体征,也应该早期做胸部X线及MP-IgM检查,以早期明确诊断。

(2)儿童难治性支原体肺炎(RMPP):除符合小儿MP肺炎诊断标准外,主要表现有以下几个特点:①临床表现病情重,起病急,咳嗽剧烈,发热持续时间长,以高热为主,热型可不规则。②病情进展快,短时间内出现肺部大面积实变、肺不张、坏死性肺炎等,还可出现血液系统、皮肤黏膜、胃肠道、关节肌肉、中枢神经系统和心血管系统等肺外损害。③单用大环内酯类抗生素正规治疗1周效果不佳,甚至病情加重。④病情迁延,病程常超过4周。

多数 MPP 患儿预后良好,而重症及 RMPP 患儿可遗留肺结构和／或功能损害,需进行长期随访。MPP 可引起感染后闭塞性细支气管炎、单侧透明肺、闭塞性细支气管炎伴机化性肺炎、肺纤维化等。MPP 在急性期后可出现反复呼吸道感染、慢性咳嗽及哮喘。有其他系统累及的 MPP 患儿可能危及生命或遗留后遗症。

7. 衣原体肺炎(Chlamydial pneumonia)

(1)沙眼衣原体肺炎:①主要见于婴儿,多为 1~3 个月婴儿,主要通过母婴垂直传播而感染。②起病缓慢,多不发热或仅有低热,一般状态良好。③开始可有鼻塞、流涕等上呼吸道感染症状,1/2 的患儿有结膜炎。④呼吸系统主要表现为呼吸增快和具有特征性的阵发性不连贯咳嗽,一阵急促咳嗽后继以一短促的吸气,但无百日咳样回声。阵咳可引起发绀和呕吐,亦可有呼吸暂停。⑤肺部偶闻及干、湿啰音,甚至捻发音和哮鸣音。⑥X 线片可显示双侧间质性或小片状浸润,双肺过度充气。⑦外周血白细胞总数多正常,可见嗜酸性粒细胞计数增高。沙眼衣原体肺炎也可急性发病,迅速加重,造成死亡。

(2)肺炎衣原体肺炎:①多见于学龄儿童;②大部分为轻症,发病常隐匿;③无特异性临床表现,早期多为上呼吸道感染的症状,咽痛、声音嘶哑、发热;④呼吸系统最多见的症状是咳嗽,1~2 周后上呼吸道感染症状逐渐消退而咳嗽逐渐加重,并出现下呼吸道感染征象,如未经有效治疗,则咳嗽可持续 1~2 个月或更长;⑤肺部偶闻及干、湿啰音或哮鸣音;⑥X 线片可见到肺炎病灶,多为单侧下叶浸润,也可为广泛单侧或双侧性病灶。

衣原体肺炎的治疗首选大环内酯类抗生素。

(李昌崇)

二、先天性肺气道畸形

先天性肺气道畸形(congenital pulmonary airway malformation,CPAM),是一类以终末细支气管过度增生与扩张为特征的先天性肺发育畸形,由于末端支气管闭锁而形成的错构瘤样改变。临床表现为肺叶增大,在肺实质内形成单房或多房囊肿或蜂窝状结构。其发病率占出生活胎的 1/15 000~1/7 000,且呈现逐渐上升的趋势。

(一)病因

CPAM 发病机制不明,多数学者认为,由于胎儿肺芽发育过程中受未知因素影响而过度生长所形成的一种错构瘤样病变。大多数学说都支持是在细支气管水平,尤其是终末细支气管过度增生,肺腺泡未分化成正常腺泡而过度增殖。近年来,更多学者从肺的胚胎发育角度研究 CPAM 的病因。正常哺乳动物肺的发育始于胚胎形成第 3 周,第 4 周时形成 2 个肺芽,深入相关的脏壁中胚层,肺开始形成。肺的发育根据肺的结构变化分为 5 个解剖学阶段,即肺胚胎期(3~7 周)、假腺管期(7~17 周)、微管期(17~29 周)、囊状期(29~36 周)、肺泡期(36 周至妊娠终末)。大多数 CPAM 发生在假腺管期,这是快速扩张形成气管、肺外围小管,继而分支或出芽形成肺腺泡管的时期,这段时间出现的发育障碍导致 CPAM 的 1~3 分型,22~36 周出现的发育障碍导致 CPAM 4 型。其他研究表明 CPAM 也可以出现在某些遗传性综合征,大多数病例只是偶发的非遗传性疾病,目前尚无证据显示该畸形与染色体异常有关。

(二)分型

1949 年首先由 Chin 和 Tang 提出并命名为先天性囊性腺瘤样畸形(congenital cystic adenomatoid malformation,CCAM)。1977 年,病理科医生 Stocker 将 CCAM 根据囊肿大小、病理特征分为 I、II、III 型。I 型:占 65%,单或数个厚壁大囊(囊径 3~10cm);II 型:占 20%~25%,众多均匀分布的小囊(囊径 0.5~3cm);III 型:占 8%,由大块实性成分组成。但在临床应用过程中,逐渐发现有些类型的 CPAM 无法被准确归为任何一种类型。因此 2002 年 Stocker 又根据其起源部位、病理特征并结合其临床特点将其重新命名为 CPAM,并根据大体及组织学表现将其分为 5 型:0、1、2、3、4 型(表 12-6)。

表 12-6　CPAM 的分型及特点

类型	病变定位	发生率	大体病理	镜下病理	预后
0 型	先天性肺泡发育不良	1%~3%	实性外观,肺缩小变硬	气道壁软骨、平滑肌及腺体被大量间质组织分隔	预后差
1 型	支气管,常单叶受累(95%)	60%~70%	由 1 个以上囊肿组成,壁厚,囊肿直径 2~10cm	囊壁主要由假复层纤毛柱状上皮构成	易发生病灶感染,10 岁后有可能恶变成支气管肺泡癌,预后良好
2 型	支气管/细支气管	10%~15%	多个小囊组成,囊肿直径 0.5~2cm	囊壁由柱状或立方状上皮构成	新生儿期即可出现症状,易合并其他系统畸形,预后良好
3 型	细支气管	5%	蜂窝状微囊组成,囊肿直径 <0.5cm	囊壁由立方上皮构成	预后良好,需与叶型肺气肿进行鉴别
4 型	外周肺	28%	单个或分隔大囊,囊肿直径 >10cm	囊壁由扁平上皮构成	预后良好,常常与胸膜肺母细胞瘤不易鉴别

(三) 诊断

1. 临床表现　大多数 CPAM 病例可在孕 18~22 周时通过产前超声筛查被发现,具体表现为肺部的高回声或低(无)回声团块。多数产前诊断出的 CPAM 不影响正常妊娠,少数因出现胎儿水肿而预后不良。虽然胎儿水肿发生率较低,但一旦发生,往往预后较差,死亡率高达 82%~93%,是目前 CPAM 胎儿引产、宫内死亡的最主要原因。

CPAM 患者出生后大部分无明显的症状表现,少数患者出生时由于病灶巨大压迫心肺、纵隔偏移等,产生严重的呼吸、循环障碍,引起进行性呼吸窘迫、发绀等。大部分出生后无症状的 CPAM 患儿随着年龄增长,感染及其他风险等原因的增加而出现相应症状,包括发热、胸痛、反复肺炎、呼吸窘迫、气胸和慢性咳嗽等。偶尔也有无症状表现,仅在 X 线检查时被发现。部分患儿还可伴有胸部发育不良畸形。

2. 辅助检查

(1)产前检查:采用彩色多普勒血流显像可观察 CPAM 病灶的血供情况。主要表现为:肺部可见囊性或高回声实性团块,边界清晰,肿块血供来自肺动脉。由于胎儿水肿的发生与病灶体积大小直接相关,临床上常通过病灶体积大小来预测胎儿水肿出现的风险,其主要衡量指标为 CPAM 容积比(CPAM volume-ratio,CVR),计算公式为:(病灶的长 × 高 × 宽 × 0.523)/ 头围。当 CVR 测定值 ≥ 1.6 时,出现胎儿水肿的风险相对较高。近年来,MRI 在胎儿产前诊断中的应用越来越广泛,MRI 不仅具有较高的软组织分辨率,还能够进行多平面、大视野成像,在显示病灶的同时能够观察周围器官的情况,提供丰富、全面的诊断信息。

(2)生后影像学诊断:胸部平片可见多发囊肿或大的囊肿伴周围小囊肿,其他征象包括纵隔移位、胸腔和心包积液、气胸等。X 线可作为 CPAM 生后的筛选检查,其准确性低,假阴性率高,但其对显示纵隔移位较有帮助。CT 扫描最常表现为多发大囊型病变,表现为 >2cm 的数个薄壁大囊间隔以较小的囊腔或微小囊腔杂乱排列,大囊表现为类圆形或不规则的多房分叶状。其他 CT 表现还包括多发小囊型,表现为 ≤ 2cm、大小相近的薄壁囊肿排列成蜂窝状(图 12-1)。CT 不仅能提高病变检出率,与病变大体形态及组织学相关性较高,应用三维后处理技术还能更好地显示病灶的解剖形态及其与周围结构的关系,增强后可清晰显示并发的心血管畸形,并可与叶内型的隔离肺进行鉴别,因此可作为 CPAM 诊断的"金标准"。

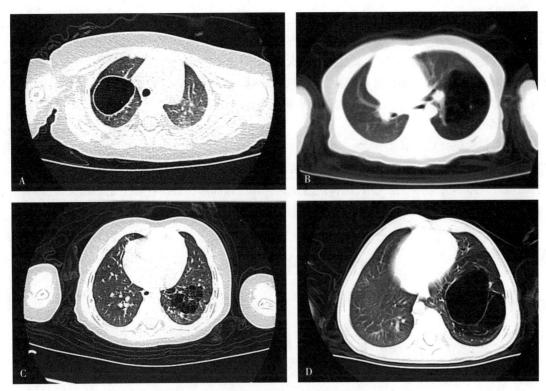

图 12-1　CPAM 各型在 CT 上的表现
A. 1 型 CPAM；B. 2 型 CPAM；C. 3 型 CPAM；D. 4 型 CPAM。

（四）鉴别诊断

1. **肺隔离症**　肺隔离症多位于左下肺，病灶内血流来自胸主动脉或腹主动脉的滋养血管，即体循环。CPAM 血液供应来自肺循环，B 超及增强 CT 可对血液的供应来源作出相应鉴别。

2. **支气管囊肿**　支气管囊肿与气管、支气管相连，表现为肺实质内孤立的囊状结构，与 1 型 CPAM 相似，但其多为单发，体积相对较小且靠近纵隔中线，其囊壁中可见特征性的透明软骨、平滑肌和腺体强回声。

3. **先天性膈疝**　左侧膈疝肠管疝入胸腔时与 2 型 CPAM 类似，但肠管壁回声较强、壁厚，偶可见蠕动，内部无血流信号。右侧膈疝肝脏疝入胸腔时，与 3 型 CPAM 类似，但肝脏为低回声，3 型 CPAM 为均匀一致的高回声有助于鉴别。当怀疑存在膈疝时，需对膈肌的完整性进行观察。

（五）治疗

1. **手术指征**　对于产前发现的 CPAM 患者，在出生后至少需行一次胸部 CT 检查。体积较小（<1cm），无明显感染迹象者，可进行保守观察并根据病情变化发展选择是否终止保守观察。当病灶出现反复感染迹象；病灶与胸膜肺母细胞瘤（pleuropulmonary blastoma，PPB）无法鉴别或基因检测提示恶性肿瘤高风险或家族史或患者出现压迫或气胸症状时，建议手术治疗。

对于出生时由于病灶压迫心肺、纵隔偏移等，产生严重的呼吸、循环障碍的患儿，应及时进行急诊治疗。条件允许时行一期根治手术切除，紧急情况下也可先通过急诊胸腔病灶引流，使病灶体积缩小，解除压迫效应，达到缓解症状的目的，后期根据患者情况择期或限期行手术切除治疗。对于出生后无症状的 CPAM 患者，由于存在较高感染及恶性肿瘤相关风险，建议择期手术切除治疗。

2. **手术方式**　包括开放手术与胸腔镜手术。与开放手术相比，胸腔镜手术具有降低手术创伤、减轻因开放手术时撑开肋骨导致的术后疼痛、缩短住院时间、切口美观等优点。达芬奇机器人辅助手术是最近开展起来的，相对于胸腔镜手术，它具有放大的高清 3D 视野、操作更灵活等优势，术中出血更少，术后恢复更快。

3. 手术并发症　由于 CPAM 的病理特征,常常出现叶间裂发育不全,肺部支气管或血管等结构的变异,对叶间裂组织进行劈离操作后存在较大的肺组织断面,若处理不当,可能产生术后出血、漏气等并发症,在感染患者中发生率尤甚。其次,术中对肺组织牵拉钳夹所致挫伤,以及术后支气管因分泌物堵塞造成的肺不张也常有发生。此外,由于部分 CPAM 病例病灶范围较大,边界不清且容易对正常肺组织造成推挤,进行肺段或楔形切除等保肺手术后,可能发生病灶残留的情况。

（六）预后

对于产前发现的 CPAM 胎儿,大多数均能顺利分娩出生,少部分胎儿因病灶压迫导致胎儿水肿,发生宫内死亡。大部分 CPAM 患者出生时无明显症状,能长期存活。少数 CPAM 患者未经治疗,可能会出现患侧肺部反复感染及气胸,也有报道该病与其他肺部恶性肿瘤存在一定的相关性,具有向恶性病变转变的潜在可能,因此越来越多的中心对该病选择早期手术治疗。

（舒 强）

第五节　胸 廓 畸 形

一、漏斗胸

漏斗胸（pectus excavatum,PE）是一种部分胸骨、肋软骨及肋骨向脊柱凹陷呈漏斗状的儿童最常见的胸廓畸形,多发生在第 3~7 肋软骨,一般在剑突的上方凹陷最深。PE 多于 1 岁以内发病,发病率为 0.1%~0.3%,男女发病比例约为 4:1。

（一）病因

1. 先天性　目前漏斗胸的病因还不甚明确,研究显示可能与以下有关:①胸、肋骨发育不平衡,肋软骨发育过快,肋骨挤压胸骨所致。②膈肌中心腱纤维挛缩牵拉胸骨末端及剑突。③遗传因素:漏斗胸存在明显的家族倾向,40% 左右的患者具有家族史。

2. 获得性　其他胸壁疾病、马方综合征、手术以及创伤等因素造成。

（二）病理生理

向下凹陷的胸、肋骨可压迫肺部和纵隔脏器。胸腔容量减小,呼吸运动受限制,尤其吸气时肺扩张受限,阻力增加。畸形严重者,可出现肺功能障碍。肺活量减低,最大通气量下降,残气量增加,肺通气弥散比例异常。心脏受压移位,大血管扭曲,使心脏搏出量减少。出现心电轴旋转,窦性心律不齐,P 波双向或倒置,不完全右束支传导阻滞,二尖瓣脱垂等。

（三）临床分型

1. 对称型　下部胸骨对称性下陷,范围局限或广泛,最低点位于中线,胸骨的中心点和凹陷的最低点位于同一点。

2. 偏心型　胸骨的中心在中线上,但凹陷最低点位于一侧软骨上,范围局限或广泛,也可为自锁骨至下胸壁较深的纵向凹槽。

3. 不均衡型　凹陷最低点在或不在中线上,胸壁一侧的凹陷重于另一侧,造成每侧胸壁与垂直线形成的角度不同。

（四）临床表现

大多数轻度漏斗胸患者无明显自觉症状,重度患者因心肺受到压迫出现肺功能降低,肺活量低,表现为反复呼吸道感染、咳嗽、气促,年龄越大者循环系统症状愈发凸显,表现为活动耐力差,活动后呼吸困难,心悸,甚至可出现心律失常及心力衰竭。

患儿生后不久前胸壁便可出现凹陷,且可随着年龄的增长进行性加深,大多漏斗胸患儿体形消瘦,胸骨下段及相应的第3~7肋软骨向后凹陷,可同时合并扁平胸、叉状肋。年龄小的漏斗胸患者畸形往往是对称性的,随着年龄的增长,漏斗胸逐渐不对称,胸骨往往向右侧旋转,右侧肋软骨的凹陷往往较左侧深。年长儿可合并脊柱侧弯。

此外,漏斗胸还可能合并一些先天性疾病,如先天性心脏病、脊柱侧弯、马方综合征等。

（五）辅助检查

1. 胸片　心影多向左移位和顺时针旋转,肺部纹理增粗,严重的患者心影可以完全位于左胸腔内。侧位胸片可见胸骨下段向后凹陷,靠近脊柱或与其重叠。肋骨的后部平直,前部向前下方急倾斜下降。年龄较大的患者常可合并脊柱侧弯。

2. 胸部CT　可清晰显示胸廓畸形的凹陷程度、对称性及心脏和肺受压移位程度。Haller指数:也称CT指数,为凹陷最低处的胸廓横径与凹陷最低处到椎体前的距离之比值。Haller指数在正常人平均指数为2.52,<3.2为轻度,3.2~3.5为中度,>3.5为重度。

3. 心电图　多见为窦性心律不齐,P波双向或倒置,不完全右束支传导阻滞,心脏受压转位等。

4. 肺功能　大多患儿肺功能检测在正常范围之内,严重漏斗胸患儿肺功能可有不同程度的受损。

（六）诊断

漏斗胸可以根据明显的体征来明确诊断,胸骨下段向内凹陷,多发自3~7肋。明确诊断后还需明确疾病分型分度,分型包括对称型、偏心型及不均衡型,分度包括轻度、中度、重度;有无心肺受压受限症状及有无合并其他先天性畸形。

（七）治疗

轻度漏斗胸可暂不手术,定期随诊,婴幼儿漏斗胸可能会自行改善,有部分学者使用负压吸盘治疗轻至中度漏斗胸。重度漏斗胸严重影响心肺功能的需手术治疗。

手术适应证　符合下列2个及以上条件:① CT检查Haller指数>3.25;畸形进行性加重或合并明显症状。②肺功能提示限制性或阻塞性气道病变。③ CT、心电图、超声心动检查发现心脏受压移位、不完全右束支传导阻滞、二尖瓣脱垂等异常。④运动不耐受、呼吸急促等。⑤各种漏斗胸矫治手术后复发。

漏斗胸的主要治疗手段为外科手术。目前主要使用的手术方式为NUSS术(最常用)及胸骨抬举法。

(1)胸肋骨抬举法(Ravitch术):手术主要通过对在胸骨角水平楔形截骨并缝合及切除畸形肋软骨以达到抬举胸骨的目的。

(2)NUSS术:1997年由Nuss首先报道。在胸腔镜辅助下,通过胸骨后隧道置入一弧形钢板将下陷的胸壁顶起,并用固定器与钢丝将钢板固定于肋骨骨膜上。该术式手术时间短、出血少、术后恢复快、切口小且隐蔽,现逐渐成为首选术式,并有多种改良模式,包括非胸腔镜辅助下NUSS手术。

二、鸡胸

鸡胸(pectus carinatum)为一组胸骨及相邻肋软骨向前隆起的常见胸廓畸形,其发病率仅次于漏斗胸,男女发生比例为(3~4):1。

（一）发病机制

鸡胸发病机制仍不十分明确。

1. 营养不良性疾病　为佝偻病的特征症状之一,常并发方颅、肋串珠、X形腿、O形腿等;钙磷代谢障碍。

2. 遗传因素　鸡胸具有家族聚集性,约 26% 的患者具有相关家族史。可见于马方综合征及 Noonan 综合征。

3. "发育增速学说"　下部肋软骨发育过快,胸骨被缓慢逐渐向上挤压形成鸡胸。

4. 结缔组织疾病　伴有脊柱侧弯、神经纤维瘤病等。

5. 获得性　先天性心脏病(心脏扩大向外挤压胸壁)、手术及创伤等。

(二) 临床分型

1. 胸骨体突出型　是最常见的鸡胸类型,主要为胸骨体弓状向前凸起,双侧下部肋软骨下陷,因状似船的龙骨,故又称船型胸。

2. 胸骨柄突出型　又称球形鸽胸,特征为胸骨柄、胸骨体连接处骨化,胸骨角隆起,称为"胸骨成角性骨连接",可同时伴有胸骨体相对下陷。

3. 不对称型　胸骨突出倾斜,常斜向右侧。胸壁的一侧突出,可同时合并对侧胸壁的下陷,此时胸骨斜向凹陷侧。

(三) 临床表现

鸡胸可在任何年龄发生,但通常在学龄期甚至更晚才被发现,其随着年龄的增长可愈发严重,并逐渐趋于不对称型,至青春期发育后畸形常急速加重。大多数鸡胸患者无明显自觉症状,相对患儿的心理及社会交往障碍则更为突出,这也成为大多数鸡胸患儿寻求手术的原因。严重的鸡胸患儿胸廓容量减小,活动度降低,可导致呼吸受限,出现气喘、呼吸困难、运动受限、反复呼吸道感染等症状。部分患者可合并脊柱侧弯、先天性心脏病等。

(四) 辅助检查

1. X 线片　胸片显示胸骨距脊柱距离加大,相邻肋软骨凹陷,部分患儿脊柱 X 线片显示合并脊柱侧弯。

2. 胸部 CT　可更加准确地评估鸡胸的突出程度、对称性、与心肺邻接关系等,也可观察是否合并先天性肺气道畸形、膈膨升等疾病。

3. 心肺功能测定　大多数患儿心肺功能可在正常范围之内,一些严重的患儿出现心肺功能下降。

(五) 诊断

特征性的体征为诊断的主要依据,同时可行胸片或胸部 CT 以明确鸡胸的突出程度及对心肺的压迫程度。

(六) 治疗

鸡胸较少影响到心肺功能,轻度鸡胸无须特殊治疗,而畸形显著,心肺功能受损,心理障碍影响到生活质量等则需积极处理。

1. 矫形支架治疗　通过长期持续对凸起部分给予外部的压力,使异常的肋软骨重构而达到矫形的目的。但随着年龄增长,到青春期时胸廓顺应性减低,通常小于 12 岁的患儿易获得满意的矫形效果。

2. 外科手术治疗　对于矫形支架失败或严重鸡胸影响到心肺功能的患儿需进行手术治疗。常见术式有 Ravitch 法及微创胸骨沉降术(反 NUSS 法)。

(1)Ravitch 法:手术通过切除病变畸形的肋软骨,保留软骨骨膜,通过一次或两次楔形截骨或高位横断截骨并 "8" 字缝合使胸骨变平。该手术创伤大,术后胸廓容量减小,很多学者通过减小切除肋软骨长度、内镜解剖、内置金属支柱或网加固胸骨等以进行改良。

(2)微创胸骨沉降术(最常用):手术通过皮下隧道在胸骨表面置入一根弧形 NUSS 钢板,将胸骨下压至目标位置,用固定器及钢丝将钢板固定于两侧肋骨上。该术式为目前鸡胸治疗首选方案。

(莫绪明)

第六节 膈肌疾病

一、膈膨升

膈膨升(eventration of the diaphragm)是因先天性横膈发育异常或因膈神经麻痹所引起的横膈抬高,临床上表现以呼吸道症状为主的综合征。按病因分先天性和获得性两种。先天性膈膨升的发病率约为0.05%,男婴多于女婴,比例约2:1。多见于一侧,以右侧为多,极少数为双侧膈膨升。

(一)病因

先天性膈膨升(非麻痹性),因胚胎发育中膈肌肌纤维及胶原纤维层发育不良,导致张力薄弱、松弛所致。可伴有其他畸形,如肺发育不良/不发育,肋骨缺失,先天性心脏病,异位肾,脑积水,脐膨出,18三体综合征等。获得性膈膨升(麻痹性),常因膈神经(第3~4颈神经)损伤所致,严重时该部分神经急性撕裂,可见于臀位难产。也可发生于神经直接受压致使膈神经麻痹,如难产胎儿因高位产钳助产所致。颈部或胸腔手术也可损伤膈神经而麻痹。同时,感染、炎症、营养不良、手术创伤等也是引起获得性膈膨升的原因。

(二)病理生理

膈膨升可导致肺泡塌陷,引起患侧肺不张,某些严重膈肌发育低下或完全性膈神经麻痹的患儿可出现反常呼吸。严重肌肉发育不良和完全性膈肌麻痹病例,新生儿期随着胃肠道充气,腹压升高,纵隔心脏位置偏移导致膈肌明显抬高,随着呼吸运动出现横膈矛盾性运动。如严重右膈膨升,吸气时腹压增加,病侧膈肌上升,纵隔左偏,影响肺的扩张,吸气时肺容量较正常减少。呼气时左侧膈肌抬高从而使纵隔恢复,相对性往右侧偏移,右侧膈肌因腹压下降也随之下降,此时右侧肺得到左侧肺呼气经支气管分流而来的多余气体。在呼吸循环过程中,气体由一侧肺到另一侧肺的运动,称之为反常膈运动。

(三)诊断

1. 临床表现 膈膨升的临床症状与体征常与肌肉发育程度和病因相关。获得性膈膨升常有产伤史,如臀位难产、产钳损伤等,也可伴有臂丛神经损伤,出现患侧上肢内旋内收,活动减退(Erb型麻痹),有时可见胸锁乳突肌血肿。轻度一般无明显症状,多在X线检查时发现。严重者表现为呼吸急促、呼吸困难和发绀等呼吸窘迫症状,且常出现在新生儿期。新生儿期严重膈肌麻痹时可出现反常呼吸运动,引起纵隔摆动,对呼吸影响大,较大年龄患儿纵隔较固定,辅助呼吸肌发达,较少出现呼吸困难症状。先天性膈肌发育不良所致膈膨升患儿可表现为呼吸系统症状、胃肠道症状。

(1)呼吸系统症状:新生儿期可有明显呼吸困难,哭吵时或进食后发生发绀,严重者膈肌出现反常运动,纵隔摆动,双侧肺通气功能均受影响。多数病例属于中度膈肌发育不全,膈保持高位,部分腹腔脏器上抬(胃肠、肝脏等),无呼吸反常运动。由于肺活量及肺容积均减少,常出现反复上呼吸道感染或复发性肺炎。

(2)胃肠道症状:进食后哭吵可引起胃胀气及不适,胃体不固定可发生胃扭转,严重者发生胃坏死,偶尔发生肠梗阻。

2. 体格检查 轻症患儿无特异性体征,重症患儿除发绀、气急外,呼吸时患侧胸壁活动减少,叩诊可有浊音,气管和心脏向对侧移位,呼吸音降低或消失,有时可闻及肠鸣音。部分患儿可表现为发育落后、营养不良等。

3. 辅助检查　X 线、透视、CT、消化道造影、MRI 等可评估膈肌抬高程度、范围；是否存在反常呼吸运动；与膈疝进行鉴别（图 12-2）。心脏超声检查是否合并畸形，评估肺动脉高压情况等。染色体检测是否存在合并畸形。

（四）鉴别诊断

1. 膈疝　消化道造影、CT、MRI 可协助鉴别诊断，对于有疝囊的膈疝与膈膨升鉴别诊断存在难度，有些需术中明确。

2. 胸 / 腹腔肿物（近膈肌处）　消化道造影、CT、MRI 可协助鉴别诊断。

3. 先天性肺囊性病变（先天性肺气道畸形、隔离肺等）　消化道造影、CT、MRI 可协助鉴别诊断。

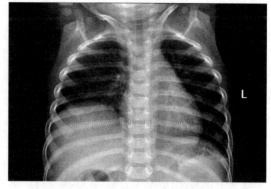

图 12-2　胸部 X 线片示右侧膈肌抬高

（五）治疗

无症状或是轻症的膈膨升可定期随访观察，少部分患儿可随年龄增长而逐渐改善，无须接受外科手术。但随访年限不宜超过 1 年。如出现以下情况考虑手术治疗：①相对于正常位置，横膈向上位移达 3 肋以上；②膨升的膈肌对患侧肺造成明显压迫，并出现明显气促、气喘等呼吸窘迫症状；③频繁的肺部感染，存在低氧血症，甚至反常呼吸运动；④保守治疗无效，随访过程中膈肌继续上抬，膨升加重；⑤伴发胃扭转或急性肠梗阻等消化道梗阻症状者；⑥新生儿及小婴儿存在呼吸窘迫、缺氧症状反复发作或无法撤离呼吸机。手术主要以膈肌折叠术为主，早期以开放手术方式为主，但随着小儿腔镜技术的不断进步，目前腔镜下膈肌折叠术已成为主流，手术径路可经胸腔或经腹腔操作。

手术并发症包括：组织器官出血、液气胸、乳糜胸、肺不张、肝脏损伤及胃肠道穿孔等，尤其是在新生儿和小婴儿中。胸腔镜手术除以上并发症以外，由于人工气胸造成肺组织压缩、纵隔偏移都有可能会加重缺氧、高碳酸血症，引起酸中毒，进而影响呼吸循环功能。

（六）预后

一般预后良好，术后随访一般均可正常发育。临床症状消失，身高、体重发育正常范围。新生儿重度膈肌发育不良及膈肌重度麻痹者存在较大风险，但及时有效的治疗仍能收到较好的效果。

二、先天性膈疝

先天性膈疝（congenital diaphragmatic hernia，CDH）是由于膈肌发育缺损或发育不良、腹腔脏器经膈肌缺损疝入胸腔，造成解剖关系异常的一种疾病，是新生儿急危重症之一。广义的先天性膈疝按缺损部位及其发育起源，又可分为三大类，即胸腹裂孔疝（后外侧膈疝、Bochdalek 疝）；胸骨旁疝（Morgagni 疝）；食管裂孔疝，本部分内容主要介绍先天性胸腹裂孔疝，即先天性后外侧膈疝。

（一）病因

CDH 的病因尚不清楚，多数为散发性，少数家族性病例为常染色体隐性遗传。在环境因素中，一些药物（如苯甲噁唑、沙利度胺、奎宁）、一些农药（如异草醚 /nitrofen）及维生素 A 缺乏与 CDH 的发病有关。

CDH 的发病机制目前尚不清楚。传统观点认为：胚胎期第 8 周胸腹膜管闭合缺陷，通过缺损处腹腔内的肝脏、肠管疝入胸腔压迫胸腔内脏器，导致肺发育受损，比如肺泡减少，肺泡壁厚度增加，间质组织增生，肺泡气腔及气体交换面积减少，最后还可致肺血管内膜增厚，中膜发育不良，甚至肺血管数减少，不仅患侧肺可严重受损，对侧肺也可受到一定影响。由于右侧膈肌较左侧关闭早，后外侧的膈肌面关闭最晚，所以临床上以左侧胸腹裂孔疝最常见。

但是，现在进一步的研究发现，先天性膈疝患者的肺发育不良，可见双侧肺同时存在，在腹腔脏器疝入胸腔之前即可存在肺发育不良,可以表现为肺泡数目减少,肺泡发育不良并非继发于膈肌缺损。因此,近年的研究更倾向于所谓的"二次打击"学说。即在胚胎期膈肌形成之前,某种因素作用于胎肺,并影响了肺的正常发育,然后导致肺泡壁增厚,间质容积增加直至产生肺动脉高压等改变。在此基础上,腹腔脏器的疝入胸腔又进一步造成新的打击(即所谓的"二次打击")。

（二）病理生理

膈肌缺损、腹腔脏器疝入胸腔压迫肺、肺发育不良及合并其他畸形为 CDH 主要的病理生理特点。CDH 肺在形态学及生化方面有着不同程度的发育不全,如肺总量减少,支气管分支减少,肺泡变小,肺泡数量及肺泡周围毛细血管减少,表面活性物质减少等。肺发育不良并大量腹腔脏器疝入胸腔压迫肺,生后大量空气吞咽进入胃肠道,加重对患侧肺的压迫,并且纵隔向对侧移位、压迫健侧肺,导致气体交换障碍,使动脉氧分压降低,二氧化碳分压升高,引起低氧血症和高碳酸血症,功能残气量下降,肺顺应性降低;缺氧还可引起肺血管痉挛,导致肺血管阻力增高,血液经动脉导管和卵圆孔由右至左的分流量增加。而 CDH 合并的发育不良的肺血管对低氧及高碳酸血症非常敏感,更易致发生血管痉挛,这是患儿肺动脉高压和右向左分流的主要原因。部分患儿虽经过手术修补膈肌缺损,解除了肺所受的压迫,呼吸获得一定改善,随后却可因肺发育不良、肺血管痉挛收缩,最终演变为顽固性肺动脉高压及呼吸衰竭而导致死亡。

CDH 常伴发其他畸形,最常见的伴发畸形是心血管系统畸形,包括心肌发育不良、房间隔及室间隔缺损等。其他畸形还包括泌尿生殖系统畸形、神经管发育缺陷、肺隔离症等。

（三）诊断

1. 产前诊断　超声检查一般于孕 20~25 周即可发现胎儿 CDH,并清楚显示膈肌缺损的大小、疝入器官的位置、性质及肺受压情况,而且能辨别是否合并其他畸形。此外随着超声技术的发展,目前还可较为准确地计算 CDH 胎儿肺容积变化,评估肺发育情况,从而帮助判断患儿预后。胎儿磁共振(MRI)可以更准确地反映双侧胎肺的容积及发育状况,还可以排除母体呼吸的干扰,在产前 B 超检查有困难或疑问时,MRI 是一种有价值的选择方法。目前产前诊断指标有以下几种:

（1）胎儿肺容积(fetal lung volume,FLV):是评估肺发育状况的一种比较方便而准确的无创检查方法,通常若 FLV 低于正常值的 30%,则提示预后极差。

（2）肺/头比值(lung area to head circumference ratio,LHR):即二维超声中四腔心平面上测定肺二维面积,再与胎儿头围的比值。有学者认为胎儿 LHR>1.4 提示预后较好,LHR<1.0 预后较差,而 LHR<0.6 则死亡率为 100%。但由于 LHR 随着孕周的增加而可能有所变化,有学者提出使用实际测得 LHR 与期望 LHR 比值法(observed-to-expected LHR,O/E LHR)来消除孕周的影响,这样的准确性可能更有意义。

（3）磁共振测量肺体积及信号强度:肺发育不良可以通过 MRI 测量胎儿肺体积(total fetal lung volume,TFLV)进行预测。有研究显示,当实际 TFLV 与期望 TFLV(observed-to-expected TFLV,O/E TFLV)的比值小于 30%~35%,死亡率将增高。

（4）肺血管评估:在宫内评估肺血管的发育情况也将预测 CDH 预后。

2. 出生后诊断

（1）临床表现:CDH 的临床表现主要以呼吸道症状为主,新生儿、婴幼儿和儿童胸腹裂孔疝的表现有所不同。

新生儿期发病者常常为生后立即或数小时内出现呼吸困难、急促、发绀,可呈阵发性(如在哭闹或进食时加重)或突然加重,其严重程度主要与膈肌缺损的大小、腹腔脏器进入胸腔的数量及肺发育不良状况有关。当腹腔脏器疝入胸腔,压迫肺,形成持续性肺动脉高压,可导致高碳酸血症、低氧血症、低钙血症、低镁血症等。当合并有肠旋转不良或疝入腹腔脏器嵌顿造成肠梗阻时可出现呕吐。体格检查视诊时可见患侧胸廓饱满,呼吸运动减弱,肋间隙增宽,心尖向健侧移位;叩诊呈浊音或鼓音,常为浊鼓音相间;听诊时患侧呼吸音减弱或消失,当多次检查闻及肠鸣音时对诊断有重要意义。当疝入胸腔脏器较多时,可见腹部凹陷状呈舟状腹;未能触及腹部脏器,有空虚感。

婴幼儿和儿童患者通常有反复呼吸道感染的病史,常出现咳嗽、发热、喘息,偶出现呼吸困难。也可无明显症状,仅在胸部透视或胸片时发现。较大儿童可自诉胸腹痛或不适。当体位变动、剧烈哭闹、过饱饮食和激烈活动后,可出现突发性呼吸急促、呼吸困难及发绀,辗转不安,胸骨后疼痛和腹痛。当伴有呕吐咖啡样内容物、肛门停止排气排便者,应考虑出现疝内容物嵌顿的可能。

（2）辅助检查

1）胸腹部联合 X 线检查:可见胸腔内有呈蜂窝状积气肠管影或液气面,往往与腹腔延续,或腹部肠管充气影减少;膈肌横形边缘影像中断、不清晰或消失;患侧肺塌陷,纵隔向健侧移位（图 12-3）。

2）消化道造影:上消化道造影或钡剂灌肠可见胸腔内有肠管显像（图 12-4）。

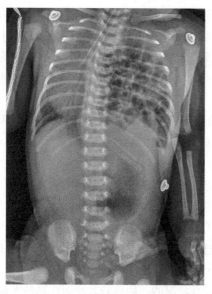

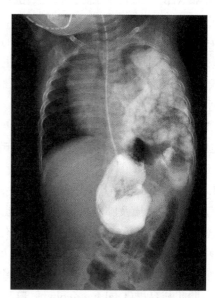

图 12-3　胸腹联合 X 线片示膈疝　　　　　图 12-4　上消化道造影示膈疝

3）胸部 CT 检查:在 CT 胸部横截面可见胸腔内肠管影（图 12-5）。

4）B 超或 MRI:可在胸腔内探及肠管、脾、肾等。

（四）鉴别诊断

1. 肺部囊性病变　如先天性肺气道畸形,病变较大者在出生时或生后不久即引起呼吸困难、发绀等,胸部 X 线检查可见蜂窝状影像,但胸部听诊不会闻及肠鸣音,胸部 CT 检查可鉴别诊断本病。

2. 纵隔囊性肿物　如囊性畸胎瘤、神经源性或甲状腺源性囊肿等,肿物较大者可引起新生儿呼吸窘迫,往往需要 CT 检查进行鉴别。

3. 肺缺如或不发育　先天性肺缺如或不发育的新生儿常在出生后即出现严重的呼吸困难,胸部 X

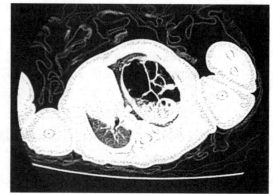

图 12-5　膈疝 CT 平扫见胸腔内肠管影

线检查可显示患侧胸腔未见肺纹理,CT 检查可明确诊断。

4. 其他类型膈肌缺陷　如胸骨后疝或食管裂孔疝,往往表现为年长儿呕吐等消化道症状,行上消化道造影可资鉴别。

（五）治疗

把握合适的治疗时机与方法,提高围术期处理水平,处理肺发育不良,是目前提高先天性膈疝诊治成功率的关键问题。目前从治疗时间上考虑,先天性膈疝的治疗包括产前治疗及出生后治疗。

1. **产前治疗**　产前治疗是基于产前诊断水平的提高,为改善胎儿的肺发育提供了可能。产前应用糖皮质激素被证实可以促进胎儿肺组织的 DNA 和蛋白质合成,提高肺组织顺应性和减少腺泡内血管壁的厚度,促进血管生成。但产前应用激素有增加早产和感染的风险,并可使胎儿肾上腺功能受到抑制。部分学者曾尝试行胎儿外科手术、胎儿宫内支气管结扎术、胎儿镜下腔内气管阻塞术,可促进组织伸展,改善肺发育不良,但也可因手术刺激而早产。因此目前能真正用于临床的产前治疗方法较少,选择也有限,尚处于探索阶段。

2. **出生后治疗**　由于手术对于已形成的肺发育不良改善作用较小,尤其对重症 CDH 患儿存活率无明显提高。因此,延后手术时机,术前积极改善呼吸循环功能,特别是术前控制肺动脉高压,避免其对发育不良的呼吸系统造成气压损伤,待稳定后择(限)期手术,加强术后管理,可以更有效地提高患儿存活率已经成为共识。

新生儿重症 CDH 术前准备主要有"置三管"原则:①鼻胃管置管,起胃肠减压作用,以减少胃肠道积气、降低胸腔压力、减轻肺压迫。②气管插管,以机械通气辅助呼吸,缓解氧合受阻。避免用面罩吸氧的方法,以免造成较多气体(氧气)进入消化道内,导致更严重的腹胀等,加重病情、症状,使治疗更困难。③动脉置管,可以实时监测血中 PaO_2、$PaCO_2$、pH 等血气变化,及时纠正高碳酸血症和酸中毒。

CDH 手术途径有经胸、经腹 2 种。左侧膈疝一般经腹采用左肋弓下斜行切口,将疝入的腹腔脏器回纳入腹,合并有肠旋转不良等消化道畸形时可一并矫治。右侧膈疝常有肝脏疝入胸腔,经腹复位存在困难且较危险,通常行右侧胸部切口,便于肝脏复位及膈肌修补(图 12-6,图 12-7)。

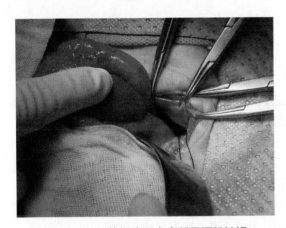

图 12-6　开放经腹手术中所见膈肌缺损

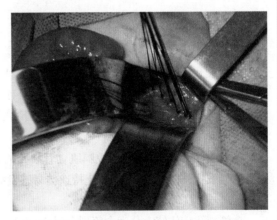

图 12-7　开放经腹手术中膈肌修补完成

随着微创外科的日益发展,腔镜下行膈肌修补术已应用于临床,对于生命体征稳定、无合并严重畸形的 CDH 患儿可在腔镜下行膈肌修补术。但是,对于新生儿 CDH,其腹腔空间也相对较小,腹内高压可能对肺产生进一步的打击,使病情恶化,因此应用腹腔镜治疗新生儿 CDH 受到了一定的限制。而胸腔镜治疗 CDH 存在明显优势,例如胸腔存在自然空腔,当疝内容物回纳入腹后、无须增加气压,肺本身已呈塌陷状、没有腹部脏器阻挡,有着良好的术野暴露和操作空间(图 12-8,图 12-9)。

无论是经胸或经腹、开放或微创,手术关键在于避免损伤疝内容物及妥善缝合膈肌。对于膈肌缺损较大者,可应用人造织物补片或新型组织相容性较好的生物材料进行修补。由于机体生长可能引起人工补片破裂、膈疝复发,所以也有医生采用自体组织移植进行修补,如腹横肌翻入修补或背阔肌瓣来进行修补。

其他 CDH 围术期辅助方法包括:一氧化氮(NO)、氮气加速系统(NOS)、高频通气(HFV)、体外膜

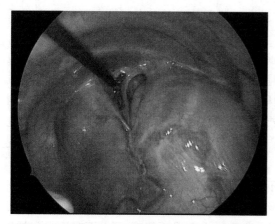

图 12-8　胸腔镜术中回纳疝内容物后可见膈肌缺损

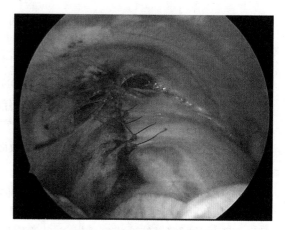

图 12-9　胸腔镜术中膈肌修补完成

肺氧合(ECMO)、肺表面活性物质(PS)、正性肌力药的应用等。对于严重肺发育不良,最根本的处理方法是行肺移植手术,但由于小儿手术难度大、供体不足以及资源、费用、伦理等问题,目前对 CDH 患儿开展肺移植治疗并不多见。

（六）预后

除了少数重症 CDH 外,大多数膈疝患儿能长期存活并能获得正常生活。新生儿膈疝治疗的预后取决于:①肺发育不全的程度;②围术期处理是否得当;③是否并发其他重大畸形。因此,加强围生期管理,如产前密切监测、选择有专业新生儿外科的医院分娩或出生后及时转运至儿童专科医院,术前积极稳定呼吸循环状态,选择合适的手术时机及手术方式,从而提高 CDH 的治愈率。

三、食管裂孔疝

食管裂孔疝(hiatal hernia,HH)是指先天性因素导致膈肌食管裂孔,膈下食管段、胃之间的结构发生异常,出现膈下食管、贲门、胃底随腹压上升而进入纵隔,同时伴有胃内容物向食管反流。儿童阶段的各年龄均可发生食管裂孔疝,一般以食管下端的病损为主。

（一）病因

确切病因不清,推测是构成膈肌食管裂孔的右膈肌脚发育缺陷所致。HH 多为散发,1939 年首次报道家族发病,其后的病例报道支持遗传易感发病理论,提示属常染色体显性遗传模式。

（二）分类

食管裂孔疝传统上分为食管裂孔滑疝、食管裂孔旁疝及混合型 3 种类型(图 12-10)。

1. **食管裂孔滑疝**　胃食管交接部在食管裂孔上方,常伴发胃食管反流病(图 12-11A)。

2. **食管裂孔旁疝**　胃食管交接部正常,胃大部或全胃在食管裂孔内沿食管疝入后纵隔,有疝囊(图 12-11B),此型容易发生绞窄。食管裂孔旁疝可分为先天性和获得性。获得性旁疝大多继发于 Nissen 抗反流术后,食管闭锁尤其是长段闭锁伴神经系统发育受损的术后患儿。先天性食管裂孔旁疝与先天性胸腔胃伴短食管鉴别困难。

3. **混合型**　胃食管交接部、胃大部或全部疝入,有疝囊(图 12-11C)。

也有根据缺陷及临床表现分 Shinner4 型。Ⅰ型:即食管裂孔滑疝;Ⅱ型:即食管裂孔旁疝;Ⅲ型:即食管裂孔混合型;Ⅳ型:又称多器官疝,不仅有胃疝入,同时还有胃网膜、结肠、小肠、脾等腹部脏器疝入。

（三）诊断

1. **临床表现**　凡出现频繁呕吐和反复呼吸道感染,影响生长发育需考虑该病。新生儿典型病史是自出生后出现呕吐,一般呕吐量可量大、剧烈,多数病例呕吐物可含血性物或咖啡色。大出血少见,

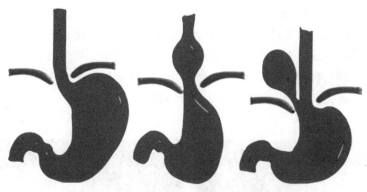

图 12-10　食管裂孔疝分型示意图

A. 食管裂孔滑疝；B. 食管裂孔旁疝；C. 食管裂孔疝混合型。

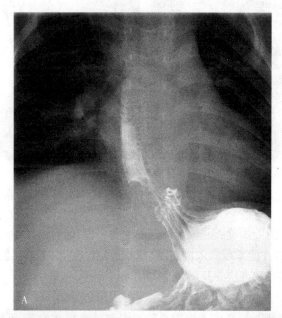

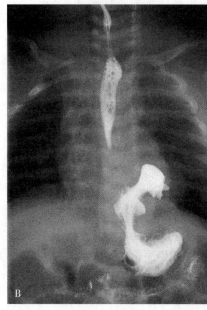
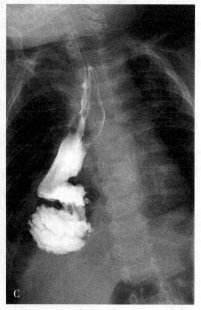

图 12-11　食管裂孔疝上消化道造影

A. 食管裂孔滑疝；B. 食管裂孔旁疝；C. 食管裂孔疝混合型。

呕吐含胆汁样物也罕见。此外,食管裂孔疝还可因呕吐误吸入肺部导致吸入性肺炎,表现为反复的咳嗽、肺炎等呼吸道症状,有时因频繁发作的呼吸道症状忽视或掩盖消化道症状。食管裂孔旁疝有发生致命并发症的可能,如胃扭转(横轴或纵轴)(图 12-12)伴部分或完全胃输出道梗阻、胃绞窄、穿孔。因此,有上述症状的儿童应警惕食管裂孔疝的可能性。另外,巨大的先天性食管裂孔旁疝可以在生时或生后立即出现呼吸困难,易与先天性膈疝(后外侧疝)相混淆。

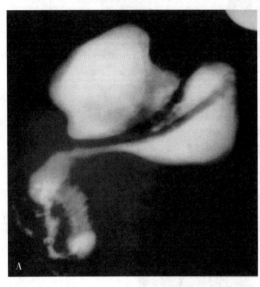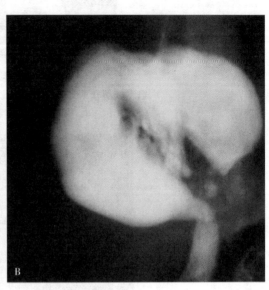

图 12-12　混合型食管裂孔疝伴胃扭转
A. 上消化道造影显示疝入胃,胃发生横轴扭转;B. 胃纵轴扭转。

　　2. 辅助检查　上消化道造影检查是该病诊断的主要手段,但对于微小的食管裂孔疝,尤其是食管裂孔滑疝,有时需多次检查才能发现疝入横膈以上的胃底贲门组织。其他检查包括食管内镜、食管动力学检查、食管 pH24h 监测、超声检查及 ^{99m}Tc 核素扫描。

　　(四)鉴别诊断
　　1. 先天性膈膨升　表现为膈肌先天性发育障碍引起膈肌异常抬高,可呈局限性或弥漫性。主要表现为患侧膈肌局限性波浪状升高或弥漫性圆拱形升高,膈肌边缘光滑清楚,上消化道造影检查有助于鉴别诊断。
　　2. 先天性肺气道畸形　胚胎期肺发育异常所致,有单发性和多发性,闭合性和开放性之分。开放性囊肿黏液经细小通道排出支气管,支气管与囊腔间有时形成一个单向“活瓣”,吸气时空气较易进入囊腔并使其膨胀,呼气时囊内气体不能排出而成为张力性囊肿,压迫患侧正常肺组织并使纵隔及心脏移位,对侧肺亦可受压,出现呼吸困难等症状。但消化道造影胸腔内无胃肠道影像。
　　3. 慢性支气管炎、肺部感染　单纯慢性支气管炎或肺部感染的症状,体征及 X 线异常影像仅限于肺部,而食管裂孔疝则有呼吸道症状以外表现,如餐后剑突下痛、胸骨后痛、反酸、胸骨后烧灼样痛、吞咽困难等。上消化道造影检查,胃镜,CT 检查有助于鉴别诊断。
　　(五)并发症
　　部分食管裂孔疝患者,尤其是新生儿或婴幼儿患者由于经食管反流到咽部的胃内容物可被误吸入气管中,引起长期慢性咳嗽,咳痰,往往以反复呼吸道感染而长期就诊于内科,被误诊为慢性支气管炎,肺炎。此外,营养不良、生长发育落后也是本病的并发症。
　　(六)治疗
　　食管裂孔疝治疗的目的首先在于防止胃食管反流,促进食管排空以及缓和或减少胃酸的分泌,须根据食管裂孔大小、病理分型、是否合并胃食管反流和胃扭转、临床症状轻重缓急、是否有症状等具体情况而决定是否手术治疗。无症状者或症状轻微者,口服抗酸药物症状可以控制者,一般不需要治疗,对于食管裂孔旁疝和混合型疝如果合并有胃出血、穿孔、梗阻、胃扭转和呼吸困难等症状,需要手术治疗。食管裂孔滑疝需根据反流程度和临床症状决定是否手术。近年来,由于腔镜微创手术的广泛开展,其具微创、成功率高、并发症少等优点,使食管裂孔疝外科治疗的手术适应证越来越宽,即便没有明显临床症状而已经明确诊断者,亦建议手术。

1. **手术治疗** 手术原则是疝内容物复位,切除疝囊以防复发或囊肿形成,膈角缝合关闭食管裂孔,胃底折叠术抗反流术。关闭食管裂孔主要通过间断或"8"字法缝合膈肌食管裂孔,并将胃底折叠与食管、膈肌固定至少1针,以防止折叠脱出或形成滑疝。食管裂孔过大时加用缝线垫片或补片。游离胃底、食管时应特别注意保护迷走神经、避免损伤。

抗反流手术的目的是重建抗反流屏障并保障食管正常咽下功能。基本手术要点:游离胃食管交接部以使腹段食管长度达到2~5cm(根据患儿年龄调整),制作围绕食管的完全或部分胃底折叠。小儿最常用的抗反流手术依次是 Nissen 胃底折叠术(360° 包绕)、Toupet 胃底折叠术(食管后胃底200°~270° 包绕)、Thal 胃底折叠术(食管前200°~270° 包绕)。食管运动正常或轻度异常患儿,Nissen 手术抗反流效果优于 Toupet 手术,Toupet 手术更适用于严重食管运动异常者,术后吞气、胀气相关症状少;腹腔镜 Thal 手术效果与 Toupet 手术相似。

2. **并发症**

(1)术中并发症:微创手术中转开放手术的发生率为 5%~10%,原因常为腹腔内粘连和术中出血。气胸发生率 2%,主要由于术中腹腔与胸腔相通。食管或胃穿孔发生率 1%,诊断延迟可威胁生命。因胃底食管游离或胃壁损伤,巨大混合型疝游离修补或二次手术发生风险增大。出血罕见,主要是肝、脾损伤。

(2)术后并发症

1)复发:因食管裂孔关闭不当所致,多见于高张力脑麻痹患儿。食管裂孔过大或膈肌角纤维薄弱者应采用带垫片缝线或加用补片。

2)胃食管反流复发:最为常见,发生率 2.5%~10%,以神经系统异常者最多见,据报道高达 25%。复发的主要危险因素是手术年龄 <6 岁,食管裂孔疝修复术后、术后呃逆、神经系统异常、术后咽下困难需食管扩张者。

3)咽下困难:发生率 2.9%。术后 4~6 周多为组织水肿,可在 6 个月内自然消失。

4)胃气泡综合征:发生率 2%~5%。

5)粘连性肠梗阻:腹腔镜抗反流术后少见。

(3)再次手术:约 9%,大多在首次手术后 12 个月内,中枢神经系统正常者合并食管闭锁、神经系统异常者最多见(60%),其次为胃底折叠部疝入纵隔。目前认为,胃底折叠术后无症状的食管旁疝患儿不需手术治疗。出现吞咽困难、餐后痛、呕吐、胃输出道梗阻,甚至为扭转、绞窄者需要再次手术,手术主要操作仍是食管裂孔关闭加胃底折叠术。疑有或发现短食管者,术中应充分游离食管。采用腹腔镜技术,在辨别和保护迷走神经的前提下,完全游离胃底后壁与胰腺、食管裂孔下角之间,食管与后方的主动脉交叉韧带之间的纤维束带等,食管在纵隔内向上游离可达肺下静脉水平(开放手术食管游离可达到主动脉弓水平)。经过纵隔内充分游离后腹段食管仍短者,应选择 Collis-Nissen 手术。为防止胃食管交界部疝入纵隔,强调膈肌脚平整对合缝合。再次抗反流手术的成功率约为 80%。

(七)预后

本病术后多预后良好,手术死亡率一般很低。

(舒 强)

第七节　纵　隔　肿　瘤

纵隔肿瘤（mediastinal tumor）是指胚胎组织残余所形成的异常组织或是来自纵隔组织的原发性或转移性肿瘤。纵隔肿瘤可发生于各年龄组。儿童最常见的有神经源性肿瘤、淋巴瘤、纵隔囊肿及生殖细胞瘤。

（一）解剖分区

为了确定纵隔疾病的起源，临床上根据纵隔内器官及组织的投影，人为地把纵隔划分区域，常用四分法：上纵隔、前纵隔、中纵隔、后纵隔。①上纵隔位于第4胸椎与胸骨柄下缘平面以上，主要包含大血管、气管、部分胸腺及淋巴，好发胸腺瘤、淋巴瘤、支气管囊肿等。②前纵隔位于胸骨之后，心包、升主动脉和气管之间，为狭长的倒置三角形区域，其内主要有疏松含气组织和胸腺，好发淋巴瘤、胸腺瘤、畸胎瘤、精原细胞瘤及淋巴管瘤等。③中纵隔位于心包前缘与胸椎前缘之间，内有心脏、心包、升主动脉、主动脉弓、气管、肺门和食管，好发心包囊肿和畸胎瘤。④后纵隔为食管之后及脊柱旁区域，是心包后的所有组织，包括脊柱旁沟，内有动脉、食管、迷走神经、交感神经链、胸导管、奇静脉和半奇静脉，好发神经源性肿瘤、支气管囊肿及肠源性囊肿等。

（二）临床表现

纵隔肿瘤的临床表现因发生位置、肿瘤性质不同而多样，从X线检查偶然发现时的无症状，到与侵袭和挤压有关的症状及一些全身性的症状。纵隔肿瘤生长到一定体积时出现压迫症状，或因并发感染，破溃入气管、支气管而出现症状。婴幼儿因胸腔容量间隙小，故较成人易出现症状。

纵隔肿瘤常见症状是胸痛、咳嗽和发热。肿瘤侵入骨骼或神经引起剧烈疼痛；肿瘤及其产生的胸腔积液压迫气道可发生咳嗽、喘鸣、呼吸困难等，破溃入气道可产生咯血；如合并感染可出现发热。上纵隔的肿瘤可能压迫上腔静脉，引起颈静脉怒张以及面、颈和上胸部水肿。如食管受压，则发生吞咽困难。当肿瘤压迫或侵入迷走神经，则有声音嘶哑。压迫交感神经可有Horner综合征，即出现同侧睑裂与瞳孔缩小、眼球内陷及半侧面部无汗。于脊椎椎间孔部的哑铃形肿瘤可引起脊髓压迫，而出现下肢麻木或瘫痪。

（三）辅助检查

1. **X线透视及正侧位平片**　包括后前位、侧位或斜位摄片。透视主要观察肿块有无搏动，能否随吞咽而上下移动，肿块与横膈的关系，以及肿块形态改变与呼吸的关系等。正侧位平片查看肿瘤阴影的部位、形状和大小。寻找肋骨、胸廓、脊柱有无骨质破坏，椎孔有无增大等表现。一般囊肿密度均匀，畸胎瘤及结核性淋巴结有时可出现钙化斑点、牙齿或骨性阴影。

2. **食管钡剂检查**　可以明确肿块，尤其是后纵隔肿瘤与食管的关系。

3. **CT检查**　能清楚地显示纵隔组织的相互关系并发现可疑病灶；明确病变部位、范围、解剖层次及密度。能根据组织密度鉴别囊肿、脂肪性、血管性、骨性及钙化点，从而对肿块定性。可确定有无恶性浸润及淋巴转移，有利于手术切除可能性的估计。

4. **超声检查**　有助于了解肿瘤的部位、大小、囊性或实性、与周围组织关系，必要时可在超声检查引导下做穿刺活检。

5. **MRI**　可进一步行肿瘤定位、定性诊断，明确肿瘤与心脏胸内大血管的关系，也有助于与胸内血管病变的鉴别。明确肿瘤与椎管的关系。

6. **活组织检查**　疑恶性肿瘤转移时可做锁骨上淋巴结或颈淋巴结活组织病理切片检查或骨、肿瘤的穿刺活检。也可用胸腔镜及纵隔镜取活组织检查。

7. 其他检查 气管镜对于了解气管狭窄程度,肿瘤有无侵犯穿透气管、支气管具有重要意义;放射性核素扫描对于纵隔肿瘤也具有一定的意义。

（四）诊断

对于纵隔肿瘤的诊断,除有纵隔肿块外,须鉴别良性与恶性,以便制订治疗方案,但在临床中常有困难。良性肿瘤多生长缓慢,除了与附近结构产生粘连外,多数肿瘤边缘清楚、光滑、包膜完整,特别是囊性者,多呈圆形或卵圆形。而恶性肿瘤则有明显的分叶状轮廓,包膜多不完整,其轮廓常模糊不清,或呈毛糙不齐现象,可有骨质破坏等远处转移发生。神经源性良性肿瘤虽可引起邻近骨质压迫性损害,但不致破坏骨质结构。如患儿有贫血、体重减轻和间歇的低热或局部剧烈疼痛,是恶性肿瘤的征象。定期 X 线 /CT 检查,如见肿瘤逐渐增大可能属恶性,但良性肿瘤亦可因感染或出血而迅速增大。长期存在的原属良性肿瘤疑有恶性变者,不经组织学检查不易最后确定诊断。如经小剂量 X 线照射或诊断性使用皮质激素后肿瘤阴影缩小,很可能是恶性肿瘤,特别是恶性淋巴瘤。颈部或锁骨上肿大淋巴结的活体组织检查有助于诊断。

（五）治疗

纵隔肿瘤除恶性淋巴瘤与部分转移者外,均应根据患儿身体情况尽早手术切除。即使是良性肿瘤,长大后可压迫呼吸道、心脏、上腔静脉,产生严重症状。如围绕大血管生长时,可增加手术操作困难,又有并发感染、出血及恶性变的可能性,故均应在有充分准备的情况下进行手术治疗。

1. 外科治疗原则 肿瘤确诊后,原则上应尽快手术治疗,手术目的不单是摘除肿块,而且要通过组织学检查进一步明确肿块的性质。部分估计难以切除或浸润重要器官、血管的恶性肿瘤,可考虑先做活体组织穿刺检查,根据病理结果应用化疗或放疗,待肿瘤缩小后再行手术治疗。恶性肿瘤切除后,应按其病理结果辅以化疗、放疗。

2. 手术方法 手术在气管插管麻醉下进行,一般均采用后外侧切口。少数前纵隔肿瘤采用胸骨正中切口。囊性和较小的实性肿瘤可应用胸腔镜行肿瘤切除。

对于纵隔的恶性淋巴瘤,可进行放疗、化疗。如已出现上腔静脉与气管压迫症状,通常应先作化疗,待压迫症状缓解后,根据情况继续采用放疗或化疗。

（六）预后

原发性纵隔肿瘤的手术切除率超过 90%,手术死亡率 0~4.3%。一般良性肿瘤效果良好,但如囊肿在术中破溃,易有胸腔感染,也有部分患者食管、气管穿孔,神经损伤或术后复发需再次手术或分期手术。有些良性肿瘤,如神经纤维瘤、畸胎瘤,尤其是位于上纵隔及中纵隔的肿瘤或类癌,同大血管及心包粘连紧密,手术剥离过程中须小心细致,以免发生大出血而危及生命。恶性肿瘤早期效果好,中、晚期效果较差。纵隔神经母细胞瘤的治疗存活率较腹膜后神经母细胞瘤高。

【常见纵隔肿瘤】

1. 畸胎瘤(teratoma) 多发生在前纵隔,周围为蜂窝组织,但也有少数肿瘤与心包及大血管紧密粘连。肿瘤生长缓慢,体积可以很大。在没有引起压迫症状前,多无自觉症状。可并发感染、出血及恶性变,且有粘连和破溃入气管及支气管的潜在危险,CT 上可有骨骼、牙齿的高密度钙化影。

2. 淋巴瘤(lymphoma) 前、中纵隔是非霍奇金淋巴瘤的好发部位,其恶性度高,生长迅速,常浸润胸膜引起血性渗液,胸膜渗出液中含有恶性肿瘤细胞。可逐渐出现压迫症状,如干咳、呼吸困难等,也可于数天内迅速恶化。

3. 胸腺瘤(thymoma) 胸腺瘤在小儿罕见,其特有的表现是合并某些综合征,如重症肌无力、单纯红细胞再生障碍性贫血、低球蛋白血症、肾炎肾病综合征、类风湿关节炎、红斑狼疮、巨食管症等。临床上需与胸腺肥大鉴别,后者在 4~15 个月婴儿常见,但不引起压迫气管和阻塞呼吸道的症状,随着年龄增长,可自行退化。胸腺瘤一经诊断即应外科手术切除。无论良性或恶性胸腺瘤都应尽早切除。

切除的恶性胸腺瘤可取病理活检指导术后治疗,部分切除者术后放射治疗可缓解症状,延长患者存活时间。

4. 淋巴管瘤及血管瘤　小儿纵隔也可见淋巴管瘤及血管瘤。淋巴管瘤多由颈部的肿瘤延续进入前上纵隔,可压迫呼吸道,严重时可行肿瘤穿刺减压,情况改善后再行手术或药物注射治疗。

5. 甲状腺肿瘤　胸内甲状腺肿瘤多为颈部甲状腺肿瘤伸入纵隔的一部分。有时也见甲状腺肿瘤全部位于前上纵隔,偶位于后纵隔。

6. 前肠重复囊肿　在胚胎发育过程中,如前肠有部分细胞异位即形成囊肿。囊肿内膜为纤毛柱状上皮细胞,与支气管黏膜相似,称为支气管囊肿。如与食管和胃肠黏膜相似,即称为消化道囊肿。消化道囊肿亦有认为是消化道重复畸形,多位于右后纵隔,与食管紧贴。如被覆的胃黏膜有溃疡、炎症变化,则也有可能破溃入气管、支气管。

7. 神经源性肿瘤(neurogenic tumor)　为最常见的原发性后纵隔肿瘤,绝大多数发生于后纵隔脊柱旁沟处,少数肿瘤可部分发生在椎间孔内,使肿瘤呈哑铃状生长。常见的良性肿瘤有神经鞘瘤、神经纤维瘤和节细胞神经瘤,恶性肿瘤有神经母细胞瘤、节神经母细胞瘤和交感神经母细胞瘤。较少见的有从副神经节发生的良、恶性嗜铬细胞瘤,能分泌肾上腺素,临床上呈波动较大的高血压。神经源性肿瘤一经诊断即应外科手术切除,不能切除者可以先化疗或放疗后再手术。

(莫绪明)

小结

1. 婴幼儿易患呼吸道感染性疾病与其呼吸系统解剖、生理和免疫特点密切相关。掌握准确的听诊部位进行认真、细致的听诊,辨别正常和异常的呼吸音,可为肺部疾病的诊断提供有价值的信息和线索。

2. 上呼吸道感染可以向邻近组织蔓延或血源播散,引发中耳炎、支气管肺炎、败血症等并发症,因此给感冒患儿查体也不能太简单。急性感染性喉炎可出现犬吠样咳嗽、声音嘶哑、喉喘鸣和吸气性呼吸困难。正确评估喉梗阻的严重程度并积极处理是治疗的关键。

3. 哮喘的本质是一种气道慢性炎症的异质性疾病,目前控制哮喘的首选药物是吸入型激素,但哮喘急性发作时快速缓解的首选药物是支气管扩张剂。哮喘在不同年龄阶段有不同的特点。坚持长期规范化治疗,正确使用药物及吸入装置,建立哮喘档案定期随访对于哮喘的预后至关重要。

4. 肺炎仍是 5 岁以下儿童死亡的首位原因。主要病理生理改变是低氧血症。病原学诊断在临床中最具临床价值。不同病原的肺炎具有不同的临床特点,临床实践中应仔细甄别其临床征象,有助于在病原学检查结果报告前做出初步判断。

5. 根据先天性肺气道畸形的起源部位、病理特征并结合其临床特点将其分为 5 型。大多数病例可在产前超声筛查被发现。

6. 漏斗胸是儿童最常见的胸廓畸形,需掌握漏斗胸的手术指征。鸡胸和膈膨升也较常见。先天性膈疝可对心肺功能、全身状况均造成不同程度的影响,胸部听诊反复闻及肠鸣音对诊断有重要意义,上消化道造影或钡剂灌肠显示胸腔内有肠管影即可确诊。术前需改善内环境并保持血流动力学稳定后再进行手术矫治。

7. 食管裂孔疝分为食管滑疝、食管旁疝及混合型 3 种类型。上消化道造影是该病诊断的主要手段。无症状或症状轻,口服抗酸药可以控制,一般不需要手术治疗,食管裂孔旁疝和混合型疝及其他合并有胃出血、穿孔、梗阻、胃扭转和呼吸困难等症状,需要手术治疗。

8. 儿童纵隔肿瘤常见的有神经源性肿瘤、淋巴瘤、囊肿及生殖细胞瘤。纵隔肿瘤除恶性淋巴瘤与部分已有转移者外,均应尽早手术切除。

思考题

1. 如何救治儿童哮喘持续状态?
2. 儿童肺炎的抗生素治疗原则及激素使用指征?
3. 如何鉴别常见的病原体(如 RSV、ADV、SA、MP)所致的肺炎?
4. 先天性肺气道畸形主要鉴别诊断有哪些?
5. 漏斗胸的手术指征有哪些?
6. 如何鉴别先天性膈疝与先天性肺气道畸形?
7. 食管裂孔疝术后常见并发症有哪些?
8. 上纵隔、前纵隔、中纵隔、后纵隔的常见肿瘤分别有哪些?

第十三章
心血管系统疾病

心血管系统的主要功能是维持机体循环稳定,而心脏和血管的发育有年龄特点,其中血压、心率等正常值在不同年龄段儿童各有不同。儿童循环系统常见疾病包括先天性心脏病、心肌病、心内膜疾病以及心律失常等。孕早期的孕妇疾病和不良环境因素是导致先天性心脏病的重要原因,根据临床表现,先天性心脏病可分为发绀型先天性心脏病和非发绀型先天性心脏病;随着抗生素的应用,风湿性心脏病和感染性心内膜炎发生率在逐渐减少,但其对儿童造成的危害不容忽视;心肌病有时可严重影响患儿的生存质量,病死率依然较高;心律失常可通过药物治疗得以控制,部分病例经射频消融可达到根治。

第一节　总　　述

一、小儿心血管系统解剖生理特点

(一) 解剖特点

1. **心脏**　整个小儿时期心脏与身体的比例较成人大,但随年龄的增长而逐渐下降。新生儿时期心脏占体重的 0.8%,16 岁时心脏占体重比例为新生儿时期的 11 倍。小儿心脏增长速度在不同年龄期有所不同,生后第 1 年心脏增长最快,7~9 岁及青春期时增长速度再度加快。

(1)心房、心室的发育:生后第 1 年心房较心室的增长速度快,从 1 岁起,心室的发育速度快于心房。初生时,右心室重量与左心室接近,室壁厚度稍厚于左心室,并形成心尖的一部分,左、右心室的厚度各约 0.5cm。生后 1~2 个月右心室重量占比下降约 20%。5~6 岁时,左心室壁厚度明显超过右心室壁。年长儿,左心室壁厚度可超过右心室壁的 1 倍。左心室的迅速增长使心脏长径较横径增大更多,故心脏从球形变成椭圆形。

(2)心脏的位置:小儿心脏的位置随年龄的增长而变化。2 岁以前由于胸腺的存在,心脏距离胸壁较远;胸腺退化后,心脏则渐贴近胸壁。新生儿期,心脏位置较高并呈横位,心脏下缘较成人高 1 个肋间隙,心尖搏动在左第 4 肋间隙锁骨中线外。2 岁以后心尖搏动于左第 5 肋间隙,横位心脏逐渐变为斜位。

2. **大血管**　新生儿大血管的弹力纤维很少,故弹力不足,以后血管渐增厚,弹力纤维增多,12 岁时大血管的发育成熟程度始与成人相同。小儿时期冠状动脉及毛细血管的管腔内径相对较成人宽大,故心肌及各大器官如肺、肾、肠和皮肤等血供良好;静脉内径与动脉内径几乎相等,而在成人,静脉内径可为动脉内径的 2 倍。

(二) 生理特点

小儿出生时心脏的迷走神经发育尚未完善,交感神经占优势,迷走神经中枢紧张度较低,对心脏抑制作用较弱。至 5 岁时,心脏神经装置开始具有成人的特征,10 岁时完全成熟。故年龄愈小,心率及血流速度也愈快。婴儿血液循环时间平均 12s,学龄期儿童需 15s,年长儿则需 18~20s。按照体重或体表面积,小儿每分钟心脏搏出量大于成人。

二、心脏的胚胎发育

胚胎期的心脏发育是在受孕后第 2~8 周完成。其中受孕后 2~3 周内心脏形成开始,3 周时开始出现心跳,4 周时已经有血液循环,自 8 周时已经形成四腔心的房室结构(图 13-1)。

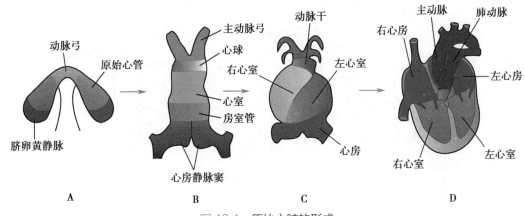

图 13-1　原始心脏的形成

1. 心管的形成　胚胎第 3 周时,成对的半月形心管融合形成单一的原始心管。心管不断发育使其外形呈节段膨大,自尾端向头端可分为静脉窦、房室管、原始心室和心球。由于心管增长的速度快于心包腔,心管发生扭曲,原始心室段向右侧弯曲呈袢状(又称右袢),原始心房向后上弯曲而位于原始心室的后上方。

2. 心腔的形成　胚胎第 4 周时,外表上心房、心室已能分辨,但是这时房室是共腔的,第 4 周以后开始形成间隔,至第 8 周遂将两腔心分隔为四腔心。

(1)心内膜垫发育:在原始心房和原始心室交界处,从其前、后、左、右逐渐长出心内膜垫。前后心内膜垫逐渐靠拢,互相连接,将心脏分为左、右两个房室管,同时又向上、下、左、右生长,参与房间隔、室间隔、二尖瓣前瓣和三尖瓣隔瓣的形成。左、右心内膜垫分别形成二尖瓣和三尖瓣后瓣及前瓣的主要部分。心内膜垫发育不全可形成房室间隔缺损及房室瓣发育异常。

(2)房间隔的形成:于第 4 周末开始,而于第 6 周末终止。原始心房后上壁由后上方向下方长出一镰状(半月形)隔膜,称为第一房间隔(或原发房隔),其下缘向心内膜垫生长,与心内膜垫会合之前形成暂时的孔道,称为第一房间孔(或原发孔)。继之,在第一房间隔上部发生筛孔状吸收,筛孔逐渐融合而形成第二房间孔(或继发孔)。此孔形成时,心内膜垫已与第一房间隔会合将第一房间孔关闭。此后,在第一房间隔的右上方又长出一镰状组织,称为第二房间隔(或继发房隔),由前上方向后下方生长,其下缘呈半月形,形成卵圆窝的边缘。第二房间隔将第二房间孔遮盖,未被遮盖的第一房间隔则为卵圆窝的底,该处间隔组织菲薄。胎儿时期由下腔静脉回流的血液可推开卵圆窝膜,经第二房间孔进入左心房,此即为卵圆孔。左心房压力超过右心房时,第一房间隔紧贴于第二房间隔,故左心房血液不能经过卵圆孔流入右心房(图 13-2)。胚胎发育过程中,若心内膜垫未能与第一房间隔完全接合,第一孔没有关闭,就形成房间隔第一孔缺损(原发孔缺损)。若第一房间隔上部吸收过多,或第二房间隔发育不良,则形成房间隔第二孔缺损(继发孔缺损),临床上以后者多见。若第一、第二房间隔均未发育,即形成共同心房。

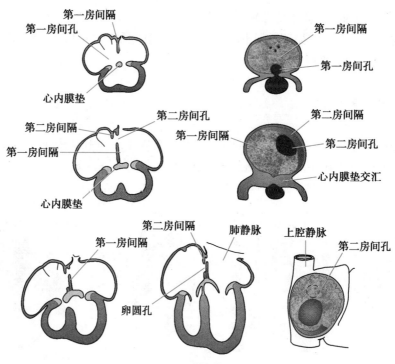

图 13-2   房间隔的形成

（3）室间隔的形成：在房间隔形成的同时，即胚胎第4周末，原始心室底壁肌肉隆起，沿着心室前缘和后缘向上生长组成室间隔肌部，将原始心室分为左、右两部分。心内膜垫及圆锥间隔也参与室间隔的形成。在各部分会合前留下的孔道为心室间孔。最后心室间孔闭合，此即室间隔膜部。胚胎发育过程中，参与形成室间隔的任何部分发育异常都会形成室间隔缺损。

3. **大血管的分隔**   最初圆锥动脉干为管样结构，随着近端部分被右心室吸收形成右心室流出道，远端部分和动脉干以后在管腔内壁发生前后两条不断隆起的纵行突起，会合后形成纵行间隔即圆锥动脉干间隔，而将圆锥动脉干分隔为右侧的升主动脉及左侧的肺动脉（图13-3）。与此同时，圆锥动脉间隔沿着心脏的长轴顺时针扭转225°使主动脉向左后旋转与左心室连接，肺动脉向右前旋转与右心室连接。若圆锥动脉干发育异常、分隔不匀或旋转不全，可造成主动脉骑跨、肺动脉狭窄、大动脉转位等畸形。若间隔不发育则形成永存动脉干。

三、胎儿循环及出生后循环的转变

（一）正常胎儿血液循环

胎儿不存在有效的呼吸运动，故肺循环血流量很少，加上卵圆孔与动脉导管的开放，胎儿的血液循环与出生后明显不同，几乎左、右心室均经主动脉向全身输送血液。胎儿的血气交换通过胎盘和脐带进行，含氧充足的脐静脉血液约1/2直接经静脉导管进入下腔静脉，其余部分经肝脏与肝门静脉血（含氧量低的血）混合后进入下腔静脉。含氧较多的下腔静脉血到达右心房后，几乎全部通过卵圆孔进入左心房、左心室，供应心脏、头部及上肢。含氧较低的下腔静脉血与上腔静脉血到达右心房后，几乎完全进入右心室再流入肺动脉，小部分进入肺部，约80%的血液经动脉导管与来自升主动脉的血液汇合进入降主动脉，供应腹腔器官及下肢，同时经过脐动脉回流至胎盘，换取营养及氧气。故胎儿期供应脑、心、肝及上肢的血氧量远远较下半身为高（图13-4）。

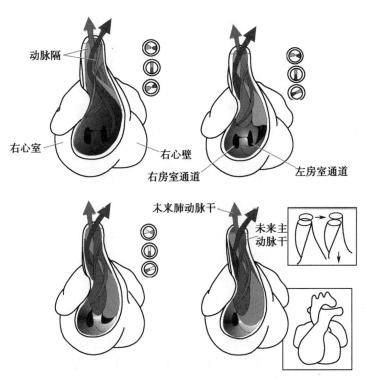

图 13-3　大血管的分隔（心脏右侧观）

（二）出生后血液循环的改变

出生后呼吸建立，肺作为呼吸器官，而胎盘功能终止，血液循环出现一系列的变化。

1. **肺血管阻力下降**　肺随着生后的第一声啼哭而膨胀并开始自主呼吸，肺循环阻力大幅下降。由于肺泡扩张与氧分压的增加使肺小动脉管腔扩大，管壁肌层变薄，肺动脉压及阻力下降，生后 24h 的肺血管阻力约为体循环阻力的 1/2，以后继续下降，至生后 6 周达成人水平。随肺血管阻力下降，肺血流量明显增加。

2. **卵圆孔关闭**　生后脐带离断后，下腔静脉入右心房血量减少，右心房压力下降，同时肺膨胀后肺循环血量增加，经肺静脉回流至左心房血量增加，左心房压力增高而超过右心房，卵圆孔发生功能性关闭，5~7 个月形成解剖上的关闭，留下卵圆窝。但 15%~20% 可终身仅保持功能性关闭，特殊的情况下出现右向左分流。

3. **静脉导管闭合**　剪断脐带后，阻力很低的胎盘循环终止，体循环阻力升高。生后静脉导管很快闭合，以后形成静脉韧带。

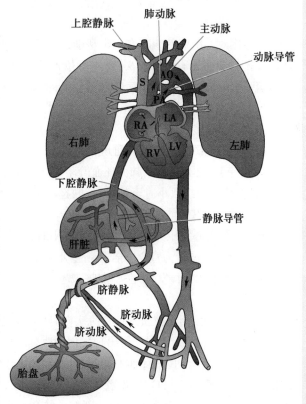

图 13-4　正常胎儿循环特点

4. **动脉导管关闭**　正常足月儿动脉导管在生后 24h 内发生功能性关闭，体循环血氧分压升高直接促使动脉导管壁平滑肌收缩，维持动脉导管开放的前列腺素 E_2 水平下降等因素，均与动脉导管功能关闭有关。以后管腔内血栓形成、内皮增生、纤维化而永久闭塞。未成熟儿或缺氧可使关闭延迟。

卵圆孔及动脉导管在功能性关闭阶段可以由于缺氧等各种病理因素而重新开放，甚至在一些复杂型、发绀型先天性心脏病、卵圆孔和/或动脉导管的开放是使患儿存活的必要条件。

四、小儿心血管疾病检查方法

随着心脏导管术、造影术、超声心动图、放射线核素造影检查、磁共振成像和计算机断层扫描等技术迅速发展,大大提高了心血管疾病的诊断水平,即使复杂的先天性心脏畸形在新生儿期甚至胎儿期即能作出明确诊断。大部分常见的心脏疾病通过详细询问病史,仔细体格检查,再结合 X 线胸片及心电图检查也能作出诊断。因此,病史与体格检查在心血管疾病的诊断中仍很重要(参阅第二章)。

（一）X 线检查

通常采用胸部摄片,小于 6 个月者取平卧位,大于 6 个月者可取直立位。X 线摄片一般宜取吸气状态后前位(正位)及左侧位,也可作右前斜位(有利于观察左房增大)、左前斜位(有利于观察左右心室扩大)摄片。必要时可在 X 线透视下观察心房、心室位置及心脏搏动情况。结合吞钡剂可了解异位血管或血管环等。

在分析心脏病的 X 线片时,应注意以下几点:测量心胸比值一般年长儿应小于 50%,婴儿小于55%。新生儿或婴儿应注意区别胸腺影和心影。肺血管阴影明显增多(充血)提示肺血流量增多,肺血管阴影减少(缺血)提示肺血流流入受阻。此外,尚需观察有无肺淤血及侧支循环形成。应注意心脏的形态、位置及各房室有无增大,血管有无异位,肺动脉段有无突出或凹陷,主动脉结饱满或凹陷等。在儿童,观察胸片时尚需注意胃泡及肝脏位置,以判断有无内脏异位。

（二）心电图检查

心电图对心脏病的诊断有一定帮助,对各种心律失常具有特异性,对房室肥大、传导阻滞、电解质紊乱及药物中毒等有提示意义,对心脏位置及心肌病变也有重要的参考价值。也可以反映一定程度的血流动力学改变及某些疾病的严重程度,如肺动脉瓣狭窄。定期观察手术后的心电图变化,可了解术后恢复程度及其预后。虽然心电图能提供一些重要资料,但也有其局限性,应结合病史、体格检查及 X 线片等资料综合分析。

在分析心电图时应注意下列几点:

1. 由于胎儿出生时体、肺循环血管阻力几乎相接近,出生后体循环阻力渐增加而肺循环阻力渐下降,这些变化可持续数小时至数天,反映在心电图上则见出生第 1 天小儿心电轴右偏,QRS 综合波出现右心占优势即右心前区导联(V_{3R}、V_{4R}、V_1)出现 Rs 波伴 T 波直立,而左心前区导联(R_{V5})呈 RS 型伴T 波倒置。当右心室压力下降达到正常水平时,则右心前区导联 T 波转为倒置(多数在生后 3~4d),而左心前区导联 T 波转为直立。若在新生儿期出现电轴左偏,左心室占优势则提示左心室肥厚。正常情况下,随着小儿生长发育,左心室越来越占优势,右心室电势渐减弱,最后与成人相同,即 V_1 示 rS,而 $V_{5,6}$ 示 qRs 型。

2. 在原发性或继发性心包、心肌病变时,心电图可表现 ST 段移位与 T 波的改变;而电解质紊乱时如出现严重酸中毒,也同样可出现类似的改变。例如血钙过低引起 Q-T 间期延长,ST 段平直延长,高钙血症则 Q-T 间期缩短;而血钾过低时除可引起 Q-T 间期延长,ST 段压低,同时伴 T 波低平及 U波出现,PR 间期延长和 QRS 波增宽。而某些药物中毒(如奎尼丁、普鲁卡因、锑剂甚至洋地黄)等也均可出现上述几种改变,故在作出诊断前应结合临床其他资料综合分析。

（三）超声心动图检查

是一种无创性检查技术,为小儿心脏病重要诊断技术之一。

1. **M 型超声心动图**　能显示心脏各层结构,特别是瓣膜的活动,常用于测量心腔、血管内径,结合同时记录的心电图及心音图可以计算许多心功能指标(如射血分数、短轴缩短率等)。

2. **二维超声心动图**　能实时显示心脏活动情况,观察心腔大小、房间隔、室间隔、房室瓣及动脉半月瓣活动,大血管与心腔的连接关系等,对先天性心脏病结构异常和瓣膜疾病、心腔内肿瘤及心包积液等诊断很有帮助。

3. 多普勒超声(包括彩色血流显像)　用于检测血流方向及速度,并可根据增快的流速换算成压差,对瓣膜狭窄及关闭不全的诊断及严重程度的评估有价值,也能检测血流分流,并可估测分流量。

4. 三维超声心动图　三维超声心动图技术不但实现了先天性心脏病的三维空间解剖显示和诊断,而且可以对反流束进行三维空间显像,对心室容积进行定量测量。

胎儿超声心动图技术可在胎儿16周后进行,用于胎儿先天性心脏病及心律失常的诊断。三维超声心动图、时空关联成像(spatio-temporal image correlation,STIC)技术及二维灰阶血流成像(B-flow image)等新技术也已应用于产前诊断检查。而经食管超声心动图可用于显示微小病变如心内膜炎的赘生物等,而且是手术过程中极其有用的监测技术。近年来,在大部分先天性心脏病的诊断中,超声心动图已取代心导管及造影检查。

（四）心导管检查技术

心导管检查术有助于明确某些先天性心脏病的诊断,并能提供血流动力学的资料。近年来通过心导管术进行各种特殊检查及治疗,为心脏的诊断及治疗开创新的方法。根据检查部位的不同分为右心及左心导管检查2种。右心导管检查系经皮穿刺股静脉,插入不透X线的导管,经下腔静脉、右心房、右心室至肺动脉;左心导管检查系经皮穿刺股动脉,导管经降主动脉逆行至左心室。检查中探查异常通道,测定不同部位心腔、大血管压力及血氧含量,进一步计算心排出量、分流量及血管阻力。心导管检查术的主要适应证包括:

1. 对于超声心动图检查尚不够完善的先天性心脏病患儿,手术前进行心脏解剖或分流大小的评价。

2. 评价肺血管的阻力及其对血管扩张剂或氧气的反应。

3. 复杂型先天性心脏病外科修补术或姑息术术后随访。

4. 介入性心导管术。

5. 电生理检查或经导管消融术。

（五）心血管造影检查术

在心导管检查后再换造影导管,根据诊断需要将导管顶端送到选择的心腔或大血管部位,并根据观察不同部位病损的要求,采用轴向(成角)造影。观察造影剂显示心腔及血管结构、血流方向以及心室收缩、舒张活动的动态变化,可大大提高确诊率。

（六）放射性核素心血管造影检查

常用的放射性核素为锝(^{99m}Tc)酸盐。静脉注射后,应用γ-闪烁照相机将放射性核素释放的γ射线最后转换成电脉冲,所有数据均由计算机记录并储存后进行重组图像及分析。常用的心脏造影有初次循环心脏造影及平衡心脏血池造影。主要用于测定左向右分流量及心功能的检查。

（七）磁共振成像(MRI)

具有无电离辐射损伤、多剖面成像能力等特点,而且可以提供血流及容量信息及进行心功能检测。有多种技术选择,包括自旋回波(spin echo,SE)技术、电影MRI、磁共振血管成像(magnetic resonance angiography,MRA)及磁共振三维成像技术等。常用于诊断主动脉弓等血管病变,可很好地显示肺血管发育情况。

（八）计算机断层扫描

电子束计算机断层扫描(electron beam computer scanning technology,EBCT)和螺旋CT已应用于心血管领域。对下列心脏疾病有较高的诊断价值:大血管及其分支的病变,心脏瓣膜、心包和血管壁钙化,心腔内血栓和肿块,心包缩窄、心肌病等。而且,CT的三维数字化重建技术对心外结构的显示已取得了理想的效果。

（孙　锟）

第二节 先天性心脏病

一、概述

先天性心脏病（congenital heart disease, CHD）是心脏、大血管在胚胎早期发育异常或发育障碍所引起的心血管解剖结构异常的一组先天性畸形疾病。

先天性心脏病的发病率占活产婴儿的 0.7%~0.9%，未经治疗者，20%~30% 可在生后 1 个月内死亡。由于复合畸形或病情严重者常在生后早期夭折，各年龄期所见的先天性心脏病病种有所不同。据国内外资料统计，新生儿期先天性心脏病死亡病例以大动脉转位最多，其次是左心发育不良综合征及导管前型主动脉缩窄。各类先天性心脏病的发病情况以室间隔缺损最多见，其次为动脉导管未闭、房间隔缺损和法洛四联症等。

近年来，先天性心脏病的诊治研究取得很大进展。分子基因学和组织胚胎工程的研究为我们开启了一扇新的大门，利用基因检测对先天性心脏病进行遗传预测或早期诊断也成为可能；胚胎发育和组织工程学的研究为先天性心脏病自愈和同种组织瓣移植等提供了可能。心导管术、选择性心血管造影术、超声心动图、MRI 及多层螺旋 CT 等技术的应用，使先天性心脏病的诊断更精确和便利。通过心导管关闭动脉导管、房间隔缺损及室间隔缺损，应用球囊导管扩张狭窄的瓣膜及血管等技术为先天性心脏病的治疗开辟了新的途径；而体外循环、深低温下心内直视手术的发展及带瓣管道的使用使得大多数常见的先天性心脏病根治术疗效大大提高，对某些复杂心脏畸形也能在婴幼儿期甚至新生儿期进行手术。尤其内外科镶嵌治疗（hybrid procedure）的开展打破了过去心内科和心外科在先天性心脏病治疗中的壁垒，具有重要的里程碑意义。

【病因】

近年来，由于遗传学、胚胎学、生物学、传染病学和代谢性疾病的研究进展，对先天性心脏病的发病原因也有了较多的认识。但迄今为止多数先天性心脏病的病因尚不明确。目前认为先天性心脏病的发生与遗传和环境因素及其交互作用有关。

1. **遗传因素**   由单基因和染色体异常导致的各类先天性心脏病约占总数的 15%，唐氏综合征患儿有近 40% 合并心血管畸形，以房室间隔缺损或房室通道型室间隔缺损最多见；13 和 18 三体综合征多合并室间隔缺损、房间隔缺损和动脉导管未闭畸形；先天性圆锥动脉干畸形的一个特异性遗传学病因是染色体 22q11 区的缺失，估计 4 000 个活产儿中有 1 个发生，最常见于 DiGeorge 综合征，特异的心脏异常有肺动脉闭锁 / 室间隔缺损、法洛四联症、永存动脉干、右室双出口等。

2. **环境因素**   主要是宫内感染，特别是母孕早期患病毒感染（如风疹、腮腺炎、流行性感冒、柯萨奇病毒感染等）。其他如放射线的接触、服用药物史（抗癌药、抗癫痫药等）、代谢紊乱性疾病（如糖尿病）以及妊娠早期酗酒、吸毒等。绝大多数先天性心脏病患者的病因可能是多因素的。

虽然先天性心脏病的病因尚未完全明确，但加强对孕妇的保健，特别是妊娠早期积极预防病毒感染及避免上述一切不利因素，对预防先天性心脏病有积极意义。

【分类】

临床可根据有无持续性发绀分为无发绀型和发绀型两大类，再结合病理解剖与肺血流量情况，可将先天性心脏病分类如下：

1. **左向右分流型（无发绀型）**   在左、右心腔或主、肺动脉间有异常通道，左侧压力高于右侧，左侧动脉血通过异常通道进入右侧静脉血中,引起左向右分流,以室间隔缺损、动脉导管未闭、房间隔缺损最多见。

2. 右向左分流型(发绀型)　右心腔或肺动脉内压力异常增高,或血流通过异常通道流入左心腔或主动脉。以法洛四联症、大动脉转位最多见。

3. 无分流型　左、右两侧无分流,以肺动脉狭窄、主动脉缩窄多见。

【诊断】

1. 首先应先考虑有无心脏病　临床上出现发绀、充血性心力衰竭及粗糙响亮(Ⅲ级以上)的心脏杂音伴震颤等表现,均高度提示心脏疾病的存在。发绀出现在新生儿期应注意与呼吸道、中枢神经系统疾病及血红蛋白异常引起的发绀相鉴别。前两种发绀多因肺部换气不足所致,故吸入100%氧气后发绀可减轻。血红蛋白异常如高铁血红蛋白血症则可通过分光光度比色检查或静脉注射亚甲蓝后发绀缓解而确诊。

2. 应与后天性心脏病鉴别　下列几种情况提示先天性心脏病的可能:

(1)自幼有反复呼吸道感染,活动后气促及生长发育落后等表现。出生后或婴儿期出现响亮的心脏杂音。

(2)体格检查中发现持续发绀伴杵状指(趾)。心脏杂音以胸骨旁左缘最响,肺动脉瓣第二音亢进、减弱或分裂。

(3)心电图示心室肥大及有收缩期或舒张期负荷过重征象等。

(4)X线显示肺充血或肺缺血、主动脉结扩张或缩小、肺动脉段突出或凹陷等。

3. 顺序分段诊断方法　在明确有先天性心脏病后,参照 Van Praagh 提出的顺序分段诊断方法可对先天性心脏病进行诊断。完整的先天性心脏病顺序分段诊断包括心房、心室及大动脉 3 个节段位置异常的判断及房室间、心室大动脉间两个连接异常的判断以及心脏位置及合并畸形的诊断等。

(1)心房位置判断:解剖右心房在右侧,解剖左心房在左侧,称为心房正常位(situs solitus,"S")。少部分人(<1/8 000~1/6 000)的内脏器官呈镜像反位,解剖右心房及肝脏等位于左侧,解剖左心房及胃等位于右侧,称为心房反位(situs inversis,"I")。先天性心脏病患者中,2%~4% 患者的胸腔、腹腔器官呈对称分布,此时两侧心房的形态特点相似,称为心房不定位(situs ambiguus,"A")。若与解剖右心房相似,称为右心房对称位(right atrial isomerism);与解剖左心房相似,称为左心房对称位(left atrial isomerism)。内脏器官呈对称分布的也称为内脏异位症(visceral heterotaxy)。右心房对称位多伴无脾综合征,左心房对称位多伴多脾综合征。

一般情况下,胸腹腔脏器位置与心房位置有较高一致性,可以根据 X 线胸片上肝及胃泡位置确定心房位置正常或反位,如肝及胃泡在正常位置提示心房正位,反之亦然。内脏异位时大多数肝脏为居中,呈水平位,少数仍可呈正常位置或反位。增高电压(100~400kV)的 X 线胸片可显示支气管形态,右侧支气管的特点为自隆突至第一分支间的距离短,与经隆突的中轴线夹角小;而左侧支气管自隆突至第一分支间距离长,与经隆突中轴线的夹角大。一般认为根据支气管形态诊断心房位置较依据腹腔脏器位置推测可靠。窦房结位于上腔静脉与右心房连接处。P 波除极向量有助于确定右心房的位置。心电图检查对心房反位诊断有价值,但不能肯定心房对称位的诊断。二维超声心动图检查可显示腹腔大血管位置及连接关系,间接判断心房位置。

(2)心室位置判断:正常心脏的解剖右心室位于解剖左心室的右侧,以心室右袢(D-loop)表示。如果心室反位,即解剖左心室位于右侧,解剖右心室位于左侧则为心室左袢(L-loop)。

(3)大血管位置判断:主动脉与肺动脉在瓣膜及动脉干水平的相互位置关系与心室大动脉的连接关系并没有必然的联系,不能互相准确地推测。主动脉在肺动脉的右后方为正常位(situs solitus,"S"),主动脉在肺动脉的左后方为反位(situs inversis,"I"),其他尚有主动脉在肺动脉右侧(D)、左侧(L)、前方(A)等。主动脉干与肺动脉干的走行关系可为平行或螺旋状。无论右位或左位主动脉弓,弓的位置均在左、右肺动脉之上。

(4)房室连接诊断：当心房及心室的解剖性质及位置确定后，房室的连接关系即可确定。根据心房位置及心室襻类型相应确定房室连接一致和不一致。心房正常位、心室右襻者为房室连接一致，心房正常位、心室左襻者为房室连接不一致。

(5)心室大动脉连接诊断：心室大动脉连接有4种类型：

1)连接一致：主动脉与左心室连接，肺动脉与右心室连接。

2)连接不一致：主动脉与右心室连接，肺动脉与左心室连接。

3)双流出道：主动脉、肺动脉均与同一心室腔连接。

4)单流出道：可为共同动脉干，或一侧心室大动脉连接缺如（主动脉或肺动脉闭锁）。

(6)心脏位置：心脏在胸腔中的位置与心脏发育有关，特别是在心脏畸形时需要描述心脏位置和心尖指向。心脏的主要部分在左侧胸腔，心尖指向左侧称为左位心(levocardia)；心脏主要部分位于右侧胸腔，心尖指向右侧，称为右位心(dextrocardia)。内脏、心房位置正常而呈右位心的也称孤立性右位心，心房反位而呈左位心的也称为孤立性左位心。心脏位于胸腔中部，心尖指向中线时称为中位心(mesocardia)，很多复杂型先天性心脏病可呈中位心。

(7)合并心脏血管畸形：在绝大部分病例中，因为心脏、心房位置正常，房室连接及心室大动脉连接均正常，合并心脏血管的缺损和畸形为其主要的诊断内容。

(8)先天性心脏病分段诊断方法及命名：Van Praagh分段诊断方法及命名中将心房、心室、大动脉(瓣膜水平)位置3段分别以字母表示，例如正常心脏可以为(S、D、S)即心房位置正常(S)、心室右襻(D)、大动脉位置正常(S)、主动脉位于肺动脉右后方。镜像右位心时则为(I、L、I)即心房反位(I)、心室左襻(L)、大动脉反位(I)、主动脉位于肺动脉左后方，以上各段连接均正常。心房位置正常、心室右襻、主动脉位于肺动脉右前与右心室连接的大动脉转位，为完全性大动脉转位(S、D、D)。

分段诊断概念对推动和提高先天性心脏病诊断和治疗水平发挥了非常重要的作用。分段诊断方法不仅对复杂型先天性心脏病的诊断是必要的，也应该作为所有先天性心脏病诊断的基础。

【鉴别诊断】

先天性心脏病的鉴别诊断见表13-1。

表13-1 先天性心脏病的鉴别诊断

临床表现	X线片	心电图	初步诊断
无发绀	肺充血	右心室大	房间隔缺损
		左心室大	室间隔缺损、动脉导管未闭
	肺血正常	右心室大	肺动脉瓣狭窄、导管前型主动脉缩窄
		左心室大	主动脉瓣狭窄、导管后型主动脉缩窄
发绀	肺充血	右心室大	左心发育不良综合征、完全性肺静脉异位引流、完全性大动脉转位伴室间隔完整
		左心室或双心室大	完全性大动脉转位伴室间隔缺损
	肺缺血	右心室大	法洛四联症、严重肺动脉瓣狭窄
		左心室大	肺动脉闭锁、三尖瓣闭锁

【并发症】

1. **心力衰竭** 多见于婴儿伴有大量左向右分流、肺静脉梗阻及左心室或右心室流出道梗阻性病变等。左向右分流导致肺循环血流量增多，肺充血、肺间质液增多，易并发肺部感染如肺炎等。心力衰竭的发生率取决于分流量的多少及上述病变的严重程度。

2. **感染性心内膜炎** 最常见于室间隔缺损、主动脉瓣狭窄、动脉导管未闭及法洛四联症等，多因各种畸形引起血流改变，高速冲击心血管内膜，病原菌易在该处停留、繁殖而致病。病原菌多数为草绿色链球菌及金黄色葡萄球菌，其他尚有革兰氏阴性杆菌、白念珠菌等。

3. **脑栓塞** 在先天性心脏病中的发生率约为 2%，常见于发绀型先天性心脏病（如法洛四联症、完全性大动脉转位等），多见于婴儿病例。严重缺氧引起代偿性红细胞增多，致使血液黏稠度增高。此外，相对性贫血时，小红细胞的可变形性差也可增加血液黏稠度，易发生栓塞。因腹泻或过度出汗导致脱水时易促使栓塞发生。部分患儿可遗留后遗症如偏瘫、癫痫及智能落后等。

4. **脑脓肿** 发生率约为 5%，绝大多数发生于发绀型先天性心脏病如法洛四联症等。与肺栓塞不同，本病多见于 2 岁以上小儿。脑脓肿可由邻近感染灶（中耳炎、鼻窦炎、面部蜂窝织炎）蔓延引起，也可由血行感染引起。因存在右向左分流，细菌可不通过肺血管床的过滤及吞噬而直接进入大脑。血液黏稠度增高及缺氧可导致组织微小梗死、软化，有利于细菌繁殖、化脓。

5. **咯血** 可见于严重的器质性肺动脉高压及因肺缺血导致侧支循环增生的患儿。

【治疗】

1. **一般治疗** 建立合理的生活制度，并根据具体情况适当参加体力活动以增强体质，按需进行预防接种，注意皮肤及口腔卫生。发绀者应保证足够饮水量。接受扁桃体切除术、拔牙及其他手术者，手术前后应用足量抗生素，以防止感染性心内膜炎的发生。

2. **并发症的处理** 合并肺炎及感染性心内膜炎时宜及早作出诊断，积极控制感染；发生心力衰竭时要及时处理。左向右分流型先天性心脏病常合并慢性心力衰竭，需较长时间应用抗心力衰竭药物治疗。

3. **控制动脉导管的药物治疗**

(1) 吲哚美辛（前列腺素合成酶抑制剂）：可促进早产儿动脉导管关闭。早产儿伴动脉导管未闭合并心力衰竭，经洋地黄、利尿药治疗无效时可试用此药。

(2) 前列腺素 E_1 及 E_2：具有扩张动脉导管的作用，新生儿重症发绀型先天性心脏病大多均依赖动脉导管的开放以维持生命，用药后使肺循环或体循环血流量增加，改善低氧血症与酸中毒，争取在最适宜条件下进行矫治手术。适用于肺动脉闭锁、法洛四联症伴严重型肺动脉狭窄、左心发育不良综合征、导管前型主动脉缩窄等。

4. **经导管介入治疗** 为非开胸矫治方法。应用球囊导管可扩张治疗肺动脉瓣狭窄、主动脉瓣狭窄等。特制的带有金属支架的封堵器经心导管送至心腔，可关闭继发孔型房间隔缺损及室间隔缺损，至动脉导管处可堵闭动脉导管。用球囊导管经卵圆孔至左心房，然后回拉撕裂房间隔组织使之形成或扩大缺损的经导管房间隔造口术，可增加心房水平的分流，为完全性大动脉转位重要的姑息疗法。

5. **外科手术治疗** 手术治疗的先天性心脏病病种范围不断扩大，治疗效果也有显著进步。根据心血管畸形的类型及严重程度，采取不同的手术矫治方法达到根治或姑息治疗的目的。根治性手术包括缺损修补、动脉导管结扎、梗阻（狭窄）解除等。大部分手术均为纠正解剖畸形（如 Switch 术和 Rastelli 术），少数手术则只是恢复正常的生理性循环（如 Mustard 术及 Senning 术）。单心室伴有肺动脉严重狭窄者等难以进行根治手术，可行 Glenn 术和 Fontan 术等姑息手术。心内直视手术均需在体外循环下进行。

【预后】

随着心脏诊断方法及心内、外科治疗技术的进展，目前绝大多数先天性心脏病均能获得明确的诊断和矫正治疗。预后较前有明显的改观，一般取决于畸形的类型和严重程度，手术时机的选择及术前心功能状况，有无合并症等。无分流型或左向右分流型，轻者无症状，心电图和 X 线无异常者，通过手术矫正，预后较佳；若已产生严重肺动脉高压，导致双向分流者预后较差。右向左分流或复合畸形者，病情较重时应争取早日手术。

二、房间隔缺损

房间隔缺损（atrial septal defect, ASD）是先天性心脏病中较常见的,占先天性心脏病总数的7%~15%。其系在胚胎发育过程中,心房间隔发育不良、吸收过度或心内膜垫发育障碍,导致两心房之间存在通道（正常卵圆孔不闭合,并不引起左向右分流,故不能称为缺损）。女性较常见,男女比率约为1:2。

【病理解剖】

按胚胎发育及病理解剖部位不同,分为4型（图13-5）。

1. **继发孔型**　约占70%,为第一房间隔吸收过多或第二房间隔发育障碍所致,缺损大小不等,多为单个,部分可为多个或筛孔状。

2. **原发孔型**　占5%~10%,位于房间隔下部、房室交界处,由于心内膜垫发育障碍未与第一房间隔融合所致。如合并二尖瓣前叶裂缺,又称不完全或部分房室间隔缺损。

3. **静脉窦型（上、下腔静脉型）**　占房间隔缺损的5%~10%,缺口位于卵圆窝后方,其缺口仅在前下有间隔组织,后方为右房的游离壁,上方为骑跨左右房的上腔静脉开口,骑跨过度可引起青紫。右肺的上叶或全右肺静脉与上腔静脉的下部或上腔与右房交界部相连,80%有部分性肺静脉异位连接。偶有缺口在后下近下腔静脉开口,使下腔静脉血与左右房相通。

4. **冠状静脉窦型**　非常少见。房间隔本身完整无缺,只有冠状静脉窦与左心房之间无间壁。所以,左心房血可由冠状静脉窦与右心房相交通,也称为"无顶"（unroofing）冠状窦。

以下主要介绍继发孔型房间隔缺损。

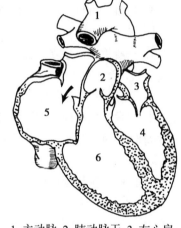

1. 主动脉;2. 肺动脉干;3. 左心房;
4. 左心室;5. 右心房;6. 右心室。

图13-5　房间隔缺损

【病理生理】

小儿刚出生或婴儿期时,右心室较肥厚,顺应性差,右心房压力仍可能超过左心房,可因心房水平右向左分流出现暂时性发绀。随着肺小动脉阻力逐渐下降,肺循环血量增加,左心房压力大于右心房,出现左向右分流。分流量大小与缺损大小、两侧心房间压差及两侧心室的顺应性有关。生后初期左、右心室壁厚度相似,顺应性也相似,故分流量不多。随着年龄增长,肺血管阻力、右心室压力下降,右心室壁较左心室壁薄,右心室充盈阻力也较左心室低,故分流量增加。其血流动力学变化如图13-6所示。

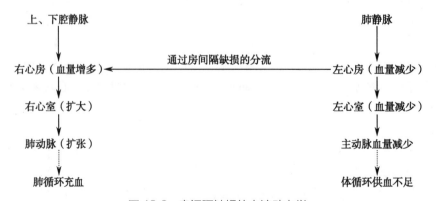

图13-6　房间隔缺损的血流动力学
实线箭头示血流方向,虚线箭头示病理改变。

【临床表现】

1. 临床症状　严重程度与缺损大小、有无合并其他畸形有关。缺损小者常无症状,活动量正常;缺损大者症状发生较早,并随着年龄增长而更明显。由于分流量大使体循环缺血,临床上表现为体形瘦长、面色苍白、指(趾)细长、易感疲乏。因肺循环血流增多使肺充血,易有呼吸道感染,活动时易气促。严重者早期发生心力衰竭。原发孔型缺损或共同心房者症状出现早且严重,进展快。

2. 体格检查　多数在婴幼儿期无明显体征,2~3 岁后心脏增大,心前区隆起,心尖搏动向左移位呈抬举性搏动,一般无震颤,少数大缺损分流量大者可出现震颤。由于分流量增大,大量的血流通过正常肺动脉瓣,形成相对性肺动脉瓣狭窄,在胸骨左缘 2~3 肋间可闻及 Ⅱ~Ⅲ 级收缩期喷射性杂音。当肺循环血流量超过体循环达 1 倍以上时,在胸骨左缘 4~5 肋间可出现三尖瓣相对狭窄的短促与低频的舒张中期杂音,吸气时更响,呼气时减弱。肺动脉瓣区第二心音亢进,伴宽且不受呼吸影响的固定性分裂,为收缩时右心室射血时间延长,肺动脉瓣关闭更落后于主动脉瓣所致。若合并肺动脉高压者,可在肺动脉瓣区听到第二心音亢进和收缩早期喀喇音。若为原发孔型缺损伴二尖瓣裂缺,在心尖部可听到全收缩期吹风样杂音,并向腋下传导。

【辅助检查】

1. X 线检查　心脏外形轻至中度扩大,以右心房、右心室增大为主,肺门血管影增粗,肺动脉段凸出,肺野充血明显,主动脉结缩小。透视下可见肺门处肺动脉总干及分支随心脏搏动而一明一暗的"肺门舞蹈征",心影略呈梨形(图 13-7)。

2. 心电图　多有右心室容量负荷过重的表现,典型表现为电轴右偏(心电向量图额面平均轴在 +90°~+150°)和不完全性或完全性右束支传导阻滞(V_{3R} 及 V_1 呈 rSr' 或 rsR' 图形),后者可能为室上嵴肥厚和右心室扩张所致。部分病例尚有右心房和右心室肥大。原发孔型缺损的病例常见电轴左偏及左心室肥大、一度房室传导阻滞等。

3. 超声心动图　二维超声可显示房间隔连续中断位置、大小。多普勒彩色血流显像可观察到分流的位置、方向,且能估测分流的大小。三维超声可直接显示并从任意角度观察 ASD 的立体形态、大小、数量、部位及与周围组织(房室瓣、主动脉根部、上腔静脉、下腔静脉、冠状窦)的空间关系,进行准确测量,还可动态观察缺损在整个心动周期中的形状变化。

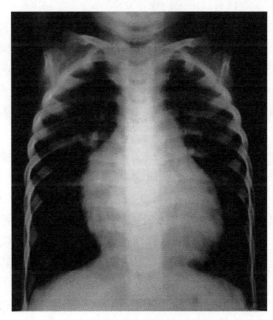

图 13-7　房间隔缺损的 X 线胸片表现

4. 心导管检查及心血管造影　右心导管检查可发现右心房血氧含量高于上、下腔静脉平均血氧含量 1.9% 容积以上,心导管可通过缺损口由右心房进入左心房。通过右心导管可测量各部位压力及计算分流量和肺动脉阻力。心导管检查及心血管造影目前已不作为首选。一般如临床表现典型,X 线片、心电图检查结果符合,经超声心动图检查确诊者,术前可不必做心导管检查。

【诊断和鉴别诊断】

典型临床表现者依据 X 线片、心电图、超声心动图和心导管检查可以作出诊断,但需注意与室间隔缺损、肺动脉瓣狭窄、动脉导管未闭、部分性肺静脉异位引流入右心房、原发性肺动脉高压和生理性杂音等相鉴别。

【治疗】

1. 手术治疗

(1)适应证:凡 X 线片与心电图有异常,右心导管检查计算分流量已达肺循环血流量 40% 以上,左向右分流 $Q_p:Q_s \geq 1.5$ 时即可造成右心室的容量负荷过重,或临床上已有明显症状者,应尽早施行手术。手术时应注意在心房内探查,如发现有部分肺静脉畸形回流,可一并予以纠正。对分流量较小而无心脏增大或症状表现的患儿,可以临床观察。

合并有心内膜炎者应在感染控制后的 3~6 个月考虑手术治疗,合并有心力衰竭的患儿应先内科治疗,控制心力衰竭,待病情平稳后再行手术治疗,但如果内科治疗效果不显,应争取尽早手术。

(2)禁忌证:若患儿平静时 $Q_p:Q_s \leq 1.5$,甚至出现了右向左分流,即出现艾森门格综合征,为手术相对禁忌证。年龄大或合并瓣膜疾病并不是手术禁忌证。

(3)手术方法:可在体外循环下经胸前或腋下切口行开胸直视手术,进行房间隔缺损修补术。

2. 右胸部小切口房间隔缺损封堵术

(1)适应证:缺损边缘至上、下腔静脉,冠状静脉窦、右上肺静脉之间距离 ≥ 5mm,至房室瓣距离 ≥ 7mm。

(2)手术方法:部分房间隔缺损可行经胸小切口封堵。其优点是创伤小,恢复快,没有年龄或体重限制,目前在很多心脏中心已经开展。

3. 手术并发症

(1)外科手术治疗并发症

1)心律失常:少数患儿术后出现传导阻滞、房颤或室上性心动过速,多数经过处理后能自行恢复正常心律。

2)残余分流:小的残余分流无血流动力学意义,术后临床症状改善者可不予处理。若误将下腔静脉瓣当作缺损下缘修补 ASD 造成右向左分流者,应及时再次手术。

3)急性左心衰竭:缺损大者,左心发育差,若术后输血输液过快易造成左心容量负荷过重而发生急性肺水肿。

4)低心排综合征:多见于术前心功能差,年龄大伴有重度肺动脉高压的患者。术前应积极控制心力衰竭,改善心肌功能,术中尽量缩短阻断时间。

(2)介入治疗并发症

1)冠状动脉气栓:气体通过左心房 - 左心室 - 主动脉 - 右冠状动脉。患者出现急性冠状动脉栓塞的表现,需予以对症处理,如含服硝酸甘油、吸氧、静脉予以扩血管药物等,待患者临床症状消失、心电图正常后可继续手术,否则应停止手术,对患者进行抢救。

2)封堵器脱落:需立即进行开胸手术或通过介入方法取出封堵器。

3)心脏压塞:多由于操作不当造成心脏损伤出血,是比较严重的并发症,若未及时发现或处理不当将危及患者生命,应立即行心包穿刺引流。

4)血栓形成:多由于术中、术后抗凝药物使用不当造成,主要通过对症处理。但需要注意,应警惕患者是否合并有颅脑出血的可能。

【预后】

部分小型继发孔型 ASD 可于 6 岁内自然闭合。缺损越大分流量越大,出现症状越早。偶尔婴儿发生严重充血性心力衰竭甚至死亡。极少数后期可能发生肺血管梗阻性疾病,肺血管阻力显著增加,肺动脉高压严重,出现右向左分流,临床上出现发绀,不宜进行手术治疗。继发孔型 ASD 并发细菌性心内膜炎者少见。

三、室间隔缺损

室间隔缺损（ventricular septal defect，VSD）为心室间隔在胚胎发育过程中发育不全所致，是先天性心脏病中最常见的一种，占总数的 30%~50%。可单独存在，也可与其他畸形并存，发绀型先天性心脏病能存活者约 50% 伴 VSD。

【病理解剖】

缺损可发生在室间隔的任何部位（图 13-8、图 13-9）。根据缺损的位置可分为①膜周型 VSD：最多见，占 60%~70%，位于室间隔膜部并累及邻近的肌部室间隔，根据缺损的延伸方向又可分为膜周流入道型、膜周小梁部型及膜周流出道型，大型缺损可有向 2 个或以上部位延伸，称为膜周融合型。②肌部型 VSD：占 15%~25%，膜部完整。根据所在部位再分为肌部流入道型、肌部小梁部型及肌部流出道型，后者有肌肉与肺动脉瓣分隔。③双动脉下型 VSD：亦称为肺动脉瓣下型，占 3%~6%，但在东方人群中发生率可达 29%，其主要特征是在缺损的上缘为主动脉与肺动脉瓣环的连接部，圆锥部室间隔发育差或缺如，主动脉瓣脱垂可以减少左向右分流，但容易导致主动脉瓣反流。在部分膜周型 VSD，尤其是膜周流入道型 VSD，可见衍生自三尖瓣的纤维组织黏附于缺损边缘，形成假性室隔瘤，使缺损变小或完全阻止分流而达到自然闭合。缺损多数为单个，也可多发。可合并 ASD、动脉导管未闭或主动脉缩窄等。

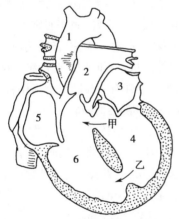

1. 主动脉；2. 肺动脉干；3. 左心房；4. 左心室；5. 右心房；6. 右心室。甲：间隔膜部缺损；乙：间隔肌部缺损。

图 13-8 室间隔缺损

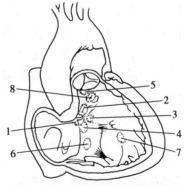

1. 膜部；2. 膜周流出道；3. 膜周小梁；4. 膜周流入道；5. 肺动脉下；6，7，8. 肌部。

图 13-9 室间隔缺损位置

【病理生理】

由于胚胎期肺小动脉肌层厚、管腔小、阻力大，在新生儿期很少发生大量左向右分流而出现症状，随着肺动脉压力和阻力下降，大型 VSD 的足月婴儿多在 2~6 个月出现心功能不全症状。早产儿因肺小动脉壁较薄，肺血管阻力降低较迅速，早期可发生大量左向右分流导致心力衰竭。

左向右分流量取决于缺损大小、肺血管阻力及两侧心室压力差。左向右分流必导致肺血流量增加，左心室容量负荷增加，同时减少左心排血量。小型缺损（Roger 病，缺损直径 <5mm，或缺损约为主动脉横切面积的 1/4）左向右分流量少，左、右心室仅容量稍增加而压力正常，心脏与血管大小可正常。中型缺损（缺损直径 5~10mm，或缺损约为主动脉横切面积的 1/2）肺血流量可超过体循环的 1~2 倍，肺动脉及肺小血管血流量增加，回流至左心房及左心室的血量也增多，导致左心房、左心室肥大。大型缺损（缺损直径 >10mm，或缺损超过主动脉横切面积的 1/2）肺小血管阻力未显著增高时，肺血流量可超过体循环的 3 倍以上，早期出现左心房、左心室、肺动脉扩大。由于肺循环量持续增加，肺小动脉痉挛收缩产生动力性高压,导致右心室肥大,后期可致肺小动脉内壁增生,管腔变小,甚至完全梗阻,形成器质性肺动脉高压,左向右分流减少,出现双向分流,或右向左分流,即为艾森门格综合征。血流动力学变化如图13-10所示。少数肺小动脉因生后持续维持肌层增厚现象,故在婴儿期即出现肺动脉高压。

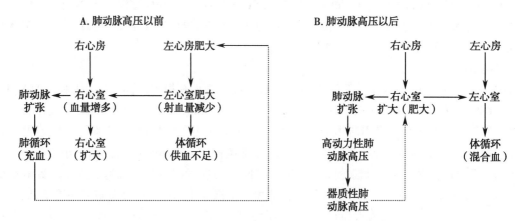

图 13-10　大型室间隔缺损的血流动力学变化
实线箭头示血流方向,虚线箭头示病理改变。

【临床表现】

取决于缺损大小、肺血流量及压力高低。小型缺损,分流量较小,多无临床症状。中型缺损在婴儿期即可出现症状。大型缺损于出生1~2个月后,即可出现呼吸急促、多汗,吸奶时常因气促中断,体重增加缓慢,面色苍白。伴慢性左心功能不全时,经常夜间烦躁不安,有"哮喘"样喘鸣声。幼儿常有呼吸道感染,易患肺炎。年长儿可出现消瘦、气短、心悸、乏力等症状。有时因扩张的肺动脉压迫喉返神经,引起声音嘶哑。晚期(多见于儿童或青少年期)或缺损很大且伴有明显肺动脉高压者,可出现右向左分流,呈现发绀并逐渐加重。若缺损随年龄增长而缩小,症状亦随之而减轻。

体格检查:心尖搏动增强并向左下移位,心界向左下扩大,典型体征为胸骨左缘3~4肋间有Ⅲ~Ⅴ级响亮粗糙全收缩期杂音,向心前区传导伴震颤。若缺损极小或即将关闭时,杂音可为短促高音调的啸音;若分流量大时,心尖部可有二尖瓣相对狭窄的隆隆样舒张期杂音。肺动脉瓣第二心音亢进。合并严重的肺动脉高压时,肺动脉瓣区有相对性肺动脉瓣关闭不全的舒张期杂音,原VSD的收缩期杂音可减弱或消失,震颤也可不明显。肺动脉瓣第二心音呈单一金属音。

【辅助检查】

1. **X线检查**　小型缺损心影多无改变,或只有轻度左心室增大或肺充血。中型缺损心影有不同程度增大,以左心室为主。大型缺损时心影中度或重度增大,以左心室为主或左、右心室及左心房均增大,肺动脉段若凸出明显,则提示肺动脉高压。主动脉结较小,缩小程度与分流量成反比。肺野充血,肺门血管影增宽,肺纹理增粗增多(图13-11)。若有器质性肺动脉高压则表现为肺门血管影虽增粗,但肺野外侧带反而清晰,肺血管阴影有突然中断现象(肺门截断现象),心影反比以前稍有缩小。

2. **心电图**　小型缺损,心电图可正常或表现为轻度左心室肥大。大型缺损,心电图变化随肺血管阻力大小而不同。①肺血管阻力正常,肺血流量增多时,心电图示左心室舒张期负荷加重,左心室肥大,如

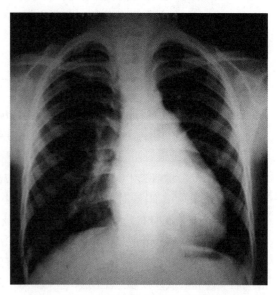

图 13-11　室间隔缺损的X线胸片表现

V_1 呈 rS 形,S_{V1} 波深,$V_{5,6}$ 呈 qRs 形,$R_{V5,6}$ 波高大,T_{V5} 高尖对称。②肺动脉中度高压,肺血流量明显增多时,心电图示双心室肥大,V_3、V_4 的 R 波与 S 波均高大,V_6 示深 Q 波及大 R 波,$T_{V5,6}$ 高尖对称或同时伴有 V_1 呈 rsR′ 的右心室肥大图形。③肺动脉高压,肺血流量减少时,心电图示右心室肥厚,V_1 呈 rsR′ 型,R′ 波极大,V_5 有深 S 波而 R_{V6} 振幅较前降低,T_{V1} 可能转为直立。

3. 超声心动图 二维超声可直接显示缺损,有助于缺损大小及部位的诊断。多普勒超声由缺损右室面向缺损处追踪可探测到最大湍流。多普勒彩色血流显像可直接见到分流的位置、方向和区别分流的大小,其对肌部缺损及多发性缺损的诊断较为敏感。三维超声可直面 VSD,从任意角度观察,准确评估缺损大小、形状、位置及毗邻关系,为介入或外科手术提供更为详细的信息。

4. 心导管检查及心血管造影 临床上已不作为首选。右心室水平血氧含量高于右心房 0.9% 容积以上,小型缺损增高不明显。偶尔导管可通过缺损到达左心室。依分流量的多少,肺动脉或右心室压力有不同程度的增高。伴有右向左分流的患者,动脉血氧饱和度降低。肺动脉阻力显著高于正常值。对多发性 VSD 或合并主动脉、主动脉弓等畸形者,可行选择性左心室造影进一步明确诊断。

【并发症】

VSD 易并发充血性心力衰竭、肺水肿、感染性心内膜炎等。

1. 充血性心力衰竭与肺水肿 婴儿期大型缺损由于经常有大的左向右分流,左心回流血量增多,可导致左心房、左心室扩大,压力增高,进而使肺静脉压力增高,肺间质液生成增多。肺间质组织水肿,肺顺应性减低,患儿呼吸变快而浅。再发展则导致淋巴管回流受阻,出现肺水肿及心力衰竭。

2. 感染性心内膜炎 大型缺损约 5% 发生此并发症。心内膜赘生物常位于 VSD 边缘或右心室壁血流喷射口处,少数在右心室漏斗部。二维超声能见到赘生物。

3. 肺血管病变 多发生于大型缺损伴肺血流量超过体循环 2 倍以上者。

4. 漏斗部肥厚 大型缺损患者约 20% 可有继发漏斗部肥厚,使左向右分流量减少,甚至引起右向左分流,似法洛四联症。

5. 主动脉瓣关闭不全 有些 VSD 如肺动脉瓣下型可合并主动脉瓣叶脱垂,导致关闭不全。

【诊断和鉴别诊断】

根据典型体征、X 线片、心电图、超声心动图及心导管等检查可以确诊。但需注意当本病合并有动脉导管未闭时,后者的杂音往往被 VSD 的响亮杂音所掩盖,而易于漏诊。此外,尚需与肺动脉狭窄、原发孔型 ASD、梗阻性肥厚型心肌病、动脉导管未闭、主动脉窦瘤破入右心、主肺动脉缺损等疾病相鉴别。

【治疗】

1. 内科治疗 主要防治感染性心内膜炎、肺部感染和心力衰竭。通过给予洋地黄、利尿药,限制盐分摄入和 / 或降低后负荷,以及积极处理呼吸道感染等能够使患儿心力衰竭得到控制,并保证其正常生长发育。

2. 介入治疗 经皮导管介入封堵治疗目前被认为是有效和相对安全的,大部分病例预后良好,少数病例术后可出现传导阻滞和瓣膜损伤。因此,须严格把握好介入治疗的指征。

3. 外科治疗 一般采用体外循环、心内直视下手术修补。

(1)手术适应证

1)膜部小型 VSD:X 线与心电图正常者,左向右分流量小,可随访观察;因有潜在发生细菌性心内膜炎的危险,如在随访过程中不能自然闭合,可在 2~6 岁手术。

2)中型 VSD:临床上无症状者,宜在 1~3 岁时行心内直视下手术修补;6~12 个月婴儿,即便心力衰竭能控制,但如果肺动脉压力持续增高,大于体循环动脉压的 1/2,或 1 岁以后肺循环量与体循环量之比 >2:1,亦应及时手术修补。

3)小婴儿大型 VSD:大量左向右分流伴心脏明显增大,反复肺炎、心力衰竭或生长缓慢,特别是发生内科难以控制的充血性心力衰竭者,宜早期最迟 6 个月内行手术修补,防止心肌损害和不可逆性的肺血管病变产生。

4）大型 VSD 伴有动脉导管未闭或主动脉缩窄：持续性充血性心力衰竭、反复呼吸道感染、肺动脉高压及生长发育不良者，一旦确诊应及早根治。

5）肺动脉瓣下型 VSD：自愈倾向低，且易主动脉瓣右窦脱垂并关闭不全，此类患儿宜在 1 岁内及时手术治疗。

（2）手术禁忌证：具备第 5）项，并有 1）~4）项一项以上者，可列为手术禁忌。

1）静止和轻度活动后出现发绀，或已有杵状指（趾），吸氧下经皮血氧饱和度在 90% 以下。

2）缺损部位的收缩期杂音消失，代之以因肺动脉高压产生的 P_2 亢进或肺动脉瓣关闭不全的舒张期杂音（Graham Steell 杂音）。

3）动脉血氧饱和度明显降低（<90%）；或静止时为正常临界水平，稍加活动即明显下降。

4）超声多普勒检查，示心室水平呈以右向左为主的双向分流或右至左（逆向）分流。

5）右心导管检查，示右心室压力与左心室持平或反而高出；肺总阻力 >10Wood 单位；肺循环与体循环血流量比值 <1 : 2；或肺循环阻力 / 体循环阻力比值 >0.75。婴幼儿手术指征应适当放宽。

（3）外科微创封堵手术方法：食管超声引导下小切口 VSD 封堵术是近几年来新兴的一种手术方式。其具有创伤小、恢复快、不受 X 线辐射、不经过外周血管、可避免血管损伤、一般不需要输血等优点，更适合婴幼儿室间隔缺损修补。

1）适应证：①年龄通常 ≥ 3 月龄；②有血流动力学异常的单纯膜周 VSD，1 岁以内者 VSD 直径 4~8mm；③有血流动力学异常的单纯肌部 VSD，直径 >3mm 和多发肌部 VSD；④干下型 VSD 不合并明显主动脉瓣脱垂者，1 岁以内者 VSD 直径 <6mm；⑤外科手术后残余分流；⑥心肌梗死或外伤后室间隔穿孔。

2）禁忌证：①对位不良型 VSD；②隔瓣后房室通道型 VSD；③巨大 VSD；④重度肺动脉高压伴双向分流，或合并明显主动脉瓣脱垂、伴主动脉瓣中度以上反流者；⑤感染性心内膜炎，心腔内有赘生物；⑥合并需要心肺转流术（cardiopulmonary bypass，CPB）外科手术纠正的其他心血管畸形，但并不包括合并 VSD 的复杂畸形需要利用该技术缩短 CPB 和阻断时间等的情形；⑦合并肝肾功能异常、出血性血液系统疾病、心功能不全等。

【预后】

膜周部和肌部小型 VSD（直径 <5mm）有自然闭合的可能（占 20%~50%），一般发生于 5~6 岁以前，尤其是 1 岁以内。大型膜周部和肌部 VSD 及肺动脉瓣下型 VSD 均难以自然闭合，后者且容易发生主动脉瓣脱垂，均建议尽早手术。

四、动脉导管未闭

动脉导管未闭（patent ductus arteriosus，PDA）较多见，占先天性心脏病总数的 9%~12%。女性发病较多，男女之比为 1 :（2~3）。

【病理解剖】

动脉导管在出生后 10~15h 出现功能性闭合，多数在生后 1~12 个月可形成解剖闭合。对于足月新生儿，动脉导管通常会在出生后 72h 内自行闭合，如果超过正常自行闭合期后导管仍保持开放，则称为 PDA。PDA 的肺动脉端在肺总动脉与左肺动脉连接处，主动脉端在主动脉弓降部左锁骨下动脉起始部远端（图 13-12），有管型、漏斗型、窗型、哑铃型和动脉瘤型 5 种，后 2 种少见。可合并其他畸形如肺动脉狭窄、主动脉缩窄、VSD、大动脉转位等。

【病理生理】

由于体循环压力始终高于肺循环压力，体循环血液在收缩期及舒

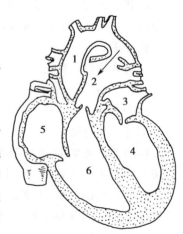

1. 主动脉；2. 肺动脉干；3. 左心房；4. 左心室；5. 右心房；6. 右心室；箭头表示动脉导管未闭。

图 13-12　动脉导管未闭

张期都通过动脉导管由主动脉分流入肺动脉,分流量的大小取决于主、肺动脉之间的压力差、动脉导管的直径与长度及体、肺循环之间的阻力差。因左向右分流,肺循环量增加,造成肺动脉扩张及压力增高,回流到左心房及左心室的血量增加,导致左心室肥大甚至左心衰竭。因分流使体循环血容量减少,周围动脉舒张压降低,出现脉压增宽。血流动力学改变如图 13-13 所示。肺循环血流量增加,使压力升高,致右心室收缩期后负荷增加,导致右心室逐渐肥大。如果肺循环持续高压,可引起肺小动脉壁肌层及内膜组织改变,形成器质性即梗阻性肺动脉高压。当肺动脉压力与体循环压力接近时,在轻微活动或哭吵时出现发绀。若肺动脉压力超过主动脉,安静时亦出现发绀(艾森门格综合征),此时低氧饱和度的肺动脉血经未闭动脉导管进入降主动脉,双下肢较左上肢、右上肢发绀更为明显,称为差异性青紫。

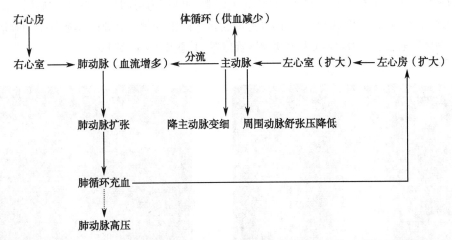

图 13-13　动脉导管未闭的血流动力学变化(未发生器质性肺动脉高压前)
箭头示血流方向,虚线箭头示病理改变。

【临床表现】

与分流量大小及肺动脉压力高低有关。小到中等的导管,分流量小使肺动脉压力正常或轻度增高者,往往无症状,多在体检或因其他疾病就诊时发现。部分患儿可有活动后疲乏、气急、多汗等现象。导管粗大、分流量较大者,除上述症状外,患儿体型一般较瘦长,面色苍白,易发生反复呼吸道感染或充血性心力衰竭。由于扩大的肺动脉或左心房压迫喉返神经,少数患儿可出现声音嘶哑。当肺血管发生器质性病变时,分流量减少或呈双向分流,患儿可出现短期的症状改善,但随后在轻度活动后即出现气短及发绀。

典型的动脉导管未闭病例可见心前区隆起,心尖搏动弥散,在胸骨左缘第 2 肋间可闻及响亮的连续性杂音,并向左上颈背部传导,伴有收缩期或连续性细震颤。出现肺动脉高压后,可能仅闻及收缩期杂音,肺动脉瓣第二心音亢进,肺动脉瓣可有相对性关闭不全的舒张期杂音。肺循环量超过体循环量 1 倍时,心尖区可闻及二尖瓣相对狭窄的低频率短促舒张中期杂音。大多数患儿均有脉压增宽(往往 >40mmHg)及周围血管征,包括颈动脉搏动增强、脉压加大、水冲脉、毛细血管搏动、枪击音及杜氏征等,对诊断有帮助。

在肺血管阻力增加或婴儿期肺动脉压力相对较高时,主动脉与肺动脉之间压力差仅发生于收缩期,此时仅能听到单纯收缩期杂音,易误诊为 VSD。此外,在合并有其他畸形如 ASD、VSD、肺动脉瓣狭窄时,杂音也往往不典型。

早产儿病例出现症状较早,心脏杂音为收缩期杂音而无典型的连续性杂音。大量左向右分流可导致左心衰竭(可表现为呼吸暂停或心动过速发作)、坏死性肠炎。

【辅助检查】

1. X 线检查　心脏大小与分流量直接有关。分流量小者,心影正常。分流量大者,多见左心室增大(左心房亦可增大),主动脉结增宽,可有漏斗征,肺动脉段凸出、肺门血管充盈、双侧肺野有轻至重度充血(图 13-14)。严重病例呈双心室肥大。婴儿期可无主动脉结增宽的特征。

　　2. **心电图**　分流量小者心电图可正常；分流量中度者，左心房大，左心室高压或左心室肥厚，R_{V5}、R_{V6} 高大，Q_{V5}、Q_{V6} 增深，T_{V5}、T_{V6} 高尖对称。分流量大或肺动脉压较高时，双心室肥大，电轴可正常或左偏，V_3、V_4 的 R 波与 S 波均高大。肺动脉压力与体循环压力相等时，电轴可右偏。

　　3. **超声心动图**　左心房、左心室增大，主动脉增宽。二维超声可直接显示未闭动脉导管管径与长度。彩色多普勒可显示分流的方向和大小。二维超声心动图结合彩色多普勒超声是目前最常用的无创诊断技术。

　　4. **心导管检查及心血管造影**　典型的 PDA 一般可不必作心导管检查，只是在确诊困难时选用。通常肺动脉平均血氧含量高于右心室 0.5% 容积以上，肺动脉压力可超过右心室。肺动脉压力有不同程度增高，有时心导管可自肺动脉通过未闭动脉导管进入降主动脉。必要时作逆行主动脉造影，可见主动脉与肺动脉同时显影，并能明确未闭动脉导管位置、形态及大小(图 13-15)。

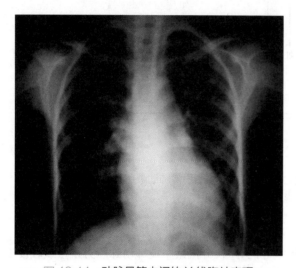

图 13-14　动脉导管未闭的 X 线胸片表现

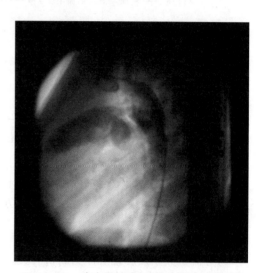

图 13-15　动脉导管未闭造影(经降主动脉)

【**诊断和鉴别诊断**】

　　根据典型杂音、X 线片、心电图常可作出诊断。超声心动图及右心导管检查能进一步明确畸形部位、形态及大小。但需注意与主肺动脉隔缺损、主动脉窦瘤破入右心、VSD 伴主动脉瓣关闭不全等能引起连续性杂音或双期杂音的疾病进行鉴别。几种常见的左向右分流型先天性心脏病的共同点与鉴别见表 13-2。

表 13-2　几种左向右分流型先天性心脏病的鉴别诊断

特点	房间隔缺损	室间隔缺损	动脉导管未闭
症状	喂养困难，发育落后，乏力，活动后出汗，气急，晚期出现肺动脉高压时有发绀	同左	同左
心脏体征	第 2、3 肋间 Ⅱ~Ⅲ 级收缩期吹风样杂音，传导小，无震颤，P2 呈固定分裂	第 3、4 肋间 Ⅱ~Ⅴ 级粗糙全收缩期杂音，传导广，伴或不伴震颤，P2 可亢进	第 2 肋间 Ⅱ~Ⅳ 级连续性机器样杂音，向颈部传导，伴或不伴震颤，P2 可亢进
胸片 X 线表现	右心房、右心室增大，肺野充血	左心室增大，左心房、右心室可增大，肺野充血	左心室增大，左心房可增大，肺野充血

续表

特点	房间隔缺损	室间隔缺损	动脉导管未闭
超声心动图	房间隔回声中断且有穿隔血流；右心房、右心室增大，肺动脉增宽	室间隔回声中断且有穿隔血流；左心室增大，肺动脉增宽	左肺动脉起始部与降主动脉之间有异常通道相贯通，且可测及收缩期和舒张期连续性湍流血流频谱；左心室增大，肺动脉增宽
心电图	右心室肥大，不完全性右束支传导阻滞	正常或左心室肥大，右心室可肥大	左心室肥大，左心房可肥大

【治疗】

1. 内科治疗 防治呼吸道感染、心力衰竭及感染性心内膜炎。

(1) 药物治疗：多用于早产儿或新生儿早期 PDA，可用吲哚美辛 0.2~0.3mg/kg 或阿司匹林 20mg/kg，每天 4 次口服，以抑制前列腺素合成，促使动脉导管闭合。

(2) 介入治疗：管型或漏斗型 PDA 多可介入封堵治疗，常用 Amplatzer 蘑菇伞及弹簧圈封堵。介入指征为：体重 >4kg，合并左心房和 / 或左心室扩大；存在肺动脉高压，肺血管压力 (PAP) < 体循环压力的 2/3 或肺血管阻力 (PVR) < 体循环血管阻力 (SVR) 的 2/3 时均可行介入治疗。

2. 外科治疗 分为手术结扎与切断缝合手术。手术最佳年龄为 1~6 岁。1 岁以内反复肺炎不能控制者可提前手术。动脉导管未闭合并感染性心内膜炎者，应在感染完全控制后数个月施行手术，对无法控制者，也可在大剂量抗生素的治疗下关闭动脉导管。新生儿或早产儿因动脉导管未闭致不能脱离呼吸机，经吲哚美辛等治疗无效者可行亚急诊导管结扎术。

(1) 导管直径在 1cm 以下，无中度以上肺动脉高压的婴幼儿，可结扎未闭的动脉导管，但有发生再通及假性动脉瘤形成可能。

(2) 动脉导管切断缝合术，可避免术后导管再通，或结扎线切透管壁发生动脉瘤的危险，适合于成人、较粗大动脉导管和并发严重肺动脉高压患者。

(3) 体外循环下经肺动脉闭合动脉导管，适用于巨大动脉导管，合并重度肺动脉高压或其他心内畸形者。

手术并发症：①术中大出血：是最严重的一种手术并发症。主要和肺动脉高压引起的血管改变，导管内膜炎致使导管组织脆弱及术中操作不当等有关。如术后胸腔引流进行性增多伴血块、血流动力学不稳定，需立即剖胸探查止血。②高血压：是婴幼儿术后常见并发症，原因与术后体循环血容量增加和神经反射有关。术后应限制液体输入，可口服降压药，必要时用硝普钠静脉滴注。③喉返神经损伤：表现为术后声音嘶哑，饮水呛咳。其一可能由于术中过分牵拉引起，多为暂时性损伤，1~2 个月可恢复。其二为手术误切断，则需右侧喉返神经代偿，恢复时间较长。④膈神经损伤：为术后早期少见并发症，婴幼儿多见。双侧均可发生，但左侧多见，致左侧膈肌上抬，有自行恢复可能，如不恢复，必要时行膈肌折叠术。⑤术后乳糜胸：系损伤胸导管所致，经胸腔穿刺或闭式引流，营养支持，多数 1~4 周能自愈，少数需再次手术结扎胸导管。⑥导管再通：由于结扎线松脱、管壁撕裂或动脉瘤形成所致导管再通。结扎线松脱者，一般发生在手术当天或术后第 1 天，应在 1~2 周内需再次手术。其他原因须根据临床情况，择期二次手术。⑦肺部并发症：包括肺不张、胸腔积液和气胸，与术中肺部受压、胸膜损伤、没有及时吸痰等有关。⑧当导管粗大或肺动脉移位时，尤其是新生儿或婴儿，手术可能误扎降主动脉或左肺动脉。术后观察足背动脉搏动、下肢动脉血压和氧饱和度，可疑者行超声心动图检查，一经确认需立即再次手术处理。

【预后】

自然预后与分流量大小及并发症有关。分流量大者，早期容易发生充血性心力衰竭，晚期可致梗阻性肺动脉高压。常见并发症为感染性心内膜炎。分流量小者可无症状，预后良好。手术患儿如合并严重肺动脉高压，有双向分流，以右向左分流，年龄在 2 岁以上者，术后恢复差，死亡率高。早产儿因与早产有关的并发症而影响其预后。但近年来由于诊断水平与心内、外科技术不断提高,早期介入或手术治疗预后均良好。

五、肺动脉狭窄

肺动脉狭窄(pulmonary stenosis,PS)系指肺动脉出口处狭窄,造成右心室排血受阻,按狭窄部位不同可分为肺动脉瓣狭窄、肺动脉瓣下狭窄(即漏斗部狭窄)及肺动脉瓣上狭窄,包括肺动脉总干和/或分支狭窄。其中以单纯肺动脉瓣狭窄最常见,约占本病的90%。单纯肺动脉瓣狭窄的发病率占先天性心脏病的7%~18%,男女发病率相似。

【病理解剖】

1. **瓣膜型**　最多见,3个半月瓣在交界处融合使瓣孔狭窄,形成圆顶状狭窄的瓣孔多位于中央,瓣膜增厚。部分病例呈二瓣融合畸形,或发育不良(瓣膜黏液样病变,或肺动脉瓣环狭窄)。漏斗部及右心室肌肉肥厚,使右心室腔变小,严重者心肌缺血、坏死。肺动脉总干呈狭窄后扩张,并可延伸至左肺动脉(图 13-16)。

2. **瓣下型**　整个右心室漏斗部肌肉增厚,形成长而狭的通道,也可为肌肉隔膜型,呈环状狭窄,造成第三心室。

3. **瓣上型**　可累及肺总动脉干的一部分或全部,亦可延展至左、右分支,常有狭窄段前后扩张。

【病理生理】

PS 使右心室排血受阻,右心室收缩期负荷增加,右心室压力增高,肺动脉压力正常或减低,后负荷增加引起右心室肥厚,以致右心衰竭。轻者主动脉血氧饱和度可正常。严重狭窄者由于右心室肥厚,舒张压增高,右心房压力增高并超过左心房压力,在伴有卵圆孔未闭者(特别在新生儿及婴儿)可发生右向左分流而出现发绀。在儿童期,血流从右心室通过狭窄瓣口进入肺动脉,产生喷射性湍流,导致肺动脉主干扩张,如果肺动脉瓣环发育正常,造影时呈现"幕顶征"和"射流征"则称为典型 PS,如无上述表现则称为非典型 PS,临床多见于 Noonan 综合征。

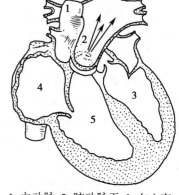

1. 主动脉;2. 肺动脉干;3. 左心室;
4. 右心房;5. 右心室。

图 13-16　肺动脉瓣狭窄

【临床表现】

症状出现的早晚及轻重与肺动脉瓣狭窄程度、右心室腔大小及是否伴卵圆孔未闭有关。出生时常无明显症状,极重度狭窄者在婴儿期出现轻至中度发绀和右心功能不全。轻者早期可无症状,生长发育正常,仅于体格检查时发现心脏杂音。有些患者到青壮年期才出现疲劳、气短、心悸等症状。重者多呈脸圆、红颧、活动后气喘、疲乏、心悸、胸闷、偶有晕厥。因右心室显著肥厚而致心前区膨隆,有抬举感。胸骨左缘第 2 肋间可听到Ⅲ~Ⅴ级粗糙响亮延长的喷射性收缩期杂音,可向左腋下、锁骨下及左肩背部传导,并可触及震颤。肺动脉瓣第二音减弱或消失。轻、中度狭窄者多数在肺动脉瓣区可听到收缩早期喀喇音,与狭窄后的动脉扩张或狭窄的肺动脉瓣在收缩时突然拉紧有关。狭窄极严重时杂音反而减轻。部分患儿可在胸骨左缘第 3~4 肋间听到三尖瓣相对关闭不全的收缩期杂音。多数有肝大。颈静脉波图显示有高大的"a"波。

【辅助检查】

1. **X 线检查**　轻型病例,心影及肺血管影可以正常;中至重度狭窄者右心室出现不同程度增大,肺动脉总干扩张而向外凸出,肺门血管阴影减少,肺野清晰,严重病例右心房亦扩大。漏斗部狭窄和混合型狭窄可有肺动脉段凹陷。

2. **心电图**　随狭窄轻重、右心室压力高低而不同,轻度狭窄时心电图在正常范围内,中度以上狭窄者则有不同程度的收缩期负荷加重型右心室肥厚表现,电轴右偏,V_1 示 Rs 或 qR 波或单纯 R 波,轻

者 T_{V1} 直立,重者 $T_{V1、V3}$ 倒置,伴 ST 段斜行下降,P 波高尖示右心房增大。

3. 超声心动图　二维超声可显示肺动脉瓣叶增厚,开放受限,肺动脉总干增宽,右心室、右心房增大。多普勒超声可于肺动脉内检出收缩期快速湍流频谱,并可计算跨瓣压力阶差,可了解肺动脉狭窄的性质、部位及程度。

4. 心导管检查及心血管造影　右心室压力增高,右心室与肺动脉间有收缩期压力差,正常情况下压力阶差应小于 1.33kPa(10mmHg),根据右心室压力及跨瓣压力阶差将肺动脉瓣狭窄分为轻、中、重度。右心室压力 <左心室压力 50%,跨瓣压力阶差 30~40mmHg 为轻度;右心室收缩压 <左心室压力75%,跨瓣压力阶差 40~60mmHg 为中度;右心室压力如超过左心室压力的 75%,且跨瓣压力阶差>60mmHg 为重度狭窄。在右心室腔注射造影剂可发现右心室与肺动脉排空时间延长,并显示右心室、肺动脉瓣、肺动脉及其分支狭窄的形态、范围与程度,有助于确定手术方案(图 13-17)。

【诊断和鉴别诊断】

一般根据体征、X 线片、心电图和超声心动图即可作出诊断,心导管检查和右心造影可进一步显示右心室、肺动脉瓣和肺动脉的病理解剖改变。需注意与下列疾病鉴别:

1. 房间隔缺损　肺动脉瓣区收缩期杂音多较柔和,第二音亢进、固定分裂,往往不能触及震颤。三尖瓣区可听到舒张期杂音。X 线片示肺血管阴影增多。心电图常呈不完全性右束支传导阻滞表现。超声心动图可见 ASD 直接征象。

2. 室间隔缺损　常呈全收缩期杂音,肺动脉瓣第二音亢进。X 线胸片示肺血管阴影增多,双侧心室均可增大。心电图多伴有左心室肥厚表现。超声心动图可见 VSD 直接征象。

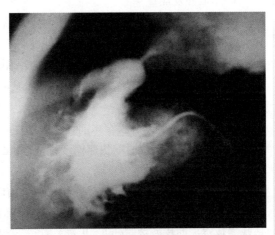

图 13-17　选择性右心室造影(显示肺动脉瓣口狭窄及狭窄后扩张)

3. 原发性肺动脉扩张　与轻型 PS 类似,但原发性肺动脉扩张收缩期杂音轻柔无细震颤,肺动脉瓣第二音正常,心导管检查右心室与肺动脉间无压力差,也无分流。

【治疗】

1. 内科治疗　防治肺部感染、心力衰竭或感染性心内膜炎。瓣膜型 PS,可用经皮球囊肺动脉瓣成形术(percutaneous balloon pulmonary valvuloplasty,PBPV)。由于其不需开胸,操作简便安全、创伤小、恢复快、费用低和疗效明显,成为治疗 PS 的首选方法。

适应证:①单纯 PS 或合并可做介入治疗的先天性心脏病,右心室与肺动脉压力阶差 >5.33kPa(40mmHg);②部分发育不良型肺动脉瓣狭窄;③外科手术后或 PBPV 术后再狭窄者。禁忌证:①肺动脉瓣下漏斗部狭窄;②重度发育不良型肺动脉瓣狭窄;③极重度肺动脉瓣狭窄伴右心室心肌冠状窦隙开放。轻度狭窄宜随访观察。

2. 外科治疗　狭窄严重或出现右心衰竭时应尽早手术,可在体外循环下行瓣膜切开术或肥厚肌束切除术。

(1)肺动脉瓣狭窄

1)手术适应证:①肺动脉瓣口面积 <0.5cm²/m² 的重度肺动脉瓣狭窄者,活动后有气短、心前区疼痛、右心衰竭及发绀表现,需尽早手术,尤其是新生儿、婴幼儿低氧血症或心力衰竭者,需急诊手术;②平时无症状、无并发症,但右心室收缩压接近体循环或超过体循环血压者,也应及早手术;③右心室与肺动脉干收缩压阶差 ≥ 50mmHg(6.6kPa)时,建议手术治疗;④右心室与肺动脉干收缩压阶差 ≤ 50mmHg(6.6kPa),同时合并明显继发性漏斗部肌肉肥厚或瓣环发育不良者,需手术治疗。

2)手术方法:一般在全身麻醉、体外循环下行肺动脉瓣狭窄矫治术,包括瓣膜切开术或瓣膜切开补片加宽术。

（2）肺动脉瓣下狭窄

1）手术适应证：单纯漏斗部狭窄有症状者，经右心室流出道压差 >50mmHg 或右心室收缩压 >80mmHg 均应手术治疗。

2）手术方法：一般在全身麻醉、体外循环下行心脏直视手术，经右房二尖瓣途径或右室流出道切开，切除肥厚的肌肉组织，疏通右心室流出道。部分病例尚需补片扩大右室流出道。

（3）肺动脉瓣上及其分支狭窄

1）手术适应证：中度以上单纯肺动脉瓣上狭窄可引起右心室压力负荷增大，需手术治疗。对于其他先天性心脏病合并的肺动脉瓣上狭窄，即使轻度狭窄，术中也需一并处理，否则会影响手术的远期效果。

2）手术方法：一般在全身麻醉、体外循环下行心脏直视手术，切开狭窄的肺动脉予补片扩大。

（4）术后并发症

1）残余梗阻：一般认为肺动脉瓣切开术后，如果存在漏斗部狭窄，右心室与肺动脉干收缩压 >40mmHg（5.3kPa），需要切开漏斗部解除梗阻。

2）低氧血症：如果存在严重的低氧血症，循环不稳定，排除肺血管阻力高、漏斗部痉挛等原因，心脏超声检查提示残余右心室流出道梗阻者，应行右心室流出道补片扩大术，及时解除梗阻，改善低氧状况。

3）心力衰竭：肺动脉狭窄术前存在充血性心力衰竭，心脏明显扩大者，术后容易出现心力衰竭；重度肺动脉瓣狭窄术后短时间快速输液过量，可出现急性左心衰竭的表现。

【预后】

右心室功能正常的单纯肺动脉狭窄手术预后良好，长期随访结果甚佳；伴有右心室发育不良或右心室功能衰竭患者术后有一定的死亡率，死亡原因主要为低心排综合征、右心衰竭。新生儿危重型肺动脉瓣狭窄远期疗效较婴幼儿、儿童差，再手术率高。左、右肺动脉及远端肺血管发育不全者，术后右心室压不能明显缓解，手术死亡率高。

六、法洛四联症

法洛四联症（Tetralogy of Fallot，TOF）是最常见的发绀型先天性心脏病，占发绀型先天性心脏病的 70%~75%，占先天性心脏病的 10%~15%。男女发病率类似。目前，外科手术是治疗法洛四联症唯一有效的手段。随着体外循环技术的改进和手术技术的提高，手术成功率不断提高，绝大多数病例可行一期根治手术，同时一期根治手术也趋于小龄化。

【病理解剖】

TOF 的胚胎学基础是圆锥动脉干发育异常，胚胎发育早期圆锥间隔异常向左前上方移位是法洛四联症的最根本病理基础。病理改变包括右心室流出道狭窄（肺动脉狭窄）、室间隔缺损、主动脉骑跨和右心室肥厚（图 13-18）。肺动脉狭窄部位包括漏斗部、瓣、瓣环、肺动脉总干及分支，其中以漏斗部及漏斗部伴瓣狭窄多见，与肺动脉瓣环间构成第三心室，单独肺动脉瓣狭窄少见。狭窄的严重程度差异较大，严重者肺动脉闭锁，可同时伴动脉导管未闭或主动脉与肺动脉间侧支血管形成。室间隔缺损多位于主动脉瓣下，多属于对位不良型。主动脉骑跨为相对畸形，主动脉根部位置比正常偏右，骑跨于室间隔之上，可随主动脉的发育而逐渐加重。右心室肥厚是肺动脉狭窄的代偿性结果，生后随右心室负荷逐渐加重，右心室壁增厚可接近或超过左心室。

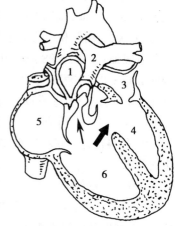

1. 主动脉；2. 肺动脉干；3. 左心房；4. 左心室；5. 右心房；6. 右心室（粗箭头示室间隔缺损，细箭头示肺动脉漏斗部狭窄）。

图 13-18　法洛四联症

法洛四联症常合并房间隔缺损、卵圆孔未闭、右位主动脉弓、永存左上腔,少数可合并动脉导管未闭、右位心、房室间隔缺损等畸形。

【病理生理】

病理生理改变主要决定于肺动脉狭窄程度和室间隔缺损的大小。由于肺动脉漏斗部梗阻以及主动脉骑跨,右心室排血阻力增加,右心室不能将腔静脉回流血液全部射入肺动脉,右心室收缩期负荷加重,右心室压力增高,导致发生代偿性肥厚,进而可使右心房压力增高,右心房也可扩大,肺动脉压降低。由于室间隔缺损,骑跨的主动脉接受左、右心室的混合血输送至全身,临床表现为发绀。发绀与肺动脉狭窄程度和室间隔缺损大小相关,肺动脉狭窄愈重和室间隔缺损愈大,则右向左的分流量愈大,发绀也愈重。因肺循环血流量明显减少,致血氧交换不足,亦导致发绀。肺动脉愈狭窄,肺血流量愈少,缺氧愈严重,代偿性侧支循环愈增多。在 4~6 个月以下的婴儿,常因动脉导管保持开放等,使较多血液流入肺部进行氧合,故发绀可不明显。由于左心室发育较差,右心负荷加重,且随年龄的增长日益加重,最终导致心力衰竭。本病的血流动力学变化如图 13-19 所示。

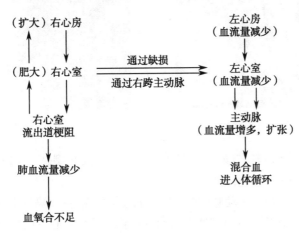

图 13-19 法洛四联症的血流动力学变化

【临床表现】

临床症状与肺动脉狭窄的严重程度呈正相关。发绀是 TOF 最典型症状。典型病例于出生后 6 个月发绀逐渐加重,常表现在唇、指(趾)甲(图 13-20)、耳垂、鼻尖、口腔黏膜等毛细血管丰富的部位。重症 TOF 患儿多表现为呼吸急促,哭吵、吃奶及活动后加剧,发绀亦加重。2 岁以下小儿可有缺氧发作,常在清晨喂奶时、睡醒后及大便后突然出现阵发性呼吸困难,表现为呼吸加快、加深、发绀逐渐加重,若持续时间较长可致神志不清、惊厥、偏瘫,偶致死亡。发作原因可能为右心室漏斗部肌肉痉挛使肺动脉血流进一步减少,引起脑缺氧,酸中毒、情绪激动、贫血常为诱因。患儿喜取屈膝位睡眠。约 80% 的年长儿可出现活动后蹲踞(或蹲坐)现象。由于蹲踞时下肢屈曲,增加体循环阻力,使右向左分流减少,从而增加肺血流量;此外,下肢屈曲使含氧较低的静脉回心血量减少,可使心室水平左向右分流增加,从而使动脉血氧饱和度升高。虽然右心室后负荷很大,但室间隔缺损的存在可起到调整双室压力的作用,故很少发生心力衰竭。缺氧可引起代偿性红细胞增多、血液循环量增多和侧支循环增多,故呼吸道黏膜下微血管有扩张现象,血管破裂可致鼻出血与咯血。

体格检查时,患儿多生长发育迟缓。由于体循环含有静脉血,表现为中央性发绀,眼结合膜充血,咽部黏膜紫色,常出现地图舌,牙龈易出血。心前区隆起,心界不大,胸骨左缘第 2~4 肋间可闻及粗糙喷射性收缩期杂音,部分伴有收缩期震颤。杂音最响部位的高低与肺动脉狭窄类型有关,杂音的响度和狭窄程度呈反比,狭窄愈重则右心室血流分流至骑跨的主动脉增多,进入肺动脉血流越少。肺动脉瓣第二音减弱或消失。部分病例可闻及来自主动脉瓣的亢进的第二音。狭窄极严重者或在缺氧发作时,可听不到杂音。有时可听到侧支循环的连续性杂音。发绀持续 6 个月以上,由于组织缺氧,指(趾)

端毛细血管扩张与增生,致使局部软组织及骨组织增生肥大,出现杵状指(趾)(图13-20)。

法洛四联症常见并发症为脑血栓形成、脑脓肿及感染性心内膜炎。

【辅助检查】

1. X线胸片　心影正常或稍大,右心室增大,有时右心房也增大。典型心影呈"靴状心",即心尖圆钝上翘,心腰凹陷。肺门血管阴影细小稀疏,肺野清晰缺血。年长儿肺野可出现网状侧支循环影(图13-21)。

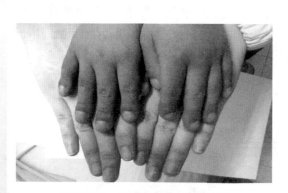

图13-20　指甲部位发绀,杵状指

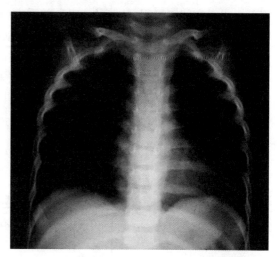

图13-21　法洛四联症的X线胸片表现

2. 心电图　典型病例示电轴右偏,右心室肥大,V_1呈Rs或R型,V_3呈Rs型,严重者V_1呈Rs或qR型,TV_1直立,V_3呈rS型,P_{II}波可高尖。

3. 超声心动图　二维超声示主动脉前壁与室间隔连续中断,室间隔位于主动脉下方,主动脉增宽骑跨,右室流出道及肺动脉狭窄,右心室增大,右心室前壁增厚,左心室内径缩小(图13-22)。多普勒彩色血流显像可见右心室直接将血液注入骑跨的主动脉及狭窄的肺动脉。

4. 心导管检查和心血管造影　右心室压力明显增高,可与体循环压力相等,而肺动脉压力明显降低。此外,部分患儿心导管可直接通过室间隔缺损插入左心室或主动脉。股动脉血氧饱和度明显降低,常低于80%。选择性右心室造影可了解室间隔缺损部位及大小,主动脉与左、右心室早期显影,主动脉增宽及骑跨程度,右心室流出道,肺动脉狭窄的部位、程度和类型,肺动脉分支发育以及侧支循环情况。必要时左心室及主动脉造影或冠状动脉造影可进一步了解左心室发育情况及冠状动脉的走向等,对制订手术方案有较大帮助。

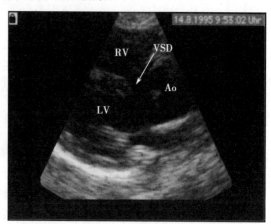

图13-22　法洛四联症的超声心动图表现

5. CT和MRI检查　可以对主肺动脉和左右肺动脉直径进行准确测量,可直观观察肺动脉形态及其与主动脉关系、侧支循环情况,并对室间隔缺损部位和右心室流出道狭窄部位和程度得出准确诊断。

6. 实验室检查　动脉氧饱和度可降低至70%以下,可有血细胞增多症,血红蛋白计数可升至200g/L以上。重度发绀患者血小板计数和全血纤维蛋白原明显减少,存在不同程度的凝血障碍。

【诊断和鉴别诊断】

根据临床症状、X线、心电图、超声心动图、CT和MRI检查,并结合右心导管检查及造影可确定诊断。需注意与严重的单纯肺动脉瓣狭窄、完全性大动脉转位、三尖瓣闭锁等鉴别。

1. 严重的单纯肺动脉瓣狭窄　虽然幼年即可出现发绀,但常伴心力衰竭,X 线摄片示肺动脉段明显凸出。心导管检查示右心室压力常超过体循环,连续曲线的形态属瓣膜部狭窄型。造影检查可见狭窄的肺动脉瓣及瓣后扩张现象,但无室间隔缺损存在。

2. 完全性大动脉转位　生后即有明显发绀,心脏呈进行性增大,早期出现心力衰竭,X 线正位片示上纵隔较狭窄而左前斜位片则变宽,肺野充血。超声心动图可确诊。

3. 三尖瓣闭锁　心电图示电轴左偏及左心室肥大,超声心动图显示三尖瓣闭锁、左心扩大、右心室发育不良。

【治疗】

1. 内科治疗　TOF 需要外科治疗,内科需及时控制呼吸道感染,防治感染性心内膜炎,预防脱水及并发症,重症病例可用 β 受体拮抗剂以减轻右心室流出道梗阻,预防缺氧发作。缺氧发作的处理方法:轻者使之取胸膝体位;重者可给予静脉注射普萘洛尔每次 0.1mg/kg,或去氧肾上腺素每次 0.05mg/kg。必要时皮下注射吗啡每次 0.1~0.2mg/kg。氧气吸入,并及时纠正酸中毒,静脉注射 5% 碳酸氢钠 1.5~5.0ml/kg。普萘洛尔 0.25~1.0mg/kg 每 6 小时口服,可预防再次缺氧发作。注意祛除引起缺氧发作的诱因,如贫血、感染、哭闹情绪激动等。

2. 外科治疗　多数 TOF 患儿出生时体循环血氧饱和度尚可,无须紧急手术治疗,但低血氧逐渐进展,当体循环血氧饱和度降至 75%~80% 时要考虑手术干预。缺氧发作的出现通常被认为是手术指征,应在婴儿期尽早手术,尤其频繁缺氧发作的患儿应急诊手术。

单纯 TOF 首选一期根治手术,适用于左心室发育较好,同时左右肺动脉发育尚好的患儿。手术指征通常为:左心室舒张末期容积指数 ≥ 30ml/m² ;McGoon 比值 ≥ 1.2 [McGoon 比值 =(R-PAD+L-PAD)/AD,R-PAD:右肺动脉在肺段动脉分支前的直径,为收缩期和舒张期直径之和的 1/2;L-PAD:左肺动脉在肺段动脉分支前的直径,为收缩期和舒张期直径之和的 1/2 ;AD: 膈肌平面降主动脉直径];或肺动脉指数 ≥ 150mm²/m²。随着外科、麻醉、体外循环及围术期处理技术的改进和手术效果的提高,TOF 根治术的适应证逐渐放宽,一期根治手术时机逐渐趋于小龄化。目前认为 TOF 最佳手术时间为 6~12 个月,但也有学者主张在 3~6 个月即可行手术治疗。早期手术有利于保护右心室功能,促进肺动脉特别是周围肺动脉的发育和生长,缓解慢性低氧血症对心脏和神经系统的损害,避免患儿术后晚期心律失常和猝死。

一期根治手术方式包括:室间隔缺损修补、漏斗部疏通或同时肺动脉瓣切开及右心室流出道补片扩大术,部分患儿尚有行右心室 - 肺动脉心外管道连接术。

对于极重症 TOF 患儿,可先行姑息手术,其目的为增加肺部血流,改善发绀等症状,扩大肺血管床,促进肺血管发育,为二期根治手术做准备。姑息手术包括:①锁骨下动脉 - 肺动脉分流术(Blalock-Taussing,B-T 手术);②升主动脉 - 肺动脉分流术(Waterston 手术);降主动脉 - 左肺动脉分流术(Potts-Smith 手术);③中心分流术(改良 Brock 手术);④肺动脉瓣球囊扩张及支架术。

3. 术后主要并发症及处理原则

(1)低心排血量综合征:是 TOF 术后最常见的并发症。常见的原因如术后血容量不足、心内畸形矫治不满意、灌注技术不良、心肌保护差或心脏压塞等。对于原因明确是外科因素者,应考虑二次手术干预。非外科因素者,可予以使用正性肌力药物,增加心肌收缩力,改善循环,加强利尿,延长呼吸机辅助时间,这种情况恢复常常需要数天。

(2)呼吸窘迫综合征:主要是由于患儿肺血管发育不良、体肺侧支循环丰富、术中肺过度灌注致肺间质水肿、肺换气功能严重受损、左心引流不畅、回血过多、术后室间隔缺损残余分流较大等。预防措施是对于肺内存在循环较多者术中采用深低温低流量转流,保证左心引流通畅。术后应严格控制液体入量,提高胶体渗透压,呼吸末正压通气,充分给氧,积极纠正酸中毒,维持电解质平衡,适当延长呼吸机辅助时间。有外科因素者应尽早考虑二次手术干预。

（3）心律失常：术后早期由于心肌创伤、缺氧、酸中毒、电解质紊乱等，均可引起心律失常。交界性异位心动过速在 TOF 术后发生率较高，当出现血流动力学紊乱时必须进行治疗，如控制体温在 34~35℃，改善通气，纠正电解质及酸碱紊乱，必要时使用抗心律失常药物（胺碘酮、普鲁卡因等）。三度房室传导阻滞的发病率近年来已罕见发生，一旦发生，首先拆除传导束周边缝线，重新浅缝，同时安置临时起搏器，非器质性损伤多能很快恢复，1 个月以上不能恢复心率较慢者应考虑安装永久起搏器。

（4）室间隔缺损残余分流：多见于 VSD 修补不完全或存在未发现的多发肌部 VSD。TOF 患儿对残余室间隔缺损的耐受性差，一些小的残余分流（直径 3~4mm）对于 TOF 患儿即可产生较大的血流动力学影响，这可能与同时存在的肺动脉瓣反流、心室顺应性差、左心室容量减少等因素有关。术后予以强心利尿，对于术后血流动力学不稳定的患儿，残余分流直径在 3~4mm 或以上时应及时予以外科手术干预。

（5）右心室流出道残余狭窄：多是由流出道疏通不满意或补片加宽不够所致，对于梗阻压差 >50mmHg 或 PP/PS ≥ 0.7 时应考虑外科手术干预。

（6）瓣膜关闭不全：TOF 术后常合并肺动脉瓣和三尖瓣关闭不全，是 TOF 术后最主要的晚期并发症，也是最常见的再手术指征。严重的肺动脉瓣关闭不全可增加右心室容量负荷，引起右心衰竭。采用右心室流出道单瓣补片或带瓣管道，在丧失功能之前能够维持较满意的心功能。近年来，采用经皮肺动脉瓣成形术用于 TOF 术后严重的肺动脉瓣关闭不全已有较多报道。三尖瓣关闭不全往往为手术损伤所致，术中应避免过度牵拉损伤三尖瓣，如有关闭不全应予以成形，以免术后影响心功能。主动脉瓣关闭不全轻至中度者可以长期观察，但严重者可能需要主动脉瓣成形或置换。

【预后】

近年来，国内外大量基础和临床实践资料表明，TOF 手术死亡率逐渐下降。目前，多数心脏中心 TOF 根治术死亡率均降至 1% 左右，但合并严重畸形、肺动脉发育严重不良及左心室发育不良者死亡率仍较高。TOF 再手术主要包括修复右心室流出道残余梗阻、室间隔残余缺损、肺动脉瓣和三尖瓣关闭不全的成形等。TOF 术后大部分患儿长期效果满意，80% 患者心功能良好，能够从事正常活动。

七、完全性大动脉转位

完全性大动脉转位（complete transposition of the great arteries，TGA）是指房室连接一致，而心室大动脉连接不一致，即解剖右心室与主动脉连接，解剖左心室与肺动脉连接。TGA 是新生儿期最常见的发绀型先天性心脏病，占先天性心脏病总数的 5%~7%，居发绀型先天性心脏病的第 2 位，仅次于法洛四联症，男女患病之比为（2~4）:1。患有糖尿病母亲所生婴儿的本病发病率较正常母亲所生婴儿高 11.4 倍，妊娠初期使用过激素及抗惊厥药物的孕妇发病率较高。TGA 若不及时治疗，约 90% 的患儿在 1 岁内死亡，如合并 VSD/ASD，则可延长生存时间，但易发生肺血管病变。目前不合并肺动脉狭窄的 TGA 解剖矫治手术（大动脉转位术，Switch 术）已成为标准术式。

【病理解剖】

大动脉转位是一种圆锥动脉干畸形。因胚胎期动脉干间隔不呈螺旋形而呈垂直方向分隔及动脉下圆锥吸收异常所致。主动脉瓣下圆锥发达，未被吸收，主动脉位于右前上方；肺动脉瓣下圆锥萎缩，肺动脉位于左后下方，使肺动脉向后连接左心室，主动脉向前连接右心室。主动脉瓣下因有圆锥存在，与三尖瓣呈肌性连接；肺动脉瓣下无圆锥结构存在，与二尖瓣呈纤维连接。常合并的畸形有 VSD、ASD 或卵圆孔未闭、PDA 及 PS 等（图 13-23）。

【病理生理】

TGA 的生理学特点为肺动脉的血氧饱和度高于主动脉。TGA 若不伴其他畸形，则形成两个并行循环：上、下腔静脉回流的静脉血通过右心射至转位的主动脉供应全身，而肺静脉回流的氧合血则通过左心射入转位的肺动脉到达肺部。患者必须依靠心内交通(卵圆孔未闭、ASD、VSD)或心外交通(PDA、侧支血管)进行血液混合而存活。本病血流动力学改变取决于是否伴有其他畸形,左、右心血液混合程度及肺动脉是否狭窄。根据是否合并 VSD 及 PS,可将完全性大动脉转位分为 3 大类:

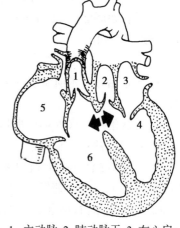

1. 完全性大动脉转位并室间隔完整　右心室负荷增加而扩大肥厚,生后随着肺血管阻力下降,左心室压力降低,室间隔常偏向左心室。体、肺循环仅靠未闭的卵圆孔及动脉导管混合,故发绀、缺氧严重。

2. 完全性大动脉转位合并室间隔缺损　TGA/VSD 可使左、右心血液混合较多,使发绀减轻,但高流量、高压力、高肺动脉氧饱和度很快致不可逆肺血管疾病,最终导致心力衰竭。

3. 完全性大动脉转位合并室间隔缺损及肺动脉狭窄　血流动力学改变类似 TOF。

1. 主动脉;2. 肺动脉干;3. 左心房;
4. 左心室;5. 右心房;6. 右心室。

图 13-23　完全性大动脉转位(伴室间隔缺损及动脉导管未闭)

【临床表现】

TGA 的临床表现取决于体循环和肺循环的血液混合程度,主要为严重缺氧、代谢性酸中毒及充血性心力衰竭。若体、肺循环血液混合很少(心房内分流减少、动脉导管自然闭合等),患儿在生后即有严重发绀、气促,随年龄增长及活动量增加发绀逐渐加重。生后新生儿期即可出现喂养困难、多汗、气促、肝大和肺部细湿啰音等进行性充血性心力衰竭症状。体格发育差,早期(一般在 6 个月)出现杵状指(趾)。生后心脏可无明显杂音,但有单一响亮的第二心音(为贴近胸壁的主动脉瓣关闭音)。若伴有大型 VSD、大型 PDA 或存在 PS 等,可听到相应畸形所产生的杂音。一般伴有大型 VSD 者早期出现心力衰竭伴肺动脉高压;但伴有 PS 者则发绀明显而心力衰竭少见。

【辅助检查】

1. **X 线检查**　由于主、肺动脉干常呈前后位排列,故正位片示上纵隔大动脉阴影狭小,而侧位片则示上纵隔阴影增宽。心影呈"蛋形"扩大。在一般情况下,肺血流量明显增加,肺野充血,肺纹理增多,伴肺动脉狭窄时则肺野呈缺血现象,肺纹理减少。

2. **心电图**　窦性节律,电轴多呈右偏,右心室肥大,并常有右心房肥大的肺型 P 波。V_1 常示 qR 波,V_2 示 RS 波。伴肺血流量明显增加时则电轴也可正常或左偏,双心室肥大。由于严重缺氧,ST 段和 T 段出现缺血性表现。

3. **超声心动图**　具有诊断性价值,超声显示房室连接正常,心室大动脉连接不一致,主动脉常位于右前,发自右心室,肺动脉位于左后,发自左心室。彩色及频谱多普勒超声检查有助于心内分流方向、大小的判定及合并畸形的检出。

4. **心脏大血管 CT 造影(CT angiography,CTA)**　现已经成为诊断 TGA 的主要手段,可进一步评估大血管发育情况、冠状动脉分布、气道有无狭窄等情况。

5. **心导管检查及心血管造影**　导管可从右心室直接进入主动脉,右心室压力与主动脉相等。也有可能通过卵圆孔或 ASD 到左心腔再入肺动脉,肺动脉血氧饱和度高于主动脉。选择性右心室造影时可见主动脉发自右心室,左心室造影可见肺动脉发自左心室。选择性升主动脉造影可显示大动脉的位置关系,判断是否合并冠状动脉畸形。由于心导管为有创检查,现临床很少用于新生儿,基本上由 CTA 替代。

【诊断和鉴别诊断】

根据临床症状、X 线检查 /CTA、心电图、超声心动图,可作出明确诊断。复杂或年龄较大者可结合右心导管检查及造影作出进一步诊断,同时需注意与其他发绀型先天性心脏病鉴别。

1. **完全性肺静脉异位引流**　发绀常较轻,X 线胸片可示"8"字形心影,超声心动图可见肺静脉进入右心房。CTA 结果与大动脉转位有明显不同。

2. **法洛四联症**　发绀较轻,喜蹲踞,X 线胸片常示"靴形"心影,肺野清晰。超声、CTA、心导管检查均有助于鉴别。

【治疗】

1. **一般治疗**　术前需予以纠正低氧血症、代谢性酸中毒,维持内环境稳定,调整心肺功能等综合治疗。

2. **外科治疗**　TGA 需根据其解剖条件、患儿年龄、伴发的其他心内畸形来决定手术方式。

(1)姑息疗法:包括房隔造口术或房隔切除术、肺动脉环缩术、体肺动脉分流术(Blalock-Taussing术),由于手术技术的进步、监护水平的提高,特别是体外膜氧合(ECMO)的广泛应用,目前姑息手术越来越少,大多可选择一期根治手术(具体内容见拓展资料)。

(2)根治手术:TGA 根治术的目的是要达到解剖和循环的双重纠正,目前主要的术式包括①生理纠治术(Senning 或 Mustard 手术):又称心房内改道术;②解剖纠正手术:又称大动脉转位术(Switch术);③ Rastelli 手术:又称右心室至肺动脉带瓣管道架接术。

【预后】

新生儿期未经治疗者,由于缺氧、酸中毒及心力衰竭,绝大多数死于生后 1 个月内。伴发畸形者,分流愈多,体循环中混合动脉血氧饱和度愈高,存活时间愈长。近年来由于矫治手术的进展,使 TGA 患儿的预后大为改观。

(孙 锟　莫绪明)

第三节　心肌与心内膜疾病

一、病毒性心肌炎

病毒性心肌炎(viral myocarditis,VM)是由病毒侵犯心脏引起的以心肌炎症性病变为主要表现的疾病,有时病变也可累及心包或心内膜,其病理特征为心肌细胞的变性或坏死。儿童期的发病率尚不明确。近年来随着病毒学检测技术的发展,病毒性心肌炎的病原学诊断得到提高,确诊病例有所增加。

【病因】

引起儿童病毒性心肌炎的病毒种类较多,主要是柯萨奇病毒(B 组和 A 组)、埃可病毒、腺病毒、脊髓灰质炎病毒、细小病毒(细小病毒 19)、传染性肝炎病毒、流感和副流感病毒、麻疹病毒、单纯疱疹病毒、流行性腮腺炎病毒等。既往柯萨奇病毒 B_3(CVB_3)感染引起病毒性心肌炎最为常见,但近年来资料显示以腺病毒感染为多,占 55%~60%。值得注意的是,新生儿期柯萨奇病毒 B 组感染可导致群体流行,其死亡率可高达 50% 以上。

【病理生理】

本病发病机制尚不完全清楚。随着分子病毒学、分子免疫学的发展,揭示除了病毒对受感染心肌细胞的直接损害外,病毒触发的人体自身免疫反应也是导致心肌炎的重要因素。

动物模型研究显示,病毒性心肌炎发病分 3 阶段,首先病毒对心肌细胞的直接破坏,先天性免疫反应自然杀伤细胞,巨噬细胞对心肌细胞的破坏,随后表达炎症细胞因子。这种先天性免疫反应增加了心肌细胞损伤和清除病毒,本阶段无临床症状或亚临床表现。第二阶段,特异性免疫反应,抗原提呈细胞捕获病毒颗粒在高尔基复合体降解,通过主要组织相容性抗原 1 表达在 CD8$^+$T 细胞。CD8$^+$T 细胞探测病毒抗原,通过细胞因子或穿孔素破坏病毒感染的心肌细胞。这种现象的扩大化导致心肌细胞破坏。此外,一些宿主心肌细胞抗原与病毒抗原具有同源性,诱导自身免疫反应。CD4$^+$T 细胞激活,促进 B 细胞表达,进一步损坏心肌细胞。第三阶段,心肌炎病理学特征消失,破坏的心肌细胞由弥散性纤维替代。病毒完全清除,心脏修复和重塑;如未能完全清除病毒,病毒在心肌持续存在或潜伏在心内膜心肌复制,心肌发生慢性炎症,导致心脏扩大,心力衰竭,最终进展为扩张型心肌病(DCM)。

【临床表现】

轻重不一。轻者无症状不易察觉,重者表现为暴发心源性休克或急性充血性心力衰竭,病死率极高。部分患者呈慢性进程,演变为扩张型心肌病。

1. 前驱症状　1/3~1/2 患者在出现心脏症状前 1~3 周内有感冒样症状或胃肠道症状,如发热、全身不适、咳嗽、咽痛、恶心、呕吐、腹痛、腹泻等。常伴肌痛、关节痛或皮疹。根据不同病原体亦可出现咽结膜热、流行性胸痛、无菌性脑膜炎等。

2. 一般表现　轻者可无自觉症状,仅心电图异常。一般病例表现为乏力、面色苍白、多汗、长出气、食欲缺乏或伴恶心、呕吐、上腹痛等。年长儿可诉头晕、心悸、胸闷、心前区不适或疼痛。重症者除上述症状外,尚出现水肿、活动受限、气急等心功能不全症状。有时发病急骤,突然出现急性心力衰竭、肺水肿、严重心律失常、心源性休克或脑缺氧综合征。

3. 体格检查　心脏大小正常或增大。心音减弱,第一音低钝,可呈胎心音或奔马律。心率多增快,偶出现心动过缓,常伴心律失常。一般无器质性杂音,有时可听到 I ~ Ⅲ级收缩期杂音。有心包炎者可闻及心包摩擦音或有心包积液体征。严重病例有心力衰竭者可出现水肿、气急、发绀、肺部湿啰音及肝大等。出现心源性休克者表现为脉搏微弱、血压下降、皮肤发花、四肢湿冷。

4. 新生儿的临床特点　母亲患病毒感染,尤其是柯萨奇 B 组病毒感染可传播给胎儿。新生儿生后数小时即可发病。大多在生后 2 周内出现症状,且多累及多脏器,表现为心肌炎、肝炎、脑炎。病初可先有腹泻、食欲缺乏,或骤然起病,突现发热、烦躁、不食,迅速出现面色灰白、嗜睡、气急、发绀,有时伴黄疸,进而出现昏迷、惊厥或休克。临床表现极似重症败血症。体格检查可有颈强直、心脏增大、心动过速、心音低钝,可出现奔马律,一般无杂音,肝脾多增大。脑脊液细胞数及蛋白质计数增高。病情进展迅猛,可于数小时内死亡。

【辅助检查】

1. 生化检查　病程早期血清心肌标志物酶如 CTnT、CK-MB 的变化对心肌炎诊断特异性强,但敏感性相对不高。感染初期可自患者鼻咽洗液、粪便、血液、心包液或脑脊液中分离出病毒。感染后 1 周内血清中出现特异性抗体,第 3 周抗体滴度最高。补体结合抗体自第 2~3 个月开始减少,中和抗体可存在数个月、数年或终身。

2. X 线检查　心脏大小正常或呈不同程度增大,多呈普遍性扩大,脉搏减弱,常伴肺淤血或肺水肿。有时可见心包或胸腔积液。

3. 心电图检查　主要表现 ST 段偏移,T 波低平、双向或倒置。也常出现低电压、Q-T 间期延长,各种心律失常如期前收缩、阵发性心动过速、心房扑动或纤颤、房室传导阻滞等。

4. 超声心动图　非特异性。主要表现左心室功能受损,多为轻微受损,室壁局部运动障碍,少数表现右心室功能障碍。对于新生儿和婴儿,超声心动图检查很重要,可以排除心脏先天性异常。

5. 心血管 MRI　是病毒性心肌炎新的诊断手段。对于心肌炎症和心肌受损诊断有意义;此外,它能提供心肌解剖和功能信息。目前主要见于成人病例报道,对比剂延迟强化、MRI 发现心肌瘢痕患者预后不良。

6. 心肌活检　是诊断的"金标准",但由于取样部位局限性,国内患儿依从性不高,应用有限。

(1)组织学:心肌组织炎症细胞侵入,心肌细胞变性和坏死。

（2）免疫组织化学染色：可以确定入侵淋巴细胞亚群，主要组织相容性复合物定量和细胞间黏附分子诱导，具有高度敏感性，但主要对慢性病毒性心肌炎诊断价值高。

（3）病毒 PCR 检测：可见相关病毒呈核酸阳性反应。

【诊断】

参照中华医学会儿科学分会心血管学组心肌炎协作组《儿童心肌炎诊断建议》（2018 年版）。

1. 临床诊断依据

（1）主要临床诊断依据

1）心功能不全、心源性休克或心脑综合征。

2）心脏扩大依据（胸部 X 线或超声心动图）。

3）血清心肌肌钙蛋白 T 或 I（cardiac troponin T or I，cTnI 或 cTnT）或血清肌酸激酶同工酶（CK-MB）升高，伴动态变化。

4）显著心电图改变（心电图或 24h 动态心电图）：以 R 波为主的 2 个或 2 个以上主要导联（Ⅰ、Ⅱ、aVF、V_5）的 ST-T 改变持续 4d 以上伴动态变化，新近发现的窦房、房室传导阻滞，完全性右或左束支传导阻滞，窦性停搏，成联律、成对、多形性或多源性期前收缩，非房室结及房室折返引起的异位性心动过速，心房扑动、心房颤动，心室扑动、心室颤动，QRS 低电压（新生儿除外），异常 Q 波等。

5）心脏磁共振成像（cardiac magnetic resonance，CMR）呈现典型心肌炎症表现。指具备以下 3 项中至少 2 项。①提示心肌水肿：T2 加权像显示局限性或弥漫性高信号；②提示心肌充血及毛细血管渗漏：T1 加权像显示早期钆增强；③提示心肌坏死和纤维化：T1 加权像显示至少 1 处非缺血区域分布的局限性晚期延迟钆增强。

（2）次要临床诊断依据

1）前驱感染史，如发病前 1~3 周内有上呼吸道或胃肠道病毒感染史。

2）胸闷、胸痛、心悸、乏力、头晕、面色苍白、面色发灰、腹痛等症状（至少 2 项），小婴儿可有拒乳、发绀、四肢凉等。

3）血清乳酸脱氢酶（lactate dehydrogenase，LDH）、α- 羟丁酸脱氢酶（α-hydroxybutyric dehydrogenase，α-HBDH）或谷草转氨酶（AST）升高。

4）心电图轻度异常。

5）抗心肌抗体阳性。

在上述心肌炎次要临床诊断依据"3)"中，若在血清 LDH、α-HBDH 或 AST 升高的同时，亦有 cTnI、cTnT 或 CK-MB 升高，则只计为主要指标，该项次要指标不重复计算。

在上述心肌炎次要临床诊断依据"4)"中，"心电图轻度异常"指未达到心肌炎主要临床诊断依据中"显著心电图改变"标准的 ST-T 改变。

2. 病原学诊断依据

（1）确诊指标：自心内膜、心肌、心包（活体组织检查、病理）或心包穿刺液检查发现以下之一者可确诊：①分离到病毒；②用病毒核酸探针查到病毒核酸。

（2）参考指标：有以下之一者，结合临床表现可考虑心肌炎由病毒引起：①自粪便、咽拭子或血液中分离到病毒，且恢复期血清同型抗体滴度较第 1 份血清升高或降低 4 倍以上；②病程早期血清中特异性 IgM 抗体阳性；③用病毒核酸探针从患儿血液中查到病毒核酸。

3. 心肌炎临床诊断标准　符合心肌炎主要临床诊断依据 ≥ 3 条，或主要临床诊断依据 2 条加次要临床诊断依据 ≥ 3 条，并除外其他疾病，可以临床诊断心肌炎。

4. 病毒性心肌炎诊断标准　在符合心肌炎诊断的基础上：①具备病原学确诊指标之一，可确诊为病毒性心肌炎；②具备病原学参考指标之一，可临床诊断为病毒性心肌炎。

【治疗】

目前尚无特效疗法，主要采取综合措施及对症治疗。

1. **休息** 急性期应卧床休息,尽量保持安静,减轻心脏负荷。一般应休息至体温稳定后 3~4 周。有心力衰竭、心脏扩大者,休息应不少于 6 个月,须待心力衰竭、心律失常得到控制,心脏恢复正常大小后,再逐渐增加活动量。

2. **药物治疗**

(1)利巴韦林:病程早期治疗,但疗效不确定。

(2)增进心肌营养,促进心肌修复:磷酸肌酸、1,6- 二磷酸果糖可以改善心肌能量代谢,促进受损心肌细胞的修复。大剂量维生素 C [100~200mg/(kg·d)]、辅酶 Q_{10} 和维生素 E 有抗氧化和改善细胞代谢功能的作用,有助于心肌细胞修复。

(3)大剂量丙种球蛋白:可以帮助直接清除病毒,或通过封闭抗体减轻炎症反应。

(4)心律失常治疗:参见本章第四节。

(5)新的治疗:国外报道柯萨奇 B 病毒单克隆抗体治疗柯萨奇 B 病毒性心肌炎,以及 α-IFN、β-IFN 治疗病毒性心肌炎。

(6)其他治疗:心力衰竭时应用利尿药、洋地黄和血管活性药物。应特别注意用洋地黄时饱和量应比常规剂量减少,注意补充氯化钾,以避免洋地黄中毒。

(7)糖皮质激素:通常不用。对重症合并心源性休克、致死性心律失常、心肌活检证实慢性自身免疫性心肌炎者,应足量,早期运用。

3. **心室辅助装置** 体外膜氧合(ECMO)或心室辅助装置(VAD)可以部分代替心脏功能,辅助心脏进行泵血,有助于度过心脏功能不全的急性期。

二、心肌病

心肌病是指以心肌病变为主要表现的一组疾病,本节主要介绍儿童中较常见的心肌病类型:扩张型心肌病及心内膜弹力纤维增生症。

(一)扩张型心肌病

扩张型心肌病(dilated cardiomyopathy,DCM)是一种以心腔扩大、心脏收缩功能降低、附壁血栓为主要表现的心肌结构及功能异常为特点的心肌疾病。本病是原发性心肌病的常见类型,死亡率高,5 年病死率为 5%~50%。

【病因】

目前病因尚不明确。通常认为 DCM 与病毒感染导致的心肌炎、全身免疫及遗传因素有关。

【病理】

DCM 患者心脏大体标本可见心腔增大,以左心室或双心室扩张为主,心室壁厚度可以正常或稍增厚,可见瘢痕形成。附壁血栓常见,多位于心尖部。心脏瓣膜结构及冠状动脉通常正常。组织学表现为不同程度的心肌细胞肥大、变性、肌原纤维稀疏、排列紊乱以及心肌间质纤维化。

【临床表现】

1. **症状** DCM 患儿起病缓慢,表现为进行性左心衰竭。最常见症状是心慌、胸闷、气促、胸痛;上述症状活动后加重,严重者有尿少、水肿。

2. **体格检查** 常发现不同程度心脏扩大及充血性心力衰竭的体征。有心音减弱,叩诊心界扩大,脉搏细数,少数有奔马律,心率快,心律失常者听诊可有心律不齐,有心包积液者心音遥远;合并肺部感染者可有水泡音和捻发音,合并胸腔积液者可有呼吸音减低;肝大、质韧,有腹腔积液者出现移动性浊音;有心力衰竭者可见下肢水肿。

有严重心律不齐如阵发性室性心动过速或三度房室传导阻滞,可发生血压下降,甚至心源性休克。心率过快或过慢可引起心搏出量不足,导致心源性休克。少数患儿由于附壁血栓脱落引起脑梗死致惊厥、昏迷、偏瘫等症状。

【辅助检查】

1. X 线检查　心脏扩大为突出表现,以左心室扩大为著,右心室、左心房及右心房均可扩大。心脏搏动幅度普遍减弱,可能出现肺淤血和胸腔积液。

2. 心电图　广泛 ST-T 改变,左心室肥大,左心房肥大。可有各种心律失常,以室性期前收缩最多见。不同程度的房室传导阻滞,右束支传导阻滞常见。由于心肌纤维化可出现病理性 Q 波,各导联可表现为低电压。

3. 超声心动图　左心室明显扩大,左心室流出道扩张,右心室及双心房均可扩大,二尖瓣前后叶搏动幅度减弱。多普勒检查示主动脉瓣血流减慢和二尖瓣反流。心力衰竭时,二尖瓣可呈类城墙样改变,心力衰竭控制后恢复双峰。

4. 心内膜心肌活体组织检查　扩张型心肌病的临床表现及辅助检查均缺乏特异性,近年来国内外开展了心内膜心肌活体组织检查,对于诊断本病有重要价值,虽然敏感性较高,但特异性较低。

5. 基因检测　在有较为明确的基因型 - 表型相关性的特定患者中,可考虑进行基因检测,例如,在患有 DCM 和传导系统疾病的家庭中进行心肌病核纤层蛋白 A(Lamin A)基因(*LMNA*)检测。

【诊断】

根据典型的临床症状、体征及辅助检查,排除可引起心肌损害的其他疾病如高血压、先天性心脏病、心动过速型心肌病、系统性疾病等,可考虑诊断 DCM。

(1)临床表现:有乏力、胸闷症状,存在心界扩大,脉搏细数,肝大、下肢水肿等心室收缩功能减低,伴或不伴有充血性心力衰竭等表现,常有心律失常。

(2)心脏扩大:X 线片示心胸比 >0.5,超声心动图示全心扩大,尤以左心室扩大为显,左心室舒张期末内径 ≥ 2.7cm/m²,心脏可呈球形。

(3)心室收缩功能减低:超声心动图示室壁运动弥漫性减弱,射血分数小于正常值。

(4)排除其他继发性心肌病和地方性心肌病。

需同时满足以上 4 条方可诊断为扩张型心肌病。

【治疗】

本病病因不明,无特效疗法,主要是改善症状,预防并发症和延缓病情进展。

尚未发生心力衰竭者,应预防感染,以防发生心力衰竭。已发生心力衰竭者,心力衰竭的积极治疗可能使之暂时缓解,但常复发,预后较差。严重的并发症包括室性心律失常导致晕厥和猝死,以及心内血栓脱落造成体肺循环栓塞。如果出现心律失常应密切监护,同时予以积极的抗心律失常药物治疗,并进行全身抗凝治疗(华法林)。已证实,β 受体拮抗剂(美托洛尔、卡维地洛)的应用对扩张型心肌病有积极疗效。对于重症、药物治疗无效者,可考虑心脏移植。

(二)心内膜弹力纤维增生症

心内膜弹力纤维增生症(endocardial fibroelastosis,EFE)是一种心内膜心肌病,以心内膜增厚伴胶原纤维及弹力纤维增生及心肌肥厚为特征。原发性者不伴其他心脏异常,多见于 1 岁以下婴儿,早期发生心功能不全,病死率高。继发性者多伴有先天性或其他心脏病,尤多见于具有左心室流出道梗阻的先天性心脏畸形,如主动脉或肺动脉狭窄或闭锁、严重主动脉缩窄等。本节主要讨论原发性心内膜弹力纤维增生症。

【病因】

目前,EFE 病因尚未完全明确,主要包括以下三方面:

1. 病毒感染　很多学者认为胎儿期或生后病毒感染可能是 EFE 的原因。

2. 遗传因素　原发性 EFE 多为散发,可能通过常染色体隐性或 X 连锁遗传。近年研究表明 EFE 与 16 号染色体长臂 11.2 位点基因的微小缺损相关。

3. 免疫因素　许多研究表明,自身抗体阳性的母亲可娩出 EFE 患儿,Nield 等发现 EFE 与自身免疫相关,母亲抗体经过胎盘垂直传播至胎儿,诱发心肌免疫反应而致病。

【病理和病理生理】

大体表现为心脏扩大、增重,心尖钝圆,心壁增厚,心脏呈球形,心腔扩大,以左心室和左心房更明显。心内膜呈弥漫性白色增厚,表面光滑,尤其左心内膜受累重,腱索、瓣膜、乳头肌也可受累。光镜下,增厚的心内膜主要由致密的弹性纤维和胶原纤维平行排列构成,血管稀少,无明显炎症细胞浸润。EFE 病理生理改变主要在左心室,患者出现心内膜增厚、僵硬。左心室收缩和舒张功能下降。

【临床表现】

主要表现为充血性心力衰竭,多在 1 岁内出现症状,以 3~6 个月发病最多见。按症状轻重缓急可分为 3 型:

1. **暴发型**　起病急,婴儿突现气急、发绀而于数小时内死亡;或先有呛咳、烦躁,继而出现呼吸急促、口唇青紫、心动过速、肝大等心力衰竭表现;或出现心源性休克症状,如面色灰白、烦躁不安、四肢湿冷、脉搏微弱或扪不到等。年龄多在 6 周内,可猝死。

2. **急性型**　起病比较快,但心力衰竭不如暴发型急剧,容易并发肺炎,肺部出现细湿啰音,部分患者因心腔内附壁血栓脱落引起体循环栓塞性病变,如脑栓塞引起脑出血、猝死;冠状动脉栓塞引起心肌梗死;偶发右心栓子脱落栓塞肺动脉,引起肺梗死。年龄多在 6 周 ~6 个月,1~2 周加重,如未经治疗多在 2~3 周死亡。

3. **慢性型**　症状同急性型,但发病比较缓慢。患儿生长发育多较落后,经适当治疗可以缓解,存活至成年,也可因反复心力衰竭而死亡。年龄 6 个月以上。

【辅助检查】

1. **心电图检查**　有重要价值。多呈左心室肥大及劳损,少数表现为右心室肥大或左、右心室合并肥大;可伴 ST 段、T 波改变以及房室传导阻滞。

2. **X 线检查**　多见心脏增大,以左心室为主。透视下见左心缘搏动减弱。常有肺淤血或合并肺部炎症。

3. **超声心动图检查**　具有决定性作用。可见左心房、左心室内径增大,左心室后壁和室间隔增厚,心内膜增厚,厚度多大于 2mm,与心肌界限明显,具有特征性。左心室收缩期及舒张期内径差别不大,故短轴缩短率及射血分数均降低。

【诊断】

本症诊断要点为:① 1 岁以内,尤其是生后 6 个月内出现心功能不全而无其他心脏病证据;②心脏增大以左心室为主;③无明显器质性杂音;④心电图示左心室肥大伴劳损;⑤超声心动图示左心室扩大,心内膜增厚及射血分数降低。

【鉴别诊断】

1. 病毒性心肌炎、扩张型心肌病等引起心功能不全的疾病。

2. **冠状动脉异常起源**　常见左冠状动脉异常起源于肺动脉。胎儿期由于肺动脉压力高,能保证左冠状动脉供血。出生后由于肺动脉压力逐渐下降,左冠状动脉分布的区域呈弥漫性纤维化、局灶性钙化及心肌梗死,二尖瓣乳头肌缺血梗死,严重者出现心内膜弹力纤维增生。患儿通常在出生后 2 周 ~6 个月出现喂养困难,阵发性哭闹,心动过速、呼吸困难、少尿、肝大等心力衰竭表现。如未及时诊断治疗,患儿常因心力衰竭死亡。

3. **严重左心室流出道梗阻**　包括重度主动脉瓣狭窄、主动脉缩窄等,可继发心内膜弹力纤维增生症。

【治疗】

主要治疗原则为加强护理,预防感染,控制心力衰竭及维持心脏功能。

1. **洋地黄类药物**　使用时间应较长,多数主张用药至临床症状消失、心脏缩小、心胸比率 <55%,心电图示左胸前导联 T 波转为直立后 1~2 年方可停药。

2. **血管紧张素转化酶抑制剂**　EFE 患儿早期在地高辛强心基础上长期加用 ACEI 可提高疗效和

治愈率。

3. β肾上腺素受体拮抗剂　长期应用β肾上腺素受体拮抗剂,如卡维地洛可以降低左心室收缩期内径、室间隔厚度,抑制心室重构,提高患儿心功能。

4. 免疫抑制剂　糖皮质激素、环磷酰胺、人免疫球蛋白,对EFE患儿长期不间断规范治疗至痊愈的远期疗效良好。重症和难治性EFE需要加强免疫治疗。一般给予泼尼松1~2mg/(kg·d),6~8周后逐渐减量至2.5~5mg/d,维持1~2年或更久。

5. 心脏移植　对于重症、药物治疗无效者,可考虑心脏移植。

三、感染性心内膜炎

感染性心内膜炎(infective endocarditis,IE)是由病原感染引起的心内膜、瓣膜或瓣膜相关结构炎症。以往称为细菌性心内膜炎,并有急性及亚急性之分。近年来由于抗生素的普遍应用,临床急性与亚急性难以截然划分,新的分类更注重病原学。近年来随着新型抗生素的不断出现,外科手术的进步,感染性心内膜炎的死亡率已显著下降;但由于致病微生物的变迁、心脏手术和心导管检查的广泛开展、长期静脉插管输液的增多等因素,本病的发病率并无下降。

【病因】

1. 易感因素　90%以上的感染性心内膜炎患者均有原发心脏病变,其中以先天性心脏病最为多见(80%~90%)。室间隔缺损最易合并感染性心内膜炎,其他依次为法洛四联症、动脉导管未闭、肺动脉瓣狭窄、主动脉瓣狭窄、主动脉瓣二叶畸形,房间隔缺损等。后天性心脏病如风湿性瓣膜病、二尖瓣脱垂综合征等也可并发感染性心内膜炎。随着小儿心脏外科技术的发展,越来越多的小儿心脏病得以纠正、根治,但因此而留置在心腔内的装置或材料(如心内补片、人造心脏瓣等)是近年感染性心内膜炎常见的易感因素。

2. 病原微生物　几乎所有细菌均可导致感染性心内膜炎,80%以上儿童感染性心内膜炎病例是由链球菌和葡萄球菌引起,其中草绿色链球菌和金黄色葡萄球菌是儿科患者中引起心内膜炎的常见致病菌。真菌性心内膜炎的病原体以念珠菌属、曲霉菌属和组织胞质菌属较多见,多由其他致病因素所诱发,如长期应用抗生素、皮质激素或免疫抑制剂等。立克次体及病毒感染所致的心内膜炎罕见。

3. 诱发因素　约1/3的患儿在病史中可找到诱发因素,常见的诱发因素为纠治牙病和扁桃体切除术。近年来,心导管检查和介入性治疗、人工瓣膜置换、心内直视手术的广泛开展,也是感染性心内膜炎的重要诱发因素之一,其他诱发因素如长期使用抗生素、糖皮质激素和免疫抑制剂等。

【病理与病理生理】

内皮损伤和菌血症(即使是一过性的)是感染性心内膜炎发病过程中的2个重要因素。正常人口腔和上呼吸道常聚集定植菌,在机体免疫功能低下时,特别是口腔感染、拔牙、扁桃体切除术时易侵入血流。当心内膜、特别是心瓣膜存在病理改变或先天性缺损,且双侧心室或大血管间存在较大压力差,能够产生高速的血流以冲击心内膜面,使之损伤并暴露心内膜下胶原组织,与血小板和纤维蛋白聚积形成无菌性赘生物;当有菌血症时,细菌易在上述部位黏附、定植和繁殖,形成有菌赘生物,从而造成心内膜炎。

受累部位多在压力低的一侧,如室间隔缺损感染性赘生物常见于缺损的右缘、三尖瓣的隔叶及肺动脉瓣;动脉导管未闭在肺动脉侧;主动脉关闭不全在左心室等。狭窄瓣孔及异常通道两侧心室或管腔之间的压力差越大、湍流越明显,压力低的一侧越易形成血栓和赘生物。房间隔缺损、大型室间隔缺损并发心力衰竭时,由于异常通道两侧压力差减小,血流速度减慢,湍流相对不明显,一般较少并发感染性心内膜炎。

基本病理改变是心瓣膜、心内膜及大血管内膜面附着疣状感染性赘生物。赘生物由血小板、白细胞、红细胞、纤维蛋白、胶原纤维和致病微生物等组成。心脏瓣膜的赘生物可致瓣膜溃疡、穿孔；若累及腱索和乳头肌，可使腱索缩短及断裂。累及瓣环和心肌时可致心肌脓肿、室间隔穿孔和动脉瘤，大的或多量的赘生物可堵塞瓣膜口或肺动脉，致急性循环障碍。

赘生物受高速血流冲击可有血栓脱落，随血流散布到全身血管导致器官栓塞。右心的栓子引起肺栓塞；左心的栓子引起肾、脑、脾、四肢、肠系膜等动脉栓塞。微小栓子栓塞毛细血管产生散在的皮肤瘀点，指(趾)屈面可有隆起的紫红色小结节，略有触痛，此即奥斯勒结节(Osler node)。Janeway 斑是含有细菌和中性粒细胞的感染性栓子导致的栓塞，并继发皮下出血坏死。视网膜可见丘脑附近小而苍白的 Roth 斑，常伴有出血灶。肾栓塞时可致梗死、局灶性肾炎或弥漫性肾小球肾炎。脑栓塞时可发生脑膜、脑实质、脊髓、脑神经等弥漫性炎症，产生出血、水肿、脑软化、脑脓肿、颅内动脉瘤破裂等病变。后者破裂可引起颅内各部位的出血，如脑出血、蛛网膜下腔出血。

【临床表现】

1. 感染症状　发热是最常见的症状，几乎所有的病例都有过不同程度的发热，热型不规则，热程较长，个别病例无发热。此外患者有疲乏、盗汗、食欲减退、体重减轻、关节痛、皮肤苍白等表现。

2. 心脏方面的症状　原有的心脏杂音可因心脏瓣膜的赘生物而发生改变，出现粗糙、响亮、呈海鸥鸣样或音乐样的杂音。原无心脏杂音者可出现音乐样杂音，约 50% 患儿由于心瓣膜病变、中毒性心肌炎等导致充血性心力衰竭，出现心音低钝、奔马律等。

3. 栓塞症状　视栓塞部位的不同而出现不同的临床表现，一般发生于病程后期，但约 1/3 的患者为首发症状。内脏栓塞可致脾大、腹痛、血尿、便血，有时脾大很显著；肺栓塞可有胸痛、咳嗽、咯血和肺部啰音；脑动脉栓塞则有头痛、呕吐、偏瘫、失语、抽搐甚至昏迷等。病程久者可见杵状指、趾，但无发绀。瘀斑及 Janeway 斑(手掌和足底红斑或无压痛的出血性瘀点病变)在小儿病例少见。

同时具有以上 3 方面症状的典型患者不多，尤其 2 岁以下婴儿往往以全身感染症状为主，仅少数患儿有栓塞症状和 / 或心脏杂音。

4. 免疫征象　免疫反应引起的表现如指(趾)甲下出血(呈暗红、线状)、Osler 结节(指、趾掌面红色皮下结节)、Roth 斑(眼底椭圆形出血斑，中央苍白)，均不是感染性心内膜炎特有症状，在小儿病例非常少见。

新生儿感染性心内膜炎临床表现缺乏特异性，可表现为呼吸窘迫、心动过速，与败血症或其他病因所致的充血性心力衰竭难以区分。栓塞现象(如脑膜炎、肺炎)常见，可能会有神经系统体征和症状(癫痫、呼吸暂停)。

【辅助检查】

1. 血培养　血细菌培养阳性是确诊感染性心内膜炎的重要依据，凡原因未明的发热、体温持续在 1 周以上且原有心脏病者，均应尽可能早期并反复多次进行血培养，以提高阳性率。

2. 超声心动图检查　能够检出直径 >2mm 的赘生物。且在治疗过程中还可动态观察赘生物大小、形态、活动和瓣膜功能状态，了解瓣膜损害程度，对决定是否做换瓣手术有参考价值。没有赘生物并不能排除心内膜炎，在疾病的早期或复杂的先天性心脏病患者中赘生物往往看不到。

3. CT 检查　对怀疑有颅内病变者应及时做 CT，了解病变部位和范围。

4. 其他　血常规可见进行性贫血，白细胞数增高和中性粒细胞数升高，红细胞沉降率增快，C 反应蛋白阳性，血清球蛋白常常增多，免疫球蛋白升高，循环免疫复合物及类风湿因子阳性，尿常规有红细胞，发热期可出现蛋白尿。

【诊断标准】

中华医学会儿科学分会心血管学组 2010 年发布了诊断标准建议。

1. 病理学指标

(1)赘生物(包括已形成栓塞的)或心脏感染组织经培养或镜检发现微生物。

(2)赘生物(包括已形成栓塞的)或心脏感染组织经病理检查证实伴活动性心内膜炎。

2. 临床指标

(1)主要指标

1)血培养阳性:分别2次血培养有相同的感染性心内膜炎的常见微生物,如草绿色链球菌、金黄色葡萄球菌、凝固酶阴性葡萄球菌、肠球菌等。

2)心内膜受累证据(超声心动图征象):①附着于瓣膜、瓣膜装置、心脏或大血管内膜、人工材料上的赘生物。②腱索断裂、瓣膜穿孔、人工瓣膜或缺损补片有新的部分裂开。③心腔内脓肿。

(2)次要指标

1)易感染条件:基础心脏疾病、心脏手术、心导管术、经导管介入治疗、中心静脉内插管。

2)较长时间的发热(≥38℃),伴贫血。

3)原有心脏杂音加重,出现新的心脏杂音或心功能不全。

4)血管征象:重要动脉栓塞、感染性动脉瘤、瘀斑、脾大、颅内出血、结膜出血、Janeway斑。

5)免疫学征象:肾小球肾炎、Osler结节、Roth斑、类风湿因子阳性。

6)微生物学证据:血培养阳性,但未符合主要指标中的要求。

3. 诊断依据

(1)具备以下①~⑤项任何之一者可诊断为感染性心内膜炎:①临床主要指标2项;②临床主要指标1项和次要指标3项;③心内膜受累证据和临床次要指标2项;④临床次要指标5项;⑤病理学指标1项。

(2)有以下情况时可排除感染性心内膜炎诊断:有明确的其他诊断解释临床表现;经抗生素治疗≤4d临床表现消除;抗生素治疗≤4d,手术或尸检无感染性心内膜炎的病理证据。

(3)临床考虑感染性心内膜炎,但不具备确诊依据者仍应进行治疗,根据临床观察及进一步的检查结果确诊或排除感染性心内膜炎。

【治疗】

总的原则是积极抗感染、加强支持疗法,但在应用抗生素之前必须先做几次血培养和药敏试验,以期对选用抗生素及剂量提供指导。

1. 抗生素　应用原则是早期、联合应用、剂量足、选用敏感的杀菌药、疗程要长。

(1)草绿色链球菌:首选青霉素G 40万~60万U/(kg·d),每6小时1次,静脉滴注,疗程4~6周;加庆大霉素4~6mg/(kg·d),每8小时1次,疗程2周。对青霉素过敏者可选用头孢菌素类或万古霉素。

(2)金黄色葡萄球菌:对青霉素敏感者选用青霉素G 40万~60万U/(kg·d),加庆大霉素,用法同上;青霉素耐药者选用苯唑西林钠或萘夫西林200~300mg/(kg·d),每6小时1次,静脉滴注。治疗不满意或对青霉素过敏者选用头孢曲松或万古霉素:40~60mg/(kg·d),分2~3次静脉滴注,疗程6~8周。

(3)革兰氏阴性杆菌或大肠埃希菌:选用氨苄西林300mg/(kg·d),每6小时1次,静脉滴注,疗程4~6周;或用头孢哌酮或头孢曲松200mg/(kg·d),每6小时1次,静脉滴注,疗程4~6周,加用庆大霉素2周。铜绿假单胞菌感染可加用阿莫西林200~400mg/(kg·d),每6小时1次,静脉滴注。

(4)真菌:应停用抗生素,选用两性霉素B 0.1~0.25mg/(kg·d),以后每日逐渐增加至1mg/(kg·d),静脉滴注1次。可合用氟胞嘧啶50~150mg/(kg·d),分3~4次服用。

(5)病原菌不明或术后者:选用萘夫西林加氨苄西林及庆大霉素,或头孢菌素类,或万古霉素。

上述抗感染药物应连用4~8周,用至体温正常,栓塞现象消失,血象、红细胞沉降率恢复正常,血培养阴性后逐渐停药。

2. 一般治疗　保证患者充足的热量供应,可少量多次输新鲜血或血浆,也可输注丙种球蛋白。

3. 手术治疗　近年早期外科治疗感染性心内膜炎取得了良好效果。对心脏赘生物和污染的人造代用品清创,修复或置换损害的瓣膜,挽救了严重患者,提高了治愈率。手术指征为:①瓣膜功能不全引起的中重度心力衰竭;②赘生物阻塞瓣口;③反复发生栓塞;④真菌感染;⑤经最佳抗生素治疗无效;⑥新发生的心脏传导阻滞。

【预后与预防】

经合理应用抗生素治疗以来,近年病死率已下降至20%~25%以下。半数患儿可出现各种并发症,如充血性心力衰竭、脑栓塞、肺栓塞、心脏瓣膜破坏、腱索断裂、动脉瘤形成等。残留严重瓣膜损伤者,需进行瓣膜修复或置换术。因此,预防感染性心内膜炎发生显得极为重要。有先天性或风湿性心脏病患儿平时应注意口腔卫生。若施行口腔手术、扁桃体切除术、心导管和心脏手术时,可于术前1~2h及术后48h内肌内注射青霉素80万U/d,或长效青霉素120万U1剂。青霉素过敏者,可选用头孢菌素类或万古霉素静脉注射1次,然后改口服红霉素30mg/(kg·d),分4次服用,连续2d。

四、风湿性心脏病

风湿性心脏病(rheumatic heart disease,RHD)是风湿热反复发作造成的心脏损害。急性期表现为风湿性心肌炎,如累及心脏瓣膜而引起瓣膜的炎症反应,经过渗出期、增生期和瘢痕期,可造成瓣膜永久性的病变,导致瓣膜口狭窄和关闭不全,继而引起心脏扩大、心力衰竭和心律失常。RHD多有风湿热病史,部分RHD呈隐匿经过,发生瓣膜病变多在风湿热首发后2年以上。二尖瓣最常受累,占95%~98%,其次为主动脉瓣,为20%~35%,三尖瓣约占5%,二尖瓣合并主动脉瓣病变占20%~30%。3岁以下的心脏瓣膜病患儿,由RHD引起者极少见,绝大多数为先天性心脏瓣膜病变,需注意鉴别。

RHD在经济不发达国家和地区较常见,尤其是在撒哈拉以南的非洲地区、南亚及大洋洲较多。随着我国经济及卫生条件改善,风湿热的发病率逐渐减少,目前我国RHD的发病率为1.86/万,远高于日本及加拿大等国家,RHD发病年龄逐渐后移,但个别地区亦有回升趋势,应予以重视并做好预防工作。

【病因和发病机制】

具体见第九章第一节风湿热。

【诊断】

根据病史、临床表现及辅助检查即可作出诊断。在诊断过程中,要注意评判是否伴发风湿活动。注意发现并发症,如心力衰竭、感染性心内膜炎、心律失常、栓塞等。

1. **病史** 风湿性心脏病多有风湿热病史,部分呈隐匿经过,急性风湿热所致的心肌炎、心内膜炎及心包炎见第九章第一节风湿热。

2. **临床表现**

(1)二尖瓣关闭不全:是儿童期风湿性心脏病最常见的瓣膜病,其病理变化为:

1)瓣膜因炎症导致纤维化和变硬,日久可有钙化。

2)腱索变粗,粘连及缩短,使瓣膜不能密闭。

3)二尖瓣环扩大,甚至纤维化,以致左心室收缩时不能相应缩小,导致二尖瓣关闭不全。轻度关闭不全可无症状,中重度关闭不全可出现疲倦、乏力等症状,疾病进展可出现心力衰竭症状。查体心前区隆起,心尖搏动弥散,可触及收缩期震颤,心界向左下扩大,第一心音减弱,第二心音亢进且明显分裂,可闻及第三心音。心尖区闻及Ⅲ/6级全收缩期粗糙的吹风样杂音,向左腋部及背部、肩胛下角下传导,左心室扩大者产生二尖瓣相对狭窄,心尖部可闻及舒张中期杂音。当发生左心衰竭时,会出现四肢湿冷、肺部可闻及湿啰音、心率增快、血压降低等表现,当发生右心衰竭时,则出现肝大、腹胀、水肿等体征。

(2)二尖瓣狭窄:指二尖瓣叶交界处粘连,瓣膜本身增厚、钙化,腱索和乳头肌粘连,使二尖瓣开放受限,产生一系列血流动力学改变。在成人RHD中比较常见,儿童中少见。由于瓣膜口狭窄的程度、病情进展速度及代偿的差异,临床表现可有不同,主要症状包括呼吸困难、咳嗽、咯血、反复呼吸道感染、生长发育迟缓、晕厥和心力衰竭等。查体第一心音亢进,心尖部及胸骨左缘第4肋间处可闻及开瓣音,心尖部舒张期隆隆样杂音,严重二尖瓣狭窄可闻及全舒张期杂音,重度二尖瓣狭窄,心排血量降低,二尖瓣口血流速度减慢,舒张期杂音反而减轻。随着二尖瓣口狭窄加重,肺动脉压力逐渐升高,肺动脉瓣区第二心音亢进。当发生肺水肿时,肺部可闻及湿啰音,当出现右心衰竭时则有肝大、腹胀、下肢水肿等表现。

(3)主动脉瓣关闭不全:往往伴有二尖瓣病变,很少单独存在。轻度患者可无症状,重度患者在病变多年后出现症状。心悸为早期症状,严重者可出现心绞痛症状,多出现在左心衰竭后,且休息时更加明显。体征包括周围血管征及主动脉瓣听诊区或胸骨左缘3、4肋间闻及叹气样高频舒张期杂音,呈递减型;严重关闭不全时第一心音减弱,第二心音单一,心尖部可闻及低频、舒张早期隆隆样杂音,即 Austin-Flint 杂音,这是由于经主动脉瓣反流的血液与二尖瓣口的前向血流相互冲击,造成二尖瓣前瓣的快速振动引起的。

(4)主动脉瓣狭窄:轻症可无症状,中重度可出现发育迟缓、易疲劳、活动后气促、胸痛、心绞痛、晕厥等。查体主动脉瓣区可触及收缩期震颤,闻及喷射性收缩期杂音,向右锁骨上窝和胸骨上窝传导,伴有收缩期喀喇音。

(5)三尖瓣病变:风湿性三尖瓣病变在儿童中极少见,往往合并二尖瓣和主动脉瓣损害。三尖瓣关闭不全轻者无任何症状,重者常有疲乏、头晕等心输出量降低症状,可有颈静脉怒张、肝大、腹腔积液等体循环淤血表现。常于胸骨左缘第4肋间听到收缩期杂音。三尖瓣狭窄临床表现为低心输出量和体循环淤血,在胸骨左缘第4肋间听到舒张期杂音。

3. 辅助检查

(1)心电图:可明确患者的心律,有无心肌缺血、心室增大和心肌劳损等改变,是否合并有心房颤动等。

(2)胸部 X 线:可以了解心脏大小和肺淤血、肺间质水肿等肺部的改变。

(3)超声心动图:作为一种无创方法,已经是评价各瓣膜病变的主要手段之一,不仅可以测定心腔大小、心室功能,也可以测定跨瓣膜压差、瓣膜开口面积、肺动脉压力等指标。

(4)心导管造影:目前超声心动图技术已能比较全面地观察瓣膜的厚度、活动度及狭窄等情况,如合并重度肺动脉高压或心脏复杂畸形,可行心导管检查了解肺动脉高压的性质以及协助明确诊断。

【鉴别诊断】

风湿性心脏病应与以下几种疾病鉴别:

1. 左心房黏液瘤　本病可出现与风湿性心脏病相似体征,但杂音往往呈间歇性出现,随体位而改变,无风湿热史,有晕厥史,易出现反复动脉栓塞现象。超声心动图可见左心房内有云雾状光团往返于左心房和二尖瓣口。

2. 其他心脏疾病　尚需与左向右分流型先天性心脏病、贫血性心脏病、扩张型心脏病等所致的相对性二尖瓣狭窄相鉴别。根据病史、体格检查以及超声心动图检查,不难做出鉴别。

【治疗】

1. 一般治疗　慢性心脏瓣膜病轻者可不必严格限制活动,中重度者需严格限制活动,避免剧烈活动诱发的心力衰竭、心绞痛以及晕厥。饮食方面,除高热量膳食外,应给予足够的蛋白质及维生素 A 和维生素 C。

2. 控制链球菌感染

(1)风湿热诊断明确后尽早开始治疗,应立即给予1疗程的青霉素治疗(对青霉素无过敏反应者),有青霉素过敏者可选用克林霉素、阿奇霉素及克拉霉素等以清除链球菌。

(2)长期足疗程的抗生素治疗,预防风湿热复发。可肌内注射长效青霉素(bicillin)120 万 U,每个月 1 次,抗生素疗程不少于 5 年,最好到成人期。

3. 抗风湿治疗　对于风湿活动者,抗风湿治疗是必要的。常用药物为水杨酸制剂及肾上腺皮质激素。

4. **充血性心力衰竭的治疗** 除给予吸氧、镇静外,可给予利尿药、血管扩张剂如硝普钠和强心剂,洋地黄制剂的剂量应偏小(一般为维持量的 1/3~1/2)。

5. **心律失常的药物治疗** 根据病情选用胺碘酮、洋地黄、β 受体拮抗剂等。合并慢性心房颤动者,宜长期口服阿司匹林以抗血小板聚集。

6. **外科治疗** 风湿性心瓣膜病变内科治疗无效者应行外科手术或介入手术,包括瓣膜修复成形术、瓣膜置换术或球囊扩张术等。手术一般在心力衰竭症状有所改善、病情稳定后进行,风湿活动或感染性心内膜炎者在治愈后 3~6 个月才能手术。瓣膜狭窄者可选择介入球囊扩张术,瓣膜关闭不全者手术一般首选外科整形术,难以用整形方法治疗的才考虑瓣膜置换术。

五、心包积液

心包积液(pericardial effusion)是心包疾病或其他病因累及心包的脏层和壁层导致心包渗出,当积液迅速或积液量达到一定程度时,可造成心输出量和回心血量明显下降而产生临床症状。心包炎是导致心包积液的重要原因。

【病因】

可由多种病因引起,一般分为 2 类。

1. **感染性** 由各种病原体引起,病毒以柯萨奇病毒、埃可病毒、流感病毒及腺病毒为主。自广泛应用抗生素以来,化脓性心包炎所致的心包积液发病率已相对减少,且大多由耐药性金黄色葡萄球菌引起,其次有肺炎球菌、链球菌、大肠埃希菌等。其他如结核分枝杆菌、真菌、寄生虫(如肺吸虫)、立克次体。

2. **非感染性** 小儿时期以结缔组织病如风湿热、类风湿关节炎、系统性红斑狼疮引起者最多见。其他如尿毒症、过敏因素(如血清病、心包切开后综合征)、肿瘤、特发性心包炎、物理因素(创伤、放射线)、内分泌代谢性疾病(甲状腺功能减退、痛风)、化学药物(如肼屈嗪、苯妥英钠)等也可引起。

【病理生理】

正常心包腔压力与胸膜腔压力一致。吸气时为负压,呼气时为正压。正常小儿心包腔内有 10~15ml 液体,为浆液性,在心脏活动时起润滑剂作用。随着心包内积液增加,心包腔压力升高。心包积液对循环功能的影响,主要取决于心包渗出液的容量及发生的快慢。如迅速出现的 100~200ml 心包积液,即可引起严重的循环障碍,产生心脏压塞症状,心输出量明显下降,严重影响血流动力学。反之,如心包液体发生缓慢,即使有数百毫升的心包积液,循环功能可无明显改变。

大量心包积液可引起心脏压塞(pericardial tamponade),即由于心包内液体聚积,心包内的压力增加,使心室在舒张期不能充分扩张,心室充盈不足,心排血量减少。如心排血量进一步减少,导致收缩压下降,末梢血管收缩,使舒张压上升,脉压变小。另一方面,由于心包内压力增加,使静脉血液回流至右心受阻故静脉压升高,出现颈静脉怒张、肝大、水肿、奇脉等体征。

【临床表现】

心脏压塞的临床特征为 Beck 三联征:低血压、心音低弱、颈静脉怒张。

1. **症状** 呼吸困难是心包积液时最突出的症状,可能与支气管、肺、大血管受压引起肺淤血有关。呼吸困难严重时,患者可呈端坐呼吸,身体前倾、呼吸浅速、面色苍白,可有发绀。也可因压迫气管、食管而产生干咳、声音嘶哑及吞咽困难。还可出现上腹部疼痛、肝大、全身水肿、胸腔积液或腹腔积液,重症患者可出现休克。

2. **体征** 心尖搏动减弱,位于心浊音界左缘的内侧或不能扪及;心脏叩诊浊音界向两侧增大,均为绝对浊音区;心音低而遥远。积液量大时可于左肩胛骨下出现叩浊音,听诊闻及支气管呼吸音,称心包积液征(Ewart 征),此乃肺组织受压所致。大量心包积液可使收缩压降低,而舒张压变化不大,故脉压变小。脉搏可减弱或出现奇脉。大量心包积液影响静脉回流,出现体循环淤血表现,如颈静脉怒张、肝大、肝颈静脉回流征、腹腔积液及下肢水肿等。

3. **心脏压塞**　短期内出现大量心包积液可引起急性心脏压塞,表现为窦性心动过速、血压下降、脉压变小和静脉压明显升高。如果心排血量显著下降,可造成急性循环衰竭和休克。如果液体积聚较慢,则出现亚急性或慢性心脏压塞,产生体循环静脉淤血征象,表现为颈静脉怒张,Kussmaul 征,即吸气时颈静脉充盈更明显。还可出现奇脉,表现为桡动脉搏动呈吸气性显著减弱或消失、呼气时恢复。奇脉也可通过血压测量来诊断,即吸气时动脉收缩压较吸气前下降 10mmHg 或更多。

【辅助检查】

1. **X 线检查**　可见心影向两侧增大呈烧瓶状,心脏搏动减弱或消失。特别是肺野清晰而心影显著增大常是心包积液的有力证据,有助于鉴别心力衰竭。

2. **心电图**　心包积液时可见肢体导联 QRS 低电压,大量渗液时可见 P 波、QRS 波、T 波电交替,常伴窦性心动过速。

3. **超声心动图**　对诊断心包积液简单易行,迅速可靠。心脏压塞时的特征为:整个心动周期可见脏层心包与壁层心包之间存在积液,大量时呈“游泳心”,舒张末期右心房塌陷及舒张早期右心室游离壁塌陷(图 13-24,图 13-25)。此外,还可观察到吸气时右心室内径增大,左心室内径减少,室间隔左移等。超声心动图可用于心包积液定量、定位,并引导心包穿刺引流。

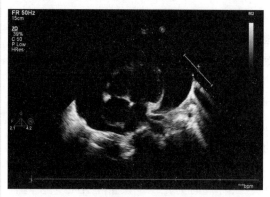

图 13-24　心脏四腔切面可见心包大量积液,呈“游泳心”

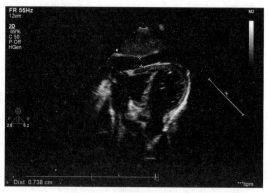

图 13-25　剑突下切面可见心包大量积液,可定量测量积液量

4. **心脏磁共振成像**　心脏磁共振成像(MRI)能清晰显示心包积液的位置、范围和容量,并可根据心包积液的信号强度推测积液的性质。同时能显示其他病理表现,如心包膜的增厚和心包腔内肿瘤。

5. **心包穿刺**　心包穿刺术对穿刺液行常规、生化、细菌培养和查找抗酸杆菌及细胞学检查,有助于了解心包积液的性质,明确病因。

【诊断和鉴别诊断】

1. **诊断标准**　对于呼吸困难的患者,如查体发现颈静脉怒张、奇脉、心浊音界扩大、心音遥远等典型体征,应考虑此诊断,超声心动图见心包积液可确诊。心包积液病因诊断可根据临床表现、实验室检查、心包穿刺液检查以及是否存在其他疾病进一步明确。

2. **鉴别诊断**　主要鉴别引起呼吸困难的临床情况,尤其是与心力衰竭鉴别。根据心脏原有的基础疾病如冠心病、高血压、瓣膜病、先天性心脏病或心肌病等病史,查体闻及肺部湿啰音,并根据心音、心脏杂音和有无心包摩擦音进行判断,心脏超声有助于明确诊断。

【治疗】

1. **内科治疗**　一般对症治疗,卧床休息,加强全身支持治疗,呼吸困难时采取半卧位并予吸氧。同时针对病因进行相关药物治疗,包括应用非甾体抗炎药、激素、秋水仙碱、抗生素、抗结核药以及其他病因治疗。在没有症状时也可以不用药物而予以观察。大量心包积液时应予心包穿刺抽液。

2. **外科治疗**　当外伤、心脏破裂等导致急性心脏压塞时,需行外科心包开窗手术,清除积血,并使用补片修补伤口,必要时予留置引流管减压。

六、心力衰竭

心力衰竭(heart failure)是指任何原因导致心脏工作能力,包括心肌收缩或舒张功能下降,使心排血量绝对或相对不足,不能满足全身组织代谢需要的病理状态,心力衰竭是儿童时期危重症疾病之一。

【病因】

根据心脏的生理功能,导致心力衰竭的病因可归纳为:心脏前、后负荷过重,心肌收缩力减退、心室舒张充盈不足等。

1. **前负荷过多**　左向右分流型先天性心脏病(室间隔缺损、动脉导管未闭等)、瓣膜反流等。

2. **后负荷过重**　肺动脉或主动脉狭窄、主动脉缩窄、高血压。

3. **心肌收缩力减退**　心肌病、心肌炎及其他心肌代谢性疾病。

4. **心室舒张充盈不足**　缩窄性心包炎、严重的快速型心律失常、房室瓣狭窄等。

5. **心脏外因素**　严重感染、贫血、甲状腺功能亢进、神经肌肉疾病等都是儿童心力衰竭发生的诱因。

小儿时期心力衰竭 1 岁以内发病率最高,以先天性心脏病引起者最为多见,扩张型心肌病是婴儿期后最常见的心力衰竭原因。

【发病机制】

心脏有一定储备功能,儿童心脏储备功能较弱。相对心脏容量或压力负荷的增加,心脏出现肥厚、扩大和心率增快等系列代偿反应。由于心肌纤维增长和增厚,使心肌收缩力增强,心排血量增多。如果病因持续存在,心肌收缩速度减慢和收缩力减弱,逐渐出现心力衰竭的各种表现。

心力衰竭时心排血量一般低于正常休息时的排血量,称为低输出量心力衰竭。但甲状腺功能亢进、组织缺氧、严重贫血、动静脉瘘等引起的心力衰竭,体循环血量增多,静脉回流量和心排血量高于正常,心功能不全发生后,心排血量减少,但超过正常休息时的排血量,称为高输出量心力衰竭。

心力衰竭时由于心室收缩期排血量减少,心室内残余血量增多,舒张期充盈压力增高,可同时出现组织缺氧以及心房和静脉淤血。组织缺氧通过兴奋交感神经,大量去甲肾上腺素和肾上腺素释放到血液循环中,使未受损的心肌收缩力增强,心率加快,外周血管收缩,血液重新分布,以保证重要器官(大脑、心脏)的血供。肾血管收缩后肾血流量减少,肾素分泌增加,继而醛固酮分泌增多,使近端和远端肾曲小管对钠的再吸收增多,体内水钠潴留,引起血容量增多,组织间隙等处体液淤积。心力衰竭时心排出量减少,通过交感神经激活肾素 - 血管紧张素 - 醛固酮系统,从而引起 β 受体 - 腺苷酸环化酶系统调节紊乱,使外周血管收缩,水钠潴留,加剧心室重塑,促进心力衰竭恶化。

【临床表现】

年长儿心力衰竭的症状与成人相似,常表现为乏力、活动后气急、食欲差、恶心、呕吐、腹痛和咳嗽。安静时心率增快,呼吸浅快,颈静脉怒张,肝大、压痛,肝颈回流征阳性。病情重的患儿有端坐呼吸,两肺出现干湿啰音,尿量减少,体位性水肿,腹腔积液。也可以表现为心悸、胸痛等。心脏除原有疾病的心脏杂音和异常心音外,可以出现第一心音低钝和奔马律。

婴幼儿心功能不全的临床表现有一定的特点,常表现为呼吸急促,喂养困难(拒食、呕吐),体重增长缓慢,烦躁多汗,面色苍白。也可以表现为发绀、晕厥、面部水肿、体位性水肿、腹腔积液。

【诊断】

1. **临床诊断依据**

(1)安静时心率增快,婴儿 >180 次 /min,幼儿 >160 次 /min,不能用发热、缺氧或其他原因解释。

（2）呼吸困难，发绀突然加重，安静时呼吸 >60 次 /min。

（3）肝大，肝右肋下 3cm，或在密切观察下短时间内较前增大，而不能以横膈下移解释。

（4）心音明显低钝，或出现奔马律。

（5）突然烦躁不安，面色苍白或发灰，不能用原有疾病解释。

（6）尿少、下肢水肿，已经排除营养不良、肾炎、肾病、维生素 B_1 缺乏等原因。

上述前 4 项为临床诊断主要依据。

2. 其他检查

（1）胸部 X 线：心影多呈普遍性增大，心脏搏动减弱，肺纹理增多，肺门或肺门附近阴影增加，肺部淤血。

（2）超声心动图：可见心室和心房腔扩大，M 型超声心动图显示心室收缩间期延长，射血分数降低。心脏舒张功能不全时，二维超声心动图对诊断和引起心力衰竭的病因判断有帮助。

（3）心电图或长程心电图：不能表明有无心力衰竭，但有助于病因诊断和洋地黄的运用。

（4）心力衰竭标志物：B 型利钠肽（BNP），N 末端 B 型利钠肽原（NT-proBNP）是心功能不全患儿的标志物。

【治疗】

祛除或缓解基本病因。

1. 一般治疗　充分休息以减轻心脏负担，平卧或半卧位，避免患儿烦躁、哭闹，给氧。必要时适当运用镇静药，苯巴比妥、吗啡（0.05mg/kg）皮下或肌内注射，注意呼吸抑制。应给予低钠饮食，但无须严格限制钠盐摄入。应给予容易消化，营养丰富的食物。心功能不全时容易发生酸中毒、低血糖和低钙血症，特别是新生儿时期。因此，一旦发生以上情况应及时治疗。

2. 强心剂　洋地黄是儿科使用最广的强心药物之一。洋地黄作用于心肌细胞上的 Na^+-K^+-ATP 酶，抑制其活性，使心肌细胞内 Na^+ 浓度升高，通过 Na^+-Ca^{2+} 交换，使心肌细胞内的 Ca^{2+} 增加，从而加强心肌细胞收缩力，使心室排空增加，心室舒张末期压力下降，减轻静脉淤血。近年来更认识到它对神经内分泌和压力感受器的影响。洋地黄能直接抑制过度的神经内分泌活性，主要抑制交感神经活性。除正性肌力作用以外，洋地黄还有副性传导和副性心律作用等。洋地黄对左心瓣膜反流、心内膜弹力纤维增生症、扩张型心肌病和某些先天性心脏病导致的心功能不全均有效，尤其是心功能不全伴有快速心室率和房颤患儿更有效。对肺源性心脏病、心脏严重缺血、活动性心肌炎及心外因素如严重贫血、甲状腺功能减退及维生素 B_1 缺乏性心脏病疗效较差。

小儿时期常用的洋地黄制剂为地高辛，可口服和静脉注射，作用时间较快，排泄亦较迅速，因此剂量容易调节，药物中毒时处理也比较容易。地高辛口服吸收率更高，早产儿对洋地黄比足月儿敏感，后者又比婴儿敏感。婴儿的有效浓度为 2~4ng/ml，大龄儿童为 1~2ng/ml。由于洋地黄的剂量和疗效的关系受到多种因素影响，所以洋地黄的剂量要个体化。常见剂量和用法见表 13-3。

表 13-3　洋地黄类药物的临床应用

洋地黄制剂	给药法	洋地黄化总量 /（mg·kg^{-1}）	每天平均维持量	效力开始时间	效力最大时间	中毒作用消失时间	效力完全消失时间
地高辛	口服	早产儿 0.02 ；足月儿 0.02~0.03 ；1 个月 ~2 岁 0.05~0.06 ；>2 岁 0.03~0.05（总量 <1.5mg）	1/5 洋地黄量分 2 次	0.5~2h	4~6h	1~2d	4~7d
	静脉	口服量的 1/2~1/3		5~30min	1~4h		
毛花苷 C（西地兰）	静脉	<2 岁 0.03~0.04 ；>2 岁 0.02~0.03（总量 <1.6mg）		10~30min	1~3h	2~5h	3~6d

(1)洋地黄化:病情较重或不能口服患儿,可以选用毛花苷C或地高辛静脉注射,首次给予洋地黄总量的1/2,余量分2次,每隔4~6h给予,多数患儿在8~12h达到洋地黄化。能口服的患儿给予口服地高辛,首次给予洋地黄化量的1/3~1/2,余量分2次,每隔6~8h给予。近年通过研究证明,地高辛逐日给予一定剂量,经6~7d后能在体内到达稳定的浓度而发挥全效作用。

(2)维持量:洋地黄化12h后可开始给予维持量,维持量的疗程根据病情确定,急性肾炎合并心力衰竭、肺炎合并心力衰竭者往往不需要维持量或仅需短期应用。短期难以祛除病因者,如先天性心脏病、风湿性心瓣膜病等需要维持量治疗,心内膜弹力纤维增生症,地高辛治疗时间最少2年以上。应根据患儿体重增长及时调整剂量,以维持患儿血清地高辛的有效浓度。

(3)使用洋地黄的注意事项:用药前应了解患儿2~3周内洋地黄使用情况,以防药物过量中毒。各种病因引起的心肌炎患儿对洋地黄耐受性差,一般按常规剂量减1/3,且饱和时间不宜过快。早产儿和新生儿因肝、肾功能不完善,容易引起中毒,洋地黄化剂量应偏小,可按婴儿剂量减少1/3~1/2。钙剂对洋地黄有协同作用,故用洋地黄药物时应避免使用钙剂。此外,低血钾可促使洋地黄中毒,应注意补钾。

(4)洋地黄毒性反应:心力衰竭越重,心功能越差患儿,其治疗量与中毒量愈接近,容易发生中毒。肝肾功能障碍、电解质紊乱、低钾、高钙、心肌炎和大剂量利尿后的患儿均易发生洋地黄中毒。小儿洋地黄中毒最常见的表现是心律失常,如房室传导阻滞、室性期前收缩和阵发性心动过速。应用洋地黄的过程中,出现室上性心动过速伴房室传导阻滞是洋地黄中毒的特征性表现。胃肠道反应一般比较轻,常见食欲缺乏、恶心、呕吐、腹泻、腹痛。神经系统症状如嗜睡、头晕、色视等比较少见。

洋地黄中毒时应立即停止使用洋地黄和利尿药,同时补充钾盐。小剂量钾盐能控制洋地黄引起的室性期前收缩和阵发性心动过速。轻者每天用氯化钾0.075~0.1g/kg,分次口服;严重者每小时0.03~0.04g/kg静脉滴注,总量不超过0.15g/kg,滴注时应稀释成0.3%浓度。肾功能不全与合并房室传导阻滞时忌静脉给钾。钾盐治疗无效或并发其他心律失常治疗参见心律失常。

3. 利尿药　钠、水潴留为心力衰竭的一个重要病理生理改变,利尿药是控制肺和体静脉充血的一线用药。对急性心力衰竭或肺水肿者可选用快速强效利尿药如呋塞米或依他尼酸,其作用快而强,可排出较多的Na^+,而K^+的损失相对较少。慢性心力衰竭一般联合使用噻嗪类与保钾利尿药,并采用间歇疗法维持治疗,需监测血清电解质及酸碱平衡。

4. 血管紧张素转化酶抑制剂　通过血管紧张素转换酶的抑制,减少循环中血管紧张素Ⅱ的浓度而发挥效应。国际大规模多中心随机对照临床试验证明,该药能有效缓解心力衰竭的临床症状,防止或延缓心肌重塑,逆转心室肥厚,防止心室扩大的发展,降低心力衰竭的死亡率。常用的有依那普利0.05~0.1mg/(kg·d),一次口服。

5. β受体拮抗剂　对儿童和成人扩张型心肌病的研究表明,β肾上腺素能受体拮抗剂逐渐作为扩张型心肌病心力衰竭综合治疗的一部分,可以改善心功能。选择性$β_1$受体拮抗剂(如卡维地洛、美托洛尔)常被选用。β受体拮抗剂用于心力衰竭患者的长期治疗,当心力衰竭处于失代偿期不推荐使用。

6. 硝普钠　硝普钠松弛血管平滑肌,扩张小动脉和静脉的平滑肌,作用强、起效快、持续时间短。硝普钠对急性心力衰竭(尤其是急性左心衰竭、肺水肿)伴周围血管阻力明显增加者效果显著。

7. 其他药物治疗　心功能不全伴有血压下降可应用多巴胺[5~10μg/(kg·min)静脉滴注],有助于增加心排血量,提高血压而心率不一定明显增快。

(褚茂平)

第四节　心律失常

正常情况下,心脏搏动的冲动起源于窦房结,经结间束传至房室结,再经希氏束传至左、右束支,并通过浦肯野纤维网与心肌纤维相连。心脏冲动的频率,起源及传导的异常均可形成心律失常(arrhythmia)。小儿心律失常的发病机制、诊断及处理原则与成人基本相同,唯病因及各种心律失常的发生率与成人不尽相同。在小儿,窦性心律不齐最常见,其次为各种期前收缩,其中房性期前收缩为多,阵发性室上性心动过速亦不少见。先天性房室传导阻滞以及先天性心脏病术后心律失常较成人多见。小儿心律失常的原因可以是先天性的,也可以是后天获得性的。

一、期前收缩

期前收缩(extrasystole)是指由异位节律点提早(多数较窦性心律提早)发出冲动引起的心脏搏动,为小儿常见的心律失常。根据异位节律点的部位不同,分为房性、房室交界性和室性期前收缩。

【病因】

期前收缩的发生分为生理性和病理性2种,前者多发生于无器质性心脏病的健康儿童,因情绪紧张或过度疲劳,自主神经功能不稳定引起。据统计,正常小儿发生率为1%~2%、足月新生儿为2%~23%、早产儿为21%~31%。健康新生儿,特别是早产儿发生期前收缩的主要原因是心脏的传导系统发育不成熟,在1个月内消失。病理性期前收缩多见于器质性心脏病如病毒性心肌炎、先天性心脏病和严重感染,心导管检查和心脏外科手术后,酸碱平衡紊乱,电解质紊乱,缺氧和药物如洋地黄中毒、奎尼丁中毒也可引起期前收缩。

【临床表现】

小儿期前收缩多无临床症状,常在体格检查时发现。个别年长儿期前收缩可有心悸、胸闷等,一些患儿在运动后心率增快时期前收缩明显减少,有些则增多。后者提示可能存在器质性心脏病。诊断依靠心电图。

【辅助检查】

1. 房性期前收缩的心电图特征　①P波提前出现,可与前一T波重叠;②P-R间期在正常范围内;③期前收缩后代偿不完全;④如果伴有异常的QRS波,则为心室内差异性传导所致(图13-26)。

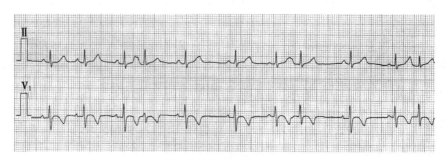

图13-26　房性期前收缩的心电图

2. 房室性交界性期前收缩的心电图特征　①QRS波提前出现,形态、时限与正常窦性基本相同;

②期前收缩所产生的 QRS 波前或后有逆行 P 波,P-R 间期 <0.10s,有时 P 波与 QRS 波重叠而辨认不清;③期前收缩后代偿完全或不完全(图 13-27)。

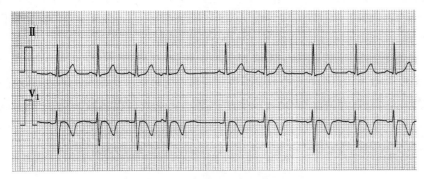

图 13-27 交界性期前收缩的心电图

3. 室性期前收缩的心电图特征 ①QRS 波提前出现,其前无异位 P 波;②QRS 波宽大畸形,T 波与主波方向相反;③期前收缩后多代偿完全(图 13-28)。

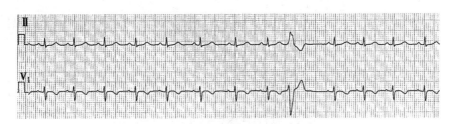

图 13-28 室性期前收缩的心电图

【治疗】

针对基本病因治疗原发病。一般认为,若期前收缩次数不多,无自觉症状,或期前收缩虽然频繁呈联律性,但形态一致,活动后减少或消失,则不需要治疗。在器质性心脏病基础上出现的期前收缩或有自觉症状的期前收缩,心电图呈多源性,给予抗心律失常药物治疗。房性及房室交界性期前收缩可选用普萘洛尔、普罗帕酮等,房性期前收缩若治疗无效可以改用洋地黄。室性期前收缩可选用药物如普萘洛尔、普罗帕酮等;对于体重 ≥ 15kg,伴有相关症状的频发室性期前收缩,建议行射频导管消融术。

二、阵发性室上性心动过速

阵发性室上性心动过速(paroxysmal supraventricular tachycardia,PSVT)是小儿最常见的异位快速型心律失常,是指异位激动在希氏束以上的心动过速。其主要由折返机制造成,少数为自律性增高或平行心律。本病是对药物治疗反应良好的急症之一。若不及时治疗,容易导致心力衰竭。可发生于任何年龄,容易反复发作。胎儿阵发性室上性心动过速与非免疫性胎儿水肿相关,发作 24h 即可出现胎儿水肿,停止发作胎儿水肿可以消退。

【病因】

可发生于先天性心脏病、预激综合征、心肌炎、心内膜弹力纤维增生症的基础上。但多数患儿无器质性心脏病。感染为常见诱因,但也可因疲劳、精神紧张、过度换气、药物(如洋地黄)中毒、心脏外科手术、心导管检查等诱发。新生儿多由于心脏传导系统发育不成熟所致,待发育成熟后可不再发作。

【临床表现】

小儿常突然烦躁不安,面色青灰,皮肤湿冷,呼吸增快,脉搏细弱,常伴有干咳,有时呕吐。年长儿可自诉心悸、心前区不适、头晕等。发作时心率突然增快为 160~300 次 /min,一次发作可持续数秒至数天。发作停止时,心率突然减慢恢复正常。此外,听诊时第一心音强度完全一致。发作时心率快而匀齐是本病的特征。发作持续超过 24h 者容易导致心力衰竭。

【辅助检查】

1. 胸部 X 线　取决于原来有无心脏器质性病变和心力衰竭。透视下见心脏搏动减弱。

2. 心电图　P 波形态异常,往往比正常小,常与前一心动的 T 波重叠,以致无法辨认。QRS 形态同窦性(图 13-29)。发作持续时间久者,可有暂时性 ST 段降低及 T 波低平或倒置。部分患儿在发作间歇期有预激综合征的表现。有时需要与窦性心动过速及室性心动过速相鉴别。

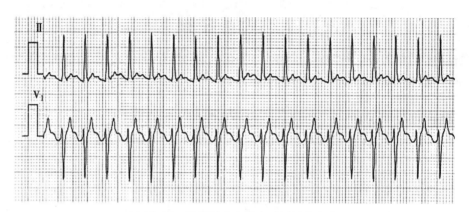

图 13-29　阵发性室上性心动过速心电图

【治疗】

半数以上不伴器质性心脏病,因此多数预后良好。但发作不及时治疗可发生心力衰竭而危及生命。

1. 刺激迷走神经　对无器质性心脏病、无明显心力衰竭者可先用此方法,以压舌板或手指刺激患儿咽部使之产生恶心、呕吐,使患儿深吸气后屏气。如无效可使用压迫颈动脉窦法、潜水反射法。新生儿常用潜水反射,即用冰水浸湿的毛巾或冰水袋敷盖于患儿整个面部 10~15s,给予突然的寒冷刺激,通过迷走神经反射而终止发作,一次无效则间隔 3~5min 可再试一次。

2. 药物治疗　以上方法无效或当即有效但很快复发时,可考虑运用下列药物治疗。

(1)洋地黄类药物:适用于病情较重,发作持续时间超过 24h,有心力衰竭表现者。可用快速饱和法。室性心动过速或洋地黄中毒引起的室上性心动过速禁用此药。低钾血症、心肌炎、阵发性室上性心动过速伴房室传导阻滞或肾功能减退者慎用。

(2)β 受体拮抗剂:普萘洛尔更适用于室上性心动过速伴有预激综合征或 QRS 波异常增宽者。用法为 0.1mg/kg 稀释后静脉注射(总量不超过 1mg)。重度房室传导阻滞,伴有哮喘和心力衰竭者禁用。

(3)钠通道阻滞剂:普罗帕酮是广谱高效抗心律失常药物,具有良好的效果,副作用比较少见。可以静脉给药。用法为 1~1.5mg/kg 稀释后静脉注射,如无效则 20min 可再重复一次。

(4)选择性钙拮抗剂:维拉帕米抑制钙离子进入细胞内,疗效显著。维拉帕米推荐剂量为首剂 0.1~0.2mg/kg(总量不超过 5mg)稀释后静脉缓慢推注,常在静脉推注 5min 内有效,若无效则 30min 后再静脉推注。不良反应为血压下降,并具有明显的副性肌力作用,加重房室传导阻滞,新生儿和 1 岁内婴儿禁用。

以上药物静脉注射时必须同时心电监护,如无监护条件也应边注射边心脏听诊,一旦心率突然下降转为窦性心律,则应即刻停止注射,以免心搏骤停。对有严重传导阻滞的患儿,以上药物应用要慎重。刺激迷走神经可以与药物,尤其是洋地黄配合进行,有时刺激迷走神经无效,给予注射洋地黄后,再刺激则能转律成功。

3. **电学治疗** 药物治疗无效,可以给患儿放置食管电极进行食管心房调搏或经静脉右心房内调搏,终止室上性心动过速的发作。也可采用电击转律,即用体外同步直流电击转律。

4. **射频消融术(radiofrequency ablation)** 体重≥15kg,反复发作的阵发性室上性心动过速患儿,建议行射频消融术。

三、室性心动过速

室性心动过速(ventricular tachycardia,VT)是指起源于希氏束分叉处以下的3~5个宽大畸形 QRS 组成的心动过速。

【病因】

多见于严重的器质性心脏病,如病毒性心肌炎、先天性心脏病、心肌病等。也可见于全身性疾病终末期,或某些药物如洋地黄中毒、严重电解质紊乱及心导管检查、心脏外科手术等。但不少病例其病因不易确定,称为特发性室性心动过速。

【临床表现】

与阵发性室上性心动过速相似,但症状比较严重,有原发性疾病的临床表现。患儿烦躁不安,面色苍白,呼吸急促。年长儿主诉心悸、心前区疼痛,严重病例可有晕厥、休克、充血性心力衰竭等。发作短暂者血流动力学改变较轻;发作超过24h者则可发生显著的血流动力学改变。体格检查心率增快,常在150次/min以上,节律整齐,心音可有强弱不等的现象。

【辅助检查】

心电图:①心率常在150~250次/min,QRS 宽大畸形,时限增宽;②T波方向与 QRS 波主波方向相反,P波与 QRS 波无固定关系;③Q-T 间期多正常,可伴有 Q-T 间期延长,多见于多形性室速(图 13-30);④心房率较心室率慢,有时可见到室性融合波或心室夺获。

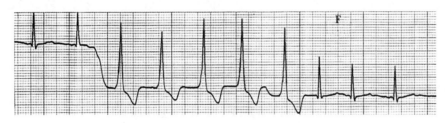

图 13-30 室性心动过速心电图

【治疗】

1. **病因治疗**

2. **抗心律失常药物** 可用利多卡因,首次负荷量 1mg/kg,静脉滴注或缓慢推注。必要时可间隔5~10min 重复 1~2 次,转律后静脉滴注维持,按 0.015~0.03mg/(kg·min),总量不超过 5mg/kg。此药能控制心动过速,但作用时间很短,剂量过大能引起惊厥、传导阻滞等毒性反应。也可用苯妥英钠,尤其对洋地黄中毒引起者。预防复发可用普罗帕酮、胺碘酮和索他洛尔等。对多型性室速伴 Q-T 间期延长者,如为先天性因素,则首选 β 受体拮抗剂,禁忌应用 Ⅰa、Ⅰc 及 Ⅲ 类药物和异丙肾上腺素。后天性因素所致者,可选用异丙肾上腺素,必要时可试用利多卡因。

3. **直流电复律** 有血压下降或心力衰竭或药物治疗无效时,可选同步直流电复律(1~2J/kg),转律后再用利多卡因维持。

4. **射频消融术** 反复发作的单形性室速伴心功能不良的患儿可选用射频消融术。

四、房室传导阻滞

房室传导阻滞(atrioventricular block,AVB)是由于房室传导系统某部位的不应期异常延长,激动心房向心室传播过程中传导延迟或部分甚至不能下传的现象。

1. **一度房室传导阻滞**　房室传导时间延长,心电图表现为 P-R 间期延长,但每个心房激动都能下传达心室(图 13-31)。

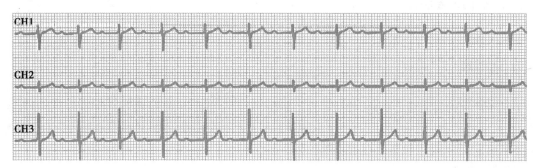

图 13-31　一度房室传导阻滞心电图

2. **二度房室传导阻滞**　二度房室传导阻滞时,窦房结冲动不能全部传达心室,因而有不同程度的漏搏。可分为两型:

(1)莫氏 Ⅰ 型:又称为文氏现象。特点是 P-R 间期逐渐延长,终于 P 波后不出现 QRS 波,在 P-R 间期延长的同时,R-R 间期逐渐缩短,而且脱漏前后 2 个 R 波的距离小于最短 R-R 间期的 2 倍(图 13-32)。

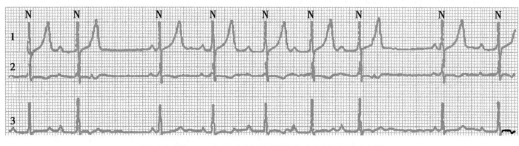

图 13-32　二度房室传导阻滞心电图(莫氏 Ⅰ 型)

(2)莫氏 Ⅱ 型:P-R 间期固定不变,但心室搏动呈规律性脱漏,常伴有 QRS 波增宽(图 13-33)。

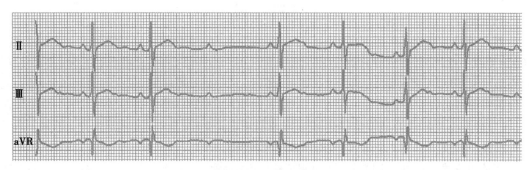

图 13-33　三度房室传导阻滞心电图(莫氏 Ⅱ 型)

3. **三度房室传导阻滞**　又称为完全性房室传导阻滞。此型心房与心室各自独立活动,彼此无关。心室率比心房率慢。阻滞可发生在房室结或房室束,阻滞位置越低,则心室率越慢,QRS 波越宽(图 13-34)。

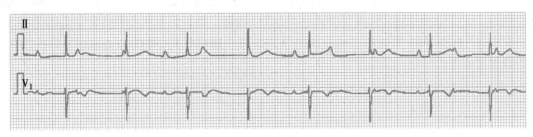

图 13-34　三度房室传导阻滞心电图

【病因】

一度房室传导阻滞可见于健康儿童,也可以由病毒性心肌炎、先天性心脏病、发热、风湿性心脏病、肾炎等引起。临床常见原因是洋地黄的运用。二度房室传导阻滞原因有风湿性心脏病、心肌炎、先天性心脏病、心脏手术等。三度房室传导阻滞分为获得性和先天性 2 种,前者以心脏手术引起最常见,其次为病毒性心肌炎,新生儿低钙血症和酸中毒可引起暂时性三度房室传导阻滞。后者是传导系统先天性缺陷,部分患儿合并先天性心脏病或心内膜弹力纤维增生症等。新生儿常见于母亲患有结缔组织疾病,如系统性红斑狼疮、类风湿关节炎、皮肌炎等。由于母亲产生的抗体,使胎儿时期的传导系统受损。

【临床表现】

1. **一度房室传导阻滞**　本身对血流动力学并无不良影响。临床听诊除第一心音低钝外,并无其他临床特征。临床诊断主要通过心电图检查。

2. **二度房室传导阻滞**　临床表现取决于基本心脏病变以及由传导阻滞而引起的血流动力学改变。当心室率过缓时可引起胸闷、心悸,甚至产生眩晕和晕厥。听诊时除原有心脏疾病所产生的听诊改变外,还可以发现心律不齐、脱漏搏动。莫氏Ⅰ型比莫氏Ⅱ型常见,但莫氏Ⅱ型预后则比较严重,容易发展成为完全性房室传导阻滞,导致发生阿 - 斯综合征。

3. **三度房室传导阻滞**　临床上部分患儿无临床症状。重症因心排出量减少而自觉乏力、眩晕,活动时气短。最严重的表现为阿 - 斯综合征发作,失去知觉,甚至死亡。某些患儿表现为心力衰竭以及对应急状态的耐受力降低。体格检查,脉率缓慢而规则,第一心音强弱不一,有时可闻及第三心音或第四心音。绝大多数患儿心底部可听到Ⅰ～Ⅱ级喷射性杂音,为心脏每次搏血量增加而引起的半月瓣相对狭窄所致。由于经过房室瓣的血量也增加,所以可闻及舒张期中期杂音。X 线胸部检查发现不伴有其他心脏疾病的三度房室传导阻滞者中,60% 患儿亦有心脏扩大。胎儿完全性房室传导阻滞发病率为 1:10 000,活产新生儿发病率 1:20 000。2/3 以上出现在孕龄最后 3 个月。胎儿期三度房室传导阻滞可导致胎儿水肿。

【治疗】

1. **一度房室传导阻滞**　应着重病因治疗,不需要特殊治疗,预后较好。

2. **二度房室传导阻滞**　治疗应针对原发病。当心室率过缓,心脏搏血量减少时,可用阿托品、异丙肾上腺素治疗。预后与心脏的基本病变有关。

3. **三度房室传导阻滞**　有心功能不全症状或阿 - 斯综合征表现者需要积极治疗。纠正缺氧和酸中毒可改善传导功能。由心肌炎或手术暂时性损伤引起者,肾上腺皮质激素可消除局部水肿。可以口服阿托品、麻黄碱或异丙基肾上腺素舌下含服。重症者应用阿托品皮下或静脉注射,或用异丙肾上腺素 1mg 溶于 5%~10% 葡萄糖溶液 250ml 中,持续静脉滴注,速度为 0.02~2μg/(kg·min),然后根据心率调整速度。

　　安装起搏器的指征:反复发生阿-斯综合征,药物治疗无效或伴有心力衰竭者。一般先安装临时起搏器,经临床观察是否恢复正常,若观察4周左右仍未恢复者,考虑安装永久起搏器。

　　新生儿先天性完全性房室阻滞患儿在出生72h,如果一般情况良好,则新生儿期多无困难。QRS时限正常,又无先天性心脏病者,多数以后也不会发生问题。伴有先天性心脏病者,长期生存率只有20%。安放永久起搏器者,可能死于感染,新生儿坏死性小肠结肠炎(NEC)或心肌病。后天性者,经积极治疗多能治愈。

(褚茂平)

小结

　　1. 整个小儿时期心脏与身体的比例较成人大,随年龄的增长而逐渐下降;小儿心脏的位置随年龄增长而变化。2岁以后横位心脏逐渐变为斜位;小儿出生时心脏迷走神经发育尚未完善,交感神经占优势,年龄愈小,心率愈快。

　　2. 胎儿无有效的呼吸运动,肺循环血流量很少。卵圆孔与动脉导管开放,几乎左、右心室均经主动脉向全身输送血液。胎儿的气体交换通过胎盘和脐带进行,胎儿期供应脑、心脏、肝及上肢的血氧量远远较下半身为高。

　　3. 先天性心脏病是儿童先天性畸形中最常见的一种,是遗传和环境因素及其相互作用的结果。可有呼吸困难、发绀、活动耐力减低等临床表现,随着治疗手段提升,预后明显改观。

　　4. 病毒性心肌炎即病毒侵犯心脏引起的以心肌炎症性病变为主要表现的疾病。病毒性心肌炎的临床表现轻重不一,轻者可无症状,或呈亚临床症状,仅心电图异常。极重者则暴发心源性休克或急性充血性心力衰竭,甚至猝死。

　　5. 扩张型心肌病是一种以心腔扩大、心脏收缩功能降低、附壁血栓为主要表现的心肌结构及功能异常为特点的心肌疾病。

　　6. 感染性心内膜炎的治疗,总的原则是积极抗感染、加强支持疗法,抗生素使用应早期、联合应用、剂量足,选用敏感的杀菌药、疗程长。

　　7. 心功能不全是一种临床综合征,可由多种原因引起。心功能不全的诊断须依靠多种临床证据,包括病史、体格检查、胸片及超声心动图,没有哪一种检查对心功能不全是特异性的。

　　8. 心律失常的诊断主要依靠心电图。治疗必须针对病因及原发疾病,必要时予以抗心律失常药物或射频消融治疗。

思考题

　　1. 先天性心脏病有哪些诊断手段?

　　2. 病毒性心肌炎的临床表现有哪些?

　　3. 扩张型心肌病的临床表现有哪些?

　　4. 简述感染性心内膜炎的诊断标准。

　　5. 小儿心力衰竭的临床诊断依据是什么?

　　6. 阵发性室上性心动过速治疗方法有哪些?

第十四章
泌尿系统与生殖系统疾病

泌尿系统包括肾脏、输尿管、膀胱及尿道。1982年全国儿科肾脏病科研协作组曾对我国105家医院263 734名儿科住院病例进行调查,泌尿系统疾病患者占2.63%,其中肾小球疾病(包括各型肾炎及肾病综合征)居首位,其次为泌尿系统感染,其他如先天畸形、遗传性疾病及肿瘤亦不少见。肾小管疾病发病率较低。全身性或其他系统疾病引起的肾损害在儿科亦可见到。本章就儿童常见的泌尿生殖系统疾病进行介绍。

第一节　概　　述

一、小儿泌尿系统解剖生理特点

（一）解剖特点

1. **肾脏**　小儿年龄愈小,肾脏相对愈重。新生儿两肾约占体重的1/125,而成人两肾重量约占体重的1/200。新生儿肾脏位置较低,其下极可至髂嵴以下第4腰椎水平,2岁以后始达髂嵴以上。由于右肾上方有肝脏,故右肾位置稍低于左肾。由于婴儿肾脏相对较大,位置又低,加之腹壁肌肉薄而松弛,故2岁以内健康小儿腹部触诊时容易扪及肾脏。新生儿肾表面凹凸不平,呈分叶状,至2~4岁时,表面分叶完全消失。

2. **输尿管**　婴幼儿输尿管较长而弯曲,管壁肌肉及弹力纤维发育不良,容易扩张并易受压及扭曲而导致梗阻,易发生尿潴留而诱发感染。

3. **膀胱**　婴儿膀胱位置比年长儿高,尿液充盈时易升入腹腔,触诊时容易扪及;随年龄增长逐渐下降至盆腔内。婴儿膀胱黏膜柔嫩,肌肉层及弹力纤维发育不良,同时输尿管膀胱连接处斜埋于膀胱黏膜下的一段输尿管较直而短,故防止尿液反流能力差,膀胱内压力增高时易出现膀胱输尿管反流而诱发尿路感染。随年龄增长,此段输尿管增长,肌肉发育成熟,抗反流机制亦随之加强。

4. **尿道**　新生女婴尿道仅长1cm(性成熟期3~5cm),外口暴露且接近肛门,易受粪便污染。男婴尿道虽较长,但常有包茎,积垢时也易引起细菌上行感染。

（二）生理特点

肾脏有许多重要功能:①排泄体内代谢终末产物如尿素、有机酸等;②调节机体水、电解质、酸碱平衡,维持内环境相对稳定;③内分泌功能,产生激素和生物活性物质如促红细胞生成素、肾素、前列腺素等。肾脏完成其生理活动,主要通过肾小球滤过和肾小管重吸收、分泌及排泄。

胚胎9~12周时肾脏开始泌尿,但整个宫内时期胎儿内环境的稳定主要依靠胎盘维持,肾脏尚未发挥功能,胎尿仅为羊水的主要成分。肾脏的发育随胎龄的增长逐渐成熟,约在胎龄36周时肾单位数量已达成人水平(每个肾85万~100万)。足月出生时肾脏已能完成基本的生理功能,但是调节能力弱,贮备能力差,在喂养不当、疾病或应激状态时易出现功能紊乱。生后肾功能迅速增长,在1~2岁时可接近成人水平。

1. **肾小球滤过功能**   新生儿出生第1周内肾小球滤过率甚低,平均每分钟约20ml/1.73m²(成人为125ml);早产儿则更低,故过量的水分和溶质不能迅速排出。出生后由于:①体循环压力增高,因而肾小球毛细血管有效滤过压增高;②肾血流量增加,出生时肾血流量仅占心搏出量的4%~6%(成人占20%~25%),且50%分布于髓旁肾单位(成人约90%分布于皮质浅表肾单位),出生后肾血管阻力下降,皮质浅表肾单位开放,肾血流量增加;③滤过面积及肾小球毛细血管通透性增加,因此肾小球滤过率迅速增加,生后1~2周可增加1倍至数倍,3~6个月达成人的1/2,1~2岁接近成人水平。

2. **肾小管的重吸收和排泄功能**   肾小球的滤液经过肾小管时,肾小管对滤液中的水及各种溶质选择性地重吸收以保持机体内环境的稳定。肾小管的重吸收与肾小球滤过率保持紧密的联系。随着肾小球滤过量的增减,肾小管的重吸收亦相应增减,这一现象称为球 - 管平衡。足月新生儿氨基酸及葡萄糖的重吸收能力正常。出生后已能维持钠的正平衡,此可能与新生儿血液循环中醛固酮含量较高有关;然而由于肾小球滤过率较低,新生儿在钠负荷量过大时不能迅速排钠而易致水肿。早产儿则肾小管功能尚不成熟,葡萄糖肾阈较低,易出现糖尿。低出生体重儿排钠较多,如摄入量过低(每天低于3mmol/kg)可出现钠的负平衡而致低钠血症。与此相反,新生儿前10天对钾的排泄能力较差,常保持正平衡,故有高钾血症倾向。有人认为这可能是由于新生儿肾小管上皮细胞 Na^+-K^+-ATP 酶系统尚不够成熟所致。

3. **酸碱平衡**   肾脏通过 H^+ 的排泄及 HCO_3^- 的重吸收以维持酸碱平衡。新生儿已具有酸碱平衡的调节能力。血浆 HCO_3^- 降低时能排出酸性尿,于生后2周时尿 pH 已能达到成人水平。但由于肾小球滤过率低,肾小管液中磷酸盐及 NH_3 的浓度较低,实际能排出的 H^+ 仍较少。1~2个月时尿中可滴定酸可达成人水平,但排泌氨的能力至2岁方接近成人。新生儿碳酸氢盐的肾阈较低(仅19~21mmol/L,成人为25~27mmol/L),超过肾阈时 HCO_3^- 即由尿排出。婴儿在正常情况下酸碱平衡的调节能力已达最高限,不足以应付病理状况下的额外负担,较易出现酸中毒。早产儿则排酸能力不足,尿 pH 仅能达到6,血浆 HCO_3^- 及 pH 较低,更易出现代谢性酸中毒。

4. **尿的浓缩和稀释**   新生儿及幼婴对尿的稀释能力接近成人,新生儿已能将尿稀释至40mmol/L。但由于肾小球滤过率甚低,故排水量及对水负荷的反应受到一定限制,利尿速度较慢,大量水负荷时易出现水肿。初生婴儿对尿的浓缩能力不及年长儿与成人,尿最高渗透压仅达700mmol/L(成人可达1 400mmol/L)。这主要由于肾小球滤过率较低,机体蛋白质合成代谢旺盛,尿素排出较少,滤液中尿素量不足以在髓质中形成较高的渗透压梯度,因而影响尿液的浓缩。婴儿由尿中每排出1mmol的溶质需水1.4~2.4ml,而成人仅需0.7ml。在正常情况下婴儿的这种浓缩能力的缺陷并无重要影响,但经常处于负荷过重状态,一旦出现疾病或应激状态时则易出现脱水,甚至诱发急性肾功能不全。

5. **肾脏的内分泌功能**   肾脏能分泌多种生物活性物质,如前列腺素、肾素、激肽释放酶、促红细胞生成素、1,25- 二羟胆骨化醇等。新生儿肾脏已具内分泌功能,释出肾素较多,新生儿血浆肾素、血管紧张素、醛固酮水平均高于成人,生后数周内渐降低。前列腺素可调节肾血流量及肾小管对水、盐的再吸收,在应激情况下其可增加肾血流量。胚肾已能合成前列腺素,其合成量超过成人肾。脐血中前列腺素 E_2(PGE₂)含量甚高。PGE₂ 有扩张血管作用,参与肾血流量的调节。胎儿血氧分压较低,胚胎肾合成促红细胞生成素较多;出生后随着血氧分压增高,促红细胞生成素合成减少。

(三)排尿及尿液特点

1. **排尿次数**   92% 新生儿生后24h内排尿,99% 于48h内排尿。超过48h未排尿者多为病理性。初生头几天内,每天排尿仅4~5次,1周后因新陈代谢旺盛,进水量增多而膀胱容量小,每天排尿可增至20~25次。幼儿每天排尿约10次,学龄前期与学龄期为6~7次/d。

2. **排尿控制**   婴儿期排尿由脊髓反射完成,以后建立脑干 - 大脑皮质控制,至3岁已能控制排尿。在 1.5~3 岁,儿童主要通过控制尿道外括约肌和会阴肌控制排尿,若 3 岁后仍保持这种排尿机制,不能控制膀胱逼尿肌收缩,则出现不稳定膀胱,表现为白天尿频、尿急、偶然尿失禁和夜间遗尿。

3. 每天尿量 儿童尿量有很大个体差异,与液体摄入量、食物种类、气温、湿度、活动量等因素有关。新生儿生后 48h 正常尿量一般每小时 1~3ml/kg,2d 内平均尿量为 30~60ml/d,3~10d 为 100~300ml/d,2 周后 200~400ml,婴儿 400~500ml,幼儿 500~600ml,学龄前儿童 600~800ml,学龄儿童 800~1 400ml。若新生儿每小时 <1.0ml/kg 为少尿,每小时 <0.5ml/kg 为无尿。学龄儿童每天尿量少于 400ml,学龄前儿童少于 300ml,婴幼儿少于 200ml;或每天尿量少于 250ml/m²,即为少尿,<50ml/m² 为无尿。

4. 尿液特点

(1)尿色:正常尿液黄色透明,新生儿生后 2~3d 尿色深,稍混浊,冷却后可有淡红色或红褐色尿酸盐结晶,加热后溶解。正常婴幼儿在寒冷季节尿排出后可有磷酸盐或碳酸盐析出而呈白色,加酸即溶解,可与脓尿或乳糜尿鉴别。

(2)酸碱度:新生儿初生数日尿中含尿酸较多而呈酸性,以后尿呈中性或弱酸性,pH 多为 5~7。

(3)尿渗透压和比重:新生儿尿渗透压平均为 240mmol/L,尿比重 1.006~1.008,随辅食添加,尿比重渐增,1 岁后接近成人水平;婴儿尿渗透压为 50~600mmol/L,儿童通常为 500~800mmol/L;尿比重 1.003~1.030,通常为 1.011~1.025。

(4)尿蛋白:正常小儿尿蛋白定性试验阴性,定量不超过 100mg/(m²·24h),一次随意尿的尿蛋白(mg/dl)/尿肌酐(mg/dl)≤ 0.2。若 24h 尿蛋白定量超过 150mg,或 >4mg/(m²·h),或 >100mg/L,定性为阳性,则为异常。

(5)细胞及管型:正常新鲜尿离心后沉渣显微镜检查,每高倍视野红细胞 <3 个,白细胞 <5 个,偶见透明管型。12h 尿沉渣计数(Addis count)红细胞 <50 万个,白细胞 <100 万个,管型 <5 000 个。各类肾小球肾炎、泌尿系感染、外伤、肿瘤、结石等均可引起血尿。正常小儿尿中可见到少量鳞状上皮细胞及移行上皮细胞。离心沉渣涂片中见到肾小管上皮细胞则提示肾脏有实质性病变。在正常尿中,尤其当热性病时可见到透明管型。尿中如出现颗粒管型、各类细胞管型时常表示有肾脏损害。

二、肾脏疾病的检查

肾脏疾病的种类繁多,各类肾脏疾病的病因、病理和引起的功能损害各异,且肾脏的正常生理功能很多,故肾脏疾病的功能检查包括内容甚多,表 14-1 简要指出不同病变部位时可选择的检查项目。

表 14-1 肾脏各部分功能检查法

病变部位	检查项目
肾小球	尿蛋白、尿沉渣、血尿素氮、肌酐、肾小球滤过率、cystatin C
近端肾小管	酚红试验(120 分值)、重吸收极限量、分泌极限量、低分子蛋白质
髓袢和远端肾小管	尿比重、尿渗量、pH、HCO_3^-、NH_4^+、可滴定酸、自由水清除率、尿浓缩稀释试验、氯化铵负荷试验
分肾功能	静脉肾盂造影、肾图
血管系	酚红试验(15 分值)、肾血流量、肾血浆流量、肾血管造影、肾图

(一)尿液分析

包括尿色、透明度、酸碱度、比重或渗透压、尿蛋白、尿管型、细胞、尿糖、尿酶、尿氨基酸、尿肌酐、尿电解质、尿细菌学检查等。

(二) 尿蛋白定性和定量检查

正常情况下,尿蛋白定性多呈阴性。肾小管对蛋白质重吸收能力减退时即出现肾小管性蛋白尿。其特点是以小分子量蛋白质(如 β_2- 微球蛋白、溶菌酶等)为主,常见于肾小管酸中毒、重金属中毒、肾毒性抗生素中毒等。肾小球病变时由于滤过膜受损,血浆中分子量较大的蛋白可滤过,尿蛋白以白蛋白为主,而更大分子量的球蛋白不能滤过,称选择性蛋白尿。肾小球滤过膜病变严重时则蛋白质滤过失去选择性,大小分子量蛋白均可由尿中排出,称非选择性蛋白尿。在热性病、运动后、直立体位时可有轻度一过性蛋白尿,并非由肾疾病引起。

(三) 血液学检查

可根据病情需要选择:①病原学证据的检查,如抗链球菌溶血素 O(ASO),各种病原微生物相关的抗原、抗体等;②血液生化和血脂分析;③血清免疫球蛋白、补体、循环免疫复合物(CIC)、自身抗体等;④血清蛋白电泳;⑤血常规、血小板计数、红细胞沉降率等。

(四) 肾功能检查

1. 肾小球功能检查　包括血尿素氮(BUN)、血肌酐(Scr)、肾小球滤过率(GFR)、肾小球滤过分数(FF)、cystatin C 等。

2. 肾小管功能检查　①肾小管葡萄糖最大吸收量(TmG)测定:检查近端肾小管最大重吸收能力。②肾小管对氨基马尿酸最大排泄量(TmPAH)测定:检查近端肾小管排泌功能。③尿浓缩和稀释试验。④肾小管酸中毒的酸碱负荷试验。⑤尿酶检查:尿溶菌酶来自血液,经肾小球滤过,大部分被肾小管重吸收,尿中该酶升高,表示肾小管吸收功能障碍;N- 乙酰 -β-D- 氨基葡糖苷酶(NAG)和 γ- 谷氨酸转肽酶(GGT)分别存于近端肾小管上皮细胞溶酶体和刷状缘,尿中酶增多,提示肾小管损伤。

3. 分肾功能检查　包括排泄性静脉肾盂造影(IVP)、放射性核素肾图、肾显像、肾动脉血管造影等。

4. 肾脏内分泌功能检查　肾脏内分泌功能包括 3 部分:①肾内分泌的内分泌激素,如肾素、血管紧张素、前列腺素、促红细胞生成素等;②以肾脏为靶器官的肾外分泌的多种激素,如抗利尿激素、甲状旁腺素等;③以肾脏作为降解场所的肾外分泌的内分泌激素,如胰岛素等。测定这些激素的浓度和活性,可了解肾脏在内分泌方面的功能,从而有助于分析病情及疾病的诊断和治疗。

(五) 影像学检查

1. B 型超声检查　可检测肾脏位置、大小,了解肾结构有无异常,有无积水、囊肿、占位性病变及结石等。

2. X 线检查　腹部平片可观察肾脏有无钙化病灶及不透 X 线的结石。静脉肾盂造影(IVP)用于了解肾脏排泄功能、肾位置、形态、结构,有无先天畸形、结石、肿瘤、尿路梗阻等。排泄性膀胱尿路造影可确定有无膀胱输尿管反流及严重程度。其他尚有肾血管造影、数字减影血管造影(digital subtraction angiography,DSA)、CT 检查等。

3. 放射性核素检查　可评估肾脏的血液供应、显示肾实质功能和形态,对上尿路梗阻性疾病、肾内占位性病变的诊断和鉴别诊断有较大的临床价值,并可提供功能方面的定量数据,如肾有效血流量(FRPF)、GFR 等,便于判断疾病的转归和疗效,是急性肾小管坏死、肾梗死诊断的首选方法。^{99m}Tc-DTPA 肾动态显像目前已成为单侧肾血管性高血压的常规筛选试验。^{67}Ga 肾显像还有利于发现隐匿性肾盂肾炎和间质性肾炎。

(六) 肾穿刺活组织检查

包括光镜、电镜及免疫荧光检查,以明确病理分型、病变严重程度及活动情况,对指导治疗和估计预后起重要作用。由于此项检查有一定损伤性,故须严格掌握适应证。对非典型的急性肾炎、治疗不满意的肾病综合征、先天性肾病、原因不明的持续性或发作性血尿病程持续 6 个月以上者、非直立性蛋白尿且 24h 尿蛋白定量 >1g 者、不明原因的肾功能不全、遗传性肾炎、继发性肾小球疾病、肾移植排斥反应以及需依赖肾活检病理确诊的疾病等,考虑采用。有出血倾向、肾肿瘤、孤立肾、肾盂积水、肾周脓肿、肾内感染、终末期肾疾病等情况时禁忌肾穿刺；有高血压者应待血压控制后进行。

（七）遗传学检测

遗传性肾炎（Alport 综合征）、Dent 病等由基因突变导致的肾小球、肾小管疾病可通过基因突变筛查来诊断。而部分激素耐药肾病等则可以通过基因检测进一步探讨分子遗传的发病机制。

（李 秋）

第二节 肾小球疾病

一、小儿肾小球疾病的分类

（一）临床分类

1. 原发性肾小球疾病（primary glomerular diseases）

（1）肾小球肾炎（glomerulonephritis）

1）急性肾小球肾炎（acute glomerulonephritis，AGN）：急性起病，多有前驱感染，以血尿为主，伴不同程度的蛋白尿，可有水肿、高血压或肾功能不全，病程多在 1 年内。可分为：①急性链球菌感染后肾小球肾炎（acute poststreptococcal glomerulonephritis，APSGN）：有链球菌感染的血清学证据，起病 6~8 周内有血补体低下；②非链球菌感染后肾小球肾炎（non-poststreptococcal glomerulonephritis）。

2）急进性肾小球肾炎（rapidly progressive glomerulonephritis，RPGN）：起病急，有尿改变（血尿、蛋白尿、管型尿）、高血压、水肿，并常有持续性少尿或无尿，进行性肾功能减退。若缺乏积极有效的治疗措施，预后严重。

3）迁延性肾小球肾炎（persistent glomerulonephritis）：有明确急性肾炎病史，血尿和 / 或蛋白尿迁延达 1 年以上，或没有明确急性肾炎病史，但血尿和蛋白尿超过 6 个月，不伴肾功能不全或高血压。

4）慢性肾小球肾炎（chronic glomerulonephritis）：病程超过 1 年，或隐匿起病，有不同程度的肾功能不全或肾性高血压的肾小球肾炎。目前国际上将病程 3 个月以上的肾脏结构或功能异常均定义为慢性肾脏病（chronic kidney disease，CKD）。因此，迁延性肾小球肾炎和慢性肾小球肾炎的定义已趋少用。

（2）肾病综合征（nephrotic syndrome，NS）

诊断标准：①大量蛋白尿［随意尿的尿蛋白（mg/dl）/ 尿肌酐（mg/dl）>2.0，24h 尿蛋白定量 ≥ 50mg/kg］；②血浆白蛋白 <25g/L；③血浆胆固醇 >5.7mmol/L；④不同程度的水肿。以上 4 项中以大量蛋白尿和低白蛋白血症为必要条件。

1）按糖皮质激素反应分为：①激素敏感型 NS（steroid responsive NS）：以泼尼松足量治疗 ≤ 4 周，尿蛋白转阴者。②激素耐药型 NS（steroid resistant NS）：以泼尼松足量治疗 4 周，尿蛋白仍阳性者。③激素依赖型 NS（steroid dependent NS）：对激素敏感，但连续 2 次减量或停药 2 周内复发者。④肾病复发与频复发（relaps and frequently relaps）：复发（包括反复）是指尿蛋白由阴转阳 >2 周；频复发是指肾病病程中 6 个月内复发 ≥ 2 次，或 1 年内复发 ≥ 4 次。

2）我国肾脏病学者依据临床表现，增加了临床分型：单纯型 NS（simple type NS）和肾炎型 NS（nephritic type NS）。凡具有以下 4 项之一或多项者属于肾炎型 NS：①2 周内分别 3 次以上离心尿检查 RBC ≥ 10 个 /HPF，并证实为肾小球源性血尿者；②反复或持续高血压（≥ 3 次于不同时间点测定的收缩压和 / 或舒张压大于同性别、年龄和身高的儿童青少年血压的第 95 百分位数），并除外使用糖皮质激素等原因所致；③肾功能不全，并排除由于血容量不足等所致。④持续低补体血症。

(3)孤立性血尿或蛋白尿:指仅有血尿或蛋白尿,而无其他临床症状、化验改变及肾功能改变者。

1)孤立性血尿(isolated hematuria):指肾小球源性血尿,分持续性(persistent)和再发性(recurrent)。

2)孤立性蛋白尿(isolated proteinuria):又分为体位性(orthostatic)和非体位性(non-orthostatic)。

2. 继发性肾小球疾病(secondary glomerular diseases)

(1)紫癜肾炎(purpura nephritis)。

(2)狼疮肾炎(lupus nephritis)。

(3)乙肝病毒相关性肾炎(HBV associated glomerulonephritis)。

(4)其他:毒物、药物中毒,或其他全身性疾病所致的肾炎或相关肾炎。

3. 遗传性肾小球疾病(hereditary glomerular diseases)

(1)先天性肾病综合征(congenital nephritic syndrome):指生后 3 个月内发病,临床表现符合肾病综合征,并除外继发所致者(如 TORCH 或先天性梅毒感染所致等),分为:

1)遗传性:芬兰型、法国型(弥漫性系膜硬化,DMS)。

2)原发性:指生后早期发生的原发性肾病综合征。

(2)遗传性进行性肾炎(Alport 综合征)。

(3)家族性再发性血尿(familiar recurrent hematuria)。

(4)其他:如指甲 - 膑骨综合征。

(二)病理分类

原发性肾小球疾病的病理分型目前多采用 1982 年世界卫生组织制定的分类:

1. 微小病变和轻微病变。

2. 局灶 - 节段性病变　①局灶 - 节段性增生性肾炎;②局灶 - 节段性坏死性肾炎;③局灶 - 节段性肾小球硬化。

3. 弥漫性肾小球肾炎

(1)非增生性病变:膜性肾小球肾炎(膜性肾病)。

(2)增生性肾小球肾炎:①系膜增生性肾小球肾炎(非 IgA 沉积);②毛细血管内增生性肾小球肾炎(内皮系膜增生性肾炎);③系膜毛细血管性肾小球肾炎(膜增生性肾炎 I、III 型);④致密物沉积病(膜增生性肾炎 II 型);⑤新月体性肾小球肾炎(毛细血管外增生性肾炎)。

(3)硬化性肾小球肾炎。

4. IgA 肾病。

5. 未分类的其他肾小球肾炎。

小儿常见的病理类型及各型主要特点见表 14-2。

表 14-2　小儿原发性肾小球疾病常见病理类型及病理形态学特征

病理名称	光镜检查	免疫荧光检查	电镜检查
肾小球微小病变和轻微病变	肾小球正常或仅轻微系膜增生;肾小管上皮细胞可有脂质空泡和蛋白重吸收小滴	阴性	足突融合,常伴足细胞微绒毛变
局灶节段性肾小球硬化	肾小球节段性硬化,毛细血管管腔部分闭塞;肾小管萎缩、间质纤维化	IgM、C3 在硬化区粗颗粒样沉积	肾小球足突融合,硬化区足细胞与基底膜分离
膜性肾病	早期肾小球正常,典型病变示 GBM 弥漫性增厚,上皮下嗜伊红颗粒沉积,银染可见钉突	IgG、C3 沿 GBM 颗粒样沉积	上皮下电子致密物沉积,GBM 上皮侧有新的基底膜样物质形成
系膜增生性肾小球肾炎	系膜细胞和基质弥漫性增生	系膜区可有 IgG、IgA、IgM、C3 沉积	系膜细胞和基质增生伴电子致密物沉积

续表

病理名称		光镜检查	免疫荧光检查	电镜检查
毛细血管内增生性肾小球肾炎		肾小球系膜细胞、内皮细胞增生、炎症细胞浸润,内皮细胞肿胀,可见新月体形成	GBM 和系膜区 IgG、C3 颗粒样沉积	上皮下驼峰样电子致密物沉积
系膜毛细血管性肾小球肾炎	Ⅰ型	肾小球分叶状、系膜细胞增生、双轨征	GBM 和系膜区 C3 颗粒样沉积,IgG、IgM 不常见	系膜细胞胞质沿 GBM 外侧插入,可见内皮下新生 GBM 及电子致密物
	Ⅱ型	GBM 增厚、双轨征不明显、上皮下嗜伊红颗粒沉积	GBM 和系膜区 C3 颗粒样强阳性,不同程度 IgM	膜内腊肠样电子致密物,伴系膜和上皮下沉积
	Ⅲ型	Ⅰ型表现加上类似膜性肾病的上皮下沉积	GBM 和系膜区 C3 沉积为主	Ⅰ型病变基础上伴有钉突和上皮下电子致密物
新月体性肾小球肾炎		>50% 肾小球有新月体形成	阴性或 IgG、IgM、C3 沿 GBM 连续线样或颗粒样沉积	肾小囊上皮细胞增生,无或有电子致密物沉积于内皮下或上皮下
IgA 肾病		系膜细胞增生、基质增生	系膜区主要为 IgA,可见 C3、IgG、IgM 的沉积	系膜区大量电子致密物沉积

注:GBM=glomerular basement membrane,肾小球基底膜。

二、急性肾小球肾炎

急性肾小球肾炎(acute glomerulonephritis,AGN)简称急性肾炎,是指一组病因不一,临床急性起病,以血尿为主,伴有不同程度蛋白尿,可有水肿、少尿、高血压或肾功能不全等特点的肾小球疾病。

急性肾炎可分为急性链球菌感染后肾小球肾炎(acute poststreptococcal glomerulonephritis,APSGN)和非链球菌感染后肾小球肾炎,本节急性肾炎主要是指 APSGN。

【病因】

尽管本病有多种病因,APSGN 病例属 A 组乙型溶血性链球菌急性感染后引起免疫复合物性肾小球肾炎。溶血性链球菌感染后,肾炎的发生率一般在 0~20%。1982 年全国 105 家医院儿科泌尿系统疾病住院患者调查,急性肾炎患儿抗"O"升高者占 61.2%。我国各地区均以上呼吸道感染或扁桃体炎最常见,占 51%;脓皮病或皮肤感染次之,占 25.8%。

除 A 组乙型溶血性链球菌之外,其他细菌如草绿色链球菌、肺炎双球菌、金黄色葡萄球菌、伤寒杆菌、流感嗜血杆菌等,病毒如柯萨奇病毒 B4 型、ECHO 病毒 9 型、麻疹病毒、腮腺炎病毒、巨细胞病毒、EB 病毒、乙型肝炎病毒、流感病毒等,还有肺炎支原体、疟原虫、白念珠菌、丝虫、钩虫、血吸虫、弓形虫、梅毒螺旋体、钩端螺旋体等也可导致急性肾炎。

【发病机制】

目前认为急性肾炎主要与 A 组乙型溶血性链球菌中的致肾炎菌株感染有关,所有致肾炎菌株均有共同的致肾炎抗原性,包括菌壁上的 M 蛋白内链菌素(endostreptocin)和"肾炎菌株协同蛋白"(nephritis strain associated protein,NSAP)。主要发病机制为抗原 - 抗体免疫复合物引起肾小球毛细血管炎症病变,包括循环免疫复合物和原位免疫复合物形成学说。此外,某些链球菌株可通过神经氨酸苷酶的作用或其产物如某些菌株产生的唾液酸酶,与机体的免疫球蛋白(IgG)结合,改变其免疫原性,产生自身抗体和免疫复合物而致病。另外有人认为链球菌抗原与肾小球基膜糖蛋白间具有交叉抗原性,可使少数病例呈现抗肾抗体型肾炎。急性链球菌感染后肾炎的发病机制见图 14-1。

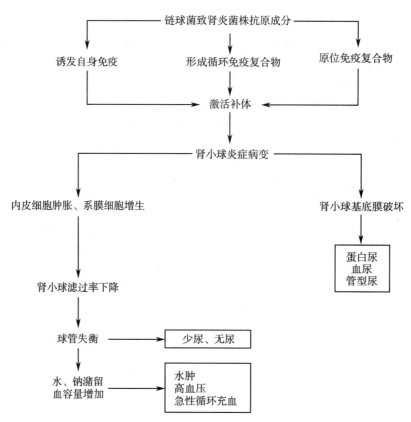

图 14-1　急性链球菌感染后肾炎发病机制示意图

【病理】

病理改变轻重不等,呈弥漫性毛细血管内增生性肾炎。光镜下肾小球表现为程度不等的弥漫性增生性炎症及渗出性病变。肾小球增大、系膜细胞增生、内皮细胞增生和肿胀、中性粒细胞及少量单核细胞浸润,致毛细血管管腔狭窄甚至闭塞,是导致肾小球滤过率降低的重要原因。肾小囊内可见红细胞、肾小囊上皮细胞增生,部分患者可见新月体形成。肾小管病变较轻,呈上皮细胞变性,管腔内可见红细胞、白细胞和管型,肾间质水肿,可见炎症细胞浸润。

电镜检查可见到肾小球基膜的上皮细胞侧有结节状呈驼峰样电子致密物。

免疫荧光检查在急性期可见肾小球毛细血管襻和系膜区有 IgG、C3 的弥漫性、颗粒样沉积,也可见 IgM、IgA 的沉积。系膜区或肾小囊腔内可见纤维蛋白原和纤维蛋白沉积。

【临床表现】

急性肾炎多见于儿童和青少年,以 5~14 岁多见,小于 2 岁少见,男女之比为 2∶1。临床表现轻重不一,轻者可无临床症状而仅发现镜下血尿,重者可呈急进性过程,短期内出现肾功能不全。

1. 前驱感染　90% 的病例有链球菌的前驱感染,以呼吸道及皮肤感染为主。在前驱感染后经 1~3 周的无症状间歇期而急性起病。咽峡炎为诱因者在冬春季多发,潜伏期 6~12d(平均 10d),时有发热、颈淋巴结大及咽部渗出。皮肤感染诱发者以夏秋季为高峰,潜伏期 14~28d(平均 20d)。

2. 典型表现　患儿全身症状不明显,可有低热、乏力、食欲缺乏、腹痛、腰痛、头晕、头痛、恶心、呕吐等症状。

(1)水肿:见于 70%~85% 的病例。初期多表现为眼睑及颜面水肿,渐波及躯干、四肢。水肿一般呈均匀结实的非凹陷性水肿;轻重不一,轻者仅眼睑略显水肿,严重者全身水肿伴胸腔、腹腔及心包积液;大多仅为轻至中度,随着尿量增多,水肿逐渐消退。

(2)血尿:表现为显微镜下血尿或肉眼血尿。尿常呈浓茶色、洗肉水样。肉眼血尿可见于 50%~70% 的患儿,持续 1~2 周即转为显微镜下血尿。显微镜下血尿可持续数个月,运动后或并发感染时血尿可暂时加剧。

(3)蛋白尿:程度不等。有20%患者可达肾病水平。蛋白尿患者病理增生病变较重。

(4)高血压:30%~80%的病例可出现高血压,多在病程1~2周后降至正常,2%~5%的患者血压急剧增高,可出现高血压脑病。

(5)少尿或无尿:病程初期既有不同程度的尿量减少,严重者可出现少尿甚至无尿。若持续严重少尿,则可出现急性肾功能不全的症状。

3. 严重表现

(1)严重循环充血:常发生在起病1周内,由于水、钠潴留,血浆容量增加所致。当肾炎患儿出现呼吸急促和肺部湿啰音时,应警惕循环充血的发生,严重者可出现呼吸困难、端坐呼吸、颈静脉怒张、咳粉红色泡沫痰、两肺满布湿啰音、心脏扩大甚至出现奔马律、肝大而硬、水肿加剧可出现胸腔积液及腹腔积液征。少数可突然发生,病情急剧恶化,可因急性肺水肿于数小时内死亡。肺水肿的发生主要由于血浆容量增多时,肺血管床压力增高,而血浆胶体渗透压则因水潴留致血液稀释而降低,故水分易从肺微血管渗出而引起。一旦利尿消肿,血容量恢复正常,则循环充血症状亦随之消失。因此,治疗时以利尿消肿为主,慎用洋地黄类药物。

(2)高血压脑病:常发生在疾病早期,血压往往在150~160mmHg/100~110mmHg以上,目前认为主要与水、钠潴留,血容量增加;脑血管痉挛,导致缺血、缺氧、血管渗透性增高而发生脑水肿所致。表现为头痛、恶心、呕吐、烦躁、意识模糊、复视或一过性失明,严重者可突发惊厥、昏迷。只要能及时控制高血压,脑症状可迅速消失。

(3)急性肾功能不全:常发生在疾病初期,出现少尿、无尿等症状,引起暂时性氮质血症、电解质紊乱和代谢性酸中毒,一般持续3~5d,多数不超过10d。

【实验室检查】

1. 尿检查 尿量减少,尿浓缩能力仍保持良好,比重常在1.020~1.032。有不同程度的蛋白尿。显微镜检查均示红细胞明显增多,可见到颗粒管型、红细胞管型及少量白细胞。

2. 血液检查 红细胞计数及血红蛋白常因血液稀释而轻度降低。白细胞计数正常或增高。红细胞沉降率增快。血清抗链球菌多种酶的抗体效价常增高,可持续3~6个月或更久。咽峡炎后肾炎患者血清抗链球菌双磷酸吡啶核苷酸酶(anti-DPNase)增高最显著。抗链球菌脱氧核糖核酸酶B(anti-DNAase B)及抗链球菌溶血素"O"(ASO)亦大多增高。但脓皮病后肾炎血清ASO、anti-DPNase效价低,抗透明质酸酶(HAase)及anti-DNAase则阳性率较高。80%~90%患者血清总补体、C3在发病2~4周内降低,至第8周94%的病例恢复正常。在多数患者血液循环中可测得免疫复合物。

3. 肾功能检查 肾小球滤过率下降,内生肌酐清除率降低,但一般病例尿素氮、肌酐等保持正常或在少尿期暂时性轻度升高。严重少尿或无尿,呈急性肾功能不全时可见显著氮质血症并伴代谢性酸中毒及电解质紊乱。肾小管功能改变轻微。

【病程及预后】

急性期症状如水肿、少尿、肉眼血尿、高血压、循环充血等一般在病程2~4周可消失。显微镜下血尿和蛋白尿可持续数周或数个月,但90%以上的病例尿常规、尿沉渣计数、红细胞沉降率等实验室检查6个月内均已恢复正常,可谓临床痊愈。少数病例显微镜下血尿及尿沉渣红细胞计数增高可延至1年或更久,但最终仍恢复正常。近年由于对急性期治疗的重视及采取的合理措施,于急性期死亡者已极少。多数学者认为本症经过顺利,在病程3个月后不会再出现症状反复,偶有因感染另一型链球菌致肾炎菌株而第二次再发者。远期预后良好,罕有发展为肾小球硬化、慢性肾功能不全者。关于本症预后问题上的不一致意见,主要是由于各组病例中可能不同程度地混杂某些非链球菌感染后肾炎之故。

【诊断和鉴别诊断】

本病诊断一般不困难,根据:①病前有链球菌感染史,血清中抗链球菌抗体增高,或咽拭子、皮肤脓性渗出物中培养出致肾炎型链球菌；②临床出现水肿、少尿、血尿、高血压任何一项或多项症状；③尿检查发现血尿、蛋白尿及管型尿；④ASO 增高、血清补体下降等，可以确定诊断，但需注意与下列疾病鉴别。

1. 非链球菌感染后急性肾炎　可在肺炎球菌、葡萄球菌、伤寒杆菌等感染后或病毒感染如流行性腮腺炎、流行性感冒、麻疹、水痘、传染性单核细胞增多症等后发病。其中应特别注意与病毒性肾炎鉴别。此型肾炎常于急性病毒性上呼吸道感染早期（1~5d 内）发病，临床以血尿为主，其他肾炎症状较轻微或不出现；血清中抗链球菌抗体效价不升高，补体不降低；肾功能多正常，预后良好。

2. IgA 肾病　以血尿为主要症状，表现为反复发作性肉眼或显微镜下血尿，伴或不伴蛋白尿，多在上呼吸道感染后 24~48h 出现血尿，多无水肿、高血压，血清 C3 正常。确诊依靠肾活体组织检查免疫病理诊断。

3. 乙型肝炎病毒相关性肾炎　此病系由乙型肝炎病毒抗原所形成的免疫复合物损伤肾小球或乙型肝炎病毒直接侵袭肾组织引起的肾小球肾炎。临床表现为蛋白尿、血尿或肾病综合征。血清乙型肝炎病毒标志物持续阳性，部分患者可有肝脏增大或肝功能异常。血补体正常或降低。肾活体组织检查病理主要为膜性肾病。免疫荧光检查可在肾组织中检出乙型肝炎病毒抗原或其 DNA。本病病程较迁延反复，可发展为慢性肾功能不全。

4. 急进性肾炎　起病与急性肾炎相似，但在病程 1~4 周（或 2~3 个月）时病情急剧恶化，持续少尿或无尿，水肿，高血压加剧，并出现进行性肾功能不全。预后恶劣，病死率高。

5. 慢性肾炎急性发作　既往肾炎病史不详，而在一次链球菌感染后急性发作时与急性肾炎鉴别较困难。凡在感染后潜伏期极短或无潜伏期即出现肾炎症状，症状较迁延，生长发育较落后，贫血程度较重，氮质血症严重度与少尿程度不相符，尿少而比重低者应警惕慢性肾炎急性发作的可能性。

某些类型的肾小球肾炎亦可以急性肾炎起病，临床有时不易鉴别。如急性肾炎症状不典型，病程迁延（肉眼血尿、高血压或氮质血症在病程 3 周后持续存在；血尿和 / 或蛋白尿持续 6 个月以上）或血清补体持续降低时；建议作肾穿刺取肾活组织检查，可有助于确定诊断，评估预后及指导治疗。

【预防和治疗】

预防本病主要在于积极防治溶血性链球菌感染，注意预防呼吸道感染及保持皮肤清洁卫生。一旦确定链球菌感染后，应及早注射青霉素 7~10d。

本病大部分可自愈，无特异性治疗方案。

1. 一般治疗

（1）休息：病初 2~3 周应卧床休息，待肉眼血尿消失、水肿消退、血压正常及循环充血症状消失后，可下床作轻微活动。红细胞沉降率正常可上学，但应避免重体力活动。尿沉渣细胞绝对计数正常后方可恢复体力活动。

（2）饮食：对有水肿、高血压者应限制水、盐的摄入。食盐以 60mg/(kg·d) 为宜。水分一般以不显性失水加尿量计算。有氮质血症者应限蛋白，可给予优质动物蛋白 0.5g/(kg·d)，供给易消化的高糖饮食，以满足能量需要。尿量增多，氮质血症消除后应尽早恢复蛋白质供应，以保证小儿生长发育的需要。

（3）清除感染灶：存在感染灶时应给予青霉素或其他敏感抗生素 10~14d 的治疗。

2. 对症治疗

（1）利尿：经控制水、盐摄入后仍有水肿、少尿者可用氢氯噻嗪 1~2mg/(kg·d)，分 2~3 次口服。无效时需用呋塞米，口服剂量 2~5mg/(kg·d)，注射剂量每次 1~2mg/kg，每天 1~2 次，静脉注射剂量过大时可有一过性耳聋。一般忌用保钾利尿药及渗透性利尿药。

（2）高血压及高血压脑病：凡经休息，控制水、盐摄入，利尿而血压仍高者均应给予降压药。

1）硝苯地平：系钙通道阻滞剂，开始剂量为 0.25mg/(kg·d)，最大剂量 1mg/(kg·d)，分 3 次口服。在成人此药有增加心肌梗死发生率和死亡率的危险，一般不单独使用。

2）卡托普利：系血管紧张素转换酶抑制剂,初始剂量为 0.3~0.5mg/(kg·d),最大剂量 5~6mg/(kg·d),分 3 次口服,与硝苯地平交替使用降压效果更佳。

3）如血压迅速升高且有脑病征象时应给予镇静药如地西泮、苯巴比妥等。并选用降压效力强而迅速的药物。首选硝普钠,可直接作用于血管平滑肌使血管扩张,血压在 1~2min 内迅速下降,同时能扩张冠状动脉及肾血管,增加肾血流量。5~20mg 加入 5% 葡萄糖液 100ml,开始以 1mg/(kg·min) 速度静脉滴注,用药时严密监测血压,随时调节药液滴速,不宜超过 8mg/(kg·min),以防发生低血压。静脉滴注时,输液瓶、输液管等须用不透光的纸覆盖,以免药物遇光分解。

（3）严重循环充血:应卧床休息,严格限制水、钠的摄入及降压。尽快利尿,可静脉注射呋塞米。烦躁不安时给予镇静药如哌替啶(1mg/kg)、吗啡(0.1~0.2mg/kg)皮下注射。明显水肿者可给予血管扩张剂如硝普钠(用法同高血压脑病)、酚妥拉明(0.1~0.2mg/kg 加入葡萄糖 10~20ml 中缓慢静脉注射)可降压和减轻肺水肿。上述处理无效者可采用腹膜透析或血液滤过治疗。

（4）急性肾功能不全(见第五节急性肾衰竭)。

附:急进性肾小球肾炎

急进性肾小球肾炎是由不同病因引起的,以急性肾炎症状伴进行性肾功能不全为主要表现的一组临床综合征。其共同的病理特征为广泛的新月体形成,故又称新月体性肾小球肾炎或毛细血管外增生性肾小球肾炎。病程发展急剧,病情凶险,病死率高。

【病因和病理】

本病可为特发性,病因不明;或继发于全身疾病如系统性红斑狼疮、过敏性紫癜、肺出血 - 肾炎综合征、感染性心内膜炎等。溶血性链球菌或其他感染后也可发病。

病理学检查表现为广泛的新月体形成,50% 以上的肾小球受累。根据不同病因及不同病理类型,可有不同程度的系膜细胞、内皮细胞增生及基膜病变。肾小球结构可在数周内完全被破坏,而由结缔组织取代,使肾小球硬化,功能丧失。根据免疫荧光可分为寡免疫沉积的血管炎(约占 13%,无免疫复合物沉积)、免疫复合物性肾小球肾炎(80%,IgG、IgM、C3 在 GBM 颗粒样沉积)及抗肾小球基膜肾炎(7%,IgG 沿 GBM 线样沉积)。

【临床表现】

本病成人明显多于儿童,小儿中以年长儿为主,男性较多。1/3~1/2 病例发病前有上呼吸道感染史。特发性者起病前先有数周低热、乏力、全身不适。初期症状与急性肾炎相似,有水肿、少尿、血尿、高血压等表现。但病情急剧进展,最为突出者为持续少尿,逐渐发展为无尿,以致在数周或 2~3 个月内发展为进行性肾功能不全,并可出现代谢性酸中毒及电解质紊乱;水肿不见消退,甚至发展为高度水肿;伴大量蛋白尿时呈肾病综合征表现。在病程中可出现不同程度高血压及循环充血。

【实验室检查】

尿检查示尿量少而比重低,持续血尿。蛋白尿常为中度或重度,并伴管型尿。尿中纤维蛋白裂解物常持续增多。

血液检查常有明显贫血,红细胞沉降率增快。在特发性急进性肾炎,血清补体多为正常或升高;低补体血症见于系统性红斑狼疮、急性链球菌感染后肾炎、膜增生性肾小球肾炎。抗肾小球基膜抗体见于肺出血 - 肾炎综合征。系统性血管炎患者 ANCA 阳性(抗蛋白酶 3 见于韦格纳肉芽肿,髓过氧化物酶见于镜下多动脉炎)。由于肾功能不全,可有代谢性酸中毒、高钾血症或其他电解质紊乱。

【诊断和鉴别诊断】

有肾小球肾炎证据(血尿、蛋白尿、管型尿),持续少尿或无尿,在 3 个月内发展为进行性肾功能不全而无既往肾炎发病史者,临床可诊断为急进性肾炎。肾活组织检查显示新月体性肾小球肾炎者则更能确诊。特发性急进性肾炎要注意与链球菌感染后肾炎、肺出血 - 肾炎综合征、溶血尿毒症综合征以及各种胶原病引起的继发性急进性肾炎相鉴别。

【预后】

本病预后恶劣,特发性急进性肾炎大多在数周至数个月,个别在 1 年内因严重肾功能不全而死亡。远期结局取决于病因及肾小球受累数量、病变严重度。一般认为感染后(尤其是链球菌感染后)引起的急进性肾炎预后较好。

【治疗】

儿童患者预后优于成人,早期积极治疗仍有恢复可能,组织病理变化及肾功能均可改善。治疗原则与急性肾功能不全相同。

1. **一般治疗**　卧床休息,无盐低蛋白饮食。维持水、电解质平衡,纠正酸中毒。有高血压者给予降压药,少尿期可给予利尿药。注意保护残存的肾功能,禁用对肾脏有损害的药物。并积极防治感染。

2. **肾上腺皮质激素及免疫抑制剂的应用**　目前关于本症的最佳治疗方案仍有争议。静脉用甲泼尼龙冲击治疗,继以口服泼尼松,联合或不联合环磷酰胺(口服 / 静脉)是基础治疗。维持治疗阶段可用吗替麦考酚酯口服。

3. **血浆置换**　目的在于去除抗体、免疫复合物、毒性细胞因子。必须尽早使用,在起病即依赖透析时或肾活检示新月体超过 50% 时就开始。用白蛋白或新鲜冷冻血浆置换 40% 的血容量为一个疗程。

4. **抗凝药及抗血小板药的应用**　鉴于本病肾小球新月体中均有纤维蛋白沉积,抗血小板药物如双嘧达莫,抗凝药如尿激酶、肝素、华法林可作为辅助治疗。

三、原发性肾病综合征

肾病综合征(nephrotic syndrome,NS)是一组多种原因引起的肾小球基膜通透性增加,导致血浆内大量蛋白质从尿中丢失的临床综合征。临床上有以下 4 大特点:大量蛋白尿[随意尿的尿蛋白(mg/dl)/ 尿肌酐(mg/dl)$\geq$ 2.0,24h 尿蛋白定量 $\geq$ 50mg/kg];血浆白蛋白低于 25g/L;血浆胆固醇高于 5.7mmol/L;不同程度的水肿。以上 4 项中以大量蛋白尿和低白蛋白血症为必要条件。

肾病综合征在儿童肾脏疾病中发病率仅次于急性肾炎。肾病综合征按病因可分为原发性、继发性和先天性 3 种类型。本节主要叙述原发性肾病综合征(primary nephrotic syndrome,PNS)。

【病因和发病机制】

原发性肾病综合征约占儿童时期肾病综合征总数的 90%。原发性肾损害使肾小球基膜通透性增加导致蛋白尿,而低蛋白血症、水肿和高胆固醇血症是继发的病理生理改变。

原发性肾病综合征的病因及发病机制目前尚不明确。近年研究显示:①实验动物模型及人类肾病的研究发现,微小病变时肾小球滤过膜多为阴离子丢失,静电屏障破坏,使大量带阴离子电荷的中分子血浆蛋白滤出,形成高选择性蛋白尿。也可因分子滤过屏障损伤,尿中丢失大中分子量的多种蛋白,形成低选择性蛋白尿。②非微小病变型常见免疫球蛋白和 / 或补体成分肾内沉积,局部免疫病理过程可损伤滤过膜正常屏障作用而发生蛋白尿。③微小病变型滤过膜静电屏障损伤可能与细胞免疫失调有关。

肾病综合征的发病具有遗传基础。有报道糖皮质激素敏感的肾病综合征患儿 HLA-DR7 抗原频率高达 38%,频复发肾病综合征患儿则与 HLA-DR9 相关。另外,肾病综合征还有家族性表现,且大多数是同胞患病。流行病学调查发现,黑种人患肾病综合征症状表现重,对糖皮质激素反应差,提示肾病综合征发病与人种及环境有关。

自 1998 年以来,对足细胞及裂孔隔膜(slit diaphragm)的认识从超微结构跃升至细胞分子水平,研究认识了 nephrin、CD2-AP、podocin、α-actinin-4 等裂孔隔膜组成分子,并证实这些分子是肾病综合征发生蛋白尿的关键分子。

【病理】

可见多种类型。根据国际儿童肾脏病研究组(ISKDC)资料显示,最常见的病理类型为微小病变,此型在光学显微镜下肾小球基本正常,免疫荧光检查亦未发现免疫球蛋白或补体沉积;仅电子显微镜下见到肾小球足细胞足突融合。非微小病变的类型有:局灶-节段性肾小球硬化、系膜增生性肾小球肾炎、膜增生性肾小球肾炎、膜性肾病等。微小病变型占儿童原发性肾病综合征的 70%~80%,随着发病年龄的增长,非微小病变型所占比例增大。

【病理生理】

1. **蛋白尿**　蛋白尿是肾病综合征最基本和最重要的病理生理改变。各种原因导致的肾小球滤过屏障结构及功能的改变是蛋白尿产生的原因。肾小球滤过屏障通过对大分子限制的机械性屏障及其表面富含的阴电荷组成的电荷屏障,有效地阻止血浆中白蛋白及更大分子量的物质进入尿液。既往认为肾小球滤过膜表面阴电荷的减少,使电荷屏障受损,是微小病变时产生选择性蛋白尿的重要原因。非微小病变型肾病时,毛细血管壁损伤较严重,甚至发生基膜断裂,则大、小分子蛋白质(白蛋白及大分子球蛋白)均能通过,为非选择性蛋白尿。近年来的研究显示,足突之间的裂孔隔膜分子,如 nephrin、CD2-AP、podocin 等结构或功能的变化是蛋白尿形成的重要原因。

2. **低蛋白血症**　大量蛋白质由尿中丢失是造成低蛋白血症的主要原因。也存在蛋白质从肾小球滤出后被肾小管吸收分解,以及肝脏合成蛋白的速度和蛋白分解代谢率改变也使血浆蛋白降低。此外,部分蛋白质可透过肠壁丢失等均促使低蛋白血症的发生。

3. **水肿**　水肿的发生与下列因素有关:①低蛋白血症可使血浆胶体渗透压降低,促使水分由血管内向间质转移。当血浆蛋白低于 25g/L 时,液体将在间质区滞留;低于 15g/L 则可有腹腔积液或胸腔积液形成。②血浆胶体渗透压降低使血容量减少,刺激渗透压和容量感受器,促使抗利尿激素和肾素-血管紧张素-醛固酮分泌、心钠素减少,最终使远端肾小管钠、水重吸收增多,导致水、钠潴留。③低血容量使交感神经兴奋性增高,近端肾小管 Na^+ 吸收增加。

4. **高脂血症**　患儿血清总胆固醇、甘油三酯和低密度脂蛋白、极低密度脂蛋白增高。其主要机制是低蛋白血症促进肝脏合成脂蛋白增加,其中大分子脂蛋白难以从肾脏排出而蓄积于体内,导致高脂血症。血中胆固醇和低密度脂蛋白,尤其 α 脂蛋白持续升高,而高密度脂蛋白却正常或降低,促进了动脉硬化的形成;持续高脂血症,脂质从肾小球滤出,可导致肾小球硬化和肾间质纤维化。

5. **其他**　患儿体液免疫功能降低与血清 IgG 和补体系统 B、D 因子从尿中大量丢失有关,也与 T 淋巴细胞抑制 B 淋巴细胞 IgG 合成转换有关。抗凝血酶Ⅲ丢失,而Ⅳ、Ⅴ、Ⅶ因子和纤维蛋白原增多,使患儿处于高凝状态。由于钙结合蛋白降低,血清结合钙可以降低;当 25-$(OH)D_3$ 结合蛋白同时丢失时,使游离钙也降低。另一些结合蛋白降低,可使结合型甲状腺素(T_3、T_4)、血清铁、锌和铜等微量元素降低,转铁蛋白减少则可发生小细胞低色素性贫血。

【临床表现】

发病年龄多为学龄前儿童,3~5 岁为发病高峰,男女之比为 3.7:1。一般起病隐匿,常无明显诱因。约 30% 有病毒感染或细菌感染发病史,70% 肾病复发与病毒感染有关。

水肿最常见,开始见于眼睑,以后逐渐遍及全身,呈凹陷性。严重者全身皮肤紧绷,皖白发亮,眼睑肿胀不能睁开。大量胸腔积液、腹腔积液可致呼吸困难。阴囊水肿使皮肤变薄而水肿,甚至有液体渗出。

常伴尿量减少,颜色变深,无并发症的患者无肉眼血尿,而短暂的镜下血尿可见于约 15% 的患者。大多数血压正常,但轻度高血压也见于约 15% 的患者。约 30% 病例因血容量减少而出现短暂肌酐清除率下降,一般肾功能正常。持续肾功能异常、严重的高血压通常不支持微小病变型肾病综合征的诊断。

部分病例晚期可有肾小管功能障碍,出现低血磷性佝偻病、肾性糖尿、氨基酸尿和酸中毒等。

【并发症】

本病的病程及治疗过程中可出现多种并发症。并发症的存在不但可影响治疗效果,而且是引起复发、加剧病情及导致死亡的重要原因。必须重视对并发症的防治,常见的并发症有:

1. **感染**　肾病患者由于蛋白质营养不良,免疫功能低下以及严重水肿致循环停滞等原因,极易罹患各种感染。常见呼吸道、皮肤、泌尿道感染和原发性腹膜炎等,其中尤以上呼吸道感染最多见,占50%以上。呼吸道感染中病毒感染最常见。细菌感染以肺炎球菌为主,结核菌感染亦应引起重视。另外,肾病患儿的院内感染不容忽视,以呼吸道感染和泌尿道感染最多见,致病菌以条件致病菌为主。肾上腺皮质激素治疗过程中应特别注意预防各种病毒感染如麻疹、水痘、带状疱疹等,此时往往病情凶险,一旦得病应立即停用肾上腺皮质激素或减至生理剂量。

2. **电解质紊乱和低血容量**　常见的电解质紊乱有低钠、低钾及低钙血症。患儿不恰当地长期禁用食盐或长期食用不含钠的食盐代用品,过多应用利尿药以及感染、呕吐、腹泻等因素,均可致低钠血症、低钾血症等。低钠血症临床表现可有厌食、乏力、懒言、嗜睡、血压下降甚至出现休克、抽搐等。由于钙在血液中与白蛋白结合,可随白蛋白由尿中丢失,同时因摄入量减少,维生素 D 结合蛋白由尿中丢失,血中白蛋白减少而结合量少以及肾上腺皮质激素作用的影响等诸多因素,均可使血钙降低,骨质疏松,有时可出现低钙惊厥。另外,由于低蛋白血症、血浆胶体渗透压下降、显著水肿而出现有效血容量不足,易出现低血容量性休克。

3. **血栓形成**　由于患者凝血因子缺乏,血小板凝聚力增加,存在纤溶系统缺陷,加以血浆容量降低、血液浓缩、血流缓慢等,故易有血栓形成。发生率约为 1.8%。有时可致死,发生部位以肾静脉血栓最多见,表现为突发腰痛、出现血尿或血尿加重、少尿甚至发生肾衰竭;其他包括下腔静脉、肺静脉、肝静脉、下肢深静脉以及肺动脉、股动脉血栓等。应注意防止长期卧床不活动、体液丢失、大量利尿、深静脉或动脉穿刺后引起血栓形成。

4. **其他**　蛋白质营养不良,易致生长发育落后,毛发枯黄。肾上腺皮质激素引起的副作用和撤药过快引起的肾上腺危象亦应警惕及预防。

【实验室检查】

1. **尿液分析**

(1)常规检查:尿蛋白定性多在(+++)~(++++),约 15% 有短暂显微镜下血尿,大多可见透明管型、颗粒管型和卵圆脂肪小体。

(2)蛋白定量:24h 尿蛋白定量 ≥ 50mg/kg 为肾病范围蛋白尿。尿蛋白/尿肌酐(mg/mg),正常儿童上限为 0.2,肾病时常 ≥ 2.0。

2. **血生化及血脂分析**　血清白蛋白 <25g/L;由于肝脏合成增加,α_2、β 球蛋白浓度增高,IgG 降低,IgM、IgE 可增加。胆固醇 >5.7mmol/L 和甘油三酯升高,LDL 和 VLDL 增高,HDL 多正常。BUN、Cr 在肾炎型肾病时可升高,晚期可有肾小管功能损害。

3. **血清补体测定**　微小病变型肾病综合征或单纯型肾病综合征患儿血清补体水平正常,肾炎型肾病综合征患儿补体可下降。

4. **系统性疾病的血清学检查**　对新诊断肾病患者需检测抗核抗体(ANA)、抗-dsDNA 抗体、Smith 抗体等。对具有血尿、补体减少并有临床表现的患者尤其重要。

5. **高凝状态和血栓形成的检查**　多数原发性肾病患儿都存在不同程度的高凝状态,血小板增多,血小板聚集率增加,血浆纤维蛋白原增加,尿纤维蛋白裂解产物(FDP)增高。对疑及血栓形成者可行彩色多普勒超声检查以明确诊断,有条件者可行数字减影血管造影(DSA)。

6. **经皮肾穿刺组织病理检查**　多数儿童肾病综合征不需要进行诊断性活体组织检查。肾病综合征肾穿刺指征:①对糖皮质激素治疗耐药或频繁复发者;②对临床或实验室证据支持肾炎型肾病或继发性肾病综合征。

【诊断和鉴别诊断】

凡具备水肿、大量蛋白尿、低白蛋白血症及高胆固醇血症四大特征者即可诊断肾病综合征。我国肾脏病学者根据其临床表现,区分单纯型和肾炎型肾病。凡具有上述四大特征,并具备以下四项之一或多项者属于肾炎型肾病:①2周内分别3次以上离心尿检查RBC≥10个/HPF,并证实为肾小球源性血尿者;②反复或持续高血压(≥3次于不同时间点测定的收缩压和/或舒张压大于同性别、年龄和身高的儿童青少年血压的第95百分位数),并除外使用糖皮质激素等原因所致;③肾功能不全,并排除由于血容量不足等所致;④持续低补体血症。

原发性肾病综合征还需与继发于全身性疾病的肾病综合征鉴别。部分非典型链球菌感染后肾炎、系统性红斑狼疮肾炎、紫癜肾炎、乙型肝炎病毒相关性肾炎等均可有肾病综合征样表现。临床上须排除继发性肾病综合征后,方可诊断原发性肾病综合征。

由于微小病变型与非微小病变型的预后及治疗反应明显不同,有条件的医疗单位应开展肾活体组织检查以确定病理诊断。

【治疗】

本症的治疗目的为消除蛋白尿,加强全身支持疗法,积极防治并发症。本症病程长,易复发,故需坚持长期治疗及监护。应使家长及患儿了解治疗要求及护理知识,以树立信心、配合治疗。

1. 一般治疗

(1)休息:除水肿显著或并发感染,或严重高血压外,一般不需卧床休息。病情缓解后可逐渐增加活动量,尽量让患儿保持正常的生活制度及学习。

(2)饮食:饮食可随患儿爱好,但水肿及高血压时应限制钠盐,食盐以60mg/(kg·d)为宜。病情缓解后不必继续限盐,否则将影响食欲并可能导致低钠血症。由于大量蛋白质丢失,除非存在氮质血症,一般应适当增加蛋白质供应量,供给1.5~2g(kg·d),以优质动物蛋白(乳、鱼、蛋、禽、牛肉)为宜。肾上腺皮质激素治疗期间,蛋白分解代谢增加,更需供给高蛋白饮食。患儿常有低钙血症倾向,长期用肾上腺皮质激素治疗易引起骨质疏松,每天应给予维生素D 400U及适量钙剂。

(3)防治感染:感染常使病情反复或复发,应加强预防。在肾上腺皮质激素或免疫抑制剂治疗期间应避免到人多的公共场所,以防交叉感染。接触水痘、麻疹、风疹者应暂时将肾上腺皮质激素减量或停用免疫抑制剂并注射丙种球蛋白,由于丙种球蛋白可从肾小球漏出,常需重复注射。各种预防接种宜待症状缓解,停药6个月后接种。应特别注意皮肤清洁卫生,尤其在严重水肿患者更应保护皮肤勿受损伤以防感染。

(4)利尿:在肾上腺皮质激素治疗初期往往因水、钠潴留而使水肿加重。严重水肿者伴尿少量可使用利尿药。可给氢氯噻嗪2mg/(kg·d)合并螺内酯3mg/(kg·d),分2~3次口服。亦可给予呋塞米口服或静脉注射,口服剂量2~5mg/(kg·d),注射剂量每次1~2mg/kg,每天2~3次。利尿药不宜长期应用,以防发生酸碱失衡及电解质紊乱。

2. 糖皮质激素　为单纯型肾病的首选药物。

(1)初治病例明确诊断后应尽早选用泼尼松口服治疗:诱导缓解阶段,足量泼尼松(泼尼松龙)60mg/(m²·d)或2mg/(kg·d)(按身高的标准体重计算),最大剂量60mg/d,先分次口服,尿蛋白转阴后改为每晨顿服,疗程4~6周。巩固维持阶段,隔日晨顿服2mg/(kg·d),最大剂量60mg/d,共4~6周。如尿蛋白持续阴性,然后每2~4周减量2.5~5mg维持至停药,总疗程9~12个月。甲泼尼龙冲击治疗的诱导缓解率并不优于泼尼松口服,初治病例不首选。

(2)复发和糖皮质激素依赖性肾病的其他激素治疗

1)调整糖皮质激素的剂量和疗程:糖皮质激素治疗后在减量过程中复发者,原则上再次恢复到初始疗效剂量或上一个疗效剂量,或改隔天疗法为每天疗法,或将激素减量的速度放慢,延长疗程。同时注意查找患儿有无感染或影响糖皮质激素疗效的其他因素存在。

2)更换糖皮质激素制剂:对泼尼松疗效较差的病例,可换用其他糖皮质激素制剂,如曲安西龙

(triamcinolone)、曲安奈德(triamcinolone acetonide)等。

3)甲泼尼龙冲击治疗:慎用,宜在肾脏病理基础上选择适应证。

3. 免疫抑制剂　主要用于肾病综合征频繁复发,糖皮质激素依赖者、耐药者或出现严重副作用的患儿,可选用下列免疫抑制剂。

(1)环磷酰胺:本药可有助于延长缓解期及减少复发,可改善激素耐药者对激素的效应。一般剂量 2.0~2.5mg/(kg·d),分 3 次服用,疗程 8~12 周,总剂量 ≤ 200mg/kg。或用环磷酰胺静脉冲击治疗,8~12mg/(kg·d),加入 5% 葡萄糖盐水 100~200ml 内静脉滴注 1~2h,每 2 周连用 2 天;或每个月 1 次,剂量每次 750mg/m²。本药应用中注意近期毒副作用(如白细胞减少、肝功能损害),冲击者注意出血性膀胱炎而需重视水化,并注意总累积量(<150~200mg/kg)以防止远期对性腺的损伤。

(2)其他免疫抑制剂:可根据病例选用环孢素、他克莫司、吗替麦考酚酯、苯丁酸氮芥、硫唑嘌呤等。

4. 抗凝及纤溶药物疗法　由于肾病往往存在高凝状态和纤溶障碍,易并发血栓形成,需加用抗凝和溶栓治疗。

(1)肝素钠:剂量为 1mg/(kg·d),加入 10% 葡萄糖液 50~100ml 中静脉滴注,每天 1 次,2~4 周为一疗程。亦可选用低分子量肝素。病情好转后改口服抗凝药物维持治疗。

(2)尿激酶:有直接激活纤溶酶溶解血栓的作用。一般剂量 3 万 ~6 万 U/d,加入 10% 葡萄糖液 100~200ml 中静脉滴注,1~2 周为一疗程。

(3)口服抗凝药:双嘧达莫 5~10mg/(kg·d),分 3 次饭后服,6 个月为一疗程。

5. 免疫调节剂　一般作为糖皮质激素辅助治疗,适用于常伴感染、频复发或糖皮质激素依赖者。左旋咪唑 2.5mg(kg·d),隔天用药,疗程 6 个月,频复发或糖皮质激素依赖的患儿,疗程可达 12~24 个月。副作用有胃肠不适、流感样症状、皮疹、周围血液中性粒细胞计数下降,停药后即可恢复。

6. 血管紧张素转换酶抑制剂(ACEI)　对改善肾小球局部血流动力学、减少尿蛋白、延缓肾小球硬化有良好作用。尤其适用于伴有高血压的肾病综合征。常用制剂有卡托普利(captopril)、依那普利(enalapril)、福辛普利(fosinopril)等。

7. 中医药治疗　肾上腺皮质激素或免疫抑制剂合并中药治疗可在一定程度上改善患者全身情况,减轻药物副作用,缓解期服用中药有一定巩固疗效的作用。

【预后】

本症预后主要取决于肾脏病理类型及对糖皮质激素治疗反应。微小病变型预后最好,局灶节段性肾小球硬化预后最差。微小病变型 90%~95% 的患儿对首次使用糖皮质激素治疗敏感。其中 85% 可复发,复发在第 1 年比以后更常见。3~4 年未复发者,其后有 95% 的机会不复发。微小病变型预后较好,但要注意严重感染或糖皮质激素的严重副作用。局灶节段性肾小球硬化者如对糖皮质激素敏感,则预后可改善。约 8% 的单纯型肾病与绝大多数肾炎型肾病对肾上腺皮质激素或免疫抑制剂仅有部分效应(水肿消失、蛋白尿减轻)或完全无效应,病程迁延反复,往往疗程长、用药杂,易出现药物副作用及各种并发症,最终可发展为慢性肾功能不全。

四、溶血尿毒症综合征

溶血尿毒症综合征(hemolytic uremic syndrome,HUS)是由多种病因引起血管内溶血的微血管病,临床以溶血性贫血、血小板减少和急性肾衰竭为特点。本病好发于婴幼儿和学龄儿童,是小儿急性肾衰竭的常见原因之一。本病可分为典型和非典型 2 型,典型病例常有前驱胃肠道症状,非典型病例多有家族史,且易复发。本病死亡率高,近年来采用血浆置换和透析等综合疗法,病死率已明显下降。

【病因与分型】

本病的确切病因尚不清楚。多种原因如感染、遗传因素、药物和系统性疾病均可导致 HUS。

1. **典型 HUS** 又称为腹泻后 HUS(post-diarrhea HUS,D+HUS),占全部病例的 90% 左右。本病继发于产志贺样毒素(Shiga-like toxin,Stx)的细菌感染,如致病性大肠埃希菌 O157 :H7、O26、O121、O145 等。

2. **非典型 HUS** 又称无腹泻 HUS(non-diarrhea HUS,D-HUS),约占 10%。常见于:

(1)感染:发生于产神经氨酸酶的肺炎链球菌感染。

(2)补体调节异常:多种补体调节蛋白的基因突变,使补体旁路途径过度活化,导致本病。如 C3、H 因子、I 因子、膜辅助蛋白(MCP)等;或体内产生补体相关蛋白的抗体,如抗 H 因子抗体、抗 C3 抗体等。

(3)维生素 B_{12} 代谢缺陷。

(4)*DGKE*(diacylglycerol kinase-ε)基因缺陷。

(5)药物诱导:如奎宁、钙调蛋白抑制剂、顺铂、氯吡格雷等。

(6)其他:系统性红斑狼疮、肿瘤、恶性高血压、器官移植等。

【发病机制】

各种有害因素(包括志贺样毒素、内毒素、细胞黏附因子、活性氧反应物质等)引起血管内皮损伤、活化血小板引起聚集;肺炎链球菌感染产生的神经氨酸酶可使红细胞膜、血小板膜和内皮细胞膜上的 T-F(Thomsen-Friedenreich)抗原暴露,导致机体产生抗体;以上原因成为本病发病的始动因素。血管内皮损伤介导血小板在内皮聚集、受损的内皮细胞合成前列环素(prostacyclin,PGI_2)减少、血小板聚集释放血栓素引起血管收缩、血管内微血栓形成。

补体相关调节蛋白基因突变导致补体系统的过度活化,在感染等诱因下,补体活化加剧血小板的聚集,导致 HUS 的发生。

上述病理过程中,血小板大量消耗,临床上出现血小板减少;小血管腔内血栓形成,红细胞通过病变部位时受机械变形作用发生溶血性贫血;肾脏入球小动脉和肾小球毛细血管内皮细胞受累,导致内皮细胞肿胀、血管腔狭窄、血栓形成,最终导致肾小球滤过率下降,临床出现少尿、无尿、急性肾衰竭的一系列表现。

【病理】

以多脏器微血管病变、微血栓形成为特点。肾脏是主要的受累器官。急性期肾小球内皮细胞肿胀,内皮下纤维素沉积,毛细血管壁增厚;肿胀的内皮细胞与基底膜分离,可呈双轨样改变。毛细血管管腔狭窄,可见红细胞碎片、血小板及微血栓形成。系膜区纤维蛋白沉积,系膜区扩大,系膜细胞无明显增生。严重者可见小动脉血栓形成,肾皮质坏死、系膜溶解、肾小球缺血样改变,偶有新月体形成。肾小管腔内常见透明管型和红细胞管型,可出现小管上皮坏死、萎缩。电镜下可见内皮细胞肿胀,内皮和基底膜之间分离形成内皮下间隙,其间充以细微纤维、脂质红细胞碎片、血小板,沿内皮细胞侧可见新形成的薄层基膜,上皮细胞足突融合。免疫荧光检查可见纤维蛋白原沿肾小球毛细血管壁及系膜区沉积,也可见 IgM、补体 C3、C1q 沉积。

受累严重的肾小球可发展为部分或全部硬化,严重的血管受累可表现缺血而致的其他荒废症状。严重受累的动脉和小动脉血管内膜同心性增生导致血管闭塞。

【临床表现】

主要发生于婴幼儿和儿童,男性多见。散发多见,少数地区呈暴发流行,国内以晚春及初夏为高峰。典型临床表现为:

1. **前驱症状** 近 90% 的患者有前驱症状,大多为胃肠炎表现,如腹痛、腹泻、呕吐及食欲缺乏,伴中度发热。腹泻可为严重血便,极似溃疡性结肠炎,少数病例以呼吸道感染症状为前驱症状。前驱期持续数天至 2 周,其后常有一无症状间歇期。

2. **溶血性贫血** 在前驱期后 5~10d(可迟至数周)突然发病,以溶血性贫血和出血为突出表现。患儿突然面色苍白、黄疸(占 15%~30%),头晕乏力,皮肤黏膜出血、呕血、便血或血尿,常有部分患者出现贫血性心力衰竭及水肿,可有肝脾大、皮肤瘀斑及皮下血肿等症。

3. 急性肾衰竭　与贫血几乎同时发生,少尿或无尿,水肿,血压增高,出现尿毒症症状、水电解质紊乱和酸中毒。

4. 其他　尚可有中枢神经系统症状,如头痛、嗜睡、性格异常、抽搐、昏迷、共济失调等。

【实验室检查】

1. 血液学改变　血红蛋白计数下降明显,可低至 30~50g/L,末梢血网织红细胞明显增高,血涂片可见红细胞形态异常,呈三角形、芒刺形、盔甲形及红细胞碎片等。白细胞计数大多数增高,可达 $(20~30) \times 10^9/L$,血小板减少见于 90% 的患者,可低至 $10 \times 10^9/L$,持续 1~2 周后逐渐升高。骨髓检查见巨核细胞数增多,形态正常,未能测出血小板抗体;Coombs 试验阴性,但肺炎链球菌感染引起者 Coombs 试验常呈阳性。

2. 尿常规　可见不同程度的血尿、红细胞碎片,严重溶血者可有血红蛋白尿,还可有不同程度的蛋白尿、白细胞及管型。

3. 病原学检查　尽管大部分患儿有致病性大肠埃希菌感染的前驱病史,但由于病原体很快被清除,大便培养常是阴性。对没有前驱腹泻病史和肺炎链球菌感染证据的患儿,要尽快做非典型 HUS 的基因检测。这些患儿预后差,有复发风险,治疗措施也不同。

4. 肾组织活检　有助于明确诊断并可估计预后,因为急性期有血小板减少和出血倾向,宜在急性期过后病情缓解时进行。肾活检病理表现为肾脏微血管病变、微血管栓塞。

【诊断和鉴别诊断】

典型 HUS 病例诊断不难,凡有前驱症状后突然出现溶血性贫血、血小板减少及急性肾衰竭三大特征者应考虑本病的诊断。症状不典型者可做肾活检,如发现显著的小血管病变和血栓形成有助诊断。本病应与血栓性血小板减少性紫癜(TTP)相鉴别。TTP 是因 ADAMTS13 的基因缺陷或体内产生抗 ADAMTS13 的抗体,引起 von Willebrand 因子剪切异常,血小板异常活化引起的血栓性微血管病,临床表现为成人多见,中枢神经系统损害较 HUS 多见且较重,而肾损害较 HUS 轻,而 HUS 主要见于小儿,特别是婴幼儿。另外,还需与免疫性溶血性贫血、免疫性血小板减少症、败血症、阵发性睡眠性血红蛋白尿(PNH)、急性肾小球肾炎、各种原因所致的急性肾衰竭等相鉴别。

【治疗】

本病无特殊治疗,主要是早期诊断,及时纠正水、电解质平衡紊乱,控制高血压,重症病例和不典型病例应尽早进行血浆置换和透析治疗。

1. 一般治疗　包括抗感染、补充营养、维持水电解质平衡等。

2. 急性肾衰竭的治疗　治疗原则和方法与一般急性肾衰竭治疗相似(详见本章第五节急性肾衰竭),提倡尽早进行透析治疗。

3. 纠正贫血　一般主张尽可能少输血,以免加重微血管内凝血。当血红蛋白低于 60g/L 时,应输新鲜洗涤红细胞每次 2.5~5ml/kg,于 2~4h 内缓慢输入。必要时可隔 6~12h 重复输入。

4. 抗凝治疗　有加重出血的风险,应慎用。

5. 血浆疗法　输注新鲜冷冻血浆,直到血小板 $>150 \times 10^9/L$、溶血停止。非典型 HUS 建议早期行血浆置换。因肺炎链球菌产生的唾液酸酶可使红细胞膜、血小板膜和肾小球内皮细胞膜上的 T-F 抗原暴露,正常成人血浆中含有抗 T-F 的抗体,会与暴露的 T-F 抗原发生反应,导致红细胞溶解、血小板减少和血栓性微血管病,因此肺炎链球菌所致的 HUS 患者禁输血浆。

6. 抗菌药物　腹泻后 HUS,抗菌药物虽可清除产生志贺样毒素的细菌,但会增加毒素的释放,因此不建议常规使用。但肺炎链球菌感染存在时,应积极抗感染治疗。

7. 肾移植　部分患者对上述治疗反应不佳,而逐渐出现慢性肾衰竭,此时可考虑行肾移植手术,但肾移植后可再发本病。

【预后】

腹泻后 HUS,经积极对症、支持治疗,其病死率降至 5% 以下,但 20%~30% 可伴有不同程度的肾功能不全。无腹泻 HUS 的预后较差,有报道显示,由肺炎链球菌感染所致 HUS 的病死率可达 20%;因补体调节相关蛋白,如 H 因子、I 因子、膜辅助蛋白(MCP)等基因缺陷引起的非典型 HUS,其死亡或发生终末期肾病的比例为 20%~80%,早期诊断、正确治疗、及早进行血浆置换和透析是降低急性期 HUS 病死率、改善预后的关键。抗 C5 单抗(eculizumb)可抑制补体活动,对部分非典型 HUS 可改善预后。

(李　秋)

第三节　肾小管疾病

肾小管疾病是指以肾小管功能障碍为主要表现的一组疾病,可累及近端或远端肾小管,而出现一种或多种肾小管功能缺陷。肾小球功能多无异常,但随着疾病的进展或受原发疾病的影响,肾小球功能也可减退。肾小管疾病的病因可为先天遗传性或后天获得性。先天遗传性者可在生后不久或延迟至数年后发病,包括肾性糖尿、肾性氨基酸尿、肾性尿崩症、肾小管酸中毒、抗维生素 D 佝偻病、假性甲状旁腺功能减退、范科尼综合征等多种疾病。后天获得性者可继发于药物、重金属中毒、代谢性疾病、免疫性疾病等。肾小管疾病的发病率远低于肾小球疾病,本节仅简要介绍下列两种。

一、近端肾小管多发性功能障碍

近端肾小管多发性功能障碍又称范科尼综合征(Fanconi syndrome),是由于原发或继发性因素导致近端肾小管对葡萄糖、氨基酸、磷酸盐、碳酸氢盐等多种物质的重吸收功能障碍所表现的临床综合征。以生长发育停滞、抗维生素 D 佝偻病或骨软化,伴糖尿、氨基酸尿、高磷酸盐尿、电解质紊乱及代谢性酸中毒为主要特征。

【病因和病理生理】

原发性范科尼综合征病因不明,部分病例为先天遗传性,可为常染色体显性或隐性遗传,亦有性连锁隐性遗传者。继发性者最多见于胱氨酸贮积症(cystinosis),为常染色体隐性遗传,胱氨酸沉积于全身单核巨噬细胞系统及肾小管上皮细胞中,导致肾小管萎缩、肾间质纤维化及肾小球硬化。其他先天代谢疾病(如果糖不耐受症、糖原累积症、半乳糖血症、酪氨酸血症、肝豆状核变性等)或重金属(汞、铀、铅、镉等)、过期四环素中毒等亦可引起。

由于近端肾小管多发性重吸收功能障碍,多种营养物质如葡萄糖、氨基酸、蛋白质以及磷酸盐由尿中丢失以致患者营养发育障碍。近端肾小管重吸收碳酸氢盐及葡萄糖减少,使 HCO_3^-、K^+ 由尿中丢失,引起代谢性酸中毒及低钾血症。尿中 HCO_3^- 丢失增多,钠亦随之排出,故常有低钠血症。维生素 D 羟化障碍影响维生素 D 活化以及低磷血症,可引起抗维生素 D 佝偻病。

【临床表现】

任何年龄均可发病,临床表现取决于肾小管功能障碍的类型和程度。全氨基酸尿、糖尿、高磷酸盐尿导致的低磷血症为本病的三大特征,不完全性范科尼综合征只具备 1~2 项。

原发性者多于生后 6 个月内出现症状,表现烦渴、软弱无力、反复呕吐、脱水、不明原因的发热。

患者多有明显生长发育落后,虽给予足量维生素 D 仍表现佝偻病。年龄较大、生长已停止者可出现骨质疏松及骨软化。严重低钾血症时可出现肌无力、肠麻痹及心律失常,甚至心肌受损的表现。

【实验室检查】

尿常偏碱性,pH ≥ 6,尿比重低,浓缩功能差。常出现肾小管性蛋白尿(由于滤液中低分子蛋白不能被肾小管重吸收所引起)、糖尿(血糖正常)及多种氨基酸尿、尿磷增多。血液检查示高氯性酸中毒、低磷血症、低钾血症,血钠、血钙正常或降低。伴佝偻病者血清 AKP 增高。

【诊断】

尿中葡萄糖阳性而血糖正常往往是诊断本病的首发线索,伴有全氨基酸尿、磷酸盐尿为基本诊断条件。体格矮小、维生素 D 治疗无效的佝偻病等临床表现,尿糖增加和尿蛋白阳性,实验室检查证实有其他近端肾小管其他功能障碍时即可诊断。

【治疗】

有病因可查者应治疗原发病,消除病因,并进行对症治疗,主要为纠正酸中毒、维持电解质平衡及防治佝偻病,以使小儿能正常生活,延长生命。

纠正酸中毒可用碳酸氢钠或枸橼酸钠。根据各病例具体情况,每天需碱剂 2~15mmol/kg。碱性药物剂量过大,患儿不能耐受者,加用氢氯噻嗪 2~3mg/(kg·d),可减少碱性药物剂量,增加疗效。严重低钾血症者需补钾。明显低磷血症者可给中性磷酸盐 1~3g/d($Na_2HPO_4 \cdot 7H_2O$ 145g,$NaH_2PO_4 \cdot H_2O$ 18.2g 加水至 1 000ml,每 100ml 供磷 2g),分 4~6 次服用。如出现腹痛、腹泻可暂停药,待症状消失后再减量继续服用。为避免出现低钙血症,应同时给予维生素 D。佝偻病患者常需大剂量维生素 D 治疗,开始剂量 5 000U/d,逐渐加量,最大剂量可达 2 000~4 000U/(kg·d)。应注意复查血钙及尿钙以防维生素 D 中毒。

二、肾小管酸中毒

肾小管酸中毒(renal tubular acidosis,RTA)是由于近端肾小管对 HCO_3^- 重吸收障碍和 / 或远端肾小管排泌 H^+ 障碍所致的一组临床综合征。其主要表现为:①慢性高氯性酸中毒;②电解质紊乱;③肾性骨病;④尿路症状等。特发者为先天缺陷,多有家族史;继发者可见于许多肾脏和全身疾病。早期肾小球滤过功能多无显著改变,但如延误治疗,并发肾结石、肾钙沉着症(nephrocalcinosis)后可致肾小球功能受损。

肾小管酸中毒一般分为 4 个临床类型:①远端肾小管酸中毒(RTA-Ⅰ);②近端肾小管酸中毒(RAT-Ⅱ);③混合型或Ⅲ型肾小管酸中毒(RAT-Ⅲ);④高钾型肾小管酸中毒(RAT-Ⅳ)。

(一)远端肾小管酸中毒(Ⅰ型)

远端肾小管酸中毒(distal renal tubular acidosis,dRTA)是由于远端肾小管排泌 H^+ 障碍,尿 NH_4^+ 及可滴定酸排出减少所致。

【病因】

Ⅰ型肾小管酸中毒有原发性和继发性。原发者见于先天性肾小管功能缺陷,多为常染色体显性遗传,也有隐性遗传和特发病例;继发者可见于很多疾病,如肾盂肾炎、特发性高丙种球蛋白血症、干燥综合征、原发性胆汁性肝硬化、系统性红斑狼疮、纤维素性肺泡炎、甲状旁腺功能亢进、甲状腺功能亢进、维生素 D 中毒、特发性高钙尿症、肝豆状核变性、药物性或中毒性肾病、肾髓质囊性病、珠蛋白生成障碍性贫血、碳酸酐酶缺乏症等。

【发病机制】

由于原发性和继发性原因导致远端肾小管排泌 H^+ 障碍,在肾小管液与血液之间未能建立足够的氢离子梯度,尿液不能酸化(尿 pH>6),净酸排出减少。正常情况下远端小管 HCO_3^- 重吸收很少,排泌的 H^+ 主要与管腔液中 Na_2HPO_4 交换 Na^+,形成 NaH_2PO_4,与 NH_3 结合形成 NH_4^+。$H_2PO_4^-$ 与 NH_4^+ 不能弥散至细胞内,因此在肾小管液与血液之间形成较高的 H^+ 梯度。Ⅰ型肾小管酸中毒患者不能形成或维持这个梯度,故使 H^+ 蓄积,而体内 HCO_3^- 储备下降,血中 Cl^- 代偿性增高,发生高氯性酸中毒。由于泌 H^+ 障碍,Na^+-H^+ 交换减少,必然导致 Na^+-K^+ 交换增加,大量 K^+、Na^+ 被排出体外,造成低钾、低钠血症。患者由于长期处于酸中毒状态,致使骨质脱钙、骨骼软化而变形,由骨质游离出的钙可导致肾钙化或尿路结石。

【临床表现】

原发性病例可在生后即出现:①慢性代谢性酸中毒的表现,如厌食、恶心、呕吐、腹泻、便秘、生长发育迟缓,尿 pH>5.5;②电解质紊乱:主要为高氯血症和低钾血症,患儿出现全身肌无力和周期性瘫痪;③骨病:表现为软骨病或佝偻病,出牙延迟或牙齿早脱,维生素 D 治疗效果差,常有骨痛和骨折,儿童可有骨畸形和侏儒等;④尿路症状:由于肾结石和肾钙化,患儿可有血尿、尿痛等表现,易继发感染与导致梗阻性肾病;肾脏浓缩功能受损时,患者还常有多饮、多尿、烦渴等症状。继发性病例除了以上症状,同时存在原发病的相应表现。

【实验室检查】

1. **血液生化检查**　①血浆 pH、[HCO_3^-] 或 CO_2 结合力降低;②血氯升高,血钾、血钠降低,血钙和血磷偏低,阴离子间隙正常;③血碱性磷酸酶升高。

2. **尿液检查**　①尿比重低;②尿 pH>5.5;③尿钠、钾、钙、磷排出增加;④尿氨显著减少。

3. **HCO_3^- 排泄分数(FE HCO_3^-)**　正常值 <5%。方法:从每天口服碳酸氢钠 2~3mmol/kg 起,逐日增加剂量至酸中毒纠正,然后测定血和尿中 [HCO_3^-] 和肌酐(Cr),按下列公式计算:

$$FE\ HCO_3^- = (尿[HCO_3^-]/血[HCO_3^-])/(尿\ Cr/血\ Cr) \times 100$$

4. **氯化铵负荷试验**　口服氯化铵 0.1g/kg,1h 内服完,3~8h 内收集血和尿液,测量血 [HCO_3^-] 和尿 pH,当血 [HCO_3^-] 降至 20mmol/L 以下时,尿 pH>5.5 具有诊断价值。尿 pH<5.5,则可排除本病。氯化铵负荷试验对明显酸中毒者不宜应用。

5. **肾功能检查**　早期为肾小管功能降低。待肾结石、肾钙化导致梗阻性肾病时,可出现肾小球滤过率下降,血肌酐和 BUN 升高。

6. **基因检测**　基因检出致病突变有助于早期明确原发性病例的诊断。

7. **X 线检查**　骨骼显示骨密度普遍降低和佝偻病表现,可见陈旧性骨折。腹部平片可见泌尿系结石影和肾钙化。

【诊断和鉴别诊断】

根据以上典型表现,排除其他原因所致的代谢性酸中毒,尿 pH>5.5 者,可诊断远端肾小管酸中毒,确定诊断应具有:①即使在严重酸中毒时,尿 pH 也不会低于 5.5;②有显著的钙、磷代谢紊乱及骨骼改变;③尿氨显著降低;④ FE HCO_3^-<5%;⑤氯化铵负荷试验阳性。症状不典型者或有家族史者可进行基因检测,协助早期诊断。

【治疗】

1. **纠正酸中毒**　儿童有 6%~15% 的碳酸氢盐从肾脏丢失(在成人 <5%),故可给予 2.5~7mmol/(kg·d) 的碱性药物。常用口服碳酸氢钠或用复方枸橼酸溶液(Shohl 液,含枸橼酸 140g、枸橼酸钠 98g,加水至 1 000ml),每 1ml Shohl 液相当于 1mmol 碳酸氢钠。开始剂量 2~4mmol/(kg·d),最大可用至 5~14mmol/(kg·d),直至酸中毒纠正。

2. **纠正电解质紊乱**　低钾血症时可服用 10% 枸橼酸钾 0.5~1mmol/(kg·d),每天 3 次。不宜用氯化钾,以免加重高氯血症。

3. **肾性骨病的治疗**　可用维生素 D、钙剂。维生素 D 剂量 5 000~10 000U/d。但应注意:①从小剂量开始,缓慢增量;②监测血药浓度及血钙、尿钙浓度,及时调整剂量,防止高钙血症的发生。

4. **利尿药**　噻嗪类利尿药可减少尿钙排泄,促进钙重吸收,防止钙在肾内沉积,如氢氯噻嗪 1~3mg/(kg·d),分 3 次口服。

5. 其他　补充营养,保证入量,控制感染及原发疾病的治疗均为非常重要的措施。

【预后】

如早期发现,长期治疗,防止肾钙化及骨骼畸形的发生,预后良好,甚至可达正常的生长发育水平。有些患者可自行缓解,但也有部分患者可发展为慢性肾衰竭而死亡。

(二)近端肾小管酸中毒(Ⅱ型)

近端肾小管酸中毒(proximal renal tubular acidosis,pRTA)是由于近端肾小管重吸收 HCO_3^- 功能障碍所引起。

【病因】

Ⅱ型肾小管酸中毒病因亦可分为原发性和继发性。①原发性者多为常染色体显性遗传,亦可与隐性遗传和 X 性连锁遗传有关,多见于男性,部分为散发病例;②继发性者可继发于胱氨酸贮积症、重金属及过期四环素中毒、甲状旁腺功能亢进、果糖不耐受症、肝豆状核变性、半乳糖血症、肾髓质囊性病变、多发性骨髓瘤等,常伴范科尼综合征。

【发病机制】

HCO_3^- 重吸收障碍的机制尚不明确,可能与下列原因有关:①近端肾小管管腔中碳酸酐酶功能障碍,影响 HCO_3^- 分解成 CO_2 和 H_2O,从而使近端肾小管分泌的 H^+ 与腔液中 HCO_3^- 结合减少;②氢离子分泌泵障碍;③近端肾小管 H^+ 排泌的调节异常;④ H^+-K^+-ATP 酶缺陷。

正常情况下肾小球滤液中的 HCO_3^- 约 85% 于近端肾小管重吸收,在吸收过程中伴随 Na^+-H^+ 交换。到达远端肾小管时,通过 Na^+-H^+ 交换可重新吸收滤液中剩余的 15% HCO_3^-,故正常人尿中不含 HCO_3^- 或含量低于滤过量的 1%。近端肾小管酸中毒时,患者 HCO_3^- 的肾阈一般低至 15~18mmol/L(正常为 25~27mmol/L),即使血浆 HCO_3^- 正常时,由于肾阈降低,尿中排出较多的 HCO_3^-,尿呈碱性。显著酸中毒时血中 HCO_3^- 可低于肾阈,滤液中 HCO_3^- 可全部重吸收,由于远端肾小管排 H^+ 正常,故尿可呈酸性,尿 pH<5.5。一般不出现症状及高钙尿症,亦无肾钙沉积。远端肾小管 K^+-Na^+ 交换增多,可导致低钾血症。

【临床表现】

本型多见于男性。症状与Ⅰ型肾小管酸中毒相似,但较轻。其特点为:①生长发育落后,但大多数无严重的骨骼畸形,肾结石、肾钙化少见;②明显的低钾血症表现;③高氯性代谢性酸中毒;④可同时有其他近端肾小管功能障碍的表现,患儿常有多尿、脱水、烦渴症状;⑤少数病例只有尿的改变,而无代谢性酸中毒,即呈不完全型,但可进一步发展为完全型。

【实验室检查】

1. 血液生化检查　①血 pH、[HCO_3^-]或 CO_2 结合力降低;②血氯显著升高,血钾显著降低,阴离子间隙可正常。

2. 尿液检查　①尿比重和渗透压降低;②尿 pH>6,当酸中毒加重、血 HCO_3^-<16mmol/L 时,尿 pH<5.5。

3. HCO_3^- 排泄分数(FE HCO_3^-)　FE HCO_3^->15%。

4. 氯化铵负荷试验　尿 pH<5.5。

5. 基因检测　基因检出致病突变有助于早期明确原发性病例的诊断。

【诊断和鉴别诊断】

临床上具有多饮、多尿、恶心、呕吐和生长迟缓,血液检查具有持续低钾高氯性代谢性酸中毒特征者,应考虑近端肾小管酸中毒,确定诊断应具有:①当血[HCO_3^-]<16mmol/L 时,尿 pH<5.5;② FE HCO_3^->15%;③尿钙不高,临床无明显骨骼畸形、肾结石和肾钙化;④氯化铵负荷试验阴性。症状不典型者或有家族史者可行基因检测协助早期诊断。

当患儿伴有其他近端肾小管功能障碍时,须注意与下列疾病相鉴别:①原发性范科尼综合征;②胱氨酸尿;③肝豆状核变性;④毒物或药物中毒等引起的继发性肾小管酸中毒。

【治疗】

1. 纠正酸中毒　治疗原则同Ⅰ型肾小管酸中毒,因儿童肾HCO_3^-阈值比成人低,故患儿尿中HCO_3^-丢失更多,治疗所需碱量较远端肾小管酸中毒为大,其剂量为$10\sim15mmol/(kg\cdot d)$,给予碳酸氢钠或复方枸橼酸溶液口服。

2. 纠正低钾血症。

3. 重症者可给予低钠饮食并加用氢氯噻嗪,可减少尿HCO_3^-排出,促进HCO_3^-重吸收。

【预后】

本型预后较好,多数患儿能随年龄增长而自行缓解。

（姜红堃）

第四节　泌尿道感染

泌尿道感染(urinary tract infection,UTI)是指病原体直接侵入尿路,在尿液中生长繁殖,并侵犯尿路黏膜或组织而引起损伤。按病原体侵袭部位的不同,分为肾盂肾炎(pyelonephritis)、膀胱炎(cystitis)、尿道炎(urethritis)。肾盂肾炎又称为上尿路感染;膀胱炎和尿道炎合称下尿路感染。由于儿童时期感染局限在尿路某一部位者较少,且临床上又难以准确定位,故常统称为泌尿道感染。可根据有无临床症状,分为症状性泌尿道感染(symptomatic urinary tract infection)和无症状菌尿症(asymptomatic bacteriuria)。

无论成人或儿童,女性泌尿道感染的发病率普遍高于男性,但新生儿或婴幼儿早期,男性发病率却高于女性。无症状菌尿症是儿童泌尿道感染的一个重要组成部分,见于各年龄、性别的儿童,甚至3个月以下小婴儿,但以学龄女孩更常见。

小儿泌尿道感染局部症状往往不明显,常易漏诊而延误治疗,使感染持续或反复发作,少数可发展为成人期慢性肾盂肾炎,甚至导致慢性肾功能不全,故应保持对本病的高度警惕。特别是对不明原因发热的婴幼儿,需要警惕除外泌尿道感染。

【病因】

各种致病菌均可引起泌尿道感染,但以革兰氏阴性杆菌最为多见,其中大肠埃希菌占60%~80%。对于初次患泌尿道感染的新生儿、1岁以下男婴、任何年龄女孩,主要致病菌为大肠埃希菌;而1岁以上男孩主要致病菌为变形杆菌。对于10~16岁的女孩,白色葡萄球菌也常见;新生儿泌尿道感染中克雷伯菌、肠球菌多见。

【发病机制】

正常情况下泌尿道处于无菌状态,并且能够抵抗细菌定植,细菌引起泌尿道感染是宿主内在因素与细菌致病性相互作用的结果。致病菌首先定植在尿道周围,然后上行至膀胱,繁殖并侵袭组织,细菌毒素趋化、激活中性粒细胞,使其释放氧自由基、溶酶体内容物,引起组织损伤、死亡及以后的纤维化和瘢痕形成。

1. **感染途径**

(1)血源性感染:经血源途径侵袭尿路的致病菌主要是金黄色葡萄球菌。

(2)上行感染:致病菌从尿道口上行并进入膀胱,引起膀胱炎,膀胱内的致病菌再经输尿管移行至肾脏,引起肾盂肾炎,这是泌尿道感染最主要的感染途径。引起上行感染的致病菌主要是大肠埃希菌,其次是变形杆菌或其他肠道杆菌。膀胱输尿管反流(vesicoureteral reflux,VUR)常是细菌上行感染的直接通道。

(3)淋巴感染和直接蔓延：结肠内的细菌和盆腔感染可通过淋巴管感染肾脏，肾脏周围邻近器官和组织的感染也可直接蔓延。

2. 宿主内在因素

(1)尿道周围菌种的改变及尿液性状的变化，为致病菌入侵和繁殖创造了条件。

(2)细菌黏附于尿路上皮细胞(定植)是其在泌尿道繁殖引起泌尿道感染的先决条件。

(3)泌尿道感染患儿分泌型 IgA 的产生存在缺陷，使尿中分泌型 IgA 浓度减低，增加发生泌尿道感染的机会。

(4)先天性或获得性尿路畸形，增加尿路感染的危险性。

(5)新生儿和小婴儿抗感染能力差，易患泌尿道感染。男性婴幼儿包皮口狭小，易造成尿液残留而利于细菌感染，或尿布、尿道口常受细菌污染，且局部防卫能力差，易致上行感染。

(6)糖尿病、高钙血症、高血压、慢性肾脏疾病、镰状细胞贫血及长期使用糖皮质激素或免疫抑制剂的患儿，其泌尿道感染的发病率可增高。

(7)脊髓疾病如脊髓脊膜膨出或脊髓外伤后引起神经性膀胱功能障碍，这类患者可能需要反复的导管导尿，容易造成黏膜损伤及细菌带入而造成感染。

(8)免疫应答编码模式识别受体、细胞因子、转录因子的与固有免疫应答相关的基因多态性与儿童泌尿道感染的易感性相关。

3. 细菌毒力　宿主无特殊易感染的内在因素，如无泌尿系结构异常者，则微生物的毒力是决定细菌能否引起上行感染的主要因素。

【临床表现】

泌尿道感染可见于小儿期任何年龄，以新生儿及婴儿发病人数最高。新生儿期男婴多见，6个月后女婴增多，2岁以后女孩发病率数倍甚至10倍于男孩。

1. 急性泌尿道感染　临床症状随患儿年龄组的不同存在着较大差异。

(1)新生儿：临床症状极不典型，多以全身症状为主。表现为发热或体温不升、苍白、吃奶差、呕吐、腹泻等。许多患儿有生长发育停滞，体重增长缓慢或体重不增，伴有黄疸者较多见。部分患儿可有易激惹、嗜睡甚至惊厥等神经系统症状。新生儿泌尿道感染常伴有败血症，但其局部排尿刺激症状多不明显，30% 的患儿血和尿培养出一致的致病菌。

(2)婴幼儿：临床症状也不典型，常以发热最突出，拒食、呕吐、腹泻等全身症状也较明显。局部排尿刺激症状可不明显，但细心观察可发现有排尿时哭闹不安，尿布有臭味和顽固性尿布疹等。

(3)年长儿：以发热、寒战、腹痛等全身症状突出，常伴有腰痛和肾区叩击痛、肋脊角压痛等。同时尿路刺激症状明显，患儿可出现尿频、尿急、尿痛等泌尿道局部刺激症状。尿液常混浊，偶可见肉眼血尿。

2. 慢性泌尿道感染　急性泌尿道感染迁延不愈，病程在6个月以上，或多次再发，肾实质损害显著，肾功能(尿浓缩功能)持久不恢复时，则已转为慢性。临床表现为反复急性发作或精神萎靡、乏力、消瘦、发育迟缓、进行性贫血等。随着病情继续发展，可出现高血压或肾功能不全。

3. 无症状菌尿症　在常规的尿路感染过筛检查中，可以发现健康儿童中存在着有意义的菌尿，但无任何尿路感染症状。这种现象可见于各年龄组，在儿童中以学龄女孩常见。无症状菌尿症患儿常同时伴有尿路畸形和既往有症状的尿路感染史。病原体多数是大肠埃希菌。

【实验室检查】

1. 尿常规检查及尿细胞计数　①尿常规检查：如清洁中段尿离心沉渣中白细胞 ≥ 5 个 /HPF，即可怀疑为泌尿道感染，血尿也很常见，急性肾盂肾炎患儿还可出现中等蛋白尿、白细胞管型尿，晨尿的比重和渗透压降低。尿道上皮细胞增多也提示存在泌尿道感染。可以存在亚硝酸盐和白细胞酯酶阳性。②1h 尿白细胞排泄率测定：白细胞数 $>30 \times 10^4$/h 为阳性，可怀疑泌尿道感染；$<20 \times 10^4$/h 为阴性，可排除泌尿道感染。

2. **尿细菌检查** ①尿培养及菌落计数：尿培养及菌落计数是诊断泌尿道感染的主要依据，应尽可能在应用抗生素治疗前进行。尿细菌培养结果的诊断意义与恰当的尿液标本收集方法有关。通常认为清洁中段尿培养菌落数 >10^5/ml 可确诊，10^4~10^5/ml 为可疑，<10^4/ml 系污染。但结果分析应结合患儿性别、尿液收集方法、细菌种类及繁殖力综合评价其临床意义。由于粪链球菌一个链含有 32个细菌，一般认为菌落数在 10^3~10^4/ml 即可诊断。集尿袋所留尿标本或通过耻骨上膀胱穿刺获取的尿液培养，只要发现有细菌生长，即有诊断意义。至于伴有严重尿路刺激症状的女孩，如果尿中有较多白细胞，中段尿细菌定量培养 ≥ 10^2/ml，且致病菌为大肠埃希菌类或腐物寄生球菌等，也可诊断为泌尿道感染。对临床高度怀疑泌尿道感染而尿普通细菌培养阴性者，应作 L 型细菌和厌氧菌培养。②尿液涂片查找细菌：取混匀的新鲜尿液 1 滴置玻片上，干后以亚甲蓝或革兰氏染色法染色，在油镜下每视野看到一个或更多细菌时表示尿标本中细菌数 >10^5/ml。如以离心尿沉渣涂片，每高倍视野见到 15~20 个以上细菌时亦有诊断价值。③亚硝酸盐试纸条试验（Griess 试验）：大肠埃希菌、副大肠埃希菌和克雷伯菌呈阳性，产气杆菌、变形杆菌、铜绿假单胞菌和葡萄球菌为弱阳性，粪链球菌、结核分枝杆菌阴性。如采用晨尿检查，可提高其阳性率。

3. **肾功能检查** 急性期肾小球功能正常。若累及肾髓质可出现暂时性尿浓缩功能减退。如感染反复发作，肾实质损害加重，则浓缩功能不全持续存在。于慢性肾盂肾炎后期，肾功能可全面受损，出现氮质血症甚至尿毒症。

4. **血液 C 反应蛋白（CRP）、降钙素原（PCT）、血常规** 上尿路感染时可明显升高，PCT 升高提示泌尿道感染同时可能存在肾脏损伤，并能评价治疗效果。

5. **细胞因子** 泌尿道感染时血清白介素 -6（IL-6）、白介素 -8（IL-8）可出现升高。

【影像学检查】

影像学检查的目的在于：①辅助泌尿道感染定位；②检查泌尿系统有无先天性或获得性畸形；③了解慢性肾损害或瘢痕进展情况。常用的影像学检查有泌尿系统超声、排泄性膀胱尿路造影（MCU）、放射性核素肾静态扫描（DMSA）等。

不同年龄儿童影像学检查推荐流程如下。①≤ 2 岁：首次发热性泌尿道感染，建议完善泌尿系统超声及 DMSA 检查。如果泌尿系统超声或 DMSA 检查结果异常，或是不典型泌尿道感染表现，建议在急性感染控制后进一步行 MCU 检查。如果泌尿系统超声与 DMSA 结果均未见异常，则可密切随访观察，如有感染再次发作需考虑完善 MCU 检查。②>2 岁：首次发热性泌尿道感染，可视病情而定。一般患儿完善泌尿系统超声即可；若超声异常，或临床表现不典型，或抗菌药物治疗 48h 无明显好转者，则建议按上述 ≤ 2 岁者完善相关影像学检查。

【诊断】

年长儿泌尿道感染症状与成人相似，尿路刺激症状明显，常是就诊的主诉。如能结合实验室检查，可立即得以确诊。但对于婴幼儿，特别是新生儿，由于尿路刺激症状不明显或缺如，而常以全身表现较为突出，易致漏诊。故对病因不明的发热患儿都应反复作尿液检查，争取在用抗生素治疗前进行尿培养、菌落计数和药敏试验。凡具有真性菌尿者，即清洁中段尿定量培养菌落数 ≥ 10^5/ml 或球菌 ≥ 10^3/ml，或耻骨上膀胱穿刺尿定性培养有细菌生长，即可确立诊断。

完整的泌尿道感染的诊断除了评定泌尿系被细菌感染外，还应包括以下内容：①本次感染是初次感染、复发或再感染；②确定致病菌的类型并做药敏试验；③有无尿路畸形如膀胱输尿管反流、尿路梗阻等，如有膀胱输尿管反流，还要进一步了解"反流"的严重程度和有无肾脏瘢痕形成；④感染的定位诊断，即上尿路感染或下尿路感染。

泌尿道感染需与肾小球肾炎、肾结核及急性尿道综合征鉴别。急性尿道综合征的临床表现为尿频、尿急、尿痛、排尿困难等尿路刺激症状，但清洁中段尿培养无细菌生长或为无意义性菌尿。

【治疗】

治疗目的是根除病原体，控制症状，祛除诱发因素，预防再发。

1. **一般治疗**　急性期应卧床休息,鼓励患儿多饮水以增加尿量,促使细菌及炎性渗出物的排出。女童还应注意外阴部的清洁卫生。加强营养,增进机体抵抗力。注意尿道周围清洁,根治蛲虫,并改善便秘。对症治疗包括:对高热、头痛、腰痛的患儿给予解热镇痛药以缓解症状;对尿路刺激症状明显者,可用阿托品、山莨菪碱等抗胆碱药物或口服碳酸氢钠碱化尿液,以减轻尿路刺激症状。

2. **抗菌治疗**　应尽早开始抗菌治疗。选用抗生素的原则如下。①感染部位:对肾盂肾炎应选择血浓度高的药物,对膀胱炎应选择尿浓度高的药物;②尽量避免使用有肾损害的药物;③根据尿培养及药敏试验结果,同时结合临床疗效选用抗生素;④药物在肾组织、尿液、血液中都应有较高的浓度;⑤选用抗菌能力强的药物,抗菌谱广,最好能用强效杀菌剂,且不易使细菌产生耐药菌株。若没有药敏试验结果,对急性肾盂肾炎推荐使用第二代以上头孢菌素、氨苄西林 - 棒酸盐复合物。

(1)症状性泌尿道感染的治疗:对单纯性泌尿道感染,在进行尿细菌培养后,初治首选合成青霉素如阿莫西林或头孢菌素口服,连用 7~10d。待细菌培养结果出来后,根据药敏试验结果选用抗菌药物。

对上尿路感染或有尿路畸形患儿,在进行尿培养后,一般选用两种抗菌药物。新生儿和婴儿用氨苄西林 75~100mg/(kg·d) 静脉注射,加头孢噻肟钠 50~100mg/(kg·d) 静脉注射,连用 10~14d;1 岁后儿童用氨苄西林 100~200mg/(kg·d) 分 3 次滴注,或用头孢噻肟钠,也可用头孢曲松钠 50~75mg/(kg·d),缓慢静脉滴注,疗程 10~14d。治疗开始后应连续 3d 送尿细菌培养,若 24h 后尿培养阴转,表示所用药物有效,否则按尿培养药敏试验结果调整用药。停药 1 周后再作尿培养一次。

(2)无症状菌尿的治疗:单纯无症状菌尿一般无须治疗。但若合并尿路梗阻、膀胱输尿管反流或存在其他尿路畸形,或既往感染使肾脏留有瘢痕者,则应积极选用上述抗菌药物治疗。疗程 7~14d,继以小剂量敏感药物于每晚临睡前顿服,可选用 2 种以上药物轮换服用,每种药物 2 周,连用 6 个月,至尿路畸形被矫治为止。

(3)再发泌尿道感染的治疗:再发泌尿道感染有 2 种类型,即复发和再感染。复发是指原来感染的细菌未完全杀灭,在适宜的环境下细菌再度滋生繁殖。绝大多数患儿复发多在治疗后 1 个月内发生。再感染是指上次感染已治愈,本次是由不同细菌或菌株再次引发泌尿道感染。再感染多见于女孩,多在停药后 6 个月内发生。

再发泌尿道感染的治疗:积极治疗基础病因,并在进行尿细菌培养后选用 2 种抗菌药物,疗程 10~14d 为宜,然后予以小剂量药物维持,以防再发。

(4)预防性抗菌药物治疗:首次发生的泌尿道感染不推荐常规使用预防性抗菌药物;但对于扩张型膀胱输尿管反流以及原因不明的泌尿道感染复发者,建议在控制急性发作后考虑预防性抗菌药物治疗。在接受预防性抗菌药物治疗期间出现泌尿道感染,需更换其他抗菌药物。预防用药期间,选择敏感抗菌药物治疗剂量的 1/3 睡前顿服,首选呋喃妥因或磺胺甲噁唑。

3. **积极矫治尿路畸形**　伴随全身疾病或泌尿道结构异常及梗阻者必须积极治疗,尽快清除。轻度膀胱输尿管反流大多于感染控制后消失,不需手术治疗。反流严重,输尿管、肾盂、肾盏明显扩张变形者或经长期抗菌治疗仍有复发者应考虑手术矫治,以防肾实质损害进行性加剧。

4. **泌尿道感染的局部治疗**　常用膀胱内药液灌注治疗,主要治疗经全身给药治疗无效的顽固性慢性膀胱炎患者。

【预后】

急性泌尿道感染经合理抗菌治疗,多数于数天内症状消失、治愈;但有近 50% 患者可复发或再感染。再发病例多伴有尿路畸形,其中以膀胱输尿管反流最常见。膀胱输尿管反流与肾瘢痕关系密切,肾瘢痕的形成是影响儿童泌尿道感染预后的最重要因素。肾瘢痕在学龄期儿童最易形成,10 岁后进展不明显。一旦肾瘢痕引起高血压,如不能有效控制,最终发展为慢性肾衰竭。

【预防】

泌尿道感染的预防包括：①注意个人卫生,特别是会阴部清洁,不穿紧身内裤、尽早不穿开裆裤；②及时发现和处理男孩包茎、女孩处女膜伞、蛲虫感染等；③避免一切不必要的导尿、长期保留导尿管或泌尿道器械检查；④及时矫治泌尿系畸形,防止尿路梗阻或肾瘢痕形成。

（姜红堃）

第五节　急性肾衰竭

急性肾衰竭(acute renal failure,ARF)是由多种原因引起的肾生理功能在短期内急剧下降或丧失的临床综合征,导致患儿体内代谢产物堆积,出现氮质血症、水及电解质紊乱和代谢性酸中毒等症状。

2005 年 9 月,肾脏病和急救医学界学者在急性肾衰竭国际研讨会上提出,将急性肾衰竭改名为急性肾损伤(acute kidney injury,AKI),并提出了 AKI 定义和分期的统一标准。2012 年正式出版《KDIGO 急性肾损伤临床实践指南》,目前 AKI 诊断已被广泛接受。AKI 定义为不超过 3 个月的肾脏结构或功能异常,包括血、尿、肾组织检查或影像学方面的肾损伤标志物异常。

【病因】

急性肾衰竭常见的病因可分为肾前性、肾实质性和肾后性 3 类。

1. 肾前性肾衰竭　占 ARF 的 55%~60%。指任何原因引起的有效循环血容量降低,致使肾血流量不足、肾小球滤过率(GFR)显著降低所致。

常见的原因包括:呕吐、腹泻和胃肠减压等胃肠道液体的大量丢失,大面积烧伤,手术或创伤出血等引起的绝对血容量不足；休克、低蛋白血症、严重心律失常、心脏压塞和心力衰竭等引起的相对血容量不足。

2. 肾实质性肾衰竭　占 ARF 的 35%~40%,亦称为肾性肾衰竭,系指各种肾实质病变所导致的肾衰竭,或由于肾前性肾衰竭未能及时祛除病因、病情进一步发展所致。常见的原因包括:急性肾小管坏死(ATN)、急性肾小球肾炎、急性间质性肾炎、肾血管病变(血管炎、血管栓塞和弥散性血管内栓塞)以及慢性肾脏疾病在某些诱因刺激下肾功能急剧衰退。

3. 肾后性肾衰竭　占 ARF 的 5%。各种原因所致的泌尿道梗阻引起的急性肾衰竭,如输尿管肾盂连接处狭窄、肾结石、肿瘤压迫、血块堵塞等。

【发病机制】

急性肾衰竭的发病机制目前仍不清楚,本章着重讨论 ATN 的主要发病机制。

1. 肾小管损伤　肾缺血或肾中毒时引起肾小管急性严重的损伤,小管上皮细胞变性、坏死和脱落,肾小管基膜断裂。一方面,脱落的上皮细胞引起肾小管堵塞,造成管内压升高和小管扩张,致使肾小球有效滤过压降低和少尿；另一方面,肾小管上皮细胞受损引起肾小管液回漏,导致肾间质水肿。

2. 肾血流动力学改变　肾缺血和肾毒素能使肾素 - 血管紧张素系统活化,肾素和血管紧张素 Ⅱ 分泌增多、儿茶酚胺大量释放、TXA_2/PGI_2 比例增加以及内皮素水平升高,均可导致肾血管持续收缩和肾小球入球动脉痉挛,引起肾缺血缺氧,肾小球毛细血管内皮细胞肿胀致使毛细血管管腔变窄,肾血流量减少,GFR 降低而导致急性肾衰竭。

3. 缺血 - 再灌注肾损伤　肾缺血再灌注时,细胞内钙通道开放,钙离子内流造成细胞内钙超负荷;同时局部产生大量的氧自由基,可使肾小管细胞的损伤发展为不可逆性损伤。

4. 非少尿型 ATN 的发病机制 非少尿型 ATN 的发生主要是由于肾单位受损轻重不一所致。另外,非少尿型 ATN 不同的肾单位其肾血流灌注相差很大,部分肾单位血液灌注量几乎正常,无明显的血管收缩,血管阻力亦不高;而一些肾单位灌注量明显减少,血管收缩和阻力增大。

【病理】

ATN 肾脏病理改变如下。①肉眼检查:肾脏体积增大、苍白色,剖面皮质肿胀、髓质呈暗红色。②光镜检查:主要部位在近端小管直段,早期小管上皮细胞肿胀,脂肪变性和空泡变性;晚期小管上皮细胞可呈融合样坏死,细胞核浓缩,细胞破裂或溶解,基膜暴露或断裂,间质充血、水肿和炎症细胞浸润,有时可见肾小管上皮细胞再生,肾小球和肾小动脉则多无显著变化。近端肾小管刷状缘弥漫性消失、变薄和远端肾单位节段性管腔内管型形成是缺血型 ATN 常见的特征性病理改变。近端肾小管及远端肾单位局灶节段性斑块坏死和细胞脱落是中毒型 ATN 的病理特征。

【临床表现】

根据尿量减少与否,急性肾衰竭可分为少尿型和非少尿型。急性肾衰竭伴少尿或无尿表现者称为少尿型。非少尿型系指血尿素氮、血肌酐迅速升高,肌酐清除率迅速降低,而不伴有少尿表现。临床常见少尿型急性肾衰竭,临床过程分为 3 期:

1. 少尿期 少尿期一般持续 1~2 周,长者可达 4~6 周,持续时间越长,肾损害越重。持续少尿 >15d 或无尿 >10d 者,预后不良。少尿期的系统症状有:

(1)水钠潴留:患儿可表现为全身水肿、高血压、肺水肿、脑水肿和心力衰竭,有时因水潴留可出现稀释性低钠血症。

(2)电解质紊乱:常见高钾血症、低钠血症、低钙血症、高镁血症、高磷血症和低氯血症。

(3)代谢性酸中毒:表现为恶心、呕吐、疲乏、嗜睡、呼吸深快、食欲缺乏甚至昏迷,血 pH 降低。

(4)尿毒症:因肾排泄障碍使各种毒性物质在体内积聚所致。可出现全身各系统中毒症状。其严重程度与血中尿素氮、肌酐增高的浓度相一致。

1)消化系统:表现为食欲缺乏、恶心、呕吐和腹泻等,严重者出现消化道出血或黄疸,而消化道出血可加重氮质血症。

2)心血管系统:主要因水钠潴留所致,表现为高血压和心力衰竭,还可发生心律失常、心包炎等。

3)神经系统症状:可有嗜睡、神志混乱、焦虑不安、抽搐、昏迷和自主神经功能紊乱如多汗或皮肤干燥,还可表现为意识、行为、记忆、感觉、情感等多种功能障碍。

4)血液系统:ARF 常伴有正细胞正色素性贫血,贫血随肾功能恶化而加重,系由于红细胞生成减少、血管外溶血、血液稀释和消化道出血等原因所致。出血倾向(牙龈出血、鼻出血、皮肤瘀点及消化道出血)多因血小板减少、血小板功能异常和 DIC 引起。急性肾衰竭早期白细胞总数常增高,中性粒细胞比例也增高。

(5)感染:感染是 ARF 最为常见的并发症,以呼吸道和尿路感染多见,致病菌以金黄色葡萄球菌和革兰氏阴性杆菌最多见。

2. 利尿期 当 ARF 患儿尿量逐渐增多,全身水肿减轻,24h 尿量达 250ml/m² 以上时,即为利尿期。一般持续 1~2 周(长者可达 1 个月)。此期由于大量排尿,可出现脱水、低钠和低钾血症。早期氮质血症持续甚至加重,后期肾功能逐渐恢复。

3. 恢复期 利尿期后,肾功能改善,尿量恢复正常,血尿素氮和肌酐逐渐恢复正常,而肾浓缩功能需要数个月才能恢复正常,少数患儿遗留不可逆性的肾功能损害。此期患儿可表现为虚弱无力、消瘦、营养不良、贫血和免疫功能低下。

药物所致的 ATN 多为非少尿型急性肾衰竭,临床表现较少尿型急性肾衰竭症状轻、并发症少、病死率低。

【实验室检查】

1. 尿液检查 尿液检查有助于鉴别肾前性 ARF 和肾性 ARF,详见表 14-3。

表 14-3 肾前性和肾性肾衰竭的鉴别

指标	肾前性	肾性
脱水征	有	无或有
尿沉渣	偶见透明管型、细颗粒管型	粗颗粒管型和红细胞管型
尿比重	>1.020	<1.010
尿渗透压	>500mOsm/L	<350mOsm/L
尿肌酐 / 血肌酐	>40	<20(常 <5)
肾衰指数*	<1	>1
尿钠	<20mmol/L	>40mmol/L
滤过钠排泄分数▽	<1%	>1%
中心静脉压	<50mmH$_2$O	正常或增高
补液试验□	尿量增加	无效
利尿试验#	有效	无效

注:* 肾衰指数 $= \dfrac{\text{尿钠(mmol/L)} \times \text{血肌酐(μmol/L)}}{\text{尿肌酐(μmol/L)}}$

▽ 滤过钠排泄分数 $= \dfrac{\text{尿钠(mmol/L)} \times \text{血肌酐(μmol/L)}}{\text{血清钠(mmol/L)} \times \text{尿肌酐(μmol/L)}} \times 100\%$

□补液试验:用 2:1 等张液,15~20ml/kg 快速输入(30min 内输完),2h 尿量增加至 6~10ml/kg,为肾前性少尿;尿量无增加则可能为肾性肾衰竭。

利尿试验:如补液后无反应,可使用 20% 甘露醇 0.2~0.3g/kg,在 20~30min 内推注,2h 尿量增加至 6~10ml/kg 为有效,需继续补液改善循环;无反应者给予呋塞米 1~2mg/kg,2h 尿量增加至 6~10ml/kg 为有效;若仍无改善,为肾实质性肾衰竭。对已有循环充血者,慎用甘露醇。

2. 血生化检查 应注意监测电解质浓度变化及血肌酐和尿素氮。

3. 肾影像学检查 采用腹部平片、超声波、CT、磁共振等检查有助于了解肾脏的大小、形态,血管及输尿管、膀胱有无梗阻,也可了解肾血流量、肾小球和肾小管的功能,使用造影剂可能加重肾损害,须慎用。

4. 肾活体组织检查 对原因不明的 ARF,肾活检是可靠的诊断手段,可帮助诊断和评估预后。

【诊断和鉴别诊断】

1. ARF 诊断标准

(1)尿量显著减少:少尿(每天尿量 <250ml/m^2)超过 24h,或无尿(尿量 <50ml/d)超过 12h。

(2)氮质血症:血清肌酐(Scr)≥ 176μmol/L、血尿素氮(BUN)≥ 15mmol/L,或每日 Scr 增加 ≥ 44μmol/L 或 BUN 增加 ≥ 3.57mmol/L,有条件时测肾小球滤过率(如内生肌酐清除率)常 ≤ 30ml/(min·1.73m^2)。

(3)常有酸中毒、水电解质紊乱等表现;无尿量减少者为非少尿型急性肾衰。

2. ARF 诊断一旦确定,须进一步鉴别是肾前性、肾实质性还是肾后性。

(1)肾前性和肾实质性 ARF 的鉴别见表 14-3。

(2)肾后性 ARF:泌尿系统影像学检查有助于发现导致尿路梗阻的病因。

3. 2012 年《KDIGO 急性肾损伤临床实践指南》提出 AKI 的概念以后,其诊断及分期逐渐被临床接受(表 14-4):

(1)AKI诊断标准:肾功能在48h内突然降低,血肌酐绝对值升高≥26.5μmol/L(0.3mg/dl);或血肌酐较前一次升高50%;或尿量<0.5ml/(kg·h)持续6h以上。

(2)AKI分期:以血肌酐和尿量值为标准,将AKI划分为3期。

表14-4　2012《KDIGO急性肾损伤临床实践指南》AKI分期标准

分期	血肌酐	尿量
1	基线水平的1.5~1.9倍,或血肌酐上升≥26.5μmol/L(≥0.3mg/dl)	连续6~12h尿量<0.5ml/(kg·h)
2	基线水平的2.0~2.9倍	连续12h以上尿量<0.5ml/(kg·h)
3	基线水平的3倍以上,或血肌酐≥353.6μmol/L(≥4.0mg/dl),或开始肾脏替代治疗,或小于18岁,估算的GFR<35ml/(min·1.73m²)	连续24h以上尿量<0.3ml/(kg·h)或连续12h以上无尿

注:单独根据尿量改变进行诊断和分期时,必须除外尿路梗阻或其他可导致尿量减少的可逆因素。

【治疗】

治疗原则是祛除病因,积极治疗原发病,减轻症状,改善肾功能,防止并发症的发生。

1. 少尿期的治疗

(1)祛除病因和治疗原发病:肾前性ARF应注意及时纠正全身循环血流动力学障碍,包括补液、输注血浆和白蛋白、控制感染等。避免接触肾毒性物质,严格掌握肾毒性抗生素的用药指征,并根据肾功能调节用药剂量,密切监测尿量和肾功能变化。

(2)饮食和营养:应选择高糖、低蛋白、富含维生素的食物,尽可能供给足够的能量。供给热量210~250kJ/(kg·d),蛋白质0.5g/(kg·d),应选择优质动物蛋白,脂肪占总热量的30%~40%。

(3)控制水和钠摄入:坚持"量出为入"的原则,严格限制水、钠摄入,有透析支持则可适当放宽液体入量。每天液体量控制在:尿量+显性失水(呕吐、大便、引流量)+不显性失水-内生水。无发热患儿每天不显性失水为300ml/m²,体温每升高1℃,不显性失水增加75ml/m²;内生水在非高分解代谢状态为100ml/m²。所用液体均为非电解质液。髓袢利尿药(呋塞米)对少尿型ARF可短期试用。

(4)纠正代谢性酸中毒:轻、中度代谢性酸中毒一般无须处理。当血浆HCO_3^-<12mmol/L或动脉血pH<7.2时,可补充5%碳酸氢钠5ml/kg,提高CO_2CP 5mmol/L。纠正酸中毒时应注意防治低钙性抽搐。

(5)纠正电解质紊乱:包括高钾血症、低钠血症、低钙血症和高磷血症的处理。

(6)透析治疗:凡上述保守治疗无效,出现以下情况时需要进行血液净化:严重水钠潴留,有肺水肿或脑水肿倾向;血钾持续或反复超过6.5mmol/L,心电图有高钾血症表现;严重氮质血症;持续难以纠正的酸中毒。血液净化方法选择可以连续性肾脏替代治疗、腹膜透析与血液透析3种技术。

2. 利尿期的治疗　利尿期早期,肾小管功能和GFR尚未恢复,血肌酐、尿素氮、血钾和酸中毒仍继续升高,伴随着多尿,还可出现低钾血症和低钠血症等电解质紊乱,故应注意监测尿量、电解质和血压变化,及时纠正水、电解质紊乱。当血肌酐接近正常水平时,应增加饮食中蛋白质摄入量。

3. 恢复期的治疗　此期肾功能日趋恢复正常,但可遗留营养不良、贫血和免疫力低下,少数患者遗留不可逆性肾功能损害,应注意休息和加强营养,防治感染。

【预后】

随着透析的广泛开展,ARF的病死率已有明显降低。ARF的预后与原发病性质、肾脏损害程度、少尿持续时间长短、早期诊断和早期治疗与否、透析与否和有无并发症等有直接关系。

附：慢性肾脏疾病

【定义】

2002 年美国国家肾脏病基金会（NKF）/KDOGI,提出了慢性肾脏疾病（chronic kidney disease, CKD）的概念性框架：①肾脏损伤（肾脏结构或功能异常）≥ 3 个月,伴或不伴肾小球滤过率（GFR）下降,表现为下列之一：病理异常,血或尿成分异常或影像学检查异常。② GFR<60ml/（min·1.73m²）,时间 ≥ 3 个月,有或无肾脏损伤证据。

在此基础上,2012 年国际肾脏病组织"肾脏病：改善全球预后（kidney disease：improving global outcomes,KDIGO）"临床实践指南,进一步对 CKD 的定义进行了更新,指出 CKD 定义为：肾脏结构或功能异常,包括：①肾损伤标志：白蛋白尿（AER ≥ 30mg/24h,ACR ≥ 3mg/mmol）；尿沉渣异常；肾小管相关病变；组织学异常；影像学所见结构异常；肾移植病史肾脏结构或功能异常大于 3 个月,伴或不伴肾小球滤过率（GFR）下降,肾脏病理学检查异常或肾脏损伤（血、尿成分或影像学检查异常）。② GFR 下降：肾小球滤过率（GFR）≤ 60ml/（min·1.73m²）,以上任一指标持续超过 3 个月,且影响患者健康。

【分期】

随着 GFR 的下降,CKD 会导致多种并发症发生,甚至威胁生命。因此,目前国际上 CKD 分类依然沿用 GFR 水平的分类标准,并结合蛋白水平将 CKD 患者进行联合分期,并制定了根据白蛋白尿及 GFR 水平联合预测全因死亡率、心血管死亡率、ESRD、急性肾损伤、进展性肾病等预后的判断模型。根据发生各种不良预后的风险,将 CKD 患者分成低危、中危、高危、极高危 4 层（表 14-5,表 14-6）。

表 14-5　2012 KDIGO 基于尿蛋白分类标准

	A1 正常至轻度增高	A2 中度增高	A3 严重增高
PER/ [mg·m⁻²·h⁻¹)]	<4	4~40	>40
PCR/（mg·mmol⁻¹）	<20	20~50	>50
PCR/（mg·g⁻¹）	<200	200~500	>500
试纸测定	阴性或微量	微量至（+）	（+）及以上

注：PER,protein excretion rate,蛋白排泄率。

表 14-6　2012 KDIGO 基于 GFR 分期

GFR 分期	GFR/ [ml/（min·1.73m²）]	表述
G1	≥ 90	正常或增高
G2	60~89	轻度下降
G3a	45~59	轻到中度下降
G3b	30~44	中到重度下降
G4	15~29	重度下降
G5	<15	肾衰竭

注：在儿童患者中,KDIGO 指南建议基于血清肌酐水平的儿童 eGFR 计算公式来作为初步评估的标准。目前儿童的 eGFR 公式主要采用 Schwartze 方程：eGFR=K × 身高 /Scr,儿童及青春期女性,K=0.55,青春期男性 K=0.70,身高单位为 cm,Scr 单位为 mg/dl。

【管理原则】

CKD 患儿由于肾功能进行性减退,体内的代谢产物及废物不能及时排出,往往会导致多种并发症的产生,需要综合评估贫血、高血压、代谢性酸中毒、25(OH)-维生素 D 的缺乏、高磷酸盐血症、低蛋白血症、甲状旁腺功能亢进等,进行分期管理。G1~G3 期,主要做好原发病和并发症的评估与治疗,延缓 CKD 的进展,G4 期准备肾脏替代治疗,G5 期进行肾脏替代治疗,肾移植是儿童首选的替代治疗方式,或进行维持性血液透析或腹膜透析,不能肾移植的儿童,首先推荐持续性非卧床腹膜透析。

(李　秋)

第六节　先天性泌尿生殖系统畸形

一、肾积水

肾积水是指胎儿期就存在肾集合系统异常扩张,新生儿的发生率为 1%。肾积水病因复杂,可分为梗阻性肾积水和非梗阻性肾积水。

其中梗阻性肾积水最为常见的原因是肾盂输尿管连接部梗阻(ureteropelvic junction obstruction,UPJO),指尿液无法顺利地从肾盂进入上段输尿管,引起肾脏集合系统进行性扩张,进而造成肾脏损害。肾盂输尿管连接部梗阻发生率为 1/600~1/800(Nguyen,1998)。男性多于女性,左侧多于右侧。85% 以上的新生儿肾积水由 UPJO 引起。

【病因】

肾盂输尿管连接部梗阻的原因多见于解剖异常或继发性梗阻。

1. **肾盂输尿管连接部狭窄**　绝大部分病例是因肾盂输尿管连接部管腔狭窄所致,狭窄段一般长 0.5~2cm,少数患儿有多处输尿管狭窄,甚至全长输尿管狭窄。可见该段肌层增厚或发育不良,纤维组织增生,局部平滑肌细胞排列紊乱,影响了输尿管蠕动功能,使尿液的推动产生困难。

2. **高位输尿管口**　肾盂输尿管交界处起始端没有位于肾盂的最低点,输尿管与肾盂形成夹角,输尿管迁曲且附着于扩张的肾盂壁上,使尿液引流不畅,产生肾积水。

3. **肾盂输尿管连接部瓣膜**　4 月龄以上胎儿输尿管上段常见先天性皱襞,可一直持续到新生儿期。先天皱襞发育停滞,造成输尿管最近端的黏膜、肌肉折叠形成瓣膜,发生率较低。

4. **输尿管外部的索带和粘连**　有些病例的输尿管外膜有桥联现象,造成输尿管外部的索带和粘连导致梗阻。

5. **肾盂输尿管连接部息肉**　息肉多呈海葵样,位于输尿管上端造成梗阻,息肉表面为移行上皮,上皮下为增生的纤维层。

6. **迷走血管或副血管压迫肾盂输尿管连接部**　来自肾动脉主干或直接来自腹主动脉供应肾下极的迷走血管或副血管跨越输尿管使之受压,引起肾积水。

7. **肾盂输尿管连接部及输尿管上段缺乏蠕动**　类似原发性梗阻性巨输尿管症。病理研究显示肾盂输尿管连接部及输尿管上段平滑肌细胞异常,螺旋状排列的肌肉被不正常的纵形排列的肌束和纤维组织替代。大量胶原纤维沉积于狭窄段,导致自肾盂至输尿管的正常蠕动波消失。

8. **继发原因引起的肾盂输尿管连接部梗阻**　严重的膀胱输尿管反流常引起输尿管扭曲,可导致 UPJO,引起继发的肾积水。有些腹腔或腹膜后肿物对输尿管有压迫也会造成肾盂输尿管连接部梗阻,引起肾积水。

【病理生理】

小儿肾盂容量随年龄而异。5岁以内小儿肾盂容量约为1ml/岁。正常情况下,肾盂最低处移行为输尿管上段,肾盂收缩输尿管上段扩张,尿液从肾盂排入输尿管。UPJO阻碍尿液进入输尿管,从而导致肾脏集合系统张力增加和扩张。肾集合系统的扩张可造成肾髓质血管的伸长和肾实质受压缺血,肾组织逐渐萎缩与硬化以致不可完全逆转。髓质血管的过度伸长可引起断裂,是肾积水发生血尿原因之一。

肾外型肾盂的被动扩张,能代偿一部分腔内压力的增高,因此肾实质的损害较轻,发展亦较慢。肾内型肾盂的病理进程则不同,肾实质受压力的损害较重,肾实质萎缩及肾功能低下均较严重。

双侧肾积水或单肾并发肾积水,梗阻解除后多有显著的尿量增多,排钠、利尿现象。单侧肾积水者尿量大致正常。

【合并畸形】

肾盂输尿管连接部梗阻常合并其他泌尿系畸形,有报道可达50%,尤其多见于对侧肾脏。常见者包括肾发育不全、马蹄形肾、重复肾双输尿管畸形、多房性肾囊性变、膀胱输尿管反流、隐睾等。因此,在处理过程中不能只满足于肾积水的诊断,还要注意其他并存的畸形,若被忽视则会影响治疗效果。

【临床表现】

由于产前超声的普及和应用,肾盂输尿管连接部梗阻性肾积水产前检出率增高,大部分患儿就诊原因是产前超声发现。早期多无明显临床症状。梗阻严重者,有以下临床表现:

1. **肿块** 严重肾积水患儿在患侧腹部能触及肿块,多呈中度紧张的囊性感。少数质地柔软,偶有波动感,表面光滑而无压痛。少数病例在病史中,肿块有大小的变化,如突然发作腹痛同时出现腹部肿块,当大量排尿后肿块缩小甚至消失,这是一个重要的诊断依据。

2. **腰腹部间歇性疼痛** 除婴幼儿外,绝大多数患儿均能陈述上腹胃脘部或脐周部痛。年龄较大的儿童可明确指出疼痛来自患侧腰部。疼痛可在大量饮水后诱发,由于疼痛发作时可伴恶心、呕吐,故常被诊为肠痉挛,或其他胃肠道疾病而做超声检查才发现肾积水。

3. **血尿** 血尿发生率为10%~30%,可发生于腹部轻微外伤后,或因肾盂内压力增高,肾髓质血管断裂所致,也可能因尿路感染或并发结石引起。

4. **尿路感染** 发生率低于5%,常表现为尿频、尿急、排尿困难等。

5. **高血压** 无论小儿或成人均可有高血压,可能因扩张的肾集合系统压迫肾内血管,引起肾供血减少,反射性引起肾素分泌增加之故。

6. **肾破裂** 肾积水患儿受到直接暴力或跌倒时与硬物相撞,易于破裂。表现为急腹症。

7. **尿毒症** 双侧肾积水或单肾并发肾积水的晚期可有肾功能不全表现。患儿生长、发育迟滞,或出现喂养困难、厌食等消化道紊乱症状。

8. **多尿和多饮症状** 肾脏浓缩功能下降之后,可表现为低比重尿、多尿和多饮症状。

【诊断】

诊断肾盂输尿管连接部梗阻性肾积水并不困难,符合上述临床表现时要考虑本病。一般要进行下列检查中的一种或几种。其中以超声、静脉尿路造影和核素肾扫描最为常用,CT尿路造影和磁共振尿路造影次之,其他检查根据需要选用。

1. **超声检查** 超声发现肾脏集合系统分离(>1cm)或肾内可见相互连通的多个液性暗区可以诊断肾积水。如发现肾盂扩大而输尿管无扩张,膀胱形态正常,排尿后无残余尿,可以考虑诊断肾盂输尿管连接部梗阻。此外,超声还可以测量肾脏大小、肾实质厚度、肾血流速度及血流阻力指数等。目前产前超声检查广泛应用,先天性肾盂输尿管连接部梗阻患儿中,有35%~50%是产前诊断的。产前诊断肾积水的意义在于指导父母了解孩子是否需要做肾盂成形术,或警惕泌尿系统感染以及肾功能损害。如产前超声检出胎儿有肾积水,应于小儿出生后1~3周复查。

2. **静脉尿路造影(IVU)** 可见肾盂肾盏扩张,造影剂突然终止于肾盂输尿管连接部,输尿管不显影。延缓摄片很重要,如注射造影剂后除摄7min、15min及30min外,延缓至60min、120min甚至

180min 或增加造影剂剂量可提高诊断率。肾功能严重受损时,造影剂分泌少或积水量较大,造影剂被稀释显影较差而造成诊断困难。此时,超声检查就很重要,如超声检查有肾积水征象而无输尿管扩张,即可诊断为肾盂输尿管连接部梗阻。

3. **ECT 扫描检查**　包括 ^{99m}Tc-DTPA 肾动态显像和 ^{99m}Tc-DMSA 肾静态显像。利尿性肾动态显像可了解分肾功能,区分功能性梗阻和机械性梗阻。肾静态显像主要用于肾实质显像,多用于功能不良肾脏或丧失肾脏功能的肾脏检查以及瘢痕肾的检查。ECT 检查已成为肾积水病例中肾脏功能评估的重要手段,其在诊断以及对手术指征的参考价值应用越来越广泛。

4. **CT 和 MRI 检查**　两者均可诊断肾脏大小、形态和实质的厚度,都能清晰显示肾集合系统(图 14-2)。近年开展的三维 CTU 和 MRU 还可清楚显示扩张的肾盂肾盏、梗阻部位和肾功能。

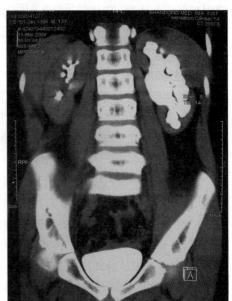

图 14-2　CT 显示左侧肾盂输尿管
交接部狭窄

5. **排尿性膀胱尿道造影(VCUG)**　如超声发现肾盂积水同时有输尿管扩张,则提示输尿管远端病变(反流或狭窄或两者兼有)。可做排尿性膀胱尿道造影,明确有无输尿管反流,并可了解下尿路的解剖形态。

6. **其他检查**　如:逆行肾盂造影、肾盂穿刺造影和肾盂容积测定(Whitaker 试验)等,因需要逆行置管或穿刺,临床上并未作为常规检查。

【治疗】

1. **治疗原则**　轻度肾积水,体检时偶然发现,无明显临床症状,可随访观察。因缺乏对 UPJO 评估及预后的精确判断,对手术年龄及手术时机尚存在争议。

目前被认可的手术指征:①有症状的梗阻(肋腰痛、感染、结石形成);②分肾功能受损 <35%~40%;③系列随访分肾功能下降 >10%;④利尿性肾核素显像提示机械性梗阻;⑤超声 SFU Ⅲ~ Ⅳ级。以上几条每条均可作为独立手术指征。

2. **手术方法**　离断性肾盂成形术(Anderson-Hynes 术式)自 1949 年被首次报道以来,已成为治疗肾盂输尿管连接部梗阻的首选术式。主要步骤是切除 UPJ 和部分扩张肾盂,进行肾盂输尿管吻合,要求吻合口宽广、低位、呈漏斗形。缝合密闭而无张力。手术可以选择开放、腔镜肾或机器人辅助腹腔镜。手术入路可选择经腹腔或腹膜后。

术中放置双 J 管作为支架管和引流管者,术后 1~3 个月需取出双 J 管。术后 3~6 个月行超声、IVU 或 ECT 检查,了解肾脏形态及功能恢复情况。

3. **新生儿肾积水的处理**　围生期经超声检查检出的肾积水患儿,如不合并羊水量少,则于出生后 1~3 周作超声复查。轻度的肾盂肾盏扩张,可用超声随诊观察。因胎儿及新生儿的肾发育不成熟,肾脏的锥体及髓质在超声检查上是透明的,可误认为肾积水图像,如仍怀疑有肾积水,可在生后 6 周用静脉尿路造影(IVU)或肾核素扫描(ECT)进一步证实。

对先天性肾盂输尿管连接部梗阻造成单侧肾积水的新生儿,行外科矫治的时机尚有争议。一些学者认为胎儿以及新生儿肾积水不同于年长儿或成人病例,当有梗阻时,血管活性肽使胎儿肾血管舒张,胎肾血流增加,收集系统负担过重、进而造成扩张。正常情况下,胎儿以及新生儿对肾血流急骤变化的自动调节能力差,宫内尿路梗阻引起肾积水,可以使肾脏发育迟缓。手术可以解除梗阻,保护肾脏实质免于受损,避免肾功能丢失,故一旦确诊先天性肾盂输尿管连接部梗阻造成单侧肾积水,需尽早手术。

但更多学者认为新生儿单侧肾积水是良性疾病,而真性肾盂输尿管连接部梗阻的发生率较低。肾积水有自行改善的可能,80% 以上的新生儿单侧肾积水保留了 35% 以上的肾功能,而且肾积水不持续加重,肾功能不继续受损,因此绝大多数患儿不需要尽早手术治疗。Stephen(1998 年)认为,按照积水肾脏的分肾功能决定复查间隔时间：如果分肾功能 >40% 或逐渐改善，超声证实肾积水没有进行性加重，对侧肾脏没有迅速出现代偿性肥大，说明没有梗阻迹象，可以继续保守治疗，每 3 个月复查肾核素扫描；反之，如分肾功能降低则缩短检查的间隔时间，必要时行肾盂成形术。其原则是避免出现进行性肾功能损害或积水加重，如果患儿同时伴有腹痛、血尿、结石或泌尿系感染等临床症状，也是手术指征。

【预后】

经肾盂成形术治疗后，肾盂输尿管连接部梗阻的临床症状如腹痛、肿块、尿路感染等消失，即为治愈。肾功能和肾实质厚度可有一定恢复。除早期轻度积水术后形态和功能可恢复外，大多数病例已经扩张的肾盂、肾盏很难完全恢复正常。术后 6 个月恢复最明显，术后 1 年基本稳定。

二、尿道下裂

尿道下裂（hypospadias）是男性外生殖器常见畸形。因前尿道发育不全，导致尿道口达不到正常位置，即开口可出现在正常尿道口近侧至会阴部途径上，部分病例伴发阴茎下弯（图 14-3）。在出生男婴中发病率为 1/250~1/300。

【病因】

1. 胚胎学因素 尿道下裂因胚胎期外生殖器发育异常所致。正常的外生殖器在胚胎的第 12 周发育完成。人胚第 6 周时，尿生殖窦的腹侧出现一个突

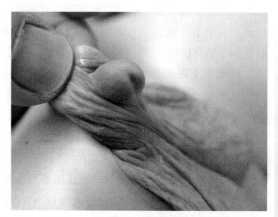

图 14-3 先天性尿道下裂

起，称为生殖结节。不久在生殖结节的两侧各发生一个生殖突。在生殖结节的尾侧正中线上有一条浅沟，称为尿道沟。尿道沟两侧隆起部分为尿生殖褶。尿道沟的底部即为尿生殖窦膜，此时仍为未分化期的外生殖器。到第 7、8 周以后开始向男性或女性分化。第 10 周时可分辨胚胎的外生殖器性别。男性外生殖器的发育是在双氢睾酮的作用下，生殖结节增长形成阴茎。尿生殖窦的下端伸入阴茎并开口于尿道沟，以后尿道沟两侧的尿生殖褶由近端逐渐向远端融合，表面留有融合线称为阴茎缝，所以尿道是由近端向远端形成，尿道外口移到阴茎头冠状沟。第 12 周时，阴茎头处形成皮肤反折，称为包皮。生殖结节内的间质分化为阴茎海绵体及尿道海绵体。在胚胎期由于内分泌异常或其他原因致尿道沟融合不全时，即形成尿道下裂。由于尿道远端的形成处于最后阶段，所以尿道口位于阴茎体远端的尿道下裂占比例最大。胚胎期的尿道沟平面称为尿道板。

2. 基因遗传因素 尿道下裂发病有明显的家族倾向，本病为多种基因遗传，但具体因素尚不清楚。20%~25% 的临床病例中有遗传因素。尿道下裂患者的兄、弟也患尿道下裂的概率是正常人的 10 倍。遗传学研究还发现了众多基因突变和基因的单核苷酸多态性与尿道下裂的发生有关，包括 *WT1*、*AR*、*SRD5A2*、*ESR*、*DGKK* 等基因。

3. 内分泌因素 从胎睾中产生的激素影响男性外生殖器的形成。由人绒毛膜促性腺激素刺激睾丸间质细胞（Leydig cells）在孕期第 8 周开始产生睾酮，到第 12 周达顶峰。中肾管（Wolffian duct）的发育依赖睾酮的局部影响，而外生殖器的发育则受双氢睾酮的调节。双氢睾酮是睾酮经 5α- 还原酶的作用转化而成。若睾酮产生不足，或睾酮转化成双氢睾酮的过程出现异常，均可导致生殖器畸形。由于生殖器的异常，有可能继发于母亲孕期激素的摄入，对尿道下裂患儿的产前病史要仔细询问。此外，越来越多的学者认为环境雌激素可能与许多人类生殖缺陷有关，这些生殖缺陷包括人类精子数量减少、尿道下裂和隐睾。

【临床表现】

典型的尿道下裂有 3 个特点：①异位尿道口；②阴茎下弯；③包皮异常分布呈帽状。根据尿道口位置将尿道下裂分为 4 型：Ⅰ 型，阴茎头、冠状沟型；Ⅱ 型，阴茎体型；Ⅲ 型，阴茎阴囊型；Ⅳ 型，会阴

型。阴茎下弯的程度与尿道口位置并不成比例,有些开口于阴茎体远端的尿道下裂却合并重度阴茎下弯。国外一般按矫正下弯后尿道口退缩的位置来分型,一般分为前、中、后3型。按此分型,尿道口位于阴茎体远端的病例占大多数。

【伴发畸形】

尿道下裂最常见的伴发畸形为腹股沟斜疝及睾丸下降不全,各占约9%。尿道下裂越严重,伴发畸形率也越高。

前列腺囊常伴发于重度尿道下裂,一般认为在会阴型及阴茎阴囊型尿道下裂中的发生率可高达10%~15%。前列腺囊可能是副中肾管(Müllerian duct)退化不全,或尿生殖窦男性化不全的遗迹,开口于前列腺部尿道的后方。前列腺囊可能并发感染及结石,也可影响插导尿管。如并发感染,以反复附睾炎最常见。手术前感染症状少,尿道成形术后由于尿道延长,增加了尿道阻力,易伴发附睾炎。可经排尿性膀胱尿道造影检出,尿道镜检查、超声及CT可明确其位置。前列腺囊也可发生在无尿道下裂人群中。

胚胎期上尿路形成在尿道之前,所以临床上尿道下裂单独伴发上尿路畸形并不多见。因此有人认为当尿道下裂患儿伴发上尿路以外的畸形时,再做上尿路造影或超声检查。少数的尿道下裂患者合并肛门直肠畸形、心血管畸形、胸壁畸形。重度尿道下裂病例常合并阴茎阴囊转位。也有合并阴茎扭转及小阴茎、重复尿道等。

【诊断和鉴别诊断】

尿道下裂的诊断一望可知。当尿道下裂合并隐睾时要注意鉴别有无性别异常。进一步检查包括:①体检:观察患者的体形、身体发育、有无第二性征。检查生殖器时注意有无阴道,触摸双侧睾丸大小、表面及质地。②检查染色体。应用超声等辅助检查了解性腺发育情况。③尿17-酮、17-羟孕酮类固醇排泄量测定等内分泌检查。④腹腔镜性腺探查及活检。如怀疑性别异常,应先行相关内分泌激素水平、靶器官功能等详细检查。

尿道下裂需要与性发育异常疾病(DSD)相鉴别:

1. **染色体异常 DSD**   主要包括卵睾 DSD 和混合性腺发育不全。卵睾 DSD 外观酷似尿道下裂合并隐睾,性染色体 50% 为 46XX,30% 为 46XX/46XY 嵌合体,20% 为 46XY,性腺探查可见体内兼有睾丸、卵巢两种成分的性腺。混合性腺发育不全时最常见的染色体核型为 45XO/46XY。表现为一侧性腺是正常睾丸,另一侧是原始的条索状性腺。60% 的患者在出生时表现为男性化不全、小阴茎,外生殖器对雄激素刺激较敏感。

2. **46XX DSD**   该病多数是肾上腺性征异常,由肾上腺皮质增生引起。外阴检查可见阴蒂增大如尿道下裂的阴茎。尿生殖窦残留,开口前方与尿道相通,后方与子宫相通。性染色体 46XX,尿 17-酮、17-羟孕酮增高。

3. **46XY DSD**   染色体 46XY,但内外生殖器发育不正常,外生殖器外观可全似男性或女性。

【治疗】

1. **治疗原则**   尿道下裂患者因尿道外口位置异常,多数不能站立排尿,成年后有勃起痛以及性生活障碍,必须手术治疗。目前多数学者主张 1 岁后即可手术治疗,部分国外学者认为 3~18 个月是最佳手术年龄。已发表的手术方法多达 300 余种,至今尚无一种满意的、被所有医师接受的术式。应追求减少手术次数,达到最好效果。无论何种手术方法,均应达到目前公认的治愈标准:①阴茎下弯矫正;②尿道口位于阴茎头正位;③阴茎外观满意;④与正常人一样站立排尿,成年后能进行正常性生活。如尿道外口可做成与正常人一样的裂隙状,外观更佳。

2. **尿道下裂手术方法的选择**   尿道下裂的治疗分为阴茎下弯矫正、尿道成形两个步骤。早年主要应用分期手术,目前国内外大部分应用一期手术。对重度、合并严重阴茎下弯的尿道下裂采取分期手术仍有一定地位。

(1)合并阴茎下弯的尿道下裂手术:首先矫正阴茎下弯,下弯矫正后缺损尿道目前主要利用带血管蒂的岛状皮瓣、游离移植物、尿道口邻近的皮肤等替代尿道进行手术矫正。

1)阴茎下弯矫正：主要包括腹侧切断尿道板和背侧白膜紧缩两种方法。腹侧在横断尿道板之后，一般要分离阴茎海绵体表面、尿道口周围的纤维组织，至阴茎根部后方能完全矫正下弯。在阴茎根部扎止血带，向阴茎海绵体注入生理盐水进行人工勃起试验。仍有下弯的病例，应该用阴茎背侧白膜紧缩术矫正。

2)尿道成形术包括：横裁包皮岛状皮瓣管状尿道成形术（Duckett 法）；对尿道缺损长的重度尿道下裂，在尿道口周围做一 U 形切口，行 Duckett+Duplay 尿道成形术；应用包皮、膀胱黏膜、口腔颊黏膜等游离移植物代尿道，但由于游离移植物本身无血供，易挛缩，术后常因尿道狭窄而需做尿道扩张，所以应用不多。对于部分重度尿道下裂实行一期矫正下弯，二期成形尿道的分期手术仍有意义。

(2)无阴茎下弯的尿道下裂手术：尿道口位于阴茎体前端的前型尿道下裂占多数，而且少有合并阴茎下弯。手术方法包括：尿道口前移、阴茎头成形术（MAGPI）、尿道口基底血管皮瓣法（Mathieu 或 flip-flap 法）、加盖岛状皮瓣法（Onlay island flap 法）、尿道板纵切卷管法（Snodgrass 或 TIP 法）等。其中应用最多的是 TIP 和 Onlay 方法。

由于尿道下裂个体差异大，修复要求高，医师需结合患者特点及自己对各种手术的理解和经验，来选择手术方法。

3. 尿道下裂术后并发症及治疗　尿道下裂术后最常见的合并症包括：尿道瘘、尿道狭窄、尿道憩室样扩张。

(1)尿道瘘：尿道瘘是尿道成形术后最多发的合并症。公认的发生率为 15%~30%，主要原因是做尿道成形术的材料血液供应差，局部组织缺血、坏死、感染等。一般不急于处理，待术后 6 个月以上局部皮肤瘢痕软化，血液供应重建后再修复。

(2)尿道狭窄：狭窄多发生在阴茎头段尿道及吻合口处。术后 3 个月之内的早期狭窄可用尿道扩张解决，若多次扩张无效则需手术。可切开狭窄尿道，局部造瘘，6 个月后做尿道成形术。

(3)尿道憩室样扩张：常见于手术形成口径过大的尿道、继发于尿道狭窄，成形尿道周围支持组织少也容易导致局部尿道扩张。对继发于尿道狭窄的小的憩室状扩张，在解除狭窄后大部分可好转。而大的憩室状尿道扩张应先消除原因，然后裁剪憩室样扩张的尿道壁，再次成形尿道。

4. 随访与心理治疗　对于尿道下裂术后患者，应做长期随访。关注有无排尿异常。了解患者青春期后的第二性征发育、婚后性生活及生育等情况。成功的尿道下裂修复使术后阴茎外观接近正常，是消除患儿心理负担的最好方法。

三、隐睾

隐睾（cryptorchidism）是指阴囊内无睾丸，睾丸未能按照正常发育过程从腰部腹膜后下降至阴囊内。包括睾丸缺如、睾丸异位及睾丸下降不全。隐睾如不治疗，容易导致不育和睾丸恶变。隐睾在足月儿发病率约为 2%~4%，多数为单侧，右侧多见。

【胚胎学】

胚胎发育至第 5 周，尿生殖嵴内侧的腹膜上皮增生，变厚，称生殖上皮。之后尿生殖嵴内外侧之间出现一条纵沟，把原来的尿生殖嵴分为内、外两部，内侧部称生殖嵴，是生殖腺的起源。6 周时，原来位于卵黄囊壁的原始生殖细胞沿中线逐渐迁移入胚胎体腔后壁中线两侧的生殖嵴内。原始生殖细胞在生殖嵴内增生、伸入，形成一些界限不清楚的上皮细胞索，称生殖细胞索。这时还不能区分是睾丸还是卵巢，统称为原始生殖腺。第 6~7 周，如果受精胚为 XY 型，因有 Y 染色体的存在，在 SRY 基因产物的诱导下，原始生殖腺的皮质退化，髓质发育成睾丸。睾丸形成之后，生精小管内的支持细胞分泌一种非激素类的产物，抑制同侧的苗勒管向输卵管、子宫、子宫颈、阴道等方向发育，称为苗勒管抑制物（MIS），最终促使苗勒管退化。睾丸如何从腰部腹膜后的原始部移位、下降，最终定位在阴囊底部，有许多理论。目前一般认为睾丸的下降过程包括两个阶段：经腹移行阶段和经腹股沟到阴囊阶段。在第一阶段，睾丸依靠睾丸引带固定在腹股沟区，防止随着胚胎的增大而上升。在第二阶段，在睾丸引带的引导下,睾丸从腹股沟区降至阴囊。该过程在出生时完成。

【病因】

由于睾丸正常下降的机制还不清楚,没有任何一种理论能够说明所有隐睾的病因。目前认为隐睾的发生与内分泌、遗传和物理机械等多因素有关。

1. 内分泌失调和遗传因素　下丘脑-垂体-睾丸轴失衡、睾丸分化异常、雄激素等缺乏或不敏感均可引起隐睾。家族性隐睾也有报道。常染色体和性染色体的异常也可引起隐睾。

2. 引起睾丸下降的物理机械因素

(1)睾丸引带的牵引作用:胚胎7个月时,睾丸引带出现肿胀,精索肌管也延长增粗。之后,肿胀的引带开始退变收缩,睾丸即沿着引带扩张过的腹股沟管进入阴囊底部。在此过程中,如睾丸未能降至阴囊而是停留在中途,则产生不同程度的睾丸下降不全。如睾丸沿引带末端的其他分支下降至耻骨部、会阴部或对侧,则形成异位睾丸。

(2)有人认为腹内的压力导致睾丸下降,肝、小肠和大肠的发育以及大肠内胎粪的积聚使腹压升高,从而将睾丸推入阴囊内。腹壁缺损的婴儿隐睾发生率高,被认为是支持腹压论的证据。最典型的例证就是梨状腹综合征(prune belly syndrome),即腹壁肌肉发育不全、不足或缺如,伴有上尿路扩张和双侧隐睾。

(3)解剖障碍:隐睾并发鞘状突未闭者多见,提示鞘状突附着异常可能阻碍了睾丸的下降。此外,异常的引带残余或筋膜覆盖阴囊入口均可阻止睾丸下降。

【病理】

1. 大体病理　未降入阴囊内的睾丸常有不同程度的发育不全,体积明显小于健侧,质地松软。少数睾丸缺如者,仅见精索血管残端。部分睾丸、附睾及输精管发育畸形,常见有附睾睾丸分离、附睾缺如等畸形。

2. 组织病理　正常男婴出生后60~90d的睾酮峰波,促使生殖母细胞发育为Ad型精原细胞。这个过程在婴儿3~6个月时完成。隐睾患者生后60~90d时LH和FSH潮涌受挫,胎儿型间质细胞数目减少,不能形成睾酮峰波,从而导致生殖母细胞不能转变成Ad型精原细胞。其组织学标志是:①1岁以后仍持续出现生殖母细胞;②Ad型精原细胞减少。可见,隐睾的组织学检查主要表现为生殖细胞发育障碍。其次是间质细胞数量的减少,但即使是双侧隐睾,仍有适量的雄激素产生,可维持男性第二性征的发育,也很少影响成年后的性行为。隐睾的生精小管平均直径较正常者小,生精小管周围胶原组织增生。

隐睾组织学改变的程度,也和隐睾所处的位置有关。位置越高,病理损害越严重;越接近阴囊部位,病理损害就越轻微。隐睾的病理改变也随着年龄的增长而逐渐加重。成人的隐睾,其生精小管退行性变,几乎看不到正常精子。

【临床表现】

隐睾可发生于单侧或双侧,单侧明显多于双侧。单侧隐睾中,右侧的发生率略高于左侧。

隐睾侧阴囊扁平,双侧者阴囊发育较差。触诊时阴囊空虚无睾丸。经仔细检查,约80%隐睾可在体表触及,最多位于腹股沟部。睾丸体积较对侧略小,不能推入阴囊。挤压睾丸,患者有胀痛感。如果能将触及的睾丸逐渐推入阴囊内,松手之后睾丸又缩回腹股沟部,称为滑动睾丸(gliding testis),仍应属于隐睾。如松手之后睾丸能在阴囊内停留,则非隐睾,称为回缩性睾丸(retractile testis)。约20%的隐睾在触诊时难以触及,但这并不意味着患侧没有睾丸。触不到的隐睾在手术探查中,80%以上可在腹股沟管或内环附近被发现,而其余不足20%,虽经广泛探查,仍然找不到睾丸。如果一侧找不到睾丸,称为单睾症(monorchism)或单侧睾丸缺如,发生率占隐睾的3%~5%。如双侧隐睾经探查均未能发现睾丸,称无睾畸形(anorchism),约20 000个男性中有1例。

隐睾由于生精细胞发育受到障碍,最直接的后果就是对生育能力的影响。单侧隐睾成年后,生育能力会受到某种程度的影响,如为双侧,则有严重障碍。

【隐睾的并发症】

1. 鞘状突管未闭　当隐睾伴有鞘状突管未闭时,若肠管疝入,发生嵌顿者并不少见,而且容易引起肠坏死,也可能压迫精索血管,使睾丸进一步萎缩,严重者导致睾丸梗死。

2. 隐睾扭转 未降睾丸发生扭转的概率较阴囊内睾丸高 20 倍。隐睾扭转一般表现为患侧腹股沟部疼痛性肿块。颇似腹股沟疝嵌顿,但无明显胃肠道症状。右侧腹内隐睾扭转,其症状和体征颇似急性阑尾炎,在小儿急腹症中,应予鉴别;如阴囊内有正常睾丸,即可除外该侧隐睾扭转。

3. 睾丸损伤 由于隐睾处在腹股沟管内或耻骨结节附近,比较表浅,固定。不如正常睾丸位于阴囊内受到阴囊的缓冲保护,容易受到外力的直接损伤。

4. 隐睾恶变 隐睾恶变成睾丸肿瘤,比正常位置睾丸高 18~40 倍。高位隐睾,特别是腹内隐睾,其恶变发生率比低位隐睾高 6 倍。隐睾恶变年龄多在 30 岁之后。

【诊断】

隐睾的诊断并不难。根据临床表现和体格检查基本可以确诊。但应注意阴囊内触及不到睾丸者并非就是隐睾,特别要注意除外回缩睾丸。回缩睾丸多发生在提睾肌反射比较活跃的 5~6 岁小儿。检查前应消除小儿的紧张情绪,避免寒冷刺激引起提睾肌收缩而使睾丸回缩。在反复多次或多位医师共同检查,患侧仍不能触及睾丸者,还应检查股部、耻骨联合部、会阴部,以除外异位睾丸。对于不能触及的隐睾,术前可通过一些特殊检查,无损伤性检查,如超声检查确定睾丸的位置。近年来腹腔镜用于不能触及隐睾的术前检查,取得比较满意的效果。一般有 3 种发现:精索末端无睾丸;正常精索进入腹股沟内环;腹腔内睾丸。

【治疗】

隐睾一经诊断,就应适时进行治疗。目前认为,应从新生儿开始对隐睾进行监护,如果发现新生儿阴囊内无睾丸,即应考虑隐睾,应进行专科随访。生后 6 个月,如睾丸仍未下降,则自行下降的机会已经很少,不可再盲目等待。1 岁以内患儿可试行激素治疗,激素治疗无效和超过 1 岁者应行睾丸固定术。也有主张 1 岁以内手术治疗。

隐睾的治疗可分为激素治疗和手术治疗。

1. 激素治疗 激素治疗之前,应反复检查并采取一定的措施以除外回缩睾丸。治疗时机应在生后 6~10 个月。

(1)促黄体生成素释放激素(LHRH)或称促性腺激素释放激素(GnRH):适用于垂体分泌 GnRH 不正常,表现为 LH 基础值降低。给予 GnRH 以提高 LH 值。目前大都在欧洲使用,国内应用极少。

(2)人绒毛膜促性腺激素(hCG):刺激 Leydig 细胞以增高血浆睾酮浓度而促进睾丸下降。

也有 LHRH+hCG 的报道。但由于激素治疗隐睾效果不确切,应用不多。

2. 手术治疗 对激素治疗无效者,应在 6 个月后到 1 岁进行手术。

(1)睾丸固定术:下腹横切口,切开腹外斜肌腱膜,大部分隐睾位于外环口附近。分离、结扎鞘状突管(或疝囊),在腹膜后游离睾丸和精索,使睾丸无张力降至阴囊内。部分高位隐睾需要游离精索至肾脏下极,大多数睾丸均可无张力地牵至阴囊底部。将睾丸纳入阴囊皮肤内膜层与精索外筋膜之间腔隙。有些术前不能触及的隐睾,在手术探查中腹股沟管内未能找到睾丸。如发现有精索血管盲端,则提示该侧没有睾丸,不必再作广泛探查;如果只发现输精管盲端或附睾,应考虑输精管或附睾可能与睾丸完全分离,必须继续在腹膜后探查,直至睾丸原始发育的部位。

(2)分期睾丸固定术:第一次手术时不能将睾丸固定在阴囊内,暂时将睾丸固定在腹股沟皮下环附近者;或第一次手术虽将睾丸固定在阴囊内,但尔后睾丸又缩回到腹股沟部者,都应考虑再次手术,将睾丸固定在阴囊内。第二次手术应在第一次手术后 6~12 个月进行。

(3)Fowler-Stephens(F-S)手术:即精索动静脉切断术,或称长袢输精管法。多应用于腹腔内高位隐睾、精索血管短、输精管长、睾丸引带血供好的病例。现多为分期 F-S 手术:在一期手术时,只是尽可能地高位切断精索血管,而不试图对精索作任何游离。待 6 个月之后,二期手术游离精索,切断血管并完成睾丸固定术。对于高位隐睾,睾丸下降固定困难又不适合做分期 F-S 手术者,可以只把睾丸固定于皮下,以免睾丸萎缩。

（4）腹腔镜在隐睾诊断和治疗中的应用：腹腔镜检查作为不能触及睾丸的定位方法，始于1976年Cortesi等。对于不能触及的隐睾，手术前先行腹腔镜检查，可以迅速明辨隐睾的位置，从而缩短手术探查的时间。如在腹内见有精索血管盲端，则提示该侧睾丸缺如，从而避免了盲目的手术探查。目前腹腔镜除了高位隐睾探查，也广泛应用于腹股沟型隐睾的睾丸固定手术，取得满意效果，手术原则与开放手术相同。

（5）睾丸自体移植：如睾丸不能被无张力地置入阴囊，主要是精索内动脉过短。因此，精索动静脉切断并分别与腹壁下动静脉进行吻合，使睾丸无张力地固定在阴囊内。前提是睾丸发育好，精索血管条件满意，但应用范围小。

（6）睾丸切除术：对于腹内高位隐睾经充分游离精索后，仍然不能完成一期睾丸固定，而没有条件进行其他手术方法，而且该侧睾丸发育极差，并无保留的实际意义，特别是青春期后隐睾，其对侧睾丸正常发育、位于阴囊内者，在和家长沟通后可行睾丸切除。选择手术一定慎重。

四、包茎

包茎（phimosis）指包皮口狭小，使包皮不能外翻显露阴茎头。分先天性及后天性包茎两种。

【病理生理】

先天性包茎即生理性包茎，可见于每一个正常新生儿及婴幼儿。小儿出生时包皮与阴茎头之间粘连，数个月后粘连逐渐吸引，包皮与阴茎头分离。至3~4岁时，由于阴茎及阴茎头生长，包皮可自行向上退缩，外翻包皮可显露阴茎头。包皮过长是小儿的正常现象，并非病理性。小儿11~15岁时，有2/3的包皮可完全上翻。16~17岁时，仅不足5%有包茎。如包皮口非常细小，使包皮不能退缩，妨碍阴茎头甚至整个阴茎的发育，也可导致排尿困难。有包茎的小儿，由于分泌物积留于包皮下，经常刺激黏膜，可造成阴茎头包皮炎。

后天性包茎多继发于阴茎头包皮炎及包皮、阴茎头的损伤，发生率0.8%~1.5%。急性阴茎头包皮炎，反复感染，包皮口逐渐有瘢痕而失去弹性，包皮口有瘢痕性挛缩形成，包皮不能向上退缩，并常伴有尿道口狭窄。这种包茎不会自愈。见图14-4。

【临床症状】

包皮口狭小者有排尿困难、尿线细、包皮膨起。尿潴留于包皮囊内经常刺激包皮及阴茎头，促使其产生分泌物及表皮脱落，形成过多的包皮垢。严重者可引起包皮和阴茎头溃疡或结石形成。有的包皮垢如黄豆大小，堆积于冠状沟处，隔着包皮可见略呈白色

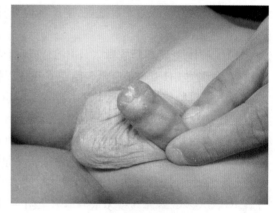

图14-4　瘢痕性包茎

的小肿块，有时被家长误认为肿瘤而就诊。由于包皮垢积留于包皮下，可诱发阴茎头包皮炎。急性发炎时，阴茎头及包皮潮湿红肿，可产生脓性分泌物。

【治疗】

对于婴幼儿期的先天性包茎，如果无排尿困难、包皮感染等症状，大多数不必治疗。对于有症状者可先将包皮反复试行上翻，以便扩大包皮口。当阴茎头露出后，清洁包皮垢，涂抗生素药膏或液状石蜡使其润滑，然后将包皮复原，否则会造成嵌顿包茎。大部分小儿经此种方法治疗，随年龄增长均可治愈，只有少数需做包皮环切术。

后天性包茎患者由于其包皮口呈纤维狭窄环，需做包皮环切术。

对包皮环切术的适应证说法不一，有些国家及地区因宗教或民族习惯，生后常规做包皮环切。有人认为包皮环切可减少阴茎癌与宫颈癌的发病率。但有资料说明，常规做包皮环切的国家，与包皮环

切术不普及而生活水平高的国家,这两种癌的发病率均很低,无显著差异。这说明只要养成注意卫生习惯,可以避免阴茎癌。当然,包皮环切术也有优点,即可以降低泌尿系感染尤其是包皮感染、阴茎头炎。但是包皮环切术毕竟是个手术,与其带来的手术风险相比,对手术的优点仍有争论。

包皮环切术的适应证为:①包皮口有纤维性狭窄环;②反复发作阴茎头包皮炎。这两者为绝对适应证。对于 5 岁以后包皮口狭窄,包皮不能退缩而显露阴茎头者,需要根据患者具体情况及家长要求掌握。对于阴茎头包皮炎患儿,在急性期应用外用药控制炎症,局部每天用温水或 4% 硼酸水浸泡数次。待炎症消退后,先试行手法分离包皮,局部清洁治疗,无效时考虑做包皮环切术。炎症难以控制时,应做包皮背侧切开以利引流。

【嵌顿包茎】

当包皮被翻至阴头上方后,如未及时复位,包皮环将阻塞静脉及淋巴循环而引起水肿,致使包皮不能复位,造成嵌顿包茎。

包皮发生水肿后,阴茎头近端的包皮狭窄环越来越紧,以致循环阻塞及水肿更加严重,阴茎头呈暗紫色肿大,患儿疼痛剧烈,可有排尿困难。时间过长,嵌顿包皮及阴茎头可发生坏死、脱落。嵌顿包茎应尽早就诊,大部分患儿可手法复位。复位后应择期做包皮环切术。若手法复位失败,应做包皮背侧切开术,待组织水肿消散后做包皮环切术。如嵌顿包皮已破溃、情况允许、有经验的医生处置,可急诊做包皮环切术。

五、多囊肾

多囊肾(polycystic kidney)根据遗传方式不同,分为常染色体显性遗传和常染色体隐性遗传。常染色体显性遗传多囊肾基因定位于 16 号和 4 号染色体,又叫成人型多囊肾;常染色体隐性遗传多囊肾基因定位于 6 号染色体,包括围生期型、新生儿型、婴儿型及少年型。

在胚胎发育过程中,肾小管和集合管之间连接不良,尿液排出受阻,形成肾小管潴留性囊肿。绝大多数为双侧,肾脏外观明显增大,表面布满大小不等含有浅黄色液体的囊肿,肾实质受压变薄,最终出现肾功能不全。

(一) 成人型多囊肾

成人型多囊肾为常染色体显性遗传,是最为常见的多囊肾。500~800 个尸检中有 1 例。人群发生率为 0.1%~0.25%。其特点是成年时出现症状,是以肾囊肿的发生、发展和数目增加为特征。

【病理】

病变为双侧性,早期囊肿较小,肾大小正常,两肾病变发展不对称。后期肾显著增大,腹部膨隆可如足月妊娠,肾表面和切面满布大小不等的囊肿,只残留少量肾实质,囊内液体澄清、混浊或呈血性。

【临床表现】

发病缓慢,大多数在 40 岁后出现症状,除肾脏本身病变外还可合并心血管系统和消化系统症状。患者可有持续或间歇性腰腹痛,有时剧痛;镜下或肉眼血尿,轻微蛋白尿,肾浓缩功能低下,可出现多尿,夜尿。体检时可扪及腹部肿块。60% 患者有高血压,可并发尿路感染、结石,并有慢性肾功能不全,最终出现尿毒症,此时可伴有头痛、恶心、呕吐、体重下降等表现。

40%~60% 患者并发肝囊肿,随年龄增长,囊肿的数目和大小也渐增加,此外胰、肺、脾、卵巢、睾丸、附睾、子宫、膀胱也可有囊肿形成。10% 患者有颅内小动脉瘤。

【诊断】

超声、静脉尿路造影和 CT 为主要诊断方法。X 线表现肾外形增大,轮廓不规则,肾盂、肾盏受压变形,有似肾癌的影像,但为双侧病变。

核素扫描示肾内放射性核素显像剂减少。单侧腹部肿物要与肾肿瘤、肾积水、多房性单纯性肾囊肿相鉴别。对晚期病例诊断无困难。应多用 B 超检查,因对诊断很有帮助、无创,故可反复进行。

【治疗】

无治愈方法,目的仅在于防止并发症和保存肾功能。巨大囊肿可行去顶减压术,以缓解症状,尿毒症者需作透析和肾移植。

【预后】

本病发病年龄越轻,预后越差,平均死亡年龄为50岁,一般在症状出现后10年。主要死于肾衰竭、心力衰竭、急性感染或颅内出血。本病虽为遗传性疾病,患者可结婚,但应告知遗传风险。

(二)婴儿型多囊肾

常染色体隐性遗传多囊肾多发生在婴儿期,故又称为婴儿型多囊。约10 000个新生儿中有1例,男女比为2:1。见图14-5。

【病理学】

双肾明显增大,外形光滑,切面呈蜂窝状,手感似海绵,远端肾小管和集合管呈梭形囊状扩张,放射状排列。肾盂肾盏被膨胀的肾实质压迫而变形。肝门脉区胆管数目增加伴结缔组织增生,致门脉周围纤维化而并发门脉高压。根据起病年龄、肾小管病变的数量和肝脏损害的程度,可分为4型:

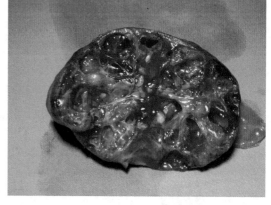

图14-5　婴儿型多囊肾大体病理

(1)围生期型:肾脏显著增大,90%以上的肾小管囊状扩张,伴轻度门脉周围纤维化,生后6~8周死于肾衰竭。

(2)新生儿型:约60%的肾小管受累,肝的变化明显,<1岁时死于肾衰竭。

(3)婴儿型:25%肾小管扩张,严重门脉周围纤维化,可存活到青春期。

(4)少年型:以肝病变为主,门静脉纤维化,少于10%的肾小管扩张,5岁时出现症状,有的可活到30岁。

【临床表现】

患严重类型的婴儿型多囊肾,围生儿和新生儿常死产,或出生后数日内因肺发育不良死于呼吸衰竭。这类患儿多有Potter面容和羊水过少的历史。肾脏异常肿大,严重的腹部膨隆可导致难产。新生儿通常是少尿的,但很少死于肾衰竭,可在生后数日内出现贫血、脱水、失盐等肾功能减退的症状,随年龄增大,逐渐发生肾衰竭。幼儿和少年可有高血压和充血性心力衰竭。儿童期因门脉高压可致食管静脉曲张出血、脾功能亢进。非特异性症状包括恶心、呕吐、生长发育迟滞。

【辅助检查】

实验室检查显示血清尿素氮、肌酐升高,酸中毒,中度贫血,尿比重低和轻微蛋白尿。超声和静脉尿路造影是主要检查方法。影像学表现是造影剂在皮质和髓质的囊肿中滞留,显示不规则斑纹或条状影像(滞留在集合管内产生放射状影像)(图14-6)。小婴儿因造影剂排出减少,肾盂肾盏几乎不显示,年长儿造影剂迅速排泄,可显示轻微变形的肾盂肾盏影像。超声显示肾脏增大,整个肾实质回声增强。逆行肾盂造影示肾盂肾盏轻微受损和肾小管反流。同位素扫描对诊断无帮助。

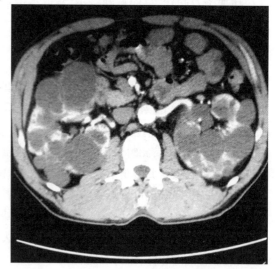

图14-6　婴儿型多囊肾CT

【诊断】

根据发病年龄、临床表现和阳性家族史而诊断。

新生儿期需与其他引起肾肿大的疾病相鉴别,如双侧多房性肾发育不良、双侧肾积水、双侧肾肿瘤及双侧肾静脉栓塞等。儿童期鉴别诊断应包括进行性肾损害的其他病因,如儿童期发病的成人型多囊肾,肝病者应与肝先天性纤维化相鉴别。

【治疗】

本症无治愈办法,主要是对症治疗。对肾功能不全,透析疗法可延长寿命,有条件时可考虑肾移植。

【预后】

无论肾或肝损害,预后均不良。

(张潍平)

第七节 血尿、蛋白尿鉴别诊断

一、血尿

血尿(hematuria)是儿科泌尿系统疾病常见的症状。正常人尿中红细胞仅为 0~2 个 / 高倍视野,血尿是指尿液中红细胞数超过正常,分为镜下血尿和肉眼血尿,前者仅在显微镜下发现红细胞增多。取新鲜清洁中段尿(以清晨为好)10ml,以 1 500r/min 离心沉淀 5min,弃上清液,将管底沉渣 0.2ml 混匀后涂片镜检,高倍镜下 RBC>3 个 / 高倍视野、或尿沉渣红细胞计数 >8×10^6/L(8 000/ml)即为镜下血尿。肉眼即能见尿呈“洗肉水”色或血样称为“肉眼血尿”。一般当尿红细胞 >2.5×10^9/L(1 000ml 尿中含 0.5ml 血液)即可出现肉眼血尿。肉眼血尿的颜色与尿液的酸碱度有关,中性或弱碱性尿颜色鲜红或呈洗肉水样,酸性尿呈浓茶样或烟灰水样。

目前常用尿液分析仪(试纸法)检测血尿,其原理是利用血红蛋白的氧化性与试纸的呈色反应来进行半定量分析,但当尿中存在还原物质(如维生素 C>50mg/L),可呈假阴性。而尿中存在游离血红蛋白、肌红蛋白和过氧化酶等物质时可呈假阳性。健康儿童尿分析可有潜血阳性,且尿潜血与镜检往往不平行,尿潜血仅为筛查试验,确诊血尿应以尿沉渣显微镜检查为准。

【病因与临床分类】

引起血尿的原因很多,各种致病因素引起的肾小球基膜完整性受损或通透性增加、肾小球毛细血管管腔内压增高、尿道黏膜的损伤、全身凝血机制障碍等均可导致血尿。

1. **肾脏疾病**

(1)各种原发性肾小球疾病:急、慢性肾小球肾炎,Alport 综合征,薄基膜肾病,IgA 肾病,肺出血 - 肾炎综合征等。

(2)感染:肾结核,肾盂肾炎。

(3)畸形:肾血管畸形,先天性多囊肾,游走肾,肾下垂,肾盂积水等。

(4)肿瘤:肾胚胎瘤,肾盏血管肿瘤等。

(5)肾血管病变:肾静脉血栓形成,左肾静脉受压综合征(胡桃夹现象)。

(6)损伤:肾挫伤及其他损伤。

(7)药物:肾毒性药物如氨基糖苷类抗生素、杆菌肽、水杨酸制剂、磺胺类、苯妥英钠、环磷酰胺等均可引起肾损害而产生血尿。

2. **尿路疾病**

(1)感染:膀胱炎,尿道炎,结核。

(2)结石:输尿管结石,膀胱结石。

(3)其他:肿瘤,息肉,憩室,异物等。

3. 全身性疾病

(1)出血性疾病:弥散性血管内凝血,血小板减少性紫癜,血友病,新生儿自然出血症,再生障碍性贫血,白血病等。

(2)心血管疾病:充血性心力衰竭,感染性心内膜炎。

(3)感染性疾病:猩红热,伤寒,流行性出血热,传染性单核细胞增多症,暴发型流脑以及肺炎支原体、结核分枝杆菌、肝炎病毒、钩端螺旋体等所致感染后肾炎。

(4)风湿性疾病:系统性红斑狼疮,过敏性紫癜,结节性多动脉炎,风湿性肾炎。

(5)营养性疾病:维生素 C 缺乏症,维生素 K 缺乏症。

(6)过敏性疾病:饮食过敏如牛奶或菠萝过敏。

(7)其他疾病:如遗传性毛细血管扩张症,剧烈运动引起的一过性血尿,特发性高钙尿症等。

【诊断和鉴别诊断】

1. 真性血尿与假性血尿　血尿的诊断首先要排除以下能产生假性血尿的情况:①摄入含有大量人造色素(如苯胺)、食物(如蜂蜜、黑莓、甜菜)或药物(如大黄、利福平、苯妥因钠)等引起的红色尿。②血红蛋白尿或肌红蛋白尿。③卟啉尿。④初生新生儿尿内的尿酸盐可使尿布呈红色。以上虽有尿色异常但尿沉渣检查无红细胞可资鉴别。⑤血便或月经血污染。

2. 肾小球性与非肾小球性血尿　血尿确定后,首先判定血尿的来源,然后确定原发病因。目前常用方法有:①尿沉渣红细胞形态学检查:若以异形红细胞为主,则提示为肾小球性血尿(相差显微镜下 >30%)。以均一形为主者则提示非肾小球性血尿,血尿来源于肾盂、肾盏、输尿管、膀胱或尿道,多见于泌尿道感染、结石、结核、肿瘤、创伤等。影响尿红细胞形态的因素有:年龄、尿比重,尿 pH,利尿药的应用,泌尿系感染,肉眼血尿发作。②来源于肾小球的血尿常呈棕色、可乐样或茶色、葡萄酒色,尿试纸蛋白检测 >1g/L。来源于下尿路的血尿常呈鲜红色、粉红色,可有血丝或血块,尿试纸蛋白检测一般 <1g/L。③尿沉渣检查见到红细胞管型和肾小管上皮细胞,表明血尿为肾实质性,多提示肾小球疾病。

3. 肾小球性血尿诊断步骤

(1)临床资料分析:肾小球性血尿的鉴别诊断应注意特别详细地询问血尿的伴随症状及体征。①伴水肿、高血压,尿液中发现管型和蛋白尿,应考虑原发性或继发性肾小球疾病;②新近有皮肤感染、咽喉炎后出现血尿,首先要考虑急性链球菌感染后肾小球肾炎,其次为 IgA 肾病;③伴有夜尿增多,贫血显著时应考虑慢性肾小球肾炎;④伴有听力异常,应考虑 Alport 综合征,*COL4A3*、*COL4A4*、*COL4A5* 基因检测发现致病纯合子突变有助于诊断;⑤有血尿家族史,应考虑薄基膜肾病,*COL4A3*、*COL4A4* 基因检测发现致病杂合子突变有助于诊断;⑥伴感觉异常,应考虑 Fabry 病;⑦伴肺出血应考虑到肺出血-肾炎综合征;⑧伴有紫癜,应考虑紫癜肾炎;⑨伴有高度水肿和大量蛋白尿应考虑肾病综合征。

(2)血和尿生化分析:①血 ASO 升高伴有 C3 下降,应考虑急性链球菌感染后肾炎。②伴血 HBsAg(+)和/或 HBeAg(+),肾组织中有乙肝病毒抗原沉积,可诊断为乙肝病毒相关性肾炎。③血清补体持续性下降,考虑原发性膜增生性肾炎、狼疮肾炎、乙肝病毒相关性肾炎、慢性肾小球肾炎。④ ANA、Anti-dsDNA、ANCA 等阳性,应考虑狼疮肾炎。⑤血清 IgA 增高,提示有 IgA 肾病可能;IgG、IgM、IgA 均增高,可见于狼疮肾炎、慢性肾炎。⑥尿蛋白成分分析中以大分子蛋白尿为主,多见于急、慢性肾小球肾炎及肾病综合征;小分子蛋白尿为主,提示间质性肾炎。

(3)肾活检分析:肾活检病理检查对血尿的病因诊断具有极为重要的价值,如 IgA 肾病、局灶节段性肾小球硬化、狼疮肾炎、肝炎病毒相关性肾炎、薄基膜肾病、Alport 综合征等。

4. 非肾小球性血尿诊断步骤

(1)尿三杯试验:第一杯红细胞增多为前尿道出血;第三杯红细胞增多则为膀胱基底部、前列腺、后尿道或精囊出血;三杯均有出血,则为膀胱颈以上部位出血。上尿路出血多呈暗棕色尿,无膀胱刺激征,有时可见血块,存在膀胱刺激征时,注意出血性膀胱炎。尿中出现血块通常为非肾小球性疾病。

(2)临床资料分析:①伴有尿频、尿急、尿痛,应考虑泌尿道感染,其次为肾结核;②伴有低热、盗汗、消瘦应考虑肾结核;③伴有皮肤黏膜出血应考虑出血性疾病;④伴有出血、溶血、循环障碍及血栓症状,应考虑 DIC 或溶血尿毒症综合征;⑤伴有肾绞痛或活动后腰痛应考虑肾结石;⑥伴有外伤史,应考虑泌尿系统外伤;⑦伴有肾区肿块应考虑肾肿瘤或肾静脉栓塞;⑧近期使用肾毒性药物,应考虑急性间质性肾炎;⑨伴有明显贫血,大量血尿时注意少见的输尿管动脉瘘;⑩无明显伴随症状时,应考虑左肾静脉受压综合征、特发性高钙尿症、肾微小结石、肾盏乳头炎、肾小血管病及肾盂、尿路息肉或肿瘤、憩室等。

(3)辅助检查分析:①两次尿培养阳性,尿菌落计数 $>10^5/ml$,可诊断泌尿道感染。②尿培养检出结核分枝杆菌,对诊断肾结核有重要价值,并可通过 3 次以上晨尿沉渣找抗酸杆菌,其阳性率为 80%~90%,24h 尿沉渣找抗酸杆菌,阳性率为 70%。③全尿路 X 线平片检查在非肾小球性血尿的病因诊断中非常重要,可及时发现泌尿系结石。对于尿酸结石,X 线检查阴性者可采用 B 超检查。④对于怀疑上尿路病变者,可行静脉肾盂造影(IVP),IVP 阴性而持续血尿者,应行 B 超或 CT 检查,以排除小的肾肿瘤、小结石、肾囊肿以及肾静脉血栓形成。若仍阴性者,可行肾活检。⑤左肾静脉受压综合征是非肾小球性血尿的常见原因,彩色多普勒超声检查可以确诊。⑥儿童特发性高钙尿症也是非肾小球性血尿的常见原因,24h 尿钙测定 $>4mg/kg$ 或尿钙 / 尿肌酐(mg/mg)>0.2 即可诊断,可以伴发肾钙质沉积症。

二、蛋白尿

蛋白尿(proteinuria)是指尿中有超过正常量的蛋白排出。蛋白尿可以是生理现象,也可以是肾脏疾病或全身性疾病的临床表现之一,尤其是同时合并血尿。蛋白尿是肾脏疾病(尤其是肾小球疾病)中常见,有时是最早出现的临床表现。其临床的重要性,目前国内外学者已对下述观点达成共识,即蛋白尿会导致肾小球硬化、肾小管间质病变;是肾损伤持续进展至终末期肾脏病(ESRD)的独立危险因素;早期减轻蛋白尿可保护肾脏,延缓进展。临床上因蛋白尿本身无尿色改变、无明显躯体不适的感觉,故易为患儿所忽略而未能及时就医。另一方面,近年对其发病机制(特别是从分子水平探讨从肾小球滤过到肾小管重吸收的全过程)及保护机制的研究,已有可能给予一定的干预。因此,对蛋白尿的早期病因诊断及治疗,对将来肾功能的预后有重要意义。

【尿蛋白正常值】

正常人尿中可有少量蛋白,但常规尿检多呈阴性。小儿尿中蛋白量常为 $\leq 4mg/(m^2 \cdot h)$,或 24h 应 $\leq 0.15g/1.73m^2$。一般无性别差异,但小婴儿排量相对较高。临床上亦可采用尿蛋白 / 尿肌酐浓度比值代替 24h 尿蛋白定量,2 岁以上为 $\leq 0.02g/mmol$,出生至 2 岁则应 $\leq 0.06g/mmol$。

【病因与临床分类】

正常情况下,蛋白尿的发生涉及的因素有:肾小球滤过、肾小管重吸收、肾和泌尿道的排泄、肾小球基底膜的孔径屏障、电荷屏障及肾小球系膜的损伤。

1. 病理分类

(1)肾小球性蛋白尿:肾小球具有同分子筛效应,肾小球借助于滤过膜静电屏障和筛孔,能有效地限制大分子物质通过。当发生原发性或继发性肾小球疾病时,可导致肾小球滤过膜通透性增高,使肾小球滤液中的蛋白质增多,超过肾小管重吸收能力,引起蛋白尿。

(2)肾小管性蛋白尿:当发生肾小管间质疾病如间质性肾炎、慢性肾盂肾炎、肾小管酸中毒等,可使肾小管上皮细胞内所含的蛋白水解酶丢失,引起肾小管功能障碍,虽然从肾小球滤出的蛋白质数量并未增加,由于肾小管重吸收能力降低,尿中出现蛋白。

(3)溢出性蛋白尿:肾小球滤液中有大量低分子量蛋白质超过了肾小管的重吸收能力而致蛋白尿,常见于多发性骨髓瘤。

(4)组织蛋白尿:正常的情况下,肾小管襻和远曲小管上皮细胞分泌一种血清中没有的蛋白即

Tamm-Horsfall（T-H）蛋白，在疾病情况下，如组织坏死、肿瘤、病毒感染时，其排出可以增加，分泌物进入尿中引起蛋白尿。

（5）分泌性蛋白尿：正常情况下，肾组织本身可分泌含蛋白的物质进入尿中，如肾小管分泌的 T-H蛋白，每日排出量为 10~140mg；从血浆中分泌入尿路的蛋白，如 SIgA；肾和泌尿道组织分解产物中的蛋白质，如尿纤维蛋白降解产物（FDP）。

（6）混合性蛋白尿：肾小球及肾小管同时发生病变引起的蛋白尿，如慢性肾炎伴有肾间质病变、慢性肾盂肾炎继发肾小球病变、慢性肾功能不全等。

2. 临床分类

（1）假性蛋白尿：多见于以下情况。

1）尿中混入血液、脓液、炎症或肿瘤分泌物等，常规蛋白尿定性可呈阳性。尿沉渣中可见多量红细胞、白细胞和扁平上皮细胞。

2）尿液长时间放置或冷却后可析出盐类结晶，使尿呈白色混浊，易误认为蛋白尿，但加温或加少许醋酸后能使尿液转清。

3）下尿道炎症分泌物等，尿蛋白反应可呈阳性。

4）乳糜尿，由淋巴管病变形成淋巴管瘘，导致乳糜进入肾脏集合系统，从而使尿液呈乳白色，含蛋白较少。

5）有些药物如利福平从尿中排出时，可使尿色混浊类似蛋白尿，但蛋白定性反应阴性。

（2）一过性蛋白尿

1）功能性蛋白尿：可以是特发性的，也可以因高温、剧烈活动、发热、受寒、惊厥等因素引起肾小球内血流动力学改变而发生的蛋白尿，引起蛋白尿因素祛除后，尿蛋白可消失。

2）直立性蛋白尿：常见于青春发育期青少年。患者于直立姿势时出现蛋白尿，卧位时尿蛋白消失，且无高血压、水肿及血尿等异常表现。临床上常采用直立试验进行检查。令患者排空膀胱、留尿，然后直立位，头枕部、臀部及足跟靠墙，直立 15~20min 后再留尿。分别检测直立前、后尿蛋白，阳性者为直立前尿蛋白阴性，直立后尿蛋白显著增加。但应注意轻型肾炎或肾炎恢复期也可出现直立性蛋白尿。

3）体位性蛋白尿：夜间卧床后晨起前的尿液和站立行动 4~6h 后的尿液的蛋白定性检查做比较，连续 3d，如前者尿蛋白为阴性，而后者为阳性，则可确定为体位性蛋白尿。

（3）持续性蛋白尿：也称病理性蛋白尿，是指全身或局部病变所引起的蛋白尿，在病变未痊愈前持久存在，尿蛋白不受体位、运动等影响，多次检查尿蛋白均呈阳性。若伴有血尿、水肿或高血压等表现，不论其尿蛋白量多少，均应视为病理性，需积极找出病因。

【诊断思路及鉴别诊断】

蛋白尿一旦出现，首先鉴别其是真性蛋白尿还是假性蛋白尿。需先排除假性蛋白尿，主要考虑：①混入血液或脓液；②尿液长时间放置或冷却后；③泌尿道感染；④乳糜尿；⑤药物影响，可以检验尿常规并结合病史确认。

确定为真性蛋白尿后，先排除生理性蛋白尿（包括体位性蛋白尿和功能性蛋白尿），可完善直立试验，超声检查有无胡桃夹现象，而后考虑病理性蛋白尿。临床上最主要是肾小球源性或肾小管源性的蛋白尿。儿科常见的为肾病综合征，应检验 24h 尿蛋白定量、尿沉渣镜检、肝功能、血脂分析、肾功能、血电解质、补体 C3、C4 等。家族史阳性者需注意 Alport 综合征；既往病史有过敏性紫癜、系统性红斑狼疮等或初诊时结缔组织病相关抗体阳性需考虑相关肾炎；血糖升高时注意糖尿病肾病；IgA 等免疫球蛋白升高时注意 IgA 肾病等；存在乙型溶血性链球菌、乙型肝炎病毒、EB 病毒、肺炎支原体等感染时注意相关感染性肾炎；是否近期应用氨基糖苷类抗生素（如链霉素、庆大霉素、卡那霉素、妥布霉素、阿米卡星）、化疗药物（如顺铂）、两性霉素 B、非甾体抗炎药、雷公藤来源中药等，注意急性肾小管坏死或急性间质性肾炎；铜蓝蛋白升高时注意肝豆状核变性；肾脏超声等提示是否存在多囊肾、肾盂异常等；尿代谢产物等提示近端肾小管酸中毒等；尿单克隆轻链免疫球蛋白测定提示多发性骨髓瘤；有无重金属暴露时重金属中毒等;放射性核素扫描测定肾小球滤过率,评价慢性肾功能不全;必要时可以肾活检明确病理改变等。对于各项检查阴性的无症状性蛋白尿需要监测尿蛋白,有变化随时再次进行相关检查。

肾活检的指征:尿蛋白达肾病水平或随访过程中逐步升高者;由体位性发展为持续性者;随访过程中又发生血尿、高血压、水肿等症状者;逐步发生肾功能改变者。

(姜红堃)

小结

1. 肾小球疾病临床分为原发性肾小球疾病、继发性肾小球疾病、遗传性肾小球疾病。儿童急性肾小球肾炎以急性链球菌感染后肾小球肾炎最为常见,患儿常有链球菌感染的病史及血清学证据,起病 6~8 周内有血补体低下,临床症状轻重不一,重症可以出现严重循环充血、高血压脑病及急性肾功能不全。儿童肾病综合征临床分为肾炎型和单纯型,糖皮质激素是一线治疗药物,多用中长程疗法。

2. 溶血尿毒症综合征是小儿急性肾衰竭的常见原因之一。临床表现为溶血性贫血、血小板减少、急性肾衰竭三联症;临床分为腹泻后 HUS 和无腹泻 HUS。治疗主要是及时纠正水、电解质紊乱,控制高血压,尽早进行血浆置换和透析是治疗的关键。

3. 近端肾小管多发性功能障碍是由于近端肾小管对葡萄糖、氨基酸、磷酸盐、碳酸氢盐等多种物质的重吸收功能障碍所致的临床综合征。肾小管酸中毒是由于近端肾小管对 HCO_3^- 重吸收障碍和 / 或远端肾小管排泌 H^+ 障碍所致的临床综合征。

4. 新生儿和婴幼儿泌尿道感染临床症状不典型,以全身症状为主,局部排尿刺激症状多不明显。年长儿泌尿道感染发热、腹痛等全身症状突出,同时尿路刺激症状明显。

5. 急性肾衰竭是肾生理功能在短期内急剧下降或丧失的临床综合征,临床出现氮质血症、电解质紊乱和代谢性酸中毒等症状。根据病因可分为肾前性、肾性、肾后性,儿童以肾前性最为常见。治疗原则为祛除病因,积极治疗原发病,改善肾功能,维持水电解质和酸碱平衡,防止并发症。

6. 肾盂输尿管连接部梗阻造成肾脏损害,超声、肾脏核素扫描和静脉肾盂造影为常用诊断方法,可行开放、腹腔镜或机器人辅助的离断性肾盂成形术。

7. 尿道下裂是男性外生殖器常见的先天畸形,根据解剖特点选择合适的手术方法。隐睾即阴囊内未触及睾丸,建议 6~12 个月手术治疗。包茎分为先天性以及后天性两种,包皮环切手术的绝对适应证是后天性包茎以及反复感染、排尿困难的包茎。多囊肾分为常染色体显性遗传的成人型多囊肾,以及常染色体隐性遗传的围生期型、新生儿型、婴儿型及少年型多囊肾,会导致肾衰竭。

思考题

1. 为什么小儿易患泌尿道感染?儿童泌尿道感染的临床特征是什么?

2. 急性链球菌感染后肾小球肾炎的临床表现及处置原则是什么?

3. 简述儿童原发性肾病综合征的激素治疗原则。

4. 近端肾小管多发性功能障碍的主要临床表现是什么?

5. 肾盂输尿管连接部梗阻的病因有哪些?

6. 尿道下裂的主要临床表现有哪些?

7. 包皮环切手术指征是什么?

8. 血尿和蛋白尿的诊断思路是什么?

第十五章
血液系统与肿瘤性疾病

血液系统疾病主要涉及贫血和出血的问题,包括先天性、营养性、免疫性等机制导致的血液成分异常。造血细胞中髓系细胞、淋巴细胞、组织细胞等异常克隆性增生,导致白血病、淋巴瘤及朗格汉斯细胞组织细胞增生症。其他起源于肾上腺髓质及交感神经节、肾脏、肝脏、生殖细胞等组织器官的肿瘤分别导致儿童常见的实体肿瘤性疾病。

第一节 造血器官的发育和血象特点

一、造血器官的发育

(一)胎儿期造血

根据造血组织发育和造血部位发生的先后,可将此期分为3个不同的阶段(图15-1)。

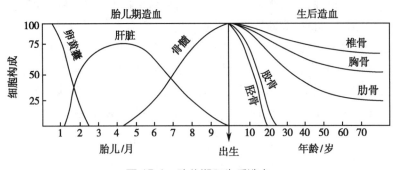

图 15-1 胎儿期和生后造血

1. **中胚叶造血期** 在胚胎的第10~14天,开始出现卵黄囊造血,之后在中胚叶组织中出现广泛的原始造血成分,其中主要是原始的有核红细胞。在胚胎的第6周后,中胚叶造血开始减退。

2. **肝脾造血期** 在胚胎的第6~8周时,肝脏开始出现造血组织,并成为胎儿中期的主要造血部位。在胎儿期的第4~5个月时达高峰,至6个月后,肝脏造血逐渐减退。肝脏造血主要产生有核红细胞,也可产生少量粒细胞和巨核细胞。约于胚胎的第7周,脾开始造血,并以生成红细胞占优势,稍后粒系造血也活跃起来,至12周时出现淋巴细胞和单核细胞。胎儿的第5个月之后,脾造红细胞和粒细胞的功能逐渐减退,至出生时成为终身造血淋巴器官。

胸腺是中枢淋巴器官,第6~7周的人胚胎已出现胸腺,并开始生成淋巴细胞。来源于卵黄囊、肝脏或骨髓的淋巴干细胞,在胸腺中经包括胸腺素在内的微环境诱导分化,成为具有细胞免疫功能的前

T细胞和成熟的T淋巴细胞,并迁移至周围淋巴组织内,在相应的微环境中分化为不同的亚群,这种功能可维持终身。

胚胎的第11周,淋巴结开始生成淋巴细胞,从此,淋巴结成为终身造淋巴细胞和浆细胞的器官。

3. **骨髓造血期** 胚胎的第6周开始出现骨髓,但直到胎儿的第4个月时骨髓才开始造血活动,并迅速成为主要的造血器官,其中粒、红、巨核细胞增生都很活跃,是胎儿后期3个月的主要造血器官,并且在出生后的第2~5周后成为唯一的造血场所。

(二) 生后造血

1. **骨髓造血** 出生后主要是骨髓造血。婴幼儿期所有骨髓均为红骨髓,全部参与造血,以满足生长发育的需要。因此,出生后第1年常选择胫骨作为骨穿刺部位。5~7岁开始,脂肪组织(黄骨髓)逐渐代替长骨中的造血组织,因此到了年长儿和成人期,红骨髓仅限于肋骨、胸骨、脊椎、骨盆、颅骨、锁骨和肩胛骨,但黄骨髓仍有潜在的造血功能,所以当需要增加造血时,它可转变为红骨髓而恢复造血功能。小儿在出生后头几年缺少黄骨髓,故造血代偿潜力小,如果需要增加造血,就会出现髓外造血(图15-1)。

2. **骨髓外造血** 在正常情况下,骨髓外造血极少。出生后(尤其是在婴儿期),当发生感染性贫血或溶血性贫血等需要增加造血时,肝、脾和淋巴结可适应需要,恢复到胎儿时的造血状态,从而出现肝、脾、淋巴结肿大。同时,外周血中可出现有核红细胞或/和幼稚中性粒细胞。这是小儿造血器官的一种特殊反应,称为髓外造血(extramedullary hematopoiesis),感染及贫血纠正后可恢复正常。

(三) 造血细胞的发育和调节

胎儿时期不仅造血的解剖部位随时间发生变化,而且其中所产生的造血细胞也有显著不同。目前,虽然相关的调节机制还不十分确切,但有一点是肯定的,即所有的造血组织都起源于造血干细胞(hematopoietic stem cells)。多能造血干细胞是指具有自我更新和复制成熟为所有血细胞系的细胞。多能造血干细胞进一步分化为祖细胞(progenitor cells)和定向干细胞,后者在造血生长因子的作用下经过原始、早幼、中幼、晚幼各阶段,发育增殖成熟为各系血细胞(图15-2)。

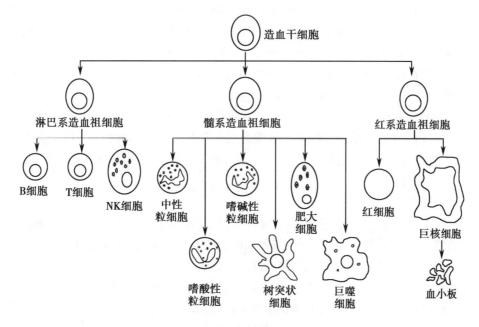

图 15-2 造血细胞发育

红系造血受到由巨噬细胞、淋巴细胞和基质细胞所产生的生长因子的控制,其中以红细胞生成素

（erythropoietin，EPO）最为重要。EPO 与幼稚红细胞表面的受体结合，刺激幼稚红细胞分化、成熟，使其由红系祖细胞或前体细胞 BFU-E 分化成熟为红细胞。EPO 基因表达的调节涉及一个氧敏感机制，缺氧和贫血都将通过刺激 EPO mRNA 转录而刺激红系造血增加。在胎儿早期和中期，胎儿肝脏通过单核细胞和巨噬细胞产生 EPO；在胎儿后期和出生后 1 周内，EPO 的产生部位从肝脏转移到肾脏。EPO 不能通过胎盘，因此母亲 EPO 的产生并不影响胎儿红细胞的生成。

　　粒细胞集落刺激因子（granulocyte colony-stimulating factor，G-CSF）的主要生理作用之一就是调节和促进粒细胞的产生。胎儿早期和中期粒细胞缺少，但是在其肝脏、骨髓和血液中含有较丰富的粒细胞 - 巨噬细胞集落形成单位（CFU-GM），因此，胎儿中期粒细胞缺乏被认为是 G-CSF 合成较少所致。早产儿可能会因为缺少粒细胞而具较高的细菌感染风险。

　　巨核细胞是由其定向干细胞 - 巨核细胞集落形成单位（CFU-Meg）分化成熟而形成的。原始的巨核细胞在成熟和生成血小板的过程中，受到以血小板生成素（thrombopoietin，TPO）为主的细胞因子的调节。TPO 不仅在诱导巨核细胞的增殖、促进巨核细胞成熟和增加血小板数量方面起到重要作用，而且能促进红细胞、粒细胞和祖细胞的增殖。

二、小儿血象及其特点

　　胎儿和儿童的造血处于动态变化中，出生后的血细胞数量和成分随年龄变化而有所不同。

（一）红细胞数和血红蛋白量

　　红细胞生成需要持续地供给氨基酸、铁、某些维生素和微量元素，并受 EPO 的调节。

　　由于胎儿在宫内处于相对缺氧状态，EPO 合成水平高，故红细胞数和血红蛋白量较高，出生时红细胞数（5.0~7.0）×10^{12}/L，血红蛋白量（150~220）g/L。未成熟儿与足月儿基本相等，少数可稍低。生后 6~12h，因进食少和不显性失水，红细胞数和血红蛋白量常比出生时稍高。出生 1 周后，红细胞数量和血红蛋白量逐渐降低，至 2~3 个月时红细胞数降至 3.0×10^{12}/L、血红蛋白降至 100g/L 左右；早产儿红细胞和血红蛋白下降更明显，生后 3~7 周血红蛋白可降至 70~90g/L；这种现象被称为"婴儿生理性贫血（physiologic anemia of infancy）"。出生后，随着自主呼吸的建立，血氧含量增加，EPO 合成减少，导致骨髓造血功能暂时性下降，网织红细胞减少，红细胞生成减少，这是生理性贫血发生的主要原因；另外胎儿红细胞寿命较短，在此期破坏较多（生理性溶血），同时婴儿生长发育迅速，循环血容量迅速增加；因此，红细胞合成减少、破坏增加导致生理性贫血的发生。早产儿生理性贫血发生更早、更明显。生理性贫血一般没有临床症状，其经过呈自限性。3 个月后，红细胞数和血红蛋白量随着 EPO 的合成增加而恢复，缓慢增加，约于 12 岁时达成人水平。

　　网织红细胞数在初生 3d 内为 0.04~0.06，于生后第 7 天迅速下降至 0.02 以下，并维持在较低水平，约 0.003，以后随生理性贫血的纠正而上升，婴儿期以后达成人水平（0.005~0.015）。此外，初生时外周血中可见到少量有核红细胞，足月儿平均 3~10 个 /100 个白细胞，早产儿可以高达 10~20 个 /100 个白细胞，生后 1 周内消失。

（二）血红蛋白种类

　　血红蛋白除上述量的变化外，还有质的改变。人类从胚胎、胎儿、儿童到成人的红细胞内，正常情况下可以检测到 6 种不同的血红蛋白分子：胚胎期的血红蛋白 Gower1、Gower2 和 Portland，胎儿期的胎儿血红蛋白 HbF（$\alpha_2\gamma_2$），成人血红蛋白 HbA（$\alpha_2\beta_2$）和 HbA_2（$\alpha_2\delta_2$）。

　　胚胎期血红蛋白在胚胎 12 周时消失，为 HbF 所代替。胎儿 6 个月时 HbF 占 0.90，而 HbA 仅占 0.05~0.10；以后 HbA 合成逐渐增加，至出生时 HbF 占 0.70，HbA 约占 0.30，HbA_2<0.01。出生后，HbF 合成迅速下降，1 岁时 HbF 不超过 0.05，至 2 岁时不超过 0.02；同时，HbA 合成增加，6~12 个月后达到成人水平。成人 HbA 约占 0.95，HbA_2 占 0.02~0.03，HbF 不超过 0.02。胎儿血红蛋白所具有的抗碱变性的特征使其成为检测 HbF 的基础。

（三）白细胞数与分类

初生时白细胞数 $(15\sim20)\times10^9/L$，生后 6~12h 达 $(21\sim28)\times10^9/L$，24h 后逐渐下降，1 周左右达 $12\times10^9/L$，婴儿期白细胞数维持在 $10\times10^9/L$ 左右，8 岁以后接近成人水平。白细胞数受哭闹、进食、肌肉紧张、疼痛及缺氧等多种因素影响。

白细胞分类中，粒细胞与淋巴细胞的百分比变化较大。出生时中性粒细胞约占 0.62，淋巴细胞约占 0.30，生后 4~6d 时两者比例大致相等；之后淋巴细胞比例上升，约占 0.60，中性粒细胞约占 0.35，至 4~6 岁时两者比例大致相等。此后中性粒细胞增加，淋巴细胞减少，逐渐达到成人比例，粒细胞约占 0.65。此外，初生儿外周血中也可出现少量幼稚中性粒细胞，但在数天内即可消失。

（四）血小板数

新生儿期血小板数量波动比较大，6 月后与成人相似，为 $(150\sim350)\times10^9/L$；我国常定义低于 $100\times10^9/L$ 为血小板减少。

（五）血容量

小儿血容量相对较成人多，新生儿血容量约占体重的 10%，平均 300ml；儿童占体重的 8%~10%；成人血容量占体重的 6%~8%。

（于　洁）

第二节　小　儿　贫　血

一、概述

贫血（anemia）是指外周血中单位容积内的红细胞数、血红蛋白量或血细胞比容低于正常值。婴儿和儿童的红细胞数与血红蛋白量随年龄不同而有变化，因此贫血的诊断必须参考不同年龄的正常值。根据世界卫生组织的资料，血红蛋白的正常低限值在 6 个月 ~6 岁者为 110g/L，6~14 岁为 120g/L，海拔每升高 1 000m，血红蛋白上升 4%，低于此值者为贫血。6 个月以下的婴儿由于生理性贫血等因素，血红蛋白值变化较大，目前尚无统一标准。我国小儿血液学组（1989 年）暂定：血红蛋白在新生儿期 <145g/L，1~4 个月时 <90g/L，4~6 个月时 <100g/L 者为贫血。

（一）贫血的分类

1. **程度分类**　根据外周血血红蛋白含量或红细胞数可分为 4 度，即轻度贫血、中度贫血、重度贫血、极重度贫血（表 15-1）。

表 15-1　贫血的分度

血红蛋白含量 /(g·L⁻¹)	轻度贫血	中度贫血	重度贫血	极重度贫血
儿童	正常值下限 ~90	<90 ~60	<60 ~30	<30
新生儿	144~120	<120~90	<90~60	<60

2. **形态分类**　根据检测红细胞数和红细胞体积、血红蛋白量和血细胞比容计算红细胞平均容积（MCV）、红细胞平均血红蛋白（MCH）和红细胞平均血红蛋白浓度（MCHC）的结果，将贫血分为 4 类（表 15-2）。

表 15-2 贫血的细胞形态分类

分类	MCV/fl	MCH/pg	MCHC/%
正常值	80~94	28~32	32~38
大细胞性	>94	>32	32~38
正细胞性	80~94	28~32	32~38
单纯小细胞性	<80	<28	32~38
小细胞低色素性	<80	<28	<32

3. 病因分类 根据造成贫血的原因将其分为红细胞或血红蛋白生成不足、溶血性和失血性 3 类。

(1)红细胞或血红蛋白生成不足

1)造血物质缺乏：如缺铁性贫血(铁缺乏)、巨幼细胞贫血(维生素 B_{12}、叶酸缺乏)、维生素 B_6 缺乏性贫血、铜缺乏、维生素 C 缺乏、蛋白质缺乏等。

2)骨髓造血功能障碍：如再生障碍性贫血、单纯红细胞再生障碍性贫血。

3)感染性疾病和慢性肾衰竭所致贫血。

4)骨髓浸润所伴发的贫血：如白血病、淋巴瘤、神经母细胞瘤、脂质代谢病、骨硬化症等。

(2)溶血性贫血：可由红细胞内在异常或红细胞外在因素引起。

1)红细胞内在异常

①红细胞膜结构缺陷：如遗传性球形红细胞增多症、遗传性椭圆形红细胞增多症、棘状红细胞增多、阵发性睡眠性血红蛋白尿等；②红细胞酶缺乏：如葡萄糖 -6- 磷酸脱氢酶(G-6-PD)缺乏、丙酮酸激酶(PK)缺乏症等；③血红蛋白合成或结构异常：如地中海贫血、血红蛋白病等。

2)红细胞外在因素

①免疫因素：体内存在破坏红细胞的抗体，如新生儿溶血症、自身免疫性溶血性贫血、药物所致的免疫性溶血性贫血等；②非免疫因素：如感染、物理化学因素、毒素、脾功能亢进、弥散性血管内凝血等。

(3)失血性贫血

1)急性失血：如外伤后所致失血；各种原因所致的急性消化道出血；急性颅内出血等，导致失血性贫血。

2)慢性失血：①肠道畸形；②钩虫病；③特发性肺含铁血黄素沉着症；④鲜牛乳过敏等。

(二)临床表现

贫血的临床表现与其病因、程度、发生急慢及年龄等因素有关。一般而言，急性贫血虽然贫血程度轻，也可引起严重症状甚至休克；而慢性贫血，早期由于机体各器官的代偿功能较好，可无症状或症状较轻，当代偿不全时才逐渐出现症状。红细胞及其血红蛋白的主要功能是携带和运输氧气，当血红蛋白低于 70~80g/L 时，临床上就会出现明显的由组织与器官缺氧而产生的一系列症状。

1. 一般表现 皮肤、黏膜苍白为重要表现和发现贫血的线索。贫血时皮肤(面、耳轮、手掌等)、黏膜(睑结膜、口腔黏膜)及甲床呈不同程度苍白；慢性溶血和巨幼细胞贫血时，皮肤呈苍黄或蜡黄；伴有黄疸、青紫或其他皮肤色素改变时可掩盖贫血的表现。此外，病程较长的患儿还常有疲倦、毛发干枯、营养低下、体格发育迟缓等表现。

2. 造血器官反应 婴儿期当造血需要增加时，骨髓代偿能力不足而出现骨髓外造血。因此，除再生障碍性贫血外，婴幼儿重症贫血常伴随肝脾和淋巴结肿大，外周血中可出现有核红细胞、幼稚粒细胞。

3. 各系统症状

(1)循环和呼吸系统：贫血时可出现呼吸加速、心率加快、脉搏加强、动脉压增高，有时可见毛细血管搏动。在重度贫血代偿功能失调时，则出现心脏扩大，心前区收缩期杂音，甚至发生充血性心力衰竭。

(2)消化系统：胃肠蠕动及消化酶分泌功能均受影响，出现食欲减退、恶心、腹胀或便秘等。偶有舌炎、舌乳头萎缩等。

(3)神经系统:常表现精神不振,嗜睡,烦躁不安,注意力不集中,情绪易激动,神经精神发育缓慢、智力减退等。年长儿可有头痛、眩晕、眼前有黑点或耳鸣等。

(三)诊断要点

对于任何贫血患儿,必须寻找出其贫血的原因,才能进行合理和有效的治疗。因此,详细询问病史、全面的体格检查和必要的实验室检查是贫血病因诊断的重要依据。

1. **病史** 询问病史时注意下列各项:

(1)发病年龄:可提供诊断线索。对出生后即有严重贫血者要考虑产前或产时失血;生后 48h 内出现贫血伴有黄疸者,以新生儿溶血症可能性大;婴儿期发病者多考虑营养缺乏性贫血、遗传性溶血性贫血;儿童期发病者多考虑慢性失血性贫血、再生障碍性贫血、其他造血系统疾病以及全身性疾病引起的贫血。

(2)病程经过和伴随症状:起病快、病程短者,提示急性溶血或急性失血;起病缓慢者,提示营养性贫血、慢性失血、慢性溶血等。如伴有黄疸和血红蛋白尿提示溶血;伴有呕血、便血、血尿、瘀斑等提示出血性疾病;伴有神经和精神症状如嗜睡、震颤等提示维生素 B_{12} 缺乏;伴有骨病提示骨髓浸润性病变,肿瘤性疾病多伴有发热、肝脾及淋巴结肿大。

(3)喂养史:详细了解婴幼儿的喂养方法及饮食的质量,对诊断和病因分析有重要意义。单纯乳类喂养未及时添加辅食的婴儿,易患营养性缺铁性贫血或巨幼细胞贫血;幼儿及年长儿饮食质量差或搭配不合理者,也可能导致缺铁性贫血发生。

(4)过去史:询问有无寄生虫病特别是钩虫病病史;询问其他系统疾病,包括消化系统疾病、慢性肾病、严重结核、慢性炎症性疾病如类风湿病等可引起贫血的有关疾病。此外,还要询问是否服用对造血系统有不良影响的药物如氯霉素、磺胺等。

(5)家族史:与遗传有关的贫血,如遗传性球形红细胞增多症、G-6-PD 缺乏症、地中海贫血等,家族中常有类似患者。

2. **体格检查** 应注意下列各项:

(1)生长发育:慢性贫血往往有生长发育障碍,如维生素 B_{12} 缺乏所致的巨幼细胞贫血常伴有生长发育落后甚至倒退;某些遗传性溶血性贫血,特别是重型 β- 地中海贫血,除发育障碍外,还表现有特殊面貌。

(2)营养状况:营养不良常伴有慢性贫血。

(3)皮肤、黏膜:皮肤和黏膜苍白的程度一般与贫血程度成正比。小儿因自主神经功能不稳定,故面颊的潮红与苍白有时不一定能正确反映有无贫血,观察甲床、结合膜及唇黏膜的颜色更加可靠。长期慢性贫血者皮肤呈苍黄,甚至呈古铜色;反复输血者皮肤常有色素沉着。如贫血伴有皮肤、黏膜出血点或瘀斑,要注意排除出血性疾病和白血病。伴有黄疸时提示溶血性贫血。

(4)指甲和毛发:缺铁性贫血的患儿指甲菲薄、脆弱,严重者扁平甚至呈匙形反甲。巨幼细胞贫血患儿头发细黄、干稀、无光泽,有时呈绒毛状。

(5)肝脾和淋巴结肿大:这是婴幼儿贫血常见的体征。肝脾轻度肿大多提示髓外造血;如肝脾明显肿大且以脾大为主者,多提示遗传性溶血性贫血。贫血伴有明显淋巴结肿大者,应考虑造血系统恶性病变,如白血病、恶性淋巴瘤等。

3. **实验室检查** 血液检查是贫血的诊断和鉴别诊断不可缺少的措施,临床上应由简到繁进行。一般根据病史、体征和初步的实验室检查资料,通过综合分析,对大多数贫血可作出初步判断或诊断;对一些病情复杂、暂时不能明确诊断者,亦可根据初步线索进一步选择必要的检查。

(1)外周血象:是一项简单而又重要的检查方法。根据红细胞和血红蛋白量可判断有无贫血及其程度,并可根据形态分类协助病因分析。仔细观察血涂片中红细胞大小、形态及染色情况,对贫血的诊断有较大提示。白细胞和血小板计数以及观察血涂片中白细胞和血小板的形态与数量的改变,对判断贫血的原因也有帮助,如发现外周血有幼稚细胞,常提示急性白血病。同时要注意输血对形态学观察的影响。

网织红细胞计数可反映骨髓造红细胞的功能。增多提示骨髓造血功能活跃,可见于急慢性溶血或失血性贫血;减少提示造血功能低下,可见于再生障碍性贫血、营养性贫血等。此外,在治疗过程中定期检查网织红细胞计数,有助于判断疗效,如缺铁性贫血经合理的治疗后,网织红细胞在1周左右即开始增加。

(2)骨髓检查:骨髓穿刺涂片检查可直接了解骨髓造血细胞生成的质和量的变化,对某些贫血的诊断具有决定性意义,如白血病、再生障碍性贫血、营养性巨幼细胞贫血等。骨髓活检对骨髓增生异常综合征、再生障碍性贫血、白血病及转移瘤等骨髓病变具有重要诊断价值。

(3)血红蛋白分析检查:如血红蛋白碱变性试验、血红蛋白电泳、包涵体生成试验等,对地中海贫血和异常血红蛋白病的诊断有重要意义。

(4)红细胞渗透脆性试验:红细胞渗透脆性增高见于遗传性球形红细胞增多症;红细胞渗透脆性减低则见于地中海贫血等。

(5)抗人球蛋白试验(Coombs test):直接抗人球蛋白试验阳性对于诊断自身免疫性溶血性贫血有重要价值。

(6)其他特殊检查:红细胞酶活性测定对先天性红细胞酶缺陷所致的溶血性贫血有诊断意义,如G-6-PD酶活性检测;血清铁、铁蛋白、红细胞游离原卟啉等检查可以分析体内铁代谢情况,协助诊断缺铁性贫血;基因分析方法对遗传性溶血性贫血不但有诊断意义,还有产前诊断和遗传咨询的价值。

(四)治疗原则

1. **祛除病因和/或诱因**　这是治疗贫血的关键。有些贫血在病因祛除后,很快可以治愈。对于有明确诱因的贫血要尽量避免诱因。对一些贫血原因暂时未明确的,应积极寻找病因,予以祛除。

2. **一般治疗**　加强护理,预防感染,改善饮食质量和搭配等。

3. **药物治疗**　针对贫血的病因,选择有效药物给予治疗,如铁剂治疗缺铁性贫血,维生素 B_{12} 和叶酸治疗巨幼细胞贫血,肾上腺皮质激素治疗自身免疫性溶血性贫血和先天性纯红细胞再生障碍性贫血,联合免疫抑制(抗胸腺球蛋白和环孢素等)治疗再生障碍性贫血等。

4. **输注红细胞**　贫血时机体组织器官缺氧,严重贫血时输注红细胞可以改善相应症状;当贫血引起心功能不全时,输注红细胞是抢救措施之一。对长期慢性贫血者,若代偿功能良好,可不必急于输注红细胞;必须输注时应注意量和速度,贫血愈严重,一次输注量愈少且速度宜慢。一般选用浓缩红细胞,每次 5~10ml/kg,速度不宜过快,以免引起心力衰竭和肺水肿。对于贫血合并肺炎的患儿,每次输注红细胞量应更少,速度更慢。

5. **造血干细胞移植**　采用 HLA 相合的异基因造血干细胞移植治疗可以根治一些遗传性贫血性疾病、再生障碍性贫血、难治性白血病和淋巴瘤等,是一种疗效肯定、有希望进一步发展的治疗方法。

6. **并发症治疗**　婴幼儿贫血易合并急慢性感染、营养不良、消化功能紊乱等,应予积极治疗。同时还应考虑贫血与合并症相互影响的特点,如贫血患儿在消化功能紊乱时,对于体液失衡的调节能力较无贫血的小儿差,在输液治疗时应予注意。

二、缺铁性贫血

缺铁性贫血(iron-deficiency anemia,IDA)是由于体内铁缺乏最终导致血红蛋白合成减少所致的一种贫血。临床上以小细胞低色素性贫血、血清铁蛋白减少、血清铁和转铁蛋白饱和度减少以及铁剂治疗有效为特点。缺铁性贫血是小儿最常见的一种贫血,是严重危害小儿健康的一种常见的营养缺乏症。21世纪初,中国儿童铁缺乏症流行病学调查协作组调查发现,儿童缺铁性贫血发病率在7~12个月儿童为30.1%(农村)和16.8%(城市),13~36个月儿童为15.5%(农村)和4.4%(城市),表明缺铁性贫血仍是我国需要重点防治的小儿常见病之一。

【铁的代谢】

1. 人体内铁元素的含量及其分布   正常人体内的含铁总量因年龄、体重、性别和血红蛋白水平的不同而异。体内总铁量在正常成人男性约为50mg/kg，女性约为35mg/kg，新生儿约为75mg/kg。总铁量中约有64%的铁存在于血红蛋白中，3.2%的铁用于合成肌红蛋白，32%的铁以铁蛋白及含铁血黄素的形式贮存于骨髓、肝和脾内；铁蛋白是水溶性的，故更容易利用，而含铁血黄素是变性或部分去蛋白质的铁蛋白聚合所形成的不溶性含铁复合物；微量铁（0.4%）存在于人体必需的含铁酶内，对于含铁酶的活性和功能起到了非常重要的作用；另有微量铁（0.4%）在血浆中与转铁蛋白结合，形成血清铁，在组织间运转。

2. 铁的来源   人体每天所需铁约为20mg，主要来自内源性红细胞破坏所释放的铁；从食物中摄入吸收的外源性铁有1~2mg，但是非常重要，不可或缺。

（1）食物中的铁：食物中含铁量最高的首推黑木耳、海带和猪肝；其次为肉类、豆类、蛋类等。动物性食物含铁高且为血红素铁，吸收率达10%~25%；母乳与牛乳含铁量均低，但母乳的铁吸收率比牛乳高5~6倍；植物性食物中的铁属非血红素铁而吸收率低（1.7%~7.9%）。

（2）红细胞释放的铁：体内红细胞衰老或破坏所释放的血红蛋白铁几乎可以全部被再利用，用于合成血红蛋白或为其他组织提供所需要的铁。

3. 铁的吸收和运转   铁的吸收主要有2种形式，即游离铁的形式和血红素的形式。植物中的铁主要以胶状氢氧化高铁形式存在，在胃蛋白酶和游离盐酸的作用下释放出来，变为游离铁（Fe^{2+}）。血红素可被肠黏膜细胞直接吸收，后经血红素分解酶的作用将铁释放出来。食物中的铁主要以Fe^{2+}形式在十二指肠和空肠上段被吸收。肠腔内一些因素也可影响铁的吸收，维生素C、稀盐酸、果糖、氨基酸等还原物质可促使Fe^{3+}变成Fe^{2+}，有利于铁的吸收；磷酸、草酸等可与铁形成不溶性铁酸盐，难以吸收；植物纤维、茶、咖啡、蛋、牛奶、抗酸药物等可抑制铁的吸收。

进入肠黏膜细胞的Fe^{2+}被氧化成Fe^{3+}，其中一部分与细胞内的去铁蛋白（apoferritin）结合，形成铁蛋白（ferritin）而暂时保存在肠黏膜细胞中；另一部分与细胞质中载体蛋白结合后移出胞外进入血液，与血浆中的转铁蛋白（transferrin，Tf）结合，随血液循环将铁运送到需铁和贮铁组织，供机体利用，未被利用的部分则与去铁蛋白结合，形成铁蛋白，作为贮存备用铁。红细胞破坏后释放出的铁，也同样通过与Tf结合后运送到骨髓等组织，被利用或贮存。

肠黏膜细胞对铁的吸收有调节作用，这种调节作用又通过体内贮存铁和转铁蛋白受体（TfR）来调控。肠黏膜细胞生存期为4~6d，对吸入胞内的铁起暂时保存作用。当体内贮存铁充足或造血功能减退时，TfR合成减少，铁蛋白合成增加，肠黏膜细胞内的铁大部分以铁蛋白形式贮存在该细胞内，随肠黏膜细胞的脱落而被排出体外，铁吸收减少；当体内缺铁或造血功能增强时，TfR合成增加，铁蛋白合成减少，肠黏膜细胞内的铁大部分进入血流，铁吸收增加。

正常的情况下，血浆中的转铁蛋白仅1/3与铁结合，此结合的铁称为血清铁（serum iron，SI）；其余2/3的转铁蛋白仍具有与铁结合的能力，在体外加入一定量的铁可使其成饱和状态，所加的铁量即为未饱和铁结合力。血清铁与未饱和铁结合力之和为血清总铁结合力（total iron binding capacity，TIBC）。血清铁在总铁结合力中所占的百分比为转铁蛋白饱和度（transferrin saturation，TS）。

4. 铁的利用与储存   铁到达骨髓造血组织后即进入幼红细胞，在线粒体中与原卟啉结合形成血红素，血红素与珠蛋白结合形成血红蛋白。此外，铁还在肌红蛋白的合成中和某些酶中被利用。体内未被利用的铁以铁蛋白及含铁血黄素的形式贮存在肝、脾和骨髓的单核巨噬细胞内，当机体需要铁时，这两种铁均可被利用，通过还原酶的作用，使铁蛋白中的Fe^{3+}转化成Fe^{2+}释放，然后被氧化酶氧化成Fe^{3+}，与转铁蛋白结合后被转运到需铁的组织。

5. 铁的排泄   正常情况下每天仅有极少量的铁排出体外。小儿每天排出量约为15μg/kg，其中约2/3随脱落的肠黏膜细胞、红细胞、胆汁由肠道排出，其余经肾和汗腺排出，表皮细胞脱落也排出极微量的铁。

6. 铁的需要量　小儿由于生长发育的需要,每天需摄入的铁量相对较成人多。成熟儿自生后 4 个月 ~3 岁每天约需铁 1mg/kg;早产儿需铁更多,约为 2mg/kg;各年龄小儿每天摄入铁的总量不宜超过 15mg。

【病因】

1. 储铁不足　胎儿时期胎儿通过胎盘从母体获得铁,以孕期后 3 个月获铁量最多,平均每天约 4mg;机体含铁量与体重成正比,一般新生儿的总铁量约 75mg/kg。足月儿从母体所获得的铁足够其生后 4~5 个月之需;而未成熟儿体重低,从母体所获得的铁较少,容易发生缺铁。因此,早产、双胎或多胎、胎儿失血、脐带结扎过早等因素都可使胎儿储铁减少。孕母严重缺铁时也可影响胎儿获取铁量,使胎儿储铁减少。

2. 铁摄入量不足　这是缺铁性贫血发生的主要原因。婴幼儿时期的主要食物是人乳(含铁 1.5mg/L)、牛乳(含铁 0.5~1.0mg/L)、谷物,这些食物中铁含量极低,出生 4~5 个月后储铁减少甚至耗竭,如不及时添加含铁丰富的食物(如铁剂强化配方奶和米粉),容易发生缺铁性贫血。较年长的儿童可因饮食习惯、偏食、拒食或营养供应较差导致铁摄入减少,发生缺铁性贫血。

3. 生长发育因素　婴儿期生长发育较快,足月儿 5 个月和 1 岁时体重分别为出生时的 2 倍和 3 倍,未成熟儿的体重增加倍数更高;随着体重增加,血容量也增加较快,足月儿 1 岁时血液循环中的血红蛋白量增加 2 倍;因此,在生长发育较快的时期机体对膳食铁的需要增加,如不及时添加含铁丰富的食物,则容易发生缺铁。青春期是机体生长发育的第 2 个高峰时期,对铁的需要量增加,如铁摄入不足或丢失增加,也容易发生缺铁。

4. 铁的吸收障碍　食物搭配不合理可影响铁的吸收。慢性腹泻时不仅铁的吸收不良,而且铁的排泄也增加;急慢性感染时患儿食欲减退、铁吸收不良也可导致缺铁。

5. 铁的丢失过多　正常婴儿每天排泄铁量相对比成人多。每 1ml 血约含铁 0.6mg;慢性失血时,当铁消耗超过正常 1 倍以上时可致缺铁性贫血。小儿比较常见的引起慢性失血的疾病,如消化道溃疡、肠息肉、梅克尔憩室、膈疝、钩虫病、肺含铁血黄素沉着症等可致缺铁性贫血;另外,用不经加热处理好的鲜牛奶喂养的婴儿可因对牛奶蛋白过敏而致肠出血(每天失血约 0.7ml)和缺铁;青春期少女初潮后月经过多也可造成铁丢失过多。因此,慢性失血是缺铁性贫血必须考虑或除外的重要原因。

【发病机制】

1. 缺铁对血液系统的影响　铁是合成血红蛋白的原料,缺铁时血红素合成减少,进而血红蛋白合成减少;新生的红细胞内血红蛋白含量不足,细胞质减少,细胞变小;缺铁对红细胞的分裂和增殖影响较小,故红细胞数量减少程度不如血红蛋白减少明显。故而典型的缺铁性贫血为小细胞低色素性贫血。

机体从储存铁减少到缺铁性贫血的发生通常经过以下 3 个阶段。①铁减少期(iron depletion, ID):此阶段体内储存铁已减少,但供红细胞合成血红蛋白的铁尚未减少;②红细胞生成缺铁期(iron deficient erythropoiesis, IDE):此期储存铁进一步耗竭,红细胞生成所需的铁不足,但循环中血红蛋白量尚未减少;同时此期表现出红细胞游离原卟啉利用减少和生成增加;③缺铁性贫血期(iron deficiency anemia, IDA):此期缺铁导致血红蛋白合成减少,出现小细胞低色素性贫血,还有一些非造血系统的症状。

2. 缺铁对其他系统的影响　缺铁可使多种含铁酶(如细胞色素酶、单胺氧化酶、核糖核苷酸还原酶、琥珀酸脱氢酶等)的活性减低。由于这些含铁酶与生物氧化、组织呼吸、神经介质分解与合成有关,故铁缺乏时可造成细胞功能紊乱,尤其是单胺氧化酶的活性降低,重要的神经介质如 5- 羟色胺、去甲肾上腺素、肾上腺素及多巴胺发生明显变化,不能正常发挥功能,因而产生一些非造血系统的表现,如体力减弱、易疲劳、表情淡漠、注意力不集中、注意力减退和智力减低等。这些神经精神的改变可发生在贫血不严重时,甚至贫血出现之前。

缺铁可影响肌红蛋白的合成。缺铁还可引起组织器官的异常,如口腔黏膜异常角化、舌炎、胃酸分泌减少、脂肪吸收不良和反甲等。此外,缺铁还可引起细胞免疫功能降低,易患感染性疾病。

【临床表现】

任何年龄都可发病,常见于 6 个月 ~3 岁小儿,以 6 个月 ~2 岁最多见;起病缓慢、隐匿,开始多不为家长注意;贫血多为轻中度;其临床表现随病情轻重而有不同。

1. **一般表现** 皮肤黏膜逐渐苍白,以唇、口腔黏膜及甲床较明显;常有烦躁不安或精神不振,易疲乏,不爱活动,食欲减退;年长儿可诉乏力、头晕、眼前发黑、耳鸣等。

2. **髓外造血表现** 由于髓外造血,肝、脾可轻度肿大;年龄愈小、病程愈久、贫血愈重,肝脾大愈明显,但很少有超过中度。

3. **非造血系统表现**

(1)消化系统:食欲减退,少数有异食癖(如嗜食泥土、墙皮、煤渣等);可有呕吐、腹泻;可出现口腔炎、舌炎或舌乳头萎缩;重者可出现萎缩性胃炎或吸收不良综合征。

(2)神经系统:表现为烦躁不安或萎靡不振,注意力不集中、记忆力减退,智力多数低于同龄儿;学龄儿童可以出现行为异常。

(3)心血管系统:明显贫血时心率增快,可出现心脏杂音,严重者心脏扩大甚至发生心力衰竭。

(4)其他:因细胞免疫功能减低,常合并感染。可因上皮组织异常而出现反甲。

【实验室检查】

1. **外周血象** 呈小细胞低色素性贫血。红细胞指数异常,$MCV<80fl$,$MCH<26pg$,$MCHC<31\%$;血红蛋白降低程度比红细胞数减少明显;外周血涂片可见红细胞大小不等,以小细胞为多,中央淡染区扩大。网织红细胞数正常或轻度减少。白细胞计数多在正常范围。血小板计数可正常或略增高,个别严重者可有血小板数量减少。

2. **骨髓象** 呈增生活跃,以中、晚幼红细胞增生为主;各期红细胞均较小,胞质成熟度落后于胞核;粒细胞和巨核细胞系一般无明显异常。用普鲁士蓝染色骨髓涂片镜检,观察骨髓红细胞中铁粒细胞数,缺铁时常有细胞内外铁减少[细胞内铁粒细胞数 $<15\%$,提示细胞内铁减少;缺铁时细胞外铁也减少(0~+)]。骨髓铁染色可以早期敏感地反映机体储存铁状况,但是一项侵袭性检查,必要时选择。

3. **有关铁代谢的生化检验**

(1)血清铁蛋白(serum ferritin,SF):由于 SF 和机体储存铁量呈正相关,因此可作为反映体内储存铁变化的敏感指标。SF 在缺铁的 ID 期即已降低,IDE 和 IDA 期降低更明显。其放射免疫法测定的正常值:<3 个月婴儿为 194~238μg/L,3 个月后为 18~91μg/L;低于 12μg/L,提示缺铁。由于感染、肿瘤、肝脏及心脏疾病时 SF 明显升高,故当缺铁合并这些疾病时其 SF 值可不表现降低;而红细胞碱性铁蛋白则较少受这些因素的影响,更能正确反映贮铁状态,有助于有合并因素的非单纯性缺铁的诊断。

(2)红细胞游离原卟啉(free erythrocyte protoporphyrin,FEP):红细胞内缺铁时 FEP 值增高,当FEP>0.9μmol/L(500μg/dl)即提示细胞内缺铁。当 SF 值降低、FEP 升高而未出现贫血,这是 IDE 期的典型表现。

(3)血清铁(SI)、总铁结合力(TIBC)和转铁蛋白饱和度(TS):此 3 项指标反映血浆中铁含量,通常在 IDA 期才出现异常,即 SI 和 TS 降低,TIBC 升高。SI 正常值为 12.8~31.3μmol/L(75~175μg/dl),<9.0~10.7μmol/L(50~60μg/dl)有意义,但其生理变异大,并且在感染、恶性肿瘤、类风湿关节炎等疾病时也可降低。TIBC>62.7μmol/L(350μg/dl)时有意义,其生理变异较小,在病毒性肝炎时可增高。TS<15% 有诊断意义。

【诊断和鉴别诊断】

1. **诊断** 根据病史特别是喂养史、临床表现和血象特点,一般可做出初步诊断;进一步作铁代谢的生化检查有确诊意义;必要时可作骨髓检查。用铁剂治疗有效可证实诊断。缺铁性贫血诊断确定后需要注意寻找缺铁的原因,以利于防治。

2. **鉴别诊断**　主要是与各种小细胞低色素性贫血的鉴别。

(1)地中海贫血：地区性明显，有家族史；轻型临床上难以与缺铁性贫血区别，重型常有特殊面容，肝脾大明显；外周血涂片可见靶形红细胞和有核红细胞，血红蛋白检查显示胎儿血红蛋白水平异常增高或出现异常电泳区带；血清铁增高，骨髓铁粒幼细胞增多。

(2)慢性感染性贫血：多数呈小细胞正色素性贫血，少数呈低色素性；血清铁蛋白常增高，血清铁和铁结合力均降低，骨髓铁粒幼细胞增多；有原发基础疾病，铁剂治疗贫血难以改善。

(3)肺含铁血黄素沉着症：其贫血常表现为缺铁性贫血。临床表现为发作性苍白、乏力、咳嗽、痰中带血；痰和胃液中可找到含铁血黄素细胞；X线或CT显示肺野中有特征性出血性病变或网点状阴影。

(4)铁粒幼细胞性贫血：临床罕见，是血红素合成障碍和铁利用不良所引起的贫血。骨髓涂片中细胞外铁明显增加，中、晚幼红细胞的核周围可见铁颗粒呈环形排列，血清铁增高，总铁结合力减低，铁剂治疗无效。

【预防】

缺铁性贫血是可以防治的疾病。要做好卫生宣教工作，使全社会尤其是家长认识到缺铁对小儿的危害性及做好预防工作的重要性，使之成为儿童保健工作中的重要内容。主要预防措施包括：

1. **宣教加强孕妇孕晚期营养**　摄入富含铁食物，或加服维生素C促进铁的吸收，可以采取口服铁剂1mg/kg，每周1次，至哺乳期止。

2. **早产儿**　所有早产儿应该接受铁剂预防。母乳喂养的早产儿，建议1个月后开始口服铁剂预防直至12个月；标准配方奶喂养的早产儿，尤其是低体重和早产明显的，也建议补充口服铁剂预防，观察随访以决定疗程。铁剂预防剂量为元素铁2mg/(kg·d)（每天最大剂量不超过15mg）。如果早产儿曾因贫血多次接受输血治疗，则可以考虑不再给予口服铁剂预防。

3. **足月儿**　对于单纯母乳喂养的足月儿，世界卫生组织建议母乳喂养至6个月，超过6个月发生IDA的风险增加，因此推荐4个月开始口服铁剂，元素铁1mg/(kg·d)，直至其添加含铁丰富的食物以替代铁剂口服。没有母乳喂养的足月儿应该采用标准铁剂强化的配方奶喂养，在1岁前不建议鲜牛奶喂养，目前没有足够的证据提示配方奶喂养的足月儿需要额外补充铁剂。

4. **幼儿和年长儿**　做好喂养指导，添加含铁丰富且铁吸收率高的辅助食品；注意食品合理搭配，以利于铁吸收；青春期儿童，尤其是女性，应注意食用含铁丰富的食物。

【治疗】

主要原则为祛除病因和补充铁剂。

1. **一般治疗**　加强护理；保证充足睡眠；避免感染，如伴有感染者应积极控制感染；重度贫血者注意保护心脏功能；根据患儿消化能力给予含铁丰富的高营养高蛋白膳食，注意饮食的合理搭配，以增加铁的吸收。

2. **祛除病因**　尽可能查找导致缺铁的原因和基础疾病，并采取相应措施祛除病因。对饮食不当者应纠正不合理的饮食安排和食物组成，有偏食习惯者应予纠正；及时添加辅食，注意添加铁剂强化食品；如有慢性失血性疾病应及时治疗。

3. **铁剂治疗**

(1)口服铁剂：铁剂是治疗缺铁性贫血的特效药，若无特殊原因，应采用口服法给药；二价铁盐容易吸收，故临床常选用二价铁盐制剂。常用的口服铁剂有硫酸亚铁（含元素铁20%）、富马酸亚铁（含元素铁33%）、葡萄糖酸亚铁（含元素铁12%）、琥珀酸亚铁（含元素铁35%）、多糖铁复合物（含元素铁46%）等；口服铁剂的剂量按元素铁计，3~6mg/(kg·d)，贫血重者采用高剂量，分3次口服，一次量不应超过元素铁1.5~2mg/kg。服用铁剂时以两餐之间口服为宜，既可减少胃肠副反应，又可增加吸收；同时服用维生素C可促进铁的吸收，而牛奶、茶、咖啡及抗酸药等与铁剂同服可影响铁的吸收，应当避免。

（2）注射铁剂：注射铁剂较容易发生不良反应，甚至可发生过敏性反应致死，故应慎用。其适应证是：①诊断明确，但口服铁剂后无治疗反应者；②口服后胃肠反应重，虽改变制剂种类、剂量及给药时间仍无改善者；③由于胃肠手术后不能应用口服铁剂或口服铁剂吸收不良者。

（3）铁剂治疗后反应：口服铁剂 12~24h 后，细胞内含铁酶活性开始恢复，烦躁等精神症状首先减轻，食欲增加。网织红细胞于服药 2~3d 后开始上升，5~7d 达高峰，2~3 周后下降至正常。治疗 1~2 周后血红蛋白逐渐上升，通常于治疗 3~4 周达到正常。如 3 周内血红蛋白上升不足 20g/L，需注意寻找原因。如治疗反应满意，血红蛋白恢复正常后再继续服用铁剂 6~8 周，以增加和保障储存铁。

4. 输血　一般不需要输血。输注红细胞的指征是：①贫血严重，尤其是发生心力衰竭者；②合并感染者；③急需外科手术者。贫血愈严重，每次输注量应愈少。Hb 在 30g/L 以下者，应采用等量换血方法；Hb 在 30~60g/L 者，每次可输注浓缩红细胞 4~6ml/kg 或红细胞悬液 10ml/kg；中度及以上贫血者，不必输注红细胞。

三、营养性巨幼细胞贫血

营养性巨幼细胞贫血（nutritional megaloblastic anemia）是由于维生素 B_{12} 和／或叶酸缺乏所致的一种大细胞性贫血，是巨幼细胞贫血在儿童容易发生的一种类型。主要临床特点是贫血、神经精神症状和体征、红细胞体积变大、骨髓中出现巨幼变的红细胞、用维生素 B_{12} 和／或叶酸治疗有效。近年来，营养因素所致的巨幼细胞贫血少见。

【病因】

1. 维生素 B_{12}（vitamin B_{12}，又为 cobalamin）缺乏的原因

（1）摄入量不足：动物性食物含维生素 B_{12} 丰富，而植物性食物一般不含维生素 B_{12}，饮食摄入不足所致维生素 B_{12} 缺乏罕见。单纯母乳喂养未及时添加辅食的婴儿，尤其是乳母长期素食或患有维生素吸收障碍疾病者，可使婴儿维生素 B_{12} 摄入不足；偏食或严格素食者也可致维生素 B_{12} 摄入不足。

（2）吸收和运输障碍：食物中维生素 B_{12} 与胃底部壁细胞分泌的内因子结合成维生素 B_{12}-内因子复合物，由末端回肠黏膜吸收，进入血液循环后需与转钴蛋白（transcobalamin）结合，再运送到肝脏贮存。此过程任何一个环节异常均可致维生素 B_{12} 缺乏。

（3）需要量增加：婴儿生长发育较快，对维生素 B_{12} 的需要量增加，严重感染者维生素 B_{12} 的消耗增加，如果维生素 B_{12} 摄入量不敷所需即可致缺乏。

2. 叶酸缺乏的原因

（1）摄入量不足：许多食物中都含有丰富的叶酸，包括绿色蔬菜、水果、动物脏器。机体内叶酸储量有限，出生 2~3 个月后饮食中缺乏叶酸易发生巨幼细胞贫血。羊乳含叶酸量很低，奶粉除非特别添加也缺乏叶酸，故单纯用这类乳品喂养而未及时添加辅食的婴儿容易缺乏叶酸。

（2）药物作用：长期应用广谱抗生素可使正常结肠内部分含叶酸的细菌被清除而减少叶酸的供应。抗叶酸代谢药物（如甲氨蝶呤、巯嘌呤等）抑制叶酸代谢而致病。长期服用抗癫痫药（如苯妥英钠、苯巴比妥、扑米酮等）也可影响叶酸吸收而致叶酸缺乏。

（3）代谢障碍：遗传性叶酸代谢障碍、某些参与叶酸代谢的酶缺陷也可致叶酸缺乏。

【发病机制】

体内叶酸经叶酸还原酶的还原作用和维生素 B_{12} 的催化作用后变成四氢叶酸，后者是 DNA 合成过程中必需的辅酶。因此，维生素 B_{12} 或叶酸缺乏都可致四氢叶酸减少，进而引起 DNA 合成减少。幼稚红细胞内的 DNA 合成减少使其分裂和增殖时间延长，导致细胞核的发育落后于胞质（血红蛋白的合成不受影响）的发育，使红细胞的胞体变大，形成巨幼红细胞。由于红细胞生成速度慢，加之异形的红细胞在骨髓内原位破坏（无效造血），进入血液循环的成熟红细胞寿命缩短，从而造成贫血。

DNA 合成不足也可影响粒细胞核成熟障碍，使其胞体增大，出现巨大幼稚粒细胞和中性粒细胞分叶过多现象。DNA 合成不足亦可使巨核细胞的核发育障碍而致核分叶过多,血小板减少。

脂肪代谢过程中,维生素 B$_{12}$ 能促使甲基丙二酸转变成琥珀酸而参与三羧酸循环,此作用与神经髓鞘中脂蛋白形成有关,因而能保持含有髓鞘的神经纤维的功能完整性。当维生素 B$_{12}$ 缺乏时,中枢和外周神经髓鞘受损,因而出现神经精神症状。维生素 B$_{12}$ 缺乏者对结核分枝杆菌易感性增高。叶酸缺乏主要引起情感改变,偶见深感觉障碍,其机制尚未明确。

【临床表现】

以 6 个月 ~2 岁多见,起病缓慢。

1. **一般表现**　多呈虚胖或颜面轻度水肿,毛发纤细稀疏、黄色,严重者皮肤有出血点或瘀斑。

2. **贫血表现**　皮肤常呈现蜡黄色,睑结膜、口唇、指甲等处苍白,偶有轻度黄疸;疲乏无力,常伴有肝脾大。

3. **精神、神经症状**　可出现烦躁不安、易怒等症状。维生素 B$_{12}$ 缺乏者表现为表情呆滞、目光发直、反应迟钝、嗜睡、不认亲人,少哭不笑,智力、动作发育落后甚至退步。重症病例可出现不规则性震颤,手足无意识运动,甚至抽搐、感觉异常、共济失调、踝阵挛和 Babinski 征阳性等。神经系统的异常可以不伴有贫血的出现。叶酸缺乏不发生神经系统异常,但可有神经精神异常。

4. **消化系统症状**　常出现较早,如厌食、恶心、呕吐、腹泻和舌炎等。

【实验室检查】

1. **外周血象**　呈大细胞性贫血,MCV>94fl,MCH>32pg。血涂片可见红细胞大小不等,以大细胞为多,易见嗜多色性和嗜碱点彩红细胞,可见巨幼变的有核红细胞,中性粒细胞呈分叶过多现象。网织红细胞、白细胞、血小板计数常减少。

2. **骨髓象**　增生明显活跃,以红细胞系增生为主,粒、红系统均出现巨幼变,表现为胞体变大、核染色质粗而松、副染色质明显。中性粒细胞的胞质空泡形成,核分叶过多。巨核细胞的核有过度分叶现象。

3. **血清维生素 B$_{12}$ 和叶酸测定**　血清维生素 B$_{12}$ 正常值为 200~800ng/L,<100ng/L 为缺乏。血清叶酸水平正常值为 5~6μg/L,<3μg/L 为缺乏。

4. **其他**　血清乳酸脱氢酶(LDH)水平明显升高。维生素 B$_{12}$ 缺乏者血清胆红素水平可轻中度升高,尿甲基丙二酸含量增高。

【诊断】

根据临床表现、血象和骨髓象可诊断巨幼细胞贫血;如神经精神症状体征明显,则考虑维生素 B$_{12}$ 缺乏所致可能;测定血清维生素 B$_{12}$ 或叶酸水平可进一步确诊。诊断巨幼细胞贫血后,还需要积极查明导致维生素 B$_{12}$ 和叶酸缺乏的原因。

【治疗】

1. **一般治疗**　注意营养,及时添加辅食;加强护理,防止感染;震颤明显而不能进食者可用鼻饲数天。

2. **祛除病因**　对引起维生素 B$_{12}$ 和叶酸缺乏的原因应予祛除。

3. **维生素 B$_{12}$ 和叶酸治疗**　最好根据血清维生素 B$_{12}$ 和叶酸的缺乏程度进行针对性治疗。单纯 B$_{12}$ 缺乏或有神经精神症状者,应以维生素 B$_{12}$ 治疗为主,500~1 000μg 一次肌内注射,即可纠正摄入不足导致的贫血;早期不加用叶酸,以免有可能加重与维生素 B$_{12}$ 相关的神经系统异常。用维生素 B$_{12}$ 治疗后 6~7h,骨髓内巨幼红细胞可转为正常幼红细胞(因此骨髓诊断应在用药前进行);一般精神症状 2~4d 后好转;网织红细胞 2~4d 开始增加,6~7d 达高峰,2 周后降至正常;神经精神症状恢复较慢。

单纯叶酸缺乏者,口服叶酸 0.5~1mg/d,持续治疗 3~4 周,至临床症状好转、血象恢复正常为止。同时口服维生素 C 有助于叶酸的吸收。服叶酸 1~2d 后食欲好转,骨髓中巨幼红细胞转为正常;2~4d 网织红细胞增加,4~7d 达高峰;2~6 周红细胞和血红蛋白恢复正常。

因使用抗叶酸代谢药物而致病者,可用亚叶酸钙治疗。先天性叶酸吸收障碍者,口服叶酸剂量应增至 15~50mg/d 才可能有效。

【预防】

改善哺乳母亲的营养,婴儿应及时添加辅食,注意饮食均衡,及时治疗肠道疾病,有吸收缺陷者给予替代治疗,注意合理应用抗叶酸代谢药物。

四、再生障碍性贫血

再生障碍性贫血在贫血病因分类中属于红细胞和血红蛋白生成不足、骨髓生血低下性贫血,此类疾病分类见表 15-3。其中 DBA 和 FA 是先天性骨髓生血低下性贫血中相对主要的疾病类型;而相对更常见的是后天获得性再生障碍性贫血。

表 15-3　骨髓生血低下性贫血分类

骨髓生血低下性贫血	先天性	获得性
纯红细胞再生障碍性贫血(pure red cell aplasia,PRCA)	先天性纯红细胞再生障碍性贫血(congenital hypoplastic anemia)又称 Diamond-Blackfan 贫血(DBA)	特发性:骨髓红系暂时性生成低下; 继发性:药物或感染
再生障碍性贫血	范科尼贫血(Fanconi anemia,FA) 先天性角化不良(DC) Shwachman-Diamond 综合征(SDS) 无巨核细胞性血小板减少症(CAMT)	特发性:原因未明; 继发性:药物、放射损伤、病毒感染

获得性再生障碍性贫血(acquired aplastic anemia)是以骨髓有核细胞增生减低和外周血全血细胞减少为特征的骨髓衰竭性疾病,此类贫血可发生在任何年龄,但以儿童和青春期较多见。一般无性别差异,继发于肝炎的病例则男性较多。主要症状是贫血、出血和反复感染,全血细胞均减少,一般无肝脾或淋巴结肿大。

【病因和发病机制】

可能的发病机制包括:①造血干/祖细胞量的减少和质的异常。②异常免疫反应损伤造血干/祖细胞。③造血微环境功能缺陷。

有明确病因或原因(如药物、放射损伤、病毒感染等)所致的获得性再生障碍性贫血称为继发性获得性再生障碍性贫血;无明确致病因素的称为特发性获得性再生障碍性贫血。

【临床表现】

症状的轻重视贫血的程度和病情发展的速度而异。常见的贫血症状为苍白、乏力和气促等。由于粒细胞减少而反复发生口腔黏膜溃疡、坏死性口炎及咽峡炎,甚至并发败血症,即使应用抗生素也很难控制。肝脾和淋巴结一般无肿大。急性病例病程较短,出血与感染进展迅速。慢性病例病情常起伏,迁延数年,在缓解期贫血与出血可不明显。

【实验室检查】

血常规检查常显示全血细胞减少,贫血呈正细胞正色素性,少数病例可出现大红细胞。校正后的网织红细胞 <1%。诊断需要至少符合以下 3 项中的 2 项:①血红蛋白 <100g/L;②血小板 <100×10⁹/L;③中性粒细胞绝对值 <1.5×10⁹/L。如为两系减少,则必须包含血小板减少。

对怀疑再生障碍性贫血的患者应该同时进行骨髓穿刺和骨髓活检检查。①骨髓穿刺:骨髓有核细胞增生活跃或减低,骨髓小粒造血细胞减少,非造血细胞(淋巴细胞、网状细胞、浆细胞、肥大细胞等)比例增高;巨核细胞明显减少或缺如,红系、粒系可明显减少。②骨髓活检:骨髓有核细胞增生减低,巨核细胞减少或缺如,造血组织减少,脂肪和/或非造血细胞增多,无纤维组织增生,网状纤维染色阴性,无异常细胞浸润。由于儿童不同部位造血程度存在较大差异,骨髓穿刺部位推荐髂骨或胫骨(年龄 <1 岁者)。

【诊断和鉴别诊断】

综合上述临床表现、血象和骨髓象,排除其他导致全血细胞减少的疾病,即可作出诊断。需要排除和鉴别的其他导致全血细胞减少的疾病如先天性骨髓衰竭性疾病、肿瘤性疾病(低增生性白血病、淋巴瘤和其他恶性肿瘤骨髓转移)、骨髓增生异常综合征、溶血性疾病再生障碍性贫血危象及其他疾病(肝病、营养性贫血、病毒感染、结缔组织病等)。

再生障碍性贫血诊断后需要进行严重程度分型,分型标准如下:

(1)重型再生障碍性贫血(severe aplastic anemia,SAA):①骨髓有核细胞增生程度 25%~50%,残余造血细胞少于 30% 或有核细胞增生程度低于 25%;②外周血象至少符合以下 3 项中的 2 项:中性粒细胞绝对值 <0.5×10⁹/L,血小板计数 <20×10⁹/L,网织红细胞绝对值 <20×10⁹/L 或校正后的网织红细胞 <1%。

(2)极重型再生障碍性贫血(very severe aplastic anemia,vSAA):除满足 SAA 条件外,需中性粒细胞绝对值 <0.2×10⁹/L。

(3)非重型再生障碍性贫血(non-severe aplastic anemia,NSAA):未达到 SAA 和 vSAA 标准。

【治疗】

首先需仔细追溯病史,祛除可能引起骨髓损害的病因。

1. 支持治疗　①一般措施:避免出血,防止外伤及剧烈活动;尽量避免接触对骨髓有损伤作用的药物;注意饮食卫生;定期口腔护理包括应用消毒剂(如西吡氯铵漱口水、盐水等)清洁口腔。②抗感染治疗:出现发热应积极做病原学检查,积极抗感染治疗。③成分血输注:红细胞输注指征为血红蛋白 <60g/L,建议血小板 <10×10⁹/L 时预防性输注,存在血小板消耗危险因素者可提高输注指征为 20×10⁹/L。严重出血者应积极给予成分输血,使血红蛋白和血小板达到相对安全的水平。建议使用过滤和 / 或照射过的血液制品。

2. 免疫抑制治疗(immunosuppression therapy,IST)

(1)环孢素(CsA):用于 NSAA 和 SAA 联合免疫治疗。一旦确诊尽早开始口服,起始剂量为 5mg/(kg·d),服药 2 周后监测血药浓度,调整维持全血谷浓度在 100~150μg/L,尽量维持峰浓度在 300~400μg/L,并注意药物不良反应。一般环孢素的总疗程应在 2~3 年,减量过快可能增加复发风险。

(2)联合 IST:是指环孢素联合抗胸腺细胞球蛋白(ATG)或抗淋巴细胞球蛋白(ALG)的治疗。用于无相合同胞供者的 SAA 和 vSAA 患者。

3. 雄激素　可以刺激红系造血,减轻女性患者月经期出血过多,是重要的辅助促造血药物。包括司坦唑醇、十一酸睾酮或达那唑。与环孢素配伍治疗 NSAA 有一定疗效。

4. 造血干细胞移植治疗　主要用于治疗 SAA、vSAA、输血依赖性 NSAA 或 IST 治疗无效的患者。SAA 和 vSAA 患儿一经确诊应尽早进行 HLA 配型。HLA 相合的同胞供者首选造血干细胞移植,若无同胞相合供者,应在免疫抑制治疗的同时积极寻找非血缘相合供者。

【预后】

再生障碍性贫血的预后与病情严重程度和治疗相关。SAA 发病急、病情重、病死率高,近年来随着治疗方法的改进,预后也有明显改善,但仍有少部分患者死于感染和出血。NSAA 患者如治疗合理,多数可缓解甚至治愈,仅少数进展为 SAA。

五、溶血性贫血概述

溶血性贫血(hemolytic anemia)是由于红细胞的破坏加速致其生存期缩短,而骨髓造血虽增强,但不足以代偿红细胞破坏所致的一组贫血。正常红细胞的寿命是 100~120d(新生儿期为 80~100d),当红细胞寿命短至 15~20d 时,即可引起溶血。溶血的诊断主要根据临床特点和实验室检查。

1. **临床特点** 需要注意:①地区和民族,如地中海贫血和 G-6-PD 缺陷症多发生在我国南方如广东、广西和四川等地;②年龄因素,新生儿溶血性贫血多为同族免疫性;③是否有贫血、黄疸或胆石症的家族史;④持续性或反复性发作贫血伴有网织红细胞计数增高;⑤间接胆红素增高;⑥脾大;⑦服用某些药物后出现贫血或血红蛋白尿。

2. **溶血的实验室检查** 对于诊断溶血和发现病因有重要作用。溶血致红细胞破坏增加的证据包括:①红细胞和血红蛋白常有不同程度的降低;②黄疸和高胆红素血症,以间接胆红素为主;③粪中粪胆原和尿中尿胆原排出增多;④血清结合珠蛋白降低;⑤血红蛋白血症和血红蛋白尿;⑥含铁血黄素尿。

红系造血代偿增加的证据包括:①网织红细胞不同程度增加;②外周血可见有核红细胞和红细胞碎片;③骨髓幼红细胞增生;④骨骼 X 线改变。

溶血性贫血的病因和分类见表 15-4。诊断溶血后需要寻找病因,进行病因特异性检查。观察外周血涂片或骨髓涂片中有无红细胞形态异常;选择性地进行渗透脆性试验、自身溶血试验、抗人球蛋白试验、血红蛋白电泳检查、变性珠蛋白小体生成试验、谷胱甘肽含量和稳定试验、丙酮酸激酶或 G-6-PD活性测定等病因特异性检测。

表 15-4 溶血性贫血的分类*

红细胞内在缺陷	
红细胞膜缺陷	遗传性球形红细胞增多症
	遗传性椭圆形红细胞增多症
红细胞酶缺陷	葡萄糖 -6- 磷酸脱氢酶(G-6-PD)缺乏
	丙酮酸激酶(PK)缺乏
血红蛋白病	
珠蛋白多肽链量的异常	α- 地中海贫血
	β- 地中海贫血
珠蛋白多肽链结构异常	不稳定血红蛋白病(HbE)
	变性血红蛋白血症(HbM)
珠蛋白肽链发育异常	遗传性胎儿血红蛋白持续综合征
红细胞外异常	
免疫性溶血性贫血	自身免疫性溶血性贫血
	药物诱发溶血性贫血
	同种免疫性溶血性贫血
	血型不合输血引起的溶血
非免疫性溶血性贫血	微血管病性溶血性贫血
	感染
	物理因素(烧伤、高热、电离辐射、行军性血红蛋白尿症)
	化学因素(药物、化学品)
	动植物因素(蛇、蜘蛛咬伤,有毒植物中毒)
其他溶血性贫血	脾功能亢进
	先天性造血障碍性贫血

注:*表中所列病种不完全,详细请查询参考书。

六、遗传性球形红细胞增多症

遗传性球形红细胞增多症（hereditary spherocytosis, HS）是一种先天性红细胞膜骨架蛋白异常引起的遗传性溶血性贫血，是遗传性溶血性贫血中比较常见的病因之一，也是先天性红细胞膜缺陷中最常见的一种遗传性溶血性贫血。临床以不同程度贫血、反复发作性黄疸和贫血加重、脾大、外周血球形红细胞增多及红细胞渗透脆性增加为特征。该病发病率一般在 20/10 万，北欧及北美人种发病率可高达 50/10 万；我国此病不少见，有研究认为我国的发病率为 1.27/10 万（男性）和 1.49/10 万（女性）。

【病因和发病机制】

本病是由于调控红细胞膜蛋白的基因突变造成红细胞膜缺陷所致，目前已经发现的 HS 分子遗传学异常主要见于表 15-5。大多数为常染色体显性遗传，少数为常染色体隐性遗传，约有 25% 的患者没有家族史，提示有新的基因突变或是隐性遗传所致。

表 15-5　遗传性球形红细胞增多症常见的基因突变和蛋白异常

异常蛋白	基因	比例 /%	遗传方式	严重程度
锚蛋白（ankyrin-1）	*ANK1*	50~67	显性和隐性	轻到中
带 3 蛋白（band 3）	*AE1*（*SLC4A1*）	15~20	显性	轻到中
膜收缩蛋白（β-spectrin）	*SPTB*	15~20	显性	轻到中
膜收缩蛋白（α-spectrin）	*SPTA1*	<5	隐性	严重
4.2 蛋白（protein 4.2）	*EPB4.2*	<10	隐性	轻到中

正常红细胞膜由双层脂质和膜蛋白组成，基因突变造成多种膜蛋白（主要是膜骨架蛋白）单独或联合缺陷。这些缺陷造成红细胞的病理生理改变：①红细胞膜双层脂质不稳定而丢失，使红细胞表面积减少，表面积与体积比值下降，红细胞变成小球形；②红细胞膜阳离子通透增加，钠和水进入胞内而钾透出胞外，为了维持红细胞内外钠离子平衡，钠泵作用加强致 ATP 缺乏，钙 -ATP 酶受抑，致细胞内钙离子浓度升高并沉积在红细胞膜上；③红细胞膜蛋白磷酸化功能下降，过氧化酶增加，与膜结合的血红蛋白增加。以上改变使红细胞膜的变形性能和柔韧性能减弱，少量水分进入胞内即易胀破而溶血，红细胞通过脾时易被破坏而溶解，发生血管外溶血。

【临床表现】

贫血、黄疸、脾大作为慢性溶血性贫血的三大特征，也是本病最主要的特征，而且在慢性溶血性贫血过程中易出现急性溶血反复发作。发病年龄越小，症状越重。

新生儿期起病者出现急性溶血性贫血和高胆红素血症，甚至可能发生高胆红素脑病。

婴儿和儿童患者贫血的程度变异较大。多数为轻至中度贫血。黄疸可见于大部分患者，多为轻度，呈间歇性发作性。几乎所有患者有脾大，且随年龄增长而逐渐显著，溶血危象时肿大明显。肝脏多为轻度肿大。未行脾切除患者可并发色素性胆石症，10 岁以下发生率为 5%，发现胆结石最小年龄为 4~5 岁。长期贫血可因骨髓代偿造血而致骨骼改变，但程度一般较地中海贫血轻。偶见下肢溃疡。

在慢性病程中，常因感染、劳累或情绪紧张等因素诱发黄疸和贫血加重，导致溶血危象（hemolytic crisis）和再生障碍性贫血危象（aplastic crisis）发生。溶血危象发生时，贫血和黄疸突然加重，伴有发热、寒战、呕吐，脾大显著并有疼痛。再生障碍性贫血危象则表现为以红系造血受抑为主的骨髓造血功能暂时性抑制，出现严重贫血，可有不同程度的白细胞和血小板减少，网织红细胞减低；此危象与微小病毒（parvovirus）感染有关，呈自限性过程，持续数天或 1~2 周缓解。

【实验室检查】

1. **外周血象**　贫血多为轻至中度，发生危象时可呈重度；网织红细胞多升高，再生障碍性贫血危象时降低;MCV 和 MCH 多正常,MCHC 可增加;白细胞及血小板多正常。外周血涂片可见胞体小(6.2~7μm)、染色深、中心浅染区消失的球形红细胞增多,是本病的特征,一般这种球形红细胞占红细胞的 20%~30%,也有仅占 1%~2% 者。

2. 红细胞渗透脆性试验 大多数病例红细胞渗透脆性增加,0.5%~0.75% 盐水中开始溶血,0.40% 完全溶血。24h 孵育脆性试验则 100% 病例呈阳性。

3. 其他 溶血的证据如血清间接胆红素和游离血红蛋白增高,结合珠蛋白降低,尿中尿胆原正常或增加,粪胆原增加。红细胞自身溶血试验阳性,加入葡萄糖或 ATP 可以纠正。酸化甘油试验阳性。骨髓象显示红系明显增生,但有核红细胞形态无异常。

4. 采用十二磺酸钠聚丙烯酰胺凝胶电泳或放射免疫法测定膜蛋白含量有助于判断膜蛋白的缺陷。分子生物学方法可确定基因突变位点,并分析遗传关系。

【诊断和鉴别诊断】

根据贫血、黄疸、脾大等临床表现,外周血球形红细胞增多,红细胞渗透脆性增加即可作出诊断;阳性家族史更有助于确诊。对于球形红细胞数量不多者,可作孵育后红细胞渗透脆性试验和自身溶血试验,如为阳性有诊断意义。须注意铁缺乏时红细胞渗透脆性可降低,当本病合并缺铁时,红细胞渗透脆性可能正常。

其他一些溶血性疾病也可在外周血发现一些球形红细胞,因此需要注意与自身免疫性溶血性贫血、药物引起的溶血性贫血、G-6-PD 缺乏症等鉴别。自身免疫性溶血患者 Coombs 试验通常呈阳性,肾上腺皮质激素治疗有效等可资鉴别。轻型 HS 溶血发作时可误为黄疸型肝炎,应注意鉴别。

【治疗】

1. 一般治疗 注意防治感染,避免劳累和情绪紧张。适当补充叶酸。

2. 防治高胆红素血症 见于新生儿发病者(参阅第六章第七节新生儿黄疸及溶血病)。

3. 输注红细胞 贫血轻者无须输注红细胞,重度贫血或发生溶血危象时应输注红细胞。发生再生障碍危象时除输注红细胞外,必要时需要输血小板。

4. 脾切除 脾切除是治疗本病的根本办法。术后患者贫血纠正,黄疸消失,不再发生溶血危象和再生障碍性贫血危象;红细胞渗透脆性有所改善,红细胞寿命延长,但先天缺陷及红细胞形态异常依然存在。脾切除需要有明确的适应证:①重症患者,输血依赖、生长发育落后、骨骼改变等;②中度患者,具有贫血导致的体能下降、重要器官灌注受影响、下肢溃疡或有髓外造血肿瘤发生,否则是否需要切脾或部分切脾需要慎重考虑;③轻度或代偿性溶血的患者,切脾可以延迟考虑或不考虑。切脾的年龄最好在 6~9 岁,或至少 3 岁以后。过早切脾将会导致手术后败血症风险增加。为防止术后感染,应在术前 1~2 周注射多价肺炎球菌疫苗,术后应用长效青霉素预防治疗 1 年。脾切除术后血小板计数于短期内升高,多数可以自行缓解,如血小板 >800×10⁹/L,应予抗血小板凝集药物如双嘧达莫等对症治疗。手术方式除了传统的脾切除方法外,近年来通过腔镜进行脾全切或大部分切除也取得了相当的效果和经验。

七、红细胞葡萄糖 -6- 磷酸脱氢酶缺乏症

红细胞葡萄糖 -6- 磷酸脱氢酶缺乏症(glucose-6-phoshate dehydrogenase deficiency,G-6-PD)是一种 X 连锁不完全显性遗传性溶血性疾病。患者常在一定诱因下才会表现出溶血发作,是红细胞酶缺乏性溶血性贫血最常见的一种类型。本病分布遍及世界各地,估计全世界有 4 亿人有 G-6-PD 缺乏症,总体发病率约为 4.9%。但各地区、各民族间的发病率差异很大,常在疟疾高发区、地中海贫血和异常血红蛋白病流行地区出现。地中海沿岸国家、东南亚、印度、非洲、美洲等地发病率高;在我国,此病主要见于长江流域及其以南各省,以云南、海南、广东、广西、福建、四川、重庆、江西、贵州等地的发病率较高,北方地区较为少见。

【遗传学】

本病是由于调控 G-6-PD 的基因突变所致。G-6-PD 基因定位于 Xq28,全长约 20kb,含 13 个外显子,编码 515 个氨基酸。G-6-PD 缺乏呈 X 连锁不完全显性遗传。男性半合子和女性纯合子均可发病,G-6-PD 多呈显著缺乏;女性杂合子发病与否,取决于其 G-6-PD 缺乏的细胞数量在细胞群中所占的比例,在临床上有不同的表现度,故称为不完全显性。

迄今,G-6-PD 基因的突变型已达 200 种以上;中国人(含海外华裔)的 G-6-PD 基因突变型已报道的有 35 种,其中最常见的是 c.1376G>T、c.1388 G>A 和 c.95 A>G,此 3 种突变占 75% 以上。同一地区的不同民族其基因突变型相似,而分布在不同地区的同一民族其基因突变型则差异很大。

按照世界卫生组织标准化的生化方法研究,迄今已发现 400 多种 G-6-PD 变异,其中有 20 多种能发生溶血,其余的则酶活力正常且无临床症状。正常白种人和黄种人的 G-6-PD 为 B 型,正常黑种人约 30% 为 A$^+$ 型,两型的区别是 B 型第 142 位天冬酰胺在 A$^+$ 型被天冬氨酸所替代。我国人群中已发现的变异型达 47 种之多,如台湾客家型、香港型、广州型等。基因突变型和生化变异型之间尚无明确的对应关系。

各种变异型的活性不同,故根据其酶活性和临床可将 G-6-PD 分为 5 大类:①酶活性严重缺乏(几乎为零),属先天性非球形细胞溶血性贫血,无诱因亦可发生慢性溶血,我国的香港型属于此类;②酶活性严重缺乏(< 正常的 10%),摄食蚕豆或服用伯氨喹类药物可诱发溶血,我国的台湾型属于此类;③酶活性轻至中度缺乏(正常的 10%~<60%),伯氨喹等药物可致溶血,我国的广州型属于此类;④酶活性轻度降低或正常(正常的 60%~100%),一般不发生溶血,正常人的 A 和 B 型属于此类;⑤酶活力增高,此类极为罕见,且无临床症状。

【发病机制】

本病发生溶血的机制尚未完全明确。目前认为服用氧化性药物(如伯氨喹)诱发溶血的机制如后所述。G-6-PD 是红细胞葡萄糖磷酸戊糖旁路代谢中所必需的脱氢酶,它使 6- 磷酸葡萄糖释出 H$^+$,从而使辅酶Ⅱ(NADP)还原成还原型辅酶Ⅱ(NADPH)。NADPH 是红细胞内抗氧化的重要物质,它能使红细胞内的氧化型谷胱甘肽(GSSG)还原成还原型谷胱甘肽(GSH)和维持过氧化氢酶(catalase,Cat)的活性(图 15-3)。Cat 是过氧化氢(H$_2$O$_2$)还原成水的还原酶。GSH 的主要作用是:①保护红细胞内含硫氢基(—SH)的血红蛋白、酶蛋白和膜蛋白的完整性,避免 H$_2$O$_2$ 对含—SH 基物质的氧化;②与谷胱甘肽过氧化物酶(GSH-Px)共同使 H$_2$O$_2$ 还原成水。G-6-PD 缺乏时,NADPH 生成不足,Cat 和 GSH 减少。因此,当机体受到氧化物侵害时,氧化作用产生的 H$_2$O$_2$ 不能被及时还原成水,过多的 H$_2$O$_2$ 作用于含—SH 基的血红蛋白、膜蛋白和酶蛋白,致血红蛋白和膜蛋白均发生氧化损伤。血红蛋白氧化成高铁血红蛋白和变性珠蛋白小体(Heinz body),红细胞膜的过氧化损伤则致膜脂质和膜蛋白巯基的氧化。上述作用最终造成红细胞膜的氧化损伤和溶血。

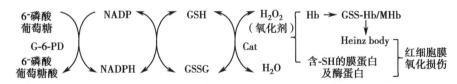

图 15-3　G-6-PD 参与的氧化和抗氧化示意图

溶血过程呈自限性,因新生的红细胞 G-6-PD 活性较高,对氧化剂药物有较强的“抵抗性”,当衰老红细胞酶活性过低而被破坏后,新生红细胞代偿性增加,故不再发生溶血。蚕豆诱发溶血的机制未明,很多 G-6-PD 缺乏者在进食蚕豆后并不一定发病,有待进一步研究。

【临床表现】

根据诱发溶血的不同原因,可分为以下 5 种临床类型:

1. **蚕豆病**（favism） 任何年龄均可发生,但常见于<10岁小儿,男孩多见。常在蚕豆成熟季节流行,进食蚕豆或蚕豆制品(如粉丝)均可致病,母亲食蚕豆后哺乳可使婴儿发病。通常于进食蚕豆或其制品后24~48h发病,潜伏期越短,病情越重,表现为急性血管内溶血。

轻者仅有轻微溶血和贫血,不伴有黄疸和血红蛋白尿,不易被发现。重者可以在短期内出现溶血危象,表现为迅速贫血、伴有黄疸和血红蛋白尿;由于红细胞大量溶解及其分解产物的作用,常出现畏寒、发热、恶心、呕吐、腹痛、腰痛等;血红蛋白尿的出现提示溶血严重或溶血在继续,尿色呈酱油色、浓茶色、红葡萄酒色;溶血严重者还可出现少尿、无尿、酸中毒和急性肾衰竭,甚至抽搐、休克、死亡。

轻者溶血过程呈自限性,重者需要及时治疗,以免病情进行性发展导致严重后果。

2. **伯氨喹型药物性溶血性贫血** 是由于服用某些具有氧化特性的药物而引起的急性溶血(表15-6),常于服药后1~3d出现急性血管内溶血。有头晕、厌食、恶心、呕吐、疲乏等症状,继而出现黄疸、血红蛋白尿,溶血严重者可出现少尿、无尿、酸中毒和急性肾衰竭。溶血过程呈自限性是本病的重要特点,轻症的溶血持续1~2d或1周左右,临床症状逐渐改善而自愈。

表 15-6 诱发 G-6-PD 缺乏症患者溶血的药物

药物种类	药物
退热止痛药	阿司匹林,乙酰苯肼,匹拉米酮
抗疟药	伯氨喹,帕马喹,米帕林,奎宁
磺胺类	氯苯磺胺,N-乙酰磺胺,磺胺醋酰,柳氮磺吡啶,磺胺异噁唑,磺胺吡啶
呋喃类	呋喃妥因,呋喃唑酮,呋喃西林
砜类	噻唑砜,硫唑砜
其他	二巯丙醇,亚甲蓝,萘(樟脑丸),锑波酚,尼立达唑,水溶性维生素K,氯霉素,氯喹,苯肼,丙磺舒,奎尼丁,甲苯磺丁脲,大剂量维生素C,熊胆,川连

3. **感染诱发的溶血** 细菌、病毒感染如急性传染性肝炎、上呼吸道感染、肺炎、腹泻、败血症、伤寒、菌痢、传染性单核细胞增多症、水痘等可诱发G-6-PD缺乏者发生溶血,一般于感染后几天之内突然发生溶血,程度大多较轻,黄疸多不显著。

4. **新生儿黄疸** 在G-6-PD缺乏症高发地区,由G-6-PD缺乏引起的新生儿黄疸并不少见。感染、病理产、缺氧、给新生儿哺乳的母亲服用氧化剂药物或新生儿穿戴有樟脑丸气味的衣服等均可诱发溶血,但也有不少病例无明显诱因。黄疸大多于出生2~4d、早至生后24h内、迟至2周出现,中至重度黄疸为主,半数患儿可有肝脾大,贫血大多数为轻度或中度,重者可致胆红素脑病。

5. **先天性非球形细胞性溶血性贫血**（CNSHA） 是一种少见类型,预后不良。在无诱因情况下出现慢性自发性血管内、外溶血。常于婴儿期发病,表现为贫血、黄疸、脾大;可因感染或服药而诱发急性溶血,甚而产生溶血危象或再生障碍性贫血危象。约有半数病例在新生儿期以高胆红素血症起病。

【实验室检查】

1. **血象** 急性溶血时红细胞数和血红蛋白计数迅速下降,网织红细胞增加,白细胞数正常或增加,血小板数正常;外周血可见有核红细胞、多染红细胞、红细胞碎片。

2. **红细胞 G-6-PD 缺乏的筛选试验** 常用3种方法:

(1)高铁血红蛋白还原试验:通过NADPH还原高铁血红蛋白的能力来间接测定G-6-PD活性。正常还原率>0.75;中间型为0.74~0.31;显著缺乏者<0.30。此试验简易,敏感性高,但特异性稍差,可出现假阳性。

(2)荧光斑点试验:NADPH在长波紫外线照射下能显示荧光,而NADP无此作用。G-6-PD活性正常者10min内出现荧光;中度缺乏者10~30min出现荧光;严重缺乏者30min仍不出现荧光。本试验敏感性和特异性均较高。

（3）硝基四氮唑蓝（NBT）纸片法：G-6-PD 活性正常者滤纸片呈紫蓝色，中度缺乏者呈淡蓝色，显著缺乏者呈红色。

3. 红细胞 G-6-PD 活性测定　是特异性的直接诊断和确诊的方法。主要是采用酶促反应中单位时间生成 NADPH 的量来反映 G-6-PD 活性。正常值随测定方法不同而异。G-6-PD 患者酶的活性多在正常 10% 以下。

4. 基因诊断　采用分子生物学的方法，检测到引起 G-6-PD 缺乏的相应基因可以确诊此病。

5. 变性珠蛋白小体生成试验　正常红细胞不含此小体，在溶血时阳性细胞 >0.05，溶血停止时呈阴性，CNSHA 持续阳性。此试验可以作为溶血的指征，但没有特异性，不稳定血红蛋白病患者和其他红细胞酶缺乏者此试验亦可为阳性。

【诊断】

病史中有急性溶血特征，并有食蚕豆或服用氧化性药物史，或有新生儿黄疸，或自幼即出现原因未明的慢性溶血，都应考虑本病。结合实验室检查即可确诊。阳性家族史或过去病史均有助于临床诊断。

【预防】

本病多数是在一定诱因作用下发生急性溶血，因此预防极为重要。

1. 群体预防　在 G-6-PD 缺陷高发地区，进行群体 G-6-PD 缺乏症的普查，或在婚前、产前、新生儿期筛查，以发现 G-6-PD 缺乏者，进行预防和宣教。

2. 个体预防　①已知为 G-6-PD 缺乏者应被告知所有禁用或慎用的药物和食物（见表 15-6），避免进食蚕豆及其制品，忌服有氧化作用的药物，并加强对各种感染的预防。②夫妇双方或一方有 G-6-PD 缺乏者，产前服用苯巴比妥，以减轻新生儿高胆红素血症或降低其发病率；忌用氧化性药物或使用樟脑丸储存衣物；哺乳母亲忌食蚕豆及其制品；防治新生儿感染。

【治疗】

无特殊治疗，无溶血者无须治疗。

发生急性溶血时应祛除诱因，停食蚕豆，停用可疑药物，治疗感染。

轻症者，急性溶血期给予一般支持疗法和补液即可，不需要输血，祛除诱因后溶血大多于 1 周内自行停止。溶血和贫血较重时，应供给足够水分，注意纠正电解质失衡，口服或静脉碳酸氢钠，使尿液保持碱性，以防止血红蛋白在肾小管内沉积，保护肾功能，如出现肾衰竭，应及时采取有效措施；严重贫血时，可输 G-6-PD 正常的红细胞 1~2 次。注意监视血红蛋白尿，直至消失。

新生儿黄疸按照新生儿高胆红素血症治疗。可用蓝光，个别严重者应考虑换血疗法，以防止胆红素脑病的发生。对 CNSHA 者，需要依赖输注红细胞维持生命，脾切除可能有一定帮助，有条件者可采用异基因造血干细胞移植重建正常造血。

八、地中海贫血

地中海贫血（thalassemia）又称海洋性贫血、珠蛋白生成障碍性贫血，是一组遗传性溶血性贫血。其共同特点是由于珠蛋白基因的缺陷，使血红蛋白中的珠蛋白肽链有一种或几种合成减少或不能合成，导致血红蛋白的组成成分改变。本组疾病的临床症状轻重不一，大多表现为慢性进行性溶血性贫血。

本病以地中海沿岸国家和东南亚各国多见，我国长江以南各省均有报道，以广东、广西、海南、云南、四川、重庆、贵州及香港等地发病率较高，北方地区少见。

正常人血红蛋白（Hb）中的珠蛋白肽链有 4 种，即 α、β、γ、δ 链，组合形成 3 种血红蛋白，即 HbA（$\alpha_2\beta_2$）、HbA$_2$（$\alpha_2\delta_2$）和 HbF（$\alpha_2\gamma_2$）。这些珠蛋白肽链分别由其相应的基因编码，这些基因的缺失或点突变可造成各种肽链的合成障碍，致使血红蛋白的组分改变。因此，根据不同珠蛋白基因缺失或缺陷所引起相应的珠蛋白肽链合成抑制情况不同，通常将地中海贫血分为 α、β、δβ、δ 等 4 种类型，其中以 β- 和 α-

地中海贫血较为常见。地中海贫血的遗传方式是常染色体不完全显性遗传(图 15-4)。

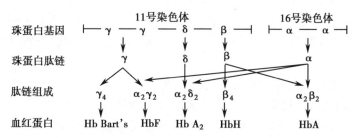

图 15-4　地中海贫血基因和血红蛋白形成关系图

(一) β- 地中海贫血

β- 地中海贫血是由于调控 β 珠蛋白基因缺陷,导致 β 珠蛋白肽链合成障碍所产生的溶血性贫血。

【病因和发病机制】

人类 β 珠蛋白基因簇位于 11p15.4(见图 15-4)。β- 地中海贫血的发生主要是由于基因的点突变,少数为基因缺失所致。β- 地中海贫血基因突变非常复杂,迄今已发现的突变点达 200 多种,国内已发现 50 多种突变。基因缺失和有些点突变可致 β 链的生成完全受抑制,称为 β^0 地中海贫血;有些点突变使 β 链的生成部分受抑制,称为 β^+ 地中海贫血。根据 β^0 和 β^+ 的组合,将地中海贫血分为 3 型。①重型:是 β^0 或 β^+ 基因的纯合子(β^0/β^0、β^+/β^+),或是 β^0 和 β^+ 基因的双重杂合子(β^0/β^+);②中间型:是某些 β^+ 基因纯合子(β^+/β^+)、部分 β^0 和 β^+ 基因的双重杂合子(β^0/β^+)、非典型 β- 地中海贫血杂合子、重型 β- 地中海贫血合并 α- 或 δβ- 地中海贫血及某些变异型 β- 地中海贫血的纯合子;③轻型:是 β^0、β^+ 和 δβ 基因的杂合子。

重型 β- 地中海贫血由于 β 链生成完全或几乎完全受到抑制,以致含有 β 链的 HbA($\alpha_2\beta_2$)合成减少或消失,多余的 α 链与 γ 链结合形成 HbF($\alpha_2\gamma_2$),致 HbF 合成明显增加;由于 HbF 的氧亲和力高,使患者组织缺氧。过剩的 α 链沉积于幼红细胞和红细胞中,形成 α 链包涵体附着于红细胞膜上而使其变僵硬,在骨髓内大多破坏而导致"无效造血";部分含有包涵体的红细胞虽能成熟并被释放至外周血,但当它们通过微循环时容易被破坏;这种包涵体还影响红细胞膜的通透性,从而使红细胞的寿命缩短。因此,患儿临床表现呈慢性溶血性贫血。贫血和缺氧刺激 EPO 合成增加,促使骨髓造血增加,引起骨骼的改变,导致特殊面容。贫血引起肠道对铁的吸收增加,加上治疗过程中的反复输血,使大量的铁在组织中贮存,导致含铁血黄素沉着症。

中间型 β- 地中海贫血的 β 珠蛋白肽链合成部分抑制,尚有部分 β 珠蛋白肽链生成,其病理生理改变与重型相似但程度轻,发病年龄晚,贫血等临床表现较重型轻。轻型地中海贫血是 β^0 或 β^+ 地中海贫血的杂合子状态,β 链的合成仅轻度减少,故其病理生理改变极其轻微。

【临床表现】

1. **重型**　又称 Cooley 贫血。患儿出生时无症状,3~12 个月开始发病,发病越早病情越重。呈慢性进行性贫血,面色苍白,发育不良,常有轻度黄疸;肝脾逐渐肿大,以脾大明显;症状随年龄增长而日益明显。由于骨髓代偿性增生导致骨骼变大、髓腔增宽,先发生于掌骨,以后为长骨和肋骨;1 岁后颅骨改变明显,表现为头颅变大、额部隆起、颧高、鼻梁塌陷,两眼距增宽,形成地中海贫血特殊面容。

患儿常并发支气管炎或肺炎。当并发含铁血黄素沉着症时,因过多的铁沉着于心肌和其他脏器如肝、胰腺、脑垂体等而引起相应脏器损害的症状,其中最严重的是心力衰竭,它是贫血和铁沉积造成心肌损害的结果,是导致患儿死亡的重要原因。本病如不治疗,多于 5 岁前死亡。

2. **中间型**　多于幼童期出现症状,其临床表现介于轻型和重型,中度贫血,脾轻或中度大,黄疸可有可无,骨骼改变较轻。

3. **轻型**　患者无症状或轻度贫血,脾不大或轻度大。病程经过良好,能存活至老年。本病易被忽略,多在重型患者家族调查或体检时被发现。

【辅助检查】

1. **血象** 外周血象呈小细胞低色素性贫血,红细胞大小不等,中央浅染区扩大;出现异形、靶形、碎片红细胞,以及有核红细胞、点彩红细胞、嗜多染性红细胞、豪-周小体等;网织红细胞正常或增高。

2. **骨髓象** 红细胞系统增生明显活跃,以中、晚幼红细胞占多数,成熟红细胞改变与外周血相同。

3. **红细胞渗透脆性** 重型和中间型患者明显减低;轻型患者正常或减低。

4. **血红蛋白电泳或抗碱试验** 重型和中间型 HbF 含量明显增高,尤其是重型升高明显,大多>0.40,轻型 HbF 多正常;HbA$_2$ 含量升高是轻型患者的重要特点,而在重型和中间型正常或增高。该项检查是诊断 β-地中海贫血的重要依据。

5. **珠蛋白肽链分析** β/α 比值下降,重型患者 <0.1,中间型 <0.5。

6. **β珠蛋白基因分析** 利用分子生物学方法检测珠蛋白基因,可以明确其突变位点或缺失,明确其为纯合子还是杂合子,是确诊手段之一。

7. **X 线检查** 颅骨 X 线片可见颅骨内外板变薄,板障增宽,在骨皮质间出现垂直短发样骨刺。重型患者明显。

【诊断和鉴别诊断】

根据临床表现和实验室检查特点,结合阳性家族史,一般可以初步确诊,有条件者可以做基因检查确诊。

轻型 β-地中海贫血需要与缺铁性贫血鉴别。详见本章第二节缺铁性贫血鉴别诊断。

【治疗】

轻型地中海贫血无须特殊治疗。中间型和重型地中海贫血应采取下列一种或数种方法治疗。

1. **一般治疗** 注意休息和营养,积极预防感染。适当补充叶酸和维生素 E。

2. **输血和去铁治疗** 此法在目前仍是最重要的治疗方法和选择。

(1)红细胞输注:对于重型 β-地中海贫血应从早期开始给予中、高量规则输血,使患儿生长发育接近正常和防止骨骼病变。其方法是:先反复输注浓缩红细胞,使患儿血红蛋白量达 120~150g/L;然后每隔 2~4 周输注浓缩红细胞 10~15ml/kg,使血红蛋白含量维持在 90g/L 以上。但由于反复输血容易导致和加重含铁血黄素沉着症,故应同时给予铁螯合剂治疗。对于中间型 β-地中海贫血,需要根据贫血的程度和病情考虑是否需要输血。

(2)铁螯合剂:通常在规则输注红细胞 1 年或 10~20 U 后进行铁过载评估,如有铁过载(如 SF>1 000μg/L),则应开始用铁螯合剂。铁螯合剂治疗同时需要动态监测铁过载状态,监测指标包括:血清铁蛋白浓度(SF)、肝脏铁浓度(LIC)、核磁共振成像 T$_2$ 检测肝脏和心脏铁。

去铁胺(deferoxamine,DFO)是最早应用于临床的一种注射铁螯合剂,可以增加铁从尿液和粪便排出,但不能阻止胃肠道对铁的吸收。去铁胺 25~50mg/(kg·d),每晚 1 次,持续皮下注射 8~12h,或加入等渗葡萄糖液中静脉滴注 8~12h;5~6d/周,长期应用。去铁胺也可以在输注红细胞悬液的同时经由静脉输注。去铁胺副作用不大,偶见过敏反应,但长期使用偶可致白内障和长骨发育障碍,剂量过大可引起视力和听觉减退。维生素 C 联合应用可加强去铁胺从尿中排铁的作用,剂量为 2~3mg/(kg·d),与去铁胺同时使用。

口服铁螯合剂临床应用多年,避免了患者皮下或静脉注射去铁胺的不便,增加了依从性。①地拉罗司(deferasirox,DFX):在许多地区和国家已替代 DFO 成为一线铁螯合剂,剂量为 20~30mg/(kg·d),1 次 /d,适用于 2 岁以上患儿。②去铁酮(deferiprone,DFP,L1):是一种二齿状突起的口服铁螯合剂,标准剂量为 75mg/(kg·d)(每日不超过 100mg/kg),分 3 次口服,适用于 6 岁以上患儿。DFP 对心脏铁过载有较强的作用,与 DFO 合用时对于清除心肌铁有更好的效果。重度铁过载(SF>2 500μg/L,和 /或 LIC>15mg/g 干重),单用铁螯合剂效果不佳时,可考虑 2 种铁螯合剂联合治疗。

3. **脾切除** 脾切除可能改善贫血的症状或减少输血,对中间型 β-地中海贫血部分有效,对重型

β- 地中海贫血大多无效。脾切除可致免疫功能减弱,应在 5~6 岁以后施行并严格掌握指征:①输血需要量增加,每年需输注浓缩红细胞超过 200ml/kg 者;②脾功能亢进者;③巨脾引起压迫症状者。

4. 造血干细胞移植 异基因造血干细胞移植是目前能根治重型 β- 地中海贫血的方法。如有 HLA 完全相合的亲缘造血干细胞供者,应作为治疗重型 β- 地中海贫血的首选方法;相合的无关供者的骨髓或外周血干细胞移植也可作为强力推荐和考虑。移植前患者的铁过载状态和肝脏纤维化是关系到移植效果的重要危险因素。

5. 基因调控治疗 包括药物诱导治疗和基因编辑治疗。前者是指应用化学药物刺激增加 γ 基因表达或减少 α 基因表达,以改善 β- 地中海贫血的症状;主要的研究药物有羟基脲、5- 氮杂胞苷 (5-AZC)、阿糖胞苷、白消安、异烟肼等。基因编辑治疗主要集中在自体造血干细胞和诱导多能干细胞方面,尚处于研究中。

【预防】

开展人群普查和遗传咨询、做好婚前指导,对预防本病有重要意义。采用基因分析法进行产前诊断,可在妊娠早期对重型 β- 地中海贫血胎儿作出诊断并及时终止妊娠,以避免重型 β- 地中海贫血患儿出生,是目前预防本病行之有效的方法。

(二) α- 地中海贫血

α- 地中海贫血是由于调控 α 珠蛋白的基因缺失或功能缺陷,导致 α 珠蛋白肽链合成障碍的一组遗传性溶血性贫血。

【病因和发病机制】

人类 α 珠蛋白基因簇位于 16pter-p13.3(见图 15-4)。每条染色体各有 2 个 α 珠蛋白基因,从 5' 端到 3' 端顺序分别为 $\alpha_2\alpha_1$ 基因;一对染色体共有 4 个 α 珠蛋白基因(αα/αα)。α- 地中海贫血大多是由于 α 珠蛋白基因的缺失所致,少数由基因点突变造成。

若一条染色体上的 2 个 α 基因均缺失或缺陷,导致相应 α 链合成完全抑制,称为 α^0 地中海贫血(基因型:--/αα);若是一条染色体上的 1 个 α 基因缺失或缺陷,则 α 链的合成部分受抑制,称为 α^+ 地中海贫血(基因型:-α/αα)。后者又分为两种情况:一种是缺失 α_2 基因,称为左侧缺失,所缺失的是 4.2kb 的基因片段($\alpha^{4.2}$);另一种是缺失 α_2 基因的 3' 端和 α_1 端的 5' 端,形成了由 α_2 基因的 5' 端和 α_1 基因的 3' 端构成的融合基因,称为右侧缺失,所缺失的是 3.7kb 的基因片段($\alpha^{3.7}$)。

非缺失型 α- 地中海贫血是由基因点突变导致的 α 珠蛋白基因缺陷(α^T)所致,迄今已发现的突变有 10 多种,国内以 HbCS(Hb Constant Spring,α^{CS})和 HbQS(Hb Quong Sze,α^{QS})多见,其他突变少见。

α^0 和 α^+ 地中海贫血的基因组合,产生以下几种 α- 地中海贫血:

1. 重型 又称为 Hb Bart's 胎儿水肿综合征。此型是 α^0 地中海贫血的纯合子状态,其 4 个 α 珠蛋白基因都缺失或缺陷,以致完全无 α 链生成,因而含有 α 链的 HbA、HbA$_2$ 和 HbF 的合成减少。患者在胎儿期即发生大量 γ 链聚合形成四聚体(γ_4,Hb Bart's)。由于 Hb Bart's 的氧亲和力很高,造成胎儿严重缺氧、水肿,导致胎儿死亡或娩出后即死亡。

2. 中间型 又称血红蛋白 H 病(HbH 病)。此型是 α^0 和 α^+ 地中海贫血的杂合子状态,4 个 α 珠蛋白基因有 3 个缺失或缺陷,导致 α 珠蛋白合成受到严重抑制,仅有少量 α 链合成,多余的 β 链过剩聚合成四聚体(β_4),称为 HbH。HbH 对氧亲和力较正常 HbA 高 10 倍,不易释放出氧气,致使组织缺氧;同时,HbH 又是一种不稳定的四聚体,含有较多的—SH 基,容易被氧化导致 β_4 解离为游离的 β 链,在红细胞内变性沉淀而形成 HbH 包涵体,附着于红细胞膜上,使红细胞受损,通过脾时易被破坏而致急型溶血性贫血。

3. 轻型 此型是 α^+ 地中海贫血纯合子或 α^0 地中海贫血杂合子状态,它虽有 2 个 α 珠蛋白基因缺失或缺陷,但仍能代偿合成相当数量的 α 珠蛋白肽链,病理生理改变轻微。

4. 静止型 此型是 α- 地中海贫血杂合子状态,它仅有一个 α 基因缺失或缺陷。α 珠蛋白肽链的合成略为减少,无明显病理生理改变。

【临床表现】

1. **静止型 α- 地中海贫血**　患者无临床及血液异常表现；红细胞形态正常；出生时脐带血中 Hb Bart's 含量为 0.01~0.02，但 3 个月后即消失。

2. **轻型 α- 地中海贫血**　患者无贫血或轻度贫血，感染时贫血可加重；轻度肝脾大或无肿大；轻度小细胞低色素性贫血；HbA_2 和 HbF 含量正常或稍低，患儿脐血 Hb Bart's 含量为 0.03~0.14，于生后 6 个月时完全消失。

3. **HbH 病**　此型临床表现差异较大，出现贫血的时间和贫血轻重不一。大多在婴儿期以后逐渐出现贫血、疲乏无力、肝脾大、轻度黄疸；年龄较大患者可出现类似重型 β- 地中海贫血的特殊面容。合并呼吸道感染或服用氧化性药物、抗疟药物等可诱发急性溶血而加重贫血，甚至发生溶血危象。

实验室检查：外周血象和骨髓象的改变类似重型 β- 地中海贫血；红细胞渗透脆性减低；包涵体生成试验阳性；HbA_2 及 HbF 含量正常，出生时血液中含有约 0.25 Hb Bart's 及少量 HbH；随年龄增长，HbH 逐渐取代 Hb Bart's，其含量为 0.024~0.44。

4. **Hb Bart's 胎儿水肿综合征**　胎儿常于 30~40 周时流产、死胎或娩出后 30min 内死亡，胎儿呈重度贫血、黄疸、水肿、肝脾大、胸腔积液、腹腔积液。胎盘巨大且质脆。实验室检查血红蛋白几乎全是 Hb Bart's 或同时有少量 HbH。

【诊断和鉴别诊断】

根据临床特点和实验室检查，结合阳性家族史，一般可做出诊断。有条件时，可作基因诊断。本病须与缺铁性贫血、遗传性球形红细胞增多症、G-6-PD 缺乏症鉴别。

【治疗】

静止型和轻型 α- 地中海贫血无须特殊治疗；Hb Bart's 胎儿水肿综合征多在宫内或娩出后死亡，目前暂无治疗方法；主要针对 HbH 病的治疗如下：

1. **一般治疗**　注意休息和营养，积极预防感染。

2. **输血和去铁治疗**　HbH 病贫血程度多介于轻至中度，除非在感染、应激、手术等情况下，一般不需要输注红细胞。由于输血量和输血频率均比重型 β- 地中海贫血少，相应发生铁过载和含铁血黄素沉着症较少，一般不必用铁螯合剂；只有在较长时间反复输血、出现铁过载之后才需使用铁螯合剂，其剂量和方法如前所述。

3. **急性溶血危象处理**　发生急性溶血危象时，首先应祛除诱因，如控制感染、停用相关药物等；供给足够水分，注意纠正电解质和酸碱失衡；口服或静脉补碱，使尿液保持碱性。贫血较重时应输注红细胞。溶血危象多呈自限性，大多于 7~14d 恢复。

4. **脾切除**　是目前治疗 HbH 病的重要方法之一，能够明显改善贫血症状和减少输血。正如前所述，脾切除可致免疫功能减弱，应在 5~6 岁以后施行并严格掌握适应证和注意事项。

【预防】

开展人群普查和遗传咨询，做好婚前指导，对预防本病有重要意义。采用基因分析法进行产前诊断，在妊娠早期发现和诊断胎儿水肿综合征，及时终止妊娠。

九、自身免疫性溶血性贫血

自身免疫性溶血性贫血（autoimmune hemolytic anemia，AIHA）是免疫性溶血性贫血的一种，其他还有小儿时期较多见的新生儿同族免疫性溶血性贫血和药物性免疫性溶血性贫血。AIHA 是由于机体内产生了与红细胞自身抗原起反应的自身抗体，并吸附于红细胞表面，从而引起红细胞破坏的一种溶血性贫血。本病在儿童时期不少见，其发病数约占全部溶血性贫血的 1/4，其中 77% 发生于 10 岁以下小儿，男性略多于女性。主要根据自身抗体作用在红细胞所需的最合适温度，可把 AIHA 分为温抗体型和冷抗体型，具体病因分类见表 15-7。

表 15-7　自身免疫性溶血性贫血的病因分类

病因分类	温抗体型	冷抗体型
原发性	原发性自身免疫性溶血性贫血	原发性自身免疫性溶血性贫血
继发性	淋巴增殖性疾病	淋巴增殖性疾病
	结缔组织疾病	感染(支原体、EB 病毒)
	非淋巴系肿瘤(卵巢癌)	阵发性冷性血红蛋白尿症
	慢性炎症性疾病(溃疡性结肠炎)	先天梅毒
	免疫缺陷病	
药物性	半抗原或药物吸附(青霉素)	
	免疫复合物(奎宁,奎尼丁)	
	自身抗体产生(甲基多巴)	

(一) 温抗体型自身免疫性溶血性贫血

【病因和发病机制】

本病可分为原发性与继发性两大类。原发性者无明显诱因,继发性因素包括结缔组织疾病、恶性淋巴瘤、某些免疫缺陷病、病毒感染及预防接种。此外,约 20% 是由于某些药物引起(见表 15-7)。

发病机制:①红细胞抗原性改变。如某些病毒细菌的产物或药物如青霉素、先锋霉素等与红细胞膜的蛋白质结合,改变了红细胞膜的抗原性,从而产生抗体,破坏红细胞。②药物与抗体形成免疫复合物,不牢固地吸附在红细胞膜上,激活补体,促使发生溶血。③交叉反应性抗体的产生。如病毒或细菌等感染后产生的抗体,交叉作用于红细胞抗原而致溶血。④机体自身免疫监视功能失调。免疫活性细胞丧失了对自身红细胞的识别能力,从而产生自身抗体,引起溶血。

溶血机制:①红细胞的免疫清除。温抗体主要是 IgG,其 Fab 段与红细胞膜抗原结合,使红细胞被自身抗体调理化,调理化的红细胞可以在血液循环内被直接破坏(血管内溶血);而尤其是当通过脾等器官时,附着在红细胞膜上的温抗体 Fc 段与巨噬细胞膜的 Fc 受体结合,不需要激活补体,即被巨噬细胞吞噬(血管外溶血)。②红细胞的损伤。巨噬细胞不仅可以直接消化调理的红细胞,而且其表面的具有蛋白裂解活性的酶还可以将部分红细胞膜消化掉,致红细胞容积与膜的比值增高而成球形,球形红细胞通过脾时易被破坏。③补体参与红细胞溶解作用。自身抗体与红细胞抗原结合后,通过传统补体激活途径激活补体,造成红细胞溶解。温抗体型 AIHA 主要是血管外溶血,当有补体参与时,也可发生血管内溶血。

【临床表现】

根据病情一般分为急性型与慢性型两种。

1. 急性型　占温抗体型 AIHA 的 70%~80%,以婴幼儿和学龄前儿童多见,多在 2~12 岁。多继发于感染,尤其是呼吸道感染后。起病急,伴有寒战、发热、乏力、苍白和黄疸,常出现血红蛋白尿。脾多肿大。少数合并血小板减少时有出血现象。临床经过呈自限性,起病 1~2 个月内溶血停止,病程不超过 3~6 个月。其潜在的系统疾病少见。由青霉素引起者与其用量有关,若每天不超过 120 万 U,很少出现溶血,溶血一般较轻,停药后溶血很快消退。急性型对肾上腺皮质激素治疗效果好,多能完全恢复,很少死亡。

2. 慢性型　临床过程多漫长,多见于婴儿和 12 岁以上儿童。以原发性者居多,偶继发于红斑狼疮等结缔组织病。起病缓慢,主要症状为贫血、黄疸、肝脾大,可合并血小板或粒细胞减少。症状反复发作可持续数个月或数年,甚至长达 20 年之久。肾上腺皮质激素的疗效不肯定。病死率约为 10%,死亡原因常常和原发系统疾病有关。合并血小板减少者,预后大多较严重。

【实验室检查】

1. 血象和骨髓象　贫血多呈轻到重度。血涂片可见红细胞大小不等,呈球形,嗜多色性。网织红细胞计数明显增高,在急性型可以 >10%,而在再生障碍性贫血危象时显著减少。血小板正常或减少。

白细胞计数多增高,偶见减少。骨髓红系明显增生。

2. **抗人球蛋白试验**(antiglobulin test,或 Coombs test)　分为直接抗人球蛋白试验(DAT)和间接抗人球蛋白试验(IAT),前者主要是测定吸附于红细胞表面的不完全抗体,而后者主要是测定血浆中游离的不完全抗体。本病这两种试验大多数都为阳性,试验结果阳性是诊断的重要依据,尤其是DAT 阳性。少数患者抗人球蛋白试验始终为阴性,主要与抗人球蛋白试验的敏感性及试剂有关。因此,普通抗人球蛋白试验阴性不能完全除外本病。

新生儿同种免疫性溶血、输血反应所致的溶血和其他自身免疫性疾病时此试验亦呈阳性,需结合临床加以区别。

3. **其他**　红细胞渗透性试验可以增高,其增高程度与周围血中球形红细胞的多少呈正比。此外,未结合胆红素增加、结合珠蛋白减低等同其他溶血性贫血。

【诊断】

根据有溶血的临床表现,结合直接抗人球蛋白试验阳性,即可诊断。对于抗人球蛋白试验阴性的可疑病例,诊断主要依据临床表现和肾上腺皮质激素的治疗反应来判断;如果肾上腺皮质激素有效,除外其他溶血性疾病,结合临床也可以诊断。

诊断后需要进一步确定是原发性还是继发性。有的继发性 AIHA,其原发病常在溶血性贫血之后出现,因此需要长期随访,结合临床表现,尽早发现。

【治疗】

总的治疗措施包括纠正贫血和消除抗体两方面。继发于其他疾病或药物者,应积极治疗原发疾病或立即停用引起溶血的药物。

1. **肾上腺糖皮质激素**　是首选药物,它的作用是:①抑制巨噬细胞吞噬包被有自身抗体的红细胞,干扰巨噬细胞膜的 Fc 受体的表达和功能;②减少红细胞与抗体的结合;③抑制自身抗体的产生。

急性严重贫血时应用甲泼尼龙 40mg/(m²·d),静脉滴注,于 1~3d 病情稳定后改为泼尼松口服,40~60mg/(m²·d),分 3~4 次口服,4~7d 后可改为每天 1 次口服,以减轻副作用。当血红蛋白稳定在 100g/L左右及以上,网织红细胞计数下降时,即可将泼尼松用量减半,此后逐渐减量;如病情持续稳定,抗人球蛋白试验转阴,则可于病程 2 个月后停药。若减量或停药后复发,可再加量至控制溶血的剂量。为了减轻肾上腺皮质激素的副作用,凡需长期用药者尽可能隔日顿服。肾上腺皮质激素的有效率为 32.5%~77%。

2. **利妥昔单抗**(rituximab)　利妥昔单抗是 CD20 单克隆抗体,能够作用于表达 CD20 的 B 淋巴细胞,诱导其凋亡,减少自身抗体的产生,从而发挥抗肿瘤和免疫抑制作用。目前的临床研究主要推荐用于 AIHA 二线治疗或难治复发类型的治疗。一般采用 375mg/m²,每周 1 次,连续用 4 周。

3. **其他免疫抑制剂**　副作用较多,一般不宜首选。适用于激素治疗无效或激素维持量过高过长者;脾切除无效或切除后复发者。常用的有硫唑嘌呤、巯嘌呤、环磷酰胺及环孢素等。

4. **脾切除**　适应证:①激素治疗有禁忌证者;②大剂量激素治疗无效者;③需要长期用较大剂量的激素才能维持血红蛋白在正常水平者;④激素与免疫抑制剂联用仍不能控制溶血者;⑤经常反复发作者。温抗体型 AIHA 脾切除后,约有 50% 原发性和 30% 继发性可获缓解。

5. **输血**　需要慎重和避免不必要的输血,因为输血可能因输入补体而加重溶血和引起输血反应。需要纠正严重贫血时,宜输入红细胞,每次输入 100ml 为宜;为减少补体作用,可输经生理盐水洗涤过的同型红细胞。输血速度宜慢,如发现血清游离血红蛋白增多或溶血加重,应立即停止输血。

6. **其他**　对危重患者可试用大剂量静脉注射丙种球蛋白,部分患者有效,可起到缓解溶血的作用。血浆置换可以降低血清中 IgG 水平。达那唑与激素联合使用作为维持治疗。也有应用抗淋巴细胞球蛋白或抗胸腺细胞球蛋白治疗 AIHA。

原发性 AIHA 严重程度变异大,大多预后良好,也有严重威胁生命的情况。约 30% 的 AIHA 患者发展为慢性,需要注意常伴有的基础疾病。

（二）冷抗体型自身免疫性溶血性贫血

冷抗体型自身免疫性溶血性贫血可为原发性，但多数继发于支原体感染、EB 病毒感染，偶见继发于淋巴细胞增殖性疾病。

【发病机制】

冷凝集素是 IgM 抗体，在 4℃的条件下，稀释至 1:1 000 可使生理盐水中的红细胞凝集。在寒冷的环境中，冷凝集素可使红细胞在小血管中凝集，引起阻塞而致发绀和雷诺综合征；当体内温度低于32℃时，IgM 抗体与红细胞膜上的抗原相结合，激活补体而致红细胞膜损伤，导致血管内溶血。

【临床表现】

可分为两个类型：冷凝集素病和阵发性冷性血红蛋白尿症。

1. **冷凝集素病**（cold agglutinin disease） 急性起病患者多为 5 岁以下小儿，发病多在寒冷季节，常继发于支原体肺炎或传染性单核细胞增多症以后。除原发病的症状外，在寒冷季节出现雷诺征：如指（趾）远端和耳廓肿胀、疼痛、局部皮肤发绀。贫血较轻或间歇性贫血，但与遇冷有关。黄疸和脾大多不明显。病程经过多呈自限性，即原发病痊愈时，本病亦随之而愈。慢性型主要见于老年人。

2. **阵发性冷性血红蛋白尿症**（paroxysmal cold hemoglobinuria，PCH） 1 岁后小儿均可发病，多继发于先天性梅毒、麻疹、腮腺炎、水痘、传染性单核细胞增多症等，少数为原发性。患儿每于遇冷后发病，多起病急，以血管内溶血为主，偶伴雷诺征；或呈慢性溶血性贫血，与寒冷无关。大多持续数小时后缓解，遇冷可以复发。

【实验室检查】

1. **冷凝集素试验** 冷凝集素病患者血浆中冷凝集素滴度可高达 1:2 000 以上，主要是 IgM，在寒冷（4℃）和补体参与下，与自身红细胞、O 型红细胞或与患者的同型红细胞发生凝集，当温度增至37℃时，凝集的红细胞发生可逆性散开。冷凝集素试验阳性是诊断冷凝集素病的重要依据。

2. **冷热溶血试验** 阵发性冷性血红蛋白尿症患者血浆中含有自身冷溶血素，是抗红细胞的自身冷抗体，是 IgG 抗体。当患者全身或局部处于 16℃以下时，冷抗体与自身红细胞结合，体外加入补体，温度升至 37℃时即发生溶血。本试验阳性是诊断阵发性冷性血红蛋白尿症的重要依据。

【治疗与预后】

主要治疗原发病。贫血严重时可输注红细胞，但应将输入的血加温至 37℃，以减少溶血。肾上腺皮质激素与脾切除的效果均不肯定，但用硫唑嘌呤或环磷酰胺等可使症状减轻。

（于 洁）

第三节 出血性疾病

一、概述

正常的止血凝血机制包括血管收缩、血小板凝集和血液凝固，其中任何一项发生异常，都可造成临床上的出血倾向。

【正常止血和凝血机制】

正常止血、凝血过程中，血管壁、血小板和凝血因子三者的作用密切相关，一般可分为两大步骤：

1. **血管收缩与血小板的作用** 组织受伤后，该处血管，尤其是小静脉和毛细血管由于交感神经的轴突反射作用，发生反应性收缩，历时 15~30s，使血管腔变窄，血流减慢或停止。由于血管内皮损伤，血管内皮下的胶原纤维暴露,血小板黏着于其上,释放 5- 羟色胺、腺苷二磷酸(ADP)等物质,使血管进一步收缩,可达 30min 之久。同时,血小板解体释放 ADP 使血小板聚集,形成白色血栓,起到机械堵塞伤口的作用,但这种止血作用并不牢固(图 15-5)。

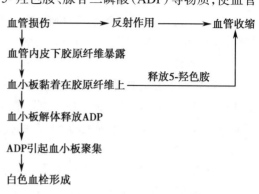

图 15-5　止血的第一步骤

2. **血液凝固**　是止血的重要因素。血液凝固是一系列凝血因子的连锁反应,其凝血过程一般分为 3 个阶段(图 15-6):①活性凝血活酶形成;②凝血酶形成;③纤维蛋白形成。此凝血过程中任何一个凝血因子的减少或缺乏,都可以使血液凝固发生障碍,导致出血或渗血不止。目前已知的凝血因子有 14 种(表 15-8)。

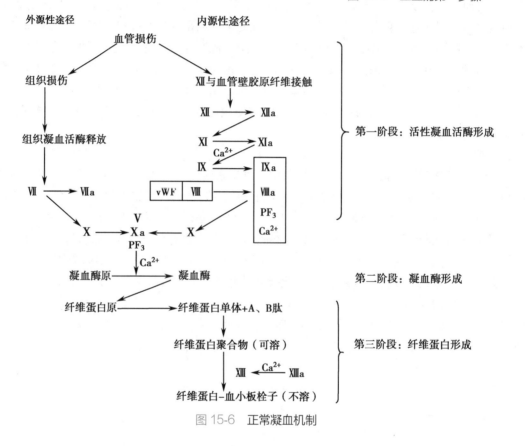

图 15-6　正常凝血机制

表 15-8　血浆凝血因子

因子代号	凝血因子名称	因子代号	凝血因子名称
I	纤维蛋白原	IX	血浆凝血活酶成分(PTC)
II	凝血酶原	X	Stuart-Prower 因子
III	组织因子	XI	血浆凝血活酶前质(PTA)
IV	钙离子	XII	接触因子
V	易变因子	XIII	纤维蛋白稳定因子
VII	稳定因子	PK	激肽释放酶
VIII	抗血友病球蛋白(AHG)	HK	高分子量激肽原

注:因子VI为因子V的衍生物,不再列出。

正常情况下,人体内有抗凝血物质以维持动态平衡。在纤溶酶(血浆素)的作用下,纤维蛋白可分解为纤维蛋白降解产物(FDP),以保持纤维蛋白形成和降解的动态平衡。纤维蛋白降解增强也可导致出血。

【出血性疾病分类】

根据出血的原因与发病机制,可将出血性疾病分3大类:①血管因素;②血小板因素;③凝血因子因素。各类中都包含先天性和获得性疾病。

【出血性疾病诊断】

1. **病史和体格检查** 了解患者出血史至为重要,须注意以下几方面:

(1)出血类型:以皮肤及黏膜的瘀点、瘀斑为主,多提示血小板性或血管性出血,此类出血如有外伤诱发,可即刻出血,持续时间短。如以深部组织(肌肉关节腔)出血为主,则提示凝血因子缺乏,常在外伤后缓慢发生,持续时间长。

(2)出血诱因:有药物接触史,多提示血小板性;如轻伤后出血不止,多为凝血因子障碍。

(3)家族史:遗传性出血疾病应询问祖父母、父母及兄弟姐妹以及外祖父母、舅舅有无类似病史及出血史。

(4)体检:观察出血的形态与分布,平坦或高出皮表,是否对称。有无肌肉出血或关节腔出血,有无全身性疾病表现。

2. **实验室检查** 常用的几种出凝血检查及其意义如下:

(1)血小板计数:血小板 $<100 \times 10^9/L$ 为减少,$>500 \times 10^9/L$ 为增多。一般血小板低于 $50 \times 10^9/L$ 时可能自发性出血,低于 $20 \times 10^9/L$ 可能发生明显出血,低于 $10 \times 10^9/L$ 则可能出血严重。血小板特别高时易发生血栓,也可引起出血。

(2)出血时间:是指皮肤被刺伤后出血停止所需要的时间,正常为 1~3min,4min 以上为延长(Duke法)。出血时间与毛细血管收缩能力、血管内皮细胞相互黏合功能、血小板数及其功能、血中 vWF、凝血酶原复合体、纤维蛋白原含量、局部皮肤弹性和受压情况、针刺伤口深浅等有关。出血时间延长见于原发和继发血小板减少、血管性血友病、先天性纤维蛋白原缺乏症、纤溶状态及严重的 V、Ⅷ、Ⅸ、X 因子缺乏和遗传性毛细血管扩张症等。

(3)凝血时间(试管法):这是一种比较简单的测定血液中凝血因子活力的方法。正常值为 5~11min;>15min 为延长,提示凝血功能障碍。

(4)复钙时间(又称血浆凝固时间):其意义与凝血时间基本相同,但较敏感,易于观察,可以重复。正常值为 1.5~3min,>4min 为延长。

(5)血块收缩:主要是检测血小板的功能。正常人血块 1h 开始收缩,18~24h 收缩完全。血块收缩不良见于血小板减少或血小板无力症、凝血酶或纤维蛋白形成重度减少等情况。

(6)束臂试验:测定毛细血管脆性和血小板功能。

(7)凝血酶原时间(prothrombin time,PT):是用于检查 Ⅱ、V、Ⅶ、X 因子(统称凝血酶原复合体)的一种方法。应做正常人对照,比正常对照延长 3s 以上为异常。PT 延长见于:先天性因子 Ⅱ、V、Ⅶ、X 减少或继发性凝血酶原复合物减少、纤维蛋白原减少、血中抗凝物质(如肝素等)增多,某些药物或肝、肾疾病时也可见凝血酶原时间延长。

(8)凝血酶原消耗试验:通过测血清中剩余凝血酶原含量,检查形成凝血活酶的各因子有无异常,包括 V、Ⅷ、Ⅸ、X、Ⅺ、Ⅻ因子和血小板第 3 因子。其中任何因子缺乏时,凝血活酶生成不良,血清剩余凝血酶原多,凝血酶原消耗试验时间缩短,比同时正常人对照相差40%有意义。在血友病、原发或继发性血小板减少性紫癜、血小板无力症时本试验时间缩短,高凝状态和血栓性疾病时延长。

(9)部分凝血活酶时间(APTT):用于检查内源性凝血系统所有凝血因子,特别是Ⅷ、Ⅸ、Ⅺ、Ⅻ因子。本试验延长见于因子 Ⅰ、Ⅱ、V、Ⅷ、Ⅸ、Ⅺ、Ⅻ减少以及肝素等抗凝物质增多时;缩短见于 DIC 高凝状态,因子Ⅷ或因子V增多。

(10)凝血活酶生成试验(TGT):比凝血酶原消耗试验更加敏感,能测出轻型血友病。患者标本比正常对照延长 5s 以上为异常,应用患者标本与正常人标本进行各种组合试验,即可确定缺乏何种凝血因子。

(11)血小板黏附试验:可以检测血小板止血最初阶段的功能。黏附率减低见于血管性血友病(血浆中 vWF 缺乏)、巨大血小板综合征(血小板膜上缺乏 vWF 受体)、血小板无力症、血小板贮存池病等。

(12)血小板聚集试验。

【治疗原则】

1. 病因治疗   对获得性出血性疾病,必须针对病因进行积极治疗。

2. 输血及血液成分补充治疗   在病情危重或需手术时,应在短期内积极大量补充缺乏的止血和凝血因子;纠正因失血导致的贫血。

3. 选择止血药物   必须针对性强。

二、免疫性血小板减少症

血小板数低于 100×10^9/L 定义为血小板减少症。免疫性血小板减少症(immune thrombocytopenia,ITP)即是过去称谓的特发性血小板减少性紫癜,是小儿时期最常见的血小板减少症和出血性疾病,据估计其发病率为 1/20 000。其主要临床特点是:皮肤、黏膜自发性出血,血小板减少,出血时间延长和血块收缩不良,骨髓巨核细胞发育受到抑制。ITP 有原发(primary)和继发(secondary)之分,在诊断时需要注意除外继发性 ITP。

【病因和发病机制】

ITP 患儿在发病前 1~4 周常有病毒感染史,多为上呼吸道感染。这些感染的病毒包括麻疹病毒、风疹病毒、水痘病毒、腮腺炎病毒、EB 病毒、肝炎病毒、巨细胞病毒以及 HIV;EB 病毒相关的 ITP 常病程短,而 HIV 相关的 ITP 则呈慢性。还有约 1% 的病例是在注射活疫苗之后发病。

研究认为病毒感染不是导致血小板减少的直接原因。部分儿童在病毒感染后产生抗自身血小板抗体,结合了抗体的血小板被脾巨噬细胞的 Fc 受体识别,被吞噬和破坏,血小板的寿命缩短,致血小板数量减少。另外,部分患者血清中血小板相关抗体(PAIgG)含量增高,且急性型比慢性型增加更为明显,PAIgG 的含量与血小板数呈负相关关系;进一步的研究显示,血小板和巨核细胞有共同抗原性,抗血小板抗体同样作用于骨髓巨核细胞,导致巨核细胞成熟障碍,巨核细胞的生成和释放均受到明显影响,使血小板进一步减少。因此 ITP 被认为是自身免疫性疾病(图 15-7)。

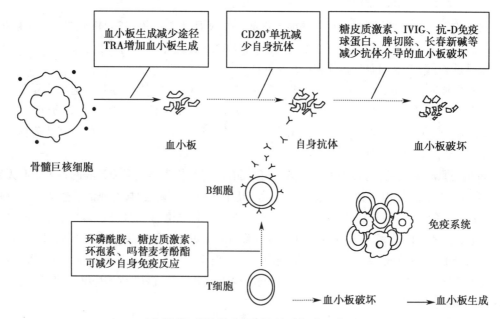

图 15-7   ITP 发病机制和治疗靶点示意图

脾是破坏血小板的主要器官,其次是肝。正常情况下,75% 的血小板是在脾、肝中被破坏和清除。脾也是产生抗血小板抗体的主要器官。

【临床表现】

本病见于小儿各年龄时期,多见于 1~4 岁小儿,男女发病率无差异,冬春季发病例数较高。急性起病患儿于发病前 1~4 周常有急性病毒感染史,如上呼吸道感染、流行性腮腺炎、水痘、风疹、麻疹、传染性单核细胞增多症等,偶见于接种麻疹减毒活疫苗或结核菌素之后发生。大多数患儿出现皮疹前无任何症状,部分可有发热。

患儿以自发性皮肤和黏膜出血为突出表现。多表现为针尖大小的皮内或皮下出血点,或为瘀斑和紫癜,少数有皮肤血肿;皮疹分布不均,常以四肢较多,在易于碰撞的部位更多见。鼻出血或牙龈出血常伴随皮疹出现或是起病时的突出表现;胃肠道出血少见,偶见肉眼血尿。青春期女性患者可有月经过多。少数患者可有结膜下和视网膜出血。颅内出血少见,发生率不到 0.5%,但一旦发生则预后不良。出血严重者可致贫血。肝、脾、淋巴结一般不肿大。

新诊 ITP 后迁延不愈者多见于学龄期及学龄期后的儿童;男女发病数比例为 1:3;病症隐匿和缓慢,出血症状较急性期轻,主要为皮肤黏膜出血,可有持续出血或反复发作性出血,每次发作可持续数个月甚至数年。病程呈发作和间歇缓解交替,间歇期长短不一,可数周至数年,间歇期可无出血或仅有轻度鼻出血。约 30% 的患儿于发病数年后可自然缓解。反复发作者脾可有轻度肿大。

临床上严重程度的判断主要根据临床活动性出血的表现,依次为皮肤出血点 < 黏膜出血 < 内部脏器出血 < 颅内出血。皮肤瘀点、瘀斑越多,病情也相对越严重。血小板计数做参考。

70%~80% 的患儿于急性发病后 1~6 个月内缓解或痊愈,20%~30% 的患儿呈慢性病程,大龄儿童尤其是青少年转为慢性的可能性较大。ITP 伴严重出血的概率不到 3%,病死率为 0.5%~1%,主要致死原因为颅内出血。

【实验室检查】

1. **外周血象和凝血功能**　血小板计数 $<100 \times 10^9/L$,出血轻重与血小板数多少有一定关系。血小板 $<50 \times 10^9/L$ 时可见自发性出血,$<20 \times 10^9/L$ 时出血明显,$<10 \times 10^9/L$ 时严重出血的风险增加。慢性型者可见血小板大小不等,染色较浅。失血较多时可致贫血,白细胞数正常。出血时间延长,凝血时间正常,血块收缩不良,血清凝血酶原消耗不良。

2. **骨髓象**　为了确诊此病并排除白血病和再生障碍性贫血时,需要进行骨髓检查。急性 ITP 骨髓巨核细胞数增多或正常,慢性 ITP 巨核细胞数显著增多。幼稚巨核细胞增多,核分叶减少,核 - 浆发育不平衡,产生血小板的巨核细胞明显减少,其胞质中有空泡形成、颗粒减少和胞质量少等现象。

3. **血小板抗体测定**　可作为 ITP 诊断的参考指标,不是诊断必需的指标。ITP 时血小板相关抗体 PAIgG 可增高,但非特异性改变;同时检测 PAIgM 和 PAIgA,以及测定结合在血小板表面的糖蛋白、血小板内的抗 GP Ⅱb/Ⅲa 自身抗体和 GP Ⅰb/Ⅸ 自身抗体等,可提高诊断 ITP 的敏感性和特异性。

【诊断和鉴别诊断】

临床以皮肤黏膜出血为主要表现;无明显肝、脾及淋巴结肿大;反复查血小板计数 $<100 \times 10^9/L$;骨髓巨核细胞分类中以成熟未释放血小板的巨核细胞为主,巨核细胞总数增加或正常;以上表现并排除其他引起血小板减少的疾病即可诊断。

诊断 ITP 后,通过治疗、随访和观察,根据病程长短作出分型诊断。①新诊断 ITP:病程 <3 个月;②持续性 ITP:病程 3~12 个月;③慢性 ITP:病程 >12 个月。该分型不适用于继发性 ITP。

ITP 的诊断需与下列疾病相鉴别:

1. **急性白血病**　外周血白细胞数不增高的急性白血病易与 ITP 相混淆,常有肝脾和淋巴结肿大,通过血涂片和骨髓检查发现白血病细胞即可确诊并鉴别。

2. **再生障碍性贫血**　患者表现与 ITP 合并贫血者相似。但再生障碍性贫血时贫血较重,外周血中性粒细胞数减少,骨髓造血功能减退,巨核细胞减少有助于诊断。

3. **Wiskott-Aldrich 综合征**　是一种 X 连锁隐性遗传的免疫缺陷性疾病,除有血小板减少和出血的表现外,还有血小板体积减小,常合并湿疹和易感染,常伴有免疫功能紊乱。

4. **过敏性紫癜**　为出血性斑丘疹,对称分布,多见于下肢和臀部,但血小板数多正常,易于鉴别。

5. **其他继发性血小板减少性疾病**　严重细菌感染和病毒血症均可引起血小板减少,化学药物、脾功能亢进、部分自身免疫性疾病(如系统性红斑狼疮等)、恶性肿瘤侵犯骨髓和某些溶血性贫血等均可导致血小板减少,应注意鉴别。

【治疗】

ITP 是一种呈良性过程的出血性疾病,多数新发急性 ITP 都可能自限,因此对于轻微临床程度的 ITP 患者,重要的是宣教,防止外伤加重出血,随访观察,不需要药物治疗,这是花费最小、副作用最小的一种重要的治疗策略。患者有活动性或明显出血表现,和/或血小板明显或严重减少,如血小板低于 $(20~30) \times 10^9/L$ 时,需要给予药物治疗,治疗目的为减少血小板破坏、促进血小板生成,从而使血小板数量满足机体止血需要,控制出血,而非一定需要使血小板达到正常水平。参见图 15-7。

1. **一般治疗**　在急性出血期间尽量减少活动,避免外伤,明显出血时应卧床休息。应积极预防及控制感染,避免服用影响血小板功能的药物(如阿司匹林等)。

2. **ITP 的一线治疗**　主要用于新诊需要药物治疗的 ITP。

(1)糖皮质激素:其主要药理作用是降低毛细血管通透性,抑制血小板抗体产生,抑制单核巨噬细胞系统破坏有抗体吸附的血小板。常用泼尼松,剂量为每天 1.5~2mg/kg,分 3 次口服或顿服;血小板数 $\geq 100 \times 10^9/L$ 后稳定 1~2 周,逐渐减量直至停药,一般疗程 4~6 周。另外有大剂量短疗程地塞米松冲击治疗:即地塞米松剂量 0.6mg/(kg·d)(最大剂量不超过 40mg/d) × 4 天,静脉滴注或口服用药;如果治疗反应不佳,可在 24d 后再用,重复 2~5 次,血小板数稳定后即可停用。

(2)大剂量静脉丙种球蛋白:其主要作用是:①封闭巨噬细胞受体,抑制巨噬细胞对血小板的结合与吞噬,从而干扰单核巨噬细胞吞噬血小板的作用;②在血小板上形成保护膜,抑制血浆中的 IgG 或免疫复合物与血小板结合,从而使血小板避免被吞噬细胞所破坏;③抑制自身免疫反应,使抗血小板抗体减少。单独应用大剂量静脉丙种球蛋白的升血小板效果与激素相似,推荐用法:每次 0.8~1g/kg 静脉滴注,必要时次日可再用 1 次,或每日 0.4g/kg,连续 3~5d 静脉滴注。IVIG 慎用于 IgA 缺乏患者、糖尿病患者和肾功能不全患者。

3. **急重症治疗**　在有重要脏器或威胁生命的出血的情况下,需要紧急治疗,以尽快提升血小板至安全水平和止血。

(1)血小板输注:因患儿血液循环中有大量抗血小板抗体,输入血小板很快被破坏,故通常不主张输血小板。紧急情况下需要高于平常 2~3 倍剂量的血小板输注,同时予以大剂量肾上腺皮质激素,以减少输入的血小板被破坏。

(2)在血小板输注的同时给予大剂量激素和或大剂量 IVIG。常用地塞米松每天 0.5~2mg/kg,或甲泼尼龙每天 15~30mg/kg,静脉滴注,连用 3d,后改泼尼松口服。IVIG 用法同前。

4. **ITP 的二线治疗**　对于一线治疗无效的 ITP 患者,需重新评估其诊断,排除继发因素,再考虑二线治疗,主要用于持续性和慢性 ITP。

(1)大剂量激素:如上所述的大剂量地塞米松和甲泼尼龙可作为二线治疗选择,在必要时应用。注意在有治疗反应后尽快调整剂量,避免副作用。

(2)促血小板生成类药物:该类药物通过与巨核细胞表面 TPO 受体结合,促进巨核细胞分化和成熟,增加血小板生成。此类药物起效快(1~2 周),但停药后疗效一般不能维持,需进行个体化的维持治疗。目前开始应用于临床的此类药物主要有:重组人血小板生成素(rhTPO)、艾曲波帕(eltrombopag)、罗米司亭(romiplostim)。

(3)利妥昔单抗(rituximab):通过清除 B 淋巴细胞减少血小板相关抗体产生,具有 30%~60% 的治疗反应率。通常采用 375mg/m², 静脉滴注, 每周 1 次, 连续用 4 次。

(4) 脾切除: 脾切除有效率约 70%, 但是伴随严重感染的风险比较大。适应证: ①病程超过 12 个月, 血小板持续 <20×10⁹/L(尤其是 <10×10⁹/L), 伴有活动性出血症状, 内科治疗效果不好者, 手术宜在 6 岁以后进行。②危及生命的严重出血(如颅内出血), 输注血小板、大剂量静脉丙种球蛋白及激素治疗都不能使血小板尽快上升时。术前做好预防感染的准备。部分性脾栓塞术治疗 ITP 的近、远期疗效与脾切除无明显差异, 但不良反应较多。

(5) 其他药物: 如硫唑嘌呤、长春新碱、环磷酰胺、环孢素、达那唑等曾用于治疗复发或难治 ITP, 由于考虑其有效性和安全性, 目前已不推荐。一些新型的免疫抑制剂(如吗替麦考酚酯、西罗莫司等)在慢性难治性 ITP 的应用价值仍需要进一步研究。

三、血友病

血友病(hemophilia)是一组遗传性凝血功能障碍的出血性疾病, 包括: ①血友病 A 即因子Ⅷ(又称抗血友病球蛋白, AHG)缺乏症; ②血友病 B 即因子Ⅸ(又称血浆凝血活酶成分, PTC)缺乏症。在男性人群中血友病 A 的发病率约为 1/5 000, 血友病 B 的发病率约为 1/25 000; 血友病 A 较为常见, 占 85%, 血友病 B 次之, 占 10%~15%。其共同特点为终身在轻微损伤后发生长时间出血。

【病因和发病机制】

血友病 A 和 B 为 X 连锁隐性遗传, 由女性传递、男性发病。因子Ⅷ和因子Ⅸ缺乏都可使凝血过程第一阶段中的凝血活酶生成减少, 引起血液凝固障碍, 导致出血倾向。

因子Ⅷ(FⅧ)是血浆中的大分子复合物(抗原为Ⅷ:Ag, 促凝活性部分为Ⅷ:C), 它与 von Willebrand Factor(vWF)以非共价形式结合成复合物存在于血浆中。血友病 A 患者血浆中 vWF 并不缺乏, 只是Ⅷ促凝活性部分缺乏, 10%~15% 是由于功能不良。已知控制Ⅷ:C 的遗传基因位点在 X 染色体长臂二区 5~8 带。因子Ⅸ(FⅨ)是一种由肝合成的糖蛋白, 在其合成过程中需要维生素 K 的参与。

【临床表现】

血友病 A 和 B 大多在 2 岁时发病, 亦可在新生儿期即发病。90% 血友病 A 患者有家族史, 同一家族患者中, 因子Ⅷ缺乏程度大致相同。关节、肌肉及深部组织出血是本组疾病的主要表现, 终身于轻微损伤或小手术后有长时间出血的倾向。血友病 A 和血友病 B 的临床表现几乎完全相同, 出血频率、严重程度与凝血因子水平有关。主要出血表现如下所述。

1. **皮肤、黏膜出血** 由于皮下组织、口腔、牙龈黏膜易于受伤, 为出血好发部位, 但少见皮肤出血点。幼儿亦常见于头部碰撞后出血和血肿形成。

2. **肌肉出血和血肿** 重型血友病 A 患者常发生肌肉出血和血肿, 多发生在创伤或活动过久后, 见于用力的肌群。血肿在外力作用后并不是即刻明显, 而是血液缓慢渗透逐渐明显; 出血较久外颜色为棕黄色, 局部稍硬, 在其间可触及硬核。深部肌肉出血时可形成血肿, 导致局部肿痛和活动受限; 由于血肿压迫可引起局部缺血性损伤和纤维变性, 在前臂可引起手挛缩, 小腿可引起跟腱缩短, 腰肌痉挛可引起下腹部疼痛; 血肿压迫还可导致受压神经支配区域感觉障碍和肌肉萎缩; 颈部血肿可引起上呼吸道梗阻, 导致呼吸困难, 甚至窒息死亡。

3. **关节积血** 是血友病最具有特征性的临床表现之一, 最早出现出血的关节腔是踝关节, 年长儿以膝关节及肘关节出血最为常见, 其次为髋、肩关节等处。关节出血可以分为 3 期。①急性期: 关节腔内及周围组织出血, 引起局部红、肿、热、痛和功能障碍。由于肌肉痉挛, 关节多处于屈曲位置。②关节炎期: 因反复出血, 血液不能完全被吸收, 刺激关节组织, 形成慢性炎症, 滑膜增厚。③后期: 关节纤维化、强硬、畸形、肌肉萎缩、骨质破坏, 导致功能丧失。膝关节反复出血, 常引起膝屈曲、外翻、腓骨半脱位, 形成特征性的血友病步态。

4. **创伤或手术后出血** 不同程度的创伤、小手术, 如拔牙、扁桃体切除、脓肿切开、肌内注射或针灸等,都可引起相应部位严重出血,不易止住。

5. **其他部位的出血**　如鼻出血、咯血、呕血、黑便、血便和血尿等;也可发生颅内出血,是最常见的致死原因之一。

血友病的临床表现轻重程度与因子活性密切相关,因此根据其活性和临床表现将血友病分为重型、中型及轻型(表15-9)。了解其相互关系,对于判断病情轻重,指导治疗有重要帮助。

表 15-9　血友病因子水平和临床严重程度分型

严重程度	Ⅷ:C/ Ⅸ:C*	临床表现
重型	<1%	自发性出血,关节肌肉出血
中型	1%~5%	小手术/外伤后可有严重出血,偶有自发出血
轻型	>5%~40%	手术和外伤可致非正常出血

注:* 患者因子活性占正常血浆因子活性的百分比(正常血浆因子活性定义为100%,即 1ml=1U)。

【实验室检查】

1. **血友病 A 和 B 实验室检查的共同特点**　①凝血时间延长(轻型者正常)。②凝血酶原消耗不良。③活化部分凝血活酶时间延长。④凝血活酶生成试验异常。⑤出血时间、凝血酶原时间和血小板正常。

2. **纠正试验**　当凝血酶原消耗试验和凝血活酶生成试验异常时,为了进一步鉴别两种血友病,可作纠正试验。

3. **凝血因子测定**　用免疫学方法测定因子Ⅷ:C 和因子Ⅸ:C 的活性,对血友病 A 或血友病 B 有确诊意义。正常新鲜血浆所含因子Ⅷ:C 或因子Ⅸ:C 平均活性均为 IU/ml(以 100% 表示),根据因子Ⅷ:C 或因子Ⅸ:C 活性水平的高低,将血友病 A 或血友病 B 分为重型(<1%)、中型(1%~5%)、轻型(>5%~40%)3 种临床类型(见表 15-9)。

4. **基因诊断**　利用分子生物学技术,发现血友病患者基因突变位点和形式,并可于产前进行胎儿基因诊断。

【诊断和鉴别诊断】

1. **诊断**　需要注意以下特征:①男孩反复发生出血或外伤后出血不止;②亲兄弟或母系家族中男性有类似出血史;③临床表现为皮下血肿、肌肉血肿、关节出血;④活化部分凝血活酶时间延长;⑤确诊依赖于凝血因子Ⅷ、Ⅸ活性测定。

2. **血友病须与以下疾病进行鉴别**

(1)血管性血友病:常染色体显性遗传,男女均可发病,有出血时间延长、阿司匹林耐量试验阳性、血小板黏附率降低、血小板对瑞斯托霉素无凝集反应、血浆Ⅷ:C 减少或正常、血浆 vWF 减少或缺乏。

(2)凝血酶原复合体(包括 Ⅱ、Ⅶ、Ⅸ、Ⅹ因子)减低症:有类似于血友病 A 的出血症状和凝血时间延长,但有凝血酶原时间延长,多数患者维生素 K 治疗有效。

(3)血小板减少性紫癜或血小板功能异常:都以皮肤自发性瘀点、瘀斑为主要表现,但有血小板减少或功能不良的表现,且出血时间延长,凝血时间正常。

【治疗和预防】

本组疾病尚无根治疗法。血友病 A 发病年龄越早,预后越差;死亡主要原因是意外损伤,其次为手术后失血;器官内出血或颅内出血也是死亡危险因素。

1. **预防出血**　自幼养成安静生活习惯,以减少和避免外伤出血,尽可能避免肌内注射,如因患外科疾病需作手术治疗,应注意在术前、术中和术后补充所缺乏的凝血因子。

2. **局部止血**　急性出血时执行 RICE [休息(rest)、冷敷(ice)、压迫(compression)、抬高(elevation)] 原则,在没有因子替代的情况下也可部分缓解关节、肌肉出血。对表面创伤、鼻或口腔出血可局部压迫止血,或用纤维蛋白泡沫、明胶海绵蘸组织凝血活酶或凝血酶敷于伤口处。早期关节出血者宜卧床休息,并用夹板固定肢体,放于功能位置;亦可用局部冷敷,并用弹力绷带缠扎。关节出血停止、肿痛消失时,可作适当体疗,以防止关节畸形,严重关节畸形可用手术矫形治疗。

3. 因子替代疗法 目的是将患者所缺乏的因子提高到止血水平,以治疗或预防出血。

(1)因子Ⅷ和因子Ⅸ制剂选择:目前经新技术提取并经灭毒处理的高纯度因子Ⅷ和因子Ⅸ已完全取代了传统的制剂,而且基因重组人因子Ⅷ和因子Ⅸ制剂已在临床广泛应用,治疗的有效性和安全性得到了进一步提升。

1)基因重组人因子Ⅷ和因子Ⅸ制剂:因子Ⅷ的半衰期为8~12h,需每12小时输注1次,每输入1U/kg可提高血浆因子Ⅷ活性约2%。因子Ⅸ的半衰期为18~24h,常每24小时输注1次,每输入1U/kg可提高血浆因子Ⅸ活性约1%。具体计算公式:FⅧ首次需要量 =(需要达到的 FⅧ浓度 – 基础 FⅧ浓度)× 体重(kg)×0.5,在首剂给予之后每8~12小时再输注首剂量的1/2~2/3;FⅨ首次需要量 =(需要达到的 FⅨ浓度 – 基础 FⅨ浓度)× 体重(kg),在首剂给予之后每12~24小时再输注。

2)冷沉淀物:系从新鲜冷冻血浆中分离制成,国产冷沉淀制剂通常由200ml 血浆制成,每袋容量为20ml,含因子Ⅷ和因子ⅩⅢ各80~100U,纤维蛋白原250mg,一定量的vWF 及其他沉淀物。用于血友病 A 和血管性血友病(vWD)等的治疗,要求与受血者 ABO 血型相同或相容。

3)凝血酶原复合物:含有因子Ⅱ、Ⅶ、Ⅸ、Ⅹ,可用于血友病 B 的治疗。

4)输血浆或新鲜全血:一般不推荐,仅在没有其他选择的紧急情况下使用。按 1ml 血浆含 1U 因子计算;血友病 B 患者可输注储存 5d 以内的血浆。

(2)按需治疗:是指有出血表现时输注相应的凝血因子制品。各种出血情况时欲达到的因子水平和疗程见表 15-10。

表 15-10 血友病不同程度出血所需达到的因子水平和疗程

出血程度	欲达因子水平 /%	疗程 /d
极重度(颅内出血)及大手术	60~80	10~14
重度(威胁生命的出血:包括消化道、腹腔、咽喉等)	40~50	7~10
中度(关节、非危险部位肌肉等出血)	30~40	5~7
轻度(皮下、非危险部位软组织等出血)	20~30	3~4

(3)预防治疗:预防治疗是有规律地预防性输注患者所缺乏的凝血因子,保证血浆中的因子Ⅷ和因子Ⅸ长期维持在一定水平,从而减少反复出血致残,保障患儿的生活质量和健康成长。根据预防治疗开始的时间分为初级、次级和三级预防治疗。①初级预防:婴幼儿在确诊后、第 2 次关节出血前,且年龄 <3 岁,无明确证据证实存在关节病变的情况下即开始实施预防治疗;②次级预防:在 2 次或 2 次以上关节出血后,体格检查和影像学检查尚未发现关节病变之前即开始预防治疗;③三级预防:体格检查和影像学检查证实已有关节病变才开始预防治疗。

预防治疗方案有 3 种,可以根据具体情况选择。①大剂量方案:血友病 A 每次 25~40U/kg,3 次 /周或隔日 1 次;血友病 B,2 次 / 周。②中等剂量方案:血友病 A 每次 15~30U/kg,3 次 / 周;血友病 B,2 次 / 周。③小剂量方案:血友病 A 每次 10U/kg,2 次 / 周或每 3 天 1 次;血友病 B 20U/kg,1 次 / 周。

预防治疗可以采取家庭治疗的形式,适用除病情不稳定和 3 岁以下婴幼儿外的其他患者。患者及其家属应接受本病相关知识和技能的培训,为患儿提供方便有效的预防治疗,当发生出血时,可以及时采取有效的治疗措施。

4. 药物辅助治疗

(1)1- 脱氧 -8- 精氨酸加压素(DDAVP):有提高血浆内因子Ⅷ活性和抗利尿作用,常用于治疗 2 岁以上轻型血友病 A 患者,可减轻其出血症状,应用时需要限水,须行预试验;剂量为 0.3~0.4μg/kg,溶于 50ml 生理盐水中缓慢静脉注射(至少 30min),每 12 小时 1 次,可用 1~3d。此药能激活纤溶系统,故需与氨基己酸或氨甲环酸联用,如用滴鼻剂(100μg/ml),每次滴 0.25ml,作用相同。

(2)抗纤溶药物:适用于黏膜出血,但禁用于泌尿道出血并避免与凝血酶原复合物同时使用。①氨基己酸:每次 50~100mg/kg,静脉滴注,每 8~12 小时 1 次。②氨甲环酸:每次 10mg/kg,静脉滴注,每天 2 次或每次 25mg/kg,口服,每天 3 次;③氨甲苯酸每次 2~6mg/kg,静脉滴注或口服,每 8 小时 1 次。抗纤溶药物也可漱口使用,尤其在拔牙和口腔出血时。该药使用不宜超过 2 周。

(3)止痛药:根据病情,选用对乙酰氨基酚和弱或强阿片类药物,或应用 COX-2 类解热镇痛药。禁用阿司匹林和其他非甾体抗炎药。

5. 并发症治疗

(1)抑制物治疗:抑制物(inhibitor)是指血友病患者针对自身缺乏但输入的凝血因子产生的特异性抗体。针对抑制物的治疗包括抑制物消除治疗和急性出血时的治疗。抑制物消除治疗即免疫耐受治疗,指反复给予 F Ⅷ和 F Ⅸ,诱导免疫记忆反应对该抗原刺激耐受,直至抑制物逐步消失、治疗恢复效果的一种治疗方式。急性出血时对于移植物滴度低者可以加大剂量使用凝血因子制品,滴度高者使用旁路途径制剂,如凝血酶原复合物或 rF Ⅶa。

(2)血友病关节病变:血友病关节病变是血友病患儿常见和严重的并发症。为保护关节、避免致残,需要尽快开始有效的三级预防治疗和多学科治疗。患儿应当在保证一定凝血因子谷浓度的前提下,进行正规的物理治疗和康复训练,定期进行关节结构评估(磁共振成像或 X 线,每 3 个月至半年随访 1 次超声检查)和功能评估。还需要根据病情开展滑膜切除、骨关节矫形治疗。

(3)血液传播性感染:虽然通过严格的献血者筛查、血液制品制备过程中的病毒灭活,以及重组凝血因子的广泛使用,血友病患儿病毒感染率已明显下降,但仍然可能有一些新型感染无法用现有的病毒灭活方式清除,需要注意监测。

6. 物理治疗和康复训练　在非出血期进行物理治疗和康复训练,可以促进肌肉、关节积血吸收,消炎消肿,维持正常肌纤维长度和增强肌肉力量,维持和改善关节活动范围。非出血期积极而适当的运动对维持肌肉强壮并保持身体平衡以预防出血非常重要。

【遗传咨询】

根据本组疾病的遗传方式,应对患者的家族成员进行筛查,以确定可能的其他患者和携带者,通过遗传咨询,使他们了解遗传规律。女性携带者与健康男性所生的男孩中 50% 为患者,女孩 50% 为携带者;而健康女性与血友病患者父亲所生男孩 100% 健康,女孩 100% 是携带者。现代诊断技术已经可以对血友病家族中的孕妇进行基因分析和产前诊断。妊娠 8~10 周可以行绒毛膜活检确定胎儿的性别;可以通过胎儿的 DNA 检测致病基因;妊娠 15 周左右可行羊水穿刺进行基因诊断。如确定胎儿为血友病,可及时终止妊娠。

四、弥散性血管内凝血

弥散性血管内凝血(disseminated intravascular coagulation,DIC)是由多种病因所引起、发生于许多疾病过程中的一种获得性出血综合征。其主要特征是在某些致病因素作用下,血液凝固机制被激活,凝血功能亢进,在毛细血管和 / 或小动脉、小静脉内有大量纤维蛋白沉积和血小板凝集,形成广泛的微血栓。由于凝血过程加速,消耗了大量血浆凝血因子和血小板,同时激活了纤维蛋白溶解系统,引起继发性纤维蛋白溶解亢进,从而导致广泛性出血、循环障碍、栓塞和溶血等一系列临床表现。

【病因和发病机制】

1. 病因　许多疾病或理化因素都可诱发 DIC,主要有:①各种感染:包括细菌、病毒、疟原虫等;②组织损伤:如严重外伤或挤压伤、颅脑损伤、大面积烧伤、大手术和产科并发症等;③免疫性疾病:如溶血性输血反应、暴发性紫癜、狼疮肾炎等;④新生儿疾病:如新生儿硬肿症、窒息、呼吸窘迫综合征、新生儿溶血症等；⑤血液肿瘤性疾病：急性白血病（尤其是急性早幼粒细胞白血病）、恶性淋巴瘤、巨大血管瘤、动脉瘤等；⑥其他危重症：各种休克、呼吸窘迫综合征、溶血尿毒症综合征、肾衰竭、毒蛇咬伤等。

2. 发病机制 DIC 的病因复杂，但都与血管内皮损伤伴血浆凝血因子活化和凝血活酶类物质进入血液有关，可以概括地分为下述两个基本病理过程。

（1）凝血系统激活：在上述致病因素作用下，机体产生白介素-6（IL-6）和 IL-1、肿瘤坏死因子、血小板活化因子等多种炎症因子，促使组织因子释放，导致血管内皮细胞损伤。

内毒素可诱发单核细胞产生组织因子，组织损伤可直接释放组织因子，红细胞和血小板损伤可直接释放促凝物质。组织因子结合并活化因子Ⅶ，进而激活外源凝血系统，这是 DIC 发病的最重要机制。内皮细胞损伤后胶原组织暴露、活化因子Ⅻ，或直接活化因子Ⅺ，进而激活内源凝血系统。凝血系统激活后产生大量病理性凝血酶，使血液呈高凝状态，导致微循环内广泛血栓形成。

单核巨噬细胞功能损伤，不能及时清除血液循环内的凝血酶等凝血物质；代谢性酸中毒可使血管内皮损伤并抑制肝素的抗凝作用；循环障碍时因血液淤滞和浓缩易使血小板破坏，这些因素均可诱发或加重 DIC。

在凝血系统被激活的同时，体内生理抗凝血因子被消耗和功能受抑制，如抗凝血酶Ⅲ水平下降、蛋白 C 和蛋白 S 水平下降、组织因子途径抑制物（tissue factor pathway inhibitor, TFPI）缺乏，进一步促进微血栓形成。体内广泛性凝血过程消耗了血小板和大量凝血因子，使血液由高凝状态转变为消耗性低凝状态而引起出血。

（2）纤维蛋白溶解亢进：其机制为①凝血过程所形成的纤维蛋白沉积于微血管内和肝、脾等脏器，刺激血管内皮释放活化素，并使肝、脾等脏器损伤后释出纤溶酶原激活物进入血液。②活化的因子Ⅹ、Ⅻ能使血浆活化素原转化为活化素，并能使舒血管素原转变为舒血管素，激活纤溶酶原转变为纤溶酶。③缺氧和各种引起 DIC 的病因通过交感神经-肾上腺作用，刺激血管内皮释放活化素。④病理性凝血酶能激活纤溶酶原转化为纤溶酶，大量纤溶酶导致纤维蛋白溶解亢进。纤维蛋白降解产物（fibrin degradation product, FDP）可干扰纤维蛋白单体聚合，又可与血小板膜结合造成血小板功能缺陷，同时 FDP 还有抗凝血酶作用，从而进一步损害凝血功能；加之缺氧、酸中毒、创伤等可致部分凝血因子失活，加重出血倾向。

以上两个基本病理过程虽相继发生，但几乎同时并进，而两者的进展程度则随病程的早晚有所差异，早期以凝血过程为主，晚期则以纤溶亢进为主。激活的因子Ⅻ可激活缓激肽原，使之转变成缓激肽，导致小血管扩张和通透性增加，加之小血管栓塞后微循环受阻，回心血量及心排出量减少而导致血压下降，进而发生休克。

由于血管内凝血所形成的纤维蛋白条状物与网眼使红细胞通过时受到机械损伤；同时，红细胞因缺血、缺氧、毒素以及表面有纤维蛋白附着而脆性增加，导致红细胞变形、破裂而出现溶血。

【临床表现】

由于基础疾病的不同和疾病的发展缓急不一，因而临床上将 DIC 分为 2 型。①急性型：大多数 DIC 表现为本型，常见于严重感染或大手术后，起病急，病情凶险，出血严重，持续数小时至数天；②慢性型：起病慢、病情轻，出血不严重，病程可长达数个月，见于慢性疾病如巨大血管瘤、系统性红斑狼疮等。

DIC 的主要临床表现：

1. 出血 最常见，常为首发症状。在病程的不同阶段有不同的出血表现。在高凝状态一般无出血；在消耗性低凝状态，出血明显并逐渐加重；在发生继发性纤溶时，出血更加严重。出血轻者仅见皮肤出血点或大便隐血试验阳性，重者则为自发性多部位出血。皮肤出血表现为出血点、瘀点或片状瘀斑，多见于躯干或四肢；鼻黏膜、牙龈、胃肠道出血亦较常见；穿刺部位或伤口渗血不止，且渗出血液往往不凝固；严重者泌尿道出血或颅内出血。出血量多者可致贫血或休克，甚至死亡。

2. 休克 表现为一过性或持久性血压下降。幼婴常表现为面色青灰或苍白、黏膜青紫、肢端冰冷和发绀、精神萎靡和尿少等。休克使血流进一步缓慢，加重缺氧和酸中毒，从而加重 DIC。DIC 与休克互为因果,呈恶性循环,甚至发生不可逆休克。

3. 栓塞 组织和脏器的微血栓使血流阻滞,导致受累器官缺血、缺氧、代谢紊乱和功能障碍,甚至坏死。临床表现随受累器官及其受累程度的不同而异:肺受累时可出现呼吸困难、发绀、咯血、呼吸衰竭,也可因肺动脉高压而引起右心衰竭;肾脏受累时表现为尿少、血尿,甚至肾衰竭;胃肠道受累时出现恶心、呕吐、腹痛和胃肠道出血等;脑栓塞时可出现昏迷、惊厥等。其他如肝功能障碍、四肢末端坏死、皮肤坏疽等。

4. 溶血 急性溶血表现为发热、黄疸、苍白、乏力、腰背酸痛、血红蛋白尿等。如溶血严重、超过骨髓代偿能力时即出现贫血,称为微血管病性溶血性贫血(microangiopathic hemolytic anemia,MHA)。

【实验室检查】

实验室检查为确诊 DIC 的依据。

1. 反映消耗性凝血障碍的检查

(1)血小板计数减少:常降至 100×10^9/L 以下,如呈进行性下降则更有诊断意义。

(2)出血时间和凝血时间延长:在高凝状态时,出血时间可缩短。

(3)凝血酶原时间(PT)延长:超过正常对照 3s 以上有意义(出生 4d 内的新生儿超过 20s 才有意义)。

(4)纤维蛋白原减少:低于 1.6g/L 有意义,个别高凝期病例反可升高超过 4.0g/L。

(5)活化部分凝血活酶时间(APTT)延长:年长儿正常值为 42s,新生儿为 44~73s,早产儿范围更宽。APTT 比正常对照延长 10s 以上才有临床意义。高凝期 APTT 可缩短,低凝期及继发性纤溶期 APTT 延长。

(6)抗凝血酶Ⅲ(AT-Ⅲ)测定:AT-Ⅲ是重要生理抗凝物质,它使凝血酶、激活的因子Ⅹ失去活性而起抗凝作用,在此过程中 AT-Ⅲ被消耗,故 DIC 早期血浆中 AT-Ⅲ明显减少。正常值为 80%~100%(活性)。

(7)因子Ⅷ测定:DIC 时Ⅷ:C 减少。

2. 反映纤维蛋白形成和纤维蛋白溶解亢进的检查

(1)FDP 含量测定:正常人血清 FDP<10mg/L;超过 20mg/L 提示纤溶亢进,但不能作为诊断 DIC 的指标。肺栓塞或动、静脉栓塞患者也可升高。

(2)D-二聚体(D-dimer)测定:D-二聚体是一个新的抗原,产生于纤维蛋白原转变成纤维蛋白时,纤维蛋白交联和交联纤维蛋白降解的过程中。DIC 患者 D-二聚体异常升高,此试验对 DIC 有特异性。

(3)血浆鱼精蛋白副凝试验(plasma protamine paracoagulation,3P 试验):此试验在 DIC 早期时多呈阳性,但晚期以纤溶亢进为主时,3P 试验常为阴性。新生儿 3P 试验应在出生 2d 以后才有诊断价值;有些疾病如恶性肿瘤,肝、肾疾病及手术创伤后也可出现 3P 试验阳性。

(4)优球蛋白溶解时间:正常血浆的优球蛋白含有纤维蛋白原、纤溶酶原及其激活因子,而不含抗纤溶酶抑制物,优球蛋白溶解时间缩短反映血浆素原及激活因子的活性增强,表示纤溶亢进。正常值 >120min,DIC 纤溶亢进时缩短,常 <70min。

(5)凝血时间(TT)测定:是反映凝血第 3 阶段的试验,正常值为 (20 ± 1.6)s,比正常对照延长 3s 以上有诊断意义。

此外,观察外周血涂片中红细胞及血小板形态亦有一定诊断价值,如红细胞呈盔状、皱缩、三角形、新月形及碎片等有意义;涂片上有大型血小板或有核红细胞亦有一定意义。

3. 其他检查 近年来还发现和开展了一些对 DIC 有诊断价值的检测。①反映血管内皮细胞损伤的分子标志物:如组织因子(TF)和内皮素 -1(ET-1)等;②反映血小板激活的分子标志物:如血小板因子 4(PF-4)、β-血栓球蛋白(β-TG)和 α-颗粒膜糖蛋白(GMP-140)等;③反映凝血和纤维蛋白溶解激活的分子标志物:如纤维蛋白肽 A(FPA)和纤维蛋白 B-β15-42 肽等。

【诊断和鉴别诊断】

必须依据临床表现和实验室检查结果进行综合性分析,才能明确诊断。①临床特点:患儿有诱发

DIC 的原发病存在,并在此基础上呈现出血倾向、微血管栓塞、休克和溶血等临床征象,或对抗凝治疗有效,即应高度警惕 DIC 的可能性;②实验室检查:是诊断的重要依据,应根据病情及实验室条件选择检查项目,对化验结果的分析应结合患儿年龄、原发病性质、DIC 不同病程等特点作出判断,动态观察其结果变化对确立诊断的意义更大。

如在血小板计数减少、凝血酶原时间延长、纤维蛋白原含量降低、3P 试验阳性这 4 项中有 3 项阳性,结合临床特点即可作出诊断;如仅有 2 项阳性,则需加测血清 FDP 含量、优球蛋白溶解时间和凝血酶时间,如其中有 1 项阳性,结合临床特点也可作出诊断。条件许可时,测定 AT-Ⅲ、因子Ⅷ活性和 D-二聚体等指标均较为可靠。

需要考虑鉴别诊断的疾病包括:严重肝脏疾病,溶血尿毒症综合征,血栓性血小板减少性紫癜,抗磷脂综合征,纯合性蛋白 C 或蛋白 S 缺乏引起的暴发性紫癜,原发性纤溶亢进等。

【治疗】

早期诊断、及时治疗是提高 DIC 治愈率的关键。

1. 治疗原发病　积极治疗原发病、祛除诱发因素是终止 DIC 病理过程的重要措施,如果原发病及诱因没有消除,凝血异常继续进行。

2. 改善微循环　低分子右旋糖酐不但能扩充血容量、疏通微循环,还有降低血液黏稠度、减低血小板黏附和抑制红细胞凝集等作用,因而可以改善微循环,防止或减少血栓形成。首次剂量为 10ml/kg 静脉滴注,以后每次 5ml/kg,每 6 小时 1 次,全日量不超过 30ml/kg。

3. 纠正酸中毒　DIC 多伴有酸中毒,因此应及时发现酸中毒并予纠正,常用 5% 碳酸氢钠。

4. 应用血管活性药物　血管扩张剂可解除血管痉挛,改善微循环,常用山莨菪碱、异丙肾上腺素和多巴胺等。

5. 抗凝治疗　其目的在于阻断或减缓血管内凝血过程的发展、重建凝血-抗凝平衡。

(1)抗血小板凝集药物:此类药物能阻抑血小板黏附和凝集,减轻微血栓形成,从而抑制 DIC 的发展。临床上对轻型 DIC、疑似 DIC 而未肯定诊断者或高凝状态者,在控制原发病的基础上可单独应用此类药物治疗。常用药物有:①阿司匹林,剂量为每天 10mg/kg,分 2~3 次口服,持续用至血小板数恢复正常后数天才停药;②双嘧达莫,剂量为每天 10mg/kg,分 2~3 次口服。

(2)肝素的应用:肝素可与 AT-Ⅲ结合成复合物而起抗凝作用,对凝血 3 个阶段均有抑制作用,并可抑制血小板聚集、裂解和促使纤维蛋白溶解。

肝素多在 DIC 早期应用,使用指征:①处于高凝状态者;②有明显栓塞症状者;③消耗性凝血期表现为凝血因子、血小板、纤维蛋白原进行性下降,出血逐渐加重,血压下降或休克者;④准备补充凝血因子(如输血、血浆等)或应用纤溶抑制药物而未能确定促凝物质是否仍在发生作用时,可先应用肝素。

以下情况禁用或慎用肝素:①颅内或脊髓内出血、肺结核空洞出血、溃疡出血;②伴有血管损伤或新鲜创面的患儿;③DIC 晚期以继发性纤溶为主者;④原有重度出血症如血友病等;⑤对合并有严重肝脏病患者尚有争议,较多作者认为弊多利少。

常用方法为:每次 60~125U/kg(1mg=125U)加入等渗氯化钠或 10% 葡萄糖液 50~100ml 中静脉滴注,约 1h 滴完,每 4~6 小时 1 次;或先以 50~75U/kg 静脉滴注,然后按每小时 15~25U/kg 速度持续静脉滴注;或每次 50~100U/kg 皮下注射,每 4~6 小时 1 次。根据病情决定疗程,一般连用 3~5d。

在应用肝素期间必须密切观察病情并监测凝血功能,在每次用药前测凝血时间(试管法),用药 4h 后再测定 1 次凝血时间,要求凝血时间控制在 20~30min 内,如 <20min 可加大肝素剂量,如 >30min 且出血加重可能是用量过大,应停用,必要时缓慢静脉注射鱼精蛋白中和之,其用量与最后 1 次肝素用量相等(1mg 鱼精蛋白可中和 100U 肝素),若出血仍不减轻,15min 后可再注射 1 次鱼精蛋白。

停药指征为:①诱发 DIC 的原发病已控制或缓解;②用药后病情好转,出血停止,血压稳定;③凝血酶原时间和纤维蛋白原恢复正常或接近正常(前者一般于 24h 内恢复,后者于 1~3d 恢复)时,即可逐渐减量至停药。用药时间一般可持续 3~7d。血小板的回升缓慢(数天至数周),不宜作为停药的指征。

低分子量肝素（LMWH）作为肝素的替代治疗新近用于治疗 DIC，每次 0.5mg/kg，皮下注射，每 12 小时 1 次，希望在给药后 4h 后血药浓度达到 0.3U/ml，根据病情决定疗程，一般连用 3~5d。

6. 抗凝血因子的应用　已应用临床的有：①抗凝血酶Ⅲ（AT-Ⅲ）浓缩剂：用于 DIC 早期补充 AT-Ⅲ并可提升肝素的疗效；②蛋白 C 浓缩剂：主要用于革兰氏阴性杆菌感染合并 DIC，同肝素联合应用取得了较好的效果。

7. 补充疗法　目前认为在活动性 DIC 未控制之前，补充下列成分是安全的：经洗涤的浓缩红细胞、浓缩血小板和不含凝血因子的扩容剂（如血浆蛋白、白蛋白和羧基淀粉等）。如果 DIC 过程停止（指征是 AT-Ⅲ测定值正常）或肝素化后仍持续出血，此时有必要补充凝血因子，可输注新鲜冷冻血浆、凝血酶原复合物等。

8. 抗纤溶药物　此类药物的主要作用是阻碍纤溶酶原转变为纤溶酶、抑制纤维蛋白的分解，从而防止纤维蛋白溶解亢进性出血。DIC 时继发性纤溶亢进是机体防止血管内凝血的一种生理性保护功能，有助于防止或消除血管内纤维蛋白栓塞，因此在 DIC 早期高凝状态应禁用抗纤溶药物；若病情发展并出现以纤溶为主时，最好在肝素化的基础上慎用纤溶抑制剂。一般可选用氨基己酸（EACA），每次剂量为 0.08~0.12g/kg，缓慢静脉注射或稀释后静脉滴注，亦可采用对羧基苄胺（PAMBA）或氨甲环酸。

9. 糖皮质激素的应用　在 DIC 时是否应该使用糖皮质激素尚未取得一致意见。一般认为如果因治疗原发病需要时，可在肝素化的基础上慎用。

（于　洁）

第四节　血液系统肿瘤

一、白血病

白血病（leukemia）是一组造血系统的恶性增生性疾病，是由于造血细胞的遗传学异常，导致相应血细胞不可控制地克隆性增生，过度增生的血细胞浸润到各组织和器官而引起一系列临床表现。儿童白血病发生的具体病因尚未完全明了，可能与病毒感染、物理和化学因素、遗传等有关。目前研究认为原癌基因的转化、抑癌基因畸变及细胞凋亡受抑是儿童白血病发生的重要机制。

儿童白血病的发病率居所有儿童恶性肿瘤之首。调查显示我国 15 岁以下儿童白血病的发生率为 3/10 万 ~4/10 万，约占该年龄时期所有恶性肿瘤的 35%。儿童白血病在任何年龄均可发病，但以学龄前期和学龄期儿童多见；男性发病率高于女性。白血病是儿童时期死亡的重要病因。既往对儿童白血病的治疗已经取得了显著的成就，尤其是儿童急性淋巴细胞白血病已经成为基本可治愈的疾病；但是进一步研究并改善儿童白血病的诊疗、降低死亡率和复发率仍然是儿科血液肿瘤领域非常重要的工作。

儿童白血病分为急性白血病和慢性白血病，以急性白血病为主，具体分类见表 15-11。

表 15-11　儿童白血病分类和占比

急性白血病（acute leukemia）	95%
急性淋巴细胞白血病（acute lymphoblastic leukemia，ALL）	75%
急性髓细胞白血病（acute myeloblastic leukemia，AML）	20%
急性未分化白血病（acute undifferentiated leukemia，AUL）	<0.5%
急性混合细胞白血病（acute mixed-lineage leukemia，AMLL）	

续表

慢性髓系白血病（chronic myeloid leukemia，CML）	3%
费城染色体阳性髓系白血病 （Philadelphia chromosome-positive myeloid leukemia）	
幼年型粒 - 单核细胞白血病（juvenile myelomonocytic leukemia，JMML）	

（一）急性淋巴细胞白血病

急性淋巴细胞白血病（acute lymphoblastic leukemia，ALL，简称急淋）是儿童急性白血病最主要的类型，占急性白血病的 75% 左右。急淋发病高峰年龄为 3~4 岁，男女比例为（1.1~1.6）∶1。经过近几十年的研究和实践，急淋的总体生存率已达到 75% 以上，成为可以基本治愈的肿瘤性疾病。

【分型】

急性白血病的分类或分型对于诊断、治疗和预后都有重要意义。目前常用形态学（M）、免疫学（I）、细胞遗传学（C）和分子生物学（M）的方法对儿童白血病进行分型（即 MICM 综合分型），有助于指导分层和预后。

1. 形态学分型（FAB 分型）　根据骨髓中原始幼稚淋巴细胞形态学的不同特征分为 L1、L2 和 L3 三种类型；其中 L3 型具有比较重要的形态学特征，常常提示是成熟 B-ALL 或是 Burkitt 白血病。

2. 免疫学分型　应用单克隆抗体检测淋巴细胞表面抗原标记，一般可将 ALL 分为 T 和 B 两大系列，儿童急淋以 B 系为主，占 85% 左右。其免疫学标记及分型见表 15-12。

表 15-12　儿童 ALL 免疫分型

免疫学分型	单克隆抗体标记					
	HLA-DR	CD7	CD5	CD2	Cy CD3	TDT
T 系 ALL	−	+	+	+	+	+
B 系 ALL	HLA-DR	CD19	CD10	Cyμ	SmIg	
early Pre B-ALL	+	+	−	−	−	
common B-ALL	+	+	+	−	−	
Pre B-ALL	+	+	+	+	−	
成熟 B-ALL	+	+	+	−	+	

3. 细胞遗传学改变　目前发现 90% 以上的儿童急淋具有克隆性染色体异常，包括数量异常和结构异常。①染色体数目异常：如 ≤ 45 条的低二倍体，或 ≥ 47 条的高二倍体。②染色体结构或核型异常：其中 50% 为易位，比较常见和重要的有：t(12 ;21)（p13 ;q22），形成 *ETV6-RUNX1*（*TEL-AML1*）融合基因，预后较好；t(1 ;19)（q23 ;p13.1），形成 *TCF3-PBX1*（*E2A-PBX1*）融合基因，预后稍逊；t(9 ;22)（q34 ;q11.2），形成 *BCR-ABL* 融合基因，见于 95% 的 CML 和 3%~5% 的儿童 ALL，常规化疗预后不良，需要联合靶向治疗；t(v;11q23)，涉及 *MLL* 基因异常，最常见的是 t(4 ;11)，*MLL-AF4*，预后不良。

4. 分子生物学分型　ALL 发生及演化中的特异基因主要有：①免疫球蛋白重链（IgH）基因重排；②T 淋巴细胞受体（TCR）基因片段重排，尤以 γ、δ 基因重排特异性高；③融合基因的形成，如 *ETV6-RUNX1*、*TCF3-PBX1*、*BCR-ABL*、*MLL-AF4* 等。

【临床表现】

各型急淋的临床表现基本相同，部分亚型之间略有差异。

1. 起病　大多较急，少数缓慢。早期症状有：面色苍白、精神不振、乏力、食欲低下、鼻出血或牙龈出血等；少数患儿以发热和类似风湿热的骨关节痛为首发症状。

2. **发热**　多数患儿起病时有发热,热型不定,可低热、不规则发热、持续高热或弛张热。发热原因包括白血病性发热及继发感染。

3. **贫血**　出现较早,并随病情发展而加重,表现为苍白、虚弱无力、活动后气促等。贫血原因主要是骨髓正常造血细胞受到抑制所致。

4. **出血**　以皮肤和黏膜出血多见,表现为瘀点、瘀斑、鼻出血、牙龈出血,消化道出血和血尿。偶有重要脏器出血如颅内出血,为引起死亡的重要原因之一。

5. **白血病细胞浸润引起的症状和体征**

(1)肝、脾、淋巴结肿大:由白血病细胞浸润引起,肝、脾大常为轻至中度,肿大的肝、脾质软,表面光滑;淋巴结肿大常为轻度,多局限于颈部、下颌下、腋下和腹股沟等处;有时因纵隔淋巴结肿大引起压迫症状而发生呛咳、呼吸困难和颈静脉回流受阻,该表现以 T-ALL 更常见。

(2)骨和关节浸润:儿童骨髓多为红髓,易被白血病细胞侵犯,故患儿骨、关节疼痛较为常见。约25% 患儿以四肢长骨、肩、膝、腕、踝等关节疼痛为首发症状,其中部分患儿呈游走性关节痛,局部红肿多不明显,可伴有胸骨压痛。骨骼 X 线检查可见骨质疏松、溶解,骨骺端出现密度减低横带和骨膜下新骨形成等征象。

(3)中枢神经系统浸润:白血病细胞侵犯脑实质和 / 或脑膜时即引起中枢神经系统白血病(central nervous system leukemia,CNSL)。由于多数化疗药物不能透过血脑屏障,造成 CNSL 的发生率增高。CNSL 可发生于病程中任何时候,是导致急性白血病复发的主要原因。常见症状为:颅内压增高引起头痛、呕吐、嗜睡、视盘水肿等;浸润脑膜时可出现脑膜刺激征;浸润脑神经核或神经根时可引起脑神经麻痹;脊髓浸润时可引起横贯性损害而致截瘫。此外,也可有惊厥、昏迷等表现。脑脊液检查可确诊:脑脊液色清或微浊,压力增高;细胞数 $>10 \times 10^6/L$,蛋白 $>0.45g/L$;脑脊液离心涂片可发现白血病细胞。

(4)睾丸浸润:白血病细胞侵犯睾丸时即引起睾丸白血病(testicular leukemia,TL),表现为局部肿大、触痛,阴囊皮肤可呈红黑色,B 超下常见浸润的睾丸不均质和肿大。由于化疗药物不易进入睾丸,因而常成为导致白血病复发的另一重要原因。

(5)其他器官浸润:患儿还可有腮腺、肾脏等浸润的表现。

【实验室检查】

1. **外周血象**　白细胞的改变是本病特点。白细胞数增高者占 50% 以上;白细胞分类以淋巴细胞为主,部分患者外周血出现比例不等的原始和幼稚淋巴细胞。红细胞及血红蛋白多减少,且多数为正细胞正血色素性贫血。网织红细胞数大多较低,少数正常,偶在外周血中见到有核红细胞。血小板多减少,少数患者初诊时血小板数量正常。

2. **骨髓检查**

(1)骨髓细胞学形态检查:是确立诊断和评定疗效的重要依据。典型的骨髓象为增生活跃或极度活跃,少数增生低下;分类以原始幼稚淋巴细胞为主,原始幼稚淋巴细胞 ≥ 30% 即可确诊急淋,多数 ≥ 50%,甚至 ≥ 90%;幼红细胞和巨核细胞减少。

(2)组织化学染色:常用组织化学染色以协助鉴别细胞类型。急淋组化的特征为:糖原染色阳性 [(±)~(+++)];过氧化酶染色和苏丹黑染色阴性,其他酸性磷酸酶和非特异性酯酶多阴性。

(3)免疫学分型:用流式细胞仪和单克隆抗体对骨髓白血病细胞进行检测,可以鉴定并将淋巴细胞白血病分为 T 系和 B 系,后者又分为早期和成熟 B 系急淋。

(4)染色体检查和白血病相关基因检测:通过对骨髓白血病细胞染色体分析和基因检测,可以发现急淋相关染色体、融合基因和 / 或分子异常,有助于白血病的遗传学分型。

3. **X 线检查**　长骨 X 线片可以显示特有的白血病改变,如骨质疏松、骨干骺端近侧可见密度减低的横线或横带,即"白血病线",有时可见骨质缺损、骨膜增生等改变。胸部 X 线或 CT 检查可以见到部分患儿纵隔肿块 - 纵隔淋巴结肿大,常见于 T 系急淋。

4. **其他检查**　出凝血检查、肝肾功能检查等可以帮助评估病情。

【诊断和鉴别诊断】

1. **典型病例**　根据临床表现、血象和骨髓象的改变即可作出诊断；尤其是骨髓细胞学检查中发现原始和幼稚细胞比例≥30%即可确定诊断。一旦确诊白血病，需对骨髓外白血病的状态进行评估。

2. **中枢神经系统白血病(CNSL)诊断标准**　头痛、呕吐、嗜睡等可为临床表现，很多患儿不一定有明显的症状体征，脑脊液检查见到白血病细胞是确诊的依据，少部分患儿也可以脑实质占位等为主要表现，但需要排除出血与感染等。

3. **睾丸白血病(TL)诊断标准**　单侧或双侧睾丸肿大，质地变硬或呈结节状，缺乏弹性感，透光试验阴性，睾丸超声检查可发现非均质性浸润灶，睾丸活组织检查见到白血病细胞浸润是确诊的依据。

4. **鉴别诊断**　发病早期症状不典型，特别是白细胞数正常或减少者，其血涂片不易找到幼稚白细胞时，可使诊断困难。须与以下疾病等鉴别：

(1)再生障碍性贫血：该病血象呈全血细胞减少；肝、脾、淋巴结常不肿大；骨髓有核细胞增生低下，无幼稚白细胞增生。

(2)传染性单核细胞增多症：该病肝、脾、淋巴结常肿大；外周血白细胞数增高并出现异型淋巴细胞，易与急性白血病混淆。但本病常有 EB 病毒感染的证据；骨髓无白血病改变。

(3)类白血病反应：该病为造血系统对感染、中毒或溶血等刺激因素的一种异常反应，以外周血出现幼稚白细胞或白细胞数增高为特征。根据血小板数正常、白细胞有中毒性改变、中性粒细胞碱性磷酸酶积分显著增高等表现，可与白血病区别。

(4)类风湿关节炎：该病有发热、关节疼痛等症状者易与急性白血病相混淆，炎症指标多升高；骨髓无白血病表现。

【临床危险因素分组】

目前的诊治方案通常根据儿童急淋的危险因素将其分为标危(SR)、中危(IR)及高危(HR)3 个亚组，进行分型诊治，不同诊治方案分型有所不同。其中治疗反应的评估指标在调整危险因素分组中发挥重要作用，尤其是微小残留白血病。

1. **SR-ALL**　年龄≥1 岁且 <10 岁；诊断时外周血白细胞计数 <50×10^9/L；非 T-ALL；无 t(9;22)或 *BCR-ABL*；无 t(v;11q23)或 *MLL* 基因重排；无 t(1;19)或 *TCF3-PBX1*；泼尼松反应良好(泼尼松诱导治疗 7d，第 8 天外周血白血病细胞 <1×10^9/L)；且诱导化疗第 33 天骨髓形态学完全缓解，诱导化疗第 46 天微小残留白血病 <0.1%。

2. **IR-ALL**　至少符合以下条件之一：①诊断时外周血白细胞计数 >50×10^9/L；②年龄≥10 岁；③ T-ALL；④有 t(1;19)或 *TCF3-PBX1*；⑤年龄 <1 岁且无 MLL 基因重排或任何其他不符合 SR 及 HR 的 ALL。

3. **HR-ALL**　t(4;11)或 *MLL-AF4* 阳性 ALL；诱导化疗第 33 天骨髓形态学未缓解，或诱导化疗第 46 天微小残留白血病≥1%。

【治疗和预后】

儿童急淋的治疗是以化疗为主的综合治疗，其原则是：早期诊断、早期治疗、分层治疗，联合序贯化疗；针对 Ph 染色体阳性急淋患儿采用靶向治疗药物伊马替尼或达沙替尼；同时要注意防治中枢神经系统白血病和睾丸白血病；重视支持治疗。总的治疗时间为 2~3 年。

1. **支持疗法**

(1)防治感染：在化疗阶段，需要重视保护性环境隔离对防止外源性感染的作用。并发细菌性感染时，应根据不同致病菌和药敏试验结果，及时选用有效的抗生素治疗；并发真菌感染时需选用抗真菌药物；并发病毒感染者可选用有效的抗病毒药物；复方新诺明常用于预防卡氏囊虫肺炎，伴随整个化疗过程。

(2)成分输血：严重贫血者可输注红细胞；因血小板减少而致出血者，可输浓缩血小板或机采血小板。

(3)集落刺激因子：化疗期间如发生严重骨髓抑制，可予以 G-CSF、GM-CSF 等集落刺激因子，促进骨髓造血恢复,缩短中性粒细胞减少的时间,减少感染。

(4)高尿酸血症的防治:化疗早期,由于大量白血病细胞破坏分解而引起高尿酸血症,导致尿酸结石梗阻、少尿或急性肾衰竭,称为肿瘤溶解综合征(tumor lysis syndrome,TLS)。预防措施包括补充大量液体(水化),碱化尿液,口服别嘌醇(allopurinol)200~300mg/(m²·d),共 5~7d。

(5)其他:在治疗过程中,需要保障营养。有发热、出血时应卧床休息。要注意口腔卫生,防止感染和黏膜糜烂。

2. **化学药物治疗(简称化疗)**　目的是杀灭白血病细胞,解除白血病细胞浸润引起的表现,使病情缓解以至治愈。常用药物剂量和用法随方案不同而异。以下简单介绍儿童急淋化疗方案的组成。

(1)泼尼松敏感试验:诊断明确后尽快开始泼尼松敏感试验治疗和观察。可以从小剂量开始,避免肿瘤溶解综合征,足剂量为 60mg/(m²·d),分 3 次口服,第 1~7 天;第 8 天观测外周血白细胞,白血病细胞绝对计数 ≥ 1 000/μl 为不敏感。

(2)诱导缓解治疗:目的是达到完全缓解。方案采用地塞米松、门冬酰胺酶、长春新碱(VCR)、柔红霉素(DNR)联合化疗,同期进行鞘内注射化疗。

(3)早期强化治疗:主要是全身强化以进一步杀灭微小残留白血病细胞。主要采用环磷酰胺(CTX)、大剂量阿糖胞苷(Ara-C)和巯嘌呤(6-MP)联合化疗;同期进行鞘内注射化疗。

(4)巩固治疗:主要是预防髓外白血病。多数化疗药物不能到达中枢神经系统及睾丸等部位,使其成为白血病的庇护所。因此有效的髓外白血病预防是急淋患儿获得长期生存的关键环节。通常采用大剂量甲氨蝶呤 + 亚叶酸钙(HDMTX+CF)方案,配合甲氨蝶呤(MTX)、阿糖胞苷和地塞米松三联药物鞘内注射。

(5)延迟强化治疗:主要是在缓解状态下最大限度地清除白血病细胞,防止早期复发。通常使用诱导缓解治疗的主要药物。

(6)维持治疗方案:是巩固疗效、达到长期缓解或治愈的重要手段。主要采用巯嘌呤和甲氨蝶呤口服,长春新碱和地塞米松每 4 周 1 次,联合鞘内注射化疗每 8 周 1 次。高危组患儿需要在维持期间加用环磷酰胺和阿糖胞苷巩固。

3. **放射治疗(简称放疗)**　中枢神经系统及睾丸等骨髓以外部位在化疗过程中出现复发时,除了加强化疗外,需要接受局部放疗,以清除髓外病灶,并减少骨髓复发的风险。放疗对远期生存质量影响较大,第二肿瘤的发生率可能会明显增加。

4. **造血干细胞移植(hematopoietic stem cell transplantation,HSCT)**　HSCT 治疗白血病的原理是通过预处理进一步消灭微小残留白血病,通过植入异基因造血干细胞,使白血病患者重建供者免疫,通过移植物抗白血病(graft versus leukemia,GVL)作用清除残留的白血病细胞。由于儿童 ALL 化疗效果好,造血干细胞移植主要用于高危 ALL 和一些难治复发的 ALL 患儿。

5. **疗程和预后**　总疗程,标危组男女均 2 年,中高危组 2.5 年。

早期治疗反应良好是保证化疗后获得缓解的基础。早期治疗反应包括:①泼尼松反应;②诱导化疗第 19 天骨髓形态评估:白血病细胞 <5% 为 M1;≥ 5% 且 <25% 为 M2;≥ 25% 为 M3,骨髓 M1 表示早期治疗反应好;③诱导化疗第 33 天或 46 天评估骨髓微小残留白血病:残留 <0.01% 表示早期治疗反应好。

ALL 化疗后完全缓解包括临床缓解、血象缓解和骨髓缓解。①临床缓解:指临床无贫血、出血、感染及白血病浸润的表现;②血象缓解:指外周血血红蛋白 >90g/L,白细胞正常,分类无幼稚细胞,血小板 >100 × 10⁹/L;③骨髓缓解:评价标准同前,M1 为完全缓解,M2 为部分缓解,M3 为未缓解。

由于化疗方案的优化和化疗经验的积累,儿童 ALL 缓解率已达 95% 以上,低危患儿 5 年无病生存率已达 80% 以上,高危患儿 5 年无病生存率也达 50% 左右。

(二)急性髓细胞性白血病

急性髓细胞性白血病(acute myeloid leukemia,AML)占儿童急性白血病的 20%。AML 可以发生在任何年龄,青少年发病率略高,男女发病率无明显差异。儿童 AML 的发生可以与某些遗传性疾病有关(如唐氏综合征、范科尼贫血等),也可继发于其他肿瘤放化疗之后。儿童 AML 的分子生物学改变及治疗反应与成人相似;其治疗后长期无病生存率不如儿童 ALL,目前为 50%~60%。

【分型】

1. **形态学(FAB)分型** AML 分为 M_0~M_7;组织化学染色有助于各型的鉴别,见表 15-13。

表 15-13 AML 的 FAB 分型和组织化学染色

组化染色	形态学分型							
	M_0	M_1	M_2	M_3	M_4	M_5	M_6	M_7
	髓系白血病未分化型	原粒细胞白血病未分化型	原粒细胞白血病部分分化型	颗粒增多的早幼粒细胞白血病	粒-单核细胞白血病	单核细胞白血病	红白血病	急性巨核细胞白血病
糖原	−	−	−	−	−	−	+	+/−
苏丹黑	<3%	+	+	+	+/−	−	−	−
过氧化物酶	<3%	+	+	+	+/−	−	−	−
氯醋酸酯酶		+	+	+	+/−	−	−	+/−
非特异性酯酶		+	+	−	+	+	−	+/−
氟化钠抑制		−	−	−	+/−	+	−	+/−

2. **免疫学分型** AML M_0~M_5 型可有 CD33、CD13、CD14、CD15、MPO(抗髓过氧化物酶)等髓系标志中的 1 项或多项阳性,也可有 CD34 阳性。其中 CD14 多见于单核细胞系,M_6 可见血型糖蛋白 A 阳性,M_7 可见血小板膜抗原 Ⅱb/Ⅲa(GP Ⅱb/Ⅲa)阳性或 CD41、CD61 阳性。

3. **细胞与分子遗传学改变** AML 的染色体改变较 ALL 多见,常有独立的预后价值。常见 AML 染色体异常与相应融合基因和形态及预后的关系见表 15-14;除此以外,近年发现 AML 相关的基因突变在 AML 预后中有重要作用,如 FLT3-ITD 阳性患儿预后较差。

表 15-14 常见 AML 遗传学改变与形态和预后的关系

染色体异常	融合基因	常见形态学	预后作用
t(8;21)(q22;q22)	*AML1-ETO*	ML1,M2	良好
inv(16)(p13.1;q22)	*CBFβ-MYH11*	M4EO	良好
t(15;17)(q22;q21)	*PML-RARA*	M3	良好
11q23.3 异常	*KMT2A(MLL)*重排	M4,M5	不良
t(6;9)(6q23;9q34)	*DEK-NUP214*	M2,M4,MDS	不良
inv(3)(q21;q26.2)或 t(3;3)(q21;q26.2)	*RPN1-EVI1*	M2,M4,MDS	不良
t(1;22)(p13;q13)	*RBM15-MKL1*	M7	一般
del(7q),−7	unknown571	MDS,M0	不良
FLT3-ITD 突变		M5,M3	不良

注:良好,5 年生存率 >70%;一般,5 年生存率 50%~70%;不良,5 年生存率 <23%。

【临床表现】

AML 的临床表现与 ALL 相似,具有发热、贫血、出血或血小板减少及浸润的临床特征。但是 AML 患者骨痛和关节痛不如 ALL 常见;肝脾和淋巴结肿大不如 ALL 明显,婴儿 AML 可以有明显的脾大;M_3 型 AML 常合并严重的出血和 DIC;M_4 和 M_5 型 AML 常见于婴儿 AML,具有高白细胞、皮肤浸润及易发生 CNSL 的特点;绿色瘤多见于 M_1 和 M_2 型 AML;M_6 型 AML 常有 HbF 和 HbH 的增高;M_7 型 AML 常发生在 3 岁以下,特别是伴有唐氏综合征的患者。

【诊断和分型】

临床表现结合外周血特点帮助初步判断 AML 的可能性。初诊时 AML 外周血可表现为三系或二系减少,白细胞数正常或增高;多数患儿有不同程度的贫血,为正细胞正色素性贫血;多数患儿血小板减少,为 $(20\sim60) \times 10^9/L$;约 50% 患儿白细胞数 $<5 \times 10^9/L$,5% 患儿白细胞数 $>100 \times 10^9/L$,为高白细胞性急性白血病;外周血可有不同程度的原始幼稚细胞出现。

骨髓形态学是确诊 AML 的重要依据。多数 AML 骨髓增生活跃、明显活跃或极度活跃,相应细胞系原始幼稚细胞增生明显,原始幼稚细胞占比 $\geqslant$ 30%,甚至更高;红系和巨核细胞系增生明显抑制。不到 10%AML 患儿的骨髓呈增生低下,称为低增生性白血病。

根据 MICM 检测结果,不同的诊治方案通常把 AML 分为 2~3 个危险因素组以指导分层治疗,如低、中、高危组或标危组和高危组。分组的危险因素主要依赖于 AML 细胞遗传学和分子生物学特征。表 15-14 中,具有预后良好的染色体和融合基因者、M_7 伴 t(1;22)、唐氏综合征伴 AML 者多纳入低危组;其他为中高危组,另外诱导治疗 I/II 疗程后骨髓未缓解或 MRD 持续阳性者为高危因素。

【治疗和预后】

AML 的治疗原则和 ALL 一样,是以化疗为主的综合治疗。化疗经验的积累和支持治疗的加强对于提高疗效、减少化疗相关死亡率起着重要作用。

AML 化疗方案中选用了 AML 细胞敏感的化学药物,如柔红霉素、阿糖胞苷、依托泊苷、三尖杉酯碱等;应用大剂量强化疗能够提高 AML 的缓解率和生存率,而维持治疗并无益于 AML 的生存率的提高和维持缓解。不同国家地区或组织采用的 AML 化疗方案有所不同,目前多主张强化疗、短疗程方案。化疗方案主要包括诱导缓解、巩固等联合序贯化疗。AML 化疗强度大,建议在有经验、有条件的儿童血液肿瘤中心进行治疗。

急性早幼粒细胞白血病(acute promyelocytic leukemia,APL)具有特定的细胞和遗传学特征,治疗与其他 AML 细胞毒化疗不同,主要采用了以全反式维 A 酸(ATRA)为主的诱导分化治疗和三氧化二砷治疗,缓解率达 95% 以上,长期无病生存率达到 90% 以上。近年研究发现非高危患儿可以采用单纯全反式维 A 酸联合砷剂的方法,不依靠化疗而获得治愈。

异基因造血干细胞移植治疗在 AML 治疗中发挥着重要作用,为高危和复发难治患者提供了进一步治疗和生存的机会。其适用于有 HLA 相合供者的中高危 AML 患儿的治疗。移植尽量在化疗完全缓解后和/或巩固治疗后进行,移植后患儿 5 年无病生存率 40%~70%。

随着化疗经验的积累、支持治疗的加强、危险因素指导下分层化疗方案的优化及 HSCT 治疗,儿童 AML 的缓解率达 90% 以上,5 年以上的生存率可以达到 60% 左右,较前有显著提高。

二、淋巴瘤

淋巴瘤是一组原发于淋巴结或淋巴组织的恶性肿瘤性疾病。此类肿瘤在儿童时期比较多见,约为儿童期所有肿瘤的 13%。根据肿瘤的主要成分、组织结构、临床表现、预后和治疗的不同可分为两大类:霍奇金淋巴瘤及非霍奇金淋巴瘤。

(一)霍奇金淋巴瘤

霍奇金淋巴瘤(Hodgkin lymphoma,HL)是一种慢性进行性、无痛的淋巴组织肿瘤。其原发瘤多呈离心性分布,起源于一个或一组淋巴结,以原发于颈淋巴结者较多见,逐渐蔓延至邻近的淋巴结,然后侵犯脾、肝、骨髓和肺等组织。由于发病部位不同,其临床表现多种多样。儿童 HL 的疗效优于成人,国际先进水平 5 年生存率达 96%。

【病理变化和分型】

病变部位的淋巴结肿大,正常结构破坏,部分或全部被肿瘤组织所替代。显微镜下可见淋巴结被浸润如肉芽肿,其中可见单核或多核 R-S 细胞(Reed-Sternberg cell,R-S 细胞)、淋巴细胞、嗜酸性粒细胞和浆细胞浸润,并可有纤维组织形成。找到 R-S 细胞是诊断本病的依据。

研究发现不同的病理变化与预后关系很大,Rye 会议上提出的 Lukes-Butler 分型,根据预后把霍奇金病分为 4 型;2008 年 WHO 在之前的基础上进行修订,制定了目前公认的分型标准,即把 HL 分为两大类:经典型霍奇金淋巴瘤(classical HL,CHL)和结节性淋巴细胞为主型霍奇金淋巴瘤(nodular lymphocyte-predominant HL,NLPHL)。

1. 经典型霍奇金淋巴瘤(CHL) CHL 进一步分为以下 4 个亚型:

(1)富含淋巴细胞型:是分化最好的类型,亦可认为是霍奇金淋巴瘤的早期阶段,其恶性程度比较低。病灶常局限于一个或一组淋巴结。临床症状很轻或没有任何不适。显微镜下可见在正常淋巴组织结构消失区域内,淋巴细胞和组织细胞呈不同比例的增生,而常以分化较好的小淋巴细胞和组织细胞增生为主;R-S 细胞少见且不典型。淋巴结无坏死性改变。此型改变与炎症性病变最难区别,占本病的 10%~20%,预后佳。

(2)结节硬化型:此型很少演变成其他类型。好发于纵隔淋巴结,也可同时累及锁骨上淋巴结,较少见于腹腔淋巴结,临床发展缓慢。病变中有较多的胶原纤维束将肿瘤细胞分割成一个个结节。R-S 细胞常见于裂隙状的空白内,亦称裂隙细胞(lacunar cell)。此型是小儿时期最常见的类型,约占本病的 50%,预后仅次于淋巴细胞为主型。

(3)混合型:可由淋巴细胞为主型演变而来。临床多数有明显的症状。淋巴结结构弥漫性消失,病灶中有各种不同的细胞,包括淋巴细胞、组织细胞、嗜酸性粒细胞和浆细胞,并有典型的双核、分叶核或多形核的有较大核仁的 R-S 细胞。这种类型变化多样,典型的容易诊断,不典型的与炎性肉芽肿、结核、反应性增生易相混淆。确诊时多已有淋巴结外浸润,预后较差。

(4)淋巴细胞削减型:为淋巴瘤的晚期,是分化最差的类型,病情发展迅速。病变中淋巴细胞稀少,可见弥漫性纤维化,R-S 细胞容易找到。预后最差。

2. 结节性淋巴细胞为主型霍奇金淋巴瘤(NLPHL) 以往称为恶性淋巴肉芽肿,其典型特征是在肿瘤组织内找到特殊的 LP 细胞(为淋巴细胞和组织细胞)。LP 细胞是 R-S 细胞的变异形式,具有 HL 不具备的免疫表型,通常不表达 CD30 和 CD15,而表达 CD20、CD79a、CD75,是特殊的 HL 亚型。国内此类型报道少见。

【临床表现】

霍奇金淋巴瘤以学龄及学龄前儿童发病较多,男性明显多于女性,男女比例达 3∶1 以上。临床表现多种多样,主要取决于病理分型、原发肿瘤的部位和受累器官、疾病的分期等因素。

1. 起病及原发损害 本病多起自淋巴结,早期的表现多是浅表淋巴结呈无痛性进行性肿大,常缺乏全身症状,进展缓慢。约 2/3 的病灶原发于横膈以上,以颈、锁骨上、腋下及腹股沟淋巴结肿大多见;60%~90% 的患儿是以无症状的颈部淋巴结肿大起病;偶有原发损害部位在深部淋巴组织。初起时,淋巴结柔软,彼此不粘连,无触痛;后期增大迅速,可粘连成一巨大肿块,触诊有"橡皮样"感。其特点为邻近组织无炎症,不能以此来解释淋巴结肿大的原因。

2. 压迫症状 肿大的淋巴结可以引起局部压迫症状,如颈、纵隔淋巴结肿大压迫气管支气管,引起干咳和呼吸困难;压迫交感神经,出现 Horner 综合征;压迫喉返神经出现声音嘶哑和失语;压迫上腔静脉引起上腔静脉压迫综合征。无原因的腹痛可由于后腹膜淋巴结肿大所致;腹膜后淋巴结肿大压迫输尿管导致肾盂积水;胃肠道淋巴结肿大压迫可导致肠梗阻。

3. 全身症状 可有低热或呈特征性回归热型,高热数天后可有几天或几周的无热期(Pel-Ebstein fever),也可表现为不规则间歇性发热和持续低热。常有食欲减低、恶心、盗汗和体重减轻。当病灶局限时这些症状常不出现。

4. 淋巴结外浸润表现　约有 1/4 的患儿在诊断时已转移到淋巴结以外的组织,以脾、肝、肺、骨及骨髓为多见。肺部浸润时多有呼吸加快和发热,甚至出现呼吸衰竭,X 线改变多为绒毛状渗出性改变,与真菌感染不易区别。肝受累可出现肝内胆管梗阻症状,肝中度肿大,巩膜黄染,血清胆红素和碱性磷酸酶增高。骨髓浸润则出现周围血象中全血细胞降低。消化道受累后可出现黏膜溃疡和消化道出血。淋巴瘤发生在脊髓腔硬膜外,可引起脊髓压迫症状。此外,亦可出现各种免疫功能紊乱如免疫性贫血、血小板减少或肾病综合征。

【实验室检查】

1. 血象　变化为非特异性,各种类型及各期之间差异很大。早期,当病变局限时,血象可完全正常;以后可有正细胞性贫血,白细胞数可正常、增高或降低,少数病例可见中性粒细胞或嗜酸性粒细胞增多;晚期常有粒细胞和淋巴细胞减少;除非有骨髓浸润或脾功能亢进,否则血小板数多正常。外周血中 R-S 细胞罕见。

2. 骨髓象　骨髓检查对诊断无重要意义,除非骨髓找到 R-S 细胞,对诊断有特殊价值,但多不易找到;在疾病的 Ⅲ 或 Ⅳ 期可做骨髓活检,发现 R-S 细胞的阳性率较穿刺涂片高。

3. 其他　常见非特异性浸润反应,如血浆中免疫球蛋白增高,铁、锌、铜和转运蛋白增高等。可能有 T 淋巴细胞减少、皮肤迟发超敏反应阴性、淋巴细胞转化率降低等细胞免疫异常;疾病晚期可以有 IgG、IgA、IgM 下降,以 IgM 下降明显,因此容易伴发带状疱疹病毒、真菌、结核等感染。若红细胞沉降率增快,预示病情处于活动期或复发。

【诊断和鉴别诊断】

1. 诊断　对于年长儿持续性无原因的颈淋巴结肿大,应怀疑本病;其他部位找不到原因的慢性淋巴结肿大亦应考虑到此病。确诊要靠淋巴结活检病理检查(应取较大的整个淋巴结),而穿刺吸取淋巴组织因取材太少,多不可靠。

2. 分期　为了比较准确地进行诊断和分期,需要注意进行以下检查,并在此基础上作出诊断、病理分型和分期的判断。

常规检查项目如下。①病史和体检:特别注意有无 “B” 组症状;注意淋巴结肿大情况,尤其是滑车上淋巴结、咽淋巴环、肝脾大、骨压痛等;②淋巴结活检;③血细胞计数和分类、红细胞沉降率、肝肾功能、骨髓细胞学检查;④胸部 X 线检查(正侧位);胸腹部 CT;磁共振成像(MRI)等。

必要时的检查项目:任何具有“B”组症状的 Ⅲ~Ⅳ 期患者均需要骨髓活检;治疗前进行 PET-CT 检查并以此进行分期的策略被证明有助于合理治疗方案的选择。

目前儿童霍奇金淋巴瘤分期采用 Ann Arbor 分期法基础上的国际修正方案,主要以淋巴结受累的数量、结外病变范围及病前 6 个月的全身症状作为判断标准,详细见表 15-15。

表 15-15　霍奇金淋巴瘤的国际分期修正方案

分期*	病变范围
Ⅰ期	单个淋巴结区受累(Ⅰ期);或单个结外器官局限性受累(ⅠE期)
Ⅱ期	横膈同侧的两组或多组淋巴结受累(Ⅱ);或横膈同侧的一组或多组淋巴结受累,伴有邻近器官的局限部位受累(ⅡE)
Ⅲ期	横膈上、下淋巴结同时受累(Ⅲ),或同时伴有局限性结外器官受累(ⅢE),或伴有脾受累(ⅢS),或伴有局限性结外器官受累及脾均受累(ⅢES)
Ⅳ期	一个或多个结外器官广泛性或播散性侵犯,伴或不伴淋巴结肿大。需注意肝和骨髓受累,不论局限性或广泛性均属Ⅳ期

注:*以上每期又分为 A、B 两组。A 组病变无全身症状,B 组患者有发热(连续 3d 体温 >38℃)、盗汗和就诊前 6 个月内无原因的体重减轻 10% 以上。具有以上表现为 B,不具备为 A,在诊断后标注,如ⅡA、ⅢB 等。

3. 危险度分组　一般将霍奇金淋巴瘤分为低危(R1)、中危(R2)和高危(R3)3 组。R1 组包括

ⅠA、ⅡA(≤2个淋巴结区受累,无巨大肿块,无肺门浸润);R2组包括其他Ⅰ、Ⅱ期及ⅢA期;R3组包括ⅢB_B和Ⅳ期。

4. **鉴别诊断**　本病需与慢性化脓性淋巴结炎、淋巴结结核、传染性单核细胞增多症以及其他肿瘤的淋巴结转移相区别。慢性炎症造成的局部淋巴结反应性增生有时很难与本病区别,故必要时需做淋巴结活检。

【治疗和预后】

近年来,由于病理分型、临床分期与放疗、化疗等的联合应用,HL的疗效有显著提高。早期诊断、早期治疗可以使HL患者5年以上生存率达到90%以上或痊愈。HL治疗的主要原则是根据临床分期和危险因素分组选择不同的治疗;主要治疗手段仍是化疗和放疗,手术的主要目的是病理活检。

1. **放疗**　HL对放疗敏感,成年人的HL治疗多采用放疗,但是考虑到放疗对儿童的远期不良反应,且儿童HL的化疗疗效较好,目前的治疗有尽量减少放疗剂量、缩小放疗野甚至摒弃放疗的倾向。对于生长期儿童,Ⅲ和Ⅳ期HL以全身化疗为主,对青少年局灶性病变以化疗联合肿瘤浸润野低剂量放疗为标准治疗(18~25cGy),或治疗早期对化疗反应好,可以避免放疗。

2. **化疗**　联合化疗对于儿童霍奇金病非常有效,表15-16列举了常用的有效方案。COPP/ABV方案是治疗儿童霍奇金病的基本和有效方案,而IFOS/EMVP适合高危组患者。

一般推荐治疗方案:R1组患者进行4个疗程A方案化疗;R2组患者进行6个疗程A方案化疗;R3组患者采用A方案和B方案交替,共6~8个疗程化疗。化疗后需要动态评估病情缓解状态和治疗反应,调整相应治疗方案。

表 15-16　COPP 方案和 ABV 方案(一个疗程)

	剂量		用法
A 方案:COP(M)P/ABV			
环磷酰胺(C)	600mg/m²	i.v.	第 1 天
长春新碱(O)	1.4mg/m²	i.v.	第 1 天
*甲氨蝶呤(M)	30mg/m²	i.v.	第 1 天
*丙卡巴肼(P)	100mg/(m²·d)	p.o.	第 1~14 天
泼尼松(P)	40mg/(m²·d)	p.o.	第 1~14 天
多柔比星(A)	35mg/m²	i.v.	第 8 天
博来霉素(B)	10U/m²	i.v.	第 8 天
*长春碱(V)	6mg/m²	i.v.	第 8 天
*长春地辛(V)	3mg/m²	i.v.	第 8 天
B 方案:IFOS/EMVP			
异环磷酰胺(IFOS)	1 200mg/(m²·d)	i.v.	第 1~5 天
依托泊苷(E)	60mg/(m²·d)		第 1~3 天
甲氨蝶呤(M)	300mg/m²	i.v.	第 1 天
长春新碱((V)	1.5mg/m²	i.v.	第 8 天
泼尼松(P)	40mg/(m²·d)	p.o.	第 1~7 天

注:*甲氨蝶呤和丙卡巴肼根据药物提供情况任选其一;长春碱和长春地辛根据药物提供情况任选其一。

3. 治疗合并症　放、化疗都具有较强的免疫抑制作用,使受者机体抵抗力下降,容易合并病毒、细菌、真菌和原虫感染;需要注意支持治疗,必要时输血和使用相应抗感染治疗。

（二）非霍奇金淋巴瘤

非霍奇金淋巴瘤（non-Hodgkin lymphoma,NHL）是一组具有不同的组织学变化、起病部位和临床特征的淋巴瘤。此组淋巴瘤在临床症状、病理、扩散方式和对治疗的反应等方面都不同于霍奇金淋巴瘤。儿童期 NHL 较 HL 多见,约为后者的 1.5 倍。其发病年龄比急性白血病大,男性多于女性,男女之比约为 2：1。经过多年的研究发展,75% 的儿童 NHL 可以通过现代治疗手段治愈,疗效的进步主要是基于对其生物学、免疫性及分子生物学更深刻的认识,有了更合理的分类系统和相适应治疗方案及支持治疗的进步。

【病理和分型】

儿童时期的非霍奇金淋巴瘤起源于早期 T 细胞或成熟 B 细胞,其与成人不同之处在于起源于淋巴结外部位的较成人多,且多在起病早期即经血液循环或淋巴管扩散。目前主要参照 WHO-2008 分类标准,把儿童 NHL 主要分为 4 个重要类型：①成熟 B 淋巴细胞肿瘤,包括 Burkitt 淋巴瘤/成熟 B 细胞性白血病、弥漫大 B 细胞淋巴瘤、纵隔大 B 细胞淋巴瘤亚型和未能进一步分类的 B 细胞淋巴瘤；②成熟或外周 T 细胞及自然杀伤细胞（NK）肿瘤,主要包括间变大细胞型淋巴瘤（ALCL）和 NK 细胞淋巴瘤,③前 B 细胞肿瘤,主要为前体 B 淋巴母细胞型白血病/淋巴瘤,④前体 T 淋巴母细胞型白血病/淋巴瘤。

1. Burkitt 淋巴瘤　Burkitt 淋巴瘤在显微镜下可见肿瘤细胞呈弥漫性浸润,细胞小,含圆形或卵圆形细胞核,1~3 个强嗜碱性核仁,含有脂泡的嗜碱性胞质,增殖抗原 Ki-67 高表达。零散的残余正常巨噬细胞散布于恶性细胞之间,呈现特征性的"星空"貌。从免疫学上来说,Burkitt 淋巴瘤及其变异型是生发中心 B 细胞肿瘤,细胞膜表达 κ 或 λ 轻链或 H 重链相关的表面免疫球蛋白（常为 IgM）,并可表达 B 系相关抗原 CD19、CD20、CD79a、CD10,但常不表达末端脱氧核苷酸转移酶（TdT）,是否表达 TdT 有助于鉴别 Burkitt 淋巴瘤与淋巴细胞白血病。1%~2% 成熟 B-ALL 患者有 Burkitt 淋巴瘤的形态学及免疫学特征（FAB 形态学分类中的 L3 型）,可以将之视为Ⅳ期 Burkitt 淋巴瘤,这类患儿应采用Ⅳ期 Burkitt 淋巴瘤的治疗方案。绝大多数 Burkitt 淋巴瘤存在非随机染色体易位,如［t(8；14)(q24；q32)］,结果是 8 号染色体上的 *MYC* 原癌基因与位于 14 号染色体的免疫球蛋白重链基因融合。另两种变异易位可在 15% 的 Burkitt 淋巴瘤病例中观察到,包括 t(2；8)(p11.1；q24.1) 及 t(8；22)(q24.1；q 11.2)。

2. 间变性大细胞淋巴瘤（ALCL）　ALCL 是儿童大细胞淋巴瘤中最常见的亚型,绝大多数归于成熟 T 细胞和自然杀伤细胞肿瘤。ALCL 占儿童 NHL 的 8%~12% 或儿童大细胞淋巴瘤的 30%~40%。组织学常表现为凝聚性、奇形怪状、含丰富胞质的多型性大细胞,包含奇形怪状的马蹄形细胞核,有多个或单个明显核仁。免疫学和分子学研究表明,大部分 ALCL 表达 T 细胞抗原,该类肿瘤细胞也表达上皮细胞膜抗原（epithelial membrane antigen,EMA）和 CD30（Ki-1）抗原。ALCL 常存在特征性非随机染色体平衡易位［t(2；5)(p23；q35)］,染色体 5q35 位上的核磷蛋白基因 NPM 与染色体 2q23 位上的间变性淋巴瘤激酶（ALK,一种酪氨酸激酶）基因融合。

3. 淋巴母细胞白血病/淋巴瘤　WHO 将前驱 T 或 B 淋巴母细胞型白血病/淋巴瘤归于同一类,前驱 T 细胞起源者以淋巴瘤为多见,而前驱 B 细胞起源者以白血病多见。同一系列（T 或 B）的白血病或淋巴瘤在病理/细胞形态学、免疫学、生物遗传学方面相似,但临床上前者骨髓原发,而后者骨髓外局部原发。T 系相关抗原表达通常包括 UCHL1（CD45RO）、CD1、CD2、CD3、CD4、CD5、CD7、CD8、CD56；B 系表达 CD19、CD20、CD22、CD79a 及 CD10,不表达细胞膜 κ 或 λ 轻链或 H 重链相关的表面免疫球蛋白（常为 IgM）。前驱 T 或 B 淋巴细胞均表达 TdT。

【临床表现】

1. 淋巴结肿大　颈部淋巴结无痛性肿大为 NHL 的早期表现,可以呈黄豆、花生米大小,甚至核桃大小,中等硬度、坚韧、均匀,早中期与皮肤无粘连、不融合、可活动,晚期融合成大的团块状,侵犯皮肤。部分病例起病即有多处淋巴结肿大,难以确定首发部位。

2. **咽淋巴环(Waldeyer 环)** 包括鼻咽、软腭、扁桃体及舌根在内的环状淋巴组织常是非霍奇金淋巴瘤的原发部位或受累部位。儿童可因扁桃体手术后病理检查而发现和诊断;另外,咽淋巴环距中枢神经系统近,应注意中枢神经系统受累的可能。

3. **纵隔** 是儿童淋巴瘤的好发部位,尤其是淋巴母细胞型淋巴瘤。纵隔肿块常是淋巴母细胞型淋巴瘤的首发症状。患者常以咳嗽久治不愈而就诊,有的可以表现为上腔静脉综合征及气管、食管、膈神经受压的表现。由于肿瘤压迫可致呼吸、吞咽困难,甚至引起上腔静脉阻塞而出现面部、上肢和颈部肿胀,且常合并胸腔积液;此型亦常见颈与头部无痛性淋巴结肿大,但很少侵犯腹腔淋巴结。

4. **小肠** 儿童时期小肠肿瘤中淋巴瘤侵犯占首位,而且由于回肠壁淋巴组织丰富,回肠恶性淋巴瘤的发生多于空肠。主要表现为腹痛、呕吐、腹部包块、腹泻、消瘦等。NHL 致肠系膜淋巴结肿大者多于 HL,多为 B 系淋巴瘤。

5. **肝和脾** 肝和脾大可以是原发或继发性引起。原发于肝的恶性淋巴瘤少见,多为继发性;原发于脾的淋巴瘤稍多,预后较好,需手术病理活检诊断。

6. **皮肤** NHL 中皮肤可以发生原发或继发性损害,尤其以皮肤的 T 细胞淋巴瘤最多见。皮肤可以表现为红色结节状斑块,周边较硬,中心较软,破溃后经久不愈。好发于面部、四肢、躯干,不易与脂膜炎区别。晚期 NHL 侵犯皮肤致多发性皮肤病变或皮下结节,为预后不良的标志。

7. **骨髓** 广泛的骨髓侵犯较 HL 多见,尤其当有纵隔淋巴结肿大为主,免疫分型为 T 细胞者,常合并骨髓受累。因此需要常规做骨髓穿刺和骨髓活检。

8. **其他** 散发性 Burkitt 淋巴瘤常侵犯头、颈部,典型症状为颌骨病变,常因下颌和面部肿胀或鼻涕中带血而至五官科就诊,同时可有腹部膨大。约有 2% 的恶性淋巴瘤发生在肺部,自觉症状少,表现为肺野内边界清楚的圆形或分叶状阴影。骨骼常因恶性淋巴瘤通过血源或淋巴途径播散而受侵犯,可表现出局部的疼痛,以股骨和骨盆常见,血清碱性磷酸酶升高。中枢神经系统恶性淋巴瘤多为继发性,可表现出颅内压增高的症状体征,脑脊液有蛋白和细胞数升高,如侵犯脑神经可出现面部症状,也可以出现脊髓压迫的表现。睾丸可以单侧或双侧受到恶性淋巴瘤侵犯。

9. **全身症状** 除上述局部症状外,发热、消瘦、盗汗常是最早出现的临床表现。热型常不规则,可为周期性,以后变为持续性,同时乏力和全身情况随着病情进展而加重。

【诊断和鉴别诊断】

1. **诊断** 主要依靠临床表现、X 线和 / 或 CT 检查及病理学检查。确诊有赖于组织学活检,除病理学检查外,还需要结合免疫组化和分子细胞遗传学检查确诊。

(1)病理活检:以外周浅表淋巴结肿大起病者,可以活检确诊;选择最大和最有诊断价值的淋巴结,完整取出做检查,不要针吸或取部分淋巴结以免影响结果结论。有胸腔积液和腹腔积液时,可行胸腹腔穿刺进行细胞学检查和免疫学检查,可以很快得到有价值的诊断结果;骨髓检查发现骨髓有淋巴瘤细胞浸润也可以提供诊断依据。如果骨髓阴性,选择纵隔外淋巴结活检;外周淋巴结活检阴性,可以在影像指导下行纵隔肿块的胸腔镜活检或针刺活检。

(2)影像学检查:①X 线检查:常规进行胸部正侧位摄片,观察肺门、纵隔、支气管周围有无肿大淋巴结;对可疑受侵犯的骨骼摄片检查;必要时行胃肠道钡剂、下腔静脉造影和静脉肾盂造影等检查。②B 超检查:可以发现和确定外周腹腔内的肿大淋巴结或肿块,探察诊断胸腔积液、腹腔积液情况。③CT 检查:胸腹部增强 CT 检查可以比较清楚地显示病变及范围,可以随访对比观察。④PET-CT 检查:有助于确定病变的部位、肿瘤细胞活性和疗效评估随访。

2. **分期** 目前主要采用 St.Jude 分期系统,详见表 15-17。儿童非霍奇金淋巴瘤进展迅速,早期即可全身扩散,凡有骨髓或中枢神经系统侵犯者均应归入Ⅳ期。

表 15-17　St.Jude 非霍奇金淋巴瘤分期系统

分期	定义
Ⅰ期	单个淋巴结外肿块或单个淋巴结解剖区受累,除外纵隔及腹部起源
Ⅱ期	横膈同一侧的病变,≥单个淋巴结或淋巴结外肿块,伴有区域淋巴结浸润 胃肠道原发(通常为回盲部),伴或不伴系膜淋巴结浸润,基本完全切除
Ⅲ期	横膈两侧有病变 所有原发于胸腔的病变 所有广泛的未完全切除的腹腔病变 所有脊椎旁或硬膜外肿瘤
Ⅳ期	有中枢浸润或骨髓浸润 *

注:*1. 中枢神经系统浸润定义　①CSF WBC ≥ 5 个 /μl,并且 CSF 标本离心发现淋巴瘤细胞;②有中枢神经系统受累症状和 / 或体征,如脑神经瘫痪,并不能用其他原因解释;③脊髓压迫;④占位性病变。

2. 骨髓受累定义　①骨髓穿刺涂片见 ≥ 5% 肿瘤细胞;②骨髓活检发现局灶性肿瘤细胞浸润。

3. 鉴别诊断　需要与淋巴结肿大相关的良恶性疾病进行鉴别,如淋巴结炎、淋巴结核、传染性单核细胞增多症、急性淋巴细胞白血病、霍奇金病、横纹肌肉瘤、尤因骨肉瘤、成神经细胞瘤等。

【治疗和预后】

主要治疗原则是早期诊断积极治疗,根据分期、病理和免疫分型选择治疗方案,以联合化疗为主的综合治疗,防治中枢神经系统白血病。

1. 放疗　一般不推荐放射治疗,除非有中枢神经系统浸润、脊髓肿瘤压迫、化疗后局部残留病灶、姑息治疗等特殊情况。

2. 手术　不作为根治性方法,主要适用于①手术活检:没有其他方法可以明确诊断并作免疫分型时积极考虑活检,局限性小的肿块可完全切除;否则不推荐肿瘤部分或大部分切除。②急腹症:出现肠套叠、肠梗阻、阑尾炎、肠穿孔、严重的胃肠道出血等外科急症时,考虑急诊手术。③再活检:化疗 3~6 疗程后出现稳定的残留病灶,可考虑再次活检,为进一步治疗提供依据。

3. 急诊治疗　NHL 初诊时常伴有严重的甚至是危及生命的合并症,需要紧急处理。

(1)气道压迫引起的呼吸困难:前纵隔和上纵隔肿块压迫气道与上腔静脉导致呼吸困难和上腔静脉阻塞,严重时需要立即采取治疗措施以缓解症状,可以给予适当化疗,使症状在短期内缓解或减轻。

(2)肿瘤溶解综合征:由于 NHL 对化疗高度敏感,化疗初期,尤其是在治疗开始 2~3d 内,大量肿瘤细胞在短时间内迅速破坏溶解,引起高尿酸血症,电解质紊乱,甚至引起高尿酸血症肾病和肾功能不全。防治措施包括水化、碱化尿液,减少尿酸在肾小管的沉积;口服别嘌醇,促进尿酸的分解和排泄;肾功能不全者可以作血液透析。

4. 化疗　是治疗 NHL 最主要的方法。按照 NHL 的病理、免疫分型及临床分期采用不同的化疗方案和不同的治疗强度及疗程。由于治疗方案在不断优化中,具体使用时需要参照相应的治疗方案进行。

常用的有适用于 B 细胞型 NHL(非淋巴母细胞型)或淋巴母细胞型 NHL(免疫表型为前驱 T 或前驱 B)治疗方案。成熟 B 细胞型 NHL 的化疗方案原则是短程、高强度,以烷化剂和抗代谢药物为主(主要是甲氨蝶呤和阿糖胞苷),化疗强度根据临床分期分组而定。前期 T 或 B 淋巴母细胞型 NHL 化疗方案,原则上与 ALL 方案相似,低危组(Ⅰ期和Ⅱ期)化疗方案主要包括诱导方案 1(VDLP+CAM)、M 方案(大剂量甲氨蝶呤 + 巯嘌呤)、维持治疗。高危组(Ⅲ期和Ⅳ期)化疗方案主要包括诱导方案 1(VDLD+CAM)、M 方案(大剂量甲氨蝶呤 + 巯嘌呤),增加了再诱导方案Ⅱ(VALD+CAM)、维持治疗。

5. 对症支持治疗　化疗中应注意保护性隔离;必要时输注红细胞、血浆、血小板、静脉丙种球蛋白及白蛋白;针对感染使用广谱抗生素及抗真菌感染药物;注意心脏毒性损害,给予必要的监测和保护心肌的治疗。

三、朗格汉斯细胞组织细胞增生症

朗格汉斯细胞组织细胞增生症(Langerhans cell histiocytosis,LCH)是组织细胞增生症的一种常见类型。儿童时期组织细胞增生症(histiocytosis)是一组以单核巨噬细胞增生为共同特点的疾病。近年来,国际组织细胞协会将此类疾病分为 3 大类(表 15-18),对该类疾病必须依靠病灶部位的活组织检查才能做出确切的诊断。

表 15-18　儿童组织细胞增生症的分类

	Ⅰ类	Ⅱ类	Ⅲ类
病名	朗格汉斯细胞组织细胞增生症	噬血细胞性淋巴组织细胞增生症	恶性组织细胞病和急性单核细胞白血病
细胞型	朗格汉斯细胞	单核巨噬细胞	单核巨噬细胞的恶性细胞
细胞功能	抗原表达	具有抗原和吞噬细胞	
诊断特异的细胞	电镜下可见 Birbeck 颗粒,病灶部位细胞具有 OKT6 阳性的单核巨噬细胞的特点	病理检查发现有吞噬血细胞的组织细胞	形态呈恶性,组化染色非特异性酯酶阳性

朗格汉斯细胞组织细胞增生症过去称组织细胞增生症 X,研究多认为是一种反应性增生性疾病,属于组织细胞增生症Ⅰ类疾病。该病以大量未成熟树突状细胞即朗格汉斯细胞(Langerhans cell,LC)在组织中异常积累为特征。LCH 临床表现多样、多发于小儿;男性多于女性;发病高峰年龄为 1~4 岁;具体的发病率尚无确切统计,估计儿童发病率为(4~8)/100 万,临床并不少见。LCH 的组织学特征是含有 Birbeck 颗粒的朗格汉斯细胞增生、浸润,并伴有嗜酸性粒细胞、单核巨噬细胞和淋巴细胞等不同程度的增生。

【病因和发病机制】

LCH 的病因不明。LCH 病变组织主要包括病理性树突状细胞(dendritic cells,DCs)和炎症细胞,这些细胞互相刺激并产生大量的细胞因子,从而导致病变组织免疫功能异常。LCH 病变内的病理性 DCs 中存在 *BRAF-V600E* 突变,与疾病的难治或复发有关;除 *BRAF* 基因外,LCH 还存在 MAPK 通路的另外一些突变基因(如 *MAP2K1* 突变),这些基因突变激活其下游的 MEK-ERK 信号通路,影响细胞的生物学功能,最终导致肿瘤形成。所以 LCH 目前被定义为炎性髓系肿瘤性疾病。

【病理】

病变可只限于单个器官或为孤立病灶,也可同时侵犯多个器官;其中以肺、肝、淋巴结、骨骼、皮肤、垂体等处病变最为显著。尸检曾发现同一患者的不同器官,或同一器官的不同部位,其组织学改变不同。原有组织结构因出血、坏死而遭到破坏,同一病变器官同时出现增生、纤维化或坏死等不同阶段的病变。显微镜下除组织细胞外,还可见到嗜酸性粒细胞、巨噬细胞、淋巴细胞、多核巨细胞和充脂性组织细胞(即泡沫细胞)等,但不见分化极差的恶性组织细胞。病变久者可见大量充脂性组织细胞和嗜酸细胞,形成肉芽肿。

各种病理改变中,LC 增生最具特征性。LC 细胞直径约 13μm,胞质呈均匀粉色,胞核不规则,有核裂或分叶,核仁明显;胞质表达 CD1a,与花生凝集素和 OKT6(CD1a)单克隆抗体发生反应,S-100 蛋白染色呈阳性;电镜下胞质内含分散的呈网球拍状或棒状的细胞器,称为 Birbeck 颗粒。Birbeck 颗粒和 CD207(langerin)、CD1a 和 S-100 的高水平表达是树突状细胞的表型特征,具有诊断意义。

【临床表现】

LCH 的临床表现差异非常大。发病以婴幼儿时期多见,男性多于女性,男女之比为(1.5~2):1。临床症状因受累及器官的多少和部位不同而异。目前,除肾、膀胱、肾上腺和性腺尚无受累及报道外,其他器官均可受累。发病年龄越小,受累器官越多而病情越重;年龄越大病变越局限,症状越轻。起病可急可慢。

1. **骨骼损害**　最常见,80% 的患者有骨骼受累,可以是 LCH 唯一的表现,尤其是在 5 岁以上儿童。骨骼损害可以是单发或是多发。最常见的骨骼损害部位是头颅骨,其他部位包括骨盆、股骨、椎骨、上下颌骨。骨骼损害的症状体征常不突出,也可出现骨痛或局部肿胀,常需要通过辅助检查(X线)发现和明确。颅骨病变开始为头皮表面隆起,硬而有轻度压痛,当病变蚀穿颅骨外板后,肿物变软,触之有波动感,多可触及颅骨边缘;眶骨破坏多为单侧,可致眼球突出或上睑下垂。脊柱损害可导致椎体塌陷,引起继发性脊髓压迫症状;扁骨和长骨边缘可发生溶骨性病变,具有明确的边界,没有新骨生成的活动性表现;承重长骨受累可导致病理性骨折;慢性耳溢液常伴有乳突破坏;上、下颌骨的骨组织破坏可导致牙齿松动、脱落。如果对治疗反应好,这些骨损害可以完全恢复。

2. **皮疹**　30%~50% 的患者在疾病早期或在病程中表现出皮肤损害——皮疹。皮疹主要分布在躯干、头皮和耳后,也可见于会阴部,甚至发展到背部、手掌和足底。起病时为淡红色斑丘疹,直径2~3mm,继而呈现出血性(不伴有血小板减少)或湿疹样、皮脂溢出样皮疹;以后皮疹表面结痂、脱屑,触摸时有刺样感,脱痂后有白斑或色素沉着。各期皮疹同时存在,成批出现,此起彼伏。

外耳道溢脓多呈慢性反复发作,对抗生素不敏感,可能是由于外耳道皮肤组织细胞浸润所致。

3. **脏器浸润**　约占 20%。组织细胞浸润单核巨噬细胞系统,致局部或全身淋巴结肿大(约占33%),肝脾大,肝功能不同程度损害,包括黄疸、腹腔积液。骨髓受累可引起贫血、血小板减少。肺部浸润多见于婴幼儿,常伴有咳嗽,感染时症状加剧,可发生肺气肿,甚至出现气胸或皮下气肿,导致呼吸衰竭。肠黏膜受侵害常出现腹泻和吸收障碍。

脑垂体受侵犯约占 15%。垂体后叶素功能障碍或下丘脑受损可导致生长发育迟滞,也可发生尿崩症,但不一定有蝶鞍破坏。中枢神经系统的破坏少见。甲状腺受累可导致原发性甲状腺功能减退。

【辅助检查】

1. **血液学检查**　血红蛋白可正常,也可有不同程度的贫血;白细胞数正常、减少或增多;血小板数正常或减少。10%~15% 患者骨髓可见组织细胞增多,偶见巨核细胞减少。

2. **X 线检查**　对诊断很有帮助,不少病例是由 X 线检查最先发现。

(1)骨骼:病变部位呈虫蚀样改变,甚至巨大缺损,为溶骨性凿穿样损害,形状不规则,呈圆形或椭圆形。脊椎多表现为椎体破坏,偶见椎旁脓肿。下颌骨浸润时牙槽硬板及支持骨破坏,出现漂浮齿征象。

(2)胸部:肺部是最易受累的器官之一。典型改变为肺野透亮度减低呈毛玻璃状,两肺可见弥散的网状或网点状阴影,或在网点状基础上有局限或弥散的颗粒阴影,须与粟粒型肺结核鉴别,严重者可见弥散性小囊肿、肺气肿、气胸、纵隔气肿或皮下气肿等。婴幼儿常见胸腺肿大。

3. **病理检查**　皮疹压片和病灶活检发现朗格汉斯细胞是诊断的重要依据。皮疹压片法检查操作简便,阳性率高;可作皮疹、淋巴结、牙龈和肿物的活检或病灶局部穿刺物或刮除物的病理检查。病理切片做 CD207、CD1a 检测,S-100 蛋白染色,阳性具有确诊意义。有条件时可做电镜检查,找到具有Birbeck 颗粒的朗格汉斯细胞。

【诊断和危险度分组】

1. **诊断**　根据临床表现出原因不明的发热、皮疹、贫血、耳溢脓,反复肺部感染,肝、脾、淋巴结肿大,眼球突出、尿崩、颅骨缺损及头部肿物等,应考虑或怀疑本病。诊断还需结合 X 线片和病理检查结果,而病理检查是本病诊断最可靠的依据,免疫组化 CD1a 和 / 或 CD207 阳性是诊断本病的"金标准"。

若病变位于特殊部位,如垂体、齿状突等,病理活检的风险可能超过确诊的必要性,则需临床密切观察随访至少 6 个月,重新评估活检的必要性以除外其他恶性肿瘤。

2. **危险器官和其他受累器官的定义**

(1)危险器官的累及和定义:LCH 临床表现具有多样性和异质性,危险器官的累及与否和多少与预后关系密切;多脏器系统累及、疾病的进展、小年龄等因素提示预后不良。危险器官(risk organ,RO)受累的判断是基于相应器官功能的影响而非一定是病理组织学证据,详见表 15-19。

表 15-19　LCH 危险器官的累及和定义

危险器官	危险器官定义
血液系统受累伴或不伴骨髓受累*	至少有以下 2 项： 贫血：血红蛋白 <100g/L，婴儿 <90g/L（排除其他因素贫血如 IDA） 白细胞减少：WBC<4.0×10⁹/L 血小板减少：PLT<100×10⁹/L
肝	肝大（肋缘下 >3 cm），和 / 或肝功能不全（总蛋白 <55g/L，白蛋白 <25g/L，胆红素或 ALT 升高），和 / 或组织病理学诊断肝累及
脾	脾肿大肋缘下 >2cm

注：*骨髓受累，是指骨髓涂片中有 CD1a 阳性细胞。骨髓增生减低、噬血现象、骨髓增生异常和 / 或骨髓纤维化，可认为是继发现象；严重疾病或疾病进展可出现噬血现象。

（2）中枢神经系统危险部位受累：①颅面部受累：包括眶骨、颞骨、乳突、蝶骨、颧骨或筛骨；上颌骨或鼻旁窦；或颅窝；②眼部受累：突眼、眼眶浸润；③耳部受累：耳道、颞骨、乳突或颞骨岩部受累；④口腔受累：口腔黏膜、牙龈、上腭、上颌骨或下颌骨的受累。

（3）特殊部位受累：如齿状突钉和椎体病变伴椎管内软组织扩张，病变位于功能关键的解剖部位，造成患者直接的风险。系统治疗对于局部的特殊部位病变可能是合理的。没有软组织扩张的椎体病变，如椎板，不属于特殊部位病变。

3. **疾病分组**　根据受累的器官系统和危险器官进行 LCH 危险度分组，有助于分层治疗（表 15-20）。

表 15-20　LCH 的危险度分组

危险度	分类标准
高危组	≥ 2 系统器官受累，包含 1 个或多个危险器官
中危组	≥ 2 系统器官受累，不包含危险器官
低危组	单系统多灶性病变，或特殊部位的孤立病灶*
观察组	单系统单病灶损害（指非特殊部位单个骨、皮肤、淋巴结受损）

注：①单系统组（single system LCH，SS-LCH）：单器官或系统受累（单部位或多部位），如骨、皮肤、淋巴结、肺、下丘脑 - 垂体 / 中枢神经系统、其他如甲状腺等。②多器官受累组（multisystem LCH，MS-LCH）：病变累及 2 个或更多器官系统。

【治疗】

本病主要采用以化学药物为主的综合治疗。由于本病变化多样、轻重悬殊，治疗方案应根据临床程度和危险度分组而定。

1. **局部治疗**　单灶性骨病变、孤立性结节或皮疹、孤立淋巴结肿大往往有一定的自限性，可行刮除术或局部手术切除。其中，对于单纯性骨病变，根据其病变大小和部位，可进行病灶内注射糖皮质激素达到根治目的。对于皮肤受累患者，外用糖皮质激素有一定疗效。

2. **系统治疗**　以化疗为主的综合系统治疗使得本病尤其是重症患者的预后得到显著改善。适用于多系统 LCH、多发性骨累及、中枢神经系统病变、特殊部位病变（颅面骨累及、眼、耳、口腔等），并主张较长期的维持治疗，总疗程 1~1.5 年。

（1）常用的化疗药物：有泼尼松（P）、长春新碱（VCR）、长春碱（VBL）、甲氨蝶呤（MTX）、巯嘌呤（6-MP）、依托泊苷（VP-16）、环磷酰胺等。其中长春碱类药物（V）联合泼尼松（P），即 VP 方案是目前公认的 LCH 初始治疗的一线标准方案，治疗 1~2 疗程，病情稳定或好转，则进入维持治疗。如果中高危组患者经过一线治疗反应不好或难治复发者，可以考虑单用或联合应用阿糖胞苷（Ara-C）和克拉屈滨（2-CdA），或是 VD 联合 Ara-C，以及降低预处理强度的造血干细胞移植等。

（2）其他治疗：尿崩症患者可用鞣酸加压素或去氨加压素（DDAVP）对症治疗；化疗合并骨髓抑制

严重和 / 或合并感染者,酌情使用粒细胞集落刺激因子,输注红细胞或血小板等支持。

靶向治疗尚在研究当中,新的 RAF、MEK、ALK 抑制剂初步显示了一定的疗效。

3. 放射治疗　一般不推荐,仅适用于孤立的骨骼病变,尤以手术刮除困难的部位如眼眶周围、颌骨、乳突或负重后易发生骨折和神经损伤的脊椎等部位,以及早期的垂体病变。一般照射量为 5~8Gy,照射后 3~4 个月骨骼缺损即可恢复。一般认为,尿崩症出现时间较久(如 6 个月以上),放疗大多无效。皮肤病变对放疗亦不敏感。

【预后】

预后和疗效与临床表现和分类、危险器官累及、年龄密切相关。年龄 >5 岁,单纯骨损害者多可自愈;皮肤、骨骼受侵犯时预后较好;肝、脾、骨髓等危险器官受侵犯且对初期治疗反应较差者预后差。

凡有脏器功能受累的可造成后遗症,如肺功能异常,肺纤维化;肝功能异常,肝硬化;少数可有尿崩、智力低下、发育迟缓、颌骨发育不良等后遗症。

儿童 LCH 患者的总体病死率约为 15%,永久性后遗症发生率为 30%~40%,死亡的主要原因是严重肺浸润造成的呼吸衰竭或肝和骨髓功能衰竭。

(于　洁)

第五节　脉　管　畸　形

一、血管瘤

血管瘤(hemangioma)属于小儿血管发育异常性疾病中的真性肿瘤。约 30% 血管瘤出现在新生儿时期,绝大多数血管瘤在新生儿出生后最初几周出现。斑点状病变形成后,经过 3~6 个月的增生,瘤体迅速长大,达到其最终体积的 80% 左右,1 岁以后进入自然消退过程,可持续 3~8 年甚至更长时间。其中近 30% 病例残留色素沉着、皮肤角化,极少数萎缩甚至纤维化形成瘢痕。头颈部及面部是真性血管瘤最常见部位,其次是躯干、四肢。约 20% 病例为多发性血管瘤。近年来,对血管瘤及血管畸形的病因、病理、分类及治疗进行了逐渐深入研究,分类结合其生物学特点更加细化,为治疗提供了病因病理学依据,同时治疗方案的多元化发展和规范,临床疗效显著提高。

【流行病学和病因学】

血管瘤发病率为 2.5%~12%,新生儿期发病率为 1.1%~2.6%,婴幼儿期发病率最高达 10%~12%。血管瘤可发生在全身各部位,好发于头颈部。血管瘤发病率存在明显的性别差异,女性多于男性,比例为 5:1~3:1,低出生体重儿及有血管瘤家族史的婴幼儿是血管瘤发病的危险因素。出生体重 <1 000g 的超低出生体重早产儿发病率可高达 22.9%,15%~30% 患儿为多发性。血管瘤的发生原因及发病机制仍不完全清楚。有基因缺陷学说、胎盘来源细胞、血管内皮细胞异常增殖、雌激素学说、外源性细胞因子介导等多种假说。

【病理】

血管瘤的病理特征是具有增殖期和内皮细胞的增生。增生的血管瘤在组织学上通常表现为大量的内皮细胞分裂增生、肥大细胞浸润及基底膜层的增厚,几乎没有明显的血管管腔。消退期血管瘤内部都有不同程度的肥大细胞浸润,血管周围开始出现逐渐明显的纤维组织和脂肪组织沉积,伴有血管管腔数量减少并融合成膨大的管腔。2018 年,国际脉管性疾病研究学会(International Society for the Study of Vascular Anomalies,ISSVA)将传统的"血管瘤"(vascular anomalies)重新分为血管瘤

（hemangioma）和脉管畸形（vascular malformation），并对该分类系统进行了再次修订，见表15-21。

表 15-21 血管瘤(ISSVA,2018)

类型	名称
良性脉管肿瘤	婴幼儿血管瘤； 先天性血管瘤：快速消退型(RICH)、不消退型(NICH)、部分消退型(PICH)丛状血管瘤； 梭形细胞血管瘤； 上皮样血管瘤； 化脓性肉芽肿（又称分叶状毛细血管瘤）； 其他：靴钉样血管瘤、微静脉血管瘤、交织状血管瘤、肾小球样血管瘤、乳头状血管瘤、血管内乳头状内皮增生、皮肤上皮样血管瘤样结节、获得性弹性组织变性血管瘤、脾窦岸细胞血管瘤； 其他相关病变：小汗腺血管瘤样错构瘤、反应性血管内皮细胞瘤病、杆菌性血管瘤病
局部侵袭性或交界性脉管肿瘤	卡波西型血管内皮瘤； 网状血管内皮瘤：乳头状淋巴管内血管内皮瘤(PILA)，血管内乳头状血管内皮瘤(Dabska瘤)； 复合性血管内皮瘤； 假肌源性血管内皮瘤； 多形性血管内皮瘤； 其他未另列明的血管内皮瘤； 卡波西肉瘤； 其他
恶性脉管肿瘤	血管肉瘤； 上皮样血管内皮瘤； 其他

【临床表现】

1. **婴儿血管瘤** 婴儿血管瘤是指由胚胎期间的血管组织增生而形成的，以血管内皮细胞异常增生为特点，发生在皮肤和软组织的良性肿瘤。最早期的皮损表现为充血性、擦伤样或毛细血管扩张性斑片。出生后6个月为早期增殖期，瘤体迅速增殖，明显隆起皮肤表面，形成草莓样斑块或肿瘤，大小可达最终面积的80%。之后增殖变缓，6~9个月为晚期增殖期（图15-8）。少数患儿增殖期甚至可持续至出生后24个月。有一小部分瘤体表现为微小增殖或不增殖，主要位于下肢，这部分瘤体应注意与毛细血管畸形区别。90%的患儿在4岁时瘤体完全消退，瘤体累及越深，消退时间越晚。未经治疗的瘤体消退完成后，有25%~69%的患儿残存皮肤及皮下组织退行性改变，包括瘢痕、萎缩、色素减退、毛细血管扩张和皮肤松弛等（图15-9）。

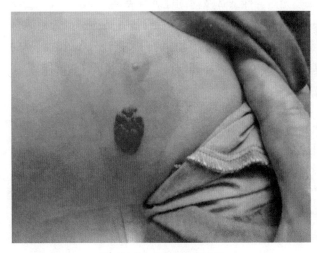

图 15-8 血管瘤增殖期

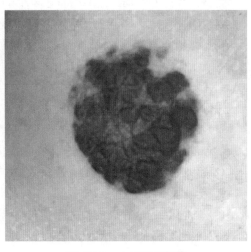

图 15-9 血管瘤消退期

2. **先天性血管瘤**　特点为出生时即可见皮下红色软块,大多数在 6~10 个月快速消退,为快速消退型;少数病变稳定,无自行消退,为非消退型。目前,ISSVA 分类系统中,将已知的先天性血管瘤分 3 类:快速消退型 CH(rapidly involuting congenital hemangioma,RICH),不消退型 CH(non-involuting congenital hemangioma,NICH)和部分消退型 CH(partially involuting congenital hemangioma,PICH)。不同于婴幼儿血管瘤的女性好发倾向,先天性血管瘤男女发病率接近 1:1。病灶好发于头面部和肢体,多为单发,偶见多发。绝大多数先天性血管瘤病灶累及皮肤软组织,完全位于皮下而不累及皮肤者极罕见,亦有发生于肝的先天性血管瘤。病灶形态多为隆起或斑块状,边界清楚,紫红色或蓝紫色,表面有粗细不等的毛细血管分布,周围可见白色的晕环,病灶周围可见放射状分布的浅表扩张静脉。病灶皮温常高于周围皮肤,有时可触及搏动。

3. **血管内皮瘤**　血管内皮瘤指血管内皮来源的交界性肿瘤,包括卡波西样血管内皮瘤(Kaposiform hemangio-endothelioma,KHE)、丛状血管瘤(tufted angioma,TA)和其他少见血管内皮瘤(混合性血管内皮瘤、网状血管内皮瘤、多形性血管内皮瘤、淋巴管内乳头状血管内皮瘤等)。这一类肿瘤生物学行为介于良恶性之间,在局部呈侵袭性生长。

卡波西样血管内皮瘤是介于真性血管瘤与血管肉瘤的低度恶性肿瘤,肿瘤呈浸润性生长,罕见转移。表现为新生儿或小婴儿皮肤及皮下大小不一的淡红色硬块,常突然迅速增大呈紫红色或暗红色,同时瘤体出现部分区域变软,常伴明显血小板下降及凝血异常,治疗不及时可因 DIC 死亡。其发病机制尚不清楚,病理切片显示大量增生的毛细血管,其内皮细胞增生成团、巢状并可见细胞异型性或肉瘤样内皮细胞。

根据血管瘤体积大小,可将血管瘤分为小型血管瘤,直径 <3cm;中型血管瘤,直径 3~5cm;大型血管瘤,直径 5~10cm;特大型血管瘤,直径 >10cm。

4. **血管瘤伴发综合征**

(1)血小板减少综合征(Kasabach-Merritt syndrome,K-M 综合征):多见于 6 个月内的婴儿,临床表现为血管瘤突然迅速增大、扩散,表面紫红、硬,似急性炎症,伴血小板减少、凝血异常,严重病例可导致死亡。目前,发病机制尚不清楚,血小板和凝血因子是消耗或减少尚无定论,但研究显示部分 K-M 综合征病例骨髓象中巨核细胞及产板巨核细胞明显减少。

(2)K-T 综合征(Klippel-Trenaunay syndrome):静脉曲张性骨肥大伴血管痣综合征,与胚胎期中胚层发育异常有关,临床表现为典型三联症:葡萄酒色斑、浅静脉曲张、骨和软组织增生。

(3)P-W 综合征(Parkes-Weber syndrome):是一种少见的先天性疾病,1907 年由 Weber 首次报道。该综合征与 K-T 综合征的主要区别在于其存在动静脉畸形和/或瘘。其病因认为与胚层发育异常有关。典型临床表现为:①皮温升高;②患肢增长肿胀,伴有肌肉及软组织肥大;③静脉曲张;④皮肤葡萄酒色斑。常存在小而广泛的动静脉瘘,因此患肢无血管性杂音及搏动性肿块表现。

(4)斯德奇-韦伯综合征(Sturge-Weber syndrome):即脑颜面血管瘤病或脑三叉神经血管瘤综合征,属脑血管畸形的一种特殊类型。表现为面部的葡萄酒色斑,伴有同侧的三叉神经分布处软脑膜的血管畸形,大脑皮质下的萎缩和钙化,可发生癫痫及智力障碍、偏瘫和偏盲,少数患儿可伴青光眼等。

【并发症】

1. **局部并发症**　为最常见并发症。

(1)皮肤破损、溃疡形成:血管瘤由于局部刺激、摩擦、抓损引起局部皮肤破溃,反复损伤引起溃疡,常见部位如颈部、腋窝、腹股沟、臀部及会阴部。

(2)感染:经久不愈的皮肤缺损及溃疡常引起感染,进一步发展形成蜂窝织炎,严重时可引起败血症。

2. **全身严重并发症**

(1)管腔阻塞:血管瘤的快速增生可直接或因压迫而间接导致局部管腔阻塞,引起严重并发症。口腔、舌根咽喉部血管瘤增生引起气道阻塞,呼吸不畅,严重时引起呼吸困难。腮腺及耳部血管瘤导致耳道阻塞等。

(2)出血:大面积血管瘤出血及内脏血管瘤外伤大出血可出现休克,严重时影响生命,反复出血消耗血小板、纤维蛋白原等凝血因子而使出血难以控制。

(3)重要器官损伤:眼眶血管瘤影响视力,严重时可导致失明;颅内血管瘤可引起癫痫及占位性病变;四肢广泛血管瘤可影响运动功能;面部血管瘤影响外观,严重时可毁容。

【诊断和鉴别诊断】

1. **病史**　血管瘤病变常位于皮肤及皮下组织,形态特征明显、独特,根据患儿血管瘤的生长规律和瘤体表现,不难判断。

2. **体格检查**　注意瘤体的部位、大小、深浅,压之是否退色,有无出血、溃疡。是否有多发血管瘤,对于复杂性血管瘤,尤其要注意有无相应脏器结构和功能的影响而进行相关的体格检查。

3. **实验室检查**　可能会伴有不同程度的血小板减少和贫血

4. **影像学检查**　深部的血管瘤可以采用 B 超、CT 和 MRI 等辅助手段进行诊断。多普勒超声可检测皮下及深部组织肿块大小、质地、囊实性及血流情况,以辅助明确诊断,必要时辅以瘤体穿刺抽液可与淋巴管瘤、表皮囊肿以及脂肪瘤、纤维瘤等鉴别。对位于颅内、颈深部、纵隔、肝、肾、消化道、盆腔脏器血管瘤,可通过增强 CT、MRI 及 CTA 作出明确鉴别诊断。采用腔镜技术能够对鼻腔、口腔、咽喉、消化道、胸腔、腹腔血管瘤进行直接观察,作出明确诊断及鉴别诊断。

当临床和影像学征象不能明确提示血管瘤,不能除外其他良恶性肿瘤时,需要手术活检行组织病理学鉴别诊断。

【治疗】

血管瘤临床表现各具特点,瘤体部位、大小、生长方式、是否伴有并发症以及瘤体毗邻组织器官的特点差异很大,很难有一种或数种固定治疗模式。血管瘤治疗应遵循以下原则:控制瘤体生长,促进瘤体消退,减少并发症,保留器官功能,保护面容美观。

1. **观察**　90% 以上真性血管瘤可以自行消退,因此多数血管瘤可观察、随访。婴儿草莓状血管瘤、海绵状血管瘤、混合血管瘤及先天性血管瘤快速消退型如面积较小,位于非重要部位,是观察随访的主要适应证。观察不是消极等待,而应是定期、主动随访与评估。在血管瘤增殖期,16% 的病变会发生溃疡,唇部、颈部、肛周和生殖道周围是最常见的发生溃疡的部位。为了避免溃疡的发生,在血管瘤增殖期要使其保持干燥,避免创伤,还可以用油纱布覆盖。一旦发生溃疡,需要及时处理。如果经过数周观察随访瘤体变大,发展迅速,逐渐累及面部及重要组织或器官或伴出血、有明显出血倾向,应采取积极治疗。

2. **干预治疗**

(1)糖皮质激素治疗:作用机制尚未完全清楚。主要作用为糖皮质激素引起局部皮肤血管收缩,对抑制血管生成有协同作用,抑制雌激素分泌,能竞争性地与雌激素受体活性物质结合,抑制雌激素生物活性等。

1)适应证:草莓状血管瘤、海绵状血管瘤和混合血管瘤及各种伴有毛细血管内皮细胞增生的真性血管瘤,以及 K-M 综合征,特别是对处于增生期的血管瘤效果更好。

2)给药途径:①静脉:对重症及重要部位发展迅速的血管瘤及 K-M 综合征患儿,可以短期静脉予地塞米松或甲泼尼龙冲击治疗,缓解后再以激素口服或局部注射等维持治疗。②口服:泼尼松短期大剂量疗法,用药 1~2 周可见肿瘤生长缓慢、停止,逐渐消退,这时药物减量维持治疗 1~3 个月为一疗程。③瘤内注射糖皮质激素:醋酸曲安奈德或与倍他米松制作成混悬液后,依照瘤体大小和小儿年龄选用不同剂量注入瘤内组织,瘤内多点注射。注射前回抽无血缓慢推注,药物不直接进入血管而进入瘤体间质。一般注射后次日瘤体停止生长,1~2 周体积明显缩小,药物作用时间可维持 4~6 周。6 周左右重复注射,3 次为一疗程,多数病例 1~2 个疗程即可缓解。

糖皮质激素瘤内注射疗效明显,副作用为激素引起的库欣综合征,同时应关注患儿的生长发育情况。巨大瘤体治疗时应分步多次治疗,避免药物一次用量过大。眼眶附近注射治疗时,确保药物不直接进入血管并要缓慢推注,可避免视网膜中央动脉栓塞损害视神经。

(2)普萘洛尔治疗:目前国内外应用小剂量普萘洛尔口服治疗婴儿真性血管瘤,部分经验显示出较满意的疗效。治疗增殖期血管瘤方法为 1~2mg/(kg·d),分 2 次口服,连续服药 3~6 个月。直到瘤体稳定,逐渐减量。其副作用较皮质激素少,使用方便,作用有效。目前临床上已取代泼尼松,成为婴儿型血管瘤治疗的一线用药。但由于该方法治疗血管瘤应用历史较短,机制尚不完全清楚,因此对非严重血管瘤、较大年龄患儿,使用应慎重,婴儿使用需密切监测药物不良反应。

(3)抗癌药物局部治疗:用于血管瘤和脉管畸形的抗肿瘤药物包括平阳霉素、博来霉素、长春新碱、干扰素等,这类药物在治疗婴幼儿血管瘤中仍具有重要作用。研究证明平阳霉素可促进真性血管瘤内皮细胞凋亡,抑制瘤体增生,促进血管瘤消退,现已被广泛地用于临床治疗血管瘤,临床经验证明平阳霉素与糖皮质激素联合瘤内注射疗效更好。

(4)脉冲激光治疗:CO_2 激光及 YAG 激光等激光仪治疗浅表毛细血管畸形,例如鲜红斑痣及葡萄酒色斑是较好的适应证,激光治疗主要注意深度控制,避免治疗后留下明显瘢痕组织。增殖期血管瘤或瘤体较大病例不宜行激光治疗。这是由于激光只能穿透 0.75~1.2mm 的表皮,因此只能影响到血管瘤的表面部分。尽管瘤体颜色会变浅,但瘤体增长并不受到抑制,也不会加速消退。相反,患儿还有皮肤萎缩、色素缺失等风险。并发症包括溃疡、疼痛、出血和瘢痕形成。脉冲激光可用在血管瘤消退期,治疗残留的血管扩张。对于气道血管瘤,可以在药物治疗同时采用破坏性激光治疗,以避免气管切开。

(5)手术治疗

1)增殖期肿瘤切除:一般不推荐在增殖期行血管瘤的手术切除。因为肿瘤血供丰富,医源性损伤与肿瘤消退后再切除残迹相比,美观效果差。指征包括:①对激素治疗不敏感;②病灶局限,解剖部位安全;③不需要复杂的重建技术;④日后无法避免切除,瘢痕相似。环形的病灶可行环形切除,荷包缝合。用梭形的切口切除环形的血管瘤会使切口拉长原瘤体直径的 3 倍,而先行环形切除,6 个月后行二期瘢痕切除会使切口长度基本与原血管瘤直径相平。

2)消退期行血管瘤切除:相对安全,可以减少出血和重建的难度,可以行分期手术切除。指征如下:①血管瘤溃疡后遗留的瘢痕,皮肤松弛,明显的纤维脂肪残留;②日后切除的瘢痕和现今切除的瘢痕相似。在消退期行手术切除的优点是孩童有记忆前的手术不会造成心理影响。消退后期仅为切除残留的纤维脂肪组织和过多的皮肤,尽可能达到美观的效果。

(6)介入栓塞:在病灶巨大、无法手术切除或凝血功能急剧恶化的危重病例中,如卡波西样血管内皮瘤(KHE)或丛状血管瘤(TA),可在 DSA 辅助下利用药物或材料对主要滋养血管进行选择性栓塞,可暂时缩小病灶,缓解凝血障碍,为进一步的手术或药物治疗创造条件,但可并发肢体、器官缺血梗死及感染,婴幼儿期治疗更增加了这一风险,因此不推荐在凝血功能恶化的危重病例之外作为首选。

二、淋巴管瘤

淋巴管瘤(lymphangioma)是良性的、错构瘤样性质的淋巴系统肿瘤,其病理特征是有多发相互交通的淋巴管和囊性空间,几乎可发生于人体任何部位。与血管瘤不同,淋巴管瘤几乎从不自然消退,并可能增大,延伸到邻近组织。超过 2/3 的淋巴管瘤在出生时即可表现,其余多在 2 岁前出现。淋巴管瘤是儿童中最常见的良性肿瘤之一,发病率仅次于血管瘤。

【胚胎与病因学】

淋巴系统与静脉系统紧密相关并最终汇入静脉血流。在胎龄 6 周时,颈部就能分辨出成对的颈淋巴管囊。胎龄 8 周时,肠系膜根的底部可见腹膜后淋巴囊,在腹主动脉背侧发育形成乳糜池。成对的胸导管穿过胸腔向头端延伸,并与来自头颈部、两上肢的淋巴管汇合后,分别进入锁骨下静脉与颈静脉交汇处的静脉系统。颈淋巴囊接受来自头、颈、上臂的淋巴管丛。后腹膜的后囊接受来自后背、髋及下肢的淋巴管。胚胎第 9 周,结缔组织进入淋巴囊形成淋巴结。淋巴细胞进入淋巴囊,形成淋巴管和滤泡。类似毛细血管样结构,浅表淋巴管由复杂的网络组成,并向深层相对粗大的淋巴管引流,淋巴管具有瓣膜形成单向流动。淋巴系统分布于全身,能清除组织渗出液以及组织间液中的小分子和大分子物质。正常淋巴管系统的压力为 $0mmH_2O$。

包括淋巴管瘤在内的淋巴系统畸形的确切病因仍不清楚,一个比较一致的观点认为淋巴水肿、淋巴管瘤、淋巴管扩张、淋巴血管肉瘤与淋巴管生成的破坏与淋巴系统发育不良、过度发育或增生有关。有人认为淋巴系统畸形由原始淋巴囊退化产生,淋巴管梗阻导致内皮层间隙扩张,形成范围小到显微管道的小囊肿,大到单房的囊肿。但异常扩张的淋巴管并不以有序或完整的形式出现,而是以不规则的各种表现形式出现。淋巴系统畸形的不同病理类型包括:①淋巴管瘤,由淋巴管畸形导致扩张的淋巴管汇合而形成的肿块;②淋巴管扩张,由淋巴管发育过程中淋巴管梗阻而形成的扩张;③淋巴水肿,与原始皮下淋巴系统管道缺失或发育不良有关。

【分类和病理】

淋巴管瘤可分为:毛细淋巴管瘤、海绵状淋巴管瘤、囊状淋巴管瘤(囊状水瘤)和弥漫性淋巴管瘤;有些淋巴管瘤含有血管成分,称为淋巴血管瘤。

1. **毛细淋巴管瘤**　也称单纯淋巴管瘤,由小的毛细淋巴管丛组成,多位于皮肤、皮下组织和黏膜层。

2. **海绵状淋巴管瘤**　由大量小囊状扩张的淋巴管组成,囊壁衬有内皮细胞层,间质成分较多,较大的囊腔可形成窦状囊腔,大多位于皮下和肌层,常常有纤维外膜覆盖。

3. **囊状淋巴管瘤**　常指囊性水囊肿,由较大的囊腔组成,可呈单囊或多囊,囊腔间可相互交通或被纤维隔膜隔断。囊膜菲薄透明,囊内液体为清澈透明或略带淡黄色的淋巴液。囊性淋巴管瘤多见于颈部、腋窝、腹膜后和腹股沟部。

4. **弥漫性淋巴管瘤**　由相对较大的淋巴管组成,组织结构类似于海绵状淋巴管瘤,弥漫分布,范围可较广,可深入肌层甚至骨膜。常见于四肢。可因瘤体巨大而使肢体肥大。

【临床表现】

淋巴管瘤因不同的分类和发生部位不同而呈不同的临床表现,但肿块和局部压迫是其主要的临床表现,而其他的一些相关并发症也可成为一些患儿的主要临床表述。

1. **毛细淋巴管瘤**　这是一种相对较为少见的类型,病灶大多位于皮肤和皮下组织,也可见于黏膜,常见于头部、肢体、胸壁及会阴部,也可出现在唇部、口腔及舌部。病灶表面呈小囊泡状改变,舌部较大范围受侵时可形成巨舌。

2. **海绵状淋巴管瘤**　这是一类临床较为常见的淋巴管瘤,多见于四肢、颈部、腋窝、口腔、口唇和舌部,瘤体相对较大,质软,表面偶见扩张血管,可呈局限性或弥漫性生长,口腔或颈胸部的淋巴管瘤可因肿瘤压迫导致呼吸或进食困难。

3. **囊性淋巴管瘤**　这是一类新生儿期最常见的淋巴管瘤。50%~60% 的囊性淋巴管瘤在新生儿期出现,80%~90% 发生在 2 岁前。通常瘤体较大、呈囊状,影像学提示肿瘤呈单囊或多囊,后者更为常见。约 75% 位于颈部,肿瘤可沿锁骨后延伸至上纵隔(图 15-10),甚至进入胸腔,巨大的囊瘤可对周围组织器官形成压迫。腋窝、胸壁和腹膜后也是囊性淋巴管瘤常见的发生部位(图 15-11)。当伴发瘤内出血或继发感染时,瘤体可突然增大,压力增高,局部可出现疼痛或红肿,随着感染控制和血肿的吸收,症状可缓解。

4. **弥漫性淋巴管瘤**　此类病变范围比较弥散,病灶可累及肌肉组织甚至达到骨膜,四肢较为多见,可从肩部到手指或从腹股沟到足部弥漫性累及整个肢体。使患侧肢体明显粗大,严重影响肢体外观和功能。

不同于血管瘤,淋巴管瘤通常不会自然消退并可逐渐增大,许多淋巴管瘤侵犯皮肤和皮下组织,并可延伸到邻近组织。也可伴有其他类型的血管病变。有时淋巴管瘤合并有扩张的毛细血管和小静脉,称为血管淋巴管瘤。

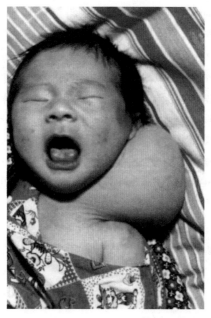

图 15-10　颈部淋巴管瘤（囊状）

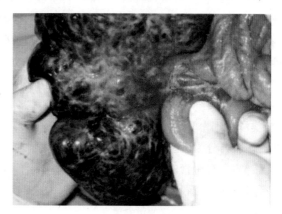

图 15-11　肠系膜淋巴管瘤（囊状）

反复发作的蜂窝织炎和淋巴管炎是淋巴管瘤常见的并发症，偶尔会引起败血症，炎症可引起明显的肿胀和疼痛。反复感染也可导致病灶的纤维化。在皮肤部位的病灶破裂可出现淋巴液和血液的渗漏，常可引发局部蜂窝织炎。

【诊断】

通常，淋巴管瘤的诊断可通过其临床表现和影像学检查获得。一些难以判断囊内液体性质的，可经穿刺获取囊液，除囊内出血或继发感染者外，淋巴管瘤囊内液体呈无色透明或略呈淡黄色，个别仍无法确诊者可行肿块手术活检做病理组织学检查。

一些病例可在胎儿期出现病灶，可通过产前 B 超和孕妇腹部磁共振检查发现胎儿病灶并作随访，评估胎儿淋巴管瘤对分娩可能造成的影响。

B 超可对位于体表、肌层、腹腔内的淋巴管瘤做出定位和范围判断，并判断肿块的囊实性，彩色多普勒检查可显示肿瘤血供并与血管瘤相鉴别。CT、MRI 检查可更准确地显示淋巴管瘤病变的侵犯范围并与周围组织的关系，并能显示囊肿内部结构和分隔，增强 CT/MRI 可了解正常血管与肿瘤的关系和肿瘤的血供。

【治疗】

淋巴管瘤是一种良性病变，不会自行消退，一些病例肿瘤可呈浸润性生长并浸润包绕正常组织结构，如血管、神经，一些病灶位于舌、颊、肢体、纵隔和腹膜后，处理上有一定困难。淋巴管瘤的治疗包括瘤体内药物注射治疗和手术切除病灶，近年来有报道西罗莫司口服对难治性淋巴管瘤有效，并在临床逐渐开展。

药物瘤内注射治疗：主要适用于各种囊腔明显的淋巴管瘤，可在 B 超引导下或直接穿刺进入囊内，抽吸出囊液，将液性药物注入，药物对囊壁淋巴管内皮细胞产生破坏作用，抑制囊液产生，使瘤体萎瘪，对多囊性或囊肿巨大的淋巴管瘤及海绵状淋巴管瘤需多次注射，二次注射通常间隔 1 个月以上。注射药物的总量和每次注射的浓度不同药物也有具体要求。常用的瘤内注射药物有平阳霉素和博来霉素、OK-432 或沙培林。OK-432 是一种经青霉素处理的低毒性溶血性链球菌的冻干品，注射后有效率约 60%。也有加用或直接应用糖皮质激素瘤内注射的。平阳霉素和博来霉素是抗癌药物，具有一定的毒副反应，每次注射浓度 <1mg/ml，常见的注射后不良反应有：低热，偶尔有腹泻、呕吐，剂量过大可导致肺纤维化。有报道，博来霉素囊内注射约 55% 的患者有效。

手术治疗：手术的基本原则是尽可能完全切除肿瘤，但完整切除不能以牺牲重要脏器为代价，尽量保留组织功能。对颈部、纵隔、腹膜后、盆腔和四肢难以完全切除的巨大淋巴管瘤,应熟悉复杂区域的解剖结构,当手术切除淋巴管瘤时,要考虑到是良性病变,尽量避免损伤重要的结构。残余肿瘤可分次手术或术后辅以注射治疗和口服药物治疗。肿瘤完整切除的患者中仍有 5%~15% 的复发率,需要再次手术。

如产前获得诊断的头颈部和口腔淋巴管瘤,要充分评估瘤体对气道压迫的程度,新生儿外科医生要介入分娩过程。在娩出断脐带前要确认气道是否通畅,若气道受压阻塞,应保留脐带的供血,先建立气道开放后再断脐带,必要时可行气管切开或囊肿临时抽液减压。

西罗莫司(雷帕霉素)口服治疗:近年来国内外均有应用西罗莫司治疗包括淋巴管瘤在内的复杂脉管性畸形的临床报道并显示良好的临床效果,且毒副作用小。

【预后】

淋巴管瘤预后好,经手术完整切除或药物注射治疗及对西罗莫司敏感的病例可获得治愈,但对位于重要器官及弥漫性淋巴管瘤残余的复发机会较高,敏感的药物治疗或许是最终的解决手段。

(吴晔明)

第六节 实体肿瘤

一、神经母细胞瘤

神经母细胞瘤(neuroblastoma)是儿童颅外最常见的恶性实体肿瘤,也是婴幼儿期最常见的恶性肿瘤,来源于肾上腺髓质及交感神经节原始神经嵴细胞,可发生于新生儿期。国际上报告该病总体发生率约为 1/7 000 活产儿,占儿童恶性肿瘤的 7%~10%,男性略多于女性。约 90% 的病例在 5 岁前获得诊断。肿瘤可发生在肾上腺及全身存在神经嵴组织的部位,好发部位依次为:腹膜后、后纵隔、盆腔和颈交感神经节。约 12% 的神经母细胞瘤合并有其他系统畸形。虽然临床存在肿瘤自行消退和向良性转化的现象,但大多数病例呈恶性进展性生长。

【病因】

神经母细胞瘤是一种胚胎性肿瘤,其确切的病因仍不清楚。通常认为与神经嵴细胞发育异常有关,原始成神经细胞在胎儿肾上腺中可以发现,有报道在部分死亡胎儿肾上腺中发现神经母细胞瘤。因此,该肿瘤可发生在肾上腺组织及交感神经节的神经嵴组织。有在双胞胎同时发生该肿瘤以及同一家庭中父子或母子都发生神经母细胞瘤的报道,提示遗传性因素可能是该肿瘤重要的发病机制之一。有报道遗传性神经母细胞瘤的染色体易感位点为 16 号染色体短臂 12~13 区。虽已发现若干与遗传性神经母细胞瘤有关的基因,但在全基因组测序中仅仅发现相对较少的基因突变,提示这种胚胎性肿瘤可能与发育过程中的表观遗传调控关系更为密切。药物及环境因素在该肿瘤的形成中是否起到重要作用尚不确切。

【分子生物学特点】

肿瘤细胞的基因组和生物学分析是为神经母细胞瘤的诊断、分期、评估预测预后、提供指导最佳治疗方案的重要信息。

1. **染色体异常** 已知 1 号染色体和 17 号染色体的异常与神经母细胞瘤相关,在约 35% 的原发性神经母细胞瘤中可以发现 1 号染色体短臂(1p)的缺失,它与晚期肿瘤和 MYCN 扩增有关。在半数以上的神经母细胞瘤中存在 17 号染色体(17q)的长臂异常。

2. **DNA 指数** 流式细胞分析肿瘤 DNA 指数(DI)可反映神经母细胞瘤的预后。DI>1 或 DI<1

为异倍体,常有良好预后;DI=1,即二倍体,常与进展期病变和不良预后相关。约 55% 的局灶性神经母细胞瘤是超二倍体,预后多良好;45% 的神经母细胞瘤呈二倍体,大多预后不良。

3. **MYCN 基因表达**　*MYCN* 基因位于染色体 2p23-24,是 *MYC* 原癌基因家族的一员,它编码用于调节约 15% 人类基因表达的转录因子,它的过度表达显著影响细胞的行为。约 30% 神经母细胞瘤伴有 *MYCN* 基因扩增,对肿瘤血管形成及肿瘤播散有激活作用,导致肿瘤快速生长及不良预后。目前,*MYCN* 基因已作为临床判断神经母细胞瘤预后的重要指标之一。*MYCN* 基因扩增还与多药耐药相关。

4. **Trk-A,B,C**　Trk-A,Trk-B 和 Trk-C 分别由神经营养因子受体 NTRK1,NTRK2 和 NTRK3 编码,是神经细胞存活、生长和分化的重要调控因子,TrkA 的高表达与较小的诊断年龄、较低的肿瘤分期、良好的生物特征以及良好的预后有关。而 TrkB 的表达与肿瘤侵袭性行为和不良的生物学特征(如 *MYCN* 扩增)密切相关。表达 TrkC 的肿瘤都同时表达 TrkA,TrkC 的独立作用尚不明确。

5. **ALK 基因和 PHOX2B 基因**　*ALK* 的功能获得性突变和 *PHOX2B* 的失活性突变与遗传性神经母细胞瘤相关。当患儿有神经母细胞瘤家族史或有多个原发性肿瘤的证据时,应考虑进行这两种基因突变的基因检测。

【组织病理学】

1. **大体标本**　肿瘤可因不同发生部位而呈形态不同、大小不一的实质性肿块。早期肿块形态规则、表面包膜完整,晚期可呈结节状改变,可见出血、坏死、钙化等病理改变。来源于肾上腺的肿瘤可将肾脏推压、后期甚至浸润肾脏。腹膜后神经母细胞瘤可沿腹膜后大血管生长,超越中线并包绕大血管。来源于脊柱旁神经嵴的肿瘤可沿神经根蔓延,从椎间孔侵入椎管,形成哑铃状肿块。肿瘤沿淋巴管转移到局部淋巴结或远处淋巴结。

2. **组织学改变**　镜下肿瘤细胞呈染色较深的小圆形或卵圆形细胞,细胞基质少,细胞核大而深染,有数个核仁,常见有丝分裂。形态学上与多种小圆细胞性儿童恶性肿瘤相似,需与尤因肉瘤、淋巴瘤、原始神经外胚层肿瘤(PNET)、胚胎未分化的横纹肌肉瘤、视网膜母细胞瘤加以区别,可通过波纹蛋白(VIM)、白细胞共同抗原(LCA)、神经元特异性烯醇化酶(NSE)及 S-100 等免疫组织化学方法进行鉴别诊断(图 15-12)。镜下肿瘤细胞常形成具有特征性的假性玫瑰花结改变,具有病理学诊断意义(图 15-13)。电镜下可见含有纵行排列的微小管的外围齿状突起,并含有致密有包膜的小圆颗粒,即细胞质内蓄积的儿茶酚胺。

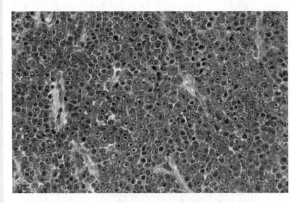
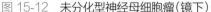

图 15-12　未分化型神经母细胞瘤(镜下)

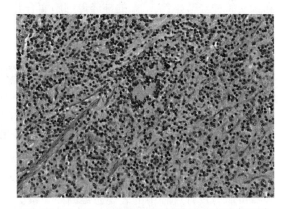

图 15-13　Harner-Wright 假性玫瑰花结(镜下)

3. **病理分类**　细胞基质多少与肿瘤性质有关,国际神经母细胞瘤病理学分类(INPC)根据肿瘤细胞的形态和分化程度,将原始成神经细胞来源的肿瘤分为:

(1)神经母细胞瘤:细胞基质贫乏,细胞呈未分化或弱分化。

(2)节细胞神经瘤:细胞基质丰富,细胞分化成熟。

(3)节细胞神经母细胞瘤:细胞基质和分化程度情况介于神经母细胞瘤和节细胞神经瘤。

良性的神经节细胞瘤表现为细胞基质丰富,而恶性的神经母细胞瘤表现为细胞基质少、肿瘤细胞不成熟分化差。

根据肿瘤的组织学特点已建立对预后有重要意义的神经母细胞瘤的病理分型,目前最为成熟、应用最广的为 Shimada 分型。该分型系统根据患儿年龄、肿瘤基质的多少、肿瘤核分裂指数(MKI)将神经母细胞瘤分为预后良好型和预后不良型(表 15-22)。

表 15-22　改良的神经母细胞瘤 Shimada 病理分型

表现	预后良好型	预后不良型
基质丰富	分化良好(节细胞神经瘤) 节细胞神经母细胞瘤,混合	节细胞神经母细胞瘤,结节
基质少 (神经母细胞瘤)		
年龄 <18 个月	MKI<4%	MKI>4% 或未分化
年龄 18~60 个月	MKI<2% 和分化	MKI>2% 或未分化 / 分化差
年龄 >5 岁	无	上述所有表现

注:MKI,即有丝分裂核破裂指数(显微镜下,每 5 000 个细胞中的核分裂及核碎裂数)。

【临床表现】

神经母细胞瘤因原发部位不同、病程不同而可出现不同的临床表现。通常有以下临床表现:

1. **局部肿块**　早期发现的肿瘤常因胸片或 B 超检查时偶尔发现纵隔或腹膜后肿块,胎儿肾上腺或后腹膜神经母细胞瘤常可在孕妇体检 B 超时发现。中晚期肿瘤常因肿块压迫产生的继发性症状就医,部分患儿因家长无意中发现腹部肿块就诊。腹膜后为神经母细胞瘤最常见的发生部位。可触及的腹部肿块质地硬、结节状、活动度差。

2. **一般症状**　通常神经母细胞瘤早期并无明显临床症状,到中晚期可出现与其他恶性肿瘤相似的非特异性全身症状:包括低热、食欲缺乏、面色苍白、消瘦、体重减轻、生长异常、腹部疼痛、腹胀;晚期患儿可出现胸腔积液、腹腔积液。

3. **与肿瘤分泌相关的症状**　在部分病例,肿瘤可分泌儿茶酚胺代谢产物[香草扁桃酸(VMA)/高香草酸(HVA)]和血管活性物质(活性肠源性多肽),前者可导致多汗、头痛、心悸并出现高血压。后者可导致患儿出现顽固性腹泻,并致电解质紊乱。也有神经母细胞瘤伴发高钙血症的报道。

4. **肿瘤局部压迫症状**　神经母细胞瘤可发生于颈、胸、腹、盆腔等躯干不同部位,当肿瘤发展到一定程度时可对周围组织器官压迫导致相应症状。也常常因肿瘤压迫导致的症状为首发症状而就诊。位于纵隔的肿瘤可因食管受压导致吞咽困难,气管、肺的受压导致呼吸窘迫。纵隔和后腹膜脊柱旁病变可侵入椎间孔形成哑铃状病变,导致脊髓硬膜外压迫造成偏瘫。一小部分患者可出现马尾综合征(椎管内马尾受压导致的一系列神经功能障碍)。盆腔肿瘤压迫可导致膀胱和肠管功能障碍。源于上纵隔或颈部的肿瘤可影响星状神经节和产生霍纳综合征,表现为上睑下垂、瞳孔缩小、眼球内陷、无汗症和虹膜异色症。

5. **与肿瘤转移相关的症状**　神经母细胞瘤可以通过直接浸润、淋巴转移或血源性转移播散。局部和远处淋巴结、骨髓、肝、骨骼经常受累。眼眶骨转移可产生眼突出或双侧眼眶瘀斑,通常称为“熊猫眼”。骨骼病变可导致剧烈疼痛,有些患儿因肿瘤骨转移疼痛而拒绝走路。婴儿Ⅳs期神经母细胞瘤可出现肝大和皮下多发性结节。脑部转移在大年龄儿童表现为头痛和癫痫。

6. **副肿瘤综合征**　在 2%~3% 的神经母细胞瘤患者中可以观察到一种独特的副肿瘤综合征,称为斜视性眼阵挛 - 肌阵挛 - 共济失调综合征(OMAS),表现为快速而无序的眼球运动、共济失调和肌阵挛。副肿瘤综合征的形成与免疫介导的抗肿瘤宿主反应有关,所以大多数并发副肿瘤综合征患儿的肿瘤多为局灶性,肿瘤相关的预后相对较好。

【实验室检查】

1. **血和尿检查**

(1)血高香草酸(HVA)和尿香草扁桃酸(VMA):血 HVA 和尿 VMA 是儿茶酚胺代谢产物,可在神经母细胞瘤患儿中出现异常,其值增高具有诊断意义,并有助于对治疗疗效进行评估及预后预测,分化差的肿瘤倾向于分泌高水平的 HVA,而越成熟的神经母细胞瘤 VMA 分泌也越高。但需要同其他存在儿茶酚胺代谢产物的肿瘤相鉴别,如嗜铬细胞瘤、嗅神经母细胞瘤和黑色素瘤。

(2)血清乳酸脱氢酶(LDH)、神经元特异性烯醇化酶(NSE)和铁蛋白:3 项指标常与神经母细胞瘤预后判断相关,血清 LDH、NSE 和铁蛋白 3 项指标都升高常提示肿瘤处于进展期,预后较差。

2. 影像学检查

(1)超声检查:简便、易行、普及、准确性高,可为大多数原发肿瘤进行定位及测量大小,并便于复查随访。

(2)X 线平片:除胸部肿瘤患儿在胸部 X 线片中可见到肿块影外,约 50% 的病例在病灶部位的 X 线片中可见到点状钙化灶。

(3)CT 检查:可对全身各部位肿块进行扫描,可观察肿块具体部位、性质,并与周围血管关系,包括淋巴结是否肿大、周围组织浸润情况、远处有无转移等。约 80% 的肿瘤病例中可以观察到钙化灶。通过 CT 增强扫描,可以从肾上腺和脊柱旁病变区分出肝脏和肾脏及颅骨颅内转移情况。螺旋 CT 三维成像是一种有效评估肿瘤与相邻血管关系的方法(图 15-14、图 15-15)。

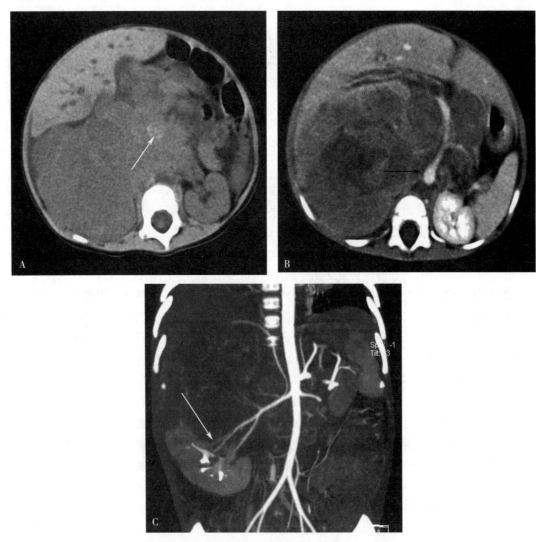

图 15-14　右侧肾上腺及后腹膜神经母细胞瘤 CT 片(男,18 个月)

A. CT 平扫:右侧后腹膜巨大软组织肿块,内见钙化灶(白色箭头);B. CT 增强:肿瘤呈明显不均匀强化,肿瘤跨中线、包绕腹腔动脉干及其分支生长(黑色箭头);C. 冠状面重建:右侧肾及肾动脉明显受压,向外下方移位(白色箭头)。

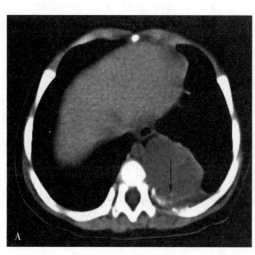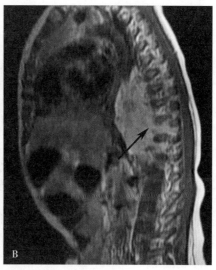

图 15-15　左侧后纵隔神经母细胞瘤

A. 胸部 CT 平扫：左侧后纵隔实质肿瘤，周围见钙化灶（细黑色箭头）；

B. 磁共振旁矢状面增强扫描：后纵隔巨大强化的肿瘤向椎间孔延伸（粗黑色箭头）。

（4）磁共振检查（MRI）：与 CT 检查相似，可提供原发肿瘤、淋巴结及周围组织浸润及转移情况，并与 CT 检查形成互补。磁共振对于检测椎管内肿瘤生长情况以及某些情况下肿瘤与相邻主要血管的关系非常有用。

（5）¹³¹I 标记的间碘苄胍（MIBG）扫描及正电子发射体层摄影（positron emission tomography，PET）：利用肿瘤特异性吸附所标记的放射性核素原理来诊断和鉴别诊断原发肿瘤病灶及转移灶，具很强的特异性。

3. 组织学检查

（1）骨髓穿刺：骨髓中存在玫瑰样肿瘤细胞提示神经母细胞瘤诊断并有骨髓浸润，骨髓免疫分子学检查更能提高肿瘤诊断的敏感性。

（2）细针穿刺组织活检术：是一项损伤小、效率高的诊断技术，通过对肿瘤组织直接穿刺获取组织进行病理学检查，减少甚至避免了传统的开放手术肿瘤活检术。如在 B 超引导下进行，可减少对血管及脏器的损伤，提高穿刺的准确性。

【诊断和鉴别诊断】

神经母细胞瘤的诊断可通过临床症状、各种影像学和放射性核素检查、血清 HVA 和尿 VMA 检查获得初步诊断，但最后的确诊仍需组织病理学检查，一些分子生物学指标和血清酶学指标对本病的预后具有很好的评估意义。

神经母细胞瘤需与儿童常见的其他腹膜后肿瘤相鉴别，如畸胎瘤、巨大的肾母细胞瘤以及组织学上同属小圆细胞肿瘤的原始神经外胚层肿瘤（PNET）、胚胎未分化的横纹肌肉瘤、视网膜母细胞瘤、尤因肉瘤、淋巴瘤等。某些良性病变如肾上腺钙化或肾上腺出血也需与肾上腺神经母细胞瘤相鉴别。

【分期】

目前国际上较为通用的儿童神经母细胞瘤分类系统是 1988 年提出、1993 年修改的国际分期系统（INSS）。具体分期标准见表 15-23。

【危险度分级】

由于常用的 INSS 及其他分类系统在临床应用中仍有一定的局限性，未能结合肿瘤的病理性质和一些与治疗、预后密切相关的分子生物学指标。因此，在过去 20 年里，为评估肿瘤危险度和预后，将 INSS 分期系统结合肿瘤病理及一些生物学指标建立了新的危险度分级评估系统（危险度分组）。其主要参考因素有：INSS 分期、确诊时患儿年龄、*MYCN* 基因拷贝数、Shimada 组织学病理分类及 DNA 指数，将神经母细胞瘤分为低危组、中危组及高危组。具体分级标准见下：

表 15-23　国际神经母细胞瘤分期系统(INSS)

分期	描述
Ⅰ期	肿瘤局限于原发部位,肉眼完整切除肿瘤,淋巴结镜检阴性
Ⅱa期	肿瘤肉眼切除不完整,同侧淋巴结阴性
Ⅱb期	肿瘤肉眼完整或不完全切除,同侧淋巴结阳性
Ⅲ期	肿瘤超越中线,同侧淋巴结镜检阴性或阳性;肿瘤未超越中线,对侧淋巴结镜检阳性;中线部位肿瘤,双侧淋巴结镜检阳性
Ⅳ期	远处淋巴结、骨、骨髓、肝或其他脏器转移
Ⅳs期	原发肿瘤为Ⅰ、Ⅱ期,仅有肝、皮肤或骨髓转移(婴儿年龄<1岁)

低危组:①所有Ⅰ期;②小于1岁的所有Ⅱ期;③大于1岁,*MYCN*未扩增的Ⅱ期;④大于1岁,*MYCN*虽扩增但病理类型为预后良好型的Ⅱ期;⑤*MYCN*未扩增,病理类型为预后良好型且DNA为多倍体的Ⅳs期。

中危组:①小于1岁,*MYCN*未扩增的Ⅲ期;②大于1岁,*MYCN*未扩增且病理类型为预后良好型的Ⅲ期;③小于1.5岁,*MYCN*未扩增Ⅳ期;④*MYCN*未扩增,DNA为二倍体Ⅳs期;⑤*MYCN*未扩增且病理类型为预后良好型Ⅳs期。

高危组:①大于1岁,*MYCN*扩增病理类型为预后不良型Ⅱ期;②所有年龄(小于或大于1岁),*MYCN*扩增的Ⅲ期;③大于1岁,*MYCN*未扩增但病理类型为预后不良型的Ⅲ期;④小于1岁,*MYCN*扩增Ⅳ期;⑤大于1.5岁的所有Ⅳ期;⑥*MYCN*扩增的Ⅳs期。

【治疗】

主要治疗方法包括手术、化疗、放疗、骨髓移植和免疫治疗。

1. 按危险度分组　各组治疗原则如下:

(1)低危组:手术完整切除肿瘤+随访。对于低危组中*MYCN*扩增的Ⅰ期;所有Ⅱ期;具有临床症状的Ⅳs期病例;采取手术切除肿瘤+化疗。

(2)中危组:化疗前或化疗中择期手术切除肿瘤,术后化疗。化疗完成后用13-顺-维A酸维持治疗。

(3)高危组:先行新辅助化疗后择期手术切除肿瘤,术后继续化疗。常规化疗结束后自体干细胞移植和瘤床放疗。化疗完成后用13-顺-维A酸维持治疗。

化疗常用多药联合,神经母细胞瘤的常用药物有环磷酰胺、多柔比星、顺铂、依托泊苷(Vp-16)和长春新碱。

2. 手术治疗

(1)Ⅰ期、Ⅱ期病例首选手术完整切除肿瘤。Ⅲ期病例术前影像学评估若能切除瘤体,则行一期手术切除肿瘤。若不能一期切除肿瘤或手术风险过大,则可在B超或CT引导下穿刺肿瘤活检,取得病理诊断后进行化疗。每2个疗程评估一次,待肿瘤血管抑制、血流减少,瘤体缩小,易于手术分离时则延期行肿瘤切除手术。

(2)切除肿瘤组织送病理学检查,以进一步明确诊断及分期、分级,有利于调整治疗方案。

3. 化疗　对于无法一期手术的Ⅲ期、Ⅳ期病例在获得确诊后首选化疗,每2个疗程评估一次,待骨髓转移呈阴性、原发灶缩小后再行手术切除原发病灶。术后继续化疗,手术尽量在二次化疗间歇进行。总化疗疗程为8~12个疗程。常用的化疗药物有:顺铂、依托泊苷、环磷酰胺、多柔比星。化疗结束后可服用维A酸维持。

4. 免疫治疗　使用抗GD2抗体的免疫疗法已成为高危神经母细胞瘤治疗方案中的热点,使用靶向嵌合体抗原受体的细胞免疫疗法相关研究也在进行中。

5. 放疗　神经母细胞瘤对放疗敏感;但放疗常受到患儿年龄、放疗部位影响。放疗常与化疗相结合。放疗的指征为：①为了减小巨大肿瘤的体积；②减少椎管内肿瘤的大小；③肿瘤未能完全切除的瘤床局部放疗；④姑息治疗，包括局部照射镇痛治疗。

【预后】

目前国际上报道低危组存活率 >90%；中危组 70%~75%；高危组 25%~30%，3 年总的存活率为 50%。儿童神经母细胞瘤的预后与肿瘤危险度分级有关，具体影响因素有：

1. **年龄** 小于 18 个月的患儿较大于 18 个月的患儿预后好。

2. **原发肿瘤部位** 横膈以上较少扩散，预后好；肾上腺以外肿瘤较肾上腺肿瘤为好。

3. **临床分期** Ⅰ 期、Ⅱ 期、Ⅳs 期预后好，Ⅲ 期、Ⅳ 期预后差。

4. *MYCN* 基因高表达预后差。

5. **Shimada 组织病理学分类** 预后良好型，疗效较好。

6. **DNA 指数** 异倍体，预后良好。

二、肾母细胞瘤

肾母细胞瘤（nephroblastoma）是儿童最常见的肾脏恶性肿瘤，为第二常见的腹部恶性肿瘤，仅次于神经母细胞瘤。据统计肾母细胞瘤在小于 15 岁儿童的发生率为 1/10 000。近 20 年来，由于手术、化疗和放疗等综合治疗措施的开展，其治疗效果和生存率有了显著提高，是预后最好的儿童实体恶性肿瘤之一。

【流行病学和病因学】

肾母细胞瘤诊断时年龄最多见于 1~3 岁，高峰发病年龄为 2~3 岁，男性略多于女性。肾母细胞瘤的发病机制尚未完全阐明。肿瘤可能起源于后肾胚基，为发生于残留未成熟肾的胚胎性肿瘤，可合并有泌尿生殖器畸形。肿瘤发生可能涉及 *WT1*（Wilms tumor 1，又称 Wilms 肿瘤抑制基因）、*WT2*、*p53* 等多个基因。约 20% 的肾母细胞瘤患者存在 *WT1* 突变。*WT1* 基因是由 10 个外显子编码的复合基因。分子量 45~49kDa。WT1 是一个调节靶基因的转录因子，在生殖泌尿道的发育过程中起重要作用。肾母细胞瘤和某些先天性疾病相关：WAGR 综合征（肾母细胞瘤、虹膜缺如、生殖泌尿道畸形和智力障碍）、Beckwith-Wiedemann 综合征（过度生长综合征，表现为脐膨出、巨舌、内脏肥大、高胰岛素型低血糖症）、Denys-Drash 综合征（表现为假两性畸形、进行性肾小球病和肾母细胞瘤）、半侧肢体肥大症。泌尿系统畸形如肾小管疾病、尿道下裂、隐睾在肾母细胞瘤较为多见。

【病理】

肾母细胞瘤可发生于肾的任何部位，常呈圆形、卵圆形或大结节状的实性包块，具有由纤维组织及被压迫肾组织所构成的被膜。典型的肾母细胞瘤镜下可见原始肾胚芽、上皮和间质 3 种成分，也可见其中两种或一种成分的肾母细胞瘤，但原始肾胚芽是病理确诊肾母细胞瘤的最主要依据。胚芽成分为呈巢状分布的中等大小的幼稚细胞。间质组织占肿瘤大部分，间质组织肿瘤细胞呈梭形，细胞成分较胚芽型略少，其内可见横纹肌、平滑肌、脂肪及软骨等较成熟的结缔组织。上皮细胞与胚芽幼稚细胞相似，排列成原始肾小管形态。5%~7% 的肾母细胞瘤为双侧，12% 的肾母细胞瘤为单侧多灶性。

局部播散最早和最常见的部位为穿过假被膜播散到肾窦或肾内血管和淋巴管，晚期肿瘤可突破肾被膜而广泛侵入附近的器官或组织，可经淋巴管转移至肾门或主动脉旁淋巴结，也可形成瘤栓沿肾静脉延伸至下腔静脉甚至右心房，或经血流转移到全身其他部位，肺转移最常见，其次为肝、骨，也可转移至脑。

美国肾母细胞瘤研究组（National Wilms Tumor Study，NWTS）将肾母细胞瘤分为良好组织学类型（favorable histology，FH）和不良组织学类型（unfavorable histology，UFH）两种组织学类型。

1. **良好组织学类型** 占绝大多数，预后较好。

（1）典型肾母细胞瘤：具有致密未分化胚基，在胚胎样小管中出现不同程度的上皮变异，被典型的基质分隔成菊团样、血管球样结构。由胚芽、上皮、基质细胞 3 种成分组成。

除无间变的肾母细胞瘤外,此型还包括多种小儿肾肿瘤;小儿期任何具有高级别分化的肾肿瘤,都倾向于较好的预后而归类于良好组织学类型。

(2)肾多房性囊肿和囊性部分分化性肾母细胞瘤:肾多房性囊肿本身呈良性病程,但其分隔中常有胚基细胞,具有最终发展为肾母细胞瘤的潜能。囊性部分分化性肾母细胞瘤的特点为囊肿分隔中含有肾母细胞瘤的典型组织成分,因此当进行部分肾切除时,应该先进行冷冻切片检查。

(3)肾横纹肌肉瘤:是一种罕见的变异型肾母细胞瘤,其特征是存在胚胎性横纹肌成分,预后倾向于 FH。

(4)先天性中胚叶肾瘤(congenital mesoblastic nephroma):肿瘤组织和正常肾组织之间没有明显界限,一般呈良性过程,完全切除后罕见复发或转移。但是"非典型性"先天性中胚叶肾瘤较特殊,其肿瘤细胞中可见有丝分裂象,出生 3 个月以上患儿中较为常见,且有复发和转移的报道,因而应作为潜在恶性肿瘤对待。

2. 不良组织学类型　预后差。

未分化型:多见于年龄较大的患儿,肿瘤细胞核大,染色质多,异型性明显,可见多极分裂象,弥散性生长,预后较差。未分化型肿瘤进一步分为间变型肾母细胞瘤、肾透明细胞肉瘤(clear cell sarcoma of kidney,CCSK)和肾恶性横纹肌样瘤(malignant rhabdoid tumor of kidney)。

间变型肾母细胞瘤根据范围可分为局灶性间变和弥漫性间变。间变特征是:①肿瘤细胞核明显增大,直径大于相邻同类细胞的 3 倍;②细胞核染色质明显增多,核深染;③出现不典型或明显多倍体的核分裂象。弥漫性间变多发生于年龄较大的儿童,预后尤差。肾恶性横纹肌样瘤发病年龄多在 1 岁以内,浸润性很强,早期易发生转移,脑转移常见,预后很差,常伴有神经系统肿瘤和高钙血症。肾透明细胞肉瘤早期常广泛转移至骨、脑、软组织,复发率及病死率高。

【临床表现】

1. 腹部肿块　腹部肿块或腹围增大为最常见表现,常被偶然发现。

2. 腹痛　约 1/3 患儿出现腹痛,程度从局部不适、轻微疼痛到剧烈疼痛、绞痛,如果伴有发热、贫血、高血压常提示肿瘤包膜下出血。较少发生瘤体腹腔内破裂所致的急腹症。

3. 血尿　血尿出现多半是由于轻微外伤波及肿大的肾所诱发,或与肿瘤侵入肾盂、肾盏有关,与肿瘤分期无关。

4. 高血压　可能是肿瘤压迫造成肾组织缺血后肾素分泌增加或肿瘤细胞自分泌肾素,或由于肾血管栓塞或肾动脉受压缺血造成高肾素 - 血管紧张素所致。肿瘤切除后血压可恢复正常。

5. 转移症状　下腔静脉梗阻可导致肝大及腹腔积液,如侵入右心房可致充血性心力衰竭。血行转移可播散至全身各部位,以肺转移为最常见,可出现咳嗽、胸腔积液、胸痛、低热、贫血及恶病质等。

6. 全身症状　发热、乏力、烦躁、食欲缺乏及体重下降等。

7. 其他　需同时确认有无泌尿生殖畸形,虹膜缺如,半侧肢体肥大。

【诊断】

1. 临床表现　有腹部肿块、血尿等表现应考虑肾母细胞瘤。

2. 实验室检查　血、尿常规,尿儿茶酚胺代谢物、肾功能检测。不易与神经母细胞瘤区别者可行骨和骨髓穿刺检查。

3. 影像学检查

(1)B 超:常作为肾母细胞瘤筛查的首选检查方法。B 超可检查下腔静脉及右心房有无瘤栓。

(2)CT:增强 CT 可明确肿瘤起源于肾内,并能明确肿瘤的大小、范围、内部结构及与周围组织器官的关系,是否为双侧病变以及有无转移瘤等,同时还能查明肾静脉和下腔静脉内有无瘤栓以及腹膜后有无肿大的淋巴结,对肿瘤临床分期具有重要的参考价值(图 15-16)。

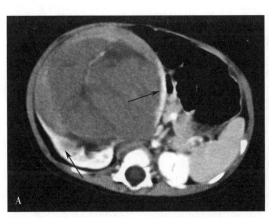
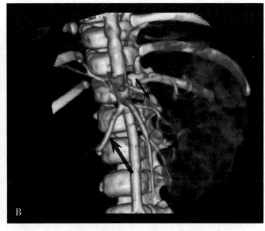

图 15-16　右侧肾母细胞瘤 CT 增强（女,6 个月,发现腹部肿物 1 周）

A. 腹部 CT 增强：右肾明显增大,内见巨大稍低密度肿瘤,中央见更低密度的坏死区及条状肿瘤血管。肿瘤周边
见新月形强化的正常肾组织包绕肿瘤（细黑色箭头）。B. CT 血管造影三维重建：右肾动脉（粗黑色箭头）明显粗
于左肾动脉（短黑色箭头）,提示肿瘤来源于右肾。

（3）MRI：可更明确评估肿瘤的范围及与脊柱、椎间孔、脊髓腔的关系,特别适用于肿瘤脑转移的判断。

（4）其他检查：肺是肾母细胞瘤最常见的转移部位,应常规行胸部 CT 检查;对疑有骨转移（局部疼
痛、压痛及肿块）的患者应行骨 X 线和 / 或骨扫描检查。

肾母细胞瘤经临床表现和影像学检查多可以做出临床诊断。对不能一期手术切除,不做病理活
检确定诊断,直接术前化疗可能干扰延期手术的病理组织分型,将影响对肿瘤分型分期的判断、治疗
和预后评估的精准性。

【鉴别诊断】

腹膜后常见肿物除肾母细胞瘤外,还有肾积水、畸胎瘤和神经母细胞瘤。通过 B 超、CTA、IVP 检
查,肾肿瘤易与非肾肿瘤鉴别。尿 VMA 检查及骨髓穿刺可协助区别神经母细胞瘤;B 超、CT 可协助
鉴别畸胎瘤及错构瘤（表 15-24）。

表 15-24　肾区常见肿物鉴别表

特点	肾积水	畸胎瘤	肾母细胞瘤	神经母细胞瘤
常见发病年龄	任何年龄	婴儿期	1~3 岁	~2 岁
病程	长	长	短	短
临床表现	肿物可间歇出现,可有腹痛,如感染可有发热、脓尿	肿块生长慢,可有胃肠道压迫症状	肿块生长快,其大小与临床症状程度不成比例	肿块生长迅速,易远处转移,常见贫血、消瘦、腹痛、发热
肿块特点	光滑,囊性,透光(+)	多分叶,不规则,部分囊性,质地软硬不均	光滑,圆形或卵圆形,实性,中等硬度	坚硬固定,表面有大小不等结节,不规则
常见转移部位	–	多为良性,恶性者多见肺转移	肺	骨髓、肝、骨、肾、眼眶
尿 VMA	–	–	–	+
腹部 X 线片	无钙化	骨骼或牙齿影	少见,线状钙化,被膜区	多见,分散钙化点
B 超	囊性	部分囊性	实质性	实质性
IVP	肾盂、肾盏扩大或不显影	肾受压推移	肾盂、肾盏推移变形,破坏或不显影	肾受压推移或不显影

【肿瘤分期】

肾母细胞瘤的临床病理分期对其预后和诊治至关重要,合理的分期方案能更好地指导临床治疗。NWTS-5 对临床病理分期作了详细的界定,其分期见表 15-25。

表 15-25　肾母细胞瘤 NWTS-5 分期

分期	定义
Ⅰ期	必须满足以下所有标准(必须根据手术记录及完整的病理报告):肿瘤局限于肾内,被完全切除;肾包膜未受侵犯;肿瘤被切除前无破溃或未做活检(细针穿刺除外);肾窦的血管未受侵犯;切除边缘未见肿瘤残留
Ⅱ期	肿瘤已扩散到肾外但被完全切除。肿瘤有局部扩散,如浸润穿透肾包膜达周围软组织或肾窦受广泛侵犯;肾外(包括肾窦)的血管内有肿瘤;曾做过活检(细针穿刺除外),或术前、术中有肿瘤溢出但仅限于局部而未污染腹腔;切除边缘未见肿瘤残留
Ⅲ期	腹部有非血源性肿瘤残留。可有以下任何情况之一:①活检发现肾门、主动脉旁或盆腔淋巴结有肿瘤累及;②腹腔内有弥散性肿瘤污染,如术前或术中肿瘤逸出到肾区以外;③腹膜表面有肿瘤种植;④肉眼或镜检可见切除边缘有肿瘤残留;⑤肿瘤浸润局部重要结构,未能完全切除;⑥肿瘤浸润穿透腹膜
Ⅳ期	血源性肿瘤转移如肺、肝、骨、脑转移等;腹部和盆腔以外的淋巴结有转移
Ⅴ期	诊断为双肾肾母细胞瘤时,应按上述标准对每一侧进行分期

【治疗】

肾母细胞瘤是最早应用手术、化疗、放疗综合治疗措施,而且疗效最好的实体瘤之一,2 年无瘤生存率可达 80%~90%,Ⅰ期病例的生存率可达 90% 以上。目前最广泛和最常采用的是 NWTS 和国际儿童肿瘤协会(International Society of Paediatric Oncology,SIOP)为肾母细胞瘤的治疗研究制定的标准。推荐的肾母细胞瘤治疗顺序依次为:对于能手术切除的病例:手术→化疗→伴或不伴放疗;对于不能手术切除的病例:术前化疗→手术→放疗和化疗;对于Ⅳ期和Ⅴ期的病例,应该给予个体化治疗。

NWTS-5 推荐的治疗方案为:治疗计划由分期、年龄、瘤重和 / 或组织分型决定:

Ⅰ期良好组织型,年龄 <24 个月和瘤重 <550g:肾切除术,化疗用 EE-4A 方案。EE-4A 方案即放线菌素 D+ 长春新碱。

Ⅰ期良好组织型,年龄 >24 个月或瘤重 >550g 和Ⅰ期局灶或弥散间变和Ⅱ期良好组织型:肾切除术,化疗用 EE-4A 方案。预计总疗程 18 周,化疗在术后 5d 内开始。

Ⅲ期良好组织型和Ⅱ或Ⅲ期局灶间变型:肾切除术,腹部放疗,化疗用 DD-4A 方案。DD-4A 方案即放线菌素 + 多柔比星 + 长春新碱。

Ⅳ期良好组织型或局灶间变:肾切除术,根据肾肿瘤的局部分期制订腹部放疗计划,双侧肺部照射,化疗用 DD-4A 方案。预计总疗程 24 周。

Ⅱ~Ⅳ期弥漫间变型和肾透明细胞肉瘤:肾切除术,10.80Gy 腹部放疗,肺转移患者给予全肺放疗,化疗用 Ⅰ 方案。Ⅰ 方案即环磷酰胺 + 依托泊苷 + 长春新碱 + 多柔比星,预计总疗程 24 周。

Ⅴ期:首次双侧肿瘤活检和化疗,两个疗程后再次评估,如果发现肿瘤仍然难以切除,继续治疗后重新评估;如果有切除可能,则行肿瘤切除肾组织保留术。

1. 手术对肾母细胞瘤的作用　外科手术切除肿瘤是肾母细胞瘤综合治疗的基石。手术后必须有详细的手术记录,必须包括手术方式、术中所见(肿瘤局部、周边组织及脏器、淋巴结情况)及术中有无肿瘤包膜溃破,以便准确地对肿瘤进行分期。

目前国际通行的肾母细胞瘤外科治疗原则是:患侧根治性肾肿瘤切除 + 局部淋巴结活检。为了得到良好的手术野,推荐经腹部横切口,切口必须足够大以避免术中过多地挤压肿瘤,必要时可以作胸腹联合切口。不推荐经腹腔镜行肾母细胞瘤切除术。在安全的前提下首先处理肾蒂动、静脉,减少手术操作挤压肿瘤而造成肿瘤细胞血源性播散转移的机会。仔细探查肾静脉以及下腔静脉内有无肿瘤瘤栓的存在。为了临床正确分期,必须仔细探查淋巴结的情况,部位包括肾门周围、髂部腹主动脉旁以及对侧肾门周围。肿大的淋巴结以及可疑淋巴结均切除病理检查。同侧肾上腺与肿瘤不相连可以保留,如果与来源于肾上极肿瘤相连则切除。输尿管分离至尽可能低的部位予以切除。确定肿瘤污染很重要,如果进行过肿瘤粗针穿刺活检、切开活检、术中肿瘤包膜破损,肾静脉瘤栓暴露,均可认定肿瘤有破溃,腹膜受到污染。当肿瘤破裂,肿瘤细胞播撒至整个腹腔,患儿的肿瘤被定为Ⅲ期,需要接受局部或全腹腔放疗。

除非是双侧肾母细胞瘤,独肾肾母细胞瘤,马蹄形肾肾母细胞瘤,或合并有综合征的肾母细胞瘤(易出现肾病变),一般不做保留肾单元的肿瘤切除。主要因为肿瘤巨大,累及肾门血管;强行切除易造成肿瘤破裂,引起肿瘤分期增加;研究提示即使是那些看起来没有问题的切除下来的"正常肾",有1/3发现肾源性残余(nephrogenic nest NR:异常残存的灶性胚胎细胞,呈幼稚的胚芽组织和/或小管,增殖时细胞核增大,多灶状,可增殖转化成肾母细胞瘤,弥漫性或多灶性NR称为肾母细胞瘤病)。故保留肾单元手术有着严格的应用标准:①肿瘤局限于肾一极,占据不到1/3的肾;②肿瘤累及的肾仍保存有肾功能;③肿瘤没有侵犯肾集合系统或肾静脉;④肿瘤与肾组织和周围结构之间有清晰的边缘界限;⑤病理类型必须是"预后良好型(FH)"。符合上述条件的肿瘤约占总数的5%。

以下几种情况一般认为不宜一期行手术切除肿瘤:①出现肝静脉以上位置的瘤栓;②肿瘤累及重要器官,并且需要同时切除相关脏器(如脾、胰腺、结肠等,但不包括肾上腺);③双侧肾母细胞瘤;④独肾发现肾母细胞瘤;⑤出现由于广泛肿瘤肺转移导致的肺功能损害。

2. 术前化疗 术前化疗可以使肿瘤缩小、包膜增厚,从而显著减少术中肿瘤破裂播散的机会,提高完整切除率。肾母细胞瘤术前化疗以联合应用长春新碱、放线菌素D为最理想方案,疗程以4~6周较合理。

3. 术后化疗 手术切除后,进一步的治疗需要根据肿瘤分期和病理分类施行。术后化疗对肾母细胞瘤预后有重要影响。首选一线药物是长春新碱、放线菌素D及多柔比星。对于高危或对以上药物反应差的患儿可选用环磷酰胺、依托泊苷及顺铂、卡铂、异环磷酰胺等。

4. 放射治疗 肾母细胞瘤对放射线敏感。Ⅰ、Ⅱ期预后良好组织型者可不行术后照射,Ⅲ期和Ⅳ期预后良好或Ⅱ~Ⅳ期局灶间变、弥漫间变组织型及Ⅱ~Ⅳ期肾透明细胞肉瘤术后需行放疗。在NWTS-5中建议的腹部放疗剂量是10.8Gy,对于残留病变较大、直径>3cm的病灶再追加剂量10.8Gy。肺部放疗总剂量12Gy,对残留病变可以加量至30Gy。一般术后10天内即开始放疗,应保护好对侧肾。如有特殊情况可考虑14天内开始。一般小于6月龄不宜放疗。6~12月龄剂量不大于10.8Gy。

5. 介入治疗 近年来发展的肾动脉栓塞化疗术对于不易切除的巨大肿瘤或晚期患儿,亦是一种良好的术前辅助化疗和姑息治疗方法。

6. 复发及转移肿瘤的治疗 治疗仍然包括手术、化疗及放疗。化疗方案应加用依托泊苷、顺铂等。有广泛远处转移者需先接受化疗,化疗至少2个疗程。肺部是最常见转移部位。

7. 双侧肾母细胞瘤 是目前治疗难点之一。治疗的目标是尽可能多地保留一侧肾脏的正常肾组织,初诊根据评估两侧肿瘤大小及肾受累情况后,可考虑先行化疗2~4个疗程,再次评估后再选择相应手术。少数病例初诊即可考虑手术。

【预后和随访】

肾母细胞瘤的远期预后在儿童恶性肿瘤中几乎是最好的。但仍有不足10%的患儿预后不良,其中包括组织不良病理类型、1号短臂16号长臂染色体丢失和二倍性。治疗的规范与否也严重影响预后。肺和肝转移,切除过程中肿瘤破裂,远处淋巴结、器官转移和双侧肾母细胞瘤预后差。切除患侧肾后,目前已有的长期随访未发现有出现肾衰竭,需要进行透析或肾移植的情况,也没有增加出现高血压的概率。

随访主要包括：外周血常规、肝肾功能、腹部 B 超、正位胸部 X 线片或胸部 CT 平扫。选择性进一步磁共振成像（MRI）和 / 或 CT 检查。第 1 年：每 2 个月 1 次；第 2、3 年：每 3 个月 1 次；第 4、5 年：每 6 个月 1 次。

三、肝母细胞瘤

肝母细胞瘤（hepatoblastoma）是婴幼儿时期继神经母细胞瘤和肾母细胞瘤之后第三大常见的腹部实体恶性肿瘤，占儿童肝恶性肿瘤的 80%。发病率（0.5~1.8）/1 000 000，并呈上升趋势。肝母细胞瘤 90% 发生于 3 岁以内，其中 60% 为 1 岁以下婴儿，男孩多见，男女比例为（1.2~3.6）∶1，超过 5 岁的患儿预后差。早期诊断和完整切除是获得长期生存的重要因素，但该病起病隐匿，早期多无症状，常给诊断和治疗带来一定难度。精确的分层治疗使预后有了很大改观，肝移植的应用使原来无法手术切除的患者获得了生存机会。

【病因】
肝母细胞瘤病因及发病机制不清，一般认为其与胚胎发育时期肝细胞的增生和分化异常有关。

1. 染色体异常及遗传因素　肝母细胞瘤常可以发现在隐性基因 11p15.5 上杂合性丢失（LOH）。肝母细胞瘤多数为散发病例，但也有家族性发病的报道，在某些综合征中发病率较高，如家族性腺瘤样息肉病、Beckwith-Wiedemann 综合征、Li-Franmeni 综合征、Alagille 综合征等。肝母细胞瘤还与糖原贮积症相关。目前发现一些信号通路的改变与肝母细胞瘤有关，如：Wnt/β-catenin、端粒酶和 MYC、Notch、Sonic Hedgehog 等。

2. 早产和极低出生体重儿　早产和低出生体重儿是肝母细胞瘤发生的重要危险因素之一，这些患儿肝处于快速生长发育阶段，易受内、外环境因素的影响。

3. 血供因素　肝母细胞瘤多见于肝右叶，可能与左、右肝的血供有关，右肝叶主要是门静脉供血，含氧量较低，而左肝叶主要是脐静脉供血，含氧量较高，含氧量差异可能导致肝胚胎发育差异。

4. 其他因素　母亲妊娠期大量饮酒导致胎儿酒精综合征（fetal alcohol syndrome），低体重婴儿较正常体重出生儿发病率高。

【病理分型】
肿瘤常由上皮、间叶、未分化或其他成分混合组成而呈不均质状，可分为上皮型和上皮间叶混合型两大类，按具体细胞成分又可细分如下：

1. 上皮型
（1）胎儿型：最常见，分化良好的肿瘤细胞排列成束，类似于胎儿肝细胞，按分化程度又可细分为：
1）分化良好的胎儿型（单纯胎儿型伴低有丝分裂活性，<2/10 高倍视野）。
2）拥挤的胎儿型（核分裂活跃，≥ 2/10 高倍视野）。
3）多形性胎儿型（分化差型）。
4）间变性胎儿型（核明显增大、深染、伴多形性）。
（2）胚胎型：较常见，混合胎儿及胚胎细胞，细胞较小，很少分化良好的细胞，排列不规则，常见核分裂象。
（3）巨小梁型：可见胎儿及胚胎细胞位于粗大的小梁结构。
（4）小细胞未分化型：按肿瘤是否表达整合酶相互作用分子 1（INI1）基因分为：INI1 阳性；INI1 阴性。
（5）胆管母细胞型：肿瘤细胞类似于胆管成分。

2. 上皮间叶混合型　上皮结构中混合间叶成分：①不伴畸形瘤特征；②伴畸形瘤特征，例如伴有畸胎瘤样成分。

【临床表现】

1. 主要症状 上腹膨隆、腹围增大、后期食欲下降、呕吐、体重减轻或不升。

2. 腹块 腹块多在无意中发现。随着疾病发展,腹块增大、上腹膨隆、腹壁静脉曲张,包块压迫胸腔可出现呼吸困难,较少出现黄疸。体检肝呈弥漫性或结节性肿大,质地较硬。

3. 转移 肝母细胞瘤可转移至肺、脑等处。

4. 其他 少数男性患儿由于肿瘤细胞合成人绒毛膜促性腺激素而出现性早熟症状。另外,肝母细胞瘤可产生胆固醇、血小板生成素等,使少数患儿可产生骨质疏松甚至病理性骨折。几乎 1/3 患儿存在血小板增多症。

【临床分期】

目前常用国际儿科肿瘤学会(SIOP)的基于欧洲 PRETEXT 系统分期法,是术前通过增强 CT、MRI 等检查了解肿瘤侵犯肝的范围及与血管的关系,在 Couinaud 肝脏 8 段划分的解剖学基础上把肝脏从左至右纵分为 4 部分(2 和 3 段构成肝左外叶;4 段为左内叶;5 和 8 段是右前叶;6 和 7 段组成右后叶),称为 4 个肝区,1 段的肝尾状叶不纳入(表 15-26)。随着术前新辅化疗的应用,为一些中晚期肝母细胞瘤患儿提供了延期手术切除肿瘤的机会,因此,参照 PRETEXT 分期相似衍生了 POST-TEXT 分期,指新辅助化疗后肿块的累及范围(图 15-17)。

表 15-26 国际儿科肿瘤学会(SIOP)PRETEXT/POST-TEXT 肝母细胞瘤分期系统

分期	疾病程度
Ⅰ期	肿瘤仅局限在 1 个肝区
Ⅱ期	肿瘤累及 2 个相邻或不相邻的肝区,但有 2 个相邻肝区未受肿瘤侵犯
Ⅲ期	肿瘤累及 2 个或 3 个肝区,但没有 2 个相邻肝区未受侵犯
Ⅳ期	肿瘤侵及所有的 4 个肝区

注:肿瘤累及其他的情况还需要加用以下的 1 个或多个特征来标记:V 和 / 或 V1、2、3 表示肿瘤累及肝静脉和腔静脉和 / 或其主要分支数;P 和 / 或 P1、P2 表示门静脉和 / 或 1 个主支,2 个主分支受累;C 表示 1 段即肝尾状叶累及;F 表明多病灶;E 显示肝外腹腔内侵犯;H 表示肿瘤破裂;伴腹腔积液用 a;M 显示远处转移,最常见为肺转移(P)、骨(S)、脑(C)、骨髓(M)、淋巴结(N)(N1 腹部淋巴结、N2 远处淋巴结)。

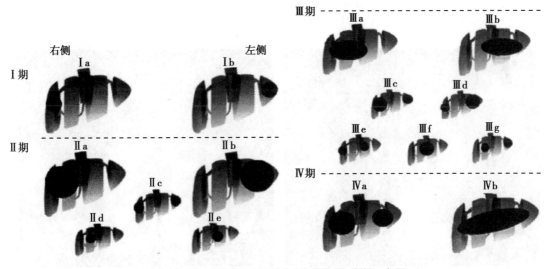

图 15-17 PRETEXT/POST-TEXT 分期示意图

另外,美国儿童肿瘤协作组(COG)的 Evans 分期(表 15-27),则是根据肿瘤能否切除及有无远处转移分期,属于术后分期系统。

表 15-27　COG 的 Evans 分期

分期	术后情况
Stage Ⅰa（良好组织型）	肿瘤完全切除，纯胎儿型
Stage Ⅰb（其他组织学类型）	肿瘤完全切除，其他型
Stage Ⅱ	肿瘤基本切除，有镜下残留
Stage Ⅲ	肿瘤无法切除或有肉眼残留
Stage Ⅳ	远处转移到肺或其他部位

【诊断】

上腹部包块合并腹胀、食欲缺乏等消化道症状是肝母细胞瘤的典型表现，结合影像学特点和肿瘤标志物检测对中晚期肝母细胞瘤的诊断并不困难。而早期诊断还需依靠体检筛查发现。病理仍是诊断"金标准"，通过 B 超定位下粗针穿刺活检或手术活检明确诊断。

1. **影像学检查**　超声检查表现为边界清楚的高回声实质性病变。超声可明确肿块位置、大小及性质。还可了解门静脉或肝静脉是否有瘤栓存在。CT 检查：腹部 CT 是肝母细胞瘤诊断与鉴别诊断的重要方法。CT 平扫可确定肝肿瘤密度、有无钙化影及与周围组织的关系。增强 CT 扫描肿瘤组织内部结构和血供，肝母细胞瘤常见坏死区，因血管消失造影剂较少吸收，CT 片可见大片低密度区域，同时了解肿瘤肝内外浸润范围及肝门淋巴结和周围淋巴结的转移（图 15-18）。CTA 血管三维成像了解肿瘤血供及与周围正常血管的关系，利于手术评估。胸部 CT 了解有无肺转移。MRI 检查：肝肿瘤在 T_1 加权像为同质的低密度，T_2 加权像为高密度。可以明确肿瘤与肝内血管和胆管关系、肿瘤组织结构及对周围组织器官的浸润，对选择手术方式、切除手术范围有指导意义（图 15-19、图 15-20）。

2. **实验室检查**　血清甲胎蛋白（AFP）测定。AFP 是肝母细胞瘤重要的生物学标记，其阳性率>90%，因此测定血清 AFP 浓度，特别是动态监测对肝母细胞瘤诊断、治疗效果及预后判断有重要价值。AFP 可由胎儿肝及卵黄管分泌，出生后 6 个月下降至正常的 30ng/ml，1 年后同于成人 3~15ng/ml（ng/ml=μg/L）。因此，在分析 AFP 含量的临床意义时必须考虑年龄因素，婴儿往往在检测时需要设定同月龄正常儿参考值作为对照标准。另外，肝母细胞瘤患者可有不同程度的贫血及血小板增多（血小板 >600×10⁹/L），血清 LDH、胆固醇、碱性磷酸酶也有增高的报道。早期肝功能多正常，晚期则会出现不同程度的肝功能紊乱。

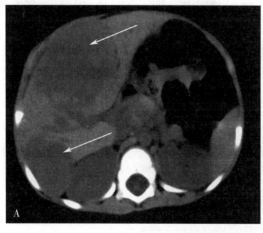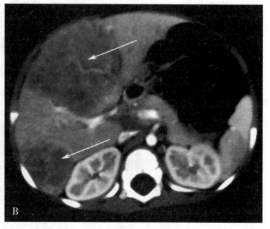

图 15-18　多结节型肝母细胞瘤 CT（男，2 岁，AFP 升高）

A. 腹部 CT 平扫：肝内见 2 个类圆形稍低密度病灶（白色箭头）；B. 腹部 CT 增强：肿瘤不均匀强化，与周围正常肝比较呈相对低密度（白色箭头）。

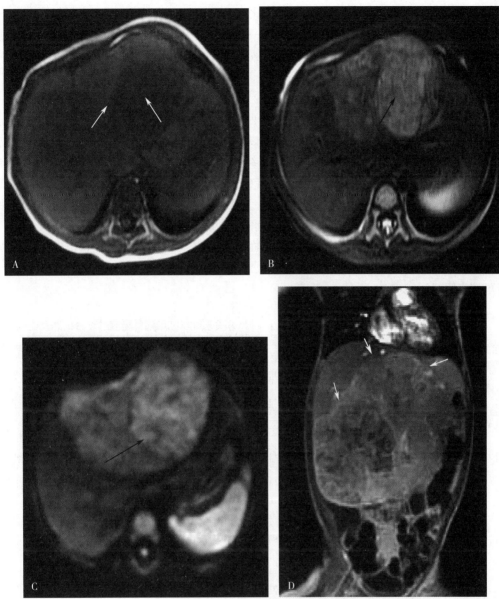

图 15-19　肝母细胞瘤 MRI 成像（男，3 岁，偶尔发现腹部肿块）

A. T_1WI：肝左叶圆形等和稍低信号灶（白色箭头）；B. T_2WI：病灶相对周围肝呈高信号（黑色箭头）；C：DWI：病灶呈显著高信号（提示恶性病变）（黑色箭头）；D：T_1WI 冠状面增强显示肿瘤巨大，呈明显不均匀强化（白色箭头）。

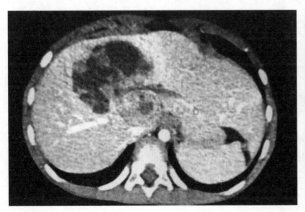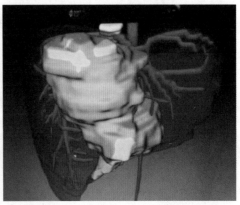

图 15-20　肝母细胞瘤三维成像图

3. 活检　对于难以一期切除的肿瘤,新辅助化疗前有必要取得病理诊断。实时超声引导下穿刺活检安全可靠,并可经一个通道获取多个标本,进一步减少发生并发症的风险。穿刺针头可通过一小段正常的肝减少肿瘤种植,并避免穿过以后不会手术切除的肝段以免造成污染种植。非超声下穿刺存在困难,则可推荐腹腔镜或开放活检。

【危险度分层】

世界各大儿童肿瘤研究组织都在试图确定诊断时和治疗过程中影响预后的因素,但各研究组之间的风险分层方法存在显著差异,使得其结果难以比较。儿童肝脏肿瘤国际协作组(CHIC)应运而生,回顾了各大儿童肿瘤协作组的资料,并发布了统一的危险度分层。影响无事件生存的因素包括:更高的 PRETEXT 分期、阳性 PRETEXT 注释因素(V:浸润全部 3 个肝静脉和/或肝内下腔静脉;P:同时浸润左、右门静脉;E:邻近组织器官浸润;F:多灶性肿瘤;R:肿瘤破裂;M:远处转移(肺多见);VPEFR+:VPEFR 中的一个或多个表现]、低 AFP 水平(<100μg/L 或婴幼儿 100~1 000μg/L)、大年龄儿童(3~7 岁 PRETEXT Ⅳ 期、超过 8 岁的所有 PRETEXT 分期)。6 个月以内的儿童预后与 6 个月以上者没有明显区别。据此将肝母细胞瘤分为极低危、低危、中危和高危组。统一的危险度分层有助于今后开展更精确的评估(表 15-28)。

表 15-28　儿童肝脏肿瘤国际协作组(CHIC)关于肝母细胞瘤危险度的划分标准

危险度	纳入标准
极低危组	PRETEXT-Ⅰ期 HB 且能手术完整切除
	PRETEXT-Ⅱ期 HB,初诊年龄 <8 岁且 AFP>100μg/L,VPEFR(−)且能手术完整切除肿瘤
低危组	PRETEXT-Ⅰ期 HB 但未能手术完整切除
	PRETEXT-Ⅱ期 HB,初诊年龄 <8 岁且 AFP>100μg/L,VPEFR(−)且未能手术完整切除肿瘤
	PRETEXT-Ⅲ期 HB,初诊年龄 <8 岁且 AFP>100μg/L,VPEFR(−)
中危组	PRETEXT-Ⅰ期 HB,初诊年龄 <8 岁,VPEFR(+)
	PRETEXT-Ⅰ或Ⅱ期 HB,初诊年龄 <8 岁且 AFP>100μg/L,VPEFR(+)
	PRETEXT-Ⅳ期 HB,初诊年龄 <3 岁,且 AFP>100μg/L
高危组	PRETEXT-Ⅰ期 HB,初诊年龄 ≥ 8 岁,VPEFR(+)
	PRETEXT-Ⅱ或Ⅲ期 HB,初诊年龄 ≥ 8 岁
	PRETEXT-Ⅲ期 HB,初诊年龄 <8 岁,且 AFP ≤ 100μg/L
	PRETEXT-Ⅳ期 HB,初诊年龄 <3 岁,且 AFP ≤ 100μg/L
	PRETEXT-Ⅳ期 HB,初诊年龄 ≥ 3 岁
	肿瘤远处转移

注:PRETEXT,术前分期;HB,肝母细胞瘤;AFP,甲胎蛋白;VPEFR(−)是指不存在以下情况:肝静脉(V)受累、门静脉(P)受累、肿瘤侵犯肝外邻近组织器官(E)、多灶性肿瘤(F)或肿瘤自发破裂(R);VPEFR(+)指存在上述任何一种情况。

国内综合 SIOPEL 及 COG 协作组的危险度分层标准,并结合我国实际情况,将初诊肝母细胞瘤患儿分为极低危组、低危组、中危组、高危组(表 15-29)。

【治疗】

1. 手术　手术完整地切除肿瘤仍是最重要、最有效的治疗手段。术前新辅助化疗、介入治疗、必要时的放射治疗和局部热消融治疗等使初期不能切除的肿瘤能有机会接受Ⅱ期手术,术后辅以有效的化疗、免疫治疗等综合治疗,大大增加了能够切除肿瘤的病例数,降低了复发率。应避免非解剖学上的肝切除,因为肿瘤不完全切除率高,且易复发。

表 15-29　国内肝母细胞瘤危险度的划分标准

分组	AFP/(μg·L⁻¹)	PRETEXT	COG分期	病理分型	P+/V+/M+/E+/H+/N+	备注
极低危组			Ⅰ期	分化良好的单纯胎儿型		须同时满足 2 个条件
低危组①	≥ 100	Ⅰ或Ⅱ期			均未累及	须三者同时满足
②			Ⅰ或Ⅱ期	非单纯胎儿型和非 SUC 型		须二者同时满足
中危组①		Ⅲ期				
②			Ⅰ或Ⅱ期	SUC 型		须二者同时满足
③		Ⅲ期				
高危组①	<100					满足任何一条即可
②		Ⅳ期				
③		Ⅳ期				
④					P+/V+	

注:PRETEXT,术前分期;AFP,甲胎蛋白;门静脉(P)受累、肝静脉或下腔静脉(V)受累、远处转移(M)、肿瘤侵犯肝外邻近组织器官(E)、肿瘤破裂或腹腔内出血(H)、侵犯淋巴结(N)。SUC 型:小细胞未分化型(small cell undifferenciated,SUC)。

　　手术治疗原则:① PRETEXT Ⅰ期、Ⅱ期的单发肿瘤病灶,距离重要血管有足够间隙(≥ 1cm)、残存肝体积≥ 35% 者可一期手术切除肿瘤,术后根据危险度分层化疗;不能一期切除的巨大肿瘤、肿瘤长在门脉区以及肿瘤累及左右肝叶等情况应术前化疗,延期手术切除以及术后化疗。②手术应完整切除肿瘤,小儿肝再生能力强,尽量保留 35% 以上肝,再生肝短期内可恢复到正常水平。③根据肝肿瘤大小可选择适当手术方式,根据术中发现选择肿瘤切除范围,采取肝叶切除、半肝切除或肝多叶切除。术前应有肝血管胆道明显的影像学资料;术中精细解剖第一、第二、第三肝门,对难以完整切除的肿瘤,少量残留肿瘤组织,术后辅以积极化疗(图 15-21)。

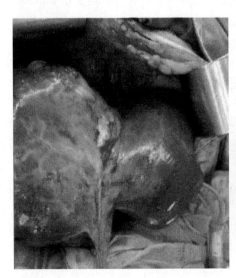
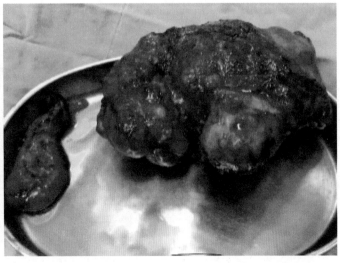

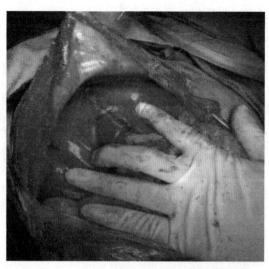

图 15-21　肝母细胞瘤手术切除照

2. **化疗**　经静脉全身化疗：顺铂是肝母细胞瘤最重要的化疗药物,常用化疗方案包括顺铂 + 长春新碱 + 氟尿嘧啶的 C5V 方案、C5V+ 多柔比星(Doxo)的 C5VD 方案、顺铂 + 多柔比星的 PLADO 方案等。常常术前化疗 2~4 个疗程,手术切除肿瘤后再行 2~4 个疗程化疗。

中国抗癌协会儿童分会专家共识(2016)根据国外治疗指南结合国内临床实践,制订了国内的具体化疗方案：极低危组不化疗,密切随访。低危组用 C5V 方案,每一轮间隔 3 周。中危组用 C5VD 方案,每一轮间隔 3~4 周。高危组 C-CD+ICE 方案,术前顺铂 3 个疗程,术后卡铂(Cardo)+ Doxo 共 3 个疗程;如术前化疗后仍无法手术,则改用 ICE 方案:异环磷酰胺(Ifos)+Cardo+ 依托泊苷(VP-16),2 疗程后评估手术可行性,术后重复 ICE 方案 2 个疗程,高危组每一轮间隔 4 周。

3. **经导管动脉栓塞化疗(transcatheter arterial chemoembolization,TACE)**　肝动脉栓塞化疗治疗是经皮穿刺股动脉插管到肝固有动脉,进行化疗药物推注并选择患侧分支进行超选择性节段性和次节段性的栓塞治疗。栓塞剂常用碘油和 PVA 等,可以多次栓塞提高疗效。栓塞治疗适用于全身静脉化疗后仍然难以切除的肝母细胞瘤。肝动脉插管灌注化疗:手术探查不能切除肿瘤的病例可经肝动脉插管化疗,常用药物为氟尿嘧啶等,每天或隔天经导管灌注 1 次。

4. **免疫治疗**　采用转移因子、干扰素、白介素 -2 以及卡介苗、免疫核糖核酸、自体或异体瘤苗、左旋咪唑等作为免疫刺激因子,在肿瘤综合治疗中发挥提高机体免疫力的作用。目前白介素 -2 应用得相对较成熟。

5. **高强度聚焦超声治疗**　肝母细胞瘤高强度聚焦超声(high intensity focused ultrasound,HIFU)是利用超声聚焦后的高能量非侵入性聚焦于体内肿瘤靶组织,消融灭活肿瘤细胞,达到切除肿瘤目的。临床初步应用于Ⅲ、Ⅳ期肝母细胞瘤已取得明显疗效,2 年存活率达到 83%,有较好的应用前景。

6. **肝移植**　肝移植指征为无肝外浸润及远处转移(单纯肺转移除外)且符合以下条件者:

(1)多灶性 PRETEXT Ⅳ期肿瘤。

(2)累及所有分区的单个巨大 PRETEXT Ⅳ期肿瘤,术前化疗后未降级。

(3)肿瘤累及肝重要血管,无法完整切除,且对化疗后反应不佳。

(4)首次肿块切除后在肝脏原位复发。

对于肝移植后是否需要化疗仍存在争议,多数中心仍倾向进行肝移植后化疗。目前,肝母细胞瘤患儿行肝移植术后的 5 年存活率已超过 85%。

【预后】

1. 能否完整切除肿瘤。Ⅰ ~ Ⅱ期生存率 >95%。

2. 肝母细胞瘤的组织类型是影响预后的最主要因素,胎儿型肝母细胞瘤的预后较好。

3. 肝母细胞瘤的临床分期和肿瘤部位也是影响预后的主要因素。

4. 肿瘤切除后 AFP 很快明显下降或已达到正常标准,提示预后较好。

四、生殖细胞肿瘤和畸胎瘤

生殖细胞肿瘤(germ cell tumors,GCTs)也称为胚芽细胞肿瘤,是一类来自原始生殖细胞的肿瘤。在儿童中的发生率为 2.4/100 万,约占小于 15 岁儿童癌症中的 1%。可发生在性腺和性腺外身体各部位。畸胎瘤是生殖细胞瘤中最常见的肿瘤之一。本节重点介绍常见的儿童性腺外生殖细胞肿瘤。

【病因和胚胎学】

生殖细胞肿瘤形成的确切病因仍不清楚,主要的学说是在胚胎发育过程中,原始胚芽细胞逃逸了机体的调节发生异常移行或在移行途中发生残留并异常分化产生肿瘤。在正常胚胎早期,来源于胚胎卵黄囊内胚层的原始胚细胞沿着后肠中线肠系膜定向移位并最终到达性腺脊,成为原始性腺组织。当这一移行过程被扰乱,原始胚芽细胞可停滞或异常移行于性腺外部位并异常分化形成肿瘤,因此生殖细胞肿瘤可发生于卵巢和睾丸外的骶尾部、纵隔、腹膜后及颅内。有研究提示这一移行过程似乎由 c-kit 受体和干细胞因子调节,正常胚芽细胞的移行过程由胚胎发育早期到妊娠第 6 周完成。

一些生殖细胞肿瘤似乎与家族性遗传有关,并已得到分子生物学的支持。性染色体异常与生殖细胞肿瘤发生发展的关系已得到证实,46XY 和 45X/46XY 性腺发育不良的患儿中发生性腺生殖细胞肿瘤的风险高达 10%~50%。Klinefelter 综合征(47XXY)患者发生性腺外生殖细胞肿瘤的风险增加,尤其是纵隔生殖细胞瘤。有研究表明成人和儿童生殖细胞瘤具有不同的基因表达模式,即使在同一组织亚类内,其基因组和染色体变化的整体表达谱存在差异,提示婴儿和青少年 / 成人生殖细胞瘤可能从不同的胚胎生殖细胞群体中产生,即婴儿和青少年 / 成人恶性生殖细胞瘤可能具有不同的致病机制。

【组织病理学分类和分期】

由原始胚芽细胞分化而来的生殖细胞肿瘤涵盖有良性肿瘤和恶性肿瘤,肿瘤常可被分为 7 种主要组织类型:无性细胞瘤(精原细胞瘤)、卵黄囊瘤(内胚窦瘤)、胚胎癌、多胚癌、绒毛膜癌、畸胎瘤和混合性胚芽细胞瘤。大多数恶性胚芽细胞瘤以单一形式出现,但在 10% 的病例,可结合有 2 种或更多的肿瘤类型。在既含有良性肿瘤成分又含有恶性肿瘤成分的肿瘤,其生物学行为由恶性成分所决定。婴幼儿与青少年患者中相同组织学类型生殖细胞肿瘤的生物学特性也可表现不同。各类肿瘤按常见的发生频率排序依次为:畸胎瘤、卵黄囊瘤、精原细胞瘤和混合性胚芽细胞瘤、绒毛膜癌,胚胎癌和多胚癌少见。

肿瘤的分期由肿瘤侵及范围而定,直接影响到患儿的预后。目前,国内外较为通用的儿童恶性性腺外生殖细胞肿瘤分期系统采用美国儿童肿瘤协作组(COG)和美国国家癌症研究所(NCI)关于性腺外恶性生殖细胞肿瘤总的分期系统(表 15-30)。

表 15-30 恶性性腺外胚芽细胞肿瘤分期

Ⅰ期	肿瘤局限,肿瘤完全切除(骶尾部肿瘤带尾骨切除),肿瘤边缘完整,肿瘤标志物阳性或阴性
Ⅱ期	肿瘤有镜下残留,肿瘤囊壁侵犯,淋巴结阴性或镜下淋巴结累及,肿瘤标志物阳性或阴性
Ⅲ期	肉眼肿瘤残留,肉眼淋巴结累及,腹腔积液或胸腔积液中细胞学检查找到肿瘤细胞,肿瘤标志物阳性或阴性
Ⅳ期	远处转移(肺、肝、脑、骨、远处淋巴结或其他部位转移)

注:引自儿童肿瘤组织(COG)和美国国家癌症研究所(NCI)的分期系统。

【生物学标志物】

许多生殖细胞肿瘤分泌甲胎蛋白（AFP）或 β- 人绒毛膜促性腺激素（β-hCG），这些标志物对一些肿瘤的诊断、评估和随访具有重要意义。

1. **甲胎蛋白（AFP）**　AFP 是胎儿和新生儿肝分泌的一种蛋白，正常新生儿血清 AFP 水平可以高达 50 000μg/L，未成熟儿的水平更高，在 3~6 个月内逐渐下降至接近正常成人水平（10μg/L），个别可延至 8 个月 ~1 岁。肝肿瘤细胞可产生大量的 AFP，一些生殖细胞肿瘤也可大量分泌 AFP，尤其是卵黄囊瘤或胚胎癌。当血清 AFP 明显高于任何特定年龄段的正常范围时，应考虑有恶性生殖细胞肿瘤成分存在。当手术完全切除肿瘤后，通常能使血清 AFP 恢复到正常。AFP 血清半衰期为 5~7 天。因此，血清 AFP 水平作为术前诊断良恶性生殖细胞肿瘤的重要指标及术后肿瘤是否残存及随访中肿瘤是否复发的重要指标。

除肝恶性肿瘤外，一些肝良性病变也可导致 AFP 水平升高，如病毒性肝炎、麻醉后继发性胆汁淤滞或药物引起的肝胆汁淤滞症，均可导致持续性 AFP 水平升高。其他伴有 AFP 升高的情况包括：甲状腺功能减退、毛细血管扩张症和遗传性酪氨酸血症。

2. **β- 人绒毛膜促性腺激素（β-hCG）**　β-hCG 是一种糖蛋白，由胚胎合胞体滋养层产生，由 α 和 β 两个亚单位组成，后者能被可靠地检测出。血清 β-hCG 升高提示肿瘤中存在合胞体滋养层成分可能，如绒毛膜癌、精原细胞瘤，胚胎癌患儿中偶尔也可升高。

hCG 的 β 亚单位的半衰期仅 24~36h，监测 β-hCG 水平有助于评估分泌 β-hCG 的肿瘤是否被完全切除及术后是否复发。

值得注意的是，AFP 和 β-hCG 水平不是判断是否存在肿瘤和术后肿瘤是否复发的唯一指标。有报道化疗后期可出现 AFP、β-hCG 半衰期延长，因此临床上稳定的、轻度的血清标志物升高并不总表示持续存在病灶，应与临床和影像学检查相结合。

3. **其他标志物**

（1）乳酸脱氢酶（LDH）：是一种非特异性标志物，通常由肝产生。观察到在生殖细胞肿瘤患儿血清中水平升高。该指标与肿瘤的类型无关，但可能与肿瘤的生长和进展有关，可作为一种分期和预后的评估参考指标。LDH 假性增高可出现在病毒性感染、肝脏疾病、化疗中和化疗后。

（2）胎盘碱性磷酸酶（PLAP）：PLAP 是碱性磷酸酶的胚胎同工酶，在几乎所有进展期精原细胞瘤患者的血清中都升高，是一种判断生殖细胞肿瘤组织学来源的有效标志物。

（3）s-kit（c-kit 的可溶性异构体）：有研究显示脑脊液中 s-kit 浓度可作为中枢神经系统生殖细胞瘤的有效标志物，尤其是在检测肿瘤复发或蛛网膜下播散时。

（4）血管内皮生长因子：在睾丸生殖细胞肿瘤中，该因子的表达高于正常睾丸并与微血管数量和全身转移有关。

（5）糖类抗原 125（CA125）：这是一种由单克隆抗体确定的抗原，与胚胎发育过程中在体腔上皮表达的一种高分子量糖蛋白有关，可作为判断生殖细胞肿瘤的参考指标。

【细胞遗传学】

通过流式细胞计数技术已证实儿童生殖细胞肿瘤与成人生殖细胞肿瘤具有不同的 DNA 整倍体。成人生殖细胞肿瘤倾向于非整倍体 DNA，而多数小于 4 岁的儿童畸胎瘤呈双倍体，有正常的染色体组型，具有良性生物学行为。恶性生殖细胞肿瘤在这一年龄组几乎都是卵黄囊瘤，一般是双倍体或四倍体，多数常见的细胞遗传学异常涉及 1 号、3 号和 6 号染色体，研究已证明来自睾丸和性腺外的儿童恶性生殖细胞肿瘤中，80%~100% 有 1p36 的缺失。

在大龄儿童和青少年中，中枢神经系统畸胎瘤的细胞遗传学分析已显示有较高频率的性染色体异常，最常见于 X 染色体复制增加。

近年来有研究提示一些 miRNAs 可能与生殖细胞肿瘤的发病机制有关，研究表明无论是性腺或性腺外生殖细胞肿瘤，获诊时患者的血清 miRNA-371-373 和 miRNA302 水平都有升高，因此对于一些 AFP、β-hCG 阴性的肿瘤,血清 miRNA-371-373 和 miRNA 302 或许可能成为生殖细胞瘤新的生物标志物。

（一）畸胎瘤

畸胎瘤是最常见的生殖细胞肿瘤,可位于性腺或性腺外部位,与原始全能细胞在胚胎期停留的部位相一致。畸胎瘤的临床表现与年龄和肿瘤部位有关,新生儿期和幼儿期的畸胎瘤常为性腺外畸胎瘤,年长儿童中卵巢或睾丸畸胎瘤更常见。肿瘤可发生在躯体各部位,但新生儿畸胎瘤最常见于骶尾部,大多在出生时即可被发现。畸胎瘤也可出现在颈面部、颅内、纵隔、心脏、腹膜后和肝脏,但相对较为少见。除了睾丸畸胎瘤,75%~80% 的畸胎瘤发生在女性,约 20% 的肿瘤含有恶性成分,最常见的恶性成分为内胚窦瘤。

畸胎瘤常可伴发相邻部位的其他先天性异常,如在骶尾部畸胎瘤患儿中,有时可见到尿生殖道、直肠、肛门、椎骨、脊索远端的畸形,在新生儿头颅和鼻咽部畸胎瘤中可伴有腭裂。

畸胎瘤通常含有来自 3 个胚层(中胚层、内胚层和外胚层)的组织成分,肿瘤可呈实质性、囊性或混合性病变。大多数在出生时发现的畸胎瘤包含外胚层和中胚层成分,肿瘤内经常可看到毛发、脂肪和汗腺,并可出现发育完好的牙齿,以及成熟和非成熟的神经上皮和神经胶质组织。畸胎瘤内常见的中胚层成分,包括脂肪、软骨、骨和肌肉等。常可见的内胚层成分包括肠上皮细胞和膀胱样结构,也可见胰腺组织、肾上腺组织和甲状腺组织。畸胎瘤可呈现不同成熟度的组织成分,并因此被分为成熟畸胎瘤和未成熟畸胎瘤,如瘤体内含有恶性组织成分则称为恶性畸胎瘤。儿童畸胎瘤多数为成熟畸胎瘤。

成熟畸胎瘤是一类良性肿瘤,含有 3 个胚层来源的分化良好的组织,极少有恶变倾向,但如肿瘤位于一些重要部位,如气道、颅内、心脏,可因肿瘤压迫而致命。

未成熟畸胎瘤常因含有各种不同程度的未成熟组织成分而呈不同的组织学表现,神经上皮组织是瘤体内较为常见的组织成分。未成熟畸胎瘤主要发生在儿童的性腺外部位或接近青春期的女孩的卵巢中,未成熟畸胎瘤常有良好的预后,但较成熟畸胎瘤局部复发的风险更高,尤其是骶尾部畸胎瘤,但复发的原因主要还是切除不彻底造成。极少的病例中,未成熟的神经胶质瘤组织转移至邻近的淋巴结、肺和其他远处器官。

按畸胎瘤内细胞组织成熟程度可将肿瘤分为 4 个不同级别。①0 级:肿瘤均为成熟组织,细胞核没有明显分裂;②Ⅰ级:少量未成熟组织,没有或仅少量外胚叶上皮;③Ⅱ级:中等量未成熟组织,少量外胚叶上皮;④Ⅲ级:大量未成熟组织,伴有较多外胚叶上皮。0 级为成熟畸胎瘤,Ⅰ~Ⅲ级为未成熟畸胎瘤。未成熟畸胎瘤可能存在恶性转化倾向,尤其是Ⅲ级未成熟畸胎瘤。因此,通常将Ⅲ级未成熟畸胎瘤纳入恶性畸胎瘤。该分级系统对于胎儿和新生儿意义不大,因尚处发育成熟阶段的胎儿和新生儿,出现未成熟成分可以是正常的。

需与畸胎瘤相鉴别的是寄生胎,寄生胎和畸胎瘤非常相似,其特点是在瘤体内可发现连续的椎骨、肌肉骨骼和器官结构。目前认为,寄生胎是畸胎瘤高度变异的一种少见形式。根据 WHO 分类,它被归类为一种成熟畸胎瘤。

1. 骶尾部畸胎瘤（Sacrococcygeal teratoma,SCT）　在胚胎发育过程中,尾骨的亨森(Hensen)结是多能细胞集中部位,因此骶尾部是胎儿和新生儿畸胎瘤最常见的发生部位,发生率为每 2 万~4 万活产儿中有 1 例,女性居多,男女比例约为 1：(2~4)。肿瘤大多呈良性,约 17% 呈现恶性的组织学或临床特征。大多数骶尾部畸胎瘤病例为散在发生,10% 的病例有双胞胎家族史。

Altman(1974 年)根据肿瘤与骶尾骨的关系,将骶尾部畸胎瘤分为 4 型并沿用至今。骶尾部畸胎瘤分型如下:

Ⅰ型(显著外露型):瘤体绝大多部分突出于骶尾部,仅有极小部分位于骶前,约占总数的 46.7%(图 15-22)。

Ⅱ型(部分外露型):瘤体骑跨于骶骨前后,主要部分位于骶骨外,骶前部分未进入腹腔,占 34.7%(图 15-23)。

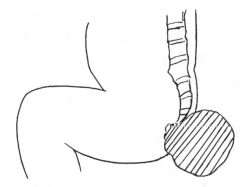

图 15-22　Altman 分型:Ⅰ型(显著外露型)46.7%

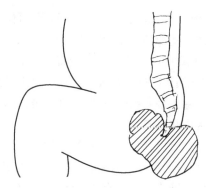

图 15-23　Altman 分型:Ⅱ型(部分外露型)34.7%

Ⅲ型(部分外露型):瘤体骑跨于骶骨前后,瘤体以骶前为主,并可由盆腔延伸至腹腔,约占总数的 8.8%(图 15-24)。

Ⅳ型(骶前型):肿瘤多位于骶前,体表外观未见肿瘤,约占 9.8%(图 15-25)。

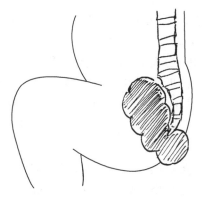

图 15-24　Altman 分型:Ⅲ型(部分外露型)8.8%

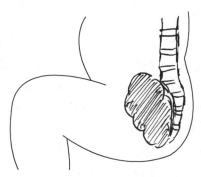

图 15-25　Altman 分型:Ⅳ型(骶前型)9.8%

(1)临床表现

1)骶尾部肿块:肿块可大小不一,Ⅰ、Ⅱ、Ⅲ型为最主要临床表现。肿块可将肛门向前下方推压,严重者造成肛管外翻,黏膜显露。肿块常为混合性肿块。多数患儿在出生时即可发现骶尾部肿块(图 15-26)。

2)排尿、排便困难:当肿瘤压迫直肠尿道时可出现排尿排便障碍,因直肠受压可引起排便困难,大便呈扁平状。压迫尿道则可引起排尿困难、尿线细、滴沥,甚至出现尿潴留。

3)直肠指检:于直肠后壁能扪及肿块,可根据肿瘤大小及与骶尾骨的关系判断肿瘤分型。

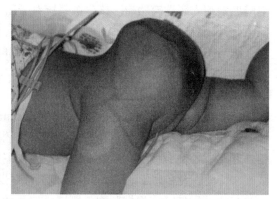

图 15-26　Ⅰ型骶尾部畸胎瘤

4)其他并发症:巨大骶尾部畸胎瘤可因肿瘤"窃血"而导致贫血,甚至导致高输出性心力衰竭。肿瘤也可自发性破溃并继发感染。个别特别巨大的畸胎瘤甚至可导致难产。

5)并发畸形:约有 20% 的骶尾部畸胎瘤可有伴发畸形,常见的伴发畸形可涉及骨骼系统、泌尿系统、神经系统、消化系统及心血管系统。Currarino 三联征即指骶前肿块、肛门直肠畸形和骶骨发育异常,骶前肿块通常包括畸胎瘤或前脊膜膨出。

Ⅳ型骶前畸胎瘤可出现迟发性的症状,临床表现可包括便秘、肛门狭窄、肿瘤压迫膀胱或直肠引起的相关症状,该型肿瘤内出现恶性成分的机会增多。

90% 的骶尾部畸胎瘤可在出生时发现尾骨区肿块,在出生时被发现的骶尾部畸胎瘤大多数呈良性。

(2)产前检查及评估:许多大的骶尾部畸胎瘤通过 B 超和胎儿磁共振,在产前就能获得诊断。胎儿骶尾部畸胎瘤可因肿瘤巨大引起巨大胎盘、非免疫性胎儿水肿和“镜子”综合征(Mirror syndrome),由于肿瘤导致胎儿高输出性心力衰竭和水肿,可导致胎儿死亡。因此,有报道对这部分胎儿,通过宫内外科手术减少畸胎瘤体积,可使胎儿恢复正常生理功能。大多数临床资料结果表明胎儿水肿、羊水过多,胎盘巨大预示着不良预后,这类胎儿骶尾部畸胎瘤的死亡率接近 50%。

因肿瘤破裂、早产、难产等产科并发症可导致新生儿死亡,对肿瘤 >5cm 的胎儿可作计划性剖宫产来避免难产和肿瘤破裂。产前获得诊断的患者应推荐至高危产科中心,以便产后能立即获得新生儿重症监护和小儿外科、麻醉科的专科处理。诊断为骶尾部畸胎瘤的新生儿死亡率约为 5%。

(3)影像学检查:骨盆 X 线检查能识别任何骶骨缺陷或肿瘤钙化,CT 增强扫描和直肠造影能确定盆腔内肿瘤的范围,辨别局部是否浸润和远处有无转移,确定可能存在的尿路压迫移位或梗阻。CT 也能辨认肝转移灶和主动脉周围淋巴结增大。当怀疑脊椎浸润时,磁共振检查(MRI)是有效的。胸部 X 线检查用于明显的肺转移,但胸部 CT 在辨认小的转移病灶时更为可靠。

(4)与肿瘤恶性变的相关因素:恶性肿瘤的发生率与诊断时的年龄和解剖类型有关,在出生时被发现的骶尾部畸胎瘤中恶性约占 8%,出生 2 个月后恶性的发生率迅速上升;到 6 个月时,骶尾部畸胎瘤的恶性率明显增高,最常见的恶性类型为卵黄囊瘤。由于骶前畸胎瘤(Ⅳ型)早期临床表现隐匿,常在较大年龄获得诊断,其恶性率明显高于其他类型(约 38%)(图 15-27)。

(5)手术治疗:新生儿骶尾部畸胎瘤的治疗原则是尽早将肿瘤完整手术切除。手术途径取决于肿瘤的解剖位置,盆腔内大范围延伸或盆腔部分为主的肿瘤(Ⅲ型或Ⅳ型)需要经腹或腹骶联合途径,大多数Ⅰ型和Ⅱ型肿瘤经骶后途径即可切除肿瘤。手术过度延迟可导致严重并发症,包括压迫坏死、肿瘤出血和恶性变。

手术目的:①完整切除肿瘤;②切除尾骨以防复发,不切除尾骨术后复发率可高达 37%;③重建控制肛门直肠的肌肉;④恢复会阴部和臀部外观。

(6)恶性畸胎瘤的辅助治疗:在切除肿瘤标本中发现恶性肿瘤成分后要进行多药辅助化疗,目前常用的抗肿瘤药物包括顺铂、依托泊苷、博来霉素。

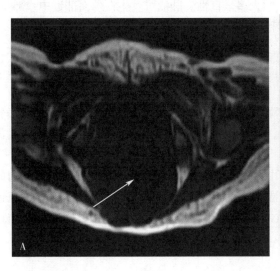
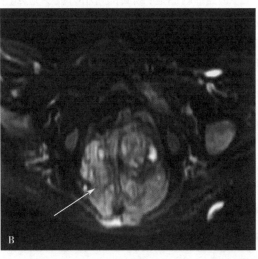

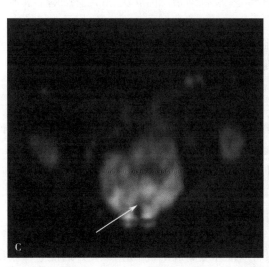
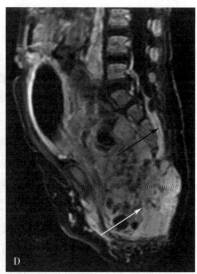

图 15-27 骶尾部卵黄囊瘤,盆腔 MRI 平扫加增强(女,1 岁,发热,伴骶尾部肿块 10d,排便困难,AFP 70 000 μg/L) A. T₁WI:盆底见巨大低信号肿块(白色箭头);B. T₂WI:肿块呈明显混杂信号,高信号为主(白色箭头);C. DWI:肿块呈明显高信号,提示恶性可能大(白色箭头);D. 正中矢状面增强:肿块明显强化,内见低信号坏死区,肿瘤范围骶尾部、骶前(白色箭头)、骶管内(黑色箭头)。

对于原发恶性肿瘤不能切除的患者,先给予联合化疗以利于延期肿瘤切除。

(7)预后:新生儿骶尾部畸胎瘤肿瘤完整切除后的长期效果总体很好。即使肿瘤为未成熟畸胎瘤或瘤内镜下发现卵黄囊瘤成分时仅作肿瘤完全切除,也可获得长期生存,其中 80% 可达治愈。但所有骶尾部畸胎瘤都具有局部或远处复发的风险,需要密切随访,尤其是术后 3 个月,并间断随访 3~4 年。肛门指检、B 超、血清 AFP 检查可及时、有效地发现肿瘤局部复发和远处转移。

2. 其他部位畸胎瘤

(1)颅内畸胎瘤:婴儿早期和青春期是颅内畸胎瘤的 2 个高发年龄段,最常见的发生部位在松果体腺。新生儿期的颅内畸胎瘤通常呈良性,大龄儿童则以恶性多见。最常见的临床表现是继发于阻塞性脑积水的颅内高压症状,年长儿童常出现严重头痛、癫痫样发作、嗜睡、视物模糊及呕吐。少数患儿可出现青春期性早熟。头颅 X 线片、CT 和 MRI 可在颅内中线松果体区域发现病灶,病灶内常有钙化灶。

治疗:首选手术切除肿瘤。颅内高压症状明显者可先行引流或分流手术。无法手术的颅内恶性畸胎瘤可行化疗和放疗。放疗对儿童恶性生殖细胞瘤敏感并有很好的 5 年生存率(80%~90%)。

(2)颈面部畸胎瘤:颈面部畸胎瘤极少见,组织学大多呈良性。肿瘤可发生在颈面部近中线部位,如舌部、鼻咽部、上颌、窦部、下颌、扁桃体、前颈部和甲状腺。肿瘤可压迫气道、食管引起梗阻。胎儿颈面部畸胎瘤如出生时气道受压梗阻则非常危险,死亡率很高。产前胎儿超声检查和磁共振检查可发现这些病灶,并可作为高危产妇送至具有新生儿外科的医疗中心分娩,在新生儿出生、脐带断离前迅速对气道是否受压、能否有效通气作出评估。在气道有效开放后再阻断母 - 婴胎盘血液循环。

影像学检查中囊实性肿块内存在钙化灶常为畸胎瘤的诊断提供依据。没有治疗的肿瘤存在恶变的风险。手术切除肿瘤可使良性畸胎瘤获得治愈,也排除了肿瘤恶化的风险。恶性畸胎瘤手术后需给予化疗。

(3)纵隔畸胎瘤:纵隔畸胎瘤是性腺外畸胎瘤中位列第 2 的好发部位,约占所有儿童纵隔肿瘤的 20%,前纵隔多见,常因肺或气管受压引起症状,如慢性咳嗽、胸痛或喘鸣、甚至呼吸窘迫。若肿瘤压迫上腔静脉可出现上腔静脉综合征。含有分泌 β-hCG 肿瘤成分的良性或恶性纵隔畸胎瘤的男孩可出现青春期性早熟。

胸部 X 线检查、超声和 CT 检查有助于判断肿块所处纵隔部位、与心脏心包关系。纵隔畸胎瘤通常呈一囊实性肿块,近 1/3 的病例肿块有钙化。鉴别诊断包括胸腺瘤、胸腺囊肿、淋巴管畸形、纵隔非霍奇金淋巴瘤、食管重复畸形和支气管源性囊肿等。纵隔畸胎瘤同样存在恶变的风险。手术完全切除肿瘤是治疗的首选。恶性畸胎瘤需辅助化疗。如无法完全切除的恶性畸胎瘤,则先化疗使肿瘤缩小后延期手术切除(图 15-28)。

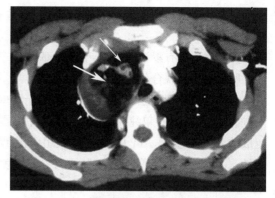

图 15-28 前纵隔成熟畸胎瘤胸部 CT 增强
右前纵隔混杂密度肿块,内含高密度骨骼
(细白箭头)、低密度脂肪(粗白箭头)

(4)腹膜后畸胎瘤:腹膜后是性腺外畸胎瘤第 3 个好发部位,占所有畸胎瘤的 5%,50% 的病例在 1 岁内被发现。女孩较男孩更常见(2:1)。患儿常常因腹部肿块就诊,可因肿块压迫消化道而发生相关症状。需与其他儿童腹部肿瘤相鉴别:包括神经母细胞瘤、肾母细胞瘤、囊性腹膜后淋巴管畸形、网膜囊肿、寄生胎等。腹部 CT 和 MRI 有助于区别这种肿瘤。

治疗:首选开腹手术完全切除肿瘤,对恶性肿瘤和含有高度未成熟成分的患者应给予术后化疗。

3. 性腺畸胎瘤

(1)卵巢畸胎瘤:在所有儿童卵巢肿瘤中,畸胎瘤最为常见,超过 50%,也占到儿童各部位畸胎瘤的 25%。卵巢畸胎瘤的高发年龄段为 5~16 岁。两侧发生率相似,5%~10% 的病例可出现双侧卵巢畸胎瘤。主要临床症状为下腹肿块和腹痛,肿块大多有一定游离度,约 1/4 的患儿可因肿瘤扭转出现急腹痛。腹部 X 线片中在腹腔或盆腔内可见到钙化灶,B 超、CT 显示肿瘤由囊性和实质性成分组成。血清 AFP 和 β-hCG 水平升高提示肿瘤有恶性可能。

治疗:对于有完整包膜的良性肿瘤可仅作单纯患侧卵巢切除。如大网膜有肉眼肿瘤种植,应作大网膜切除。对于良性囊性卵巢畸胎瘤,有作者提出作保留卵巢的肿瘤剥除术,但仍有争议。对于有腹膜种植的未成熟卵巢畸胎瘤,如病理证实种植的组织成分为成熟的神经胶质细胞(Ⅰ级),则无须化疗并有很好的预后。若为组织学分级较高的肿瘤(Ⅱ级和Ⅲ级)则有恶变的风险,需要辅助化疗,亦能获得很好的疗效。

(2)睾丸畸胎瘤:儿童睾丸肿瘤中畸胎瘤最为常见,小于 2 岁的婴儿和十几岁的青少年是该肿瘤的 2 个高发年龄段。主要临床症状为无痛性阴囊肿块,血清 AFP 和 β-hCG 水平有助于术前对肿瘤性质的判断,X 线检查和 CT 扫描可评估有无淋巴结和内脏转移。

治疗:对于无远处转移和淋巴结转移的Ⅰ期(占 80%)病例,仅需经腹股沟作包括至内环口的精索在内的根治性睾丸切除,5 年生存率可超过 90%。如果术后血清 AFP、β-hCG 不能恢复到正常应重新分期,并作腹膜后淋巴结清扫和辅助化疗。

(三)恶性生殖细胞瘤

除恶性畸胎瘤外,恶性生殖细胞瘤还包含卵黄囊瘤、胚胎癌、生殖细胞瘤、绒毛膜癌、多胚瘤、性腺胚细胞瘤、混合性胚芽细胞瘤。

1. 卵黄囊瘤 卵黄囊瘤也称内胚窦瘤,是儿童最常见的恶性胚芽细胞肿瘤。在婴幼儿年龄段,卵黄囊瘤主要发生在骶尾部区域和男孩的睾丸中。在年长女童中,卵巢是最常见的发病部位。其他原发部位包括纵隔、腹膜后、松果体区域和阴道。常能见到卵黄囊瘤作为恶性畸胎瘤的一种组成成分出现。儿童卵黄囊瘤在细胞遗传学和生物学上不同于成人同类肿瘤,儿童卵黄囊瘤组织显示有 1 号和 6 号染色体缺失(1p 和 6q)。

卵黄囊瘤可能源于原始卵黄囊,可呈多样的组织学类型,假乳头状(花菜样)和微囊型(网状型)是最常见的类型。两者常显示涉及内胚窦结构的血管周围细胞鞘,含有细胞内和细胞外嗜酸样物质,过

碘酸 - 雪佛氏试剂染色(PAS 染色)阳性。一些肿瘤细胞类似于胎儿的肝样细胞,组织化学染色 AFP 呈阳性。

卵黄囊瘤具有浸润性,各类型预后都较差。

肿瘤对多药联合化疗有效。

2. 胚胎癌　儿童胚胎癌较少见,可见于青少年睾丸生殖细胞瘤,常以恶性畸胎瘤内混合成分中的一种组成成分出现,单纯胚胎癌极少见。其主要的组织类型是伴有不同数量中心坏死的大的细胞巢组成的上皮,细胞呈 AFP 阴性,在免疫组织化疗染色中细胞角蛋白呈阳性,干细胞标志物 OCT-4 染色阳性。不同于其他生殖细胞瘤,胚胎癌 CD30 免疫组化染色阳性。

3. 生殖细胞瘤　生殖细胞瘤指一组具有共同组织学特征的肿瘤,包括发生在睾丸的称精原细胞瘤,发生在卵巢的称无性细胞瘤,发生在性腺外部位的此类肿瘤都称为生殖细胞瘤。肿瘤常出现在卵巢、前纵隔和松果体区域,是儿童在卵巢和中枢神经系统常见的恶性生殖细胞肿瘤之一。生殖细胞瘤约占儿童所有卵巢肿瘤的 10%,生殖细胞瘤是出现在发育不良的性腺和下降不全的睾丸中的主要恶性肿瘤。生殖细胞瘤呈实质性,有包膜。镜下肿瘤细胞呈巢状排列,由纤维组织带分隔,伴有不同程度的淋巴细胞浸润,细胞增大,细胞浆轻度嗜伊红染色,细胞膜明显和细胞核大而圆并有 1~2 个分叶的核仁。肿瘤细胞对胎盘碱性磷酸酯酶(PLAP)呈强染色,也对波形蛋白有免疫反应。胚胎癌中干细胞标志物 OCT-4 染色阳性在鉴别诊断中有意义。

4. 绒毛膜癌　绒毛膜癌在儿童罕见,恶性度高,常作为恶性畸胎瘤内的一种组织成分出现。可作为继发于胎盘绒毛膜癌的转移灶出现于小婴儿患者,也可作为原发性肿瘤发生于不同部位,如肝、肺、脑等脏器,松果体部是最常见部位。青春期前和少年阶段绒毛膜癌主要发生在性腺,偶见于纵隔。

镜下组织学检查必须有两种类型的细胞才能确诊:细胞滋养层和合胞体滋养层。两种细胞类型都对细胞角蛋白有典型的免疫反应。合胞体滋养层细胞也对 β-hCG、人胎盘催乳素和妊娠期特殊 $β_1$-糖蛋白呈免疫阳性。

5. 多胚瘤　多胚瘤是一种极罕见的恶性卵巢肿瘤。常与其他肿瘤成分结合在一起,可播散至卵巢外形成盆腔巨大块块。肿瘤的组织学表现特点是以早期发育阶段的胚胎结构为主,包含有卵黄囊、胚芽、绒毛膜等成分。许多病例中有血清 AFP 和 β-hCG 水平升高。

6. 性腺胚细胞瘤　性腺胚细胞瘤也是一种相当罕见的肿瘤,由胚芽细胞与基质细胞混合组成。多数性腺胚细胞瘤呈良性,约 30% 为恶性。该肿瘤最常见于发育不良的性腺中。患者通常为年龄较大的青少年,可表现为第二性征缺乏,出现促性腺激素水平升高和条状性腺。肿瘤显微镜下可见胚芽细胞和性腺性索细胞均增生,胚芽细胞 PLAP 呈阳性。

因发育不良的性腺可增加发生性腺胚细胞瘤和生殖细胞瘤的机会,对性腺发育不全患者应做性腺切除术。

7. 混合性胚芽细胞瘤　由 2 种以上组织类型组成的胚芽细胞肿瘤为混合性胚芽细胞瘤,包括含有可能恶变的良性胚芽细胞肿瘤如未成熟畸胎瘤。混合性胚芽细胞瘤最常见的组织成分是无性细胞瘤(生殖细胞瘤)、未成熟畸胎瘤,内胚窦瘤和胚胎癌也常可在该肿瘤内发现。

该肿瘤患儿的预后与肿瘤组成中恶性度最高的成分有关,而肿瘤内占主要部分的成分可能对预后也有影响。

【治疗及预后】

美国儿童肿瘤协作组(COG)和儿童癌症组织(CCG)合作,为使治疗更为合理有效,对儿童恶性生殖细胞肿瘤进行了风险度分组,分为高、中、低 3 个不同的风险组。

低风险组:I 期恶性性腺和性腺外生殖细胞肿瘤患者,包括 I 期未成熟畸胎瘤。

中等风险组:II ~ IV 期性腺生殖细胞肿瘤患者和 II 期性腺外生殖细胞肿瘤患者。

高风险组:III 期和 IV 期性腺外生殖细胞肿瘤患者。

针对不同风险组的具体治疗方案如下。①低风险组:手术切除肿瘤后观察随访;②中等风险组:

根治性手术加多药联合化疗;③高风险组:多药联合化疗,转移灶控制,原发灶局限后手术切除肿瘤,术后继续完成化疗,瘤床局部放疗。

术后复发最重要的原因是肿瘤切除不完全,由于许多生殖细胞肿瘤由混合性肿瘤成分组成,一些恶性成分因病灶微小而漏检,一些残余组织也可出现恶性转化。因此,在肿瘤切除后至少 1~2 年内,需要每个月进行肿瘤标志物和局部 B 超的连续监测。

儿童恶性性腺外生殖细胞肿瘤的标准化化疗方案有顺铂 - 依托泊苷 - 博来霉素(PEB 方案)和卡铂 - 依托泊苷 - 博来霉素(JEB 方案),后者可减轻顺铂的肾毒性和耳毒性。

由于外科手术的进步和合理有效的多药联合化疗方案,使儿童恶性生殖细胞肿瘤的预后有了明显提高,整体生存率已达到 75%~90%。

(吴晔明)

小结

1. 出生后的机体造血器官主要是骨髓,在病理情况下可出现骨髓外造血;所有的造血组织都起源于多能造血干细胞,造血生长因子在造血调节中发挥重要作用。生后出现的生理性贫血与 EPO 合成水平的变化密切相关;血红蛋白组分早期动态变化至 2 岁后达稳定状态;早期血细胞计数(红细胞和血红蛋白水平、白细胞及其分类)处于动态变化中,因而贫血的定义值随之变化。贫血的形态学分类和病因学分类对贫血的诊断与鉴别诊断思路有重要帮助。

2. 缺铁性贫血是儿童最常见的贫血性疾病,以营养性为主,需要探寻不同病因导致的 IDA,重视预防和减少发生,早期发现和治疗。骨髓衰竭性疾病种类中以后天获得性再生障碍性贫血多见,需要分型而治;注意先天性骨髓衰竭性疾病的识别和对因治疗。

3. 红细胞本身缺陷(红细胞膜缺陷、红细胞酶缺乏、血红蛋白异常)导致的先天性或遗传性溶血性贫血是儿童溶血性贫血的特点,需要注意遗传咨询。中至重度 HS 需要脾切除治疗;G-6-PD 缺乏症重在预防发作和溶血发作时的急诊治疗;轻型地中海贫血无须治疗,重型 β- 地中海贫血需要规范输血和去铁治疗,有合适的供者可以选择异基因造血干细胞移植。自身免疫性溶血性贫血的诊断需要注意排除继发性病因,抗人球蛋白试验阳性为诊断的主要依据,肾上腺糖皮质激素是 AIHA 的一线治疗选择。

4. 免疫性血小板减少症是儿童最常见的出血性疾病,诊断以临床为主,需要排除其他引起血小板减少的疾病;轻症无须治疗,对于有治疗指征者,肾上腺糖皮质激素是一线治疗选择。血友病是一组遗传性凝血功能障碍的出血性疾病,血友病 A 较血友病 B 常见,都为 X 连锁隐性遗传;临床特点为轻微损伤后出血时间延长,其中关节出血和肌肉出血是血友病最具特征的临床表现;因子替代治疗在血友病出血时的治疗和预防治疗都非常重要。弥散性血管内凝血常常是重症疾病的晚期并发症,凝血相关的实验室检查为确诊 DIC 的依据。

5. 急性白血病是儿童时期最常见的肿瘤性疾病,其中 ALL 占比 75% 左右,总体生存率达到 75% 以上;骨髓细胞学检查发现原始幼稚细胞 ≥ 30% 是诊断急性白血病的主要依据;MICM 综合分型可以帮助分型和指导分层治疗,其中遗传学特征对预后有着重要的作用;治疗以化疗为主,综合支持为辅,必要时考虑异基因造血干细胞移植。

6. 淋巴瘤包括 HL 和 NHL。HL 相对少见,R-S 细胞是其病理特征,HL 分 4 个病理类型,和预后有关;联合化疗对于儿童 HL 非常有效。NHL 也有 4 个重要的病理类型,确诊有赖于组织学活检结合免疫组化和分子细胞遗传学检查。化疗是 NHL 的主要治疗手段,应根据病理、免疫分型及临床分期采用不同的化疗方案和不同的治疗强度及疗程。

7. 朗格汉斯细胞组织细胞增生症发病机制尚不十分清楚,目前认为它是一种炎性髓系肿瘤,是一种炎症反应参与的肿瘤性疾病;临床表现因累及器官系统的多样性而异;病理活检中,Birbeck 颗粒和 CD207(langerin)、CD1a 和 S-100 的高水平表达是 DCs 的表型特征,具有诊断意义;治疗主要是采用以化学药物为主的综合治疗;预后与危险器官的累及与否和多少密切相关。

8. 小儿血管瘤属于良性的血管性真性肿瘤,肿瘤会经历增殖、静止、消退 3 个典型的时期。治疗基本以观察随访为主,对于瘤体巨大、生长迅速、影响外观、造成相应器官功能影响的血管瘤,可采用药物、手术和介入相结合的治疗方法。小儿血管瘤总体预后良好。单纯性血管瘤 90% 可以消退,仅残留少许皮肤松弛和色素沉着。复杂性血管瘤由于累及重要的器官组织,部分会出现心力衰竭、气道梗阻、视力影响、癫痫,甚至威胁生命安全。及时有效的干预可以改善患儿的预后。

9. 淋巴管瘤是良性的淋巴系统肿瘤,可发生于人体任何部位。其不会自然消退,并呈浸润性生长,可分为毛细淋巴管瘤、海绵状淋巴管瘤、囊状淋巴管瘤(囊状水瘤)和弥漫性淋巴管瘤。其中海绵状淋巴管瘤和囊性淋巴管瘤临床较为常见,新生儿期囊性淋巴管瘤最为常见。通过临床表现和影像学检查可获得诊断。手术切除或囊内药物注射是本病的主要治疗手段,西罗莫司口服治疗显示潜在的良好临床效果。

10. 神经母细胞瘤是儿童最常见的颅外恶性实体肿瘤,可发生在肾上腺及全身存在神经嵴组织的部位,如腹膜后、后纵隔、盆腔和颈交感神经节。MYCN 基因是临床判断神经母细胞瘤预后的重要指标。对神经母细胞瘤病理 Shimada 分型将神经母细胞瘤分为与年龄相关的预后良好型和预后不良型。血 HVA 和尿 VMA 是儿茶酚胺代谢产物,可在神经母细胞瘤患儿中出现异常,有助于诊断和对治疗疗效进行评估及预后预测:神经母细胞瘤Ⅳs 期是指原发肿瘤为 Ⅰ、Ⅱ 期,但有肝、皮肤或骨髓转移(婴儿年龄 <1 岁)。危险度分级评估系统(危险度分组)对于儿童神经母细胞瘤治疗方案和预后评估具有重要意义。

11. 肾母细胞瘤是儿童最常见的肾恶性肿瘤。分为良好组织学类型和不良组织学类型 2 种。主要表现为腹部肿块、腹痛、血尿、高血压。B 超是肾母细胞瘤筛查的首选检查方法。增强 CT 对肿瘤临床分期,手术评估具有重要的参考价值。肾母细胞瘤治疗是应用手术、化疗、放疗综合治疗。

12. 肝母细胞瘤是儿童最常见的肝恶性肿瘤。主要表现为肝肿块。AFP 是重要的肿瘤标志物。B 超是肝母细胞瘤筛查的首选检查方法。增强 CT 对肿瘤临床分期,手术评估具有重要的参考价值。目前手术结合化疗是肝母细胞瘤的主要治疗方法。肝移植的开展为无肝外浸润及远处转移的难治性肝母细胞瘤患儿带来了希望。

13. 生殖细胞肿瘤也称为胚芽细胞肿瘤(GCTs),是一类由不同组织种类组成的实体肿瘤;畸胎瘤是最常见的生殖细胞肿瘤,可位于性腺或性腺外部位。血清 AFP 水平是术前诊断良恶性生殖细胞肿瘤的重要指标及术后肿瘤是否残存及肿瘤是否复发的重要指标。卵黄囊瘤也称内胚窦瘤,是儿童最常见的恶性生殖细胞肿瘤。主要发生在骶尾部区域和睾丸、卵巢。

思考题

1. 为什么婴幼儿较成人容易出现骨髓外造血?

2. 生理性贫血及其产生的原因?

3. IDA 常见的原因?

4. 试述氧化性药物(如伯氨喹)诱发溶血的机制。

5. 如何预防 G-6-PD 缺乏症患者的溶血发作?

6. β - 地中海贫血和 α - 地中海贫血的病理生理改变和相应的临床分型?

7. 试述 ITP 的发病原因和机制。

8. 因子替代治疗在按需治疗和预防治疗时的用法？

9. 试述儿童 ALL 的 MICM 分型。

10. 儿童 HL 和 NHL 的病理特征及其分类？

11. 哪些血管瘤可以考虑暂不干预，予以观察？

12. 血管瘤和血管畸形如何鉴别？

13. 淋巴管瘤好发于人体哪些部位？为什么？

14. 淋巴管瘤的分类？常见的有哪两类？各自有什么病理特点？

15. 淋巴管瘤的治疗手段有哪些？

16. 与判断神经母细胞瘤预后相关的有哪些分子生物学标志物临床表现？

17. 与神经母细胞瘤危险度分级相关的有哪五大因素？

18. 对于肾母细胞瘤，先手术还是先化疗？

19. 保留肾单元的肾母细胞瘤切除手术的优缺点是什么？

20. 如何判断肝母细胞瘤的手术可切除性？

21. 肝母细胞瘤手术后随访应注意检查什么？

22. 生殖细胞肿瘤有哪些组织（病理）类型？

23. 骶尾部畸胎瘤分为哪几种临床分型及各型特点？

24. 为何骶尾部畸胎瘤切除时需将尾骨一起切除？

25. 哪两种血清标志物对恶性生殖细胞肿瘤的诊断、评估和随访具有重要意义？

第十六章

神经肌肉系统疾病

　　儿童神经系统发育最早，也最快，在不同年龄阶段有不同的特点。神经肌肉系统包括中枢神经系统（脑、脊髓）和周围神经肌肉系统两大部分。儿童神经肌肉系统疾病是儿童期常见的、常常严重影响患儿生活质量的一组疾病。神经肌肉系统疾病原因、临床表现复杂。本章从儿童神经系统解剖生理及发育特点入手，逐步讲解了儿童神经系统体格检查的特点，神经系统的辅助检查及神经系统常见的疾病，重点是儿童惊厥（尤其是热性惊厥）、中枢神经系统感染（急性细菌性脑膜炎、急性病毒性脑炎），也介绍了脑性瘫痪、癫痫、吉兰 - 巴雷综合征、肌营养不良、重症肌无力及中枢神经系统免疫性疾病、神经系统常见先天性畸形、神经系统常见肿瘤。

第一节　神经系统解剖生理特点及检查方法

一、神经系统解剖生理特点

　　儿童神经系统发育最早，也最快。胚胎第 3~4 周即开始出现神经沟，并逐渐形成神经管、神经上皮，形成大脑和脊髓雏形。胚胎第 5~6 周神经系统开始分化发展，前脑（端脑和间脑）、中脑、后脑逐渐分化形成。胚胎第 7 周神经元以 1 000 个 /min 的速度快速生长，胚胎第 8 周大脑半球形成。胚胎 18 周时大脑神经元逐渐增生分化，沟、回和裂逐渐形成。发育最早的脑沟是海马沟，而后是顶枕沟、距状沟的发育。胎龄约 24 周时，中央沟和外侧裂逐渐形成，至胚胎 6 个月时神经细胞增殖完成，并开始髓鞘化。胚胎 9 个月时后脑形成延髓、脑桥和小脑，成为呼吸、消化、循环和精细运动的控制中枢，中脑逐渐分化形成控制基本听觉和视觉加工的中枢，而间脑则逐渐形成丘脑、下丘脑、海马，成为感觉中转、交换、长期记忆以及中枢神经系统激素分泌调节控制转换中枢。随着端脑的不断发育，通过胼胝体和内囊将其两侧及间脑相连。

　　大脑皮质的发育包括神经细胞的增殖、分化、移行以及轴突和树突的生长、突触和髓鞘形成，并呈现由内向外逐渐成熟的规律。各种致病因素一旦影响了神经细胞的增殖、移行、凋亡等过程，将会导致脑发育畸形的发生。

　　出生时儿童已具备了成人脑所具备的沟和回，但比成人的浅，在组织学上也已具备了大脑皮质的 6 层基本结构，出生后无论在解剖上还是在功能上又得到了迅速发展。自出生前 3 个月至生后 1.5~2 岁是脑发育最快的时期，胎龄 15~20 周是第一个神经元细胞增殖高峰期，第二个增殖高峰期在胎儿后期至生后 5~6 个月。出生时脑重量为 350~400g，占体重的 1/9~1/8，约为成人脑重的 25%；1 岁时脑重量为出生时的 2 倍，达成人脑重的 50%；2 岁时为成人脑重的 75%。出生时神经元细胞数量已与成人相同，但轴突与树突形成不足，尚未形成大脑各区间复杂的交织。对脑细胞起支持作用的神经胶质细胞的分裂在生后 3 个月才达高峰,新的神经胶质细胞的形成直到出生后 2 岁。新生儿由于大脑皮质、锥体束发育尚未成熟,而皮质下系统如丘脑、苍白球功能发育较好,一些运动功能是皮质下区进行调节和控制的,因此大脑病变时常不易发生运动功能的改变,甚至有严重的脑疾病也不能被发现。3~6 岁时,脑的发育仍较迅速,脑重已由 1 岁时的 900g 增至 6 岁时的 1 200g。神经纤维分支增多增长,神经元之间的联系不断加强。6 岁时大脑半球的神经传导通路基本完成髓鞘化,大脑皮质各区的分化不断成熟,条件反射的形成比较稳定而巩固。7~8 岁的儿童接近成人的脑重(1 350~1 400g,占体重的 2%),同时神经细胞体积增大,细胞分化基本完成,神经细胞的树突分支变得更密,出现了许多新的神经通路,大脑额叶迅速生长,儿童运动的正确性及协调性不断发展。至 9~16 岁,脑细胞内部的结构和功能日趋完善。在出生后的生长发育中,儿童脑皮质与白质的重量发生变化,出生时皮质占优势,之后白质发育较皮质快,出生时皮质与白质的比例为 9:1,至 11 岁时接近 1:1。

　　大脑以正中的半球间裂为界,被分为左、右两个半球。两个大脑半球在功能上既具有对称性又具有不对称性。例如,两个半球在协调活动、适应环境的感觉及运动功能方面是对称的,而在分解 - 合成或时间 - 图像等诸多高级功能方面具有不对称性,即大脑半球优势化(cerebral dominance)。具体而言,左半球擅长于语言、语法技巧等信息的处理与加工;右半球优势在于对形象思维、旋律及三维物体的感知等信息的处理。这种左、右大脑半球的功能差异缘于其解剖学形态结构上的差异。

　　出生前小脑的沟回已形成,至 1 岁以后两半球迅速发育,6 岁接近成人。脊髓在出生时已具备功能,重 2~4g,6 岁时重量为出生时的 6 倍,20 岁达到成人水平。脊髓神经从胎儿 5~6 个月开始形成,2 岁是髓鞘形成阶段,4 岁时已相当成熟。在发育过程中,脊髓长度随年龄增长不断增长,在新生儿期脊髓圆锥位于第 2~3 腰椎,4 岁时上移至第 1~2 腰椎,腰椎穿刺选择穿刺部位时应注意。由于婴儿时期神经纤维髓鞘形成不全,故兴奋传导易波及邻近神经而引起泛化现象。

　　出生时已有良好的嗅觉、味觉和触觉,视觉在出生时已有感应功能,瞳孔有对光反射,生后 1~6h 已有听觉。

　　正常儿童生后即有觅食、吸吮、吞咽、拥抱、抓握等反射,其中有些条件反射应随年龄增长而消失,如拥抱反射 6 个月后应消失,Babinski 征(足趾背伸,余趾呈扇形展开)在婴儿期可以是正常的,但必须是双侧对称性的,一般生后 12~24 个月后才转为阴性。

　　儿童大脑的蛋白质含量相对较高,类脂质、磷脂及脑苷脂含量相对较低。婴儿脑组织的蛋白质含量高达 46%,明显高于成人(27%);婴儿脑组织中类脂质仅占 33%,而成人脑组织的类脂质含量为 66.5%。儿童大脑正处于生长发育时期,对营养成分和氧的需要量较大,在基础状态下,儿童脑的耗氧量为全身耗氧量的 50%,而成人仅为 20%。

二、神经系统体格检查

　　儿童神经系统检查内容原则上与成人大致相同,但对于婴幼儿,由于神经系统还处于不成熟及快速发展变化时期,因此,神经系统体征的检查方法和正常与否的判断标准也有其自身特点。

(一) 一般检查

　　1. 意识状态　根据儿童对声、光、疼痛、语言等刺激的反应减弱或消失,或年长儿对周围环境的反应及对时间、人物、地点的定向力减弱或消失,可判断是否存在意识障碍;意识障碍的轻重程度可分为嗜睡、意识模糊、昏睡、昏迷等。

　　2. 皮肤与毛发检查　皮肤颜色、色素沉着或减少、皮疹、皮下结节、血管畸形等,常常提示有神经系统相关疾病的可能。如:结节性硬化症患儿面颊部可有皮脂腺瘤,皮肤可见散在色素脱失斑;神经纤维瘤病躯干或四肢可出现多块或较大面积的咖啡牛奶斑;色素失禁症可有暗褐色的色素增生,呈片状或树枝状分布;脑三叉神经血管瘤病面部可在三叉神经分布区域有红色血管痣(瘤)。

　　3. 头颅　常规测量头围,并观察头颅形状和对称性。头围过小见于脑发育畸形、狭颅症;头围过大则见于脑积水、硬膜下血肿等；头颅形状异常可见于颅缝早闭。应注意囟门大小、紧张度和是否膨隆，前囟膨隆（bulging anterior fontanel）多见于颅内压增高（increased intracranial pressure）。正常儿童前囟在生后 12~18 个月关闭，后囟则于 2~3 个月关闭。囟门早闭见于小头畸形，闭合过晚或囟门过大常见于脑积水、佝偻病、硬膜下血肿、软骨营养不良等，6 个月后颅缝即不易摸到，10 个月以内儿童有颅内压增高时，易出现颅缝分离。当出现脑积水时，轻叩颅骨可产生"破壶音"（Macewen 征）。颅骨透照试验阳性提示有硬膜下积液。

4. **眼、耳、口腔**　眼的发育与神经系统发育关系密切，小眼球可见于先天性风疹、弓形虫感染、先天性小眼球；角膜 K-F 色素环见于肝豆状核变性；青光眼见于 Lowe 综合征、脑三叉神经血管瘤病；球结膜毛细血管扩张见于共济失调 - 毛细血管扩张症；应注意耳的外形是否有畸形或低位；上腭弓过高可见于智力障碍患儿；舌宽大而厚可见于呆小病、唐氏综合征或黏多糖病；牙齿发育不良可见于胆红素脑病后遗症或先天性色素失禁症。

5. **姿势与表情**　正常新生儿四肢屈曲，稍加牵拉即可伸直，放松后又恢复原状，当发现四肢僵硬、拳握紧、下肢伸直内收或角弓反张或肢体张力不对称均属异常。出现不自主伸舌，提示脑损伤；眼凝视提示胆红素脑病、颅内出血、中枢神经系统感染；"落日眼"征（sunset sign）提示脑积水、颅内出血、脑水肿或胆红素脑病。面部表情迟钝、呆滞或强制性体位可见于颅内占位性病变或结核性脑膜炎。

6. **脊柱**　应检查有无畸形、异常弯曲、强直、叩痛等，当背正中线上出现色素沉着、小凹陷、一簇毛发时，则提示可能有隐性脊柱裂或皮样窦道或皮样囊肿。

7. **特殊气味**　检查中应注意有无特殊气味，在一些智力发育落后的患儿中，可有特殊的气味，如苯丙酮尿症常有鼠尿味或霉味；异戊酸血症有干酪味或脚汗味；枫糖尿症有焦糖味等。

（二）脑神经检查

1. **嗅神经**　婴幼儿检查困难，可观察对薄荷、香精等气味的反应。两侧鼻孔分开检查。一侧嗅觉丧失往往意义较大，额叶或额前窝病变时可引起嗅觉减退或丧失。有嗅觉障碍时应排除慢性鼻炎。

2. **视神经**　应检查视力、视野和眼底。正常新生儿出生后即有视觉，虽然较弱，但两眼可随亮光或色泽鲜艳物体（如红球）移动。用手指在眼前左右、上下移动时可观察是否有视动性眼震，如有，则提示皮质视觉存在受损。年长儿可用视力表检查视力。生后 5~6 个月可检查视野，可将鲜艳的玩具或物体从儿童背后缓缓地移动到儿童视野内，根据儿童出现注视反应的情况，重复检查后大致判断视野。正常视野范围为颞侧 90°、鼻侧 60°、上侧 60°、下侧 70°，同侧偏盲见于视束、视放射或视皮质病变，双颞侧偏盲见于视交叉病变。婴儿检查眼底较困难，必要时要扩瞳后进行。检查正常婴儿的视盘时，由于小血管发育不完善，视盘小，生理凹陷浅，颜色稍苍白，不可误认为视神经萎缩。视盘水肿见于颅内压增高。脉络膜视网膜炎提示宫内感染，先天性代谢异常时黄斑部可有变化。

3. **动眼、滑车、外展神经**　这 3 对脑神经共同支配眼球全部运动及瞳孔反射，应一并检查。首先应检查眼裂大小，注意眼裂是否对称，检查患儿上视时上眼睑是否能上提。检查眼球位置，外展神经麻痹时，患眼偏向内侧，轻度偏向下方。滑车神经麻痹时，患眼在静止位置不偏或略偏上方，眼内收时明显。使儿童头不转动，眼球随医师的手指或玩具向上、下、左、右各方向注视，观察有无运动受限。外展神经麻痹时，眼球向外侧运动受限并有复视，多见于颅底外伤、颅内压增高、颅内感染等；动眼神经麻痹时，上睑下垂，眼球向外下方斜视，向上、下、内侧运动受限，并有复视。眼球固定正中位，则为动眼神经、滑车神经和外展神经同时受累。检查时应注意有无眼球震颤，可分为水平、垂直、旋转或混合表现，可因内耳、前庭神经、脑干、小脑等病变引起。应注意有无眼球突出及瞳孔对光反射，双侧瞳孔缩小可见于昏迷、急性脑干病变、先天性瞳孔扩大肌缺损。单侧瞳孔缩小，可见于颈 8、胸 1 神经根或颈交感神经损害时产生的 Horner 综合征（Horner syndrome），同时伴有眼裂狭小、眼球凹陷、同侧眼结膜充血及面部无汗。

4. **三叉神经**　为混合神经，负责支配面部感觉、咀嚼运动、角膜反射和下颌反射。运动纤维支配咀嚼肌，当瘫痪时，做咀嚼运动时扪不到咀嚼肌收缩；三叉神经运动纤维受刺激可出现咀嚼肌强直，牙关紧闭，可见于破伤风、脑炎、狂犬病、脑膜炎等。

5. **面神经** 观察静止时两侧额纹、眼裂、鼻唇沟及口角是否对称,注意在皱眉、闭眼、露齿、鼓腮、吹口哨时两侧面肌的活动情况。一侧面神经周围性瘫痪可表现患侧额纹减少或消失、眼裂增大、鼻唇沟变浅、不能皱额,闭眼和露齿时口角歪向健侧;中枢性面神经麻痹时,只表现为病变对侧下部面肌麻痹,如口角歪斜、鼻唇沟变浅,而眼裂没有改变。

6. **听神经** 包括两种不同功能的感觉神经。检查听力可观察患儿对声音、语言和耳语的反应,较大儿童可用音叉鉴别是传导性耳聋还是神经性耳聋。检查前庭功能,可做旋转试验或冷水试验。年长儿可用转椅,婴幼儿可持其腋下平举旋转;冷水试验是在外耳道注冷水 2~4ml。正常儿做上述试验时可引发眼震,前庭神经或脑干病变时不能引起眼震,前庭器官或前庭神经兴奋性增强时,眼震持续时间延长。前庭功能异常在儿童少见,当有阵发性眩晕、步态不稳、呕吐、迷路性眼震时应考虑。

7. **舌咽、迷走神经** 两者在解剖和功能上关系密切,常同时检查。当出现呛咳、吞咽困难、声音嘶哑、构音障碍时,提示其损伤,检查时可发现咽后壁感觉减退或消失。一侧舌咽、迷走神经麻痹时可见该侧软腭腭弓较低,腭垂偏向健侧,发“啊”音时,病侧软腭不能上提或运动减弱。在急性延髓病变导致舌咽、迷走及舌下神经麻痹时,出现急性延髓麻痹(bulbar palsy),表现咽反射消失,伴有呼吸循环功能障碍,多见于脑炎、脊髓炎、多发性神经根炎等。核上型延髓麻痹又称为假性延髓麻痹(pseudobulbar palsy),病变在大脑或脑干上段时,双侧锥体束受累,表现吞咽、软腭及舌的运动障碍及语言不清,但咽反射不消失,无舌肌萎缩,下颌反射亢进,一般无呼吸循环障碍。

8. **副神经** 主要支配斜方肌和胸锁乳突肌,主要观察有无斜颈、塌肩、胸锁乳突肌和斜方肌有无萎缩,也可通过转头、耸肩、举手过头等动作来判定。

9. **舌下神经** 支配同侧所有舌肌。患儿伸舌可观察舌静止时的位置,有无舌萎缩、肌束震颤,伸舌是否居中等。核上性舌下神经麻痹时,伸舌偏向病灶对侧,周围性舌下神经麻痹,伸舌舌尖偏向患侧,常伴舌肌萎缩和肌束震颤。

(三) 运动功能检查

正常运动由锥体系和锥体外系通过周围运动神经元来完成。前者负责完成有意识的自主运动,后者负责不自主运动,如维持肌张力、保持正常姿势、控制动作平衡、协调及精细运动。

1. **肌容积** 观察左右是否对称,应注意有无肌萎缩或肥大,肌肉萎缩多见于下运动神经元损伤,腓肠肌假肥大多见于假肥大型(Duchenne 型 /Becker 型)肌营养不良。

2. **肌张力** 在肢体肌肉放松的情况下,将肢体的肘、腕、膝、踝等关节作伸屈被动运动感觉到的阻力为肌张力。正常时有一定阻力。肌张力减低见于下运动神经元瘫痪、小脑疾病、低钾血症、深昏迷、严重的缺氧以及肌病等;阵发性肌张力低下见于家族性周期性麻痹、猝倒、癫痫失张力性发作;肌张力增高见于上运动神经元性瘫痪(折刀样肌张力增高)、锥体外系疾病(齿轮样强直)。去大脑强直时肌张力明显增高、四肢强直性伸直、躯干呈角弓反张,而去皮质强直时,四肢僵硬、下肢伸直、上肢屈曲。生后 4 个月内的儿童四肢屈肌张力可较高。

3. **肌力** 幼儿检查肌力应力求简单,令患儿由仰卧位站起以观察背肌、髋部及下肢近端肌力,让患儿用足尖或足跟行走以分别检查腓肠肌、比目鱼肌和胫前肌。年长儿可从四肢远端向近端逐一检查各关节的运动,注意肌肉运动的力量、幅度和速度,两侧对比。肌力的记录一般用 0~5 级分级法。0 级:完全瘫痪,肌肉无收缩;1 级:可见肌肉收缩但无关节运动;2 级:有主动运动,在床面运动但不能克服地心引力;3 级:有主动运动,且能对抗地心引力,但不能对抗人为阻力;4 级:能做抵抗阻力的运动,但力量稍弱;5 级:正常肌力。

4. **共济运动** 婴幼儿可观察儿童玩玩具、取物、穿衣等动作的准确度、速度及平衡性。年长儿可做以下检查:

(1)指鼻试验(finger-to-nose test):儿童与检查者对坐,令其用示指端触自己的鼻尖,然后指检查者的示指,再指自己的鼻尖,反复进行,观察是否准确。

(2)跟 - 膝 - 胫试验:儿童仰卧,抬高一腿,将足跟准确地落在对侧膝盖上,然后沿胫骨向下移动,观察动作是否准确。

(3)Romberg征:嘱儿童双足并立,双上肢向前平伸,先睁眼后闭眼各做一次,闭目时出现身体摇摆或倾倒时为阳性。

(4)快速轮替动作:令患儿伸直手掌,并反复作快速的旋前、旋后动作,以观察拮抗肌群的协调动作。共济失调患者动作缓慢、不协调,一侧快速动作障碍则提示有该侧小脑半球病变。

5. 不自主运动　观察有无不自主运动,包括抽动、肌阵挛、震颤、舞蹈样运动、手足徐动、扭转痉挛、肌张力不全、肌束颤动、肌纤维颤搐等。

6. 姿势和步态　为复杂的神经活动,与深感觉、肌张力、肌力以及小脑前庭功能有关。姿势包括立位、卧位和坐位。仰卧位呈蛙状姿势见于婴儿脊肌萎缩症、肌病和脊髓病变。仰卧时一侧下肢外旋、足尖向外是该侧瘫痪的体征。观察卧、坐、立、走的姿势是否正常,异常步态包括痉挛性偏瘫步态、剪刀样步态、慌张步态、摇晃不稳或蹒跚步态、痉挛性步态、"鸭步"等。

（四）感觉功能检查

检查各种不同的感觉,并注意两侧对比。对较大儿童尽可能地取得患儿合作,对婴幼儿则难以准确判断,可根据患儿对刺激的反应进行估计。

1. 浅感觉

(1)痛觉检查:用针尖轻刺皮肤,询问患儿有无痛感或根据患儿表情判断。

(2)触觉检查:用细棉条轻触皮肤,询问是否察觉以及敏感程度。

(3)温度觉:可用装有冷水或热水的试管测试。

2. 深感觉

(1)位置觉:搬动患儿的指或趾关节,让其回答是否移动及移动的方向。

(2)振动觉:用音叉柄放在骨突起处,测试有无振动感。

3. 皮质(复合)感觉　包括皮肤定位觉、图形觉、两点辨别觉。令患儿闭目,用手辨别物体的大小、形状、轻重等。

（五）神经反射

正常儿童的生理反射有两大类,第一类为终身存在的反射,即浅反射和深腱反射。新生儿和婴儿的深腱反射较弱,腹壁反射和提睾反射也不易引出,到1岁时才稳定(见第二章第一节)。第二类为婴儿时期特有的反射,如果这类反射不出现、表现不对称或应该消失的时候继续存在均提示神经系统异常。这些反射如下:

1. 吸吮反射(sucking reflex)　用干净的橡皮奶头或小指尖放入儿童口内,引起儿童口唇及舌的吸吮动作。此反射生后即有,4~7个月消失。

2. 觅食反射(rooting reflex)　轻触小婴儿口周皮肤,儿童表现为头向刺激侧旋转、张口。正常儿童生后即有,4~7个月消失。

3. 抓握反射(palmar grasping reflex)　用手指从尺侧进入儿童手心,儿童手指屈曲握住检查者的手指。此反射生后即有,2~3个月后消失。

4. 拥抱反射(embrace reflex)　儿童仰卧,检查者从背部托起婴儿,一手托住婴儿颈及背部,另一手托着枕部,然后托住枕部的手突然下移数厘米(不是放手),使婴儿头及颈部"后倾"数厘米,表现为上肢伸直、外展,然后上肢屈曲内收,呈拥抱状,有时伴啼哭。正常新生儿生后即有,4~5个月后消失,6个月持续存在为异常。

5. 颈肢反射又称颈强直反射(neck tonic reflex)　儿童取卧位,将其头转向一侧,此侧上肢伸直,对侧下肢屈曲。此反射生后即存在,2~3个月消失。脑性瘫痪时反射增强且持续时间长。

6. 交叉伸展反射(crossed extension reflex)　儿童取仰卧位,检查者握住儿童一侧膝部使下肢伸直,按压或敲打此侧足底,可见另一侧下肢屈曲、内收,然后伸直,检查时应注意两侧是否对称。新生儿期有此反射,1个月后减弱,6个月后仍存在应视为异常。

7. **放置反射**（placing reflex） 扶儿童呈直立位,将一侧胫前缘和足背抵于桌面边缘,可见儿童将下肢抬至桌面上。应注意两侧是否对称,出生时即有,6周后消失。

8. **踏步反射**（stepping reflex） 扶儿童腋下使其站立,躯体前倾,可引起自发踏步动作,新生儿期出现,3个月消失。若持续存在并出现两腿交叉、足尖落地、双下肢肌张力增高、腱反射亢进,则提示脑性瘫痪。

9. **降落伞反射**（parachute reflex） 检查者两手握住儿童两侧胸腹部呈俯卧悬空位,将儿童突然向前下方动作,儿童上肢伸开,手张开,似乎阻止下跌的动作。此反射生后6~9个月出现,终身存在。生后10个月无此反射属异常。

10. **病理性反射** 巴宾斯基征（Babinski 征）在18个月之前双侧对称性阳性尚属生理现象。18个月以后出现阳性反应则为病理现象。

（六）脑膜刺激征

当软脑膜炎症或各种原因引起的颅内压增高,均可因脊神经根和脑膜受刺激,引起相应肌肉反射性肌张力增强。

1. **颈强直** 患儿仰卧位,两腿伸直,轻轻托起头部向前屈,正常时无抵抗感,阳性则有颈部屈曲受阻,下颌不能抵胸部。

2. **克尼格征**（Kernig 征） 患儿仰卧,检查者将其一侧下肢在髋关节及膝关节均屈曲成角,然后抬高其小腿,如有抵抗不能上举超过135°时为阳性。3~4个月前儿童肌张力较高,可以呈阳性。

3. **布鲁津斯基征**（Brudzinski 征） 患儿仰卧,检查者以手托起枕部,将头前屈,此时若膝关节有屈曲动作则为阳性。

三、神经系统辅助检查

在充分采集病史和详细体格检查的基础上,作出疾病初步的定位及定性诊断,再根据具体病情需要,合理选择和应用一系列辅助检查以鉴别、明确诊断。

（一）脑脊液检查

脑脊液的采集主要通过腰椎穿刺取得。

1. **腰椎穿刺的适应证**

(1)中枢神经系统感染性疾病、变性疾病等。

(2)脊髓病变经腰椎穿刺作脊髓液动力学检查。

(3)神经系统特殊造影。

(4)椎管内治疗性药物输入或减压引流治疗。

2. **腰椎穿刺的绝对禁忌证**

(1)颅内压明显增高,特别是有脑疝形成的早期迹象。

(2)穿刺点局部皮肤或皮下组织或脊柱有感染灶者。

(3)病情危重处于休克期或心肺功能不全者。

(4)怀疑有颅后窝占位性病变者。

3. **腰椎穿刺的相对禁忌证**

(1)出血性疾病,如凝血因子缺乏或血小板减少者。

(2)开放性颅脑外伤或有脑脊液漏者。

(3)腰椎严重畸形,不能使腰椎弯曲或腰椎间隙过窄。

(4)频繁抽搐或躁动不安者。

在腰椎穿刺的过程中应注意脑脊液压力、外观,脑脊液标本可进行常规、生化、病原学培养或检测、酶学、免疫球蛋白、氨基酸或乳酸、C反应蛋白、细胞因子等的检测。儿童时期脑脊液的正常值为:脑脊液压力,儿童为70~200mmH$_2$O(0.69~1.96kPa),新生儿为30~80mmH$_2$O(0.29~0.78kPa);外观清亮透明,潘氏试验阴性;白细胞数(0~10)×10^6/L,新生儿或婴儿(0~20)×10^6/L,蛋白 0.2~0.4g/L(新生儿 0.2~1.2g/L);糖 >3.3mmol/L(或 >2/3 血糖),新生儿 >2.2mmol/L(或 >2/3 血糖)。

（二）脑电图检查

脑电图(electroencephalography,EEG):通过头皮或颅内电极对脑电活动进行描记,主要是通过记录脑电生理活动来了解脑功能情况。儿科常用的是头皮电极,功能神经外科可能用到颅内电极。由于脑电生理活动与发育成熟过程密切相关,所以不同年龄的脑电图具有不同的特点,在判断儿童脑电图时应该高度注意。在正常儿童中有 5%~7% 可以出现脑电图轻度异常,且脑电图异常的程度与疾病程度有时也不完全一致,因此对脑电图结果的解释应慎重,并结合临床情况考虑。

脑电图检查的主要作用是两方面。第一,是关于癫痫的诊断及鉴别诊断,尤其是长程视频脑电图对于癫痫发作及综合征的诊断及分型具有重要意义;同时,系列脑电图监测也可以作为判断癫痫病程演变、癫痫治疗效果的重要依据。第二,是关于脑功能情况的评估,例如脑炎、脑病的诊断及严重程度的判断,系列监测也可以反映病情的演变及判断预后。

（三）脑超声检查

脑超声(echoencephalography),即利用超声声束在颅外测定脑中线结构反射波、脑室波、颅骨内板反射波等,主要用于大脑半球占位性病变和脑积水的诊断。经颅多普勒超声(transcranial Doppler sonography,TCD)则采用低频多普勒超声,通过颜面部、枕部、眶部及颈部等透声窗,显示颅内脑动脉的血流动力学状况,反映脑血管的功能状态,对各类脑血管病、偏头痛等诊断有帮助。

（四）肌电图检查

肌电图(electromyography,EMG)是利用肌电仪记录神经肌肉的生物电活动,以判断神经和肌肉的功能状态。用于肌源性疾病、神经 - 肌肉接头和周围神经病的鉴别诊断,对疾病病情、预后和治疗评估有一定价值。正常肌电图具有电静息(electronic silence)、插入电位(insertion potential)和运动单位电位,当出现插入电位异常、自发性电位(如纤颤电位、正锐波、束颤电位、群发电位)、肌肉收缩时波幅波形异常以及出现多向电位,通过测定神经传导速度,观察运动传导和感觉传导情况。在临床上,肌电图在诊断下运动神经元病变(如脊髓性肌萎缩症、脊髓灰质炎、周围神经病变、肌营养不良、肌强直、多发性肌炎及皮肌炎、重症肌无力)以及功能性瘫痪等方面有着重要的诊断价值。

（五）电子计算机断层扫描

电子计算机断层扫描(computerized tomography, CT)是一种用于检查解剖结构的无创性检查方法,可精确、迅速而方便地检查颅内结构性异常。适应于临床怀疑有颅内结构改变的进行性神经病变、局灶性神经功能障碍、颅内压增高等病理情况的诊断。对脑梗死、颅内出血、颅内肿瘤、颅脑外伤、颅脑发育畸形、脑积水、颅内感染等具有重要的诊断价值,特别是在颅脑外伤、蛛网膜下腔出血、颅内钙化等方面优于磁共振检查。

（六）磁共振成像

磁共振成像技术(magnetic resonance imaging, MRI)是一项无创性多功能的影像学检查技术,无须放射线成像即可提供颅脑及脊髓的结构成像信息。MRI 在软组织对比成像方面优于 CT 扫描,可以更清晰地比较大脑的灰质和白质,更易发现颅后窝和脊髓病变,并可进行矢状位、冠状位、轴向位的多平面成像,因此,在局灶灰质病变及脑白质病变等方面显著优于 CT,对癫痫灶定位(图 16-1)、脑白质病[急性播

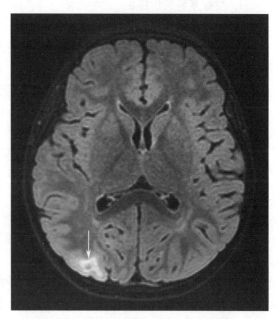

图 16-1　难治性癫痫 MRI 表现

6 岁女孩,MRI FLAIR 显示(箭头所示)右侧顶叶局灶性皮质发育不良(focal cortical dysplasia,FCD)。

散性脑脊髓膜炎、多发性硬化、各种遗传性脑白质病（图 16-2）］等疾病的诊断具有重要意义。

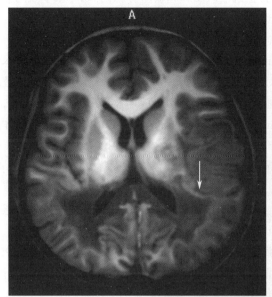
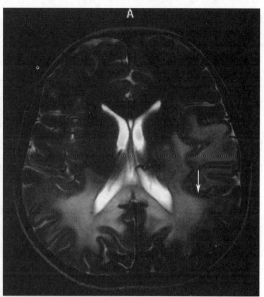
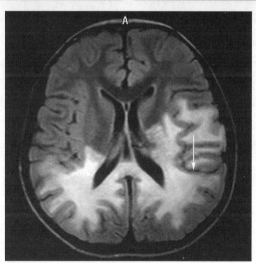

图 16-2　肾上腺脑白质营养不良头部 MRI 表现

9 岁男孩，头 MRI 显示（箭头所示）病变主要位于双侧脑室后角对称的长 T_1、长 T_2 及 FLAIR 高信号。

采用弥散加权 MRI 还可提供常规 MRI 所无法获取的信息，可区分细胞毒性水肿和血管源性水肿，在急性脑缺血发生后几小时内即可发现脑缺血，为临床早期干预创造条件，并能区别新发病灶与陈旧病灶。采用弥散张量成像（diffusion tensor imaging，DTI）显示白质纤维，对脑发育及新生儿缺氧缺血性脑病的研究提供新的途径，而且可用于判断脑损伤后白质纤维走行的改变。

磁共振血管成像（MRA）是借助于 MRI 显示血管的无创成像技术。可发现血管畸形、狭窄、闭塞及动脉粥样硬化。

磁共振波谱分析（magnetic resonance spectroscopy，MRS）提供相关组织中化学成分的信息，质子 MRS 可用于测定神经元独有的 N- 乙酰天冬氨酸、胆碱、肌酐和乳酸的水平，还可以发现脑组织中某种物质的缺失。

（七）数字减影血管造影

数字减影血管造影（digital subtraction angiography，DSA），通过电子计算机将含碘浓度低的血管影像提高、增强到肉眼可见水平，并消除造影血管以外的组成影像，根据脑血管有无移位、阻塞、管腔结构异常等,以确定颅内血管性病变、颅内肿瘤及其他颅内占位性病变、颅脑外伤后有无颅内出血等。如脑血管畸形常可表现为不成形的异常血管团块,有粗大输入动脉和输出静脉;脑动脉狭窄或闭塞则表现为血管管腔不规则狭窄或突然充盈中断。

(八) 放射性核素发射计算机断层扫描

放射性核素发射计算机断层扫描(emission computed tomography,ECT)是在核医学的示踪技术和计算机断层基础上发展起来的,也是医学影像技术的重要组成部分。应用 ECT 不仅可得到人体脏器的解剖图像,还可以得到生理、生化、病理过程及功能图像。根据其探测放射性示踪剂所用的种类,又分为单光子发射计算机断层(single photon emission computed tomography,SPECT)与正电子发射体层摄影(PET)两种,主要用于癫痫病灶定位、伴有局部神经定位症状的颅内疾病、持续性头痛、颅内压升高的病因诊断、脑血管疾病、颅内占位性病变的诊断等。

(九) 诱发电位

脑干听觉诱发电位(brainstem auditory evoked potential,BAEP)是一项评估脑干受损较为敏感的客观指标。BAEP 记录的是听觉传导通路中的神经电位活动,即听神经、耳蜗、上橄榄核、外侧丘系、下丘相关结构的功能状况。凡是累及听通道的任何病变或损伤都会影响 BAEP 的参量,因此 BAEP 可以对神经系统疾病和耳聋进行定位诊断,主波 I、III、V 分别对应听神经、上橄榄核和下丘。外周听神经受损将影响所有波的潜伏期,但不影响峰值的潜伏期。

视觉诱发电位(visual evoked potential,VEP)主要反映视网膜神经节细胞至视觉中枢的传导功能。闪烁视觉诱发电位(flash visual evoked potential,FVEP)主要反映黄斑区的功能、视路的传导功能和视皮质的功能。阵发性视觉诱发电位(paroxysmal visual evoked potential,PVEP)主要反映视网膜黄斑区中心凹的功能、视网膜神经节细胞到视皮质的形觉信息的传递功能和视皮质的功能。

躯体感觉诱发电位(somatosensory evoked potential,SEP)简称体感诱发电位,是指使用短时程脉冲电流刺激皮肤感觉神经末梢、皮节或混合神经干,神经冲动沿传入神经传至脊髓深感觉通路、丘脑至大脑皮质感觉区(中央后回),在刺激对侧相应部位的头皮上,所记录到的与刺激有固定时间关系的电位变化。

(姜玉武)

第二节　神经系统感染性疾病

一、急性细菌性脑膜炎

细菌性脑膜炎(bacterial meningitis)又称化脓性脑膜炎,是由各种化脓性细菌感染所引起的、以脑膜炎症为主的中枢神经系统感染性疾病。临床以发热、头痛、呕吐、意识障碍、抽搐、脑膜刺激征阳性及脑脊液化脓性改变为特征。

(一) 病因和发病机制

细菌性脑膜炎是危及生命的急重症。新生儿期发病率最高,为(62~130)/10 万活产儿,其次为 3~8 个月的婴幼儿,90% 以上发生在 5 岁以下。在治疗病例中,新生儿死亡率为 20%~40%,儿童死亡率为 5%~10%。在经过积极治疗的病例中,仍有 25%~50% 的患儿留有不同程度的功能损害或后遗症。

常见病原菌随年龄而异,新生儿期及 <3 个月婴儿以革兰氏阴性杆菌(如大肠埃希菌和铜绿假单胞菌等)和金黄色葡萄球菌多见,3 个月 ~3 岁婴幼儿以流感嗜血杆菌、肺炎链球菌和脑膜炎双球菌多见,

学龄前和学龄期儿童以脑膜炎双球菌、肺炎链球菌、流感嗜血杆菌和金黄色葡萄球菌多见。机体免疫功能低下或血-脑屏障功能受损更易发生感染,免疫缺陷患儿可发生表皮葡萄球菌、白色葡萄球菌和铜绿假单胞菌等条件致病菌感染。另外,颅底骨折、颅脑手术、脑室引流、皮肤窦道、脑脊膜膨出易引起化脓性脑膜炎。冬春季好发,b型流感嗜血杆菌多见于春秋两季,新生儿患病则缺乏明显季节特点。

机体局部感染灶的细菌可通过血源、脉络丛、皮质脓肿破裂、邻近组织感染等途径侵及软脑膜。脑膜炎的发生与细菌的毒力、菌血症持续时间以及机体的免疫状态有关。

(二)临床表现

1. 前驱症状 多数患儿急性起病,发病前有上呼吸道感染、中耳炎、鼻窦炎、胃肠道感染、泌尿道感染或皮肤感染等前驱感染。奈瑟脑膜炎双球菌感染所致的流行性脑膜炎起病急骤,迅速出现皮肤瘀点、瘀斑、休克、弥散性血管内凝血及多脏器功能衰竭。

2. 中毒症状 为全身感染或菌血症期所出现的非神经系统症状。可表现高热、精神萎靡、易激惹、疲乏、皮肤瘀点、瘀斑等症状,年龄越小,临床症状和体征越缺乏特异性,往往仅表现拒食、嗜睡、面色苍灰、烦躁哭闹或目光呆滞等。

3. 中枢神经系统症状

(1)脑膜刺激征:表现为颈强直、Kernig征及Brudzinski征阳性,但小婴儿可不明显。

(2)颅内压增高:典型表现为剧烈头痛、喷射性呕吐、前囟膨隆等,小婴儿可出现头围增大或颅缝分离,可伴有血压增高、心动过缓、过度换气、呼吸暂停。重症患儿可出现去皮质或去大脑强直、谵妄、昏迷或脑疝。如出现视盘水肿,则提示颅内压增高时间长,需考虑脑脓肿、硬膜下积液、静脉窦阻塞。

(3)局灶体征:一般由血管炎闭塞引起。可有偏瘫、感觉异常,可有脑神经受损表现。

(4)惊厥:20%~30%可伴发惊厥,以b型流感嗜血杆菌和肺炎链球菌多见。可因脑实质炎症、梗死或电解质紊乱引起。

(三)并发症和后遗症

1. 硬脑膜下积液（subdural effusion） 30%~60%的化脓性脑膜炎并发硬脑膜下积液,若加上无症状者,其发生率可高达80%。本症主要发生在1岁以下婴儿。凡经细菌性脑膜炎有效治疗48~72h后脑脊液有好转,但体温不退或体温下降后再升高;或一般症状好转后又出现意识障碍、惊厥、前囟隆起或颅内压增高等症状,首先应怀疑本症的可能性。头颅透光检查和CT扫描可协助诊断,但最后确诊仍有赖硬膜下穿刺放出积液,同时也达到治疗目的。积液应送常规和细菌学检查,与硬膜下积脓鉴别。正常婴儿硬脑膜下积液量不超过2ml,蛋白定量小于0.4g/L。

2. 脑室管膜炎 主要发生在治疗被延误的婴儿。患儿在有效抗生素治疗下发热不退、惊厥、意识障碍不改善、进行性加重的颈强直甚至角弓反张,脑脊液持续异常以及CT见脑室扩大时,需考虑本症,确诊依赖侧脑室穿刺,取脑室内脑脊液显示异常。治疗大多困难,病死率和致残率高。

3. 抗利尿激素异常分泌综合征 炎症刺激神经垂体致抗利尿激素过量分泌,引起低钠血症和血浆低渗透压,可能加剧脑水肿,致惊厥和意识障碍加重,或直接因低钠血症引起惊厥发作。

4. 脑积水 分为阻塞性和交通性脑积水。发生脑积水后,患儿出现烦躁不安、嗜睡、呕吐、惊厥发作,头颅进行性增大,颅缝分离,前囟扩大饱满、头颅破壶音和头皮静脉扩张。至疾病晚期,持续的颅内高压使大脑皮质退行性萎缩,患儿出现进行性智力减退和其他神经功能倒退。

5. 各种神经功能障碍 由于炎症波及耳蜗迷路,10%~30%的患儿并发神经性耳聋。其他如智力障碍、脑性瘫痪、癫痫、视力障碍和行为异常等。下丘脑和垂体病变可继发中枢性尿崩症。

(四)辅助检查

1. 脑脊液常规检查 外观混浊或脓样,压力增高,白细胞升高达(500~1 000)×10⁶/L以上,以中性粒细胞为主,蛋白质明显增高(常>1g/L),糖降低(常<1.1mmol/L,或脑脊液糖/血糖比值<0.4)。

2. 特异性细菌病原检测 脑脊液(皮肤瘀点)涂片染色查找细菌及脑脊液培养,脑脊液沉渣涂片查找细菌为早期明确致病菌的重要方法。脑脊液培养为确定致病菌最可靠的方法。在提高培养阳性率方面应注意：尽可能在抗生素使用之前采集脑脊液标本；留取的脑脊液标本应尽快送检；同时进行脑脊液需氧菌和厌氧菌的培养。还可利用免疫学方法检测脑脊液中的细菌抗原，快速确定致病菌。对流免疫电泳法可用于脑膜炎双球菌快速诊断，也可诊断流感嗜血杆菌和肺炎链球菌等，乳胶凝集试验用于流感嗜血杆菌、奈瑟脑膜炎双球菌及 B 组溶血性链球菌；免疫荧光试验用于多种致病菌的检测，有很高的敏感度和特异度。

3. 其他

（1）血培养：对所有疑似细菌性脑膜炎的病例均应做血培养，以帮助寻找致病菌。

（2）皮肤瘀点、瘀斑涂片：是发现脑膜炎双球菌重要而简便的方法。

（3）外周血象：白细胞总数大多明显增高，以中性粒细胞为主。但在感染严重或不规则治疗者，有可能出现白细胞总数减少。

（4）血清降钙素原：可能是鉴别无菌性脑膜炎和细菌性脑膜炎的特异和敏感的检测指标之一，血清降钙素原 >0.5ng/ml 提示细菌感染。

（5）神经影像学：头颅 MRI 较 CT 更能清晰地反映脑实质病变，在病程中重复检查能发现并发症并指导干预措施的实施。增强显影虽非常规检查，但能显示脑膜强化等炎症改变。

（五）诊断与鉴别诊断

细菌性脑膜炎的早期诊断与及时处理直接关系到患儿的预后。因此，对发热患儿，有呼吸道或其他感染的病史或颅脑创伤、近期颅脑手术的病史，临床表现发热伴有头痛、呕吐、意识障碍、抽搐等，体格检查有脑膜刺激征阳性、前囟饱满等均应考虑本病的可能性，进一步依靠脑脊液检查确立诊断。若脑脊液改变不典型，脑脊液涂片和细菌培养阴性，也可结合病史、症状体征及治疗过程综合分析进行诊断。对于有颅内压增高明显、病情危重等情况时，腰椎穿刺应特别慎重，为避免脑疝的发生，在颅内压增高时，应先静脉注射 20% 甘露醇，待颅内压降低后再行腰椎穿刺。

引起脑膜炎的病原很多，如细菌、病毒、真菌等，在临床表现上亦有相似之处，其鉴别主要通过脑脊液检测（表 16-1），并结合病原学检测，明确诊断。

表 16-1　颅内常见感染性疾病的脑脊液改变特点

类型	压力 /kPa	外观	潘氏试验	白细胞 / ($\times 10^6 \cdot L^{-1}$)	蛋白 / ($g \cdot L^{-1}$)	糖 / ($mmol \cdot L^{-1}$)	氯化物 / ($mmol \cdot L^{-1}$)	查找病原
正常	0..69~1.96	清亮透明	-	0~10	0.2~0.4	2.8~4.5（新生儿 >2.2mmol/L）	117~127	
化脓性脑膜炎	不同程度增高	米汤样混浊	+~+++	数百至数千，多核为主	明显增高	明显降低	多数降低	涂片或培养可发现致病菌
结核性脑膜炎	增高	微浊，毛玻璃样	+~+++	数十至数百，淋巴细胞为主	明显增高	降低	降低	涂片或培养可发现抗酸杆菌
病毒性脑炎	正常或轻度增高	清亮	-~+	正常至数百，淋巴细胞为主	正常或轻度增高	正常	正常	特异性抗体阳性，病毒分离可阳性
隐球菌性脑膜炎	增高或明显增高	微浊	+~+++	数十至数百，淋巴细胞为主	增高	降低	多数降低	涂片墨汁染色可发现隐球菌

1. 病毒性脑炎　起病较急，散发，初始常有呼吸道、消化道感染，脑脊液白细胞数为 0 至数百 $\times 10^6$/L，早期以多核细胞为主，以后以淋巴细胞为主，蛋白轻度增高，糖、氯化物正常。病毒检测（如病毒特异

性抗体和病毒 DNA PCR 等)可呈阳性。

2. 结核性脑膜炎　需与不规则治疗的细菌性脑膜炎鉴别。结核性脑膜炎呈亚急性起病,不规则发热 1~2 周后才出现脑膜刺激征、惊厥或意识障碍等表现,或于昏迷前先有脑神经或肢体麻痹。有结核接触史、PPD 阳性或肺部等其他部位结核病灶者支持结核性脑膜炎的诊断。脑脊液外观呈毛玻璃样,白细胞数多 <500 × 10⁶/L,分类以淋巴细胞为主,蛋白明显增高,糖、氯化物明显降低。脑脊液薄膜涂片抗酸染色检测结核分枝杆菌、T-SPOT 检查、PCR 技术、结核分枝杆菌培养等可明确诊断。

3. 隐球菌性脑膜炎　亚急性起病,临床症状无特异性,头痛、脑膜刺激征等进行性颅内压增高的表现更持续和严重。脑脊液特点见表 16-1。确诊有赖于脑脊液涂片墨汁染色和真菌培养。

4. 脑脓肿(brain abscess)　多伴有中耳炎、败血症、发绀型先天性心脏病和脑外伤等病史。起病较慢,有时有局限性神经系统体征,脑脊液压力常增高,细胞数正常或稍增加,蛋白略高,当破溃至蛛网膜下腔或脑室内,可引起典型化脓性脑膜炎。

(六) 治疗

1. 抗生素治疗

(1)治疗原则:应尽早、足量静脉用敏感、易透过血 - 脑屏障的抗生素,疗程要适当,以期迅速消灭脑脊液中的病原菌。同时应注意抗生素的毒副作用。常规剂量能透过血 - 脑屏障,在脑脊液达到有效治疗浓度的抗菌药物有:氯霉素、磺胺类、异烟肼、利福平、甲硝唑等;需大剂量用药或在脑膜炎时在脑脊液可达有效治疗浓度的抗菌药物有:青霉素类和第二、三代头孢菌素等;在较大剂量用药或脑膜炎时,脑脊液有可能达到一定治疗浓度的药物有:四环素、万古霉素、红霉素、乙胺丁醇等。静脉用在脑脊液中不能达到有效浓度的药物有:氨基糖苷类、多黏菌素类。

(2)临床常用的抗生素:对于脑脊液检查已经完成,而细菌尚未确定的临床诊断为细菌性脑膜炎的患儿,应该先采用覆盖最可能病原菌的经验性抗生素治疗。在生后 2~3 周的早期新生儿,推荐氨苄西林加上一种氨基糖苷类或头孢噻肟,对于晚期新生儿,推荐万古霉素加头孢噻肟或头孢他啶;对于生后 28 日龄以上的患儿,推荐万古霉素加一种第三代头孢菌素(头孢曲松或头孢噻肟)为初始治疗方案。对于存在穿通伤、神经外科手术后或做完脑脊液分流术等基础疾病因素的细菌性脑膜炎,经验性治疗推荐万古霉素加头孢他啶或头孢吡肟或美罗培南,而对于颅底骨折的患者推荐万古霉素加头孢曲松或头孢噻肟。病原明确后应根据药敏试验结果选择抗生素。常用的抗生素剂量详见表 16-2。

表 16-2　儿科常见抗生素治疗脑膜炎的静脉用剂量 #

抗生素	剂量		
	新生儿日龄		>28 日龄
	0~7 日龄	8~28 日龄	
氨苄西林	每次 50mg/kg,q8h	每次 50mg/kg,q6h	每次 50mg/kg,q6h
头孢噻肟	每次 50mg/kg,q8h	每次 50mg/kg,q6~8h	每次 75mg/kg,q6~8h
头孢曲松 *	每次 20~50mg/kg,q24h	每次 20~50mg/kg,q24h	每次 50mg/kg(<2g),q12h
万古霉素 **	每次 10mg/kg,q8~12h	每次 10~15mg/kg,q8h	每次 15mg/kg,q6h
利福平	慎用,无推荐剂量	每次 10mg/kg,q12h	每次 10mg/kg,q12h(最大量 <600mg/d)
美罗培南	慎用,无推荐剂量	慎用,无推荐剂量	每次 40mg/kg,q8h
氯霉素	慎用,25mg/(kg·d),qd	慎用,50mg/(kg·d),q12h	75~100mg/(kg·d),分 4 次,q6h
青霉素 G	15 万 U/(kg·d),分 2~3 次,q8~12h	20 万 U/(kg·d),分 3 次,q6~8h	30 万 U/(kg·d),分 4~6 次,q4~6h

注:# 体重 >50kg 者,按照成人剂量使用。

* 出生体重 <2kg 的新生儿的安全性尚未确定。有黄疸的新生儿或有严重黄疸倾向的新生儿应慎用或避免使用。

** 有条件者建议监测血药浓度,维持在 15~20μg/ml。

（3）各种病原菌脑膜炎的抗生素应用：主要应根据药敏试验结果选择抗生素，如缺乏药敏试验结果，常见病原菌脑膜炎的经验性抗生素治疗选择见表16-3。

表 16-3　常见病原菌脑膜炎的抗生素选择

致病菌	首选抗生素	可选择的抗生素
流感嗜血杆菌	氨苄西林（β-内酰胺酶阴性时），头孢曲松或头孢噻肟（β-内酰胺酶阳性时）	头孢曲松、头孢噻肟、氯霉素（由于耐药性增加及副作用大，已很少用）
肺炎链球菌	青霉素 G（耐药菌非常多），头孢曲松或头孢噻肟	头孢噻肟、头孢曲松、万古霉素
脑膜炎双球菌	青霉素 G	头孢呋辛、头孢曲松、磺胺嘧啶、氯霉素
大肠埃希菌	头孢曲松或头孢噻肟	头孢曲松、头孢呋辛、阿米卡星
金黄色葡萄球菌	萘夫西林或苯唑西林（甲氧西林敏感菌）或万古霉素（甲氧西林耐药菌）±利福平	万古霉素、利福平

（4）疗程：单纯无并发症的细菌性脑膜炎，经有效抗生素治疗，疗程一般为14~21d，而金黄色葡萄球菌脑膜炎需4~8周，革兰氏阴性杆菌脑膜炎需3~4周。停药的指征：临床症状消失，体温正常至少1周，脑脊液基本恢复正常，细菌培养阴性。对有脑膜粘连、有并发症者疗程需要延长。

2. 对症治疗　根据患儿出现的症状及时给予对症治疗，如降低颅内压、控制惊厥、维持水和电解质酸碱平衡以及多器官功能衰竭的治疗等。对高热患者，应予以退热药或物理降温，以降低大脑氧耗。

3. 肾上腺皮质激素　目前推荐在溶血性嗜血杆菌脑膜炎儿科患者应用地塞米松，也可用于急性期严重病例或出现脑脊液循环阻塞时，新生儿细菌性脑膜炎不推荐使用皮质激素。临床常用地塞米松，使用的最佳时机是在第一剂静脉用抗生素之前或同时，可以抑制多种炎症因子的产生，减少因抗生素快速杀菌后的炎症反应。每日 0.2~0.6mg/kg；或甲泼尼龙每日 1~2mg/kg，静脉滴注。疗程不宜过长，一般 2~4d。

4. 硬膜下积液的治疗　当积液量多有明显颅内压增高的症状、积液引起惊厥发作、有神经系统局灶体征时，需作硬膜下穿刺放液，每日或隔日穿刺 1 次，每次放液一侧不超过 15~20ml。症状好转后可延长穿刺间隔时间，一般共需 2~3 周治疗。必要时外科治疗。

5. 脑室管膜炎的治疗　除全身应用抗生素以外，可以经脑室注射抗生素，辅助治疗。每次脑室注射抗生素剂量：青霉素 5 000~20 000 U，氨苄西林 50mg。先用生理盐水稀释后注入，注入时period脑室液边稀释边缓慢注射。病情严重者可加用地塞米松 1mg。一般 5~7d 为 1 疗程，必要时可用 2~3 疗程，直至脑室液检查正常后再注射 3 次。如脑室内压力增高或侧脑室积脓者，可早期做侧脑室持续引流或 Omaya 囊植入引流，不仅可缓解颅内压增高，而且也有利于控制脑室内细菌感染。

（七）预后

近年来，细菌性脑膜炎的病死率已明显下降，但流感嗜血杆菌脑膜炎的病死率仍有 5%~10%，肺炎球菌脑膜炎为 15%~20%，金黄色葡萄球菌脑膜炎的病死率高达 50%。重症患儿后遗症发生率高。早诊断、早期正确治疗是改善预后的关键。

二、急性病毒性脑炎

病毒性脑炎（viral encephalitis）是指病毒直接侵犯中枢神经系统引起的脑实质炎症，导致神经元损害及神经组织病变，临床表现急性起病、发热、头痛、呕吐、惊厥或意识障碍。当病毒感染累及脑实质和脑膜且症状明显时，又称为病毒性脑膜脑炎（viral meningoencephalitis）。多数病毒性脑炎为自限性,预后良好,但一些病毒亚群则导致严重的临床过程和高的死亡率。儿童病毒性脑炎的发病率高于成人,约为 16/10 万人年,已成为儿童中枢神经系统感染的常见病、多发病,并成为危害儿童健康、致残甚至致死的重要原因之一。

（一）病因和发病机制

现已知多数病毒均可引起病毒性脑炎。85% 以上为散发性的。损伤程度则因病毒种类、机体免疫状态及感染条件而异,不同病毒引起的脑炎具有不同的流行特点。在我国以肠道病毒脑炎最常见,主要发生在夏秋季,且大多数患者为儿童。流行性乙型脑炎由蚊虫传播,因而主要发生在夏秋季节(7、8、9 月)。人对乙脑病毒普遍易感,但感染后发病者少,多呈隐性感染,感染后可获得较持久的免疫力,故患病者中 60%~70% 为儿童,2~6 岁发病率最高。单纯疱疹病毒性脑炎则高度散发,全年均可发病。

病毒入侵中枢神经系统主要通过血源和神经入侵两种途径。异常的炎症反应也是另一种重要的致病机制,即病毒不仅通过直接的病毒介导的坏死引起脑组织损害,而且还通过宿主的异常免疫反应造成损害。

（二）临床表现

由于病毒性脑炎的病变部位和轻重程度差别很大,因此临床表现多种多样,且轻重不一。轻者1~2 周恢复,重者可持续数周或数个月,甚至致死或致残。大多患儿先有全身感染症状,继而出现神经系统症状。

1. 前驱症状　急性或亚急性起病,有发热、头痛、流涕、倦怠等上呼吸道感染症状;呕吐、纳呆、腹痛、腹泻等消化道症状;皮肤黏膜疱疹、关节痛、肌痛、眼结膜炎等。

2. 神经系统症状体征

（1）意识障碍:为病毒性脑炎的特征性表现。轻者无意识障碍,表现精神萎靡,重者可出现不同程度的意识障碍、精神症状和异常行为。也可表现为精神异常、兴奋不安、幻觉、错觉等。

（2）颅内压增高:主要表现为头痛、呕吐、血压升高、心动过缓、婴儿前囟饱满等,病理征和脑膜刺激征均可阳性。严重时出现去皮质状态或去大脑强直,甚至出现脑疝,危及生命。

（3）惊厥:常出现全身性或局灶性抽搐。婴幼儿多见惊厥发作,常以面肌、肢体局部抽搐为多见,或出现局灶发作泛化全身。

（4）局灶性症状体征:如肢体瘫痪、失语、脑神经障碍等。一侧大脑血管病变为主者可出现儿童急性偏瘫;小脑受累明显时可出现共济失调;脑干受累明显时可出现交叉性偏瘫和中枢性呼吸衰竭;后组脑神经受累明显则出现吞咽困难,声音低微;基底神经节受累明显则出现手足徐动、舞蹈动作和扭转痉挛等。亦可有下丘脑症状,大汗淋漓等。

（5）其他系统症状:单纯疱疹病毒性脑炎可伴有口唇或角膜疱疹,肠道病毒脑炎可伴有心肌炎和不同类型的皮疹,腮腺炎脑炎常伴有腮腺肿大等。

（三）辅助检查

1. 外周血白细胞计数　正常或偏低,有时白细胞可以升高。

2. 脑脊液检查　压力增高,外观多清亮,白细胞总数增加,多在 $300 \times 10^6/L$ 以下,以淋巴细胞为主。少数患儿脑脊液白细胞总数可正常。病毒性脑炎患儿脑脊液蛋白质大多轻度增高或正常,糖和氯化物无明显改变。涂片或细菌培养均阴性。

3. 病毒病原学诊断　目前有关病毒性脑炎的病原学检查主要有①病毒分离:对于不同的病毒可以从不同标本中进行病毒分离,提供病原学证据,具有确诊价值。如脑脊液(肠道病毒、单纯疱疹病毒、腮腺炎病毒)、唾液、粪便(脊髓灰质炎病毒、轮状病毒)、尿、皮损等。②血清学检测:包括酶联免疫方法、免疫荧光法等,用于病毒鉴定、病毒抗原检测、特异性病毒抗体(IgM 或 IgG)检测。③分子生物学方法:常用的有聚合酶链反应(PCR)、实时 PCR 及生物芯片技术等,可从患儿脑组织和脑脊液中检出特异性病毒 DNA 序列,如单纯疱疹病毒,从而确定病原。

4. 脑电图 主要表现为高幅慢波,多呈弥漫性分布,可有痫样放电,对诊断有参考价值。但脑电图表现无特异性,不能判断病原。脑电图背景异常的范围和严重程度可反映病变范围和脑损伤的严重程度,系列 EEG 检查有助于评价病变过程及预后。

5. 影像学检查 用于评估脑炎病变的程度和范围,以及是否存在合并或继发疾病。MRI 优于 CT。部分病毒性脑炎可无影像学异常改变。

(四)诊断与鉴别诊断

病毒性脑炎的诊断主要根据病史、临床表现、脑脊液检查和病原学鉴定。在临床上应注意和下列疾病进行鉴别:

1. 化脓性脑膜炎 化脓性脑膜炎早期轻症时,脑脊液改变可与病毒性脑炎相似,应结合起病年龄、病史、治疗经过、外周血白细胞、急性炎症指标改变情况及病原学检查进行鉴别。

2. 结核性脑膜炎 婴幼儿结核性脑膜炎往往急性起病,且脑脊液细胞总数及分类与病毒性脑炎相似,需要进行鉴别。结核性脑膜炎可有结核接触史,脑脊液糖和氯化物均低,伴有其他部位的结核感染,结合结核菌纯蛋白衍生物(PPD)试验、T-SPOT 试验和红细胞沉降率等,可以鉴别。

3. 真菌性脑膜炎 起病往往较慢,病程长,颅内压增高明显,头痛剧烈,脑脊液墨汁染色可鉴别。

4. 其他 需与颅内非炎症性疾病(脑血管疾病、肿瘤、变性病)及脓毒症脑病相鉴别。

(五)治疗

病毒性脑炎的治疗是抗病毒、抑制炎症、降颅内压以及支持对症治疗。

1. 抗病毒治疗 虽然大部分病毒并无特效的抗病毒药物,但对于单纯疱疹病毒、水痘 - 带状疱疹病毒均应使用阿昔洛韦。由于单纯疱疹病毒性脑炎是最常见的重症病毒性脑炎,而且有肯定疗效的治疗药物——阿昔洛韦,因此对于病原不明的病毒性脑炎或疑似单纯疱疹病毒性脑炎,均应先使用阿昔洛韦治疗,待明确病原后再做调整。

(1)阿昔洛韦:每次 10mg/kg,一次最大量不超过 800mg,每 8 小时一次,静脉注射,越早用越好,足疗程 14~21d。

(2)更昔洛韦和膦甲酸钠:巨细胞病毒、人类疱疹病毒 -6 感染可选用。由于存在潜在长期的致癌性和生殖毒性,更昔洛韦在儿童中使用应特别谨慎,仅在仔细评价且认为潜在的获益超过风险时方可使用。

2. 对症治疗

(1)控制高热:给予物理降温或药物降温。

(2)及时处理颅内压增高和呼吸循环功能障碍:对于颅内压明显增高的重症患儿,积极降低颅内压非常重要。一般选用 20% 甘露醇,0.5~1g/kg,每 4~6 小时 1 次,必要时可联合应用利尿药、糖皮质激素等。出现呼吸功能障碍时则应予以氧气疗法,必要时予以机械通气。

(3)控制惊厥:急性发作时可用地西泮静脉注射,每次 0.2~0.3mg/kg,单次剂量不超过 10mg,静脉缓慢推注。必要时 10min 后重复 1~2 次。反复发作时可加抗癫痫药。

3. 肾上腺皮质激素 不主张病毒性脑炎常规使用,只是在 CT/MRI 证实的进展性脑水肿时推荐短疗程使用,强调在应用阿昔洛韦后再使用,早期、足量、短程。可选用地塞米松或甲泼尼龙,必要时可冲击治疗,不超过 5d。

4. 惊厥的长期治疗 急性病毒性脑炎的急性期常常出现惊厥发作和 / 或脑电图癫痫样异常,急性期止惊治疗很重要,但是并不是急性期出现频繁惊厥或急性期伴有癫痫样放电的患儿将来一定都会出现继发性(症状性)癫痫。对于急性病毒性脑炎时期出现惊厥的患儿,应该在儿童神经或癫痫专业医生处进行一定时间(多数需要 6 个月)的随访评估,以确定是否发生了症状性(继发性)癫痫,即是否需要按照癫痫进行长期的抗癫痫药治疗。

5. 恢复期治疗 对于重症恢复期患儿或留有后遗症者,应及早开始康复训练,并给予针灸、理疗、推拿、按摩等治疗。

（六）预后

病毒性脑炎病程一般 2~4 周。轻者预后良好,重症患儿可留有不同程度的后遗症,包括肢体瘫痪、失语、失明、性格精神改变、症状性(继发性)癫痫和认知功能障碍等。急性期出现意识障碍的严重程度、意识障碍持续时间的长短以及脑电图背景异常的严重程度、头颅 MRI 病变的严重程度都是判断预后的重要指标。

（姜玉武）

第三节　脑 性 瘫 痪

脑性瘫痪(cerebral palsy),简称脑瘫,是一种儿科常见的神经发育障碍,也是目前引起儿童运动残疾的重要疾病。脑性瘫痪是一组由于胚胎或婴儿期发育中脑的非进展性功能障碍所导致的,能引起活动受限的运动与姿势的持久性障碍。常伴有感觉、认知、交流和 / 或行为障碍、惊厥等。国外的发病率为 1.5‰~2.5‰ 活产儿,我国为 1.8‰~4‰。

（一）病因

脑瘫的直接病因是脑损伤和脑发育缺陷,造成脑损伤和脑发育缺陷的时间分为 3 个阶段,即出生前、出生时和出生后。出生前因素包括母体因素(如妊娠期感染、药物、理化因素、营养障碍等),遗传因素和中枢神经系统先天畸形。出生时因素包括早产、低出生体重(≤ 2 000g)、窒息、产伤和多胎等,出生后因素包括缺氧缺血性脑病、胆红素脑病、中枢神经系统感染和低血糖。脑性瘫痪患者中有 70%~80% 与产前因素有关,10% 与出生后窒息有关,其中半数以上为足月儿。早产儿,特别是 26 周前早产儿发生脑性瘫痪的危险性大大增加。遗传性疾病、早期脑发育中大脑的继发性损害、脑发育畸形等通常见于足月儿;继发于缺氧和感染所致的脑室周围白质软化常见于 24~34 周早产儿。在足月儿缺氧缺血性脑病(HIE)中,基底节、丘脑、大脑灰质可有不同程度的影响。

（二）临床表现

1. 临床分型

(1)痉挛(spastic)型:以锥体束受损为主,其特点有肌张力增高、腱反射亢进、踝阵挛和巴氏征阳性。按瘫痪部位又可分为单瘫:单个肢体受累;双瘫:四肢受累,上肢轻,下肢重;三肢瘫:三个肢体受累;偏瘫:半侧肢体受累,上肢重,下肢轻;截瘫:仅两下肢受累;以及四肢瘫:四肢受累,上下肢受累程度相似。

(2)不随意运动(dyskinetic)型:以锥体外系受损为主,不随意运动增多,表现为手足徐动,舞蹈样动作,肌张力不全,震颤等。

(3)强直(rigid)型:以锥体外系受损为主,呈齿轮、铅管样持续性肌张力增高。

(4)共济失调(ataxia)型:以小脑受损为主,表现出共济失调,如步态不稳、动作不灵活、轮替运动失调、指鼻试验障碍、辨距不良。

(5)肌张力低下(hypotonic)型:表现为肌张力松弛,关节活动的幅度增强,扶坐时甚至不能维持体位,不能竖颈;腱反射正常或减弱,智力较差。

(6)混合型(mixed types):同一患儿表现有两种或两种以上类型的症状。

2. 合并症　脑性瘫痪常见的合并症包括癫痫、智力障碍、视觉障碍、听觉障碍和语言障碍,其中 75% 的脑瘫患儿有以上 5 种合并症中的一种损害。

(1)智力障碍:在这类儿童中约有 25% 智力可在正常范围,约 50% 出现轻度或中度智力障碍,其余 25% 为重度智力障碍,智能落后在混合型多见。

(2)癫痫:25%~35% 的脑性瘫痪伴有癫痫,有研究表明高达半数,其中以出生后颅内感染、出血等原因所致的脑性瘫痪为多见。以痉挛性四肢瘫痪和偏瘫更为常见,且常在 1 岁以内发病,脑电图有助于诊断。应注意部分患儿仅表现为脑电图异常而无癫痫发作,则不能诊断为癫痫,但是应该随访。

(3)语言障碍:脑瘫患儿 30%~70% 存在着不同程度语言障碍,表现为发音不清,说话的速度过快、过慢或不准确、不流畅。

(4)视觉障碍:有 20%~50% 的脑瘫患儿有视觉障碍,最常见的是内外斜视、眼球震颤、凝视障碍以及追视、上方视麻痹等;近视、远视、弱视者亦多,视野缺陷的发生率很高,严重的可见于先天性白内障、视神经萎缩、全盲等。

(5)听觉障碍:由新生儿核黄疸所致手足徐动型脑瘫大多伴有听觉障碍。

除上述之外,还可出现学习障碍、注意力缺陷多动表现,还包括吞咽或喂养困难、生长延迟,口腔问题、呼吸道问题和心理行为问题。遗尿、尿失禁亦常见。个别可发生严重的胃食管反流,吸入窒息。

(三)临床诊断

脑性瘫痪的诊断需要多个专业学科的共同联合方能做出全面的诊断,包括神经科医师、儿童神经发育康复医师、遗传学医师、心理科医师等。脑性瘫痪是一个临床描述性诊断,而不是病因学诊断,其要点包括:①引起脑瘫的脑损伤为非进行性;②引起运动障碍的病变在脑部(包括大脑、小脑及脑干),不包括脊髓、外周神经和肌肉等;③症状在运动发育期出现;④可合并智力障碍、癫痫、感知觉障碍、交流障碍、行为异常及其他异常,但是单纯的智力障碍不能诊断脑瘫;⑤除外进行性疾病所致的中枢性运动障碍及正常儿童暂时性运动发育迟缓。

1. **病史**　详细的病史询问包括产前、产时和出生后的整个过程。婴儿早期运动发育落后,痉挛和姿势异常是重要的诊断线索,早期包括原始反射、上运动神经元体征持续存在、运动姿势异常,粗大运动与精细运动发育延迟等,如不能抬头、躯干控制不佳、持续或不对称性握拳、过度伸展姿势、伸舌障碍、不自主动作多等。

2. **体格检查**　详细的神经系统体格检查对脑性瘫痪的诊断十分重要,重点包括肌张力、肌力、腱反射、病理征、患儿前倾或仰卧位姿势、头部及躯干支撑、手部灵活度等。

3. **运动及姿势异常的评估**　早期详细进行全面体格检查及采用合适的运动和姿势评估量表、辅助性评估器具的使用,有助于早期及时诊断和治疗。例如粗大运动功能评估量表(GMFM)与 Peabody 粗大运动发育量表(PDMS-GM)等,对于脑性瘫痪的早期发现、疗效评估随访都具有重要价值。

4. **辅助检查**　影像学技术包括头颅超声、头颅 CT 和 MRI 等,MRI 在诊断脑瘫的病因方面有较高的敏感度和特异度。

(四)鉴别诊断

需与脑瘫相鉴别的疾病很多,包括各类遗传代谢性疾病和各种继发性损伤,主要的鉴别点是此类神经遗传代谢/变性疾病常常为进展性,也就是导致发育停滞并逐渐倒退(丧失了已获得的技能/发育里程碑),严重者可导致早期死亡。仔细的病史询问和神经系统检查,动态的随访观察病情演变,有助于发现这类进展性疾病。影像学检查,尤其是 MRI 常常很有提示意义。现在分子遗传学等技术手段有了长足的进步,如果怀疑这些遗传代谢/变性病,可进一步进行相应检测以明确其病因,并进行遗传咨询(预测其再现的危险性等)。

(五)治疗

目前国内外康复治疗原则上均采用综合康复方法,使患儿能全面康复,即采用综合途径以达到全面康复的目的。此外要想获得良好的康复效果,必须早期诊断、早期康复。

在综合康复治疗前,首先进行综合康复评定(包括运动、智力、语言和生活质量评估),然后根据每例患儿存在障碍的情况差异制订不同的治疗方案。有效的治疗需要一组人员的共同参与,再辅以社区网络的有效支持方能保证,包括提供必要的学习和社会活动的机会,制订长期有针对性的康复治疗目标和计划,并需要家长、老师的积极配合。综合康复治疗的内容包括:

1. **物理疗法 / 功能训练** 是儿童脑瘫治疗的最主要方法,治疗的目的在于抑制异常反射活动,促进正常粗大运动和精细运动发育,改善和提高语言功能。

2. **药物疗法** 主要目的是针对痉挛性脑瘫减轻肌张力和 / 或姿势障碍,为物理康复提供条件。口服巴氯芬等能有效减轻肌肉痉挛,但可引起肌无力。对于锥体外系型脑瘫,药物治疗可有效调节纹状体多巴胺的活性,例如苯海索、左旋多巴或甲基多巴胺等可用于肌张力不全。肉毒毒素 A(BTA)肌内注射法即用 BTA 注射到患儿肢体畸形的痉挛肌肉,以缓解肌肉的痉挛,改善脑瘫患儿的畸形状态,为康复训练创造有利条件。

3. **外科治疗** 对痉挛型脑瘫的相关畸形进行外科矫治对于提高生存质量十分重要,另外还可采用选择性背侧神经根切除术,深部脑刺激等缓解肌张力障碍。

4. **矫形器、支具使用** 此法用特殊装置或人工方法,如长短下肢矫形器、拐杖、轮椅、矫形鞋等帮助改善肢体功能或替代受损的功能。

5. **中医疗法** 针灸、推拿、中药熏蒸等治疗也有一定辅助作用。

6. **并发症的治疗** 对于并发症的处理也十分关键,包括喂养困难、癫痫的治疗等。胃造口术是解决吞咽和喂养困难患儿的常用方法,从而改善营养,减少吸入,便于治疗。对患儿及家长的心理和精神疾病应定期治疗咨询。

(六) 预后

患儿脑瘫的预后与患儿导致脑瘫的病因、瘫痪程度及智能落后的程度有关。瘫痪程度较轻的患儿可以学习走路或逐渐适应,偏瘫或下肢轻瘫者预后较好,并可努力逐渐矫正缺陷。对于智力接近正常者可以参加学习或担任适合的职业劳动。而智力障碍尤其伴有癫痫者易有外伤、感染和营养不良,预后较差。脑瘫患儿一般死于感染、意外伤害及癫痫发作等,应特别注意。病因学评估对判断预后很重要。

(姜玉武)

第四节 癫 痫

癫痫(epilepsy)是一种以具有持久性的产生癫痫发作的倾向为特征的慢性脑部疾病。癫痫不是单一的疾病实体,而是一种有着不同病因基础、临床表现各异但以反复癫痫发作为共同特征的慢性脑功能障碍。癫痫发作(epileptic seizure)是指脑神经元异常过度、同步化放电活动所造成的一过性临床症状和 / 或体征,其表现取决于同步化放电神经元的放电部位、强度和范围。癫痫发作不能等同于癫痫,前者是一种症状,可见于癫痫患者,也可以见于非癫痫的急性脑功能障碍,例如病毒性脑炎、各种脑病的急性期等;而后者是一种慢性脑功能障碍性疾病。

癫痫为儿童最常见的神经系统疾病,患病率为 3‰~9‰,大多数癫痫患者在儿童时期起病。据估计,全球约有 1 050 万名活动性癫痫儿童及青少年。

(一) 病因

癫痫的病因目前分为 6 类:遗传性、结构性、感染性、免疫性、代谢性和未知病因。新病因分类最大的意义在于更加有针对性,能够更好地指导个体化治疗。同时新病因学分类提出每名患者可有单个或多个病因,例如葡萄糖转运子Ⅰ缺乏症,既是遗传性的,也是代谢性的。在临床工作中应该特别重视目前可治疗的病因,如苯丙酮尿症、维生素 B₆ 依赖性癫痫等。

随着现代神经影像学和分子生物学技术的不断进步,对儿童癫痫病因的认识也不断深入,但对于特殊癫痫综合征的发病原因以及对其年龄相关特异性机制的认识仍然还十分有限。

(二)临床表现

国际抗癫痫联盟(International League Against Epilepsy,ILAE)是全球癫痫学领域最权威的学术组织,其任命的分类和术语委员会根据人们对癫痫的最新认识,对癫痫的国际分类和术语进行修订。2014 年,ILAE 提出了癫痫临床实用性定义;2017 年,国际抗癫痫联盟分类和术语委员会推出了关于癫痫分类的意见书,对既往经典的癫痫发作分类体系进行了修改,包括病因分类、发作分类及癫痫类型分类。

1. **癫痫发作的分类**　根据发作开始的主要表现和脑电图特征进行分类,主要分为局灶性发作、全面性发作和起始不明的发作。局灶性发作是指这种发作每一次都起源于固定的单侧半球(比如都起源于左侧半球)的致痫网络,可以起始后扩散或不扩散至双侧脑网络,如果扩散至双侧,则会演变为双侧强直-阵挛发作。局灶性发作可以伴或不伴意识障碍。局灶性发作包括运动起始、非运动起始两种,根据痫样放电起源及扩散的脑区不同出现相应的症状,比如起源于中央前回的运动区的发作,临床上会出现局灶性运动起始的阵挛或强直发作,起源于边缘系统的发作,常表现为自主神经的异常等。全面性发作是指这种发作每一次起源于包括双侧半球的致痫网络的某一点(而不是仅限于某一固定侧网络),并迅速扩散至双侧网络,伴有意识障碍。全面性发作包括运动性发作(如全面性强直阵挛发作、全面性肌阵挛发作、全面性失张力发作)以及非运动性发作(失神发作)。

2. **癫痫及癫痫综合征的分类**　癫痫目前共分为 4 种:局灶性、全面性、兼有全面性及局灶性以及不能确定分类性癫痫。癫痫综合征(epileptic syndrome)指由一组具有相近的特定临床表现和电生理改变的癫痫(即脑电-临床综合征),可以作为一种癫痫类型进行诊断。临床上常结合发病年龄、发作特点、病因学、伴随症状、家族史、脑电图及影像学特征等所有相关资料,综合做出某种癫痫综合征的诊断。明确癫痫综合征对于治疗选择、判断预后等方面都具有重要指导意义。但是并不是所有癫痫都可以诊断为癫痫综合征。

3. **儿童常见的癫痫与癫痫综合征**

(1)儿童失神癫痫(childhood absence epilepsy,CAE):CAE 占儿童癫痫的 12%,起病多在 5~7 岁,与遗传有一定关系。发作频繁,每日可上百次发作,持续 10s 左右,伴有两半球弥漫对称同步发放 3Hz 的棘慢波或多棘慢波(图 16-3)。90% 的儿童失神常于进入成年之前消失,可伴其他发作类型。如果失神持续存在,则会出现全面性强直阵挛性发作。

(2)伴中央-颞区棘波的儿童良性癫痫(benign childhood epilepsy with centrotemporal spikes,BECTS):是儿童癫痫最常见的类型之一,占儿童癫痫的 8%~23%,多在 3~13 岁起病,预后很好,青少年时期达到缓解。典型发作为睡眠中一侧面肌抽搐、口齿不清、流涎伴呼噜音,可不伴有意识丧失,有时累及同侧肢体抽搐,可继发全面性发作,发作间期脑电图示典型的中央及中颞区(Rolandic 区)棘波(图 16-4)。

(3)婴儿痉挛(infantile spasms):又称 West 综合征,典型的婴儿痉挛通常在婴儿期起病,4~8 月龄高发,表现为频繁而短暂(0.5~2s)的痉挛发作,呈丛集性,以颈部屈曲或伸展伴上肢外展或内收,每天重复发作数次或成串发作,数次发作后伴疲倦、嗜睡。不对称性发作往往提示一侧大脑病损,单侧病损有时也可表现对称性发作。可伴有其他发作类型,70% 的患儿在发作前即有发育迟滞,并可进行性减退,脑电图表现为高度节律失调(hypsarrhythmia)(图 16-5)。

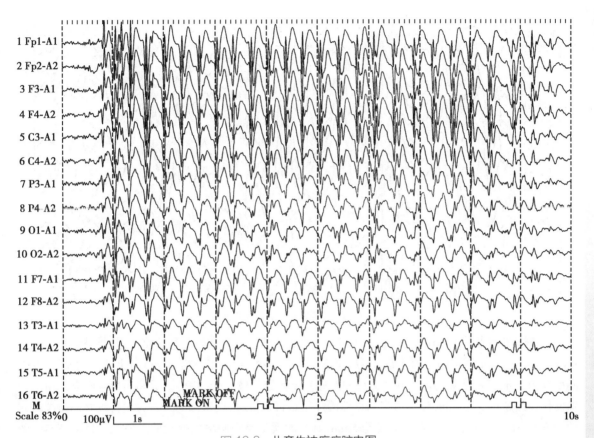

图 16-3　儿童失神癫痫脑电图

患儿,男,9 岁,脑电图见全导 3Hz 棘慢波阵发。

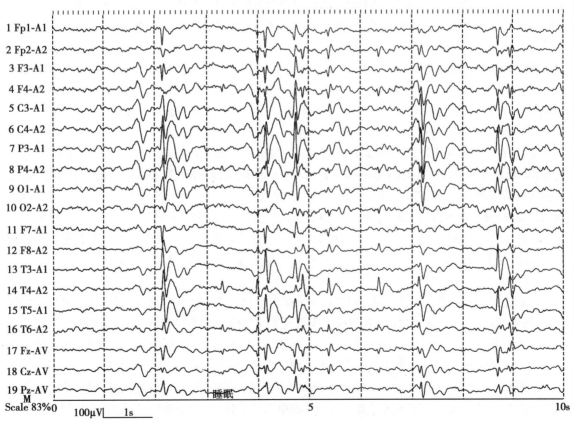

图 16-4　伴中央 - 颞区棘波的儿童良性癫痫脑电图

患儿,女,8 岁,伴中央 - 颞区棘波的儿童良性癫痫,脑电图所示双侧 Rolandic 区放电。

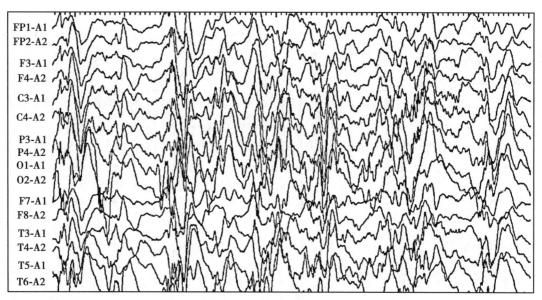

图 16-5　婴儿痉挛 EEG 高度节律失调

4. **癫痫持续状态**（status epilepticus，SE）　癫痫持续状态为常见儿科急重症，是指持续频繁的癫痫发作形成了一个固定的癫痫状态，传统的定义包括一次癫痫发作持续 30min 以上或连续发作、发作间歇期意识不能完全恢复者。各种类型的癫痫只要频繁持续发作，均可形成癫痫持续状态。由于惊厥发作持续超过 5~10min，没有适当的止惊治疗很难自行缓解，近来倾向于将癫痫持续状态持续时间的定义（或称作"操作性定义"）缩短至 5min，其目的就是要强调早期处理的重要性。目前基本一致的观点是将 SE 分为 3 个阶段：第一阶段，称为即将或早期癫痫持续状态（impending or early stage of status epilepticus），定义为一种急性癫痫状态，表现为全面性惊厥性发作持续超过 5min，或非惊厥性发作或部分性发作持续超过 15min，或 5~30min 内两次发作间歇期意识未完全恢复者，此期绝大多数发作不能自行缓解，需紧急治疗以阻止其演变成完全的癫痫持续状态；第二阶段，称为已建立（完全）的癫痫持续状态（established or full status epilepticus），定义为一种急性癫痫状态，表现为发作持续 30min 以上或连续发作，发作间歇期意识不能完全恢复者；第三阶段，难治性癫痫持续状态（refractory status epilepticus，RSE），目前还没有很一致的定义，一般指经过一种苯二氮䓬类及一种其他一线药物充分治疗，SE 仍无明显改善，发作持续超过 30~60min 者。

癫痫持续状态可分为惊厥性癫痫持续状态（convulsive status epilepticus，CSE）（全面性及部分性）、非惊厥性癫痫持续状态（non-convulsive status epilepticus，NCSE）（失神性以及精神运动性）以及癫痫性电持续状态（清醒 - 睡眠期电持续状态及睡眠期电持续状态）。全面性惊厥性癫痫持续状态（generalized convulsive status epilepticus，GCSE）是最严重的一种癫痫持续状态，可以是局灶性发作或全面性发作起源。因此，虽然 SE 的死亡原因主要是其潜在的基础疾病，但是惊厥本身甚至有时是治疗不当同样可以导致死亡。所以在寻找处理病因的同时控制惊厥发作也是非常重要的。

（三）诊断与鉴别诊断

1. **病史与体格检查**　病史采集很重要，须根据年龄和神经系统状态进行综合采集，包括发育历程、用药史、患儿及家庭惊厥史；惊厥的描述应首先关注发作的起始表现，还需描述整个发作过程以及发作后的表现、发作的环境及其促发因素等。可让患儿家长模仿发作或用家庭摄像机、手机记录发作，临床体格检查还须包括整个神经系统查体，心脏、肺、腹部查体，视觉、听觉检查等。

2. **脑电图**　EEG 能够直观地反映脑电活动是否正常，是癫痫患者的常规检查，对于癫痫的诊断以及发作类型、综合征分型都至关重要。癫痫的脑电图异常分为发作间期和发作期，发作间期主要可见到棘波、尖波、棘慢波、尖慢波、棘波节律等，发作期主要看到异常发作性痫样放电持续整个发作期。但应注意在 5%~8% 的健康儿童中可以出现脑电图异常，由于没有临床发作，此时不能诊断癫痫，但应密切观察,临床随访。剥夺睡眠、光刺激和过度换气等可以提高癫痫性脑电异常发现率,因而在儿童脑电图检查中经常用到。视频脑电图配合实时肌电图、心电图和眼动电流图对于癫痫发作的诊断、鉴别诊断与分类具有重要意义,尤其是发作期的脑电图表现。长程动态脑电图对捕捉惊厥发作期脑电图表现以及量化发作具有重要意义。当临床有明确发作史时,发作间期的脑电图正常并不能排除癫痫诊断。因头皮电极仅能反映近头皮的浅表皮质的电活动,而不能记录到深部皮质的电活动。

3. 影像学检查

(1)CT 与 MRI:目的是发现脑结构的异常。头颅 MRI 在发现引起癫痫的病灶方面具有更大的优势。皮质发育异常是引起儿童症状性癫痫最常见的原因,严重 / 明显的脑结构发育异常在生后早期头颅 MRI 即可发现,但是对于小的局灶性皮质发育不良(focal cortical dysplasia,FCD),常常需要在 1.5 岁后头颅 MRI 才能发现。因此,如果临床高度怀疑存在 FCD,需在 1.5 岁之后复查 MRI。

(2)功能性神经影像:主要针对癫痫需手术的患儿,并以尽量减少手术造成的功能损伤为目的。功能 MRI 可用于显示皮质功能区,并研究与癫痫起源病灶的关系,这一技术因需要良好的技术和配合,因此只能用于 7~8 岁以上的患儿。

(3)正电子体层扫描(PET):是一种非侵入性的脑功能影像学检查方法,包括代谢显像和神经受体显像等,在定位癫痫灶中具有较高的特异性和准确度。

(4)单光子发射计算机体层扫描(SPECT):测定局部脑血流,癫痫起源病灶在发作期显示血流增加而在发作间期显示血流减低。发作期 SPECT 对于癫痫灶的确定具有重要价值。

4. 其他实验室检查

主要是癫痫的病因学诊断,包括遗传代谢病筛查、染色体检查、基因分析、血生化、脑脊液等,必要时根据病情选择进行。

5. 癫痫的诊断

分为 4 个步骤:①判断临床发作是否为癫痫发作,许多非癫痫性的发作在临床上需与癫痫发作相鉴别(表 16-4);②在诊断为癫痫发作的基础上,根据临床发作和脑电图表现对癫痫发作类型进行分类;③根据患儿的临床发作、脑电图特征、神经影像学、年龄、预后等因素,对癫痫的病因进行分析,并对癫痫综合征、癫痫相关疾病等进行诊断;④应对患儿的全身发育及相关脏器功能以及心理、生长发育等进行检查和整体评估。国际抗癫痫联盟将诊断划分为 5 部分或 5 个诊断轴:描述发作期症状(轴 1);描述癫痫发作的类型(轴 2);癫痫综合征(轴 3);与癫痫或癫痫综合征相关的常见疾病 - 病因学(轴 4);WHO 国际功能、残障与健康分类标准对损伤状况进行评估(轴 5)。

表 16-4 儿童常见的非癫痫性发作

躯体性	精神心理性
晕厥 / 猝倒	癔症性发作
脑血管病(TIA,偏头痛)	情感性擦腿,屏气发作
阵发性代谢障碍(如低血糖、低钙血症)	婴儿行为(婴儿期各种怪异行为)
睡眠障碍:夜惊、梦魇、梦游、睡眠肌阵挛	发怒、惊恐
发作性睡病	心理障碍
偏头痛,腹痛	精神病性发作
抽动障碍	非癫痫性强直发作
胃食管反流	过度换气

(四) 治疗

癫痫的治疗为综合性治疗,包括病因治疗、药物治疗、手术治疗等治疗方法及患者的长程管理。

1. 病因治疗 应尽可能明确病因,尤其是可治疗疾病,例如维生素 B_6 依赖性癫痫、葡萄糖转运子 I 缺乏症等遗传代谢性疾病;可以癫痫外科治疗的局灶性皮质发育不良等。

2. 药物治疗 是癫痫的最主要治疗方法。规则、合理地应用抗癫痫药物能提高癫痫发作控制的成功率。药物治疗的基本原则包括：

(1)适时开始：应该在充分评估患儿本身及其所患癫痫的情况，并且与患儿及其家长充分沟通后，选择合适时机开始抗癫痫药治疗，一般间隔24h以上的2次非诱发性癫痫发作即可以考虑开始治疗。

(2)首选单药治疗，合理选择抗癫痫药：根据发作类型、癫痫综合征及共患病(co-morbidity)、同时服用的其他药物(co-medication)以及患儿及其家庭的背景情况来综合考虑，能够诊断癫痫综合征的，先按照综合征选药原则挑选抗癫痫药，如果不能诊断综合征，再按发作类型选择药物。

(3)小量开始、缓慢调整：除非紧急情况，所有长期使用的抗癫痫药的基本加量原则都是"小量开始、缓慢加量"(star low,go slow)，根据患者的治疗反应进行个体化调整剂量，如果需要调换药物，也应逐渐过渡，除非必需，应避免突然停药，因为可使发作加重，尤其是巴比妥类及苯二氮䓬类药物。

(4)合理联合治疗：对于治疗困难的病例，可以在合适的时机开始抗癫痫药联合治疗，应尽量选择不同作用机制的抗癫痫药进行联合治疗。

(5)坚持长期规律服药：遵循抗癫痫药的药动学，制订服药间隔，规律、不间断服药，但是也要有原则地个体化，最大限度地减少对患儿生活便利性的干扰，必要时监测血药浓度。

(6)注意药物之间的相互作用：包括不同抗癫痫药之间以及与合用的治疗其他疾病的药物之间的药动学及药效学影响。

(7)疗程要长，缓慢减停药：一般需要治疗至少连续2年不发作，而且脑电图癫痫样放电完全或基本消失，才能开始逐渐减药；病因学是决定疗程的最关键因素；减停过程一般要求大于3~6个月；使用多种药物联合治疗的患者，每次只能减停一种药物。

(8)定期随访，监测药物可能出现的不良反应：包括治疗开始的急性不良反应(如过敏、肝功能损害、白细胞或血小板下降等)以及整个治疗过程中的长期慢性不良反应(认知功能、骨骼、体重、青春期发育等)。

3. **手术治疗**　经过正规、合理的抗癫痫药物治疗不能控制的癫痫，有频繁发作，或病因为局灶性病损或发育畸形时，可进行手术评估，以明确是否适合进行手术治疗。病灶切除手术旨在切除癫痫起源病灶；而姑息性或功能性手术则主要为了预防或局限惊厥活动的扩散，如胼胝体切开术可抑制由于大脑半球间的惊厥传播所导致的双侧大脑半球同步电发放；其他手术方法包括多处软脑膜下横切术、迷走神经刺激术等。目前对于婴幼儿早期严重癫痫，如果有明确的局灶病变者，主张早期手术评估，如能控制发作，将对患儿的脑发育起到很好的作用。

4. **癫痫持续状态的治疗**　处理的原则包括①尽快控制发作：首选药物为苯二氮䓬类，包括地西泮、劳拉西泮或咪达唑仑。地西泮注射液的首选方法仍为静脉注射，首剂0.2~0.5mg/kg，最大不超过10mg/次，速度1~5mg/min。必要时10~15min可重复1次。在不能或难以马上建立静脉通道的情况下，咪达唑仑肌内注射具有很好的止惊效果。由于操作简便、快速，特别适合在儿科门急诊以及院前急救时作为首选止惊药之一，首剂0.2~0.3mg/kg，最大不超过10mg/次。10%水合氯醛灌肠也是目前一种较实用的初始止惊方法，剂量为0.5ml/kg(50mg/kg)，稀释至3%灌肠。②积极寻找潜在病因，有针对性地进行病因治疗。③加强护理和监护，对于难治性癫痫持续状态，有条件者应该转入ICU治疗，及时处理各种脏器功能障碍、低血糖或电解质紊乱，如果出现严重低氧血症时需要及时气管插管、机械通气支持。④序贯治疗：当难治性癫痫持续状态控制，拟停用静脉用止惊药时，应提前加用口服抗癫痫药物，防止癫痫持续状态复发。

5. **患儿长程管理**　应对癫痫患儿的生活进行系统管理，提供良好的咨询，包括饮食、起居、学习、运动等，尽量避免诱发因素(如睡眠剥夺、饮酒等)，强调安全意识，避免发作时的意外伤害；同时应注意患儿和家长的心理疏导，增强战胜疾病的信心，坚持规则、合理的治疗。

(五) 预后

绝大部分癫痫儿童的预后可分为4类。①预后良好的自限性癫痫：如伴中央-颞区棘波的儿童良性癫痫等儿童期良性部分性癫痫(占20%~30%)，这类患儿在几年后常可自行缓解，发作稀少者甚至不需要药物治疗；②药物敏感性癫痫：例如绝大多数儿童失神癫痫（占30%），这类患儿药物控制容易，几年后可完全停药而不复发；③药物依赖性癫痫：如青少年肌阵挛以及许多症状性局灶性癫痫（占20%），这类患儿药物治疗可以达到发作控制，但撤药后易复发，大多数需要终身治疗；④药物耐药性癫痫：为难治性癫痫，预后不佳（占13%~17%）。癫痫患儿可出现癫痫猝死（sudden unexpected death in epilepsy，SUDEP）。虽然癫痫患儿的整体死亡率高于同龄儿的预期死亡率，但是癫痫相关死亡多发生在合并有其他神经系统缺陷以及癫痫控制不良的患儿，而在没有其他神经系统异常、癫痫完全控制的患儿，其癫痫相关死亡很少见，其整体死亡率并未增加。

（姜玉武）

第五节 惊　厥

惊厥（convulsion）是儿科最常见的紧急症状之一，是由于随意肌的剧烈、不自主的痉挛性收缩（强直）或收缩、松弛交替出现（强直阵挛）导致的发作，可以是部分身体，也可以是全身性的，常伴有意识丧失。惊厥既可以是癫痫性发作，也就是大脑神经元一过性大量同步化放电所导致的发作，脑电图上发作同期有相应的发作性痫样放电；也可以是非癫痫性的，如破伤风等。癫痫性发作（癫痫性惊厥）不能等同于癫痫，前者是一种症状，可见于癫痫患者，也可以见于非癫痫的急性脑功能障碍，例如病毒性脑炎、各种脑病的急性期等；而后者是一种慢性脑功能障碍性疾病。

（一）发病机制

由于发育期脑相对兴奋性较高，婴幼儿易发生惊厥；血-脑屏障功能较差，多种毒性物质包括药物易透入脑组织；已出现水电解质失衡等。

（二）病因与分类

1. 感染性疾病

（1）颅内感染：如由细菌、病毒、寄生虫、真菌等引起的脑膜炎和脑炎或随之而引起的脑水肿等。

（2）颅外感染：如热性惊厥，败血症、肺炎、细菌性痢疾或其他传染病引起的脓毒症脑病和破伤风等。

2. 非感染性疾病

（1）颅内疾病：癫痫；颅内占位病变如肿瘤、囊肿、血肿；颅脑损伤如产伤、外伤；先天发育异常如小头畸形、脑积水、脑血管畸形、神经皮肤综合征；遗传性脑疾病等。

（2）全身性疾病

1）代谢性疾病：低血糖症、半乳糖血症、果糖血症、氨基酸代谢障碍（如苯丙酮尿症、枫糖尿症、瓜氨酸血症等）。

2）维生素缺乏：如脑型维生素 B_1 缺乏症、维生素 B_6 缺乏症及依赖症。

3）水电解质紊乱：如低血钙和低血镁、高血钠或低血钠、脱水热等。

4）缺氧缺血性脑病：如窒息、溺水等。

5）全身系统性疾病导致的各种脑病：尿毒症脑病、高血压脑病、免疫性脑病等。

6）中毒：①药物，如氨茶碱、异烟肼、阿司匹林、安乃近等；②植物，如白果、苦杏仁、毒蕈、苍耳子等；③农药，如有机磷类；④灭鼠药，如毒鼠强等；⑤其他，如一氧化碳、氰化物、新生儿核黄疸等。

7）其他：如瑞氏综合征（Reye syndrome）。

（三）临床表现

根据不同病因和神经系统受累部位不同，其发作形式和严重程度不同。如果是癫痫性惊厥，部分发作前可有先兆,但多数突然发作,全面性惊厥发作时意识完全丧失,双眼凝视、斜视或上翻,头后仰,面肌及四肢呈强直性或阵挛性抽搐,呼吸暂停甚至青紫,惊厥后昏睡、疲乏。热性惊厥多于惊厥后神志很快恢复。非癫痫性惊厥,如低钙性手足搐搦症、破伤风的肌痉挛,不伴有意识障碍。

（四）诊断

1. **病史** 既往有无热性惊厥史、现病史有无发热,有发热者多考虑上述感染性疾病及热性惊厥。

2. **年龄** 掌握不同年龄的好发病因可协助诊断。

（1）新生儿期:以围生期损伤、窒息、颅脑先天性畸形、低血糖症、低钙血症、败血症和中枢神经系统感染、破伤风常见。

（2）1个月~1岁:围生期损伤后遗症、颅脑先天性畸形、低血糖症、低钙血症、化脓性脑膜炎、婴儿痉挛多见。6个月后热性惊厥逐渐增多。

（3）1~6岁:热性惊厥、各种脑膜炎和脑炎、脓毒症脑病、低血糖症为多见。

（4）学龄期儿童:以癫痫、中枢神经系统感染、脓毒症脑病、颅内肿瘤、颅脑外伤、各种中毒、高血压脑病为多见。

3. **季节** 传染病多有明显的季节性,如夏秋季以乙型脑炎、细菌性痢疾所致脓毒症脑病多见;冬春季以重症肺炎所致脓毒症脑病、流行性脑膜炎多见。

4. **体格检查** 主要包括皮肤瘀点、局部感染灶、脑膜刺激征、颅内高压症等,测血压及眼底检查等均可能有助于病因诊断。

5. **实验室检查** 血、尿、便常规,血生化、肝肾功能、脑脊液检查(常规、生化及病原学检查)。

6. **特殊检查**

（1）脑电图:对各种类型癫痫有诊断意义,对各种脑病和脑炎亦可能有帮助。

（2）头颅影像学:主要是CT、MRI、脑血管造影等,以发现脑结构和脑血管异常等。

（3）颅脑超声检查:前囟未闭患儿颅内病变的检测。

（4）其他:如遗传学检查以明确相关的遗传性脑疾病。

总之,在做儿童惊厥的鉴别诊断时,必须结合有无发热、年龄、季节、病史、体检、化验及特殊检查等全面分析考虑。

附：热性惊厥

热性惊厥(febrile convulsion,FC),患病率为2%~5%,是婴幼儿时期最常见的惊厥性疾病,是指发生在生后3个月~5岁,体温38℃或以上出现的惊厥,排除了中枢神经系统感染以及引发惊厥的任何其他急性病,既往也没有无热发作史。国际抗癫痫联盟的最新分类已经不再将FC列为癫痫的一种类型。

25%~40%的热性惊厥患儿具有阳性家族史,另外,患儿的同胞发生热性惊厥的危险性为9%~22%,提示遗传因素可能在该病发生中起关键因素。环境因素,如病毒和细菌感染是热性惊厥的重要促发因素,其中以病毒感染更为多见。疫苗接种发热是疫苗接种常见的不良反应。含麻疹抗原成分疫苗及百白破疫苗(尤其是含全细胞百日咳疫苗者)接种可能出现热性惊厥发作,但是通过对疫苗相关的热性惊厥发作和非疫苗相关的热性惊厥发作的患者进行比较,两组患者因热性惊厥发作而住院治疗的概率、再次发作或转为癫痫的风险没有显著差异。由于疫苗接种有效预防严重传染性疾病,热性惊厥儿童按国家免疫规划接种疫苗是利大于弊的,基于国内外研究证据和相关指南,在没有疫苗接种禁忌证的情况下,有热性惊厥病史的儿童可以正常接种国家免疫规划推荐的所有疫苗。

根据临床特点可以分为单纯型和复杂型两种。

1. **单纯型** 发作表现为全面性发作,无局灶性发作特征;发作持续时间 <15min;24h 之内或同一热性病程中仅发作 1 次。此型占热性惊厥的 75%。

2. **复杂型** 具有以下特征之一:发作时间长(>15min);局灶性发作;惊厥在 24h 之内或同一热性病程中发作 ≥ 2 次。

热性惊厥的诊断是一种排除性诊断,主要是根据特定的发生年龄以及典型的临床表现,除外可能导致发热期惊厥的各种疾病,如中枢神经系统感染、感染脓毒症脑病、急性代谢紊乱等才能做出诊断。

考虑到热性惊厥绝大多数是良性病程,应注意避免过度治疗。因此,首先要加强家长教育,使家长了解绝大多数热性惊厥的良性预后,并教会家长如何应对急性发作,从而避免家长过度的紧张、焦虑。而且,应该明确告知家长退热治疗对于预防热性惊厥无效。

预防性治疗主要包括应用抗癫痫药进行长期预防及间断临时预防两种方法,虽然这些预防治疗措施可以减少热性惊厥的复发,但是没有证据表明任何预防性治疗可以改变远期预后,包括认知功能、癫痫发生率等。如果考虑到各种预防措施可能带来的不良反应,目前认为对于绝大多数热性惊厥患儿不主张任何预防性治疗。

对于少数热性惊厥过于频繁(>5 次 / 年)或出现过热性惊厥持续状态(>30min)的患儿,可以谨慎考虑采取预防措施。①长期预防:可选用丙戊酸或左乙拉西坦口服。②间断临时预防:在发热早期及时临时口服或直肠应用地西泮,剂量为每次 0.3mg/kg,可每间隔 8h 应用 1 次,最多连续应用 3 次。但是应该强调,这种方法常见的不良反应是嗜睡、共济失调等中枢神经系统症状,这有可能掩盖潜在的严重疾病,如脑膜炎、脑炎等。而且有些热性惊厥发生在发热初起很短的时间内,甚至出现惊厥后才发现发热,因此应用临时口服药预防经常不能及时,导致预防失败。不论是采用长期或临时预防,均应仔细评估其可能的利弊,并与家长充分沟通后再做出决定。

热性惊厥总体预后良好,尚无直接因热性惊厥而导致死亡的病例报道。90% 以上的热性惊厥患儿日后并不患癫痫,服用抗癫痫药也不能阻止后期癫痫病的发生。热性惊厥后患癫痫的危险因素包括:①复杂型热性惊厥;②存在中枢神经系统异常(如发育落后);③癫痫家族史。首次热性惊厥后仅有约 30% 患儿在以后的发热性疾病过程中出现热性惊厥复发。复发的危险因素有:① 18 月龄前发病;②热性惊厥发作时体温 <38℃;③热性惊厥家族史;④热性惊厥发生前的发热时间短(<1h)。具有所有危险因素的患儿 76% 将出现热性惊厥复发,无危险因素者仅 4% 复发。

(姜玉武)

第六节 吉兰-巴雷综合征

吉兰-巴雷综合征(Guillain-Barré syndrome,GBS),曾译为格林-巴利综合征,是一种获得性免疫介导的累及脊神经和 / 或脑神经的急性炎症性周围神经病。多急性起病,表现为肌无力及感觉障碍,肌无力多表现为四肢尤其是双下肢对称性弛缓性瘫痪,以肢体远端无力更明显,可伴有脑神经受累。严重患者可因呼吸肌受累而致死。感觉障碍表现为神经根痛或感觉异常。本病常见于儿童和青少年,包括多个亚型:急性炎症性脱髓鞘性多发性神经病(acute inflammatory demyelinating polyneuropathy,AIDP)、急性运动轴索性神经病(acute motor axonal neuropathy,AMAN)、急性运动感觉轴索性神经病(acute motor-sensory axonal neuropathy,AMSAN)和 Miller Fisher 综合征(Miller Fisher syndrome,MFS)。其中 AIDP 最常见。

（一）病因和发病机制

吉兰-巴雷综合征是与感染相关的自身免疫性疾病。2/3 的患儿在 2 周前有呼吸道或胃肠道前驱感染，如 EB 病毒、巨细胞病毒、支原体、空肠弯曲菌感染以及免疫接种史。近来的研究表明，空肠弯曲菌与 GBS 的发生密切相关。研究证实细胞免疫是 AIDP 的主要发病机制，体液免疫是 AMAN 和 AMSAN 主要的致病机制。

（二）临床表现

发病前 4 周之内常有前驱感染史，多为消化道和呼吸道感染。绝大多数患儿为急性起病，起病后 1~2 周神经系统症状发展至高峰，持续数日，在病程第 2~4 周开始恢复。

1. **运动障碍**　肌无力是 GBS 的核心症状。有以下特点：①对称性、上行性肌无力，多数患者肌无力从双下肢开始，表现为行走无力，易摔跤，逐渐向上发展，2~3d 累及上肢及躯干。②脑神经麻痹：约 1/4 的患儿可有单一或多个脑神经麻痹（舌咽神经、迷走神经、面神经、舌下神经等）。患儿表现语音低，吞咽困难，或进食呛咳，颜面无表情。少数重症患儿全部运动脑神经均可受累，患儿表现为面具脸。③严重者可累及呼吸肌，出现呼吸困难。

2. **感觉障碍**　主要见于 AIDP 和 AMSAN 的患者，主要为主观感觉障碍如疼痛、麻木等。急性期可有腓肠肌的深压痛。

3. **自主神经功能障碍**　GBS 急性期有约 26% 的患者可表现自主神经功能障碍，主要表现为出汗异常、皮肤潮红、心率增快等，极少数患者有一过性尿潴留。

4. **体格检查**　①下运动单位受累的体征（肌力减弱、肌张力减低、腱反射减弱或消失、病理征阴性）：肌力减弱以远端更明显，腱反射明显减弱或消失在本病较为突出，即使肌力保留较好或经过治疗后患儿肌力明显恢复的情况下，此体征仍然存在。②感觉异常：手套、袜套样分布的感觉异常。

（三）辅助检查

1. **脑脊液**　①脑脊液蛋白-细胞分离：即蛋白量增高而细胞数正常，脑脊液蛋白在起病的 48h 内多无变化，一般在病程 1 周后逐渐增高，病后 2~3 周时达高峰，4 周后逐渐下降，脑脊液细胞数正常，所以选择脑脊液检查的时间非常重要。②部分患儿脑脊液寡克隆区带阳性。③部分患儿脑脊液抗神经节苷脂抗体阳性。

2. **肌电图**（EMG）　① AIDP：神经传导测定提示周围神经存在脱髓鞘性病变。② AMAN：突出特点是近乎纯运动神经受累，并以运动神经轴索损害明显。③ AMSAN：运动神经及感觉神经传导测定可见动作电位波幅下降或无法引出波形。

（四）诊断与鉴别诊断

目前《中国吉兰-巴雷综合征诊治指南》诊断标准如下。

AIDP 的诊断标准：①常有前驱感染史，呈急性或亚急性起病，进行性加重，多在 2 周左右达高峰；②对称性肢体无力，重症者可有呼吸肌无力，四肢腱反射减低或消失；③可伴轻度感觉异常和自主神经功能障碍；④脑脊液出现蛋白-细胞分离现象；⑤电生理检查：运动神经传导潜伏期延长，运动神经传导速度减慢，F 波异常，传导阻滞，异常波形离散等；⑥病程有自限性。

本病主要与以下疾病进行鉴别。①肠道病毒引起的急性弛缓性瘫痪：由脊髓灰质炎病毒及柯萨奇病毒、埃可病毒等肠道病毒引起的急性弛缓性瘫痪。根据其肢体瘫痪不对称，脑脊液中可有白细胞增多，周围神经传导速度正常，以及急性期粪便病毒分离阳性，容易与吉兰-巴雷综合征鉴别。②急性横贯性脊髓炎：在脊髓休克期应注意与 GBS 鉴别，但是急性横贯性脊髓炎多伴有尿潴留及感觉平面。③重症肌无力：可表现为四肢及躯干无力，在发生危象时可出现吞咽困难、声嘶、呼吸困难等，应根据既往病史如晨轻暮重表现、新斯的明试验等加以鉴别。

（五）治疗

1. **一般治疗**

（1）急性期：卧床休息，加强营养，有吞咽困难者可给予鼻饲喂养。

(2)呼吸道管理：有呼吸困难者应注意保持呼吸道通畅，尤其注意加强吸痰及防止误吸。对病情进展快，伴有呼吸肌受累者，应该严密观察病情，若有明显呼吸困难，血氧分压明显降低，应尽早给予机械辅助通气。

(3)其他对症处理：如对有神经性疼痛的患者，适当应用药物缓解疼痛。

2. 静脉注射免疫球蛋白（intravenous immune globulin，IVIG） 是首选治疗，早期（1~2周内）给予大剂量免疫球蛋白，能明显延缓本病的进展速度，减轻极期症状的严重程度，总剂量共2g/kg，可采用5d疗法（1次/d，一次0.4g/kg，连用5d）或2d疗法（一次1g/kg，1次/d，连用2d）。

3. 血浆置换 急性期可给予血浆置换，每次血浆交换量为30~50ml/kg，在1~2周内进行3~5次，疗效肯定。但是血浆置换所需设备价格昂贵，操作复杂，具有血源性污染及发生其他并发症的可能，且研究证实早期应用IVIG与血浆置换疗效类似，目前血浆置换应用不多。

4. 糖皮质激素 研究证实单独应用糖皮质激素治疗GBS无明确疗效，糖皮质激素和IVIG联合治疗与单独应用IVIG的效果也无显著差异。不推荐应用糖皮质激素治疗GBS。

5. 康复治疗 病情稳定后，早期进行康复锻炼。可采用理疗、按摩及针灸等，改善患肢的肌力，预防肌萎缩和关节挛缩畸形，促进肢体功能恢复。

（六）预后

本病病程呈自限性。肌肉瘫痪停止进展后数周内，大多数患儿肌力逐渐恢复，3~6个月内完全恢复。但有10%~20%的患儿遗留不同程度的肌无力，1.7%~5%死于急性期呼吸肌麻痹。病变累及脑神经、需要气管插管、肢体瘫痪严重者往往提示将留有后遗症。

（姜玉武）

第七节 肌营养不良

肌营养不良（muscular dystrophy）是一组遗传性、进行性肌肉变性疾病，表现为进行性加重的肌肉萎缩和无力，早期受累肌群可表现出假性肥大，无神经源性的运动、感觉障碍。根据遗传方式、临床表现的不同特点，可分为多种类型，其中以进行性假肥大性肌营养不良（Duchenne muscular dystrophy，DMD）发病率最高。

（一）病因和发病机制

进行性假肥大性肌营养不良、贝克肌营养不良（Becker muscular dystrophy，BMD）为X连锁隐性遗传。

DMD和BMD为等位基因病，其病变基因 *DMD* 定位在Xq21.2。*DMD*基因编码抗肌萎缩蛋白（dystrophin），抗肌萎缩蛋白缺如或低于正常水平3%以下的患者，90%表现为典型的DMD，而在仅有抗肌萎缩蛋白数量减少或分子结构异常时，临床表型轻，称为BMD。

（二）临床表现

1. DMD 为最常见的儿童肌营养不良，也是最为严重的致死性遗传性肌病。发病率在存活男婴中为1/4 560，患病率为1/25 000。

出生后至婴儿期发育基本正常，多在2~5岁出现症状，表现为近端肌无力，上阶梯困难，不能从地面站起，或不能完成涉及骨盆肌的其他动作。随病程的进展，以肢体近端肌、骨盆及肩胛带肌受累为突出症状，行走缓慢易摔倒，下蹲后立起困难，特殊姿势与步态，站立时腰部过度前凸，骨盆及下肢呈摇摆状，似"鸭步"，蹲下后难以站起，自卧位起立时必须先翻至俯卧位，继而用双手支撑地面、臀部向上,然后将双手交替支撑膝关节,慢慢成直立位,即 Gowers 征。肩胛带附近肌肉萎缩、无力,当双臂前伸时可见翼状肩。腓肠肌、三角肌等处可见假性肥大,触之坚实,缺乏弹性。腱反射迟钝或消失。一般至 7~13 岁则不能独自行走,卧床不起,肌肉挛缩,肘、膝、髋关节固定在屈曲位,脊柱侧弯或后凸,晚期出现四肢远端、颈部肌肉、面肌、咽喉肌、眼肌、肋间肌等肌群受累。

平滑肌功能低下的症状常被忽视,胃的低动力性可导致患儿突然呕吐、腹痛及腹胀,少数患儿有腹泻、吸收不良或巨结肠史,也可存在食管动力障碍。

有 50%~80% 患儿在病程中出现心脏扩大、持续心动过速和心力衰竭,到青春期常常因为继发感染或难治的充血性心力衰竭而死亡,自然病程很少存活至 20 岁以上。

部分 DMD 患儿存在智力障碍,呈非进行性,且与肌无力的严重程度不相关。头颅影像学检查多无异常。

2. BMD　临床表现与 DMD 相似,但发病较晚且进展缓慢。发病年龄 5~25 岁,常于 8 岁后起病。男性多见。首先累及骨盆带肌群及大腿肌,表现肌无力伴肌萎缩。以后逐渐侵及肩胛带肌群及上臂肌肉。多于起病 20~30 年后才逐渐丧失活动能力。存活期较长。部分患者出现心脏损害,由扩张型心肌病导致的心力衰竭发病率较高,BMD 中 50% 死于心脏疾病,是最常见的死亡原因,平均死亡年龄为 45 岁。心脏受累在病程早期常无症状,有时可以发现窦性心动过速和各种类型的心电图异常。有的患儿有隐睾症,睾丸萎缩或智力障碍。

(三) 辅助检查

1. **血生化检查**　血清肌酸激酶(CK)及其同工酶、乳酸脱氢酶及其同工酶、谷草转氨酶等酶的活性升高(数百倍至数千倍)。疾病晚期,肌肉萎缩明显,血清酶活性降低乃至正常。

2. **肌电图**　肌源性损害表现。

3. **心电图**　晚期大多数患儿可有心电图异常,P-R 间期延长或传导阻滞、S-T 段降低或低平。

4. **肌肉活体组织检查**　在病程的极早期除肌纤维大小不等,染色浓度不一致,镜检可见明显的再生现象。随病情进展,出现肌原纤维肿胀,萎缩和玻璃样变性等。免疫印迹法检测抗肌萎缩蛋白示减少。

5. **遗传学诊断**　相对于肌肉活体组织检查,遗传学检测创伤小,现在已经作为 DMD 首选的明确诊断方法。遗传学检查可发现抗肌萎缩蛋白基因的致病性变异,包括基因片段缺失(图 16-6)和基因点突变,这不仅可以明确诊断,而且对于产前诊断也是必需的。

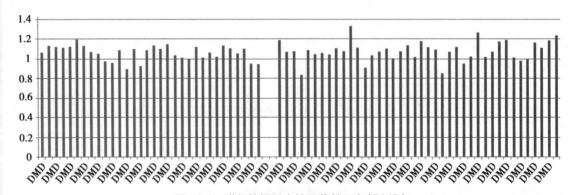

图 16-6　进行性假肥大性肌营养不良(DMD)

8 岁男孩,利用多重连接探针扩增(multiple-link probe amplification,MLPA)检测 *DMD* 基因,
结果显示存在基因片段缺失。

(四) 诊断及鉴别诊断

依据家族史、肌无力典型症状体征、血清肌酸激酶水平,可作出临床诊断。肌电图虽可用于区别肌肉疾病和神经疾病,对本病诊断有帮助,但不能鉴别本病的不同类型。遗传学检测及肌肉活体组织检查可明确诊断。

鉴别诊断主要包括：

1. 脊髓性肌萎缩症（spinal muscular atrophy，SMA） 为常染色体隐性遗传，致病基因是位于染色体 5q13 的运动神经元生存（*SMN1*）基因，多在 1 岁内发病。本病常先侵犯骨盆肌群及躯干肌，两侧对称的弛缓性瘫痪，深部反射消失，重症可见全身肌肉萎缩，甚至发展至延髓导致呼吸麻痹。智力正常。EMG 显示神经源性损害。

2. 多发性肌炎 临床主要表现为急性或亚急性起病、对称性四肢近端为主的肌肉无力，可伴有颈肌及咽喉肌无力、肌肉压痛，血清肌酸激酶（CK）浓度升高，肌电图呈肌病性特征，肌肉活检病理显示炎症 T 细胞浸润。

（五）治疗与预防

本病目前尤特殊疗法。应鼓励适度的运动以保持肌肉功能、预防萎缩，并配合针灸、按摩、理疗以延缓肌肉萎缩。DMD 在治疗前应行各种检查，对肌肉、心脏、脑进行评估，采取以泼尼松为主的综合治疗可延长生命，改善生活质量。

抗胆碱能药物和神经节阻滞剂等可降低肌张力，应禁止使用。DMD 患者易患恶性高热，因此在给予全身麻醉前应进行适宜的评估和准备。心脏毒性药物如氟烷禁用。

此症应进行遗传咨询，必要时可以做产前诊断。

（六）预后

DMD 是最严重也是预后差的一种类型。自然病程多数于 12 岁左右即发展为不同程度的残疾，很少能存活到 20 岁以上。BMD 起病较晚，病程进展慢，寿命较 DMD 患者长，绝大多数能活到 20 岁以上。

第八节　重症肌无力

重症肌无力（myasthenia gravis，MG）是一种神经肌肉接头处突触冲动传导障碍的获得性自身免疫性疾病。发病率为（0.2~0.5）/10 万，儿童占 10%~20%。

（一）病因和发病机制

免疫机制在重症肌无力的病理生理中起重要作用，主要累及神经肌肉接头处突触后膜上的乙酰胆碱受体（acetylcholine receptor，AChR）。B 细胞介导产生的抗 AChR 抗体，与乙酰胆碱共同争夺突触后膜的 AChR，或直接通过抗体介导细胞毒性作用，破坏 AChR，还可以通过激活补体，破坏突触后膜，减少有效受体的数量，或使受体功能发生障碍，从而使神经冲动无法传递，产生无力和易疲劳现象。最近研究发现肌肉特异性激酶抗体（MuSK）及兰尼碱受体抗体（RyR）可以导致突触后膜 AChR 稳定性下降而致病，抗 MuSK 抗体多见于女性，常累及全身多个部位，特别是呼吸肌或延髓肌的无力。许多重症肌无力患者和 HLA 型相关，提示遗传可能在此病的发生中起着一定的作用。

（二）临床表现

多在 2 岁以后发病，儿童占所有病例的 10%~20%，女性多于男性。典型的肌无力特点包括晨轻暮重，休息后好转，重复用力加重等。首发症状常表现为眼外肌麻痹，如双上睑下垂和眼球活动受限而产生复视。除此之外，还可以累及面肌、舌肌、咽喉肌及四肢肌肉等而出现相应的症状及体征。少部分患者在感染、应激反应后病情加重，甚至突然出现危及生命的呼吸困难、吞咽障碍，称为肌无力危象（myasthenic crisis）。应及时抢救，同时注意与胆碱酯酶抑制剂使用过量所致胆碱能危象（cholinergic crisis）相鉴别。前者占重症肌无力危象的 95% 以上，常有反复感染、精神创伤或不规则用药史等诱因，主要表现上睑下垂、吞咽、发音及呼吸困难，全身肌无力等；而后者则是由于胆碱酯酶抑制剂导致突触后膜持续去极化而使神经肌肉接头处的胆碱能阻止而出现肌无力,表现多汗、流涎、腹痛、腹泻、尿频、大小便失禁、瞳孔缩小、视力障碍、呼吸困难、吞咽困难、意识障碍、肌震颤等。

新生儿期的重症肌无力有两种类型。一型为新生儿一过性重症肌无力,仅见于重症肌无力的母亲所生的新生儿,其中 10%~15% 于生后 24~72h 出现全身肌无力,表现为哭声低弱、吸吮无力、吞咽困难、呼吸表浅、拥抱反射及深反射减弱或消失,很少有上睑下垂等眼外肌无力表现。病情可在数天内迅速恶化,如度过危险期则可在 2~4 周内逐渐恢复。另一型为先天性肌无力,多有家族史,可呈常染色体隐性遗传,症状很难自然缓解。

（三）诊断与鉴别诊断

主要根据临床症状、体征、疲劳试验、新斯的明试验以及肌电图重复电刺激可明确诊断。

1. 肌无力的表现　眼外肌无力和 / 或全身无力,有"晨轻暮重"的表现,同时可进行以下辅助检查以确诊。

2. 疲劳试验（Jolly 试验）　使受累骨骼肌重复活动后症状明显加重。

3. 新斯的明试验阳性　新斯的明 0.025~0.05mg/kg 肌内注射,15~30min 后无力症状明显好转,1.5h 后肌无力症状恢复。

4. 肌电图重复电刺激　低频重复刺激（通常用 3 次 /s）肌肉动作电位幅度递减,衰减 >10% 为阳性。

5. 血清测抗 AChR 抗体阳性　80%~90% 的患者阳性,眼肌型阳性率 50% 左右,轻度全身型阳性率约为 80%。

6. 冰敷试验　高热加重肌无力症状,低温则有助于恢复肌力,将冰袋敷在眼周围,2min 内即可显著提高眼睑的肌力。

7. 胸部 X 线片或 CT　少数病例可发现胸腺肥大或胸腺瘤。

此病应与类脊髓灰质炎、急性横贯性脊髓炎、吉兰 - 巴雷综合征、皮肌炎、多发性肌炎、线粒体肌病等相鉴别。

（四）治疗

胆碱酯酶抑制剂和糖皮质激素是 MG 一线治疗药物,一线治疗效果欠佳时可联用其他免疫抑制剂,如硫唑嘌呤、环孢素、他克莫司等。利妥昔单抗适用于对糖皮质激素和传统免疫抑制药物治疗无效的 MG 患者,特别是抗 -MuSK 抗体阳性的 MG 患者。人免疫球蛋白、血浆置换可用于急性进展期或肌无力危象患者。如合并胸腺瘤应尽早行手术治疗。

（姜玉武）

第九节　中枢神经系统免疫性疾病

一、急性播散性脑脊髓炎

急性播散性脑脊髓炎（acute disseminated encephalomyelitis,ADEM）是儿童期及青少年期最常见的获得性炎症性脱髓鞘疾病,多于前驱感染或疫苗接种后急性发病,表现为急性出现的伴有脑病的多样化中枢神经系统症状,头颅 MRI 以大脑白质脱髓鞘样改变为主,可伴有深部灰质核团、脑干、小脑、视神经以及脊髓受累。

（一）病因与分类

1. 病因　为自身免疫性炎症介导的脱髓鞘病变。50%~75% 患者起病前有前驱病毒或其他病原感染,部分患者有前驱疫苗接种病史。本病的发病机制尚未完全阐明,其机制包括:炎症级联反应学说、分子相似性学说、抗 MOG-IgG 抗体的作用(anti-myelin oligodendrocyte glycoprotein IgG)以及遗传易感性因素等。

2. **分类**　根据疾病为单相性病程还是多相性病程,分为 ADEM 和多相性播散性脑脊髓炎(multiphasic disseminated encephalomyelitis,MDEM)。

(二)临床表现

ADEM 患儿通常急性起病,少数亚急性起病。前驱感染或前驱疫苗接种病史可见于 80% 以上患儿。神经系统症状通常于 2~5d 达高峰,疾病进展期应 <3 个月。根据中枢神经系统受累部位的不同,患儿可以表现多样化的临床症状。所有患儿均有脑病症状(即意识障碍和 / 或行为异常,且不能用发热或癫痫发作后状态等因素解释),常见神经系统表现包括锥体束征、共济失调、急性偏瘫、视神经炎及其他脑神经受累、癫痫发作、脊髓受累及言语障碍。ADEM 患儿中发热、癫痫发作症状较其他急性中枢神经系统脱髓鞘综合征更常见,而且急性期必须有脑病表现。

(三)辅助检查

1. **头颅及脊髓 MRI**　ADEM 诊断必须有头颅 MRI 证据,表现为不对称(可以双侧)的边界欠清晰的片状 T₂WI、T₂FLAIR 高信号病灶,病灶可大小不等,少数情况下可有瘤样病灶伴灶旁水肿,病灶可以累及皮质下白质、大脑灰白质交界区、中央区白质、基底节、脑干、丘脑和小脑(图 16-7)。脊髓受累见于约 1/3 患者。

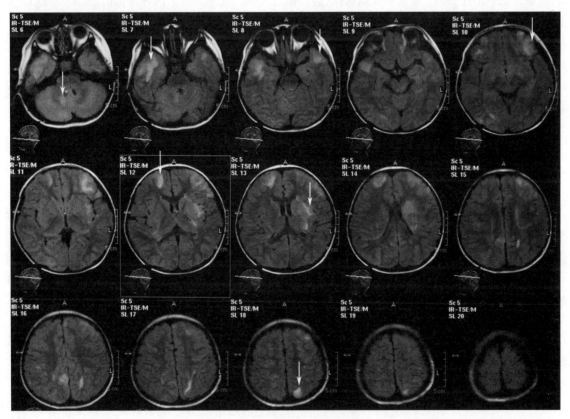

图 16-7　ADEM 头颅 MRI

14 岁女孩,ADEM,头颅 MRI FLAIR 像显示(箭头所示)双侧、不对称白质(额叶、颞叶、顶叶),左侧基底节多发异常信号。

2. **脑脊液**　42%~72%ADEM 患儿脑脊液有核细胞数正常,细胞数增多通常为轻度,以淋巴及单核细胞为主,脑脊液蛋白升高见于 23%~62% 患儿。可有脑脊液 IgG 合成率升高,偶见寡克隆区带阳性。

3. 血清 MOG-IgG　可见于约 40% 的 ADEM 患儿。

（四）诊断与鉴别诊断

1. 诊断　ADEM 诊断标准：满足以下所有条件，且排除其他疾病。①第一次多灶性 CNS 脱髓鞘发作；②必须有脑病表现（意识障碍或行为改变，且不能用发热或癫痫发作后状态等因素解释）；③起病 3 个月以后无新的临床或 MRI 病灶出现；④急性期（3 个月内）头颅 MRI 异常，典型头颅 MRI 特点为：病灶广泛、边界欠清晰、常 >1~2cm，累及大脑白质为主，白质区 T_1 低信号病灶罕见，可伴深部灰质核团（如基底节或丘脑）病灶。

2. 鉴别诊断　ADEM 诊断主要需结合临床及影像学特征，缺乏特异性诊断标志物，因此需排除其他可能诊断。临床需鉴别其他获得性及遗传性脑白质受累的疾病。一些临床表现的出现应警惕其他疾病可能，例如持续脑膜刺激征或头痛，需注意感染性脑炎、全身系统性疾病以及中枢神经系统血管炎；卒中样发作需注意 CNS 血管炎、线粒体病等；反复癫痫发作需注意感染性脑炎或自身免疫性脑炎；明显精神行为异常需鉴别自身免疫性脑炎；病情持续进展需注意大脑胶质瘤病及遗传性脑白质病等。头颅 MRI 需鉴别多发性硬化（病灶多以脑室旁为主，常可见垂直于胼胝体的椭圆形病灶）、中枢神经系统血管炎（病灶多分布于大脑皮质灰白质交界区，常有皮质受累，可伴有出血、钙化，病灶强化多见）、以白质受累为主的感染性疾病（如慢病毒感染）以及大脑胶质瘤病等。

（五）治疗

1. 对因治疗　急性期一线治疗为糖皮质激素，最大 30mg/（kg·d）（最大 1 000mg/d），可连用 3~5d（目前缺乏统一治疗方案），通常 4~6 周减停；急性期也可同时使用大剂量丙种球蛋白（总量 2g/kg）。少数严重患者尤其是进展快，糖皮质激素效果不佳者可进行血浆置换。

2. 对症治疗　根据患儿临床症状进行相应治疗，包括止惊治疗、降颅内压治疗等。

（六）预后

如果治疗及时合理，ADEM 患儿大多数预后较好。死亡率为 1%~3%。部分患者遗留运动障碍或认知障碍。约 75% 患儿为单相性病程，其余患儿后续可表现为多相性病程，演变为 MDEM、ADEM-视神经炎、视神经炎谱系疾病、多发性硬化等反复 CNS 炎症性脱髓鞘疾病。

二、自身免疫性脑炎

自身免疫性脑炎（autoimmune encephalitis，AE）是指一类由自身免疫反应所介导的中枢神经系统炎症性疾病。其主要临床特点：急性或亚急性起病，癫痫发作、精神行为异常、认知障碍、自主神经异常等。AE 中抗 N- 甲基 -D- 天冬氨酸受体（N-methyl-D-aspartate receptor，NMDAR）脑炎最为常见，约占 AE 的 80%。自身免疫性脑炎根据抗体不同，分为特异性抗原抗体相关性脑炎和非特异性抗原抗体相关性脑炎（急性播散性脑脊髓炎、原发性中枢神经系统血管炎等）。由于抗 NMDAR 脑炎是最常见的 AE，在儿童尤著，因此下面仅介绍抗 NMDAR 脑炎。

抗 NMDAR 脑炎是一种具有复杂而独特临床表现的抗神经元细胞表面 NMDAR 的 GluN1 亚基的特异性抗体介导的免疫性脑炎。

（一）病因及发病机制

抗 NMDAR 脑炎是体液免疫介导的针对 NMDA 受体的自身免疫性疾病。抗 NMDAR 抗体与 NMDAR 的 NR1 亚基结合后，受体与谷氨酸作用的部位被覆盖并内化入胞内，从而造成细胞膜上的 NMDAR 数量可逆性减少，干扰神经元的正常信息传递，从而产生一系列临床症状。

（二）临床表现

抗 NMDAR 脑炎有较为特异性的临床表现，主要有 6 项核心症状：①精神行为异常或认知功能障碍；②言语功能障碍（强直性语言、言语减少、缄默）；③癫痫发作；④运动障碍 / 不自主运动（肢体远端或口咽部自动症等）；⑤意识水平下降；⑥自主神经功能障碍或中枢性低通气。

按照其病程发展顺序将其分为 5 期,实际各期之间无明确分界。

(1)前驱期:约 70% 患者有前驱症状,表现类似病毒感染的症状,如头痛、发热、咽痛、咳嗽、恶心、呕吐等。

(2)精神症状期:前驱期后数天至十余天出现精神症状,表现为焦虑、烦躁、易激惹、幻听、幻视、行为异常及刻板动作等。持续性含混不清的言语及紧张、焦虑、不安比较突出。当儿童出现上述症状时常常会被家长忽视。

(3)无反应期:病情进展,患者会出现意识水平下降,对刺激反应减弱,亦可与紧张、焦虑状态交替出现。

(4)不随意运动期:突出的表现为锥体外系症状,口咽面部运动障碍最常见,如舔唇、咀嚼动作、做鬼脸等,其他如手足徐动、肌张力不全等,可以在精神症状期,也可以在无反应期。

(5)恢复期:恢复期较长,少数患者抗 NMDAR 脑炎的完全康复需要 2 年以上。

儿童患者的临床特点:①前驱症状发生比例低;②精神症状存在,但常常被忽视,从而延误治疗时机;③癫痫发作、意识障碍、运动障碍往往是就诊的主要原因;儿童患者首发症状最多的是癫痫发作;④睡眠障碍(失眠和睡眠不安)常见:可见于约 75% 儿童患者;⑤自主神经功能紊乱较成年人相对少见;⑥肿瘤发生比率明显低于成人。

卵巢畸胎瘤是此病的重要致病因素之一,所以当诊断抗 NMDAR 脑炎后,要认真排查肿瘤的可能性。年龄越小,肿瘤发生的可能性越小,12 岁以下儿童,仅 6% 的女童合并肿瘤,6 岁以下的女性患儿和 18 岁以下的男性患者肿瘤的发生率几乎为 0%。

(三)辅助检查

1. **脑脊液** 压力正常或升高,脑脊液白细胞数轻度升高或正常,少数超过 100×10^6/L,以单核细胞为主。脑脊液蛋白轻度升高,寡克隆区带可呈阳性,抗 NMDAR 抗体阳性。

2. **头颅 MRI** 无特异性表现,可无明显异常,亦可累及海马、大脑皮质、小脑、基底节,少数患者可有脊髓受累。

3. **脑电图** 呈弥漫或多灶的慢波,异常的弥漫性 θ 和 α 节律,偶尔可见癫痫波,异常 δ 刷多见于重症患者。

4. **肿瘤学** 卵巢超声和盆腔 CT 有助于发现卵巢畸胎瘤。对于未发现肿瘤且年龄≥ 12 岁的女性抗 NMDAR 脑炎患者,建议病后 4 年内每 6~12 个月进行一次盆腔超声检查。

(四)诊断与鉴别诊断

诊断标准:确诊抗 NMDAR 脑炎需要符合以下 3 个条件:① 6 项核心症状的 1 项或多项;②抗 NMDAR 抗体阳性:以脑脊液 CBA 法抗体阳性为准;③合理地排除其他病因。

对于临床上高度怀疑而无抗体结果的患者,符合以下 3 项条件可以拟诊为抗 NMDAR 脑炎:

(1)临床表型:急性或亚急性起病(病程 <3 个月),至少具有 6 项核心症状的 4 项。

(2)辅助检查:具有以下至少 1 项阳性发现。①脑脊液:细胞数增多(>5 × 10^6/L)或脑脊液寡克隆区带阳性;②脑电图:慢波增多(局灶或弥漫性慢波)或节律异常,癫痫样放电或异常 δ 刷。

(3)合理排除其他病因。若发现卵巢畸胎瘤,在临床表型中只需满足 3 项即可。

抗 NMDAR 脑炎有其独特临床症状及演变过程而容易识别,但其早期临床表现不特异,少数病例仅以其中一项为突出表现,如精神异常、抽搐发作、肌张力不全等。因此多被误诊为以下疾病:病毒性脑炎、精神疾病、癫痫、其他免疫性脑炎。

(五)治疗

抗 NMDAR 脑炎的治疗主要为肿瘤切除、免疫治疗和对症治疗。

1. **肿瘤切除** 如有卵巢畸胎瘤,需尽快切除。

2. **免疫治疗** 包括:一线治疗为糖皮质激素(首选甲泼尼龙冲击治疗)、IVIG 或血浆置换;二线治疗包括利妥昔单抗、环磷酰胺,若一线治疗后 2 周效果欠佳,可考虑给予二线治疗;长程免疫治疗包括:吗替麦考酚酯与硫唑嘌呤等,主要用于复发病例,也可以用于一线免疫治疗效果不佳的患者和肿瘤阴性患者。

3. 对症治疗　针对癫痫发作、精神症状及锥体外系症状的治疗。

（六）预后

80% 左右的抗 NMDAR 脑炎患者功能恢复良好，早期接受免疫治疗和非重症患者的预后较好；存在脑 MRI 异常、感觉运动功能障碍以及治疗延迟 >4 周，则与临床不良预后相关。重症抗 NMDAR 脑炎患者的病死率为 2.9%~9.5%。NMDAR 脑炎的治疗经常需要较长时间，少数患者甚至在起病 2 年内仍然逐渐缓解。抗 NMDAR 脑炎患者复发率为 12.0%~31.4%，可以单次复发或多次复发，复发的间隔平均为 5 个月，通常复发时的病情较首次发病时轻，或可以仅出现单一症状。

（姜玉武）

第十节　神经系统常见先天性畸形

小儿神经系统先天性畸形的发生率很高，居我国出生缺陷畸形发生率第 2 位，发病率为 0.6‰~4.0‰，其中以神经管畸形（neural tube malformation）和脑积水（hydrocephalus）较为常见，前者通常表现为脑膜脑膨出（meningoencephalocele）、脊髓脊膜膨出（meningomyelocele）和脊髓栓系综合征（tethered cord syndrome）等疾病，后者以中脑导水管阻塞引起的梗阻性脑积水较多见。

一、先天性神经管发育畸形

胚胎形成的第 3~4 周是中枢神经系统的高速发育期，称为神经胚胎期，此期间如受致畸因素的影响最易发生神经管发育畸形，主要表现脑和 / 或脊髓的结构及功能异常，并伴有颅骨和 / 或脊柱的发育缺陷。

1. 胚胎学　胚胎发育 14d 后，胚盘背侧的外胚层中央部分细胞在其下方的脊索诱导下增生、增厚成为神经板，神经板向脊索方向凹入而形成神经沟（图 16-8）。神经板继续向头、尾端延伸，其两侧渐隆起形成神经嵴（图 16-9），两侧神经嵴渐渐靠拢

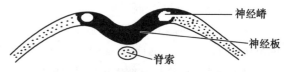

图 16-8　脊索诱导神经板向内凹入

进而融合形成神经管（图 16-10）。神经管头端发育成脑，尾端发育成脊髓。在此过程中与神经管平行的中胚层组织逐渐发育形成颅骨、脑膜、蛛网膜和椎管（由脊索发育形成），并逐渐包绕神经管发育形成的脑和脊髓。

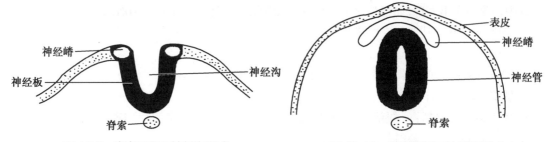

图 16-9　脊索诱导下神经沟形成　　　　图 16-10　脊索诱导下神经管形成

2. **病因学**　病因尚不明确，可能是神经管形成过程中受各种致畸因素的影响，中胚层组织包括脊索出现发育障碍，并对神经板失去了诱导作用，从而引起颅骨、椎管闭合不全和神经管发育异常。可能的影响因素包括放射线、化学毒物（漂白粉、色素）、激素（胰岛素、性激素）、缺氧、血型不合、遗传（隐性遗传）、四氢叶酸缺乏（豆类、动物肝脏、菠菜）等，其中母孕期四氢叶酸缺乏被认为是较为肯定的病因。此外，动物实验发现，某些基因（如 *Cart I* 基因）突变能产生脑脊膜膨出。

3. **病理学**　妊娠第 3~4 周神经胚胎形成，神经管形成过程中在致畸因素的影响下发育失败，颅骨和 / 或椎管停留在闭合不全的状态，同时存在脑膜、脊髓脊膜及神经向颅骨、椎管缺损处膨出，导致脑和 / 或脊髓的损害。其病理过程既往归咎于单纯的神经管闭合不全，目前更多的实验证据支持"双打击"（2-hit）假说，即除原始胚胎发育错误外，还有贯穿于整个妊娠过程对暴露神经组织的继发性损害，包括脑脊液动力学改变与组织形态、结构改变对大脑、脊髓及神经等整个中枢神经系统的一系列继发损害。

神经管发育畸形在临床上常表现为脑膜脑膨出、脊髓脊膜膨出以及脊髓栓系综合征等多种疾病，它们的临床表现、诊疗方法和预后不尽相同，下面分别讲述。

（一）脑膜脑膨出

1. **临床表现**　脑膜脑膨出在神经管发育畸形中占 8%~9%，是显性颅裂中最常见的一种类型，在新生儿中的发病率为 1/10 000。颅裂是指先天性颅骨发育异常，导致颅骨闭合不全而留有缺损。颅裂分布于从鼻根至枕外隆凸的矢状线上，颅底也可发生。颅裂分为显性和隐性两种，隐性仅有较小面积的颅骨缺失，没有颅内组织外溢，常常不易发现。颅腔内容物自颅骨缺损处膨出则形成显性畸形。在病理上按膨出物的内容来划分，一般可分成 3 类。①脑膜膨出（meningocele）：内容物为脑膜和脑脊液；②脑膨出（encephalocele）：内容物为脑膜、脑实质，无脑脊液；③脑膜脑膨出：内容物为脑膜、脑实质和脑脊液。

脑膜脑膨出主要表现为从鼻根部沿头顶至枕外隆凸的矢状线上出现大小不等、形状不一的囊性包块膨出，出生时即可发现。包块多为圆形或椭圆形，有时偏向一侧。包块表面皮肤有的与正常皮肤相近，有时仅为一层薄而透明的囊膜，部分病例包块外表皮肤有色素沉着、毛发增生或血管瘤样改变。包块破裂者往往有脑脊液漏和囊内组织暴露，易反复发生颅内感染。包块基底部可以较为宽大也可成蒂状，与颅骨缺损面积相关。单纯的脑膜膨出包块质地较为柔软，有波动感，透光试验阳性，患儿哭闹时包块张力增高。其他类型的膨出包块可有实质感，无波动，透光试验阴性（图 16-11~图 16-13）。

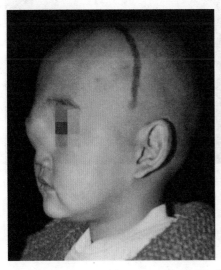
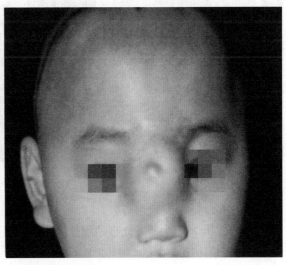

图 16-11　**鼻根部脑膜脑膨出**

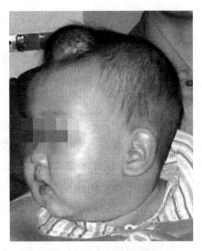

图 16-12 顶部脑膜膨出

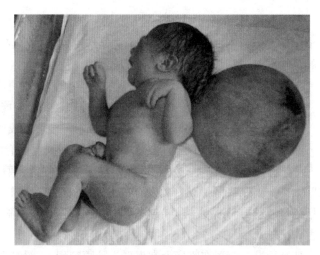

图 16-13 枕部巨大脑膜膨出

患儿一般没有明显神经系统症状,严重者可以表现为智力障碍、抽搐、肢体瘫痪、腱反射亢进、病理征阳性。鼻根部的膨出可以导致颜面部畸形,眼球被挤向外侧,眼距加大,眼眶变小,并可出现单侧或双侧嗅觉障碍。膨出物突入鼻腔可影响呼吸道的通畅,突入眼眶内可导致眼球突出及移位,并影响第Ⅱ、Ⅲ、Ⅳ、Ⅵ对脑神经和第Ⅴ对脑神经的第一支,出现相应症状。枕部的脑膜脑膨出可出现皮质性视觉障碍及小脑损害的表现。

本病常合并脑积水、视路结构异常、胼胝体发育不良、唇腭裂、先天性心脏病、脊柱及手指畸形等先天畸形。

2. **辅助检查** 常用的辅助检查包括:

(1)头颅 X 线片:可见颅骨缺损,可测量其范围。

(2)头颅 CT:可显示颅骨缺损及由缺损处膨出的囊性包块,根据囊内容物的不同可进行分类(图16-14)。

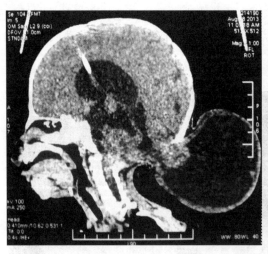
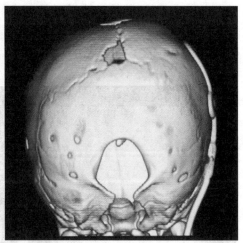

图 16-14 脑膜脑膨出头颅 CT

头颅 CT 显示枕部巨大脑膜脑膨出合并脑积水,已行脑脊液分流术,三维成像可见枕部颅骨缺损。

(3)头颅 MRI:可以更为清晰地显示颅骨缺损及由缺损处膨出的硬脑膜、脑组织、脑脊液等组织结构(图 16-15、图 16-16)。

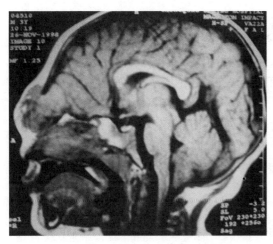

图 16-15 脑膜脑膨出头颅 MRI

头颅 MRI 显示从鼻根部颅骨缺损处膨出的脑组织。

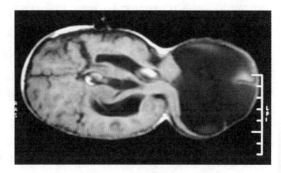

图 16-16 脑膜脑膨出头颅 MRI

头颅 MRI 显示从枕部缺损处膨出的硬脑膜、脑组织和脑脊液。

3. **诊断及鉴别诊断** 根据患儿病史、临床表现,结合头颅 X 线片、CT 和/或 MRI,一般较易诊断。鼻根部、眶内的脑膜膨出应与该部位的肿瘤相鉴别,通过增强 CT、MRI 等辅助检查可以明确诊断。本病需与头部其他肿物鉴别:

(1)前囟皮样囊肿:囊性包块出现在头部正中线前囟处,位于头皮下硬膜外,头颅 CT 或 MRI 检查可见囟门处有颅骨缺损但硬脑膜完整,包块与颅内不相通。

(2)骨膜血窦:表现为头部可复性包块,头低位明显,头高位消失,常伴有头皮静脉怒张。头颅 CTV 和三维成像检查可显示包块为迂曲的静脉畸形,经颅骨缺损处与颅内静脉窦相通(图 16-17、图 16-18)。

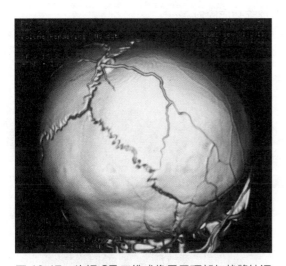

图 16-17 头颅 CT 三维成像显示顶部矢状缝处迂曲的静脉畸形

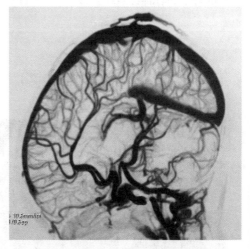

图 16-18 头颅 CTV 显示从颅外的静脉畸形穿过颅骨与颅内矢状窦相通

4. **治疗** 隐性颅裂一般不需治疗。对显性颅裂者,手术是唯一治疗手段。手术年龄一般以生后 6 个月~1 岁为宜。对突发包块破裂、脑脊液外漏的患儿应急诊手术。包块破溃合并感染者,应先控制感染后再择期手术。手术目的是切除膨出的囊性组织,还纳囊内脑组织,修补不同层次的缺损。一般不在术中同时修补颅骨缺损,但对于面积较大的鼻根部颅骨缺损可一期修补。术中一般从包块顶部切开囊壁,探查囊内,有膨出脑组织则还纳入颅内。对囊性包块进行切除修补时,应根据包块蒂部大小不同而采用不同方法,蒂部宽大者应分离囊壁至颅骨缺损处后,环状切除囊壁及整个包块,在蒂部直接或使用人造硬膜修补硬脑膜;蒂部窄小者可以在蒂部直接结扎、缝合。鼻根部、鼻咽部及眶部的脑膜脑膨出手术通常分两期完成,一期切除膨出囊腔,还纳脑组织;二期将鼻腔内残余的膨出囊壁切除。值得注意的是,膨出腔内的脑组织如体积过大,可能无法完整还纳入颅腔,强行还纳会导致颅内压骤升,此时可做部分脑组织的切除再行硬膜修补。

5. **预后**　单纯脑膜膨出和脑膜脑膨出手术效果均较好,如因膨出脑组织过多而行部分切除减压,术后可能出现功能障碍。巨大的膨出囊切除后,原有的脑脊液吸收面积减少,可能出现继发性脑积水。术前已有神经功能障碍者及智力下降者预后较差,因手术对改善患儿神经功能和智力水平并无直接作用。

(二)脊髓脊膜膨出

1. **临床表现**　与颅裂类似,脊柱裂也可分为显性和隐性两类,隐性脊柱裂通常无明显临床症状,仅在脊柱 X 线片检查时可见椎管闭合不全,局部椎弓有不正常裂隙。显性脊柱裂在病理上可分为 3 类:单纯脊膜膨出(simple meningocele)、脊髓脊膜膨出(myelomeningocele)和脊髓外翻(spinal cord valgus)。

(1)单纯脊膜膨出:表现为大小不等的囊性包块,多位于脊柱中线,偶有偏向一侧,腰部和腰骶部多见,有时位于颈项部、背部。表面皮肤多为正常,也可伴有毛发增生、色素沉着和红色斑痣。包块有时也可破溃,反复破溃、感染、愈合者会形成瘢痕。囊内为脑脊液无神经组织。囊性包块质软,有波动感,透光试验阳性,前囟未闭的患儿挤压包块时可扪及囟门有冲击感,称为"前囟冲击感"阳性。

(2)脊髓脊膜膨出:此型最常见,国内报道此型占全部脊柱裂患者的 86%,体表包块的性状与单纯脊膜膨出相似,囊内容物除脑脊液外还有膨出的脊髓或脊神经(图 16-19,图 16-20)。膨出的神经组织大多以残端的形式附着在囊内壁上,与囊壁粘连紧密,形态扭曲,有时可折返再次进入硬脊膜腔内。患儿常表现为神经功能障碍如大小便失禁、双下肢无力、神经源性膀胱等。临床还常见皮下异常增生的脂肪组织沿硬脊膜缺损处向硬脊膜下腔生长,与膨出的神经组织混杂粘连,称为脂肪瘤型脊髓脊膜膨出。

(3)脊髓外翻:此型较少见,国内统计约占 1.5%,表现为病变部位皮肤、椎管、硬脊膜缺损,硬脊膜下腔的脊髓和脊神经组织直接暴露,此型常伴有严重的神经功能障碍。

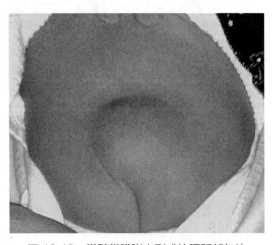

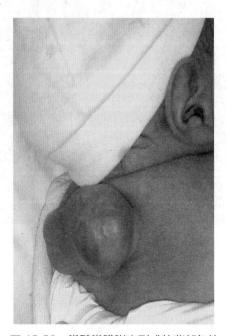

图 16-19　脊髓脊膜膨出形成的腰骶部包块　　　　图 16-20　脊髓脊膜膨出形成的背部包块

脊膜膨出与脊髓脊膜膨出有时与脂肪瘤合并存在,称为脂肪瘤型脊膜膨出或脂肪瘤型脊髓脊膜膨出。国内报道约有8%的患儿可合并脑积水,亦可合并其他畸形:脊柱侧弯、脊髓纵裂、马蹄足、高弓足、泌尿系统畸形、肛门直肠畸形等。

2. **辅助检查**　常用的辅助检查包括:

(1)脊柱X线片:可显示脊柱裂及其所处节段,并可发现有无其他合并畸形如脊柱侧弯、半椎体等。

(2)脊柱CT:脊柱CT扫描的三维成像可以更为清晰地显示闭合不全的椎管,并能显示脊髓和脊神经的膨出状态。

(3)脊柱MRI:MRI对脊髓和神经的显示最为清晰,可以了解其发育状态和与周围组织的粘连情况,并可发现是否合并脊髓肿瘤、脊髓纵裂等(图16-21)。

3. **诊断和鉴别诊断**　根据上述临床表现,结合相关辅助检查,本病的诊断并不困难,但需与下列疾病鉴别:

(1)骶尾部畸胎瘤:此病位于脊柱末端,位置更低,与尾骨尖关系密切。临床也表现为大小不等、形状不规则的包块,多为囊实性,内容物可含有骨骼、牙齿、软骨等,通常透光试验阴性,"前囟冲击感"阴性,直肠指检可触及骶前包块,影像学检查可见包块与椎管内不相通。

(2)藏毛窦:此病亦可在体表形成包块,有时无瘘口和分泌物出现,通过MRI检查可发现包块下方的窦道,有时窦道可以生长进入椎管内甚至硬脊膜下腔形成占位病灶,此时需要探查性手术证实诊断。

4. **治疗**　早期手术是本病的唯一治疗方法,手术通常在生后1个月内实施。对膨出囊壁破溃的新生儿可行急诊手术,而对囊肿破溃感染者应积极控制感染后再行手术。手术目的是避免病变造成的神经功能损害进一步加重。手术要点是松解膨出的脊髓和神经组织与囊壁的粘连,并使其无

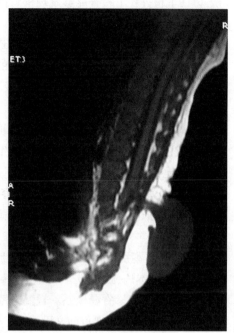

图16-21　脊柱MRI

MRI显示腰骶部包块与椎管内相通,脊髓脊膜从缺损的椎管处膨出。

张力地还纳入硬脊膜腔内,切除膨出的硬脊膜和多余的皮肤,修补硬脊膜及周围软组织的缺损。合并脂肪瘤的脊髓脊膜膨出术中,切除脂肪瘤松解粘连时应尽量保护神经组织,不强求全切脂肪瘤。合并脑积水的患儿应先行手术治疗脑积水,缓解高颅内压后再行脊柱裂手术。

5. **预后**　手术治疗时机与本病的预后关系密切,在神经功能障碍出现之前早期手术可以有效避免病变加重,患儿预后良好。若已出现神经功能损害的临床症状,再行手术治疗往往预后不佳,部分患儿留有终身残疾。

(三)脊髓栓系综合征

本病是由于各种先天性或后天性病因导致患儿脊髓末端被牵拉、固定在低于正常脊柱节段的位置,由此产生脊髓末端慢性缺血缺氧性病变,从而在临床上表现出体表包块和各种神经功能障碍的一组综合征。

1. **临床表现**　脊髓拴系综合征常见的症状和体征包括:①腰骶部包块:出生即可发现,与前文所述脊髓脊膜膨出的包块性状相同,包块呈囊性,大小不一,表面皮肤可有毛发增生、膜状菲薄或血管瘤样改变;②大、小便失禁:表现为小便失禁和/或便秘;③双下肢运动、感觉异常:表现为双下肢无力,下肢和鞍区皮肤感觉减退等,成年后可出现性功能异常;④合并畸形及疾病:本病常合并脑积水、脊髓空洞、双干脊髓、脊柱侧弯、马蹄足、高弓足等畸形,并常伴发泌尿系统疾病如神经源性膀胱、肾盂积水等。

2. **病理分型**　脊髓拴系综合征的病理类型包括:终丝粗大型、脂肪瘤型、脊髓脊膜膨出型、脊髓术后瘢痕粘连型、脊髓纵裂(骨刺)型、椎管内肿瘤致脊髓栓系型以及混合型,其中以脂肪瘤型最为常见。

3. 辅助检查

(1)超声检查：小于 1 岁的婴幼儿椎管后部结构和骨化尚不成熟，B 超检查可显示脊髓圆锥位置，彩超还可测定脊髓的血流速度，提供有价值的诊断线索。

(2)X 线检查：腰骶椎 X 线检查能显示骨性异常，如脊柱裂；脊髓造影可显示腰骶部膨大和脊髓脊膜膨出，但要确定脊髓圆锥的位置较难。

(3)CT 检查：CT 检查能够发现椎管内肿瘤，对脊髓圆锥位置的判断有较大帮助，对脊髓纵裂的显示也有很大意义。

(4)磁共振检查：磁共振是本病的最佳影像检查手段，MRI 能清楚显示脊髓圆锥的位置、终丝的粗细。矢状位正中线的扫描图像有助于确定栓系的存在及其分型，并对手术治疗提供影像依据(图 16-22)。

(5)电生理检查：双下肢神经传导速度测定可以发现脊髓栓系造成的下肢运动功能障碍，术中电生理监测能有效保护脊髓和马尾神经不受损伤。

(6)尿动力学检查：对膀胱内压力、容量的检测和膀胱、尿道括约肌肌电图检查可以发现脊髓栓系造成的泌尿系统功能损害。

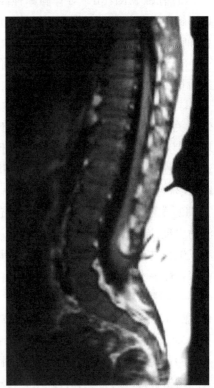

图 16-22　脂肪瘤型脊髓栓系
MRI 显示腰骶部皮下异常增生的脂肪组织进入椎管内，与脊髓末端粘连形成栓系。

4. 诊断和鉴别诊断
临床上发现上述 2 条以上临床表现时即可疑诊本病，腰骶部 X 线片示骶裂存在则需行腰骶部 MRI 检查，进而确诊脊髓栓系。脊髓脊膜膨出型栓系需与骶尾部畸胎瘤鉴别，鉴别要点前文已述。

5. 治疗
外科手术是本病唯一的治疗手段，手术最佳年龄为出生后 1~3 个月。手术治疗要点包括：①术中必须使用电生理监测，尽量保护脊髓和神经组织不受损伤；②脂肪瘤型手术以松解脂肪组织与脊髓和马尾神经的粘连解除栓系为目的，不要求全切脂肪瘤；③术中尽量减少对脊柱的破坏，保护脊柱的稳定性；④合并脑积水存在时应先行手术治疗脑积水，再行脊髓栓系手术。

6. 预后
手术仅能使疾病导致的神经功能障碍不再加重，而对已出现的功能障碍往往无法有效改善。因此，在神经功能障碍出现之前早期手术的患儿预后良好，而术前已出现明显神经功能障碍者往往留有终身残疾。

二、先天性脑积水

先天性脑积水(congenital hydrocephalus)是脑室系统的先天性发育异常或非发育异常病因所致脑室系统过多积液，脑室逐渐扩大，颅内压逐步增高，头颅进行性扩大为特征的先天性疾病。脑脊液循环通路发育异常或受阻是常见和多发病因。先天性脑积水发生，2015 年国内一组采用中国出生缺陷监测网的资料，围生期监测(28 周和产后 7d 住院分娩围生儿，包括死胎、死产和活产)为 4 282 536 例，先天性脑积水 3 012 例，总发生率 7.03/ 万，存在地区、性别和产妇年龄的差异。新生儿期发生率为 0.3%~0.4%，也有资料显示发病率为(4~10)/10 万，随着医疗改革制度制定、完善、实施，人们健康、保健意识的增强，先天性脑积水发生率仍有上升的可能。

1. 病因
先天性脑积水的病因以脑脊液循环通路发育异常、脑脊液循环障碍为主，常见于以下类型：

(1)中脑导水管发育异常：有病理学家解剖、研究脑积水死婴中发现，发育异常的中脑导水管分为闭锁、狭窄、隔膜、分叉和胶质细胞增生,其中闭锁、狭窄和隔膜最多见。在临床实践中,根据病史、体检和影像资料,只能诊断为中脑导水管阻塞脑积水,不能细分。它是先天性脑积水中最多见的一种。

(2) Arnold-Chiari 畸形:因小脑扁桃体、延髓和第四脑室下疝椎管内,脑脊液循环受阻引起脑积水。

(3) Dandy-Walker 畸形:由于第四脑室正中孔和侧孔先天性闭塞致脑积水。

(4)蛛网膜囊肿:颅内幕上和幕下巨大蛛网膜囊肿压迫或挤压脑脊液循环通路,引发脑积水。

(5)神经管发育畸形:脊膜膨出或脊髓脊膜膨出,脊髓栓系常合并脑积水。

(6)其他类型:非发育异常病因如宫内胎儿脑积水,宫内弓形虫感染所致脑积水,缺氧缺血性脑病伴脑出血等。

2. 病理和病理生理　自脑室系统发育完成后,脑室内脉络丛分泌、产生的脑脊液存在脑室系统和蛛网膜下腔,其分布与年龄有关。在正常情况下脑室系统和蛛网膜下腔脑脊液分布,婴幼儿 60~80ml,年长儿 80~120ml,约 1/4 分布于脑室系统,3/4 位于颅内和脊髓蛛网膜下腔。系白色、透明的液体,人体每天可分泌脑脊液 400~500ml,参与由侧脑室 - 室间孔 - 第三脑室 - 中脑导水管 - 第四脑室 - 正中孔和外侧孔 - 脑干及小脑周围和脊髓蛛网膜下腔 - 小脑幕切迹 - 大脑半球的蛛网膜下腔 - 上矢状窦两旁蛛网膜颗粒和上矢状窦静脉的循环。不间断、正常的脑脊液分泌、循环、代谢、吸收,是维持脑室系统和蛛网膜下腔的正常脑脊液量、生化成分和颅内压力稳定的重要生理变化过程。任何导致脑脊液分泌过多、循环通路阻塞和吸收障碍的病因都可引起脑积水。

先天性脑积水首先致使脑组织结构改变,包括大体和超微结构改变,大多数先天性脑积水由循环通路阻塞而致脑积水进行性加重,颅内压增高,阻塞以上的脑室系统扩大,脑实质变薄,脑回平坦,脑沟变浅,胼胝体、锥体束、基底节、四叠体等长期受压而萎缩。超微结构改变主要为脑室表面室管膜内层损坏,脑室管膜细胞变平、纤毛丧失,严重者致室管膜断裂和破坏而被胶质组织覆盖。脑室周围白质内小血管受压、变形,毛细血管显著减少,促使脑的微循环异常变化,继发各种神经胶质细胞的反应性改变,包括星形细胞和小胶质细胞的活化、增生、轴突伸长和损坏,神经元之间联系减少等。脑组织结构改变到不可逆损害出现之前存在一个"阈值效应",当脑室扩大达到"阈值"后,脑室表面室管内膜的纤维难以继续被拉长,即可形成永久性损害。除上述脑组织结构和微循环改变外,脑积水也可以引起脑组织内一系列生化改变,如葡萄糖利用率局灶性增加、氧化应激反应包括脂质过氧化和蛋白质亚硝基化的出现、钙依赖性蛋白水解的激活等。

3. 临床表现　临床上脑积水分类存在多种方法,按病因分为先天性(原发性)和后天性(继发性)脑积水。按压力可分为高压性脑积水和正常压力脑积水。先天性脑积水多由脑脊液循环通道阻塞,临床表现与后天性脑积水存在区别,后天性多继发颅内肿瘤、感染、脑室系统出血、严重脑挫裂伤等。先天性脑积水主要有如下表现:

头围进行性增大:出生后基本无明显临床不适表现,营养和生长正常,头颅增大可能不明显,少数出生后头颅大于正常。由于脑室内积水增加,短时间内头颅进行性增大,重量增加,家属无意中感觉小孩戴的帽子较短时间内被不断放大,户外玩耍时与同龄婴儿比较,自己小孩的头颅明显大于正常婴儿。也有少数患儿脑积水到一定程度后,发生抽搐为第一表现。部分脑积水患儿智能反应也不及正常婴儿。由于头颅扩大,前囟增宽、饱满或隆起,张力增高,直立时前囟也不凹陷,脑搏动不明显或看不见。患儿头发稀疏,头皮薄而亮。头皮静脉显露,颅缝分离,颅骨变薄,叩之呈"破壶声"。在暗室内光照试验呈阳性。严重脑积水患儿颅面比例失调,脑颅明显大于面颅。眼眶顶受压向下,眼球被下推,巩膜外露,下半部沉到下眼睑下方,出现"落日征",是重度脑积水的重要阳性体征。

4. 辅助检查

(1)头颅 B 超:由于先天性脑积水大多数在新生儿或婴儿时期被发现,B 超经未闭前囟可以直接了解双侧脑室和三脑室大小、积水的情况。B 超检查经济、无创、无放射、可重复操作、动态观测脑室和积水变化。

（2）颅脑 CT：头颅 CT 扫描能准确观察有无脑积水、脑积水的程度、阻塞部位、脑室周围水肿、脑池和脑沟等变化，为进一步检查和治疗提供科学依据。

（3）颅脑 MRI：MRI 扫描可从矢状面、冠状面、水平全方位观察较小的颅内病变并优于 CT，同时 MRI 可观察脑脊液动力学变化，对脑积水进行评价。为诊断、治疗和与家属沟通交流提供科学资料。

5. 治疗　先天性脑积水主要由脑脊液循环通路被阻塞所致，多系高压性脑积水，非手术治疗难以奏效，而且效果不好，基本上都需外科手术干预。各种分流术式众多，经过 100 余年历史演变，临床实践检验，分流管的材料和制造工艺改进和完善，目前在临床上使用较多，方法较为成熟的为脑室 - 腹腔分流术和脑室镜下第三脑室底造瘘术。

（1）脑室 - 腹腔分流术：分流手术适合各种类型脑积水，是目前临床使用较多的一种，操作简单，创伤小，疗效比较满意，可缓解颅内高压，改善患儿临床症状。分流管的选择：现在临床上使用的分流管几乎为进口各种高、中、低压分流管，部分还是体外可调压分流管，术前应根据脑积水的程度、压力、家属的期望值和经济承受力，选择适合患儿的分流管。分流管安放位置：主要指脑室和腹腔端安放位置，一般来讲，脑室端国内多从侧脑室额角或枕角进入，脑室端侧孔段应置于孟氏孔前方，此处较宽大且无脉络丛，减少对分流管的包裹。腹腔端分流管有人主张放置肝膈下，不少放置下腹腔内。并发症：尽管术中已十分严格无菌操作，术后分流管感染、阻塞、移位、出血等仍然存在，远期少数分流患儿出现裂隙综合征，处理十分棘手和困难。

（2）脑室镜下第三脑室底造瘘术：中脑导水管阻塞所致梗阻性脑积水是最佳适应证，一般认为交通性脑积水不适合采用本方法，有放疗病史存在应当斟酌考虑。术中在冠状缝前 1~2cm，中线旁开 2~3cm 处行颅骨钻孔，直径约 1cm，将脑室镜从皮质插入侧脑室内，经孟氏孔到第三脑室底，造瘘口一般选择在前方的漏斗窝和后方的乳头体之间，瘘口在 5~10mm 较为合适，并将其下的蛛网膜打开，保证造瘘口通畅。术后次日腰椎穿刺放出适量脑脊液，有利于新的脑脊液通路建立和形成。第三脑室底造瘘也存在一定并发症风险，如出血、感染、下丘脑损害和造瘘失败等。

6. 预防　一般来说，先天性脑积水是脑室系统发育异常和非发育异常病因所致，受孕确诊后，孕妇在前 3 个月应尽量少生病或不生病，注意营养，劳逸结合，减少放射、化学和高噪声等环境接触，定期到产科检查，如早期发现胎儿脑积水，可终止妊娠。

（翟　瑄）

第十一节　常见颅内肿瘤

美国每年有 12 000 余例儿童被诊断为恶性肿瘤，其中脑肿瘤是最常见的实体肿瘤，国内小儿颅内肿瘤发生仅次于白血病，居实体瘤发病率的第 1 位，约占儿童期肿瘤的 20%，而且死亡率最高。按此计算，我国每年新增儿童颅内肿瘤 2.5 万 ~6 万。尽管没有确切的统计资料，国内主要儿童脑肿瘤医疗中心的数据也可以大体反映其流行病学特点（表 16-5）。虽然儿童脑肿瘤的远期存活率不断改善，但与其他类型肿瘤比较仍存在诸多治疗后遗症，处理难度更大，对患者和家庭成员的心理产生非常严重的负面影响。作为儿科医师，应加强宣传并不断努力提高诊疗水平，为儿童肿瘤患者及其家庭创建有利的生存环境。

表 16-5 我国儿童常见的前五位颅内肿瘤发病率

肿瘤类型	北京天坛医院小儿神经外科(2007 年)	上海复旦大学附属华山医院神经外科(2007 年)	天津医科大学总医院神经外科(2012 年)
	例 /%	例 /%	例 /%
星形细胞肿瘤	352(29.9)	177(25.7)	114(26.5)
颅咽管瘤	233(19.8)	88(12.8)	67(15.5)
髓母细胞瘤	185(15.7)	64(9.3)	44(10.2)
生殖细胞瘤	88(7.5)	61(8.9)	54(12.5)
室管膜瘤	70(5.9)	37(4.8)	32(7.4)

(一)病因

流行病学研究尚未证实任何与儿童中枢神经系统恶性肿瘤发生相关的重大环境因素,但一些综合征和遗传标记已被证明与部分中枢神经系统肿瘤产生有关。包括神经纤维瘤病 1 型和 2 型(NF1 和 NF2)、结节性硬化症、希佩尔 - 林道(VHL)综合征等,与特定染色体异常导致癌基因和抑癌基因的改变相关。癌基因和抑癌基因通常的作用是调节细胞的正常生长,一旦发生突变,可能导致肿瘤发生。例如 *NF1* 是 17 号染色体上的遗传变异,容易患视神经胶质瘤及恶性神经鞘瘤;*NF2* 基因突变位于 22 号染色体上,与脑膜瘤、听神经瘤发生有关。

目前尚未发现特异性颅内肿瘤相关遗传标志物,有研究表明几种常见中枢神经系统恶性肿瘤与某些遗传性肿瘤标志物密切相关。例如癌基因 *p53* 过度表达与儿童胶质瘤之间存在明显的相关性,3 岁以上患恶性胶质瘤的年长儿中约 40% 被发现 *p53* 基因突变,远高于成人脑胶质瘤的发生比例。

此外,多种遗传标记与髓母细胞瘤预后存在相关性,包括 TRK-C 阳性显示预后良好,过度表达的表皮生长因子受体 2 和 *c-myc* 基因提示预后不良。*OTX2* 基因检测在髓母细胞瘤诊断中也有一定的价值,它是一种转录因子,在正常小脑发育过程中起着重要作用,其高表达常表明髓母细胞瘤恶性程度较高、预后更差。多数肿瘤发生在小脑蚓部。

(二)病理生理

儿童中枢神经系统(CNS)好发肿瘤,无论组织学起源还是好发部位,与成人有较大区别。50%~55% 儿童颅内肿瘤位于幕下。不同年龄阶段其发生部位也有显著差异,小于 6 个月幼儿,幕上肿瘤比较常见;2 岁以后幕下肿瘤约占 60%。成人更好发于幕上,30 岁后颅内肿瘤 25%~35% 发生在幕下,形成鲜明反差。

星形细胞瘤是小儿最常见的颅内肿瘤,高居 50%,其中毛细胞型星形细胞瘤最常见,约占儿童中枢神经系统肿瘤的 25%。该肿瘤系良性,多出现在颅后窝,也可发生在其他部位如下丘脑和视神经等区域。脑干胶质瘤多数呈弥漫浸润性生长,以多形性胶质母细胞瘤为常见。髓母细胞瘤数量仅次于星形细胞瘤,起源于第四脑室原始神经干细胞的前体细胞,占小儿颅内肿瘤的 15%~20%。总体而言,儿童最常见的中枢神经系统肿瘤是星形细胞瘤、髓母细胞瘤、室管膜瘤、颅咽管瘤和生殖细胞肿瘤,不同年龄组各种类型颅内肿瘤发生率差异较大,具有显著的年龄特征。婴儿期(0~2 岁)以脉络丛乳头状瘤、婴儿型促纤维增生性星形细胞瘤、畸胎瘤、胰腺神经内分泌肿瘤、AT/RTS 较为常见;儿童期(3~11 岁)星形细胞瘤、颅咽管瘤的发病率较高,毛细胞型星形细胞瘤发病率显著下降;青春期生殖细胞瘤发生率相对较高,颅咽管瘤发病率明显降低。

（三）临床表现

小儿颅内肿瘤症状和体征通常与肿瘤的部位、大小、生长速度密切相关，最常见症状（约占40%）由颅内压（ICP）升高所致。高ICP最常见症状是头痛、恶心、呕吐（多在晨间发生）和嗜睡。脑积水系颅内肿瘤压迫或挤压脑脊液循环通路所致，婴幼儿前囟和骨缝尚未完全闭合，表现头围异常增大和囟门隆起。婴儿最常见"落日征"由于中脑顶盖受压引起。"落日征"特点包括双眼上视困难、外展受限、眼球震颤及内聚。幕下肿瘤压迫脑干，可出现脑神经麻痹。颅后窝小脑肿瘤可引起共济失调和步态障碍。

幕上肿瘤往往表现出占位性损害，表现为局灶性神经功能缺失，功能障碍因肿瘤部位不同而异，例如视神经胶质瘤导致视觉障碍、运动区肿瘤可导致偏瘫、皮质肿瘤可发作癫痫等，儿童幕上肿瘤导

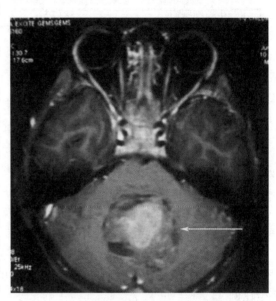

致癫痫的比例较高，也可能是颅内肿瘤早期唯一症状。也可以伴随ICP增高，其他包括消瘦、生长发育迟缓、性早熟、多饮多尿，常与肿瘤靠近垂体和下丘脑的神经内分泌结构有关。

婴幼儿颅内肿瘤的症状和体征可能是非常隐匿的，多以生长发育迟缓，胃肠道疾病导致呕吐而被误诊或漏诊，需时刻警惕。早期诊断对提高治疗效果十分重要，儿童出现上述症状时应该考虑颅内肿瘤可能。

（四）辅助检查

CT及MRI已经成为小儿颅内肿瘤诊断、治疗和制订手术计划的主要支撑资料。CT对钙化和出血等密度改变更为敏感；MRI能够检测正常和不正常组织的不同弛豫时间，增强后出现强化是典型的中枢神经系统恶性肿瘤特点，分辨率更高，可以帮助识别细微病变，更好地确定肿瘤边界（图16-23~图16-27）。

图 16-23　MRI 检查发现的第四脑室髓母细胞瘤（箭头所指）

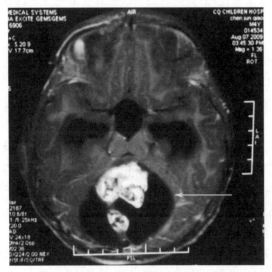

图 16-24　MRI 检查发现的颅后窝星形细胞瘤（箭头所指）

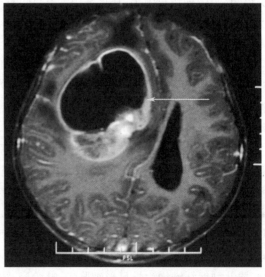

图 16-25　MRI 检查发现的右半球巨大室管膜瘤（箭头所指）

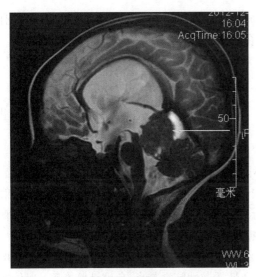
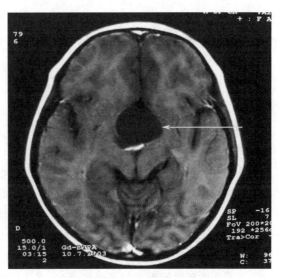

图 16-26　MRI 检查发现的松果体区生殖细
胞瘤（箭头所指）

图 16-27　MRI 检查发现的鞍区颅
咽管瘤（箭头所指）

CT 和 MRI 还不断地衍生出新技术，可以进一步区分异常组织，如磁共振成像液体衰减反转恢复序列（FLAIR），在 MRI 序列 T_2 加权图像上脑脊液（CSF）产生明亮的信号，更好地区分相邻正常脑组织与肿瘤。磁共振波谱分析（MRS）通过分析其生化组成从而了解细胞代谢功能，区别不同脑肿瘤和组织坏死。

正电子发射体层摄影（PET）和单光子发射计算机断层显像（SPECT）确定颅内肿瘤的恶性程度，了解术后肿瘤变化和分化，对残留或复发肿瘤是有效的补充成像方式。

髓母细胞瘤、生殖细胞瘤、室管膜瘤及胰腺神经内分泌肿瘤等具有中枢神经系统内转移倾向，常规应做全脊髓影像学检查以明确有无肿瘤转移。腰椎穿刺获得脑脊液标本，进行细胞学检查寻找 CSF 传播证据。

生殖细胞肿瘤可产生一些蛋白质，包括 α- 甲胎蛋白（AFP）、β- 绒毛膜促性腺激素（β-hCG）、胎盘碱性磷酸酶、血清和脑脊液内标志物水平的变化，可以确诊、监测肿瘤治疗效果及复发，敏感度超过任何影像学检查。松果体区及鞍区肿瘤也应进行全面机体代谢和内分泌水平评估，特别是下丘脑和鞍区病变，认真行内分泌及代谢检查，包括甲状腺素、生长激素、胰岛素样生长因子 - Ⅰ、空腹皮质醇和促肾上腺皮质激素、催乳素、促性腺素等，评价内分泌功能。

（五）治疗与预后

儿童脑肿瘤治疗仍以手术切除为主，结合相应辅助治疗。中枢神经系统肿瘤的预后与手术切除程度和肿瘤分级相关。也有例外，生殖细胞瘤已被证明对放射治疗非常敏感，单独脑部放射治疗后长期存活率 >90%。如果术前血清或脑脊液标记或活检结果提示生殖细胞瘤，无须切除肿瘤而进行新辅助治疗。第三脑室后部或第四脑室的肿瘤引起的梗阻性脑积水，可选第三脑室造瘘术（ETV）；不适合 ETV 者，先做脑室外引流降颅内压，再行肿瘤切除手术，术后仍存在脑积水，可考虑脑室腹腔分流术。

此外，位于脑内重要区域的肿瘤，包括视神经胶质瘤、下丘脑区域肿瘤、弥漫性生长的脑干肿瘤，不适合全切除手术，只能进行活检诊断或部分切除术，另可接受放、化疗和脑脊液分流手术。

下丘脑毛细胞型星形细胞瘤和视神经胶质瘤多是良性肿瘤，导致下丘脑功能障碍和失明。对于这些肿瘤，必须认真进行影像学随访检查，如果肿瘤有进展，建议进行化疗。3 岁以内患儿应尽可能避免放射治疗，因为对发育的中枢神经系统极为有害，小儿颅内肿瘤首选切除手术，再选择化疗，3 岁以后可考虑放疗，可作局部治疗，也能行全脑、全脊髓放疗。

大量临床研究证实化疗在儿童颅内肿瘤治疗中具有非常重要作用和良好应用前景，虽然很多方案目前正处于探索中。相对成人来说，小儿颅内肿瘤患者对化疗耐受性更好、更有效，可以显著提高儿童幕上和幕下肿瘤的长期生存率。目前已有较多的成功化疗方案报道,化疗的最佳治疗效果仍有争议,与血脑屏障相关的多药耐药基因及靶向治疗也还在研究之中。

(翟 瑄)

小结

1. 儿童神经系统处于不断发育过程,相同表现在不同年龄有不同的意义,如生后即有觅食、吸吮、吞咽、拥抱、抓握等反射,有些反射应随年龄增长而消失,如拥抱反射 6 个月后应消失,如果这类反射不出现、表现不对称或应该消失的时候继续存在,均提示神经系统异常。神经系统辅助检查包括脑脊液、脑电图、肌电图、头颅影像学等多种检查手段。应根据具体病情需要,合理选择和应用。

2. 儿童神经系统疾病种类繁多,包括感染性疾病(细菌性脑膜炎、病毒性脑炎等),免疫炎症性疾病(急性炎症性脱髓鞘性多神经根神经病、重症肌无力、急性播散性脑脊髓炎、免疫性脑炎等),遗传性疾病(进行性假肥大性肌营养不良等),发育畸形(先天性神经管发育畸形、脑积水等),肿瘤(星形细胞瘤、颅咽管瘤、髓母细胞瘤、生殖细胞瘤、颅咽管瘤等)等。学习常见疾病的典型表现及诊治方法。

思考题

1. 脑脊液常规、生化指标的正常值和不同颅内感染时的改变?

2. 小婴儿细菌性脑膜炎的临床表现特点及常见并发症?

3. 热性惊厥的诊断及分型?

4. 急性炎症性脱髓鞘性多神经根神经病的诊断及鉴别诊断?

5. 脊髓拴系综合征的主要临床表现是什么?

6. 先天性脑积水的主要手术治疗方法有哪些?

第十七章
内分泌系统疾病

儿童内分泌功能障碍所致的常见疾病有生长迟缓、性分化和性发育异常、甲状腺疾病、肾上腺疾病和糖尿病等。任何引起内分泌激素、受体的结构和功能异常均可造成内分泌疾病。临床表现与受累激素的生理功能和调节机制密切相关。早期明确诊断和治疗往往可显著改善预后。

第一节 概 述

内分泌系统的主要功能是促进和协调人体生长、发育、性成熟和生殖等生命过程。内分泌系统与神经系统、免疫系统共同协调，稳定生物整体功能，使机体保持代谢稳定、对环境变化适应等功能，既维护生物自身的生存，又维系种族的延续。内分泌学是研究激素及其相关物质对生命活动进行联系和调控的生物医学。随着细胞生物学、生物化学、遗传学、免疫学等学科的飞速进展，有关内分泌学的研究已进入分子生物学的阶段，许多传统经典的内分泌学概念受到冲击，并使其不断扩展、丰富和提高，进一步促进了内分泌学的迅速发展。

（一）内分泌激素

内分泌细胞和神经递质细胞均能合成激素，并且通过弥散方式或囊泡释放。经典的内分泌（endocrine）概念是指内分泌腺体释放激素。内分泌激素是由一系列高度分化的内分泌细胞所合成和分泌的化学信使，进入血液后，在一定生理浓度下作用于靶细胞引起生物学效应，并对机体生理代谢活动起调节作用。在体内，多数内分泌细胞聚集形成经典的内分泌腺体，如垂体、甲状腺、甲状旁腺、胰岛、肾上腺和性腺等。

另外一些内分泌细胞则分散存在于某些脏器，如肾素 - 血管紧张素、促红细胞生成素、胃泌素、促胰液素等激素的分泌细胞和参与维生素 D 代谢的细胞等。也有些内分泌细胞广泛分布于全身组织中，如分泌前列腺素和各种生长因子（如胰岛素样生长因子、表皮生长因子、成纤维细胞生长因子、神经生长因子、血小板源性生长因子等）的细胞等。

现已知广义的激素既能以传统的内分泌方式起作用，也能直接弥散到邻近的细胞，以旁分泌（paracrine）的方式，或对分泌细胞自身发生效应的自分泌（autocrine）方式发挥作用。神经递质在神经末梢释放，细胞还能以神经分泌（neurocrine）和神经内分泌（neuroendocrine）等方式发挥作用。在正常生理状态时，各种激素凭借下丘脑 - 垂体 - 靶腺轴的各种反馈机制及其细胞间相互的调节作用而处于动平衡状态，促进细胞的增殖、分化和凋亡，促进器官的成熟和胚胎发育。

按化学结构，激素可分为 4 类：①蛋白质或多肽激素（如胰岛素、生长激素、促黄体生成素、胃泌素、神经生长因子等）。这类激素为非脂溶性，主要通过与特异性膜受体结合介导细胞内的信号转导途径。②固醇类激素（如孕酮、雌二醇、皮质类固醇、维生素 D 及其代谢产物等）。这类激素具有脂溶性，可穿过细胞膜与核受体结合发挥作用。③氨基酸衍生物(如 5- 羟色胺、褪黑素为色氨酸衍生物,多巴胺、肾上腺素、甲状腺素为酪氨酸衍生物)。④脂肪酸衍生物,主要是前列腺素,它的基本结构为含有 1 个环戊烷及 2 个脂肪侧链的二十碳脂肪酸。根据环戊烷上双键位置和取代基的不同可以分为多种类型。

（二）内分泌疾病的病因

人体生长发育与内分泌功能有着密切联系,从胚胎形成至青春发育期,整个机体均处于动态生长、发育、成熟的过程,机体内分泌系统参与维系该程序的自稳机制。儿童内分泌功能障碍所致的常见疾病有生长迟缓、性分化和性发育异常、甲状腺疾病、肾上腺疾病和糖尿病等。有些因遗传因素造成的内分泌疾病患儿在出生后即存在生化代谢紊乱和激素功能异常,如不及早诊断和治疗,常常严重影响其智能和体格发育,造成残疾或夭折。任何引起内分泌激素、受体的结构和功能异常均可造成临床内分泌疾病。主要病因有遗传与环境两大因素。

1. **遗传因素**　在儿科领域,由遗传病因所致的一些内分泌疾病主要是一些单基因遗传病。近年来随着分子遗传学的发展,越来越多的单基因突变所致的内分泌疾病被发现,使得内分泌疾病的病种不断增加,有些病因更加明确,包括一些肽类激素基因突变引起的激素功能降低、激素膜受体基因突变引起的功能丧失或功能获得、合成肾上腺糖皮质激素及盐皮质激素需要一系列酶系的基因突变导致的类固醇激素合成障碍等。

另外与组织胚胎发育有关的基因缺陷也可导致内分泌疾病,例如垂体发育早期起重要作用的 *Hesxl*、*Poulfl*、*Propl* 基因发生突变,可引起垂体发育不良,导致联合垂体激素缺乏症。在先天性甲状腺发育不良的患者中发现有 *TTF1*,*TTF2* 和 *PAX8* 基因的突变。目前,内分泌疾病的病因学研究已深入到细胞和分子水平,内分泌疾病在人类分子遗传学中占有重要地位。

2. **环境因素**　许多环境因素可引起内分泌疾病。如生态环境中缺乏碘可引起地方性甲状腺肿和先天性甲状腺功能减退症;经济发达社会的高热量饮食及活动减少使肥胖发病率迅速增高,胰岛素抵抗和糖尿病的发病率增高。当然,也有些疾病,例如 2 型糖尿病是由于遗传因素和环境因素共同作用而致病。

（三）内分泌疾病的发展

近百年来,内分泌学经历了不同的发展阶段,主要包括:

1. **经典的内分泌研究**　即腺体内分泌研究:如脑垂体、甲状腺、肾上腺等腺体功能及其分泌的激素。替代补充激素可纠正腺体功能低下综合征。

2. **组织内分泌研究**　20 世纪 60 年代后,放射免疫分析和免疫细胞化学鉴定及各种酶联免疫吸附法的应用,发现内分泌系统已不再限于传统的内分泌腺,还包括心脏、肺、肝、肾、胃肠、皮肤、脂肪组织及免疫细胞等。散布在某些器官或全身的内分泌细胞,在临床上也可引起内分泌综合征。下丘脑神经激素和神经递质的释放的发现研究,进一步证实了神经内分泌相互调节和制约的密切关系。这是非经典的组织内分泌学。

3. **分子内分泌研究**　近十余年来,在分子生物学发展的基础上应用重组 DNA 和单克隆等技术,对激素的基因表达和调控、激素的生物合成和释放、激素受体的结构和功能、激素和受体的结合及结合后细胞内反应等进行研究。内分泌系统、神经系统和免疫系统是机体重要的调节系统,三者关系密切。

（四）内分泌疾病的种类

内分泌疾病主要依据激素的情况进行分类,包括:

1. **激素缺乏**　是内分泌疾病的最常见类型,可导致内分泌功能减退。其中自身免疫性组织破坏所致激素缺乏者最多见,如慢性淋巴细胞性甲状腺炎和 1 型糖尿病。其次,内分泌腺发育缺陷也很常见,如甲状腺发育不良导致先天性甲状腺功能减退症。特异性基因缺陷可导致酶功能障碍,如先天性肾上腺皮质增生症。此外,内分泌组织受到感染、创伤、辐射和手术切除等,均可导致内分泌功能低下。

2. 激素抵抗　激素通过特异的细胞膜/核受体发挥作用,当受体基因突变时,表现出类似激素本身缺乏。如假性甲状旁腺功能减退症是由于甲状旁腺激素受体突变引起。

3. 激素过多　包括:

(1)外源性:如过多服用左甲状腺素片临床可致甲状腺功能亢进症。

(2)分泌过多:①自身免疫刺激,如 Graves 病是由于病理性的自身抗体刺激 TSH 受体所致;②肿瘤:如垂体腺瘤可使 ACTH 分泌过多,产生过多肾上腺皮质醇,形成库欣综合征;肾上腺皮质癌可分泌雄激素致女性男性化;③调节机制失常:如新生儿持续性高胰岛素血症性低血糖。

4. 激素受体的激活突变　相对少见,临床表现可类似于高分泌状态。如 McCune-Albright 综合征(MAS)是由于在胚胎发育早期 *Gsα* 基因发生突变(来自体细胞,而非生殖细胞),使腺苷酸环化酶在多个受累组织中被激活,临床最常见表现为非促性腺激素依赖的性早熟。

(五) 内分泌疾病的诊断和治疗

传统的内分泌疾病诊断主要依赖内分泌激素测定。近年来,各种精确的激素测定法被广泛应用于各种激素的测定,如酶联免疫吸附法、荧光免疫分析法和化学发光免疫法等,并建立了一系列具有临床诊断价值的动态试验(如激发试验或抑制试验等);B 超、CT、MRI、PET 等内分泌腺的影像学检查等,大大提高了内分泌疾病的临床诊断水平(尤其对内分泌腺定位诊断);临床分子诊断不断深入发展,使某些单基因疾病获得了可靠的诊断,不仅更新了儿科内分泌疾病的临床诊断,同时提出了新的理论和新的概念。

在治疗学方面,除了传统的甲状腺激素、糖皮质激素、盐皮质激素替代治疗外,重组人生长激素的问世不仅对生长激素缺乏引起的矮小症治疗取得了显著效果,并在非生长激素缺乏引起的矮小症方面也取得了一定疗效。用于糖尿病治疗的模拟进食后生理性快速胰岛素峰值的吸收特别迅速的胰岛素、模拟基础胰岛素分泌的吸收特别缓慢的胰岛素以及胰岛素泵的应用,提高了患者的生活质量。多种促性腺激素释放激素类似物(gonadotropin-releasing hormone analogue,GnRHa)的研发,可有效抑制垂体促性腺激素分泌,降低性激素分泌,使性早熟的治疗更加有效,更好地保障了患儿的生长发育。随着生物技术的不断改进,将会有更多高纯度激素、细胞因子、生长因子等制剂应用于临床。

(罗小平)

第二节　垂体性疾病

垂体是十分重要的内分泌器官,由腺垂体(垂体前叶)和神经垂体(垂体后叶)组成,其中腺垂体占 80%。腺垂体有 5 种功能细胞类型,主要合成和分泌 6 种激素:促肾上腺皮质激素(ACTH)、促甲状腺素(TSH)、生长激素(GH)、卵泡刺激素(FSH)和黄体生成素(LH)(二者合称为促性腺激素,GnH)以及催乳素(PRL)。以上激素对机体的生长发育、生殖、能量代谢和应激等多种生命现象起着重要的调节作用。

垂体性疾病是指原发于垂体的病变使相应的内分泌激素出现异常,从而导致出现相应的临床表现。临床上儿科腺垂体功能减退最多见的是生长激素缺乏症,神经垂体功能减退常见于垂体加压素(即抗利尿激素)分泌不足所致的中枢性尿崩症。而中枢性性早熟则是各种原因使垂体分泌 FSH 和 LH 提前。对于激素不足的疾病一般采用激素替代治疗,对于激素分泌过多的疾病采取激素拮抗剂或抑制剂治疗。

一、生长激素缺乏症

生长激素缺乏症(growth hormone deficiency,GHD)是由于腺垂体合成和分泌生长激素(growth hormone,GH)部分或完全缺乏,或由于GH分子结构异常等所致的生长发育障碍性疾病。患儿身高低于同年龄、同性别正常健康儿童平均身高的2个标准差(−2s)以上,或低于正常儿童生长曲线第3百分位数,符合矮身材(short stature)的标准。GHD是儿科临床常见的内分泌疾病之一,大多为散发性,少部分为家族性遗传。发生率为(20~25)/10万。

（一）病理生理

1. GH的基因　GH是由腺垂体嗜酸性粒细胞分泌的,由191个氨基酸组成,分子量22kDa,属非糖基化蛋白质激素,GH的半衰期为15~30min。人类GH基因定位于17q22-q24,由5个外显子和4个内含子组成。

2. GH分泌、作用和调节　在胎龄3个月内,垂体尚无GH分泌,其后血中GH水平逐步增高;至12周时,GH血浓度可达到60μg/L,30周时达130μg/L,以后GH血浓度逐渐下降,出生时为30μg/L,以后进一步下降。GH分泌一般呈脉冲式释放,2~3h出现一个峰值,在分泌低峰时常难以测到,夜间入睡后分泌量增高,并与睡眠深度有关,在Ⅲ或Ⅳ期睡眠相时达高峰。初生婴儿分泌节律尚未成熟,因此睡-醒周期中GH水平少有波动,分泌节律在生后2个月开始出现。儿童期每日GH分泌量超过成人,在青春发育期更明显。在血液循环中,约50%的GH与生长激素结合蛋白(growth hormone binding protein,GHBP)结合,以GH-GHBP复合物的形式存在。GH可直接作用于细胞发挥生物效应,但其大部分功能必须通过类胰岛素样生长因子(insulin-like growth factor,IGF)介导。IGF是一组具有促进生长作用的多肽,人体内有2种IGF,即IGF-1和IGF-2。IGF-1为肝对GH反应时产生的一种多肽,由70个氨基酸组成,基因定位于第12号染色体长臂,含有6个外显子。血中90%的IGF-1由肝合成,其余由成纤维细胞等细胞合成,IGF-1合成主要受GH的调节,亦与年龄、性别、营养状态等因素有关。IGF-1的生理作用主要为刺激软骨细胞增殖、分化和胶原的合成。肝合成的IGF-1在血中与类胰岛素样生长因子结合蛋白-3(insulin-like growth factor binding protein 3,IGFBP-3)结合,输送到外周组织发挥作用,软骨细胞、成纤维细胞、肌肉细胞、血管内皮细胞均存在IGF受体。IGF-1和IGFBP-3水平相对稳定,而且无明显脉冲式分泌和昼夜节律变化,能较好地反映内源性生长激素的分泌状态。血液循环中的GH和IGF-1可反馈性调节垂体GH的分泌,或间接作用于下丘脑,抑制促生长激素释放激素(growth hormone releasing hormone,GHRH)的分泌。

3. GH的生理作用　GH的生理作用非常广泛,既促进生长,也调节代谢。其主要作用是:①促进骨生长;②促进蛋白质合成和氨基酸的转运与摄取;③促进脂肪分解和游离脂肪酸的氧化生酮过程;④对糖代谢作用复杂,可促进肝糖原分解,减少外周组织对葡萄糖的利用,亦降低细胞对胰岛素的敏感性,升高血糖;⑤促进水、矿物质代谢;⑥促进脑功能效应,增强心肌功能,提高免疫功能等作用。

（二）病因和分类

根据下丘脑-GH-IGF轴功能缺陷,可分为原发性或继发性GHD,单纯性GHD或多种垂体激素缺乏。其主要病因如下:

1. 原发性

（1）下丘脑-垂体功能障碍:垂体发育异常,如垂体不发育、发育不良或空蝶鞍、视中隔发育异常等,均可引起生长激素合成和分泌障碍。由下丘脑功能缺陷所造成的生长激素缺乏症远较垂体功能不足导致者为多。其中因神经递质-神经激素功能途径的缺陷,导致GHRH分泌不足引起的身材矮小者称为生长激素神经分泌功能障碍(GHND),这类患儿的GH分泌功能在药物刺激试验中可能表现正常。

（2）遗传性生长激素缺乏(IGHD):生长激素功能相关基因缺陷,包括激素异常或受体异常,如GH基因缺陷、GH分子结构异常、GH受体缺陷以及IGF-1受体缺陷等。

2. **继发性** 多为器质性,常继发于下丘脑、垂体或颅内肿瘤、感染、细胞浸润以及放射性损伤和头颅创伤等。垂体的发育异常,如不发育、发育不良或空蝶鞍等均可引起生长激素合成和分泌障碍。

3. **暂时性** 长期的疾病、社会心理抑制以及原发性甲状腺功能减退等均可造成暂时性 GH 分泌功能低下,在外界不良因素消除或原发疾病控制后即可恢复正常。

(三) 临床表现

特发性生长激素缺乏症多见于男孩,男女比例为 3:1。主要表现有:

1. **生长障碍** 出生时身长、体重均正常;1 岁后出现生长速度减慢,身高落后比体重低下更为明显;随着年龄增长,生长发育缓慢程度也增加,身高年增长速率 <5cm,身高落后于同年龄、同性别正常健康儿童生长曲线第 3 百分位以下或低于平均数减 2 个标准差。患儿面容较实际年龄幼稚,皮下脂肪相对较多、脸圆胖、前额突出,下颌小,上下部量比例正常、匀称(图 17-1)。患儿牙齿萌出延迟,智力多正常。

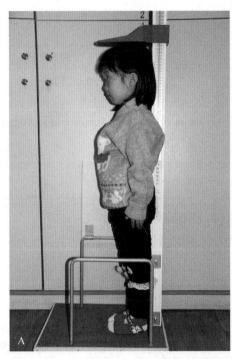
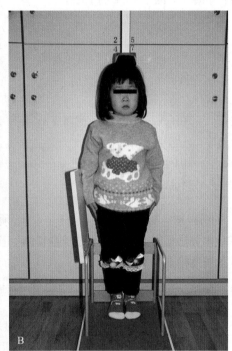

图 17-1 生长激素缺乏症患儿身高和外形特征
A. 10 岁女孩,身高 97cm;B. 面容幼稚,圆脸,前额突出,下颌小,上下部量比例正常、匀称。

2. **骨成熟发育延迟和青春期发育延迟** 骨骺发育情况可反映长骨的生长成熟程度,而通过骨龄(bone age,BA)测定即可了解骨骺发育。所谓骨龄就是指骨骼发育年龄,是人体成熟程度的良好指标。GHD 患儿的骨龄均延迟,一般均在 2 年或 2 年以上,但与其身高、年龄相仿,骨骺融合较晚。多数 GHD 患儿出现青春期发育延迟。

3. **代谢紊乱** 患儿可出现不同程度的糖、脂肪、蛋白质代谢紊乱,表现为:体力活动减少,运动能力下降、代谢率降低;血胆固醇、甘油三酯、低密度脂蛋白、载脂蛋白 B 等水平升高,高密度脂蛋白水平降低。

4. **可同时伴有一种或多种其他垂体激素缺乏的表现** 这类患儿除生长迟缓外,尚有其他伴随症状:①伴有促肾上腺皮质激素缺乏者容易发生低血糖;②伴促甲状腺激素缺乏者可有食欲缺乏、活动减少等甲状腺功能不足的表现;③伴有促性腺激素缺乏者性腺发育不全,出现小阴茎,至青春期仍无性器官和第二性征的发育。

5. **其他表现** 食欲低下、神经和精神功能紊乱、心血管疾病的发病率和死亡率明显升高、肾小球滤过率降低和肾血流量减少等;继发性 GHD 可发生于任何年龄,并伴有原发疾病的相应症状。

（四）辅助检查

1. 生长激素刺激试验　GH 呈脉冲式分泌,半衰期较短,随机取血检测 GH 临床意义较小,临床上多采用药物激发试验来动态观察垂体分泌 GH 变化,从而了解下丘脑 - 垂体合成和分泌 GH 的能力。常用生长激素刺激试验见表 17-1。通常采用至少 2 种作用途径不同的药物进行激发试验才能作为判断的结果。一般认为两种试验若 GH 峰值均 <5ng/ml,为完全性 GH 缺乏症;GH 峰值在 5~10ng/ml 为部分性 GH 缺乏;GH 峰值 ≥ 10ng/ml 为反应正常。对于年龄较小的儿童,尤其空腹时有低血糖症状者应用胰岛素时应注意监护,因可能引起低血糖惊厥等严重不良反应。

2. 血清 IGF-1、IGFBP-3 测定　血液循环中 IGF-1 大多与 IGFBP-3 结合,呈非脉冲性分泌和较少日夜波动,故血中浓度稳定,并与 GH 水平呈一致关系,是检测下丘脑 -GH-IGF 生长轴功能的指标。但 IGF-1 和 IGFBP-3 浓度受多种因素影响,如性别、年龄、营养状态以及性发育的程度等,故必须建立不同性别和年龄儿童的正常参考值范围。

表 17-1　生长激素刺激试验

试验药物	方法	采血时间
胰岛素	0.05~0.1U/kg,静脉注射	0min、15min、30min、60min、90min 测血糖、GH
精氨酸	0.5g/kg,用注射用水配制成 5%~10% 溶液,30min 静脉注射完	0min、30min、60min、90min、120min 测 GH
可乐定	0.004mg/kg,1 次口服	同上
左旋多巴	10mg/kg,1 次口服	同上

此外,如需区别病变部位是下丘脑还是垂体,须进行 GHRH 刺激试验。

3. 其他内分泌检查　生长激素缺乏症诊断一旦确立,应检查下丘脑 - 垂体轴的其他内分泌功能。

4. 其他辅助检查

（1）X 线检查:常用左手腕、掌、指骨正位片评定骨龄。生长激素缺乏症患儿的骨龄常落后于实际年龄 2 岁或 2 岁以上。

（2）下丘脑 - 垂体磁共振显像（MRI）:MRI 可显示蝶鞍容积大小,腺垂体、神经垂体大小,可诊断垂体不发育,发育不良,空蝶鞍、视中隔发育不良等,并且可发现颅咽管瘤、神经纤维瘤、错构瘤等肿瘤。

（3）染色体检查:对矮身材患儿具有体态发育异常者均应行染色体核型分析,尤其对女性矮小伴青春期发育延迟者应常规作染色体检查,以排除染色体病,如 Turner 综合征等。

（五）诊断与鉴别诊断

符合生长激素缺乏症的临床表现,两种药物激发试验结果均提示 GH 峰值 <10μg/L,且排除其他影响生长的疾病时可以诊断。

引起生长落后的原因很多,需与生长激素缺乏症鉴别的有:

1. 家族性矮身材（familiar short stature,FSS）　父母为矮身材,小儿身高常在第 3 百分位数左右,但其身高年增长率 >5cm,面容无特殊,体态大多匀称,骨龄与年龄相当,智能和性发育正常。

2. 体质性生长和青春期延迟（constitutional delay of growth and puberty,CDGP）　多见于男孩,青春期前生长缓慢,骨龄也相应落后,但身高与骨龄一致,青春期开始发育的时间比正常儿童迟 3~5 年,青春期发育后其终身高正常。父母一方往往有青春期发育延迟的病史。

3. 特发性矮身材（idiopathic short stature,ISS）　病因不明,出生时身长和体重正常;一般年生长速率 <5cm;两种药物激发试验结果均提示 GH 峰值 >10μg/L,IGF-1 浓度正常;骨龄正常或延迟。无明显的器质性疾病,无严重的心理和情感障碍。

4. 先天性卵巢发育不全综合征(Turner 综合征) 女孩身材矮小时应注意与此病鉴别。本病的临床特点为：身材矮小，性腺发育不良以及具有特殊的躯体特征如短颈、颈蹼、肘外翻、后发际线低、双乳间距宽以及多痣等。典型的 Turner 综合征与生长激素缺乏症不难鉴别，但嵌合型或等臂染色体所致者因症状不典型，须进行染色体核型分析来鉴别。

5. 先天性甲状腺功能减退症 该病除有生长发育落后、骨龄明显落后外，还有特殊面容、智能低下以及基础代谢率低的临床表现，且甲状腺功能检测时可发现 TSH 升高、T_4 减低。

6. 骨骼发育障碍 各种骨、软骨发育不全等，除身材矮小外，均有特殊的面容和体态，骨骼 X 线检查可发现骨、软骨发育异常。

7. 其他内分泌代谢性疾病引起的生长落后 如先天性肾上腺皮质增生症、性早熟、皮质醇增多症、黏多糖病、糖原贮积症等，均有其特殊的临床表现，易于鉴别。

（六）治疗

1. 生长激素 基因重组人生长激素(rhGH)替代治疗已被广泛应用。推荐剂量为 0.1~0.15U/(kg·d)，每晚睡前皮下注射 1 次，或每周总量分 6~7 次注射方案，最大量不宜超过 0.2U/(kg·d)。治疗的目的是尽可能使患者的终身高达到正常范围。

在治疗过程中，应定期监测治疗的有效性和安全性。每 3~6 个月监测甲状腺功能、空腹血糖及胰岛素、IGF-1 和 IGFBP-3 水平，其中血清 IGF-1 和 IGFBP-3 水平监测可作为 rhGH 疗效和安全性评估的指标。每年监测肝、肾功能，肾上腺皮质功能，糖化血红蛋白和骨龄。

2. 其他治疗 对同时伴有性腺轴功能障碍的患儿，待骨龄达 12 岁时开始用性激素治疗。

二、中枢性尿崩症

尿崩症(diabetes insipidus, DI)是一种由于精氨酸加压素(arginine vasopressin, AVP)(又名抗利尿激素, antidiuretic hormone, ADH)的合成、分泌或释放不足，或是肾对 AVP 的反应缺陷所致疾病。患儿完全或部分丧失尿液浓缩功能，以多饮、多尿、尿比重低为特点的临床综合征。

（一）病因

根据病变发生部位，可将尿崩症分为两种类型：中枢性尿崩症(central diabetes insipidus, CDI)和肾性尿崩症(nephrogenic diabetes insipidus, NDI)。其中以中枢性尿崩症较多见。

1. 中枢性尿崩症的病因

(1)特发性：因下丘脑视上核或室旁核神经元发育不完全或退行性病变所致，多数为散发，部分患儿与自身免疫有关。

(2)继发性(器质性)：任何侵犯下丘脑、垂体柄或神经垂体的病变均可引起尿崩症，如下丘脑神经垂体束区炎症、肿瘤、外伤、手术、肿瘤细胞浸润、自身免疫性伤害或脑血管等病变等。

(3)遗传性：比较少见，因 *AVP* 基因突变和 / 或编码运载蛋白 II 的基因突变所致，为常染色体显性或隐性遗传。如同时伴有糖尿病、视神经萎缩和耳聋者，即为 DIDMOAD 综合征，是由于 4p16 的 *wfs1* 基因多个核苷酸变异所致。

2. 肾性尿崩症的病因

(1)继发性：较常见，继发于多种造成肾损伤的病因，如原发性肾脏疾病、代谢紊乱、药物中毒等。

(2)遗传性：主要见于 AVP 的 V2 受体基因突变、水通道蛋白 2 基因突变等。

（二）病理生理

由下丘脑视上核与室旁核内神经元细胞合成的 AVP 以神经分泌颗粒的形式沿轴突向下移行，储存至神经垂体并释放入血液循环，通过肾小管膜和集合管的 V2 受体对肾脏发挥作用。其主要生理功能是增加肾远曲小管和集合管上皮细胞对水的通透性，促进水的重吸收，使尿量减少，保留水分，使血浆渗透压相对稳定而维持于正常范围。AVP 的分泌主要受细胞外液的渗透压和血容量变化影响，位于下丘脑视上核和渴觉中枢附近的渗透压感受器同时控制着 AVP 的分泌和饮水行为。

正常人在脱水时,血浆渗透压升高,血容量下降,前者刺激位于视上核的渗透压感受器,使 AVP 分泌增加,尿量减少,后者则引起下丘脑渴感中枢兴奋,饮水量增加,使血浆渗透压恢复到正常状态。反之,体内水分过多时,血浆渗透压下降,血容量增加,AVP 的分泌和口渴中枢的兴奋性均受到抑制,尿量增多,饮水停止,血浆渗透压恢复到正常。尿崩症者,由于 AVP 的合成、分泌或释放不足,和 / 或肾小管对 AVP 不反应,水分不能再吸收,因而大量排尿,尿比重下降;口渴,兴奋口渴中枢,大量饮水,使血浆渗透压基本上能保持在正常渗透压的高限。

（三）临床表现

本病自生后数个月到少年时期任何年龄均可发病,多见于儿童期,年长儿多突然起病,也可渐进性。男孩多于女孩。

临床上以烦渴、多饮、多尿为主要症状。饮水多,可 >3 000ml/m²,喜液体饮食;尿量多,尿比重低,每日尿量可达 4~10L,甚至更多,尿比重 <1.005 且固定;夜尿增多,可出现遗尿。婴幼儿烦渴时哭吵不安,不肯吃奶,饮水后安静。由于喂水不足可发生便秘、低热、脱水甚至休克,严重脱水可至脑损伤及智能缺陷。儿童由于烦渴、多饮、多尿可影响学习和睡眠,出现少汗、精神不振、食欲降低、体重不增和生长缓慢等症状。如饮水充分,可无明显体征。

其他表现,如颅内肿瘤引起继发性尿崩症,除尿崩症外可有颅内压增高表现,如头痛、呕吐、视力障碍等。生殖细胞瘤和松果体瘤是最常见的导致尿崩症的脑瘤,患儿同时可表现为性早熟、眼球活动障碍、共济失调等;脑中线发育不良的患儿除表现尿崩症外,可以表现渴感消失。肾性尿崩症多为男性,有家族史,发病年龄较早。尿崩症患儿当伴有眼球突出时,伴或不伴有皮疹如汗疹、黑痂丘疹及出血性皮疹者,应及时做皮疹液涂片查找组织细胞或做病理检查,并注意颅骨、肋骨有无病变,以排除郎格汉斯细胞组织细胞增生症的可能。

（四）辅助检查

1. **尿液检查**　尿量多,尿量可达 4~10L/d;尿色清淡无气味、尿比重 <1.005,尿渗透压 <200mOsm/kg,而尿蛋白、尿糖及其他均为阴性。

2. **血生化检查**　血钠正常或稍高,血浆渗透压多正常或偏高。无条件查血浆渗透压者可用公式计算:血浆渗透压 =2 ×（血钠 + 血钾）+ 血糖 + 血尿素氮。如有肾脏受累,可有不同程度的肾功能异常。

3. **尿崩症特殊试验检查**

（1）禁水试验:旨在观察患儿细胞外液渗透压增高时浓缩尿液的功能,用于鉴定尿崩症和精神性烦渴。患儿自试验前一天晚上 7~8 时开始禁食,直至试验结束。试验当日早晨 8 时开始禁饮,试验前先排空膀胱,测体重、测血钠和血浆渗透压,然后每小时排尿 1 次,测尿量、尿比重(或尿渗透压)和体重,直至相邻 2 次尿渗透压之差连续 2 次 <30mOsm/kg,或体重下降达 5%,或尿渗透压 ≥ 800mOsm/kg,即再次采血测血钠和血浆渗透压,停止禁水试验。试验过程中必须严密观察,如患儿烦渴加重并出现严重脱水症状,需终止试验并予饮水;或体重已较原来下降 5% 或血压明显下降,立即停止试验。

结果:正常儿童禁饮后不出现脱水症状,每小时尿量逐渐减少,尿比重逐渐上升,尿渗透压可 >800mOsm/kg,而血钠、血浆渗透压均正常。尿崩症患者持续排出低比重尿,血清钠和血渗透压分别上升超过 145mmol/L 和 295mOsm/kg,体重下降 3%~5%。

（2）加压素试验:禁水试验结束后,皮下注射垂体后叶素 5U(或 AVP 0.1U/kg),此后 2h 内多次留尿测定尿渗透压。如尿渗透压上升峰值超过给药前的 50%,则为完全性中枢性尿崩症;在 9%~50% 者为部分性尿崩症;肾性尿崩症 <9%。

（3）血浆 AVP 测定:血浆 AVP 水平对于中枢性尿崩症的诊断意义不大,但血浆 AVP 结合禁水试验有助于部分性中枢性尿崩症和肾性尿崩症的鉴别诊断。中枢性尿崩症患者血浆 AVP 低于正常;肾性尿崩症患者血浆 AVP 基础状态可测出,禁水后明显升高而尿液不能浓缩;精神性烦渴者 AVP 分泌功能正常,但对病程久、病情重者可由于长期低渗状态,而使 AVP 分泌受到抑制。

4. **影像学检查**　下丘脑及垂体 MRI 可排除颅内肿瘤及其他病变;头颅、长骨及胸部 X 线片可排除朗格汉斯细胞组织细胞增生症;肾超声可排除肾脏疾病。

(五) 诊断与鉴别诊断

尿崩症的诊断可依据临床烦渴、多饮、多尿,以及血、尿渗透压测定,禁水和加压素试验及血浆 AVP 测定来进行,并可以根据相关血液和影像学检查明确病因。临床需与其他具有多尿症状的疾病相鉴别:

1. **高渗性利尿**　如糖尿病、肾小管酸中毒等,根据血糖、尿比重、尿渗透压、尿 pH 及其他临床表现即可鉴别。

2. **精神性烦渴**　又称精神性多饮,常有精神因素存在,因某些原因引起多饮后导致多尿,多为渐进起病,多饮、多尿症状逐渐加重,但夜间饮水较少,且有时症状出现缓解。患儿血清钠和渗透压均处于正常低限,由于患儿分泌 AVP 能力正常,因此,禁水试验较加压素试验更能使其尿渗透压增高。

3. **高钙血症**　见于维生素 D 中毒、甲状旁腺功能亢进症等。

4. **低钾血症**　见于原发性醛固酮增多症、慢性腹泻、Bartter 综合征等。

(六) 治疗

1. **病因治疗**　对有原发病的患儿必须针对病因进行治疗。肿瘤可手术切除。特发性中枢性尿崩症应检查有无垂体其他激素缺乏情况。渴感正常的患儿应充分饮水,但若有脱水、高钠血症时应缓慢给水,以免引起脑水肿。

2. **药物治疗**

(1)醋酸去氨加压素(弥凝片):目前治疗中枢性尿崩症的首选药物。每次 50~100μg,每晚服 1 次或每日 2 次,有效后即改为维持量,以保证睡眠和学习,药物作用维持时间长短与剂量成正比。其他还有滴剂、喷雾剂等剂型。该药副作用很小,主要表现为头痛、恶心、上腹痛等,减量后可消失。

(2)鞣酸加压素(长效尿崩停):为肌内注射剂,剂量由 0.1~0.2ml 开始,药效能维持 3~7d,须待多饮多尿症状出现时再给药,并根据疗效调整剂量。用药期间应注意控制患儿饮水量,以免发生水中毒。

(3)噻嗪类利尿药:一般用氢氯噻嗪,每日用量为 3~4mg/kg,分 3 次服用。服药过程中应限钠补钾,适用于轻型或部分性尿崩症及肾性尿崩症,长期使用可能会损害肾小管浓缩功能。

(4)阿米洛利(amiloride):可抑制远端肾小管和集合管皮质段对钠的重吸收。与氢氯噻嗪联用可用于治疗肾性尿崩症。

三、中枢性性早熟

性早熟(precocious puberty)是指女孩在 8 岁、男孩在 9 岁以前呈现第二性征。近年研究显示世界范围内儿童青春发育时间有提前趋势,但我国目前仍沿用以往的标准。性早熟按下丘脑 - 垂体 - 性腺轴功能是否提前启动,分为中枢性性早熟(central precocious puberty,CPP)和外周性性早熟(peripheral precocious puberty,PPP)。本节主要介绍中枢性性早熟,其是由于下丘脑 - 垂体 - 性腺轴功能提前启动所致,促性腺激素释放激素(gonadotropin-releasing hormone,GnRH)脉冲分泌增强,患儿提前出现第二性征的发育,并伴有卵巢或睾丸的发育。CPP 亦称为完全性或真性性早熟。

(一) 下丘脑 - 垂体 - 性腺轴功能

人体正常生殖系统的发育和功能维持受下丘脑 - 垂体 - 性腺轴的控制。下丘脑以脉冲形式分泌 GnRH,刺激腺垂体分泌促性腺激素(gonadotropin hormone,Gn),即黄体生成素(luteinizing hormone,LH)和卵泡刺激素(follicle stimulating hormone,FSH),促进卵巢或睾丸发育并分泌雌二醇和睾酮。下丘脑的这种脉冲分泌在新生儿期即已存在,从婴儿期至青春前期阶段,中枢神经系统内在的抑制机制和性激素的负反馈作用使下丘脑 - 垂体 - 性腺轴保持抑制状态,接近青春期时,中枢神经系统对下丘脑分泌的抑制作用祛除,下丘脑对性激素负反馈的敏感阈逐步上调,即低水平的性激素不足以发挥抑制作用,从而使下丘脑 GnRH 冲动源激活。GnRH 的分泌脉冲数和分泌峰值在睡眠时逐渐增加,LH 和 FSH 的分泌脉冲峰也随之在晚间增高,特别是 LH 分泌量的上升高于 FSH,这种现象逐渐扩展为全日持续,使性腺和性器官得以进一步发育,青春期于是开始。

(二) 正常青春期发育

青春发育期是指青春发育开始直至具有生育能力的性成熟序贯过程。青春期开始的年龄取决于下丘脑 - 垂体 - 性腺轴功能启动的迟早,通常女孩在 10~12 岁时开始,男孩则在 12~14 岁时开始,较女孩迟 2 年。一般女孩青春发育首先表现为乳房发育,继而阴毛和外生殖器发育,出现月经来潮及腋毛发育。女孩从乳房增大到月经初潮平均历时 1.5-6 年,平均 4 年。在乳房开始发育 1 年后,可出现生长加速。而初潮是开始性成熟的标志,并意味着身高快速增长期的结束。男孩青春发育首先表现为睾丸容积增大(睾丸容积超过 3ml 时即标志青春期开始,达到 6ml 以上时即可有遗精现象),继之阴茎增长增粗、出现阴毛和腋毛及声音低沉、胡须生长等,整个过程需 5 年以上。在第二性征出现时,小儿身高和体重增长加速。

正常青春发育进程可分为 5 期(Tanner 分期法):Ⅰ期是青春发育前期,Ⅱ、Ⅲ和Ⅳ期分别为青春发育早期、中期和晚期,Ⅴ期则是成人期。性发育过程的分期见表 17-2。

表 17-2　性发育过程的分期(Tanner 分期法)

分期	乳房(B)	睾丸及阴茎(G)	阴毛(P)	其他
Ⅰ	幼儿型	幼儿型,睾丸直径 <2.5cm(容积 1~3ml)	无	
Ⅱ	出现硬节,乳头及乳晕稍增大	双睾和阴囊增大;睾丸直径 >2.5cm(容积 4~8ml);阴囊皮肤变红、薄、起皱纹;阴茎稍增大	少许稀疏直毛,色浅;女孩限阴唇处,男孩限阴茎根部	生长增速
Ⅲ	乳房和乳晕更增大,乳房侧面观呈半圆状	双睾和阴囊继续增大;睾丸长径约 3.5cm(容积 10~15ml);阴茎开始增长	毛色变深、变粗,见于耻骨联合上	生长速率渐达高峰;女孩出现腋毛,男孩渐见胡须、痤疮、声音变调
Ⅳ	乳晕、乳头增大,侧面观突起于乳房半圆上	阴囊皮肤色泽变深;阴茎增长、增粗,龟头发育;睾丸长径约 4cm(容积 15~20ml)	如同成人,但分布面积较小	生长速率开始下降;女孩见初潮
Ⅴ	成人型	成人型,睾丸长径 >4cm(容积 >20ml)	成人型	

(三) 病因和分类

CPP 主要包括继发于中枢神经系统各种器质性病变和特发性性早熟两大类。CPP 性发育的过程和正常青春期发育的顺序一致,只是年龄提前。

1. **特发性性早熟(idiophathic precious puberty)** 指经检查未发现患儿提前启动青春发育器质性病因的性早熟,是由于下丘脑对性激素负反馈的敏感性下降,使促性腺激素释放激素过早分泌所致。此类型以女孩居多(占女孩 CPP 的 80%~90%),亦是 CPP 中最常见的病因。

2. **继发性性早熟** 以男孩居多,约占男孩性早熟的 60%。继发性性早熟则存在器质性病变,包括中枢神经系统肿瘤如下丘脑错构瘤,获得性损伤如外伤、放疗或化疗,以及中枢神经系统感染等。少数未经治疗的严重原发性甲状腺功能减退症以及肾上腺皮质增生症患者也可出现中枢性性早熟。

(四) 临床表现

一般中枢性性早熟的临床特征是提前出现的性征发育与正常青春期发育顺序相似,但临床变异较大,症状发展快慢不一,有些可在性发育至一定程度后停顿一段时间再发育,亦有的症状消失后再发育。

女孩首先表现为乳房发育,乳头、乳晕增大,大、小阴唇增大,色素沉着,阴道出现白色分泌物;子宫、卵巢增大,可有成熟性排卵和月经。

男孩首先表现为睾丸增大,容积≥4ml,阴囊皮肤皱褶增加,色素加深,阴茎增长增粗;阴毛、腋毛、胡须生长;声音变低沉;精子生成;肌肉容量增加,皮下脂肪减少。

此外,由于过早发育引起患儿生长加速,早期患儿身高较同龄儿童高,但同时患儿骨成熟加速,骨龄提前,骨骺融合过早,成年后身高反而较矮小。

颅内肿瘤所致者在病程早期常仅呈性早熟表现,后期始见颅内压增高、头痛、呕吐、视野缺损等神经系统症状和体征,需加以警惕。

（五）实验室检查

1. 促性腺激素释放激素(GnRH)刺激试验　亦称 LHRH 刺激试验。其原理是通过外源性的 GnRH 刺激垂体分泌 LH 和 FSH,从而评价垂体促性腺激素细胞储备功能。本试验对性腺轴功能已启动而促性腺激素基础值不升高者是重要的诊断手段,对鉴别中枢性与外周性性早熟具有重要意义。一般采用静脉内注射 GnRH,按 2.5μg/kg(最大剂量 100μg),于注射前(基础值)和注射后 30min、60min、90min 及 120min 时采血检测血清 LH 和 FSH。当 LH 峰值 >12.0U/L(女)或 >25U/L(男)(放免法),用免疫化学发光法(ICMA)测定时,LH 峰值 > 5.0U/L 或 LH 峰值 /FSH 峰值 >0.6~1.0,可认为其性腺轴功能已经启动。

2. 骨龄测定　骨龄超过实际年龄 1 岁以上可视为提前。性早熟患儿一般骨龄超过实际年龄。

3. B 超检查　子宫、卵巢及睾丸 B 超可观察子宫和卵巢大小、卵巢内卵泡数目和大小、卵巢有无囊肿及肿瘤、睾丸有无肿瘤。若盆腔 B 超显示卵巢内可见多个直径 ≥ 4mm 的卵泡,则提示青春期发育;若发现单个直径 >9mm 的卵泡,则多为囊肿;若卵巢不大而子宫长度 >3.5cm 并见内膜增厚,则多为外源性雌激素作用。

4. 头颅 MRI 检查　对年龄 <6 岁的中枢性性早熟女孩和所有男性性早熟患儿均应作头颅 MRI 检查,以排除颅内占位性病变。

5. 其他检查　根据患儿的临床表现可进一步选择其他检查,如怀疑甲状腺功能减退可测定 T_3、T_4、TSH;性腺肿瘤患儿睾酮和雌二醇浓度增高;先天性肾上腺皮质增生症患儿血 17- 羟孕酮(17-OHP)和尿 17- 酮类固醇(17-KS)明显增高。

（六）诊断与鉴别诊断

中枢性性早熟的诊断包括 3 个步骤,首先要确定是否为性早熟;其次是判断性早熟为中枢性或外周性;第三是寻找病因。特发性性早熟的诊断过程主要是排除其他原因所致的性早熟,特别是与中枢神经系统、肾上腺、性腺、肝的肿瘤鉴别。女孩特发性中枢性性早熟需要与以下疾病鉴别:

1. 单纯乳房过早发育(premature thelarche)　是女孩不完全性性早熟的特殊表现。起病年龄小,常 <2 岁,乳腺仅轻度发育,常呈现周期性变化。不伴生长加速和骨龄提前,不伴阴道出血。血清雌二醇和 FSH 的基础值常有轻度增高,GnRH 兴奋试验中 FSH 峰值增高,但 LH 升高不明显(多数 <5U/L),且 FSH/LH>1。由于本病部分患者可逐步演变为真性性早熟,故应重视随访。

2. 外周性性早熟　亦称假性性早熟。多见于误服含雌激素的药物、食物或接触含雌激素的化妆品以及肾上腺皮质增生症、肾上腺肿瘤以及生殖细胞肿瘤等。其为非受控于下丘脑 - 垂体 - 性腺轴的性早熟,有第二性征发育和性激素水平升高,但 GnRH 激发试验提示下丘脑 - 垂体 - 性腺轴未启动,无性腺发育。女孩常有不规则阴道流血,且与乳房发育不相称,乳头、乳晕着色加深。男性多表现为第二性征发育,但睾丸容积仍与年龄相称。

3. McCune-Albright 综合征　本症是由于 G 蛋白 α- 亚基基因突变,刺激 cAMP 分泌增加,激活多种内分泌激素受体,如 FSH、LH 受体等引起的性早熟。多见于女性,患儿除性早熟征象外,尚伴有皮肤咖啡色素斑和骨纤维发育不良,偶见卵巢囊肿。少数患儿可能同时伴有甲状腺功能亢进或库欣综合征。其发育过程与特发性性早熟不同,常先有阴道流血而后才有乳房发育等其他性征的出现。GnRH 刺激试验呈外周性性早熟。

4. 原发性甲状腺功能减退伴性早熟 仅见于少数未经治疗的原发性甲状腺功能减退症。多见于女孩,发病机制可能与下丘脑 - 垂体 - 性腺轴调节紊乱有关。由于分泌 TSH 的细胞与分泌催乳素、LH、FSH 的细胞具有同源性,甲状腺功能减退时,下丘脑分泌 TRH 增加,TRH 不仅促进垂体分泌 TSH 增多,还同时促进催乳素、LH、FSH 的分泌。临床除甲状腺功能减退的症状外,可同时出现性早熟的表现,如女孩出现乳房增大、泌乳和阴道流血等。由于患儿肾上腺轴不受影响,故不出现或极少出现阴毛和腋毛发育。给予甲状腺素替代治疗,甲状腺功能减退症状缓解或控制后,性早熟症状也随即消失。

(七) 治疗

本病治疗应依据病因而定。中枢性性早熟的治疗目的是:①控制或减缓性发育,特别是阻止女孩过早月经来潮;②抑制性激素引起的骨成熟,防止骨骺早闭而致成人期矮身材;③预防与性早熟可能相关的社会心理问题。

1. 病因治疗 主要为器质性因素引起的中枢性性早熟,肿瘤引起者应手术切除或进行化疗、放疗;甲状腺功能减退者给予甲状腺激素补充治疗;先天性肾上腺皮质增生症者采用肾上腺皮质激素制剂治疗。

2. 药物治疗

(1)促性腺激素释放激素类似物(GnRHa):是目前治疗中枢性性早熟的主要药物。天然的 GnRH 为 10 肽,目前常用的 GnRHa 都是将分子中第 6 个氨基酸,即甘氨酸置换成 D- 色氨酸、D- 丝氨酸、D- 组氨酸或 D- 亮氨酸而成的长效合成激素,目前常用的缓释剂主要有曲普瑞林和亮丙瑞林,前者为第 6 个氨基酸被 D- 色氨酸替代,后者则被 D- 亮氨酸替代。其作用机制为:与腺垂体促性腺细胞的 GnRH 受体结合,开始可短暂促进 LH、FSH 一过性释放增多,继而使垂体靶细胞相应受体发生下降调节,抑制垂体 - 性腺轴,使 LH、FSH 和性腺激素分泌减少,从而控制性发育,延迟骨骼成熟,最终改善成人期身高。

推荐剂量:每次 80~100μg/kg,或通常应用每次 3.75mg,每 4 周肌内或皮下注射(根据不同剂型)1 次。维持剂量应当个体化,根据性腺轴功能抑制情况而定(包括性征、性激素水平和骨龄进展)。对按照以上处理性腺轴功能抑制仍差者可酌情缩短注射间歇时间或增量,但需谨慎。目前建议 GnRHa 应用至患儿骨龄达 12 岁(女)~13 岁(男)。治疗后 LH、FSH 的分泌下降,E2 水平相应下降,性征退缩甚至恢复到青春期前水平,骨骼发育减慢,不良反应较少见。

(2)基因重组人生长激素:近年对开始 GnRHa 治疗较晚或其预测成年期身高显著低于其遗传靶身高者,或在应用 GnRHa 后生长速率明显减慢者,可考虑同时应用重组人生长激素以改善终身高,但效果尚需大样本临床验证。

(罗小平)

第三节 甲状腺疾病

甲状腺疾病是儿科内分泌系统的常见病,和其他内分泌疾病一样,除具有与成人甲状腺疾病相同之处外,还涉及生长发育异常,因此是儿科内分泌疾病中需要重点关注的。随着新生儿筛查的不断普及,使先天性甲状腺功能减退症获得早期诊断和治疗的机会。这不仅极大改善了本病的预后,同时也加深了我们对胎儿和新生儿甲状腺功能的认识。随着分子生物学技术的进展,也开拓了对先天性甲状腺激素代谢异常病因学的新认知。本节重点讨论先天性甲状腺功能减退症。

先天性甲状腺功能减退症

先天性甲状腺功能减退症(congenital hypothyroidism,CH)简称先天性甲减,是因为原发或继发性因素引起的甲状腺发育障碍、激素合成障碍、分泌减少、甲状腺素受体缺陷等因素,引起患儿生长迟缓、智能发育迟滞和全身器官代谢低下的一种疾病,是儿科最常见的内分泌疾病之一。随着新生儿期筛查本病技术的广泛推广,患儿可以获得早期甲状腺素替代治疗,显著改善了先天性甲状腺功能减退症患儿的智能和体格发育。

(一)病理生理

1. 甲状腺素的合成和分泌　分以下几个步骤:

(1)碘在甲状腺的浓集:食物中的碘经肠道吸收后以无机碘化物形式进入血液,通过甲状腺上皮细胞膜上碘泵浓集,进入细胞内,此时的碘化物是无机碘。

(2)碘化物的氧化及酪氨酸的碘化:在过氧化酶的作用下,碘化物氧化成活性碘,并与酪氨酸结合成单碘酪氨酸(MIT)及二碘酪氨酸(DIT)。

(3)碘酪氨酸的偶联:2 分子 DIT 缩合成 1 分子 T_4,MIT、DIT 各 1 分子缩合成 1 分子 T_3。T_4 与 T_3 均是甲状腺激素。T_3 的活性比 T_4 强 3~4 倍,机体所需的 T_3 约 80% 是 T_4 经周围组织 5'-脱碘酶的作用转化而来。

(4)甲状腺激素的分泌:酪氨酸的碘化及 T_3、T_4 的合成,均是在由甲状腺滤泡上皮细胞合成的甲状腺球蛋白(TG)分子上进行的,经溶酶体的蛋白水解酶作用,释放出 T_3、T_4 和 TG,透过滤泡细胞膜和血管壁进入血液,发挥生理效应。

2. 甲状腺素的调节　甲状腺的功能受下丘脑分泌的促甲状腺素释放激素(thyrotropin releasing hormone,TRH),腺垂体分泌的促甲状腺素(thyroid stimulating hormone,TSH)和血中 T_3、T_4 浓度的调节,三者组成一个反馈系统。下丘脑的神经分泌细胞产生 TRH 释放到垂体门脉系中,兴奋腺垂体产生 TSH,TSH 再兴奋甲状腺分泌 T_3、T_4。血中游离 T_3、T_4 过高时,抑制 TSH 的分泌,过低时 TSH 分泌增多,从而兴奋甲状腺的分泌。上述反馈系统使血中 T_4、T_3 保持动态平衡,以保证机体的正常物质代谢和生理活动。

3. 甲状腺激素的生理作用

(1)产热作用:甲状腺素能刺激物质氧化、使氧化磷酸化作用加强,促进新陈代谢。

(2)对糖、蛋白质和脂肪代谢的作用:甲状腺素能促进小肠吸收葡萄糖和半乳糖,并使脂肪组织和肌肉组织摄取葡萄糖的速度增加,还可加强儿茶酚胺和胰岛素对糖代谢的作用。生理剂量的甲状腺素使蛋白质和核酸合成增加,氮的排泄减少,若给予大剂量甲状腺素则抑制蛋白质的合成,血浆、肝、肌肉中游离的氨基酸浓度增高。甲状腺素可以增强脂肪组织对儿茶酚胺、胰高血糖素的敏感性,这些激素的作用都是通过腺苷酸环化酶系统活化细胞内的脂肪酶,促使脂肪水解。

(3)水盐代谢:甲状腺素具有利尿作用,甲状腺功能减退时细胞间液增多,并聚积大量白蛋白与黏蛋白,称为黏液性水肿。

(4)对生长发育的作用:甲状腺素促进细胞组织的生长发育和成熟;促进钙、磷在骨质中的合成代谢和骨、软骨的生长。

(5)促进大脑发育:在脑细胞增殖、分化期,甲状腺激素必不可少,尤其是妊娠后半期与生后第一年期间更为重要,甲状腺素合成不足会严重影响脑发育,且不可逆转。

(6)对消化系统的影响:甲状腺素分泌过多时,食欲亢进、肠蠕动增加,大便次数增多,但性状正常。分泌不足时,常有食欲缺乏、腹胀、便秘等。

（二）病因和分类

按病变涉及的位置可分为①原发性甲状腺功能减退症，是由于甲状腺本身疾病所致。②继发性甲状腺功能减退症，其病变位于垂体或下丘脑，又称为中枢性甲状腺功能减退症，多数与其他下丘脑-垂体轴功能缺陷同时存在。

根据病因可分为①散发性：系先天性甲状腺发育不良，如异位甲状腺、甲状腺素合成缺陷（相关酶缺陷）、甲状腺球蛋白合成缺陷、甲状腺素受体缺陷等。②地方性：多见于甲状腺肿流行的山区，由于缺碘所致。

（三）临床表现

先天性甲状腺功能减退症的主要临床表现是生长迟缓、智能发育迟滞和生理功能低下，症状出现早晚及严重程度与残存的甲状腺组织及甲状腺功能减退的程度有关，严重者在新生儿期已有症状，而轻者则可较迟发病，甚至在幼儿或儿童期才开始出现症状。

1. **新生儿期**　患儿常为过期产出生，体重常大于第 90 百分位数，身长和头围可正常，前、后囟大；胎便排出延迟，生后常有腹胀、便秘、脐疝，易被误诊为先天性巨结肠；生理性黄疸期延长；患儿常处于睡眠状态，对外界反应低下，肌张力低、少哭、哭声低下、吸吮力差、体温低、四肢冷、末梢循环差，皮肤出现斑纹或有硬肿现象等。以上症状和体征均无特异性，极易误诊为其他疾病。

2. **典型症状**　多数常在出生后数个月或 1 岁后因发育落后就诊，此时甲状腺素缺乏严重，症状典型。

（1）特殊面容和体态：头大、颈短、皮肤粗糙、面色苍黄，毛发稀疏，面部黏液性水肿，眼睑水肿、眼距宽、鼻梁宽平、唇厚舌大，舌外伸。患儿身材矮小，躯干长而四肢短小，上部量/下部量 >1.5，腹部膨隆，常有脐疝。

（2）神经系统功能障碍：智能低下，表情淡漠，反应迟钝；运动发育障碍，如翻身、坐、走的时间均延迟。

（3）生理功能低下表现：精神差、安静少动、对周围事物反应少、嗜睡、食欲缺乏、声音低哑、体温低而怕冷、脉搏弱、心音低钝、呼吸缓慢、肌张力低、肠蠕动慢、腹胀，便秘。可伴心包积液、心电图呈低电压、P-R 间期延长、T 波平坦等改变。

3. **地方性甲状腺功能减退症**　因在胎儿期缺乏碘而不能合成足量甲状腺素，影响中枢神经系统发育。临床表现为两种不同的类型，但可相互交叉重叠。

（1）"神经性"综合征：主要表现为共济失调、痉挛性瘫痪、聋哑、智能低下，但身材正常，甲状腺功能正常或轻度减低。

（2）"黏液水肿性"综合征：临床上有显著的生长发育和性发育落后、智能低下、黏液性水肿等。血清 T_4 降低、TSH 增高。约 25% 的患儿有甲状腺肿大。

4. **TSH 和 TRH 分泌不足**　患儿常保留部分甲状腺激素分泌功能，因此临床症状较轻，但常伴有其他垂体激素缺乏的症状，如低血糖（ACTH 缺乏）、尿崩症（AVP 缺乏）等。

（四）辅助检查

1. **新生儿筛查**　足月新生儿一般在出生 72h 后，7d 以内，并充分哺乳，以滤纸片采集足跟末梢血测 TSH 作为初筛。当血滴滤纸片检测 TSH>15~20mU/L（须根据所筛查实验室阳性切割值决定）时，再检测血清 T_4 和 TSH 确诊；当 TSH>50mU/L 和 <84nmol/L，则可确诊为原发性甲状腺功能低下。但该方法只能检出原发性甲状腺功能减退症和高 TSH 血症，无法检出中枢性甲状腺功能减退症及 TSH 延迟升高的患儿。因此，筛查阴性的病例如有可疑症状，仍应采血查甲状腺功能。

2. **血清 FT_4 和 TSH 测定**　任何新生儿筛查结果可疑或临床可疑的小儿都应检测血清 FT_4 和 TSH 浓度。如 FT_4 降低、TSH 明显升高即可诊断原发性甲状腺功能减退症；如 FT_4 和 TSH 均降低，即可诊断中枢性甲状腺功能减退症。

3. 甲状腺同位素显像(^{99m}Tc, ^{131}I)　可判断甲状腺位置、大小、发育情况及摄碘功能。甲状腺 B 超亦可了解甲状腺位置及大小。

4. 骨龄测定　患儿骨龄常落后于实际年龄。

(五) 诊断与鉴别诊断

根据典型的临床症状、有甲状腺功能减退,可以确诊。但本病在新生儿期症状不明显,故对新生儿进行群体筛查是诊断本病的重要手段。年长儿应与下列疾病进行鉴别:

1. 先天性巨结肠　患儿出生后即开始便秘、腹胀,可有脐疝,但其面容、精神反应和哭声等均正常,血 T_3、T_4、TSH 检查均正常,钡剂灌肠可见结肠痉挛段与扩张段。

2. 唐氏综合征　患儿智能、骨骼和运动发育均迟缓,但有特殊面容:眼距宽、外眼角上斜、鼻梁低、舌外伸、关节松弛,皮肤和毛发正常,无黏液水肿。染色体核型分析可鉴别。

3. 佝偻病　患儿有动作发育迟缓、生长落后等表现。但智能和皮肤正常,有佝偻病的体征,血生化和 X 线片正常。

4. 骨骼发育障碍性疾病　如黏多糖贮积症、软骨发育不良等。除生长迟缓外,尚有特殊体态和面容,骨骼 X 线检查和尿中代谢物检查可鉴别。

(六) 治疗

先天性甲状腺功能减退症的治疗原则包括:①不论病因在甲状腺本身或在下丘脑 - 垂体,一旦确诊立即治疗;②先天性甲状腺功能减退症系甲状腺发育异常者,需终身治疗;③新生儿疾病筛查诊断的先天性甲状腺功能减退症,治疗剂量应该一次足量给予,使血 FT_4 维持在正常高值水平。而对于大年龄的下丘脑 - 垂体性甲状腺功能减退,甲状腺素治疗需从小剂量开始。④若疑有暂时性甲状腺功能减退者,可在治疗 2~3 年后减药或停药 1 个月复查甲状腺功能、甲状腺超声或甲状腺放射性核素显像。若功能正常,则可停药定期观察。

目前,左甲状腺素是治疗先天性甲状腺功能减退症的最常用药物,含 T_4,半衰期为 1 周,一般起始剂量为每日 8~9μg/kg,大剂量为每日 10~15μg/kg,每日一次口服。替代治疗参考剂量见表 17-3。

表 17-3　左甲状腺素替代治疗参考量表

年龄	左甲状腺素 / $(\mu g \cdot d^{-1})$	左甲状腺素 / $(\mu g \cdot kg^{-1} \cdot d^{-1})$	年龄	左甲状腺素 / $(\mu g \cdot d^{-1})$	左甲状腺素 / $(\mu g \cdot kg^{-1} \cdot d^{-1})$
≤ 6 个月	25~50	8~10	>5~12 岁	100~150	4~5
>6~12 个月	50~100	5~8	>12 岁 ~ 成人	100~200	2~3
>1~5 岁	75~100	5~6			

用药剂量存在个体性差异,应根据甲状腺功能和临床表现进行适当调整。应使:① TSH 浓度正常,FT_4 正常或偏高值,以备部分 T_4 转化为 T_3。②临床表现:大便次数及形状正常,食欲好转,腹胀消失,心率维持正常范围,智能及体格发育改善。在治疗过程中注意随访,治疗开始时每 2 周随访 1 次;血清 TSH 和 FT_4 正常后,随访可减为每 2~3 个月 1 次,2 岁以后可减为每 6 个月一次。在随访过程中,左甲状腺素钠维持剂量必须个体化,及时根据观察的相关指标调整治疗方案。对于 TSH>10mU/L,而 FT_4 正常的高 TSH 血症,复查 TSH 仍然持续增高者应予治疗,左甲状腺素钠起始治疗剂量可酌情减量。

(七) 预后

新生儿筛查阳性者确诊后立即开始正规治疗,预后良好。如生后 3 个月开始治疗,智能大多数可达到正常;如在 6 个月后开始治疗,虽然可改善生长状况,但智能仍会受到严重损害。

(罗小平)

第四节　甲状旁腺疾病

人体钙、磷代谢处于动态平衡中，受甲状旁腺激素（parathyroid hormone，PTH）、维生素 D 和降钙素的共同调节。三者中任何一种激素及其受体的功能异常均会导致钙、磷及镁代谢异常疾病。PTH 是由甲状腺上、下极的甲状旁腺的主细胞所分泌的激素，其合成、分泌和代谢受血中钙离子浓度的反馈性调节。细胞内钙离子浓度降低可通过激活蛋白激酶 A、开放钙激活通道，引起 PTH 释放。PTH 通过阻断肾对磷的重吸收，促进 $1,25-(OH)_2D_3$ 生成和分解减少间接调节钙、磷代谢。PTH 促进破骨细胞生成，增加溶骨作用，使骨中的钙、磷动员入血。PTH 通过增加 $1,25-(OH)_2D_3$ 的合成，间接增加小肠对钙、磷的吸收。PTH 合成、代谢和生物作用通路中的任何环节变化均可影响钙、磷代谢相关性疾病。

一、甲状旁腺功能减退症

甲状旁腺功能减退症（hypoparathyroidism，HP）简称甲旁减，是指甲状旁腺激素分泌过少和 / 或效应不足而引起的一组临床综合征。常见于特发性甲旁减、继发性甲旁减和新生儿甲旁减等。其临床特征有低钙血症、高磷血症和由此引起的神经肌肉兴奋性增高及软组织异位钙化等，同时 PTH 水平低于正常或处于与血钙水平不相应的"正常"范围。

（一）病因

从 PTH 合成、释放、与靶器官受体结合到最后发生生理效应的过程中，任何一个环节障碍都可以引起甲旁减。在儿童中，HP 可能出现在新生儿期或儿童期和青春期的任何时候。它可以是暂时的或永久的。

1. 遗传因素　包括伴有 HP 的综合征、孤立性 HP 和线粒体疾病。

在伴有 HP 的综合征中，新生儿和婴儿中甲状旁腺发育异常的最常见形式是与 DiGeorge 综合征相关的疾病，主要是 22q11.2 上的 *TBX1* 基因缺陷导致。比较常见的还有 21q12.1-q12.2 上的 *AIRE* 基因突变导致的 APS-1 型，主要表现为 HP、艾迪生病 / 原发性肾上腺皮质功能减退症、念珠菌病等。此外，还有 1q42.3 上的 *TBCE* 基因缺陷导致的 Kenny-Caffey 综合征，8q12.1-q12.2 的 *CHD7* 基因突变导致的 CHARGE 综合征等。

PTH 基因、转录因子 GCMB、细胞外钙敏感受体（CASR）、编码 G 蛋白 α11 亚单位的 *GNA11* 和 *SOX3* 基因突变可造成孤立性 HP。其中 *CASR* 基因的激活突变是导致儿童 HP 的另一个更常见的原因。

HP 也可能是线粒体疾病如 Kearns-Sayre 综合征或 MELAS 综合征的一部分。

2. 自身免疫性疾病　部分与人类白细胞抗原（HLA）等位基因相关，CASR 的自身抗体在其发病机制中的作用尚不明确。

3. 镁代谢异常　镁参与调节 PTH 的分泌，高镁血症和严重的低镁血症均抑制 PTH 的分泌和作用，呈现低 PTH 水平和低钙血症。

4. 浸润性病变　如血色病和 Wilson 病造成铁和铜在甲状旁腺的沉积、转移性肿瘤、电离辐射破坏甲状旁腺组织，均可引起 HP。

（二）病理生理

PTH 不足造成高血磷，低血钙，尿钙、尿磷低。高血磷携带钙离子向骨及软组织沉积。骨转换减慢,部分患者骨密度增加,皮肤、血管壁和脑可有钙盐沉着。颅内钙盐沉积形成钙化灶,引起神经精神症状,癫痫。血钙降低时神经肌肉兴奋性增高,可致麻木,肌肉痉挛,手足搐搦。

(三) 临床表现

低钙血症和高磷血症是 HP 的临床生化特征,是否出现临床表现则取决于血钙下降的速度、程度及其持续时间。

1. 急性低钙血症 典型表现为手足搐搦,有时可伴喉痉挛和喘鸣,甚至惊厥或癫痫样发作。

2. 长期表现 HP 导致的慢性低钙血症患者可能没有症状,除非血钙浓度降低到一定严重程度而出现神经肌肉兴奋性增加。高血磷通常无症状,但慢性高血磷会在血管、神经、肾等器官的软组织发生异位矿化,从而永久损害这些器官的功能。许多 HP 患者伴随慢性低镁血症,可能加重其临床症状。

(1)肌肉、神经和精神表现:患者可表现为疲乏,四肢及口周麻木。神经肌肉兴奋性增高出现肌肉痉挛(有时疼痛),表现为手足搐搦、喉痉挛和哮鸣,支气管痉挛和哮喘。体检发现低钙束臂征(Trousseau sign)阳性和面神经叩击征(Chvostek sign)阳性。

(2)外胚层营养不良:可出现皮肤干燥、水肿且粗糙。

(3)眼部表现:可引起白内障及角结膜炎,也可出现视盘水肿和角膜钙化。

(4)胃肠道症状:可有长期便秘,发作性腹部绞痛或伴有脂肪泻。

(5)心血管系统:长期严重的 HP 可导致充血性心力衰竭、胸痛、心律失常,心电图出现心脏传导阻滞、长 Q-T 间期和 ST-T 改变。

(6)骨骼和牙齿异常:HP 患者存在不同程度的骨骼异常。当低钙血症出现在发育早期时,可引起牙齿异常,包括牙齿发育不良、牙萌出障碍、牙釉质及牙根形成缺陷、龋齿磨损等。

(7)高钙尿症及肾脏并发症:患者处于低钙血症时尿钙水平也偏低,但由于 PTH 促进肾小管钙重吸收的作用缺失,使得 HP 患者的尿钙排泄相对较高,在钙和维生素 D 补充治疗过程中,随着血清钙水平恢复正常,容易发生高钙尿症,导致肾结石、肾钙沉着症,甚至引起慢性肾功能不全。

(8)伴发疾病的临床表现:由于其他的一些疾病或综合征可以导致 HP,因此可出现伴发疾病的相关症状和体征,包括听觉丧失、肾功能异常、先天性畸形、身材矮小、免疫缺陷、心脏畸形、骨骼畸形等。

(四) 辅助检查

1. 血电解质 ①血钙:HP 患者均存在低钙血症,血总钙水平 ≤ 2.13mmol/L(8.5mg/dl);有症状者,血总钙值多 ≤ 1.88mmol/L(7.5mg/dl),血游离钙 ≤ 0.95mmol/L(3.8mg/dl)。血总钙水平测定简便易行,但由于 40%~45% 的血钙为蛋白结合钙,因此在诊断时应注意血白蛋白对血钙的影响。常用计算公式为:血白蛋白每下降 10g/L(1g/dl),血总钙下降 0.2mmol/L(0.8mg/dl)。在低白蛋白血症时,血游离钙的测定对诊断有重要意义。②血磷:多数患者血磷增高,部分患者正常。③血镁:了解是否正常。

2. 尿钙和磷 一般情况下,尿钙减少,尿磷排量也减少。

3. 骨转换指标 HP 患者血碱性磷酸酶(ALP)水平正常,血 β 型胶原羧基末端肽(β-CTX)水平可正常或偏低;部分患者骨转换指标血 ALP 及 β-CTX 水平可高于正常。

4. 血 PTH HP 患者血 iPTH 水平一般情况下低于正常,也可以在正常范围。

5. 影像学检查 建议应用头颅计算机断层扫描术(CT)平扫,评估有无颅内钙化及范围。

6. 基因检测 对怀疑遗传因素导致的 HP 有确诊价值。

(五) 诊断和鉴别诊断

HP 的典型生化特征是低钙血症、高磷血症、PTH 水平降低,结合临床表现可做出诊断。鉴别诊断包括与其他原因引起的低钙血症相鉴别,如维生素 D 相关性疾病。

(六) 治疗

1. 急性低钙血症的处理

(1)补充钙剂:对有手足搐搦等低钙血症症状及体征的患者,采取静脉补钙治疗。用 10% 葡糖酸钙 1~2ml/kg,加入 5%~10% 葡萄糖缓慢静脉滴注或推注,要防止钙剂渗漏。如果低钙血症持续存在,可以静脉推注或连续静脉输注葡萄糖酸钙,持续 1 周,以确保肠细胞恢复和口服钙对肠道的充分吸收。惊厥控制后改口服补钙,元素钙为 50mg/kg,一般不超过 1 000~2 000mg。

(2) 活性维生素 D:给予活性维生素 D 才能迅速纠正肠钙的吸收障碍,骨化三醇常用剂量为 0.25µg/d,或每日为 0.02~0.06µg/kg,分次口服。

(3) 低镁血症:低镁血症常与低钙血症并存,在补充钙剂和维生素 D 的同时,尤其病程长、低钙血症难以纠正者予以补镁,有助于提高疗效。

2. HP 的长期治疗　HP 常规治疗是补充钙和维生素 D,其治疗目的是获得血钙正常并减少长期并发症。

(1) 钙剂:以碳酸钙最为常用,含元素钙 40%,由于需胃酸才能解离为可吸收的钙离子,餐时服用较好。每次补充元素钙 500~1 000mg,2~3 次 /d。

(2) 活性维生素 D 或其类似物:骨化三醇一般服药 1~3d 后可见血钙上升,用量为 0.25~2µg/d,如用量 >0.75µg/d 则需分次服用。1α- 羟基维生素 D(阿法骨化醇)和双氢速甾醇为活性维生素 D 类似物,可作为骨化三醇的替代品。阿法骨化醇的常用剂量为 0.5~3.0µg/d,双氢速甾醇的常用剂量为 0.2~1.0mg/d。

二、假性甲状旁腺功能减退症

假性甲状旁腺功能减退症(pseudo-hypoparathyroidism,PHP)简称假性甲旁减,主要是靶器官(骨和肾)对甲状旁腺激素失敏,甲状旁腺增生,血中甲状旁腺素增加,而临床表现为甲状旁腺功能减退,典型病例还有独特的骨骼和发育缺陷。

(一) 发病机制

目前研究提示与 GNAS1 基因缺陷相关。该致病基因定位于 20q13.11,其主要与编码鸟苷酸结合蛋白(GTP 结合蛋白)的 α 亚单位(Gsα)有关,涉及 GNAS1 基因的基因组亲缘印迹。正常情况下,PTH 与靶细胞膜上的特异性受体结合后,从而诱导受体构象改变,激活 G 蛋白,使得与 α 亚单位结合的 GDP 释放,此时 GTP 再与 α 亚单位结合,又使得形成的 α-GTP 与 βγ 二聚体分离,激活腺苷酸环化酶(AC),生成第二信使 cAMP,进一步激活蛋白激酶(PKA),继而催化蛋白质与酶的磷酸化,促进肾小管对钙的重吸收,使尿钙减少,血钙升高。而在 PHP 患者中,由于 GNAS 基因的突变,使得 Gsα 在靶组织中的表达量下降或活性降低,从而干扰了第二信使 cAMP 的形成,则显示出对 PTH 的抵抗作用,进而使得甲状旁腺代偿性增生或肥大,PTH 合成与分泌增加。研究证实大多数 PHP 患者存在 G 蛋白异常,仅有部分患者 Gsα 活性正常。

(二) 临床分类及表现

根据终末靶器官对 PTH 抵抗发生在 cAMP 生成之前或之后,PHP 可分为 Ⅰ 型和 Ⅱ 型,而 PHP-Ⅰ型又根据存在或缺乏 Albright 遗传性骨营养不良(Albright hereditary osteodystrophy,AHO)(其主要特征为圆脸、矮胖、指 / 趾骨畸形、异位钙化和 / 或智力障碍)、Gsα 的活性是否正常等,可进一步分为 Ⅰa、Ⅰb 和 Ⅰc 3 个亚型。

1. PHP-Ⅰ 型

(1) PHP-Ⅰa 型:是临床最常见的类型,也称为 Albright 遗传性骨营养不良症(AHO),典型体征包括身材矮小、肥胖、圆脸、短颈、盾状胸、短指(趾)畸形等,掌骨 X 线检查可见第 4 与第 5 掌(趾)骨较短。AHO 患者血细胞 Gsα 活性降低,存在多发性内分泌缺陷,如性腺功能减退、TSH 抵抗、生长激素缺乏等,部分患者伴有智力低下。

靶细胞膜受体 - 腺苷酸环化酶系统缺陷,对 PTH 不反应,受体不能与 PTH 结合或能够结合但不产生 cAMP,cAMP 的缺少使 PTH 不能发挥激素的生理效应。尿 cAMP 降低甚至测不出,注射活性 PTH 后其尿 cAMP 和尿磷不增加。

(2) PHP-Ⅰb 型:患者无 AHO 畸形,以肾对 PTH 抵抗为主,Gsα 活性正常。这种类型可能是 PTH

受体的缺陷所致,但产生 PTH 受体活性下降的分子学机制尚不明确。

(3) PHP-Ⅰc 型:临床极少见,有 AHO 畸形并伴有多发性激素抵抗,其发病机制尚不明确。

2. PHP-Ⅱ型　患者无 AHO 畸形,仅表现为 PTH 抵抗,尿 cAMP 升高或正常,注射外源性 PTH 后,尿 cAMP 进一步升高,但尿磷排出量无明显变化。

(三)辅助检查

1. 实验室检查

(1)尿液检查:尿钙及尿磷减少。

(2)血生化检查:本病的血生化表现与真性甲状旁腺功能减退症相近似。①血钙低、血磷高。②血中甲状旁腺素(PTH)正常或增高。③血碱性磷酸酶正常。

2. 其他辅助检查　X 线骨骼检查可发现骨骼线融合早和颅顶骨增厚。

(四)诊断和鉴别诊断

当患儿临床表现为手足搐搦、低钙血症、高磷血症、血清 PTH 升高时即可临床诊断。需与以下疾病进行鉴别。

特发性甲状旁腺功能减退:搐搦较重,异位钙化少见,无异常体形及短指(趾)畸形,血中 PTH 减低,不同之处是该病注射 PTH 治疗有效,即尿中 cAMP 明显增加,尿磷排泄量可较注射前增加 5~6 倍以上,而假性甲状旁腺功能减退症者仅增加 2 倍。

(五)治疗

本症尚无有效的预防和根治方法,但如诊治及时,一般预后良好。急性发作期要迅速终止搐搦和痉挛,防止喉头痉挛导致呼吸困难甚至窒息死亡。非急性期治疗以防止急性发作和延缓病情进展为目的。口服钙剂及维生素 D 是有效的方法,血钙应控制在正常低值(2.0~2.2mmol/L)。伴有低镁血症的患者应及时补充镁剂,改善低钙症状。

三、原发性甲状旁腺功能亢进症

原发性甲状旁腺功能亢进症(primary hyperparathyroidism,PHPT)是由于甲状旁腺本身病变(肿瘤或增生)引起的 PTH 合成与分泌过多,通过其对骨与肾的作用,导致血钙增高和血磷降低。患病率为(2~5)/10 万,在新生儿和大龄儿童中,PHPT 的病因学和病理学差异很大。

(一)病因

在儿童和青少年中,由于单发良性甲状旁腺腺瘤引起 PHPT 的发生率最高(80%~92%),而由于多腺体疾病(MGD)导致 PHPT 的发生率较低。甲状旁腺癌在成人和儿童中非常罕见(<1%)。按年龄组分类的甲状旁腺功能亢进症的主要原因见表 17-4。

表 17-4　小儿甲状旁腺功能亢进症的病因

病因	基因
1. 新生儿 / 婴儿	
● 主要的	
- 家族性低钙血症	杂合失活的 *CASR* 突变
- 新生儿严重甲状旁腺功能亢进	纯合灭活的 *CASR* 突变
● 次要的	
- 孕妇甲状旁腺功能低下	
- 孕妇假性甲状旁腺功能低下	
- 孕妇维生素 D 缺乏症	

续表

病因	基因
2. 儿童 / 青少年	
• 主要的	
- 散发性腺瘤	
- 家庭	
* 家族性低钙血症 　　高钙血症(FHH)	卡斯尔
* 多发性内分泌肿瘤 1 型(MEN1)	MENI
* 多发性内分泌肿瘤 2a 型	RET
* 多发性内分泌肿瘤 4 型	CDKN1B
* 家族性甲状旁腺功能亢进 　　颌骨肿瘤综合征(HRPT2)	CDC73
-CASR 自身抗体	
• 次要的	
- 肾衰竭 / 肾移植后	
- 慢性高磷血症	
- 维生素 D 缺乏症	
* 营养	
* 吸收不良	
- 维生素 D 依赖性佝偻病 　　1 型 VDDR1	CYP27B1
- 依赖维生素 D 的佝偻病 　　2 型 VDDR2	维生素 D 受体
- 低钙血症的其他原因	
摄入不足	
毒品	

（二）病理生理

该病主要特点是相对血钙水平而言有不适当的 PTH 分泌。由于甲状旁腺大量分泌 PTH,使骨钙溶解释放入血,引起高钙血症。开始可为间歇性,大多数患者仅有轻度高血钙(2.7~2.8mmol/L),随后可发生较明显的持续高钙血症。PTH 可在肾促进 25-(OH)D 转化为活性更高的 1,25-(OH)$_2$D,后者可促进肠道钙的吸收,进一步加重高钙血症。从肾小球滤过的钙增多,尿钙排出增加,同时肾小管对无机磷再吸收减少,尿磷排出增多,血磷降低。此外,PTH 促进骨基质分解黏蛋白、羟脯氨酸等代谢产物从尿中排泄增多,形成尿路结石或肾钙盐沉着症(nephrocalcinosis),加重肾负荷,影响肾功能,严重时甚至发展为肾功能不全。持续增多的 PTH 引起广泛骨吸收脱钙等改变,严重时可形成纤维囊性骨炎(棕色瘤)。血钙过高还可导致迁徙性钙化,如肺、胸膜、胃肠黏膜下血管内、皮肤等,如发生在肌腱与软骨,可引起关节部位疼痛。

（三）临床表现

1. 高钙血症　临床表现涉及多系统,症状的出现和轻重程度与血钙水平升高速度及患者的忍耐性有关。

（1）中枢神经系统:可出现记忆力减退,情绪不稳定,淡漠,性格改变,有时由于症状无特异性,患者可被误诊为神经症。

(2) 神经肌肉系统：可出现怠倦，四肢无力，以近端肌肉为甚，可出现肌萎缩，常伴有肌电图异常。当血清钙超过 3mmol/L 时，可出现明显精神症状如幻觉、狂躁、甚至昏迷。

(3) 消化系统：可表现为食欲减退、腹胀、消化不良、便秘、恶心、呕吐。约 5% 的患者伴有急性或慢性胰腺炎发作，一般胰腺炎时血钙降低，应考虑是否有甲状旁腺功能亢进存在。高血钙也可刺激胃泌素分泌，引起顽固性多发性消化性溃疡。

(4) 皮肤：钙盐沉积可引起皮肤瘙痒。

2. 骨骼系统 早期可出现骨痛，后期主要表现为纤维囊性骨炎，可出现骨骼畸形与病理性骨折，行走困难，甚至卧床不起。部分患者可出现骨囊肿，表现为局部骨质隆起。

3. 泌尿系统 长期高血钙可影响肾小管的浓缩功能，出现多尿、夜尿、口渴等症状，还可出现肾结石与肾实质钙化，反复发作的肾绞痛与血尿，甚至引起肾功能不全。

4. 高钙危象 严重病例可出现重度高钙血症，伴明显脱水，威胁生命，应紧急处理。

（四）辅助检查

1. 血生化 ①使用免疫测定法检测完整的 PTH 分子（PTH 1-84）的甲状旁腺激素（PTH）水平。②血清钙，总钙或离子钙。原发性甲状旁腺功能亢进症中，钙和 PTH 含量高。③血清白蛋白。④血清磷。PHPT 时磷水平处于低或正常范围内，在肾衰竭引起的继发性甲状旁腺功能亢进症中，由于肾无法排泄磷，因此血清中的磷水平升高。在维生素 D 缺乏症中，血清磷水平可能较低。

2. 尿钙 钙/肌酐的比值可用作高钙尿症的筛查测试。原发性甲状旁腺功能亢进症通常会出现高钙尿症。

3. 骨转换的生化指标

(1) 血清骨钙素或骨特异性碱性磷酸酶水平升高，反映出骨形成增加。

(2) 由于骨吸收增加，血清 I 型胶原蛋白 C 端肽和尿 N 端肽（NTX）升高。

4. 基因检测 可进行家族性 PHPT 的遗传学检查，应进行进一步的检查，管理和遗传咨询。

5. 骨骼 X 线 X 线表现与病变的严重程度相关。典型表现为普遍性骨质疏松，弥漫性脱钙；头颅显示毛玻璃样或颗粒状，少见局限性透亮区；指（趾）有骨膜下吸收，皮质外缘呈花边样改变；牙周膜下牙槽骨硬板消失；纤维性囊性骨炎在骨的局部形成大小不等的透亮区，长骨骨干多见。腹部平片示肾或输尿管结石、肾钙化。

（五）诊断与鉴别诊断

如患者有反复发作尿路结石、骨痛，骨骼 X 线摄片有骨膜下皮质吸收、囊肿样变化、多发性骨折或畸形等；实验室检查有高血钙、低血磷、血清碱性磷酸酶增高、尿钙增高，基本上可以确定诊断。明确诊断尚需作血清 PTH 测定，并结合血清钙测定，特别在早期、无症状患者，血清 PTH 增高的同时伴有高钙血症是重要的诊断依据。其他原因所致血钙增高时，PTH 分泌被抑制，血清 PTH 常降低或低于可检测范围。另外需影像学（SPECT）/CT 检查进行定位诊断。

应与其他引起高钙血症的疾病进行鉴别，如恶性肿瘤引起的高钙血症，常见于肺、肝、乳腺和卵巢等肿瘤的溶骨性转移，或原发性肺癌、肾癌。此外，还需与维生素 D 过量、代谢性骨病如骨质疏松症、骨质软化症、肾性骨营养不良等相鉴别。

（六）治疗

没有针对儿童原发性甲状旁腺功能亢进症的治疗指南。

1. 无症状性甲状旁腺功能亢进症者 如果血清钙 <3mmol/L，肾功能正常可定期随访，如果治疗出现以下情况时则需手术治疗：①有骨吸收病变的 X 线表现或骨密度降低；②活动性尿路结石或肾功能减退；③血清钙水平 ≥ 3mmol/L；④ PTH 较正常增高 2 倍以上；⑤严重的精神病、溃疡病、胰腺炎等。

2. 高钙危象处理 ①大量滴注生理盐水。②每次呋塞米 1~2mg/kg 静脉注射促使尿钙排出，但同时可导致镁与钾的丧失，应适当补充，避免使用噻嗪类利尿药。③降钙素（calcitonin）可抑制骨质吸收，2~8U/（kg·d）皮下或肌内注射。④双膦酸盐，如帕米膦酸钠盐水稀释后静脉滴注，用 1 次。但双膦酸盐在儿童甲状旁腺功能亢进症的治疗中未被批准,尽管已在成骨不全症和小儿骨质疏松症中得到广泛的应用。⑤血液透析或腹膜透析降低血钙,疗效显著。当血清钙降至 3.25mmol/L 以下时,则相对较安全。⑥糖皮质激素(氢化可的松或地塞米松)静脉滴注或静脉注射。

(罗小平)

第五节　肾上腺疾病

下丘脑、垂体与肾上腺组成的下丘脑 - 垂体 - 肾上腺轴(hypothalamic-pituitary-adrenal axis,HPA)是维持人体基本生命活动的重要的内分泌功能轴之一,肾上腺皮质激素是维持生命的基本要素。肾上腺是由皮质和髓质两个功能不同的内分泌器所组成。在肾上腺皮质激素中,最重要的是皮质醇、醛固酮和雄性类固醇激素。肾上腺髓质是交感神经系统(交感肾上腺神经内分泌系统)的构成部分,主要由嗜铬细胞组成,分泌儿茶酚胺。以往认为肾上腺疾病少见,近年发现发病人数越来越多。其中各种类型的先天性肾上腺皮质增生症的总发病率约为 1/10 000。

先天性肾上腺皮质增生症

先天性肾上腺皮质增生症(congenital adrenal hyperplasia,CAH)是一组由于肾上腺皮质激素合成途径中酶缺陷引起的疾病,属常染色体隐性遗传性疾病,新生儿中的发病率为 1/20 000~1/16 000。

(一)病因和病理生理

1. 解剖及生理特征　肾上腺皮质可分为 3 个区带:①球状带,位于肾上腺皮质最外层,占皮质的 5%~10%,主要合成和分泌盐皮质激素 - 醛固酮;②束状带,位于中间层,约占皮质的 75%,是储存胆固醇的重要场所,主要合成皮质醇及少量盐皮质激素如脱氧皮质酮、脱氧皮质醇和皮质酮;③网状带,位于肾上腺皮质最内层,主要合成肾上腺雄激素和少量雌激素。上述肾上腺皮质激素均为胆固醇的衍生物,其合成过程极为复杂,必须经过一系列的酶促反应加工而成。在诸多类固醇激素合成酶中,除 3β- 羟类固醇脱氢酶(3β-HSD)外,均为细胞色素 P450(cytochrome P450)蛋白超家族成员。类固醇激素的生物合成途径见图 17-2,其每一步骤都需经特殊的酶催化,有些酶是合成这三类激素或其中两类激素的过程中所共同需要的,参与肾上腺类固醇激素合成的酶见表 17-5。

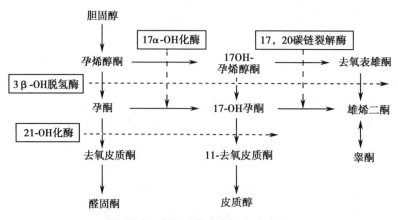

图 17-2　类固醇激素生物合成途径

表 17-5　参与肾上腺类固醇激素合成的酶

基因	定位	酶/蛋白	作用
StAR	8p11.2	类固醇生成急性调节蛋白	将胆固醇从线粒体外膜转运至内膜
CYP11A	15q23-q24	P450scc	20α- 羟化
			22α- 羟化
			20-22 裂解
HSD3B2	1p13.1	3β-HSD	3β- 羟类固醇脱氢
HSD3B1			$^\triangle 5 \rightarrow {}^\triangle 4$ 类固醇异构
CYP17	10q24.3	P450c17	17α- 羟化
			17-20 裂解
CYP21	6p21.3	P450c21	21α- 羟化
CYP11B1	8q21	P450c11p	11β- 羟化
CYP11B2	8q21	P450c11AS	11β- 羟化
			18- 羟化
			18- 脱氢
HSD17B1	17q12-q21	17β-HSD	17β- 羟类固醇脱氢
			17- 酮类固醇还原
CYP19	15q21.1	P450arom	类固醇 A 环芳香化

注：①类固醇生成急性调节蛋白（StAR）；② P450scc：胆固醇侧链裂解酶（CYP11A）；③ 3β- 羟类固醇脱氢酶（3β-HSD）；④ 17α-锌化酶（CYP17）；⑤ 17,20- 碳裂解酶（CYP17）；⑥ 21- 羟化酶（CYP21）；⑦ 11β- 羟化酶（CYP11B2）；⑧ 11β- 羟化酶（CYP11B1）；⑨ 18- 羟化酶（CYP11B2）；⑩ 18- 脱氢酶（CYP11B2）；⑪17β- 羟类固醇脱氢酶（17β-HSD）；⑫P450 芳香化酶（CYP19）。

2. **病理生理**　在正常情况下，下丘脑分泌的促肾上腺皮质激素释放激素（corticotropin releasing hormone，CRH）和垂体分泌的促肾上腺皮质激素（adrenocorticotrophic hormone，ACTH）能促进肾上腺皮质细胞增生、激素合成和分泌，当血中皮质醇达到一定浓度时，即通过反馈机制使 CRH 和 ACTH 分泌减少。若在类固醇激素合成途径中任何一种酶发生缺陷时，都会使血皮质醇水平降低，负反馈作用消失，以致 ACTH 分泌增加，刺激肾上腺皮质增生；同时酶缺陷导致缺陷部位以前的各种中间代谢产物在体内堆积，并可经旁路代谢导致雄激素产生过多。由于醛固酮合成和分泌在常见类型的 CAH 中亦大多同时受到影响，故常引起血浆肾素活性（PRA）增高，从而产生各种临床症状。主要的酶缺陷有 21- 羟化酶（CYP21）、11β- 羟化酶（CYP11B1）、17- 羟化酶（CYP17）、3β- 羟类固醇脱氢酶（3β-HSD）和 18- 羟化酶（CYP11B2）缺乏等，其中以 21- 羟化酶缺乏最常见。

（二）临床表现

本症以女孩多见，男女之比约为 1∶2，其临床表现取决于酶缺陷的部位及缺陷的严重程度。常见的有以下几种类型（表 17-6）。

表 17-6　各种类型 CAH 的临床特征

酶缺陷		盐代谢	临床类型
21- 羟化酶	失盐型	失盐	男性假性性早熟，女性假两性畸形
	单纯男性化型	正常	同上
11β- 羟化酶		高血压	同上
17- 羟化酶		高血压	男性假两性畸形，女性性幼稚
3β- 羟类固醇脱氢酶		失盐	男性、女性假两性畸形
类脂性肾上腺皮质增生		失盐	男性假两性畸形，女性性幼稚
18- 羟化酶		失盐	男、女性发育正常

1. 21-羟化酶缺乏症(21-hydroxylase deficiency,21-OHD)　是先天性肾上腺皮质增生症中最常见的一种,占本病的 90%~95%。21-羟化酶基因定位于第 6 号染色体短臂(6p21.3),与 HLA 基因簇紧密连锁,由 A 基因(*CYP21A*)和 B 基因(*CYP21B*)两个基因座构成。*CYP21B* 又称 *CYP21*,是 21-羟化酶的编码基因;*CYP21A* 又称 CYP21p,是无功能的假基因。*CYP21* 基因突变,包括点突变、缺失和基因转换等,致使 21-羟化酶部分或完全缺乏。由于皮质醇合成分泌不足,垂体分泌大量 ACTH,刺激肾上腺皮质增生,同时雄激素合成过多,致使临床出现轻重不等的症状,可表现为单纯男性化型、失盐型、非典型型 3 种类型。

(1)单纯男性化型(simple virilizing,SV):系 21-羟化酶不完全缺乏所致,酶缺乏呈中等程度,11-脱氧皮质醇、皮质醇、11 去氧皮质酮等不能正常合成,其前体物质 17-羟孕酮、孕酮、脱氢表雄酮增多。由于患儿仍有残存的 21-羟化酶活力,可合成少量皮质醇和醛固酮,故临床无失盐症状,主要表现为雄激素增高的症状和体征。

女孩表现为假两性畸形。由于类固醇激素合成缺陷在胎儿期即存在,故女孩在出生时即呈现程度不同的男性化体征,如阴蒂肥大,类似男性的尿道下裂;大阴唇似男孩的阴囊,但无睾丸;或有不同程度的阴唇融合。虽然外生殖器有两性畸形,但内生殖器仍为女性型,有卵巢、输卵管、子宫。患儿在 2~3 岁后可出现阴毛、腋毛。于青春期,女性性征缺乏,无乳房发育和月经来潮。

男孩表现为假性性早熟。出生时可无症状,生后 6 个月以后出现性早熟征象,一般 1~2 岁后外生殖器明显增大,阴囊增大,但睾丸大小与年龄相称。可早期出现阴毛、腋毛、胡须、痤疮、喉结,声音低沉和肌肉发达。

无论男孩还是女孩,均出现体格发育过快,骨龄超出年龄,因骨骺融合过早,其最终身材矮小。由于 ACTH 增高,可有皮肤黏膜色素沉着。一般缺陷越严重,色素增加越明显,以皮肤皱褶处为明显,如腹股沟、乳晕周围、腋窝、手指关节伸面等,新生儿多表现在乳晕和外生殖器。

(2)失盐型(salt wasting,SW):是 21-羟化酶完全缺乏所致。皮质醇的前体物质,如孕酮、17-羟孕酮等分泌增多,而皮质醇、醛固酮合成减少,使远端肾小管排钠过多,排钾过少。因此,患儿除具有上述男性化的表现外,生后不久即可有拒食、呕吐、腹泻、体重不增或下降、脱水、低血钠、高血钾、代谢性酸中毒等。若治疗不及时,可因循环衰竭而死亡。女性患儿出生时已有两性畸形,易于诊断。男性患儿诊断较为困难,常误诊为幽门狭窄而手术,或误诊为婴儿腹泻而耽误治疗。

(3)非典型型(nonclassic,NC):亦称迟发型、隐匿型或轻型,是由于 21-羟化酶轻微缺乏所致。本症的临床表现各异,发病年龄不一。在儿童期或青春期才出现男性化表现。男孩为阴毛早现、性早熟、生长加速、骨龄提前;女性患儿可出现初潮延迟、原发性闭经、多毛症及不孕症等。

2. 11β-羟化酶缺乏症(11β-hydroxylase deficiency,11β-OHD)　占本病的 5%~8%,此酶缺乏时,雄激素和 11-脱氧皮质醇均增多。临床表现出与 21-羟化酶缺乏相似的男性化症状,但程度较轻;可有高血压和钠潴留。多数患儿血压中等程度增高,其特点是给予糖皮质激素后血压可下降,而停药后血压又回升。

3. 3β-羟类固醇脱氢酶缺乏症(3β-hydroxysteroid dehydrogenase deficiency,3β-HSD)　本型较罕见,是由于 3β-HSD Ⅱ基因突变所致。该酶缺乏时,醛固酮、皮质醇、睾酮的合成均受阻,男孩出现假两性畸形,如阴茎发育差、尿道下裂。女孩出生时出现阴蒂肥大、轻度男性化现象。由于醛固酮分泌低下,在新生儿期即发生失盐、脱水症状,病情较重。

4. 17α-羟化酶缺乏症(17α-hydroxylase deficiency,17-OHD)　本型亦罕见,由于皮质醇和性激素合成受阻,而 11-去氧皮质酮和皮质酮分泌增加,临床出现低钾性碱中毒和高血压。由于缺乏性激素,女孩可有幼稚型性征、原发性闭经等;男孩则表现为男性假两性畸形,外生殖器女性化,有乳房发育,但体格检查可见睾丸。

(三) 实验室检查

1. 生化检测(表 17-7)

(1)尿液 17-羟类固醇(17-OHCS)、17-酮类固醇(17-KS)和孕三醇测定:其中 17-KS 是反映肾上腺皮质分泌雄激素的重要指标,对本病的诊断价值优于 17-OHCS,肾上腺皮质增生症患者 17-KS 明显升高。

(2)血液 17-羟孕酮(17-OHP)、肾素-血管紧张素原(PRA)、醛固酮(Aldo)、脱氢表雄酮(DHEA)、去氧皮质酮(DOC)及睾酮(T)等的测定:血 17-OHP、DHEA 及 T 均可增高,其中 17-OHP 增高可为正常的几十倍至几百倍,是 21-OHD 较可靠的诊断依据。

(3)血电解质测定:失盐型可有低钠血症、高钾血症。

(4)血皮质醇、ACTH 测定:典型失盐型 CAH 患者的皮质醇水平低于正常,单纯男性化型可在正常范围或稍低于正常。血 ACTH 不同程度升高,部分患儿,尤其是非典型者可正常。

(5)皮质醇代谢产物测定:应用气相色谱-质谱(GC-MS)或液相色谱-质谱(LC-MS)法检测血或尿中的类固醇代谢产物,可用于诊断各类肾上腺疾病及监测治疗效果。

表 17-7　各种类型 CAH 的生化检测

酶缺陷	血液								尿液		
	Na+	K+	PRA	Aldo	17-OHP	DHEA	DOC	T	17-OHCS	17-KS	孕三醇
21-羟化酶 失盐型	↓	↑	↑↑	↓↓	↑↑	N↑	N↓	↑↑	↓	↑↑	↑↑
单纯男性化型	N	N	↑	N↓	↑↑	N↑	N↓	↑↑	↓	↑↑	↑↑
11β-羟化酶	↑	↓	↓	↓	↑	N↑	↑↑	↑	↑	↑↑	↑
17-羟化酶	↑	↓	↓	N↓	↓	↓↓	↑↑	↓	↓	↓	↓
3β-羟类固醇 脱氢酶	↓	↑	↑	↓	N↑	↑	N↓	↓	↓	↑	N↑
类脂性肾上腺 皮质增生	↓	↑	↑	↓	↓	↓	↓	↓	↓	↓	↓
18-羟化酶	↓	↑	↑	↓	N	N	N	N	N	N	N

N:正常。

2. 其他检查

(1)染色体检查:外生殖器严重畸形时,可进行染色体分析以鉴定性别。

(2)X 线检查:拍摄左手腕掌指骨正位片,判断骨龄。患者骨龄常超过年龄。

(3)CT 或 MRI 检查:可发现双侧肾上腺增大。

(4)基因诊断:突变基因检测可发现相关基因突变或缺失。

(四)诊断和鉴别诊断

典型单纯男性化型患者无失盐及明显的糖皮质激素缺乏的症状,仅可见雄激素增高的症状,如多毛、阴毛早现、声音变粗、男孩阴茎粗大和女孩外生殖器男性化等;典型失盐型患儿在新生儿期即出现呕吐、腹泻、脱水和难以纠正的低血钠、高血钾和代谢性酸中毒,严重者出现循环衰竭等危象;无论男女均有生长加速,骨龄超前。非典型者在儿童早期无明显临床症状,以后往往因多毛、痤疮、月经过少、闭经和生育能力障碍等就诊。

本病如能早期诊断、早期治疗,可维持患儿的正常发育和生活,因此早期确诊极为重要,并需与其他相关疾病鉴别:

1. **失盐型**　易误诊为先天性肥厚性幽门狭窄或肠炎,故如遇新生儿反复呕吐、腹泻,应注意家族史、生殖器外形等,必要时进行相关检查。先天性肥厚性幽门狭窄症表现为特征性的喷射性呕吐,钡剂造影可发现狭窄的幽门,无皮肤色素沉着,外生殖器正常。

2. 单纯男性化型　应与真性性早熟、男性化肾上腺肿瘤相鉴别。单纯男性化型睾丸容积与实际年龄相称,17-酮类固醇水平明显升高;而真性性早熟睾丸明显增大,17-酮类固醇水平增高,但不超过成人期水平。男性化肾上腺肿瘤和单纯男性化型均有男性化表现,尿17-酮类固醇均升高,需进行地塞米松抑制试验,男性化肾上腺肿瘤不被抑制,而单纯男性化型则显示较小剂量地塞米松即可显著抑制。

(五) 治疗

治疗本病的目的:①替代肾上腺分泌类固醇的不足,补充生理需要的糖皮质激素、盐皮质激素,维持机体正常的生理代谢;②抑制 ACTH 的分泌,从而减少肾上腺雄激素的过度分泌,抑制男性化,阻止骨骺成熟加速,促进正常的生长发育。

1. 失盐型患儿　应及时纠正水、电解质紊乱,静脉补液可用生理盐水,有代谢性酸中毒时则用0.45% 氯化钠和碳酸氢钠溶液。忌用含钾溶液。重症失盐型需静脉滴注氢化可的松 25~100mg;若低钠和脱水不易纠正,可口服氟氢可的松(fludrocortisone)0.05~0.1mg/d,对于未添加半固体食物喂养的乳儿需额外补充食盐 1~2g/d。脱水纠正后,糖皮质激素改为口服并长期维持。其量可根据病情适当调整。

2. 长期治疗

(1)糖皮质激素:糖皮质激素治疗一方面可补偿肾上腺分泌皮质醇的不足,另一方面可抑制过多的 ACTH 释放,从而减少雄激素的过度产生,故可改善男性化、性早熟等症状,保证患儿正常的生长发育过程。诊断确立后应尽早给予治疗,一般给予氢化可的松,每日 10~20mg/m^2,分 2~3 次口服。

治疗过程中应根据血压、身高增长速率、雄烯二酮、DHEA、DHEAS、睾酮以及骨成熟度、尿17-酮类固醇等指标,综合分析调整糖皮质激素的剂量。如应用糖皮质激素的剂量过大,则影响生长;如剂量不足,则不能抑制肾上腺雄激素继续过量产生,雄激素会促使骨骺过早成熟和融合,同样对患儿生长造成影响,并产生其他一些雄激素过多的表现。一般不用 17-OHP 作为治疗监测的指标,因为其每日变化较大,且易受应激影响。

(2)盐皮质激素:盐皮质激素可协同糖皮质激素的作用,使 ACTH 的分泌进一步减少。可口服氟氢可的松 0.05~0.1mg/d,症状改善后逐渐减量、停药,因长期应用可引起高血压。0.1mg 氟氢可的松相当于 1.5mg 氢化可的松,应将其用量计算于皮质醇的用量中,以免皮质醇过量。

在皮质激素治疗过程中,对失盐型患儿还应监测血钾、钠、氯等,调节激素用量。患儿在应激情况下(如感染、过度劳累、手术等)或青春期时,糖皮质激素的剂量应比平时增加 1.5~2 倍。

3. 手术治疗　男性患儿无须手术治疗。女性假两性畸形患儿宜在 6 个月至 1 岁行阴蒂部分切除术或矫形术。

(六) 预防

1. 新生儿筛查　应用干血滴纸片法,对生后 2~5d 的婴儿采集足跟血检测 17-OHP 浓度可进行早期诊断。正常婴儿刚出生时血 17-OHP 水平较高,12~24h 后降至正常。低体重儿和患某些心肺疾病时 17-OHP 也会上升,需注意鉴别。

2. 产前诊断

(1)21-OHD:在孕 9~11 周取绒毛膜活检进行胎儿细胞 DNA 分析;孕 16~20 周取羊水检测孕三醇、17-OHP 等。因大部分非典型 21-OHD 患儿生后 17-OHP 水平无明显升高,因此基因检测是此型患儿唯一的早期诊断手段。

(2)11β-OHD:可检测羊水 DOC 或取绒毛膜做相关基因分析进行诊断。

(罗小平)

第六节 儿童糖尿病

糖尿病（diabetes mellitus，DM）是由于胰岛素分泌缺陷、胰岛素作用缺陷，或二者兼有，所致碳水化合物、脂肪和蛋白质代谢紊乱。2019 年 WHO 将儿童糖尿病分为三大类。①1 型糖尿病：因胰岛 B 细胞破坏、胰岛素分泌绝对缺乏所致，必须使用胰岛素治疗；②2 型糖尿病：由于胰岛 B 细胞分泌胰岛素相对不足或靶细胞对胰岛素不敏感（胰岛素抵抗）所致；③单基因糖尿病，包括 B 细胞功能的单基因缺陷、胰岛素作用的单基因缺陷和其他糖尿病相关的遗传综合征。儿童糖尿病中 1 型糖尿病占 89.6%，2 型糖尿病仅占 7.4%，但随着儿童青少年肥胖症的日益增多，2 型糖尿病发病率急剧上升。

儿童 1 型糖尿病的发病率在各国之间差异较大，即使同一国家，不同民族或地区之间也不相同。但来自许多高收入国家的数据表明，儿童 1 型糖尿病发病率每年增加 3%~4%。我国由于人口基数大，发病人数排名世界第 4 位。1 型糖尿病作为儿童糖尿病最常见类型，高发年龄为 4~6 岁和 10~14 岁，1 岁以下小儿发病较少见。本节主要叙述 1 型糖尿病。

（一）病因和发病机制

1 型糖尿病的确切发病机制尚未完全阐明。目前认为是在遗传易感基因的基础上，由外界环境因素的作用引起的自身免疫反应，导致了胰岛 B 细胞的损伤和破坏，当胰岛素分泌减少至正常的 10% 时，即出现临床症状。遗传、免疫、环境等因素在 1 型糖尿病的发病过程中都起着重要的作用。

1. **遗传易感性** 1 型糖尿病病因除遗传因素外，还有环境因素的作用，属多基因遗传性疾病。通过对人类白细胞抗原（HLA）的研究发现，HLA 的 D 区 Ⅱ 类抗原基因（位于 6p21.3）与本病的发生有关，已证明与 HLA-DR3 和 DR4 的关联性特别显著。还有研究认为，HLA-DQβ 链上第 57 位非天冬氨酸及 HLA-DQα 链上第 52 位精氨酸的存在决定了 1 型糖尿病的易感性；反之，HLA-DQβ 链上第 57 位天冬氨酸和 HLA-DQα 链上第 52 位非精氨酸则决定了 1 型糖尿病的保护性。但遗传易感基因在不同种族间有一定的差别，提示与遗传多态性有关。

2. **环境因素** 1 型糖尿病的发病与病毒感染（如风疹病毒、腮腺炎病毒、柯萨奇病毒等）、化学毒物（如链尿菌素、四氧嘧啶等）、食物中的某些成分（如牛乳中的 α 和 β- 酪蛋白、乳球蛋白等）有关，以上因素可能会激发易感性基因者体内免疫功能的变化，产生 B 细胞毒性作用，最终导致 1 型糖尿病。

3. **自身免疫因素** 70%~90% 的 1 型糖尿病患者在初次诊断时，血中出现谷氨酸脱羧酶（GAD65）、胰岛抗原 -2（IA-2）、ZnT8 转运体或胰岛素的 B 细胞自身抗体等多种抗体，并已证实这些抗体在补体和 T 淋巴细胞的协同作用下具有对胰岛细胞的毒性作用。新近证实，细胞免疫异常对 1 型糖尿病的发病起着重要作用，树突状细胞源性细胞因子白介素 -12（IL-12）会促进初始型 $CD4^+$ T 细胞（Th_0）向 Ⅰ 型辅助性 T（Th_1）细胞转化，使其过度活化而产生 Th_1 细胞类细胞因子，引起大量炎症介质的释放，进而损伤胰岛 B 细胞。

（二）病理生理

胰岛 B 细胞大都被破坏，分泌胰岛素明显减少而分泌胰高血糖素的细胞和其他细胞则相对增生。正常情况下，胰岛素可促进细胞内葡萄糖的转运，促进糖的利用和蛋白质的合成，促进脂肪合成，抑制肝糖原和脂肪的分解。糖尿病患儿的胰岛素分泌不足或缺如，使葡萄糖的利用减少，而反调节激素，如胰高血糖素、生长激素、氢化可的松等增高，且具有促进肝糖原分解和葡萄糖异生的作用，使脂肪和蛋白质分解加速，造成血糖和细胞外液渗透压增高，细胞内液向细胞外转移。当血糖浓度超过肾阈值（10mmol/L 或 180mg/dl）时即产生糖尿。自尿中排出的葡萄糖可达 200~300g/d，导致渗透性利尿，临床出现多尿症状,每天丢失水分 3~5L,钠和钾 200~400mmol,因而造成严重的电解质失衡和慢性脱水。由于机体的代偿,患儿呈现渴感增强、饮水增多;因组织不能利用葡萄糖,能量不足而产生饥饿感,引起多食。胰岛素不足和反调节激素增高促进了脂肪分解,使血中脂肪酸增高,肌肉和胰岛素依赖性组织即利用这类游离脂肪酸供能以弥补细胞内葡萄糖的不足,而过多的游离脂肪酸进入肝脏后,则在胰高血糖素等生酮激素的作用下加速氧化,导致乙酰辅酶 A 增加,超过了三羧酸循环的氧化代谢能力,致使乙酰乙酸、β- 羟丁酸和丙酮等酮体长期在体液中累积,形成酮症酸中毒。

酮症酸中毒时氧利用减低,大脑功能受损。酸中毒时 CO_2 严重潴留,为了排出较多的 CO_2,呼吸中枢兴奋而出现不规则的呼吸深快,呼气中的丙酮产生特异的气味(腐烂水果味)。

(三) 临床表现

1 型糖尿病患者起病较急骤,多有感染或饮食不当等诱因。其典型症状为多饮、多尿、多食和体重下降(即"三多一少")。但婴儿多饮、多尿不易被发觉,很快即可发生脱水和酮症酸中毒。儿童因为夜尿增多,可发生遗尿。年长儿还可出现消瘦、精神不振、倦怠乏力等体质显著下降症状。约 40% 的糖尿病患儿在就诊时即处于酮症酸中毒状态,这类患儿常因急性感染、过食、诊断延误、突然中断胰岛素治疗等因素诱发。多表现为起病急、进食减少、恶心、呕吐、腹痛、关节或肌肉疼痛、皮肤黏膜干燥、呼吸深长、呼气中带有酮味、脉搏细速、血压下降、体温不升,甚至嗜睡、淡漠、昏迷。常被误诊为肺炎、败血症、急腹症或脑膜炎等。少数患儿起病缓慢,以精神呆滞、软弱、体重下降等为主。

体格检查时除见体重减轻、消瘦外,一般无阳性体征。酮症酸中毒时可出现呼吸深长,带有酮味,有脱水征和神志的改变。晚期可出现蛋白尿、高血压等糖尿病肾病表现,最后致肾衰竭。还可出现白内障、视力障碍、视网膜病变,甚至双目失明。

儿童糖尿病有特殊的自然病程:

1. **急性代谢紊乱期**　从出现症状到临床确诊,时间多在 1 个月以内。约 20% 的患儿表现为糖尿病酮症酸中毒;20%~40% 为糖尿病酮症,无酸中毒;其余仅为高血糖、糖尿和酮尿。

2. **暂时缓解期**　约 75% 的患儿经胰岛素治疗后临床症状消失、血糖下降、尿糖减少或转阴,即进入缓解期。此时胰岛 B 细胞恢复分泌少量胰岛素,对外源性胰岛素需要量减至 0.5U/(kg·d) 以下,少数患儿甚至可以完全不用胰岛素。这种暂时缓解期一般持续数周,最长可达 6 个月以上。

3. **强化期**　经过缓解期后,患儿出现血糖增高和尿糖不易控制的现象,胰岛素用量逐渐或突然增多,称为强化期。在青春发育期,由于性激素增多等变化,增强了对胰岛素的拮抗,因此该期病情不甚稳定,胰岛素用量较大。

4. **永久糖尿病期**　青春期后病情逐渐稳定,胰岛素用量比较恒定,称为永久糖尿病期。

(四) 辅助检查

1. **尿液检查**

(1)尿糖:尿糖定性一般阳性。尿糖可间接反映糖尿病患者血糖控制的状况。在用胰岛素治疗过程中可监测尿糖变化,以判断饮食及胰岛素用量是否恰当。

(2)尿酮体:糖尿病伴有酮症酸中毒时呈阳性。

(3)尿蛋白:监测尿微量白蛋白,可及时了解肾的病变情况。

2. **血液检查**

(1)血糖:根据美国糖尿病学会 2019 年公布的糖尿病诊断标准,符合下列任意一项标准即可诊断为糖尿病:

1)有典型糖尿病症状并且餐后任意时刻血糖水平 ≥ 11.1mmol/L。

2)空腹血糖(FPG) ≥ 7.0mmol/L。

3)2h 口服葡萄糖耐量试验(OGTT)血糖水平 ≥ 11.1mmol/L。

空腹血糖受损(IFG):FPG 为 5.6~6.9mmol/L。糖耐量受损(IGT):口服 1.75g/kg(最大 75g)葡萄糖后 2h 血糖在 7.8~11.0mmol/L。IFG 和 IGT 被称为"糖尿病前期"。

(2)血脂:血清胆固醇、甘油三酯和游离脂肪酸明显增加,适当的治疗可使之降低,故应定期检测血脂水平,有助于判断病情控制情况。

(3)血气分析:酮症酸中毒在 1 型糖尿病患儿中发生率极高,当血气分析显示患儿血 pH<7.30,HCO_3^-<15mmol/L 时,即有代谢性酸中毒存在。

(4)糖化血红蛋白:血红蛋白在红细胞内与血中葡萄糖或磷酸化葡萄糖呈非酶化结合,形成糖化血红蛋白(HbA1c),其量与血糖浓度呈正相关。正常人 HbA1c<7%,治疗良好的糖尿病患儿应 <7.5%;HbA1c 7.5%~9% 提示病情控制一般,如 >9% 时则表示血糖控制不理想。因此,HbA1c 可作为患儿在以往 2~3 个月血糖是否得到满意控制的指标。

3. 葡萄糖耐量试验　本试验用于空腹血糖正常或正常高限,餐后血糖高于正常而尿糖偶尔阳性的患儿。试验方法:试验当天自 0 时起禁食;清晨口服葡萄糖(1.75g/kg),最大量不超过 75g,每克加水 2.5ml,于 3~5min 内服完;口服前(0min)及口服后 60min、120min 和 180min 分别测血糖。结果:正常人 0min 的血糖 <6.7mmol/L,口服葡萄糖 60min 和 120min 后血糖分别低于 10.0mmol/L 和 7.8mmol/L;糖尿病患儿 120min 血糖 >11.1mmol/L。试验前应避免剧烈运动、精神紧张,停服氢氯噻嗪、水杨酸等影响糖代谢的药物。

(五) 诊断与鉴别诊断

1. 诊断　典型的病例诊断并不困难。对有口渴、消瘦、遗尿症状的患儿,或有糖尿病家族史者,或有不明原因脱水、酸中毒的患儿都应考虑本病的可能性,避免误诊。

糖尿病酮症酸中毒(diabetic ketoacidosis,DKA)是临床较常见的严重急症,国际儿童和青少年糖尿病学会(ISPAD)对其识别和诊断提出如下标准:

(1)DKA 的生化诊断标准:高血糖(血糖 >11mmol/L);静脉血 pH<7.30 或血清碳酸氢根浓度 <15mmol/L;酮血症(血 β- 羟丁酸 ≥ 3mmol/L)或中重度酮尿。

(2)根据酸中毒的程度,将 DKA 的严重程度分为以下 3 个等级。轻度:静脉 pH<7.3,或血清 HCO_3^- 浓度 <15mmol/L;中度:pH<7.2,血清 HCO_3^- 浓度 <10mmol/L;重度:pH<7.1,血清 HCO_3^- 浓度 <5mmol/L。

(3)DKA 的临床表现:包括脱水、生命体征改变、类急腹症症状、神经系统改变几部分。具体如脱水、心动过速、呼吸急促、Kussmaul 大呼吸、呼吸带有丙酮气味、恶心和 / 或呕吐、腹痛、视物模糊、意识模糊、嗜睡、意识水平进行性减低,最终陷入昏迷。

2. 鉴别诊断　本病应与下列情况相鉴别:

(1)其他还原糖尿症:尿液中果糖和戊糖等其他还原糖均可使班氏试液呈色,用葡萄糖氧化酶法检测尿液可以鉴别。

(2)非糖尿病性葡萄糖尿:有些先天性代谢病,如范科尼综合征、肾小管酸中毒、胱氨酸尿症或重金属中毒等患儿都可发生糖尿,主要依靠空腹血糖或葡萄糖耐量试验鉴别。

(3)婴儿暂时性糖尿:病因不明,可能与患儿胰岛 B 细胞功能发育不够成熟有关。多在出生后 6 周内发病,表现为发热、呕吐、体重不增、脱水等症状。血糖增高,尿糖及酮体阳性,经补液等一般处理或给予小量胰岛素即可恢复。对这类患儿应进行葡萄糖耐量试验和长期随访,以与 1 型糖尿病鉴别。

(4)其他发生酸中毒、昏迷的疾病:如尿毒症、感染中毒性休克、低血糖症、急腹症、颅内感染、重症肺炎等。

(5)应激性高血糖症:应激性高血糖症多见于高热、严重感染、手术、呼吸窘迫、头部外伤后等患者,系由应激诱发的一过性高血糖,不能诊断为糖尿病,但应注意长期随访。

(六) 治疗

糖尿病是终身的内分泌代谢性疾病。其治疗目的是:消除高血糖引起的临床症状;积极预防并及时纠正酮症酸中毒;纠正代谢紊乱,力求病情稳定;使患儿获得正常生长发育,保证其正常的生活活动;预防并早期治疗并发症。

糖尿病治疗强调综合治疗,主要包括 5 方面:合理应用胰岛素;饮食管理;运动锻炼;自我血糖监测;糖尿病知识教育和心理支持。糖尿病治疗必须在自我监测的基础上,选择合适的胰岛素治疗方案和饮食管理、运动治疗等,才能达到满意的效果。

1. 糖尿病酮症酸中毒的治疗   酮症酸中毒迄今仍然是儿童糖尿病急症死亡的主要原因。对糖尿病酮症酸中毒必须针对高血糖、脱水、酸中毒,电解质紊乱和可能并存的感染等情况制订综合治疗方案。

(1)液体治疗:液体治疗主要针对脱水、酸中毒和电解质紊乱。酮症酸中毒时轻度脱水者,按 50ml/kg 口服补液,中、重度脱水者一般属等渗性脱水,应遵循下列原则输液:

输液开始的第 0.5~1 小时,按 10~20ml/kg(一般不超过 30ml/kg)快速静脉滴注 0.9% 氯化钠溶液,以纠正血容量,改善血液循环和肾功能。第 2~3 小时,按 10ml/kg 静脉滴注 0.45% 氯化钠溶液。当血糖 <17mmol/L(300mg/dl)后,改用含有 0.2% 氯化钠的 5% 葡萄糖液静脉滴注。要求在开始的 12h 内至少补足累积损失的 50%。在此后的 24h 内,可视情况按 60~80ml/kg 静脉滴注同样溶液,以供给生理需要量和补充继续损失量。

对外周循环稳定的患儿,推荐 48h 均衡补液法,即 48h 均衡补入累积损失量及维持液,总液体张力 1/2~2/3 张。累计损失量 = 估计脱水量 × 体重(kg),维持液量:1 200~1 500ml/(m²·d)。补液中根据监测情况调整补液中的离子浓度及含糖液等。

患儿在输液开始前由于酸中毒、分解代谢和脱水的共同作用,使血清钾浓度增高,但总的体钾储备可能被耗竭。随着液体的输入,特别是应用胰岛素后,血钾迅速降低。因此,在患儿开始排尿后应立即在输入液体中加入氯化钾溶液,一般按每天 2~3mmol/kg(150~225mg/kg)补给,输入浓度不得 >40mmol/L(0.3g/dl),并应监测心电图或血钾浓度。

酮症酸中毒时的酸中毒主要是由于酮体和乳酸的堆积,补充水分和胰岛素可以矫正酸中毒。为了避免发生脑细胞酸中毒和高钠血症,对酮症酸中毒不宜常规使用碳酸氢钠溶液,仅在血 pH<7.1,HCO₃<12mmol/L 时,始可按 2mmol/kg 给予 1.4% 碳酸氢钠溶液静脉滴注,先用半量,当血 pH ≥ 7.2 时即停用,避免酸中毒纠正过快加重脑水肿。

在治疗过程中,应仔细监测生命体征、电解质、血糖和酸碱平衡状态,以避免在酮症酸中毒治疗过程中发生合并症,如脑水肿等。其表现为头痛、意识不清、嗜睡、痉挛、视盘水肿或脑疝等。

(2)胰岛素治疗:糖尿病酮症酸中毒时多采用小剂量胰岛素静脉滴注治疗。

对有休克的患儿,在补液治疗开始、休克逐渐恢复后才可应用胰岛素,以避免钾迅速从血浆进入细胞内,导致心律失常。

将胰岛素 25U 加入等渗盐水 250ml 中,按 0.1U/(kg·h)的滴速自另一静脉通道缓慢匀速输入。每小时复查血糖,并根据血糖情况调整胰岛素输入量。血糖下降速度一般为每小时 2~5mmol/L,胰岛素输注浓度一般不低于 0.05 U/(kg·h)。小剂量胰岛素静脉输注应持续至酮症酸中毒纠正(pH>7.3,血糖 <12mmol/L),必要时可输入含糖的 1/3~1/2 张液体,以维持血糖水平为 8~12mmol/L。当血糖 <17mmol/L 时,应将输入液体换成含 0.2% 氯化钠的 5% 葡萄糖液。只有当临床状况稳定后方可逐渐减少静脉输液,改为口服液体治疗,能进食后或在血糖下降至 <11mmol/L、酮体消失时停用静脉注射胰岛素,改为胰岛素皮下注射,每次 0.25~0.5U/kg,每 4~6 小时 1 次,直至血糖稳定为止。在停止滴注胰岛素前 30min 即应皮下注射短效胰岛素(RI)0.25U/kg 一次。

(3)控制感染:酮症酸中毒常并发感染,应在急救的同时采用有效的抗生素治疗。

酮症酸中毒在处理不当时,可引起脑水肿、低血糖、低钾血症、碱中毒、心力衰竭或肾衰竭等情况。因此,在整个治疗过程中必须严密观察,随时调整治疗计划,避免因处理不妥而加重病情。

2. 长期治疗措施

(1)饮食管理:糖尿病的饮食管理是进行计划饮食而不是限制饮食,其目的是维持正常的血糖和保持理想体重。

1)每天总热量需要量:食物的热量要适合患儿的年龄、生长发育和日常活动的需要,每天所需热量(kcal)为 1 000+［年龄 ×(80~100)］,对年幼儿宜稍偏高,而年龄大的患儿宜偏低。此外,还要考虑体重、食欲及运动量。全日热量分配为早餐 1/5,中餐和晚餐分别为 2/5,每餐中留出少量(5%)作为餐间点心。

2)食物的成分和比例:饮食中能源的分配为:蛋白质 15%~20%,糖类 50%~55%,脂肪 30%。蛋白质成分在 3 岁以下儿童应稍多,其中 1/2 以上应为动物蛋白,因其含有必需的氨基酸。禽类、鱼类、各种瘦肉类为较理想的动物蛋白质来源。糖类则以含纤维素高的,如糙米或玉米等粗粮为主,因为它们形成的血糖波动远较精制的白米、面粉或土豆等制品为小,蔗糖等精制糖应该避免。脂肪应以含多价不饱和脂肪酸的植物油为主。蔬菜选用含糖较少者。每天进食应定时,饮食量在一段时间内应固定不变。

(2)胰岛素治疗:胰岛素是糖尿病治疗能否成功的关键,但胰岛素治疗需要个体化,方案的选择依据年龄、病程、生活方式(如饮食、运动时间、上学)和既往健康状况等决定。胰岛素的种类、剂量、注射方法都与疗效有关。

1)胰岛素制剂(表 17-8):目前胰岛素制剂有速效胰岛素类似物、短效胰岛素(RI)、中效珠蛋白胰岛素(NPH)、长效的精蛋白锌胰岛素(PZI)、长效胰岛素类似物甘精胰岛素(insulin glargine)和地特胰岛素(insulin detemir)以及预混胰岛素等。

表 17-8 胰岛素的种类和作用时间

胰岛素制剂	起效时间	峰值时间	作用持续时间
短效胰岛素(RI)	15~60min	2~4h	5~8h
速效胰岛素类似物 (门冬胰岛素)	10~15min	1~2h	4~6h
速效胰岛素类似物 (赖脯胰岛素)	10~15min	1~1.5h	4~5h
中效胰岛素(NPH)	2.5~3h	5~7h	13~16h
长效胰岛素(PZI)	3~4h	8~10h	长达 20h
长效胰岛素类似物 (甘精胰岛素)	2~3h	无峰	长达 30h
长效胰岛素类似物 (地特胰岛素)	3~4h	3~14h	长达 24h
预混胰岛素 (HI 30R,HI 70/30)	0.5h	2~12h	14~24h
预混胰岛素(50R)	0.5h	2~3h	10~24h
预混胰岛素类似物 (预混门冬胰岛素 30)	10~20min	1~4h	14~24h

甘精胰岛素是在人胰岛素 A 链 21 位以甘氨酸替代天冬氨酸,B 链的羧基端加上 2 个精氨酸。地特胰岛素是去掉 B30 位的氨基酸,在 B29 位点连接上含有 14-C 的脂肪酸链。其结构的改变使得该胰岛素稳定性增强,在酸性环境中呈溶解状态,即清澈溶液,注射前无须预先混匀,可直接皮下注射。一般 1~2h 起效,作用时间维持 24h,每天只需注射 1 次。

2)胰岛素治疗方案:胰岛素的治疗方案很多,常用的有:

①每天 2 次注射方案：即短效（或速效）胰岛素与中效胰岛素的混合剂分别于早餐前和晚餐前 2 次注射。其中，短效（或速效）胰岛素与中效胰岛素的比例大约为 1:2。早餐前胰岛素量为每天总量的 2/3，晚餐前用量为总量的 1/3。

②每天 3 次注射方案：早餐前用短效（或速效）与中效胰岛素混合剂，午餐前单用短效（或速效）胰岛素，晚餐或睡前用短效（或速效）与中效胰岛素混合剂注射，或其他类似的方案。

③基础 - 餐时大剂量方案：即三餐前注射短效胰岛素或速效胰岛素类似物，睡前给予中效或长效胰岛素类似物。夜间的中长效胰岛素占全日总量的 30%~50%（一般先按 30% 计算），余量以速效或短效胰岛素分成 3 次于每餐前注射。但若以速效胰岛素类似物做餐前注射，则夜间使用基础胰岛素的比例要高一些。

④持续皮下胰岛素输注（continuous subcutaneous insulin infusion，CSII）：可选用短效胰岛素或速效胰岛素类似物。将全日的总量分为基础量和餐前追加量两部分，两者的用量按 1:1 比例分配。将 24h 划分为日间（07:00~21:00）和夜间（21:00~次日 07:00）两个阶段，日夜间基础量之比为 2:1。餐前追加量按 3 餐平均分配，于每次餐前输注。在治疗过程中根据血糖或动态血糖监测结果进行基础率或餐前胰岛素剂量的动态调整。

3）胰岛素的剂量及其调整：胰岛素需要量婴儿偏小，年长儿偏大。新诊断的患儿，轻症患者胰岛素用量为 0.5~1.0U/（kg·d）；青春期前儿童一般为 0.75~1.0 U/（kg·d）；青春期儿童通常 >1.0U/（kg·d）。应根据用药日血糖或尿糖结果调整次日的胰岛素用量，每 2~3 天调整剂量一次，直至尿糖不超过（++）；血糖、尿糖稳定后，在相当时期中可不用再调整。

4）胰岛素泵：胰岛素泵能模拟正常胰腺的胰岛素分泌模式，持续 24h 向患者体内输入微量胰岛素，更利于血糖的控制。胰岛素泵一般使用短效胰岛素或速效胰岛素类似物，但胰岛素使用剂量低于一般治疗方案。

5）胰岛素长期治疗过程中的注意事项

①胰岛素过量：胰岛素过量可致 Somogyi 现象，是由于胰岛素过量，在午夜至凌晨时发生低血糖，在反调节激素作用下使血糖升高，清晨出现高血糖，即出现低血糖 - 高血糖反应。

②胰岛素不足：胰岛素不足可致黎明现象（dawn phenomenon）。因晚间胰岛素不足，在清晨 5~9 时呈现血糖和尿糖增高，可加大晚间注射剂量或将 NPH 注射时间稍往后移即可。

③胰岛素耐药：患儿在无酮症酸中毒的情况下，胰岛素用量 >2U/（kg·d）仍不能使高血糖得到控制时，在排除 Somogyi 现象后称为胰岛素耐药。可换用纯度更高的基因重组胰岛素。

（3）运动治疗：运动时肌肉对胰岛素的敏感性增高，从而增强葡萄糖的利用，有利于血糖的控制。运动的种类和剧烈程度应根据年龄与运动能力进行安排。运动时必须做好胰岛素用量和饮食调节，运动前减少胰岛素用量或加餐，固定每天的运动时间，避免发生运动后低血糖。

（4）宣教和管理：由于小儿糖尿病的病情不稳定，易于波动，且本病需要终身饮食控制和注射胰岛素，给患儿及其家庭带来种种精神烦恼。医务人员必须向患儿及家长详细介绍有关知识，帮助患儿树立信心，使其能坚持有规律的生活和治疗，同时加强管理制度，定期随访复查。出院后家长和患儿应遵守医师的安排，接受治疗。同时做好家庭记录，包括饮食、胰岛素注射次数和剂量、尿糖情况等。

（5）血糖监测：血糖监测包括家庭日常血糖监测和定期总体血糖监测。家庭日常血糖监测记录应包括血糖水平、胰岛素剂量、影响血糖控制的特殊事件（患病、聚会、运动、月经等）、低血糖事件及其严重程度，以及潜在的日常生活习惯改变等。血糖监测记录有助于分析治疗效果及引起低血糖的原因，利于指导胰岛素调整以降低血糖波动水平，也有助于防止糖尿病急性并发症酮症酸中毒以及低血糖的发生。

（6）预防并发症：积极预防微血管继发损害所造成的肾功能不全、视网膜和心肌等病变。

（罗小平）

小结

1. GHD 患儿具有典型的临床表现,诊断的常用方法为 2 种药物激发试验,GH 峰值 <10μg/L 为生长激素缺乏症。治疗方法为基因重组人生长激素。

2. 中枢性性早熟是由于下丘脑 - 垂体 - 性腺轴功能提前启动所致,患儿提前出现第二性征的发育,并伴有卵巢或睾丸的发育。真性性早熟诊断包括 3 个步骤,首先要确定是否为性早熟;其次是判断性早熟为中枢性或外周性;第三是寻找病因。目前治疗首选用药为促性腺激素释放激素类似物。

3. 先天性甲状腺功能减退症是因原发性或继发性因素引起甲状腺发育障碍、激素合成障碍、分泌减少、甲状腺素受体缺陷等而导致患儿生长迟缓、智能发育迟滞和全身器官代谢低下的一种疾病。临床表现特点:新生儿及婴儿的症状和体征缺乏特异性;幼儿和儿童多有特殊面容、智能发育迟滞和生理功能低下,症状出现早晚及严重程度与残存的甲状腺组织及甲状腺功能减退的程度有关。治疗原则为尽早诊断,尽早治疗;首选药物为左甲状腺素钠。

4. 甲状旁腺功能减退症(HP)是指甲状旁腺激素分泌过少和 / 或效应不足而引起的一组临床综合征。假性甲状旁腺功能减退症(PHP)主要是外周靶器官(骨和肾)对 PTH 抵抗而导致的一组遗传性疾病。二者临床特征均有低钙血症、高磷血症和由此引起的神经肌肉兴奋性增高等,但 HP 的 PTH 水平低于正常,而 PHP 则升高。HP 和 PHP 治疗原则为纠正低钙血症,减轻症状和消除手足搐搦发作。

5. 甲状旁腺功能亢进症是由于原发性或继发性因素引起血清甲状旁腺激素(PTH)水平高于正常范围而导致血钙增高和血磷降低,主要临床表现为反复发作的肾结石、消化性溃疡、精神改变与广泛骨吸收的一种疾病。手术治疗是其主要治疗方式。

6. CAH 是由于肾上腺皮质激素合成途径中某些酶的先天性缺陷所致。临床表现取决于酶缺陷的部位及严重程度,可出现失盐、雄激素增高的临床症状。治疗原则:①一经诊断应立即给予治疗;②首选氢化可的松或醋酸可的松,有失盐和电解质紊乱者需补充盐皮质激素;③药物剂量因人而异;④应激情况应加大肾上腺皮质激素药物剂量。

7. 1 型糖尿病是因胰岛 B 细胞破坏、胰岛素分泌绝对缺乏所造成的,必须使用胰岛素治疗。典型症状为多饮、多尿、多食和体重下降,称为"三多一少"。

思考题

1. GHD 的临床表现有哪些?

2. 尿崩症需与哪些疾病相鉴别?

3. 我国目前规定性早熟诊断的年龄分段?

4. 先天性甲状腺功能低下的特殊面容表现有哪些?

5. 21- 羟化酶缺乏症 3 种临床类型的临床表现?

6. 儿童原发性甲状旁腺功能亢进症为了明确诊断,还需要哪些辅助检查?

7. 儿童 1 型糖尿病的临床表现有哪些?

第十八章
常见运动系统疾病

　　儿童处于生长发育迅速增长时期,其骨骼不断地长长、加粗,骨骼含骨胶原蛋白等有机物多,柔软、弹性大、可塑性强,骨膜比较厚,血管丰富,有利于儿童骨骼的生长和骨组织的再生与修复。儿童关节窝浅、关节韧带松弛,容易发生关节脱臼。儿童不是简单的成人缩小,其骨与关节解剖、生物学特征、对创伤的反应、损伤类型、修复过程、处理原则都与成人有所差异,甚至在某些方面与成人截然不同。

第一节　常见骨折与脱位

一、概述

　　小儿在出生后,许多次级骨化中心(骨骺)尚未出现,需在生长发育过程中逐渐形成并发育成熟,详细了解各骨化中心的出现及融合时间,对正确诊断儿童骨折,减少误诊和避免漏诊至关重要。如肘部的发育共包括 6 个次级骨化中心,分别是肱骨小头、肱骨滑车、桡骨头、尺骨鹰嘴及肱骨内、外上髁骨化中心。儿童肱骨远端次级骨化中心出现的大致时间,如图 18-1 所示。

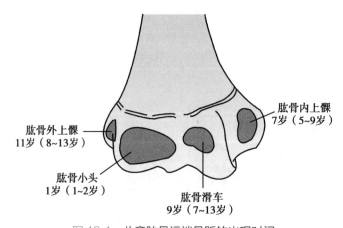

肱骨外上髁
11岁（8~13岁）

肱骨小头
1岁（1~2岁）

肱骨滑车
9岁（7~13岁）

肱骨内上髁
7岁（5~9岁）

图 18-1　儿童肱骨远端骨骺的出现时间

　　从事小儿骨科创伤性疾病诊疗的医师,不仅要熟悉儿童骨骼解剖及发育的基本理论,还应了解儿童骨骺损伤的基本类型。骨骺及骺板是儿童特有的解剖结构,详细了解骨骺损伤的基本类型对指导正确的治疗、准确地判断预后有重要作用。儿童骨骺损伤有多种分型方法,但最被儿童骨科医师接受的、应用最广泛的是 Salter-Harris 分型方法,共分为 5 型(图 18-2)。Salter-Harris Ⅰ 型为骨骺分离,骨折线完全经过骺板的肥大细胞层,在骨骺及干骺端均无骨折线。因此,如果骨折无移位,仅通过 X 线诊断困难,有时只表现为骺板增宽,需进一步行超声或 MRI 检查。如骨折移位则容易诊断。Ⅱ 型为骨骺分离骨折,骨折线部分经骨板并经另一侧延伸入干骺端,骨折远端包括骨骺及部分干骺端边缘的骨折片。Ⅲ 型为骨骺部骨折,骨折线经部分骺板向骨骺内延伸进入关节,骨折远端为部分骨骺部。Ⅳ型为骨骺部及干骺端骨折,骨折线纵行经干骺端跨骺板,经骨骺部进入关节内,骨折块包括部分干骺端骨质、部分骺板及部分骨骺成分。Ⅴ 型为骺板压缩骨折,在 X 线上无骨折线,仅表现为骺板间隙变窄,该型最少见且最难诊断;因直接造成骺板的压缩损伤,故最易导致骨骺早闭。Ⅵ型:骺板边缘 Ranvier 区的损伤,可形成骨桥和成角畸形。其中,Ⅲ、Ⅳ 型骨骺损伤骨折线经过骺板,如不能解剖复位,易导致骨桥形成,骨骺早闭。因此,在处理这类损伤时应操作轻柔,防止发生医源性的二次骺板损伤。在全身骨骺损伤中,Salter-Harris Ⅱ 型最常见,Ⅳ 型次之,其余依次为 Ⅰ 型、Ⅲ 型,Ⅴ 型最少见。了解骨骺损伤的类型,有助于选择合适的治疗方式及预后判断。

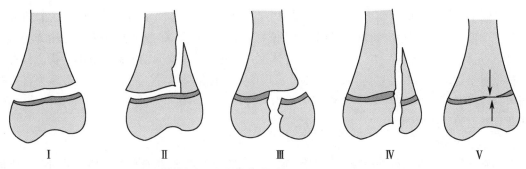

图 18-2　骨骺损伤的 Salter-Harris 分型

由于小儿具有生长和潜在的塑形能力,在治疗过程中必须考虑小儿骨骼的解剖、生理及骨折愈合等特点,必须了解小儿骨骼的生物学特征和小儿骨骼具有不断生长的特点。为防止以后的发育畸形和减少损伤,某些骨折的治疗要有特殊考虑,比如骨骺损伤是小儿特有的一种类型,骨骺损伤应尽早在麻醉下无痛整复,整复手法要轻柔,尽量减少多次复位造成的骨骺板磨损,因骨骺损伤愈合快,外伤 7~10d 后再次试图复位反而会加重对骺板的损伤。

除了对小儿骨骺和关节内骨折的治疗必须要求解剖复位外,多数小儿骨干和干骺端的骨折是可以接受功能复位而不必强调解剖复位。小儿骨折的治疗要以最小的损伤、最简单的方法获得最佳效果为原则。骨折的治疗不等于手术治疗,因为很多骨折依靠儿童强大的塑形能力和特点完全可以得到满意的结果,小儿骨科医生不仅要敢于做手术,更要敢于拒绝手术。某些骨折无须治疗,医生的作用仅仅是为骨折愈合创造良好的条件。能用手法复位的就不用手术治疗,能用外固定达到目的就首先选用外固定,必须用的内固定物也以简单为主,多采用克氏针(一般直径 <2mm)、螺钉(固定不过骨骺板)、接骨钢板、弹性髓内针、外固定架等,特殊情况下才采用交锁髓内钉和伊利扎诺夫环形外固定架等这些相对复杂的手段。

需要强调的是,小儿骨折治疗的关键是获得满意的复位并能维持这种复位结果,在复位和维持复位的操作过程中应该尽量采用微创的方法,要时刻记得儿童骨骼有骨骺的存在,无论采取何种方法均不应造成新的损伤,不能损伤有生长能力的骨骺板和骨骺周围 Ranvier 环,保持骨骺的生长能力并使患儿获得满意的功能和外观是我们治疗的目标。我们治疗的是患儿而不是 X 线片,漂亮完美的 X 线片不代表患儿能获得满意的治疗效果,例如肱骨髁上骨折不是通过闭合复位经皮穿针固定,而是采用后路切开复位内固定,虽然 X 线片上可以看到骨折的解剖复位,但往往造成严重的肘关节僵硬。另外如肱骨近端骨折和尺骨桡骨远端骨折,由于该处有较大的塑形潜力,多数通过手法复位能够达到功能复位而可以避免开放复位内固定手术,即使是尺骨桡骨远端复位后不够稳定、不能维持复位的部分病例,也可通过微创的经皮穿针技术达到和维持功能复位的目的。如果不了解小儿骨折的治疗原则和小儿的塑形能力,往往把许多可以保守治疗的肱骨近端骨折以成角移位过大为理由做了手术和内固定治疗,同样原因我们也经常见到尺骨桡骨远端骨折采用了剥离和创伤更大的开放复位钢板内固定治疗,有的甚至导致以后出现骨不连、骨骺损伤等难以矫正的严重畸形,让人十分痛心。所以在小儿骨折的治疗中必须严格遵循这些基本规律,强调进行规范化治疗方能取得理想的效果。

二、肱骨髁上骨折

肱骨髁上骨折(supracondylar fracture of the humerus)是发生在肱骨干和肱骨髁之间较薄弱部位的骨折,是儿童肘部最常见的损伤,发病高峰在 5~7 岁,男孩多见,多由高处坠落伤导致。据统计,约有 7% 的肱骨髁上骨折可同时合并有神经损伤,其中正中神经和桡神经最易受累及;约 1% 合并有严重的血管损伤。

(一)病因

肱骨髁上骨折多为间接暴力所致,根据暴力方向和受伤概率的不同,可以将肱骨髁上骨折分为伸直型和屈曲型两种。伸直型的骨折是指跌倒时肘关节在半屈曲位,掌心触地,地面反作用力经前臂传到肱骨下端,将肱骨髁推向后方,由上而下的身体重力将肱骨上端推向前方而形成的骨折。伸直型的骨折根据骨折远端侧方移位的方向,又可以分为尺偏型和桡偏型两种。屈曲型的骨折多为直接的外力所致,是跌倒时肘关节在屈曲位肘尖着地,暴力经过尺骨的鹰嘴,把肱骨髁由后下方推向前上方,而造成肱骨髁上的屈曲型骨折。

(二)临床表现

患儿常有明确的肘部外伤史,伤后肘部肿胀、疼痛,活动受限;骨折移位明显地可见肘关节成角畸形。在临床查体时,需注意神经、血管功能的检查,以避免漏诊。认真、仔细地查体对诊断十分重要,无移位的髁上骨折或青枝骨折,仅表现为局限、深在的肿胀和压痛,结合影像学表现可做出正确的诊断。

(三)分型

根据损伤机制的不同,临床上分为伸直型及屈曲型。

1. **伸直型**　损伤时肘关节处于伸直位,骨折远端向后方移位,该型最为常见,约占 90%。

2. **屈曲型**　少见,损伤时肘关节处于屈曲位,骨折远端向前方移位。

(四)影像学表现

借助普通的 X 线片可做出明确的诊断。根据骨折的移位方向可区分伸直型或屈曲型骨折,伸直型髁上骨折的骨折远端向后上方移位,而屈曲型则向前上方移位。无论伸直型还是屈曲型,均可同时伴有骨折远端的尺偏或桡偏移位。根据骨折的移位程度可分为 3 型。Ⅰ 型为无移位的骨折,X 线片上在肱骨髁间窝水平可见横行通过内外髁的骨折线,骨折无移位,侧位片上肱骨前缘线通过肱骨小头的中 1/3。Ⅱ 型:有骨折移位,但骨折后部分皮质连续。Ⅲ 型:为骨折完全移位。

(五)治疗

肱骨髁上骨折采取保守治疗多可治愈。Ⅰ 型为无移位的骨折,因骨膜完整,骨折端稳定,仅行外固定 3~4 周即可,但应每周复查 X 线片,以监视骨折是否移位。对于 Ⅱ 型骨折,则采用闭合复位外固定,如骨折不稳定需同时采用内固定。Ⅲ 型骨折首选骨折闭合复位内固定治疗。目前,国际上治疗移位的髁上骨折,广为接受的治疗方法是全身麻醉下闭合复位、经皮穿针内固定。切开复位治疗肱骨髁上骨折已经逐渐减少。对于合并有神经损伤的肱骨髁上骨折,在治疗骨折时一般不同时探查神经,因为该类型的神经损伤多为挫伤,多在伤后 2~3 个月可自行恢复,如 3 个月不恢复,再考虑神经探查。

三、孟氏骨折

孟氏骨折(Monteggia fracture)的经典定义是尺骨骨折同时合并有桡骨头脱位,因此称之为孟氏骨折-脱位更为准确,1914年由意大利外科医生Monteggia最先描述。孟氏骨折是在儿童并不少见,但却容易误诊的一类损伤,主要是医师对该类损伤的诊断意识不足所致。当患儿发生前臂损伤时,医师查体及影像学检查只关注了尺桡骨的损伤情况,而忽视了近端肘关节是否同时合并有损伤。当尺骨或桡骨骨折愈合后,去除外固定,因前臂肿胀消退,则可见遗留脱位的桡骨头明显隆起,形成陈旧的桡骨头脱位。一般而言,新鲜的孟氏骨折通过闭合或切开复位治疗可获得良好的效果,不影响前臂功能,而陈旧的孟氏骨折治疗则更为困难,效果也远不如新鲜的孟氏骨折。因此,在患儿前臂损伤后,不仅应评价尺桡骨骨折,更应同时全面评价肱桡关节的损伤情况,这是早期正确诊断孟氏骨折的关键。

（一）分类

儿童孟氏骨折有多种分类方法,但Bado分类经得住了时间的考验,是目前临床上最常用的分类方法。1962年,Bado根据尺骨骨折成角方向、桡骨头脱位方向及损伤机制将孟氏骨折分为4型(图18-3):Ⅰ型,尺骨干或近侧干骺端骨折合并桡骨头向前脱位;Ⅱ型,尺骨干骺端骨折合并桡骨头向后或后外侧脱位;Ⅲ型,尺骨的干骺端骨折合并桡骨头向外侧脱位;Ⅳ型,尺骨、桡骨干双骨折合并桡骨头向前脱位。其中,Ⅰ型最常见,约占全部孟氏骨折的70%,尺骨骨折可发生于任何部位,但最多见于尺骨的中段。Ⅱ型在成人较常见,在儿童少见,据报道占全部孟氏骨折的3%~6%。Ⅲ型较常见,约占23%,仅次于Ⅰ型孟氏骨折。尺骨干骺端通常为青枝骨折,合并桡骨头向外或前外侧脱位。此类型孟氏骨折常合并有桡神经损伤,临床上应仔细检查桡神经的功能。Ⅳ型最少见,约为1%,桡骨骨折的位置与尺骨相同或低于尺骨骨折的水平。除上述经典的分型,还有一些损伤机制、影像学表现与孟氏骨折相似的骨折类型,Bado统称之为类孟氏骨折,如单纯桡骨头前脱位而尺骨无骨折、Ⅰ型骨折同时合并有桡骨颈骨折、单纯桡骨颈骨折等。其中,单纯桡骨头前脱位的类孟氏骨折最易漏诊,详见影像学表现。

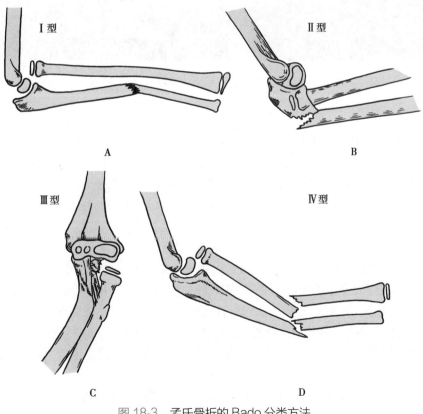

图18-3　孟氏骨折的Bado分类方法

（二）临床及影像学表现

Ⅰ型孟氏骨折,肘部呈纺锤形肿胀,肘屈伸及前臂旋转均受限,肱桡关节处有明显的压痛;前臂有成角畸形,成角的顶点位于前臂的掌侧,有时可见该处的皮肤瘀斑。对于已消肿的陈旧性孟氏骨折,可见桡骨小头明显隆起。明确诊断有赖于标准的影像学检查,儿童任何前臂损伤,均应摄尺桡骨全长并包括肘关节的标准正侧位像。除仔细评估尺桡骨本身的损伤情况,同时还应评价肱桡关系线是否正常。在正位片上,Ⅰ型孟氏骨折的肱桡关系可正常或轻度向外侧移位,但侧位片上可见明显的桡骨头前脱位;Ⅱ型孟氏骨折,肘关节肿胀与Ⅰ型相似,但尺骨近端向后方成角,于肱桡关节的后外侧可触及脱位的桡骨头。该型损伤常合并有其他骨折,因此,应仔细、全面地检查上肢的损伤情况;Ⅲ型孟氏骨折的典型临床表现包括肘关节外侧肿胀、肘内翻畸形及关节活动受限,尤以前臂旋后受限明显。该型损伤常合并有桡神经损伤,因此应特别注意检查桡神经功能;Ⅳ型孟氏骨折因尺桡骨双折,肿胀及疼痛更明显,易并发骨筋膜室综合征,应仔细检查神经及血管的功能。同时,还应评价肱桡关节的关系,以避免该型孟氏损伤的漏诊。在类孟氏骨折的类型中,单纯桡骨头向前脱位,而尺骨无骨折,临床上少见,但最易漏诊。该类型孟氏损伤的尺骨尽管无骨折,但有明显的向前成弓畸形。在影像学上常用尺骨弓线来评价尺骨的变形(图18-4)。正常情况下,在侧位片上尺骨后缘向前成弓的顶点与该线的距离 <1mm,当伴有桡骨头向前脱位时,该距离 >2mm。

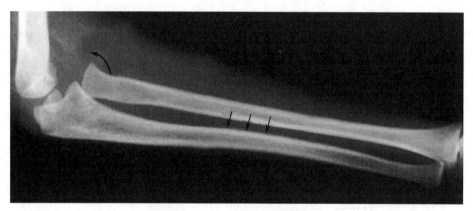

图 18-4　类孟氏骨折

(三) 治疗

大多数新鲜的孟氏骨折经非手术闭合复位可以治愈。复位的过程可分为三步,首先矫正尺骨成角,再复位桡骨头,最后稳定并维持复位的尺骨及桡骨头。Ⅰ型孟氏骨折,先置前臂于旋后位,经纵向牵引并按压尺骨成角的顶点,完全矫正尺骨成角畸形;此时,屈肘 90°,桡骨头脱位可自行矫正,否则可向后按压桡骨头使其复位,然后屈肘 100°~110° 以减小肱二头肌的牵拉,稳定复位。一旦复位成功,应通过不同角度摄片或透视确认肱桡位置关系。最后,屈肘位并置前臂于中立位或旋后位固定,减小旋后肌及肘肌的牵拉,以稳定并维持尺骨的复位。Ⅱ型孟氏骨折,尺骨复位后,需向前按压桡骨头的后方使其复位,并置伸肘位固定以维持并稳定复位。如尺骨复位不稳定,可经髓腔用克氏针内固定,然后置屈肘 80° 位固定。Ⅲ型孟氏骨折在完全矫正尺骨向桡侧成角后,推挤桡骨头的外侧使其复位,前臂旋后屈肘 90° 位固定。Ⅳ型孟氏骨折可尝试行闭合复位,但如果尺桡骨完全折断则不稳定,闭合复位困难,需切开复位内固定。任何孟氏骨折复位后需行外固定 4~6 周,每周复查 X 线片,以明确复位的维持情况。如果采取肘过屈固定,应特别注意前臂的肿胀情况,尤其是术后 72h 内,防止骨筋膜室综合征的发生。

孟氏骨折治疗的基本原则是完全矫正尺骨畸形,并确切施行桡骨头复位。如果闭合复位未达到复位标准,则需行切开复位。采用髓内克氏针或钢板固定尺骨,完全解除影响桡骨头复位的软组织阻挡。陈旧的孟氏骨折治疗较复杂,需行尺骨截骨及环状韧带重建,应由有经验的小儿骨科专业医师完成。

四、桡骨远端骨骺损伤

桡骨远端骨骺是儿童骨骺损伤中最常见的部位,男孩发病约为女孩的 3 倍,发病年龄多见于青春前期。约有 1/2 的桡骨远端骨骺损伤同时合并有尺骨远端骨折,最常见的是合并尺骨茎突骨折。按 Salter-Harris 分型,Ⅱ型损伤最常见,约占 67%;其次为Ⅰ型损伤,约占 21%,Ⅲ、Ⅳ型损伤少见。虽然骨折常累及桡骨远端的骨骺及骺板,但多数并不影响桡骨远端的生长,这一点与股骨远端骨骺、胫骨远端骨骺损伤不同。

（一）临床及影像学表现

患儿有明确的外伤史,损伤时腕关节多处于伸直状态。无明显移位的桡骨远端骨骺部骨折,伤后腕部肿胀、疼痛,局部有明显压痛,腕关节活动受限。如骨折移位,多向背侧移位,则可见伸展型的畸形外观。神经血管损伤尽管少见,但也可发生。如果存在神经损伤多累及正中神经,因此在骨折复位前应仔细评价鱼际肌的功能及手指感觉情况。桡骨远端骨骺损伤还可同时合并有腕部骨折、桡骨近端骨折或桡骨头脱位,故在临床查体时应全面检查相关部位,以防遗漏合并损伤。

腕关节的正位及侧位片可对桡骨远端骨骺损伤的类型及骨折移位方向做出明确的诊断。多数 Salter-Harris Ⅰ、Ⅱ型损伤骨折的远端向背侧移位,少数可向掌侧移位。Salter-Harris Ⅲ型桡骨远端骨骺损伤少见,常因桡腕掌侧韧带的牵拉所致。对于极罕见的桡骨远端三平面骨折则需行 CT 检查,以明确骨折的组成及移位方向。

（二）治疗

对于无移位的骨折,仅行外固定治疗即可。对于大多数 Salter-Harris Ⅰ、Ⅱ型桡骨远端骨骺损伤,通过闭合复位石膏外固定可取得满意的治疗效果。经纵向牵引、屈曲腕关节,骨折即可自行复位,如不能完全复位,可经背侧向掌侧轻柔按压桡骨骨骺使其复位。向背侧移位的骨折,行外固定时置腕关节于掌屈位,通过紧张的背侧骨膜来维持骨折复位,如骨折向掌侧移位,则腕关节背伸位固定。在复位后的 3 周内应至少每周复查 X 线片,以监测骨折复位的维持情况。对于复位后不稳定的骨折,则行全身麻醉下经皮穿针内固定、石膏外固定治疗。选用直径 <2.0mm 的光滑克氏针经骺板固定,一般不会造成骨骺生长紊乱。切开复位则用于闭合复位失败、开放性骨折、Salter-Harris Ⅲ、Ⅳ型通过关节面的骨折及罕见的三平面骨折。

五、股骨干骨折

股骨干骨折(fracture of shaft of femur)系指小粗隆下 2~5cm 至股骨髁上 2~5cm 的股骨骨折,占全身骨折的 4%~6%,男性多于女性,约 2.8∶1。10 岁以下儿童占多数,约为总数的 1/2。

（一）病因

股骨干骨折的发生原因因年龄的不同而异,1 岁以内小龄儿童多因家庭虐待引起,国内报道并不多见。大龄儿童多由高处落下和汽车肇事高能量损伤引起。股骨干骨折还可由病理性骨折引起,如非骨化性纤维瘤、骨囊肿、成骨不全等。

（二）临床及影像学表现

患儿不能走路,骨折处疼痛剧烈伴有明显肿胀。应认真体检,尤其应注意头部外伤、胸外伤及腹部外伤和多发性骨折。X 线摄片应包括髋关节和膝关节,甚至整个下肢,因为股骨干骨折常伴有邻近关节尤其是膝关节的损伤,甚至可有交叉韧带和半月板的损伤。X 线摄片多数可以做出诊断。对于疑是病理性骨折,需要做 CT 和 MRI 检查,利于指导治疗。股骨干骨折分为横折、斜折(长斜折:骨折线超过骨质直径的 2 倍)、螺旋折和粉碎性骨折,又根据是否开放分为闭合性和开放性骨折。

（三）治疗

不同年龄阶段的治疗方法不同。

1. 新生儿产伤骨折和 6 个月以内股骨干骨折　即便是成角较大，>30° 甚而更多，也可以恢复正常。应用 Pavlik 吊带即可获得治疗。

2. 6 个月 ~5 岁股骨干骨折的治疗　包括悬吊皮牵引、骨牵引、牵引之后加单髋石膏固定、直接单髋石膏固定等。悬吊皮牵引，重量刚好抬起臀部，避免膝关节反屈，减少或避免骨筋膜室综合征；骨牵引，适应于 2~5 岁大龄、骨折重叠 >2cm 的患儿，牵引重量开始可以 2kg，逐渐加重量。注意检查，避免过牵。如果短缩 <2cm、成角 <30°，可以直接应用支具或髋人字石膏固定；如果大于前述指标，术中或术前牵引后髋人字石膏固定。

3. 5 岁以上儿童股骨干骨折的治疗　大龄儿童仍然可以选择牵引、石膏固定的方法治疗，并且也可以收到较好的疗效。但目前无论国际还是国内应用的已经不多，主要的原因是住院时间长、患者及家属痛苦。目前可供选择的治疗方法包括①弹性髓内针：20 世纪 80 年代，弹性髓内针的问世极大地冲击了传统治疗儿童股骨干骨折以保守后治疗为主这一观念。②钢板：普通钢板、加压钢板、锁定钢板（内固定支架）、桥接（或肌肉下）钢板，外固定架，带锁髓内针等。

4. 弹性髓内针固定治疗股骨干骨折　弹性髓内针固定（图 18-5）治疗优点：不做骨折处切开，不破坏外骨膜及内骨膜，保留了骨折处的血液供应，利于骨折愈合；固定后的骨折端纵向微动，不产生应力遮挡，加速了骨折愈合速度；微创手术，骨质一端两侧小切口，软组织损伤很小，外观满意，家属满意。失血少，不必输血。适用于骨干中段。近 1/3、远 1/3 的横行骨折、短斜行骨折。较大的斜行骨折、粉碎性骨折以及体重过大（超过 45kg）的患儿应慎行。

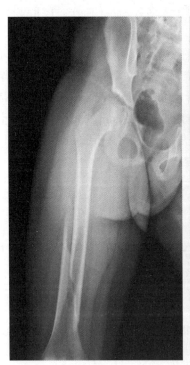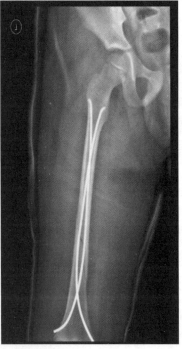

图 18-5　股骨干骨折弹性髓内针固定

术后 6 个月 ~1 年取出弹性髓内针。由于损伤小，有报道甚至可以在门诊局麻下取出髓内针，但实际操作中取出髓内针并不容易，所以最好还是在住院麻醉下取出。

5. 钢板固定治疗股骨干骨折　适用于：小转子下骨折或干骺端骨折，股骨近、远 1/3 与骺板之间的骨折。优点：不需要 C 型臂 X 光机，骨折对位对线理想。不足：切口大，瘢痕大，影响外观；骨膜剥离范围广，因此降低或减少了血液对于骨折端的供应，加之钢板对于骨质的应力遮挡（锁定板会减少或避免应力遮挡)偶可导致骨延迟愈合、或骨不连;手术可能需要输血;需要再次手术取出钢板。综前所述,对于儿童股骨干骨折应用钢板进行内固定有逐渐减少的趋势。

6. **桥接钢板固定治疗股骨干骨折** 对于长斜形、螺旋形,尤其是粉碎性骨折,应用桥接钢板固定(图18-6)更为合适。桥接板属于微创技术,骨折两端各切3cm左右切口,不暴露骨折处,因此不剥离骨膜,骨膜外安置钢板,每一端至少固定3枚螺丝,由于骨折端血液供应未遭到破坏,所以骨折愈合快。

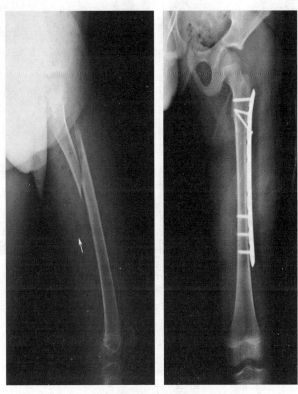

图 18-6 股骨干骨折斜折桥接钢板固定

7. **外固定架固定治疗股骨干骨折** 外固定架广泛应用于20世纪80年代晚期与90年代早期。现仍然在应用。外固定架适用于开放性骨折、较为严重的粉碎性骨折以及伴有软组织损伤严重的骨折。外固定支架创伤小于钢板内固定,对软组织覆盖干扰少,对骨的血供破坏少,不影响儿童的生长发育。而且骨外固定器在术后骨折发生移位后具有可调性等优点。但外固定架应用患者感觉不方便,多伴有针道感染。由于固定时间多在3~6个月,所以去除外固定之后容易发生再骨折。去外固定架后应用支具保护可以减少再骨折的发生。

8. **带锁髓内针固定治疗股骨干骨折** 适用于接近成熟和已经成熟、年龄 >10 岁患者,尤其适用于体胖和粉碎性骨折的患者。目前,8岁即可以考虑应用。属于微创,骨折处无手术切口;较好的复位与轴线;带锁,可以控制旋转,术后早期负重,不影响邻近关节的功能。但有2%以内的患者会影响股骨近端的发育,甚而出现股骨头缺血性坏死。目前已经改良了髓内针,从大转子外侧进针可以避免发生这一弊端。目前,大龄儿童应用带锁髓内针(图18-7)治疗股骨干骨折已经逐渐获得认同。

六、胫腓骨骨干骨折

胫腓骨骨干骨折在全身骨折中最为常见,10岁以下儿童尤为多见。其中以胫骨干单骨折最多,胫腓骨干双骨折次之,腓骨干单骨折最少。胫骨是连接股骨下方的支撑体重的主要骨骼,腓骨是附连小腿肌肉的重要骨骼,并承担1/6的承重。胫骨中下1/3处易于骨折。胫骨上1/3骨折移位,易压迫腘动

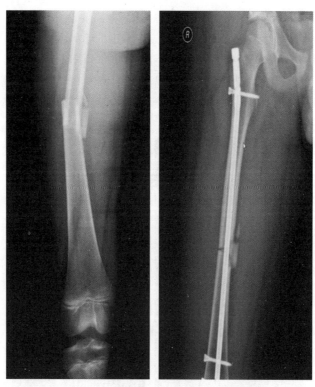

图 18-7 股骨干骨折带锁髓内针固定

脉,造成小腿下段严重缺血坏死。胫骨中 1/3 骨折淤血潴留在小腿的骨筋膜室,增加室内压力造成缺血性肌挛缩。胫骨中下 1/3 骨折使滋养动脉断裂,易引起骨折延迟愈合。

（一）病因

本病多由直接暴力引起,直接暴力多见为压砸、冲撞、打击致伤,骨折线为横断或粉碎型;有时两小腿在同一平面折断,软组织损伤常较严重,易造成开放性骨折。间接暴力多见为高处跌下,跑跳的扭伤或滑倒所致的骨折;骨折线常为斜形或螺旋形,胫骨与腓骨多不在同一平面骨折。

（二）临床表现

局部疼痛、肿胀,畸形较显著,表现成角和重叠移位。应注意是否伴有腓总神经损伤,胫前、胫后动脉损伤,胫前区和腓肠肌区张力是否增加。往往骨折引起的并发症比骨折本身所产生的后果更严重。

（三）影像学检查

检查 X 线平片见胫腓骨上有断裂,骨皮质不连续并有切迹者,骨密度增高和骨膜增厚硬化基本上在所有病例中都可出现,骨小梁粗乱、排列不整齐,并可见模糊不完全性骨折线,严重病例出现骨骼变形及周围软组织的损伤。

（四）诊断与鉴别诊断

结合临床及 X 线表现多可确诊,但疲劳性胫腓骨骨折有时需与骨样骨瘤及青枝骨折、局部骨感染、早期骨肿瘤等鉴别。

（五）治疗

1. **手法复位和外固定** 麻醉后,两位助手分别在膝部和踝部做对抗牵引,术者两手在骨折端根据透视下移位的方向,推压挤捏骨断端整复,复位后可用小夹板或长腿石膏固定。

2. **骨牵引** 如斜形、螺旋、粉碎型等胫腓骨骨折因骨断端很不稳定,复位后不易维持良好对位以及骨折部有伤口,皮肤擦伤和肢体严重肿胀,必须密切观察肢体的病例,不能立即以小夹板或石膏夹板固定,最好用跟骨持续牵引。

3. 骨外穿针固定法。

4. 切开复位内固定。

（六）预后

骨折愈合后，一般膝关节、踝关节功能良好。

七、桡骨小头半脱位

桡骨小头半脱位于 1671 年由 Fournier 首先描述，骨小头半脱位又称牵拉肘，是幼儿常见的肘部损伤之一，发病年龄 1~4 岁，其中 2~3 岁发病率量高，占 62.5%，本病男孩比女孩多见，左侧比右侧多。

（一）病因

桡骨头的关节面和桡骨纵轴有一定的倾斜度，其大小与前臂旋转活动有关。倾斜度的变化会影响环状韧带的上下活动，在前臂的旋前旋后位，这种倾斜度的可变性无疑使之易于脱位。当肘关节伸直，前臂旋前位忽然受到纵向牵拉时容易引起骨小头半脱位，有时幼儿翻身时上臂被压在躯干下导致受伤引起脱位，常见的是大人领小儿上台阶、牵拉胳膊时出现。

（二）临床表现

桡骨小头半脱位时肘部疼痛，患儿哭闹，肘部半屈曲，前臂中度旋前，不敢旋后和屈肘，不肯举起和活动患肢，桡骨头部位压痛。

（三）影像学检查

X 线检查阴性，肱桡关系正常。

（四）诊断与鉴别诊断

有上肢被牵拉病史，受伤后不愿上抬患肢，前臂不能旋后，肘关节（处于伸展）多处于轻度屈曲位、前臂旋前下垂位，关节无肿胀、畸形，但桡骨小头处有明显压痛。X 线片无异常。

与桡骨小头脱位相鉴别，桡骨小头脱位多为先天性，无外伤史，肘部可扪及脱位的桡骨小头，X 线片显示桡骨小头脱位，即可确定诊断。

（五）治疗

主要是依靠手法复位，复位时不用麻醉，先将前臂旋后，伸肘稍加牵引，拇指压肘前桡骨小头处，屈曲肘关节，必要时前后旋转前臂，复位成功时可感觉到肱桡关节处的弹响感。复位后肘部及前臂可活动自如，前臂上举无障碍，复位后用三角巾悬吊 1 周，无须石膏固定。

（俞 松　潘爱华）

第二节　先天性肌性斜颈

先天性肌性斜颈（congenital muscular torticollis）是儿童常见的一种先天性畸形，由胸锁乳突肌挛缩所致，部分患儿出生后可在颈部胸锁乳突肌中部摸到包块，包块在 2~6 个月逐渐消退。由于一侧胸锁乳突肌挛缩，导致头向患侧偏斜，下颌转向健侧，伴患侧面部逐渐发育落后。

（一）病因

先天性肌性斜颈的直接原因是胸锁乳突肌纤维化，随后发生挛缩。但引起胸锁乳突肌纤维化的具体原因目前仍不十分清楚，存在多种观点和学说。

1. **供血不足**　胸锁乳突肌的血液循环只有甲状腺上动脉的分支——胸锁乳突肌支供应,如果血供不充分,可引起肌肉缺血,继发纤维化挛缩;另外,胎儿在宫内头颈过度侧屈,使胸锁乳突肌的静脉闭塞,造成肌肉水肿、变性、纤维化而发生斜颈。

2. **产伤出血**　有学者认为产伤后肌肉出血引起肌肉纤维化,但证据不足。

3. **先天性畸形**　先天性肌性斜颈常与其他先天性肌肉骨骼畸形同时存在,有学者认为胸锁乳突肌纤维化在母体内已形成,是先天性或遗传因素所致。

4. **胸锁乳突肌筋膜室综合征的后遗症**　MRI 检查发现斜颈患儿胸锁乳突肌的信号与筋膜室综合征后的前臂和小腿相似,推测其可能是宫内或围生期肌筋膜室综合征的后遗症。

(二) 病理

病变常位于胸锁乳突肌中、下 1/3 处。表现为质硬、圆形或椭圆形的肿块。大体标本像纤维瘤,切面呈白色,未见血肿和出血。镜下检查可见肌肉组织不同程度变性,纤维组织增生,肌肉横纹消失,肌纤维溶解,细胞浸润,但无含铁血黄素沉着。较大儿童肿块消失,部分肌肉组织纤维化挛缩。

(三) 临床表现

婴儿出生时并无异常,7~10d 后发现一侧颈部胸锁乳突肌中、下 1/3 处有肿块隆起,质坚硬,呈圆形或椭圆形,底部不固定,可移动,无压痛。头偏向患侧,下颌转向健侧,活动有不同程度受限。一段时间后,肿块逐渐消失,出现坚硬的条索状胸锁乳突肌,头颈向健侧旋转,颈部向患侧旋转和健侧侧屈活动明显受限。同时出现头面部不对称,患侧面部发育落后。

(四) 诊断

生后 7~10d 出现一侧颈部无痛性肿物,新生儿时期超声检查,无痛性肿物位于胸锁乳突肌内可诊断。婴幼儿时期及儿童时期一侧颈部胸锁乳突肌挛缩,致使乳突至锁骨的距离明显短于健侧。

(五) 鉴别诊断

1. **锁骨骨折**　新生儿分娩引起锁骨骨折后,7~10d 出现骨痂。骨痂呈球形,在锁骨上,较固定,按之有压痛,颈部斜向患侧,X 线片或 CT 可明确诊断。

2. **眼源性斜颈**　由先天性眼外肌麻痹、斜视、屈光不正、眼底病等引起。临床上没有胸锁乳突肌挛缩的表现。

3. **颈椎畸形所致斜颈**　由颈椎发育畸形所致,颈椎正侧位 X 线片可以区别。

4. **习惯性斜颈**　单纯表现为斜颈,查体头可以无阻力向健侧侧屈,无一侧胸锁乳突肌挛缩和颈椎畸形。排除其他器质性病变后可以做出本病的诊断。

5. **电视性斜颈**　发生于 4~12 岁,当看电视和注意力集中时出现的侧视现象,以面部向左或右侧转为特征,平时行走或活动时消失,无眼性疾病。

6. **寰枢椎半脱位**　多见于 3~5 岁小儿,可在损伤、上呼吸道感染、咽喉部炎症或无特殊原因的情况下突然出现斜颈。

(六) 治疗

1. **非手术治疗**　婴幼儿期,特别是 1 岁内的先天性肌性斜颈,如能及早进行非手术治疗,多数可获得矫正。操作者双手扶持患侧头部两侧,将患儿头颈向健侧侧偏、牵拉;将患儿下颌转向患侧,牵拉患侧胸锁乳突肌,防止其挛缩;每天上午 1h、下午 1h,或定次数,每次康复锻炼 200~300 次。康复手法力度,以患儿无哭闹为原则。通过前述治疗方法,50% 或更多的患儿可恢复正常。

2. **手术治疗**

(1)手术适应证

1)保守治疗 6 个月以上效果不明显,患儿超过 1 周岁。

2)明显斜头畸形伴有胸锁乳突肌紧张挛缩。

3)头部被动旋转或患侧伸直受限 >10°~15°。

（2）手术方式

1）远端单极松解术：于腱性部分切断胸骨头和锁骨头肌腱，松解周围挛缩筋膜；为了保持外观对称，也可将锁骨头端切断松解，将胸骨头端斜行切断后延长缝合。

2）双极松解术：于腱性部分切断胸骨头和锁骨头肌腱，松解周围挛缩筋膜；于乳突骨膜下切断止点。

（3）术后处理：术后仔细观察术区情况，可用盐袋或沙袋压迫术区，避免血肿形成压迫气管引起窒息；早期进行牵拉训练，同时予以牵引或支具固定于过度矫正位，4~6 周后拆除。

（俞　松　潘爱华）

第三节　先天性马蹄内翻足

有关先天性马蹄内翻足（congenital club foot）的文字记载最早见于公元前 400 年 Hippocrates 的描述，是小儿骨科常见的先天性足畸形，包括前足内收、跟骨内翻、踝关节马蹄和胫骨内旋。男性多见，男女之比约为 5∶1，双侧多见，据世界卫生组织（WHO）有关资料显示，全球每年有近 20 万的新生儿患有马蹄内翻足，其中 80% 在亚洲等发展中国家。由于先天性马蹄内翻足给个人、家庭和社会所带来的不良影响，应该从公共卫生角度去思考这一常见骨与关节问题的预防、诊断和治疗，使得这一常见问题不仅能够在大医院得到处理，而且基层医疗机构的医务人员也能够开展相应的治疗，取得好的治疗结果，从而在真正意义上实现"早发现、早治疗"的目标。

（一）病因

先天性马蹄内翻足的病因尚不清楚，目前存在几种学说，主要包括遗传因素、神经肌肉病变、软组织挛缩、基因突变、血管异常、原始骨基发育异常等方面。

1. **遗传因素**　先天性马蹄内翻足的发病率就种族、性别而言差异显著，患有马蹄内翻足的家族，其子代发病率是正常人群的 25~30 倍，患者其同胞患病概率增加 30 倍。种族不同，发病率亦不同。这提示其患病率受到遗传因素的影响。有学者认为其遗传模式是在多基因遗传基础上，多因素协同作用所致，其遗传模式被称作复合性遗传。

2. **神经肌肉病变**　研究发现足和小腿后内侧肌肉中的 Ⅰ 型和 Ⅱ 型肌纤维分布异常。神经电生理研究发现大部分患儿有脊髓和周围神经损伤，有的病例合并隐性骶椎裂，小腿肌肉明显萎缩，经过治疗改善不明显。

3. **基因突变**　近年研究发现转录因子 *Hox* 基因与马蹄内翻足相关。该基因在胚胎发育过程中调控肢体的形成，因此 *Hox* 基因可能导致先天性马蹄内翻足。

4. **血管异常**　一些学者对先天性马蹄内翻足进行血管造影，发现足部均有血管异常，跗骨窦区血供贫乏，血管排列紊乱，并且在胎儿早期血管改变已经很明显。

5. **其他**　骨骼发育异常、软组织发育异常、局部生长紊乱、宫内发育阻滞及受孕出生季节等，也可能是马蹄内翻足的相关病因。

（二）病理

先天性马蹄内翻足的病理改变是一种典型的发育不良，累及软组织与骨骼组织。软组织表现为跖腱膜、内后侧的肌腱、筋膜、韧带和关节囊等有不同程度的挛缩。胫前肌、胫后肌、小腿三头肌、踇长屈肌、趾长屈肌均有挛缩，而腓骨肌松弛。同时胫前肌腱、踇长伸肌、趾长伸肌均向内侧偏移，三角韧带、跟舟韧带、后侧跟腓韧带、距腓后韧带亦有挛缩。踝和距下关节的后关节囊及距舟关节囊挛缩更明显。足跖腱膜和趾短屈肌挛缩引起高弓和第 1 趾骨头下垂。骨和关节方面，距骨受累最多，表现为体积减小,距骨颈短,严重跖屈,轴线偏向内侧和跖侧;舟状骨向内侧移位,与距骨头内侧面形成关节,骰骨发育迟缓,也相应向内侧移位,跗骨间的排列也发生异常。

（三）临床表现

生后一足或双足呈现马蹄内翻改变。前足表现内收、内旋,中足内侧移位、后足内翻和马蹄改变,可以伴有胫骨内旋,诊断并不困难,应注意是否存在肌肉骨骼系统疾病和神经管闭合不全。

（四）分类

1. 按病因学分类　临床上可分为:

（1）姿势性马蹄内翻足:足畸形但较柔软。

（2）特发性马蹄内翻足:僵硬程度中等。

（3）畸形性马蹄内翻足:常伴有关节挛缩、脊髓脊膜膨出和其他全身性疾病,僵硬严重,治疗很困难。

2. 从临床治疗效果观察　一般分为僵硬型和松软型两类。

（1）僵硬型:严重而固定,跖面可见一条深的横形皮肤皱褶,跟骨小,跟骨因下垂而隐藏于内,跟腱细而紧,皮肤也相对紧绷,呈明显马蹄、内翻、内收畸形,多为双侧。

（2）松软型:畸形程度较轻,足小,皮肤、肌腱均不紧,可用手法矫正。

（五）影像学检查

先天性马蹄内翻足的治疗多在早期进行,特别是随着 Ponseti 方法的推广应用,X 线检查已很少应用,但随着患儿年龄增大,X 线检查变得更有价值。正位片示距跟长轴交角即距跟角减小(正常为30°~50°);侧位片距跟角减小(正常为 25°~30°)甚至消失,跟骨、距骨呈平行关系,舟状骨向背侧移位。CT 和 MRI 扫描已被推荐用于马蹄内翻足畸形术前及术后的评估方法,但应根据具体临床表现而定。

（六）诊断与鉴别诊断

先天性马蹄内翻足的诊断并不困难,出生后一侧或双侧足即呈马蹄、内翻、前足内收畸形,但需与其他马蹄足鉴别。

1. 新生儿足内翻　与先天性马蹄内翻足外观相似,多为一侧,足呈内翻,但内侧不紧,经固定包扎或手法按摩 1~2 个月后可完全恢复正常。

2. 隐性脊柱裂或脊髓源性马蹄内翻足　这类马蹄内翻足源于脊髓发育异常,常见的病变是脊膜膨出和脊髓栓系综合征,以及周围神经病变。多在年龄大一点的儿童足畸形表现得更加明显,多伴有高弓爪形趾,而内翻表现得并不严重,通过脊髓 MRI 检查和小腿肌电图可以区分。

3. 脊髓灰质炎后遗马蹄足　这类马蹄足发病年龄大,在 4 岁以上,有发热史,单侧多见,有小腿三头肌和腓骨长、短肌瘫痪,无固定畸形,其他肌肉瘫痪明显,大小便无影响。目前已经少见。

4. 大脑性瘫痪马蹄足　马蹄足生后即被发现,睡眠时消失,一经刺激即可出现,畸形以踝关节马蹄为主。

5. 先天性多发性关节挛缩症　马蹄足是双侧性的,伴有多关节畸形,下肢肌肉萎缩发硬,多伴有其他畸形,诊断不易混淆。

（七）治疗

纵观先天性马蹄内翻足的治疗史,经历了从保守治疗转向手术治疗又重新回归到保守治疗的曲折探索过程。其间正确的认识零星出现,由于认识不足或实施手段的缺陷一次又一次被放弃,进而在错误的道路上越走越远。远期结果是评价疗效的唯一标准。目前,针对马蹄内翻足的治疗方法很多,但其最终目的都是获得足的最佳形态和功能,早期治疗的重要性已成共识。

1. 保守治疗　近年来,Ponseti 石膏固定术得到了广泛的认同。现在,其在许多国家已成为标准的治疗方法,并认为大多数马蹄内翻足可以通过 Ponseti 石膏固定术获得矫治,总的有效率在70%~90%,甚而更高。Ponseti 石膏固定术可以用于 2 岁以内的儿童,当然年龄越小,效果会更好。Ponseti 石膏固定术分治疗和维持两个步骤。①治疗阶段:治疗越早越好,最佳年龄为出生后 1 周内。每周进行依次手法矫形和石膏固定,这是一个渐进的矫正过程。通常足和踝关节的矫正需要 5~6 次的石膏固定。患足在石膏固定结束后让足最大限度地外展及背伸15°。最后一次石膏固定术后,许多婴儿(≥70%)为了获得足够的跟腱长度,都需要行经皮跟腱切断术。②维持阶段:拆除最后一次石膏或跟腱切断去石膏后,婴儿需要穿支具以维持患足的矫正位置(外展和背屈)。婴儿每天穿支具23h,持续3个月,然后改为只在睡觉时穿,持续2~3年。

Ponseti石膏固定术的复发率为10%~30%,对于复发的病例仍然可以考虑再次石膏固定术或结合胫前肌肌腱转移术。如果畸形严重,难以通过保守治疗获得治愈,应考虑内侧软组织松解及外侧柱短缩术等。

2. 手术治疗　马蹄内翻足的手术适应证为经过系列手法和石膏矫形治疗后,畸形仍没有得到矫正者,或僵硬型马蹄内翻足保守治疗效果不佳者,或畸形已经复发者。如果畸形并非严重,多数可以通过跟腱延长、胫前肌外移术获得解决;针对畸形中等严重的患儿,采用内侧软组织松解(Turco手术)将会有效;十分僵硬的患者需要更加广泛的后内侧及后外侧软组织松解术即改良Makay或Carroll手术方能解决。>2岁的严重患者,需要考虑做内侧软组织松解的同时加上外侧柱即跟骨外侧缩短术或跟骰关节融合术,一般10岁以上的患者需要做三关节融合术。最近20年,利用外固定架逐渐延伸纠正马蹄足畸形正在逐渐应用于临床及研究中。

(俞　松　潘爱华)

第四节　发育性髋关节发育不良

发育性髋关节发育不良(developmental dysplasia of the hip,DDH),旧称先天性髋关节脱位(congenital dislocation of hip joint,CDH),1992年北美小儿矫形外科学会将其改名为发育性髋关节脱位或发育性髋关节发育不良,这种命名的更改更贴切于疾病的组织分化及发育特征,其涵盖了胚胎、胎儿及婴儿时期,包括髋关节发育不良、髋关节半脱位和髋关节脱位的所有病例。

(一) 病因

发育性髋关节发育不良的病因尚不清楚,主要与遗传因素、分娩方式、分娩手段以及襁褓方法密切相关。其中遗传学说显示部分患儿有明显的家族遗传史。

1. 臀位产　使髋关节在异常的屈曲位置上遭受机械压力,容易引起股骨头脱位。

2. 激素学说(引起关节松弛)　其依据是妇女在分娩过程中受雌激素的影响产生盆腔韧带松弛,而子宫内胎儿也受影响并产生韧带松弛,导致分娩或新生儿期股骨头容易发生脱位。

3. 原发性髋关节发育不良　是发育性髋关节发育不良的一个危险因素。

另外,将婴儿用襁褓服包裹,迫使髋关节处于伸直位,可增加发育性髋关节发育不良的发病率。关节松弛症也是本病发生的重要因素。

(二) 病理

1. 髋臼　出生时正常,随生长发育髋臼变小、变浅;髋臼方向由正常的向外、向下转变成向前、向上;在该疾病中,髋臼斜度变大,由正常的25°以内转变成30°以上。

2. 股骨头　股骨头向髋臼外后方脱位,股骨头失去球形结构,骨骺核出现延迟。

3. 股骨颈　股骨颈前倾角变大,正常15°左右,脱位后前倾角一般会大于30°。

4. 骨盆和脊柱　髋关节一侧脱位,骨盆倾斜,脊柱出现代偿性侧弯;髋关节两侧脱位,骨盆前倾,脊柱腰椎前凸。

5. 软组织改变　由于股骨头脱位,髋臼出现盂唇内翻,内翻的盂唇影响股骨头的复位及复位后的稳定性;由于脱位,圆韧带拉长并代偿增宽、增厚。如果脱位过高,圆韧带可以拉断而吸收消失;关节囊牵拉变长,使关节囊成为葫芦状,妨碍股骨头的复位;由于髋关节脱位,关节周围的肌群,包括髂腰肌、臀肌、阔筋膜张肌和内收肌群均有不同程度的挛缩,尤其是髂腰肌较重。手术复位时需要松解挛缩的肌群。

（三）临床表现

1. 新生儿期及婴儿期（<12 个月）　大腿前方与臀部皮纹两侧不对称;股动脉由于没有前方关节的衬托,检查触摸时搏动减弱;单侧脱位,屈髋、屈膝时,双侧膝高度不一（Allis 征阳性）;外展试验与 Ortolani 体征:在髋关节屈曲时,将髋关节轻柔外展和内收,以检查是否有股骨头的纳入和脱出。髋关节脱位患儿,当髋关节外展或内收到一定程度,股骨头纳入或脱出髋臼时,髋关节出现弹跳,即 Ortolani 试验阳性,是诊断发育性髋关节脱位最可靠的体征之一。

2. 幼儿期（12 个月～3 岁）　走路偏晚,14 或 16 个月后才能走路。一侧脱位,表现为跛行步态;两侧脱位,表现为摇摆步态。套叠试验阳性:患儿仰卧,一手拇指固定髂前上棘,其余四指触摸股骨头部,另一手握持膝关节,上下提拉,会感到脱位的股骨头上下移动;单足站立试验（Trendelenburg 征）:单腿站立,另一腿屈髋、屈膝,使足离地,正常情况下,站立腿的对侧臀部上升,脱位侧腿站立,对侧臀部下降为阳性。

（四）分类

1. 髋臼发育不良型　仅表现为髋臼斜度变大,没有关节脱位。

2. 髋关节半脱位　股骨头向髋臼外移,但并未脱位,随发育会逐渐变重,如果未进行治疗,会出现早期退化性关节炎。

3. 髋关节脱位　股骨头完全脱出髋臼。根据髋关节脱位的程度又分为 4 度:Ⅰ度,单纯髋臼斜度变大;Ⅱ度,股骨头平移出髋关节;Ⅲ度,股骨头脱位高度与髋臼外缘平齐;Ⅳ度,股骨头脱位高度位于髋臼外缘的上方。另外,还有畸形性髋关节脱位,表现为髋臼和股骨头畸形,如骨骺发育不良、多发性关节挛缩症等。

（五）影像学检查

1. 超声检查　自从奥地利医师 Graf 于 20 世纪 80 年代早期应用 B 超诊断新生儿和婴儿发育性髋关节脱位以来,超声检查已经成为 DDH 新生儿普查的主要手段,是公认的早期诊断发育性髋关节脱位的首选方法。超声测量髋臼形态变化比摄 X 线片测量更为精确,能够辨别盂唇和圆韧带,可以替代髋关节造影。Graf 静态检查和分类法是目前临床最广泛采用的方法（表 18-1）。

表 18-1　超声波髋关节检查 Graf 分类及诊断标准

分类	α	β	诊断标准
Ⅰ	>60°	<55°	正常髋关节
Ⅱ	>50°~60°	55°~77°	髋关节发育不成熟或发育不良
Ⅲ	43°~50°	>77°	髋关节半脱位
Ⅳ	<43°	测不出	髋关节脱位

2. X 线表现　婴幼儿大于 6 个月后,已经并不适宜超声检查。取而代之的是传统的 X 线检查。X 线检查可以清晰地显示关节的骨性改变,还可以揭示髋臼发育不良或畸胎型髋关节脱位。骨盆正位片最常用的参照线是 Perkins 垂线和 Hilgenreiner 水平线,这两条线将髋关节分为 4 个象限,正常髋关节,股骨头位于内下象限;除此之外,脱位患儿 Shenton 线中断和关节间隙不等。而评价髋臼的参照线,包括髋臼指数和中心边缘角（即 CE 角）。新生儿期的髋臼指数通常 ≤ 30°,超过这一数值是髋臼发育不良的征象。

3. CT 检查　CT 并不用于 DDH 的常规诊断。CT 可以通过股骨近端和远端两端的扫描重建,用于术前股骨头前倾角的准确测量,提供手术是否需要前倾角矫正的基础资料。CT 还可以应用于手术前后髋臼对于股骨头的三维覆盖,以了解手术的真正效果。

4. MRI 扫描　用于软骨髋关节的检查,术前可以了解关节盂唇的形态、圆韧带的表现、髋臼对于股骨头的软骨覆盖情况等。又可以应用于手法复位后髋关节是否同心的检查。部分可以替代关节造影。

5. **髋关节造影** 股骨头的外移提示髋臼内可能有软组织充填。由于 X 线片不能显示婴儿或幼儿髋关节所需的全部信息，关节造影有助于确定：①是否存在关节轻度发育不良；②是否有股骨头半脱位或脱位；③是否可手法复位或手法复位可获成功；④髋臼内软组织结构在多大程度上阻碍着股骨头完全复位；⑤盂唇的状态和位置；⑥髋关节和股骨头在治疗期间是否正常发育等。

（六）诊断与鉴别诊断

结合临床表现和相关影像学检查，诊断并不困难。为到达早诊断、早治疗的目的，应以高危婴儿为重点在新生儿中进行筛查。主要与髋内翻和病理性髋关节脱位相鉴别。

（七）治疗

先天性或发育性髋关节发育不良的治疗与年龄有关，根据年龄不同将患儿分为 4 个治疗组，即新生儿组（出生后 ~6 个月）、婴儿组（6~18 个月）、幼儿组（12 个月 ~3 岁）和儿童组（3~10 岁）、大于 10 岁组。

1. **新生儿期至生后 6 个月的婴幼儿** DDH 的早期诊断可以使其保守治疗获得成功。临床髋关节检查和超声波髋关节检查的广泛应用，为 DDH 的早期治疗创造了条件。采用 Pavlik 吊带早期治疗 DDH 已是国内外学者的广泛共识。其明显的效应就是晚期 DDH 的减少和重症 DDH 的病变减轻。Pavlik 吊带方法简单，作用有效，易于接受。Pavlik 吊带主要用于治疗髋关节发育不良等轻度病变，对于治疗完全性髋关节脱位等重度病变疗效有限，需要医师极其关注和用心，即如何复位和复位后髋关节稳定性的维持。使用 Pavlik 吊带时要注意调整好患儿屈髋 100°~110°，外展 50°~70°，屈膝 90° 的位置，同时又要保证患儿一定的髋关节活动度。定期 B 超检查，1 次 / 周。若 3 周后 B 超提示获得稳定的复位，则继续维持 3 个月。然后使用外展支具，直至实现髋关节的稳定。如果 3 周后 B 超及临床检查提示未取得复位，则停用 Pavlik 吊带，改用其他治疗方法。否则后脱位的股骨头持续压迫髋臼壁不仅难以复位，而且还容易导致股骨头缺血性坏死。通过 Pavlik 吊带的治疗，多数 DDH 患儿会获得治愈，成功率 80%~90%，随患儿年龄的增长，成功率会逐渐降低。

2. **婴、幼儿组（6~18 个月）** 6~18 个月的患儿适应于闭合复位，石膏固定，同时也适应于 Pavlik 吊带治疗失败的患儿。但对于髋臼指数 >40° 的病例，采取保守治疗的失败率偏高，即发生残余髋臼发育不良偏高或髋臼对于股骨头的覆盖率不足，需要再次手术干预，保守治疗前应向家属告知。采取闭合复位的患儿术前多采用悬吊皮牵引的方法牵引 2~3 周，目的是达到脱位髋关节的松弛，以利于髋关节的复位和减少复位后头臼之间的压力，最终的目的是降低股骨头缺血性坏死。闭合复位在全身麻醉下进行，复位前需要切开或经皮切断松解内收肌，必要时同时切断髂腰肌的腱性部分，以轻柔的手法复位。皮下切断内收肌的目的是减少内收肌的牵拉，有利于脱位关节的复位；同时，由于内收肌的切断将会解除关节复位后内收肌对于旋股内动脉的压迫，有利于股骨头血供，降低股骨头坏死率。复位后采取人字位石膏固定髋关节，即屈髋 100°~110°，外展 50°~70°。复位后稳定的安全区范围最小 20°，最好在 45°。这种固定方法更加符合复位后的股骨头与髋臼之间的关系，复位的稳定性也比较好。石膏固定 3 个月后更换石膏或改为支具治疗，再继续固定 3 个月。6 个月后如果未获得治愈，宜改为夜间支具固定髋关节、白天正常活动行走等。夜间外展支具固定的意义在于进一步促进髋关节的发育与恢复，直至髋关节恢复正常。这样的患儿白天正常负重走路，有利于股骨头的发育，减低股骨头缺血性坏死。夜间支具固定，来源于股骨头的刺激有利于髋臼的加深发育和关节囊的进一步回缩。闭合复位石膏固定的成功率可达 75%~80%。

3. **幼儿、儿童组（18 个月 ~10 岁）**

（1）Salter 骨盆截骨术加股骨近端短缩去旋转截骨术：1961 年，Salter 医师设计了骨盆截骨术，目前已经获得多数学者的认同。Salter 骨盆截骨术是治疗发育性髋关节脱位或髋臼发育不良的首选术式，适用于 1.5~6 岁、髋臼指数 <40° 的患儿。髋臼指数 >40° 的患儿宜采用 Pemberton 或 Dega 髋臼成形术，以增加髋臼对于股骨头的覆盖。对于脱位较高、前倾角大的患者，Salter 手术的同时做股骨近端短缩截骨和去旋转截骨术。

（2）Pemberton 髋臼成形术：1965 年，Pemberton 首先应用髋臼周围截骨治疗发育性髋关节脱位。

Pemberton 截骨术是一种不完全性的髂骨截骨方式,以髋臼 Y 形软骨为合页将髋臼向下、向外翻转,以增加髋臼对股骨头前方和外侧的覆盖,由此达到恢复头臼同心复位这一目的。Pemberton 手术更适应于 3~8 岁、髋臼指数 >40° 的病例。

（3）Dega 髋臼成形术:其要点是①以髋臼 Y 形软骨上方髂骨内板和外板为旋转轴,由于截骨部位不在 Y 形软骨,所以手术不损伤 Y 形软骨;②不需要剥离髂骨内板;③截骨方向:从前外向内下,髂骨内板截骨少于外侧,保留髂骨后内侧皮质和坐骨切迹,并以此作为铰链;④向下向外移位截骨远端,应用自体截下的股骨或髂骨或同种异体骨植骨;⑤不需要钢针固定。

对于 6~10 岁的患儿仍然可以考虑手术重建髋关节治疗,但疗效明显降低。术后常会出现股骨头发育不良或不同程度的股骨头缺血性坏死,同时术后关节僵硬的发生率会明显增高,而且术后发生半脱位或脱位的可能性增加。所以,对于这部分患儿术前应与家属充分沟通,尤其是双侧髋关节脱位的患者更应该引起注意。

4. 大于 10 岁患者　大于 10 岁的髋关节脱位患者,一般不建议手术治疗。尤其是双侧髋关节脱位的患者。因为 10 岁以上髋关节脱位的患者手术结果难以确定。而未进行手术治疗的患者临床上仅表现有跛行,无关节功能障碍。但对于髋关节发育不良、未出现脱位的患者,宜积极地手术干预,以延期髋关节炎出现的时间和避免或减少人工关节置换的机会。骨盆三联截骨术适应证:①年龄 >8~10 岁的儿童和青年;②明显的髋关节发育不良伴有症状;③外展髋关节 25°~30°,可以达到股骨头和髋臼同心复位或接近同心复位。骨盆三联截骨术常见的术式包括 Le Coeur、Steel、Tonnis 截骨等。

对于髋臼发育不良的患者,早期发现、早期治疗是其治疗的准则。能够保守治疗成功的患儿其预后与正常儿童无异。保守治疗失败者行手术治疗,3~6 岁的患儿,手术复位后头臼适配者宜行 Salter 骨盆截骨术。复位后头臼不同心者宜行 Pemberton 或 Dega 截骨术。8 岁以上的患儿采用三联截骨术也是一个较好的选择。

（俞 松　潘爱华）

小结

1. 小儿处于生长发育期,在组织解剖、生理、生物力学方面均与成人有很大区别。骨骺及骺板是儿童特有的解剖结构,了解骨骺损伤的基本类型对指导正确治疗和判断预后有重要作用。

2. 先天性肌性斜颈由胸锁乳突肌挛缩所致,出生后可在颈部胸锁乳突肌中部摸到包块,头向患侧偏斜,下颌转向健侧。治疗包括手法矫正和手术治疗。

3. 先天性马蹄内翻足表现为前足内收、内旋,中足内侧移位、后足内翻和马蹄改变,可以伴有胫骨内旋。治疗包括 Ponseti 石膏固定术和手术治疗以矫正畸形。

4. 发育性髋关节发育不良分为髋关节发育不良、髋关节半脱位、髋关节脱位 3 种类型。通过筛查、体检等手段及早发现,早诊早治是取得理想疗效的关键。

思考题

1. 小儿骨折的特点和治疗原则?

2. 先天性马蹄内翻足的鉴别诊断和治疗方式?

3. 发育性髋关节发育不良的诊断和不同年龄阶段的治疗?

第十九章
常见危重症

危重症是危及生命的疾病状态，是导致死亡的主要原因。危重症涉及各系统或多脏器，不同器官系统危重状态病理生理不同，治疗决策不同，预后也不相同。任何专业的医生都要熟悉常见危重症，对危重疾病需要及时识别，及时干预，以降低危重症的病死率和致残率。

第一节 概 述

危重症医学（critical care medicine）是一门研究危及生命的疾病状态的发生、发展规律及其诊治方法的临床医学学科。由于儿童疾病有其自身的特征，因此儿科危重症医学也逐渐兴起并不断发展成熟，成为儿科学及重症医学的一个亚专业或分支，儿科重症监护治疗病房（pediatric intensive care unit，PICU）和新生儿重症监护病房（NICU）的建立成为其发展的标志和实践的具体场所。PICU 和 NICU 集中了先进的监护与治疗设备，集中了具有丰富危重症救治经验的专业医护人员，可以对危重患儿进行集中的监护和治疗，为重症患者提供规范的、高质量的生命支持，大大降低了危重患儿的病死率，并成为多学科合作的一个平台，在突发公共卫生事件中也发挥了重要作用。

一、PICU 的设置及管理

（一）PICU 的基本要求

1. **PICU 人员要求** 必须配备足够数量，受过专门训练，掌握儿科重症医学基础知识和基本操作技术，具备独立工作能力的专职医护人员。

2. **PICU 设备要求** 必须配置必要的监护和治疗设备，接收医院各科的重症患儿及外院、急诊收治的危重患儿。

3. **转运要求** 三级医院 PICU 能够承担区域内危重患儿的转运，对所属地区下级医院进行业务指导、会诊，并进行相关急救知识技能培训。

4. **PICU 的规模** PICU 的病床数量根据医院等级和实际收治患者的需要，一般以该 PICU 服务病床数（通常指儿科病床）或医院病床总数的 2%~8% 为宜。

（二）PICU 的人员配备和职责分工

PICU 中均为危重患儿，所需人力、物力远较一般病房为多。专科医师编制人数与床位数之比为 1:(2~3) 以上。PICU 专科护士编制人数与床位数之比为 (2~3):1 以上，恢复期患儿每位护士可护理 4~5 人。PICU 可以根据需要配备适当数量的医疗辅助人员。PICU 医师及护士应经过严格的专业理论和技术培训，以胜任对重症患者进行各项监测与治疗的要求。

（三）PICU 患者的收入或转出标准

1. PICU 收入标准

（1）脏器功能障碍或衰竭：如小儿呼吸衰竭、心力衰竭、急性肾衰竭，昏迷、各种休克、惊厥持续状态、哮喘持续状态及危及生命的各种意外（如溺水、中毒）等小儿内科各系统危重症，小儿外科、心脏外科、脑外科等高危手术术后需严密监护的患儿。

（2）病情不稳定需要严密监护或实行有创监护：如动脉压和中心静脉压监测、颅内压监测、心排量监测等。

（3）某些治疗需要在 PICU 内进行，如机械通气、连续血液净化、体外膜肺等。

（4）存在各种高危因素，具有潜在生命危险，经过 PICU 严密的监护和随时有效治疗可能减少死亡风险的患儿。

（5）在慢性器官功能不全的基础上，出现急性加重且危及生命，经过 PICU 的严密监护和治疗可能恢复到原来状态的患儿。

2. PICU 转出标准

（1）病情缓解、生命体征平稳，不需要在监护室内进行监护治疗。

（2）不需要进行各种有创无创监护，也不需要各种脏器功能支持治疗如机械通气、血液净化等。

二、PICU 常见危重症

1. **呼吸系统疾病** 是 PICU 收治患者数最多的疾病，如呼吸衰竭、重症肺炎、重症危重哮喘、上呼吸道梗阻、气管支气管异物、气胸、急性呼吸窘迫综合征（ARDS）等。

2. **中枢神经系统疾病** 如各种原因引起的昏迷、惊厥、肢体运动障碍，常见的有严重中枢系统感染、惊厥持续状态、颅内出血、脑外伤等。

3. **循环系统疾病** 休克、心搏骤停、心律失常、心功能不全或衰竭、高血压等。

4. **肾脏疾病** 如肾衰竭、离子紊乱等。

5. **消化系统疾病** 如胃肠衰竭、肝衰竭、重症胰腺炎、胃肠道出血、外科急腹症等。

6. **各种中毒** 包括药物、农药、鼠药、食物中毒等。

7. **创伤意外** 包括溺水、交通意外、坠落、烧伤、电击伤等。

8. **其他** 各种严重的代谢紊乱如糖尿病酮症酸中毒、出血性疾病、多脏器功能不全或衰竭、围术期患者等。

三、PICU 常用的监护仪器及诊疗技术

（一）生命体征监护

目前使用的监护仪通常可以对心电、脉率、呼吸、血压、血氧饱和度持续进行监测，最简单的是脉搏血氧饱和度（或血压）监测仪。复杂的监护仪常可有其他插件，除以上基本监测指标外，还可监测体温、呼出气 CO_2、气道阻力、潮气量等，也可进行各种有创监测，如有创血压、心排量、颅内压监测等。

脑功能监测对颅脑损伤患者极为重要，包括动态脑电监测、有创无创颅内压监测、脑氧监测及脑血流监测，目前已经应用于儿科重症神经系统疾病患者。

（二）床旁体液及生化监护

包括对各项生化指标甚至炎症指标的严密监测，如血糖、血电解质、血气、碳氧血红蛋白、肝肾功能、凝血指标、血 CRP 等，以及时发现脏器损害和内环境紊乱、炎症反应等，及时采取干预措施。

(三) PICU 常用诊断治疗设备

1. 床旁 X 线摄片机 为呼吸治疗时不可缺少的设备。

2. 床旁超声诊断仪 PICU 患儿因病情危重,常需要床旁超声检查,可以迅速明确心、肺、脑、肾等器官的病变,畸形及功能异常,对临床治疗决策很有帮助。

3. 呼吸末二氧化碳监测仪 常结合呼吸机使用,以监测患儿的通气状态,指导呼吸机参数调节,减少采血气的次数。

4. 肺力学监护 常用于呼吸机治疗时的监测。包括肺顺应性、潮气量、气道阻力、静息每分钟通气量,并能描绘压力容量曲线,帮助确定最佳 PEEP 值等,对指导呼吸机参数调节,减少呼吸机相关肺损伤发生有指导作用。

5. 食管 pH 监护仪可用于胃食管反流患者的诊断,明确呼吸暂停的病因。

6. 其他 PICU 常用诊疗设备开放式抢救台、保温箱;静脉输液泵、推注泵;氧源、空气源;负压吸引装置;转运设备;喉镜、抢救复苏设备、复苏囊,除颤器。鼻导管、面罩、氧气函;气管插管导管,中心静脉插管导管,胃管、吸痰管、尿管等。还需配备床旁血气分析仪,特殊物理降温仪、支气管镜,泵吸雾化装置、电子磅秤等。

(四) 生命支持的相关技术

1. 呼吸支持技术 呼吸机的问世大大降低了呼吸衰竭患者的病死率。从最初的负压通气到正压通气,从最初的完全控制通气到现在的辅助通气,从有创通气到无创通气,以及在疾病治疗当中理念的更新,使机械通气技术得以持续发展和被广泛应用,而且其应用范围已远远超过单纯的呼吸支持,已经成为危重患者整体治疗的不可分割的重要组成部分。

2. 血液净化技术 血液净化是通过一种或几种净化装置,除去血液中某些致病物质,从而达到治疗疾病和改善预后的目的,是目前重症患者在救治过程中所必不可少的一种治疗手段。传统的血液净化技术包括全血置换(目前除新生儿高胆红素血症外很少使用)、血浆置换、透析(包括腹膜透析和血液透析)及血液灌流等。近 30 年来,在传统血液净化技术的基础上出现了许多新的技术和方法,如连续性肾替代疗法(continuous renal replacement therapy,CRRT)、分子吸附再循环系统(molecular adsorbent recirculating system,MARS)、免疫吸附、血浆吸附、人工肝以及一些方法的组合,大大丰富了血液净化的内涵,也给临床医生尤其是从事危重症救治的医生提供了更多的治疗手段。

3. 体外膜肺(extracorporeal membrane oxygenation,ECOM) 是体外心肺支持技术,作为严重心肺衰竭患者的挽救性治疗。将右心房或中心静脉血引出进行体外膜肺氧合,再循环进入右房(veno-venous ECMO)或经动脉插管循环进入动脉系统(veno-arterial ECMO),以部分替代心肺的功能,维持患儿生命,可给心肺疾病的恢复创造条件和争取时间。

4. 其他心脏支持技术 主动脉内球囊反搏(intra-aortic balloon counterpulsation,IABP)、心室辅助装置(ventricular assist devices,VAD)及人工心脏起搏器等。这些心脏支持技术可用于各种原因导致的心力衰竭辅助治疗,为疾病恢复赢得时间。

5. 营养支持技术 临床营养支持是危重患儿治疗过程中不可缺少的重要部分,对危重症患者采用胃肠外营养(parenteral nutrition,PN)与胃肠内营养(enteral nutrition,EN)支持,保证患者的热量、蛋白质及其他营养物质的需要和补充,为疾病的恢复创造条件。

6. 镇静镇痛治疗技术 镇静镇痛目前成为危重症患儿基础性治疗,不仅减少应激、保证治疗安全有效进行,还对器官衰竭患者起到一定的器官保护作用。

(刘春峰)

第二节　心肺复苏

心跳、呼吸骤停是临床最危急、最严重的疾病状态,心搏骤停与呼吸骤停可先后发生,互为因果,其结果是血液循环及各脏器供血停止,低氧血症,导致各脏器缺氧缺血性损伤及复苏后再灌注损伤。如不及时处理可迅速死亡,或由于随后发生的多脏器功能衰竭而死亡,存活者可能遗留神经系统后遗症。对心跳、呼吸骤停的患者必须争分夺秒地采用急救手段恢复心肺功能,并于心肺复苏开始后迅速进行脑损伤的预防及治疗,最终使脑功能恢复,这一急救过程与方法称心肺复苏(cardiopulmonary resuscitation,CPR)。

一、病因

儿童发生心跳、呼吸骤停的主要原因是各种原因导致的呼吸衰竭,如气道梗阻、窒息、溺水、重症肺炎、婴儿猝死综合征、中毒、神经系统疾病等,此外各种原因导致的休克、心力衰竭、严重心律失常等也是儿童心跳、呼吸停止的原因,有时医源性因素也可导致心跳、呼吸骤停,如麻醉意外、心导管检查、各种有创操作等。

二、心跳呼吸骤停的诊断

(一)病史

患儿突然昏迷,刺激或呼叫后无反应;多有相应的前驱病史或有意外损伤病史,如有呼吸困难、面色差或神志改变、抽搐等,或创伤、电击、溺水、窒息、中毒等。

(二)查体

完全心跳、呼吸停止时,患者昏迷,触诊大动脉搏动或心前区搏动消失,呼吸停止,瞳孔散大,皮肤黏膜苍白或发绀,听诊心音消失,注意在评估呼吸或脉搏时不可过多耽误时间,以免耽搁 CPR 的实施。

(三)其他情况

以下情况也应视为心跳、呼吸骤停的前兆,需要心肺复苏或进行抢救:

1. 严重心动过缓,年长儿 <30 次 /min,婴儿 <60 次 /min,新生儿 <80 次 /min。
2. 呼吸过于浅弱、缓慢,呈抽泣样呼吸或呼吸极度困难,虽有呼吸动作,胸部听诊无呼吸音。

(四)辅助检查

心电图表现为室颤,各种类型的心动过缓或完全停止呈直线。心电机械分离系指心肌完全停止收缩,而心电图仍显示心电活动,表现为不同程度的传导阻滞,心室自主心律等,甚至有正常的心电活动但并不排血,也测不出脉搏和血压,一般预后不良。

三、心跳呼吸骤停的治疗

(一)现场急救(BLS)

对心跳、呼吸骤停的患者需争分夺秒进行 CPR(图 19-1),国际公认的复苏最佳时机是心跳停止的

4min 以内,称黄金 4min,超过这个时限则易导致脑不可逆损害。2010 年版国际心肺复苏指南推荐复苏顺序由 ABC 改为 CAB,即现场复苏时可首先进行胸外按压,以免由于通畅气道及人工通气等耽误胸外按压及延误心肺复苏的开始,但对于明确的呼吸原因所致心搏骤停仍应先给予通气,因为儿童患者更多的是呼吸原因所致心跳停止。对于高度可疑心跳原因所致心搏骤停,则首先进行胸外按压是合理的。

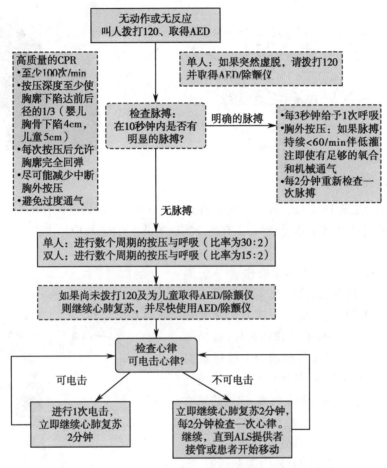

图 19-1　儿童基本生命支持流程图

1. 通畅气道(airway,A)

(1)置患儿头部于轻度后仰位(图 19-2),托起下颌防止舌根后坠阻塞气道。对外伤患者疑有颈椎损伤时,则不应伸展颈部,采用上推下颌的方法打开气道。

(2)清除鼻腔、口咽部分泌物、呕吐物及可见到的异物、血块等,可用吸痰器或吸痰管吸引,或用手指或器械取出可见的异物,不推荐盲目用手指寻异物,有可能将异物推到深部。对完全性气道阻塞的异物吸入,年长儿可采用 Heimlich 手法(图 19-3),小婴儿则推荐拍背和挤压胸部相结合方法排除异物。现场可用简易管吸出分泌物、痰液等,有条件者可行气管插管吸出气道内分泌物,使气道通畅。其他方法异物难以排除的完全性上气道阻塞,必要时可采用环甲膜切开或穿刺法(异物或阻塞在环甲膜以上),如紧急时可用注射器针头等。

2. 人工呼吸(breathing,B)　儿科呼吸、心跳停止的原因中更多的是呼吸衰竭所致,因此有效的通气常是抢救的关键。

(1)口对口人工呼吸:此法适合于现场急救。操作者先深吸一口气,如患者是 1 岁以下婴儿,将嘴覆盖婴儿的鼻和嘴;如果是较大的婴儿或儿童,用口对口封住,拇指和示指紧捏住患儿的鼻子,保持其头后倾;将气吹入,同时可见患儿的胸廓抬起。停止吹气后,放开鼻孔,使患儿自然呼气,排除肺内气

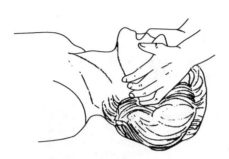

图 19-2 头轻度后仰位

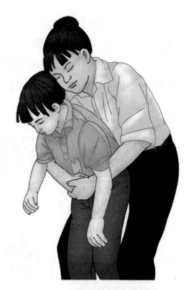

图 19-3 横膈下腹部挤压

体。重复上述操作,儿童 18~20 次 /min,婴儿可稍加快。口对口呼吸即使操作正确,吸入氧浓度也较低(<18%),操作时间过长,术者极易疲劳,也有感染疾病的潜在可能,故应尽快获取其他辅助呼吸的方法替代。

(2)复苏器人工呼吸(图 19-4):操作者一手固定面罩(大小从鼻梁到下巴,恰好覆盖口鼻而不压迫眼、下方不超过下颌为宜)使之与患儿面部紧密接触,并托起下颌,另一手则有节律地挤压、放松气囊。挤压次数及力量视患儿年龄而异。通过观察胸廓起伏及听诊呼吸音强弱,可判断通气量适当与否。常用的气囊通气装置为自膨胀气囊,递送的氧浓度为 30%~40%。气囊尾部可配贮氧装置(囊袋),保证输送高浓度氧气。带有贮氧装置的气囊可以提供 60%~95% 浓度氧气。气囊常配有压力限制活瓣,使抱球时压力不超过 35~40cmH$_2$O,可以避免气压伤的发生。

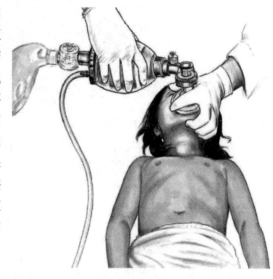

图 19-4 复苏器人工呼吸

(3)气管插管(气管切开)人工呼吸:条件允许时,通过气管插管或气管切开使用复苏器进行通气,实际上是高级气道的建立,但在医院或急救室的场合常常应用于抢救,适于口对口呼吸或复苏器面罩人工呼吸效果不佳,或由于外伤、出血、喉头水肿等不适于口对口呼吸或复苏器人工呼吸。

3. 人工心脏按压(circulation,C) 通过向脊柱方向挤压胸骨,使心脏内血液被动排出的复苏措施,是目前心肺复苏时最常使用的方法。儿童胸廓组织薄,弹性大,按压时易于改变前后径,正确而有效的按压可使心输出量达正常的 30%~40%,而脑组织只需正常供血的 15% 即能避免永久性损害,但需注意心脏按压中断时间不得超过 10s。

(1)婴儿胸部按压:有两种方法,即双指按压法和双手环抱按压法(图 19-5、图 19-6)。非专业急救和单人急救时,对婴儿应采用双指按压法进行胸部按压,按压部位为两乳头连线中点下。双人急救时推荐专业急救者使用双手环抱按压法。双手环绕婴儿胸部,拇指置于胸骨下 1/2 处,其余四指分开并环绕胸廓,拇指用力按压胸骨的同时,其余四指给予反压力以按压胸廓。

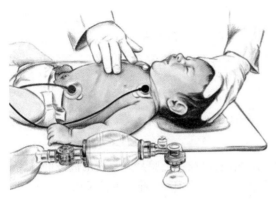

图 19-5　双指按压法

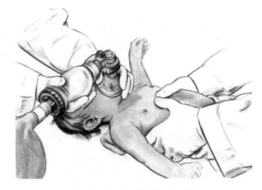

图 19-6　双手环抱按压法

(2)学龄前与学龄儿童：与成人类似，采用单掌法(图 19-7)或双掌法(图 19-8)。患儿仰卧于硬板上，术者将掌根部置于胸骨下 1/2 处按压，肘关节呈伸直位，借助体重及肩臂之力垂直向脊柱方向挤压。

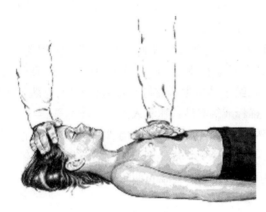

图 19-7　单掌法心脏按压

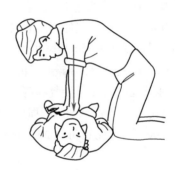

图 19-8　双掌法心脏按压

(3)按压与通气比值：按压与人工呼吸应协调进行，但避免同时按压及人工通气。除新生儿外(按压与通气仍为 5:1)，双人抢救时心脏按压与人工通气比例为 15:2，单人抢救时按压与通气比应按 30:2 进行，更强调持续心脏按压的重要性。患儿建立人工气道后不再按照上述按压、通气周期进行双人急救，其中一人持续给予胸部按压，频率为 100 次/min；另一人给予人工呼吸，频率为 20~30 次/min。注意：挤压时手指切勿触及胸壁，避免压力传至肋骨引起骨折，放松时手掌不应离开胸骨，以免按压点移位。用力不可过猛，否则有肝、肺、胃破裂的可能。

自主循环恢复有赖于有效的胸外按压，美国心肺复苏指南强调了有效胸外按压的重要性，作到有力、速度快、按压后胸壁充分复位，尽量减少对按压的干扰，避免过度通气。包括以下几点①用力按压：按压幅度约为 1/3 胸廓厚度，婴儿 4cm，儿童 5cm；一旦进入青春期(如青少年)后，身材与成人相仿，推荐使用成人标准，即按压深度至少 5cm，但不超过 6cm；②快速按压：按压频率 100~120 次/min；③每次按压后手完全但轻微抬离胸壁，使胸廓完全回复至原来位置；④胸外按压过程中应尽量减少按压中断，除非建立人工气道或除颤时短暂的停顿，按压中断不得 >10s。急救人员疲劳会导致按压频率和深度不足，以及 2 次按压间胸廓回复不完全。心脏按压有效的标志：①按压的同时可触及颈动脉、股动脉搏动；②扩大的瞳孔缩小，光反射恢复；③口唇、甲床、面色好转；④肌张力增强或出现不自主运动；⑤自主呼吸出现。

(二) 高级生命支持(ALS)

高级生命支持(ALS)是在上述基本生命支持的基础上，应用药物等高级生命支持手段力图恢复自主心跳和自主呼吸并使生命指征稳定的过程。

1. 给氧与通气 可通过各种形式给患儿吸氧,如鼻导管、面罩、口咽导气管、喉罩通气、球囊面罩正压通气、气管插管正压通气等。CPR 时给氧浓度可为 100%,而一旦恢复自主循环后,氧浓度可以调节到以维持氧饱和度在 94% 以上的最低浓度。

2. 维持和改善循环

(1)继续高质量的胸部按压:只要自主循环未恢复就应持续按压。

(2)复苏药物及抗心律失常药物治疗

1)给药途径:首先应在原有的静脉通道给药以争取时间,以利用上腔静脉系统的周围静脉为好。若条件允许也可使用骨髓或气管内给药。由于心内注射的许多副作用,目前已不被采用。

2)常用药物

A. 肾上腺素:是心肺复苏时最常应用的药物。可兴奋 α 受体及 β 受体,具有正性肌力和正性频率作用,并可提高血压,半衰期 2min。用法:首次静脉稀释成 1/10 000 浓度,0.01mg/kg(0.1ml/kg,1:10 000 溶液)。若首次无效,可 3~5min 重复 1 次。亦可气管内给药,0.1mg/kg,心跳恢复后可持续静脉滴注,速度为 0.05~1.0μg/(kg·min)。

B. 阿托品:用于心动过缓或Ⅲ度房室传导阻滞,有机磷中毒。用法:0.01~0.02mg/kg,最大 0.1mg/kg,5min 重复 1 次,最大剂量儿童 1mg,青少年 2mg。通常经静脉给药。

C. 碳酸氢钠:现在的观点认为除非心跳、呼吸停止时间较长或血气证实有严重的代谢性酸中毒或严重高钾血症等,不应常规使用碳酸氢钠,尤其在复苏的最初阶段应慎重使用,否则可能导致医源性高渗、高钠、低钾并加重细胞内酸中毒。用法:在给予基本生命支持及肾上腺素后,心跳仍不恢复,无血气情况下,一般先给予 5% 碳酸氢钠 5ml/kg,稀释成等渗液快速滴入。

D. 钙剂:现已不作为Ⅰ期复苏药,但在低钙血症、高钾血症、高镁血症时仍可应用。注意可能导致细胞内钙超载,加重已缺氧细胞的损伤。用法:葡萄糖酸钙 100~200mg/kg(10% 葡萄糖酸钙 1~2ml/kg),最大剂量 2.0g/ 次,氯化钙每次 20~50mg/kg(10% 氯化钙 0.2~0.5ml/kg),最大剂量 1.0g/ 次,注意静脉缓注。

E. 利多卡因:用于室颤及室性心动过速。用量:1mg/kg,加 5% 葡萄糖 10ml 中静脉推注,5~10min 后可重复用,总药量不超过 5mg/kg。

F. 胺碘酮:目前更推荐胺碘酮用于室性心动过速或室颤等,5mg/kg IV/IO,可重复使用至 12mg/kg,最多不超过 300mg。

G. 纳洛酮:用于逆转麻醉剂或毒物引起的呼吸抑制及镇静作用,剂量 0.1mg/kg,可静脉或气管内给药。

(3)电击除颤复律:虽然在儿科少见,但室颤也可能是心搏骤停的原因,或在复苏当中出现室颤、室性心动过速等心律失常,可用电击除颤或复律。推荐首剂为 2J/kg,难治性室颤可增至 4J/kg。之后的能量可考虑 4J/kg 或更高,但不超过 10J/kg 或成人最大能量。但需注意无论除颤是否成功都应进行 5 个循环的 CPR。要尽量减少除颤对 CPR 的干扰。

(三)复苏后治疗

1. 维持有效循环、纠正低血压 实行血流动力学优化策略,复苏后低血压、心律失常并不少见,容量不足、心肌功能障碍及血管调节失调会导致心排量下降。低血压的一线干预方法就是静脉输液以改善右心充盈压,使用的液体目前没有证据证实晶体还是胶体好,通常可参照休克的补液策略,如果扩容后仍无法达到血流动力学治疗目标,要考虑使用正性肌力药、缩血管药,儿科使用较多的是多巴胺、多巴酚丁胺、肾上腺素或去甲肾上腺素来维持心排量及血压。如果扩容和血管活性药的治疗都不能恢复足够的器官灌注,血压不能恢复正常,要考虑使用机械循环辅助装置,体外膜肺(ECOM)是儿童使用较多的方法,可改善生存率,近年 E-CPR 成为常规复苏无效的一种挽救性抢救措施。有心律失常应及时纠正,措施包括维持正常电解质浓度,应用标准抗心律失常药物。除此以外,某些与"折返"

有关的快速异位性心律失常,诸如心房颤动、心房扑动、室上性心动过速、室性心动过速,若药物治疗无效、出现严重血流动力学障碍,则应行同步电复律。

对常规血流动力学支持效果不佳者要寻找可能的原因,尤其注意有无张力性气胸、心脏压塞、肺栓塞、严重离子紊乱等,充分的氧合与通气维持、血糖控制等,恰当的镇静对心功能恢复也很重要。

2. **维持正常通气** 必要时给予机械通气,但目前不主张过度通气。

3. **脑复苏保护** 主要措施是为脑组织创造低温、低压的颅内环境,防止脑水肿加重和颅内压增高,减少脑的氧耗及代谢,消除一切不利于脑功能恢复的内环境紊乱如低血糖、离子紊乱等。如降温、止抽、脱水疗法(甘露醇、呋塞米等)、维持内环境稳定,病情稳定可行高压氧治疗等。亚低温治疗成为一个重要的保护脑功能、减轻脑损害的治疗手段。积极控制惊厥是减轻继发损害的重要策略。

4. **其他脏器功能支持** 严重肝、肾功能损害可采用血液净化方法(如 CRRT)进行治疗。

5. 治疗原发病,防止再次发生呼吸、心搏骤停。

(刘春峰)

第三节 休 克

休克(shock)是指由感染、失血、失水、心功能不全、过敏、创伤等多种病因引起的机体氧转运能力不足,不能满足重要器官组织氧需求的一种急性病理生理状态。休克患者在组织水平氧供不足,不能维持正常的有氧代谢,导致向低效率的无氧代谢转变。即使通过增加组织氧摄取也不能代偿氧供不足导致组织的缺氧状态,从而引起进行性乳酸性酸中毒及可能的临床状态恶化。如果组织低灌注持续存在,则不良的血管、炎症、细胞、代谢、内分泌等系统反应进一步使状态恶化,最终可导致器官功能障碍或衰竭,是致死的重要原因。

一、分类

(一) 低血容量性休克

低血容量性休克(hypovolemic shock)多由于大量失血、失液所致。如大量出血、频繁呕吐、腹泻、大面积烧伤、血浆广泛渗出等。

(二) 分布异常性休克

分布异常性休克(distributive shock)是由于血管收缩、舒张障碍,导致体内血液分布异常及毛细血管渗漏,有效循环血量相对不足。如感染性休克、过敏性休克、神经源性休克等。

(三) 心源性休克

心源性休克(cardiogenic shock)是由于心脏泵功能不足,心输出量降低所致的休克,如暴发性心肌炎、心律失常、各种先天性心脏病所致心力衰竭。

(四) 梗阻性休克

梗阻性休克(obstructive shock)由于各种原因所致机械性障碍,导致心排血量下降,如心脏压塞、张力性气胸、肺动脉栓塞等。

(五) 脓毒性休克

脓毒性休克(septic shock)属于分布异常性休克,但随着病情进展,常同时有低血容量性休克、心源性休克等复杂的状态。

二、病理生理

(一) 微循环改变

微循环是组织摄氧和排出代谢产物的场所,其变化在休克发生、发展过程中起重要作用。受全身的循环状态影响,休克时微循环的状态也出现了明显变化,并有功能障碍。休克不同时期,微循环变化不同,在休克早期,通过神经体液调节,选择性地收缩外周和内脏的小血管使循环血量重新分布,以达到保证心、脑等重要器官有效灌注的目的,而以其他脏器低灌注及缺血缺氧为代价,微循环的这种代偿的巨大代价在保证生命器官功能方面发挥了重要作用。由于此时组织缺氧尚不严重,若能积极治疗,休克状态常能逆转。而在休克中晚期,微循环内动静脉短路和直捷通道进一步开放,组织的灌注更为不足,细胞严重缺氧。在无氧代谢状况下,乳酸等酸性产物蓄积,组胺、缓激肽等的释放增加,这些物质使毛细血管前括约肌舒张,而后括约肌则因对其敏感性低仍处于收缩状态。这样,微循环内则出现广泛扩张、血液潴留、毛细血管网内静水压升高、通透性增强等现象。由于血浆外渗、血液浓缩和血液黏稠度增加,进一步使回心血量降低,心排出量减少,以致心、脑器官灌注不足,休克加重。在休克后期,病情继续发展且呈不可逆性。微循环内淤滞的黏稠血液在酸性环境中处于高凝状态,红细胞和血小板容易发生聚集并在血管内形成微血栓,甚至引起弥散性血管内凝血(DIC)。由于组织得不到有效的血液灌注,细胞严重缺氧后溶酶体膜发生破裂,溢出多种酸性水解酶,后者则引起细胞自溶并损害周围其他细胞,线粒体发生严重功能障碍,以致组织及器官乃至多器官受损,功能衰竭。

(二) 代谢变化

休克时的代谢变化非常明显,反映在许多方面。首先是能量代谢异常。由于组织灌注不足和细胞缺氧,体内的无氧糖酵解过程成为获得能量的主要途径。可产生代谢性酸中毒,代谢性酸中毒和能量不足还影响细胞各种膜的屏障功能。除了前面提到的溶酶体膜外,还影响细胞膜、核膜、线粒体膜、内质网膜、高尔基复合体体膜等质膜的稳定及跨膜传导、运输和细胞吞饮及吞噬等功能。细胞膜受损后除通透性增加外,还出现细胞膜上离子泵的功能障碍,如 Na^+-K^+ 泵和钙泵。表现为细胞内、外离子及体液分布异常,如钠、钙离子进入细胞内,而钾离子从细胞内向细胞外逸出,导致血钠降低和血钾升高,细胞外液随钠离子进入细胞内,引起细胞外液减少和细胞肿胀、死亡。大量钙离子进入细胞之后除激活溶酶体外,还使线粒体内钙离子浓度升高,损害线粒体功能。溶酶体膜破裂后,释放的毒性因子很多,如水解酶可引起细胞自溶和组织损伤,还有心肌抑制因子(MDF)、缓激肽等。还会释出可引起血管收缩的血栓素、白三烯等,对机体不利。线粒体的破裂使依赖腺苷二磷酸(ADP)的细胞呼吸受抑制,腺苷三磷酸(ATP)生成减少,对细胞代谢及其功能都有严重影响。

(三) 内脏器官的继发性损害

由于严重组织缺血缺氧,休克后的继发性细胞因子释放,缺血再灌注损伤等导致心、脑、肾、肝、肺等损害,严重者发生多脏器功能障碍和衰竭,是导致死亡的重要原因。

三、临床表现

(一) 原发病的临床表现

如感染性休克有感染中毒症状,低血容量性休克有腹泻、呕吐及脱水症状或大出血贫血表现,心源性休克有心脏原发病的症状及体征,而过敏性休克常有荨麻疹、喉头水肿导致呼吸困难等。

(二) 组织器官低灌注的表现

包括皮肤、脑、肾及脉搏、心率等的改变。皮肤低灌注可有面色苍白或青灰、四肢凉、皮肤花纹、毛细血管再充盈时间延长。脑低灌注可有烦躁或淡漠,反应迟钝、神志不清或昏迷、惊厥等。尿量减少是肾及脏器低灌注的重要表现。脉搏是反映心搏出量及灌注的重要指标,休克时脉快、弱,早期外周搏动减弱,晚期中心动脉搏动减弱或消失,是心跳即将停止的危险信号。心率快,可有心音低钝,重者血压下降,脉压变小。由于组织缺血缺氧可出现呼吸急促。

(三)多系统器官功能障碍的表现

可出现心力衰竭、呼吸衰竭(重者可出现 ARDS),脑功能障碍,肝、肾功能障碍,DIC 等。

四、休克的分期

一般根据有无血压下降分为休克代偿期(血压正常或略低,血压下降 <20mmHg)及休克失代偿期(血压明显下降)。一般在休克失代偿期可出现各脏器的功能不全。难治性休克期(顽固性休克)是指用常规的抗休克综合治疗措施难以纠正者,或反复发生休克,最后休克难以回逆的阶段,难治性休克是当前休克研究和临床治疗的难点,此期常有多脏器功能衰竭。

五、辅助检查

(一)常规监测

心跳、脉搏、呼吸、血压、脉压、毛细血管再充盈时间及核心外周温差等。应不少于每 15~30 分钟测定 1 次,直到病情稳定,若有监护设备则应持续监测,还应监护心电、血氧饱和度。毛细血管再充盈时间延长与核心外周温差增大都反映外周循环差,是判断休克的简单指标。

(二)血流动力学监测

1. **中心静脉压(CVP)** 是右心前负荷的指标。正常值:0.49~1.18kPa(6~12cmH$_2$O),<6cmH$_2$O 提示血容量不足;>12cmH$_2$O 提示心力衰竭,液量过多。

2. **肺动脉楔压(PAWP)** 是反映左心前负荷的指标。正常值:1.07~1.60kPa(8~12mmHg);<1.07kPa(<8mmHg)提示血容量不足,>2.67kPa(20mmHg),提示左心功能不全,3.47~4.0kPa(26~30mmHg)提示重度肺充血,>4.0kPa(>30mmHg)提示有肺水肿。PAWP 与 CVP 结合更能准确反映心脏前负荷及血容量情况,也可判断有无左心衰竭。

3. **心输出量及外周循环阻力** 心输出量可用有创及无创方法进行测量。对判断休克时心功能状态,指导治疗很有意义。儿童与成人休克血流动力学不太一样,常是低心排高外周阻力。

(三)血气分析

休克时代谢性酸中毒的严重程度和疾病的严重程度与预后有密切关系,间接反映组织缺血缺氧的程度,此外也是纠正酸中毒治疗的重要依据。

(四)血乳酸及混合静脉血氧饱和度(SvO$_2$)的测定

是反映氧转运和氧消耗的重要指标,反映组织缺血缺氧程度及治疗效果评估。血乳酸高低及清除速率反映休克严重程度及预后,SvO$_2$ 正常应维持在 70% 以上,如果降低则反映氧转运不足及组织代偿性摄取氧增加。

(五)尿量监测

是监测循环状态的重要指标之一,反映休克时肾毛细血管的灌注量。

(六)其他常规辅助检查

血常规、胸片、CSF、血培养、血糖、血清电解质测定及各脏器功能检查指标对判断病因及各脏器功能状况具有重要意义。

六、诊断

在原发病的基础上出现组织低灌注表现或血压下降,可诊断休克,需注意儿童诊断休克时血压降低不是必要条件,休克严重者可出现器官功能障碍或衰竭,代谢性酸中毒或高乳酸血症是反映组织缺氧严重程度和判断预后及治疗反应的重要指标。

七、治疗

一般休克的治疗都包括扩容(液体复苏)、血管活性药及维持器官功能、恢复内环境稳定几方面,要求争分夺秒,在最短时间内终止休克进展。休克治疗目标:① CRT<2s;②心音、脉搏有力;③四肢温暖;④意识状态良好;⑤血压正常;⑥尿量 >1ml/(kg·h);⑦ CVP 8~12mmHg;灌注压(平均动脉压—静脉压,mmHg):55+ 年龄 ×1.5;$ScvO_2$>70%;CI 3.3~6.0L/(min·m^2)。

(一)补充血容量

补充血容量在休克的治疗中占重要地位,是决定预后的重要因素。除心源性休克补液要慎重外,其他休克都要迅速扩充血容量,多使用生理盐水或林格液晶体液,也可应用白蛋白、低分子右旋糖酐等胶体液,大量失血需补充血液,目前没有证据表明晶体或胶体液在改善预后方面孰优孰劣,在脓毒性休克目前更推荐平衡液。通常给予生理盐水或平衡液首剂 20ml/kg,5~10min 内快速静脉输入或推注。若首剂扩容效果不佳时,必要时可给第 2 或第 3 剂,10ml/~20ml/kg,1h 内可达60~80ml/kg 甚至更多,但应密切关注心功能状态或是否有肺水肿,如短时间内肺啰音显著增多或肝脏明显增大则要注意液体过多。在快速补液后 6~8h 内及 24h 内应继续补液和维持补液,此阶段应适当补充胶体液。一般心源性休克补液不超过 5~10ml/kg,而且速度要慢。补液是为了提高心脏前负荷,从而增加心排量,增加氧输送和组织灌注,但过多的液体对机体也是有害的。新的国际儿童脓毒性休克指南中强调在无明显低血压的情况下,没有 PICU 监护治疗条件情况下,补液要慎重。

(二)血管活性药物的应用

提高血压、增强心肌收缩力、改善脏器灌注是应用血管活性药的主要目的,通常在给予扩容后循环仍无明显改善应考虑应用血管活性药。应根据不同的血流动力选择不同的药物(表 19-1)。心源性休克血管活性药则是主要的抢救措施之一。延迟血管活性药的使用会增加病死率。

多巴胺和多巴酚丁胺一直是儿童休克的主要用药。对多巴胺和多巴酚丁胺治疗无反应者,可选择肾上腺素或去甲肾上腺素;若对肾上腺素或去甲肾上腺素无反应,可应用磷酸二酯酶抑制剂如氨力农、米力农,尤其对心力衰竭患者有较好效果。对心力衰竭患者除应用正性肌力药外,也可同时应用扩血管药,减轻心脏后负荷,如硝普钠等。莨菪类药物可调节微循环紊乱,必要时可考虑应用,常用的莨菪碱为山莨菪碱。

(三)纠正酸中毒

鉴于纠正酸中毒的许多不良反应,目前已不把其作为休克的首选治疗。严重时可根据血气分析结果使用,5% 碳酸氢钠(ml)=(−BE)×0.5× 体重(kg),一般先用 1/2~2/3 量,再根据血气决定用量,应强调纠正酸中毒不可过急,切忌短时间内为追求血气正常而大量使用碳酸氢钠。

表 19-1　常用血管活性药物的剂量和作用

药物	常用剂量 ($\mu g·kg^{-1}·min^{-1}$)	作用部位	作用
多巴胺(dopamine)	0.5~4.0	多巴胺受体	扩张肾血管
	4.0~10	β	正性肌力
	11~20	α>β	缩血管
多巴酚丁胺(dobutamine)	1~20	$β_1$ 和 $β_2$	正性肌力 扩张血管($β_2$)

续表

药物	常用剂量 $(\mu g \cdot kg^{-1} \cdot min^{-1})$	作用部位	作用
肾上腺素(epinephrine)	0.05~2.0	β>α	正性肌力 心率增快 血管收缩 肾血流减少
去甲肾上腺素(norepinephrine)	0.05~2.0	α>β	缩血管 正性肌力作用弱
间羟胺(metaraminol)	5·-15	α>β	缩血管 正性肌力
氨力农(amrinone)	1~20	磷酸二酯酶抑制剂	正性肌力 扩张血管 心率增快
米力农(milrinone)	负荷量:50~75μg/kg,维持量:0.5~0.75μg/(kg·min)	磷酸二酯酶抑制剂	正性肌力 扩张血管 心率增快
硝普钠(sodium nitroprusside)	0.5~5μg/(kg·min)	扩张血管	降低心脏后负荷

（四）肾上腺皮质激素

对哮喘、肠病、风湿病、肾病或肿瘤等长期使用激素者要给予应急量激素治疗。脓毒性休克对有肾上腺皮质功能低下或相对功能低下者,近来主张小剂量,中疗程皮质激素。脓毒性休克通常在对扩容和血管活性药反应欠佳时要考虑激素应用。可用氢化可的松或甲泼尼龙,不主张大剂量冲击疗法。暴发性心肌炎引起的心源性休克及过敏性休克可以使用激素。

（五）维护重要脏器功能

最初的治疗要按 ABC 的原则保证气道通畅、给予氧疗,病重者甚至给予插管机械通气,可保证氧转运和减少氧消耗,对 ARDS 采用小潮气量肺保护性机械通气策略,同时维护心、脑、肺、肝、肾功能,防治 DIC,有低血糖或低钙血症者要给予纠正。可采用血浆置换、连续血液滤过等血液净化疗法维持内环境稳定,清除过多的炎症介质。针对凝血机制障碍可使用肝素(多主张小剂量肝素)、抗凝血酶Ⅲ,活化蛋白 -C 因能增加出血的风险,目前已不推荐。对顽固性休克可采用 ECMO 或心室辅助装置(VAD)治疗。

（六）原发病的治疗

感染性休克要控制感染及清除病灶,失血性休克要找到出血部位并尽快止血,出血性疾病补充凝血因子、血浆、冷沉淀物及血小板等,张力性气胸、心脏压塞要及时引流。过敏性休克尽快脱离变应原并给予肾上腺素及抗过敏药物。

（刘春峰）

第四节　儿童脓毒症

脓毒症(sepsis)是感染引起的失调的机体反应导致危及生命的器官功能障碍。儿童脓毒症已成为世界范围内高发病率、高病死率及占用大量医疗资源的疾病。每年儿童发病率为 22/10 万,而新生儿有更高的发病率,每年 2 202 例 /10 万活产儿,全球每年有 120 万儿童罹患脓毒症,占 18 岁以下住院患者的 4%,占 PICU 住院患者的 8%。病死率根据不同地区、高危因素及不同严重程度达 4%~50%。多数脓毒症患儿死于顽固性脓毒性休克和 / 或多脏器功能衰竭,多数死亡发生于入院后 48~72h。及时识别脓毒症及脓毒性休克,早期干预是降低病死率的关键。

一、病因

(一)感染病原

脓毒症的致病微生物是各种细菌、病毒、真菌和寄生虫等,而以细菌占多数。引起儿童脓毒症最常见的细菌病原体是流感嗜血杆菌 b、肺炎链球菌、脑膜炎球菌和沙门氏菌属。随着侵入性操作(如静脉置管、手术等)和静脉营养应用日益增多,使表皮葡萄球菌和念珠菌感染率上升。呼吸机的广泛应用增加了黏质沙雷菌、铜绿假单胞菌和不动杆菌的风险。对免疫功能受抑制的宿主(如婴幼儿、免疫缺陷、器官移植、有严重基础疾病的患儿),条件致病微生物也可引起脓毒症。

(二)感染源

脓毒症可由身体任何部位的感染引起,儿童最常见的感染部位是肺部和血流感染。<1 岁以血流感染最多见,其次是肺部感染,而 >1 岁则是肺部感染最多,其次是血流感染。其他常见感染源包括消化道、泌尿道、腹腔、中枢神经系统和皮肤软组织等。致死率最高的是心内膜炎和中枢神经系统感染。脓毒症也常是严重烧伤、创伤或多发伤、外科手术后等的并发症。

(三)基础状况

据美国报道,脓毒症儿童约 50% 有原发基础疾病,常见的是慢性肺疾病、先天性心脏病、神经肌肉疾病和肿瘤,而且具有年龄差异。婴儿以呼吸及心血管系统疾病为主,学龄前儿童是神经肌肉疾病,学龄期则是肿瘤,国内缺乏流行病学相关资料。

二、发病机制

脓毒症是由病原微生物感染导致机体发生免疫、炎症及凝血异常等复杂的病理生理反应,反应过度或不足都会导致器官损伤甚至衰竭,其可能机制如下。

(一)脓毒症早期的非特异性(天然)免疫与炎症反应

病原微生物感染机体后,病原微生物及其代谢产物、毒素等(病原相关的分子机制,PAMPs)、机体内源性的有害物质(危险相关的分子机制,DAMPs,如坏死组织细胞及代谢产物等)可以被机体免疫细胞的模式识别受体(PRRs)识别(如 TLR 受体),激活和调动机体多系统、多种细胞组分的反应,其目的是控制感染并最终恢复机体稳态而使机体恢复正常,反应恰当则预后好,反应失调则可造成机体自身损害甚至多脏器衰竭及死亡。如革兰氏阳性菌的肽聚糖和革兰氏阴性菌的脂多糖分别与 TLR-2 和 TLR-4 结合,激活细胞内信号传导通路,使促炎因子(如 TNF-α、IL-1β)和抗炎因子(如 IL-10)转录增加。促炎因子上调了中性粒细胞和内皮细胞的黏附分子表达。尽管激活的中性粒细胞可以杀死病原,但其释放的介质也损伤内皮细胞,增加血管通透性,导致富含蛋白的液体进入肺和其他组织。同时,激活的内皮细胞可以释放一氧化氮(NO),使血管扩张;NO 被认为是导致脓毒性休克的重要介质。

(二)特异性(获得性)免疫反应和放大效应

病原微生物激活特异体液和细胞介导的获得性免疫反应,使自然免疫反应效应增大。B 细胞释放免疫球蛋白,后者结合病原体,由抗原提呈细胞提呈给自然杀伤细胞和中性粒细胞以杀死病原微生物。脓毒症时,辅助 T 细胞 Th1 分泌 TNF-α 和 IL-1β 等促炎因子,Th2 分泌 IL-4、IL-10 等抗炎因子。是 Th1 还是 Th2 为主取决于感染的病原体、感染负荷等因素。

（三）促凝和抗凝功能紊乱

脓毒症时促凝因子增加,抗凝因子减少或消耗。脂多糖可以激活内皮细胞,上调组织因子表达,激活凝血,继而纤维蛋白原转变为纤维蛋白,形成微血栓,导致组织缺血缺氧加重损伤。抗凝因子(如蛋白C、蛋白S、抗凝血酶Ⅲ、组织因子途径抑制物)在脓毒症时减少,且减少的程度与疾病的严重度密切相关。脓毒症时凝血的激活对防止病原扩散有一定意义,但过度的凝血激活或弥散性血管内凝血则可导致多脏器功能障碍。

（四）脓毒症后期的免疫抑制和凋亡

在脓毒症后期常出现治疗无效、淋巴细胞减少、低体温、继发院内感染,因此长期以来,宿主免疫抑制(免疫麻痹)被认为是导致脓毒症后期死亡的原因之一。脓毒症后期导致的多脏器功能障碍是由于向抗炎表型转化及主要免疫细胞、上皮细胞及内皮细胞的凋亡引起。另外,循环和组织中的淋巴细胞(B细胞和CD4$^+$T细胞)凋亡也引起了免疫抑制。脓毒症时可引起细胞凋亡的促炎因子、活化B细胞和T细胞、糖皮质激素水平均升高。高水平的TNF-α和脂多糖可引起肺和肠上皮细胞的凋亡。

三、病理生理

（一）毛细血管渗漏

脓毒症的炎症反应造成内皮细胞损害和全身毛细血管通透性增加,毛细血管内液体和低分子蛋白渗漏,致全身有效循环容量不足,随即组织灌注不足、氧输送降低。在脓毒症期间,组织氧需求增高。器官的功能取决于氧输送是否满足组织的需求。当氧输送不能满足组织氧需求时发生氧债和组织缺氧。由于毛细血管渗漏导致组织灌注不足、氧输送降低、组织和细胞水肿,随之出现脓毒性休克、多器官功能障碍或衰竭(如ARDS、急性肾损伤或肾衰竭、DIC等)。

（二）心肌抑制

约50%的脓毒症患者并发急性心肌抑制或心功能不全,其机制与多种细胞因子释放、缺血-再灌注损伤、氧自由基、心肌细胞钙平衡失调、能量代谢异常、心肌细胞凋亡等有关,最终致心肌线粒体损伤而引起心肌功能障碍(又称为脓毒症相关性心肌功能障碍或脓毒性心肌损伤)。

（三）血流动力学改变

脓毒性休克主要是分布异常性休克,在儿童常同时伴低血容量性休克,因此有效血容量不足是儿童脓毒性休克最基本的血流动力学特点,也是液体复苏的理论基础。与成人脓毒性休克不同,儿童脓毒性休克更多是低动力性休克,表现为"低排高阻"或"低排低阻",少数早期可以表现为"高排低阻"的血流动力学状态,因此儿童脓毒性休克首选的血管活性药为正性肌力药如肾上腺素或多巴胺、多巴酚丁胺等,而成人则首选去甲肾上腺素。儿童脓毒性休克常由于外周血管阻力增高,因此休克早期血压可以正常,这也是儿童脓毒性休克诊断不强调一定有低血压的原因。

脓毒症、脓毒性休克是机体一系列病理生理改变及临床病情严重程度变化的动态过程,其实质是机体异常反应不断加剧、持续恶化的结果。

四、儿童脓毒症定义和诊断

（一）儿童脓毒症定义及诊断的现状

1991年,ACCP/SCCM联席会议上提出的脓毒症的相关定义和标准(脓毒症1.0)及2001年修订版(脓毒症2.0)都是针对成人的。2002年2月,相关专家以成人脓毒症1.0及2.0医学定义为基础,结合儿童各年龄组生理值的不同特点,明确了儿童感染(infection)、全身炎症反应综合征(SIRS)、脓毒症(sepsis)、严重脓毒症(severe sepsis)、脓毒性休克(septic shock)和器官功能障碍(organ dysfunction)的概念,结果于2005年1月发表,成为到目前为止儿童脓毒症诊断主要采用的标准。

1. **感染**　存在任何病原体引起的可疑或已证实（阳性培养、组织染色或 PCR）的感染；或与感染高度相关的临床综合征。感染的证据包括临床体检、X 线摄片或实验室的阳性结果（如正常无菌体液中出现白细胞、内脏穿孔、胸片示持续性肺炎、瘀斑或紫癜样皮疹、暴发性紫癜）。

2. **全身炎症反应综合征**　至少出现下列 4 项标准的 2 项，其中 1 项必须包括体温或白细胞计数异常（表 19-2）：①中心温度 >38.5℃或 <36℃。②心动过速，平均心率大于同年龄组正常值 2 个标准差以上（无外界刺激、慢性药物或疼痛刺激）；或不可解释的持续性增快超过 0.5~4.0h；或 <1 岁出现心动过缓，平均心率 <同年龄组正常值第 10 百分位以下（无外部迷走神经刺激及先天性心脏病，亦未使用 β 受体拮抗药）；或不可解释的持续性减慢超过 0.5h。③平均呼吸频率大于各年龄组正常值 2 个标准差以上；或因急性病程需机械通气（无神经肌肉疾病，且与全身麻醉无关）。④白细胞计数升高或下降（非继发于化疗的白细胞减少症）；或未成熟中性粒细胞 >10%。

3. **脓毒症**　SIRS 出现在可疑或已证实的感染中或为感染的结果。

4. **严重脓毒症**　脓毒症加下列之一：心血管功能障碍（脓毒性休克）；急性呼吸窘迫综合征；2 个或更多其他器官功能障碍（表 19-3）。

5. **脓毒性休克**　脓毒症合并心血管功能障碍。

表 19-2　各年龄组特定生理参数和实验室变量（低值取第 5 百分位，高值取第 95 百分位）

年龄组	心率 /(次·min⁻¹) 心动过速、心动过缓	呼吸频率 / (次·min⁻¹)	白细胞计数 / (×10⁹·L⁻¹)	收缩压 / mmHg
≤ 1 周	>180,<100	>50	>34	<65
>1 周 ~1 个月	>180,<100	>40	>19.5 或 <5	<75
>1 个月 ~1 岁	>180,<90	>34	>17.5 或 <5	<100
>1 岁 ~6 岁	>140,NA	>22	>15.5 或 <6	<94
>6 岁 ~12 岁	>130,NA	>18	>13.5 或 <4.5	<105
>12 岁 ~18 岁	>110,NA	>14	>11 或 <4.5	<117

注：NA，不适用。

表 19-3　器官功能障碍标准

心血管功能障碍

1h 内静脉输入等张液体 ≥ 40ml/kg，仍有：

- 血压下降且 <该年龄组第 5 百分位或收缩压 <该年龄组正常值 2 个标准差以下

或

- 需用血管活性药物始能维持血压在正常范围［多巴胺 >5μg/(kg·min)］或任何剂量的多巴酚丁胺、肾上腺素、去甲肾上腺素
- 具备下列中 2 条

不可解释的代谢性酸中毒：碱缺失 >5.0mEq/L

动脉血乳酸增加：为正常上限的 2 倍以上

无尿：尿量 <0.5ml/(kg·h)

毛细血管再充盈时间延长：>5s

中心与周围温差 >3℃

呼吸

- PaO_2/FiO_2<300mmHg，无发绀型先天性心脏病、病前亦无肺疾病
- $PaCO_2$>65mmHg 或超过基线 20mmHg 以上
- 证明需要高氧或 FiO_2>50% 始能维持氧饱和度 ≥ 92%
- 需紧急侵入或非侵入性机械通气

续表

神经

- Glasgow 昏迷评分 ≤ 11
- 精神状态急性改变伴 Glasgow 昏迷评分从基线下降 ≥ 3 分

血液

- 血小板计数 <80×10^9/L 或在过去 3d 内从最高值下降 50%（适用于慢性血液/肿瘤患儿）
- 国际标准化比值 >2（标准化的 PT）

肾脏

- 血清肌酐为各年龄组正常值上限的 2 倍及以上或较基线增加 2 倍

肝脏

- 总胆红素 ≥ 68.4μmol/L（新生儿不适用）
- ALT 2 倍于同年龄正常值上限

（二）儿童脓毒症诊断标准的展望

2016 年，国际相关组织对脓毒症定义和诊断标准做了更新（脓毒症 3.0）。新的脓毒症定义为感染引起的失调的机体反应导致危及生命的器官功能障碍，器官功能障碍取代 SIRS 成为脓毒症的标识符。成人脓毒症的诊断标准是：感染 +SOFA 评分 ≥ 2 分；SOFA 评分是序贯器官功能障碍评分（sequential organ failure assessment，SOFA）。但此次并未提出儿童脓毒症的诊断标准，因此新的诊断标准包括快速筛查指标运用到儿童还需要相关专家的努力。虽然目前已经启动了儿童脓毒症标准制定的工作，按新的脓毒症定义儿童如何界定危及生命的器官功能障碍是今后需要做的工作。有学者已经探讨儿童版的 SOFA 标准用于判断儿童脓毒症预后，并且提出了儿童 SOFA 评分作为将来儿童脓毒症诊断标准的适宜分值（可能与成人不同），但在新的儿童脓毒症诊断标准出台之前，临床研究、临床诊断暂时仍然使用 2005 年共识标准。

五、儿童脓毒性休克的诊断

脓毒性休克是脓毒症的一种亚型或表现型，其明显的循环和细胞代谢异常显著增加病死率。脓毒性休克通常归类于分布异常性休克，但常常有低血容量、心源性因素、超敏反应等混杂因素，不同的个体、不同的时期、不同的基础疾病和遗传特质导致脓毒性休克具有个体差异（异质性）。在新的儿童脓毒症和脓毒性休克的诊断标准尚未出台之前，仍使用 2005 年国际儿童脓毒症共识关于脓毒性休克的诊断标准；此外，根据国际共识和结合我国实际情况，由中华医学会儿科学分会急救学组制定了《儿童脓毒性休克（感染性休克）诊治专家共识（2015 版）》。以下是国内标准：

1. **儿童脓毒性休克诊断标准**　脓毒症（或明确的重症感染）患者出现组织灌注不足和心血管功能障碍即可诊断为脓毒性休克，表现为：

（1）低血压：血压 < 该年龄组第 5 百分位，或收缩压 < 该年龄组正常值 2 个标准差以下。

（2）需用血管活性药物始能维持血压在正常范围 [多巴胺 >5μg/（kg·min）] 或任何剂量的多巴酚丁胺、去甲肾上腺素、肾上腺素。

（3）具备下列组织低灌注表现中 3 条以上：

1）心率、脉搏变化：外周动脉搏动细弱，心率、脉搏增快。

2）皮肤改变：面色苍白或苍灰，湿冷，大理石样花纹。如暖休克可表现为四肢温暖、皮肤干燥。

3）毛细血管再充盈时间（CRT）延长（>3s）（需除外环境温度影响），暖休克时 CRT 可以正常或出现闪烁充盈。

4）意识改变：早期烦躁不安或萎靡，表情淡漠。晚期意识模糊，甚至昏迷、惊厥。

5）液体复苏后尿量仍 <0.5ml/（kg·h），持续至少 2h。

6）乳酸性酸中毒（除外其他缺血缺氧及代谢因素等），动脉血乳酸 >2mmol/L。

以上(1)、(2)、(3)3 条标准中满足任何 1 条即可诊断儿童脓毒性休克。

2. 脓毒性休克分期

(1)代偿期:儿童脓毒性休克的诊断与成人不同之处在于不一定具备低血压。当患儿感染后出现上述 3 条或以上组织低灌注表现,此时如果血压正常则诊断为脓毒性休克代偿期。

(2)失代偿期:代偿期灌注不足表现加重伴血压下降,则进展为失代偿期。不同年龄低血压标准参考见表 19-4。

表 19-4　不同年龄儿童低血压标准

年龄	收缩压 /mmHg
≤1 个月	<60
>1 个月 ~<1 岁	<70
1~10 岁	<[70+2× 年龄(岁)]
>10 岁	<90

六、鉴别诊断

(一)与非感染性疾病鉴别

容易与以炎症反应为特点的免疫性疾病或血液肿瘤疾病相混淆,特别在疾病初期,以发热、外周血白细胞和 C 反应蛋白增高为主要临床表现的疾病,如川崎病、特发性幼年型类风湿关节炎及白血病等。应该详细了解病史和体格检查,监测病程的进展,完善影像学检查,并结合特异性的免疫指标或骨髓细胞学等检查,以明确诊断。

(二)与低血容量性休克和心源性休克鉴别

无论何种原因导致的休克,均会出现组织灌注不足及心血管功能障碍。低血容量性休克往往有明确的液体摄入不足或液体丢失过多导致的绝对有效循环血量不足,且对液体复苏反应良好。儿童脓毒性休克易与心源性休克相混淆,如重症心肌炎患儿,前期常有感染史,往往缺乏正确或特异的主诉,休克发生突然,需要通过仔细的体格检查,尤其是心肺听诊(如心音低钝、奔马律及肺部细湿啰音和肝大等),结合心电图(尤其电压、T 波、ST 段、严重心律失常)、胸片(心影、肺水肿)和心脏超声、心肌酶谱等检查结果,可以明确诊断。但脓毒症本身也会引起心肌抑制、心功能不全,特别是有基础疾病的患儿,可出现脓毒性休克合并心功能抑制,应注意鉴别。

七、治疗

脓毒症及脓毒性休克的治疗关键在于早发现、早干预,包括纠正血流动力学异常、及时清除病原微生物和病灶及调节机体反应、器官功能支持等。其中液体复苏和血管活性药物的使用是逆转休克的关键。

(一)脓毒性休克治疗目标

脓毒性休克治疗目标同本章休克治疗。脓毒性休克治疗流程见图 19-9。

(二)呼吸、循环支持

为便于记忆可采用 ABC 治疗法则:开放气道(A)、提供氧气(B)、改善循环(C)。

1. 呼吸支持　确保气道畅通(A),给予高流量鼻导管供氧或面罩氧疗(B)。如鼻导管或面罩氧疗无效,则予以无创正压通气或尽早气管插管机械通气。在插管前,如血流动力学不稳定应先行适当的液体复苏或血管活性药物输注,以避免插管过程中加重休克。如果患儿对液体复苏和外周正性肌力

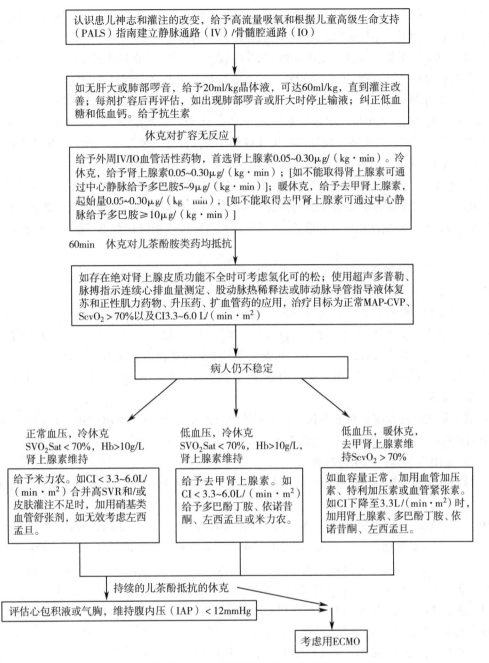

图 19-9　儿童脓毒性休克治疗流程

药物输注无反应,应尽早行机械通气治疗。并发急性呼吸窘迫综合征(ARDS)时使用肺保护性通气策略。对难治性低氧血症,可采用肺复张手法,或加用俯卧位通气。当 ARDS 患儿给予高 PEEP、高气道峰压时会引起静脉回流减少而增加血流动力学不稳定或加重休克,此时可能需要加大液体复苏或升压药物。

2. **循环支持(C)**　通过液体复苏达到最佳心脏容量负荷,应用正性肌力药以增强心肌收缩力,或应用血管舒缩药物以调节适宜的心脏压力负荷及组织灌注压力,最终达到改善循环和维持足够的氧输送(见本章第三节休克)。

3. **积极控制感染和清除病灶**　恰当、及时的抗生素应用可以降低脓毒症及脓毒性休克的病死率。病原不明时应根据社区或院内感染及感染年龄、感染部位判断可能的病原菌进行经验性治疗,对感染性休克患儿适用降阶梯治疗或"重拳出击"原则,使用广谱、高效抗生素,并多主张联合用药,尤其在病原不明确的情况下,应兼顾革兰氏阳性菌及阴性菌,并考虑到耐药菌的可能,耐药肺炎链球菌或金黄色葡萄球菌(MRSA)可用糖肽类药物,ESBL 阳性细菌可用碳青霉烯类药物。同时应明确病灶,如在化脓性阑尾炎、腹膜炎、胆囊炎应及时手术,去除病灶或引流。

4. 肾上腺皮质激素　对液体复苏无效、儿茶酚胺抵抗型休克,或有暴发性紫癜、因慢性病接受肾上腺皮质激素治疗、垂体或肾上腺功能异常的脓毒性休克患儿,应及时应用肾上腺皮质激素替代治疗。可用氢化可的松,应急剂量 50mg/(m²·d),维持剂量 3~5mg/(kg·d),最大剂量可至 50mg/(kg·d) 静脉输注(短期应用)。也可应用甲泼尼龙 1~2mg/(kg·d),分 2~3 次给予。一旦停止应用升压药,肾上腺皮质激素逐渐撤离。对无休克的脓毒症患儿或经足够液体复苏和升压药治疗后血流动力学稳定的脓毒性休克患儿,无须肾上腺皮质激素治疗。

5. 抗凝治疗　脓毒性休克患儿因内皮细胞损伤常诱发凝血功能异常,尤其易导致深静脉栓塞。对高危患儿可应用普通肝素或低分子量肝素预防深静脉血栓的发生。如出现血栓紫癜性疾病(包括弥散性血管内凝血、继发性血栓性血管病、血栓性血小板减少性紫癜)时,给予新鲜冷冻血浆治疗或血浆置换。

6. 应激性溃疡的预防　凝血功能紊乱和机械通气是儿科脓毒症发生消化道出血的重要危险因素。机械通气的患儿常用 H_2 受体拮抗剂预防应激性溃疡。

7. 控制血糖　脓毒性休克可诱发应激性高血糖,如连续 2 次血糖超过 10mmol/L(180mg/dl),可予以胰岛素静脉输注,剂量 0.05~0.10U/(kg·h),血糖控制目标值 ≤ 10mmol/L。胰岛素治疗过程中需严密监测血糖以防止低血糖的发生,根据血糖水平和下降速率随时调整胰岛素剂量。小婴儿由于糖原储备及肌肉糖异生相对不足,易发生低血糖,严重低血糖者可给予 25% 葡萄糖 2~4ml/kg 静脉输注,并注意血糖检测。

8. 肾脏替代疗法及其他血液净化　在下列情况行连续血液净化治疗(CBP):① AKI Ⅱ期。②休克纠正后存在液体负荷过多经利尿药治疗无效,可予以 CBP,防止总液量负荷超过体重的 10%。有肝衰竭、TTP 或 HUS 可以行血浆置换等。

9. 镇静或镇痛　推荐对机械通气的脓毒症患儿建立镇静目标。适当的镇静/镇痛是机械通气患儿的标准治疗方法。

10. 血液制品　建议脓毒症患儿血红蛋白(Hb)治疗目标值 70~90g/L,在脓毒症患儿休克复苏过程中当 $SvcO_2$<70%,输血治疗的目标值为 Hb 100g/L。休克和低氧血症被纠正后,一般情况稳定时维持 Hb>70g/L 即可。血小板 <10×10⁹/L(没有明显出血)或血小板 <20×10⁹/L(伴明显出血),应预防性输注血小板;当活动性出血、侵入性操作或手术时,需要维持较高血小板(>50×10⁹/L)。

11. 静脉注射用人免疫球蛋白　不建议对脓毒症患儿常规使用静脉注射用人免疫球蛋白治疗,脓毒性休克患儿可酌情使用。

12. 体外膜氧合(ECMO)　对儿科难治性脓毒症休克和/或 ARDS 患者,可考虑用 ECMO。通常采用静脉动脉(VA)模式,ARDS 时可采用静脉静脉(VV)模式。

13. 营养支持　能耐受肠道喂养的脓毒症患儿及早予以肠内营养支持,如不耐受可予以肠外营养。

(刘春峰)

第五节　急性呼吸衰竭

急性呼吸衰竭(acute respiratory failure,ARF)是指由于呼吸系统原发或继发病变引起通气和/或换气功能障碍,导致呼吸正常大气压的空气不能满足机体代谢需要,引起缺氧和/或二氧化碳潴留的一种病理生理过程或临床综合征。呼吸衰竭是一种病理生理过程、脏器水平的病理生理诊断,也是多种病因和不同机制引起的临床综合征。儿童呼吸衰竭多为急性呼吸衰竭,是导致儿童呼吸、心搏骤停的主要原因,具有较高的死亡率。

一、病因

常见的引起急性呼吸衰竭的病因包括:

(一)神经系统和神经肌肉疾病(呼吸泵的衰竭)

1. 感染及免疫相关性疾病　脑膜炎、脑炎、急性播散性脑脊髓炎、感染后脑十脱髓鞘病变、重症肌无力、吉兰-巴雷综合征等。

2. 药物过量或中毒　镇静镇痛药、麻醉剂、重金属及毒物中毒等。

3. 代谢紊乱　高/低血糖、低钠血症、高氨血症等。

4. 发育障碍　肌营养不良、延髓空洞症、脑膨出等。

5. 其他　脑干出血、神经肿瘤、脊髓外伤、膈肌或膈神经损伤等。

(二)呼吸系统疾病(周围性呼吸衰竭)

1. 胸廓及胸膜疾病　胸廓畸形、气胸、胸腔积液等。

2. 气道疾病　包括上气道梗阻(急性喉炎、咽后壁脓肿、气管内异物等)和下气道阻塞性疾病(重症支气管哮喘等)。

3. 肺实质疾病　重症肺炎、肺不张、肺水肿、肺发育不良等。

4. 肺血管疾病　肺动脉高压、肺动静脉畸形、肺栓塞等。

二、发病机制

急性呼吸衰竭的基本发病机制是肺通气和/或肺换气功能障碍。

(一)通气功能障碍

即肺泡与外界气体交换有障碍,可源于从呼吸中枢到呼吸效应器官的任何部位的病变。包括限制性通气不足和阻塞性通气不足,常表现为PaO_2下降和$PaCO_2$升高。

1. 限制性通气不足　吸气时肺泡扩张受限引起肺泡通气不足。如呼吸中枢或周围神经受损(脊髓炎、吉兰-巴雷综合征等)导致的呼吸动力减弱,胸廓畸形、大量胸腔积液和气胸等限制了肺扩张,肺水肿引起的肺顺应性减低等。

2. 阻塞性通气不足　常由于各种原因导致气道阻力增加。如喉炎、毛细支气管炎、哮喘等导致气道痉挛、狭窄甚至阻塞。

(二)换气功能障碍

即肺泡内的气体与流经肺泡的毛细血管内的血液进行气体交换的过程发生障碍。主要包括弥散障碍、肺泡通气与血流比例失调,导致PaO_2下降。

1. 弥散障碍　是指氧气通过呼吸膜进行弥散时存在异常。呼吸膜由6层结构组成:含肺表面活性物质的液体层、肺泡上皮细胞层、上皮基底膜、肺泡上皮和毛细血管之间的间隙(基底层)、毛细血管基膜、毛细血管内皮细胞层。任何病因使得肺泡呼吸膜面积减少(如肺炎、肺不张)、呼吸膜异常增厚(如肺水肿)或弥散时间缩短,均可引起弥散障碍。由于CO_2的扩散系数约为O_2的20倍,因此弥散障碍的主要特点是PaO_2下降,但无CO_2的潴留。

2. 通气血流比例(V/Q)失调　是换气功能障碍最重要的机制之一。正常V/Q平均值为0.8,此时换气效率最高。V/Q增加一般是肺泡有通气但血流不足,呈无效腔样通气,如肺栓塞、肺动脉高压时。

V/Q 减少一般是肺泡通气减少而血流正常,可见于肺炎、肺不张等。无论 V/Q 值增加还是减少,均影响了肺泡的气体与毛细血管内的血液进行交换的过程。

三、临床表现

除原发病的临床表现外,主要是缺氧和二氧化碳潴留引起的多脏器功能紊乱。

(一)原发病的临床表现

吸气性喉鸣为上气道梗阻的征象,常见于喉气管支气管炎、喉软化、会厌炎、异物吸入及先天气道异常。呼气相延长伴喘鸣是下气道梗阻的征象,最常见于病毒性毛细支气管炎及支气管哮喘。

(二)呼吸系统的临床表现

1. 周围性呼吸衰竭　主要表现呼吸频率的改变及呼吸困难。呼吸增快是儿童呼吸衰竭最早的表现。用力呼吸的征象是胸壁间隙凹陷及鼻翼扇动。早期呼吸多浅快,但节律齐,之后出现呼吸无力及缓慢。凡呼吸减至 8~10 次 /min 提示病情极其严重。一旦减至 5~6 次 /min 则数分钟内呼吸即可停止。呼气性呻吟是儿童呼吸衰竭的另一临床征象。其机制是在呼气相为了维持或增加功能残气量,会厌过早关闭,伴呼吸肌的积极收缩以增加气道压,从而出现呻吟的声音。

2. 中枢性呼吸衰竭　主要表现呼吸节律不齐。早期多为潮式呼吸,晚期出现抽泣样呼吸、叹息、呼吸暂停及下颌运动等。

(三)低氧血症的临床表现

1. 发绀　一般血氧饱和度 <80% 出现发绀。需要指出的是,发绀相对出现较晚,而且是否出现与血中非饱和血红蛋白百分比有关。严重贫血虽缺氧严重,但发绀可不明显。休克时由于末梢循环不良,氧饱和度即使高于 80% 也可有发绀。

2. 神经系统　烦躁、意识模糊,甚至昏迷、惊厥。

3. 循环系统　早期心率增快后可减慢,心音低钝;轻度低氧血症,心输出量增加,严重时减少;血压先增高后降低;严重缺氧可致心律失常。

4. 消化系统　可有消化道出血、肝功能受损。

5. 泌尿系统　尿少或无尿,尿中可出现蛋白、白细胞及管型,严重缺氧可引起肾小管坏死,出现肾衰竭。

(四)高碳酸血症的临床表现

1. 早期可有头痛、烦躁、摇头、多汗、肌震颤。

2. 神经精神异常　淡漠、嗜睡、谵语,严重者可有昏迷、抽搐、视盘水肿乃至脑疝。

3. 循环系统表现　心率快,心输出量增加,血压上升。严重时心率减慢,血压下降,心律不齐。

4. 毛细血管扩张症状　四肢湿,皮肤潮红,唇红,眼结膜充血及水肿。

(五)水与电解质紊乱

血钾多偏高,因缺氧影响泵功能,钾离子向细胞外转移;高碳酸血症使细胞内外离子交换增多也可致高钾血症。但饥饿、入量少、使用脱水剂与利尿药,又常引起低钾血症、低钠血症。酸中毒时肾排酸增多,同时二氧化碳潴留时,碳酸氢根离子代偿保留,因而血氯相应减少。

四、诊断

熟悉儿童急性呼吸衰竭常见病因,掌握临床表现,熟悉动脉血气变化的意义,不难对急性呼吸衰竭做出诊断,并明确其类型和严重程度。

呼吸衰竭的血气诊断标准:

Ⅰ型呼吸衰竭:PaO_2<60mmHg(8.0kPa),$PaCO_2$ 正常或偏低,多因肺实质病变引起,主要为换气功

能不足。

Ⅱ型呼吸衰竭：$PaO_2<60mmHg（8.0kPa）$，同时伴有 $PaCO_2>50mmHg（6.7kPa）$。多因呼吸泵功能异常及气道梗阻所致，主要为肺通气功能不足。儿童许多呼吸衰竭是两种类型的混合存在。

以上血气指标是在海平面、不吸氧、安静状态、排除发绀型心脏病的前提下所测的结果，若处于吸氧状态，可用 PaO_2/FiO_2（动脉氧分压/吸入氧浓度）比值，若<300可诊断为呼吸衰竭。

急性呼吸衰竭是儿童心搏骤停的最常见原因，及早识别和恰当处理尤为重要。一般呼吸衰竭都有逐渐加重的过程，因此严密观察和评估患儿的意识状态、有无发绀、气道通畅程度、呼吸频率、呼吸节律及呼吸做功等情况，有利于识别潜在的呼吸衰竭，给予更早的干预。

五、治疗

治疗的目标是恢复正常的气体交换，改善氧合及促进二氧化碳的排出，同时使并发症减少到最低的程度。

（一）原发病治疗

应尽快治疗诱发呼吸衰竭的原发疾病，如气管内异物的患儿要尽早取出异物；对于哮喘患者，应用抗炎平喘等措施；对于肺部感染，给予积极的抗感染治疗。

（二）一般治疗

1. 保持气道通畅　①保持气道开放的体位：必须充分认识到小婴儿头大、颈短、下颌小、舌大、后鼻道窄、气管短软、气道直径和形态易变，易发生梗阻的特点。可采用抬高上半身，颈部略伸展的体位。对于需要呼吸支持的患儿，俯卧位引流对患儿的通气和预后更为有利。②保持湿化、雾化及排痰：必须强调温湿化和温雾化。③解除支气管痉挛和水肿：对气道高反应性的患儿，给予布地奈德、沙丁胺醇雾化。④气管插管及切开指征：难以解除的上气道梗阻，需清除大量下呼吸道分泌物，吞咽麻痹、呼吸肌麻痹或昏迷等。

2. 水与电解质平衡　在保证循环稳定的前提下，适当限制液体摄入，尤其存在脑水肿时。注意保持电解质等内环境平衡。

3. 维持心血管功能　当呼吸衰竭合并循环系统受累时，维持心血管功能稳定是重要的治疗措施之一。①强心剂：当出现心力衰竭时，可选择速效洋地黄类药物，如去乙酰毛花苷。②利尿药：对左心衰竭、肺水肿有帮助。③血管活性药：常用的是儿茶酚胺类药物：如多巴胺、多巴酚丁胺等，具有正性肌力作用，可增加心输出量。④一氧化氮（nitric oxide，NO）吸入：呼吸衰竭时，低氧和/或高碳酸血症可导致肺小动脉痉挛，形成肺动脉高压，V/Q增加，加重缺氧，形成恶性循环。NO是目前唯一的高度选择性的肺循环血管扩张剂，吸入后可选择性降低肺动脉压力，改善V/Q，使患儿氧合改善。

4. 充分的营养支持　危重患儿处于高分解、高代谢状态，机体处于负氮平衡，容易引起营养不良、贫血、免疫力降低等情况，进而导致疾病恢复延缓，甚至增加病死率。故充分合理的营养支持是治疗中必不可少的部分，不仅要关注热量、蛋白质、脂肪、碳水化合物的供给，也要注意矿物质、维生素等物质的补充。

（三）氧疗和呼吸支持

1. 氧疗　根据儿童呼吸系统解剖生理特点，随年龄、病情而选择不同的氧疗方法。常用的吸氧方法有：鼻导管法、面罩、头罩给氧。以温湿化给氧为主。吸入氧浓度一般为30%~60%。严格掌握吸入氧浓度，原则上以能维持 PaO_2 在 60mmHg~80mmHg（8.0Kpa~10.7Kpa）的最低吸入氧浓度为宜，以防氧中毒发生。鼻导管吸氧，氧流量与吸氧浓度大致关系为：吸入氧浓度（%）=21+4×氧流量（L/min）。

2. 无创呼吸支持（noninvasive ventilation，NIV）　是指不经过人工气道（气管插管或气管切开）进行的机械通气。目前临床上常用的是经过鼻塞、鼻/面罩进行的无创正压通气。儿科常用的通气模式有：①持续气道正压（continuous positive airway pressure，CPAP）：是在自主呼吸条件下，在整个呼吸周期的吸气相和呼气相均提供相同的压力,使得气道内保持正压,防止呼气末肺泡萎陷,增加功能残气量,纠正严重低氧血症。其中用鼻塞进行的 CPAP 简易,对患儿损伤小,适于新生儿、婴儿。②双水平气道正压通气(Bi-level positive airway pressure,BiPAP):在呼吸周期提供吸、呼气相两个不同水平的压力支持。除具有 CPAP 的模式外,还能提供定压通气等多种通气模式。与有创机械通气相比,无创呼吸支持可以减少医源性感染和咽喉损伤,患儿可说话、进食,增加患儿的舒适度。③高流量鼻导管吸氧(high flow nasal cannula,HFNC),与标准鼻导管吸氧比,可使氧气加温湿化,既可以供氧,又可以产生呼吸支持,是一种新型的无创呼吸支持模式,可用于 CPAP 的替代。

3. 有创机械通气　目前机械通气已经成为呼吸衰竭治疗的主要手段。对常规方法治疗无效或疗效欠佳的严重呼吸衰竭均需要气管插管进行有创机械通气。

(1)常规机械通气(conventional mechanical ventilation,CMV):其原理为利用呼吸机产生间歇正压将气体送入肺内,再借胸廓和肺的自然回缩完成呼气。通气模式有很多种,如辅助/控制通气,压力支持通气等。其作用是改善通气功能和换气功能;减少呼吸肌做功;也有利于保持呼吸道通畅。在应用的过程中既要保证有效的通气和换气,又要防止呼吸机相关的并发症,如呼吸机相关肺损伤(气胸、纵隔气肿、弥漫性肺间质纤维化等)及呼吸机相关性肺炎等。

(2)高频振荡通气(high frequency oscillation ventilation,HFOV):正常呼吸或常规的机械通气的频率不超过每分钟 60 次,称为常频。通气频率是正常呼吸频率 4 倍以上的机械通气方式称为高频机械通气。临床常用的为高频振荡通气,其每次输出的潮气量较小,低于解剖无效腔,利用机械装置的往返活动,以较高的频率振荡,将气体送入和"吹"出气道。高频通气的低潮气量、低气道压有助于减轻肺损伤。高频振荡通气临床上成功用于新生儿和婴幼儿急性呼吸窘迫综合征(ARDS),发生并发症如气胸、支气管肺发育不良的机会较小。但在患有上呼吸道梗阻及气道阻力明显增加的肺疾病、严重的二氧化碳潴留等患者中要慎用。

4. 非常规呼吸支持

(1)体外膜氧合(ECMO):也被称为"人工心肺",ECMO 不仅可以对呼吸衰竭的危重患者进行有效的呼吸支持,对于危重心力衰竭患者的循环也有积极的支持作用。它的工作原理是将静脉血从体内引流到体外,经过膜式氧合器(膜肺)氧合后再用驱动泵将血液灌入体内,膜肺能有效的摄取氧气,排出二氧化碳,可进行长时间心肺支持,自身的心脏和肺脏得到充分的休息,为心肺功能的恢复赢得时间。

(2)肺表面活性物质:肺表面活性物质的主要功能是降低肺泡表面张力,防止肺不张。肺表面活性物质缺乏或功能异常可以造成 V/Q 失调,导致低氧血症。经气管插管注入外源性肺表面活性物质是治疗新生儿 RDS 的有效方法,但对于儿童 ARDS 的效果需要更多的研究。

(李玉梅)

第六节　颅内压增高综合征

颅内压增高(increased intracranial pressure,IIP)是儿童常见的危重症之一。颅腔内容物包括脑组织、脑脊液和脑血容量。颅腔内容物对颅骨内板所产生的压力就是颅内压。颅腔是一个密闭、无弹性、容积恒定的骨性腔隙,颅内容物中任何一种成分的增加均会导致颅内压增高,影响脑组织灌注,脑组织出现缺血缺氧性损伤,严重时可形成脑疝,危及生命。早期发现,早期处理,防止脑疝形成是提高抢救成功率的关键。

一、病因

引起颅内压增高的病因很多,常见的病因包括:

(一)脑组织体积增加

以脑水肿最为常见。颅内因素常见于脑外伤、脑炎等。颅外因素可见于中毒、溺水、肝性脑病、尿毒症等。

(二)颅内占位性病变

颅内肿瘤、囊肿、脓肿、出血等。

(三)脑脊液循环和 / 或吸收障碍

1. **脑脊液分泌过多** 如各种脑膜炎、脉络丛乳头状瘤等。
2. **脑脊液循环障碍** 如颅内肿瘤和先天发育畸形导致的阻塞性脑积水。
3. **脑脊液吸收障碍** 炎症反应可引起脑脊液回吸收障碍,引起交通性脑积水。

(四)颅内血容量增加

见于上腔静脉综合征、静脉窦系统血栓导致的静脉回流受阻;低氧、高碳酸血症等引起的颅内血容量增加。

(五)颅腔狭窄

见于颅骨损伤、狭颅畸形,颅底凹陷症。

二、临床表现

(一)头痛

较多见,由于脑膜、血管、神经受压、牵扯,或因炎症刺激引起头痛。开始时为阵发性,以后发展为持续性,以前额及双颞侧为主,轻重不等。可因体位改变、咳嗽、用力、大量输液加重。婴儿前囟膨隆,颅骨缝分开,故头痛可不如年长儿严重。婴幼儿头痛不能自述,常表现为躁动不安,用手拍打头部。

(二)呕吐

常见,颅内高压刺激第四脑室底部及延髓的呕吐中枢而引起呕吐,常呈喷射性,很少恶心,与饮食无关,清晨较重。

(三)意识障碍

常见,颅内高压引起大脑皮质的广泛损害及脑干网状结构上行激活系统的损伤,发生意识障碍。早期可表现为嗜睡、反应迟钝、躁动或狂躁。严重时可出现昏睡、昏迷,伴有瞳孔散大、对光反射消失,出现脑疝。临床上经常采用儿童 Glasgow 昏迷评分量表(表 19-5)来进行意识障碍程度的评估。总分15 分,最高 15 分,最低 3 分。按照得分高低判断意识障碍程度,13~14 分为轻度意识障碍,9~12 分为中度意识障碍,3~8 分为重度意识障碍即昏迷。≤ 12 分需要进 PICU。

表 19-5 儿童 Glasgow 昏迷评分量表

反应	婴幼儿	儿童	分数
睁眼反应	自动睁眼	自动睁眼	4 分
	呼唤睁眼	呼唤睁眼	3 分
	疼痛睁眼	疼痛睁眼	2 分
	无睁眼	无睁眼	1 分

续表

反应	婴幼儿	儿童	分数
语言反应	微笑、声音定位、注视物体、适当的牙牙学语	能对答,定向正确	5分
	哭闹,但可安慰,词语不当	能对答,定向有误	4分
	哭闹,尖叫,不能安慰	胡言乱语,不能对答	3分
	因疼痛而呻吟	仅能发声,无对答	2分
	无语言反应	无语言反应	1分
运动反应	有目的性的动作	可按指令吩咐动作	6分
	对疼痛刺激定位反应	对疼痛刺激定位反应	5分
	对疼痛刺激肢体屈曲反应	对疼痛刺激肢体屈曲反应	4分
	对疼痛刺激肢体异常屈曲(似去皮质状态)	对疼痛刺激肢体异常屈曲(似去皮质状态)	3分
	对疼痛刺激肢体异常伸展(似去大脑状态)	对疼痛刺激肢体异常伸展(似去大脑状态)	2分
	无运动反应	无运动反应	1分
总分			

（四）生命体征变化

颅内压急剧增高时,生命体征的变化表现为血压升高,心率和脉搏减慢,呼吸节律减慢,称为库欣反应。脑干受压可引起呼吸节律不齐、暂停、潮式呼吸等,为脑疝的前驱症状,严重时可出现呼吸停止,临床死亡。

（五）惊厥、肌张力增高

当颅内压增高刺激大脑皮质的运动中枢时,可发生惊厥。颅内高压对脑干、基底节、大脑皮质和小脑某些锥体外运动系统的压迫,发生肌张力明显增高。

（六）循环障碍

颅内高压使神经组织受压,压力感受器受影响,导致血液循环障碍,表现为皮肤急剧苍白、发凉及指(趾)发绀。

（七）体温调节障碍

常为突然高热,体温可达 40~41℃且难以控制,此时周围血管收缩,皮肤及面色苍白、发灰,肢端凉,指(趾)发绀,肛温较体表温度显著增高。

（八）眼部表现

可出现复视、眼球突出,眼底检查可以看见视盘水肿,视盘水肿通常是慢性颅内高压的主要症状,急性脑水肿时少见,婴幼儿中罕见。头痛、呕吐及视盘水肿被称为颅内高压三联征。

（九）脑疝临床表现

小脑幕切迹疝:主要表现中脑受压症状,瞳孔先有短暂的缩小后扩大,对光反射减弱或消失,上睑下垂。对侧肢体呈中枢性瘫痪。由于脑干受压,还可出现中枢性呼吸衰竭,意识障碍加重,继而心率、血压不稳定。枕骨大孔疝:昏迷迅速加深,双侧瞳孔散大,对光反射消失,眼球固定,常因中枢性呼吸衰竭而致呼吸骤停。

三、诊断

颅内压增高综合征的早期诊断非常重要,可以为及时治疗争取时间,从而改善预后,避免出现后遗症或死亡。

（一）有导致颅内压增高的原发病

严重颅内外感染、脑缺氧缺血等是引起儿童急性颅内压增高最常见的病因。

（二）有颅内高压的症状与体征

儿童颅内压增高的上述表现可不典型，常缺乏特异性。可参照诊断儿童颅内高压最常见的 10 项临床指标，其中具备 1 项主要指标及 2 项次要指标可初步诊断。主要指标：①呼吸不规则；②瞳孔不等大；③视盘水肿；④前囟隆起或紧张；⑤无其他原因的高血压。次要指标：①昏睡或昏迷；②惊厥和 / 或肌张力明显增高；③呕吐；④头痛；⑤给予 1g/kg 甘露醇静脉注射 4h 后，血压明显下降，症状体征随之好转。

（三）检测颅内压

检测颅内压是确诊颅内压增高的重要手段。脑室内监测是颅内压监测的"金标准"，但是为有创操作，临床应用要权衡利弊。其他常用的测压方法有：腰椎穿刺测压，侧脑室穿刺测压以及应用经颅多普勒超声、脑电图等进行无创颅内压监测等。儿童颅内压正常值为 5~15mmHg，15~20mmHg 为轻度增高，20~40mmHg 为中度增高，>40mmHg 为重度增高。

（四）辅助检查

当颅内压增高时，X 线头颅平片可显示颅缝分离，头颅 CT 或 MRI 可表现大脑基底池消失、变薄，脑室呈裂缝样变窄或闭塞，脑沟变窄、闭塞、中线移位以及颞叶或小脑扁桃体疝形成等。在颅内压增高时，脑电图可出现弥漫性异常。

（五）鉴别诊断

表现双侧瞳孔不等大的颅内压增高应与颅底及其他病变所致的瞳孔不对称相鉴别。后者可见于结核性脑膜炎颅底炎性渗出压迫动眼神经瞳孔括约肌所致，瞳孔不等大持续时间久，且脑膜刺激征明显，降颅内压效果不佳。另外，婴幼儿高渗性脱水也可有意识障碍、肌张力增高、惊厥等表现而缺乏皮肤弹性差、眼眶凹陷、休克、严重脱水等表现，但血浆渗透压和尿比重增高，血钠浓度 >150mmol/L，应予以鉴别。

四、治疗

（一）病因治疗

根据引起颅内压增高的不同病因给予及时、有效的处理，有利于降低颅内压、最终有效控制疾病。对于颅脑外伤所致的广泛性凹陷性骨折应及时处理，并清除颅内血肿；去除颅内肿瘤、脑脓肿；采用颅缝再造术治疗狭颅症，颅后窝减压术纠正颅底凹陷症；严重脑积水则可采用侧脑室、心房或腹腔分流术引流。

（二）一般治疗

1. **抬高头位** 可使头部抬高 15°~30° 以降低颅内压。

2. **镇静和止惊** 安静休息以减少耗氧量，躁动和疼痛可以引起血压与颅内压显著升高。

3. **维持正常的呼吸和循环功能** 低氧血症和高碳酸血症可导致颅内压急剧升高，气道管理与机械通气纠正缺氧和高碳酸血症是控制颅内高压的一项重要措施。

4. **液体疗法** 每天生理需要量应限制于 800~1 200ml/m² 或 30~60ml/kg，患儿处于轻度脱水状态为宜。缺氧、酸中毒可使血管通透性增强，脑水肿加重，必要时给予碳酸氢钠。纠正酸中毒过程中及排尿增加后，需注意防止低钾血症，一旦出现注意对症补充。输液速度非常重要，24h 液量应匀速滴入。

（三）脱水疗法

1. **高渗性脱水剂** ① 20% 甘露醇：最为常用，0.5~1g/kg，30min 内静脉推注或快速静脉滴入，每4~8 小时一次。用药时应注意血浆渗透压应维持在 320mOsm/L 以下，以免出现肾衰竭，同时应注意电解质监测。疗程不可过长或突然停药。②甘油果糖：亦为高渗制剂，可用于急、慢性颅内压增高症，每次 5ml/kg，每 8~12 小时 1 次。③ 3% 氯化钠：其作用机制为建立渗透梯度，减轻脑水肿。用法一：2~5ml/kg，10~20min 内输入；用法二：0.1~1ml/（kg·h）持续输入，以维持颅内压低于 20mmHg。

2. 利尿药　除可减轻脑水肿、降低颅内压外，还可抑制脑脊液生成。常用呋塞米，于静脉注射后几分钟发挥利尿作用，持续 4~6h。剂量为每次 0.5~2mg/kg。每天可用 3~4 次。若与甘露醇合用可增加疗效（应减少各自用量）。对有心力衰竭及肺水肿患儿，在使用甘露醇前 15min 给予呋塞米 1 次，有助于减轻心脏负荷。

（四）肾上腺皮质激素

常用于血管源性脑水肿，但在其他形式的脑水肿中作用有限，特别是创伤性脑水肿时避免应用。

（五）苯巴比妥

通过脑电图监测，应用足够剂量的苯巴比妥可以达到减少脑血流、降低脑代谢率等作用，通常用于一线降压治疗及手术无效的颅内高压患者。

（六）冬眠低温

对伴有高热、频发惊厥者最适用。主要作用是可降低基础代谢，减少氧消耗，增加脑对缺氧的耐受力。具体方法：静脉滴注氯丙嗪与异丙嗪各 0.5~1mg/kg。在补液开始后使用（因氯丙嗪有降低血压作用），患儿进入沉睡状态后，用湿毛巾、冰袋或冰毯置于大血管经过部位（如颈两侧、腋下、腹股沟等），一般在 2~4h 内体温降至 35~36℃，以后每 4~6 小时重复给药，一般维持 12~24h 处于亚冬眠状态，保证患儿安静沉睡，呼吸、脉搏、血压平稳。

（七）其他

过度通气可降低 $PaCO_2$ 而收缩脑血管，降低脑血流量和颅内压。但效果短暂，过度通气可能导致脑缺血性损伤，对于脑外伤患儿，应避免过度通气治疗。目前不推荐将此法常规应用于降颅内压。保护和维持脑代谢功能，颅内高压被控制后可给予 ATP、细胞色素 C、辅酶 A、脑蛋白水解物、胞磷胆碱等治疗。

（李玉梅）

第七节　急性肝衰竭

儿童急性肝衰竭（pediatric acute liver failure，PALF）是指在既往健康的儿童中，急性起病，由于多种因素引起的严重肝损害，导致肝合成、解毒、代谢和生物转化功能严重障碍或失代偿，出现以黄疸、凝血功能障碍、肝性脑病等为主要表现的一组临床综合征。儿童急性肝衰竭是一种严重的儿童危重症，病情进展快，病死率极高。有文献报道，病死率可高达 50%~70%。近年来，随着重症监护管理、人工肝、肝移植的发展，本病的存活率逐渐提高。

一、病因

引起儿童急性肝衰竭的主要病因如下：

1. 感染因素　是引起我国儿童急性肝衰竭的主要原因。病毒多见，如甲型、乙型、丁型、戊型肝炎病毒（HAV、HBV、HDV、HEV）、巨细胞病毒（CMV）、EB 病毒（EBV）、肠道病毒、疱疹病毒等。细菌感染也可导致急性肝衰竭，常见于革兰氏阴性杆菌引起的肠道和腹腔感染。

2. 药物及中毒因素　过量服用对乙酰氨基酚会引起急性肝衰竭。除对乙酰氨基酚外，其他常见药物包括抗结核药物（异烟肼、利福平等）、抗癫痫药物（丙戊酸和苯妥英钠等）、抗肿瘤药物（环磷酰胺等）、部分中草药等。毒蕈、鱼胆、有毒的化学物质等中毒也可引起肝衰竭。

3. **遗传代谢性疾病** 在北美和欧洲,代谢性疾病至少占儿童急性肝衰竭病例的 10%。包括肝豆状核变性、尿素循环障碍、线粒体电子转运缺陷病、有机酸血症等。肝豆状核变性是 5 岁以上儿童中与儿童急性肝衰竭相关的最常见代谢病。

4. **免疫因素** 虽然大部分自身免疫性肝炎表现为慢性肝脏疾病,但仍有少部分表现为急性肝衰竭。其他引起儿童急性肝衰竭的免疫疾病包括噬血细胞综合征、血色病等。

5. **其他** 肝创伤、肝血管闭塞、低体温、严重心力衰竭或休克引起的肝缺血缺氧等。

6. **原因不明** 在儿童中,不明原因的急性肝衰竭占 40%~50%,常为突发。

儿童急性肝衰竭的病因与年龄关系较大。在病因明确的患者中,婴儿以遗传代谢性疾病为主,年长儿主要为 HBV 和 HAV 感染,注意肝豆状核变性。儿童急性肝衰竭的病因与地域也有关。在北美、欧洲国家,药物尤其对乙酰氨基酚引起的急性肝衰竭占重要地位。在印度、中国等发展中国家,病毒感染是常见的原因。

二、发病机制

急性肝衰竭的发病机制尚不明确,病毒感染引起的肝衰竭可能是病毒的直接毒性作用,也可能是病毒抗原的免疫作用,最终引起了肝细胞大量坏死。在对乙酰氨基酚等引起的药物性肝损伤中,肝毒性代谢产物与组织分子结合,导致细胞内物质尤其谷胱甘肽消耗引起急性肝衰竭。无论肝细胞损伤的初始原因是什么,最终导致肝细胞再生能力的受损,肝实质灌注能力的改变,肝脏网状内皮组织功能下降。

由于肝功能严重障碍,大量的毒性代谢产物在体内聚集,经血液循环入脑,引起中枢神经系统功能障碍,即肝性脑病。肝性脑病的发病机制可能与血氨、假性神经递质、芳香族氨基酸、γ- 氨基丁酸增多有关。

三、临床表现

(一) 基本临床表现

1. **全身症状** 全身不适,虚弱乏力。
2. **消化道症状** 食欲减退、厌油腻,伴恶心、呕吐,腹胀,婴儿拒奶。
3. **黄疸** 皮肤及巩膜黄染,并呈进行性加重。尿呈深黄色。
4. **出血倾向** 可出现皮下瘀点、瘀斑,扎针部位出血且不易止血,鼻出血,牙龈出血,消化道出血。
5. **发热** 由于感染或大量肝细胞进行性坏死所致,常有持续性低热。
6. **肝性脑病** 最初特征为轻微的意识障碍或运动功能障碍。婴儿通常仅表现为易激惹,喂养困难或睡眠节律改变。在年长儿中可表现为扑翼样震颤。患者可表现为意识模糊,谵妄,嗜睡,逐渐进入昏睡、昏迷。肝性脑病可分为 4 级(表 19-6)。

表 19-6 肝性脑病分级

特点	分级			
	I	II	III	IV
症状	嗜睡,欣快,哭闹,日夜颠倒,警觉	嗜睡,易激惹,情绪波动大,定向力障碍	意识模糊,可唤醒,语无伦次	昏迷,IVa 对有害刺激有反应,IVb 对任何刺激无反应
体征	反射正常或亢进	扑翼样震颤,肝臭,不自主活动	扑翼样震颤、反射亢进、强直	反射消失,无扑翼样震颤,肌张力减低
脑电图	正常	广泛的慢波,θ 波	明显异常,三相波	明显异常的双侧慢波,δ波,皮质电波消失

（二）常见并发症

1. 脑水肿　有肝性脑病的患儿大部分存在脑水肿，重者导致脑疝的形成，是最常见的死亡原因。

2. 心血管系统并发症　临床表现为心源性肺水肿，低血压和猝死。

3. 呼吸系统并发症　主要有肺部感染和肺水肿。肺部感染的出现与机体免疫力低下或肝性脑病后呼吸道分泌物潴留有关。偶可发生肺出血。

4. 上消化道出血　最常见的原因为急性弥漫性胃黏膜糜烂，消化道溃疡。

5. 急性肾损伤　脱水，偶可由于消化道出血而导致肾前性氮质血症、急性肾小管坏死和肝肾综合征。

6. 水、电解质和酸碱平衡紊乱　可表现为水钠潴留，表现为腹腔积液、尿量减少及下肢水肿。低钠、低钾、低氯、低钙、碱中毒常见。

7. 继发感染　由于免疫力低下，可出现继发感染，感染部位常见于原发性腹膜炎、胆道感染、呼吸道感染、泌尿道感染。病原学多为细菌或真菌感染。

（三）辅助检查

1. 病因检查　感染病毒标志物和相应的病毒学、血清学检查，如肝炎病毒、巨细胞病毒、EB病毒等检测；血培养等可检出相应的细菌感染。怀疑遗传代谢病和内分泌疾病时，可行铜蓝蛋白，尿有机酸，血、尿液串联质谱氨基酸测定，基因筛查等。怀疑中毒的患者，可行毒物筛查。怀疑自身免疫性肝炎的患者，可行自身免疫学标志物检查。

2. 肝功能检查　总胆红素明显升高，以直接胆红素为主，与肝衰竭程度成正比，如进行性升高提示预后不良。谷丙转氨酶（ALT）早期升高，后期肝细胞大量坏死反而下降，出现酶胆分离。由于肝细胞严重损伤，谷草转氨酶（AST）从线粒体释放，AST/ALT>1。因白蛋白半衰期较长，起病后2~3周后才出现降低，但前白蛋白早期即出现减低。肝衰竭时，胆碱酯酶低。

3. 凝血功能检查　凝血时间（PT）延长，国际标准化比值（INR）增加，即使肠外应用维生素K也不能改善。

4. 血清胆固醇与胆固醇酯　胆固醇与胆固醇酯主要在肝细胞内合成，血清胆固醇浓度低于2.6mmol/L，提示预后不良。

5. 血氨　大部分患者可出现升高。但血氨正常者也可出现肝性脑病。

6. 血糖　由于肝糖原合成、分解及糖原异生作用减低，因此常发生低血糖。

7. 血电解质及酸碱平衡　急性肝衰竭常发生低钠血症、低钾血症、低氯血症、低钙血症、呼吸性碱中毒。

8. 影像学检查　肝胆超声、CT或磁共振胰胆管成像（MRCP）检查，可显示相应的畸形或占位，有无腹腔积液及肝大或缩小等。

9. 肝活检　对于自身免疫性肝炎、遗传代谢性疾病等能协助诊断，或有助于判断预后。

四、诊断

儿童急性肝衰竭的诊断依赖于病史、查体及辅助检查。在成人中，肝性脑病是诊断急性肝衰竭的必要条件；但在儿童中，尤其婴幼儿早期的肝性脑病很难被发现，故肝性脑病不是诊断儿童急性肝衰竭的必要条件。目前，国内外针对儿童急性肝衰竭常用的标准为：

1. 既往无慢性肝脏疾病，8周内突发严重肝功能障碍。

2. 不能被维生素K纠正的凝血障碍。

3. 在无肝性脑病的情况下，凝血酶原时间（PT）>20s或国际标准化比值（INR）>2.0；或有肝性脑病同时PT>15s或INR>1.5。

五、治疗

目前儿童急性肝衰竭的内科治疗尚缺乏特效药物和手段。原则上强调早期诊断、早期治疗,采取相应的病因治疗和综合治疗措施,并积极防治并发症。

(一) 病因治疗

病因对指导治疗具有重要价值。

对乙酰氨基酚中毒引起的急性肝衰竭患者,可给予 N-乙酰半胱氨酸;针对单纯疱疹病毒,应使用阿昔洛韦;针对自身免疫性肝炎可使用泼尼松。

(二) 一般支持治疗

给予高糖、低脂、适量蛋白质饮食。积极纠正低蛋白血症,补充白蛋白或新鲜血浆,并酌情补充凝血因子。注意保持水、电解质及酸碱平衡。

(三) 保护肝脏药物

主要作用是抑制炎症反应、解毒、免疫调节、清除活性氧、调节能量代谢、改善肝细胞膜稳定性和完整性,达到减轻肝组织损害,促进肝细胞修复和再生,减轻肝内胆汁淤积,改善肝功能的目的。目前常用的药物有甘草酸、还原型谷胱甘肽、腺苷蛋氨酸、促肝细胞生长素等。

(四) 防治并发症

1. 肝性脑病　①祛除诱因,如严重感染、胃肠道出血及电解质紊乱等。②限制蛋白质摄入及营养支持。③应用乳果糖,口服或高位灌肠,可酸化肠道,促进氨的排出,调节微生态,减少肠源性毒素吸收。④降血氨:根据患者电解质和酸碱平衡情况酌情选择精氨酸、门冬氨酸鸟氨酸等。⑤减轻脑水肿:脑水肿为肝性脑病最严重的并发症,有颅内压增高者需要积极降低颅内压治疗。注意限制液体入量,应用甘露醇、甘油果糖、呋塞米或白蛋白等降低颅内压。可联合亚低温治疗,若有抽搐,注意止抽。

2. 预防感染和抗感染　继发感染是肝衰竭仅次于脑水肿的死亡原因之一。肠道菌群移位可导致自发性腹膜炎、肺炎、脓毒症和泌尿系统感染。一旦出现感染征象,应首先根据经验选择抗感染药物,并及时根据病原学检测及药敏试验结果调整用药。

3. 出血　由于凝血因子合成不足,消耗增加,血小板异常,几乎所有的患者都有凝血功能障碍。需要定期补充新鲜血浆、凝血酶原复合物及维生素 K_1,血小板显著减少者可输注血小板。急性肝衰竭存在消化道出血的风险,可预防性应用质子泵抑制剂。

4. 急性肾损伤　脱水、急性肾小管坏死等可引起急性肾损伤,临床需要积极纠正低血容量,控制感染,避免肾毒性药物,预防急性肾损伤的出现。

(五) 人工肝支持治疗

人工肝支持系统(artificial liver support system,ALSS)是治疗肝衰竭的有效方法之一。其治疗机制是通过一个体外的机械、理化和生物装置,清除各种有害物质,补充必需物质,改善内环境,暂时替代衰竭肝的部分功能,为肝细胞再生及肝功能恢复创造条件或等待机会进行肝移植。

人工肝分为非生物型、生物型及混合型 3 种类型。①非生物型人工肝:利用物理化学的原理,应用吸附、透析、滤过、置换等方法清除有害代谢产物,补充生物活性物质。为目前技术最成熟、临床应用最广泛的一类人工肝。具体类型包括血浆置换(plasma exchange,PE)、双重血浆分子吸附系统(double plasma molecular adsorption system,DPMAS)、分子吸附再循环系统(molecular adsorbents recirculating system,MARS)、血液透析滤过等。②生物型人工肝:以体外培养的肝细胞为基础,构建体外生物反应装置,具有肝特异性解毒、生物合成及转化功能,进而起到清除有害代谢产物的作用。生物型人工肝治疗肝衰竭具有巨大的潜能,但目前的技术和设备限制了其临床应用。③混合型人工肝:是将非生物型及生物型人工肝装置结合应用,兼有二者的功能。混合型人工肝具有良好的治疗前景,但目前的研究仍停留在临床试验阶段。

（六）儿童肝移植

儿童肝移植是救治儿童急性肝衰竭的有效措施。随着儿童肝移植的开展，儿童急性肝衰竭的生存率得到改善。中国儿童肝移植事业在经过长期积累已呈现出蓬勃发展的趋势。目前我国成为全球范围内完成儿童肝移植数量最多的国家。儿童肝移植术后 5 年生存率可达到 80%，远期生存率较好，并能获得满意的生活质量。

（李玉梅）

第八节　急性中毒诊治原则

某些物质接触人体或进入体内后，与体液和组织相互作用，破坏机体正常的生理功能，引起暂时或永久性的病理状态或死亡，这一过程称为中毒。儿童中毒与周围环境密切相关，常为急性中毒（acute poisoning）。儿童急性中毒多发生在婴幼儿至学龄前期，是儿科急诊的常见疾病之一。造成儿童中毒的原因主要是由于年幼无知，缺乏生活经验，不能辨别有毒或无毒。婴儿时期往往拿到东西就放入口中，使接触毒物的机会增多。因此，儿童中毒的诊断和急救工作显得十分重要。

一、中毒的途径

中毒的途径有多种，注意询问病史。

1. **经消化道吸收**　为最常见的中毒形式，可高达 90% 以上。毒物进入消化道后可经口腔黏膜、胃、小肠、结肠和直肠吸收，但小肠是主要吸收部位。

2. **皮肤接触**　儿童皮肤较薄，脂溶性毒物易于吸收；毒物也可经毛孔到达毛囊，通过皮脂腺、汗腺吸收。常见有穿着农药污染的衣服、蜂刺、虫咬、动物咬伤等。

3. **呼吸道吸入**　多见于气态或挥发性毒物的吸入。由于肺泡表面积大，毛细血管丰富，进入的毒物易迅速吸收，这是气体中毒的特点。常见有一氧化碳中毒、有机磷吸入中毒等。

4. **注射吸收**　多为误注药物。毒物或过量药物直接注入静脉，被机体吸收的速度最快。

5. **经创口、创面吸收**　如大面积创伤而用药不当，可经创面或创口吸收中毒。

二、中毒机制

因毒物种类难以统计，很难了解所有毒物的中毒机制，常见的中毒机制包括：

1. **干扰酶系统**　许多毒物或代谢产物通过抑制酶系统而发挥毒性作用。包括通过竞争性抑制、与辅酶或辅基反应或相竞争、夺取酶功能所必需的金属激活剂等。如有机磷农药抑制胆碱酯酶、氰化物抑制细胞色素氧化酶等。

2. **抑制血红蛋白的携氧功能**　如一氧化碳中毒使氧合血红蛋白形成碳氧血红蛋白、亚硝酸盐中毒形成高铁血红蛋白，使携氧功能丧失，造成机体缺氧。

3. **直接化学性损伤**　如强酸、强碱的烧灼损伤。

4. **作用于核酸**　如烷化剂氮芥和环磷酰胺使 DNA 烷化，形成交叉联结，影响其功能。

5. **变态反应**　由抗原 - 抗体作用在体内，激发各种异常的免疫反应。

6. **麻醉作用**　如吸入性麻醉药可通过血脑屏障抑制脑细胞的功能。

7. 干扰细胞膜或细胞器的生理功能 如河豚毒素、重金属的中毒。

8. 其他

三、毒物在人体内的分布与排泄

(一) 毒物的分布

主要在体液和组织中,影响分布的因素有毒物与血浆蛋白的结合力、毒物与组织的亲和力等。

(二) 毒物的排泄

可经肾、胆道或肠道排泄,部分毒物在肠内可被再吸收形成肠肝循环,导致从体内延缓排泄。其他排泄途径有经汗腺、唾液腺、乳汁排至体外,有害气体则经肺排出。

四、中毒的诊断

(一) 病史

由于儿童尤其是婴幼儿的特点,语言表述不能或不准确,家属陈述病史非常重要。在急性中毒的诊断中,家长如能告知中毒经过,则诊断极易。否则由于中毒种类极多,诊断有时极为困难。应详细询问发病经过,病前饮食内容,生活情况与活动范围,家长职业与环境中有无有毒物品,特别是杀虫剂、毒鼠药,家中有无常备药物,经常接触哪些人,同伴儿童是否同时患病等。

(二) 临床症状

儿童急性中毒的表现常无特异性,首发症状多为腹痛、腹泻、呕吐、惊厥或昏迷,严重者可出现多脏器功能衰竭。

(三) 体格检查

要注意有重要诊断意义的中毒特征,如呼气、呕吐物与某种物质相关的特殊气味,口唇甲床是否发绀或樱红,出汗情况,皮肤色泽,呼吸状态、瞳孔、心律失常等。同时还需检查衣服、皮肤及口袋中是否留有毒物,以提供诊断线索。

(四) 毒源调查及检查

现场检查需注意患儿周围是否留有剩余毒物,如敞开的药瓶或散落的药片、可疑的食物等,尽可能保留患者饮食、用具,以备鉴定。仔细查找吐出物、胃液或粪便中有无毒物残渣,若症状符合某种中毒而问不出中毒史时,可试用该种中毒的特效解毒药作为诊断性治疗。

(五) 毒物的鉴定

临床检查从症状和体征两方面入手,根据中毒患儿的面容、呼出气味、症状、体征、排泄物性状等,结合病史,分析得出初步诊断;再根据初步诊断,选择性留取标本,采集患者的呕吐物、血、尿、便或可疑的含毒物品进行毒物鉴定,这是诊断中毒的最可靠方法。

五、中毒的处理

在毒物性质未明时,按一般的中毒治疗原则抢救患儿。在一般情况下,以排出毒物为首要措施,尽快减少毒物对机体的损害,维持呼吸、循环等生命器官的功能,采取各种措施减少毒物的吸收,促进毒物的排泄。在摄入毒物量大、发病急、来院时间延迟及肝、肾功能严重损害的情况下,机体自身清除毒物的能力受限,通过血液净化手段清除毒物成为最佳选择。

(一) 现场急救

使患儿呼吸道保持通畅,呼吸及循环良好是非常重要的。应监测患儿的血氧饱和度、心率和心电图,建立静脉输液通路,对呼吸抑制或气道阻塞患儿应给予气管插管及人工呼吸机应用。

（二）毒物的清除

根据中毒的途径、毒物种类及中毒时间采取相应的排毒方式。

1. 排出尚未吸收的毒物 大多数毒物经消化道或呼吸道很快被吸收，许多毒物可经皮肤吸收。一般来说，液体性药（毒）物在误服后 30min 内基本被吸收，而固体药（毒）物在误服后 1~2h 内基本被吸收，故迅速采取措施减少毒物吸收可使中毒程度显著减轻。

（1）催吐：适用于年龄较大、神志清醒和合作的患儿。对口服中毒的患儿，当神志清醒，无催吐禁忌证时，均可进行催吐。可用手指、筷子、压舌板刺激咽部引起反射性呕吐。一般在中毒后 4~6h 内进行，催吐越早效果越好。有严重心脏病、食管静脉曲张、溃疡病、昏迷或惊厥患者、强酸或强碱中毒、汽油、煤油等中毒及 6 个月以下婴儿不能采用催吐。

（2）洗胃：目的是清洗出尚在胃内的药（毒）物，并可进行毒物鉴定。常在催吐方法不成功或患者有惊厥、昏迷而去除胃内容确有必要时进行。洗胃方法是经鼻或经口插入胃管后，用 50ml 注射器抽吸，直至洗出液清澈为止，首次抽出物送毒物鉴定。常用的洗胃液有：温水、鞣酸、高锰酸钾（1:10 000）、碳酸氢钠（2%~5%）、生理盐水或 0.45% 氯化钠溶液，洗胃禁忌的腐蚀性毒物中毒可用中和法，牛奶可起中和作用，同时可在胃内形成保护膜，减少刺激。可将活性炭加水，在洗胃后灌入或吞服，以迅速吸附毒物。

（3）导泻：可在活性炭应用后进行，使活性炭 - 毒物复合物排出速度加快。常用的泻药有硫酸镁，每次 0.25g/kg，配制成 25% 的溶液，可口服或由胃管灌入。在较小的儿童，应注意脱水和电解质紊乱。

（4）全肠灌洗：中毒时间稍久，毒物主要存留在小肠或大肠而又需尽快清除时，需作洗肠；对于一些缓慢吸收的毒物如铁中毒等较为有效。常用大量液体作高位连续灌洗（小儿用 1 500~3 000ml），直至洗出液变清为止。洗肠液常用 1% 温盐水或清水，也可加入活性炭，应注意水、电解质平衡。对服用腐蚀性毒物或患儿极度虚弱时，禁忌导泻和全肠灌洗。

（5）皮肤黏膜的毒物清除：接触中毒时应脱去衣服，用大量清水冲洗毒物接触部位，或用中和法，即分别用弱酸，弱碱中和强碱、强酸；如用清水冲洗酸、碱等毒物应至少 10min 以上。

（6）对于吸入中毒：应将患儿移离现场，放置在通风良好、空气新鲜的环境，清理呼吸道分泌物，给氧气吸入。

（7）止血带应用：注射或有毒动物咬伤所致的中毒，在肢体近心端加止血带，阻止毒物经静脉或淋巴管弥散，止血带应每 10~30 分钟放松 1 次。

2. 促进已吸收毒物的排除

（1）利尿：大多数毒物进入机体后经由肾排泄，因此加强利尿是加速毒物排出的重要措施。静脉输注 5%~10% 葡萄糖溶液可以冲淡体内毒物浓度，增加尿量，促使排泄。病情较轻或没有静脉滴注条件时可让其大量饮水。利尿药常用呋塞米 1~2mg/kg 静脉注射；20% 甘露醇 0.5~1g/kg，或 25% 山梨醇 1~2g/kg 静脉滴注。大量利尿时应注意适当补充钾盐。在利尿期间应监测尿排出量、液体入量、血电解质等。当患儿苏醒、严重中毒症状减轻或药物浓度低于中毒水平时，则可停止利尿。

（2）碱化或酸化尿液：毒物肾的清除率与尿量并不成比例，单独利尿并不意味着排泄增加。碱化尿液后可使弱酸如水杨酸和苯巴比妥清除率增加；降低尿 pH 使弱碱类排出增加的方法在临床上较少应用。常采用碳酸氢钠溶液 1~2mmol/kg（1~2mEq/kg）静脉滴注 1~2h，在此期间检查尿 pH，滴注速度以维持尿 pH 7.5~8 为标准。乙酰唑胺同时有利尿和使尿碱化作用。维生素 C 1~2g 加于 500ml 溶液中静脉滴注亦可获得酸性尿。

（3）血液净化方法：把患者的血液引出体外并通过一些装置去除其中的致病物质，达到治疗疾病的方式即为血液净化。血液净化模式包括：血液透析（hemodialysis）、血液滤过（hemofiltration）、血液透析滤过（hemodiafiltration）、血液灌流（hemoperfusion）、血浆置换（plasma exchange）等。血液透析及血液滤过是治疗某些中小分子量药物或毒物中毒的有效方法。血液灌流不易受蛋白结合率或分子量的影响，而且对多种药物或毒物都有吸附作用，因而是治疗药物或毒物中毒最为广泛使用的一种血液净化方式。血浆置换是将患者的血液引出至血浆分离器,分离血浆和细胞成分,弃去与蛋白质结合毒物的血浆,而把细胞成分和新鲜冷冻血浆混合后回输入体内,以达到净化血液的治疗目的。血浆置换清除谱广泛,特别适用于清除蛋白结合率高、有肝功能损害的药物或毒物。

(4)高压氧的应用:在高压氧情况下,血中氧溶解度增高,氧分压增高,促使氧更易于进入组织细胞中,从而纠正组织缺氧。可用于一氧化碳、硫化氢、氰化物、氨气等中毒。

(三)特异性解毒剂的应用

详见表19-7。

(四)其他对症治疗

及时处理各种中毒所致的严重症状,如惊厥、呼吸困难、循环衰竭等,若不及时治疗,随时可危及生命。在中毒原因不明或无特效治疗时,对症治疗尤为重要,以便支持患儿渡过危险期。

六、中毒的预防

为了防止儿童中毒的发生,要做好如下几项工作:

1. 管好药品　药品用量、用法或存放不当是造成药物中毒的主要原因。家长切勿擅自给儿童用药,更不可把成人药品随便给儿童服用。不要将外用药物装入内服药瓶中。儿科医务人员开具处方时,应认真计算不同年龄儿童用药量,切勿过量,药剂人员应细心核对药量和剂型,耐心向家长说明服用方法。家庭中一切药品均应妥善存放,不让儿童随便取到。

2. 农村或家庭日常用的灭虫、灭蚊、灭鼠剧毒药品,更要妥善处理,避免儿童接触,各种农药务必按照规定办法使用。

3. 做好识别有毒植物的宣传工作,教育儿童不要随便采食野生植物。

4. 禁止儿童玩耍带毒性物质的用具(如装敌敌畏的小瓶等)。

5. 普及相关预防中毒的健康知识教育。

表 19-7　常见毒物的解毒剂、剂量及用法

中毒种类	有效解毒剂	剂量、用法及注意点
砷、汞、金、锑、铋、铜、铬、镍、钨、锌	二巯丙醇(BAL)	每次 3~5mg/kg,深部肌内注射,q4h,常用 5~10d 为一疗程
	二巯基丙磺酸钠	每次 5% 溶液 0.1ml/kg,皮下或肌内注射,第 1 天 3~4 次,第 2 天 2~3 次,第 3 天以后每天 1~2 次,共用 3~7d,总剂量 30~50ml
	二巯基丁酸(DMSA)	10mg/kg,口服,q8h,共 5d;再 q12h,共 14d
	硫代硫酸钠	每次 10~20mg/kg,配成 5%~10% 溶液,静脉注射或肌内注射,每天 1 次,3~5d。或 10~20ml 口服,每天 2 次(口服只能作用于胃肠道内未被吸收的毒物)
铅、锰、铀、镭、钒、钴、铁、硒、镉、铜、铬、汞	依地酸二钠钙(Ca-Na$_2$-EDTA)	每天 1~1.5g/m^2,q12h,肌内注射,共 5d
	二乙烯三胺五乙酸(diethylenetriaminepentaacetic acid,DTPA)	每次 15~30mg/kg,配成 10%~25% 溶液肌内注射,或以生理盐水稀释成 0.2%~0.5% 溶液静脉滴注,每天 2 次,3d 为一疗程,间隔 3d 再用第 2 疗程
	去铁胺	15mg/(kg·h),每天总量不超过 6g。
	青霉胺	治疗慢性铅、汞中毒:100mg/(kg·d),分 4 次口服,5~7d 为一疗程

续表

中毒种类	有效解毒剂	剂量、用法及注意点
高铁血红蛋白血症(亚硝酸盐、苯胺、非那西汀、硝基苯、安替比林、氯酸盐类、磺胺类等)	亚甲蓝(美蓝)	每次 1~2mg/kg,配成 1% 溶液,静脉注射,或每次 2~3mg/kg,口服;若症状不消失或重现,0.5~1h 后可再重复
	维生素 C	500~1 000mg/d 加在 5%~10% 葡萄糖溶液内静脉滴注,或口服 1~2g/d(作用比亚甲蓝慢)
氢氰酸及氰酸化合物(桃仁、杏仁、李仁、樱桃仁、枇杷仁、亚麻仁、木薯)	亚硝酸异戊酯	吸入剂用时压碎,每 1~2 分钟吸入 15~30s,反复吸入至硝酸钠注射为止
	亚硝酸钠	6~10mg/kg,配成 1% 溶液静脉注射,3~5min 注入,每次注射前要准备好肾上腺素,当血压急剧下降时应注射肾上腺素
	硫代硫酸钠	25% 溶液每次 0.25~0.5g/kg,缓慢静脉注射(10~15min 内注完)
	亚甲蓝(美蓝)	1% 溶液每次 10mg/kg,缓慢静脉注射,注射时观察口唇,至口唇变暗紫色即停止注射
	以上 3 种药物,最好先注射亚硝酸钠,继之注射硫代硫酸钠,或先注射亚甲蓝,继之注射硫代硫酸钠,重复时剂量减半,注意血压急剧下降时应注射肾上腺素	
有机磷化合物类(1605、1059、3911、敌百虫、敌敌畏、乐果、其他有机磷农药)	解磷定 氯解磷定	每次 15~30mg/kg(成人 0.5~1g/kg),配成 2.5% 溶液缓慢静脉注射或静脉滴注,严重患儿 2h 后可重复注射,并与阿托品同时应用,至肌肉颤动停止、意识恢复。氯解磷定可作肌内注射
	双复磷	成人每次 0.25~0.75g,皮下、肌内或静脉注射均可,小儿用量酌减
	阿托品	严重中毒:首次剂量 0.05~0.1mg/kg,静脉注射,以后每次 0.05mg/kg,每 5~10 分钟 1 次,至瞳孔开始散大,肺水肿消退,改为每次 0.02~0.03mg/kg,皮下注射,每 15~30 分钟 1 次,至意识恢复改为每次 0.01~0.02mg/kg,每 30~60 分钟 1 次 中度中毒:每次 0.03~0.05mg/kg,每 15~30 分钟 1 次皮下注射,减量指征同上 轻度中毒:每次 0.02~0.03mg/kg,口服或皮下注射,必要时重复。以上治疗均为瞳孔散大后停药,严密观察 24~48h,必要时应再给药。同时合并应用解磷定比单用阿托品效果好,阿托品的剂量也可以减小
烟碱、毛果芸香碱、新斯的明、毒扁豆碱、槟榔碱、毒蕈	解磷定,氯解磷定或双复磷	对烟碱、新斯的明、毒扁豆碱中毒有效,剂量同上
	阿托品	每次 0.03~0.05mg/kg 皮下注射,必要时每 15~30 分钟 1 次
氟乙酰胺	乙酰胺(解氟灵)	0.1~0.3g/(kg·d),分 2~4 次肌内注射,可连续注射 5~7d;危重病例第 1 次可注射 0.2g/kg,与解痉药和半胱氨酸合用,效果更好
阿托品、莨菪碱类、曼陀罗(颠茄)	毛果芸香碱	每次 0.1mg/kg,皮下或肌内注射,每 15 分钟 1 次。本药只能对抗阿托品类引起的副交感神经作用,对中枢神经系统中毒症状无效,故应加用短作用的巴比妥类药物,如戊巴妥钠或异戊巴比妥等
	水杨酸毒扁豆碱	重症患儿用 0.5~2mg 缓慢静脉注射,至少 2~3min;如不见效,2~5min 后再重复一次,一旦见效则停药。复发者缓慢减至最小用量,每 30~60 分钟一次。能逆转阿托品类中毒引起的中枢神经系统及周围神经系统症状

续表

中毒种类	有效解毒剂	剂量、用法及注意点
四氯化碳、草酸盐	葡萄糖酸钙	10% 溶液 10~20ml 加等量的 5%~25% 葡萄糖溶液,缓慢静脉注射
氟化物	氯化钙	3% 溶液 10~20ml 加等量的 5%~25% 葡萄糖溶液,缓慢静脉注射
麻醉剂和镇静剂〔阿片、吗啡、可待因、海洛因、哌替啶(杜冷丁)、美沙酮、水合氯醛、苯巴比妥(鲁米那)、巴比妥、巴比妥钠、异戊巴比妥、司可巴比妥(速可眠)、硫喷妥钠〕	纳洛酮	每次 0.01mg/kg,静脉注射,如无效增加至 0.1mg/kg,可重复应用。可静脉滴注维持。
	丙烯吗啡	每次 0.1mg/kg,静脉、皮下或肌内注射,需要时隔 10~15min 再注射 1 次
氯丙嗪(冬眠灵)、奋乃静	苯海拉明	每次 1~2mg/kg,口服或肌内注射,只对抗肌肉震颤
苯丙胺(安非他明)	氯丙嗪	每次 0.5~1mg/kg,每 6 小时 1 次,若已用巴比妥类,剂量应减少
异烟肼	维生素 B_6	剂量等于异烟肼用量
鼠药(敌鼠)	维生素 K_1	10mg/kg,肌内注射,每天 2~3 次
β 受体拮抗剂或钙通道阻滞剂	胰高血糖素	首剂 0.15mg/kg 静脉应用,以 0.05~0.1mg/(kg·h) 静脉滴注维持
阿司匹林(乙酰水杨酸)	乙酰唑胺	每次 5mg/kg,口服或肌内注射,必要时 24h 内可重复 2~3 次
	碳酸氢钠	纠正脱水后若仍有严重酸中毒,可用 5% 碳酸氢钠溶液每次 6ml/kg,静脉滴注,以后必要时可重复 1 次,治疗开始后每 30 分钟查尿一次,使尿保持为碱性,若变为酸性时,应静脉滴注 1.4% 碳酸氢钠溶液 10ml/kg
	乳酸钠	用 1/6mol 浓度的乳酸钠溶液代替上述 1.4% 碳酸氢钠溶液亦可,但效果不如碳酸氢钠
	维生素 K_1	20~50mg 肌内注射,预防出血
一氧化碳(煤气)	氧气	100% 氧气吸入,高压氧舱
肉毒中毒	多价抗肉毒血清	1 万 ~5 万 U 肌内注射
河豚中毒	半胱氨酸	成人剂量为 0.1~0.2g 肌内注射,每天 2 次,儿童酌情减量

(李玉梅)

小结

1. 儿科重症医学是研究危及儿童生命的疾病状态的发生、发展规律及其诊治方法的临床医学学科。PICU 的目标是对儿科危重症提供最佳的监护和治疗。PICU 应具备较强的人员配置、具有精良的医疗设备和对重症患儿的转运能力。

2. 心肺复苏重点介绍了儿童心跳、呼吸骤停治疗的 3 个阶段,即现场急救(基本生命支持)、高级生命支持和复苏后治疗,其中及时恰当的基本生命支持(开通气道、人工通气和心脏按压)又是关系预后的重要环节,同时强调基本支持后及时转往有条件的医疗设施进行高级生命支持及复苏后治疗也关系到治疗转归。

3. 儿童休克介绍了小儿休克的分类、临床表现和治疗,指出了休克的本质是氧转运不能满足机体需要的病理生理过程,休克的临床表现主要是组织低灌注及缺血缺氧的结果,休克的治疗强调以改善氧转运为核心的最优化目标导向治疗,以液体复苏、心血管活性药为主要手段,维持各脏器功能,降低病死率。

4. 脓毒症是感染引起的失调的机体反应导致危及生命的器官功能障碍。脓毒性休克是脓毒症的一个亚型,有明显的循环障碍及代谢异常,病死率显著高于一般脓毒症。新的儿童脓毒症诊断标准尚未出台,但可沿用 2005 年国际儿童脓毒症共识关于严重脓毒症、器官障碍的判定标准来识别重症感染或称脓毒症相关器官功能障碍及脓毒性休克。儿童脓毒症治疗关键在于早发现、早期识别器官功能障碍并早期干预,给予积极液体复苏及血管活性药使用,并给予有效抗生素和病灶清除及有效器官功能支持。

5. 急性呼吸衰竭是指由于呼吸功能的异常,致使血液氧分压降低和 / 或二氧化碳分压升高的病理过程,病因上归纳为呼吸泵及外周呼吸系统的异常。发病机制包括通气和换气功能障碍。防治要点是在积极防治原发病的基础上,恢复正常的气体交换,使并发症减少到最低。

6. 颅内压增高常见原因包括脑组织水肿、脑脊液及脑血流量的增多、颅内占位等。临床会出现头痛、呕吐、意识障碍,严重者出现脑疝,危及生命。降颅内压的治疗包括病因治疗、脱水及对症治疗等。

7. 急性肝衰竭进展快、死亡率高,主要病因包括感染、中毒、遗传代谢及免疫因素等,临床表现为黄疸、出血、肝性脑病等,并可伴多系统并发症,治疗原则强调早期诊治,病因治疗和综合治疗,积极防治并发症。

8. 小儿急性中毒情况危重时,应迅速对生命体征进行检查,并采取紧急治疗措施:包括立即终止接触毒物,清除毒物,促进毒物的排出以及特殊解毒药物的应用等。

思考题

1. 设置 PICU 的病区应当具备的特点和要求有哪些?
2. 引起小儿心跳、呼吸骤停的常见原因有哪些?
3. 休克的定义是什么?
4. 儿童脓毒性休克的诊断?
5. 不同类型呼吸衰竭时血气如何变化? 为什么?
6. 临床中有重要意义的脑疝包括哪几种? 其临床表现如何?
7. 儿童急性肝衰竭的诊断标准是什么?
8. 儿童急性中毒的急救原则是什么?

推 荐 阅 读

［1］江载芳, 申昆玲, 沈颖. 诸福棠实用儿科学. 8 版. 北京：人民卫生出版社, 2015.

［2］ROBERT M KLIEGMAN, BONITA F STANTON, JOSEPH W ST GEME. 尼尔逊儿科学. 19 版. 毛萌, 桂永浩, 译. 北京：世界图书出版公司, 2017.

［3］王卫平, 孙锟, 常立文. 儿科学. 9 版. 北京：人民卫生出版社, 2018.

［4］孙锟, 沈颖, 黄国英. 小儿内科学. 6 版. 北京：人民卫生出版社, 2020.

［5］蔡威, 张潍平, 魏光辉. 小儿外科学. 6 版. 北京：人民卫生出版社, 2020.

［6］陈荣华, 赵正言, 刘湘云. 儿童保健学. 5 版. 南京：江苏科学技术出版社, 2017.

［7］黎海芪. 实用儿童保健学. 北京：人民卫生出版社, 2016.

［8］申昆玲, 李廷玉. 儿童维生素 D 和钙缺乏相关疾病. 北京：人民卫生出版社, 2016.

［9］刘定梅. 营养学基础. 3 版. 北京：科学出版社, 2020.

［10］邵肖梅, 叶鸿瑁, 丘小汕. 实用新生儿学. 5 版. 北京：人民卫生出版社, 2019.

［11］施诚仁, 蔡威, 吴晔明. 新生儿外科学. 2 版. 上海：世界图书出版社, 2019.

［12］杨思源, 陈树宝. 小儿心脏病学. 4 版. 北京：人民卫生出版社, 2012.

［13］MYUNG K PARK. 实用小儿心脏病学. 6 版. 桂永浩, 刘芳, 主译. 北京：科学出版社, 2017.

［14］杜敏联. 青春期内分泌学. 北京：人民卫生出版社, 2006.

［15］吴希如, 林庆. 小儿神经系统疾病基础与临床. 2 版. 北京：人民卫生出版社, 2009.

［16］BEATY JH, CANALE ST. 坎贝尔骨科手术学. 12 版. 王岩, 译. 北京：人民军医出版社, 2015.

［17］中国新生儿复苏项目专家组. 中国新生儿复苏指南 (2016 年北京修订). 中华围产医学杂志, 2016, 19 (07): 481-486.

［18］中华医学会儿科学分会内分泌遗传代谢学组, 中华预防医学会出生缺陷预防与控制专业委员会新生儿筛查学组. 高苯丙氨酸血症的诊治共识. 中华儿科杂志, 2014, 52 (6): 420-425.

［19］GRAVHOLT CH, ANDERSEN NH, CONWAY GS, et al. Clinical practice guidelines for the care of girls and women with Turner syndrome: proceedings from the 2016 Cincinnati International Turner Syndrome Meeting. Eur J Endocrinol, 2017, 177 (3): G1-G70.

［20］SACHDEVA A, JAIN P, GUNASEKARAN V, et al. Consensus Statement of the Indian Academy of Pediatrics on Diagnosis and Management of Fragile X Syndrome in India. Indian Pediatr, 2019, 56 (3): 221-228.

［21］BOUSFIHA A, JEDDANE L, PICARD C, et al. The 2017 IUIS Phenotypic Classification for Primary Immunodeficiencies. J Clin Immunol, 2018, 38 (1): 129-143.

［22］PICARD C, BOBBY GASPAR H, AL-HERZ W, et al. International Union of Immunological Societies: 2017 Primary Immunodeficiency Diseases Committee Report on Inborn Errors of Immunity. J Clin Immunol, 2018, 38 (1): 96-128.

［23］CIRILLO E, GIARDINO G, GALLO V, et al. Intergenerational and intrafamilial phenotypic variability in 22q11. 2 deletion syndrome subjects. BMC Med Genet, 2014, 15: 1.

［24］CANCRINI C, PULIAFITO P, DIGILIO MC, et al. Clinical features and follow-up in patients with 22q11. 2 deletion syndrome. J Pediatr, 2014, 164 (6): 1475-1480.

［25］ ROSS EP, RONALD ML, CAROL BL, et al. Textbook of Pediatric Rheumatology. 7th ed. Philadelphia: Saunders Elsevier, 2016.

［26］ GEWITZ MH, BALTIMORE RS, TANI LY, et al. Revision of the Jones Criteria for the diagnosis of acute rheumatic fever in the era of Doppler echocardiography: a scientific statement from the American Heart Association. Circulation, 2015, 131 (20): 1806-1818.

［27］ 中华人民共和国国家卫生健康委员会 . 手足口病诊疗指南 (2018 年版).(2018-5-18). http://www. nhc. gov. cn/cms-search/xxgk/getManuscriptXxgk. htm?id=5db274d8697a41ea84e88eedd8bf8f63.

［28］ MARIEL A MARLOW, MONA MARIN, KELLY MOORE, et al. CDC Guidance for Use of a Third Dose of MMR Vaccine During Mumps Outbreaks. Journal of Public Health Management and Practice, 2020, 26 (2): 109-115.

［29］ 国家卫生健康委员会办公厅 , 国家中医药管理局办公室 . 儿童社区获得性肺炎诊疗规范 (2019 年版).(2019-02-01). http://bgs. satcm. gov. cn/zhengcewenjian/2019-02-13/9022. html.

［30］ 国家卫生健康委员会办公厅 , 国家中医药管理局办公室 . 儿童腺病毒肺炎诊疗规范 (2019 年版).(2019-06-25). http://yzs. satcm. gov. cn/zhengcewenjian/2019-06-27/10116. html.

［31］ 中华医学会儿科学分会呼吸学组 ,《中华儿科杂志》编辑委员会 . 儿童支气管哮喘诊断与防治指南 (2016 年版). 中华儿科杂志 , 2016, 54 (3): 167-181.

［32］ KDIGO 2012 Clinical practice guideline for the evaluation and management of chronic kidney disease. Kidney Int Suppl, 2013, 3 (1): 1-150.

［33］ BERNARDA VITERI, JESSICA REID-ADAM. Hematuria and Proteinuria in Children. Pediatr Rev, 2018, 39 (12): 573-587.

［34］ STUART H ORKIN, DAVID G NATHAN, DAVID GINSBURG, et al. Nathan and Oski's Hematology and Oncology of Infancy and Childhood. 8th ed. Philadelphia: Saunders, 2014.

［35］ BAKER RD, GREER FR. Committee on Nutrition American Academy of Pediatrics. Diagnosis and prevention of iron deficiency and iron-deficiency anemia in infants and young children (0-3 years of age). Pediatrics, 2010, 126 (5): 1040.

［36］ 中华医学会儿科学分会血液学组 ,《中华儿科杂志》编辑委员会 . 重型 β 地中海贫血的诊断和治疗指南 (2017 年版). 中华儿科杂志 , 2018, 56 (10): 724-729.

［37］ 中华医学会儿科学分会血液学组 ,《中华儿科杂志》编辑委员会 . 儿童原发性免疫性血小板减少症诊疗建议 . 中华儿科杂志 , 2013, 51 (5): 382-384.

［38］ 中华医学会血液学分会血栓与止血学组 , 中国血友病协作组儿童组 , 中华医学会儿科学分会血液学组 . 中国儿童血友病专家指导意见 (2017 年). 中国实用儿科杂志 , 2017, 32 (1): 1-5.

［39］ ROBERT M KLIEGMAN, BONITA F STANTON, JOSEPH W ST GEME. Nelson Textbook of Pediatrics. 21st ed. Philadelphia: Elsevier Inc, 2019.

［40］ KENNETH F SWAIMAN, STEPHEN ASHWAL, DONNA M FERRIERO, et al. Swaiman's Pediatric Neurology Principles and Practice. 6th ed. Philadelphia: Elsevier Inc, 2017.

［41］ 中华医学会儿科学分会内分泌遗传代谢学组 , 中华预防医学会儿童保健分会新生儿疾病筛查学组 . 先天性甲状腺功能减低症诊疗共识 . 中华儿科杂志 , 2011, 49 (6): 421-424.

［42］ 中华医学会儿科学分会内分泌遗传代谢病学组 . 先天性肾上腺皮质增生症 21- 羟化酶缺陷诊治共识 . 中华儿科杂志 , 2016, 54 (8): 569-576.

［43］ DI MAIO S, SOLIMAN AT, DE SANCTIS V, et al. Current treatment of hypoparathyroidism: Theory versus reality waiting guidelines for children and adolescents. Acta Biomed, 2018, 89 (1): 122-131.

［44］ 中华医学会骨质疏松和骨矿盐疾病分会 , 中华医学会内分泌学分会代谢性骨病学组 . 甲状旁腺功能减退症临床诊疗指南 . 中华骨质疏松和骨矿盐疾病杂志 , 2018, 11 (4): 323-338.

［45］ RAMPP RD, MANCILLA EE, ADZICK NS, et al. Single Gland, Ectopic Location: Adenomas are Common Causes of Primary Hyperparathyroidism in Children and Adolescents. World J Surg, 2020, 44 (5): 1518-1525.

［46］ GRIMBERG A, DIVALL SA, POLYCHRONAKOS C, et al. Guidelines for Growth Hormone and Insulin-Like Growth Factor-Ⅰ Treatment in Children and Adolescents: Growth Hormone Deficiency, Idiopathic Short Stature, and Primary Insulin-Like Growth Factor-Ⅰ Deficiency. Horm Res Paediatr, 2016, 86 (6): 361-397.

［47］ BANGALORE KRISHNA K, FUQUA JS, ROGOL AD, et al. Use of Gonadotropin-Releasing Hormone Analogs in Children: Update by an International Consortium. Horm Res Paediatr, 2019, 91 (6): 357-372.

［48］ NEUMAR RW, SHUSTER M, CALLAWAY CW, et al. 2015 American Heart Association Guidelines Update for Cardiopulmonary Resuscitation and Emergency Cardiovascular Care. Circulation, 2015, 132 (18 suppl 2): S315-S367.

［49］ 中华医学会儿科学分会急救学组 , 中华医学会急诊医学分会儿科学组 , 中国医师协会儿童重症医师分会 . 儿童脓毒性休克 (感染性休克) 诊治专家共识 (2015 版). 中国小儿急救医学 , 2015, 22 (11): 739-743.

中英文名词对照索引